当代医学新理论新技术丛书

编 委 会

当代医学新理论新技术丛书

儿科学

主　编　胡仪吉　申昆玲　沈　颖

黑龙江科学技术出版社

图书在版编目（ＣＩＰ）数据

儿科学 / 胡仪吉，申昆玲，沈颖主编. -- 哈尔滨：
黑龙江科学技术出版社，2014.10
（当代医学新理论新技术丛书 / 巴德年主编）
ISBN 978-7-5388-8088-5

Ⅰ. ①儿… Ⅱ. ①胡… ②申… ③沈… Ⅲ. ①儿科学
Ⅳ. ①R72

中国版本图书馆 CIP 数据核字(2014)第 260985 号

当代医学新理论新技术丛书·儿科学
DANGDAI YIXUE XIN LILUN XIN JISHU CONGSHU · ERKEXUE

作　　者	胡仪吉　申昆玲　沈　颖
策　　划	刘丽奇　常　虹
责任编辑	刘丽奇　李欣育　赵春雁　项力福
封面设计	赵雪莹
出　　版	黑龙江科学技术出版社
	地址：哈尔滨市南岗区建设街 41 号　邮编：150001
	电话：（0451）53642106　传真：（0451）53642143
	网址：www.lkcbs.cn　www.lkpub.cn
发　　行	全国新华书店
印　　刷	北京市通州兴龙印刷厂
开　　本	889 mm×1194 mm　1/16
印　　张	56.25
字　　数	1600 千字
版　　次	2014 年 12 月第 1 版　2014 年 12 月第 1 次印刷
书　　号	ISBN 978-7-5388-8088-5/R·2413
定　　价	298.00 元

当代医学新理论新技术丛书·儿科学

编委会

当代医学新理论新技术丛书

序

进入 21 世纪以来，现代医学的几项革命性突破及其引领的发展趋势，给医学带来新的希望和巨大的突破。随着信息技术和分子生物学技术日新月异的进步，临床医学在对疾病的认知、诊断和治疗方法上有了突破性的变化，可以说，高新技术的发展和基础学科的不断深入拓展，正在给临床医学诊疗带来革命性的变化，也在潜移默化中改变着一个国家的未来人口素质和发展能力。

同时，随着当代医学科学的飞速发展，每个学科的分工越来越细，这虽然有利于学科向深度发展，但也对医务人员的知识结构和知识更新提出了更高的要求。临床医务人员尤其是基层医务工作者，每日面对的是各种临床疾病，既需要在广度上掌握各种常见疾病有关的新理论、新知识，了解新的诊疗技术的基本原理、适应证、操作程序及其产生的效能，又需要在深度上把控，预测其专业领域的未来发展方向。这就需要一本能帮助他们快速、便捷、全面了解当代国内外医学领域发展前沿水平，掌握最新诊疗手段，丰富最新理论知识，为患者提供最佳诊疗方案的权威性参考资料。鉴于此，黑龙江科学技术出版社组织了我国医学界科研、教学及临床方面的知名专家和学者，经过反复的论证和深入的市场调研，最终锁定了《当代医学新理论新技术丛书》——《内科学》《外科学》《妇产科学》《儿科学》。

本书编写上不同于以往传统的叙述方式，而是紧紧围绕着当代临床医学最前沿的难点、热点以及疑难问题，结合基础医学及边缘学科的最新发展动向，以专题的形式进行细致阐述，并不失系统性。内容体系独具特色，让人耳目一新。书中所介绍的最新医学理论和最新诊疗技术，对我国广大医学研究人员的科研和一线医师的临床实践具有一定的指导和参考作用，也便于在校医学生、研究生开拓学术视野，更新知识结构。

更为有幸的是，我们邀请到德高望重的我国医学界院士和知名医学专家出任丛书各分册的主编。他们为本书倾注了大量的心血和智慧，不仅极大地提高了本书的学术价值和影响力，也为当代医学新理论与新技术的实践起到了巨大的推动作用。

本书的编写者均为医学界各学科的专家，他们都肩负着繁重的科研、教学、临床任务，对当代医学的创新和发展充满着虔诚与敬仰，正是他们焚膏继晷地编写工作，终于让本书得以高质量地完成。

在此一并感谢，并是为序。

巴德年

2014 年 8 月

当代医学新理论新技术丛书·儿科学

序

由许多中青年儿科医师参加编写的《当代医学新理论新技术丛书·儿科学》就要出版了。作为老一代儿科医生，我们由衷地感到高兴，并表示热烈的祝贺。

从"中国现代儿科学奠基人"诸福棠院士创建北京儿童医院以来，时间已经过去了70余年。诸老及其同辈老师们虽已离去，但他们留下的"公慈勤和"院训以及传诸后人的开创性医学著作《实用儿科学》，一直鞭策和激励着一代又一代的儿科医生踏踏实实地为儿科事业尽心尽职工作，推动着儿科学术不断创新发展。本书的出版，无疑是这片沃土上绽放出的又一朵美丽的鲜花。

在本书的编写过程中，我们有幸阅读了一些作者的初稿，这些作者都是现在我国儿科学界的中坚骨干力量，我们从中可以看到他们有着精益求精的敬业精神、扎实的临床经验以及开阔的学术视野。他们努力学习国内外先进经验，在各章编写中都能以开放包容的精神，结合自身的特点，广泛吸纳各家之所长，力求使最先进最实用的医疗技术，为我国儿科医学所用，服务于我国城乡各族患儿，以保证他们健康成长。此外，本书为多人合著，参加编写的人员如此众多，这是在以往不多见的，这欣喜地说明，儿科医学人才辈出。因此也足以慰藉儿科医学先师：我们后继有人！

我们衷心地希望本书的出版能对中国儿科医学事业的发展有所贡献。

胡亚美　张金哲

2014 年 6 月

前　言

　　儿科医学是临床医学专业的重要学科，是研究自胎儿至青少年这一时期小儿生长发育、提高小儿身心健康水平和疾病防治质量的临床医学学科。

　　进入 21 世纪，随着信息技术和分子生物学技术日新月异的进步，临床医学不仅在对疾病的认知、发病机制、诊断方法有了巨大变化，包括许多先天性遗传性疾病都得到了明确的诊断。随着对基因技术的探索和揭秘，人们在干细胞移植和基因修饰等方面的研究有了新突破。近年来，由于转化医学在临床中的发展，很多疾病出现了新的治疗方法，提供了新的药物治疗的新证据，使得很多严重危害儿童身心健康的疾病的预后和转归有了深刻的变化。

　　为此，本书力求反映近年来儿科领域从理论到技术的新发展、新突破，既包括了我国当代医学儿科学在临床上取得的重大成就，也介绍了国外在这些临床学科方面的新理论、新技术、新方法。

　　全书共分十五章，分别介绍了保健和营养，新生儿，小儿呼吸，感染，消化，心血管，肾脏，血液，神经，内分泌，急救，风湿，遗传，小儿外科等方面的内容。本书具有内容丰富、实用性强、覆盖面广的特点，可满足各级儿科医师的临床需求。

　　在保健和营养部分，既有小儿常见病的综合预防，也有免疫规划工作发展，还包含了反式脂肪酸对儿童的危害等儿科学界普遍关心的内容，及时反映了学科的最新进展。在小儿呼吸部分，不同肺功能检查方法在儿科的应用、经支气管镜介入治疗的应用进展及儿童特异性免疫治疗在哮喘中应用的进展等内容实用性强，可起到引领及示范作用，促进诊治的进一步规范化，提高儿科整体诊治水平。在小儿消化部分，食物变态反应相关的消化系统疾病的诊断和治疗进展、儿童便秘诊治进展、小儿代谢性肝病的诊断和治疗等内容也是以前出版的著作中很少有系统论述的。在风湿部分，结缔组织病相关肺部病变及肺动脉高压是诊断和治疗中应该特别予以重视的，近年来国内外对肺动脉高压治疗有很多新的进展，本书相关部分对于结缔组织相关肺部病变及肺动脉高压方面进行了全面系统的阐述，同时也对治疗方法给予规范。本书对大家普遍关注的、具有广泛应用前景的生物制剂在儿童风湿病的应用也多有介绍。本书对遗传病的产前基因诊断介绍的内容具有先进性，对儿科影像学新技术及临床应用进展，呼吸系统影像学进展及神经系统影像学进展方面的叙述具有很强的实用性。

　　因而，本书学术内容丰富，具有较高的学术价值，可以满足广大医务工作者的工作和知识更新需求。

我们殷切希望通过这本崭新的有新观念、新认识、新技术的著作来与全国同道一起交流、一起学习，希望我们的努力能够为工作在临床第一线的各级儿科医生的成长和临床实践有所裨益。

　　本书是在老一辈儿科专家的指导下，由各专业的学科带头人及中、青年医师在繁忙的医疗、教学、科研、保健工作之余，克服诸多困难撰写而成的，本书内容涉及到临床儿科医学的方方面面，查阅的资料多、工作量大、时间紧迫，编写中难免存在错误和缺点，我们衷心希望全国各地儿科同道予以批评指正。

　　最后，我们诚挚地向所有在编写过程中给予我们帮助和指导的专家、同道及出版社的编辑们表示衷心的感谢！

编　者

2014 年 6 月

目 录

第一章　保健与营养

第一节　生长发育

一、2005 年全国九市儿童体格发育调查

儿童生长发育水平是反映个体与群体儿童健康状况的主要指标,也是反映社会经济发展和评价卫生服务需求的重要内容,制订完整而合理的体格发育评价指标对于儿科临床医学、儿童保健学是非常重要和必不可少的。中国卫生部妇幼保健与社区卫生司自1975年以来组织专业人员每10年在我国9个主要城市的城区及郊区调查7岁以下儿童体格发育状况,继1975年、1985年、1995年3次全国调查研究之后,2005年5~10月进行了第4次调查,在2005年的儿童体格发育调查之前,儿童体格发育评价各地采用的标准不尽相同,常见的有1995年全国九市儿童体格发育调查的标准,WHO(World Health Organization)标准及美国CDC(Centers for Disease Control)标准,但由于时代变迁、种族、地区等因素影响,这些标准缺乏国家代表性和时代代表性。2005年全国九市儿童体格发育调查体现了我国儿童体格发育的状况以及变化趋势;完善了我国儿童体格发育评价指标的体系,为儿科临床、儿童保健和科研等工作提供新的儿童体格发育和营养评价参照标准;也为国家制定相关政策提供了可参考的依据。

本次调查的选点及调查方法均与1975年、1985年、1995年3次调查一致,即以北京、哈尔滨、西安、上海、南京、武汉、福州、广州、昆明九市的城区及郊区县,分别代表我国的北、中、南三个区域。采用"2005年中国九市7岁以下儿童体格发育调查"及"2005年中国学生体质健康调研"中九省市94302名0~19岁城区健康儿童青少年的身高(3岁以下测量身长)、体重、头围(7岁以下儿童)测量数据,应用最小二乘方法(least mean square,LMS)对数据进行拟合修匀,获得所需要的百分位和标准差单位(Z分值)数值并绘制成相应的曲线图[1-3]。

调查结果如下:

(一)体重、身高增长规律

(1)出生身长和体重。2005年,九市儿童体格发育调查城区男、女童平均出生身长分别为50.4cm,49.7cm;体重分别为3.33kg,3.24kg。30年间出生身长、体重变化甚微。

(2)出生第一年身长和体重。婴儿出生后第一年身长和体重处于快速增长期,尤其以出生后前3个月的增长速度最快。3个月婴儿平均身长约61cm,12个月约为76cm。3个月婴儿平均体重约为6.40kg,12个月时约为9.60kg,即婴儿3个月时体重比出生时增加约1倍,12个月时又增加1倍。如果以月平均增长值来估算,婴儿在出生后第一个3个月中,身长平均每月增长约4cm,体重增加1.00~1.10kg;第二个3个月增长速度减慢一半,身长平均每月增长约2cm,体重增加0.50~0.60kg;而出生第一年的后6个月增长速度再减慢一半,身长平均每月增长约1cm,体重增加0.25~0.30kg。

(3)出生第二年身长和体重。2周岁时,身长约88cm,体重约12.00kg。全年身长增长约12cm,体重增加约2.50kg。

(4)学龄前期、学龄期儿童的身高和体重。2~10岁身高基本呈线性生长模式,平均每年增长6~7cm。学龄前期儿童体重增加大体上为匀速趋势,平均每年增加约2kg,但对于学龄期儿童来说,有加快趋势,

平均每年增加约 3kg。

（5）青春期身高和体重。身高生长突增开始年龄：男、女童分别为 11~12 岁、9~10 岁；突增高峰年龄：男、女分别为 12~13 岁、10~11 岁；突增高峰平均每年增长分别为 8cm，7cm。男、女童身高每年增幅小于 1cm 的开始年龄分别为 16 岁、15 岁左右。青春期体重每年增加 4~6kg。

（6）成年（18 岁）身高和体重。我国城市平均成年身高（18 岁）男、女性分别为 172.7cm，160.6cm，平均体重分别为 61.40kg，51.40kg；比乡村同龄成年身高高出 1~2cm，体重高 1~2kg。

（二）1~10 岁儿童体重和身高估算公式[3]

1~6 岁体重估算公式：体重/kg=年龄/岁×2+8

7~10 岁体重估算公式：体重/kg=年龄/岁×3+2

2~10 岁身高估算公式：身高/cm=年龄/岁×6.5+76

（三）1995~2005 年的 10 年中国九市儿童体格发育变化

1.体格发育指标的变化

（1）体重、身高。除初生组及 1~6 个月组外，其他年龄组的体重、身高值不论城郊、性别，2005 年比 1995 年都有不同程度的增长，并且随年龄增长，增幅逐渐增大。以 6~7 岁组为例，10 年间城区男童体重增长 1.54kg，身高增长 2.1cm；城区女童体重、身高分别增长 1.19 kg 和 1.8 cm；郊区男童体重增长 1.46 kg，身高增长 3.1 cm；郊区女童体重、身高分别增长 1.37 kg 和 3.0 cm[1]。

（2）头围、胸围。城区与郊区男女儿童（除个别年龄组外）的头围、胸围值均比 1995 年有不同程度的增长。头围的增幅在 0.1~0.6 cm，城区、郊区、男、女 22 个年龄组合计的头围增长值分别为 0.3 cm，0.2 cm，0.4 cm 和 0.3 cm。胸围除个别小年龄组无增长外其他年龄组均较前 1 个 10 年有明显增长，增幅在 0.1~1.6cm，城区男、女童分别平均增长 0.5 cm 和 0.3cm，郊区男、女童分别增长 0.4cm 和 0.3cm[1-5]。

2.城区与郊区差别的变化

（1）体重。男童体重的城区与郊区差别在 6 个月~3 岁前平均缩小了 0.08kg，但 3 岁后有增大的趋势，平均增长 0.15kg；女童体重的城区与郊区差别在有些年龄组中微增，有些年龄组微减，总体变化不明显，基本与 10 年前保持一致。

（2）身高。男女身高的城区与郊区差别在 6 个月以后呈逐渐缩小的趋势，以 6~7 岁组为例，男童的差别由 3.6 cm 降至 2.6 cm，女童的差别由 3.6cm 降至 2.4cm[1,5]。

（四）2005 年九市数据与国外资料的比较

1.与美国疾病预防控制中心 2000、世界卫生组织新标准的比较

世界卫生组织（WHO）2006 年公布了新的 WHO 标准。美国现行的国家标准是美国疾病控制中心（Centers for Disease Control，CDC）2000 年公布的标准（CDC 2000）。

（1）身高比较。男童 15 岁、女童 13 岁以前，中国儿童略高于美国及 WHO 新标准，男 15 岁、女 13 岁以后身高低于美国及 WHO 新标准，18 岁时男性身高低于美国 3.5cm，女性低于美国 2.5cm。

（2）体重比较。中国男童在各个百分位上体重均高于 WHO 标准，7 岁前差别较小，7 岁以后增大，尤其在第 97 百分位值（P97）上；女童平均体重 9 岁前略高于 WHO 新标准，但在 P97 上 3 岁后偏低。与美国 CDC 2000 标准比较，男童在 0~6 个月、1~2 岁略低于美国，16~18 岁明显低于美国，18 岁时平均相差 5.90kg，尤其在高百分位上十分明显。女童 1~2 岁及 7 岁后体重均低于美国儿童，在 P97 美国女童自 1 岁后就明显高于中国女童，8~18 岁之间差值巨大。

（3）身长（身高）的体重。身长的体重（45~105cm）低百分位与美国 CDC 2000 非常接近，但略高于 WHO 新标准；身高的体重（65~125cm）在高百分位数值低于美国 CDC 2000，男童与 WHO 新标准几乎没有差异，而 100~125cm 范围女童却低于 WHO 新标准。

（4）体重指数（body mass index，BMI）。中国标准与这两个标准差异明显，尤其是高百分位。男

童低于美国 CDC 2000，却略高于 WHO 新标准；女童在高百分位均低于这两个标准，在低百分位较美国 CDC 2000 低，但与 WHO 新标准接近。

（5）头围。男、女童头围与 WHO 新标准几乎没有差别，与美国 CDC 2000 相比，男、女童出生头围明显偏小[6-11]。

2.与日本儿童的比较

与 2000 年日本厚生省发布的 0~6 岁儿童的数据比较，我国 6 岁以下儿童的体重、身高，不论城区与郊区、男童与女童，均已明显超过同龄的日本儿童。从每 10 年的身高增长幅度看，中国儿童的生长速度明显快于日本儿童，而且生长仍处于持续的快速增长阶段[1,12]。

在使用生长曲线图时，需要注意身长的体重、身高的体重的正确选择和使用。我国儿童体格测量习惯为 3 岁以下测量卧位身长，满 3 岁后测量立位身高。美国采用 2 岁前测量身长，2 岁后测量身高。WHO 新标准制定中采用 2 岁前测量身长，2 岁后测量身高，2~3 岁既测量身长又测量身高，由此证实两种测量方法的数值相差 0.7cm，即身长比身高多 0.7cm。在实际工作中，目前常采用 2 岁以下测量身长，3 岁以后测量身高，2~3 岁根据具体情况选择测量身长或身高，因此曲线图制定出 45~110cm 身长的体重供 0~3 岁儿童使用，70~180cm 身高的体重供 2~18 岁使用。在标准的选择使用时要清楚这一点。

生长曲线图在生长发育监测与评价中起非常重要的作用，利用生长曲线图评价生长发育最为简便、直观、实用。生长具有明显的种族、地区差异，因此评价中国人的生长用国外的标准是不适宜的。中国 0~18 岁儿童青少年生长图表具有国家代表性、年龄完整，可作为中国儿童青少年的生长参照标准在儿科临床及公共卫生领域中使用，有利于生长异常的早期识别、疾病的诊断以及治疗效果的评价。

二、儿童早期生长轨迹的变化

生长速度是评价体格生长最重要的指标。过去普遍认为儿童出生时的身长、体重与生后的生长水平呈正相关，或者决定以后的生长情况。评价儿童生长情况时更关注生长轨迹是否能与标准生长曲线平行生长，如果出现增长不够、不增长或下降，生长曲线将偏离正常的生长曲线，此时就需要警惕，必要时予以干预。但近十多年来，越来越多的学者研究发现，其实儿童早期生长轨迹存在变化，可表现为"追赶生长"或"减速生长"。2000 年，Ong 等[13]回顾性研究 848 名儿童的体格生长资料发现，2 岁时 30.7% 的儿童体重百分位线和 24.9% 的儿童身长百分位线高于出生时百分位线水平；24.5% 的儿童体重百分位线和 20.7% 的儿童身长百分位线低于出生时百分位线水平。2004 年，Mei 等[14]分析 10 844 名 0~60 个月正常儿童体格生长资料后也得出类似的结果。2010 年，国内的刘宇等[15]研究 331 名 0~2 岁儿童体格生长资料结果表明，身长发育在 2 岁时 54.1% 的儿童出现"追赶生长"，16.9% 的儿童出现"减速生长"。由此可见，儿童早期生长轨迹并不完全是延续胎儿的生长以及并不完全遵循同一轨迹，而是可以发生变化的。

线性生长即身高的增长直接反映非脂肪组织的增长，非脂肪组织的生长潜能受遗传因素决定。Ong 等[13]将Δ身高别体重 Z 值（weight for height z-score，WHZ）、Δ年龄别体重 Z 值（weight for age z-score，WAZ）在±0.67 间定为身长、体重的正常范围，ΔWHZ 和ΔWAZ > 0.67 为身长、体重发生追赶生长，ΔWHZ 和ΔWAZ < － 0.67 为身长、体重发生减速生长。Mei 等[14]则定义身长、体重跨越生长曲线主百分位线为追赶生长或减速生长。刘宇等研究出生至 2 岁儿童生长轨迹变化的随访研究时也采用身长、体重百分位上升或下降≥1 条主百分位线为追赶生长或减速生长。

Tanner 等[16]研究显示，儿童出生身长和成年后最终身高的相关性仅为 0.25，提示儿童出生时或胎儿期的体格生长水平不完全决定出生后的生长情况，影响体格生长的基因在出生时并未完全表达[17]。Pinyend 报道儿童追赶生长多发生于出生后 6 个月内，减速生长发生的时间稍晚。刘宇等[15]的研究也显示，出生时的生长水平并不代表儿童生长潜能，生长潜能在生后一段时间内才逐渐体现；发生追赶生长最早和人次最多的年龄组是 3~4 月龄组。有学者认为出生至 2 岁儿童的体格生长速度表现加速或减速生长的现象可能为矫正宫内的影响，达到遗传决定的生长潜力水平[18]。Tanner 等[16]报道儿童 2 岁身长与

3

成年最终身高的相关性为 0.8。

婴儿的生长与胎儿生长不连续，通常胎内生长延迟的婴儿生长出现明显"追赶"现象。Luo 等[19]报道胎儿期与婴儿期身长的增加呈负相关，出生时身长较长的儿童在婴儿期身长出现减速生长现象，出生时身长较短的儿童在婴儿期身长出现追赶生长现象。Rose 等[20]报道父母亲身高较高而出生身长较短的儿童或父母身高较矮而出生身长较长的儿童，身长的生长趋势是逐渐接近于父母遗传相适应的生长轨迹或出现"回归"现象。Volkl 等[21]报道有家族性身材矮小史的儿童 2 岁时可由足月时身长逐渐降至与家族身高相适应的百分位。

国内大多数研究发现低出生体重儿、早产儿亦存在生长追赶现象。早产儿生长追赶速度大于足月儿。陈兆文等针对宫内发育迟缓儿的研究表明，大部分宫内发育迟缓（intrauterine growth retardation，IUGR）儿童出生后 2 年内会有明显的生长追赶现象，出生体重较轻者生长追赶速度要快于出生体重重者[22]。

Karlberg 等提出儿童生后生长有婴儿期、儿童期、青春期三个生长阶段，这三个生长阶段连续但又有部分重叠[23]。胎儿期 18 周是胎儿线性生长高峰，34~36 周出现生长减缓的宫内适应性现象。婴儿期开始于胎儿中期，3~4 岁逐渐消退，婴儿期的线性生长主要与营养有关，此时期生长激素尚未发生作用。儿童期一般开始于 6~12 月龄，典型的表现是生长突然加速，可能与生长激素开始发挥作用有关。1~2 岁儿童的生长是婴儿期与儿童期生长的综合结果，部分 2 岁内生长轨迹发生变化可能是婴儿期逐渐向儿童期生长过渡[23,24]。

儿童体重生长不稳定，易受营养和疾病等多因素的影响而出现波动，不过体重亦有向身长"回归"的趋势，即身长长而体重轻的儿童，体重逐渐追赶至接近身长水平，身长短而体重重的儿童，体重逐渐减速至接近身长生长水平。

由此可见，在临床工作中，我们要慎重评价儿童生长发育水平，连续测量、动态监测身长、体重，获得儿童的生长轨迹，正确分析"追赶生长"和"减速生长"现象，避免不合理的干预。

三、儿童发育的"编程"理论与成年疾病的关系

近几十年来，成人慢性非感染性疾病如心脑血管病、糖尿病、肥胖症以及变应性疾病等发病率越来越高，已经成为越来越受关注的公共健康问题。这些疾病的发病原因很多，其中儿童发育的"编程"理论与成年疾病发生关系的研究也越来越受到重视。

儿童发育是综合遗传和环境因素的编程过程，使机体内部全部组成形成相互联系的复杂系统，从而形成全部的生命功能和表征[25]。

儿童发育编程过程从胎儿期就开始了，称为"宫内编程"。宫内编程过程非常复杂，既受遗传因素的影响，又受到宫内环境等各种因素影响，营养素缺乏、缺氧、损伤、感染、激素变化等都会影响宫内编程，影响胎儿的生长发育，可能导致组织器官的结构与功能改变，导致胎儿发育的异常或缺陷，也可能成为成年期某些疾病潜在的致病因素。激素在宫内编程中发挥着重要的作用，比如胰岛素、类胰岛素样生长因子、甲状腺素和糖皮质类激素等。其中糖皮质类激素是影响宫内编程最重要的激素。糖皮质类激素水平的增高会抑制组织的生长，影响组织器官的发育。营养和其他影响编程过程的因素都会使糖皮质类激素的浓度升高。研究表明，糖皮质类激素能够在细胞和分子水平上影响各种受体、酶、离子通道和载体的表达，从而改变细胞的功能。这类激素也可以改变各种生长因子、细胞的结构蛋白、结合蛋白以及细胞内信号路径的各种组分。糖皮质类激素可以直接作用于基因，也可以通过改变其他激素的生物利用度间接地作用于基因。这些糖皮质类激素诱导的内分泌的改变可以是暂时的，也可以是持久的。后者会影响到生后的发育。在远期的影响中，产前糖皮质类激素的暴露会持久地重组内分泌系统，如生长激素系和下丘脑–垂体–肾上腺轴。这些变化可能成为某些成人期疾病的发病机制。因此，内分泌的改变可能成为宫内编程的原因和后果的重要因素[26]。

自 20 世纪 80 年代以来，西方学者进行了许多关于生命早期生长发育和营养状况与成年期慢性非感染性疾病关系的研究，并提出了许多假设，其中最有影响力的是 Barker 的"成年疾病的胎儿起源"假说。

如胎儿发育异常可能导致成人代谢性疾病、心血管疾病、肺部疾病以及神经精神疾病的发生。来自西方国家的大量研究显示，宫内发育迟缓及生后的快速追赶生长均与成人期的冠心病、脑卒中、糖尿病、高血压及高血脂的发病密切相关；另一方面宫内营养过剩也是糖尿病和心血管病的高危因素之一。Roseboom 等对年龄在 50~58 岁，于 1943~1947 年第二次世界大战期间出生在荷兰的老人的随访研究发现，如果在母孕早期遭遇饥荒，则冠心病、血脂异常、血液黏稠度增加、抑郁、肥胖等的发病率升高，同时母亲患乳腺癌的风险也增加；如饥荒发生在母孕中期，则易发生肾脏损害（蛋白尿）及阻塞性肺病；而糖不耐受和胰岛素抵抗则与整个孕期营养不足有关。同一人群的研究还发现精神分裂症的发病率高 2 倍。Hack 等通过 20 年的追踪研究发现，在具有低出生体重史的成年人中心理行为障得的发生率明显升高。赵文华等以中国 3 年自然灾害（1959~1961 年）期间出生的妇女为对象进行了研究，结果发现 3 年自然灾害期间出生妇女的体重指数（BMI）、肥胖患病率均显著高于灾害过后出生的对照组妇女，也提示生命早期食物短缺及营养不良可增加成年后超重和肥胖患病危险[27-31]。

后经 10 余年的大量研究，并基于循证研究的结果，人们对这一学说进行了完善，提出了疾病与健康的发育起源学说（developmental origins of health and disease，DOHaD），该学说认为不单是胎儿期营养状况会对健康产生长久影响，婴幼儿期、儿童青少年期的营养均会对其后期的健康起一定程度的决定作用。出生以后，个体的发育继续经历着编程的过程，特别是在婴幼儿期。这些编程的过程也继续受到遗传和环境因素的影响，包括生活方式和行为的影响。这种影响可以一直持续到成年期。研究显示，婴幼儿期的生长迟缓或生长过快均与后期慢性疾病的发生有关。低出生体重—生长追赶（过度喂养）—胰岛素抵抗—代谢综合征是成年期慢性疾病的发病模式。生长加速学说认为：由于过度喂养导致的生长加速，通过下丘脑-垂体轴的程序化，调控远期的健康结局。按照生长加速学说的观点，并不是出生时或者任何其他年龄时的体重对成年期健康都具有重要影响。而可能是在生长落后（初始低体重）的情况下出现的生长加速，才是成年期疾病的危险因素。Barker 等的研究发现：出生体重相对较低而儿童期和青春期超重的人尤其易于成年后发生冠心病。对 1 028 名 1948 年 7 月~1954 年 12 月在北京协和医院出生的健康单生子的调查结果显示，婴儿体重过低与其成年后 2 型糖尿病的发生密切相关。妊娠糖尿病母亲的后代出生时体重和儿童期体重指数较高，儿童期和青春期患糖尿病或发生葡萄糖耐量降低的风险较大，成年后肥胖和 2 型糖尿病的发病率也随之增高。这些研究表明，处于出生体重两个极端的婴儿，未来发生肥胖和代谢综合征的危险性均高于正常出生体重儿，科学家们称之为 U 型关系[26,30-32]。

DOHaD 学说包括 3 个假说：节约表型假说、发育可塑性假说和预期适应反应假说。节约表型假说是指当胎儿遇到不良的宫内环境如营养不良、感染、缺氧等威胁时，胎儿机体生理和（或）代谢会发生适应性变化，以保证重要器官（如脑）的营养供应，利于生存；但是这种适应性变化是以牺牲其他组织、器官的发育为代价的，使胎儿的组织器官发育和代谢发生永久性改变。这些改变在出生后不能很好地适应营养、生活方式等环境因素的改变，则易发生胰岛素抵抗、高血压、肾脏疾病、肥胖等代谢综合征。

发育可塑性假说是指胎儿在细胞分化的关键期对外界环境变化敏感，并且有适应环境变化的能力。发育可塑性对母体营养敏感，在母体营养缺乏的情况下，可影响胎儿发育的可塑性，进而导致成年疾病。

预期适应反应假说认为，在生命早期机体就已经针对所处环境而发生适应反应，调整机体生理结构与功能，以适应生命后期的环境，因而生命早期的适应反应在当时所处的环境下可能显示不出优越性，但有益于适应生命后期的环境。如果生命后期的环境发生变化，与生命早期的环境不一致、不匹配就会发生疾病。

生命早期发育对成人健康及疾病的影响，表观遗传起了关键作用。所谓表观遗传学就是指在基因 DNA 序列不发生改变的情况下，基因表达及功能的遗传学变化。表观遗传过程易受生命早期环境因素的影响，其中孕期营养是影响表观遗传的关键因素。可导致 DNA 甲基化、组蛋白修饰、染色质重塑等表观修饰的变化，从而导致组织细胞的代谢异常，最终引起多种疾病的发生；同时这些表型基因的改变在发育和细胞增殖过程中能稳定地传递给下一代，还有可能传递几代，对后代的患病风险具有深远影响[26,30]。

对于儿童发育"编程"与成年疾病发生的关系，尚有许多不清楚的问题，应加强这方面的研究，对影响因素、发生机制等各方面应进行更深入的研究。并采取积极策略，从胎儿期、婴幼儿期开始预防、减少造成成年期慢性疾病的不利因素，保证生命早期正常的发育和营养，从而减少成年期慢性疾病的发生。

四、骨龄测定方法

骨龄是指儿童青少年骨骼发育水平同骨发育标准比较而求得的发育年龄[33]。

目前国内骨龄测定主要有以下三种方法：手腕部骨发育 X 线（Greulich-Pyle，G-P）图谱法、儿童骨发育标准（Tanner-Whitehouse，TW）法和中国人骨成熟度评价标准及应用法（CHN）。1959 年 Greulich & Pyle 的手腕部骨发育 X 线图谱即 G-P 图谱问世。G-P 图谱来源于美国中上层家庭儿童，由于使用便捷简单，目前应用者还较多。

1975 年 Tanner & Whitehouse 在 20 世纪 60 年代制定的英国儿童骨发育标准（TW1 法）的基础上做了改进，提出了"骨成熟度估计及成年身高预测"的 TW2 法。TW 法是根据手腕及手掌 20 个成骨中心的形状、密度进行分期及计分，最后统计总分，查图表定骨龄，使用最早的骨龄测定方法。TW 骨龄是纵向研究，结果可靠，是目前国际上最广泛承认并通用的骨龄评估方法。由于 TW2 已经年代久远，为适应欧洲、北美儿童的生长发育状况，已经于 2001 年修改为 TW3 法。它废除了 TW2 中将共振超声光谱（resonant ultrasound spectroscopy，RUS）分及腕骨分总和的情况，而单独用 RUS 分来代替，理论上不受种族及地区的限制。经过北美及欧洲的 3 000 名儿童 9 年的纵向观察，发现该方法在成人身高预测方面较其他方法准确[34-39]。

由于地区、种族等差异，儿童的骨骼发育速度也是不一样的，骨龄标准应有地域性、种族性及时间性的特点。应用欧美的骨龄标准评价中国儿童是否适宜尚有争论。1995 年张绍岩根据 TW2 法，结合中国人的特点修改研制了"中国人骨成熟度评价标准及应用"，即 CHN 法，该标准建立在对大样本中国儿童青少年手骨发育状况的研究基础之上，比较简单易行。不过 CHN 法是横向研究的结果，不如 GP 图谱和 TW 法等纵向研究的结果可靠。目前 CHN 骨龄评分法还不被国际上承认，不便于国际交流。2006 年，张绍岩等修改了 CHN 法，提出了中国人手腕骨发育标准——中华 05[39-41]。

20 世纪 90 年代中后期，Tanner 等成功开发计算机辅助骨龄评分系统。计算机辅助评定骨龄法是基于数字化信息技术和分类统计方法，通过对骨图像的预处理、骨块的分割、特征提取、信息处理实现骨图像自动识别并运算得出骨龄，以部分或完全替代人工的评定方法。它可以避免由人工读片所造成的主观性。它的优势是快速、准确、可靠、易于掌握，多年来成为国内外的主攻方向[37]。

近年来，国际上推出一种利用超声原理检测骨龄的技术。采用定量超声技术，通过测量穿过手腕骨骨化中心的超声波的声速来检测骨龄，具有操作简单、无辐射、耗时短、判断客观等优点。但是该仪器在检测骨龄的准确率上尚缺乏足够的实验数据加以证实。许浩等对于超声法与 X 光拍摄测定骨龄的比较研究结果显示 BonAge 超声法和 CHN 法评价的骨龄不仅均值之间差异较大，且相关程度也不理想，因此两种方法不能相互替代。Hans-J.Mentzel 等德国学者曾用 BonAge 对 65 名儿童青少年做过相同的比较实验，也发现对于那些发育早熟者，仪器评价的骨龄要明显超过根据 GP 法判出的骨龄[42]。

骨龄测定是评价儿童及青少年生长发育状况的重要指标。随着在临床医学、保健学、体育科学等方面的应用越来越广泛，骨龄测定的研究将不断深入，技术方法也将不断改进。

（沈瑞云）

参考文献

[1] 九市儿童体格发育调查协作组，首都儿科研究所. 2005 年中国九市七岁以下儿童体格发育调查[J].北京：中华儿科杂

志，2007，45：609-614.

[2] 中国学生体质健康调研组.2005 年中国学生体质与健康调研报告[M].北京：高等教育出版社，2007：7-52.

[3] 卫生部妇幼保健与社区卫生司，九市儿童体格发育调查协作组，首都儿科研究所.2005 年中国九市 7 岁以下儿童体格发育调查研究[M].北京：人民卫生出版社，2008：3-18.

[4] 宗心南，李辉.中国儿童身高与体重的生长模式及简单数学模型的建立[J].北京：中华儿科杂志，2009，47：371-375.

[5] 首都儿科研究所，九市儿童体格发育调查协作组.1995 年九市城郊 7 岁以下儿童体格发育的调查[J].中华医学杂志，1998，78：187-191.

[6] WHO Multicenter Growth Reference Study Group.WHO Child Growth Standards based on length/height，weight and age[J].Acta Paediatr，2006，Suppl 450：76-85.

[7] De ONIS M，ONYANGO A W，BORGHI E，et al.Development of a WHO growth reference for school-aged children and adolescents[J].Bull World Health Organ，2007，85：660-667.

[8] KUCZMARSKI R J，OGDEN C L，GUO S S，et al.2000 CDC growth charts for the United States：methods and development[J].Vital Health Stat，2002，246：1-190.

[9] 李辉，季成叶，宗心南，等.中国 0~18 岁儿童、青少年身高、体重的标准化生长曲线[J].中华儿科杂志，2009，47：487-492.

[10] 首都儿科研究所，九市儿童体格发育调查协作组.中国七岁以下儿童体重、身长/身高和头围的生长标准值及标准化生长曲线[J].中华儿科杂志，2009，47：173-178.

[11] 首都儿科研究所，九市儿童体格发育调查协作组.中国七岁以下儿童身长/身高的体重和体块指数的生长标准值及标准化生长曲线[J].中华儿科杂志，2009，47：281-285.

[12] 雇用均.儿童家庭局母子保健课[R/OL].// 厚生劳动省.平成十二年乳幼儿身体发育调查报告书.[2007-06-01].http：//www.mhlw.go.jp.

[13] ONG K K，AHMED M L，EMMETT P M，et al.Association between postnatal catch-up growth and obesity in childhood：prospective cohort study [J].BMJ，2000，320（7240）：967-971.

[14] MEI Z，GRUMMER-STRAWN L M，THOMPSON D，et al.Shifts in Percentiles of growth druing early childhood：Analysis of longitudinal data from the California child health and development study [J].Pediatrics，2004，113（6）：617-627.

[15] 刘宇，黎海芪.婴幼儿出生至 2 岁身长和体重生长轨道变化的随访研究[J].中国循证儿科杂志，2010，5（5）：360-365.

[16] TANNER J M，HEALY M J R，LOCKHART R D，et al.Aberdeen Growth Study，I：the prediction of adult body measurement from measurements taken each year from birth to five years [J].Arch Dis Child，1956，31（159）：372-381.

[17] ROGOL A D，CLARK P A，ROEMMICH J N，et al.Growth and pubertal development in children and adolescents：effects of diet and physical activity[J].Am J Clin Nutr，2000，72（2S）：521-528.

[18] LEUNG A K，ROBSON W M，FAGAN J E.Assessment of the child with failure to thrive[J].Am Fam Physician，1993，48（8）：1432-1438.

[19] LUO Z C，KARLB J.Critical growth phases for adult shortness[J].Am J Epidemiol，2000，152（2）：125-131.

[20] ROSE S R，VOGIATZI M G，COPELAND K C.A general pediatric approach to evaluating a short child[J].Pediatr Rev，2005，26（11）：410-420.

[21] VÖlkl T M，HAAS B，BEIER C，et al.Catch-down growth during infancy of children born small （SGA） or appropriate （AGA） for gestational age with short-statured parents[J].J Pediatr，2006，148（6）：747-752.

[22] 陈兆文，李伟华，周海燕，等.200 例 0~2 岁宫内发育迟缓儿的生长方式分析[J].上海医学，2005，28（2）：122-125.

[23] KARLBER J，JALIL B，LOW L，et al.CY：Linear growth retardation in relation to the three phases of growth[J].Europe an Journal of Clinical Nutrition，1994，48（S）：25-44.

[24] 黎海芪.儿童早期线性生长波动的研究[J].中国儿童保健杂志，2010，18（3）：183-188.

[25] 朱宗涵.儿童早期发展研究的新进展：发育的"编程"理论[J].中国儿童保健杂志，2007，15（1）：1-3.

[26] 马军.儿童发育"编程"与成年疾病的关系[J].中国学校卫生，2011，32（2）：129-130.

[27] BARKER D J.The developmental origins of adult disease[J].J Am Coll Nutr，2004，23（6）：588S-595S.

[28] GODFREY K M，BARKER D J.Fetalnutrition and adultdisease[J].Am Jclin Nutr，2000，71（5S）：1344-1352.

[29] ROSEBOOM T，DEROOIJ S，PAINTER R.The Dutch famine and its long-term consequences for adult health[J]. Early Hum Dev，2006，82（8）：485-491.

[30] 齐可民.生命早期营养状况对生命后期健康的影响[J].实用儿科临床杂志，2008，23（23）：1867-1869.

[31] 赵文华，杨正雄，翟屹，等.生命早期营养不良对成年后超重和肥胖患病危险影响的研究[J].中华流行病学杂志，2006，27（8）：647-650.

[32] 汪之顼.早期营养和生长对健康的影响[J].临床儿科杂志，2011，29（9）：898-900.

[33] 宁刚，李学胜.骨龄测定及成年身高预测的临床应用[J]. 临床儿科杂志，2001，19（1）：52-53.

[34] TANNER J M，WHITEHOUSE R H，MARSHALL W A，et al.Assessment of Skeletal Maturity and Prediction of Adult Height（TW2 Method）[M].London：Acadenic，1975.

[35] TANNER J M，HEALY M J R，GOLDSTEIN H，et al.Assessment of Skeletal Maturity and Prediction of Adult Height（TW3 method）[M].London：Saunders，2001.

[36] TANNER J M，GIBBONS R D.A computerized image analysis for estimation TW2 bone age[J].Horm Res，1994，42：282.

[37] 叶义言.儿童青少年骨龄的评分法图谱及应用[M].长沙：湖南科学技术出版社，1994.

[38] 李明，李振华，林茹珠，等.三种骨龄评估法 TW2，TW3，CHN 的临床应用比较[J].中国儿童保健杂志，2004，12（5）：446-447.

[39] 郭静.骨龄检测方法及其应用[J].实用预防医学，2009，16（6）：1995-1996.

[40] 张绍岩等.中国人骨成熟度评价标准及应用[M].北京：人民体育出版社，1995.

[41] 张绍岩，刘丽娟，吴真列，等.中国人手腕骨发育标准——中华 05[J]. 中国运动医学杂志，2006，25（5）：509-516.

[42] 许浩，邵慧秋，王磊，等.BonAge 超声骨龄测试和 X 光拍摄两种骨龄检测方法的比较研究[J].体育与科学，2008，29（6）：95-101.

第二节　神经心理发育

一、0~1 岁 52 项神经运动检查方法

0~1 岁 52 项神经运动检查是系统观察婴儿神经运动发育正常与否的临床检查方法，可发现脑功能异常引起的神经运动发育落后。对于早产儿、窒息儿及出生前后脑损伤的婴儿，通过系统检查可以发现运动落后、反射、肌张力和姿势异常，结合围产期历史、全面体格和智力检查，可早期做出脑瘫诊断。脑瘫康复越早越好，在发展成典型脑瘫以前进行功能训练，对于减少或减轻脑瘫的发生，可获得事半功倍的效果。

0~1 岁 52 项神经运动检查主要根据法国 Amil-Tison 的方法修订的。

0~1 岁神经运动检查共有 52 项。本检查法最大特点是用表格方式表示，每月检查 1 次。表格以体格检查程序进行，当问病史时完成头颅的检查，当婴儿安静地躺在检查台上可估计被动、主动肌张力，原始反射和腱反射，检查以姿势反应的估价作为结束。主动、被动肌张力和反射的每一项检查和正常发育做比较，并按每 3 个月的正常类型进行分组，任何异常的结果记录在表格内的暗区，对照正常的范围在表格中明区可即刻作出正常与否的评价，所有检查按纠正月龄进行，因此本检查按同样的标准估价足月儿和早产儿。要说明的是本检查并不是一种完全的神经学估价，它不包括颅神经、肌萎缩、肌纤颤和其他因素的估价，也不包括神经运动试验，因此也不能发现行为、社交或精神运动方面的异常。

该方法更多地适用于具有高危因素的新生儿生后 1 年的定期监测，早期发现可疑或异常，以便早期进行诊断及干预；并结合定期智力测评对康复训练效果进行评估。

以下较详细描述检查法中 52 项检查项目的操作技术。

（1）头围。每月测量结果可在表格中显示。

（2）清醒和睡眠的一般形式。①正常；②激惹、哭闹多；③嗜睡、不哭。

可有 3 种睡眠异常情况：①白天只睡很短时间，表现不安，只要醒来就哭，因而从不处在安静觉醒状态，而表现激动不安和不舒服的持续状态，此型最常见在生后头几个月。②白天安静，晚上很难入睡，睡眠前先有一段瞌睡的延长期，此型最常见于 9~12 个月。③婴儿睡眠过多，持续在瞌睡状态，难于唤醒婴儿，仅能维持很短的觉醒时间。

（3）检查期间觉醒程度的估计，记录。①令人满意的；②持续激惹；③嗜睡。

（4）哭。分别记录正常哭声或异常哭声，后者包括高调、虚弱、单调或其他。

（5）吸吮行为。应记录吸吮和吞咽协调正常与否，应注明是否需要鼻饲，或是否需要部分鼻饲，喂饲时是否经常呛咳，伴有或不伴有青紫。表格记录：①正常；②部分奶瓶喂养；③非奶瓶喂养；④呛咳。

（6）前一个月内惊厥情况。记录有无惊厥，惊厥的性质，此项表格有5项：①无惊厥；②泛化；③局灶；④发热；⑤痉挛。

（7）显著的斜视。5个月后持续眼斜视需要由专科医师检查，表格上记录：有或无。

（8）持续的眼球震颤。水平眼球震颤可能提示或为中心性或为周围性视觉缺陷，眼球不能注视物体而是持续地水平摆动，这种感觉缺陷使之不能注视物体，应做特殊的检查，表格上记录：有或无。

以下两项是感觉发育，认识的发育估价包括视和听功能的评价，两个简单的方法在新生儿期可作为神经检查的一部分，一旦已证明有适当的反应，不需要重复做检查。

（9）视觉追踪，对光的追踪。婴儿在安静觉醒状态，可用手电筒的光、物体如红球或检查者的脸，检查婴儿眼和头追踪注视物体情况，表格记录：有或无。

（10）听、眨眼反射。距婴儿耳30cm，鼓掌引起反射，如眨眼为阳性反应。表格记录：有或无。

（11）非对称性紧张性颈反射（asymmetric tonic neck reflex，ATNR）。婴儿仰卧位，头转向一侧，表现射箭样姿态，即面向的上肢伸直，枕部（背向）的上肢屈曲。下肢的位置正好相反。无论上肢或下肢表现均考虑为阳性。此反射头3个月可观察到，3~6个月间断存在，正常儿6个月后不应存在。表格记录：①正常；②无；③有。

（12）非对称性紧张性颈反射（引出）。婴儿仰卧位，检查者扶婴儿头转向一侧，表现射箭样姿态；当扶婴儿头转向另一侧，肢体姿势正相反。任何月龄可引出此反应均为异常。

（13）持续颈伸肌张力增高。当婴儿在仰卧位休息时，颈部正常的屈曲，肌肉是放松的，在颈椎和检查台之间几乎无空隙，1岁以内均是如此。但有颈伸肌张力增高时，婴儿仰卧位时不能完全放平，在颈和检查台间有空隙。如婴儿采取侧卧位，头向后伸展。但要注意在典型的头畸形或早产儿枕部突出的婴儿有类似表现，应重复试头部腹侧屈曲以免误认为颈伸肌张力增高，此项检查在表格中记录：有或无。

（14）角弓反张。表现如上，表格记录：有或无。

（15）持续手握拳。虽然新生儿的手通常是握拳，当安静休息时，经常展开和握拳。2个月后大部分时间手张开，如拇指内收屈曲横过手掌并紧掐拳内，就应特别注意，表格上记录：①正常形式；②无；③有；④拇指交叉到手掌。

（16）肢体姿势不对称。为了确定上肢是否对称，头和躯干应保持在一个轴线上，持续姿势不对称在被动肌张力方面可显示不对称，应注明是右或左，表格中记录：①无；②有；③不正常的肢体。

（17）面肌麻痹。当婴儿哭时麻痹表现最明显，受累一侧表现松弛或假面样，嘴歪向对侧，受累一侧眼部分张开，而在正常侧眼睑闭合。表格记录：无或有。

（18）自然活动。观察躺在检查台上的婴儿，注意自然运动的频率和强度。检查者的观察只代表运动活动的粗略估计，记录明显的偏离正常情况。自然运动活动减少特征为缓慢的少频率和低强度的运动，过多自然运动活动表现为频繁的、快速的、很高强度的运动。正常活动是指运动的频率、强度和速度为中等范围。注意运动的不对称如一侧肢体自然活动缺少或无，而对侧则不然。

自然运动活动在正常情况下差别是很大的。运动刻板式、重复的和相同的应考虑为异常，如腿作踏板动作和手臂做风车动作。在表格中自然活动记录分5级：①低；②中等=正常；③高；④不对称；⑤重复。

（19）异常运动。可表现为持久的或一时性方式。①持续震颤：可一时性或持久性持续震颤，在足月儿生后头几天最常见。表现为高频、低振幅。在婴儿饥饿和哭时震颤增加，肢体和上颌最明显，如果震颤持久或在休息时出现，可能是有意义的。②阵发性阵挛性运动：当婴儿生后头几小时阵发性阵挛性运动（低频、高振幅）伴随拥抱反射或伴随自然运动活动，如果在检查时频发阵挛性运动可能是有意义的。③其他异常运动如连续的咀嚼运动、频发抖动、肢体异常位置特征为肘伸展和腕部旋向内。表格中异常运动记录：①无；②有；③不正常肢体。

以下几项是被动肌张力的检查，被动肌张力需在安静觉醒状态下检查，试验伸展性时用力不能过大，操作当显示婴儿任何不适征象时应停止，检查时应注意不对称。

（20）跟耳征。婴儿平卧，双腿并在一起，尽可能向耳的方向推压，骨盆应固定在台面上，角度由婴儿下肢和台面形成。当一边抵抗力增强提示不对称，如屈肌张力过大，腘窝角完全伸开有困难，角度则由足跟和骨盆连线和台面的交角。表格中在正常形式一行内已表明不同月龄的跟耳征角度，1~3月80°~100°，4~5月90°~130°，7~9月120°~150°，10~12月140°~170°。表格中分别记录：①正常形式；②右侧（角度大小、过小、过大）；③左侧（角度大小、过小、过大）。

（21）内收肌角。婴儿平卧、腿伸直，轻轻地但尽可能地拉开双腿，注意角度，左右腿不对称应注明，在表格中已表明不同月龄的内收肌角度大小，1~3月40°~80°，4~6月70°~110°，7~9月100°~140°，10~12月130°~150°。表格中记录：①正常形式；②角度（左+右）；③过小；④过大；⑤右侧过小；⑥左侧过小。

（22）腘窝角。平卧位，骨盆不能抬起，屈曲下肢胸膝位，固定膝关节在腹部两侧，然后举起小腿测量腘窝的角度。此检查受胎儿在宫内位置的影响。如果这些操作显示下肢极端过度伸展持续生后头几个月，可能为臀位产甚至于经过外倒转或自然倒转。表格也显示不同月龄的腘窝角角度的不同，1~3月80°~100°，4~6月90°~120°，7~9月110°~160°，10~12月150°~170°。表格中要记录的项目：①正常形式；②右侧（包括角度大小，过小及过大）；③左侧，同右侧。

（23）足背屈角。检查者扶助婴儿腿伸直，使足背屈向小腿，用手掌压足底，足背和小腿前侧形成的角度为足背屈角，左右分开做同样操作。操作时首先用慢的中度压力形成最小的背侧屈角，称"慢角"，然后进行快的突然背屈形成"快角"，正常情况下，两种角度是相等的。如快慢角之间差>10°，揭示有异常加剧的伸展反射。表格中记录：①正常形式；②右侧包括慢角、快角，"慢">60°~70°及"快~慢">10°；③左侧同右侧；④左右不对称。

（24）围巾征。使婴儿颈部和头保持在正中位以免上肢肌张力不对称。将婴儿手拉向对侧肩部，观察肘关节和中线关系。肘和中线关系有3种位置：①肘未达中线；②肘超过中线：③运动过度即臂围颈部像围巾，揭示肩部肌肉几乎无抵抗，为被动肌张力差的表现。表格中应记录：①正常形式；②右侧（位置，过小，过大）；③左侧同右侧；④不对称。

如以上被动肌张力检查中出现有不对称者则需做以下四项检查。使婴儿颈部和头保持在正中位以免上肢肌张力不对称。将婴儿手拉向对侧肩部，观察肘关节和中线关系。

（25）双足的摆动。同时在踝部摇动双足评估运动的幅度，检查者应注意在左右足之间运动有何不同，表格记录右侧活动度大或左侧活动度大。

（26）方窗。屈曲手尽可能向前臂以确定手掌和前臂屈侧最小角，重点观察左右是否对称，而不是角度大小，表格记录：右侧角度较小或左侧角度较小。

（27）双手的摆动。在腕部同样地摆动双手，注意运动的振幅是否明显不对称，表格记录：右侧活动度大或左侧活动度大。

（28）头向侧面转动。通过头转向一侧肩部估价对侧肌肉的抵抗，重点记录明显不对称，运动的幅度不是主要的。表格要表明右侧更受限或左侧更受限。

以下是对于脊柱轴的检查：

（29）头部腹侧屈曲。正常头部屈曲不引起拮抗肌抵抗的变化，如伸肌张力增高表现为重复头屈曲4或5次后抵抗力增加。表格记录：①相同；②强直增加。

（30）躯干部腹侧屈曲。腿和髋部被推向头部以取得躯干的最大弯曲，躯干的一定程度被动屈曲是正常的。躯干强直的病例，躯干不可能屈曲，表现上提而无屈曲。表格记录：①正常；②过度；③不可能。

（31）躯干背侧伸展。婴儿侧卧位，检查者用一手握住腰部脊椎，用另一手推双腿向后，伸展在正常时是很有限的，伸张弯曲缺乏不是病理状态。表格记录：①正常的（不可能的）；②过度。

（32）躯干侧面弯曲。婴儿仰卧位，用手扶助胁腹，检查者推双腿尽可能向一侧，产生躯干的弯曲，此手法向另一方面重复1次，正常状态是有限的，明显弯曲或不对称均为重要发现。表格记录：①正常；②过度；③右侧受限；④左侧受限。

以下是主动肌张力的估价和主动运动：

（33）颈部屈肌主动收缩。婴儿平卧位到坐位，运动不宜太快或太慢，可引起颈屈肌反应，颈屈肌主动收缩，使坐位时头和躯干在同一轴线上。

（34）颈部伸肌主动收缩。从坐位放到仰卧位，婴儿在坐位头倒在胸前，抓住婴儿肩部向后移动，运动不能太快或太慢，躯干的运动应能引出颈伸肌的收缩，使头竖立。

正常时足月儿颈屈、伸肌的主动收缩是平衡的，可使头竖立。

（35）头部的控制。当生后头几个月，婴儿放在坐位，头和躯干在同一轴线上不能超过数秒。随月龄的增大头控能力逐渐增强，2~4个月头竖立维持≥15s。5个月后就具有头控制能力，如头不能控制或颈伸肌持续高张或颈屈肌明显低张，是严重征象。表格记录：头竖立有或无。

（36）拉起到坐位姿势。当仰卧时婴儿被鼓励抓住检查者的手指，婴儿企图自己拉成坐位，表格揭示1~4个月婴儿无此能力，5~7个月可能会出现但不持续，8个月婴儿已具有此能力。表格记录：①正常形式；②有；③无。

（37）瞬间独坐姿势。单独坐，手臂支持，婴儿放在坐位，髋部外展至90°，下肢伸展，身体稍稍斜向前，用手臂支靠，可维持几秒钟。所观察到两种异常位置：①婴儿可能向前倒在他的双腿之间，躯干处于低张状态。②婴儿可以向后倒，因屈肌张力不足，伸肌张力过高。

独坐≥30s，5个月前婴儿无此能力，5个月婴儿坐位时，身体前倾，手臂前面支撑。6~8个月可能会坐但不持续，9个月婴儿完全可独立坐。表格记录有或无。

（38）手主动抓物。3~4个月的婴儿开始有主动抓物，但不持续，6个月时能主动抓物。表格记录：有或无。

（39）翻身。翻身是指从仰卧翻到俯卧位，4~5个月时可翻身，但不持续，6个月时能翻身。表格记录有或无。

（40）主动爬。婴儿会爬是指身体向前移动20cm以上。7~9个月能爬，但不持续，10个月会爬。个别婴儿不会爬而先会走。表格记录：有或无。

（41）下肢和躯干直立（支撑反应）。表格内显示婴儿在1~2个月有支撑反应，即使膝由于屈肌张力过高而保持半屈曲位，随后几个月支撑反应消失，5个月站立时下肢屈曲，如站立时过分下肢伸直应为异常，到7~8个月时有一个"跳跃阶段"，即下肢连续伸展然后屈曲，接近8~9个月婴儿能在站位支撑自身的重量。表格记录：①正常形式；②有；③无；④剪刀样；⑤躯体拱形。

以下是原始反射、深腱反射及姿势反应：

（42）自动踏步。表格中提示生后1~3个月有此原始反射，4~5个月不持续存在，5个月后无此反射，操作时扶住婴儿躯干，当足底接触检查台面时，婴儿就会迈步，能自动踏步走。表格记录有或无。

（43）手握持反射。检查者放食指在婴儿手掌内，手掌受刺激后引起手指屈曲，抓住检查者手指。随月龄增加而减弱，3~4个月时消失，表格记录：①有；②无；③不对称右/左。

（44）牵拉反应。引出手掌抓握反应后，检查者拉婴儿向前向上，引起婴儿上肢整个屈肌收缩，婴儿可全部牵拉起来，表现出惊人的能力，第4个月开始此种反应被主动随意抓握代替。表格记录：①有；

②无；③不对称右/左。

（45）拥抱反射。婴儿仰卧位，轻拉婴儿双手，提起婴儿颈部，使之离开检查台数厘米，上肢在伸展状态，然后突然放松，引起此反射。①反射开始上臂外展和前臂伸展。②接着前臂内收和屈曲似拥抱状，手在此时完全张开。③哭。表格中提示正常形式 1~3 个月有此反射，4~5 个月不持续，5 个月后消失。因此 3 个月内无此反应应警惕，也应注意反应不对称、低阈（很轻刺激引出反射）、低阈伴有阵挛性收缩。表格记录：①有；②无；③不对称右/左；④阵挛运动+低阈。

（46）紧张性迷路反射（俯卧位）。俯卧位，四肢屈曲，双下肢屈于腹下，保持臀高头低特殊姿势。正常婴儿阳性反射持续到 3 个月左右，4 个月仍有为异常。

（47）踝阵挛。婴儿仰卧位，腿部肌肉放松后进行检查，膝关节屈曲时容易引出。背屈踝部表现在踝部一系列交替的收缩和部分放松，阵挛持续超过 10 次为异常。表格记录：①无；②右侧存在；③左侧存在。

（48）膝反射。检查两侧，记录：正常、无或过度；也记录不对称。

（49）侧面支撑反应。侧面支撑反应为正常发育的标志。此反应通常在 6~8 个月期间出现，在婴儿能独立坐不需要辅助时，检查者突然猛推婴儿的肩部使婴儿倒向一边。有反应时，婴儿应伸展适当的手臂防止跌倒，应注意是否缺乏反应或不对称。

（50）降落伞反应。它也为正常发育的标志。婴儿面向前站立，检查者双手放置于婴儿腋下举起婴儿，然后从上将婴儿头先向检查台面猛冲，在正常防御反应下，婴儿伸展手臂以防止跌下。这种反应在 7~9 个月出现。然而，有中枢神经系统病变所致运动困难的患儿延迟出现。应记录无反应或不对称。以上两种手法发现不对称，在诊断轻微偏瘫中是重要的。

以下为两种姿势反应，采用 Vojta 方法中的两项容易被婴儿接受的项目：

（51）立位悬垂反应。操作者双手扶着婴儿腋下直立位悬空抱起婴儿，观察婴儿的姿势。

（52）俯卧位悬垂反应。操作者双手托着婴儿腹部俯卧位悬空抱起婴儿，观察婴儿的姿势。

以上 52 项检查方法简单，容易操作，不同操作者之间检查的一致性强。所有检查项目以表格形式记录，正常记在白格内，异常记在暗格内，记录时只要打"√"在格内。记录简单、全面、明确和节省时间，便于医生应用。通过系统观察，可一目了然地了解婴儿神经运动发育过程，从而做出客观准确的判断，并可作为异常儿早期干预效果的指标。

近来，通过多年的应用与总结，将 52 项检查内容精简为 20 项。主要包括了肌张力检查的项目，视听反应项目等[1-4]。

二、儿童早期综合发展

儿童是国家的未来、民族的希望。儿童的发展，特别是早期阶段的营养和教育情况，不仅对他们一生的成长和发展有至关重要的影响，也密切关系着国家经济和社会发展的未来。中国是世界上人口最多的发展中国家，0~6 岁儿童有 9 600 万人，重视和实施儿童早期综合发展是制定中国经济和社会发展战略所依据的一个基本国情。这是中国实现从人口大国向人力资源大国转变的重要一环，同时也是贯彻落实科学发展观，实现发展方式转变和国家现代化，增进全体人民福祉所需要的战略选择。这是 2011 年在北京举行的"2011 儿童早期发展国际研讨会"上全国人大常委会副委员长、全国妇联主席陈至立出席会议并作主旨演讲的核心内容。这表明儿童早期综合发展项目不仅是医务工作者的任务，也是国家高度重视和实施的并需要多部门参与完成的项目。

儿童早期关心发展（early childhood care and development，ECCD）的含义是指从胎儿直到 6 岁前儿童的身心发展过程，更广一点的范围则 0~8 岁阶段都可以叫做儿童早期。儿童早期综合发展主要内容是针对 0~3 岁的婴幼儿身心生长发育快速的特点，因地制宜创造舒适的环境，开展科学的综合性干预活动，使儿童的体格、心理、认知、情感和社会适应性达到健康完美状态。其中 0~3 岁是儿童生长发育的关键时期，是人一生中体格发育速度最快的时期，同时也是神经系统发育的黄金时期，这个阶段的经历不仅影响婴儿的体格发育，而且会对其今后的心理发展产生深远的影响。20 世纪 90 年代英国 David Barker 教授通过研究，发现孕期和儿童早期营养及环境因素对儿童远期心血管疾病、高血压病、糖代谢异常、中心性肥胖和血脂异常等一系列疾病的发生存在重要影响，提出了对儿童早期发展具有重要意义的健康和疾病的发育起源理论。

儿童早期发展在人生发展里程中的重要作用已逐渐为人们所认识。在 2001 年 9 月召开的联合国儿童大会特别会议上，时任联合国秘书长安南提出："每个儿童都应该有一个尽可能好的人生开端，每个儿童都应该接受良好的基础教育，每个儿童都应有机会充分发掘自身潜能，成长为有益于社会的人。"

值得注意的是儿童早期发展不只是早期教育，它包含早期教育的内容，但比早期教育有更丰富的内涵，主要从孕期及生后营养、早期教育、早期干预、疾病防治与环境支持 5 个方面来促进儿童的全面健康发展。儿童早期综合发展关注的不仅是儿童的学习，而且重视家庭、社会对儿童早期整体素质的促进。开展儿童早期综合发展最大的特点是从孕期开始，到婴儿出生后一直监测到 3 岁，对孕妇及其所生的 0~3 岁儿童持续地进行营养、体格发育、疾病预防、教育、心理等全方位的指导，促进胎儿和婴幼儿的健康成长。

（一）儿童早期营养

儿童早期营养对儿童生长发育、疾病预防具有极其重要的作用，尤其对儿童大脑发育、脑功能的完善作用巨大。儿童早期营养不仅始于出生后，而是要提早到母亲孕期的营养甚至是孕前的营养。

母亲在孕早期如果缺乏叶酸会造成胎儿神经管畸形；孕期锌、碘缺乏会造成胎儿脑发育异常；孕期母亲钙补充不足、日照不够则会造成婴儿先天性佝偻病或骨密度不足。

二十二碳六烯酸（docosahexaenoic acid，DHA）对胎婴儿的视网膜及脑发育具有很好的促进作用。

新生儿应在生后 15 天始每日补充维生素 D 400~600IU；而早产儿则应每日补充 800IU 至 3 月龄。此外，早产儿还应适量补充铁剂。除补充维生素 D 外，当婴儿满月后，家长应将婴儿抱到户外接受日光，这样皮肤中的没有活性的维生素 D 会在紫外线的作用下转换为有活性的维生素 D，以利于钙元素的吸收。

母乳是婴儿最好的食品。无论从营养素种类、含量与配比、安全卫生、为婴儿提供免疫活性物质及促进婴儿心理发育角度均是配方奶无法比拟的。因此，世界卫生组织提倡母乳喂养可持续到 2 岁。同时，应注意母乳虽好，但母乳中维生素 K 及铁含量较低，因此，纯母乳喂养儿应适量添加维生素 K 及铁剂。

世界卫生组织强调婴儿应在 6 月龄时开始添加辅食。添加辅食的原则为：从一种到多种；从少量到多量；从稀到稠；从液体到固体。

添加辅食不仅是婴儿营养的需求，更是婴儿学习与锻炼咀嚼能力、口腔运动能力、吞咽固体食物能力及接受不同味道食物能力的需求。按部就班地做好辅食添加对婴幼儿日后确立正确的饮食结构、良好的语言能力及一生的健康奠定了重要而坚实的基础。

最好从苹果泥、米粉开始添加，因这两样食物比较安全，较少令婴儿出现变态反应情况。以后逐渐添加蔬菜泥及肉泥。对有变态反应迹象的婴儿则要推迟添加鸡蛋、鱼虾等易引起变态反应的食物。

营养因素是影响小儿脑发育最重要的因素之一。全面而均衡的营养对于促进大脑及神经发育尤其重要，特别是一些微量营养素，如：铁、锌、碘、铜、维生素 A、维生素 C、牛磺酸、多不饱和脂肪酸等。尤其是二十二碳六烯酸，即 DHA 对大脑及视神经发育的促进作用越来越得到多方面研究的肯定。有研究表明婴儿期补充 DHA 较不补充组发育商高出 7~10 分。

近年来随着分子医学的发展，对许多营养素又有了新的认识，不论营养缺乏或过多，都可能会导致脑结构及脑功能的异常，影响胎儿及婴幼儿的智能发展，引起异常行为。因此，在儿童喂养和营养方面要做到：以自然食物为基础，平衡膳食，按需添加。

动物肝脏、红肉及海产品是婴幼儿不可缺少的食物。因为它们含有儿童所必需的营养物质：铁与锌。铁缺乏会造成儿童贫血，并可影响儿童脑发育，使智力水平落后于没有贫血的儿童；而锌缺乏则可使儿童食欲下降、生长迟缓及抵抗力降低等。蛋黄也是婴儿很好的食品之一。蛋黄中的卵磷脂对促进婴儿脑发育及神经髓鞘发育具有积极的促进作用，此外，蛋黄还含有对婴儿发育十分重要的维生素 A、维生素 D、维生素 E、维生素 K 及多种微量元素等营养素。

较大婴儿（6 月龄后）膳食结构仍以奶为主要食物；1 岁以后逐渐转为 1 日 3 餐 2 奶的饮食模式。幼儿期小儿食物种类与大童无异，形式以软、烂、碎为好。儿童期膳食结构与成人的饮食结构基本一致，应按膳食金字塔原则给予孩子配餐。

（二）早期教育与早期干预

谈到儿童的发展，特别是心理发展，在遗传决定论和环境决定论之间，人们就这个问题已经争论了许多年。最近十几年的研究充分肯定了后天环境的显著作用。美国学者研究了 1 000 多个家庭的孪生儿童，结果显示：遗传作用在语言能力方面为 50%，在空间能力方面约 40%。很多研究人员也得出了相似的结论。大脑的功能既决定于大脑神经细胞的数量，更取决于神经细胞间神经纤维相互联系的突触数量，而后天环境及感官刺激、信息刺激在诱导神经细胞突触形成和神经网络的发育中起着极为重要的作用。近年应用磁共振等先进技术观察婴儿大脑的发育，发现小儿神经细胞的突触数量在出生后出现了成百倍的迅猛增长。

儿童早期发展的目的是根据儿童的发育规律，为儿童提供良好的生长环境，使儿童在身体、心理、社会适应能力等方面得到全面发展。儿童早期发展门诊的内容涵盖儿童体格发育、智力发育、疾病预防、科学喂养、心理行为、认知能力发展、社会适应能力发展等，针对儿童的发育特点给予家长个体化的综合指导；同时，对于筛查出的疾病与发育问题及时提供积极有效的干预。也就是说早期发展的目标是培植儿童健康的体魄、健康的心理、良好的性格、良好的适应能力和融洽的人际关系，以增进儿童身心全面健康发展。

3 岁以前儿童主要是神经心理发展奠基的时期，还谈不上真正意义上的认知思维能力。在早期为儿童提供丰富的环境刺激，目的是促进大脑神经网络的发育，而不是让儿童掌握所谓的知识与技能。因此，早期教育应在顺应自然的基础上加以引导与促进，为其提供尽可能丰富多彩的环境，而不是拔苗助长式的所谓教育。

早期教育是指为 0~6 岁，特别是 0~3 岁小儿提供有组织、有目的的、丰富的环境信息和人际交流的活动，促进智力和心理的发育。儿童智力的发展存在许多关键期，比如，6~12 个月是母子依恋形成的关键期，这个时期对于儿童个性的形成具有重要影响；0~2 岁为听力与语言的关键期，如果在这个时期处于贫乏的人类语言环境，小儿的语言发育会受到严重影响，以后的语言能力及整体智力水平会明显落后；0~4 岁是儿童形状知觉的关键期，对儿童手眼协调、空间感觉和书写绘画能力的发展至为重要。

由于婴幼儿神经心理的发展存在阶段性和个体差异性，因此，要对儿童进行早期的教育和智力的干预，应先了解儿童的发育水平，做到有的放矢，针对性强。一般可通过智力筛查或诊断性智力测查等方法来评估儿童的智力水平。然后根据儿童智力水平和特点，对其主要感觉器官给予早期附加刺激和/或环境变更刺激，包括听觉、视觉、触觉、立体觉和前庭运动觉的刺激，进行针对性的干预训练，包括粗大运动、精细动作、语言能力、认知能力和社会适应能力等。

至于非智力因素方面，后天环境的作用远比先天遗传更为重要。良好的行为习惯、独立与自信、探索与好奇、社交与合作、坚持与勇敢等能力主要靠后天的培养与教育。如支配型的家长教育出来的孩子驯服、腼腆、胆小且缺乏自信与决断能力；民主并具有一定权威的家长教育出的孩子则独立、胆大、自信、决断力强。可以通过亲子互动、日常游戏、人际交往等方式，起到塑造儿童性格、调适儿童情绪、培养儿童良好行为习惯等非智力因素的培育作用。总之，遗传赋予儿童以发展的潜力，环境与养育起到催化塑造作用。

在早期发展中，所有的儿童都应该接受早期教育，而不仅是发育落后儿童；其次，结合日常生活，按照儿童的发展规律和不同年龄的心理特征来进行；对于在评估中确定为精神发育迟滞的儿童应积极寻找病因，常见的原因有产前宫内缺氧、产时缺氧、产后缺氧、颅内出血、新生儿低血糖、先天代谢性疾病等。同时应尽早开展早期干预。0~3 个月开始属于超早期，3~6 个月开始属于早期。小儿脑发育领先于其他器官发育、发育速度先快后慢，3 岁时脑发育完成接近 80%以及早期大脑可塑性强、早期受损区域功能可通过干预训练由邻近脑细胞替代，由于这些特点，越早开始干预治疗收效越快、远期效果越好。当然，具体到每个发育迟滞的儿童来说，发现问题立即开始干预治疗都是最好的方案。

由于各地对小儿精神发育认知的程度不同，有很多小儿超过 3 岁，甚至上学后才发现异常，这些儿童治疗起来难度大、效果不理想。

因此对所有婴儿进行精神发育评估特别是对婴儿期大动作落后、反应差的儿童进行重点评估是十分重要的。

比较适合中国国情的早期干预通常有以下两种方式：一是专业机构，专业人员指导家长在家进行训练；二是对于发育落后较重的儿童，应到专业机构由专业人员进行早期干预训练。两种方案均需采取"评估—指导—发展—再评估"的方法，不断循环、递进，采取具有个性化和针对性的训练模式，以期取得最佳训练效果。

（三）环境在早期发展中的作用

家庭是儿童最基本、最重要的生存与发展环境，父母是儿童的第一任教师。父母和儿童关系上的亲近感和密切性决定了家庭对儿童影响的渗透性、长期性和深刻性。可以说，父母是婴幼儿智力最早、最重要的开发者。早期开发首先要从开发家长做起，包括家长观念、知识和技巧的提高。家庭环境的好坏和教养方式对儿童的早期发展具有重要的作用，即使小儿上了托儿所、幼儿园，父母家庭的教育责任依然重大。

（四）儿童早期教育中存在的一些误区

目前，各地兴起的儿童早期教育热潮为儿童的早期发展提供了前所未有的机会。儿童早期教育是技术性、专业性很强的工作，必须由具有一定资质的儿童保健医师才能胜任。但由于受经济利益的驱使，一些并不具备相应技术条件的机构，办起了所谓的早教中心和亲子中心，采取的一些做法有悖于婴幼儿正常的发育规律。这些做法不仅不能有效促进儿童早期发展，反而会增加儿童的负担，妨碍儿童的正常生长发育。

儿童早期发展是一项公益事业，需要全社会的重视和多部门的参与。应采取多种措施，加大社会宣传，让科学的儿童早期发展理念和教育方法深入每个家庭，促进每一个儿童身心健康发展[5-14]。

三、儿童气质

婴儿出生后不久在性情上就表现出明显的差异：有的好动，有的好静；有的爱笑，有的爱哭；有的脾气暴躁，有的蔫蔫乎乎……。儿童长大一些后这种差异会更加明显，胆大的儿童敢抓着虫子吓唬别人，胆小的则见到虫子吓得尖叫闭眼；执着的儿童一件玩具玩很久，有时非要弄个究竟，而没长性的儿童则玩玩具就像狗熊掰棒子，拿这个扔那个。那么，是什么原因造成了儿童之间的这种差异呢？

是气质！是与生俱来的气质特点造成了孩子之间的差别。

（一）什么是气质

气质是人与生俱来的心理动力学特性，属个性特征之一，主要由生物学决定，相当稳定而持久。气质使一个人能明显地在性情上有别于他人，使人与人之间的特性泾渭分明。现代心理学一般认为气质是行为的表现方式，体现了行为的速度、强度、灵活性等动力特点。气质又是一个与遗传有关的先天性的个性心理特征。

早期心理学将气质分为：多血质、黏液质、胆汁质及抑郁质。相对应的特性分别为：活泼、安静、冲动及软弱。目前国际上比较公认的气质分型是根据美国两位著名心理学家 Thomas 和 Chess 提出的 3 种基本气质类型，即容易型、困难型和启动缓慢型。又在此基础上分为中间偏易养型、中间偏难养型。

易养型占 40%；发动缓慢型占 15%；难养型占 10%；中间型占 35%。

气质具有以下 3 个特性：天赋性、稳定性及可变性。气质的天赋性即遗传性，在小儿身上可以看到父母的影子。气质的稳定性体现在儿童随着年龄的增长，其气质特征总是保持相对稳定。一个儿童在其婴儿期所表现出来的气质特点可以维持整个一生，这是由气质的遗传性决定的。但气质并非完全由遗传决定（有关研究认为气质的遗传决定性大约为 50%），在环境因素的影响下，气质可以发生一定的改变。一个低适应的儿童通过环境的塑造或行为治疗，可以变得能够逐步适应，缺乏生活规律的儿童在有效的训练下可以变得较有规律，这就是气质的可变性。

考察气质通常包括维度，即气质因子。包括活动水平、节律性、趋避性、适应性、反应强度、反应阈限、心境、注意力分散度、坚持性。

（1）活动水平。指在活动中（游戏、进食、穿衣或睡眠）身体活动的数量，即活动期与不活动期之比。

（2）节律性。学龄前主要指饥饿、睡眠、大小便等生理活动是否有规律。学龄期除生活节律性外，还包括日常活动和学习的规律性与计划性。

（3）趋避性。指儿童对新环境或陌生人的最初反应特点，是接近或退避。

（4）适应性。指对新环境或刺激的适应过程快慢，即：快、中等、慢等；容易还是困难。

（5）反应强度。情绪反应的强烈程度，指反应的能量水平，不管它的性质和方向。高兴或不高兴的反应是强烈还是微弱。

（6）心境。指友好的、愉快的行为数量与不友好的、不愉快的行为数量之比。即儿童平时的表现是积极的还是消极的。

（7）坚持性。持续或克服困难阻碍，做事情的坚持程度。

（8）注意力分散。指注意力是否容易从正在进行的活动中转移。

（9）反应阈。指引起一个可分辨的应答所必需的刺激强度（如：光、声等）。

（二）不同气质类型的特点及教养对策

上述气质的基本要素中，节律性、趋避性、情绪性、反应强度和适应性是儿童气质分型的主要指标。

表 1-2-1 不同气质类型特点

	节律性	趋避性（对新刺激反应）	情绪	适应性
易养型	好	积极、接受	愉快、反应适中	适应良好
难养型	差	消极、拒绝	负性情绪多、情绪反应强烈	适应困难
发动缓慢型		不易接受	不甚愉快、反应慢	适应慢

首先要接受儿童的气质类型，无论是难养型还是其他类型，然后采取相应调试策略。通过对儿童气质进行评价，在医生的指导下帮助家长充分了解儿童的气质特点，这不仅可以让父母根据儿童的气质特点来营造一个适于儿童成长的环境，便于日后的因材施教，而且，还能够在家长和孩子用心交流的过程中，建立更加亲密的亲子关系。

1.容易型

这类儿童约占 40%。他们在吃、睡等生理活动及日常起居中较有规律，对新环境也能够很快地适应，容易接受新事物、新环境及陌生人。他们的情绪总是积极与愉快，对父母的教养也能够积极回应与接受。

一般来说，容易型气质的儿童比较讨人喜欢，也会得到家人及周围人更多的关爱、关注及教导。

2.困难型

这类儿童仅占 10%~15%。婴儿期表现出爱哭、不易安抚，添加辅食困难，对新事物及陌生人难以接受等特点。他们在父母喂其食物时常常烦躁、拒食，睡眠不安、规律性差，对新刺激大多表现得畏缩，很难接受环境的变化。长大后也表现得不太快乐，以负面情绪为主。家人一般要花费很大的力气才能让他高兴起来，而由于对于他人的抚爱经常得不到小儿的积极回应，家人和小儿间的亲子关系往往不太密切。同样他们也较难得到老师的青睐。

这类小儿往往趋避性为拒绝、适应能力差、心境消极，或同时具有刺激阈值低的特点。即不接受不适应新环境，负面情绪较多，稍有刺激就会引起其强烈反应。

对待这样的儿童，首先告之家长，这种气质类型的儿童比较难带养，家长应有充分的思想准备。儿童的特性基本来自父母的遗传，因此不要责怪小儿，只能无条件地接受。儿童的负面情绪较多，不要因此影响家长的情绪。此外，家人应用积极的情绪去影响儿童、带动儿童，逐渐使儿童变得开朗、积极。鼓励儿童接触、接纳新的环境、新的东西，等等。不要逼迫儿童，让儿童有适应的时间和机会。

3.启动缓慢型

启动缓慢型最少，一般不到10%。这类儿童通常表现得很安静，反应速度较慢。给人有些反应迟钝的感觉。他们适应新事物也比较慢，如果家人积极鼓励或陌生人坚持与他积极接触，他们也会逐渐接纳。家人及老师首先要接受儿童的"慢"，再逐渐培养和训练他们的反应速度、行动速度。由于这类儿童很安静，很容易被周围人忽视，家人及老师更应多关注他们。

（三）针对不同气质因子特性的教养对策

气质本身无好坏之分，不同的气质类型各有自己的长处与短处，通常我们更重视各个气质因子的得分情况。

1.节律性

节律性高的儿童生活规律性强，容易抚育，缺点是生活刻板，变换生活环境易出现睡眠不安等不适；抚养人可以有意识地变换生活时间规律及居住地点，让儿童尝试并适应不同的节律。

节律性低的儿童生活规律性差，令养育者难以应付，抚育困难，并可能引起养育者的负面情绪（如烦躁、发脾气等），不利于儿童身心发育。优点是变换生活环境一般不会出现身体不适应的情况。对这类儿童，养育者应逐渐让儿童按照时间表来进行各项活动以培养其节律性。

2.趋避性与适应性

趋避性退缩的儿童表现为对所有新事物、陌生人拒绝与退缩，不利于当今社会发展的要求。家人应鼓励并陪伴儿童进入新环境、接受新事物；不要逼迫儿童，更不要说一些刺激儿童的话语，如"胆小鬼"，要让儿童有适应的时间和机会，并适时给予表扬和奖励。

趋避性为接受的儿童表现为对所有新事物、陌生人均接受。但对新环境、陌生人可能缺乏足够的防备意识，容易受到不良环境及人的影响。当儿童成长到有行为自主能力的时候，应防范儿童接触有害事物及不良人物（如烟、毒品）。

3.刺激阈

刺激阈偏高的儿童优点是：不娇气、感情不易受伤害，别人说几句带刺的话，他不会有过多的负面反应（生气、情绪低落等）。缺点是反应稍迟钝，不够敏感，容易忽略周围环境的细节及变化。对这类儿童管教力度应大一些，要培养儿童细致观察事物。

而刺激阈低的儿童则反之，较敏感，较细致，对周围环境的细节及变化能很快察觉；对疼痛等身体感觉很敏感，但极易受伤害。对待这样的儿童，注意保护其自尊心，特别在青春期期间要注意讲究教育的方式方法，不可简单粗暴、话语过于刺激，这种儿童很可能会因此出现过激行为，如自杀等。敏感度高的儿童更容易出现腹痛、睡眠障碍（入睡困难、易醒）、挑食等现象。

4.反应强度

反应强度为激烈的儿童是暴脾气类，遇到点小事就会反应过激、发脾气。家长千万不要受儿童的影响，更不要针尖对麦芒地与儿童对着干。应控制住情绪、冷处理、过后讲道理。如反复讲道理仍无效则适时给予小惩罚，如：减少亲吻小儿、限制其去喜爱的游乐场所。

反应强度为弱的儿童则很"蔫"，遇到什么事都很少发脾气，也很少有十分激动与兴奋的表现，很容易被周围人忽视。但这绝不代表他们对事物没有自己的心理反应。家人及老师应更多地关注他们，洞察他们的心理反应，给他们表达自己情绪与心声的机会。

5.情绪本质

情绪本质为消极的儿童往往更多地看到事物不好的一面，做事情会感到困难重重并很少有笑容。家人不要被儿童的情绪所左右，更应以积极的态度对待儿童、带动儿童，并强化儿童的正面情绪。

情绪本质为积极的儿童爱笑并往往更多地看到事物光明的一面，过于美化世界，做事情常常会看不到困难。家人应在适当的时候告诉儿童世界不是完美无缺的，并要注意自我防范，以防上当受骗。

容易发生行为问题的气质类型多为难养型及具有消极倾向明显特性的儿童。

了解儿童气质类型的目的是为了更好地了解儿童的特性，调整教育儿童及与其交流、沟通的方式，使儿童能更好地扬长避短，适应环境，适应社会，更好地得到全面发展。因此，越早了解儿童的气质类型受益越多。

一般来讲，气质类型相对比较稳定，不易改变，但从很小（几个月）就注意按照能够更好地适应环境及发展自我的方针来慢慢调整，还是可以改变的。父母的特性、抚养方式及环境对儿童的气质类型可产生明显的影响。

由于气质本身没有好坏之分，"困难型"这个名称容易使人误认为此类型的儿童不好。因此，目前部分心理学者对"困难型"这个名称有异议。但目前还维持上述分型名称[15-18]。

（刘莉）

参考文献

[1] 鲍秀兰.0~1岁52项神经运动检查方法说明[M]. 北京：中国协和医科大学出版社，2002.

[2] 安松子.52项神经运动检查在儿童保健中的应用及结果[J].中国妇幼保健，2009，24（14）：14-19.

[3] 张立新，徐宝良.52项神经运动检查法在脑瘫筛查中的应用[J].中国妇幼保健，2009，24（32）：23-44.

[4] 王桂芝.神经行为检测在HIE中的意义及早期干预的研究[D].福州：福建医科大学，2008.

[5] NIKOLOPOULOS H，FARMER A，BERRY T R，et al.Perceptions of the characteristics of the Alberta Nutrition Guidelines for Children and Youth by child care providers may influence early adoption of nutrition guidelines in child care centres[J/OL].Matern Child Nutr.[2012-10-01].doi：10.1111/j. 1740-8709.2012. 00460.x.[Epub ahead of print]

[6] Kudlová E，Schneidrová D.Dietary patterns and their changes in early childhood[J].Cent Eur J Public Health，2012，20（2）：126-34.

[7] HIGH P C，DONOGHUE E，FUSSELL J J，et al.The pediatrician's role in family support and family support programs.Committee on Early Childhood，Adoption，and Dependent Care[J/OL].Collaborators（12）Pediatrics，2011，128（6）：e1680-4.Epub 2011 Nov 28.

[8] AGARWAL V，NAGARAJAPPA R，KESHAVAPPA S B，et al.Association of maternal risk factors with early childhood caries in schoolchildren of Moradabad，India[J/OL].Int J Paediatr Dent，2011，21（5）：382-8.doi：10.1111/j.1365-263X.2011. 01141.x.Epub 2011 Jun 14.

[9] SHONKOFF J P，RICHTER L，BHUTTA Z A，et al.An integrated scientific framework for child survival and early childhood development[J].Pediatrics，2012，29（2）：e460-72.Epub 2012 Jan 4.

[10] MOHAN P，KISHORE B，SINGH S，et al.Assessment of implementation of integrated management of neonatal and childhood illness in India[J]. Health Popul Nutr，2011，29（6）：629-38.

[11] 鲍秀兰，王丹华，孙淑英.早期干预降低早产儿脑瘫发生率的研究[J].中国儿童保健杂志，2006，16（1）:26-29.

[12] 赵亚楠，郝晓莉.早期教育对小儿智能发育的研究[J].中国儿童保健杂志，2006，21（11）：7-11.

[13] 戴耀华，关宏岩.儿童早期综合发展[J].中国儿童保健杂志，2005，8（13）：47-65.

[14] 周欣，周晶，刘婷.可持续性早期儿童发展政策的理念和实施——亚太地区国家早期儿童发展政策制定的进展[J].幼儿教育·教育科学，2011（6）:38-42.

[15] 梁爱民，滕红红，张秀玲，等.北京市社区早期儿童发展综合评价标准研究[J].中国儿童保健杂志，2008（1）:13-17.

[16] 张劲松，沈理笑，许积德，等.上海市 1 个月~12 岁儿童气质特点研究[J].中国心理卫生杂志，2000（2）:12-34.

[17] 潘清文，黄柏青，郑艺霞.3~7 岁儿童气质与儿童行为相关因素的探讨[J].中国妇幼保健，2008（2）:5-8.

[18] 张明浩，陈欣银，陆祖宏.气质的遗传因素：基因多态性研究[J].心理发展与教育，2010（2）: 23-33.

第三节　儿童营养

一、儿童早期营养状况与肥胖的关系

生长发育是一个连续的过程，在生长发育早期，营养状况的好坏对儿童及青少年时期生长发育及成年后健康状况有着重要影响。在 20 世纪 80 年代，英国著名流行病专家 Barker 教授提出了出生时体重过低的婴儿，到了成年以后患各种慢性病的危险性显著增高的假说。近来，越来越多的流行病学调查结果及动物模型的实验资料表明，生命早期的营养状况对儿童期或成人期肥胖的发生有重要的影响。

早期营养不良与后期肥胖：生命早期的营养缺乏，如胎儿期或出生后早期的营养不良，与儿童期甚至成年期肥胖的形成有着密切关系，可以增加后期肥胖的风险。母亲妊娠期间营养缺乏也会诱发子代成年肥胖[1]。在遗传背景相同的个体之间，由于在宫内摄取营养不足导致的低出生体重仍与脂肪形成过多有关[2]。生命早期阶段营养摄入受限导致代谢性食欲亢进的追赶生长，脂肪组织生长迅速，并伴有糖耐量异常，胰岛素抵抗等代谢异常，可能是成年时肥胖的原因。

生命早期的营养过剩，也会增加后期肥胖的风险。出生体重与成年期肥胖的发病风险呈 U 型或 J 型曲线相关[3]，即不只低出生体重与成年肥胖相关，高出生体重者成年期也更易获得较高的身体质量指数。而妊娠期过度饮食、妊娠期肥胖及妊娠糖尿病均能引起子代宫内营养过量，导致出生体重过大，继而诱发成年期肥胖[4]。出生后早期的营养过量[5]，高脂高能膳食导致体重增加会持续影响到儿童期甚至成年期肥胖的形成。研究发现，20%的成年肥胖症的病因，是婴儿期营养过剩或体重增加过快造成的。

母乳喂养与后期肥胖：与配方奶喂养相比，婴儿期母乳喂养的时间越长，肥胖的发生率越低。早期母乳喂养的营养摄入和代谢水平可能会在后期产生程序化进程，从而对机体的功能、结构及物质的代谢产生出长期甚至是终生的影响，直接影响儿童乃至成年后的健康。母乳中含有一定量的瘦素[6]，对婴儿的代谢起到良好的平衡作用，从而预防肥胖症。母乳中富含长链多不饱和脂肪酸[7]，能够显著增强胰岛素的作用并增加各种组织中胰岛素受体的数目，从而有效控制饱腹感与食欲，阻断肥胖症的病理作用。母乳喂养的婴儿可以建立起有效地摄入能量的自我调节机制，婴儿可以按照自己的意愿自动摄入所需食物量，避免过度喂养[8]。

综上所述，生命早期营养不良或营养过剩均可增加后期肥胖的风险。生命早期的营养状况如何影响肥胖的发生，其机制尚有待进一步研究。但有学者提出自己的看法。Barker 假说认为：胎儿对宫内营养不良的反应使得其自身代谢和器官的组织结构发生变化，如果营养不良得不到及时纠正，这将导致包括血管、胰腺、肝脏和肺脏等机体组织和器官在代谢功能上的永久性的变化，进而演变为成人期疾病[9]。Lucas 提出的"营养程序化"概念[10]，在生命早期（如胎儿期及出生后早期），机体为了适应营养环境的刺激，在细胞、分子水平发生相应的改变，产生适应性的克隆选择或分化母细胞的增殖，在刺激消失后这些改变依然长期存在，从而使组织细胞数量或比例发生永久性的改变。

生命早期的营养失衡，是引起儿童期甚至成人期发生肥胖的重要原因[11]。因此，为控制肥胖的发生，必须注意和改善生命早期的营养状况。孕期应摄入均衡而不过量的营养，维持体重适宜增长，避免巨大儿或低体重儿的出生。预防肥胖，婴儿期尤其是婴儿早期实行母乳喂养，能够有效预防 2 岁以下婴幼儿肥胖的发生，对婴幼儿正常发育有重要意义，值得大力提倡。要培养良好的饮食和生活习惯，不偏食、不挑食，细嚼慢咽，限制高脂肪、高热量食物的摄入。

二、多不饱和脂肪酸对儿童健康的影响

多不饱和脂肪酸（polyunsaturated fatty acid，PUFA）是指含有两个或更多个双键的长链脂肪酸。根据靠近双键碳原子的位置不同，PUFA 可分为ω-3，ω-6 等系列脂肪酸。ω-3 系列主要包括二十碳五烯酸（eicosapentaenoic acid，EPA）、二十二碳六烯酸（DHA）、α亚麻酸（alpha-linolenic acid，ALA）。ω-6 系列 PUFA 主要包括亚油酸又称十八碳二烯酸（linoleic acid，LA）和花生四烯酸又称二十碳四烯酸（arachidonic acid，AA）。EPA，DHA，AA 和 ALA 在人体内不能合成，需要从食物中摄取，被称为必需脂肪酸。

多不饱和脂肪酸是人体必需的营养物质，起到非常重要的作用，一旦缺少会导致各种疾病的产生。多不饱和脂肪酸对人体有重要的生理功能，是生物膜结构重要的组成成分，能促进生长发育、调节人体的脂质代谢、治疗和预防心脑血管疾病。

（一）PUFA 能促进生长发育、促进视力和智力发育

脂类是胎儿和婴儿的主要能量来源。对胎儿和婴幼儿而言，脑占身体较大比例，而脂肪酸 AA 和 DHA 又是构成脑的两种主要物质，因此对胎儿及婴幼儿的生长发育至关重要。ω-6 PUFAs 能促进生长发育，AA 可诱导细胞生长，调节下丘脑的功能。缺乏 LA 的儿童会出现发育迟缓和湿疹皮炎。

多不饱和脂肪酸可促进视力发育，影响后期视觉结构、功能的发育。多不饱和脂肪酸在视网膜发育期间会影响神经节苷脂代谢[12]，神经节苷脂的变化可提示视网膜成熟度，促进视网膜成熟。DHA 和 AA 是视网膜的重要构成成分，尤其 DHA 在视觉功能成熟中起重要的作用，DHA 在视锥细胞和视杆细胞中占总脂肪酸的 50%[13]。DHA 能抑制细胞凋亡，保护光感受器免受氧化应激损伤[14,15]。

多不饱和脂肪酸在脑组织中的高含量分布决定其在脑功能和脑发育中起着十分重要的作用。特别是从孕期 DHA 在胎儿脑中积累，在孕后期的沉积量显著增加，在 2~4 岁时大脑中 DHA 可以达到 4g[16]。多不饱和脂肪酸具有调节信号传导和控制基因表达的作用，它能够影响认知功能。当ω-3 PUFAs 缺乏时会引起脑组织细胞膜和细胞器中脂肪酸构成的改变，脑中脂质构成的改变使得突触的形成、神经元的增殖分化和神经纤维的外伸均受到影响。在生长发育阶段，ω-3 PUFAs 含量过低，可引起行为、记忆和认知能力明显降低。早产儿ω-3 PUFAs 补充喂养试验证实了充足的 DHA 对于视觉、认知、记忆及辨别性学习能力有重要的提升作用，但 DHA 对足月儿智力发育的影响仍存在分歧[17]。

（二）影响肥胖

不饱和脂肪酸能调节脂肪分配、刺激脂肪氧化利用，从而减少体脂水平。早期机体脂肪酸水平和构成在一定程度上决定了后期（儿童、成年期）肥胖发生的易感性。ω-3PUFA 可以使白色脂肪组织含量减少，棕色脂肪组织含量增加，因此，如摄入ω-6 PUFAs 增加，ω-3 PUFAs 减少，使ω-6/ω-3 PUFAs 的比值升高，会造成肥胖[18]。

多不饱和脂肪酸增强了心脏和骨骼肌中脂蛋白脂酶的活性，促进了脂肪氧化，影响肥胖基因 Leptin（瘦素）的表达及机体对瘦素的敏感性，调节摄食脂肪的氧化、葡萄糖的吸收等，从而减少了脂肪的过度生长。

（三）与心血管系统疾病

不饱和脂肪酸与血脂代谢、冠心病及动脉粥样硬化的发生相关。不饱和脂肪酸对动脉血栓的形成和血小板功能有明显影响。DHA，EPA 抑制了血小板凝集，增加了血管舒张作用，使血栓形成减少，能增强血小板细胞膜的流动性，改善细胞膜的通透性。ω-3 PUFAs 有抗心律失常的作用[19]，摄入量和冠心病的发病率呈负相关[20]，具有调节心肌细胞中 Na^+-Ca^{2+} 转化器及钙离子通道的动态平衡等作用[21]。因此，DHA，EPA 可以防止脑血栓的形成，预防心肌梗死，保护血管壁。

（四）抗炎症和机体免疫

ω-3 PUFAs 可以改善一些免疫性疾病，抑制炎症反应[22]。其主要机理包括：① AA 可产生各类炎性递质，而ω-3 PUFAs 通过置换细胞膜磷脂中的 AA，竞争环氧合酶和脂氧合酶从而减少 AA 产生。② 通过改变细胞膜流动性及膜上相关信号分子、酶、受体的功能，来改变信号传导过程。③通过影响酶或细胞因子的基因表达、抑制促炎症因子产生、调节黏附分子表达来调节免疫功能。

（五）其他

部分研究表明ω-3 PUFAs 在儿童注意力缺陷多动症[23]、抗癌[24]、抗变态反应[25]、阿尔茨海默病[26,27]和抑郁症等方面也有积极作用[28]，但这些问题还有待更深入地探讨和研究。

（六）多不饱和脂肪酸主要来源

1.ω-3 脂肪酸系列主要来源

α-亚麻酸主要来源于植物油和部分食草反刍动物的肉食中，如牛肉、羊肉与其奶制品中。EPA 和 DHA 的这两种不饱和脂肪酸主要存在于海洋生物和海藻中，另外在某些动物性食物中，尤其是蛋黄、肉、肝及其他内脏中也含有一定量的 EPA。

2.ω-6 脂肪酸系列主要来源

亚油酸主要存在于植物油脂中，如葵花子油、红花籽油、核桃油、玉米油等。花生四烯酸分布较为广泛，存在于许多动物的肝脏、蛋黄和深海鱼油中。

需要注意的是，由于ω-6/ω-3 PUFAs 在机体内生理功能的不同甚至拮抗，所以ω-3 和ω-6 PUFAs 在体内的平衡非常重要。二者合理的比值目前仍有争议，中国营养学会在 2000 年提出的人体内最佳的ω-6 PUFAs 与ω-3 PUFAs 体积比为（4~6）∶1。另外，大量摄入可能在人体中引起一些生化指标的改变并可能带来某些不良反应，因此合理膳食和避免过量补充尤为重要。

三、肠道细菌与肠道健康

人类的肠道内约有 500 种细菌，据其种类与特性可分为：①共生菌，是肠道内的优势菌群，与宿主之间是共生关系。多为专性厌氧菌，如双歧杆菌、类杆菌和消化球菌等，具有营养及免疫调节作用。② 双向菌，是肠道非优势菌群， 在肠道微生态平衡时是无害的。当肠道微生态平衡被打破，就会导致疾病发生。这类菌如肠球菌、肠杆菌。③抗生菌，多为过路菌，长期定植的机会少。如果正常菌群发生紊乱，过路菌群可在短时间内大量繁殖，引起疾病，如变形杆菌、假单胞菌等。

胎儿期肠道处于无菌状态，出生后细菌即开始在肠道内定植。经阴道分娩的新生儿肠道最先定植的细菌，主要是厌氧菌，来自于母亲阴道。而剖宫产娩出的婴儿，肠道菌群主要来自环境和医护人员[29]，以微需氧菌、兼性厌氧菌为主。剖宫产出生的新生儿肠道菌群的定植晚于阴道分娩的新生儿。

正常情况下肠道菌群与宿主处于共生状态，肠道菌群在维持肠道的正常结构和生理功能、拮抗病原微生物的定植、感染和刺激、调控人体的免疫功能中起到重要的作用。

肠道菌群，人体肠道的正常微生物，如双歧杆菌、乳酸杆菌等能合成多种人体生长发育所必需的维生素，如 B 族维生素（维生素 B_1，维生素 B_2，维生素 B_6，维生素 B_{12}，维生素 B_3，维生素 B_5），维生素 K 等，还能利用蛋白质的残渣合成非必需氨基酸，如天门冬氨酸、丙氨酸、缬氨酸和苏氨酸等，并参与糖类和蛋白质的代谢，同时还能促进铁、镁、锌等矿物元素的吸收[30]。这些营养物质对人类的健康有着重要作用，一旦缺少会引起多种疾病。

肠道菌群通过维持黏膜正常通透性而维持肠道完整的防御屏障功能，称为宿主内部的"微生物器官"。

人体肠道内的菌群密度较高，在肠道内形成生物膜阻止入侵细菌的黏附，使致病菌无法黏附到肠道黏膜细胞上，不能在肠黏膜上形成微菌落。

肠道菌群在肠道内大量繁殖，与致病菌竞争营养物质，消耗肠道微环境中细菌生长繁殖所必需的营养物，尤其是铁离子，导致外部入侵的致病菌无法生长[31]。

通过改变肠道局部 pH 值[38]，形成不利于致病菌生长繁殖的微环境，生成细菌素抑制致病菌，清除超氧化物自由基，刺激肠道上皮黏膜生成黏蛋白，增强肠上皮紧密连接提高屏障功能。刺激刷状缘酶活性，增加上皮对葡萄糖的吸收以及抗上皮细胞凋亡，竞争性抑制致病菌黏附，修饰调节病原菌产生毒素等，避免了病原微生物可能的定植和感染。

肠道作为重要的免疫器官，其所含有的免疫活性细胞占人体免疫细胞总数的 60%~70%。肠道细菌刺激肠道分泌免疫球蛋白而调节肠道黏膜免疫系统；通过激活肠道黏膜单核细胞的吞噬作用和将抗原传递给 B 淋巴细胞的功能，刺激肠道局部和全身合成释放 IgA，刺激和调节肠道的免疫功能；通过均衡细胞因子释放而调节肠道炎症反应；通过抑制肠道黏膜过度生成炎症因子，降低全身性免疫应答反应而对机体的免疫系统有重要调节作用。

影响肠道菌群的因素：①年龄。人体肠道菌群状况是随年龄而变化的，婴儿肠道几乎全是双歧杆菌。随年龄增加，双歧杆菌逐渐减少，腐败菌逐渐增加。②喂养方式。母乳喂养的新生儿，随哺乳的开始，双歧杆菌数目迅速增加，且在整个新生儿期都以乳酸杆菌和双歧杆菌为主。人工喂养儿的肠道菌群多样化，肠杆菌和肠球菌在初期占优势，后逐渐转变为以双歧杆菌、类杆菌、梭状芽胞杆菌、肠球菌和链球菌为主[32]。③其他。手术、外伤、感染、肿瘤、化学物品及疾病时对肠道菌群都有影响。另外，长期大量使用广谱抗生素后，可使大多数敏感菌和正常菌群被抑制或杀死，而耐药菌则由于抗生素的选择作用得以大量繁殖。

如何促进肠道健康：①婴幼儿期建立良好的肠道菌群。提倡正常阴式分娩，这是获得最佳肠道菌群定植的最好方式；提倡母乳喂养；在不具备抗生素应用的严格指征时，应避免抗生素治疗；添加辅食应在 6 个月左右，并循序渐进。②肠道菌群不正常的情况下，进行益生菌的补充，以完善其不完整的肠道微生态系统。益生菌的制剂多为双歧杆菌和乳酸菌等。③益生原的摄入，主要是一些能刺激、促进肠道中的双歧杆菌、乳酸杆菌等有益细菌生长的低聚糖类，如半乳糖寡糖（galactosyl oligo saccharides，GOS）或果寡糖（fructo oligo saccharides，FOS），从而帮助新生儿建立完善的肠道菌群。

四、铁缺乏对儿童的影响及预防

铁是人体需要的一种微量元素，人体内铁总量为 4~5g，是合成血红蛋白的重要物质。铁减少和缺铁性贫血统称为铁缺乏症，是全球常见的营养问题之一。儿童由于处在快速生长发育阶段，需铁量大，是铁缺乏症的高发人群。

（一）铁对人体功能的影响

铁是机体生理活动的必需微量元素，在很多方面影响人体的功能。

（1）铁参与氧的运输和储存。红细胞中的血红蛋白是运输氧气的载体，铁是血红蛋白的组成成分，与氧结合，运输到身体的每一部分，供人体氧化代谢。

（2）铁参与甲种胎儿球蛋白（alpha-fetoprotein，AFP）生成、DNA 合成、线粒体功能和保护细胞免受氧化损伤。

（3）铁是神经系统发育所需的重要物质。铁是脑组织中某些酶的组成成分，这些酶与特定的脑功能密切相关。如髓鞘化的启动与维持、神经递质系统的建立、树突和突触的形成等。

（4）铁对多巴胺受体有重要的影响。铁缺乏导致多巴胺受体的数目选择性减少、中枢神经系统多巴胺受体的敏感性降低以及中枢神经系统多巴胺的代谢缺陷。

（二）铁缺乏的危害

当铁的摄入不能满足需求时，即会发生铁缺乏，进而发生缺铁性贫血。

（1）影响儿童活动能力。缺铁时，人体肌红蛋白合成受阻，可引起肌肉组织供氧不足，运动后易发生疲劳、乏力、活动减少等情况，影响儿童的活动能力。

（2）影响免疫功能。体内铁缺乏时，可使与杀菌有关的含铁酶及铁依赖性酶活力下降，还可直接影响淋巴细胞的发育与细胞的免疫功能，T淋巴细胞功能减弱，粒细胞杀菌能力及吞噬细胞功能下降，细胞、体液免疫下降，易发生反复感染。

（3）影响神经系统。铁缺乏会引起大脑内不同区域铁含量的下降，同时可以影响髓鞘形成，髓鞘化的异常可导致神经冲动传导速度减慢，影响多巴胺等神经递质系统的改变以及局部脑区域的代谢异常，最终导致相应的认知、行为改变。铁缺乏会导致儿童不可逆的神经系统损伤，常有烦躁、易激惹、活动减少、萎靡不振、行为异常，学习、记忆、认知及社会情感能力受到影响，反应能力下降，注意力不能集中、记忆力差。

（三）预防

早期铁缺乏缺少灵敏有效的检测手段，贫血仅是缺铁最严重的阶段，因此铁缺乏预防尤为重要。

（1）母亲妊娠期铁缺乏可减少胎儿期铁的储存，影响婴儿早期的铁营养状况，增加婴儿生后3~12个月龄发生贫血的危险[33]。因此，预防母亲妊娠期铁缺乏是预防婴儿贫血的关键。注意孕期合理营养，做好孕期检查和孕期保健，预防铁缺乏症的发生，积极治疗妊娠期高血压疾病、糖尿病，避免主动及被动吸烟。

（2）增加婴儿出生时的铁储备。晚结扎脐带2~3 min可以使胎盘及新生儿之间的血液进行重新分布，可增加新生儿35~40mL的血容量，增加铁储备[34]。但分娩后实施晚结扎脐带持续的时间尚有争议。

（3）提倡纯母乳喂养，母乳中尽管铁含量较低，但是铁的吸收利用率可达50%，明显高于其他乳类。母乳喂养还可减少胃肠道感染的风险及过敏的发生，减少铁的丢失。足月健康婴儿出生时体内储存的铁可以满足其生后4~6个月生长发育的需要。因此，对于正常足月儿而言，母乳喂养是首选的喂养方式。若无条件母乳喂养或部分母乳喂养的婴儿，应采用铁强化配方奶喂养，并及时添加富含铁的食物。

（4）早产儿铁剂的补充。早产儿由于出生体重较轻，故体内储备铁少。有研究表明，从生后4周开始，母乳喂养婴儿补充元素铁2 mg/（kg·d），配方奶喂养婴儿补充元素铁1 mg/（kg·d），至矫正年龄1岁[35]。早产儿补充铁剂可降低早产儿生后2~6个月发生铁缺乏的概率，而且胃肠道耐受性好，亦不会增加其他疾病的发病率。

（5）增加含铁丰富食物的摄入。母乳中含铁量最高的是过渡乳（0.97 mg/L），在哺乳后的1个月降至0.35mg/L，6个月降至0.2 mg/L[36]，且母乳中铁的含量及乳铁蛋白浓度与母亲血红蛋白及铁状态无关[37]。同时，4个月后婴儿体内储存铁将逐渐降至原有铁量的50%，故按时合理添加铁含量高的铁强化食品是改善婴儿铁营养状况有效的措施。婴幼儿应多食富含血红素铁且吸收率高的动物性食物，同时还应补充维生素C含量丰富的蔬菜和水果。

（6）治疗疾病。一些婴儿患有慢性失血的疾病如肠息肉、钩虫病和膈疝等，积极治疗这些疾病是预防缺铁缺乏的有效措施。

（7）定期监测和开展健康教育。进行铁缺乏或缺铁性贫血高危儿童的评估，如早产、低出生体重、生长发育不良、未补充富含铁的辅食、饮食结构不合理等。故应定期进行血红蛋白等检测，及时发现贫血及铁缺乏，力争做到早发现、早治疗，加强婴幼儿科学喂养方面的指导，加大预防缺铁性贫血的健康教育。

五、反式脂肪酸对儿童的危害

油脂中含有多种脂肪酸，包括饱和脂肪酸和不饱和脂肪酸。其中，不饱和脂肪酸中，双键碳原子所连的氢原子在碳链同一侧，称为顺式脂肪酸；另一种为"反式"脂肪酸，其双键碳原子所连的氢原子在碳链的两侧。长期摄入大量的反式脂肪酸，它对人体已有的和潜在的危害不容低估。

（一）反式脂肪酸的危害

1.导致必需脂肪酸的缺乏

反式脂肪酸会阻碍膳食中ω-3脂肪酸向组织中转化、抑制亚油酸向花生四烯酸的转化、抑制顺式γ-亚麻酸和α-亚麻酸在肝中的代谢，从而导致体内必需脂肪酸的缺乏，进而影响儿童的生长发育[38]。尤其婴儿时期是大脑发育的关键时期，神经髓鞘的形成需要有充足的长链多不饱和脂肪酸，但反式脂肪酸能抑制体内长链多不饱和脂肪酸的合成，对中枢神经系统的发育产生不利影响[39]。

2.增加患心血管病的危险性

临床研究表明[40]，摄入反式脂肪酸或氢化油脂较摄入天然油脂导致血中胆固醇水平要高。摄入含4%或更高反式脂肪酸含量的食品后，血清低密度脂蛋白水平上升；当摄入反式脂肪酸含量达到 5%～6%时，血清中高密度脂蛋白的水平降低，α-脂蛋白浓度升高，二者的比例发生改变，明显增加了患心血管疾病的危险性。

3.导致血栓的形成

反式脂肪酸会增加血液黏稠度和凝聚力的作用，为机体提供了一个更易形成血栓的环境[41]。

4.对婴幼儿生长发育产生严重影响

孕妇和哺乳期妇女如果摄入大量富含反式脂肪酸的食物,反式脂肪酸能经胎盘或乳汁进入胎儿或婴幼儿体内，对婴幼儿生长发育产生严重影响。

（1）调查发现[42]，反式脂肪酸升高可降低母乳中α-亚麻酸（ALA）和亚油酸（LA）含量及早产儿母亲初乳和成熟乳中总必需脂肪酸、ω- 6系列长链多不饱和脂肪酸含量，母乳中二十二碳六烯酸（DHA）和花生四烯酸（arachidonic acid，ARA）的含量降低。反式脂肪酸升高降低了母乳中ω- 3和ω- 6系列必需脂肪酸含量，且因DHA和ARA浓度与其前体脂肪酸无关联，无法通过增加母亲膳食α亚麻酸（ALA）和亚油酸（LA）的摄入而增加其在母乳中的含量。DHA和ARA对婴幼儿生长发育、防止过敏和感染具有重要作用，对婴儿视觉和认知发展尤为重要，DHA和ARA的缺乏会对儿童的健康造成损害。

（2）婴儿时期是大脑发育的关键时期，神经髓鞘的形成需要有充足的长链多不饱和脂肪酸，而反式脂肪酸能抑制体内长链多不饱和脂肪酸合成，同时反式脂肪酸可结合于机体组织脂质中，特别是结合于脑中脂质，阻碍长链多不饱和脂肪酸的积累，从而对婴幼儿中枢神经系统的发育产生严重不良的影响。

（3）增加出生体重下降、小于胎龄儿风险[43]。反式脂肪酸对胎儿生长的影响还有待深入研究。

（4）反式脂肪酸能抑制前列腺素的合成，母体中的前列腺素可通过母乳作用于婴儿，通过调节婴儿胃酸分泌、平滑肌收缩和血液循环等功能而发挥作用，干扰婴儿的生长发育。

5.增加糖尿病的风险

反式脂肪酸使脂肪细胞对胰岛素的敏感性降低，胰岛素的需要量增加，胰腺的负荷增重，容易诱发2型糖尿病[44]。反式脂肪酸提供的能量增加2%，2型糖尿病的相对危险性为1.39[45]。

6.其他

反式脂肪酸与乳腺癌和其他疾病是否存在相关性并没有定论。

（二）反式脂肪酸的来源

根据来源反式脂肪酸分为天然的和加工过程中生成的两大类，主要来源于3个方面：

（1）反刍动物肉中的脂肪和乳脂。反式脂肪酸几乎存在于所有的天然油脂中，其中反刍动物（牛、羊等）脂肪及其乳脂中含有反式脂肪酸，含量占总脂肪的1%～10%。反刍动物（牛、羊等）脂肪及其乳脂中的反式脂肪酸中主要是n-11位反式油酸，目前没有证据表明这种反式脂肪酸对人体有害。

（2）来源于植物油的加工过程。植物油经加工使结构部分氢化产生的脂肪酸，天然的顺式结构被异化成了反式结构。选择性氢化产品（即氢化油）含有较多的反式脂肪酸（平均可以达到20%左右）。经过氢化工艺得到的人造奶油、起酥油及部分氢化植物油存在n-9位反式油酸，对人体健康会产生不利影响。

此外，在油脂深度精炼过程中（尤其是高温脱臭工序）也会产生少量的反式脂肪酸。

（3）不当的高温烹调、煎炸等烹饪过程中也易生成一定量反式脂肪酸。反式脂肪酸对人体健康的影响是一个长期而缓慢的过程。《中国居民膳食指南（2007）》建议"尽可能少吃富含氢化油脂的食物"，尤其对儿童，更要注意减少摄入量。

（魏庄）

参考文献

[1] RAVELLI A C，MEULEN J H，OSMOND C，et al.Obesity at the age of 50 y in men and women exposed to famine prenatally [J].Am J Clin Nutr，1999，70（5）：811-816.

[2] SOUREN N Y，ZEEGERS M P，JANSSEN R G，et al.Anthropometry，Carbohydrate and Lipid Metabolism in the East Flanders Prospective Twin Survey：linkage of candidate genes using two sib-pair based variance components analyses[J].Twin Res Hum Genet，2008，11：505-516.

[3] FALL C H，OSMOOD C，BARKER D J，et al.Fetal and infant growth and cardiovascular risk factor sin women[J].BMJ，1995，310：428-432.

[4] CATALANO P M，THOMAS A，HUSTON-PRESLEY L，et al.Increased fetal adiposity：a very sensitive marker of abnormalin uterodevelopment[J].Am J Ohestet Gynec 01，2003，189：1698.1704.

[5] ONG K K，EMMETT P M，NOBLE S，et al.Dietary energy intake at the age of 4 months predicts postnatal wetght gain and childhood body masss index[J].Pediatrics，2006，117：503-508.

[6] SAVINO F，COSTAMAGNA M，PRINO A.Leptin levels in breast-fed and formula-fed infants [J].Acta Paediatr，2002，91（9）：897-902.

[7] DAS U N，MEGUID M M.Nutrition，physical activity，and Obesity[J].Lancet，2002，360（9341）：1249-1250.

[8] LI L，PARSON T J，POWER C.Breast feeding and obesity in childhood：cross-sectional study[J].BMJ，2003，327（7420）：904-905.

[9] BARKER D J，GLUCKMAN P D，GODFREY K M，et al.FetaI nutrition and cardiovascular disease in adult life[J].Lancet，1993，341：938-941.

[10] LUCAS A.Programming by early nutrition：an experimental approach[J].J Nutr，1998，128：401-406.

[11] 陈璐璐.关注生命早期的营养状况：控制肥胖应从其源头开始[J].中华内分泌代谢杂志，2011，27（9）：703-706.

[12] EEK J P，MIYOUNG S M，THOMAS C.Dietary ganglioside and long-chain polyunsaturated fatty acids increase ganglioside GD3 content and alter the phospholipid profile in neonatal rat retina[J].Invest Ophthalmol Vis Sci，2005，46(7)：2571-2575.

[13] STILLWELL W，WASSALL S R.Docosahexaenoic acid：membrane properties of a unique fatty acid[J].Chem Phys Lipids，2003，126（1）：1-27.

[14] ROTSTEIN N P，ABRAHAN C E，MIRANDA G E.Docosahexaenoic Acid promotes photoreceptor survival and differentiation by regulating sphingolipid metabolism[J].Invest Ophthalmol Vis Sci，2007，48（5）：E-Abstract 1349.

[15] POLITI L E，GERMAN L，ROTSTEIN N P，et al.Pigmented epithelial cells ARPE-19 and Docosahexaenoic Acid promote cell differentiation and spatial organization of retina photoreceptors in vitro[J].Invest Ophthalmol Vis Sci，2007，48（5）：E-Abstract 6033.

[16] MARTINEZ M.Tissue levels of polyunsaturated fatty acids during early human development[J].J Pediatr，1992，120（4 Pt 2）：S129.

[17] 樊超男.n-3 多不饱和脂肪酸与脑发育及功能[J].中国儿童保健杂志，2009，17（6）：675-677.

[18] AILHAUD G，MASSIERA F，WEILL P，et al.Temporal changes in dietary fats Role of n-6 polyunsaturated fatty acids in excessive adipose tissue development and relationship to obesity[J].Prog Lipid Res，2006，4（3）：203-236.

[19] DEN RUIJTER H M，BERECKI G，VERKERK A O，et al.Acute administration of fishoil inhibits triggered activity in isolated myocytes from rabbits and patients with heart failure[J].Circulation，2008，117（4）：536-544.

[20] ABERTCM，CAMPOSH，STAMPER N J，et al.Blood level of long-chain n-3 fatty acids and the risk of suddendeath[J].NEngIJ Med，2002，346：1113-1118.

[21] KIMBERLY M H，MARK K W，KAREN E B，et al.Long-chain （n-3） polyunsaturated fatty acids are more efficient thanα-lin-olenic acid in improving electroretinogram responses of puppies exposed during gestation，lactation，and weaning[J].Nutr，2005，135（8）：1960-1966.

[22] KIM Y J，CHUNG H Y.Antioxidative and anti-inflammatory actions of docosahexaenoic acid and eicosapentaenoic acid in renal epithelial cells and macrophages[J].Journal of Medicinal Food，2007，10（2）：225-231.

[23] ANTALIS C J，STEVENS L J，CAMPBELL M，et al.Omega-3 fatty acid status in attention-deficit/hyperactivity disorder[J].Prostaqlandins Leukot Essent Fatty Acids，2006，75（4）：299-308.

[24] COLQUHOUN A.Gamma-linolenic acid alters the composition of mitochondrial membrane subfractions，decreases outermitochondrial membrane binding of hexokinase and alters carnitine palmitoyl- transferase I properties in the Walker 256 rat tumour [J].Biochimica et Biophysica Acta，2002，1583：74-84.

[25] 黄于娟，黎海芪.人乳多不饱和脂肪酸含量与婴儿食物过敏关系的研究[J].中国儿童保健杂志，2011，19（1）：65-67.

[26] CONNOR W E，CONNOR S L.The importance of fish and docosahexaenoic acid in Alzheimer disease[J].Am J Clin Nutr，2007，85（4）：929-930.

[27] LUKIW W J，BAZAN N G.Docosahexaenoic acid and the aging brain[J].J Nutr，2008，138（12）：2510-2514.

[28]HIBBELN J R.Depression，suicide and deficiencies of omega-3 essential fatty acids in modern diets[J].World Rev Nutr Diet，2009，99（1）：17-30.

[29] TORUN M M，BAHAR H，GUR E，et al.Anaerobic fecal flora in health breast-fed Turkish babies born by different methods[J].Anaerobe，2002，8：63-67.

[30] KAMAO M，TSUGAWA N，NAKAGAWA K.Absorption of calcium，magnesium，phosphorus，iron and zinc in growing male rats fed diets containing eitherphytate-free soybean protein or soybean protein isolate or casein[J].J Nutr Sci Vitamin，2000，46（1）：34-41.

[31] KENNETH J，RYAN C，RAY G.Sherris'medical microbiology[M].4th ed.New York：McGraw Hill Medical Pub Division，2004：141-149.

[32] KIRIJAVAINEN P V，APOSTOLOU E，ARVOLA T，et al.Characterizing the composition of intestinal microflora as a prospective treatment target in infant allergic disease[J].FEMS Immu Med Micro，2001，32：1-7.

[33] 侯雪勤，黎海芪.妊娠中期母亲铁营养对婴儿早期铁营养状况影响的研究[J].中华儿科杂志，2009，47（4）：291-295.

[34] DEWEY K G，CHAPARRO C M.Session 4：Mineral metabolism and body composition：iron status of breast-fed infants[J].Proc Nutr Soc，2007，66：412.

[35] 王丹华.早产/低出生体重儿喂养建议[J].中华儿科杂志，2009，47（7）：508-510.

[36] RAJ S，FARIDI M，RUSIA U ，et al.A prospective study of ironstatus in exclusively breastfed term infants up to 6 months of age[J].International Breastfeeding Journal，2008，3：3.

[37] SHASHIRA J，FARIDI M M A，SINGH O，et al.Mother´s iron status，breast milk iron and lactoferrin-are they related[J].Eur J Clin Nutr，2006，60：903.

[38] SUGANO M，IKEDA I.Metabolic interactions between essential and trans fatty acids[J].Curr Opin Lipidol，1996，7（1）：38-42.

[39] 杨月欣，韩军花.反式脂肪酸——安全问题与管理现状[J].国外医学卫生学分册，2007，34（2）：88-93.

[40] HUNTER J E.Dietary levels of trans-fatty acids：basis for health concerns and industry efforts to limit use[J].Nutrition Research，2005，（25）：499-513.

[41] STENDER S，DYERBER G J.Influence of trans fatty acids on health[J].Ann Nutr Metab，2004，48（2）：61-66.

[42] RATNAYAKE W M，CHEN Z Y.Trans，n-3，and n-6 fatty acids in Canadian human milk[J].Lipids，1996，31（Suppl）：S279-S282.

[43] Van EIJSDEN M，HORNSTRA G，VANDER WAL M F，et al.Maternal n-3，n-6，and trans fatty acid profile early in pregnancy and term birth weight： aprospective cohort study[J].Am J Clin Nutr，2008，87（4）：887-895.

[44] IBRAHIM A，NATARAJAN S，GHAFOORUNISSA R.Dietary trans-fatty acids alter adipocyte plasma membrane fatty acid composition and insulin sensitivity in rats[J].Metabolism，2005，54：240-246.

[45] SALMERON J，HUF B，MANSON J E.Dietary fat intake and risk of type 2 diabetes in women[J].Am J Clin Nutr，2001，73（6）：1019-1026.

第四节　免疫规划

一、我国免疫规划工作所取得的业绩、发展趋势、未来十年面临的挑战

（一）我国免疫规划所取得的业绩

据世界卫生组织（WHO）统计：20 世纪 70 年代的发展中国家每年新出生婴儿人数超过 8 000 万，但按计划接种疫苗的儿童还不足 10%，因此，每年会有 100 万儿童会因常见传染病而死亡，同时还有 500 万儿童因病致残。

随着计划免疫、扩大免疫规划在全球范围内的推广与实施，全球已有超过 80%的国家和地区参加了扩大免疫规划的活动，尤其是发展中国家的覆盖率正以迅猛的速度接近发达国家的水平，据不完全统计，免疫接种可避免每年 250 万人的死亡，免疫规划为人类所写下的业绩毋庸置疑。

回顾中国免疫规划历程以及其所取得的业绩同样令人振奋：几十年来，儿童免疫接种率的提高有效地控制了免疫规划所针对传染病的发生，保障了社会经济的发展，促进了整个社会的进步；2000 年我国已消灭了脊髓灰质炎的本土病例，实现了向国际社会承诺的无脊髓灰质炎目标[1]；随着免疫规划服务体系的建立与完善，随着免疫规划管理体系、特异性脊髓灰质炎与麻疹监测等系统敏感性的提升，免疫规划已成为我国疾病预防控制工作较为成功的模式；免疫规划工作已步入法制化管理的轨道。

（二）近年来免疫规划发展的趋势

（1）疫苗的种类及范围。疫苗的种类越来越多，到目前为止所能接种疫苗的种类比以往有显著的增加，仅我国国家免疫规划范畴内的疫苗就已从原来仅有的 5 种增至 15 种，而二类疫苗目前也有 10 种以上；疫苗所能预防的疾病种类更加宽泛，所接种的疫苗已不仅仅只局限于传统意义上的、常见的传染性疾病，还可以预防某些非传染性的疾病。如已有 26 个国家推出两个最近批准的人乳头瘤病毒疫苗，人类免疫缺陷病毒（*Human Immunodeficiency virus*，HIV）、戒烟疫苗、防龋疫苗、宫颈癌疫苗、抑制肾癌复发疫苗等已研制出或正在研制过程中。

（2）接种方式的改变。①接种方式更趋于联合免疫，所谓联合免疫可有两种方式：一是不同的疫苗通过不同的途径同时进入人体；二是不同的疫苗通过同一个途径同时进入人体，后者是未来更加被推崇的联合免疫方式。此种联合免疫方式的优势主要体现在：可提高疫苗的接种率，减少接种针次，提高儿童接种疫苗的依从性，简化免疫程序，减轻相关机构冷链系统的负荷，减少疑似预防接种异常反应（adverse events following imnunization，AEFI）发生的概率，也为引进新型的儿童疫苗提供了更广阔的空间。联合疫苗已有仅为二联或三联的疫苗，如今已有五联或六联疫苗的诞生。美国在 2009 年五联疫苗的使用份额已占到了 90%，早在几年前中国台湾以及中国香港地区也已引进了五联疫苗，2011 年我国也制定了五联疫苗的接种指南。②序贯程序，以肌注脊髓灰质炎疫苗（intramuscular injection of polio vaccine，IPV）/口服脊髓灰质炎疫苗（oral polio vaccine，OPV）为例，IPV 可应用于具有免疫缺陷后对牛奶蛋白过敏的儿童。而 OPV 则可在肠道局部形成免疫，具有使用方便、接种简单易行、价格便宜、成本低廉等特点；同时口服的脊髓灰质炎疫苗属减毒活疫苗，有可能发生疫苗基因突变或毒力返祖现象；还可因儿童自身存在先天性免疫缺陷服苗后而发生疫苗相关麻痹型脊灰质炎（vaccine associated paralytic polomyelitis，VAPP）。而 IPV/OPV 的序贯程序指的是一个儿童在接种脊髓灰质炎疫苗时将 IPV 与 OPV 相结合，将不同的剂次使用不同类型的疫苗，采用序贯程序最大的优势是可以降低 VAPP 的发生率。

（3）接种途径的变化。传统意义上疫苗接种的途径仅限于口服、皮下、皮内、肌肉等方式。疫苗

接种最主要的受种群体为儿童，为减少儿童因疫苗接种而产生的不快，通过采用喷鼻以及高压枪等接种疫苗的途径正悄然兴起。

（4）安全接种成为公众关注的焦点。安全接种首先会涉及到接种禁忌证的界定问题。如：有变态反应者是否所有的疫苗均不能接种？以麻疹疫苗为例，过去认为对鸡蛋有变态反应史的人接种麻疹、麻风以及麻腮风疫苗会增加发生严重变态反应的风险，因为这些疫苗是通过鸡胚形成纤维细胞制备的。然而，最近的资料表明：麻疹、麻腮风疫苗引起的变态反应和鸡蛋抗原的变态反应无关，而和疫苗的其他成分（如凝胶）有关。对鸡蛋变态反应的人接种疫苗后发生严重变态反应的风险非常低[2]。因此，在美国对鸡蛋变态反应并不是接种麻疹、麻腮风疫苗的禁忌证。但是，在我国因目前相关疫苗的说明书以及知情同意书中明确：对鸡蛋变态反应是麻疹、麻风以及麻腮风疫苗接种的禁忌证，所以，目前在我国对鸡蛋变态反应者仍不可接种麻疹、麻风以及麻腮风疫苗。

（三）未来十年免疫规划工作所面临的挑战与展望

（1）未来十年免疫规划工作所面临的挑战可从两个层面来看：就全球而言，由于一些发展中国家在经济上难于负担，多数发展中国家现有物流基础设施的能力、管理水平以及负责该项工作人员技能的不足，无法适当处理引入更多的抗原和覆盖新的目标群体，因此采用新疫苗的进展速度缓慢；由于与接种疫苗后不良反应时间相关的媒体报道、数据的误解以及信息的错误，使得一些国家推迟采用或暂停使用新疫苗。

而在我们国家，一方面随着人们自我保护意识的增强、医疗环境的改变，疫苗接种禁忌证把控的尺度成为医务人员以及家长们所关注的焦点；另一方面人们又对免疫规划工作的艰巨性、复杂性、反复性的认识又不足，存在思想松懈、工作放松的现象。由于某些地方财政保障的落实不到位，至今常规免疫接种滑坡的趋势仍未得到遏制；免疫规划的整体工作发展并不平衡，东中西部存在较大的差异，西部人口和流动人口中的免疫水平仍处于较低状态，流动人口免疫规划的管理难度较大；实施免疫规划基层人员的队伍尚不稳定、业务水平有限；冷链设备尚需进一步更新；信息化建设有待进一步完善[1]；由于疫苗的涨价，部分省份原已纳入免疫程序之内的疫苗则准备退出；疫苗的接种率距离要求还存在一定的差距，维持无机会和消除麻疹等疫苗针对疾病控制任务繁重，至今局部地区麻疹等疫苗可预防的传染性疾病还时有暴发、流行。

（2）在免疫规划工作未来的十年间，若力争实现免疫目标，并达到研究和开发的指标，需从以下几方面着手：通过健康教育与健康促进工作，使公众加强对疫苗使用和筹资的支持力度；通过扩大疫苗供应规划的覆盖，确保高危人群，尤其是儿童获得疫苗的保护；期望在新疫苗及相关技术的研究和开发规划方面得到可持续发展，并加速相关二代疫苗的供应；通过调整或改进供应系统、挖掘与拓展新兴市场，来满足疫苗日益增长的需求[1]。

总之，免疫规划工作所面临的机遇与挑战是并存的，任重而道远。

二、建立免疫规范化门诊的重要意义及需具备的条件

我国免疫规划工作始于20世纪70年代末，历经30余年已经取得了令人瞩目的成果。但随着免疫接种覆盖面以及疫苗种类的不断扩大，受种者对服务水准需求的不断提高，相关服务机构发展不平衡就成为亟待解决的问题，免疫规范化门诊建设的标准便应运而生了。

免疫规范化门诊建设标准的出台，通过合理的规划与设置接种门诊，使免疫规划工作在诸方面（如接种环境、操作技能、资料管理、门诊工作的流程等）制度化、程序化、规范化，以解决各免疫门诊之间发展不平衡的问题，不但能够提升免疫服务行业的自身形象而更好地服务于人民群众，而且对受种者也是一种保护。因此，建设免疫规划门诊具有十分重要的现实意义[3]。

免疫规范化门诊建设的标准主要包括十个维度、三个级别（以北京地区为例）见表1-4-1，表1-4-2。

表 1-4-1　房屋配置

级别	楼层	总使用面积 / m²	接种与冷链总使用面积/ m²	门诊分室	电教设施	人性化设施
A	1 或 2	≥80	≥30	候种观察室 预诊登记室 接种与冷链室 门诊办公室		
AA	1	≥100	≥40	同上	候种观察室须配有电教设备如电视机和 VCD 等	
AAA	1	≥120	≥40	候种观察室 预诊登记室 接种室 冷链与资料室 门诊办公室	候种观察室须配有电教设备如电视机和 VCD 等	适当配备各种人性化设施如儿童娱乐、饮水以及哺乳室等

表 1-4-2　人员配置

级别	人数	本科学历人数	资质
A	≥4		
AA	≥5	≥1	
AAA	≥5	≥2	所有免疫服务人员的学历须达中专以上，并持有相关医职业证书 所有免疫服务人员须持有北京市卫生局颁发的免疫预防上岗证 常规免疫门诊免疫服务人员人均接种数每超过 25 针次须增加 1 名免疫服务人员等

（一）疫苗管理

（1）所有疫苗（包括计划内与计划外疫苗）要有专人管理。

（2）按统一要求做好疫苗领发登记，登记日期要齐全包括疫苗领发单位、疫苗名称、数量、生产单位、批号、失效期、领发时间和经手人签字等。

（3）所有疫苗必须从区（县）疾病预防控制中心领取，严禁从其他任何渠道引进。

（4）每年按照统一要求及时正确地制定下一年的疫苗需要量计划，主要包括卡介苗（*Bacillus Calmette-Guérin*，*BCG*），乙型肝炎病毒（*Hepatitis B virus*，*HBV*），OPV，无细胞百日咳疫苗，麻疹疫苗（*Measles vaccine*，*MV*），麻疹-流行性腮腺炎-风疹疫苗（measles-mumps-rubella，MMR），流脑疫苗，乙脑疫苗，百白破疫苗等。

（5）每月按照统一要求统计各种疫苗的使用情况，并及时上报至区县疾病预防控制中心。

（6）按统一要求每次接种门诊完成当日各种疫苗的使用及耗损数的统计。

（7）按照规定每次领取疫苗时须做好疫苗运输温度的记录。

（8）在工作日期间须做好每日上、下午各一次的疫苗储存温度的记录。

（9）每种疫苗需按照名称、批号分别存放于正确的冷链设备和位置。

（10）各种疫苗应按照效期的长短、进库的先后进行分发或使用。

（11）现场接种疫苗时，疫苗应置于接种台上方有并排的冷藏包或冰盒中，并有温度记录。

（12）对过期疫苗统一交上一级疾病预防控制机构处理，并做好记录。

（二）冷链管理

（1）冷链设备应有专人管理，冷链管理人员应经过专业培训。

（2）按统一要求建立冷链设备档案，各种冷链设备做到账物相符。

（3）至少配备一个 200L 普通冰箱和一个 200L 冷藏冰箱用于储存疫苗。

（4）至少配备一个 100L 低温冰柜用于冻制冰排或储存需冷冻保存的疫苗。

（5）根据实际需要，适当配备冷藏箱用于运送疫苗。

（6）至少配备 5 个四冰排的冷藏包，若有村接种点则应按每村 2 个的标准配备冷藏包。

（7）按每个冷藏包需要量的 2 倍配备冰排。

（8）各种冷链设备的使用、维修、报废和更新严格按所颁布的《冷链管理办法》执行。

（9）普通和低温冰箱需放置在干燥通风的房间内，远离热源，底部要有绝缘垫架。

（10）冰箱散热壁与周围物品间距不小于 10cm，冰箱内的疫苗与冰箱内壁间距不低于 3cm，冷冻室要随时除霜，冰霜厚度不得超过 3mm，冰箱门内架不能放置疫苗，冰箱内不允许放置其他与免疫服务无关的物品。

（三）接种器材与药品管理

（1）门诊接种室应配备紫外线灯用于接种前后接种室的消毒。

（2）所属医院如无统一的消毒设备，至少配备 1 个压力蒸汽灭菌器用于接种器材的消毒，不得使用煮沸消毒锅消毒。

（3）需配备足够的含氯消毒药品用于接种器材、免疫服务人员等的消毒。

（4）预诊登记室需配备体温计、听诊器、压舌板、血压计和体重计，用于受种者的体检。

（5）接种室需配备治疗盘、医用酒精、碘酊、消毒棉签、小碗和勺、污物桶和适当型号的一次性注射器等接种器材；同时备有急救箱（内装 1∶1000 肾上腺素、地塞米松和呼吸兴奋剂等药品）和氧气袋。

（6）对于消耗性接种器材如一次性注射器、医用酒精、碘酊、消毒棉签等应按照预期接种人次数的 1.2 倍配备。

（7）必须使用合格的一次性注射器，其卫生许可证、生产许可证和销售许可证必须齐全。

（8）对接种室和各种接种器材的消毒必须做好记录，记录内容包括所用消毒设备或药品、被消毒物品或场所、消毒日期与时间、记录人等。

（9）接种器材与药品领取和使用必须做好登记，包括领取单位、领取或使用日期、物品名称、数量、经手人等。

（四）免疫接种服务

（1）根据辖区接种对象数量，合理安排接种门诊周期。一般情况下，城镇地区可设立日或周接种门诊，农村地区可设立周、旬或半月接种门诊。

（2）每次常规门诊日人均接种数控制在 25 针次以下，群体性门诊接种日人均接种数控制在 75 针次以下。

（3）城市地区和流动人口聚集乡的免疫接种最大服务半径不超过 2km，城镇地区不超过 4km，农村地区不超过 8km。如超过标准，应由乡街道级门诊适当设置免疫服务站。

（4）免疫服务站可以设置在村医务室，或建立流动免疫服务车，或建立新的免疫服务点；其免疫接种与服务工作必须由所属乡街道级门诊人员承担。

（5）应通过乡街道办事处、村居委会、计划生育部门、学校、托幼机构、派出所、外管办、挨门调查等多种渠道掌握接种对象。

（6）对接种对象及时建立接种卡、接种簿与接种证。辖区内出生儿童（包括本市和外地户籍儿童）在出生后 1 个月内建卡建证，外地来京学龄前儿童在来京 2 个月内建卡建证。

（7）按全市统一要求对接种对象进行统计，包括新生儿按月登记表、0～6 岁儿童统计表、各类学校按年级学生数统计表等。

（8）采用统一的预约通知单，辅以接种证、广播、电话等预约方式，通知接种对象按时接种疫苗。

（9）每月 1 次对所有免疫服务人员进行培训，掌握各种疫苗接种操作技术和接种注意事项等，并做好培训记录。

（10）每次接种门诊日应通过多种方式，如：墙报板报、发宣传材料、广播、电视等向儿童家长宣传计划免疫知识。

（11）接种前后各接种室必须进行消毒，用紫外灯照射至少 60min，并做好记录。

（12）所有免疫服务人员接种时必须按医务人员要求统一着装，佩戴经过消毒后的医用帽和口罩。

（13）接种时，必须严格执行三查七对制度，即检查接种卡、接种证、接种禁忌证，核对接种对象姓名、性别、年龄、疫苗名称、接种针次、接种剂量和接种部位。

（14）计划免疫疫苗与非计划免疫疫苗均可接种时，优先接种计划免疫疫苗，不可与非计划免疫疫苗联合免疫，需保持正确的时间间隔。

（15）免疫服务人员应严格按照各疫苗接种操作技术规范的要求进行接种，使用合格的一次性注射器，保证 1 人 1 杯 1 勺；疫苗开启后活疫苗在半小时内、死疫苗在 1h 内用完。

（16）免疫服务人员必须告诉儿童家长所接种疫苗的必要性、有效性和安全性（包括可能出现的副反应），儿童接种后必须留观 5~30min。

（17）对接种后一次性注射器的处理严格按北京市医疗废弃物的管理规定进行，并做好记录。

（五）接种监测

（1）按全市统一要求，每月及时将上一月的常规接种月报表统计上报至所属区县疾控中心。

（2）对每月的计划免疫疫苗（HBV，OPV，DPT，MV，风疹，腮腺炎）常规接种数据制作接种率监测图以评价每月的接种水平。

（3）至少每半年 1 次开展对计划免疫疫苗的常规查漏补种活动，按全市统一要求做好常规查漏补种的原始记录与数据汇总，汇总数据及时上报至区县疾控中心。

（4）按全市统一部署做好对外来儿童的强化查漏补种工作，并按要求进行强化查漏补种的登记与数据汇总，汇总数据及时上报至区县疾控中心。

（5）建立预防接种副反应管理制度，对疫苗接种后的副反应要按全市统一要求进行登记，其中的异常反应要立即报告至区县疾控中心，并开展调查，填写异常反应调查表，采取适当措施对患者及时救治。

（6）严禁各种预防接种差错与事故的发生，如重复接种、错种疫苗、错种部位、剂量错误等；一旦发生预防接种差错与事故，应立即向区县疾控中心报告，并及时调查处理，避免更严重的不良后果发生。

（六）针对疾病管理

（1）建立传染病报告登记本。接到计划免疫针对疾病要按全市统一要求进行登记，按各病种的报告时限要求及时报告至区县疾控中心。

（2）按各计划免疫针对疾病的时限要求及时开展病例调查，填写病例的流行病学调查表，按要求采集标本以核实诊断，采取适当的防疫措施如疫源地消毒、应急接种等控制疫情的传播和蔓延。

（3）按全市统一要求，及时开展 AFP、麻疹的主动监测询访工作，做好询访记录，并及时上报区县疾控中心；每月及时向区县疾控中心报告新生儿破伤风发病数据（包括零报告）。

（4）对每年的计划免疫针对疾病的发病数和死亡数分别按年龄、性别、月份、免疫史进行统计汇总，填写统一的汇总表；本市和外省市的发病死亡数应分别统计汇总。

（七）宣传培训、检查考核与档案管理

（1）对儿童家长要开展多种形式的计划免疫知识宣传，每季度至少组织 1 次专门的计划免疫宣传活动，并做好宣传记录。

（2）对免疫服务人员要进行多种形式的计划免疫培训，每年参加区县组织的全员业务培训与考试，并做好培训记录。

（3）定期对免疫服务人员的工作完成情况进行检查，并接受区县组织的年终考核，做好检查考核记录。

（4）计划免疫档案应设专人管理。

（5）按全市统一标准对计划免疫档案按年份装订成册，并有档案编目以方便查阅。

（6）计划免疫档案的项目要齐全，内容要完整。

（八）工作指标

（1）完成上级疾病控制机构下达的各项免疫接种工作指标。

（2）不发生脊髓灰质炎野病毒病例，其他计划免疫针对疾病一旦出现疫情，通过采取相应控制措施，不出现相应疾病的续发病例。

（3）按时完成区县疾控中心下达的疫苗免疫成功率和健康人群抗体水平监测等常规血清学监测的标本采集任务。

三、认识一、二类疫苗

疫苗是指为了预防、控制传染病的发生、流行，用于人体预防接种的疫苗类预防性生物制品。

疫苗分为两类，第一类疫苗（或称之为计划内疫苗），是指政府免费向公民提供，公民应当依照政府的规定所受种的疫苗，包括国家免疫规划确定的疫苗，省、自治区、直辖市人民政府在执行国家免疫规划时增加的疫苗，以及县级以上人民政府或者其卫生主管部门组织的应急接种或者群体性预防接种所使用的疫苗；第二类疫苗（或称之为计划外疫苗），是指由公民自费并且自愿受种的其他疫苗[4]。

四、关于疑似预防接种异常反应

（一）AEFI 的定义

疑似预防接种异常反应[3]（adverse events following immunization，AEFI）是指在预防接种过程中或接种后发生的可能造成受种者机体组织器官功能损害，且怀疑与预防接种有关的反应。

（二）AEFI 的分类

1.一般反应

一般反应是指在预防接种后发生的，由疫苗本身所固有的特性引起的，对机体只会造成一过性生理功能障碍的反应，主要有发热、局部红肿、硬结，同时可能伴有全身不适、倦怠、食欲不振、乏力等综合征状。

2.异常反应

异常反应指合格的疫苗在实施规范接种过程中或接种后造成受种者机体组织器官功能损害，相关各方均无过错的药品不良反应。

3.事故

疫苗质量事故：指由于疫苗质量不合格，接种后造成受种者机体组织器官功能损害。

实施差错事故：指由于在预防接种实施过程中违反预防接种工作规范、免疫程序、疫苗使用指导原则、接种方案造成受种者机体组织器官功能损害。

4.偶合症

偶合症是指受种者在接种时正处于某种疾病的潜伏期或者前驱期，接种后偶合发病。

5.心因性反应

心因性反应是指在预防接种实施过程中或接种后因受种者心理因素发生的个体或者群体性反应。

6.不明原因反应

不明原因反应是指经过调查、分析，其发生的原因仍不能明确的 AEFI。

（三）AEFI 的诊断方法

AEFI 需由预防接种异常反应诊断小组确诊。县级疾病预防控制机构负责组织成立预防接种异常反应诊断小组，预防接种异常反应诊断小组由临床、流行病、医学检验、疫苗评价等相关专业的专家组成。当本行政区域的专家不能满足需要时，可聘请上级专家参与。未设立疾病预防控制机构的县（区），由其所在的市级疾病预防控制机构负责组织成立预防接种异常反应诊断小组按照《预防接种工作规范》的要求对报告的 AEFI 进行分类诊断。AFFT 分类诊断流程见图 1-4-1。

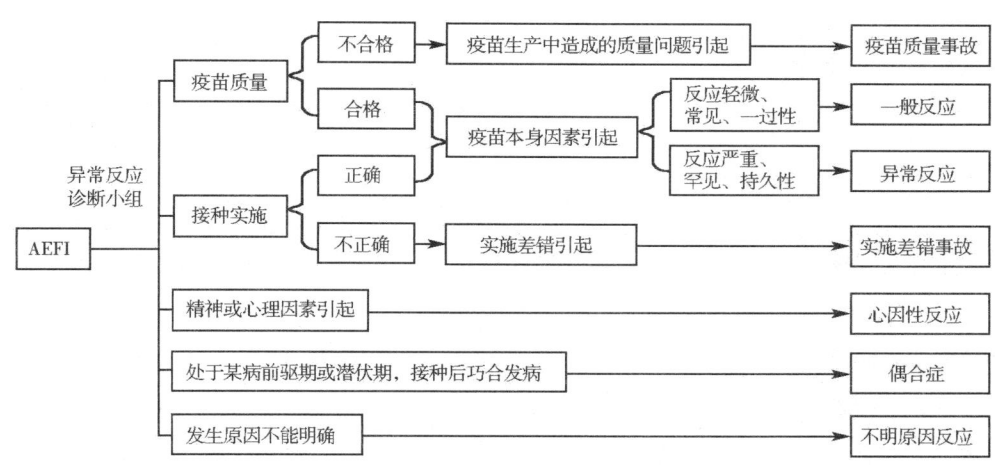

图 1-4-1 AEFT 分类诊断流程

（四）开展 AEFI 监测工作的目的

动态了解 AEFI 发生情况和原因，保障预防接种的安全性和服务质量，并为改进疫苗质量提供依据。了解不同疫苗的一般反应和异常反应发生频率，评价疫苗的安全性；分析 AEFI 是否与疫苗品种或批次有关，评价疫苗的质量；分析 AEFI 是否与预防接种实施差错有关，评价预防接种服务的质量。

（五）上报 AEFI 的责任人及机构

上报 AEFI 的责任人及机构包括：执行职务的各级各类医疗机构、疾病预防控制机构接种单位人员为责任报告单位和报告人。

（六）AEFI 上报的时限、方式及程序

时限：发现 AEFI 后，在 48h 内向所在地的县级疾病预防控制机构、药品不良反应监测机构报告。怀疑与预防接种反应有关的死亡、群体性反应、公众高度关注事件在 2h 内逐级向县、市、省级和国家疾病预防控制机构、药品不良反应监测机构报告。

报告方式：AEFI 报告实行属地化管理。责任报告单位和报告人填写"疑似预防接种异常反应（AEFI）个案报告卡"，实行网络直报。不具备网络直报条件的，以电话或传真的方式报告到县一级的疾病预防控制机构。

群体性反应需填写"群体性疑似预防接种异常反应（AEFI）报告表"，录入上报国家网络报告系统。

报告程序：报告人以网络直报或以电话、传真的方式上报到县级的疾病预防控制机构后，其应及时核实报告卡的内容，并录入上报国家网络报告系统。

上一级的疾病预防控制机构对个案报告卡、群体性反应报告表和个案调查表进行核实后，需指导下一级的疾病预防控制机构对个案报告卡、群体性反应报告表和个案调查表的报告内容进行修正和补充。

各级疾病预防控制机构、药品不良反应监测机构及时向同级卫生行政部门、药品监督管理部门报告；

各级卫生行政部门和药品监督管理部门及时向上一级卫生行政部门和药品监督管理部门报告。

属于突发公共卫生事件的，按照《突发公共卫生事件与传染病疫情监测信息报告管理办法》等规定进行报告。

（七）报告所应涵盖的内容

24 h 内发生的变应性休克、变应性皮疹（荨麻疹、大疱型多形红斑）、晕厥、癔症。

5 d 内发生的发热（腋温≥38.6℃）、血管性水肿、全身化脓性感染（毒血症、败血症、脓毒血症）、接种部位发生的红肿（直径 > 2.5 cm）、硬结、化脓性感染（局部脓肿、淋巴管炎和淋巴结炎、蜂窝织炎）。

15 d 内发生的变应性皮疹（麻疹、猩红热样皮疹）、变应性紫癜、血小板减少性紫癜、局部变态反应（Arthus 反应），热性惊厥、癫痫、多发性神经炎、脑病、脑炎和脑膜炎，接种部位发生的无菌性脓肿。

3 个月内发生的臂丛神经炎、疫苗相关麻痹型脊髓灰质炎。

卡介苗接种后 1～12 个月发生的淋巴结炎或淋巴管炎、骨髓炎、全身播散性卡介苗感染。

任何时间发生的怀疑与预防接种有关的死亡、严重残疾或组织器官损伤、群体性反应、公众高度关注事件。

五、应急接种的实施

应急接种是指在传染病发生流行时，为控制疫情扩大蔓延，在一定范围人群内进行的疫苗接种。应急接种更强调的是应急性，它是现场流行病学中一项十分重要的应急干预措施，对于遏制传染病的传播具有特殊的意义。

应急接种的疫苗必须是：①接种后机体产生的免疫快；②所需的时间短于该病的潜伏期；③对潜伏期的病人注射后没有危险。如：麻疹疫苗、脊灰疫苗、白破以及百日咳疫苗等。

应急接种的对象以及范围的确定主要依据疫情流行的特征和当地免疫状况等。

应在短时间内完成应急接种，最好在首发病例出现后的 1～10d 完成，而且越早越好，接种率应达到 95% 以上。

六、现行的国家免疫规划程序

我国的儿童免疫规划程序见表 1-4-3。

表 1-4-3 中国儿童免疫规划程序[5]

疫苗名称	接种时间	接种剂次
卡介苗	出生时	1
乙肝疫苗	0，1，6 月龄	3
脊髓灰质炎疫苗	2，3，4 月龄，4 周岁	4
百白破疫苗	3，4，5 月龄，18～24 月龄	4
白破	6 周岁	1
麻风疫苗（麻疹疫苗）	8 月龄	1
麻风腮疫苗	18～24 月龄	1
乙脑减毒活疫苗	8 月龄，2 周岁	2
A 群流脑疫苗	6～18 月龄	2
A+C 流脑疫苗	3、6 周岁	2
甲肝减毒活疫苗	18 月龄	1
乙脑灭活疫苗	8 月龄，2 周岁，6 周岁	4
甲肝灭活疫苗	18 月龄，24～30 月龄	2

（张峰）

参考文献

[1] 梁晓峰.时限无脊髓灰质炎后中国免疫规划工作状况分析[J].中国计划免疫，2005，11（5）：333-338.

[2] 美国疾病预防控制中心.疫苗可预防疾病的流行病学和预防[M].武汉：武汉出版社，2006.

[3] 孙美平.北京市预防接种工作技术规范[M].北京：科学出版社，2007.

[4] 中华人民共和国国务院.疫苗流通和预防接种管理条例[M].北京：中国法制出版社，2005.

[5] 殷大奎，梁晓峰.中国儿童免疫规划疫苗接种程序问题[J].中国实用儿科杂志，2010，3（25）：163-166.

第五节　疾病预防

儿童保健学属于预防儿科学和临床儿科学的交叉学科，而本学科中主要是研究各种器质性、心理性疾病的预防，包括预防接种、防止意外事故、心理卫生教育和先天性疾病的防治。随着社会发展和时代进步，传统的生物医学模式已向现代生物—心理—社会医学模式的转变；儿童保健工作中有关的疾病谱也发生了显著的变化。由过去传统的"四病防治"工作发展为内容涉及面更为广泛，依据小儿年龄和生长发育的连续动态变化过程，针对不同年龄时期容易发生的常见疾病进行预防，共涉及营养相关疾病、体格和神经心理生长发育相关疾病、感染性疾病、不同时期和不同部位常见病、先天畸形和遗传性疾病等几大类疾病的综合管理和预防。

一、传统"四病"防治的新进展

（一）维生素 D 缺乏性佝偻病

维生素 D 缺乏性佝偻病是体内维生素 D 不足引起的钙、磷代谢失常所导致的以骨骼病变为特征的全身慢性疾病。病理基础是正在生长的骨骺端软骨板不能正常钙化。常见于 2 岁以内的婴幼儿。

近年来由于物质生活水平的提高，小儿营养保健知识的普及，严重的维生素 D 缺乏性佝偻病的病例已经非常少见，但部分地区患病率仍较高。

新近研究表明维生素 D 受体（vitamin D receptor，VDR）是介导 1，25-（OH）$_2$D$_3$ 发挥生物学效应的核内生物大分子。由 VDR 基因编码，因此 VDR 基因是研究骨代谢疾病遗传基础的候选基因之一。VDR 基因型与骨密度、骨量丢失和肠道钙吸收等可能相关。VDR 基因多态性与佝偻病遗传易感性之间的关系也是当前研究的热点之一，VDR 基因存在单个碱基突变，这种突变在人群中有一定的分布频率，但目前关于导入基因多态性与佝偻病之间的关系尚未阐明。近年来研究显示，维生素 D 不仅是一个重要的营养素，也是一个激素前体。1，25-（OH）$_2$D$_3$ 除前述的调节钙磷代谢的作用外，尚参与多种细胞的增殖、分化和免疫功能的调控过程[1]。最新的研究还证实，在甲状旁腺、胰腺、垂体、胎盘及全身多个器官和组织中，都有其受体存在。同时应该明确，钙是骨质矿化的主要原料，有了足够的钙才能有效地发挥维生素 D$_3$ 的催化作用，达到增强骨质正常钙化的作用。因此，预防和治疗佝偻病时，同时需要充足的钙与维生素 D 的补充。

本病预防重于治疗，应根据小儿饮食和生长发育速度、季节变化、户外活动的多少等综合因素来决定维生素 D 制剂和钙剂补充的量。目前还是建议新生儿在生后 2 周开始摄取生理需要量的维生素 D，处于生长发育高峰的婴儿更应该采取综合性的预防措施，即保证一定时间的户外活动，给予预防量的维生素 D 与钙剂并及时添加辅食。

但是过量服用维生素 D 制剂和钙剂对儿童健康发展是有害的，因此，定期监测小儿体内的 1，25-（OH）$_2$D$_3$ 水平和小儿骨密度发育情况也是当前维生素 D 缺乏性佝偻病防治的热点。目前已经可以通过微量血 1, 25-（OH）$_2$D$_3$ 水平的检测和超声骨密度的测查来了解儿童维生素 D 与钙的营养状况，因其简便易操作、不良反应小和依从性好，已经成为目前儿童保健工作中防治维生素 D 缺乏性佝偻病的重要手段之一。

（二）小儿营养性缺铁性贫血

儿童缺铁与缺铁性贫血是儿童时期常见病，系因食物中铁摄入不足，体内铁储存缺乏，造成机体缺铁，导致血红蛋白合成减少而引起的贫血，临床上以小细胞低色素性贫血、血清铁蛋白减少和铁剂治疗有效为特点。

近 10 年来由于配方奶粉、营养强化米粉等辅食的广泛使用，合理科学添加肉类辅食等健康教育宣传，我国儿童铁缺乏症发病率逐年下降，但流行病学调查显示本病仍然为我国儿童期的常见病，高危人群仍然主要集中在 6～24 个月的婴幼儿和青春期儿童。

缺铁不仅只是引起贫血，其对神经系统的损害尤其是对智能发育的影响对于儿童来说是不可逆的。所以，有关缺铁对神经系统尤其是智能发育影响的机制和防治，一直是研究热点。近年来的研究成果表明缺铁对髓鞘形成、神经解剖和神经递质的功能会有短期和长期的影响，尤其在纹状体和海马区。海马区在识别记忆中负责区分新颖和熟悉的刺激，在缺铁性贫血的婴儿中这个区域最受影响。妊娠期和哺乳期的大鼠模型研究证实了缺铁可使神经代谢（细胞色素 C 氧化酶活性）减少和海马区树突结构改变，导致空间记忆作业和高度特异性背部海马区作业的执行能力下降[1]。

缺铁性贫血的实验室检查方法易受某些因素影响，如血清铁蛋白在感染、肿瘤、肝脏和心脏疾病时也会升高，红细胞游离原卟啉在铅中毒、慢性炎症时也可升高，血清铁在感染、肿瘤、慢性炎症等疾病时可降低，鉴于上述因素有可能会影响临床做出准确的诊断，一些被认为能更好的反映体内代谢情况相关的新方法便应运而生。如可溶性转铁蛋白受体。有研究显示其变化与骨髓铁含量一致[2]，已经开始应用于临床。

对于缺铁的亚临床重视程度也逐年提升。目前儿童保健工作中对于营养性缺铁性贫血防治的重要任务就是通过多种途径积极预防，加大 1 岁以内婴儿贫血的筛查力度，做到早期发现；发现后尽早补充铁剂和增加含铁食物的摄入，尽量减少因铁缺乏导致的贫血，影响生长发育。健康教育宣传除了增强大众认识铁缺乏及缺铁性贫血的危害以外，还应对家长进行科学喂养，合理添加辅食知识的培训，如 4～6 个月后要添加含有铁的营养米粉、6 个月以后应逐渐添加肝泥、红颜色的瘦肉泥以增加血红素铁。另外也要同时补充富含维生素 C 的蔬菜和水果（如橙子、猕猴桃、草莓等），以促进铁的吸收。

最新的营养性缺铁性贫血的诊疗指南中指出：早产和低出生体重儿出生时不可断脐过早，以使新生儿获得较多的脐带血，增加体内铁储量。提倡母乳喂养，纯母乳喂养儿从生后 2 月龄开始补铁，剂量为 1～2mg/（kg·d），直至 1 周岁[1]。目前口服铁的剂型较多，新型铁剂多以增加吸收、减少对胃肠道的不良反应以及服用方便等优势为特点。

（三）儿童肺炎（急性呼吸道感染）

急性呼吸道感染是儿童常见多发性疾病，儿童肺炎属于严重的呼吸道感染。我国 5 岁以下儿童死亡原因的流行病学调查表明，肺炎为第一位死亡原因，占全部死亡的 30%。对近 10 年的回顾性调查表明，儿童肺炎为我国住院小儿死亡的第一位原因[1]。因此，儿童肺炎不仅是目前危害儿童个体健康的疾病，而且是一个严重的公共卫生问题。

WHO 推荐的急性呼吸道感染标准病例管理最关键的部分（表 1-5-1），是用症状和体征及时诊断出肺炎和危重症[2]；正确合理及时应用抗生素治疗肺炎，对重症肺炎和危重病儿经过简单处理后，及时转院。急性呼吸道感染标准病例管理的推广应用，对降低肺炎死亡率起到了十分关键的作用。

目前在儿童保健工作中多采用 WHO 推荐的以临床为基础的肺炎诊断方法：数每分钟的呼吸次数和观察有无胸凹陷。这对于基层儿童保健工作者和家长来说都很容易理解和掌握，从而做到早发现，及时就医。并且可以根据呼吸次数、胸凹陷和中心性发绀对肺炎进行分类。此种分类方法对儿科临床工作者，特别是社区的儿童保健工作者来说非常容易掌握，对不同病情的病儿可以进行分类管理。

儿童保健工作不同于儿科临床，除应掌握疾病的治疗原则外，更应该重视与儿童健康有关的危险因素，防患于未然。近年来对儿童肺炎有两个重要的干预措施：一是通过健康教育让家长能早期认识肺炎及其危害性，并能及时寻求医疗服务。健康教育要深入浅出，尽量把家长们的认识和现在的理论联系在一起，用生动形象的方法教会家长们认识肺炎的症状，争取尽早就医。二是各级医务工作者都应掌握急性呼吸道感染标准病例管理。识别不同类型肺炎的临床表现和体征，掌握肺炎的处理原则（表 1-5-2）。

表 1-5-1　肺炎的临床分类（WHO）推荐

分类	临床特征
极重症肺炎	中心性发绀
重度肺炎	胸凹陷、呼吸增快
轻度肺炎	呼吸增快、无胸凹陷
无肺炎（上呼吸道感染、咳嗽）	无呼吸增快、无胸凹陷

注：呼吸增快的判断标准：<2 个月的婴儿：呼吸次数≥60 次/min。2 个月至 12 个月的婴儿：呼吸次数≥50 次/min。12 个月至 5 岁的儿童：呼吸次数≥40 次/min。

表 1-5-2　肺炎处理原则

分类	临床特征	处理原则
极重症肺炎	中心性发绀	收入院、吸氧、抗感染、对症治疗
重度肺炎	胸凹陷、呼吸增快	收入院、抗感染、对症治疗
轻度肺炎	呼吸增快、无胸凹陷	在家护理、抗感染治疗
无肺炎（上呼吸道感染、咳嗽）	无呼吸增快、无胸凹陷	指导家长进行家庭护理，及时对症

肺炎的预防应该从预防呼吸道感染做起。目前，儿童保健工作中对家长可进行如下的具体指导：①加强体格锻炼，增强体质。对于小婴儿来说近年来尤其推崇婴儿抚触和婴儿游泳，幼托机构的小儿应多增加户外活动和体育锻炼，以增强皮肤和呼吸道反应的灵敏性，不易因气温的变化而引起上呼吸道感染，同时病原体不易侵袭呼吸道，从而预防儿童呼吸道感染及肺炎的发生。②注意加强营养，保证膳食平衡，增强机体免疫能力。③减少去人群聚集、空气流通不畅的场所，注意个人卫生。④及早治疗上呼吸道感染，加强呼吸道护理，以免转成肺炎。⑤预防接种，目前已经有肺炎球菌疫苗、B 型流感嗜血杆菌疫苗、流感疫苗以及口服细菌溶解产物等多种类型的疫苗用来预防呼吸道感染，效果显著。

（四）儿童腹泻病

本病是儿童中最常见的疾病之一，由多种因素与病原引起，以大便次数增多和大便性状改变为特点的消化道综合征。本病引起儿童死亡的主要原因是由于腹泻引起脱水和体内电解质紊乱等并发症，其次是并发营养不良和其他严重感染。

在感染性腹泻病中近年来由于病毒引起的儿童腹泻病越来越多，在 2 岁以内的儿童腹泻病中，半数以上为病毒感染所致，其主要病原为轮状病毒，这是引起 2 岁以下儿童急性水样便等常见病原，在发展中国家，每年有 60 万～70 万名儿童死于重症轮状病毒腹泻。非感染性腹泻中，最常见的原因是喂养不当，多见于人工喂养或添加补充食品过程中的婴儿。例如，喂养不定时，进食量过多。其次，由于食物不耐受或者变态反应引起的腹泻在近年来也越来越多，需要引起重视。婴儿体内双糖酶（主要是乳糖酶）缺乏或者活性降低，也可导致腹泻发生。

目前对于儿童腹泻病的防治原则，采用了 WHO 推荐方案[2]：①无论何种病原体感染引起的水样便腹泻，均需要补充丢失的液体和电解质。②无论何种类型的腹泻，都要坚持继续喂养，腹泻恢复期应增加喂养的次数和量，以免造成营养不良。③除细菌性痢疾、疑似霍乱及确定病原体的迁延性腹泻外，都不应该给予抗生素。

在对于儿童腹泻的防治中，重中之重是对于腹泻脱水的治疗，这也是降低腹泻病儿死亡率的关键。脱水的纠正需要补充液体和电解质，目前常见的方法为口服补液和静脉补液两种。

口服补液疗法是最简便、经济而有效的预防脱水的方法。近年来 WHO 在全球提倡和推广口服补液疗法，通过努力，我国广大农村在预防儿童腹泻病和使用口服补液疗法方面也取得了一定的成绩。虽然口服补液盐使用非常安全有效，价格低廉，但在不少地区仍不容易得到。因此，近年来 WHO 积极倡导在家庭中制作口服液体，如米汤、面汤、酸奶、果汁、糖盐水（类似眼泪的咸度即可）、白开水等，容易被家长和患儿接受。家庭制作需要注意以下几点：①腹泻一开始就需要使用口服补液盐，不能等到脱水症状出现时才用。②液体摄入量要多于平时，少量多次。③坚持继续喂养，坚持母乳喂养，可适当增加喂养次数。④禁止使用商业饮料补液。

腹泻病是儿童常见病，除少数严重脱水的儿童需要住院纠正外，多数可在家中治疗，即使重症患儿脱水纠正后仍需回家继续治疗。因此，家庭护理是腹泻治疗的重要部分。在儿童保健工作中，对家长进行腹泻病家庭护理方面的健康教育非常重要。要教会家长对患儿腹泻脱水严重程度的判断，明确什么情况下应该及时到医院就诊。

药物治疗方面：微生态制剂近年来在腹泻病防治中应用广泛，效果明显。在腹泻期间补充大剂量锌元素对于腹泻症状的缓解和缩短病程也有明显的作用。因此，WHO 倡议，急性腹泻时，6 个月以下患儿应每天补充锌 10mg，6 个月以上应该每天补充锌 20mg，疗程 10～14d。但我国儿童腹泻病补锌效果如何，还缺少多中心、大样本的研究[1]。针对确切病原体的含有免疫球蛋白成分的生物学制剂目前也已经在临床上应用，但其疗效同样缺少多中心、大样本的研究。

本病预防非常重要，应做到合理喂养，注意个人卫生，食品清洁，安全清洁饮水，粪便处理和预防接种。WHO 提出七点行之有效的措施：①母乳喂养。②改进辅食添加的方法。③提供干净的饮用水，保证个人卫生。④饭前便后要清洁双手。⑤建立清洁卫生的厕所。⑥及时处理粪便，保证卫生安全。⑦按时预防接种。近年来开展应用口服轮状病毒疫苗对于轮状病毒肠炎的预防免疫效果显著，应该大力推广。

二、新疾病谱中疾病防治新进展

（一）新生儿疾病的筛查

新生儿疾病的筛查可减少出生缺陷所致的残疾。

近年来越来越严重的环境污染不仅是对社会的一大挑战，也危害着儿童健康。尤其在胎儿时期各系统发育迅速，受到外界环境干扰后可能会造成难以修复的损伤。针对我国每年出生 20 万~30 万肉眼可见的先天畸形、出生缺陷和新生儿期的各种疾病[3]。积极开展三级预防措施，推广孕前和孕早期服用叶酸、产前筛查和产前诊断、新生儿疾病筛查（如新生儿听力筛查，新生儿白内障筛查，先天性心脏病筛查，先天性髋关节脱位的筛查，取新生儿足跟血查苯丙酮尿症和甲状腺功能减低症）等工作，可减低出生缺陷的发生。

（二）预防和管理感染性疾病

预防和管理感染性疾病包括传染病预防和治疗慢性非传染性疾病。

现阶段由于感染性疾病对儿童健康造成的威胁还是非常巨大的，而且因为经济发展的需要，全国流动人口大量增加，同时产生了大量的流动儿童，这给感染性疾病的预防和管理增加了难度，也给儿童保健工作者带来了机遇和挑战。

儿童疾病综合管理[2]（integrated management of childhood illness，IMCI）是由 WHO 和国际儿童基金会（United Nations International Childrens Emergency Fund，UNICEF）联合制定的儿童疾病综合管理规程，旨在促进儿童健康，降低发展中国家儿童常见疾病的发病率和死亡率。

过去单一疾病管理中（如急性呼吸道感染，腹泻病）已经积累了很多经验，并取得了显著的成绩，但是，许多患儿可能同时患有几种疾病，需要基层卫生工作者对儿童疾病进行综合管理，因此，WHO 和 UNICEF 联合制定了儿童疾病综合管理规程，以取代单一疾病管理规程。

医疗保健工作者可以通过疾病综合管理规程培训，全面对儿童疾病进行评估和分类，确定治疗方案以及是否需要转诊，并对家长进行必要的指导，可有效避免漏诊和误诊。

疾病综合管理规程描述了如何对初诊和复诊的病儿进行评估、分类和治疗，可以解决就诊病儿的大部分问题，但未涉及慢性疾病或者少见病的诊疗和管理，也未涉及意外损伤等急诊的管理。

目前卫生部已将 IMCI 作为我国儿童卫生工作的主要策略之一，纳入儿童保健技术规范，在全国范围内推广。

卫生部也已经在妇幼卫生、儿童保健、幼托机构和中小学校建立了传染病疫情上报网络，方便广大医疗工作者对儿童重大传染性疾病进行监测和网络直报。

在以前妇幼卫生管理的基础上，近年来我国已经完善了各级儿童保健机构和管理网络，尤其建立健全基层社区儿童保健机构，在对所辖区域内适龄儿童进行定期的健康体检与计划免疫的同时，做好预防儿童期常见疾病（如对辖区内儿童进行经皮血氧饱和度测量，用来筛查先天性心脏病，做到及早发现，及早干预，北京等地还开展了先天性髋关节脱位的筛查工作）的预防和管理。

（三）营养相关性疾病

营养失衡包括营养缺乏性疾病和营养过剩（超重，肥胖）。

经过营养学家和儿童保健工作者的努力，加之营养知识的普及，营养缺乏性疾病的发病率不断下降。目前市售奶粉几乎均已添加儿童所必需的微量元素及多种维生素等营养素。市售多种儿童营养品均含有中国营养学会所推荐的每日需要量的微量元素及维生素。但是由于一些家长喂养知识匮乏，或者相信广告，盲目追求营养补充剂，反而造成婴幼儿的营养失衡。具体表现在以下几个方面。

（1）过早用米粉喂养婴儿。部分家长由于经济条件所限和喂养知识缺乏，往往不知道婴儿期应该以乳类为主食，而是过早给婴儿喂米粉代替乳类，还有一部分家长在儿童 1 岁以后就停喂任何乳类食品，导致儿童膳食中钙元素的匮乏。由于谷类食物缺乏蛋白质与钙元素，长此以往易影响儿童的体格发育以及机体免疫力的降低。

（2）不重视泥糊状食品的添加。当婴儿 6 个月时，单纯的母乳喂养已经不能满足小儿生长发育的需要，需添加含有大量小儿生长所需的营养素、又能适应其消化能力的泥糊状食物作为"辅食"。然而长期以来，家长对其重要性认识不足，有些母乳喂养儿到 8 ~ 9 个月时还没有建立喂泥糊状食品的习惯。不及时进食泥糊状食物，不但无法使婴儿得到全面的营养，而且由于 4 ~ 6 个月是婴儿味觉发育的关键期，延迟添加泥糊状食品会影响婴儿的味觉范围，日后出现挑食、偏食的现象。

（3）血红素铁的摄入过少。缺铁性贫血是婴儿时期的多发病，主要由于铁缺乏引起。有些家长缺乏合理添加辅食的知识，不重视肉类辅食的添加和均衡饮食，从而减少含铁血红素的摄入，导致缺铁性贫血的发生。

（4）滥补微量元素。在当前强大媒体和广告宣传下，给儿童随意补钙补锌的观念深入人心，于是含有钙锌的儿童保健食品迅速在国内市场遍地开花，十分畅销。尽管钙、锌、铁等微量元素是儿童生长发育所必需的重要营养素，得到全球医学、营养界的公认，但大多数家长却忽略了一个适度的问题。科学研究表明，儿童补钙过量会造成低血压病，使他们增加了日后罹患心脏病的危险。而补锌过量可导致锌中毒，表现为食欲减退、上腹疼痛、精神萎靡，甚至造成急性肾衰竭。而补充鱼肝油过多容易导致高钙血症，因为鱼肝油富含维生素 D 和维生素 A，维生素 D 摄入过量时儿童机体钙吸收增加，会导致高钙血症，表现为食欲下降、皮肤干燥、呕吐、多饮多尿、体重减轻等。儿童生长发育所需要的蛋白质、能量、维生素和矿物质都有一定的量，一般不挑食、不偏食的儿童通过一日三餐能够获得足够的营养。一些家长凭感觉随意给儿童补充营养品，殊不知过量的营养对身体反而有不良反应，特别是热量过多会造成儿童肥胖，给小儿成长造成很多隐患。

无论是微量元素缺乏导致的新型营养不良，还是热量过剩导致的超重和肥胖，其实都是营养失衡的表现。而这也是目前影响我国儿童和青少年健康的两大主要营养问题。坚持食物的多样化，实现营养的均衡摄入，同时尽量少食用以油炸食品为代表的不健康食品是确保小儿健康成长的根本。偏食、厌食、拒食，以及由此导致的身心不适与营养不良是儿童时期的常见现象，也是令家长深感头痛的问题之一。现代儿童饮食的紊乱，已经成为一个不可忽视的社会问题，为此，有关儿童营养的新见解被提出：良好的餐前情绪是儿童增加食欲的重要举措，对于学龄前儿童来说尤为重要。现代生活中的偏食、厌食、拒食，近一半是由餐前情绪不良引起的。家长要掌握婴儿饥饿时发出的各种信号，并及时做出反应，如将婴儿抱起，轻柔地与婴儿说话，及时喂食，当婴儿吃饱时要及时停止。最有效的进食模式是由婴儿决定吃的时间、吃的速度和量。父母的焦急情绪会影响这种互动作用，而使喂养更困难。对婴幼儿进食要放松，家长只需提供食物的种类，吃多少应该有儿童自己决定。家长提供的食物种类要多，但每种食物的量不要太多，让儿童能够接受不同颜色、不同味道和不同质地的食物。同时烹调食物要注意色、香、味俱全，食物不要切的太大，要符合儿童的口型。培养良好的就餐习惯还可利用就餐的环境，固定的座位和食物更易形成条件反射，让儿童在固定的椅子上吃饭。久而久之，当你把他放在椅子上就意味着要吃饭了，其大脑中就会形成进食的兴奋状态，唾液腺分泌也会增加，为进食做好准备。同时要记住，儿童往往不会完全照成人的要求去做，却乐意模仿成人的行为，所以，父母的饮食行为和习惯要首先端正。

营养失衡的另一个重要表现就是营养过剩，包括超重和肥胖。其中肥胖是以脂肪组织过度增生为主要表现的疾病。对体内脂肪含量的测量是诊断肥胖的重要依据。目前身高体重法是诊断 10 岁以下儿童肥胖的常用方法。近 10 年来我国儿童肥胖率增长很快，有报道显示男童增长了 9.6 倍，女童增长了 4.9 倍。儿童肥胖对健康危害很大，肥胖患儿血脂明显高于正常儿童，脂代谢紊乱是动脉粥样硬化的高危因素，易患高血压、脂肪肝，重度肥胖儿童脂肪肝发病率高达 80%；普遍存在高胰岛素血症，易罹患糖尿病。同时肥胖儿童患呼吸道疾病以及出现心理行为问题的发生率也明显高于正常儿童。肥胖已经成为日益严重的公共卫生问题。需要注意的是肥胖是多因素共同作用的结果，将肥胖完全归结于某种饮料或食物的观点是片面和不科学的，导致肥胖主要是遗传、不良饮食结构和不健康生活方式共同作用的结果。

对于儿童营养失衡问题的解决，不仅需要儿童保健工作者的努力，也需要全社会多部门的共同关注和努力。生命早期是儿童生长发育的关键阶段，其早期程序化发展受遗传因素和后天环境因素的共同作用，该期的营养和代谢不仅影响儿童生长轨迹，还与成年后心血管健康、脂代谢、胰岛素抵抗、骨骼健康及学习能力密切相关。因此，从小预防成年病的新概念被提出，倡导生命早期 1 000 天的合理喂养和营养行为[4]，能促进儿童健康成长且终身受益。

（四）儿童心理行为问题和精神疾病

近年来，儿科医学所取得的成就不仅体现在儿童严重传染病和感染性疾病发病率的明显降低，与之相关的其他系统严重疾病也明显降低。尽管像呼吸道感染、腹泻以及营养相关疾病仍然是儿科学的主要问题，尤其在我国中西部欠发达地区比较突出。但是随着儿童疾病谱的改变，儿童发育及发育行为障碍已经逐渐成为儿科学关注的主要问题。随着对精神发育迟滞、儿童多动症、阅读障碍和儿童孤独症等与发育行为相关疾病认识水平的提高，这些疾病的诊断率也逐年增高。由于儿童中枢神经系统的可塑性和可复原性都非常强，尤其在婴幼儿时期是中枢神经系统代偿的最佳时期，目前在儿童保健领域开展的儿童早教认知、交往训练、感觉统合训练及生物反馈治疗法等早期干预手段可以显著减少早产、低出生体重儿和其他高危儿发生发育迟滞发生的概率。另外，早期干预还有益于脑瘫、缺氧缺血性脑病、精神发育迟滞、孤独症谱系的障碍以及唐氏综合征等疾病的预后[4]。

近十年来，儿童心理发育行为方面的工作做得更加深入、规范，一系列心理行为疾病如儿童孤独症、注意力缺陷多动障碍等疾病的诊疗常规相继出台，政府也把儿童心理行为方面的工作列入了十年规划。我国近期在多个城市开展了"儿童进食行为问题""儿童睡眠障碍"等发育行为问题的流行病学调查和干预[4]，在干预过程中，儿童保健工作人员经过系统的培训，不仅学会筛查和早期识别心理行为的疾病，而且能够诊治常见行为问题和一般的行为障碍。

（马扬）

参考文献

[1] 刘湘云.儿童保健学[M].4 版.南京：江苏科学技术出版社，2011.

[2] 朱宗涵，申昆玲.小儿内科学[M].北京：人民卫生出版社，2009.

[3] 毛萌，杨慧明.儿童保健临床研究进展[J].中国实用儿科临床杂志，2012，5（27）：349-351.

[4] 杨玉凤.我国儿童保健学的学科发展[J].中国儿童保健杂志，2012，1（20）：1-5.

第二章　新生儿诊治进展

第一节　支气管肺发育不良的防治研究

支气管肺发育不良（broncho pulmonary dysplasia，BPD）是由于肺发育不成熟等多种因素共同作用下肺泡和肺内血管发育受阻的一种慢性肺部疾病，是早产儿、尤其是极低出生体重儿（very low birth weight infant，VLBWI）和超低出生体重儿（extremely low birth weight infant，ELBWI）呼吸系统常见的并发症之一。根据美国最新统计资料，美国每年新增1万以上BPD病例。近年来，随着我国围产医学及新生儿重症监护技术的发展，早产儿尤其是VLBWI存活率的提高，我国BPD的发病率也随之升高。目前我国尚无确切的BPD发病率。最近以华中科技大学附属同济医院为首的10家医院对我国部分城市进行了为期3年（2006~2008年）关于BPD发病率及高危因素的调查。该调查搜集了10家医院所有胎龄<37周、存活≥28d的住院病例共12 351例，其中符合BPD诊断的156例。BPD总发病率为1.26%，其中胎龄<28周、28周≤胎龄<30周、30周≤胎龄<32周、32周≤胎龄<34周、34周≤胎龄<37周的BPD发病率分别为19.3%，13.11%，5.62%，0.95%和0.09%。上述资料提示，BPD发病率随胎龄增加而明显降低。因此，防治BPD已成为早产儿、尤其是VLBWI治疗中的重要内容。

一、病因及发病机制

随着近年新生儿重症监护、治疗技术的改进和基础研究的进展，对于BPD发病机制、病理学方面的认识也在不断深入。现在已较少见到以组织破坏和纤维化为主要组织学特征的经典型BPD，取而代之的是以肺泡和肺微血管发育不良为主要特征的新型BPD。为了在防治BPD时做到有的放矢，首先需要了解诱发BPD的各种危险因素。

1.肺不成熟

多项研究表明BPD的发生率和胎龄之间呈负相关。Walsh等研究显示，97%的BPD患儿出生体重低于1 250g，说明肺的成熟度与BPD发生密切相关。肺部发育分5期，胚胎期（孕4~6周）、腺体期（孕7~16周）、小管期（孕17~27周）、囊泡期（孕28~35周）和肺泡期（孕36周~生后3岁）。胎龄24~38周处于小管期或囊泡期，肺实质未发育、肺表面活性物质（pulmonary surfactant，PS）缺乏，大部分BPD患儿生于此期。生后肺泡化过程受阻，暴露于高浓度氧、正压机械通气、感染等危险因素的环境中，进一步触发炎性因子瀑布反应，加重呼吸道、肺血管及间质损伤，导致BPD。虽然经典型BPD明显减少，但BPD的发生率并未下降，提示预防早产可能是唯一有效的预防措施。

2.遗传易感性

已有许多研究学者通过对单卵双胎儿及双卵双胎儿的研究，证实遗传易感性在BPD发病中起着重要作用[1]。还有研究发现，现今的BPD主要发生于最不成熟的早产儿，似乎与氧疗和机械通气引起的肺损伤无关，提示在实践中致力于将氧中毒、气压伤或容量伤、感染等环境因素降低至最小并不可能完全杜绝BPD，甚至不能影响其发生率，并提出遗传因素在BPD发病中起关键作用。因为BPD是多基因调控的疾病，目前的研究还不能彻底阐释二者间的关系。因此，今后深入地研究有关肺发育、损伤和修复的关键基因及生物通道等，可能从根源上寻找到一种防治BPD的方法。

3.氧中毒

早产儿易暴露于氧疗中，出生时维生素 E、维生素 C 水平低，抗氧化物质缺乏，易发生氧中毒。研究显示，高浓度氧诱发氧化应激，通过诱导凋亡或坏死直接损伤上皮细胞，引起炎症因子增多，在细胞损害初期即可检测到肺泡或间质巨噬细胞分泌的细胞因子，如白细胞介素-1（interleukin-1，IL-1）和肿瘤坏死因子（tumor necrosis factor，TNF）等。国内学者通过动物实验发现，60%氧暴露可引起早产大鼠肺血管内皮生长因子及其受体胎肝激酶-1 受体表达下降，可能引起肺微血管发育障碍及肺泡化进程受阻，进而导致新型 BPD 的发生。Deulofeut 等发现，氧饱和度控制在 85%~93%，BPD 的发生率减少16%。目前氧中毒与 BPD 间的关系已被广泛认识。

4.呼吸机相关性肺损伤

呼吸机相关性肺损伤是早产儿机械通气常见并发症，可以引起肺表面活性物质功能失活，毛细血管内皮、肺泡上皮细胞及基底膜等的机械性损伤，炎症反应，肺水肿及肺间质气肿等，从而影响生后正常肺泡化过程。BPD 的发生可能与气压伤、容量伤以及微生物定植引起的呼吸道内促炎因子增多有关。研究显示，机械通气一开始即有中性粒细胞、巨噬细胞进入肺间质中，炎症反应破坏了肺泡毛细血管单位及肺组织的完整性。经典型 BPD 几乎均有长期过度机械通气病史，在肺表面活性物质、经鼻持续呼吸道正压应用后，新型 BPD 肺损伤相对较轻，重度 BPD 少见。各种通气模式比较，尚无明确证据证实何种通气模式可以预防 BPD，避免气管插管机械通气可能是有效方法之一。

5.感染

近年研究表明，感染和炎性反应是新型 BPD 发病的重要因素，尽管随急救措施和监护技术不断提高，呼吸机相关肺损伤显著下降，但是由宫内感染或炎症造成的 BPD 发生率仍居高不下。研究发现，胎龄<30 周的早产 80%是由于感染所致，胎龄 24~28 周的早产 90%以上与宫内感染有关。但迄今为止具体作用机制仍不是很清楚，大多数研究学者认为与以下因素有关：①细胞因子介导的炎症反应。宫内感染时，羊水、胎盘及胎膜中出现炎性细胞浸润并产生大量炎性因子，形成相互作用的复杂网络，引起肺组织的炎症，从而介导了肺损伤。大量研究证实炎症介质尤其是 IL-1β,IL-6,IL-8,IL-10,TNF-α 等与BPD 的发生有关。②影响肺血管发育。肺发育包括肺泡和肺血管的发育，受多种生长因子调控。宫内感染可能通过下调与肺血管发生形成相关的生长因子，从而影响肺微血管发育，阻碍肺泡化进程，促进BPD 的发生。动物实验发现，宫内感染影响早产大鼠肺血管内皮生长因子（vascular endothelial growthfactor，VEGF）及其受体的表达；而肺泡上皮细胞的 VEGF 过度表达可导致肺发育畸形。生后感染引起的炎症反应亦可通过释放炎症因子损害肺脏，中性粒细胞和促炎因子增加更易导致 BPD 的发生。另对解脲支原体的一项研究中发现，持续感染病原体的患儿可能处于患 BPD 的高风险中。

6.肾上腺皮质功能不全

早产儿抗炎能力弱，与下丘脑-垂体-肾上腺轴功能不全、皮质醇合成少有关，胎龄至少 30 周后胎儿肾上腺才能合成皮质醇。BPD 患儿早期肾上腺皮质功能不全，产前及产后炎症指标增加，增加肺损伤，宫外肺泡化过程受阻。针对这一因素，Kristi 等对极低出生体重儿早期补充小剂量氢化可的松预防肾上腺皮质功能不全，虽总体上未改善 BPD 的发生率，但对有绒毛膜羊膜炎病史的患儿有益。

7.动脉导管未闭（patent ductus arteriosus，PDA）

PDA 导致肺循环量增加，对氧气、机械通气需要增加，触发炎症反应，均可导致 BPD 的发生。补液过多增加 PDA 发生率，肺顺应性下降，从而使 BPD 危险性增加。对 585 例无 BPD 的存活儿，797例 BPD 或死亡患儿进行回顾性分析，两组均为超低出生体重儿（extremely low birth weight infant，ELBWI），发现 BPD 组生后早期液体摄入量较高。另外有研究显示持久的 PDA 与遗传因素有显著的联系[1]。

8.表面活性物质异常

肺表面活性物质质与量的任一改变,均会引起新生儿呼吸窘迫综合征(respiratory distress syndrome,

RDS）、BPD 等多种新生儿呼吸系统疾病。最近有些学者认为，引起肺表面活性物质代谢功能紊乱或表面活性剂功能障碍的遗传性疾病是新生儿和儿科呼吸系统疾病的根本原因，尽管很稀少，但是会增加死亡率和患病率。对于遗传因素引起 PS 代谢和功能障碍导致的新生儿呼吸系统疾病越来越受到重视，如遗传性表面活性蛋白 B（surfactant protein B，SP-B）缺陷病、遗传性表面活性蛋白 C（surfactant protein C，SP-C）缺陷病、遗传性 *ABAC*3 基因疾病等，现已发现众多不同的基因突变，还需进一步了解其引发疾病的机制。

9.其他

营养不足可影响肺损伤后修复或正常肺泡化过程，也与 BPD 发生有关。早期通过胃肠外营养补充氨基酸可以显著改善早产儿的氮平衡，使患儿从分解代谢状态转变为合成状态。Geary 等[2]比较 ELBWI 生后第 2 天静脉给予氨基酸 1.0 ~ 1.5g/kg，与生后第 1 天即给予 3g/kg 相比，发现后者 BPD 发生率降低。维生素 A 对维持气道上皮细胞的完整性有重要作用[3]，早产儿缺乏维生素 A 致纤毛数量减少，分泌物清除能力不足，感染机会增加；生后每周补充 3 次维生素 A 可降低 BPD 发生率。

总之，BPD 是一种多因素引起的疾病，发病机制极其复杂、至今尚未完全明了。其本质是在遗传易感性的基础上，氧中毒、气压伤或容量伤、感染或炎症等各种环境因素导致发育不成熟肺的损伤及损伤后肺组织的异常修复。

二、防治策略

（一）产前防治策略

预防早产可能是一个唯一有效的预防措施。所以，应在保证尽可能安全的前提下，尽量延长孕周减少早产发生。对有早产高危因素的孕妇给予单疗程的糖皮质激素，可以提高新生儿肺功能[4]、显著降低 RDS 的发病率和新生儿死亡率[5]。所以建议对存在早产危险的孕妇常规使用单疗程糖皮质激素。然而产前应用地塞米松或倍他米松并不能减少 BPD 的发生。目前对于疑似或诊断绒毛膜羊膜炎的孕妇建议使用抗生素[6]，虽然产前治疗绒毛膜羊膜炎并没有减少 BPD，但是产后干预措施可能更是为时已晚。

（二）产后防治策略

1.呼吸机管理和氧疗

氧疗和应用呼吸机是治疗 BPD 的主要策略，各自又是导致 BPD 的重要的独立致病因素。因此，应严格掌握氧疗和常规机械通气（conventional mechanical ventilation，CMV）的指征。

氧疗的最佳目标是维持组织的适宜氧供，但不产生氧化应激和氧中毒。目前，对于 ELBWI 出生后早期接受氧疗的最佳氧饱和度范围仍存争论。美国国家儿童保健及人类发展研究院通过对 24 ~ 27 周出生的早产儿按（校正胎龄 36 周时）氧饱和度不同随机分为 2 组，即 85% ~ 89%或 91% ~ 95%进行研究。结果显示，通过严格证实，在低氧饱和度组，病死率提高，但严重早产儿视网膜病变（retinopathy of prematurity，ROP）和 BPD 发生率明显降低[7]。Vento 等[8]研究表明早产儿单独使用高氧可诱发肺损伤导致 BPD 发生，因此，推荐 VLBWI 复苏开始时使用 30% ~ 50%的氧，该结果仍需进一步证实。目前尚很难确立一个合适的氧饱和度，使其既能有效的治疗 BPD，又无明显的不良反应，这还需要长期临床疗效来验证。多数研究主张维持组织可耐受的最低 $p_a(O_2)$ 为 6.7 ~ 7.3kPa，血氧饱和度为 85% ~ 93%[8]；如有肺动脉高压和肺心病、或校正胎龄 36 周后，血氧饱和度应维持在 95% ~ 96%；氧疗过程中应监测血氧，并作适当调整。

采用各种措施尽可能避免插管及机械通气是预防 BPD 的关键之一。目前经鼻持续呼吸道正压通气（nasal continuous positive airway pressure，NCPAP）是最广泛使用的保护性通气策略，通常采用压强 0.4 ~ 0.6kPa，流量 3 ~ 5L/min，并应有空气、氧气混合装置，以调整氧浓度，避免纯氧吸入。有研究发现早期应用 NCPAP 可以减少 BPD 发病率[9]。然而，大规模随机临床试验却得出不一致的结论。在一项生后持续正压通气与气管插管随机对照试验中，研究者将 610 例 25 ~ 28 周的早产儿于出生 5min 内随机分为持续正压通气(cantinuous positive airway pressure, CPAP)组和 CMV 组,结果发现早期应用 CPAP 并不能减少病死率或 BPD 的发生[9]。该试验同时发现 CPAP 可以明显增加发生气胸的风险,然而予外源性 PS 后可减少气漏发生。另一项研究中,美国国家儿童保健及人类发展研究院将 1 316 例新生儿随机分为 2 组:出生时插管+出生 1h 内给予 PS 或出生时应用 CPAP+PS(有 PS 使用指征)进行研究。尽管 2 组 BPD 的发生率和病死率无统计学差异,但是 CPAP+PS 组可减少气漏发生率,CMV 时间及出生后糖皮质激素的使用[10]。有学者对 INSURE[Intubation(插管)、Surfactant(表面活性物质)、Extubation(撤管)]治疗策略进行研究。通过对 6 个随机对照试验进行 Meta 分析发现,INSURE 组治疗失败需要 CMV 的机会、气漏发生率和 BPD 发生率均低于晚期选择性应用 PS 治疗组。然而,研究主要征集的是 > 25 周的早产儿,其在 < 25 周早产儿中是否也有类似结论,尚不清楚[11]。有研究者支持新生儿使用 CPAP,并提出 PS 可以通过肉眼直视下直接将鼻饲管置于气管里给予,从而可以避免气管插管[12]。综上,尽管早期应用 NCPAP 不一定能减少 BPD 的发生,但是多数研究者认为其可以减少 CMV 时间,对一部分可能发生 BPD 的人群会有防治作用。除谨慎应用 NCPAP 外,还需严密监测其可能出现的血流动力学变化、气胸、坏死性小肠结肠炎(necrotizing enterocolitis,NEC)等并发症。经鼻间歇正压通气方式(nasal intermittent positive pressure ventilation,NIPPV)是另一种可能减少肺损伤的无创通气策略。与 NCPAP 比较,同步的 NIPPV 可以减少拔管后发生呼吸衰竭的风险,并可能减少 BPD 发生[13]。但其对于预防 ELBWI 的 BPD 发生是否优于 NCPAP,尚需要大规模的多中心研究进一步证实。高频振荡通气(high frequency oscillatory ventilator,HFOV)已经在早产儿 RDS 中进行了广泛研究。一项 Meta 分析发现,HFOV 和 CMV 在降低 RDS 患儿病死率、BPD 发生率和减少严重神经系统病变等方面的差异无统计学意义。但是,HFOV 可降低 PDA 的手术率,减少二期 ROP 及气漏的发生。此外,出生 1 ~ 4h 使用 HFOV 可能优于 CMV[14]。基于目前研究情况,HFOV 尚不作为 RDS 首选通气模式,在 CMV 无效时可以考虑采用 HFOV。

回顾性研究显示,低碳酸血症是引起 BPD 发生的独立致病因素。为了尽可能减少机械通气导致的并发症,有研究学者提出了"肺保护策略",即采用短吸气时间(0.24 ~ 0.40s)、快频率(40 ~ 60 次/min)、低呼吸道峰压值(1.4 ~ 2.0kPa)、低呼气末正压(0.4 ~ 0.6kPa)、低潮气量(3 ~ 6mL/kg)、允许性高碳酸血症[15]。目前广大学者所接受的 $p_a(CO_2)$ 一般是 6.0 ~ 7.3kPa。但目前还没有足够的研究数据显示允许性高碳酸血症可以减少 BPD 的发生[20]。而且有研究发现出生 7d 内 $p_a(CO_2)$ 为 7.3 ~ 8.7kPa,可能会导致神经系统发育障碍、死亡、BPD 等各种并发症,同时随访观察发现出生 18 ~ 22 个月脑损伤或死亡的发生率明显增加[16]。因此允许性高碳酸血症的应用还需进一步研究。

2.液体和营养

多项研究指出限制液量可能会减少 BPD 的发生[17]。而且 BPD 患儿对液体耐受性差,即使摄入正常量的液体也可导致肺水肿,肺功能恶化,因此应严格控制液体量和钠的摄入。目前,VLBWI 限制液体还没有统一标准。营养供给在肺的发育和成熟中发挥了重要的作用,其可以促进肺组织损伤后的修复。高营养供给和早期肠道喂养可能会减少 VLBWI 的 BPD 发生率。对于 VLBWI 来说,目前推荐高营养供给,即:氨基酸从第 1 天,脂肪乳从第 2 天开始给予,蛋白质可逐渐增加至 4.4kg/d,热量增加至 544.2 ~ 627.9kJ/(kg·d)。由于胃肠道功能不成熟,静脉营养提供蛋白质和脂肪应越早越好。BPD 患儿正常发育依赖充足的热量摄取,其能量需要是健康新生儿的 1.25 倍。目前推荐母乳喂养提供肠内营养,同时添加母乳强化剂可以补充蛋白质以及钙磷。如果需要限制液体,可以增加中链、多链不饱和脂肪酸和葡萄糖聚合物的量以促进生长发育[18]。

3.药物治疗

(1)利尿剂。利尿剂常用于 RDS 和 BPD 早期,通过利尿、促进肺液重吸收以及减少肺内分流等作用,从而短暂地改善肺顺应性。到目前为止尚不能证实利尿剂有长期的保护作用。出现下列情况可使用利尿剂:①生后 1 周出现呼吸机依赖、有早期 BPD 表现。②病程中因输入液量过多致病情突然恶化。

③肺水肿或心功能受损。④为了增加热量而加大输液量时，首选呋塞米（速尿），可迅速控制肺水肿、改善肺顺应性、减低气道阻力，改善肺功能。每次 0.5 ~ 1.0mg/kg 静脉滴注或 1mg/kg 口服，每周 2 ~ 3 次，直至能够停氧。氢氯噻嗪 2mg/kg 和螺内酯 1.5mg/kg 口服，2 次/d 联合应用可减少药物副反应。但髓袢利尿剂（呋塞米）或联用噻嗪类（氢氯噻嗪）和保钾类（螺内酯）不能减少 BPD 的发生率。用药过程中需注意药物的副反应：如电解质失衡、高钙尿症、肾钙质沉着、肾石病、胆石病和继发性甲状腺功能亢进等各种并发症，不应长期使用。

（2）枸橼酸咖啡因。枸橼酸咖啡因在新生儿中应用已有 30 多年历史。近年来，通过多中心随机双盲对照研究证实，咖啡因治疗能明显缩短机械通气时间，使需要药物或外科治疗的 PDA 发生率明显降低，显著减少 ELBWI 的 BPD 发病率，且患儿存活率增加，脑瘫和认知功能障碍发生率明显减少，NEC 发生率却并不增加，因此建议作为出生体重≤1 250g 的早产儿常规治疗的一部分。但需注意其可能潜在的不良反应：增加氧耗使体重增长缓慢、抑制腺苷受体，从而减弱神经保护作用。首次负荷量为 20mg/（kg·d），之后改为 5mg/（kg·d）维持，可酌情持续使用至校正胎龄 34~35 周或更长时间。尽管国内目前尚无枸橼酸咖啡因，但氨茶碱对于早产儿呼吸中枢兴奋作用与前者相仿，因此也可用于 BPD 预防。通常所有 ELBWI，出生后即给予氨茶碱，负荷量首次 4mg/kg，以后 2mg/（kg·d），酌情用至校正胎龄 34 周左右，且并未发现副反应。

（3）支气管扩张剂。BPD 患儿具有呼吸道高反应性特点，β-肾上腺素受体激动剂（如沙丁胺醇）可降低呼吸道阻力、改善通气，但迄今尚无有价值研究提示其可预防 BPD 的发生或降低其严重程度，且其心血管方面的副反应较大（如心动过速、高血糖、高血压甚至心律失常等），故不推荐作为预防和治疗 BPD 的常规用药，仅限于喘憋急性发作时雾化吸入而不应口服给药。抗胆碱能药物（如异丙托溴铵）与 β-肾上腺素受体激动剂合用，可增强后者改善肺顺应性、降低气道阻力的作用，故可与 β-肾上腺素受体激动剂联合应用。氨茶碱可舒张平滑肌、降低呼吸道阻力、刺激呼吸中枢、轻度利尿、增进呼吸肌收缩以及改善肺顺应性，剂量为每次 2mg/kg，每 12 h 1 次。

（4）肾上腺糖皮质激素。肾上腺糖皮质激素的应用一直是防治 BPD 策略中最具争议的问题。由于炎性损伤是 BPD 发生的关键环节，肾上腺糖皮质激素具有强大的抗炎作用，可抑制炎症反应，减轻支气管及肺水肿，促进肺抗氧化酶及表面活性物质生成，迅速改善肺功能。有助于撤离呼吸机，减少 BPD 的发生率，因此 20 世纪 90 年代地塞米松广泛用于 BPD 的预防和治疗。但近年来大量临床研究发现，糖皮质激素除了引起高血糖、高血压、感染、消化道溃疡、生长抑制、心脏肥大、肾钙质沉着等不良影响外，还可能抑制 ELBWI 头围生长、神经系统发育以及肺组织成熟，还可能引起脑室周围白质软化、婴儿神经系统发育迟缓和脑瘫等副反应，尤其早期（生后 < 96h）或早中期（生后 7 ~ 14d）、甚至晚期（> 3 周）应用或大剂量应用时。因此，建议对于 ELBWI 生后使用地塞米松应采取谨慎态度。然而在基础肾上腺皮质激素水平低下的新生儿中，尤其在严重疾病阶段，可能需要短期的激素替代治疗。一些研究中心指出对于需要机械通气的严重肺疾病的患儿，出生 1 周内可使用低剂量的激素短期治疗 5 ~ 7d。

晚期激素治疗对早产儿病死率无影响，只是减少校正胎龄 36 周时 BPD 发病率，虽然并发感染、高血糖、胃肠道异常、脑瘫等无明显增加，但高血压发生率明显上升。然而也有研究发现晚期激素治疗，可以降低早产儿的病死率和 BPD 的发生率，减少机械通气时间和对氧的依赖，但是早产儿视网膜病（rapid open platform，ROP）的发生率也有所上升。目前尚不能证明出生后晚期全身激素治疗早产儿 BPD 是否可能导致神经系统的不良反应。全身激素治疗的保护作用可能与早产儿发展成 BPD 的危险度有关。一项 Meta 分析显示，若 BPD 危险度 < 35%，则激素治疗可增加患儿病死率及脑瘫发生率；若 BPD 的危险度 > 65%，则可减少患儿病死率及脑瘫发生率[19]。可见激素的不良反应主要发生在 BPD 危险度相对低的患儿中。基于目前实验证据，出生后激素治疗仅适用于不能撤呼吸机的 BPD 早产儿，且剂量和持续时间应尽可能短。此外，有研究者考虑重新在高风险 BPD 早产儿中进行小剂量、短期激素治疗的长期随访试验观察。

吸入性激素治疗可以避免或减少全身性使用皮质激素的不良反应。近年来,雾化吸入氯地米松开始被人们采用。用量为 $150 \sim 1\,000\,\mu g/d$,分三四次吸入,尽管起效慢,却可以明显改善呼吸道阻力、肺顺应性和减少氧气需要。吸入激素治疗 $1 \sim 4$ 周,可以提高撤管的成功率。然而,其并不能减少 BPD 发生率[20]。

2002 年美国儿科学会(apollo applications program,AAP)提出关于出生后应用糖皮质激素预防和治疗早产儿 BPD 的策略:①不推荐常规作为预防或治疗 BPD 药物,仅作为糖皮质激素对神经系统发育影响的随机对照研究方案的一部分。②仅在病情严重等特殊临床情况下应用,如 $f_i(O_2) > 0.5$,平均呼吸道压(mean airway pressure,MAP)$> 1.2 \sim 1.4 kPa$;反复肺水肿而利尿剂无效以及出现气道高反应症状,如喘鸣、分泌物过多等。③应用前应正式告知家长该药可能出现的近期或远期副反应。开始应用时间应在生后 7d 后,首次剂量尽可能小,地塞米松 $< 0.25 mg/(kg \cdot d)$,持续时间尽可能短(3d 疗程的冲击治疗)。2010 年 9 月,AAP 在总结了自 2002 年制定的糖皮质激素防治 BPD 策略以来的临床实验结果、临床随访资料以及 Meta 分析研究结果后再次提出[21]:①不推荐大剂量地塞米松 $0.5 mg/(kg \cdot d)$ 治疗方案;②小剂量地塞米松治疗 $< 0.2 mg/(kg \cdot d)$ 作为推荐治疗方案的证据尚不充分;③早期氢化可的松治疗可能对部分患儿有益,但不推荐对所有 BPD 患儿或高危患儿使用该治疗;④大剂量氢化可的松 $3 \sim 6 mg/(kg \cdot d)$ 治疗不作推荐;⑤鉴于现有数据的相互矛盾性和不确定性,对 BPD 患儿是否使用糖皮质激素问题上,临床医生必须权衡利弊后作出判断,对具有高 BPD 风险的患儿可考虑使用短疗程糖皮质激素治疗,但作出此决定前一定要充分与患儿父母进行沟通。国内应用糖皮质激素尚未统一方案。

(5)吸入性一氧化氮(inhaled nitric oxide,iNO)。iNO 是一种强大的肺血管扩张剂,可选择性扩张肺血管而不降低体循环血压,能降低严重 RDS 婴儿肺血管和气道阻力,改进其氧合作用,并对肺动脉高压有很好的治疗作用。动物实验发现,NO 对正处于囊泡阶段的肺有保护作用[22]。但早期使用低剂量的 iNO 并没有明显优势[23]。国际健康组织 2010 年一致通过讨论,认为有风险发展为 BPD 的早产儿不推荐常规使用 iNO[24]。2011 年 2 月,美国国立卫生研究院(national institutes of health,NIH)在分析总结了近年来 iNO 临床实验结果、临床随访资料后指出:iNO 用于防治 BPD 的临床证据尚不充分,考虑到潜在的不良反应,临床上应慎重应用 iNO,对于胎龄 < 34 周早产儿不应当早期常规给予 iNO 治疗[25]。目前很多研究者致力于寻找可能上调 NO 的药物,以弥补因 iNO 费用昂贵而使其临床应用受限的缺点。McCurnin 等证实早产狒狒生后补充雌三醇可以改善肺部状况,其可能通过上调一氧化氮合酶发挥作用。总之,iNO 如何应用于 BPD 的治疗仍在进一步研究中。

(6)PS。需要 CMV 的早产儿往往伴有 PS 代谢的持续异常,包括 PS 缺乏,内源性 PS 功能异常,PS 转换增加。外源性肺表面活性物质可促进肺泡恢复正常,改善肺功能,稳定终末气道,减少肺不张发生率,缩短机械通气时间及降低呼吸机参数。但是,随着 PS 使用,VLBWI 存活率增加,BPD 的发生率并没有降低。PS 有天然制剂和人工合成制剂 2 种。早期气管内予天然 PS 可以降低 RDS 患儿的病死率,减少 BPD,气胸和间质性肺气肿的发生。但部分研究显示其可能会增加脑室内出血(intraventricular hemorrhage,IVH)的发生率。目前尚未发现其存在传播感染源、诱发免疫反应及混有其他杂质等问题。人工合成的 PS 模拟天然表面活性蛋白的功能,其具有高复制性、不依靠动物来源、可大规模生产、感染风险低等优点。实验发现,这 2 种不同来源的 PS 治疗 RDS 早产儿时,其预防 BPD 和减少病死率的有效性和安全性相当。证据表明,有明显 RDS 的新生儿应立即使用 PS,越早越好。但其是否能预防 BPD 的发生尚需要大规模的研究。

(7)维生素 A。维生素 A 是一种脂溶性复合物,可以调节和促进机体多种细胞的生长和分化,在视觉、免疫系统、生长和呼吸道上皮细胞完整性方面均发挥了重要作用。研究表明,ELBWI 出生时血浆和组织中维生素 A 水平低,因此,是易感 BPD 因素之一。一个多中心随机双盲实验中发现,平均体质量 770g 的早产儿每周 3 次肌肉注射维生素 A 5 000IU,连续 4 周可明显减少病死率和 BPD 发生率。之后多项大样本、多中心、双盲、随机对照研究以及 Meta 分析结果进一步提示,补充维生素 A 可减少

ROP，IVH，NEC 以及呼吸道感染等并发症，有利于减少病死率以及校正胎龄 36 周时的氧依赖。因此建议给 ELBWI 维生素 A 5 000IU，肌内注射，每周 3 次，连续 4 周。维生素 A 的副反应可能引起颅内压增加、黏膜损害和呕吐，肌肉注射维生素 A 时可导致疼痛、出血和局部炎性反应，而且维生素 A 对神经系统发育的长期影响尚不清楚，应用维生素 A 还需严密监测及随访。目前国内缺乏肌注用维生素 A 制剂，口服途径无效，而通过静脉营养补充脂溶性维生素的方法，其维生素 A 的用量远低于预防 BPD 的需求量。因此国内未能用于临床。

（8）肌醇。肌醇作为一种重要的营养物质，在细胞信号传导、细胞骨架形成、维持细胞膜的稳定、脂肪分解和 PS 成熟等过程中均发挥了一定作用。研究发现，BPD 患儿血清肌醇水平低下。一项荟萃分析的随机对照试验显示，肌醇治疗可能会减少病死率和 BPD 的发生率。然而，最近研究发现其对 BPD 无显著的保护作用。肌醇是否能减少 BPD 的发生及其可能存在的不良反应，尚需要多中心随机对照试验进一步证实。

（9）大环内酯类抗生素。大环内酯类抗生素可以抑制促炎细胞因子及关键的炎性转化因子；是一种自由基清除剂；可积聚在细胞内，抑制中性粒细胞迁移至炎症部位；抑制 IL-1，IL-6，TNF-α 以及核转录因子-κB 等各种促炎细胞因子，并且通过激活中性粒细胞抑制过氧化物产生，具有潜在的抗炎作用，对慢性炎症有效。鉴于感染和炎症反应是新型 BPD 发病的重要因素，而解脲支原体是 ELBWI 宫内感染的常见病原体，也为大环内酯类抗生素在 BPD 中的应用提供理论基础。但是目前并没有证据表明大环内酯类抗生素可以减少 BPD 的发生。

4.控制感染

BPD 患儿常并发细菌、病毒或真菌感染，且病情加重，甚至危及生命，因此应密切观察有无并发感染。怀疑存在感染时，及时行血、痰或深静脉留置导管的培养，CMV 患儿还可行支气管肺泡灌洗液培养，以确定病原体，选择有效的抗生素治疗。同时应加强消毒隔离制度，避免医源性感染。

5.预防 PDA

研究发现血流动力学显著的 PDA 可增加 BPD 的风险。但是 Kabra[26]对 426 例有临床症状的 PDA 婴儿分别予以动脉导管结扎和只接受药物治疗，结果显示，对超低出生体重儿（extremely low birth weight infant，ELBWI）结扎动脉导管后增加了 BPD、严重早产儿视网膜病变和神经系统损害的风险。可见，预防性手术结扎动脉导管不能减少 ELBWI 病死率或 BPD 发生率。预防性吲哚美辛减少了 PDA 的发生，但也不降低 BPD 发生率。Clyman[27]同样研究发现，对照组 PDA 患儿在有临床症状时予以外科手术结扎，试验组则在生后 24h 内预防性外科结扎，结果显示，预防性结扎在消除 PDA 同时，增加了 BPD 的风险。这些结果表明，避免血流动力学显著变化的 PDA 发生是防止 BPD 的关键之一，而不是预防性结扎。

6.新近治疗进展

（1）人重组抗氧化酶。由于 ELBWI 内源性抗氧化酶系统缺陷，氧自由基在 BPD 发病机制中起关键作用，补充人重组抗氧化酶可能是预防 BPD 发生很有前景的治疗方法。在针对早产儿的初步临床研究中发现，气管内预防性使用单剂量或重复使用人重组超氧化物歧化酶似乎可减轻炎症变化以及氧中毒和机械通气诱导的严重肺损伤，且无不良反应。对于有可能发生 BPD 的 ELBWI，出生时预防性气管内滴入人重组超氧化物歧化酶，可能会增加抗氧化防御能力，预防氧化应激反应导致的长期肺损伤[28]。

（2）干细胞治疗。BPD 的肺损伤是复杂的，包括上皮表面、肺间质和微血管。将来的设想可能是用多功能干细胞代替受损伤的细胞，以重新产生肺组织。研究表明干细胞治疗可减轻氧化损伤。国外的研究学者[29]通过在新生鼠气管内注射骨髓源性间充质干细胞（mesenchymal stem cells，MSCs），发现其可以增加生存率和改善运动耐受，减轻肺损伤。然而，只有很少的细胞再生。同时发现单纯注射 MSCs 的条件培养基和注射细胞本身可以达到同样的疗效。目前，干细胞应用于临床还比较困难。但是来自干细胞的产物，具有与干细胞相同的保护作用，值得进一步研究。在将来，可能不需要干细胞，只要其分泌的产物就能达到治疗目的。Baker 等从早产儿脐血中分离出内皮形成细胞，这些细胞再生能力强，与足月儿比较，其对氧更敏感。Borghesi 等报道内皮祖细胞在早产儿脐血中减少，其可能与 BPD 的发生有关。但是应用干细胞的长期不良反应和安全性仍需要进一步研究。

综上所述，BPD 是一种多因素导致的疾病，因此在防治 BPD 时可以采取综合措施，尽可能减少并发症的发生。应该做到以下几点：①在保证尽可能安全的前提下，尽量延长孕周减少早产发生；②当早产不可避免时，应给所有孕周为 23～35 周的产妇产前使用一个疗程激素，以促进 PS 生成及肺结构发育；③尽可能避免插管，如需要插管行机械通气，尽早使用 PS；④通气时采用最低的呼吸参数；⑤维持可以接受的最低氧饱和度和较高的二氧化碳分压；⑥出生 1 个月内肌肉注射维生素 A 可减少 BPD 发生。

总之，近些年对于 BPD 的定义、病因的研究已取得很大的进展，同时治疗措施和预后也得到明显改善。但是，BPD 的病理生理机制复杂，随着正常肺组织的修复，BPD 的肺部病理改变也在逐渐变化，目前尚无任何一项治疗方法可以单独预防和治疗 BPD，且很少有设计理想的实验可以验证其对 BPD 治疗的有效性。因 BPD 使患儿反复下呼吸道感染，以致生后第一年内再入院率较高，还可引起生长发育迟缓、神经系统发育障碍等，且儿童早期病死率也高。所以，为了减少 BPD，需要实施全面、综合的防治策略。从产前即应开始，这就需要产科与儿科医生的共同努力，还需要对肺的发育、BPD 的病因及发病机制等进行深入的基础研究，更需要评估各种治疗的长期疗效及安全性。

（郭丹　刘红）

参考文献

[1] PASCAL M L，CHANDRA P，KERRY L J.Heritability of bronchopulmonary dysplasia，defined according to the consensus statement of the national institutes of health[J].Pediatrics，2008，122：479-485.

[2] GEARY C，CASKEY M，FONSECA R，et al.Decreased incidence of bronchopulmonary dysplasia after early management changes，including surfactant and nasal continues positive airway pressure treatment at delivery，lowered oxygen saturation goals，and early amino acid administration：A historical cohort study[J].Pediatrics，2008，121：89-96.

[3] CERNY L，TORDA J S，REHAN V K，et al.Prevention and treatment of bronchopulmonary dysplasia：contemporary status and future outlook[J].Lung，2008，186：75-89.

[4] MCEVOY C，SCHILLING D，PETERS D，et al.Respiratory compliance in preterm infants after a single rescue course of antenatal steroids：a randomized controlled trial[J].Am J Obstet Gynecol，2010，202：544.e1-544.e9.

[5] BADER D，KUGELMAN A，BOYKO V，et al.Risk factors and estimation tool for death among extremely premature infants：a national study[J].Pediatrics，2010，125：696-703.

[6] FAHEY J O.Clinical management of intra-amniotic infection and chorioamnionitis：a review of the literature[J].J Midwifery Womens Health，2008，53（3）：227-235.

[7] SCARLO W A，FINER N N. Support Study Group of the Eunice Kennedy Shriver NICHD Neonatal Research Network，Target ranges of oxygen saturation in extremely preterm infants[J].N Engl J Med，2010，362（21）：1959-1969.

[8] VENTO M，MORO M，ESCRIG R，et al.Preterm resuscitation with low oxygen causes less oxidative stress，inflammation，and chronic lung disease[J].Pediatrics，2009，124（3）：e439-e449.

[9] MORLEY C J，DAVIS P G，DOYLE L W，et al.Nasal CPAP or intubation at birth for very preterm infants[J].N Engl J Med，2008，358（7）：700-708.

[10] FINER N N，CARLO W A. Support Study Group of the Eunice Kennedy Shriver NICHD Neonatal Research Network，Early CPAP versus surfactant in extremely preterm infants[J].N Engl J Med，2010，362（21）：1970-1979.

[11] STEVENS T P，HARRINGTON E W，BLENNOW M，et al.Early surfactant administration with brief ventilation vs.selective surfactant and continued mechanical ventilation for preterm infants with or at risk for respiratory distress syndrome[J].Cochrane Database Syst Rev，2007：1-32.

[12] KRIBS A，HARTEL C，KATTNER E，et al.Surfactant without intubation in preterm infants with respiratory distress：First multicenter data[J]. Klin Padiatr，2010，222（1）：13-17.

[13] De PAOLI A G，DAVIS P G，LEMYRE B.Nasal continuous positive airway pressure versus nasal intermittent positive pressure ventilation for preterm neonates：A systematic review and Meta-analysis[J].Acta Paediatr，2003，92（1）：70-75.

[14] COOLS F，ASKIE L M，OFFRINGA M，et al.Elective high-frequency oscillatory ventilation in preterm infants with respiratory distress syndrome：An individual patient data Meta-analysis[J].BMC Pediatr，2009，9（5）：33.

[15] GUPTA S，SINHA S K，DONN S M.Ventilatory management and bronchopulmonary dysplasia in preterm infants[J].Semin Fetal Neonatal Med，2009，14（6）：367-373.

[16] THOME U H，CARROLL W，WU T J，et al.Outcome of extremely preterm infants randomized at birth to different $PaCO_2$ targets during the first seven days of life[J].Biol Neonate，2006，90：218-225.

[17] BELL E F，ACARREGUI M J.Restricted versus liberal water intake for preventing morbidity and mortality in preterm infants[J/CD].Cochrane Database Syst Rev，2008（1）：CD000503.

[18] MAKRIDES M，GIBSON R A，MCPHEE A J，et al.Neurodevelopmental outcomes of preterm infants fed high-dose docosahexaenoic acid：A randomized controlled trial[J].JAMA，2009，301（2）：175-182.

[19] DOYLE L W，HALLIDAY H L，EHRENKRANZ R A，et al.Impact of postnatal systemic corticosteroids on mortality and cerebral palsy in preterm infants：Effect modification by risk for chronic lung diseas[J]. Pediatrics，2005，115（3）：655-661.

[20] LISTER P，ILES R，SHAW B，et al.Inhaled steroids for neonatal chronic lung disease[J/CD].Cochrane Database Syst Rev，2010，1：CD002311.

[21] WATTERBERG K L，American Academy of Pediatrics，Committee on Fetus and Newborn.Policy statement-postnatal corticosteroids to prevent or treat bronchopulmonary dysplasia[J].Pediatrics，2010，126（4）：800-808.

[22] VADIVEL A，ASCHNER J L，REY-PARRA G J，et al.L-citrulline attenuates arrested alveolar growth and pulmonary hypertension in oxygen-induced lung injury in newborn rats[J].Pediatr Res，2010，68（6）：519-525.

[23] MERCIER J C，HUMMLER H，DURRMEYER X，et al.Inhaled nitric oxide for prevention of bronchopulmonary dysplasia in premature babies（EUNO）：A randomised controlled trial[J].Lancet，2010，376（9738）：346-354.

[24] CLOE F S，ALLEYNE C，BARKS J D，et al.NIH consensus development conference：Inhaled nitric oxide therapy for preterm infants[J].Pediatrics，2011，127（2）：363-369.

[25] COLE F S，ALLEYNE C，BARKS J D.NIH Consensus Development Conference statement：inhaled nitric-oxide therapy for premature infants[J].Pediatrics，2011，127（2）：363-369.

[26] KABRA N S，SCHMIDT B，ROBERTS R S，et al.Neurosensory impairment after surgical closure of patent ductus arteriosus in extremely low birth weight infants：results from the Trial of Indomethacin Prophylaxis in Preterms[J].J Pediatr，2007，150（3）：229-234.

[27] CLYMAN R，CASSADY G，KIRKLIN J K，et al.The role of patent ductus arteriosus ligation in bronchopulmonary dysplasia：reexamining a randomized controlled trial[J].J Pediatr，2009，154（6）：873-876.

[28] COLE F S，ALLEYNE C，BARKS J D.NIH Consensus Development Conference statement：inhaled nitric-oxide therapy for premature infants[J].Pediatrics，2011，127（2）：363-369.

[29] ASLAM M，BAVEJA R，LIANG O D，et al.Bone marrow stromal cells attenuate lung injury in a murine model of neonatal chronic lung disease[J].Am J Respir Crit Care Med，2009，180（11）：1122-1130.

第二节　早产儿营养

我国早产儿发生率近年有上升趋势。与足月儿相比，早产儿更容易面临营养缺乏以及宫外生长迟缓（extrauterine growth retardation，EUGR）的危险，其中生长障碍、骨矿物含量不足、神经发育受限是早产儿出院后所面临的最主要的成长挑战。如何给这些存活下来的早产儿提供更好的喂养，帮助他们实现追赶性生长，这已成为比提高存活率更为重要的问题。

国内一项最新临床数据表明，我国早产儿的宫外生长迟缓发生率已经高达60%，是发达国家水平的近2倍。其中营养不足是主要原因之一。在出院后这段时间，部分早产儿依然需要较高能量和营养的配方以满足其追赶性生长的需要。但目前国内对早产儿宫外生长迟缓和出院后的营养缺乏状态的重视程度还不够，尚无法提供适合的喂养方案。

早产儿营养需求应该符合什么样的标准，生长发育应该达到什么水平？目前可利用的方法和资料还没有达成统一认识，应根据早产儿胎龄、母乳情况及当地实际条件和喂养方法而具体设计[1-3]。

一、早产儿营养状况评估

（1）早产儿营养状况评估多以体重增长作为标准，但早产儿，特别是在生后一周内的几天，体液变化对其影响很大。2006 年 Cooke 建议改计算体重增长的速率[g/（kg·d）]比单纯的生长曲线上的点更灵敏[1]。

单纯测量体重增长线，相对不准确，受静脉输液管路、医用插管（如中心静脉置管、气管插管、胃管等）以及尿布、充盈的膀胱等不确定因素影响，而且较营养变化改变得晚。

（2）如果参照以往的早产儿数据，大多数早产儿出院时的体重仅相当于正常生长发育同龄儿的第 10 个百分位线下。那么只能让早产儿发育得更慢。

（3）身体组成成分测定目前仅限于研究。其最佳组成是应该模拟胎儿生长发育，还是应该按照足月儿生后的体内成分生长发育测定（足月儿身体脂肪占 40%，早产儿脂肪只占身体的 15%），现在还有争议。

评估体内生化水平是相对受限的。除非高危早产儿，考虑其能量摄入不足（尤其在严格限制液量时）或摄入途径给药困难，才考虑频繁监测生化水平。

临床常用的标准是按照同胎龄胎儿在宫内生长的营养需求和生长曲线。但是，实际上早产儿与胎儿在生理上和代谢上存在明显的个体差异。生活环境也截然不同，而且早产儿本身由于宫内环境、胎盘等因素导致早产就是一种病理状态，胎龄越小的早产儿出生后的生长曲线越偏离同胎龄的胎儿宫内生长曲线。因此，此标准并不完全适应于早产儿，但目前尚无其他更好的数据支持此标准，故还继续应用此标准。

长期营养评估除体重、生长曲线外，还要动态监测头围、中臂围、皮肤皱褶厚度等生长发育指标。

二、早产儿重要营养需求

早产儿重要营养需求[4-10]为以下几点：

1.能量

根据能量平衡方程式：摄入能量=排泄能量+储存能量+消耗能量。有多个研究提示，孕 31 周早产儿生后 24d 左右的总能量消耗为 251.2～272.1kJ/（kg·d）。排泄能量为 62.8 kJ/（kg·d），储存能量为 125.6～209.3kJ/(kg·d)。故美国儿科学会与欧洲营养学会推荐早产儿能量摄入为 502.3～544.2 kJ/(kg·d)。

2.蛋白质

早产儿临床营养分为二阶段：①早期适应阶段（过渡阶段，0～2 周）；②稳定生长阶段。

研究显示，在适应阶段早给予蛋白质可改善氨基酸代谢，减少内源组织分解代谢，以达到正氮平衡。蛋白质供给 3g/（kg·d），同时维持能量摄入在 209.3～251.2kJ/（kg·d）时，可达到早期正氮平衡并不增加肾脏负荷，无不良影响。在稳定生长期，增加蛋白质的同时增加蛋白质与能量比，可以更好的增加去脂体重，增加体内蛋白质组分，有助于身长增加。

早产儿胃肠外营养蛋白质摄入推荐为氨基酸应该在生后第一天开始应用。预防负氮平衡最低的氨基酸摄入量为 1.5g/（kg·d）。欧洲儿科胃肠病学、肝病学与营养学会推荐氨基酸摄入最大量为 4g/(kg·d)。

3.糖

葡萄糖是提供能量的主要来源。为了满足大脑对葡萄糖的需要量，足月儿最低提供 11.5 g/（kg·d）糖，但早产儿目前尚无数据。暂以葡萄糖内生率作为评判标准[11.5 g/（kg·d）]，同时要重视血糖的监测及预防低血糖的危害。而过多的糖摄入增加潜在脂肪生成和导致易感者肥胖。新生儿期糖摄入高限为 17 g /（kg·d）。此阶段给予高糖，不但会造成新生儿期肥胖，还会有成人期肥胖和糖尿病的倾向。

4.脂肪

早产儿生长发育中需要更多的脂肪沉积（足月儿身体脂肪占 40%，早产儿脂肪只占身体的 15%），以满足体温稳定及能量提供。

母乳中脂肪含量波动很大。大多数母乳中脂肪占提供总能量的 40% ~ 55%。胃肠道摄入高脂肪量的母乳可以获得相对于糖和蛋白质更高的能量，而且高脂肪不会像高糖和高蛋白造成代谢负担。

而应用静脉营养时，延迟使用脂肪会导致必需脂肪酸缺乏（血清三烯、四烯升高）。对于早产儿脂肪应在生后 24h 内开始应用，每 2 ~ 3d 增加 0.5 g/kg，直至最大量 3.0 g/（kg·d）。但是要监测血脂水平，保证三酰甘油的浓度低于 2.26mmol/L。

5.液体与电解质（Na，K，Cl）

低出生体重儿脂肪组织相对于足月儿所占身体比重少，而去脂体重和体液量所占比例较大。

早产儿生后体液及电解质调整可分为三个阶段：①转换期；②过渡期；③稳定生长期。

（1）转换期从出生至体重减轻至最低点结束。此阶段应该在条件允许的情况下尽早开始经口喂养，但由于早产儿本身吸吮能力弱和疾病的影响，静脉营养液量仍占总液量的绝大部分（表 2-2-1）。

表 2-2-1 出生后第一周胃肠外营养液量和电解质摄入推荐量

年龄	推荐液体摄入量/[mL/（kg·d）]					
	D_1	D_2	D_3	D_4	D_5	D_6
早产儿/1500g	60 ~ 80	80 ~ 100	100 ~ 120	120 ~ 150	140 ~ 160	140 ~ 160
早产儿/1500g	80 ~ 90	100 ~ 110	120 ~ 130	130 ~ 150	140 ~ 160	160 ~ 180
Na^+，K^+，Cl^-推荐补充量/[mmol/（kg·d）]						
Na^+	0 ~ 3（5）					
K^+	0 ~ 2					
Cl^-	0 ~ 5					

（2）过渡期：主要目标为补充体内液体和电解质的丢失，增加胃肠喂养量（表 2-2-2）。

表 2-2-2 过渡期胃肠外营养液量和电解质摄入推荐量

体重	液量/[mL/（kg·d）]	Na^+/[mmol/（kg·d）]	K^+/[mmol/（kg·d）]	Cl^-/[mmol/（kg·d）]
1 500g	140 ~ 160	3.0 ~ 5.0	1.0 ~ 3.0	3.0 ~ 5.0
1 500g	140 ~ 180	2.0 ~ 3.0（5）	1.0 ~ 2.0	2.0 ~ 3.0

（3）稳定生长期：补充丢失的水、电解质，维持电解质平衡；提供足够的液体及电解质达到其与宫内生长速度相近[15 ~ 20g/（kg·d）]。此阶段应以经口喂养为主。

6.微量元素

铁、锌、铜、硒、钼、铬、锰、碘是人体必需的矿物质元素。本节主要选择铁、锌做以介绍。

铁剂是一把双刃剑。铁负荷过大产生过多的氧自由基，而早产儿支气管肺发育不良、视网膜病变均与氧自由基相关。但是早产儿的红细胞生成、脑发育、肌肉和心脏功能又都需要铁。多方研究显示，早产儿在出生后 2 周需要补充铁剂。通过胃肠道补充最为安全。胃肠道补充剂量为：2 ~ 4mg/（kg·d）（未接受红细胞生成素治疗）。

锌是亚细胞代谢所必需的微量元素。目前已发现 300 多种含锌酶参与代谢。发生锌缺乏的高危人群包括接受胃肠外营养但是锌含量不足的极低出生体重儿，早产小于胎龄儿，非强化母乳喂养的早产儿。因此，美国推荐：0 ~ 5 月应用高生物利用率的锌剂剂量为 2.2 mg；世界卫生组织推荐：应用低生物利用率的锌剂剂量为 7.1 ~ 8.0 mg。

三、营养摄入来源：母乳与早产配方奶粉对比

母乳喂养是国际新生儿喂养的金标准。针对母亲，母乳喂养可以改善产后心理状态。针对婴儿，可以提高其免疫功能。提供的特殊抗体：分泌型免疫球蛋白 A（secretory immunoglobulin A，sIgA）、乳铁蛋白、溶菌酶、游离脂肪酸、单甘油酯等具有广谱免疫能力。通过类胰岛素一号增长因子（insulin like growth factors 1，IGF-1），类胰岛素二号增长因子（insulin like growth factors 2，IGF-2），表皮生长因子（epidermal growth factor，EGF）等生长因子建立成熟的胃肠道。母乳喂养可以降低低出生体重儿的感染发生率。同时可以改善早产儿胃肠道喂养的耐受情况，更早达到完全胃肠喂养[1-5]。

早期饮食对婴儿远期影响巨大。长期随访观察，母乳喂养有助于婴儿远期神经发育，母乳喂养的早产儿在 7~8 岁时 IQ 较配方奶喂养者相对较高。直至成年后母乳喂养者血压舒张压平均偏低 333.3Pa，心血管疾病及中风发生概率分别降低 11% 和 19%[4]。

但是，近年将母乳作为早产儿营养的唯一来源仍存在争议。

早产儿母乳（0~4 周）由于营养素较足月儿多，更接近早产儿所需。研究表明，用早产儿母乳喂养比用足月儿母乳喂养者生长更好。

但是在稳定期早产儿母乳中营养素相对不足，故母乳需要进一步强化，在母乳喂养的基础上适当添加配方奶，以满足早产儿在生长过程中发生的累积性氮缺乏，见表 2-2-3。

表 2-2-3　母乳、早产配方奶与早产儿营养摄入推荐成分对比

	推荐量<1500 g/100 mL	早产配方奶/100 mL	人乳/100 mL
能量/kJ	1279.2 ~1576.8	1401.8	1174.1
蛋白质/g	2.3~3.0	2.5	1.1~2.0
碳水化合物/g	7.8 ~ 8.8	7.6	7.7 ~8.1
脂肪/g	3.2 ~4.4	4.4	2.9~4.2

由 ESPGHAN 2010，Canadian Pediatric Society，AAPCON，Consensus group，LSRO 推荐。即使应用强化母乳，其生长发育也较单用早产儿配方奶喂养的早产儿略偏低，见表 2-2-4。

结合临床研究观察，母乳与早产配方奶结合治疗才能更有利于早产儿的生长发育。

总之，由于早产儿个体及不同疾病的特殊性，早产儿营养在临床研究上还有许多未知，需要在临床治疗中不断积累数据和经验，不断更新，为早产儿提供更恰当的治疗。其理想结果是既满足生长发育的需求，又能更好地促进各组织器官的成熟，预防营养缺乏和过剩，保证其神经系统的发育，有利于远期健康，同时期望达到最少的并发症以及最经济治疗成本的目的。

表 2-2-4　强化母乳与早产儿配方奶喂养的早产儿生长/体重增加/组分/营养摄入比较

项目	强化母乳（$n=48$）	早产儿配方奶（$n=86$）	p
体重增长率/[g/（kg·d）]	15.7±2.3	19.6±3.1	<0.001
身长增长/（cm/周）	0.95±0.34	1.07±0.35	=0.06
头围增长/（cm/周）	0.97±0.25	1.05±0.30	=0.010
去脂体重/[g/（kg·d）]	12.4±2.3	14.7±3.0	<0.001
脂肪量/[g/（kg·d）]	3.2±1.6	4.7±1.8	<0.001
骨矿物质含量/mg	215±86	263±83	=0.002
BA/cm^2	1.18±0.41	1.51±0.39	<0.001
奶量/mL	164±12	152±12	<0.001
能量/kJ	493.9±41.9	498.1±50.2	=0.57
蛋白质/g	2.9±0.3	3.3±0.4	<0.001

（齐宇洁）

参考文献

[1] COOKE R.Neonatal Nutrition and Metabolism[M]. Cambridge :Cambridge University Press，2006.

[2] SCHANLER R J.Feeding Strategies for Premature Infants：Beneficial Outcomes of Feeding Fortified Human Milk Versus Preterm Formula[J].Pediatrics,1999，103（6）：50-57.

[3] LUCAS A.Breast milk and subsequent intelligence quotient in children born premature[J]. Lancet，1992，339：261-264.

[4] LAW.Lowering blood pressure to prevent myocardial infarction and stroke：a new preventive strategy[J].HTA，2003，7（31）:27-36.

[5] 中华医学会儿科学分会新生儿学组,儿童保健学组.早产/低出生体重儿喂养建议[J].中华儿科杂志,2009,47（7）:12-32.

[6] AGOSTONI C.Enteral nutrient supply for preterm infants： commentary from the European Society of Paediatric Gastroenterology, Hepatology and Nutrition Committee on Nutrition[J].J Pediatr Gastroenterol Nutr，2010,50（1）: 85-91.

[7] KLEIN C J.Nutrient requirements for preterm infant formulas[J].J Nutr，2002,132（6 S 1）: 1395S-577S.

[8] Nutrient needs and feeding of premature infants.Nutrition Committee,Canadian Paediatric Society[J].CMAJ,1995,152（11）: 1765-85.

[9] GOUDOEVER J B.Abandoning growth failure in neonatal intensive care units[J].J Pediatr Gastroenterol Nutr，2011，53（5）: 472.

[10] GROH-WARGO S. Enteral nutrition support of the preterm infant in the neonatal intensive care unit[J]. Nutr Clin Pract，2009，24（3）: 363-76.

第三节　早产儿视网膜病研究新进展

早产儿视网膜病（retinopathy of prematurity，ROP）是早产儿视网膜血管异常增生而导致的双眼疾病，多见于极低出生体重儿。随着新生儿重症监护室（neonatal intensive care unit，NICU）相关技术的不断发展完善，早产儿特别是极低出生体重儿、超低出生体重儿存活率不断升高，与孕周和出生体重相关的生存极限被不断打破，早产儿视网膜病的发生也越来越多。ROP 的发病机制目前还不是十分清楚，多数学者认为是在一定遗传（基因）易感性的基础上，多种因素协同作用的结果。1942 年首先由 Terry 报道[1]，ROP 病变包括视网膜和玻璃体的异常血管化、细胞成熟和分化异常等。眼底检查表现为视网膜缺血、新生血管形成和增生性视网膜病变，重者可引起视网膜脱离导致失明。本书此处综合了近年氧疗与 ROP 发病之间的关系、ROP 相关基因监测及治疗的研究进展。

一、氧疗

Campbell R 和 Ryan 最早先后报道氧疗与 ROP 的发病直接相关[2,3]，早期研究主要集中在吸入氧浓度及动脉氧分压与 ROP 的关系，近期研究则细化在吸氧患儿的相关监测上，如吸氧早产儿经皮氧饱和度的正常范围。Saugstad 和 Aune 关于寻求超低出生体重儿最佳经皮氧饱和度的荟萃分析研究结果表明，采用较低的经皮氧饱和度指标，可以减少 50%严重 ROP 的发生率[4]。Carlo 等通过将经皮氧饱和度指标分为 85% ~ 89%与 91% ~ 95%两组，结果发现两组 ROP 发生率分别为 28.3%和 32.1%，相对危险度为 0.90，95% 置信区间为 0.76 ~ 1.06，显示两组发生率无统计学差异（P=0.21），而其中严重 ROP 的发生率为 8.6%和 17.9%，相对危险度为 0.52；95% 置信区间为 0.37 ~ 0.73；（P<0.001），有显著统计学差异。较低指标的经皮氧饱和度组发生严重 ROP 概率明显降低，约为另一组的 1/2[5]。Di Fiore 等的研究结果表明,间断低氧事件的发生，造成患儿短期内经历低氧及高氧过程，早期抑制血管内皮生长因子(vascular endothelial growth factor，VEGF）的产生导致血管发育停滞，而后由于 VEGF 的过度产生及氧自由基的损伤作用，使新生儿血管过度增生导致 ROP 发生。

因此治疗中除避免应用高氧的同时，强调治疗期间应避免间断低氧事件的发生而导致重度 ROP 发生[6]。在氧疗患儿的监测方法上，Quine 和 Stenson 比较了经皮氧饱和度和经皮氧分压监测对 ROP 发生的影响，结果表明在确定监测目标范围为经皮氧分压 6.0~9.0kPa 或经皮氧饱和度 86%，94%时，采用经皮氧分压监测更为准确，与预后可能存在潜在关系[7]。由于对极低或超低出生体重儿采用最佳经皮氧饱和度值存在争论，Ellsbury 等提出对早产儿氧疗全面管理以减免此类患儿发生严重 ROP。氧疗全面管理的重点在于 NICU 医务人员培训，避免患儿高氧吸入，减少住院期间低氧事件发生，应用测氧仪报警、经皮氧饱和度监测来辅助指导临床氧疗[8]。

二、基因监测

虽然对 ROP 发生发展及病理过程的研究还在不断深入，但我们始终缺乏对 ROP 发展进程及治疗反应的有效监测，因此对 ROP 患儿及动物实验相关基因监测的研究，使得未来的 ROP 筛查将更有针对性。临床中通过对个体基因监测结果的研究，推动 ROP 相关基因监测研究的不断进展，以期指导临床更早的识别高危患儿并给予及时治疗[9,10]。

1.性别、种族

早期大量研究表明，ROP 的发生与性别没有关系。但 Darlow，Hutchinson 和 Yang 等的研究表明，严重 ROP 的发病与男性有关[11,12]，尽管导致此种差异的具体原因尚不明确，但研究发现与相同孕龄的男婴相比，由于激素水平的差异，女性婴儿器官发育更成熟可能导致此种差异。Lang 等的研究指出，不同种族患儿 ROP 发病的临床对比结果显示 ROP 的发生率存在差异，并且种族或可成为发生严重 ROP 的独立危险因素[13]。在美国、欧洲以及发展中国家，各国及地区报道 ROP 的发病率存在较大差异。有研究表明在白种人及黑种人之间发病率也存在差异，上述现象的产生可能与国家、地区经济发展程度及医疗水平差异相关，同时也提示 ROP 的发生可能存在种族差异。

2.血管内皮生长因子

近来，对血管内皮生长因子基因多态性的相关研究显示相关基因在 ROP 的病理过程中起重要作用，但与疾病的发生发展并非存在必然关系。如有研究证实 VEGF 是 ROP 发生的中间介质，在 ROP 的病理过程中起重要作用[14]。然而 VEGF 存在 70 多种基因多态性的变异，也有研究表明在阈值病变患儿中存在 VEGF-634C 对偶基因表达，而非阈值病变的患儿血清中则检测不出[15]。显然目前对 VEGF 的作用还没有完全了解，同时其基因多态性在不同种族中表达情况尚不清楚，因此 VEGF 基因多态性与 ROP 危险因素的相关研究还在继续，如 VEGF 各种变异分型间的相互作用以及在不同种族中的表达情况等。对 VEGF 各种变异分型间的相互作用，及各种变异分型在不同种族中的表达差异的进一步研究，或许可以揭示既往关于 VEGF 研究结论有差异的原因。

3.胰岛素样生长因子

胰岛素样生长因子（IGF）与 VEGF 共同作用影响了视网膜血管的生成。在近期一项前瞻性研究显示，提示 IGF-1 成为 ROP 的一项危险因素[16]。如果出生后 IGF-1 处于高水平，就不会发生 ROP；如果 IGF-1 水平持续偏低，则视网膜血管停止发育导致视网膜缺氧、缺血的发生。因此有研究者建议将 IGF-1 水平作为预测是否发生 ROP 的依据[17]。也有研究表明 IGF-1 水平与生后体重增长共同预示 ROP 的发生，成为评价及筛查指标之一[18-22]。对于 IGF-BP3 的研究也表明，IGF-BP3 在抑制氧介导的视网膜血管丢失和调节血管再生方面均发挥一定作用[23]。

4.Norrie 基因

基于对 Norrie 病（遗传性视网膜发育不全）的发现展开了 Norrie 基因和 ROP 关系的研究，由此类基因缺乏导致 Norrie 蛋白生成缺乏，同样可以引起视网膜缺氧缺血改变。然而有研究表明 Norrie 基因在 ROP 发生病理过程中没有重要作用[24]。近期一项关于 Norrie 基因的研究结果显示，Norrie 基因与严重 ROP 相关。所以对 Norrie 基因的相关研究揭示了 ROP 发生发展可能存在的旁路途径，从而解释了临床上部分患儿对现有治疗反应不佳、病情持续进展最终导致视网膜剥脱的现象，然而 Norrie 基因与 ROP 的确切关系尚待进一步研究证实[25-27]。

5.低氧诱导因子

低氧诱导因子（hypoxia inducible factor，HIF）参与哺乳动物的氧代谢调节，当氧分压降低时，通过 HIF 作用可以启动相关代偿机制，包括增加血液携氧能力、减低细胞氧消耗及增加糖分解等。

HIF 由 α，β 两个亚单位组成，当视网膜氧分压降低时，激活代偿机制使得 HIF-α 增加，并由此启动 VEGF 介导的相关机制，使得血管内皮细胞迁移、增殖形成视网膜新生血管[28]。

6.色素上皮衍生因子（PEDF）

色素上皮衍生因子（pigment epithelium derived factor，PEDF）的作用在于抑制血管生成，正常情况下与 VEGF 处于相互制约的平衡之中。PEDF 是天然存在于眼内的最强的血管生长抑制因子。动物实验表明，当视网膜血管过度增生时，由于 VEGF 的作用使得 PEDF 的降解增加，导致 PEDF 对血管增生的抑制作用减弱。然而，PEDF 在 ROP 病理生理过程中的作用，尚需多中心、前瞻性研究加以证实[29]。

三、诊断与治疗

1.ROP 国际分类

ROP 发生的部位分为 3 个区：1 区是以视盘为中心，视盘中心到黄斑中心凹距离的 2 倍为半径的圆形区域；2 区以视盘为中心，视盘中心到鼻侧锯齿缘为半径画圆区域；2 区以外剩余新月形区域为 3 区。

2.ROP 的临床分期

临床病变严重程度为 5 期：1 期约发生在矫正胎龄 34 周，在眼底视网膜颞侧周边有血管区与无血管区之间出现分界线。2 期平均发生在 35 周（32～40 周），眼底分界线隆起呈脊样改变。3 期发生在平均 36 周（32～43 周），眼底分界线的脊上发生视网膜血管扩张增殖，伴随纤维组织增殖。阈值前病变发生在平均 36 周，阈值病变发生在平均 37 周。4 期由于纤维血管增殖发生率引发视网膜脱离，先起于周边，逐渐向后极部发展（此期根据黄斑有无脱离又分为 A 和 B：A 无黄斑脱离；B 黄斑脱离）。5 期视网膜发生完全脱离（大约在出生后 10 周），"plus" 病变指后极部视网膜血管扩张、迂曲。存在 "plus" 病时，病变分期的期数旁写 "+"，如 3 期+。"阈值前 ROP" 表示病变将迅速进展，需缩短复查间隔，密切观察病情，包括：1 区的任何病变；2 区的有，2 期+，3 期，3 期+。阈值病变包括：1 区和 2 区的 3 期+相邻病变连续达 5 个钟点区，或累积达 8 个钟点区，是必须治疗的病变。

3.治疗

20 世纪 40 年代，当 Terry 报道 ROP 时还缺乏针对性的治疗手段，之后陆续出现针对 ROP 的治疗方法，其根本治疗目的在于防止视网膜剥脱及致盲，尽量改善患儿远期视功能。ROP 患儿中部分患儿随年龄增长视网膜病变可自行进入退行期，对此类患儿仅需定期随访无需特殊治疗。随着 ROP 治疗的研究逐渐开展，如视网膜外周血管消融，早产儿视网膜病氧疗及早产儿视网膜病的早期治疗等。早产儿视网膜病的早期治疗早在 2003 年首先提出，后 Aaron 等 2008 年的一项研究表明，采用这种治疗策略，5 期 ROP 视网膜剥脱的发病率由 10.3% 降至 1.9%，显示出 ROP 早期治疗策略的有效性[30]。

激光光凝或冷凝治疗为 ROP 的首选治疗，适用于阈值病变（1 区和 2 区的 3 期+相邻病变连续达 5 个钟点区，或累积达 8 个钟点区）、阈值前病变 I 型（1 区任何期病变伴有 plus，1 区的 3 期病变不伴有 plus，2 区 2 期或 3 期病变伴有 plus）。冷凝治疗由于存在眼内出血、黄斑旁脉络膜、视网膜瘢痕等并发症已逐渐被激光光凝治疗取代。

对于治疗效果不理想的 ROP 阈值病变，还可以采用巩膜扣带术、玻璃体切割术等眼外科手术治疗。其目的在于解除由于牵引或粘连等造成的视网膜脱离，使得视网膜达到解剖复位并尽量保留患儿的视功能。

其次药物相关治疗研究也逐渐开展。Bartoli 等关于 ROP 动物模型早期药物治疗的研究表明，给予药物 3 羟基 3 甲基戊二酸单酰辅酶 A 还原酶抑制剂通过抗氧化及抗炎作用，可以调节新生视网膜血管[31]。针对 VEGF 中和抗体的动物实验研究结果显示，应用针对 VEGF 中和抗体（bevacizumab，ranibizumab）虽不能阻止视网膜剥脱，但动物实验证实似乎对新生视网膜血管形成有抑制作用，但其对视神经发育影响的不良反应明显，研究显示应用此类药物后小鼠 Muller 细胞核、神经节细胞及吞噬性星形胶质细胞出现细胞凋亡现象[32,33]。总之，ROP 的药物治疗目前尚处在动物实验阶段，临床应用前景不明。

随着 ROP 相关治疗策略的进步，同时由于对激光、冷凝以及手术后患儿的随访，结果不断反馈临床使得手术方式不断改进，ROP 患儿的预后以及远期视功能障碍有望进一步改善。

尽管对 ROP 的研究不断深入，发病机制及相关危险因素不断被揭示，治疗策略不断进步，药物及手术治疗的日渐成熟，ROP 的基础仍是视网膜发育不成熟。因此，避免早产及降低极低、超低体重儿的出生率，才能从根本上减少 ROP 的发生。

（董世霄）

参考文献

[1] TERRY T L.Extreme prematurity and fibroblastic overgrowth of persistent vascular sheath behind each crystalline lens.I.Preliminary report[J].Am J Ophthalmol，942，25：203-204.

[2] CAMPBELL K.Intensive oxygentherapy as a possible cause of retrolental fibroplasia；a clinical approach[J].Med J Aust，1951，2：48-50.

[3] RYAN H.Retrolental fibroplasia；a clinicopathologic study[J].Am J Ophthalmol，1952，35：329-342.

[4] SAUGSTAD O D，AUNE D.In Search of the Optimal Oxygen Saturation for Extremely Low Birth Weight Infants：A Systematic Review and Meta-Analysis[J].Neonatology，2010，100（1）：1-8.

[5] CARLO W A，FINER N N.Target ranges of oxygen saturation in extremely preterm infants[J].N Engl J Med，2010，362：1959-1969.

[6] DI FIORE J M，BLOOM J N.A higher incidence of intermittent hypoxemic episodes is associated with severe retinopathy of prematurity[J].J Pediatr，2010，157（1）：69-73.

[7] QUINE D，STENSON B J.Does the monitoring method influence stability of oxygenation in preterm infants? A randomised crossover study of saturation versus transcutaneous monitoring[J].Arch Dis Child Fetal Neonatal Ed，2008，93：F347-F350.

[8] DAN L.Ellsbury，Robert Ursprung.Comprehensive oxygen management for the prevention of retinopathy of prematurity：the pediatrix experience[J].J Clin Perinatol，2010，37：203-215.

[9] BIZZARRO M J，HUSSAIN N，JONSSON B，et al.Genetic susceptibility to retinopathy of prematurity[J]. Pediatrics，2006，118：1858-1863.

[10] SHASTRY B S.Genetic susceptibility to advanced retinopathy of prematurity （ROP）[J].J Biomed Sci，2010，17：69.

[11] DARLOW B A，HUTCHINSON J L，HENDERSON SMART D J，et al.Prenatal risk factors for severe retinopathy of prematurity among very preterm infants of the Australian and New Zealand Neonatal Network[J].Pediatrics，2005，115：990-996.

[12] YANG M B，DONOVAN E F，WAGGE J R.Race，gender and clinical risk index for babies （CRIB） score as predictors of severe retinopathy of prematurity[J].J AAPOS，2006，10：253-261.

[13] LANG D M，BLACKLEDGE J，ARNOLD R W.Is Pacific race a retinopathy of prematurity risk factor [J].Arch Pediatr Adolesc Med，2005，159：771-773.

[14] SMITH L E H.Pathogenesis of retinopathy of prematurity[J].Acta Paediatr，2002，437（S）：26-28.

[15] VANNAY A，DUNAI G，BANYASZ I，et al.Association of genetic polymorphisms of vascular endothelial growth factor and risk for proliferative retinopathy of prematurity[J].Pediatr Res，2005，57：396-398.

[16] HELLSTROM A，ENGSTROM E，HARD A L，et al.Postnatal serum insulin‐like growth factor I deficiency is associated with retinopathy of prematurity and other complications of premature birth[J].Pediatrics，2003，112：1016-1020.

[17] SMITH L E H.Pathogenesis of retinopathy of prematurity[J].acta paediatr suppl，2002，437：26-28.

[18] LOFQVIST C，ANDERSSON E，SIGURDSSON J，et al.Longitudinal postnatal weight and insulin‐like growth factor I measurements in the prediction of retinopathy of prematurity[J].Arch Ophthalmol，2006，124：1711-1718.

[19] LOFQVIST C，HANSEN-PUPP I，ANDERSSON E，et al.Validation of a new retinopathy of prematurity screening method monitoring longitudinal postnatal weight and insulin-like growth factor I[J].Arch Ophthalmol，2009，127：622-627.

[20] HELLSTROM A，HARD A L，ENGSTROM E，et al.Early weight gain predicts retinopathy in preterm infants： new，simple，efficient approach to screening[J].Pediatrics，2009，123：e638-e645.

[21] PEREZ-MUNUZURI A，FERNANDEZ-LORENZO J R，COUCE-PICO M L，et al.Serum levels of IGF1 are a useful predictor of retinopathy of prematurity[J].Acta Paediatr，2010，99：519-525.

[22] LOFQVIST C，ENGSTROM E，SIGURDSSON J，et al.Postnatal head growth deficit among premature infants parallels retinopathy of prematurity and insulin-like growth factor-1 deficit[J].Pediatrics，2006，117：1930-1938.

[23] LOFQVIST C，CHEN J，CONNOR K M，et al.IGFBP3 suppresses retinopathy through suppression of oxygen-induced vessel loss and promotion of vascular regrowth[J].Proc Natl Acad Sci USA，2007，104：10589-10594.

[24] HUTCHESON K A，PALURU P C，BERNSTEIN S L.et al Norrie disease gene sequence variants in an ethnically diverse population with retinopathy of prematurity[J].Mol Vis，2005，11：501-508.

[25] MACDONALD M L，GOLDBERG Y P，MACFARLANE J，et al.Genetic variants of frizzled-4 gene in familial exudative vitreoretinopathy and advanced retinopathy of prematurity[J].Clin Genet，2005，67：363-366.

[26] SEMENZA G L.Regulation of oxygen homeostasis by hypoxia-inducible factor 1[J].Physiology（Bethesda），2009，24：97-106.

[27] DUNWOODIE S L.The role of hypoxia in development of the mammalian embryo[J].Dev Cell，2009，17：755-773.

[28] PARK A M，SANDERS T A，MALTEPE E.Hypoxia-inducible factor（HIF）and HIF-stabilizing agents in neonatal care[J].Semin Fetal Neonatal Med，2010，15：196-202.

[29] NORARI L，MILLER A，MATINEZ A，et al.Pigment epitheliumderived factor is a substrate for matrix metalloproteinase type 2 and type 9：implications for down regulation in hypoxia[J].Invest Ophthalmol Vis Sci，2005，46（8）：2736-2747.

[310] ALME M A，MULHERN L M，HEJKAL W T, et al.Outcome of retinopathy of prematurity patients following adoption of revised indications for treatment[J].BMC Ophthalmol，2008，8：23.

[31] BARTOLI M，AL-SHABRAWEY M，LABAZI M，et al.HMG-CoA Reductase Inhibitors（Statin）Prevents Retinal Neovascularization in a Model of Oxygen-Induced Retinopathy[J].Invest Ophthalmol Vis Sci，2009，50（10）：4934-4940.

[32] MINTZ-HITTNER H A，KUFFEL R R.Intravitreal injection of bevacizumab（avastin）for treatment of stage 3 retinopathy of prematurity in zone I or posterior zone II[J].Retina，2008，28：831-838.

[33] QUIROZ-MERCADO H，MARTINEZ-CASTELLANOS M A，HERNANDEZ-ROJAS M L，et al.Antiangiogenic therapy with intravitreal bevacizumab for retinopathy of prematurity[J].Retina，2008，28（3 S）：S19-S25.

第四节　新生儿肺保护性通气策略

机械通气在新生儿有关疾病治疗上的应用极大地降低了新生儿死亡率，并改善了预后。这是 20 世纪 80 年代以来新生儿治疗学上的重大成果。但是随着机械通气应用时间的延长，呼吸机相关的不良反应问题逐渐显现。机械通气可以导致呼吸机相关肺损伤（ventilator-associated lung injury，VALI），体现在如气胸或极端情况下的多器官功能衰竭等各种症状。辅助通气的主要目标是呼吸支持，使病人的自主呼吸能够满足气体交换。在呼吸抑制、窒息或呼吸衰竭时会应用机械通气治疗。 但随后由于生存率的提高逐渐导致慢性肺疾病的患儿越来越多。如何更好地选择呼吸机的通气模式，保护新生儿肺部乃至全身器官，一直是大家探讨研究的热点。

尽管肺损伤的病因是多因素的，但是动物实验和临床研究数据表明，肺损伤在很大程度上与通气策略的选择关系密切。最佳通气策略是提供最好的气体交换，而对肺部损伤极低或没有损伤。在病理生理学基础上建立起来的通气策略， 可以预防肺损伤或采用其他替代模式进一步改善新生儿预后。各项临床研究提示：对于需要机械通气且存在严重肺部疾患的新生儿应采用肺保护性通气策略，以减少肺损伤的发生和发展[1-3]。

一、肺损伤分类

（1）气压伤：由于正压通气时的高呼吸道压所致肺泡过度膨胀或肺泡破裂，出现间质气肿，表现为如气胸、纵隔气肿或气腹等。

我们并不清楚哪个气道压力（如平均呼吸道压、吸气峰压或呼气末正压）导致的损伤，也没有确切的证据何种压力水平可引起肺泡损伤。但是使用压力控制的机械通气能够防止肺泡压力超过预先设定的吸气峰压，从而减少气压伤的风险。

（2）容量伤：潮气量是决定肺损伤的重要因素。因为空气不能进入萎陷的肺泡区域而出现肺不张。但患者应用容量控制模式过度通气时则会导致充气区域过度扩张。随后由于肺泡-毛细血管通透性增加和/或炎症介质导致上皮和内皮细胞破坏引起肺组织结构损伤，其肺损伤表现为肺水肿。

（3）肺萎陷伤：呼气末容积过低，机械通气治疗时肺泡和终末气道随压力变化而周期性开闭，导致肺表面活性物质大量损失，加重肺不张和肺水肿，出现肺萎陷伤。应用 PEEP 可以防止呼气末肺泡萎陷。

（4）生物伤：是近年来发现和提出的由细胞因子和炎症介质参与的呼吸机相关肺损伤，目前是一个热门研究领域。研究表明，当机械力量作用于肺泡膜，机械应力（转换成细胞内信号的机械刺激）发生，由此产生的生化过程促进炎性介质的释放。当应用肺保护性通气策略时，有证据显示在血浆和支气管肺泡灌洗液中检测出相对低水平的促炎细胞因子。

（5）氧中毒损伤：氧中毒损伤是另一个导致严重肺损伤的因素。不成熟和发育中的肺特别容易发生损伤，特别是早产儿。

二、发生肺损伤的机制

（1）气体交换障碍：由于新生儿的代谢率高、若功能残气量（functional residual capacity，FRC）有降低倾向、肺顺应性降低、阻力增加、通过开放的动脉导管或卵圆孔存在潜在的右向左分流，或两者兼而有之，使其气体交换极易受损。高碳酸血症和低氧血症可能同时并存。

最佳 V/Q 比是进入肺部的气体与血流之比接近 1。当肺动静脉分流和肺泡低通气时导致 V/Q 失调，这可能是严重呼吸衰竭患儿导致气体交换障碍最主要的机制，例如新生儿呼吸窘迫综合征。另外，早产儿呼吸暂停的低通气是引起高碳酸血症的原因。

辅助机械通气的效果在很大程度上取决于引起高碳酸血症的病因。由于严重 V/Q 失调所造成的高碳酸血症可以应用常规机械通气（conventional mechanical ventilation，CMV）或需要高频通气（high frequency ventilation，HFV）治疗。而由于肺低通气所造成的高碳酸血症通常应用常规机械通气（CMV）就可以治疗。

存在高碳酸血症时，脑血流量的自动调节功能失调及颅内出血的风险增加。同时，大脑氧运输增加后，高二氧化碳引起脑血流量的变化可以相对减少。一项回顾性研究显示，有 849 例体重≤1250g 新生儿在严重的低碳酸血症、高碳酸血症和动脉二氧化碳分压大范围波动[$p_a(CO_2)$]时都会增加颅内出血的危险。而在另一项新生儿允许性高碳酸血症的随机对照试验显示没有增加颅内出血的风险。由于高碳酸血症时视网膜血管扩张，增加氧合，随后形成衍生的氧自由基从而可能引起早产儿视网膜病变（retinopathy of prematurity，ROP）。然而，在 ROP 新生儿随机试验中，远期视觉问题中有观察对照组和高碳酸血症组之间无差异。

低氧血症的常见原因是 V/Q 失调或右向左分流，虽然气体弥散障碍和肺低通气（如呼吸暂停）也会降低氧合。但 RDS 病人低氧血症的主要原因是 V/Q 失调。V/Q 不匹配表现为相对于他们的肺泡壁血流灌注来讲，萎陷的肺泡造成通气不良。其表现可以有心内分流（如先天性青紫型心脏病），心外分流（如通过肺或动脉导管未闭），或两者兼而有之。

在常频机械通气中，氧合在很大程度上取决于吸入氧浓度[$f_i(O_2)$]和平均气道压（mean airway pressure，p_{ma}）。通过增加肺容量及改善 V/Q 使平均呼吸道压增加可以改善氧合。虽然直接观察到 p_{ma} 和氧合之间的相关性，但却是存在一些异常情况。同样改变 p_{ma}，增加吸气峰压和 PEEP 的氧合作用明显高于改变 $T_I：T_E<I：E$）。在达到最优肺泡膨胀后再增加 PEEP 则不能有效改善氧合。事实上，一个过高的 p_{ma} 可能引起肺泡过度扩张，导致气体残留增多和肺内右向左分流。

如果 p_{ma} 非常高，也可以表现为肺顺应性接近正常，但导致心输出量减少，因此，即使有足够的氧合血，全身氧运输（动脉氧含量×心输出量）也可能会降低。与其他原因引起的低氧血症不同，分流通常对增加吸入氧浓度无反应。除非增加呼吸道压力使萎陷的肺泡复张，否则由于 V/Q 失调造成的低氧血症很难治疗。而由于弥散功能障碍或肺换气不足所致的低氧血症可以通过给氧和辅助通气改善。

血氧含量在很大程度上取决于氧饱和度和血红蛋白水平。因此，通常对于应用辅助通气且合并贫血（血红蛋白< 70 ~ 100 g/L）的患儿应输压积红细胞治疗。氧运输也取决于在组织中游离氧含量，主要由于氧离曲线决定。当酸中毒时，增加 2，3-二磷酸甘油酸、成人血红蛋白水平均可降低氧与血红蛋白结合力，从而有利于氧运输到组织。

（2）肺部气体残留：短呼气时间、长时间常数或高潮气量均会导致气体残留增加。气体残留可以导致肺顺应性降低和心输出量减少。在机械通气时气体残留可表现为潮气量减少，二氧化碳潴留，或肺过度膨胀。虽然在气体残留增加时动脉氧分压[p_a（O_2）]可能足够，但静脉回心血量和心输出量可能减少，因此，氧运输减少。

临床观察，存在气体残留的主要表现为：①短呼气时间（例如，使用高通气频率）；②长时间常数（如：肺阻力高）；③胸片提示肺过度膨胀；④高吸气峰压（peak inspiration pressure，PIP）时胸廓运动减低；⑤心血管功能受损（例如：中心静脉压上升，血压下降，代谢性酸中毒，外周水肿，尿量减少）。

吸气及呼气时顺应性和阻力不同，不能假定单一时间常数。此外，由于多种因素导致的肺部疾病，如：支气管肺发育不良（bronchopulmonary dysplasia，BPD），不同的肺内区域可能有不同的时间常数，因为有不同的顺应性和阻力，这些差异造成了肺不张、过度通气并存。

三、预防肺损伤的通气策略

1.允许性高碳酸血症（permissive hypercapnia，PHC）

允许性高碳酸血症或控制性低容量机械通气，是辅助机械通气的一种治疗策略。当使用这种治疗时，首先要预防或限制过度通气，而不是简单地维持正常的血气和高肺泡通气。呼吸性酸中毒和肺泡换气不足可能是预防肺容量伤的可接受的治疗策略。

实验表明，治疗性高碳酸血症在新生大鼠可以降低肺和脑损伤，同时使缺氧后脑损伤减轻。在早产羊试验中高碳酸血症有助于改善肺顺应性和肺容积。

三个关于早产儿旨在减少肺损伤的允许性高碳酸血症试验中，潮气量和每分通气量降低。一个样本量较小的随机试验显示，允许性高碳酸血症[目标 p_a（CO_2）为 6.0 ~ 7.3 kPa]使体重 601 ~ 1 250g 的新生儿 4d 内撤离呼吸机的患儿增加。而另一个试验对允许性高碳酸血症的治疗效果则不确定。一个多中心试验显示体重低于 1 000g 的新生儿，在生后 10d 内应用允许性高碳酸血症[目标 p_a（CO_2）>6.7 kPa]治疗，导致支气管肺发育不良发生率下降或矫正胎龄（postconceptional age，PCA）36 周的死亡率（68%：63%）有所下降。此外，允许性高碳酸血症降低了支气管肺发育不良的严重程度，降低了 PCA 36 周的呼吸支持率（从 16%到 1%）[3-6]。

持续性肺动脉高压治疗应用高碳酸血症目标 p_a（CO_2）最高可达 80 kPa，没有发现明显的不良反应报告。在非随机实验研究中，允许性高碳酸血症对治疗先天性膈疝患儿也有益处。

肺保护治疗策略包括：小潮气量、更高呼吸频率和允许性高碳酸血症可以减少早产儿 BPD 的发生。然而，过度高碳酸血症可能导致颅内出血的风险增加。因此，必须避免 p_a（CO_2）波动过大。但是，最佳 p_a（CO_2）的目标在临床实践中尚未确定。

2.低潮气量通气

传统机械通气策略（CMV）治疗重点是预防肺过度通气，治疗应用相对较小的潮气量、维持足够的功能残气量（functional residual capacity，FRC），保证足够的吸气和呼气时间。因为肺容量过大与肺损伤相关，在压力限制性通气模式下，选择适当的 PIP 和 FRC 对预防肺损伤是至关重要的。目前推荐应用相对较小的潮气量以预防肺损伤。

研究显示健康婴儿潮气量为 5 ~ 8 mL/kg，而 RDS 患儿潮气量为 3 ~ 6 mL/kg。在严重肺部疾患的患儿中，因为肺部病变因素使得给予正常潮气量时肺泡过度充气出现肺损伤。因此，需要维持适当的 FRC，应用低潮气量通气治疗。

四、新生儿肺保护性通气模式

随着技术的发展进步，更好的呼吸机和更有效的通气策略逐步应用于临床。病人触发通气（patient triggered ventilation，PTV），同步间歇指令通气（synchronized intermittent mendatory ventilation，SIMV），容量保证通气以及其他新的通气模式越来越多地应用于新生儿。虽然现有的研究未能证明一致有效，但是高频通气（high frequency ventilation，HFV）作为另一模式的通气方式，对于减少肺损伤，改善肺预后有一定的优势。

1.病人触发通气（patient triggered ventilation，PTV）

PTV（也称为辅助控制通气）为自主呼吸触发呼吸机。在 PTV 中，气道流量或压力，胸壁或腹部运动，或食管压力的改变作为触发呼吸机的指标。一旦呼吸机检测到吸气动作，将按预定设置[吸气压力峰值（peak inspiratory pressure，PIP）、吸气时间、流量]提供一次呼吸。

虽然观察到 PTV 可以改善氧合，但是对于呼吸做功很微弱的早产儿则不能应用。应用控制频率有助于减少这个问题的发生。从效益指标来看，随机对照试验报告指出 PTV 短期可以降低呼吸窘迫综合征（resoiratory distress syndrome，RDS）医疗费用但不能改善长期预后。

随机试验的荟萃分析证明对于 BPD 的发生、严重颅内出血、气漏或死亡，各种通气模式之间无显著差异[5,6]。PTV 在治疗呼吸窘迫时可以缩短呼吸机使用时间。

2.同步间歇指令通气（synchronized intermittent mandatory ventilation，SIMV）

临床上应用最多的机械通气模式，在一定程度上可以减少人机对抗，但只监测吸气相的开始，受预设频率限制。触发系统可以用来实现同步，目前尚无相关的大型随机对照试验。

3.比例辅助通气（proportional assist ventilation，PAV）

除非流量切换，即 PTV 和 SIMV 只有出现吸气触发才会同步。比例辅助通气（PAV）是为了吸气和呼气均给予支持。根据自主呼吸的容量或气流按比例通气支持。可以根据病人的需要调整呼吸支持的大小。使呼吸机传递的压力与患儿自主呼吸的容量和气流成比例变化，即根据呼吸道内容量与流量的信号变化调节送气压力，使弹性和阻力负荷降低，接近正常的肺水平。此模式的优点是明显降低呼吸道压力，有效防止气压伤。

常规机械通气和 PTV 相比，PTV 可以减少压力，同时保持或改善通气的气体交换和对撤离呼吸机有一定的优势。需要随机临床试验来确定 PAV 较 CMV 是否有更大优势。

4.容量保证通气

一般兼有定时、限压、持续气流和容量控制的优点。确定目标潮气量，呼吸机可自动、实时地根据此潮气量调节改变压力，满足预调目标。应用最小压力达到潮气量，尤其适用于肺顺应性变化的患儿，可以减少容量伤和气压伤的发生，并可缩短呼吸机支持时间。

5.高频通气（high frequency ventilation，HFV）

HFV 是一种通气频率远高于正常呼吸频率（一般 HFV 通气频率超过正常频率 4 倍以上），而潮气量低于或近于解剖死腔的机械通气方式。由于低呼吸道压、低胸腔压，气体分布均匀，可以相应减少气压伤容量伤；同时对循环影响少；也可反射性抑制自主呼吸，减少人机对抗。HFV 通常可分为以下几种类型：①高频正压通气（high frequency positive pressure ventilation，HFPPV）；②高频喷射通气（high frequency jet ventilation，HFJV）；③高频间断气流/高频气流阻断(high frequency flow interruption，HFFI)；④高频震荡通气（high frequency oscillation ventilation，HFOV），目前使用最多的是 HFOV。研究表明，HFOV 对于呼吸道重新开放有良好效果，通过高频通气，加大气流速率，增加压力在呼吸道的释放。HFOV，HFFI，HFJV 已通过许多随机对照试验，包括试验总数已超过 3000 早产儿。虽然目前荟萃分析显示没有明确的证据表明 HFV 优于传统的通气方式。也可能会对慢性肺疾病有小的下降，但效果不一致[7-9]。

综上所述，在应用机械通气作为新生儿肺部疾病主要治疗措施的同时，必须考虑采用恰当的保护性通气策略，包括肺内病变情况，肺顺应性及阻力的变化，逐渐针对患儿发展为个体化通气方式应用，采取各种新型呼吸机通气模式以保持适当的呼吸道开放水平和通气，根据情况应用允许性高碳酸血症。最大限度地降低新生儿肺损伤，不断提高其远期预后及生存质量。

（齐宇洁）

参考文献

[1] LEDUC M，KERMORVANT-DUCHEMIN E，CHECCHIN D，et al.Hypercapnia- and trans arachidonic acid-induced retinal microvascular degeneration：implications in the genesis of retinopathy of prematurity[J]. Semin Perinatol，2006，30（3）：129-138.

[2] BAGOLAN P，CASACCIA G，CRESCENZI F.Impact of a current treatment protocol on outcome of high-risk congenital diaphragmatic hernia[J].J Pediatr Surg，2004，39（3）：313-8；discussion 313-8.

[3] THOME U H，AMBALAVANAN N.Permissive hypercapnia to decrease lung injury in ventilated preterm neonates[J].Semin Fetal Neonatal Med，2009，14（1）：21-7.

[4] BAUMER J H.International randomised controlled trial of patient triggered ventilation in neonatal respiratory distress syndrome[J].Arch Dis Child Fetal Neonatal Ed，2000，82（1）：F5-F10.

[5] BERESFORD M W，SHAW N J，MANNING D.Randomised controlled trial of patient triggered and conventional fast rate ventilation in neonatal respiratory distress syndrome[J].Arch Dis Child Fetal Neonatal Ed，2000，82（1）：F14-8.

[6] De PAOLI A G，DAVIS P G，FABER B，et al.Devices and pressure sources for administration of nasal continuous positive airway pressure （NCPAP）in preterm neonates[J].Cochrane Database Syst Rev，2008，CD002977.

[7] [Best Evidence] HENDERSON-SMART D J，COOLS F，BHUTA T，et al.Elective high frequency oscillatory ventilation vs conventional ventilation for acute pulmonary dysfunction in preterm infants[J/CD].Cochrane Database Syst Rev，2007（3）：CD000104.

[8] THOME U H，CARLO W A.High-frequency ventilation： when is it beneficial[J].Neonat Respir Dis，2003，13：1-11.

[9] THOME U，CARLO W A，POHLANDT F.Ventilation strategies and outcome in randomized trials of high-frequency ventilation[J].Arch Dis Child Fetal Neonatal，2005，90：F466-F473.

第五节　早产儿脑白质损伤的研究进展

早产儿脑白质损伤发生率在美国报道为 10%～20%，我国城市报道为 7.8%[1]。随着产科和新生儿重症监护治疗技术的发展，早产儿的存活率不断提高，但早产儿脑损伤的问题也已成为医学界的热点问题。在美国，一年中，近 50 000 例出生体重低于 1 500g 的新生儿中，90%都能存活，其中约 10%出现脑瘫，25%～50%伴有认知障碍、行为缺陷及轻度运动障碍。早产儿在围生期发生的脑损伤可造成神经系统发育障碍，其中包括永久性伤残，即脑性瘫痪。病理学及流行病学证据均证实，早产儿脑损伤主要为脑白质损伤（white matter damage，WMD）[2]。

早产儿脑白质损伤中最常见及且最严重的是脑室周围白质软化（periventricular leukomalacia，PVL）。脑室周围白质软化是指 23～32 周出生的早产未熟儿，由某些原因而致的大脑白质病变，主要是早产儿所特有的缺氧缺血性脑损伤，也是早产儿死亡及运动智能发育障碍的主要原因之一，更是造成脑瘫（cerebral palsy，CP）的主要原因，大约有 50%的 CP 与 PVL 相关，此病变主要表现为深层白质的多灶性坏死，具有对称性，常与侧脑室相邻，其严重程度取决于脑白质病变的程度、部位以及所累及的神经纤维[3]。近期，有学者在早产儿 PVL 的尸解标本中也发现灰质的损伤。因此，国际上新生儿神经病学者认识到早产儿脑损伤不仅仅局限于白质，灰质的重要性也日益受到重视。

一、早产儿脑损伤的概念

1.早产儿脑损伤由来

1867 年，Parrot 等首次发现并记载早产儿脑室周围白质损伤的特点；1962 年，Banker 和 Larroche 首次提出脑室周围白质软化（PVL）的概念。近期，有学者利用神经病理学等方法在早产儿 PVL 的标本中发现也有灰质的损伤[4]；国外对 PVL 的早产儿远期行磁共振检查，发现大脑皮质、丘脑、基底节、海马、小脑、脑干等多处灰质容量减少，远期随访可见灰质相关的认知功能下降[5]。2005 年，哈佛大学 Volpe 等根据早产儿脑损伤的以上特点首次提出"早产儿脑病"的新概念，强调利用综合性策略去探讨早产儿脑损伤的因果关系及防治措施；如果只治疗白质的损伤而忽略灰质的损伤，则无法有效改善幸存者的神经系统后遗症[6,7]。而 PVL 仍是早产儿脑病的主要特征，它与认知缺陷、脑瘫等后遗症密切相关。

2.脑白质损伤的病理特点

PVL 的病理特征包括 [8]：脑室周围局部坏死和弥漫性脑白质损伤。脑室周围局部坏死主要发生在长穿支动脉的终末供血部位。常见位于侧脑室三角部和枕角的周围白质（视区，大脑中动脉和后动脉长穿支的终末供血区）、侧脑室前角和体部的周围白质（半卵圆区，大脑前动脉、中动脉长穿支的终末供血区）以及侧脑室颞角的周围白质（听区，大脑中动脉长穿支的终末供血区）。病理发现，急性缺血发生后 6 ~ 12 h，在脑室周围损伤部位首先出现脑白质的凝固性坏死，坏死细胞呈现均匀的过碘酸-雪夫（PAS）染色阳性，正常结构被破坏，坏死边缘部位的轴突肿胀明显，部分轴突破裂。24 ~ 48 h 之后，坏死部位出现小胶质细胞浸润，并伴有肥大星形细胞和内皮细胞的增生。经过 5 d 左右，泡沫巨噬细胞出现，2 周后更趋明显。2 ~ 5 周，坏死部位组织溶解并形成囊腔，严重者呈多发性囊腔。数月后囊腔吸收，但侧脑室增大，或被增生的星形细胞填充。弥漫性脑白质损伤的病理特点主要是肥大星形细胞的增加，少突胶质细胞的丢失，髓鞘化受损，脑白质面积大量减少以及脑室增大。

二、发病机制

章乐等的荟萃分析显示胎膜早破、胎龄过小、低出生体质量、重度窒息、感染、机械通气、低碳酸血症、脑室内出血和酸中毒是中国早产儿脑室周围白质软化发病的主要危险因素[9]。

1.血管解剖因素

PVL 的发生与胎龄及脑室周围血管的发育程度密切相关，胎龄越小，脑室周围血管发育越不成熟，PVL 的发生率越高[10]。胎龄 32 周前，大脑中或前、后动脉的长、短穿支汇合较少，而早产儿脑白质的血流量为 1.6 ~ 3.0mL/（kg·min），仅为皮质灰质血流量的 25%[11]，故全身血压降低容易导致脑室周围白质供血不足。而早产儿脑室周围系大脑前、中、后动脉的终末供血区域，在胎龄 24 ~ 28 周，短穿支较少，长穿支的侧支亦发育不全，长短穿支较少汇合，致使脑室周围成为脑血流分布的最少部位。

2.脑血管自动调节功能损伤和被动压力脑循环

临床不稳定的早产儿（如低氧血症、高碳酸血症、严重低血压时）或极不成熟早产儿常出现被动压力脑循环。临床研究显示早产儿脑血管自动调节功能受损，即被动压力脑循环与 PVL 发生有密切联系。脑血流研究显示早产儿脑血管缺乏自动调节或调节不完善。正常情况下，在血压出现波动时，足月儿可通过脑血管的收缩、扩张功能来维持脑组织的血供，而早产儿由于脑血管缺乏自动调节功能或者发育不完善，当全身血压降低时，脑灌注压降低，脑血流也随着减少，脑组织尤其是脑白质的血流量随着减少，处于一种压力被动性血流状态，从而导致 PVL 的发生。故低血压、循环功能不良为 PVL 的高危因素。有研究指出，当早产儿出现被动压力脑循环时，其 PVL 和脑室内出血（intraventricular hemorrhage，IVH）的发生率可达 100%。

3.少突胶质细胞（oligodendrocytes，OLs）前体成熟依赖的易损性

大脑白质主要由无数的神经纤维和神经胶质细胞聚合而成，对维持大脑正常神经功能发挥重要作用，其发育特点决定了对缺血、缺氧以及感染的易感性。神经胶质细胞可分为对神经细胞起物理性支持

作用的星形胶质细胞、主要参与髓鞘形成的少突胶质细胞（OLs）及小胶质细胞。少突胶质细胞（OLs）发育经历几个连续阶段，少突胶质细胞系可分为先祖细胞、早期少突胶质祖细胞（early oligodendrocyte progenytor cells，early OPC）、晚期少突胶质祖细胞（late oligodendrocyte progenytor cells，late OPC）、未成熟少突胶质细胞、成熟少突胶质细胞（mature oligodendrocytes，MO），共5个发育阶段。研究证实，PVL好发于23~32周胎龄的早产儿，年龄越小，PVL发生率越高。晚期OPC是构成其脑室周围白质的主要细胞类型[12]，这些细胞是形成早产儿白质损伤（white matter damage，WMD）的关键靶细胞，对炎性细胞因子和缺氧缺血均高度敏感。在感染、缺氧等损害后其发病主要包括反应性星形胶质化、髓鞘损害和轴突病变等，这些病变被认为是脑瘫发生的最重要的危险因素。病变早期主要是少突胶质细胞（OLs）凝固性坏死，特别是处于高分化或进行髓鞘化的前体细胞，正常结构破坏，坏死边缘部位轴突肿胀，部分破裂，然后出现小胶质细胞浸润，并伴有星形胶质细胞肥大增生和内皮细胞增生。

4.宫内感染

宫内感染是发生早产的重要原因之一，发达国家的流行病学资料显示，25%~40%的早产原因为宫内感染[13]。近年来随着医学免疫学的发展，炎症细胞因子在感染与损伤中的介导作用日益受到关注，母亲宫内感染后引起的细胞因子网络反应可能是发生早产及早产儿脑损伤的机制之一，其中常见的亚临床绒毛膜羊膜炎发病隐袭，对孕妇及产母影响较小，主要对胎儿及新生儿造成危害。宫内感染分为两个不同发展阶段，首先，绒毛膜羊膜炎引起母体系统性炎症反应，在临床上表现为发热、炎性因子水平升高的羊膜腔感染综合征，随着感染的进一步蔓延，将引起胎儿炎症反应综合征（fetal inflammatory response syndrome，FIRS），而当FIRS存在时，继发PVL或脑瘫的风险将增加。Buhimschi等[14]发现宫内感染的产妇羊水及新生儿脐血中白介素-6（interleukin，IL-6）水平均升高，且感染程度越重，脐血IL-6水平越高，表明胎儿免疫系统启动了对感染的免疫应答，而且应用脐血与羊水IL-6水平的比值可帮助判断宫内感染及胎儿免疫反应的严重程度。D'Alquen等[15]证实了宫内感染和早产儿脑白质损伤的因果联系，宫内感染能使新生大鼠脑白质中胶质纤维酸性蛋白表达增加，幼鼠脑中IL-1β与肿瘤坏死因子-a（tumor necrosis factor，TNF-a）的表达在生后早期一过性增加，提示母体宫内感染后可引起细胞因子的激活与释放，从而证实细胞因子网络反应可能是宫内感染后发生早产儿PVL的主要机制。

三、诊断

诊断早产儿脑病需要结合胎龄、围产期高危因素以及临床表现，更多需要依赖影像学技术。

1.胎龄

多见于胎龄小于37周的早产儿，尤其好发于胎龄小于32周及体重小于1 500 g的早产儿。

2.围生期高危因素

产前有宫内窘迫、宫内感染、胎盘及脐带异常、多胎等；生后发生脓毒症、反复呼吸暂停、低氧血症、高碳酸血症、机械通气、慢性肺疾病、坏死性小肠结肠炎等[16,17]均属于引起PVL的高危因素。

3.临床表现

早产儿脑白质损伤时缺乏特异性的神经系统症状体征，往往伴有多种严重的全身表现。早期可表现为易激惹、反复抽搐、反复呼吸暂停等或者反应淡漠、肌张力低下、心率缓慢、喂养困难等，难以与其他原发疾病鉴别。因此，在新生儿期，单纯依靠临床表现难以明确脑白质损伤的发生。

4.影像学诊断

影像学是白质病变的唯一确诊依据，而且在早产儿脑白质病变的早期诊断、治疗效果评价和后期随访中有着重要意义。影像学技术的进步，对早产儿脑白质损伤的研究有着重要的推动作用。

（1）头颅超声（head ultrasound，HUS）。在新生儿重症监护室，头颅超声是诊断PVL最主要的手段，它以其便捷、可床旁检查、动态检测、相对廉价和无创伤的优势，更适合于我国国情。因此，普及推广颅脑超声作为新生儿脑白质病变早期诊断的首选检查更具有实际意义。体重小于1 500g和/或胎龄小于32周的早产儿推荐尽早进行HUS。生后1周内开始HUS检测，并建议每周复查一次，或至少1

月内复查一次 HUS。有研究显示，当出生时病变脑白质区域回声的灰度值>130 时，3～4 周发展为 PVL 的可能性极大，后期出现神经系统异常概率增加[18]。在白质损伤的早期，超声主要表现为回声增强，包括一过性回声增强和持续性回声增强，伴有或不伴有囊性改变。de Vries[19]将其分为：①脑室旁白质回声增强伴局限性小囊腔形成；②脑室旁白质高密度伴广泛脑室旁囊腔形成；③高密度区延及深层白质伴广泛囊腔形成。通常在 3 个月内，随着囊腔吸收和肥大星形胶质细胞填充，超声图像上囊腔消失，只留下脑室扩大的表现。超声显示，在那些只有脑室周围白质回声增强，没有囊性改变的早产儿中，大部分都有认知功能障碍，不到 5% 的患儿发展为脑瘫。超声下伴有囊性损害的患儿，脑瘫的发生率非常高，有时并发复杂部分性癫痫。

（2）头颅磁共振成像（magnetic resonance imaging，MRI）。MRI 在形成囊腔的白质病变时表现为 T1 加权相低信号，强度近似于脑脊液，T2 加权相高信号，强度亦近似于脑脊液[20]。MRI 对晚期 PVL 诊断较有价值，可显示白质容量减少，脑室增大，脑室壁不规则，神经胶质增生和髓鞘形成延迟等。对超声显示 PVL 的患儿，MRI 可显示病变的严重程度[21]。在影像学中，主要是通过对白质走行的显示来评价脑功能。

近年发展起来的弥散张量成像技术使得对于白质的显像达到了一个新的水平。弥散张量成像（diffusion tensor imaging，DTI）是一种新的磁共振成像技术。由于在大脑白质中，受纤维排列方式、密集程度及髓鞘等因素影响，水分子在垂直于纤维走行方向上的弥散强度明显小于与纤维走行一致的方向，呈高度各向异性。DTI 技术正是利用白质纤维的这一特点进行研究的，它可以成功显示出神经纤维的传导通路或神经纤维束的走向、绕行、交叉及中断、破坏等，是一种研究和诊断脑白质疾病无创性的方法，对于白质损伤后脑功能的评价有重要意义。

（3）头颅 CT。头颅 CT 由于分辨率低，辐射性大，可能影响未成熟脑的发育，目前已不推荐用于早产儿脑病的筛查及诊断[22]。但是在早产儿脑病患儿有颅内出血时，CT 在出血急性期可较敏感地显示出血的量及部位，有一定的诊断价值，而在出血的亚急性和慢性期则 MRI 探测比 CT 敏感。

四、治疗和预防

1.早期治疗

损伤早期脑白质处于水肿阶段，因此去除病因、改善全身循环状态、维持内环境的稳定、保证脑血流灌注等至关重要。防止脑血流波动、维持血压和血气的稳定，防止全身性低血压。在积极防治早产儿并发症同时要严格掌握早产儿机械通气指征，加强呼吸支持的管理，防止低碳酸血症、高氧血症、低氧血症及明显的高碳酸血症，避免被动压力脑循环的发生。同时防治围生期感染，母产前感染应用适宜抗生素可降低早产儿 PVL 发生的危险性。

2.晚期治疗

大脑早期具备良好的可塑性和修复能力，虽然目前对 PVL 尚缺乏有力的治疗方案，但可以肯定，早期干预是今后防治早产儿白质损伤的最有效方法，当 PVL 形成时，对患儿进行长期随访，监测其生长发育，并开展早期干预，如物理康复及视听训练等，促进功能恢复，对其随后的神经行为发育至关重要。

3.其他

另外，应用自由基清除剂、避免脑白质前体细胞受损、使用维生素 E、别嘌呤醇等减少活性氧产生的毒性作用，对防治 PVL 可能有益。脑细胞保护剂神经节苷脂是一种脑细胞营养物质，是目前已知的唯一可以透过血-脑脊液屏障的一种神经苷脂，可进入中枢神经系统，并整合到神经细胞膜发挥作用。黎惟广等[23]的研究显示应用神经节苷脂可降低 PVL 的发生率，改善预后。另有研究表明 EPO 在新生儿缺氧缺血性脑病中具有神经保护作用，已在大量动物实验和临床试验中得到证实，但对早产儿脑损伤的研究国内外均较少。

近年来对脑白质损伤的深入研究使我们看到了预防早产儿脑损伤的希望，深入认识 PVL 的发病机制，并尽早采取相应的治疗措施减少神经系统发育的不良后果，从而提高早产儿生存质量。

（邵芳）

参考文献

[1] 魏克伦，杨于嘉，姚裕家，等.中国城市早产儿流行病学初步调查报告[J].中国当代儿科杂志，2005，7（1）：25-28.

[2] HOPE T A，GREGSON P H， LINNEY N C，et al.Selecting and assessing quantitative early ultrasound texture measures for their association with cerebral palsy [J].IEEE Trans Med Imaging，2008，27（2）：228-236.

[3] DROUGIA A，GIAPROS V，KRALLIS N， et al.Incidence and risk factors for cerebral palsy in infants with perinatal problems：a 15-year review[J].Early Hum Dev ,2007,83（8）：541-547.

[4] CHRISTOPHER，PIERSON R，REBECCA D，et al.Gray matter injury associated with periventricular leukomalacia in the premature infant [J].Acta Neuropathol，2007，114（6）：619-631.

[5] MENT L R， VOHR B R.Preterm birth and the developing brain[J].Lancet Neurol，2008，7（5）：378-379.

[6] KINNEY H C.The encephalopathy of prematurity:one pediatric neuropathologist's perspective [J].Semin Pediatr Neurol，2009，16（4）：179-190.

[7] VOLPE J J.The encephalopathy of prematurity-brain injury and impaired brain development inextricably intertwined[J].Semin Pediatr Neurol，2009，16（4）：167-178.

[8] VRIES D， GROENENDAAL F.Patterns of neonatal hypoxic-ischaemic brain injury[J].Neuroradiology，2010，52（6）：555-566.

[9] 章乐，曹敏恺，蒋犁.中国人群早产儿脑室周围白质软化危险因素的 meta 分析[J].临床儿科杂志，2011，29（1）：81-85.

[10] BACK S A.Perinatal white matter injury：The changing spectrum of pathology and emerging insights into pathogenetic mechanisms [J].Ment Retard DevDisabil Res Rev，2006，12（2）：129- 140.

[11] BORCH K，GREISEN G.Blood flow distribution in the normal human preterm brain [J].Pediatr Res，1998，43（1）：28-33.

[12] BACK S A，HAN B H，LUO N L ，et al.Selective vulnerability of late oligodendrocyte progenitors to hypoxia-ischemia[J].J Neurosci，2002，22（2）：455-463.

[13] GOLDENBERG R L，CULHANE J F，IAMS J D，et al.Epidemiology and causes of preterm birth[J].Lancet，2008， 371：75-84.

[14] BUHIMSCHI C S， DULAY A T， ABDEL-RAZEQ S， et al.Fetal inflammatory response in women with proteomic biomarkers characteristic of intra-amniotic inflammation and preterm birth[J].BJOG，2009，116（2）： 257-267.

[15] D'ALQUEN D， KRAMER B W， SEIDENSPINNER S， et al.Activation of umbilical cord endothelial cells and fetal inflammatory response in preterm infants with chodrioamnionitis and funisitis[J].Pediatr Res，2005，57（2）： 263-269.

[16] ANJARI M， COUNSELL S J， SRINIVASAN L， et al.The association of lung disease with cerebral white matter abnormalities in preterm infants [J].Pediatrics，2009，124（1）：268-276.

[17] MALIN G L， MORRIS R K， KHAN K S.Strength of association between umbilical cord pH and perinatal and long term outcomes：systematic review and meta-analysis [J].BMJ，2010，340：c1471.

[18] 樊曦涌，周丛乐，王红梅，等.新生儿脑白质损伤的定量评价[J].上海：临床儿科杂志，2008，26（3）：178-182.

[19] De VRIES LS， van der GROND J， van HAASTERT I C，et al.Prediction of outcome in newborn infants with arterial is chaemic stroke using diffusion-weighted magnet icresonance imaging [J].Neuropediat-rics，2005，36（1）：12-20.

[20] DEBILLON T，N'GUYEN S，MUET A，et al.Limitations of ultrasonography for diagnosing white matter damage in preterm infants [J].Arch Dis Child Fetal Neonatal Ed，2003，88（4）：F275-F279.

[21] GROENENDAAL F， van der GROND J， EKEN P， et al.Early cerebral protonMRS and neu rodevelopmental outcome ininfants with cysticleukomalacia [J].Dev Med Child Neuro，1997，39（6）：373-379.

[22] EL-DIB M，MASSARO A N，BULAS D，et al.Neuroimaging and neurodevelopmental outcome of premature infants [J].Am J Perinatol，2010，27（10）：803-818.

[23] 黎惟广，蒋红斌，甘恬.早产儿脑室周围白质软化综合干预的临床研究[J].华夏医学，2010，23（1）：85-87.

第六节　B 族链球菌感染的研究进展

B 族链球菌（*Group B streptococcus*，*GBS*）或称无乳链球菌，是革兰阳性球菌，可以引起婴儿、孕产妇和老年人严重的疾病。其中婴儿发病率最高。新生儿出生后一周内的感染定义为早发感染，一周以后的感染为晚发感染。大多数晚发感染发生在生后 3 个月内。近 15 年推广的预防措施使发病率由 20 世纪 90 年代的 1.7/1 000 个活产婴降至（0.34~0.37）/1 000 个活产婴。据 CDC 细菌主动监测核心网络估计，每年约有 1 200 例 *GBS* 早发感染病例，足月儿（胎龄 ≥ 37 周）约占 70%[1]。

早发感染多于生后 24~48h 起病，表现为呼吸窘迫、呼吸暂停或其他症状。临床最常见的是败血症和肺炎，少数为脑膜炎。20 世纪 70 年代早发感染的死亡率高达 50%，近年因新生儿诊疗技术的提高，死亡率降至 4%~6%。早产儿的死亡率（20%）比足月儿（2%~3%）高，胎龄 ≤ 33 周者可高达 30%[2]。

GBS 早发感染源自垂直转播，患儿通过 *GBS* 定植的产道被感染。*GBS* 也可直接侵袭完整的胎膜，但主要在宫缩出现后或破膜后经阴道逆行感染羊水。*GBS* 可被胎儿吸入肺内，然后发生菌血症。新生儿也可在经过产道时被感染，此时患儿消化道和呼吸道黏膜可有 *GBS* 定植，但是这些婴儿通常不发病。

一、*GBS* 早发感染的危险因素

母亲围生期有 *GBS* 定植是发生早发感染的主要危险因素。1980 年的前瞻性队列研究显示：母亲有 *GBS* 定植比没有定植发生早发感染的危险高 25 倍以上。如不进行干预，母亲有 *GBS* 定植者有 1%~2% 发生早发感染。研究发现，有 10%~30% 的孕妇阴道或直肠有 *GBS* 定植。孕期 *GBS* 定植可为一过性的、间断的或持续存在。前次妊娠有 *GBS* 定植者再次怀孕可再次出现定植，但也可能不会。胃肠道是 *GBS* 最初的培养基，且很可能是阴道定植的源头。严重定植者发生早发感染的危险更高。孕期清洁尿中有 *GBS* 是严重定植的指征，发生早发感染的危险更高[3]。

早发感染的其他危险因素包括：胎龄 < 37 周，破水时间延长，羊膜腔感染，年轻母亲，黑色人种和母亲 *GBS* 特异性抗荚膜抗体水平低。既往分娩过 *GBS* 感染婴儿的母亲再次分娩的婴儿发生感染的危险很高。1985 年早发感染预测因子的研究表明[4]：胎龄 < 37 周，破水时间 ≥ 12h，产时发热（> 37.5℃）者发生 *GBS* 早发感染的危险是无上述情况者的 6.5 倍。若有上述一项异常、但产前筛查阴性者，早发感染的危险较低（0.9/1 000 个活产婴）。对于产前筛查阳性，即使没有上述情况，早发感染的危险也很高（5.1/1 000 个活产婴）。

有些研究发现 *GBS* 早发感染可能与某些产科操作有关，如：使用产道内胎儿检查和产程发动或破水后阴道指诊超过 5 次或 6 次。但这些研究缺少随机性，而且上述检查很可能在高危情况下才使用。现有数据也不足以判定其他产科操作（如：剥膜术、机械或药物促宫颈成熟）是否会增加 *GBS* 早发感染的危险[5]。

二、预防新生儿发生 *GBS* 早发感染

（一）产时静脉使用抗生素预防 *GBS* 早发感染

产时静脉使用抗生素预防 *GBS* 早发感染的研究起自 20 世纪 80 年代。临床实验和设计良好的观察研究发现：产时静脉使用抗生素可减少 *GBS* 垂直传播、新生儿定植或避免早发感染。早期研究证实 *GBS* 定植者产时应用抗生素的预防效果可达 100%。随后的研究发现，产时母亲使用抗生素的预防效果可达 86%~89%。

其他减少母亲 *GBS* 定植和垂直传播的方法有：产时肌注抗生素，产前口服或肌肉注射抗生素[6]，使用洗必泰擦拭阴道或冲洗[7]，但都未能证实可有效预防早发感染。虽然一些非随机研究表明洗必泰可能是比较有效的方法，但是随机对照临床研究并没有发现能预防 *GBS* 早发感染或新生儿败血症[8]。

1.产时预防所用抗生素的种类

青霉素和氨苄西林作为产时预防 GBS 早发感染的静脉用药，其有效性过去已被临床试验证实。青霉素抗菌谱窄，因此较少用于耐药菌株的治疗，尽管有研究表明，产时静脉用青霉素和氨苄西林者，产后阴道-直肠培养发生氨苄西林耐药革兰阴性杆菌的情况相同。青霉素和氨苄西林的用量应以迅速达到足够胎儿循环浓度和羊水浓度，同时避免对母亲和胎儿的潜在神经毒性作用为目标。尽管抗生素预防 GBS 垂直传播起效所需的准确时间还有争议[9]，研究发现分娩前≥4 h 用 β-内酰胺类抗生素可有效预防 GBS 垂直传播和早发感染。分娩前 4 h 内使用适当抗生素，可能有一定保护作用。有关定植情况的研究表明：分娩前 2 h 以上给药，有些保护作用。

目前尚缺少对照研究证实青霉素和氨苄西林以外的药物（包括头孢唑啉、克林霉素、红霉素和万古霉素）预防青霉素变态反应者所生婴儿 GBS 早发感染的效果。头孢唑啉抗菌谱窄，药代动力学与青霉素和氨苄西林相似，可以达到较高的羊水浓度[10]。但对青霉素有变态反应者估计有 10% 对头孢菌素可能发生立刻的变态反应。有关克林霉素、红霉素和万古霉素是否在胎儿循环和羊水中能达到足够杀菌浓度的数据非常有限。现有数据表明，孕妇使用红霉素和克林霉素不能可靠地到达胎儿组织[11]。

2.安全性

母亲产时使用抗生素发生变态反应者十分罕见，降低母亲和新生儿 GBS 感染的发病率比任何变态反应相关的并发症都更有意义。与变态反应相关的死亡极为罕见，因为大部分孕妇在医院使用抗生素，若发生变态反应[12]，可得到及时救治。使用青霉素时变态反应发生率为 0.7%~4.0%，最常见的是斑丘疹。接受青霉素治疗者中有 4/100 000~4/10 000 发生变态反应。90 年代早期曾有接受 GBS 预防治疗者出现变态反应的报道，1996 版指南发布以后，发表过 4 篇与 GBS 预防有关的非致死性变态反应报道[13]。CDC 多个州的数据表明 1998~1999 年约有 5 000 名婴儿出生，分娩时使用抗生素者有 27%，仅有一例发生非致死性变态反应。该病例于早产剖宫产前 4h 接受一剂青霉素治疗，结扎脐带后，接受一剂头孢菌素治疗后很快发生了变态反应。2003~2004 年出生的 7 600 活产儿的母亲有 32%接受了产时抗生素预防 GBS，没有变态反应的病例[14]。

胎儿或新生儿既往没有抗生素暴露的情况，而且母亲的特异性 IgE 抗体不能通过胎盘，因此胎儿或新生儿不会因为母亲产时使用抗生素而发生变态反应。尽管母亲产时使用抗生素对新生儿胃肠道菌群的影响的数据极少，有研究表明母亲使用抗生素预防 GBS 感染者所生婴儿与未用用抗生素者所生婴儿大便中耐药菌株定植情况没有显著差别。

3.GBS 的耐药情况

产时普遍使用抗生素预防 GBS 早发感染，是否会导致 GBS 耐药菌株出现，目前 GBS 对青霉素、氨苄西林和第一代头孢菌素仍然敏感[2,15]。但有报道指出菌株对青霉素和氨苄西林的最小抑菌浓度（minimum inhibitory concentrations，MICs）正在升高，包括 1995~2005 年日本成人的 14 株非侵袭性菌株[16]，和美国 1999~2005 年来自不同年龄人群的 11 株/5631 株（0.2%）侵袭性菌株[17]。日本的所有菌株和美国的 4 个菌株中都发现有青霉素结合蛋白（PBP 2X）的改变。美国 11 个侵袭性菌株的 MICs 都在敏感的临界值（青霉素≤0.12 μg/mL；氨苄西林≤0.25 μg/mL），但这些 MIC 值改变的临床意义尚不清楚[18]。

1999-2005 年 CDC 的主动监测网络发现有 3 株/5631 株（0.05%）侵袭性 GBS 菌株头孢唑林 MICs 有相对升高（1 μg/mL）；其中 2 株青霉素 MICs 也升高（0.12 μg/mL）[17]。尽管临床和实验室标准研究指南未对头孢唑林制定特别的敏感折点，推荐所有对青霉素敏感的菌株可被认为对头孢唑林也敏感[18]。如同青霉素和氨苄西林 MICs 升高一样，头孢唑林 MICs 升高的临床意义也不清楚。

过去 20 年来，GBS 菌株在体外对克林霉素和红霉素的耐药比例不断增加。2006~2009 年美国侵袭性 GBS 菌株的红霉素耐药率由 25%增至 32%，克林霉素耐药率由 13%增至 20%[2,19]。红霉素耐药情况比克林霉素更普遍。一项纵深研究表明，虽然 GBS 早发感染总体有下降，红霉素耐药的 GBS 感染比例有增加；但耐药菌株的 *GBS* 早发感染率仍保持稳定。

（二）疫苗预防 GBS 感染

使用 *GBS* 疫苗减少孕妇定植和预防母婴传播的研究仍在进行。目前尚无获得批准的正式疫苗。有报道表明，有足量 *GBS* 荚膜多糖特异性 IgG 的母亲所生婴儿不容易发生侵袭性 *GBS* 感染[20]。非妊娠健康成人的 Ⅰ 期和 Ⅱ 期临床研究证实，使用 *GBS* 感染相关血清型单价多糖蛋白结合疫苗具有安全性，并能够产生免疫力。最近有随机双盲对照研究证明，非妊娠育龄妇女使用 *GBS* 血清型 Ⅲ 的结合疫苗能显著减慢该血清型 *GBS* 定植。虽然 *GBS* 疫苗是针对 *GBS* 感染的有力武器，目前还没有获得正式批准的疫苗。

（三）识别产时需要接受抗生素预防的人群

早期指南推荐用以培养为依据或以危险因素为依据进行筛查。危险因素有：孕周 < 37 周，产时发热（≥38℃），破膜时间 ≥18h。以培养为依据是指：所有妊娠 35～37 周的孕妇常规筛查阴道和直肠 *GBS* 定植情况，定植者在产程发动时或提前破膜者需要接受抗生素治疗。所有尿中有 *GBS* 的孕妇或曾经分娩过 *GBS* 感染婴儿的孕妇也都需要抗生素预防。

1998～1999 年基于人群的大样本研究显示以培养为依据进行筛查比以危险因素为依据能更好地预防 *GBS* 早发感染[21]。该研究发现以培养为依据的筛查能发现更多可能将 *GBS* 传播给婴儿的孕妇。而且，产前 *GBS* 培养为阳性者比仅有感染危险因素者更容易接受抗生素预防。因此 2002 版预防指南要求对所有孕妇进行筛查，以确定需要接受抗生素预防治疗者。CDC 同时推荐对所有不知道 *GBS* 定植情况者按照有危险因素处理。

1.早产

因为早产（孕周 < 37 周）是 *GBS* 早发感染的重要因素，而且评估早产产程发动或破膜后是否会发生早产有困难，对有早产可能的高危孕妇进行抗生素预防具有挑战性。评估这些孕妇是否需要进行产时预防也同样困难，因为在 35～37 周前有宫缩或破膜时，她们的 *GBS* 定植情况不明。另外，恰当使用抗生素预防也很重要。使用某些抗生素后，可延长早产妇女的泌乳期。有些临床研究发现早产胎膜早破后，使用某些抗生素与早产儿 NEC 有关联，而且某些药物与自发早产的不良结局有关联，如增加氧气需求或脑瘫发生[22]。

2002 版预防指南推荐：如本次妊娠 *GBS* 定植情况不明，孕 37 周前出现产程发动或胎膜早破时，若同时有其他早产危险因素者，需进行 *GBS* 筛查，等待筛查结果时应进行产时抗生素预防。此建议的实施情况还有不足，表现为入院时进行 *GBS* 筛查和接受产时抗生素预防者数量有限[14]。CDC2009 年未发布的数据表明：产前（≥4h）给母亲青霉素、氨苄西林或头孢唑林，*GBS* 早发感染的预防效果可达 78%（95%CI：44%～91%）。尚无数据说明有 *GBS* 定植发生早产胎膜早破者，产程发动前进行抗生素预防早发感染的效果。

2.GBS 菌尿

妊娠妇女有 2%~7% 尿中可发现 *GBS*。*GBS* 菌尿是孕妇生殖道严重定植的指标，孕妇有 *GBS* 菌尿（包括尿中菌落全部或大部分为 *GBS*），与 *GBS* 定植和新生儿早发感染相关联[3]。尽管一些人怀孕前曾接受抗生素治疗，但抗生素不能将 *GBS* 从泌尿生殖道和消化道清除，一个疗程结束后，*GBS* 重新定植的情况很常见[6]。有些研究表明：孕初 3 个月有 *GBS* 菌尿者，在孕 35～37 周或分娩时阴道直肠可没有 *GBS* 定植。尽管如此，孕期有 *GBS* 菌尿仍然被认为是早发感染的危险因素，自 1996 年来一直是进行产时预防的指标。

1996 版指南没有定义 *GBS* 菌尿的菌落计数标准。2002 版指南推荐实验室报告每例 *GBS* 菌尿的浓度。母亲有 *GBS* 菌尿的婴儿发生早发感染的危险因素是有明显 *GBS* 菌尿（通常 $>10^5$ 菌落计数单位 /mL）。尽管低浓度菌尿（$<10^4$ 菌落/mL）与阴道直肠定植有关联[23]，但尚无导致早发感染的数据。美

国犹他州的研究显示有低浓度菌尿者所生婴儿比无菌尿者所生婴儿发生早发感染的危险高[24]，但该研究的大部分孕妇都没有进行尿培养，研究结果可能有偏倚，因为该研究中低浓度菌尿者可能不能代表全体低浓度菌尿人群。报告每例尿培养中有 GBS 的菌落计数，将显著增加试验室的劳动强度，因为其他菌尿的细菌浓度 < 10^4 菌落/mL 时，通常不报告[25]，而且化验员不知道那个标本来自孕妇，因此有些化验室常规报告所有尿中有 GBS 的育龄妇女。有人推测筛查无症状孕妇的尿培养[26]，理论上可以发现高危孕妇。目前尚不清楚孕晚期的常规筛查联合尿培养，能预防多少 GBS 早发感染，以及是否符合经济效益比。

3.胎膜完整的孕妇产程发动前行剖宫产

剖宫产不能防止母亲将 GBS 传给婴儿，因为 GBS 可直接通过完整的胎膜感染胎儿。有 GBS 定植者接受剖宫产时有将 GBS 传播给胎儿的危险。文献中某些回顾性研究、瑞典基于国家人群的研究和来自 CDC 的以人群为基础的主动监测数据都表明[27]：胎膜完整的母亲产程发动前进行剖宫产，新生儿 GBS 早发感染的危险极低。有关胎膜完整的早产孕妇产程发动前进行剖宫产所生新生儿 GBS 感染的情况有限，但感染危险比阴道分娩或破水后剖宫产低很多。

（四）标本的获取和筛查时机

因为 GBS 定植在孕期会发生变化，筛查时机至关重要。定植可以是一过性的，孕早期有定植不能预测 GBS 早发感染。孕晚期的定植情况被认为最能反映产时情况。分娩前 5 周内 GBS 培养结果的阴性预估值为 95% ~ 98%，但 > 5 周进行筛查的 NPP 较低。

1.标本的采集

同时采集阴道下段和直肠拭子比仅做宫颈或阴道拭子增加培养阳性的机会。虽然少数研究用肛周或阴道-肛周培养检测 GBS，现有数据难与阴道-直肠培养做比较。研究显示门诊孕妇按照正确方法自己采集阴道-直肠拭子标本，GBS 生长情况与医务人员采集的标本相同[28]。

合适的转运培养基能保证无法立即处理的标本保持活力。室温下 GBS 菌株在转运培养基中能存活数天，但菌株的恢复能力在 1 ~ 4d 会降低，特别在高温环境中。即使用合适的转运培养基，标本在接种和处理前于 4℃ 保存，采样后 24h 内培养的灵敏度最高[27]。

2.标本的处理

除实验方法外，使用增菌肉汤培养基能改善检测结果。与选择性增菌法相比，琼脂碟直接接种时 GBS 携带者有高达 50% 的培养结果为假阴性。选择性增菌的方法有：Todd-Hewitt 肉汤培养基使用庆大霉素（8μg/mL）和萘啶酸（15μg/mL）（Transvag 肉汤培养基）或用黏菌素（10μg/mL）和萘啶酸（15μg/mL）（Lim 肉汤培养基）。这两种培养基通常能够得到，但不含血，额外添加 5% 绵羊血可增加显色 GBS 的恢复。选择性增菌肉汤培养基也可含有显色物质，遇到 β-溶血 GBS 时可以改变颜色，因此这种培养基能协助识别 β-溶血 GBS，但不能识别非溶血 GBS 菌株[29]。2006 ~ 2008 年美国 10 个主动监测网点（ABCs）报道：265 例侵袭性 GBS 早发感染病例中，非溶血 GBS 感染占 4%。

增菌后使用常规方法接种、分离血培养的菌株，通过 CAMP 检验识别或用血清乳胶凝集法进行血清学鉴定。最近有报道显色琼脂协助识别 β-溶血 GBS 菌株。与有色增菌肉汤培养基一样，这种琼脂仅能识别 β-溶血 GBS 菌株，大部分不能识别非溶血性菌株。除增菌肉汤培养基外，还有 DNA 探针技术[30] 和 PCR 法进行核酸扩增技术（nucleic acid amplification techniques，NAAT）[31]，都能快速识别 GBS。

与增值后再培养的金标法相比，现有商业化的 NAAT 检测非增菌标本的灵敏度（62.5% ~ 98.5%）和特异性（64.5% ~ 99.6%）不同[32]。有 3 个研究用产时 NAAT 检测非增菌标本和孕晚期检测增菌后的培养结果，与产时增菌后的培养结果相比较[32,34,35]。关于标本的采集时间，其中 2 个研究表明产时 NAAT（95.8% 和 90.7%）比产前培养（83.3% 和 84.3%）略微灵敏，虽然二者可信区间有重叠。有一个研究报道产时 NAAT 检测拭子标本的灵敏度（94%）比产前采集拭子标本增菌后培养（54.3%）显著增高[33]。检测前使用增菌技术可让 NAAT 检测 GBS 的灵敏度增至 92.5% ~ 100%[31,36]。使用增菌步骤会延长检测时间，但对产前检查而言，准确的结果比时间更重要。

尽管已有 NAAT 法检测 GBS，产时应用仍受一定限制。虽然产时检测有较高灵敏度和特异性，而且结果回报比较迅速，可以减少产前筛查的需求，现有证据不能支持其替代产前培养或对产程发动时不知道 GBS 定植情况的孕妇进行危险因素为基础的筛查。增菌步骤需要额外的时间，非增菌 NAAT 相对不够灵敏，因此 NAAT 不适用于产时检测。另外，检测结果实际回报时间、试验的复杂程度、是否 24h 都能检测，对化验员的要求和价格都是需要考虑的。能够做 NAAT 检测的医院，收治孕足月但不知道 GBS 定植情况、且没有高危因素的孕妇时，使用此法可能有帮助。即使产时使用优化 NAAT 也仍有瑕疵，包括延迟抗生素治疗、对青霉素变态反应者没有其他药敏结果。目前，已开发出检测 GBS 且不需增菌的其他方法[37]，包括光学免疫法和酶免疫法，但没有一个方法有足够的灵敏度，能在产时直接检测标本、判定 GBS 定植情况。

3.抗生素敏感试验

抗生素敏感试验对青霉素有变态反应者选择抗生素非常重要，因为对克林霉素耐药的 GBS 菌株有增加趋势，而克林霉素是对青霉素有变态反应者最常使用的药物。正确的药敏方法也很重要，因为可能有克林霉素诱导的耐药，在肉汤培养基上鉴定却仍表现为敏感。D-区测试法使用双碟弥散进行测试，一直用于红霉素耐药和克林霉素敏感的判定，可导致克林霉素诱导的耐药。当菌株表现为 D-区阳性时，可认为有克林霉素诱导的耐药，虽然这种耐药对临床的意义尚不清楚。

目前的 GBS 预防措施不能防止所有的早发感染，快速发现新生儿感染和尽早使用正确的药物治疗，能使死亡率和并发症降至最低。判断是否有 GBS 感染必须考虑病人的临床情况、母亲的危险因素和是否进行过产时预防治疗。

三、新生儿感染的症状

随着产时预防性使用抗生素的增加，感染的症状可能被掩盖或延迟出现，因此影响临床医生对早发感染的判断。1996 年以来的几个研究显示：母亲产时接受抗生素治疗者与未接受者的新生儿早发感染的症状没有差别，约有 90%于生后 24h 内发病。

虽然有 GBS 定植者的婴儿被认为发生早发感染的机会较大，但普查发现，GBS 感染者母亲＞60%产前 GBS 培养为阴性[38]。出现假阴性病例在预料之中，因为 GBS 培养多在孕 35～37 周进行，不能发现那些产时有 GBS 定植者。随着有效预防措施的实施，相对低负担的疾病发病率增长反映这项政策的局限性。任何感染相关的症状都可能是 GBS 感染的表现，无论母亲是否有 GBS 定植。

血培养或脑脊液培养是诊断 GBS 早发感染的金标准。脑膜炎患儿有 15%～33%血培养为阴性[39]，而临床有无脑膜炎者的治疗不同。

1.母亲患绒毛膜羊膜炎者的婴儿

绒毛膜羊膜炎是母亲有 GBS 定植者发生早发感染的重要危险因素，提示感染在子宫内已经发生。母亲产时发热是绒毛膜羊膜炎的症状之一，与产时抗生素预防 GBS 感染失败有相关性。产时治疗绒毛膜羊膜炎可防止新生儿发生感染。诊断绒毛膜羊膜炎通常依靠临床症状和体征，发热（可以是低热）、子宫有触痛、胎儿心率增快、母亲气促，羊水有异味或出现脓性羊水。为了避免新生儿感染，发动产程后母亲出现发热是绒毛膜羊膜炎的独立症状，是使用抗生素的指征，特别是那些有危险因素的母亲（如破膜时间延长或产程延长者）。

有研究发现，产时硬膜外镇痛和发热有相关性，绒毛膜羊膜炎可能被过度诊断，因而导致过度检查和使用抗生素。但来自美国 2009 年多个州的监测数据表明：虽然使用硬膜外镇痛较为普遍，但产时体温＞38℃者（3.3%）相对罕见[14]。接诊新生儿时，询问产科医生母亲是否被怀疑有绒毛膜羊膜炎是非常重要的。

2.母亲产时未接受足够的抗生素治疗、一般情况较好的新生儿

如何处理那些母亲产时没有接受足够抗生素治疗（无论产前抗生素使用时间过短，还是抗生素效果

不确定）、但一般情况较好的婴儿也是个挑战。过去的 GBS 预防指南推荐：对母亲抗生素使用时间较短和孕周 < 35 周且母亲产时接受过抗生素预防者进行血培养和全血细胞计数及分类检查，但这种方法也有一定缺陷，因为母亲产时用过抗生素的婴儿血培养的灵敏度较低。目前关于全血细胞计数作为新生儿感染指标的研究显示：虽然 NPV 较高，但 PPV 很低，尤其那些外表健康的足月儿。出生后立即查 CBC 敏感度最低，生后 6～12h 取血，诊断价值才能升高[40]。也有研究发现，临床症状比血液学检查更灵敏。

有些医院给生后 1h 内给无症状的新生儿肌注青霉素，因为一些观察研究显示普遍使用青霉素可以减少 GBS 早发感染。但这些研究都以历史数据作为对照，而且来自同一所医院，孕妇也未做产前 GBS 筛查，因此很难推广至其他医院。

四、GBS 预防指南的实施和结果

（一）2002 版 GBS 预防指南的实施情况

2002 版指南推荐进行 GBS 的普遍筛查，发布后得到迅速推广实施。最有力的数据来自美国一项多个州基于人群的研究[14]，2003～2004 年 819 000 个活产记录，其设计与 1998～1999 年间的研究相同[21]。产前进行 GBS 定植情况筛查的孕妇由 1998～1999 年的 48.1%增至 2003～2004 年的 85%，2003～2004 年被筛查者在产程发动时有 98.4%有筛查结果。其中 24.2%证实为 GBS 阳性，在预期之内。母亲产时有抗生素应用指征者接受抗生素治疗的比例由 1998～1999 年的 73.8%增至 2003～2004 年的 85.1%。

尽管推广了普遍筛查，但在几个关键环节仍然存在不足。早产儿发生 GBS 早发感染的风险相对较高，产前筛查推荐的时间是孕 35～37 周，早产孕妇中只有 50.3%在入院时知道 GBS 定植情况。虽然推荐对不知道 GBS 定植情况的早产孕妇使用抗生素预防治疗，但实际接受抗生素预防者仅有 63.4%。另外，有 GBS 菌尿的早产孕妇和既往分娩过 GBS 感染的新生儿者接受抗生素预防的比例较少（73.5%）。GBS 筛查阳性的早产孕妇接受抗生素预防治疗的比例较高（84.5%）。入院时，有先兆早产和不知道 GBS 定植情况者的筛查做得不够好。尽管指南推荐这些孕妇入院时筛查 GBS 定植情况，入院后随即分娩和未分娩者实际仅有 18%和 31%接受筛查[14]。

与预计相同，普遍筛查后，发动产程的孕妇接受抗生素预防的比例仅轻微增加，由 26.8%增至 31.7%。青霉素和氨苄西林作为指南推荐的、无青霉素过敏史的孕妇使用的药物，仍是最常使用的药物（有 76.7%的孕妇使用）。但青霉素变态反应者通常用的药物并不是 2002 版指南推荐的头孢唑林。尽管指南推荐有效，仅有 13.8%的没有变态反应高危因素的青霉素变态反应者使用头孢唑林。克林霉素仍是青霉素过敏者使用最多的药物（低危者使用率为 69.9%，高危者 83.5%）。尽管指南推荐对所有青霉素有变态反应者和高危孕妇的阴道标本进行药敏测试，接受克林霉素预防治疗者都很少进行克林霉素和红霉素的药敏测试[14]。Rhode 岛的一家医院也报道了相同的发现[41]。

2003～2004 年美国基于多个州的人群研究也证实[14]：产前 GBS 筛查阴性者所生婴儿发生早发感染比预计数量多（足月儿预计数量为 23%～46%，实际观察为 61%）。因为 GBS 培养灵敏度不高，以及 GBS 可发生于筛查至分娩的时间窗内，有假阴性结果在预料之中。但过高的比例提示：GBS 定植情况的筛查步骤可能存在问题。收集标本的时间、方法、运送和/或实验室的操作都可能有瑕疵。做过筛查的孕妇中有 36%的分娩记录筛查的日期，因此不能评估是否在推荐的孕期窗口内完成了筛查。

（二）新生儿 GBS 感染的趋势

自 20 世纪 90 年代初实施产时应用抗生素预防政策以来，早发 GBS 感染约降低了 80%。公立医院出院诊断编码数据也显示 1990～2002 年临床败血症的发生稳定下降，1996 年发布 GBS 防治指南后的 2 年内，足月儿临床败血症病例显著减少；这些数据表明，GBS 早发感染减少是有效预防的结果，而不是母亲使用抗生素影响了新生儿血培养结果。1999～2001 年 GBS 早发感染发病率稳定于 0.50/1 000 个活产儿。2002 版 GBS 预防指南颁布后，发病率进一步降至 0.3～0.4/1 000 个活产儿，与 2002 版指南的预期相符[21]。来自美国所有军队医院的出生数据也有相似的趋势[42]。但黑色人种和白色人种间早发 GBS

感染发病率的差别仍然持续存在，而且早产与足月儿也有差别[43]。2008 年初的监测数据表明，人种间的差别有一定程度的缩小[1]。所有黑人婴儿发病率降至 0.49/1 000 个活产儿，接近 2010 健康人群的数据（0.5/1 000 所有种族活产儿）。但 2008 年的最后数据强调，应该报道病例和出生活产儿总数的种族情况，而且还需几年的数据才能确定这种趋势是否持久。

（三）非 GBS 病原体感染的趋势

早发 GBS 感染减少并没有导致其他病原体感染上升，包括耐药菌。多数研究，包括基于人群的研究，发现随着产时抗生素预防 GBS 的推广，非 GBS 病原体早发感染率保持稳定或下降[44,45]。早产儿、低出生体重儿或极低出生体重儿中侵袭性大肠杆菌感染的发生率有所增加[47,48]，有研究报道早产儿或极低出生体重儿（very low birth weight，VLBW）中氨苄西林耐药的大肠杆菌所占比例有增加[46]。但这种现象，在不同时期或不同研究的结果不同。有关早产儿败血症的多中心研究显示：大肠杆菌感染率自 1991～1993 年至 1998～2000 年有所增加[47]，1998～2000 年至 2002～2003 年保持稳定，氨苄青霉素耐药菌株所占比例没有显著改变[48]。目前还不清楚：出现氨苄青霉素耐药的大肠杆菌菌株是否都是产时使用抗生素预防 GBS 早发感染所造成的，因为，整个社区氨苄青霉素耐药的大肠杆菌菌株数量在增长[49]。现有证据也不能说明足月儿非 GBS 早发感染率有增加。

有些研究观察到所有新生儿[44]、早产儿或 VLBW 产时抗生素曝露与大肠杆菌或其他非 GBS 菌早发感染有联系[46,47]。但这些研究对照组都是非耐药病原体感染的婴儿，不能说明产时抗生素预防了氨苄西林敏感菌株的感染，因此可能过高估计抗生素暴露和耐药的关系[50]。包括相同产院出生的非感染者在内的、多中心的有关早发大肠杆菌感染的病例对照研究发现[51]：产时抗生素暴露与氨苄西林耐药的大肠杆菌感染无关。

早产儿大肠杆菌和抗生素耐药菌株引起的早发感染增加的危险，并不能与产时使用抗生素预防 GBS 早发感染的获益相比。2009 年 CDC 的数据显示：尽管 GBS 早发感染已显著减少，就新生儿整体而言，大肠杆菌早发感染率仍然稳定，且比 GBS 早发感染率低。确保尽早发现非 GBS 感染或因其造成的死亡率升高仍然是新生儿非 GBS 感染的监测目标。

（四）预防 GBS 早发感染的努力对新生儿医疗工作的影响

20 世纪 90 年代早期和中期的调查研究显示：与母亲产时未用抗生素的婴儿相比，儿科医生和新生儿医生接诊母亲产时使用过抗生素的婴儿时，更愿意做与感染相关的检查和使用抗生素。1996～2002 年间的调查结果则不同，母亲产时用过抗生素的婴儿得到的医疗服务[包括诊断试验、抗生素治疗和（或）住院时间延长]有的增加、有的持平、有的减少。2002 版预防指南颁布以来尚无相关的报道。

2010 年美国疾病控制与预防中心，妇产科学会及儿科学会颁布了新的 GBS 预防指南，其效果还有待时间的检验。

（李耿）

参考文献

[1] CDC.Active Bacterial Core Surveillance Report，Emerging Infections Program Network，Group B Streptococcus，2008[S]. Atlanta：US Department of Health and Human Services，CDC，2009.

[2] PHARES C R，LYNFIELD R，FARLEY M M，et al. Epidemiology of invasive group B streptococcal disease in the United States，1999-2005[J]. JAMA，2008，299：2056-2065.

[3] HEATH P T，BALFOUR G F，TIGHE H，et al.Group B streptococcal disease in infants： a case control study[J]. Arch Dis Child，2009，94：674-680.

[4] BOYER K M，GOTOFF S P. Strategies for chemoprophylaxis of GBS early-onset infections[J]. Antibiot Chemother，1985，35：267-280.

[5] HEINEMANN J，GILLEN G，SANCHEZ-RAMOS L，et al.Do mechanical methods of cervical ripening increase infectious morbidity？A systematic review[J]. Am J Obstet Gynecol，2008，199：177-187.

[6] BAECHER L，GROBMAN W.Prenatal antibiotic treatment does not decrease group B Streptococcus colonization at delivery[J].Int J Gynaecol Obstet，2008，101：125-128.

[7] CUTLAND C L，MADHI S A，ZELL E R，et al.Chlorhexidine maternal-vaginal and neonate body wipes in sepsis and vertical transmission of pathogenic bacteria in South Africa：a randomised，controlled trial[J]. Lancet，2009，374（9705）：1909-1916.

[8] SALEEM S，ROUSE D，MCCLURE E，et al. Chlorhexidine vaginal and infant wipes to reduce perinatal mortality and morbidity：a randomized controlled trial[J].Obstet Gynecol，2010，115：1225-1232.

[9] BARBER E L，ZHAO G，BUHIMSCHI I A，et al.Duration of intrapartum prophylaxis and concentration of penicillin G in fetal serum at delivery[J]. Obstet Gynecol，2008，112(2 Pt 1)：265-270.

[10] ALLEGAERT K，van MIEGHEM T，VERBESSELT R，et al.Cefazolin pharmacokinetics in maternal plasma and amniotic fluid during pregnancy[J].Am J Obstet Gynecol，2009，200：170 -177.

[11] MULLER A，MOUTON J，OOSTVOGEL P，et al.Pharmacokinetics of clindamycin in pregnant women in the peripartum period[J].Antimicrob Agents Chemother，2010，54：2175-2181.

[12] BRUNTON L，LAZO J，PARKER K，et al. Goodman & Gilman's The pharmacogicical basis of therapeutics[M]. 11th ed. New York：McGraw-Hill，2006.

[13] CHAUDHURI K，GONZALES J，JESURUN C A，et al. Anaphylactic shock in pregnancy：a case study and review of the literature[J]. Int J Obstet Anesth，2008，17：350-357.

[14] Van DYKE M K，PHARES C R，LYNFIELD R，et al. Evaluation of universal antenatal screening for group B Streptococcus[J]. N Engl J Med，2009，360：2626-2636.

[15] PANDA B，IRURETAGOYENA I，STILLER R，et al. Antibiotic resistance and penicillin tolerance in ano-vaginal group B streptococci[J]. J Matern Fetal Neonatal Med，2009，22：111-114.

[16] KIMURA K，SUZUKI S，WACHINO J，et al.First molecular characterization of group B streptococci with reduced penicillin susceptibility[J].Antimicrob Agents Chemoth，2008，52：2890-2897.

[17] DAHESH S，HENSLERr M E，van SORGE N M，et al. Point mutation in the group B streptococcal pbp2x gene conferring decreased susceptibility to beta-lactam antibiotics[J]. Antimicrob Agents Chemother，2008，52：2915-2918.

[18] National Committee of Clinical Laboratory Standards.Performance standards for antimicrobial susceptibility testing[M]. Wayne：NCCLS document M100-S 14[S]，2004.

[19] CASTOR M L，WHITNEY C G，COMO-SABETTI K.Antibiotic resistance patterns in invasive group B streptococcal isolates[J]. Infect Dis Obstet Gynecol，2008，727：505.

[20] EDWARDS M S. Group B streptococcal conjugate vaccine：a timely concept for which the time has come[J]. Human Vaccines，2008，4：444-448.

[21] SCHRAG S J，ZELL E R，LYNFIELD R，et al. A population-based comparison of strategies to prevent early-onset group B streptococcal disease in neonates[J]. N Engl J Med，2002，347：233-239.

[22] KENYON S，PIKE K，JONES D R，et al.Childhood outcomes after prescription of antibiotics to pregnant women with spontaneous preterm labour：7-year follow-up of the ORACLE II trial[J]. Lancet，2008，372(9646)：1319-1327.

[23] CENTELLES-SERRANO M J，PEREZ-MORENO M O，LLOVET-LOMBARTE M I，et al. Effectiveness of systematic investigation for group B Streptococcus in urine samples to identify colonized pregnant women[J]. Enferm Infecc Microbiol Clin，2009，27：394-398.

[24] WENG C，KORGENSKI K，SHENG X，et al. Pregnancy outcomes in women with group B streptococcal bacteriuria[C]// Annual Meeting of the Pediatric Academic Societies.Vancouver：[s.n.]，2010.

[25] MCCARTER Y S，BURD E M，HALL G S，et al. Cumitech 2C：laboratory diagnosis of urinary tract infections[M]. Washington，DC：ASM Press，2009.

[26] LINK K，FAJARDO K. Screening for asymptomatic bacteriuria in adults：evidence for the U.S. Preventive Services Task Force reaffirmation recommendation statement[J].Ann Inter Med，2008，149：W20-W24.

[27] HAKANSSON S，AXEMO P，BREMME K，et al.Group B streptococcal carriage in Sweden：a national study on risk factors for mother and infant colonization[J].Acta Obstet Gynecol Scand，2008，87：50-58.

[28] ARYA A，CRYAN B，O'SULLIVAN K，et al.Self-collected versus health professional-collected genital swabs to identify the prevalence of group B Streptococcus: a comparison of patient preference and efficacy[J].Eur J Obstet，Gynecol Reprod Biol，2008，139：43-45.

[29] CARVALHO M D，FACKLAM R，JACKSON D，et al. Evaluation of three commercial broth media for pigment detection and identification of group B streptococci (GBS)，Streptococcus agalactiae[J]. J Clin Microbiol，2009，47：4161-4163.

[30] FIANDACA M，LTTICKEN R，HAASE G，et al.Rapid detection of Streptococcus agalactiae from swabs by peptide nucleic acid fluorescence in situ hybridization[J].J Med Microbiol，2010，59：179-184.

[31] BLOCK T，MUNSON E，CULVER A，et al. Comparison of carrot broth- and selective Todd-Hewitt broth-enhanced PCR protocols for real-time detection of Streptococcus agalactiae in prenatal vaginal/anorectal specimens[J]. J Clin Microbiol，2008，46：3615-3620.

[32] ALFA M J，SEPEHRI S，de GAGNE P，et al. Real-time PCR assay provides reliable assessment of intrapartum carriage of group BStreptococcus[J]. J Clin Microbiol，2010，48(9)：3095-3099.

[33] DAVIES H D，MILLER M A，FARO S，et al. Multicenter study of a rapid molecular-based assay for the diagnosis of group BStreptococcus colonization in pregnant women[J].Clin Infect Dis，2004，39：1129-1135.

[34] GAVINO M，WANG E.A comparison of a new rapid real-time polymerase chain reaction system to traditional culture in determining group BStreptococcus colonization[J].Am J Obstet Gynecol，2007，197：388 -394.

[35] MONEY D，DOBSON S，COLE L，et al.An evaluation of a rapid real time polymerase chain reaction assay for detection of group B Streptococcus as part of a neonatal group B Streptococcus prevention strategy[J]. J Obstet Gynaecol Can，2008，30：770-775.

[36] SCICCHITANO L，BOURBEAU P.Comparative evaluation of the AccuProbe group B Streptococcus culture test，the BD GeneOhm Strep B assay，and culture for detection of group B streptococci in pregnant women[J]. J Clin Microbiol，2009，47：3021-3023.

[37] DANIELS J，GRAY J，PATTISON H，et al.Rapid testing for group B Streptococcus during labour：a test accuracy study with evaluation of acceptability and cost-effectiveness[J].Health Technol Assess，2009，13：1-154.

[38] PULVER L S，HOPFENBECK M M，YOUNG P C，et al.Continued early onset group B streptococcal infections in the era of intrapartum prophylaxis[J]. J Perinatol，2009，29：20-25.

[39] ANSONG A，SMITH P B，BENJAMIN D，et al. Group B streptococcal meningitis：cerebrospinal fluid parameters in the era of intrapartum antibiotic prophylaxis[J].Early Hum Dev，2009，85(10 S)：S5-S7.

[40] NEWMAN T B，PUOPOLO K M，WI S，et al.Interpreting complete blood counts soon after birth in newborns at risk for sepsis[J]. Pediatrics，2010，126(5)：903-909.

[41] MATTESON K A，LIEVENSE S P，CATANZARO B，et al.Intrapartum group B streptococci prophylaxis in patients reporting a penicillin allergy[J]. Obstet Gynecol，2008，111(2 Pt 1)：356-364.

[42] EBERLY M D，RAJNIK M.The effect of universal maternal screening on the incidence of neonatal early-onset group B streptococcal disease[J]. Clin Pediatr (Phila)，2009，48：369-375.

[43] CDC.Trends in perinatal group B streptococcal disease-United States，2000-2006[J].MMWR，2009，58：109-112.

[44] PUOPOLO K，EICHENWALD E.No change in the incidence of ampicillin-resistant，neonatal，early-onset sepsis over 18 years[J].Pediatrics，2010，125：e1031-e1038.

[45] DALEY A J，ISAACS D.Ten-year study on the effect of intrapartum antibiotic prophylaxis on early onset group B streptococcal and Escherichia colineonatal sepsis in Australasia[J]. Pediatr Infect Dis J，2004，23：630-634.

[46] BIZZARRO M J，DEMBRY L M，BALTIMORE R S，et al.Changing patterns in neonatal Escherichia coli sepsis and ampicillin resistance in the era of intrapartum antibiotic prophylaxis[J]. Pediatrics，2008，121：689-696.

[47] STOLL B J，HANSEN N，FANAROFF A A，et al.Changes in pathogens causing early-onset sepsis in very-low-birth-weight infants[J]. N Engl J Med，2002，347：240-247.

[48] STOLL B J，HANSEN N I，HIGGINS R D，et al.Very low birth weight preterm infants with early onset neonatal sepsis：the predominance of gram-negative infections continues in the National Institute of Child Health and Human Development Neonatal Research Network，2002—2003[J]. Pediatr Infect Dis J，2005，24：635-639.

[49] AL-HASAN M N，LAHR B D，ECKEL-PASSOW J E，et al.Antimicrobial resistance trends of Escherichia coli bloodstream isolates：a population-based study，1998—2007[J].J Antimicrob Chemother，2009，64：169-174.

[50] MOORE M R，SCHRAG S J，SCHUCHAT A.Effects of intrapartum antimicrobial prophylaxis for prevention of group-B-streptococcal disease on the incidence and ecology of early-onset neonatal sepsis[J]. Lancet Infect Dis，2003，3：201-213.

[51] SCHRAG S J，HADLER J L，ARNOLD K E，et al.Risk factors for invasive，early-onset Escherichia coli infections in the era of widespread intrapartum antibiotic use[J]. Pediatrics，2006，118：570-576.

第七节　新生儿巨细胞病毒感染

人巨细胞病毒感染已成为当前国内外医学界关注的重点，是新生儿感染的重要病原之一。巨细胞病毒（Cytomegalovirus，CMV）是疱疹病毒科 β 亚科中基因组最大的 DNA 病毒，又称人疱疹病毒 5 型，为双链 DNA 病毒，是一种机会致病病原体。因受染细胞的典型改变是细胞变大，核内和胞浆内出现包涵体，故本病又名巨细胞包涵体病（cytomegalic inclusion disease，CID）。CMV 感染在人群中常表现为临床潜伏感染或复发感染，根据 CMV 在宿主体内的复制情况，其感染可分为活动性感染和潜伏性感染。按照临床征象分为症状性感染和无症状性感染。按 CMV 感染时间可分为原发性感染、再发性感染和既往感染。胎儿和新生儿感染后，虽然多数无症状，但仍有不少患儿发生小头畸形、生长发育迟缓、智力障碍和感觉神经性耳聋等远期后遗症。特别是先天性感染危害更大，因而我们系统总结新生儿 CMV 感染的特点，积极采取防治措施，有着十分重要的意义。

一、流行病学

人是 CMV 的唯一传染源和宿主，本病属非流行性传染，无明显季节性，感染率与社会经济条件明显相关。CMV 通过密切接触感染者的体液（尤其是尿液、唾液、血液和生殖器分泌物）在人群中传播，人群对 CMV 普遍易感。新生儿 CMV 感染途径有垂直传播、水平传播、医源性传播。垂直传播包括出生前感染、出生时感染和出生后感染。研究表明，妊娠妇女妊娠期的 CMV 原发性感染是引起新生儿先天性感染并导致后遗症的主要原因。根据加拿大妇产科学会指南以及美国疾病预防控制中心的统计数据，1%～4% 的妊娠妇女在妊娠期发生 CMV 原发性感染，其中 30%～40% 发生宫内感染。欧美 20 世纪 80 年代孕妇的感染率为 40%～80%，日本为 95%，一些发展中国家及地区的感染率甚至可达 100%，中国上海的产妇感染率为 92%，武汉 96%，沈阳 99%，孕妇的原发或重复感染均可引起胎儿的宫内感染、围生期感染或产后水平感染，武汉观察组的总感染率达 85%。产妇与新生儿的抗人巨细胞病毒免疫球蛋白 M 的检出情况与感染密切相关，胎儿可从抗人巨细胞病毒免疫球蛋白 M 阳性的母亲获得感染。

各国采用不同检测方法进行新生儿监测的结果显示，发达国家中先天性 CMV 感染率普遍较低，例如意大利 0.18%，德国 0.21%，瑞士 0.2%，日本 0.17%，美国 0.7%～0.45%。而在发展中国家其感染率则普遍高于发达国家（如巴西 1.1%，阿根廷 4.66%），西非地区的一项研究结果显示先天性 CMV 感染率更是高达 5.4%。我国在新生儿先天性 CMV 感染状况方面也进行了一些研究，新生儿脐血 CMV 免疫球蛋白 M（immunoglobulin M，IgM）抗体检测的阳性率为 0.6%～8.5%，新生儿黄疸者的 CMV 感染率更高达 8.86%，这些结果都明显高于上述其他国家或地区报道的感染率[1]。

二、临床症状

1.先天感染

感染巨细胞病毒的新生儿中，大约有 25% 的病儿是先天性感染，活产婴儿临床表现因宫内感染的时间以及母亲孕期原发性或继发性感染而各不相同。通常 CMV 对肝脏、眼睛及中枢神经系统有特别的亲和力，其中 50% 的病儿在出生时就会出现典型症状，最常见的症状有肝脾肿大、黄疸、瘀点状皮疹、小头畸形，其次为脉络膜视网膜炎、男孩腹股沟疝、脑积水、溶血性贫血、肺炎等。黄疸、肝脾肿大和出血现象，可在之后不同的时间里自行消失，但神经系统后遗症稍后才明显，且不易消失。先天性 CMV

感染不仅对出生新生儿的神经系统造成损害，而且可以引起远期的神经系统后遗症，主要是精神发育迟缓和感音性神经性耳聋，而后者目前已经成为导致儿童非遗传性感音性听力损害的最主要原因。国外资料显示，有22%~65%有症状先天性CMV感染的患儿以及6%~23%无症状感染的患儿在出生时就已经出现单侧或双侧听力损害，但是部分患儿的听力损害在出生时及新生儿期没有表现出听力下降，而在儿童时期出现听力受损。在一项关于先天性CMV感染对听力损害的前瞻性队列研究中，收集了60例先天性CMV感染的新生儿，其中5.4%为症状性感染，经检测21%无症状性感染的患儿及33%症状性感染的患儿出生时有听力损害；随访5年，5%的新生儿会出现迟发型神经感音性听力损害，11%的患儿听力损害进一步恶化，16%的患儿听力损害有波动。文献报道超过90%有症状先天性CMV感染的患儿将出现神经系统后遗症，其中25%~35%可能出现不同程度的伤残，而病死率可达2%~30%。另外，先天性CMV感染的患儿中有5%~30%出现脉络膜视网膜炎，这是除弓形虫感染以外导致先天性脉络膜视网膜炎的第二大主要原因，该并发症可以导致视神经萎缩和视力部分或全部丧失。

严重先天性CMV感染的病儿死亡率可达30%，主要是由于多器官损伤、严重肝功能不良、出血、并发细菌感染而引起死亡，大多发生在新生儿时期。存活下来的病儿，90%会留有各种伤残，包括精神、运动落后，智力低下，听力障碍，视力异常，语言表达能力障碍，学习困难和瘫痪。也有一些病儿在出生时没有症状，这种预后比较好，但其中也有10%~15%的病儿在出生后2年内才出现上述后遗症，但其程度较轻。

2.后天感染

新生儿在出生时吸入宫颈、阴道分泌物，或因产后哺乳、护理时发生的感染都属于后天感染。后天感染大多没有症状。但如果足月分娩的新生儿在出生后9个月内发生肺炎，就要考虑可能与巨细胞病毒感染有关，这种肺炎病死率高。早产儿出现后天感染时症状比较重，常出现肝脾肿大、血小板减少、溶血性贫血、呼吸功能不良等症状，虽然大多可以自行痊愈，但病死率还是高达到20%以上。本病常为多系统多脏器受累，并发症较多，如神经系统损害至小头畸形、脑积水、脑组织钙化、惊厥和脉络膜视网膜炎等，或常发生间质性肺炎、血小板减少性紫癜。后遗症常见生长迟缓、智力障碍、运动障碍、癫痫、视力减退（视神经萎缩）、听力障碍（神经性耳聋）等[2]。

三、诊断及实验室检查

先天性巨细胞病毒感染可以根据临床表现如黄疸、肝脾肿大、全身出现瘀点，以及母亲在怀孕时感染了巨细胞病毒确诊。确诊有困难时，还可以通过一些化验帮助诊断，如培养尿液、唾液中的病毒、检验血清中巨细胞病毒的抗体等。其中检验血清中抗体的方法最常用，如果婴儿体内的IgG抗体持续6个月以上，提示为宫内或出生后不久感染的，而如果母亲并没有感染病毒，就可确定是出生后感染的。如果出生后两周内检测发现血清中IgM抗体为阳性，就可断定是先天性感染。

具体分述如下：

1.临床诊断

临床诊断依据能证实宿主体内有人巨细胞病毒（Human cytomegalovirus，HCMV）侵入，无论有无症状或病变均称为CMV感染。

（1）根据获得感染的方式分类：①先天性感染：由HCMV感染的母亲所生育的子女，于出生14d内（含14d）证实有HCMV感染为宫内感染所致。②围生期感染：由HCMV感染的母亲所生育的子女于出生14d内没有HCMV感染，而于生后第3~12周证实有HCMV感染为婴儿于出生过程或吸吮母乳感染。③生后感染或获得性感染：由产后水平感染主要是经哺乳而感染和由患婴之间造成的水平传播感染。

在新生儿中以前2种方式为最重要。

（2）根据临床征象分类：①症状性感染：出现HCMV感染相关的症状、体征，损害宿主两个或两个以上器官或系统时称全身性感染，多见于先天性感染；主要集中于宿主的某一器官或系统，如肝脏或肺部时则称为 CMV 肝炎或 CMV 肺炎。②亚临床型感染：无任何临床症状与体征在新生儿中为非主要类型。

2.实验室检查

依据中华医学会儿科学分会感染消化学组制定的《巨细胞病毒感染诊断方案》，必须有 5 项实验室检查之一阳性才可诊断。

（1）分离出 HCMV。从尿液、血液唾液乳汁等组织中分离出 HCMV。

（2）检出巨细胞病毒。除外其他病毒感染时，在受检组织细胞中见到典型的巨细胞病毒。

（3）血清特异抗体检测：①血清抗 CMV 免疫球蛋白 G（immunoglobulin G，IgG）从阴性转为阳性表明原发性感染。②血清抗 CMV IgM：阳性结果表明 HCMV 感染；如同时有抗体 CMV IgG 阴性表明原发性感染；但新生儿产生 IgM 能力差，因此即使感染了 HCMV 仍可出现假阴性。

（4）特异的单克隆抗体检测。用特异的单克隆抗体从受检组织或细胞中检测到 CMV 抗原（pp65 抗原），表示 HCMV 活动。从周围血细胞中查得 CMV 抗原又称为 CMV 抗原血症。

（5）分子杂交或聚合酶链反应法。用分子杂交或聚合酶链反应法（如巢式 PCR，荧光定量 PCR 检测，DNA 芯片技术）从受检材料中检出 CMV DNA 特异片段，表明 CMV 感染，可为潜伏感染或活动性感染。

其他辅助检查：

（1）X 线检查示肺部呈间质性肺炎表现。

（2）B 超有肝脾肿大等改变。

（3）脑电图：异常波形。

3.关于筛查问题

巨细胞病毒血清学筛查一直是一个有争论的问题。公共卫生权威机构不推荐对于孕妇进行常规的血清学筛查。如果要进行筛查，应该在妊娠早期或者在计划妊娠前进行。如果孕妇检测为血清反应阴性，妊娠期临床疑似巨细胞病毒感染时应该进行反复的检查，但目前尚没有针对巨细胞病毒的有效而安全的免疫措施。此外，由于我们还没有针对巨细胞病毒感染的有效的产前治疗措施，胎儿有巨细胞病毒感染或者患病的孕妇只能选择性终止妊娠或者期待观察直至分娩。产前检查，提供了一个宣教的机会，建议 IgG 抗体阴性妇女需采取预防措施。此外，孕前常规抗体检测有助于区分孕期是初次还是复发感染。Naessens 等评估了孕期第一次巨细胞病毒血清学筛查，他们发现，这种筛查只能检出所有先天性巨细胞病毒感染的 82%。目前尚不推荐对所有孕妇进行巨细胞病毒血清学常规检测。只有那些妊娠期出现流感样症状或者超声检查发现异常声像疑似巨细胞感染而不能通过其他原因解释（宫内生长迟缓病例中胎盘功能不全，腹水病例中羊水过少和胎儿贫血等）的孕妇才应该进行血清学检测[3-9]。

四、治疗

（1）抗病毒药物如阿糖胞苷以及阿昔洛韦（无环鸟苷）等对 HCMV 均能起到短暂的抑制作用使症状缓解，但不能消除感染。

（2）干扰素对 HCMV 的抑制作用效果欠佳并可能导致抗药性。

（3）阿昔洛韦衍生物更昔洛韦（ganciclovir，GCV）效果较好，重症感染者用 7.5 ~ 10mg/（kg·d），分 2 或 3 次静滴 7 ~ 10d 后，继以 5mg/（kg·d）维持治疗 1 ~ 2 个月，对先天性感染可用 12mg/（kg·d）连续治疗 6 周疗法。不良反应有白细胞及血小板下降、肝功能异常，但停药后可迅速恢复正常，偶可致不可逆性无精症。

更昔洛韦（GCV）是目前广泛用于治疗 CMV 感染的抗病毒药物，其作用机制是和三磷酸脱氧鸟苷竞争与 DNA 合成酶的结合，从而阻断 CMV 的 DNA 合成达到抗病毒作用。累积的研究和临床报道已证实，更昔洛韦用于治疗症状性先天性 CMV 感染可以有效改善听力损害，并有助于增加机体质量及头围、缓解肝脏损害、使病毒血症转阴、并且降低尿液中排出的病毒数量。虽然在中止抗病毒治疗后，血液及尿液中病毒的数量会逐渐恢复至治疗前的水平，但是并不影响 CMV 感染症状的改善。

目前治疗现状：

我国在治疗新生儿巨细胞病毒感染的适应证和治疗方法上缺乏规范的诊治指南，有的适应证过宽，例如有的医生只要 CMV IgM 抗体阳性或者尿中查到 CMV DNA 阳性就开始治疗，而且多采用两周疗程，但是复发率很高。因此建议对于无症状的确诊 CMV 感染的婴儿可以监测肝功能、神经发育情况和定期听力检查而不用马上用更昔洛韦（GCV）治疗，只有出现 CMV 感染的症状和体征时才考虑治疗。例如出现婴儿肝炎、听力受损、神经发育异常时才可以考虑治疗，并且要把药物的不良反应和可能的危害告诉家长，慎重地做出决定。一旦决定抗病毒治疗就要尽量坚持治疗 4～6 周，否则停药后可能复发。

缬更昔洛韦作为更昔洛韦的前体药物，口服生物利用度达 41.4%，口服缬更昔洛韦后血浆更昔洛韦药物浓度与静脉注射更昔洛韦相仿，也可用于治疗先天性 CMV 感染。另外，膦甲酸及西多福韦同样也具有抗 CMV 活性，但这两种药物均有显著的毒性，尤其是肾毒性，用于不能耐受更昔洛韦治疗的免疫抑制人群或对更昔洛韦耐药的 CMV 感染人群。而阿昔洛韦虽然在小鼠及体外存在抗 CMV 活性，但临床用于治疗先天性 CMV 感染患儿仅能暂时消除病毒血症，对症状及远期并发症没有任何改善。

2009 年《围产期医学杂志》发布的先天性 CMV 感染的诊治指南推荐：更昔洛韦静脉注射治疗先天性 CMV 感染的剂量为：6mg/（kg·次），每 12h 注射 1 次，持续 6 周。在临床治疗中应注意更昔洛韦的不良反应，包括骨髓抑制、性腺抑制导致不孕可能、肝功能异常及抽搐等，其中，中性粒细胞减少是最常见的不良反应。据一项纳入 46 例患儿的临床试验证实，使用更昔洛韦治疗组出现中重度中性粒细胞减少的比例（63%）明显高于对照组（21%），48% 的患儿需要调整剂量，14% 的患儿因此中止治疗。另外，由于更昔洛韦只有静脉制剂，治疗疗程长则突显出缬更昔洛韦的优势，目前建议使用缬更昔洛韦 16mg/（kg·次），口服每日 2 次，可以达到有效更昔洛韦血药浓度，但其出现中重度中性粒细胞减少的比例亦高达 38%。现在国外正进行一项临床试验，通过比较使用缬更昔洛韦治疗 6 周及 6 个月，来评价长疗程能否有助于进一步改善听力及神经系统发育。

Kimberlin 等通过长期随访证实：有症状先天性 CMV 感染的患儿使用更昔洛韦抗病毒治疗 6 周后，6 个月及 1 年时随访听力损害均有明显改善。但是有观点认为，有严重听力损害的新生儿一旦听力脑干诱发电位提示听力阈值高于 100dB，则没有必要进行更昔洛韦治疗，因为即使达到部分听力功能的改善，最终仍然需要耳蜗移植。另外，更昔洛韦可能有助于促进患儿长期的精神运动发育，但这有待于长期随访进一步证实。Lackber 等发表的最新研究表明：将 23 例无症状先天性 CMV 感染患儿分为更昔洛韦治疗组和对照组，治疗组患儿出生后予以更昔洛韦 10mg/kg 治疗 21d，随访 4～11 年，其中 5 例失访，对照组中 2 例患儿分别在 8 岁时及 10 岁时出现神经感音性听力损伤，而治疗组至随访结束无 1 例出现听力损害。因此，更昔洛韦可以预防无症状先天性 CMV 感染患儿出现潜在的听力损害。但是，由于无症状先天性 CMV 感染的患儿中部分会在儿童时期出现听力损害，因此是否对无症状感染者常规进行治疗依然存在争议[10-16]。

五、随访及预后

本病病死率高，受感染的胎儿除流产、死产外，常引起先天性畸形，出生后严重者在生后数天或数周内死亡；幸存者 90% 留有后遗症，如生长迟缓、智力障碍、运动障碍、癫痫视力减退（视神经萎缩）听力障碍（神经性耳聋）等。

由于部分先天性 CMV 感染的患儿在出生时及新生儿期都没有出现听力损害，而在儿童时期出现症状，因此有必要对先天性 CMV 感染患儿全部进行听力筛查，并且建立起完善的听力检测随访机制。建议先天性感染 CMV 的婴儿在 1，3，6，12 月龄及之后每年 1 次进行随访直至学龄期。随访的内容包括：体格及智力发育评估、听力脑干诱发电位检测、眼底检测、血清学检测（全血细胞计数、血小板计数、转氨酶水平、胆红素水平）以及尿液标本的病毒学检测。神经系统的后遗症已经成为先天性 CMV 感染的主要危害。一般出生时感染症状越重，神经系统后遗症也越严重。胎儿出生时有胎儿宫内发育迟缓或小头畸形，则高度提示可能存在精神发育迟缓和运动障碍，并且小头畸形的程度与婴儿智力的发育水平呈负相关，但小头畸形与听力损害无明显关系。而皮肤瘀点瘀斑和宫内发育迟缓则是出现听力损害的独立危险因素，生后神经系统影像学检查异常提示并发听力损害的可能性更大。另外，脉络膜视网膜炎提示神经系统损害预后不佳[17,18]。

后天性 *CMV* 感染多为自限性，预后良好。

六、预防

治疗即使有效，也难免留下后遗症，所以预防特别重要，鉴于传染源广泛，而且多为隐性，传播途径复杂而不易控制，加之易感性，普遍存在预防措施的重点在于开发疫苗。

获得性 *CMV* 感染是通过直接密切接触排毒者，在接触有排病毒者后应注意洗手，尽量减少传播的危险。输血时应事先筛查血源，应用 *CMV* 阴性血，或用浓缩红细胞等成分性输血，减少获得性感染的机会。

对于 *CMV* 感染的母亲能否进行母乳喂养的问题，现在仍然存在争议。多数学者认为对于确诊或高度怀疑为 *CMV* 感染的婴儿，若检出母乳中有 *CMV* 排毒时，建议停止母乳喂养。也有学者建议，对于无症状足月儿，可以继续母乳喂养，但对于早产和低出生体重儿需要特别小心，当母亲存在明显 *CMV* 感染证据时，应将母乳进行特别处理，将母乳中的 *CMV* 病毒颗粒灭活后再给婴儿，以免造成婴儿的 *CMV* 感染[19,20]。

（姜敏）

参考文献

[1] BUONDENSO D，SERRANTI D，GARGIULLO L，et al .Congenital cytomegalovirus infection： current strategies and future perspectives[J].Eur Rev Med Pharmacol Sci，2012，16（7）：919-35.

[2] ALKHAWAJA S，ISMAEEL A，BOTTA G，et al. there prevalence of congenital and perinatal cytomegalovirus infections amongetnewborns of seropositive mothers[J]. J Infect Dev Ctries，2012，6（5）：410-415.

[3] 何小周，王晓芳，王世文.先天性巨细胞病毒感染状况及检测方法的研究进展[J].病毒学报，2012，28（1）：74-77.

[4] 方峰. 新生儿巨细胞病毒感染及疾病的诊治[J].中国实用儿科杂志，2011，26（1）：6-8.

[5] SHEN Z，SHANG S，ZOU C，et al.The detection and clinical features of human cytomegalovirus infection in infants[J].Fetal Pediatr Pathol，2010，29（6）：393-400.

[6] 张书红. 人巨细胞病毒感染检测方法的研究进展[J].医学综述，2009，15（22）：3495-3497.

[7] 金艳，邓松华，王明丽. 人巨细胞病毒先天性感染实验室诊断的研究进展[J].安徽医科大学学报，2011,46（3）:282-285.

[8] 白剑，肖漓，石炳毅. 器官移植术后人巨细胞病毒感染的实验室诊断研究进展[J]. 中国误诊学杂志，2008，8（12）：2791-2793.

[9] NOVAK Z，ROSS S A，PATRO R K，et a1. Enzyme-linked immunosorbent as-say method for detection of cytomegalovirus strain-specific antibody re-sponses[J]. Clin Vaccine Immunol，2009，16（2）：288-290.

[10] MCMULLAN B J，PALASANTHIRAN P，JONES C A，et al. Congenital cytomegalovirus-time to diagnosis，management and clinical sequelae in Australia：opportunities for earlier identification[J]. Med J Aust. 2011，194（12）：625-629.

[11] De VRIES J J，van der EIJK A A，WOLTHERS K C，et al.Real-time PCR versus viral culture on urine as a gold standard in the diagnosisof congenital cytomegalovirus infection[J].J Clin Virol, 2012，53（2）：167-170.

[12] De VRIES J J，VOSSEN A C，KROES A C，et al.Implementing neonatal screening for congenital cytomegalovirus：addressing the deafness of policy makers[J]. Rev Med Virol，2011，21（1）：54-61.

[13] TOLAN R W，Jr，PALMER A，MICHAELS M G. Dried blood spot polymerase chain reaction screening for congenital cytomegalovirus infection[J]. J Pediatr，2010，157（6）：1045； author reply 1045-1046.

[14] NIGRO G，ADLER S P. Cytomegalovirus infections during pregnancy[J].Curr Opin Obstet Gynecol，2011,23（2）：123-128.

[15] WHITLEY R J. The use of antiviral drugs during the neonatal period. ClinPerinatol[J]，2012， 39（1）：69-81.

[16] COLL O，BENOIST G，VILLE Y，et al.Guidelines on CMV congenital infection[J].J Perinat Med，2009,37（5）：433-445,

[17] 刘利荣. 巨细胞病毒感染婴儿的随访观察[J].吉林医学，2012，33（1）：178-179.

[18] NYHOLM J L，SCHLEISS M R. Prevention of maternal cytomegalovirusinfection：current status and future prospects[J]. Int J WomensHealth，2010，2：23-35.

[19] YINON Y，FARINE D，YUDIN M H，et al. Cytomegalovirus infectionin pregnancy[J]. J Obstet Gynaecol Can，2010，32（4）：348-354.

[20] 邵肖梅，叶鸿瑁，丘小汕. 实用新生儿学[M]. 4 版.北京：人民卫生出版社，2010：310-315.

第八节　围生期李斯特菌感染的防治研究

近年来，单核细胞增生李斯特菌（*Listeria monocytogenes*，*LM*）感染引起的胎儿及新生儿疾病的报道逐渐增多，它可致新生儿脑膜炎、新生儿败血症、新生儿肺炎等，并可引起孕妇流产，故其严重性越来越受到医学界重视，本文谨针对 *LM* 在孕产妇及新生儿感染的一些特点进行简述，并对围生期 LM 感染的防治提出一些建议[1,2]。

一、*LM* 的细菌学特点

LM 是一种食源性传播的病原菌，为人畜共患菌，简称单增李斯特菌，在李斯特菌属中对人和动物危害最大。该菌最早是 1891 年法国学者 Hayen 在人体组织中观察到的。1940 年 Pirie 将之命名为 *Listeria monocytogenes*。目前国际上公认的李斯特菌共有七种：单核细胞增生李斯特菌（*L.monocytogenes*）、绵羊李斯特菌（*L.iuanuii*）、英诺克李斯特菌（*L.innocua*）、威尔斯李斯特菌（*L.welshimeri*）、西尔李斯特菌（*L.seeligeri*）、格氏李斯特菌（*L.grayi*）、默氏李斯特菌（*L.murrayi*）[3,4]。

LM 具有顽强的生命力，可生长于高盐、低氧以及低温的环境下。随着人们对 *LM* 的认识，目前已确定的 *LM* 有以下 13 种血清型：1/2a，1/2b，1/2c，3a，3b，3c，4a，4ab，4b，4c，4d，4e，7。其中，血清型 1/2a，1/2b，1/2c，3a，3b，3c，4a，4b，5 为致病菌株，尤以 1/2a，1/2b，1/2c，4 四种血清型所致疾病的发病率最高，死亡率高达 30%左右[5-9]。

二、*LM* 的致病机制

LM 随食物进入人体肠道后，通过肠道上皮细胞的吞噬作用进入宿主细胞，再经胞饮作用进入细胞质中，然后利用李斯特溶血素 O（listeriolysin O，LLO）和磷脂酰肌醇特异性磷脂酶 C（Phosphatidylinositol-specific phospholipase C，PI-PLC）等相关的酶系将液泡膜打破，使 LM 得以成功释放到细胞质中进行复制。在复制同时，*LM* 菌体表面的肌动蛋白 A 诱导宿主细胞的球状肌动蛋白分子聚合，形成肌丝肌动蛋白，附在 *LM* 细胞的一端。复制完成后，*LM* 通过这些丝状肌动蛋白推进到细胞膜，使部分细胞膜向外突出形成伪足。这些突出的伪足会被相邻细胞所吞噬，*LM* 便顺利散布到其他宿主细胞。此类感染扩散方式可以躲避宿主免疫细胞和抗体的攻击。

三、*LM* 的发病机制

LM 是一种胞内寄生菌，多种因素可影响 *LM* 在细胞内的复制及致病性，如铁结合物、溶血素、过氧化物酶、过氧化物歧化酶及细胞表面成分等。

1.铁化合物的作用

铁化合物能使 *LM* 对小鼠的半数致死量减少，并可促进其体外生长,提示其感染过程与铁代谢有关。

2.溶血素

在免疫力低下的人体内，*LM* 最易从肠黏膜入侵，之后可在细胞内外大量繁殖。易感肠道细胞存在 D-半乳糖受体，*LM* 首先通过菌体表面的 D-半乳糖残基与之粘附，经内化蛋白诱导而被吞噬细胞吞噬，之后通过释放毒素产生 LLO 从而脱离吞噬体，之后 *LM* 在细胞质内大量繁殖，并侵入周围细胞逐渐蔓延。LLO 属于 α-溶血素，可介导细菌溶解，*LM* 致病的一项重要标志是溶血，临床分离到的 *LM* 全部溶血，不溶血的 *LM* 被判定为无毒性，故溶血可作为区分 *LM* 致病与非致病的一个重要标志。*LM* 可穿透胎盘内皮细胞层感染胎儿，还可通过刺激机体产生肿瘤坏死因子（tumor necrosis factor，TNF）、干扰素以及 T 细胞毒反应，诱导机体免疫反应[10,11]。

3.过氧化物酶、过氧化物歧化酶作用

LM 只能在未激活的吞噬系统细胞内存活，激活的吞噬细胞可将其杀死。在宿主细胞吞噬杀伤细菌的过程中，过氧阴离子起着重要作用，而 *LM* 产生的过氧化物歧化酶能抵抗过氧阴离子的毒性作用。

4.其他毒力因素

LM 还可产生 PI-PLC 和卵磷脂特异性磷脂酶 C 两种毒素，它们通过在宿主细胞上钻孔发挥作用，可破坏磷脂酰肌醇和卵磷脂脂质膜。

四、李斯特菌病的传播途径及感染方式

健康人群中有 5%～10%携带李斯特菌，人能够自身传播李斯特菌病，尤其是在人口密集的地方，可通过人与人之间近距离接触进行相互传播和感染。牛羊畜最易成为 *LM* 携菌体，人可通过直接或间接接触动物感染李斯特菌。另外，由于 *LM* 广泛地存在于环境中，因此食品在环境中极易受到 *LM* 污染，所以在食品生产的后处理阶段，需高度注意防范工厂设施和机器不被污染[12,13]。

经口感染是 *LM* 最常见的传播途径，肠上皮细胞是 *LM* 入侵机体的重要门户。动物可通过食用被 *LM* 污染的饲料所感染，人则主要通过食用被污染的食物而感染，包括牛奶、乳酪、生家禽和家畜肉、发酵香肠、蔬菜及海产品等。常接触此类食品的专业工作人员可通过直接接触而致病，病菌可经眼及破损皮肤、黏膜入侵机体。该菌亦可经母婴垂直传播（有三种方式：经胎盘使胎儿感染，阴道分娩时定植在阴道的细菌直接感染新生儿，胎膜早破时逆行感染胎儿），也可水平传播，并可引起医院内的交叉感染。此外，吸入含有 *LM* 的灰尘和飞沫也可致病[14,15]。

五、*LM* 的致病性

李斯特菌病多发于夏秋两季，6～9 月为发病高峰，11 月至次年 2 月极少发病。该病可造成二至三成的感染者死亡，多发生在发达国家，主要以散发性为主。李斯特菌在环境中普遍存在，在农民和兽医中有很高的定植率，几乎所有的感染患者都是因食用污染食物引起。

LM 在李斯特菌属中致病力最强，它主要通过动物、食物经粪口传播，是最致命的食源性病原体之一。由 *LM* 所致的人和动物共患的感染性疾病称李斯特菌病（Listeriosis disease，LD），LD 的感染对象主要是孕妇、新生儿（经阴道获得）以及老年人等免疫功能低下人群，免疫功能正常的健康者极少感染。

LM 是导致新生儿败血症的主要病原菌，一旦感染，病情危急，病死率高。新生儿李斯特菌病患者的死亡率常与其胎龄相关，与年龄并不相关。孕妇免疫力偏低，大多因食用了被污染的水果或蔬菜，或未煮熟的海鲜、冷冻食品而感染。按感染时期不同可导致流产、早产，也可在足月分娩时传给胎儿，引起新生儿感染，严重者甚至导致围产儿死亡[16,17]。

六、*LD* 的临床表现

LM 感染大多为隐性感染，显性感染多见于婴幼儿及 5 岁以下儿童。*LM* 进入宿主机体后，可随血行播散至全身各器官而引起炎症性病变，如脑膜炎、脑干脑炎、败血症、肝炎及肝脓肿等。*LM* 所致脑膜炎在新生儿细菌性脑膜炎中占 6.8%，临床上可表现为发热、头痛、呕吐、颈强直、意识淡漠等，若侵犯脑实质，可出现弥漫性脑炎的表现，脑脊液以中性粒细胞为主，也可以单核细胞为主，脑脊液培养 *LM* 阳性。

LM 引起孕妇感染主要在孕早期（即怀孕的前 3 个月），直接危害胎儿。孕妇感染后最初可表现为感冒样症状，少数可伴腹痛等胃肠道症状，胃肠道症状可能先于全身中毒症状。轻的 *LM* 感染可自限，重者可造成胎儿死亡。但也有部分孕妇为隐性感染，即新生儿出生后证实为 *LM* 感染后，再检测母亲时才发现母亲存在 *LM* 感染。孕晚期感染可引起胎儿死亡或新生儿感染，约 70%的感染孕妇在 35 周前分

娩，其特点是早产、羊水胎粪污染，可以以弥漫性感染早发于出生时，全身尤其是肝脾形成微脓肿，表现为巧克力糖浆样胎便，通常于生后数小时内死亡。

围产儿感染多因孕妇进食了被李斯特菌污染的食物，垂直传播所致，可发生在出生时或出生后不久，或在生后2周内导致早发李斯特菌败血症和肺炎，或晚发败血症并发脑膜炎，可有丘疹样皮疹、结膜炎和腹泻。水平传播常表现为晚发感染（＜5%），由食物污染或新生儿病房内感染所致，如强毒性菌株感染可致弥散性血管内凝血（disseminated intravascular coagulation，DIC）和多器官受累，病死率为50%～100%，尤其以早产儿的早发败血症最为危重。新生儿期 LM 感染按临床症状可分为早发型和晚发型（如表2-8-1）。

表 2-8-1 新生儿李斯特菌感染早发型及晚发型的特点

	早发型	晚发型
发病时间	＜5d	＞5d
母亲症状	发热、头痛、肌痛	无症状
分娩时间	早产多见	足月
平均发病时间	1～5d	14d
感染途径	宫内感染	宫内或生后感染
临床表现	败血症样表现	非特异性
其他表现	呼吸窘迫综合征、播散性脓肿和肉芽肿	脑膜炎

七、人类李斯特菌病（LD）的诊断标准

目前国际上尚无 LD 统一的诊断标准[14,18]，但各国普遍公认的实验室诊断依据是在无菌标本中分离培养出 LM。

1.人类感染的 LM 诊断

我国尚未制定 LM 感染的诊断标准。美国疾病防控中心制定了 LM 感染的诊断标准：

（1）确诊病例。无菌的组织器官（如血液、脑脊液）样本中分离出 LM。

（2）疑似病例。发热不适的流产妇女；患败血症、脑膜炎的新生儿、老年人或免疫缺陷患者。自患者的非无菌组织器官中分离到 LM，或者患者有确定的 LM 暴露史。

（3）可疑病例。任何感冒样症状（发热、头痛、肌肉痛）或败血症、脑膜炎的患者，产妇及流产的孕妇。

2.人类感染的 LD 诊断

美国疾病防控中心制定的 LD 定义是"由 LM 引起的可导致人类发生死胎、新生儿李斯特菌感染、脑膜炎、败血症及局灶感染的一类感染性疾病"。确诊 LD 除需要实验室取得的病原学依据外，还需要被诊断病例的临床特点与 LD 相符合，包括肺炎、脑膜炎（或脑膜脑炎）、脑炎、败血症、角膜溃疡和孕妇的宫内或宫颈感染。LD 发病与否与宿主自身免疫系统、胃酸浓度以及该致病菌毒力有关。

临床上判定新生儿感染最简便的指标为 C-反应蛋白、外周血细胞及血小板计数，确诊必须依赖细菌培养。因此一旦怀疑有感染者，应及时做血培养。此外，脑脊液、腹水、关节液等的培养阳性也可作为佐证，血清凝集试验亦具有一定的参考价值。留取标本的时机应选在病人体温最高且未进行抗生素治疗前。在抽取培养标本时需严格无菌操作，严防杂菌混入标本而影响结果的准确性，另外，尚需注意留取足够的标本量，避免血量不足而影响菌群生长。

LM 培养在新生儿及孕妇中并没有绝对的相关性。对高度怀疑有宫内感染的产妇，可通过胎盘特殊的免疫组化染色检测细胞内外有无李斯特菌抗原明确诊断。

早期诊断是 LD 治疗的关键和前提，临床医生应加强对 LD 的认识，对患感染疾病的免疫功能低下患者，孕晚期及产时有发热、羊水有臭味和分娩时有流感样症状的孕妇及其新生婴儿，应及时作相关细菌学检测，以便早期诊断，合理用药和治疗，降低病死率。

八、李斯特菌病的治疗

LD 临床治疗很不理想，治疗延误、严重新生儿败血症或脑膜炎病人常导致治疗失败。在 *LM* 的抗生素选择上，氨苄青霉素仍为首选药物，可以单用或同时配伍氨基糖苷类药物。对于青霉素过敏的患者首选复方新诺明。由于 *LM* 对头孢类抗生素有遗传耐药性，因此头孢类抗生素不作为首选。对 *LM* 严重感染病例，青霉素 G 或氨苄西林单用或与氨基糖苷类合用有效。氨苄西林 150～200mg/（kg·d）或青霉素 G20 万～30 万 IU/kg 静脉滴注或肌肉推注，同时加用庆大霉素 5～6mg/kg 肌注，疗程 2～3 周，免疫功能缺陷者应延长疗程至 6 周，避免复发。当然，在我国应用氨基糖苷类药物应进行知情告知、权衡利弊[19]。

当发现新生儿感染 *LM* 时，应当母婴同治。败血症应首选氨苄青霉素及氨基糖苷类连用，足量使用氨苄青霉素及庆大霉素治疗疗程 2 周以上。脑膜炎首选青霉素 G 及氨苄青霉素，使用 3 周，脑膜炎治疗应持续到脑脊液中 *LM* 被消灭、脑脊液正常则可停药。对青霉素变态反应者，予复方新诺明及利福平。

值得注意的是，早产儿大便中 *LM* 可持续存在，故在正规系统治疗的同时，必须采取适当措施控制病原菌在医院内扩散，避免引起 *LM* 院内感染暴发流行。

九、新生儿李斯特菌病的护理

1.做好日常护理

严密观察病情变化，对呼吸困难、反应差的患儿，应在入院后即气管插管，并正确有效地进行气管内吸痰，保持呼吸道通畅。密切观察及记录呼吸机各项参数，做好血气分析。密切观察病情变化及做好护理记录，发现异常及时报告医生。

2.药物治疗的护理

应用抗生素治疗，应根据抗生素的半衰期合理安排用药时间，注意药物配伍禁忌。密切观察可能出现的药物不良反应。

3.加强基础护理

发热常致唾液分泌减少，加之使用大量抗生素，易引起真菌性口腔炎。每日用生理盐水进行口腔护理 2 次，操作时要动作轻柔，防止黏膜损伤。

4.预防感染

严格无菌原则，各项操作及接触患儿前后应洗手，病室做好消毒隔离工作，保持空气新鲜。

十、*LD* 的预防

LD 的预防在于杜绝摄入被污染的食物，如将鱼、肉类食物需烹调熟后再食用，新鲜牛奶需消毒后饮用，生菜食用前要彻底洗净，生熟食物分开，处理生冷食物后要认真清洗手和厨房用具，避免食用软奶酪，尤其是孕妇。

1.保护高危人群

（1）孕妇预防。宣传教育孕妇避免食用生冷、久存冰箱的食物。如孕妇孕期有相关饮食史，一旦孕妇出现发热等表现应及时就医，注意病情变化，必要时可给予宫内抗感染治疗，密切监测胎儿及宫内情况，如出现异常需及时抗感染治疗，可根据具体情况及早结束妊娠。对母孕期有相关接触史及临床表现的新生儿需要预防性或及时应用抗生素，建议首选青霉素类或联合其他类抗生素，之后根据细菌培养和药敏结果酌情调整抗生素使用。

（2）新生儿预防。如果临床考虑产妇有明确生食史及发热等明确感染表现，胎儿有胎膜早破、羊水异味、Ⅲ度污染等围产期病史，新生儿生后有 C-反应蛋白增高等感染征象，应在其生后立即给予足疗程抗感染及支持治疗，并尽快完善细菌学及胎盘病理等相关检查。在新生儿病室发现该病时，应立即对患儿进行隔离，防止感染播散。

2.切断污染途径

由于 *LM* 的嗜冷特性，使其可在冰箱贮藏的许多生熟食品中繁殖，故食品在家用冰箱的存放时间不宜超过 1 周，并且食用冰箱存放的食品存放前必须进行加热和消毒，以避免和消除 *LM* 的污染。

本菌对热耐受力较强，一般巴氏消毒法（71.7℃，15s）不易将其杀灭，故牛奶应煮沸后饮用。*LM* 对酸较敏感，pH 值 6.0 以下即不能生长，在预防中可对这一特性加以运用。*LM* 对氯化钠耐受力很强，对盐腌食品应加以注意。

乳酸菌在 5℃可抑制 *LM* 生长而不影响食品的感官性状，尤以乳酸片球菌、干酪乳杆菌和副干酪乳杆菌作用最为显著。有试验表明，干酪乳杆菌、促肠活动素（enterocin）CRL35 和乳链菌肽对 *LM* 的生长均有抑制作用，且配合使用效果更好，三者联用可完全抑制 *LM* 生长。

LM 菌污染食品的途径较为复杂，病原菌主要来自患病的人、兽，故需对提供食物源的动物和食品制作过程中的工作人员进行规范管理，加强动物屠宰、加工、包装、运输过程中的污染和冷藏期污染的控制，避免该菌污染食品。

3.组织卫生防疫人员学习

组织卫生防疫人员学习本病的基本知识，开展食品污染源调查，加强食品的卫生监督管理，提高公众在食品贮藏和加工方面的卫生知识水平和对该病的认识。对孕妇进行食品安全性的宣传教育，强调孕期勤洗手、保持餐具清洁、不吃生冷、久存冰箱食物、饮用煮沸牛奶等，避免孕期感染。

十一、结语

LD 在许多国家是法定报告疾病，我国目前尚未将其列入法定报告疾病名录，也未见对人感染情况的流行病学研究报告，感染的传播途径和危险因素不明。然而，国内有报道表明，我国半数省份已有李斯特菌病例报告，平均病死率为 21%，其中新生儿病死率高达 56%。因此，加强对 *LM* 在孕产妇感染中的认识，加强对孕产妇、胎儿及新生儿的预防保护，对已感染 *LM* 的孕产妇、胎儿及新生儿进行积极治疗，对有效降低新生儿的死亡率，具有非常重要的意义。

（王亚娟）

参考文献

[1] MAILLES A，LECUIT M，GOULRT V，et al.National Study on Listeriosis Encephalitis Steering Committee.Listeria monocytogenes encephalitis in France[J].Med Mal Infect，2011，41(11)：594-601.

[2] Centers for Disease Control and Prevention (CDC).Vital signs：Listeria illnesses，deaths，and outbreaks-United States，2009-2011[J].MMWR Morb Mortal Wkly Rep，2013，62(22)：448-452.

[3] SHETTY A，MCLAUCHLIN J，GRANT K，et al. Outbreak of Listeria monocytogenes in an oncology unit associated with sandwiches consumed in hospital[J]. J Hosp Infect，2009，72 (4)：332-336.

[4] RAMASWAMY V，CRESENCE V M，REJITHA J S，et al. Listeria-review of epidemiology and pathogenesis[J].J Microbiol Immunol Infect，2007，40(1)：4-13.

[5] VANGHELE M，GANEA E.The role of bacterial molecular chaperones in pathogen survival within the host[J].Rom J Biochem，2010，47(1)：87-100.

[6] LIU D，LAWRENCE M L，GORSKI L，et al. Listeria monocytogenes serotype 4b strains belonging to lineages Ⅰ and Ⅲ possess distinct molecular features[J].J Clin Microbiol，2006，44(1): 214-217.

[7] DRETERICH G，kARST U，FISCHER E，et al. LEGER：knowledge database and visualization tool for comparative genomics of pathogenic and non-pathogenic Listeria species[J].Nucleci Acids Res，2006，34(1)：D402-406.

[8] BOSCHER E1，HOUARD E，DENIS M.Prevalence and distribution of Listeria monocytogenes serotypes and pulsotypes in sows and fattening pigs in farrow-to-finish farms[J].J Food Prot，2012，75(5)：889-895.

[9] ORIS R H，den BAKKER H C，WIEDMANN M.Listeria monocytogenes lineages：Genomics，evolution，ecology，and phenotypic characteristics[J]. Int J Med Microbiol，2011，301(2)：79-96.

[10] BONAZZI M，LECUIT M，COSSART P.Listeria monocytogenes internalin and E-cadherin： from structure to pathogenesis[J]. Cell Microbiol，2009，11(5)：693-702.

[11] 张欣，王颖，郭在晨.新生儿李斯特菌败血症三例[J].中国新生儿科杂志，2006，21(5)：303-304.

[12] 潘军航，梅玲玲，张严峻，等.食品中单核李斯特菌血清型及耐药性监测[J].中国公共卫生，2008，24(1)：107-108.

[13] ALLERBERGER F，WAGNER M.Listeriosis:a resurgent foodborne infection[J].Clin Microbiol Infect，2010，16(1)：16-23.

[14] JACKSON K A，IWAMOTO M，SWERDLOW D.Pregnancy-associated listeriosis[J].Epidemiol Infect，2010，138(10)：1503-1509.

[15] JEMMI T，STEPHAN R.Listeria monocytogenes：Food- borne pathogen and hygiene indicator[J]. Rev Sci Tech，2006，25 (2)：571-580.

[16] 焦颖，张巍，翟桂荣，等.新生儿李斯特菌败血症临床分析[J].北京医学，2010，32(9)：738-741.

[17] 沈菁，王丹华.新生儿李斯特菌病例分析[J].医学研究杂志，2006，35（3）：85-87.

[18] CHIESA C，PANER A，OSBORN J F，et al.Diagnosis lf neonatal sepsis：Aclinical and laboratory challenge[J].Clin Chem，2004，50（2）：279-287.

[19] LAURA R，MARIA G，IVAN G，et al.A rare case of brainstem encephalitis by Listeria monocytogenes with isolated mesencephalic localization.Case report and review [J].Diagnostic Microbiology and Infectious Disease，2007，58(1)：121-123.

第三章　儿童呼吸道疾病的诊治进展

第一节　儿童支气管哮喘的诊治进展

一、解读 2009 年 GINA——5 岁及 5 岁以下儿童哮喘诊断与管理

全球哮喘防治创议组织（Global Initiative for Asthma，GINA）每年对哮喘防治的全球策略进行更新，2009 年 5 月，GINA 执行委员会所组织的儿科专家组发布了"5 岁及 5 岁以下儿童哮喘诊断和管理的全球策略[1]"。这是 GINA 首次针对 5 岁以下儿童而专有的哮喘管理指南。体现了该年龄段特有的哮喘自然病程、哮喘诊断和治疗管理方面的特殊性，本文将就其中有关诊断和治疗的关键点进行以下解读。

（一）哮喘定义的应用

在年长儿童和成人，哮喘被定义为一种慢性呼吸道炎症性疾病，与呼吸道高反应性有关，导致反复发作的喘息、气促、胸闷和咳嗽。但是，在 5 岁及 5 岁以下儿童，除了哮喘的症状为非特异性这个普遍的特点外，哮喘症状的多变性在这一年龄段更为突出。另外，在这一年龄段也难以客观评价气流受限和呼吸道炎症。正因为此，为了有助于在年幼儿童早期诊断哮喘，建议在应用哮喘的定义时，以症状描述为主，并应强调喘息的表型具有多变的特征[2]。

（二）与哮喘进展有关的危险因素和保护因素

在这一部分中，对当前有关儿童早期哮喘危险因素和保护因素的研究现况及进展进行了概述，其中主要为环境相关因素的研究结论。有关喘息和哮喘进展相关的危险因素中，感染因素方面强调了早期儿童喘息首要与病毒感染相关[3]，特别是鼻病毒、呼吸道合胞病毒（Respiratory syncytial virus，RSV）、博卡病毒和偏肺病毒。在有关哮喘进展的危险因素的研究结论较为明确，其一是对常年吸入性变应原致敏为哮喘进展的重要危险因子[4]，包括尘螨、蟑螂、霉菌（尤其是交链孢霉）；其二是母亲在孕期吸烟和婴幼儿在生后早期暴露环境中的香烟，与儿童期喘息性疾病发展风险增高相关，并且与后期肺功能减低相关；其三是在家中使用生物类燃料与哮喘发生的风险增加有关；其四是与交通有关的室外空气污染是生后头 3 年的喘息触发因素；另外，剖腹产出生的儿童患哮喘的风险高于自然分娩的儿童。虽然生后早期应用抗生素对于后期哮喘发展危险性的影响还存在争议，但是广谱抗生素的应用需要谨慎。

在有关保护因素的研究中，尚缺乏明确的结论，以下诸方面是现有的研究结果，其一暴露于农场环境中广泛存在的微生物可能是免于发生哮喘的潜在保护因子；其二虽然益生菌对特应性皮炎具有预防效应，但是尚未显示对哮喘的发展具有影响[5]；其三在孕期或哺乳期的母亲进行饮食干预是否对预防儿童哮喘具有保护效应，仍然没有足够的证据。

总之，对于环境因素的可行性建议主要为：避免暴露空气污染，尤其应注意避免香烟吸入，避免滥用抗生素等。

（三）哮喘的诊断

在年幼儿童中诊断哮喘，强调了主要依据症状类型、仔细评估查体发现和家族史、注重喘息的鉴别诊断这样的临床思路。在小年龄儿童，最常见的急性喘息发作危险因素是病毒性呼吸道感染，并且有些病毒感染（RSV 和鼻病毒）与整个儿童期反复喘息有关。支持哮喘诊断的喘息和咳嗽的特征包括：喘息

反复发生,在睡眠中或者有某种诱发因素时例如活动、大笑或哭时发作喘息,夜间咳嗽(尤其是发生在儿童睡眠时)或运动时咳嗽、哭笑时咳嗽,在不伴有明显的呼吸道感染时发生的咳嗽喘息。一级亲属有哮喘史(特别是母亲)和/或特应性表现(例如特应性皮炎、对食物有变态反应、变应性鼻炎)同样提示哮喘诊断。试验性治疗是该年龄组儿童诊断哮喘的重要辅助方法。应用短效支气管舒张剂和吸入性糖皮质激素至少 8~12 周的试验性治疗可以为哮喘诊断提供指导。在治疗期间临床症状显著改善,停药后症状恶化,则支持哮喘的诊断。由于小年龄的儿童哮喘具有可变性的特征,试验性治疗可能需要重复 1 次以上来确诊哮喘。

特应性检测可以应用皮肤试验或体外测定特异性 IgE,但是皮肤点刺试验对于判定婴幼儿的特应性时其可靠性较差。胸部影像学检查有助于除外呼吸道的结构异常、慢性感染、或异物等。在做出哮喘诊断之前要排除其他原因导致的喘息、咳嗽和气促这些呼吸道症状,包括反复呼吸道感染、慢性鼻-鼻窦炎、结核,先天性疾病如气管软化、支气管肺发育不良、原发纤毛活动不良综合征、免疫缺陷、先天性心脏病等,以及吸入异物、胃食管反流等。

建议用哮喘预测指数(asthma predictive index,API)评价在 1 年中有 4 次或 4 次以上喘息发作的儿童哮喘发展的危险性[6]。一项研究显示 API 阳性的儿童到 6 岁和 13 岁时发展成哮喘的风险增高了 4~6 倍,而 95%的 API 阴性的儿童不发展成为哮喘。

有关幼儿喘息的类型,欧洲呼吸学会关于早期儿童喘息的分类,分别是间断发作性喘息或多种诱因的喘息,而在美国的队列研究中描述了三种喘息的表型:一过性喘息、持续性喘息、晚发喘息。这些分型通常在流行病学的队列研究中应用,是否适用于临床仍然需要动态观察。

(四)哮喘的管理和药物控制

哮喘的治疗目标是达到临床控制,并且维持长时间的临床控制。在绝大多数 5 岁及 5 岁以下哮喘儿童,经过药物干预的策略可以达到哮喘控制,而这种药物干预策略是建立在家庭/照护者和医护人员伙伴式的医患关系基础之上的。在针对这一年龄段的哮喘教育问题中,首先提到哮喘教育的对象主要是患儿的家庭成员和照护者。教育的内容应该包含对哮喘的基础性知识、影响因素,指导正确的吸入技术和遵循医嘱坚持治疗方案的重要性,并且解释如何认识哮喘处于恶化状态,何时应该就医。

1. 哮喘控制水平的定义

尚无客观的测试方法来评价 4 岁以下儿童的哮喘控制情况[7],表 3-1-1 是根据专家意见形成的工作方案所提出的 5 岁以下儿童控制、部分控制和未控制哮喘的特征。

表 3-1-1　5 岁以下儿童哮喘控制水平

特征	控制(以下所有项符合)	部分控制(任何 1 周有以下任何 1 项)	未控制(任何 1 周有 3 项或 3 项以上部分控制的表现)
日间症状:喘息、咳嗽、呼吸困难	无(少于 2 次/周,短暂数分钟并且应用 1 次速效支气管舒张剂后迅速缓解)	多于 2 次/周(短暂数分钟并且应用 1 次速效支气管舒张剂后迅速缓解)	多于 2 次/周(持续数分钟或数小时或复发,但是应用速效支气管舒张剂部分或完全缓解)
活动受限	无(儿童活动积极,在玩耍和奔跑时无受限或无症状)	任何(可能是在运动、剧烈玩耍或笑的时候咳嗽、喘息或呼吸困难)	任何(可能是在运动、剧烈玩耍或笑的时候咳嗽、喘息或呼吸困难)
特征	控制(以下所有项符合)	部分控制(任何 1 周有以下任何 1 项)	未控制(任何 1 周有 3 项或 3 项以上部分控制的表现)
夜间症状/醒来	无(包括无睡眠中咳嗽)	任何(睡眠中咳嗽或因咳嗽、喘息和/或呼吸困难而醒来)	任何(睡眠中咳嗽或因咳嗽、喘息和/或呼吸困难而醒来)
需要缓解/急救药物	2 次/周	多于 2 次/周	多于 2 次/周

*任何急性加重应该迅速回顾维持治疗方案以确保治疗方案合适。虽然处于当前临床控制的患儿似乎很少经历急性加重,但是他们仍然具有每年在病毒性上呼吸道感染期间经历 1 次或更多的急性加重

2. 药物治疗

吸入性治疗是 5 岁及 5 岁以下儿童哮喘治疗的重要方法。首选的药物吸入装置是压力定量吸入剂和带阀门的储雾罐[8]（表 3-1-2）。

表 3-1-2 选择哮喘儿童吸入装置

年龄组	首选装置	可选装置
4 岁以下	压力定量型吸入剂加面罩型储雾罐	面罩型雾化器
4-5 岁	MDI 加口器型储雾罐	MDI 加面罩型储雾罐或口器型/面罩型雾化器

（1）控制类药物。吸入性糖皮质激素（inhaled corticosteroid，ICS）是首选的控制类治疗药物[9]。如果能正确使用储雾罐装置，按照推荐起始最低 ICS 剂量的两倍，将产生接近于最大的临床效应。低剂量 ICS 是安全的，更高的剂量的 ICS 与生长和下丘脑-垂体-肾上腺轴方面的全身效应有关。局部的不良反应，例如声嘶和念珠菌感染，很少发生于 5 岁以下儿童。白三烯调节剂能减少 2～5 岁有间歇哮喘病史的患儿病毒导致的哮喘症状和哮喘加重的次数[10]。但是，对于使用 ICS 治疗哮喘尚未控制的 5 岁以下儿童，增加白三烯调节剂的治疗方案，仍然未得到特异性的评估结论。茶碱的效应弱于低剂量 ICS，并且不良反应更加多见。长效吸入性β₂受体激动剂或联合剂型（β₂受体激动剂/糖皮质激素）在 5 岁以下儿童尚无合适的研究。福莫特罗和沙美特罗在这一年龄组的儿童中显示有长效的支气管舒张和支气管保护效应。色甘酸类不推荐用于这一年龄组儿童治疗。口服和全身糖皮质激素仅限于在急性严重哮喘发作时治疗。

（2）缓解类药物。首选速效吸入性β₂受体激动剂[8]，大多数病例首选压力定量型吸入剂（metered dose inhaler，MDI）经储雾罐吸入。

3. 初始治疗的选择

在未治疗的情况下，哮喘症状的频率和严重度均提示哮喘未控制时，应推荐使用规律的控制类药物治疗。首选低剂量 ICS[11] 至少 3 个月 。常用 ICS 每日低剂量水平分别是二丙酸倍氯米松 100μg，布地奈德 MDI 经储雾罐吸入 200μg，布地奈德雾化吸入 500μg，丙酸氟替卡松 100μg。

4. 治疗的调整

如果低剂量 ICS 初始治疗没有控制症状，而且患儿使用吸入技术和对治疗的依从性很好时，最好选择初始低剂量 ICS 加倍。也可选低剂量 ICS 加白三烯调节剂、茶碱、或低剂量口服糖皮质激素数周直至哮喘改善。在每次随诊时都应重新评价，并且将这些增加的治疗维持尽可能短的疗程。如果剂量加倍后没有达到和维持哮喘控制，就要仔细评估和监测儿童的吸入技术和对治疗方案的依从性，评价环境因素的控制以及重新考虑哮喘的诊断。

对于季节性症状的儿童，如果在季节后不再给予长期的每日控制治疗，那么应该指导患儿的照护者熟知和认识有关哮喘加重的特殊表现和采取相应的行动计划。

对于需要持续进行哮喘治疗患儿，应该进行规律评价（例如每隔 3 个月或 6 个月）。在停止治疗后，应该设置每 3～6 周后的随访，用以确定症状是否持续缓解和无需再次启动治疗。

5. 急性哮喘加重管理和治疗

急性加重的早期症状可能包括以下任何之一：喘息和呼吸急促增加、咳嗽增加尤其是夜间咳嗽、疲劳或运动耐受力降低、日间活动包括喂养受到影响、对缓解类药物的反应差。以上呼吸道症状通常是哮喘急性加重发作的先兆。

（1）家庭成员/照护者的家庭行动计划。经面罩或储雾罐装置吸入速效β₂受体激动剂（200μg 沙丁胺醇或等效的其他剂型）并观察 1h 或更长时间。如果需要支气管舒张剂超过每 3h 喷 1 次或者症状已经持续 24h 以上应该就诊。以下情形需要紧急医疗：年龄小于 1 岁，重复的速效吸入性β₂受体激动剂超过了治疗的时程、急性的呼吸窘迫、吸入支气管舒张剂后症状未能迅速缓解。

（2）严重度评估（表 3-1-3）。

（3）住院指征（表 3-1-4）。其他指征包括呼吸暂停或接近暂停、家中缺乏监护条件、在初始急性加重的 48h 之内复发并出现严重的征象（特别是如果已经给予全身性糖皮质激素）。另外，2 岁以下的儿童由于脱水和呼吸衰竭的危险性增加，应该早期关注。

（4）急诊管理和药物治疗（表 3-1-5）。

表 3-1-3　5 岁以下儿童急性哮喘初始评估

症状	轻度	重度
意识改变	无	激惹、嗜睡或意识模糊
氧饱和度[$S_a(O_2)$]	≥94%	<90%
谈话	成句	单字
脉搏	<100 次/min	>200 次/min（0~3 岁） 180 次/min（4~5 岁）
中心性发绀	无	可有
喘鸣强度	变异大	可能沉默肺

表 3-1-4　提示立即收住院的指征

以下任何一项
1.在 1~2h 吸入速效β₂受体激动剂 3 次无反应
2.虽然给予了 3 次吸入速效β₂受体激动剂仍然呼吸急促（正常呼吸频率 0~2 月 <60 次/min；2~12 月 <50 次/min；1~5 岁 <40 次/min
3.不能说话或饮水或气促
4.发绀
5.肋间隙凹陷
6.吸入空气氧饱和度低于 92%

表 3-1-5　5 岁以下儿童急性严重哮喘的初始管理

治疗	剂量和给药方法
辅助给氧	经 24%面罩吸氧（流量通常 4L/min）维持氧饱和度在 94%以上
速效β₂受体激动剂	在第 1h 每隔 20min 经储雾罐 2 喷沙丁胺醇或经雾化器 2.5mg 沙丁胺醇 a
异丙托溴胺	仅在第 1h 每 20min 2 喷
全身糖皮质激素	口服泼尼松龙（1~2mg/kg 至 5d，2 岁以下儿童最大量 20mg，2~5 岁儿童最大量 30mg） 或静脉甲泼尼龙（1mg/kg 第 1d 每 6h；第 2d 每 12h；此后每日 1 次）
氨茶碱 b	考虑在 ICU 应用： 负荷剂量 6~10mg/kg；起始维持剂量 0.9mg/（kg·h）根据血药浓度调整

a. 如果不能吸入，则在 5min 之内给予静脉 5μg/kg，随后持续静脉输注 5μg/（kg·h）。应该根据临床效应和不良反应调整剂量。

b. 已经接受茶碱治疗的患者，不应给负荷剂量。

二、儿童呼出气一氧化氮的测定作为评判呼吸道炎症的指标

支气管哮喘是一种慢性呼吸道炎症，由多种炎性细胞（包括嗜酸性粒细胞、肥大细胞、T 淋巴细胞、中性粒细胞及呼吸道上皮细胞等）和细胞组分参与哮喘发病。长久以来反映哮喘呼吸道炎症的标准是通过支气管镜获取支气管组织活检病理诊断，或支气管肺泡灌洗液炎性细胞及细胞组分分析，但侵入性方法不能作为哮喘呼吸道炎症的日常监测手段。儿童是支气管哮喘的高发人群，因其年龄特点就更需要一种简便无创的检测手段，以方便观察呼吸道炎症的情况，对患儿的临床诊断、治疗乃至高危群体的预防筛查都有所帮助。呼出气一氧化氮（exhaled nitric oxide，eNO）被证实是一种反映呼吸道炎症的标志物，其测定具有及时、非侵入性、重复性好、安全的优点，从而更适合于儿童，尤其是那些不能接受或配合肺功能、诱导痰等无创检查的幼儿[12]。

（一）eNO 的生成

NO 是机体内重要的内源性调控分子，通过激活鸟苷酸环化酶引起一系列生理反应，它作为一个信号分子的发现使 Dr Furchgott 等被授予 1998 年诺贝尔生理学奖。内生的 NO 由一氧化氮合酶(nitric oxide synthase，NOS）作用于左旋精氨酸后生成。NOS 至少有三种截然不同的异构体，分别为神经元型 NOS（neuronal nitric oxide synthase，nNOS）、内皮型 NOS（endothelial nitric oxide synthase，eNOS）和诱导型 NOS（inducible nitric oxide synthase，iNOS）。前两种结构明确，又称结构型 NOS（constructive nitric oxide synthase，cNOS），它们的活性增加与细胞内钙浓度成正相关。iNOS 有很高的活性，能产生更多的一氧化氮，但这与钙浓度无关，是由炎性介质所诱导[13]。呼吸道的上皮细胞可以产生这三种异构酶，而且以下呼吸道生成为主。当炎性介质增加时会使 iNOS 在呼吸道上皮细胞内特异性表达而生成大量的 NO。通过纤维支气管镜直接取样发现气管、主支气管的 NO 质量浓度与口腔处基本一致，故哮喘发作时增加呼出的 NO 主要源自下呼吸道[14]。

（二）eNO 质量浓度的测定方法

气态 NO 在低浓度时相当稳定，并有规律地扩散至临近细胞，当产生 NO 的组织或器官与空腔相连时，通过测定空腔内气体中的 NO 含量可以反映其在该组织或器官的含量。呼出气 NO 及鼻腔 NO 的质量浓度测定就是应用以上原理。目前 eNO 质量浓度的测定多采用 2005 年美国胸科协会和欧洲呼吸协会推荐的实时和非实时测量下呼吸道一氧化氮标准程序，采用标准化仪器，呼气时保持呼气流速在 50mL/s，在呼出气流平稳时记录测量结果。要求检查重复 2 ~ 3 次，每次间隔至少 30s，取平均值为最终结果。根据儿童的年龄范围及依从性，现常用的 eNO 质量浓度测定方法大致有以下几种：

（1）对于 4 ~ 5 岁以上的儿童可选用单次呼吸的实时测定和持续流量的非实时测定。前者适用于具有良好配合性的患儿，学龄前儿童因难以控制测定时所需的持续稳定的流量和压力，因而需同时配备动力流动限制装置。此外对于实时测量之前是否做过肺活量测量、过程中是否使用鼻夹，以及未达最大吸气量这三者都是对结果没有明显影响的[15]。后者的优点是收集的呼出气体可以保存在采样袋中数小时，因而可在学校或家中完成收集后再送至实验室进行一氧化氮测定。本方法的一大进步是加装了动力流动限制装置，因此非实时测定和实时测定都可统一呼出流量为 50mL/s，流量的标准化也增加了非实时测定的重复性。Pijnenburg[16]等的研究证明配备动力流动限制装置的非实时测定与实时测定的 eNO 质量浓度基本相同，前者更适合于 4 ~ 8 岁儿童，并用此法分别测量出男性和女性健康儿童的平均 eNO 质量浓度。也同时发现尽管测定时吸入的是不含 NO 的空气，并且也消除了死腔，但只要周围环境的 NO 的质量浓度 > 7μg/L 还是会影响 eNO 的质量浓度。

（2）对于学龄前儿童和婴幼儿采用的测定方法为自然呼吸的实时测定法（适用于 2 ~ 5 岁儿童），本法要求被测定者尽量缓慢、规律的呼吸，通过手动或自动设备将呼出气流量限定为 50mL/s 而进行测定。由于年幼儿配合能力差，故找准呼出气流较为恒定的时机进行测定是本法的关键。为了配合自然呼吸时 eNO 质量浓度的变化因而要求使用反应速度较快的仪器进行取样。本法虽降低了对受测试儿童配合能力的要求，但因不能控制测定前的肺容量、呼出恒定气流时间过短等因素而导致测定结果可能出现偏差。

（3）还有适用于婴幼儿的潮氏呼吸测定法，由于无法控制呼出气流量，故应在平静、规律的潮氏呼吸时进行测定。混合性的呼出气体中存在周围环境中的 NO 和来自上呼吸道的 NO 的污染，对于前者可通过测定前先吸入不含 NO 的气体以排除呼吸道死腔中 NO 的干扰或保持环境中 NO 的质量浓度 < 10μg/L 来解决；而后者可将采样的面罩仅扣住嘴部及使用鼻塞以避免鼻腔 NO 的干扰。

总之，eNO 质量浓度的测定方法很多。Deykin[17]等使用实时（流量 47 ~ 250mL/s）和非实时（流量 50 ~ 500mL/s）方法分别对两组儿童进行 eNO 质量浓度测定，结果是 eNO 质量浓度随着流量增加而减低，但哮喘组患儿的 eNO 质量浓度无论用哪种方法或在不同流速测定时都明显高于非哮喘组患儿。故在哮喘与非哮喘患儿的区分上，不同的呼气流速和测量方法都不会有明显的影响，还是应该根据实际情况和患儿的配合程度来选择合适的流速和测量方法。

虽然根据测定方法的不同，测量仪器也不相同，但 2005 年美国胸科协会和欧洲呼吸协会对仪器的规格主要有以下几点要求：敏感度 1μg/L（干扰 < 0.5μg/L）、精确度最好超过 1μg/L、测量范围 1~500μg/L

反应时间 < 500ms、可复性超过 1μg/L，气体泄漏每 24h 少于总容积的 1%。

（三）eNO 质量浓度测定用于哮喘的诊断

在成人哮喘方面，Dupont[18]等调查了 240 名有呼吸道阻塞性疾病症状的患者，其中 160 名确诊为哮喘的患者为 A 组，其余 80 人为 B 组（两组人的年龄、性别比例、FEV1、FVC 或 FEV1/FVC 没有明显差别），并对他们进行了 eNO 质量浓度测定。结果是哮喘组的平均 eNO 质量浓度（流量为 200mL/s）为 25μg/L 明显高于非哮喘组的 11μg/L。在儿童哮喘方面，国内外的研究结果均表明哮喘患儿的 eNO 质量浓度也明显高于非哮喘儿童[19-21]。以上结果说明 eNO 质量浓度的测定是可以用来诊断哮喘的。

肺功能检测目前仍是评估哮喘的标准方法，eNO 质量浓度测定作为一种新的检测方法需与之相比较。研究提示哮喘患儿 eNO 质量浓度与 1 秒用力呼气容积比之间无明显相关性[19,20]，前者反映呼吸道炎症情况，后者反映气流受限程度，故临床上评估哮喘程度时二者并不是平行的。尤其对于轻度哮喘患者，在临床症状不明显、1 秒用力呼气容积比变化不大的情况下，eNO 质量浓度已有所升高，故其较肺功能更为敏感。Smith[22]等所做的研究是将 eNO 质量浓度测定、痰嗜酸性细胞计数与传统的测试方法（包括呼气流速峰值、肺活量测定、吸入支气管扩张剂或口服类固醇后的呼吸道反应）相比较。首先，他们得到哮喘患者与无哮喘患者的平均 eNO 质量浓度（流量为 50mL/s）分别为 52μg/L 和 16μg/L，也证实了用 eNO 质量浓度来诊断哮喘的可行性。进而统计得出传统测试方法的敏感性在 47% 以下，而 eNO 质量浓度测定、痰嗜酸性细胞计数分别高达 88% 和 86%，二者优势显而易见。此外，eNO 质量浓度测定与痰嗜酸细胞计数在敏感性、特异性、阳性预测值、阴性预测值方面均十分接近，但前者具有无创、简捷的优势，更适合于临床对哮喘患者的评估和治疗的监测使用。

eNO 测定虽具有以上的优点，但需要注意有些呼吸道疾病如支气管扩张、纤维化肺泡炎、纤毛运动不良征、肺移植的排斥反应、肺结核、慢性阻塞性肺病等也可导致 eNO 质量浓度的改变，因而限制了其诊断的特异性。此外，测定结果还受很多因素影响，例如周围环境的 NO 质量浓度、吸烟、咖啡因、富含硝酸盐类食物、使用激素治疗等。Timothy[23]等就发现有遗传过敏症的哮喘患儿会较无遗传变态反应症的哮喘患儿产生更多的 NO，而对于非哮喘患儿，无论他们是否存在遗传变态反应症，他们的 eNO 质量浓度则相差不大。故在应用 eNO 质量浓度评定哮喘时要综合考虑，不应只是通过数值高低的简单划分。

关于 eNO 的标准值，以前因为测量方法的不同，以及缺乏统一的标准，许多实验室报道的结果也不尽相同。例如 Dupont 等的研究表明以 eNO 质量浓度 > 13μg/L（流量为 200mL/s）为 cut-off 诊断哮喘时的特异性、敏感率、准确性三者结合最佳，但此值接近于非哮喘组的平均水平（11μg/L），非常容易受到干扰因素的影响。而 eNO 质量浓度 > 16μg/L 时，哮喘诊断的特异性为 90%，阳性预测值 > 90%，相比之下比较适合作为诊断标准。Malmberg[22]等人对学龄前哮喘患儿的研究中将 10μg/L（流量为 50mL/s）作为 cut-off，此时诊断儿童哮喘的敏感性为 86%，特异性为 92%。目前大多数实验室依照 ATS 指导原则[14]进行测定，结果表明正常健康个体 eNO 质量浓度应在 10 ~ 20μg/L，而哮喘患者的 eNO 质量浓度在 25 ~ 80μg/L。

（四）eNO 测定用于哮喘的治疗监测

目前哮喘的主要治疗方法是使用支气管扩张剂和吸入激素。短期或长期使用 β 2-受体激动剂并不能影响 eNO 水平，而糖皮质激素则能抑制 iNOS 的作用，减少 NO 的生成。因此 eNO 水平作为反映呼吸道炎症的指标在哮喘患者中普遍增高，经使用激素抗炎治疗后明显降低。为证实 eNO 水平可以作为监测激素治疗哮喘的手段，Beck-Ripp[24]等的研究是先给予哮喘患儿吸入激素治疗 4 周，他们的 eNO 水平降低，用力呼气量，平均最大呼气流量，用力换气量增高。此后停用激素治疗 4 周，呼出气一氧化氮量、用力呼气量、平均最大呼气流量、用力换气量恢复至原先水平。再将患儿随机分为两组，一组再予激素吸入治疗 8 周，另一组则无激素治疗。结果是 8 周后激素治疗组的 eNO 水平较无激素治疗组的明显减低，而用力呼气量、平均最大呼气流量、用力换气量则无差异性。由此可见对于短期的激素治疗，eNO水平有明显改变，而肺功能则没有。Smith[25]等人的研究则表明eNO水平测定可以有效监测慢性哮喘的激素治疗，并减少潜在的因长期和大量使用激素治疗所带来的不良反应。另外有证据表明吸入激素的治疗剂量与eNO浓度之间呈负相关。Jones[26]等人的研究是在停止吸入激素治疗后，对65名哮喘患者进行为期8周，每天分别给予二丙酸倍氯米松剂量为50，100，200或500μg的双盲平行安慰剂对照实验。发现在第一周与实验最后阶段，吸入激素剂量与eNO水平、用力呼气量呈线性关系。同样呈线性关系的还有嗜酸细胞计数，且eNO的变化与嗜酸细胞计数的变化同样显著。故eNO水平可以用于评定不同吸入激素剂量下的抗炎治疗效果，以调整治疗方案。

综上所述，eNO水平测定反映了哮喘患者的呼吸道炎症程度，并且在一定条件下优于传统的呼吸道炎症监测方法。但其测定也受到例如某些疾病状态、测量方法、仪器的标准化、操作者的操作技能等多方面因素的影响。因此其是否能单独成为哮喘的诊断和监测手段还需进一步探讨。

三、变应原特异性免疫治疗在儿童变应性疾病中的研究进展

变应原特异性免疫治疗（specific allergen immunetherapy，SIT）开始于19世纪末期，由Noon和Freeman用SIT治疗枯草热和变应性鼻炎获得成功。SIT，主要是通过对变应性鼻炎和支气管哮喘（简称哮喘）的患者长期使用变应原提取液，使机体产生免疫耐受，从而缓解临床症状。SIT通过对体内免疫系统的调整，使机体出现免疫耐受，被证明是唯一一种可以改变变态反应自然进程的治疗方法[27]。1998年世界卫生组织公布了SIT的指导性文件，文件指出：SIT是唯一可以影响变应性疾病的机制从而改变其自然进程的治疗方法，同时它还可以延缓变应性鼻炎发展为哮喘的进程[28]。然而，目前对于SIT确切的作用机制以及最佳的给药途径尚无定论，因此本文对SIT的作用机制，给药途径以及研究进展作论述。

（一）SIT的作用机制

儿童变应性疾病是在环境和遗传因素共同作用于免疫系统的过程中出现的[29]。在SIT的过程中，机体的免疫系统发生了许多的变化， SIT的主要作用机制如下：

1.纠正Th1/Th2平衡失调

一直以来，Th1细胞与Th2细胞在SIT进程中所发生的变化都被人们所关注，Th1/Th2的失衡被认为是变应性疾病重要的发病基础。此外，两种细胞均分泌细胞因子。Th1型细胞分泌白介素-2（IL-2），IL-3，干扰素-γ（interferon-γ，IFN-γ）、α肿瘤坏死因子（tumor necrosis factor-α，TNF-α）等；Th2型细胞分泌IL-4，IL-5，IL-6，IL-10，IL-13等。Th2型细胞在导致变应性疾病的发生中发挥着重要的作用[27]。因此，在SIT的过程中，关键目标是通过不同的作用机制下调Th2型细胞的反应，首先是抑制Th2型细胞的细胞因子，如IL-4，IL-5，IL-9，IL-13等的合成和分泌，因为这些细胞因子在变应性疾病的发生中具有关键作用。其次，抑制Th2细胞介导的速发型免疫反应中的重要的细胞，主要是一些炎症细胞，如肥大细胞、嗜碱粒细胞等。通过上述这些机制，可以促使Th1/Th2比值趋于正常，即可以选择性下调Th2细胞的功能导致Th2细胞分泌的细胞因子IL-4，IL-5和IL-13减少或上调Th1细胞的功能，使Th1细胞分泌的细胞因子IFN-γ和TNF-α增加[29]。

2.调节性T细胞（regulatory T cell，Treg）的产生以及免疫耐受

Treg，最初被称为抑制性细胞，在慢性感染、器官移植和自身免疫性疾病中均可以下调效应细胞的作用和炎症反应，在免疫耐受中发挥重要作用。Treg的作用机制主要表现为：①对Th1和Th2细胞介导的变应性炎症产生抑制作用；②分泌的IL-10和转化生长因子-β（transforming growth factor-β，TGF-β）调节效应性Th2细胞的炎症活动，抑制由效应细胞如肥大细胞，嗜碱粒细胞和嗜酸粒细胞介导的变应性炎症反应；③分泌的IL-10和TGF-β可以抑制IgE的产生，诱导非炎症性的IgG4和IgA的分泌，而Treg发挥其免疫抑制作用的关键是抑制性细胞因子IL-10和TGF-β的产生[30]。此外，由于Th2细胞被

Treg 抑制，因而可以抑制 IL-3，IL-4，IL-5，IL-9 和 IL-13 的产生，而肥大细胞、嗜碱粒细胞、嗜酸粒细胞和黏液分泌细胞的激活、分化、增殖，以及 Th2 细胞的组织迁移等均需要上述细胞因子的参与。外周 T 细胞耐受状态的诱导是 SIT 成功的关键步骤。免疫耐受是指免疫系统在受到抗原刺激后出现特异性免疫无应答或低应答，即对某种抗原产生免疫耐受的个体，当再次接受相同抗原刺激后，不能出现体液或细胞免疫应答，而对其他抗原的刺激仍然具有正常的免疫应答能力。所谓 SIT 诱导外周 T 细胞产生耐受，主要表现为：①抑制参与变应的细胞因子的分泌和反应；②诱导 Treg 的产生；③抑制辅助性 T 细胞的产生等。其中，Treg 的产生在诱导 T 细胞发生免疫耐受中发挥着重要的作用[27]。

IL-10 最早被认为是仅由 Th2 细胞产生，实际上，它主要由 Treg 产生。IL-10 尤其对 Treg 的分化和功能具有重要作用，在体内的免疫反应和免疫耐受中扮演重要的角色。IL-10 在 SIT 中主要的作用机制表现为可以抑制变应原特异性 IgE 抗体的产生，诱导变应原特异性 IgG4 抗体的产生，还可以抑制肥大细胞释放炎症介质等[31]。IL-10 抑制 T 细胞增殖和细胞因子产生，并且在变应原、超抗原、移植抗原和肿瘤抗原的外周耐受中均发挥着重要作用[31]。

TGF-β 与 IL-10 相似，主要由 Treg 产生，其在 SIT 中发挥的免疫抑制机制主要是抑制变应原特异性 IgE 抗体的产生，诱导变应原特异性 IgA 抗体的产生，抑制 Th1 和 Th2 细胞的效应等。Ajduk 等评估了 SIT 对于屋尘螨变态反应儿童 Treg 诱导中的影响。研究表明，同对照组相比，经过 1 年 SIT 的儿童，其 TGF-β 有不同程度的提高，并与其临床症状的缓解成正相关。从而证明 TGF-β 在 SIT 中的重要作用[32]。

3. SIT 过程中抗体的变化

（1）IgE。变态反应患者体内 IgE 水平的改变是特应性疾病的一种标志。然而，在 SIT 的不同阶段 IgE 的变化不尽相同，IgE 水平的改变并不能说明机体对于变应原的反应降低，因为血清中 IgE 水平的降低发生相对比较晚，而且与 SIT 后的临床改善情况并不相关。特异性 IgE 水平在 SIT 早期会有轻度升高，随着 SIT 的进程，IgE 水平会降低。虽然 IgE 水平和 IgE 介导的皮肤变态反应的降低需要经过几年的 SIT，但是有研究表明，大部分进行蜂毒免疫治疗和多种草花粉免疫治疗的患者在治疗的早期阶段就可以受到保护[29]。Akdis[32]等在蜂毒免疫治疗的研究中表明，蜂毒特异性免疫治疗并不降低 B 细胞在体外产生特异性 IgE 的能力。值得注意的是，虽然在治疗过程中 IgE 有所升高，但是特异性 IgE/IgG4 的比值却降低。Lou[33]等对于变应性鼻炎儿童使用 SIT 的有效性的研究表明，经过 1 年的 SIT 后，再次测定血清中的变应原特异性 IgE 的浓度，发现其同治疗前的测定相比，没有重要的改变。对花粉有变态反应的患者，通过对其进行花粉 SIT，可以降低其在花粉季节对花粉的敏感性。

（2）IgG4。早在 20 世纪 30 年代 Cooke 等就提出了在 SIT 进程中称为封闭抗体。后来，Lichtenstein 等又将这类封闭抗体划分为 IgG4[34]。IgG4 在 SIT 中的主要作用表现为在 IgE 与肥大细胞和嗜碱粒细胞表面的 IgE 受体结合之前，IgG4 便已将抗原捕捉，进而可以防止这些细胞的激活，上述机制与 IgG4 的结构特点相关。首先，IgG4 的结合域具有独特的结构特征，导致 Fcγ 受体的低亲和力。此外，IgG4 并不结合补体，还可以抑制免疫复合物的形成，使其具有抗炎特性[29]。成功的 SIT 与 IgG 的活性的提高相关，但是并不仅仅是依赖于 IgG 抗体总量。实际上，IgG 不仅可以抑制变应原诱导的嗜碱粒细胞和肥大细胞的炎症介质的释放，同样可以抑制 IgE 介导的变应原递呈给 T 细胞以及在花粉季节的高变应原暴露时预防变应原诱导的记忆性 IgE 的产生。James 等[35]进行的一项草花粉的 SIT 研究中，所有的治疗对象在第 12 周时均出现了 IgG 抗体较高水平的增高。Wang 等[36]在屋尘螨 SIT 对哮喘儿童的影响的研究中，表明 SIT 组同哮喘组相比，其平均的 IgG4 的水平高 30 多倍。

（二）SIT 主要的给药方式

SIT 有多种给药方式，对于儿童而言，良好的依从性和减少不必要的痛苦是我们最应该考虑的方面。而目前最为常用的给药方法有皮下特异性免疫治疗（subcutaneous immunotherapy，SCIT）和舌下特异性免疫治疗（sublingual immunotherapy，SLIT），随着研究的深入，逐渐出现了一些新的给药方法。

1.SCIT

通过向皮下注射逐渐增多的变应原，以达到减轻患者对过敏原产生反应的目的。经过长时间的临床应用和研究，SCIT 的临床疗效已经得到肯定。Maestrelli 等[37]对屋尘螨过敏哮喘患者进行的一项研究表明，经过 SIT 的治疗，患者的临床用药明显减少、症状明显减轻。Bødtger 等[38]对 SCIT 的有效性和安全性进行了研究，通过对鼻结膜炎患者进行皮下注射桦树花粉，结果显示 SCIT 缓解患者症状缓解。而 Mirone 等[39]在一项双盲对照试验中，对 35 例患有严重的鼻结膜炎的患者使用桦树花粉的标准提取液进行 SCIT，其有效性可以达到 90%或更高水平。以上的研究只是说明了 SIT 短期的疗效，其实经过几年的 SIT 后，在长时间的非治疗期里，其临床有效性仍然可以持续存在。Durham 等[40]均对于梯牧草花粉免疫治疗的长期疗效进行了随机对照安慰剂试验，结果表明经过 3~4 年的草花粉免疫治疗，可以通过免疫反应的持续调节使机体达到长期的缓解。Jacobsen 等[41]对 205 例 6~14 岁对草或树花粉过敏的患者进行了 3 年足疗程的花粉变应原标准品的 SCIT 治疗，其中 147 例完成了长达 10 年的随访研究。结果表明，3 年的 SIT 治疗产生了长期的临床效应，并且具有潜在的抑制患有变应性鼻结膜炎的儿童发展为哮喘患儿的能力。但是 SCIT 有很多缺点：患者需要定期到医院注射药物，患者需要忍受注射的疼痛，医生需要具备处理不良反应如变态反应性休克的能力，SCIT 还具有引发较为严重的局部和全身变态反应的风险。朱亮等[42]将 160 例患有中重度持续性鼻炎的患者分为两组，分别采用 SCIT 和 SLIT 治疗，在随访 6~48 个月期间，所有 SCIT 组患者均出现过局部不良反应，SLIT 组仅有 4 例出现局部不良反应。郝创利等[43]对 110 例哮喘患儿进行 SCIT，110 例患儿共进行 2 332 人次的免疫注射，291 人次出现过局部不良反应，发生率达到 12.48%，79 人次出现过全身不良反应，发生率为 3.39%。向莉等[44]对 24 例患儿在递增剂量的 340 人次注射时出现的不良反应的研究表明，轻度速发和迟发不良反应分别有 27 次和 38 次。在儿童过敏性疾病的 SIT 中，一方面，家长考虑到患儿需要长期进行皮下注射带来的痛苦，另一方面，相对于 SLIT，SCIT 会产生较多的局部不良反应，而使家长在选择脱敏治疗的给药方式上有所顾虑。

2. SLIT

SLIT 是除 SCIT 之外使用相对较多的给药途径，在欧洲的使用频率不断增高。并且引起了美国变态反应专科医师的关注。SLIT 已经被 WHO 认可，是那些想进行脱敏治疗但又不想进行长期皮下注射的患者的一种备选的脱敏方法。SLIT 除了具有与 SCIT 相似的作用机制，还有其特有的作用机制。在 SLIT 中，所谓黏膜表面的免疫化是指变应原被口腔黏膜局部的朗格汉斯样树突状细胞（dendritic cells，DC）通过受体介导的内吞作用或吞噬作用捕获，随后发生 DC 的成熟以及迁移到附近的淋巴结（如颈淋巴结、颌下淋巴结等），这些淋巴结通过产生 IgG 和具有抑制作用的效应性 T 细胞来作为诱导免疫耐受的特殊的微环境。因此，变应原特异性激活的效应性 T 细胞在全身的循环作用和记忆性细胞的持续作用使得在脱敏治疗中通过变应原的局部给药可以在全身和黏膜局部产生保护性的免疫反应[45]。上述机制的存在表明，SLIT 是一种合理的给药途径，尤其对于依从性相对较差的儿童而言，与皮下注射相比，这是一种相对容易的给药途径。与 SCIT 相比，SLIT 引起全身和局部不良反应的风险较小，而且其临床疗效已通过多项研究得到了肯定，是更为方便和安全的给药方式。1996 年，Quirino 等[46]对花粉有变态反应的患者进行了双盲试验，结果显示，使用 SLIT 和 SCIT 的两组患者，其临床症状评分和缓解症状的药物使用剂量的减低是相近的，即两种方法同样有效。Pajno 等[47]选取 8~15 岁中重度对尘螨变态反应原敏感的哮喘的患儿进行双盲安慰剂对照试验，结果显示 SLIT 可以有效的减轻哮喘症状，其安全性也得到了肯定。在 Penaqos 等[48]对 9 项关于 3~18 岁的少年儿童变应性哮喘的研究进行的 Meta 分析中表明进行 SLIT 的哮喘患儿，其临床症状评分和药物的使用量同安慰剂相比，都有明显的减低，差异有统计学意义。由于除了 SLIT 的有效性外，其安全性在诸多研究中得到了检验。总的来说，SLIT 相对安全，在一项对 3 984 例哮喘患者使用 SLIT 治疗分析中，只有 14 例出现了与 SLIT 相关的不良反应（主要是哮喘恶化等）。与 SLIT 相关的不良反应主要是口腔黏膜的局部反应，包括口腔瘙痒、喉刺激、嘴部水肿、耳朵瘙痒、舌肿胀、胃肠道不适以及咳嗽等。以上研究均肯定了 SLIT 的有效性和安全性。相比 SCIT，SLIT 因其不良反应较少，给药方式较为简便，患儿可以避免长期皮下注射带来的痛苦，患儿依从性较好，而得到患儿家长的选择。

除了以上两种主要的给药方式外，还有如支气管给药和鼻腔给药等方法。

3.支气管给药

曾经在使用螨变应原的两项研究中调查了支气管免疫治疗的有效性，但是仅在其中一项对 24 例患者吸入剂量逐级增加的屋尘螨冻干粉变应原标准品进行为期 1 年治疗的研究中证明，此种治疗方法具有减轻症状、减少用药的有效性。另外，此种方法可导致患者产生支气管痉挛，具有较为严重的速发和迟发型变态反应[49]，由于其在临床上应用的局限性和严重的不良反应，对于儿童而言，不是推荐的给药方法。

4.鼻腔给药

鼻部免疫治疗在一年四季均可进行，可以使用粉制剂或者是等量的变应原提取液进行治疗。在使用变应原进行治疗时，为了避免变应原在支气管沉积，患者需要进行呼气或发声。提取液在诱导阶段可以每日使用或交替使用，维持阶段每周使用。鼻部免疫治疗的临床有效性在 17 项研究中进行了评估，有 16 项研究的临床有效性差异有统计学意义。研究中，未出现严重的全身不良反应，主要的局部不良反应是瘙痒、流鼻涕和打喷嚏等。然而，并没有证据表明结束鼻腔给药治疗后可以产生长期的临床效应，所以鼻腔给药仅仅应用于对花粉有变态反应的鼻炎患者的季节前预防性治疗[50]。由于鼻腔给药会产生较多的鼻部不良反应，因此对于儿童而言，仍然不是优选的给药方法。

（三）SIT 应用的新进展

1.肽类免疫治疗（peptide immunotherapy，PIT）

PIT 是可以诱导外周 T 细胞耐受的方法。一些短的过敏原肽所含的氨基酸序列并不包含可以引起 IgE 交叉连接从而引起变态反应的肽类。目前已经有许多靶向 T 细胞的基于这些 T 细胞肽的合成肽类物质。对于此类方法的研究机制是通过 Th2 细胞到 Th1 细胞的免疫偏移还是由于 Treg 的诱导尚不清楚。到目前为止，关于 PIT 的研究主要在两种变应原中进行。一项是治疗对于猫毛有变态反应的，含有主要的猫变应原 Fel d1 的 27-35 个氨基酸的相对较长的肽，在整个蛋白序列中有 T 细胞肽或者是混合肽，最终可以诱导分泌 IL-4 的细胞的耐受。另一项研究是对蜂毒变态反应的 PIT，使用具有蜂毒主要变应原磷脂酶 A2 的短的混合肽。这项研究表明对整个变应原的免疫反应的调节，可以诱导外周 T 细胞耐受以及 IgE/IgG4 比值的减低[51]。T 细胞肽中单个氨基酸改变可以修饰特异性 T 细胞的激活和细胞因子的产生。虽然 PIT 在理论上可以避免 IgE 介导的早期反应阶段，但值得注意的是易发生变态反应个体的血清 IgE 可以与蛋白变应原中相对短的线性肽相结合，从而导致变态反应。因此，PIT 在临床应用上安全性也需要进一步的验证。

2.佐剂

一种称为免疫反应调节剂的佐剂，通过 Toll 样受体（toll-like receptors，TLRs）作用于抗原递呈细胞，TLRs 可以识别微生物上的病原相关分子模式。依赖于这一类型的 TLRs，不同类型的抗原递呈细胞可以被识别。在变态反应的小鼠模型中，TLR 激发的复合物可以抑制 Th2 型细胞的过表达，或者是诱导 Th2 向 Th1 和 Treg 的免疫偏移[52]。Th1 佐剂，如脂质体，单磷酰脂 A，或者是免疫刺激 DNA 序列 CpG 序列，可以增强 SIT 的作用。Basomba 等[53]使用脂质体螨过敏原对中重度哮喘的患者进行了一项 SIT 的双盲对照试验，接近一半的 SIT 组的患者症状药物评分降低高达 60%，而在安慰剂组却有很少的患者表现出症状的改善。虽然佐剂被证明有效并且安全，但是，目前对于佐剂的使用还存在顾虑，新的佐剂需要克服传统免疫治疗的常见问题。

3.重组变应原分子

在使用 PIT 治疗变态反应的过程中，主要的问题涉及在人体中肽的使用和其稳定性，以及与变态反应相关的 T 细胞反应的复杂性。得益于重组 DNA 技术，目前在获得变应原相关特征的研究领域可以获得最常见的过敏原的序列和结构，还可以克隆很多变应原，这些重组变应原分子因其可以保持极高的纯度，同时可以减少 IgE 结合的抗原表位，在用于诊断和治疗变应性疾病具有很大的优势，因此可以提高免疫治疗的有效性和安全性[54]。Jutel 等[55]对有变应性鼻结膜炎伴或不伴哮喘的患者进行了一项双盲安慰剂试验，使用 5 个重组草花粉变应原的混合物进行皮下注射，评估其在减轻症状和减少用药上的有效性，结果表明同安慰剂组相比，治疗组的症状和用药均明显减低，差异有统计学意义，治疗组的 IgG1 和 IgG4 抗体反应均明显增强，而且一些对于 Phl p5 有变态反应的患者对此种变应原同样出现了较强的 IgG 抗体反应。按照过敏原编码的 DNA 序列，重组变应原可以生产出高度纯化的蛋白质用于诊断和治疗的目的。

4.DNA 疫苗

DNA 疫苗含有编码变应原的质粒 DNA，被认为是对于变应性疾病有效的预防和治疗措施。基因免疫在小鼠模型中是诱导抗变态反应的免疫反应的方法。目前，一种基于 4 种常见草花粉的非变应肽草花粉疫苗的临床前评估已经应用，并且已在 2011 年对易有变态反应患者安全的进行了皮肤试验和首次剂量反应的免疫治疗试验。根据这一临床前试验，基于融合蛋白的新一代非变态反应性疫苗由病毒载体蛋白和来源于变应原的肽类组成，与重组的低致变态反应的变应原具有相似的特征，但是不会诱导 IgE 或 T 细胞介导的不良反应。因此，新一代的疫苗可以应用于 SIT 而不产生副反应，并且可以作为预防变态反应的疫苗[56]。

综上所述，SIT 在预防和治疗变应性疾病中发挥着重要的作用，虽然目前 SIT 确切的作用机制尚在研究中，但 Th2 细胞向 Th1 细胞的免疫偏移，Treg 的产生，免疫耐受的诱导以及 IgE 和 IgG 等抗体均参与 SIT 的过程。

在 SIT 的给药方法中，SCIT 和 SLIT 是最为常用的两种途径，两者的有效性均被证实，但是由于 SCIT 尚有导致变应性休克、皮疹等较为严重的全身和局部不良反应，而使得在临床应用中具有不少的限制。SLIT 虽然也会发生不良反应，但是主要是口腔黏膜的局部不良反应，其安全性相对比较高。除了这两种方法，尚有支气管给药以及鼻腔给药等途径。

目前，对于 SIT 的研究进展主要涉及肽类免疫治疗，使用佐剂进行治疗，利用重组的变应原进行免疫治疗以及使用 DNA 疫苗等方面。

（向莉　王静）

参考文献

[1] Global Initiative for Asthma. Global strategy for the diagnosis and management of asthma in children 5 years and younger[OL]. http:// www.ginasthma. Org.

[2] BRAND P L，BARALDI E，BISGAARD H，et al. Definition，assesment and treatment of wheezing disorders in preschool children: an evidence-based approach[J]. Eur Respir J，2008，32:1096-1110.

[3] JACKSON D J，GANGNON R E，EVANS M D，et al. Wheezing rhinovirus illnesses in early life predict asthma development in high-risk children[J]. Am J Respir Crit Care Med，2008，178:667-672.

[4] SLY P D，BONER A，BJORKSTEN B，et al. Early identification of atopy in the prediction of persistent asthma in children[J]. Lancet，2008，372:1100-1106.

[5] BJORKSTEN B. Evidence of probiotics in prevention of allergy and asthma. Curr Drug Targets Inflamm[J]. Allergy，2005，4:599-604.

[6] CASTRO-RODRIGUEZ J A，HOLBERG C J，WRIGHT A L，et al. A clinical index to define risk of asthma in young children with recuurent wheezing[J]. Am J Respir Crit Care Med，2000，162:1403-1406.

[7] LIU A，ZEIGER R，SORKNESS C，et al. Development and cross-sectional validation of the Childhood Asthma Control

Test[J]. J Allergy Clin Immunol，2007，119:817-825.

[8] CASTRO-RODRIGUEZ J A，RODRIGO G J. Beta-agonists through meter-dose inhaler with valved holding chamber versus nebulizer for acute exacerbation of wheezing or asthma in children under 5 years of age: A systematic review with meta-analysis[J]. J Pediatr，2004，145:172-177.

[9] CHAVASSE R J，BASTIAN-LEE Y，RICHTER H，et al. Persistent wheezing in infants with an atopic tendency responds to inhaled fluticasone[J]. Arch Dis Child，2001，85:143-148.

[10] HAKIM F，VILOZNI D，ADLER A，et al. The effect of montelukast on bronchial hyperreactivity in preschool children[J]. Chest，2007，131:180-186.

[11] SZEFLER S J，BACKER J W，URYNIAK T，et al. Comparative study of budesonide inhalation suspension and motelukast in young children with mild persistent asthma[J]. J Allergy Clin Immunol，2007，120：1043-1050.

[12] BARALDI E，de JONGSTE J C. Measurement of exhaled nitric oxide in children[J]. Eur Respir J，2002；20: 223-237.

[13] SERGEI A. Kharitonov，Peter J. Barnes. Exhaled makers of pulmonary disease[J]. Am J Respir Crit Care Med，2001，163: 1693-1722.

[14] KHARITONOV S A，CHUNG K F. Increased exhaled nitric oxide in asthma is mainly derived from the lower respiratory tract[J]. Am J Respir Crit Care Med，1996，153: 1773-1780.

[15] AUGUSTINE K H T，KOK P H. Effect of spirometric maneuver，nasal clip，and submaximal inspiratory effort on measurement of exhaled nitric oxide levels in asthmatic patients[J]. Chest，2005，127: 131-134.

[16] PIJNENBURG M W H，LISSENBERG E T. Exhaled nitric oxide measurements with dynamic flow restriction in children aged 4~8 yrs[J]. Eur Respir J，2002，20: 919-924.

[17] DEYKIN A，MASSARO A F. Exhaled nitric oxide as a diagnostic test for asthma online versus offline techniques and effect of flow rate[J]. Am J Respir Crit Med，2002，165:1598-1601.

[18] DUPONT L J，DEMEDTS M G. Prospective evaluation of validity of exhaled nitric oxide for the diagnosis of asthma[J]. Chest，2003，123：751-756.

[19] 向莉，刘世英，江载芳. 哮喘患儿呼出气一氧化氮的变化[J]. 中华儿科杂志，1998，36（12）：356-358.

[20] 胡肖伟，王立波. 哮喘儿童呼出气一氧化氮水平的测定[J]. 中国当代儿科杂志，2002，4：8-10.

[21] MALMBERG L P，PELKONEN A S，HAAHTELA T，et al. Exhaled nitric oxide rather than lung function distinguishes preschool children with probable asthma[J]. Thorax，2003，58: 494-499.

[22] FRANK T L，ADISESH A. Relationship between exhaled nitric oxide and childhood asthma[J]. Am J Respir Crit Med，1998，158：1032-1036.

[23] SMITH A D，COWAN J O. Diagnosing asthma compairisons between exhaled nitric oxide measurements and conventional tests[J]. Am J Respir Crit Care Med，2004，169: 473-478.

[24] BECK-RIPP J，GRIESE M. Changes of exhaled nitric oxide during steroid treatment of childhood asthma[J]. Eur Respir J，2002，19：1015-1019.

[25] SMITH A D，COWAN J O. Use of exhaled nitric oxide measurements to guide treatment in chronic asthma[J]. NEJM，2005，352: 2163-2173.

[26] JONES S L，HERBISON P. Exhaled NO and assessment of anti-inflammatory effects of inhaled steroid：dose-response relationship[J]. Eur Respir J，2002，20:601-608.

[27] JUTEL M，AKDIS M，BLASER K，et al. Mechanisms of allergen specific immunotherapy--T-cell tolerance and more[J]. Allergy，2006，61: 796-807.

[28] BOUSQUET J，LOCKEY R，MALLING H J，et al. Allergen immunotherapy: therapeutic vaccines for allergic diseases. World Health Organization. American academy of Allergy，Asthma and Immunology[J].Ann Allergy Asthma Immunol，1998，81:401-405.

[29] MOOTE W，KIM H.Allergen-specific immunotherapy[J].Allergy Asthma Clin Immunol，2011，10（7 S1）:S5.

[30] AKDIS M，BLASER K，AKDIS C A. T regulatory cells in allergy[J]. Chem Immunol Allergy，2006，91: 159-173.

[31] AJDUK J，MARINIC I，ABERLE N，et al. Effect of house dust mite immunotherapy on transforming growth factor beta1-producing T cells in asthmatic children[J]. Ann Allergy Asthma Immunol，2008，100: 314-322.

[32] AKDIS C A，AKDIS M，BLESKEN T，et al. Epitope-specific T cell tolerance to phospholipase A2 in bee venom immunotherapy and recovery by IL-2 and IL-15 in vitro[J]. J Clin Invest，1996，98: 1676-1683.

[33] LOU W, WANG C, WANG Y, et al.Responses of CD4（＋）CD25（＋）Foxp3（＋）and IL-10-secreting type I T regulatory cells to cluster-specific immunotherapy for allergic rhinitis in children[J].Pediatr Allergy Immunol，2012，23:140-149.

[34] LICHTENSTEIN L M, NORMAN P S, WINKENWERDER W L, et al. In vitro studies of human ragweed allergy: changes in cellular and humoral activity associated with specific desensitization[J]. J Clin Invest，1966，45: 1126-1136.

[35] FRANCIS J N，JAMES L K，PARASKEVOPOULOS G，et al. Grass pollen immunotherapy: IL-10 induction and suppression of late responses precedes IgG4 inhibitory antibody activity[J]. J Allergy Clin Immunol, 2008，121: 1120-1125.

[36] WANG W, XIANG L, LIU Y, et al. Effect of house dust mite immunotherapy on interleukin-10-secreting regulatory T cells in asthmatic children[J]. Chin Med J （Engl），2010，123: 2099-2104.

[37] MAESTRELLI P, ZANOLLA L, POZZAN M, et al. Effect of specific immunotherapy added to pharmacologic treatment and allergen avoidance in asthmatic patients allergic to house dust mite[J]. J Allergy Clin Immunol，2004，113: 643-649.

[38] BODTGER U, POULSEN L K, JACOBI H H, et al. The safety and efficacy of subcutaneous birch pollen immunotherapy-a one-year, randomized, double-blind, placebo-controlled study[J]. Allergy，2002，57:297-305.

[39] MIRONE C，ALBERT F，TOSI A，et al. Efficacy and safety of subcutaneous immunotherapy with a biologically standardized extract of Ambrosia artemisiifolia pollen:a double-blind, placebo-controlled study[J]. Clin Exp Allergy，2004，34: 1408-1414.

[40] DURHAM S R, EMMINGER W, KAPP A, et al. Long-term clinical efficacy in grass pollen-induced rhinoconjunctivitis after treatment with SQ-standardized grass allergy immunotherapy tablet[J]. J Allergy Clin Immunol，2010，125: 131-138.

[41] JACOBSEN L, NIGGEMANN B, DREBORG S, et al. Specific immunotherapy has long-term preventive effect of seasonal and perennial asthma: 10-year follow-up on the PAT study[J]. Allergy，2007，62: 943-948.

[42] 郝创利，陶慧，沈美菊，等. 标准化屋尘螨提取液治疗儿童支气管哮喘的安全性研究[J]. 国际呼吸杂志，2008，28：1413-1416.

[43] 朱亮，陆纪红，谢青，等. 皮下免疫和舌下免疫治疗尘螨变应性鼻炎的安全性及依从性分析[J]. 中华耳鼻咽喉头颈外科杂志，2010，45：444-449.

[44] 向莉，申昆玲，张鸿燕，等. 哮喘患儿对标准化尘螨特异性免疫治疗剂量递增阶段的耐受性[J]. 中国实用儿科杂志，2006，21：924-926.

[45] Van HELVOORT J M，SAMSOM J N，CHANTRY D，et al. Preferential expression of IgG2b in nose draining cervical lymph nodes and its putative role in mucosal tolerance induction[J]. Allergy，2004，59: 1211-1218.

[46] QUIRINO T，IEMOLI E，SICILIANI E，et al. Sublingual versus injective immunotherapy in grass pollen allergic patients: a double blind （double dummy）study[J].Clin Exp Allergy，1996，26:1253-1261.

[47] PAJNO G B，MORABITO L，BARBERIO G，et al. Clinical and immunologic effects of long-term sublingual immunotherapy in asthmatic children sensitized to mites: a double-blind, placebo-controlled study[J]. Allergy，2000，55: 842-849.

[48] PENAGOS M, PASSALACQUA G, COMPALATI E, et al. Metaanalysis of the efficacy of sublingual immunotherapy in the treatment of allergic asthma in pediatric patients，3 to 18 years of age[J]. Chest，2008，133: 599-609.

[49] MARCOTTE G V，BRAUN C M，NORMAN P S，et al.Effects of peptide therapy on ex vivo T-cell responses[J].J Allergy Clin Immunol，1998，101:506-513.

[50] Kägi M K，Wüthrich B. Different methods of local allergen-specific immunotherapy[J]. Allergy，2002，57: 379-388.

[51] OLDFIELD W L，Larché M，KAY A B. Effect of T-cell peptides derived from Fel d 1 on allergic reactions and cytokine production in patients sensitive to Cats: a randomised controlled trial[J]. Lancet，2002，360: 47-53.

[52] CRAMERI R，RHYNER C. Novel vaccines and adjuvants for allergen-specific immunotherapy[J]. Curr Opin Immunol，2006，18: 761-768.

[53] NAGATA M，NAKAGOME K. Allergen immunotherapy in asthma: current status and future perspectives[J]. Allergol Int，2010，59: 15-19.

[54] AKDIS M，AKDIS C A. Therapeutic manipulation of immune tolerance in allergic disease[J]. Nat Rev Drug Discov，2009，8: 645-660.

[55] MAREK J，JAEGER L，SUCK R，et al. Allergen-specific immunotherapy with recombinant grass pollen allergens[J]. J Allergy Clin Immunol，2005，116: 608-613.

[56] EDLMAYR J，NIESPODZIANA K，FOCKE-TEJKL M，et al. Allergen-specific immunotherapy: towards combination vaccines for allergic and infectious diseases[J].Curr Top Microbiol Immunol，2011，352:121-140.

第二节　变应性支气管肺曲霉菌病的诊治

变应性支气管肺曲霉菌病（allergic bronchopulmonary aspergillosis，ABPA）是一种慢性、反复发作的免疫介导性肺部疾病，因对寄殖的真菌过度敏感引起，主要发生在哮喘病人和囊性纤维化病人。ABPA是一种进展性疾病，目前国内针对儿童 ABPA 的研究报道相对较少，儿科临床医生对本病不熟悉，因此有许多病例误诊、漏诊。希望通过本文能够对于儿童在 ABPA 的临床诊治以及临床研究提供一定的帮助。

一、流行病学

ABPA 是哮喘和囊性纤维化（cystic fibrosis，CF）的一个公认并发症。ABPA 发病率随着年龄的增长而增长，对曲霉菌发生变态反应（aspergillus hypersensitivity，AH）被定义为对烟曲霉菌皮试阳性，是进展至 ABPA 的第一步。AH 和 ABPA 在支气管哮喘病人的流行病学的许多实验中得到了不同的结果。对于支气管哮喘病人，AH 比 ABPA 的流行病学发病率更高，因此对于所有的支气管哮喘病人应该进行更加仔细的检查。对于诊断 AH 来说，皮内变应原检查比点刺检查更为敏感。

哮喘患者中 ABPA 的发病率在 1%~2%，同时该病也见于囊性纤维化的青少年和成年患者，发病率在 2%~15%。欧洲整体发病率为 7.8%，美国略低，为 2%。在北美和欧洲关于 CF 的流行病学研究中，ABPA 在 6 岁以上儿童，青少年的患病率有所增加，患者也多伴有肺功能低下，喘息。绿脓杆菌、嗜麦芽黄单胞菌、白假丝酵母菌、洋葱伯克霍尔德氏菌等所致的慢性感染较常见。ABPA 发病率的差异主要与该病的不同诊断标准、不同类型的抗生素使用和患者暴露于孢子的程度有关。居住在通风状况不太好或有霉菌的房间的患者更易出现呼吸道曲霉菌群集落生长[1-5]。

二、发病机制及病理改变

ABPA 是机体对曲霉抗原的变态反应，特别是对烟曲霉菌发生变态反应。黑曲霉和其他真菌则相对较少提及，不是病原体直接引起组织损伤。烟曲霉菌引起变态反应时烟曲霉菌介导的变态反应表现为血清 IgE 抗体水平增高，外周血和肺嗜酸细胞增多、TH2 样细胞因子升高和呼吸道高反应性。

对 ABPA 发病机制的研究认为，烟曲霉菌蛋白酶直接影响支气管上皮细胞，导致上皮细胞损伤刺激产生细胞因子和趋化因子，曲霉蛋白是通过 HLA-DR2/DR5 负载的树突状细胞产生的，促使 Th0 向 Th2 转化，Th2 细胞因子刺激 IgE 合成和激活嗜酸性粒细胞，导致呼吸道的嗜酸细胞炎症反应。ABPA 的病理改变包括渗出性细支气管炎、黏液嵌塞、支气管中心性肉芽肿、近端支气管的囊性支气管扩张、肺不张和嗜酸性粒细胞肺炎。支气管黏膜常见嗜酸性粒细胞、淋巴细胞和浆细胞浸润。引起黏液嵌塞的栓子由浓缩的退化嗜酸性粒细胞板层（lamellae）及曲霉菌丝所组成。嵌塞的近端支气管扩张，而远端保持正常，有别于通常的细菌性感染。除嗜酸性粒细胞浸润外，偶见肺实质坏死性肉芽肿和闭塞性细支气管炎。尽管病理标本上存在明显的嗜酸性粒细胞浸润，但支气管肺泡灌洗液中很少见到，与慢性嗜酸性粒细胞肺炎和变应性肺血管炎（churg-straus 综合征）明显不同[6]。

三、临床特征

（一）ABPA 在临床和实验室的典型特征

主要包括喘息发作、短暂性肺浸润、快速烟曲霉皮试呈阳性，总血清 IgE 水平和曲霉菌特异的 IgE 和 IgG 水平上升，嗜酸性粒细胞增加，沉淀素阳性以及中心支气管扩张等。Patterson 等将 ABPA 症状分成 5 个阶段作为疾病控制管理的指导，但是该分类主要用于哮喘患者并不适用于囊性纤维化（cystic filtrate，CF）患者：第一期（急症期）患者具有急性喘息和可逆性的呼吸道阻塞。主要是由于烟曲霉和肺浸润导致的 IgE 和 IgG 水平增高和嗜酸性粒细胞增多。第二期（缓解期）患者主要 IgE 水平下降但未到正常值，胸片可见外周嗜酸性粒细胞减少及渗出吸收，IgG 抗体水平可能升高。第三期（加重期）见于 ABPA 确诊患者和具有同一期相似特征的患者。第四期（糖皮质激素依赖期）CT 扫描发现中心支气管扩张且患者依赖糖皮质激素。第五期（肺间质纤维化期）具有不可逆性的肺损害和末期呼吸衰竭，血清 IgE 和嗜酸性粒细胞可高可低[7-9]。

（二）影像学特征

1.胸片

ABPA 的患者可见短暂或持久性的肺部浸润性阴影，多分布于中、上肺野，有时呈对称分布。尽管这些病理性改变可同时见于没有 ABPA 的 CF 患者，然而对于一个临床阳性背景的 CF 儿童患者，胸片中有肺部浸润依然还是有提示性的。由于糖皮质激素治疗导致的部分或全部肺部浸润影吸收可能会是一个识别 ABPA 所致肺部浸润的有效手段。另外，治疗后的胸片改变可能在不同 CF 患者中表现不同，并且也不完全与临床症状改善相一致[10,11]。

2.CT 检查

ABPA 的患者主要的 CT 表现有：① 外周支气管正常的中心型支气管扩张：当出现肺部内半侧（肺门与胸壁中间）时支气管扩张定义为中心型，外周支气管正常的中心型支气管扩张被认为是 ABPA 诊断的必要条件。②扩张的支气管中含有高密度黏液栓：为了描述 ABPA 患者这一常见特点，当栓子的密度高于骨骼肌时被称为高密度黏液栓，CT 上显示的高密度黏液栓可能是其内出现的钙盐、金属（如铁、锰）及黏液变干所致。③渗出性病变：包括磨玻璃密度影，其分布为单侧或双侧肺野内；实变影，也为单侧或双侧，沿支气管分布，在实变病灶内可见"支气管空气征"。另外，含黏液栓的扩张支气管远端肺野内见"树芽征"，为黏液填塞的小呼吸道。④永久性的阴影：囊状低密度影，反映不可逆的支气管壁和薄壁的纤维化，与暂时性改变不同，即使患者处于缓解期，这种改变不可逆[12]。

3.其他实验室检查

（1）微生物检查。患者痰液中烟曲霉的发生率在 10%~60%，这与之前流行病学提到的患者暴露于霉菌的程度有关。从欧洲关于囊性纤维化的流行病研究中看，烟曲霉菌群集落生长发生于 45%的 ABPA 患者，16%的非 ABPA 患者。有研究显示绿脓杆菌和嗜麦芽窄食单胞菌的正相关性并且可增加 ABPA 的风险，但是这可能是由于为控制病情加重而使用更多抗生素却促使了菌群感染的激增[13]。

（2）皮试。对曲霉易感性的皮试价格便宜，可针对疑似 ABPA 的患者，操作起来容易且快速。大多数情况下，对曲霉易感性的皮试呈阴性能明显减低对 ABPA 的诊断可能。然而，该皮试的专一性较低：测试阳性不足以指出 ABPA。该皮试阳性的发生率在哮喘患者中占 23%~28%，而在 CF 没有 ABPA 的患者中占 29%。所以，皮试阳性应继续进行血清学和影像学检查以确诊 ABPA[1,14]。

（3）血清学。血清总 IgE 水平升高可能有时是因机体对抗原的易敏感性导致而非 ABPA 个体对 IgE 水平有所不同，在北美和欧洲的 ABPA 诊断标准中总 IgE 水平的阈值也不同。尽管如此，它还是一个在诊断 ABPA 很有用的指标。IgE 的水平浮动和临床症状同样可以作为疾病加重或者反映疗效的指标。相比较于血清总 IgE 水平，烟曲霉特异性 IgE 抗体水平是对 CF 和哮喘患者中是否有 ABPA 的敏感指标，同时也可作为判断疾病加重或缓解的指标。虽然总 IgE 和烟曲霉特异性 IgE 水平对于发现和监控 ABPA 有作用，问题依然存在于那些指标居高不下的患者。

如果真的是这样，判断新症状是否有急性 ABPA 加重而引起就成了新的问题。嗜酸性粒细胞在诊断 CF 患者中的 ABPA 时作用相对有限，因为有可能由于绿脓杆菌感染引起而非 ABPA 引起。研究证实烟曲霉使 IgG 抗体沉淀广泛应用于 ABPA 的血清学诊断。随着 CF 患者年龄的增加，可探测出对烟曲霉的 IgG 抗体的概率也会增加。探测烟曲霉沉淀素可能代表之前的暴露却并不能代表现在的发病。但是如果 IgG 抗体沉淀素的水平很高，患 ABPA 的概率也会增加。

现在有很多新型血清学检查[包括对抗重组烟曲霉抗原的特异性 IgE 抗体,对烟曲霉菌的特异性 IgG 抗体,胸腺活化-调节趋化因子（thymus and activation-regulated chemokine，TARC），嗜碱性粒细胞活化试验等]被证实有效。但是这些检查大多数并不广泛用与 CF 中，而是作为研究工具。因此，对于临床应用的成本还不太清楚[15,16]。

四、诊断标准

（一）哮喘合并 ABPA 几十年来大家一直采用 Rosenberg 标准

（1）主要标准。①支气管哮喘；②周围血嗜酸细胞增多；③烟曲霉变应原皮肤皮试速发反应阳性；④血清总 IgE 抗体水平 > 1 000 μg/L；⑤烟曲霉抗原沉淀抗体阳性；⑥血清烟曲霉特异性 IgE 和（或）IgG 抗体增高；⑦肺浸润史⑧中心性支气管扩张。

（2）次要标准。①痰涂片或培养发现烟曲霉；②咳棕色痰栓的病史；③烟曲霉变应原皮试迟发性反应（Ⅲ型）阳性。

符合上述主要标准 8 条中的 6 条即可诊断。并可以进一步分两型，根据是否存在中心型支气管扩张分为支气管扩张型，血清型。

（二）CF 合并 ABPA 的诊断标准

（1）经典诊断标准：①急性或亚急性临床恶化（咳嗽、气喘和其他肺部症状）不能用其他原因解释；②血清总 IgE 水平 > 1 000 IU /mL；③曲霉菌皮试阳性或血清烟曲霉菌特异 IgE 阳性；④烟曲霉菌沉淀抗体或血清烟曲霉菌 IgG 抗体阳性；⑤新的或最近出现的胸片或胸部 CT 的异常阴影不能通过抗生素和标准理疗方法清除。

（2）最低诊断标准：①急性或亚急性临床恶化（咳嗽、气喘和其他肺部症状）不能用其他原因解释；②血清总 IgE 水平 > 500 IU /mL，如果总 IgE 水平是 200~500 IU /mL，推荐 1~3 月复查；③曲霉菌皮试阳性或血清烟曲霉菌特异 IgE 阳性；④具备下列两点：第一，烟曲霉菌沉淀抗体或血清烟曲霉菌 IgG 抗体阳性；第二，新的或最近出现的胸片或胸部 CT 的异常阴影不能通过抗生素和标准理疗方法清除。

在 CF 中筛查 ABPA：①对 CF 病人是否合并 ABPA 应保持高度警惕；②每年测定总血清 IgE 水平。如果总血清 IgE 达到 500 IU /mL，行烟曲霉菌皮肤试验或者血清烟曲霉菌特异 IgE 检测，如果结果是阳性，考虑最低标准基础上的诊断；③如果血清总 IgE 水平是 200 ~500 IU /mL，重复测量如果有增加则怀疑 ABPA 并行进一步的诊断测试（烟曲霉菌皮试、烟曲霉菌沉淀抗体或血清烟曲霉菌 IgG 抗体，和胸片检查）。

ABPA 的诊断颇为复杂而且要求同时评估临床体征和实验室的数据。ABPA 在缓解和加重时的临床表现很容易引起诊断上的混淆。儿科 CF 的患者可能表现出多种症状却不对治疗有所反应[17]。如果 ABPA 能在早期迅速被诊断和治疗，呼吸症状将能够减轻，肺功能得以改善，也能减少不必要的治疗（比如静脉输入抗生素等）。同时这也能预防像支气管扩张和纤维化等的肺长期损害。

然而，由于 ABPA 和 CF 感染的恶化有很多重叠的临床和放射学特征，因而 ABPA 的诊断就更困难了。保持临床怀疑态度然后调查 ABPA 是很重要的。对静脉使用抗生素无效，显著性增加的喘息发作，或者肋膜炎性胸痛等这些都应该引起对 ABPA 的怀疑。确诊应加有放射学和血清学的检查结果[6,14,15,18]。

五、鉴别诊断和并发症

普通支气管扩张多见于下叶，且以外支气管扩张较多，而 ABPA 多累及上叶，且以中央性支气管扩张为著。普通支扩的黏液嵌塞多低密度，而 ABPA 多为稍高密度甚至可以见到钙化。发生于上肺的斑片状浸润影，可能在早期难与结核鉴别；另外 ABPA 纤维化期出现空洞形成可能难以与纤维空洞型肺结核鉴别。在哮喘病人早期肺内游走性及抗结核治疗后无效的肺内浸润影应考虑本病[17]。

六、管理/控制/治疗

治疗的目的首先是控制急性发作，之后是延缓慢性肺疾病的发展。大多数 ABPA 的病人需要全身应用糖皮质激素，它可以迅速清除嗜酸细胞浸润，降低由真菌引起的炎症反应，从而改善相关症状。哮喘合并 ABPA 一般起始剂量为 0.5mg/（kg·d），晨起顿服，2~4 周至临床症状改善及肺部急性渗出影吸收后改为 0.5mg/kg 隔日，如果黏液栓及所致肺不张持续存在，则需要支气管镜检查核实诊断和清除黏液栓，急性期后强的松每 1~3 月逐渐减量。慢性期的糖皮质激素治疗是有争议的，特别是对于成人患者。CF 合并 ABPA 的病人需要更大剂量和长期疗程。CF 基金会的共识报告建议起始剂量为 2mg/（kg·d），一周后减量为 1mg/kg·d 一周后改为隔日逐渐减量至 0.5mg/kg 隔日，维持 3 月。在逐渐减量的过程中复查胸片，IgE。一旦发现 IgE 水平呈 2 倍以上升高，则需要增加强的松的用量。抗真菌治疗可以减少糖皮质激素的应用，多项研究证实伊曲康唑辅助糖皮质激素应用的有效性，儿童伊曲康唑应用剂量为 10mg/（kg·d），奥马佐单抗，抗 IgE 单克隆抗体被证实有效。免疫治疗无效甚至可能有害[19-26]。

（胡英惠）

参考文献

[1] MAURYA V，GUGNANI H C，SARMA P U，et al. Sensitization to Aspergillus antigens and occurrence of allergic bronchopulmonary aspergillosis in patients with asthma[J]. Chest，2005，127（4）:1252-1259.

[2] De ALMEIDA M B，BUSSAMRA M H，RODRIGUES J C. Allergic bronchopulmonary aspergillosis in paediatric cystic fibrosis patients[J]. Paediatr Respir Rev, 2006, 7（1）：67-72.

[3] GELLER D E，KAPLOWITZ H，LIGHT M J，et al. Allergic bronchopulmonary aspergillosis in cystic fibrosis: reported prevalence，regional distribution，and patient characteristics. Scientific Advisory Group，Investigators，and Coordinators of the Epidemiologic Study of Cystic Fibrosis[J]. Chest，1999，116（3）：639-646.

[4] NELSON L A，CALLERAME M L，SCHWARTZ R H. Aspergillosis and atopy in cystic fibrosis[J]. Am Rev Respir Dis，1979，120（4）：863-873.

[5] MILLA C E. Allergic bronchopulmonary aspergillosis and cystic fibrosis[J]. Pediatr Pulmonol，1999，27（2）：71-73.

[6] ROSENBERG M，PATTERSON R，MINTZER R，et al. Clinical and immunologic criteria for the diagnosis of allergic bronchopulmonary aspergillosis[J]. Ann Intern Med，1977，86（4）：405-414.

[7] PATTERSON R，GREENBERGER P A，RADIN R C，et al. Allergic bronchopulmonary aspergillosis: staging as an aid to management[J]. Ann Intern Med，1982，96（3）：286-291.

[8] STEVENS D A，MOSS R B，KURUP V P，et al. Allergic bronchopulmonary aspergillosis in cystic fibrosis--state of the art: Cystic Fibrosis Foundation Consensus Conference[J]. Clin Infect Dis，2003，37 S3：S225-S264.

[9] ROSENBERG I L，GREENBERGER P A. Allergic bronchopulmonary aspergillosis and aspergilloma. Long-term follow-up without enlargement of a large multiloculated cavity[J]. Chest，1984，85（1）：123-125.

[10] MENDELSON E B，FISHER M R，MINTZER R A，et al. Roentgenographic and clinical staging of allergic bronchopulmonary aspergillosis[J]. Chest，1985，87（3）：334-339.

[11] AGARWAL R，GUPTA D，AGGARWAL A N，et al. Clinical significance of hyperattenuating mucoid impaction in allergic bronchopulmonary aspergillosis: an analysis of 155 patients[J]. Chest，2007，132（4）：1183-1190.

[12] MILLA C E，WIELINSKI C L，REGELMANN W E. Clinical significance of the recovery of Aspergillus species from the respiratory secretions of cystic fibrosis patients[J]. Pediatr Pulmonol，1996，21（1）：6-10.

[13] BECKER J W，BURKE W，MCDONALD G，et al. Prevalence of allergic bronchopulmonary aspergillosis and atopy in adult patients with cystic fibrosis[J]. Chest，1996，109（6）：1536-1540.

[14] SHARMA O P，CHWOGULE R. Many faces of pulmonary aspergillosis[J]. Eur Respir J，1998，12（3）：705-715.

[15] SKOV M，PRESSLER T，JENSEN H E，et al. Specific IgG subclass antibody pattern to Aspergillus fumigatus in patients with cystic fibrosis with allergic bronchopulmonary aspergillosis（ABPA）[J]. Thorax，1999，54（1）：44-50.

[16] AGARWAL R. Allergic bronchopulmonary aspergillosis[J] .Chest，2009，135：805-826.

[17] MAIZ L，CUEVAS M，QUIRCE S，et al. Allergic bronchopulmonary aspergillosis with low serum IgE levels in a child with cystic fibrosis[J]. J Allergy Clin Immunol，1997，100（3）：431-432.

[18] WARK P A，GIBSON P G，WILSON A J. Azoles for allergic bronchopulmonary aspergillosis associated with asthma[J]. Cochrane Database Syst Rev，2003（3）：CD001108.

[19] WARK P A，GIBSON P G. Allergic bronchopulmonary aspergillosis: new concepts of pathogenesis and treatment[J]. Respirology，2001，6（1）：1-7.

[20] VLAHAKIS N E，AKSAMIT T R. Diagnosis and treatment of allergic bronchopulmonary aspergillosis[J]. Mayo Clin Proc，2001，76（9）：930-938.

[21] DENNING D W，van WYE J E，LEWISTON N J，et al. Adjunctive therapy of allergic bronchopulmonary aspergillosis with itraconazole[J]. Chest，1991，100（3）：813-819.

[22] RITZ N，AMMANN R A，CASAULTA A C，et al. Risk factors for allergic bronchopulmonary aspergillosis and sensitisation to Aspergillus fumigatus in patients with cystic fibrosis[J]. Eur J Pediatr，2005，164（9）：577-582.

[23] MANNES G P，van der HEIDE S，van AALDEREN W M，et al. Itraconazole and allergic bronchopulmonary aspergillosis in twin brothers with cystic fibrosis[J]. Lancet，1993，341（8843）：492.

[24] STEVENS D A，SCHWARTZ H J，LEE J Y，et al. A randomized trial of itraconazole in allergic bronchopulmonary aspergillosis[J]. N Engl J Med，2000，342（11）：756-762.

[25] BREMONT F，RITTIE J L，RANCE F, et al. Allergic bronchopulmonary aspergillosis in children[J]. Arch Pediatr ，1999，6S1：87S-93S.

[26] SUNIL K，CHHABRA S S，KARTHIKEYAN R. Allergic Bronchopulmonary Aspergillosis Complicating[J].Childhood Asthma Indian Journal of Pediatrics，2009，3（76）：331-332

第三节　细支气管炎以及毛细支气管炎病毒学新进展

细支气管炎，即 "Bronchiolitis"，是儿童时期常见的疾病。狭义的细支气管炎指病毒感染性细支气管炎，也称作 "毛细支气管炎"；广义的细支气管炎包括细支气管本身病变及其他疾病伴发的细支气管病变，前者包括闭塞性细支气管炎（bronchiolitis obliterans，BO）、弥漫性泛细支气管炎（diffused panbronchiolitis，DPB）、感染性细支气管炎等；后者则包括呼吸道内播散的肺内感染如肺结核、变应性肺泡炎、BO 伴机化性肺炎、呼吸性细支气管炎伴间质性肺炎等[1]。

在儿童，病毒感染性细支气管炎（即毛细支气管炎）最为常见，通常由那些易感染支气管上皮细胞的病毒引起，最常见的是呼吸道合胞病毒（Respiratory syncitial virus，RSV），它可引起 50%~90% 的毛细支气管炎，此外，流感病毒 A 和流感病毒 B，副流感病毒（Parainfluenza viruses，PIVs），腺病毒，鼻病毒等均可以起毛细支气管炎等下呼吸道感染。但是，对于病毒性的呼吸道感染，只有 40% 能明确病原。随着近 10 年以来分子技术的发展，一些新的病毒得到认识，包括人偏肺病毒[3,5]（Human metapneumo virus，HMPV），人冠状病毒[6]（Human coronavirus，HCV）NL63 和 HKU1，人博卡病毒[7,8]（Human Boca virus，HBoV），新型肠道病毒，双埃可病毒（Human Parecho virus，HpeV），多瘤病毒[4,9]（Polyoma virus，PyV）等，受到医学界的广泛关注，其流行病学与临床特征也得到较为深入的研究[2-4]。

一、人偏肺病毒

1.病毒学特点

2001 年荷兰 van den Hoogen 等[3]对 20 年呼吸道感染病人鼻咽分泌物的研究中发现 HMPV，其感染症状及体征与 RSV 感染类似。HMPV 为副黏液科 RNA 病毒，其基因与禽类的肺炎病毒（Avian pneumovirus，APV）同源性较高，后者属于偏肺病毒属。病毒颗粒呈多形性、球形或丝状，直径在 150~600nm，包膜突起 13~17nm，其中球形颗粒平均直径为 209nm，丝状颗粒大小为 283 nm × 62nm。

核壳体平均直径为 17 nm，呈螺旋对称。*HMPV* 存在 13 kb 的单股负链 *RNA*，包含编码核蛋白（N）、磷蛋白（P）、基质蛋白（M）、融合基因（F）、转录延长因子 / *RNA* 合成调节因子（M2）、小疏水（sn）表面蛋白、主要侵袭（G）糖蛋白、多聚酶（L）亚单位等的基因，顺序为 3'-N-P-M-F-M2-SH-G-L-5'。其中 F 蛋白具有抗原决定簇，是疫苗研制的着眼点，*HMPV* 感染进入细胞也是通过 F 蛋白调节的膜融合方式。*HMPV* 不凝集红细胞，与呼吸道合胞病毒（*RSV*）和麻疹病毒等的基因同源性很低，而与禽肺病毒 C 型有较高的同源性。对 *HMPV* 的 P 蛋白、F 蛋白、G 蛋白分析均发现：*HMPV* 有 A，B 两个基因型和 A1，A2，B1，B2 四个亚型。人群对两种基因型无交叉免疫力。据各国的菌株分离情况统计，A 型感染占优势（约为 69%）。在中国天津 A2b 是最常见的 *HMPV* 亚型，2006 年占 44.4%，2008 年占 87.5%，2009 年占 66.7%，平均 70%。

2.流行病学

自 2001 年发现至今，*HMPV* 已在欧洲（瑞典、保加利亚）、美洲、亚洲（中国、日本）等地陆续报道，表明 *HMPV* 呈全球流行。*HMPV* 感染引起的疾病具有明显季节性，好发于晚冬、春季和夏季早期，流行高峰常与 *RSV* 活动高峰相同或稍后。美国研究发现 78%*HMPV* 感染在 12 月到来年 5 月，38% 在 3 月、4 月。中国 2007~2008 年研究报道 *HMPV* 感染主要发生在 12 月和来年 1 月，约占 84.4%。

HMPV 可感染各年龄组人群，但儿童（尤其是婴儿）、老年人和免疫功能不全者是重要的易患人群，甚至可导致免疫功能不全者死亡。各国研究发现 5 岁以下儿童是 *HMPV* 感染的最常见人群，且男女感染率无明显差别。中国文献报道 *HMPV* 感染年龄在 29d ~ 9 岁，其中 5 岁以下占 *HMPV* 感染患儿的 89.7%，25 ~ 60 个月占 *HMPV* 感染患儿的 51.7%。12 个月占 *HMPV* 感染患儿的 56.3%，*HMPV* 感染患儿的男女比例为 1.65∶1。瑞典斯德哥尔摩报道 *HMPV* 感染患者中 50.3% 小于 3 岁，其中 38.5% 小于 1 岁，3 岁以下 A 型感染率是 B 型的 3 倍。美国 1982 ~ 2001 年研究发现 *HMPV* 感染的平均年龄为 20 个月，男女比例 1.3∶1。芬兰报道儿童感染 *HMPV* 平均年龄 3 岁，81% 小于 5 岁，2 岁以下儿童感染率最高。日本研究发现 90% 感染 *HMPV* 患儿在 5 岁以下，其中感染 *HMPV*A2 亚型的患儿比 B1 亚型患儿年龄大，*HMPV*B1 亚型感染患儿有 70% 小于 3 岁，而 A2 亚型感染者 30% 在 5 岁以上，且 A2 型再感染率比 B1 高。

3.临床表现

HMPV 感染的潜伏期 3 ~ 5d。患儿可出现流感样症候群，主要表现为咳嗽、咳痰、喘息、气促、流涕以及发热、肌痛、头痛、乏力等全身症状，部分可出现低氧血症。症状严重程度不一，可从轻微的上呼吸道感染到严重的细支气管炎和肺炎，后者的发生率为 14% ~ 48%。*HMPV* 感染其他临床特征有鼻炎、咽炎、中耳炎、口腔炎、结膜炎，其中中耳炎最常见，占 50% 左右。2/3 下呼吸道感染患者也有上呼吸道感染症状，仅极少数患儿需持续呼吸道正压或机械通气。例如中国重庆儿童感染 *HMPV* 临床特征为咳嗽 100%，发绀 83.3%，气促 66.7%，喘鸣 66.7%，啰音 66.7%，发热 50%，细支气管炎 33.3%，支气管肺炎 33.3%，间质性肺炎 16.7%。儿童感染 *HMPV* 的临床表现与感染 *RSV* 在临床特征上无太大差异。*RSV* 感染后疾病加重的危险因素如早产、潜在的心肺功能不全和免疫功能不全，也同样是 *HMPV* 感染后疾病加重的危险因素。在某些方面，二者存在差异，例如 *HMPV* 感染所致疾病的严重程度低于 *RSV*，患病人群的平均年龄高于 *RSV* 感染。部分 *HMPV* 感染患儿亦可出现喘息急性发作，并与哮喘关系密切。韩国在 2003~2008 年研究发现 *HMPV* 感染喘息发生率 48.2%，30.8% 引起细支气管炎，而 *RSV* 感染喘息发生率 82.2%，79.5% 引起细支气管炎。

一些研究显示，*HMPV* 与 *RSV* 混合感染率可达 5%~14%。而荷兰一项对住院病人的研究却未发现 *RSV* 与 *HMPV* 混合感染。英国 Greensill 等报道可住 ICU 的严重 *RSV* 毛细支气管炎病人，70% 有 *HMPV* 感染，提示二者混合感染可能预示着疾病较为严重。英国的另一项研究显示，*RSV* 与 *HMPV* 混合感染与疾病严重程度及住 ICU 的有关。其他的研究也显示 *RSV* 与 *HMPV* 混合感染比单独 *RSV* 或单独 *HMPV* 感染更为严重，需要更长的住院时间和吸氧时间。但是另外两项对 *RSV* 下呼吸道感染病人中 *HMPV* 的流行病学的研究显示，机械通气的 *RSV* 下呼吸道感染患儿中，并未发现 *HMPV* 混合感染，提示 *RSV* 与 *HMPV* 混合感染并没有加重 *RSV* 下呼吸道感染的程度。*HMPV* 与 *RSV* 以外的其他病原的协同作用，见于 2003 年，*SARS* 在香港和加拿大爆发时，1 例 *SARS-CoV* 感染的婴儿，由于尸检在大脑和肺脏检出 *HMPV* DNA，因此认为其致死性脑炎与 *HMPV* 相关。总之，在病毒性呼吸道疾病中，混合感染是常见因素，*HMPV* 与 *RSV* 混合感染也是其中之一。

二、人冠状病毒

1.病毒学特点

2003 至 2004 年 *SARS-CoV* 作为一种全新的病毒，引起以肺炎为主要表现的急性呼吸窘迫综合征。人类普遍易感 *SARS-CoV*，传播速度快，发病率和病死率高。但在此之前所发现的 2 种 *HCV* 亚型 229E 和 OC43 相对无害，仅可引起普通感冒。

在发现 *SARS-CoV* 之后，2004 和 2005 年分别发现的 *CoV-NL63*（与 229E 属第 1 群）和 *HCV-HKU*1（与 OC43 属第 2 群）。*HCV-NL63* 冬季流行，但在香港春夏季高发。儿科的报道显示，此两种病毒可见于 7~12 个月的上呼吸道感染或下呼吸道感染患儿。一项国内的研究显示，因呼吸道感染住院的儿童，2.6%~3.8% *CoV-NL63* 检测阳性，它除了可引起上呼吸道感染外，还可引起喉炎、哮喘恶化、热性惊厥、喘息和高热。

CoV-NL63 与其他病毒的混合感染，包括与其他人类冠状病毒，*RSV*，*PIV*，流感 A 和流感 B 以及人偏肺病毒等感染，均有报道。德国一项对 3 岁以下下呼吸道感染儿童的研究显示，最常见的是与 *RSV-A* 混合感染，可能是因为二者的流行季节有交叉。*CoV-NL63* 可与 *RSV-A* 或 *PIV*3 混合感染，但是病例数较少，前者主要见于住院病人，而后者则见于门诊病人。

*HCV-HKU*1 主要感染有基础疾病的成年人和儿童。最常见的症状是腹泻、发热，也可有肺炎、毛细支气管炎以及急性哮喘恶化等。除呼吸道外，*HCV-HKU*1 也可从胃肠道中检出。

2006~2009 年进行的一项国内研究对下呼吸道感染儿童检测 10 个常见的呼吸道病毒，结果显示，73.4%的 *HCV-HKU*1 和 *CoV-NL63* 阳性的标本至少还有一种病毒检测阳性，最常见的是人类鼻病毒和 *RSV*。英国的一项研究显示，无论 *RSV* 感染是否合并冠状病毒 *CoV-NL63*，*HCV-HKU*1 或 *OC43* 混合感染，在临床表现方面并没有差异，这提示 *RSV* 可能促进冠状病毒的感染，但并没有增加疾病的严重程度。实际上，冠状病毒单独感染以及冠状病毒与 *RSV* 混合感染时，*HCV* 的病毒负荷没有差异，这提示，并发其他呼吸道病毒感染时，并不影响 *HCV-NL63*，*HCV-HKU*1 等建立感染和病毒复制的能力，因此，混合感染中，*HCV* 并不能被认为是继发感染而不参与发病机制。

三、人博卡病毒

1.病毒学特点

2005 年瑞典 Allander 等从儿童呼吸道标本中首次发现 *HBoV*。该病毒为单链 DNA 病毒，属细小病毒科，是继细小病毒 *B*19 后已知的第 2 种感染人类的细小病毒。依据这一病毒与牛细小病毒（*Bovine parvovirus*）和犬类微小病毒（*Eafline minute virus*）在基因组结构和核酸序列的同源性，将其命名为博卡病毒（*Bbocavirus*）。病毒颗粒的直径为 18~26nm，核衣壳呈二十面体对称，其中包含有一条线性的、正义或负义的单链 DNA。全基因组有 4 000~6 000 个核苷酸。Allander 等人发现的两株 *HBoV*1（*ST*1 和 *ST*2）基因组长度分别为 5 217bp 和 5 299bp。从其他细小病毒的基因组结构可以推测 *HBoV* 的基因组 DNA 两侧有发卡结构。这些结构不能单独通过测序的方法破译，因此，在侧翼结构得到阐明之前，得不到整个基因组的完整序列。*HBoV* 的基因组包括三个开放读码框，其中两个公认的开放读码框分别编码非结构蛋白 NS1 和 NP-1，另一个编码病毒的壳体蛋白 VP1 和 VP2；VP2 的序列嵌套在 VP1 的序列之内。*HBoV* 的 NS1 蛋白功能不明，推测可能同细小病毒 *B*19 的 NS1 蛋白有相似的功能，例如，可能在病毒复制中起作用。NP-1 是其他细小病毒属不具有的蛋白，功能不明。与 VP2 蛋白相比，VP1 蛋白的氨基端有额外的 129 个氨基酸，被称为 VP1 特定蛋白，具有磷酸酶 A2 样作用，调节病毒基因从内颗粒转移到宿主细胞核内开始病毒复制。

2.流行病学

HBoV 呈全球分布，冬春季流行，患病率为 2%~21.5%，主要见于 3 岁以下儿童，表现为上呼吸道或下呼吸道感染。挪威的研究显示，在儿童呼吸道感染中，12% 可检测到 HBoV，是继 RSV，HRV 以及 HMPV 之后第 4 位常见的呼吸道病毒。另一项研究则认为，至少 5% 的儿童下呼吸道感染由 HBoV 感染引起，HBoV 是排在 RSV 之后第 2 位高检出率的病毒。最近的一项关于社区获得性肺炎的研究显示，在检测的 17 种呼吸道病毒中，HBoV 是在 RSV 和 HRV 之后，最多被检出的。HBoV 可以在呼吸道持续存在数月。此外，在 HBoV 检出阳性的重症患者中，90% 以上是混合感染，因此 HBoV 在儿童呼吸道检测阳性究竟是"过客"还是真正的致病原尚有争论。HBoV 除了在呼吸道常见，在血清、粪便中也可检出。有学者发现在持续喘息患儿呼吸道分泌物中 HBoV 的阳性率高达 31%。国外的研究显示，在毛细支气管炎患儿中，急性 HBoV 感染率大于 25%。

我国自 2006 年在因呼吸道感染住院儿童的鼻咽抽吸物标本中扩增出 HBoV NS1 基因以来，各地也陆续报道了 HBoV 的流行情况。在有呼吸道症状住院儿童的呼吸道样本中检测到 HBoV 基因的比例范围为 1.5%~19%。在急性胃肠炎患者粪便标本中也已经检测到 4 种 HBoV（HBoV1-4），虽然 HBoV2-4 主要在人的粪便标本中检出，但也有在呼吸道标本中检出的报道。据目前所知，国内的研究中还没有关于检出 HBoV4 的报道。大多感染 HBoV 的儿童年龄小于 2 岁，但大一些的儿童和成人也可以感染。

HBoV 感染一年四季均可发生，以冬春季节为主，但不同国家报道的季节特征有所不同。意大利的一项研究表明 HBoV 的检出没有固定的季节性。我国的一项连续 3 年对下呼吸道感染患儿 HBoV 检测的研究表明，其季节分布为冬秋高于春夏，秋季最高。冬季是大多呼吸道病毒感染的流行季节，而大多数回顾性研究中相当比例的检测样本也是在冬季收集的，这就可能由于同其他病毒共同感染或者其他不可知的原因导致错误的结果。另外，特别值得注意的是，大多研究中的 HBoV 阳性数据中包括了发病和病毒携带者。因此，原发性人博卡病毒感染的真实发生率和季节分布情况仍不明确。HBoV 主要在呼吸道抽吸物中被检测到，可以推测其可能同其他呼吸道病毒一样通过气溶胶或接触传播。在粪便样本中检测到 HBoV，表明粪口传播也是一种可能的传播方式，但仍需要进一步研究证实。

3.临床表现

HBoV 感染最易发生在急性呼吸道感染尤其是下呼吸道感染的患儿中，如气管炎、支气管炎、肺炎和哮喘急性加重，其症状包括咳嗽、发热、鼻炎及在成人患者中少见的结膜炎和出疹。在胸片上，HBoV 感染较其他病毒所致肺炎无特异性。这些临床表现符合病毒感染引起的急性呼吸道感染，与呼吸道合胞病毒感染和人偏肺病毒感染相似，且没有特异性的临床表现可以区分 HBoV 感染和其他病毒引起的感染。HBoV 同其他呼吸道病毒的并发感染经常被检测到，表明 HBoV 或者确实能引起这些症状，或者由于非标准化、不同灵敏度的检测方法掩盖了真正致病的其他病毒。不同症状患者中 HBoV DNA 检出率和病毒载量也不同。有研究认为，HBoV 感染者鼻咽抽提物中的病毒载量高于（HBoV 拷贝）10^4/mL 可能与严重的呼吸道系统病症相关，低于 10^4/mL 可能处于病毒持续感染状态。HBoV 感染的患儿可同时表现为腹泻和支气管肺炎。虽然在急性胃肠炎患者的粪便标本中检测到了 4 种 HBoV，但 HBoV1 与急性胃肠炎无关，其在粪便中出现可能为吞咽呼吸道分泌物所致，HBoV2 在粪便中的检出率最高且可能与急性胃肠炎相关，由于 HBoV3-4 检出率较低，其在人类疾病中的作用尚不明确。

近年来，HBoV 感染被认为与急性喘息及儿童哮喘的发生及发展密切相关。国外研究发现，在发生急性喘息的儿童鼻咽分泌物中 HBoV 的检出率高达 19%（49/259 例）。另一项研究发现在 444 例急性喘息住院患儿的鼻咽分泌物中 HBoV 的检出率也高达 16%（100/626 例）。国内的一项研究在 22 例哮喘持续状态患儿的呼吸道分泌物中检出 HBoV 2 例。国内的另一项研究在细支气管炎患儿中，发现由 HBoV 感染的患者占相当比例，为 12.9%，可见 HBoV 感染是诱发儿童喘息性疾病的重要原因之一。多数学者认为，婴幼儿时期的喘息性疾病与病毒感染及特异体质有关。但 HBoV 与喘息和特应质之间的关系以及诱发喘息的机制仍知之甚少，尚有待进一步研究。在喘息性疾病中，HBoV 常与其他病毒被共同检出，因此，HBoV 究竟是由于原发性感染还是继发性感染而引起喘息性疾病，仍需进一步探讨。

四、人多瘤病毒

1.病毒学特点

2007 年从急性下呼吸道感染患儿的呼吸道标本中发现了新的人多瘤病毒，根据发现病毒的研究机构的名称将 PyV 命名为 KI（Karolinska institute，KI）PyV 和 WU（Washington university，WU）PyV。该病毒属于多瘤病毒科的小 DNA 病毒，具有二十面体衣壳的无包膜结构，可以广泛感染禽类和哺乳类动物，大部分被这两种病毒感染的患者临床上没有明显的发病症状，但对免疫抑制者却有致癌作用。WUPyV 全基因长度为 5 229 bp，编码大 T 抗原、小 T 抗原和 3 种核衣壳蛋白 VP1，VP2 和 VP3。WUPyV 剪接模序不编码中 T 抗原，而不编码中 T 抗原被认为是该病毒属的主要癌基因。KIPyV 与 WUPyV 基因组结构非常相似，只是其早期编码区和晚期编码区被非编码调控区分开。复制起始点核心区含有 3 个编码大 T 抗原结合位点，而大多数多瘤病毒有 4 个结合位点。将以上两种病毒株之间以及它们分别于 GenBank 中的序列进行比对，发现它们的变异率很小，揭示多瘤病毒是一种保守的病毒。

2.流行病学

而且，KIPyV 和 WUPyV 在没有呼吸道感染的对照组病人中也可以发现，且与患病组的阳性率相似，因此，PyV 与急性呼吸道感染之间的关联有待于进一步研究。

自 WUPyV 和 KIPyV 首次被检出后，世界各地相继有报道。Gaynor 等口叼报道 WUPyV 在澳大利亚的检出率为 3%，美国为 0.7%，而两地的混合感染率高达 68% 和 100%，其中最常见的是鼻病毒。北美和德国的献血者，WUPyV 的血清阳性率为 66.4% ~ 89%，KIPyV 的阳性率为 54.1% ~ 67%。国外研究报道 KIPyV 在鼻咽抽吸物中的检出率为 1%，在粪便中的检出率为 0.5%。小于 5 岁儿童 WUPyV 检出率在 0.7% ~ 7.0%；KIPyV 报道的阳性率 0.5% ~ 2.5%。中国 WUPyV 的检出率相比国外偏低，为 0.4%。韩国进行的一项病例对照研究发现 WUPyV 和 KIPyV 在有呼吸道症状的实验组中的检出率分别为 7% 和 1%，而在无明显临床症状的对照组中，前者检出率为 4.2%，检出高峰为 5 月和 6 月，混合感染率达 67.6%，最多见的是 RSV，其中 23.5% 的阳性病例有胃肠道表现，没有检测出 KIPyV。一项与其他已知呼吸道病毒混合感染的研究显示，KIPyV 的检出率为 74%，WUPyV 的检出率为 68% ~ 79%。

3.临床表现

最近的一项国内的研究显示，WUPyV 感染后的主要表现为咳嗽，中度发热和喘息，也可见于肺炎、毛细支气管炎、上呼吸道感染以及支气管炎。PyV 主要感染儿童，也见于免疫损伤或有基础疾病的成人。

五、人类鼻病毒

1.病毒学特点

人鼻病毒[9,10]（Human rhino virus，HRV）属于小 RNA 病毒科（Picornaviridae）肠道病毒（Entero virus，EV）属。是直径约为 25nm 的无包膜的二十面体 RNA 病毒，核心为无折叠的单股正链 RNA，RNA 全长约 7 200 bp。基因组结构包括 5' 端非编码区、开放阅读框和 3 端非编码区。开放阅读框（长约 6 500 bp）转录后的产物被 HRV 驱动蛋白酶剪切成 11 个蛋白，其中 4 个蛋白（VP4，VP2，VP3 和 VP1）形成衣壳，呈二十面体围绕核心 RNA；余下 7 个蛋白（2A，2B，2C，3A，3B，3c 和 3D）参与结合宿主细胞、转录、复制等过程。衣壳蛋白中，VP4 位于病毒颗粒的内表面，VPI，VP2，VP3 具有相同的二级 β-筒状结构，形成一个深的峡谷状凹陷，该峡谷是 HRV 与宿主细胞表面受体结合的位点，其中的 VPI 是产生保护性抗体的主要抗原。

人鼻病毒（HRV）是引起人类呼吸道感染最常见的病毒病原之一。传统的人鼻病毒有 HRV-A 及 HRV-B 两型，包括 100 多个血清型。自 2006 年起，在急性呼吸道疾病的全球性分子病原学研究中，美国、澳大利亚、中国香港等地相继发现了新的 *HRV* 基因型，将其归为 *HRV-C*。目前发现的不同特征的 *HRV-C* 有 33 个亚型。*HRV-C* 在氨基酸水平上与 *HRV-B* 有 56% ~ 62%的同源性，与 *HRV-A* 有 80% ~ 99% 的同源性。

HRV-C 具有较高的遗传变异性。*HRV* 基因的重组可以随机地发生在整个编码区。我国学者报道了 *HRV-C* 发生重组的两个精确位点在 *57UTR* 的第 5 个茎杆区和多嘧啶区和编码 2A 的基因内。而 Linsuwanon 等的研究也证实这点，且报道 3D 也是一个热点区域。对 *HRV* 进行比较分析时发现 *HRV-C* 可以分为 2 个亚型：*HRV-Ca* 和 *HRV-Cc*。前者的 5' *UTR* 含有属于 **HRV-A**57UTR 序列，可能由 *HRV-A* 的同一区域重组而来。而后者与 *HRV-A* 和 *HRV-B* 的 *57UTR* 完全不同。*HRV-Ca* 和 *HRV-Cc* 亚种的临床特点和流行病学特点无明显的差异。

2.流行病学

HRV-C 感染与 *HRV-A*，*HRV-B* 在季节分布、易感人群年龄的分布上均无显著性差异。一项研究对社区获得性肺炎的 554 例儿童鼻腔分泌物进行检测，在其中的 99 例（17.87%）中检测到 *HRV*，序列分析表明 51.52%为 *HRV-A*，38.38%为 *HRV-C*，10.10%为 *HRV-B*。另一项急性下呼吸道感染（lower respiratory tract infections，LRTIs）儿童的 *HRV* 分子流行病学调查研究显示，54 例 *HRV* 阳性标本中 33 例为 *HRV-A*（61.1%），4 例为 *HRV-B*（7.4%），17 例为 *HRV-C*（31.5%）。由此可见，*HRV-C* 虽然是新发现的基因簇，但其阳性检出率并不低。

3.临床表现

HRV 不仅能引起上呼吸道感染，也和支气管炎、毛细支气管炎、肺炎、急性中耳炎、哮喘急性发作等有关。*HRV* 感染引起哮喘的急性发作，比其感染所引起的其他疾病都多（除了普通感冒）。感染 *HRV-C* 后发病的既包括健康儿童、成年人，也包括那些有哮喘病、免疫缺陷、囊性纤维性变和多发性硬化症的患者。*HRV-C* 感染后发病的患者有着不明确的、广泛的临床症状，和 *HRV-A*，*HRV-B* 感染的临床症状相似。临床症状可有流感样症状、咽炎、哮喘样咳嗽、喘息、急性中耳炎、发热性抽搐、毛细支气管炎和肺炎等。儿童感染 *HRV-C* 后最普遍的诊断为急性上呼吸道感染。婴幼儿感染 *HRV-C* 后，更有可能发展为哮喘。*HRV-C* 感染在引起婴幼儿和儿童中的伴有发热的喘息、较大儿童的哮喘、有哮喘病史的儿童的哮喘急性发作中都有重要的影响。与 *HRV-A*，*HRV-B* 感染儿童相比，更多感染 *HRV-C* 儿童有咳嗽，而且和喘息、需供氧关系更密切。感染 *HRV-C* 患者的第 1 次和以后的反复喘息都对支气管扩张剂有反应，而不管有没有用激素。一般而言，感染病毒的量和疾病的严重程度成正比，但 *HRV-C* 感染所引起的哮喘的严重程度和病毒的量和感染的持续时间没有明显的关系。

六、其他病毒

近年来，有报道新发现的新型肠道病毒、双埃可病毒以及孤儿病毒扭矩特诺病毒也可引起下呼吸道感染[4,9]。2010 年在 8 个有呼吸道症状体征及中耳炎的儿童呼吸道标本中发现并确定了新型肠道病毒的基因型。文献报道其患病年龄为 2 ~ 62 岁，且大多数病人有基础疾病。在免疫功能正常的病人中，新型肠道病毒与慢性鼻咽炎有关，而在免疫损伤的病人中，则有急性呼吸道感染的表现，包括喘息、发热和流涕。最近的研究显示，大多数人类双埃可病毒感染见于 5 岁以下的儿童，最常见的是 *HpeV*1 和 *HpeV*3。*HpeV* 感染的患病率较低，且 *HpeV* 阳性标本中其他呼吸道病毒检出率很高，因此，很难确定其这些新基因型的 *HpeV* 在儿童呼吸道感染中的致病作用。此外，孤儿病毒——扭矩特诺病毒（*Torque teno virus*，*TTV*），属于指环病毒属，*TTV* 可在 80%的健康个体中产生长期的病毒血症，虽然没有证据证实 *TTV* 是急性呼吸道感染的直接原因，但是在儿童支气管肺炎中，其平均病毒载量显著增高。而与常见的呼吸道病毒存在无关。研究显示，*TTV* 与哮喘有关，提示 *TTV* 可能参与哮喘的呼吸道炎症。此外，*TTV* 能够感染呼吸道纤毛上皮细胞，从而促进病毒的复制。尽管 *TTV* 致病作用不十分清楚，但是它却影响着疾病的临床表现。

综上所述，在过去的十年中，随着研究手段的更新，不断有新的呼吸道病毒被检出。这些呼吸道病毒是否为儿童呼吸道感染真正病因、其临床特征如何、相互有无关联等均需要更大范围的流行病学调查与临床研究，并通过进行动物实验研究来综合评价其与疾病的相关性。这些研究有助于进一步促进儿童下呼吸道感染的病因诊断、临床治疗与预防。

（殷菊）

参考文献

[1] 《中华儿科杂志》编辑委员会. 小儿细支气管炎防治学术研讨会会议纪要[J]. 中华儿科杂志, 2011, 49（12）: 959-961.

[2] GARIBALDI B T, ILLEI P, DANOFF S K. Bronchiolitis[J]. Immunol Allergy Clin North Am, 2012, 32（4）:601-619.

[3] DEBIAGGI M, CANDUCCI F, CERESOLA E, et al. The role of infections and coinfections with newly identified and emerging respiratory viruses in children[J]. Virol J, 2012, 9: 247.

[4] 刘恩梅, 彭才静. 新近发现的呼吸道病毒感染流行病学与临床研究进展[J].中国小儿急救医学. 2010, 17（5）: 390-391.

[5] 吴栩, 陈志敏.儿童人类偏肺病毒感染流行病学特征与诊治进展[J]. 国际儿科学杂志, 2010, 37（5）: 542-545.

[6] 陈云欢, 伍严安. 两种新型人冠状病毒 HCV-NL63 和 HCV-HKU1 的研究进展[J]. 医学综述, 2010, 16(17）: 2596-2598.

[7] 梁丹丹, 林广裕. 人博卡病毒感染的致病机制研究进展[J]. 实用儿科临床杂志, 2011, 26（10）:801-803.

[8] 赵慧, 钱渊. 人博卡病毒研究进展[J].国际病毒学杂志, 2012, 19（4）: 178-180.

[9] 刘爱玲, 陆学东.呼吸道新发现病毒的研究进展[J]. 现代检验医学杂志, 2010, 25（2）: 47-51.

[10] 封金花, 林广裕. 人类 C 型鼻病毒的研究进展[J]. 国际呼吸杂志, 2012, 32（2）: 139-141.

第四节　儿童闭塞性细支气管炎的新诊断和诊疗建议

闭塞性细支气管炎（bronchiolitis obliterans, BO）是 1901 年德国病理学家 Lange 首次报道并命名的。从病理角度，BO 被定义为两种类型的支气管损伤:狭窄性细支气管炎和增殖性细支气管炎。从临床意义上讲，BO 是由多种原因引起的细支气管炎症损伤相关的慢性气流受阻综合征。细支气管上皮细胞和上皮下结构的损伤和炎症，及机体对以上损伤和炎症的不正当修复是 BO 的发病原因。致病原因包括感染、器官或骨髓移植、Stevens-Johnson 综合征、结缔组织病、吸入有毒物质、胃食管返流、药物不良反应等，在儿童多为感染所致。临床表现为持续的咳嗽喘息，肺高分辨 CT 可见到马赛克灌注征、支气管壁增厚、支气管扩张等特征性改变，肺功能表现为阻塞性通气功能障碍。BO 目前尚无有效的治疗方法，预后不良。

一、BO 的病因

（一）急性下呼吸道感染

在儿童，BO 最常见的原因为感染。从理论上讲，任何类型的下呼吸道感染均可导致 BO 的发生，但最常见的引起 BO 的疾病还是急性病毒性细支气管炎。

1.腺病毒感染

腺病毒是引起儿童感染后 BO 的主要病原[1]。感染腺病毒的型别、数量和宿主的体质、免疫反应及环境因素与疾病急性期的严重程度和远期并发症的发生有密切关系[2]。一组 9 例儿童重症腺病毒肺炎的临床分析资料显示: 9 例患儿急性期死亡 1 例，存活 8 例中有 5 例后期发展成 BO，占 62.5%[3]。另有研究对因腺病毒感染住院的 45 例患儿进行长达 5 年的随访，存活的 38 例中大约 47.4%发展成了 BO，并且发现发展成 BO 的患儿较未发展成 BO 的患儿在住院期间有更明显的呼吸道问题，如在重症监护病房住院，需要机械通气和氧疗，全身应用糖皮质激素和使用β2 肾上腺素受体激动剂等[4]。在北京儿童医院 42 例 BO 患儿的临床研究中，有 76.2%为感染后 BO，其中腺病毒感染最为多见，占感染后 BO 的 25%。

2.其他病原感染

如麻疹病毒、呼吸道合胞病毒、单纯疱疹病毒、流感病毒、副流感病毒 3 型、人类免疫缺陷病毒 1 型和许多非病毒病原的感染包括支原体感染、百日咳均有报道与 BO 的发生相关。其中麻疹病毒、支原体感染引起感染后 BO 在临床相对多见。

（二）Stevens-Johnson 综合征

Stevens-Johnson 综合征又称重症渗出性多形红斑，是一种与免疫有关的急性非化脓性炎症，与支原体感染、病毒感染及使用某些药物有关。有报道称有 1/3 的 Stevens-Johnson 综合征患儿有呼吸道上皮受损，可发生 BO。北京儿童医院 BO 临床研究中 9.5% 患儿病因为本病，居非感染因素的首位。

（三）器官或骨髓移植

骨髓移植、心肺移植和肺移植是成人 BO 发生的主要原因。急性移植物抗宿主反应（graft-vs-host disease，GVHD）是异体骨髓移植后发生 BO 的高危因素，其他非免疫因素如骨髓移植前的状态、骨髓移植过程中的疾病尤其是骨髓移植后的病毒性肺炎、免疫抑制剂的应用等可能也参与 BO 的形成。肺脏暴露于环境，同种（异体）免疫排异损伤与感染因素共同参与 BO 的形成，使肺移植存活率落后于其他实体移植[5]。

（四）吸入有毒物质

吸入或摄入有毒物质与 BO 的发生相关。北京儿童医院曾收治一例溺入粪池后出现 BO 的患儿，有害物质刺激及炎症损伤呼吸道黏膜导致 BO 的发生。

二、BO 的临床表现

（一）症状

BO 主要表现为急性下呼吸道感染或急性呼吸道损伤后出现持续的慢性咳嗽、喘息，运动耐受性差，表现为活动后气促、喘息加重。易患呼吸道感染，伴或不伴发热，可因此而使症状加重。咳喘症状多持续存在，对支气管舒张剂无反应。

（二）体征

喘鸣音和湿啰音是最常见的体征，有呼吸增快，重者可有三凹征，杵状指、趾不多见。

（三）有利于 BO 诊断的辅助检查

1.实验室检查

BO 患儿不合并呼吸道感染时炎症指标无升高。动脉血气分析可显示低氧血症，二氧化碳潴留，动脉血氧饱和度降低，可用来评估病情的严重程度。

2.影像学改变

BO 患儿的影像学有其特征性改变，是临床诊断 BO 的重要依据。

（1）胸部平片。BO 患儿的胸部平片可表现为两肺过度充气，合并感染时可出现浸润影，呈毛玻璃样，可看到单侧透明肺的特征性改变。

（2）肺 CT，特别是高分辨 CT（high-resolution CT，HRCT）在儿童呼吸道疾病中的应用提高了临床诊断 BO 的能力。BO 患儿的 HRCT 显示马赛克灌注征、支气管扩张、支气管壁增厚和气体滞留等特征性改变。Siegel 等提示呼气相 CT 较吸气相 CT 更加敏感，对诊断小呼吸道阻塞的作用更大[6]。因而对于年龄较大能够配合呼气、吸气的患儿可行呼气相 CT 检查提高 BO 检出率。①马赛克灌注征。马赛克灌注征是 BO 在 HRCT 上最具特征性的表现，是指肺野内呈斑片样分布的含气不均匀征象。其形成的原因是由于 BO 呈斑片样分布的狭窄性细支气管炎和增殖性细支气管炎的病理改变，造成肺局部缺氧，同时伴有血流灌注减少，二者共同形成气体滞留、含气不均的表现。应该明确的是：从 HRCT 上看，BO 的病变区域是气体潴留的区域，即透亮度增高的区域，其内血管纹理减少，而不是透亮度减低的区域。②单侧透明肺。单侧透明肺又称 Swyer-James 综合征，是由 Swyer 和 James 于 1953 年，Macleod 于 1954 年描述的，故而得名。单侧透明肺的形成是由于幼年时患腺病毒肺炎、麻疹病毒肺炎或百日咳等致细支气管损害，并伴有血管炎的改变，从而阻止了肺泡囊的进一步正常发育所致。影像学表现为单侧肺部分或全部过度通气、肺体积缩小、肺纹理稀少[7]，是 BO 的特征性改变。

3.肺功能改变

肺功能检查一直被认为是诊断 BO 和评估 BO 病情及治疗效果的常用而重要的方法。无论是小婴儿还是大年龄儿童都特征性地表现为不可逆的阻塞性通气功能障碍，即呼气流速的明显降低。第一秒用力呼气容积（forcd espiratory volume in 1 secnod）及呼气中期的用力呼气流速（mid-espiratory flow rate）是诊断小呼吸道阻塞性疾病重要而敏感的指标，在 BO 患儿显示明显降低，可小于 30%预计值。随病情进展，肺功能可由阻塞性通气功能障碍变为限制性或混合性通气功能障碍。因为儿童正处于成长发育过程中，肺功能指标建议用所测值占预计值的百分数来表示，而不提倡使用绝对值[3,8]。BO 患儿肺功能支气管舒张试验结果多为阴性，与临床观察喘息症状对支扩药无反应相吻合。

4.电子支气管镜检查

电子支气管镜可用于除外呼吸道发育畸形和采取支气管黏膜活检，还可留取肺泡灌洗液做细胞学分析及炎症因子分析。许多研究提示 BO 患者肺泡灌洗液的中性粒细胞升高，但该指标还没有特异或敏感到足以用来诊断 BO[8,9]。炎症因子分析的研究尚在进行中，有望进一步揭示 BO 的发病机制。

5.病理学改变

BO 的特征性病理改变包括大呼吸道的支气管扩张，小呼吸道炎性细胞、肉芽组织和/或纤维组织阻塞和闭塞，细支气管旁的炎症和/或纤维化，肺不张，和血管容积和/或数量的减少。具体表现为两种类型的支气管损伤:狭窄性细支气管炎和增殖性细支气管炎[8,10]。BO 本是一个病理学的诊断，确诊依靠病理改变，但由于 BO 病变呈斑片样分布，肺活检不但有创伤且不一定取到病变部位。临床应用特别在儿科受到限制。

三、BO 的诊断

（一）BO 的诊断标准

1.临床诊断标准

（1）前驱史。发病之前往往有感染或其他原因所致的细支气管损伤史。

（2）临床表现。持续或反复喘息或咳嗽、呼吸急促、呼吸困难，运动不耐受。双肺可闻及广泛喘鸣音、湿啰音，并持续存在，达 6 周以上，对支气管舒张剂反应差。

（3）辅助检查。胸部 HRCT 显示马赛克灌注征、支气管扩张、支气管壁增厚。肺功能显示小呼吸道阻塞性通气功能障碍或混合性通气功能障碍，支气管舒张试验多为阴性。

（4）排除其他引起咳喘的疾病。如呼吸道感染、支气管哮喘、各种先天支气管肺发育畸形、肺结核、弥漫性泛细支气管炎等。

2.确定诊断标准

BO 确诊需病理证实。符合 BO 的临床诊断标准，又有 BO 典型的病理改变者可确诊。

（二）BO 的鉴别诊断

1.急性下呼吸道感染

与急性感染性疾病不同，BO 的咳喘症状不会在 1~2 周好转，特征性的临床和影像学表现将持续存在，伴反复发作的肺不张、肺炎和喘息。

2.支气管哮喘

支气管哮喘的喘息症状呈发作性，突发突止，支气管舒张剂治疗有效，通常有过敏体质和哮喘家族史。而 BO 咳喘症状持续，支气管舒张剂吸入不能缓解，肺 HRCT 的特异性改变与支气管哮喘慢性呼吸道非特异性炎症不符。

3.先天性气管、支气管、肺、心血管发育畸形

如气管、支气管狭窄、软化、分支异常等呼吸道发育畸形，支气管肺囊肿、先天性囊性腺瘤样畸形等肺发育畸形，异常血管环、先天性心脏病等先天性心血管发育畸形等，均可引起儿童持续咳喘，在小年龄儿童尤其多见，可行心脏彩超、肺增强 CT 加气管、血管重建及电子支气管镜检查协助鉴别。

4.肺结核

特别是支气管淋巴结结核、支气管结核可出现持续咳喘，需与 BO 鉴别。结核接触史、结核中毒症状、影像学见典型结核病灶、PPD 试验阳性，结核菌涂片培养、支气管镜检等有助于鉴别。

5.弥漫性泛细支气管炎

多有鼻窦炎，胸部 HRCT 显示双肺弥漫分布小叶中心结节和支气管扩张。小剂量红霉素治疗有效。

四、BO 的治疗

BO 目前尚无治疗准则，动物实验显示早期诊断、早期治疗能够阻断 BO 进程，而不可逆的呼吸道阻塞一旦形成，则无特效治疗。依据临床经验，建议对 BO 患儿定期随访观察，择期复查肺 HRCT、肺功能，每 3 ~ 6 个月进行 1 次评估；依病情变化及治疗效果调整治疗方案。

（一）抗炎治疗

1.糖皮质激素

糖皮质激素能抑制炎症反应和纤维化形成，并能减少继发于病毒感染和过敏原触发的呼吸道高反应性和支气管狭窄。具体疗程及给药方式需依据病情变化、定期评估而定。

（1）吸入治疗。临床症状轻微、病情平稳的可直接吸入糖皮质激素，或作为全身应用激素的维持治疗，参考剂量如下：①使用射流雾化（适用于各年龄儿童）：布地奈德雾化液（1 mg/2 mL），(0.5 ~ 1) mg/次，每日 2 次。②其他吸入装置：根据年龄选择合适的吸入装置。丙酸氟替卡松气雾剂（125μg/揿）+储雾罐 1 揿，每日 2 次；布地奈德/福莫特罗（80μg/4.5μg）吸入剂、沙美特罗替卡松吸入剂（50μg/100μg）1 揿，每日 2 次。

（2）全身应用：病情较重者或在病程早期应用。治疗无反应或出现明显不良反应（如免疫抑制、骨质疏松、生长迟缓等）时，需及时停用。可与吸入激素联合使用，可通过以下给药途径：①口服。泼尼松片或甲泼尼龙片 1 ~ 2 mg/（kg·d），1 月后逐渐减量，总疗程不超过 3 个月。②静脉滴注。对感染后有 BO 迹象或症状急重者，Stevens-Johnson 综合征有 BO 迹象，移植后 BO 患儿使用。甲泼尼龙 1 ~ 2 mg/（kg·次），1~4 次/d，病情平稳后改口服。

2.大环内酯类抗生素

阿奇霉素、红霉素有抗炎特性，作用机制不完全清楚，比较公认的机制为抑制中性粒细胞的活性及减少细胞因子（白介素 6，白介素 8，肿瘤坏死因子等）的分泌，可使移植后 BO 患者的肺功能明显改善。推荐剂量来自成人：阿奇霉素 250 mg/d，每周连服 3 d 或隔日口服。建议儿童口服阿奇霉素 5 mg/（kg·d），每周连服 3 d；或红霉素 3 ~ 5 mg/（kg·d），每日口服。需定期监测肝肾功能。

3.白三烯受体拮抗剂

孟鲁司特有抑制呼吸道炎症的作用。研究显示成人肺移植后 BO 患者口服孟鲁司特 10 mg/d 较对照组肺功能指标明显改善。儿童可按常规剂量使用。

（二）对症治疗

1.氧疗及呼吸支持

对持续存在低氧血症的患儿应提供氧疗，使血氧饱和度达到 94% 以上。家庭可通过氧气泵提供氧疗。病情危重者可予持续呼气末正压通气或使用呼吸机进行呼吸支持。

2.肺部理疗

肺部理疗可有效改善呼吸道分泌物潴留，使痰量减少，痰性质好转及辅助肺不张复张、帮助呼吸肌康复等。

3.支气管舒张剂

短效β₂肾上腺素能受体激动剂短期吸入可能部分改善喘息症状。长效β₂肾上腺素能受体激动剂不单独使用，与吸入或全身激素联合使用可减少激素用量。

4.抗生素

BO 患儿易反复呼吸道感染，当患儿有感染征象如出现发热、喘息症状加重、痰量增多时建议使用抗生素。最常见的病原是肺炎链球菌、流感嗜血杆菌等或混合感染。抗生素的选择应针对这些病原，也可根据痰培养结果选用适当的抗生素治疗。一般疗程 2~3 周。

5.支气管肺泡灌洗

文献报道灌洗对 BO 治疗无益，但理论上讲早期灌洗可减少呼吸道炎性因子、炎性细胞及清除脱落坏死的细胞。一般不推荐作为 BO 治疗手段。

6.营养支持

BO 患儿的能量消耗增加，需要给予足够能量支持，以保证机体正常的生长发育及免疫功能，减少反复感染。

（三）其他治疗

（1）肺移植。肺移植为那些药物治疗无效，持续存在严重气流受限、伴有肺功能进行性降低和越来越依赖氧气支持的 BO 患儿提供了长期存活的机会。多用于移植后 BO 和 Stevens-Johnson 综合征后 BO。感染后 BO 后期病情多不再进展，行肺移植者少。

（2）中药。可试用清肺化痰平喘的中药制剂[11]。

五、BO 的预后

据文献报道，BO 的预后不确定，具体到每个个体可能与一些因素如 BO 的潜在病因和 BO 发展的速度相关[12]。北京儿童医院 42 例 BO 患儿随访结果显示 BO 治疗效果差，死亡 1 例，存活的 41 例患儿症状短期内无改善，5 年随访无一例痊愈，大多数症状体征持续，肺功能、影像学复查 77.8% 进行性加重，提示预后不良[13]。其中腺病毒、麻疹病毒感染及 Stevens-Johnson 综合征所致 BO 预后差更为突出。文献也认为 BO 病程中出现的临床好转应归功于患儿肺和呼吸道的生长发育，并不是小呼吸道病变消退的表现。建议对 BO 患儿进行严密随诊观察，监测临床症状、体征、肺部影像学改变及氧饱和度，并接受认真的肺部护理以改善预后[14]。

（王维）

参考文献

[1] COLOM A J，TEPER A M，VOLLMER W M，et al. Risk factors for the development of bronchiolitis obliterans in children with bronchiolitis[J]. Thorax，2006，61（6）：503-506.

[2] CHUANG Y Y，CHIU C H，WONG K S，et al. Severe adenovirus infection in children[J]. J Microbiol Immunol Infect，2003，36（1）：37-40.

[3] TEPER A，FISCHER G B，JONES M H. Respiratory sequelae of viral diseases: from diagnosis to treatment[J]. J Pediatr（Rio J），2002，78（2）：187-194.

[4] CASTRO-RODRIGUEZ J A，DASZENIES C，GARCIA M，et al. Adenovirus pneumonia in infants and factors for developing bronchiolitis obliterans: a 5-year follow-up[J]. Pediatr pulmonol，2006，41（10）：947-953.

[5] KONEN E，GUTIERREZ C，CHAPARRO C，et al. Bronchiolitis obliterans syndrome in lung transplant recipients: can

thin-section CT findings predict disease before its clinical appearance[J]. Radiology，2004，231（2）：467-473.

[6] SIEGEL M J，BHALLA S，GUTIERREZ F R，et al. Post-lung transplantation bronchiolitis obliterans syndrome: usefulness of expiratory thin-section CT for diagnosis. Radiology，2001 ，220（2）：455-462.

[7] JOHN B M.Swyer-James Macleod Syndrome[J].Indian Pediatr，2006，43（8）：746-747.

[8] KIM C K，KIM S W，KIM J S，et al. Bronchiolitis obliterans in the 1990s in Korea and the United States[J]. Chest，2001，120（4）：1101-1106.

[9] ESTENNE M，MAURER J R，BOEHLER A，et al. Bronchiolitis obliterans syndrome 2001: an update of the diagnostic criteria[J]. J Heart Lung Transplant ，2002，21（3）：297-310.

[10] ZHANG L，SILVA F A. Bronchiolitis obliterans in children[J]. J Pediatr （Rio J），2000，76（3）：185-192.

[11] 申昆玲，王维，中华医学会儿科学分会呼吸学组，等. 儿童闭塞性细支气管炎的诊断与治疗建议[J]. 中华儿科杂志，2012，50：1-3.

[12] KIM C K，KURLAND G，MICHELSON P. Bronchiolitis Obliterans in Children[J]. Pediatr Pulmonol，2005，39(3)：193-208.

[13] 王维，申昆玲. 儿童闭塞性毛细支气管炎的研究进展[J]. 中华儿科杂志，2006，44：274-277.

[14] YALCIN E，DOGRU D，HALILOGLU M，et al. Postinfectious bronchiolitis obliterans in children: clinical and radiological profile and prognostic factors[J]. Respiration，2003，70（4）：371-375.

第五节 儿童坏死性肺炎的临床

坏死性肺炎（necrotizing pneumonia，NP）是病理上的概念，与脓肿相同，以肺液化坏死和肺组织内空洞形成为特征，但目前本病并没有明确和统一的定义。Hacimustafaoglu 等[1]认为 NP 是侵袭性肺炎（invasive pneumococcal，IP）的并发症，以肺实变区出现坏死病灶为特点，出现单独的、多分隔的放射透亮区，临近胸膜的感染部位可出现支气管肺胸膜瘘和大小不等的脓肿。McCarthy 等[2]认为 NP 与肺脓肿、脓胸及肺坏疽一样，单一空洞为肺脓肿，多发空洞为 NP。Taussig 等[3]认为，大的空洞命名为肺脓肿，小的多发空洞则称为 NP。坏死性肺炎常伴有脓胸或胸腔积液。

目前，NP 有增多趋势，可见于肺炎链球菌（Streptococcus pneumoniae，SP）、金黄色葡萄球菌、肺炎支原体及化脓性链球菌等感染，偶有报道可见于 $H1N1$[4,5]流感病毒及产气荚膜梭状芽胞杆菌、绿脓杆菌感染[6]。但儿童仍以肺炎链球菌坏死性肺炎（SPNP/PNP）为主。

一、发病机制

NP 的发病机制是通过微生物释放的蛋白水解酶损伤肺组织，以及通过细胞因子介导使宿主产生加剧恶化的炎症应答导致组织损伤[1]。而宿主对肺炎链球菌的免疫反应是引起组织损伤的重要原因，这也可以解释为什么没有基础疾病的免疫力正常的儿童会导致肺组织坏死增加的风险[7]。C-反应蛋白（C-reactive protein，CRP），为急性期蛋白质，在先天性免疫功能中扮演一个重要的角色，在患肺炎链球菌肺炎时，它通过结合肺炎链球菌的 C-型多肽增加肺炎链球菌被清除的概率，因此在 SPNP 时明显升高[8]。国内外文献报道 NP 患者 D-二聚体明显高于正常，提示病变内可能存在微血栓，另外，炎症导致肺组织肿胀明显，压迫小血管，均可导致局部供血不足，加重坏死进程。有文献报道及我们的临床经验提示 D-二聚体水平和社区获得性肺炎的严重程度及肺部病变范围正相关[9]。另外，肺梗死也是其中的发病机制，2011 年中国台湾地区 Hsieh 发现，在合并支气管胸膜瘘的 12 例坏死性肺炎链球菌肺炎患儿中，11 例患儿肺组织学病理提示肺梗塞[10]。

NP 常伴有脓胸或胸腔积液。胸腔积液中的 LDH 升高是反应细胞坏死损伤程度的很好的指标，它表明经历初次及再次坏死，从而从损伤的细胞中释放 LDH。研究证实老鼠实验中，患严重的细菌性肺炎时，凋亡的中性粒细胞遭受继发性坏死，是支气管肺泡灌洗液中 LDH 的原始来源，此发现与儿童的肺炎并发症是否有关尚不清楚，可能这些改变也发生在 NP 患儿中。胸水中 LDH 升高，应引起临床医生的警惕，这可能预示将要发生肺组织的坏死和液化[11,12]。

NP 患儿肺部影像学早期均为单侧或双侧肺部大叶性肺实变，1~2 周（甚至 3 周，临床观察肺炎支原体肺炎发生坏死的时间要长于细菌性肺炎）后实变内出现单一或多发低密度病灶，随后出现多发大小不等空洞，常合并中~大量胸腔积液，3 周左右部分患儿出现肺大疱、支气管肺胸膜瘘或液气胸，可合并革兰阴性杆菌及真菌等感染，但经积极治疗后，4~6 月肺部影像学可恢复至正常。

二、几种常见坏死性肺炎临床特点

1.肺炎链球菌坏死性肺炎（streptococcus pneumoniae necrotizing pneumonia，SPNP）

肺炎链球菌是儿童呼吸道感染的常见病原菌，它常生活在正常人的鼻腔中，可导致鼻窦炎、中耳炎、气管炎和肺炎等非侵袭性感染，也可导致脓毒症和脑膜炎等侵袭性感染，称为侵袭性肺炎链球菌疾病（invasive pneumococcal disease，IPD）。肺炎链球菌所致的肺炎类型以大叶性肺炎最为典型，严重者可引起坏死性肺炎。

SPNP 多发生于 3 岁以下婴幼儿，持续高热通常达 2~3 周，甚至长达 1 月余，外周血白细胞和中性粒细胞分类明显升高，白细胞常大于 $16 \times 10^9/L$，CRP 常超过 100 mg/L，胸腔积液检查为脓胸表现，常合并败血症[1,13]。中国台湾 Hsieh 等[14]报道患儿外周血出现不成熟的多形核白细胞、高 CRP 水平（> 120 mg/L）及无基础疾病是肺坏死和（或）脓肿的独立预测因子。

SPNP 的抗生素治疗：在于合理选择抗生素，常首选抗革兰阳性球菌糖肽类抗生素（万古霉素或替考拉宁），而不是碳青霉烯类抗生素如美洛培南或亚胺培南；另外，我们曾总结 20 例 SPNP，青霉素、阿莫西林的敏感率仅分别为 14.1% 和 20%，而 SPNP 患儿肺部病变重且进展快，故此类药物也不适合为首选抗生素，以免延误病情[13]。另外，利奈唑胺为一种人工新合成的唑烷酮类抗生素，具有广谱抗菌作用，与其他抗菌药物基本无交叉耐药，因 SPNP 患儿肺部实变范围大，感染难控制，而本药组织渗透性高，故我们常在糖肽类抗生素疗效不佳时将其作为选用的二线药物。

SPNP 的抗炎和抗凝治疗：由于过度炎症反应，是否在抗感染的基础上给予适当的激素治疗，会减缓患儿的肺部病变、坏死进程或缩短病程，尚需进一步验证；急性期 FIB 明显高于正常，均为高凝状态，当 D-二聚体明显高于正常时，可给予低分子肝素钙抗凝治疗。

SPNP 的外科治疗：因常与脓胸同时存在，且胸腔积液常为中量或大量，因此常需要胸腔闭式引流等侵入性治疗；但因胸腔内脓液较黏稠，易包裹黏连分隔，无法引流，故有时需行外科胸腔镜冲洗清脓术[15]。在出现肺大泡、液气胸时，如果无呼吸困难等张力性气胸加重表现，不宜盲目行胸腔闭式引流术及手术治疗。

2. A 族溶血性链球菌坏死性肺炎（Group A streptococcus necrotizing pneumonia，GASNP）

A 族β溶血性链球菌（Group A streptococcus，GAS）是引起儿科感染性疾病的重要致病菌，GAS 感染性疾病包括非侵袭性和侵袭性两类，前者包括咽扁桃体炎、猩红热及脓疱病，后者包括急性坏死性筋膜炎和坏死性肺炎等。A 族溶血性链球菌引起坏死性肺炎，主要发生于水痘或麻疹等病毒感染后，关于既往健康儿童由于 GAS 感染引起的坏死性肺炎的报道不多[16]。曾总结 6 例 GASNP，年龄 2 岁 9 月~12 岁[17]，与 SPNP 的发病年龄略有不同。

尽管病原学检查是诊断的金标准，但由于 GAS 感染的表现特点，临床出现指趾端脱皮时或猩红样皮疹时应考虑本病。由于上述表现，加之本病血常规提示白细胞、中性粒细胞分类、CRP 明显升高，易误诊为川崎病。另外，由于指趾端脱皮在查体时易被忽视，或误诊其他原因肺炎。病原诊断上，除进行胸腔积液、痰液和血液细菌培养外，抗链 O 升高有利于本病诊断，但并非所有的患儿抗链 O 均升高，且抗链 O 早期可为阴性，需动态监测。

GASNP 的抗生素治疗。目前认为 GAS 对红霉素及大环内酯类抗菌药物的耐药性明显增加，但对青霉素、头孢类抗菌药物仍很敏感[18]。但因病情重，且合并其他感染，有时也选用万古霉素。

GASNP 的抗炎治疗。因 GAS 分泌多种毒素，这些毒素在发病中起重要作用，故其表现和炎性指标升高与毒素介导的免疫反应有关，因此对于病情重，合并呼吸衰竭、感染性休克或肺实质破坏严重的病人或应用抗生素治疗后体温控制不佳者，可应用激素。

GASNP 的抗凝及外科治疗同 SPNP。

3.肺炎支原体坏死性肺炎

肺炎支原体（pneumonia mycoplasma，PM）为 5 岁以上儿童常年社区获得性肺炎的重要病原之一，近几年临床发现一些肺炎支原体肺炎患儿，即使及时使用大环内酯类抗生素治疗，病情仍进展，表现为高热持续不退、肺内病变加重，出现肺外并发症，若治疗不及时，易出现闭塞性支气管炎、坏死性肺炎等。因此类肺炎支原体肺炎单用大环内酯类抗生素治疗不能阻止病情的进展，故又称难治性肺炎支原体肺炎[19]，包括国内外一些文献称谓的重症肺炎支原体肺炎[20]。

肺炎支原体坏死性肺炎（pneumonia mycoplasma necrotizing pneumonia，PMNP）的发病机制可能涉及多方面，如过度免疫炎症反应以及混合感染、高凝状态等，对其治疗时，应综合考虑以上因素，给予抗凝治疗、激素、抗炎治疗等以减少肺部后遗症，但激素的用量、疗程，仍需探讨。

PMNP 与上述细菌性肺炎不同的是，常合并少量或中等量胸腔积液，合并大量胸腔积液较少，发生肺大泡、液气胸的情况也相对较少，外科治疗仍同 SPNP。

三、儿童坏死性肺炎的预后

美国哈佛大学医学院的 Sawicki 等[21]报道 SPNP 在短期内表现严重，肺实质破坏严重，且出现空洞，临床过程可能延长，但只要通过及时、适宜的治疗甚至没有外科干预，仍可以完全恢复，长期随访发现大多预后良好，可能与儿童的再生修复有关，影像学检查大多在半年内恢复正常。与临床上我们对不同病原所致的坏死性肺炎的随访一致。

综上所述，儿童 NP 病例有增多趋势，儿科医生在考虑社区获得性婴幼儿 NP 或空洞性肺疾病的致病病原菌时，应想到肺炎链球菌，选择抗生素时应选择抗球菌为主的药物，而不是碳青霉烯类抗生素；对于社区获得性坏死性肺炎，还应考虑 A 族溶血性链球菌感染，应注意观察有无皮疹和指趾脱皮以了解是否 A 族β溶血性链球菌坏死性肺炎，目前认为 *GAS* 对青霉素和头孢类抗生素尚无耐药性，一旦诊断，应选择这些药物使用，对于病情重或体温控制不佳者，可加用激素治疗；对于年长儿重症肺炎支原体肺炎时需注意发展为坏死性肺炎的可能，需适时给予激素、抗炎等综合治疗。

儿童坏死性肺炎临床过程虽长，但通过积极治疗，预后较良好，故肺切除应慎重，但其发病机制还需要广泛、深入研究。

（刘金荣）

参考文献

[1] HACIMUSTAFAOGLU M, CELEBI S, SARIMEHMET H, et al.Necrotizing pneumonia in children[J].Acta Paediatr, 2004, 931172-1177.

[2] MCCARTHY V P, PATAMASUCON P, GAINES T, et al.Necrotizing pneumococcal pneumonia in children[J].Pediatr Pulmonol, 1999, 28：217-221.

[3] Taussig L M, Landau L I.Pediatric respiratory medicine[M].St.Louis ：Mosby Inc.1999:644-647.

[4] JI S, LEE O J, YANG J, et al.2009 H1N1 influenza virus infection and necrotizing pneumonia treated with extracorporeal membrane oxygenation[J].Korean J Pediatr, 2011, 54：345-349.

[5] YAZER J, GIACOMANTONIO M, MACDONALD N, et al. Severe necrotizing pneumonia in a child with pandemic （H1N1）influenza[J]. CMAJ, 2011, 183：215-219.

[6] PALMACCI C, ANTOCICCO M, BONOMO L, et al.Necrotizing pneumonia and sepsis due to Clostridium perfringens: a case report[J] .Cases J, 2009, 2：50.

[7] CALBO E, DIAZ A, CANADELL E, et al. Invasive pneumococcal disease among children in a health district of Barcelona: early impact of pneumococcal conjugate vaccine[J]. Clin Microbiol Infect, 2006, 12：867-872.

[8] HOROWIZ J, VOLANAKIS J E, BRILES D E. Blood clearance of Streptococcus pneumoniae by C-reactive protein[J]. J Immunol, 1987, 138: 2598.

[9] ARSLAN S, UGURLU S, BULUT G, et al.The Association between Plasma D-dimer Levels and Community-Acquired Pneumonia[J].Clinics (Sao Paulo), 2010, 65: 593-597.

[10] HSIEH Y C, WANG C, LAI S, et al.Necrotizing pneumococcal pneumonia with bronchopleural fistula among children in Taiwan[J].Pediatr Infect Dis J, 2011, 30: 740-744.

[11] BENDER J M, AMPOFO K, KORGENSKI K, et al.Pneumococcal necrotizing pneumonia in Utah: does serotype matter[J]. Clin Infect Dis, 2008, 46: 1346-1352.

[12] Rydell-To¨rma¨nen K, Uller L, Erjefa¨lt J S.Direct evidence of secondary necrosis of neutrophils during intense lung inflammation[J]. Eur Respir J, 2006, 28: 268-274.

[13] 刘金荣, 徐保平, 李惠民, 等. 肺炎链球菌坏死性肺炎 20 例诊治分析[J].中华儿科杂志, 2012, 50: 431-434.

[14] YU-CHIA H, PO-REN H, CHUN-YI L, et al.Clinical Manifestations and Molecular Epidemiology Of Necrotizing Pneumonia and Empyema Caused by Streptococcus pneumoniae in Children in Taiwan[J] . Clin Infect Dis, 2004, 38: 830-835.

[15] MACEDO M, MEYER K F, OLIVEIRA T C M, et al.Necrotizing pneumonia in children submitted to thoracoscopy due to pleural empyema: incidence, treatment and clinical evolution[J].J Bras Pneumol, 2010, 36: 301-305 .

[16] CENGIZ A B, KANRA G, Cagˆ lar M, et al. Fatal necrotizing pneumonia caused by group A streptococcus. J. Paediatr[J]. Child Health, 2004, 40: 69-71.

[17] 赵成松, 刘金荣, 赵顺英, 等. A 族溶血性链球菌坏死性肺炎 6 例诊治分析[J].中国实用儿科杂志, 2012, 27: 785-786

[18] HACIMUSTAFAOGLU M, CELEBI S, SARIMEHMET H, et al.Necrotizing pneumonia in children[J].Acta Paediatr, 2004, 93: 1172-1177.

[19] TAMURA A, MATSUBARA K, TANAKA T, et al.Methylprednisolone pulse therapy for refractory Mycoplasma pneumoniae pneumonia in children[J].J Infect, 2008, 57: 223-228.

[20] LEE K Y, LEE H S, HONG J H, et al. Role of prednisolone treatment in severe Mycoplasma pneumoniae pneumonia in children[J]. Pediatr Pulmonol, 2006, 41: 263-268.

[21] SAWICKI G S, LU F L, VALIM C, et al.Necrotising pneumonia is an increasingly detected complication of pneumonia in children[J]. Eur Respir J, 2008, 31: 1285-1291.

第六节　小儿间质性肺疾病的分类和特发性间质性肺炎

间质性肺疾病（interstitial lung disease，ILD）是以影像学弥漫性渗出和气体交换障碍为特点的慢性肺疾病，也称为弥漫性肺实质性疾病（diffuse parenchymal lung diseases，DPLD）。病变主要发生在肺泡壁，随着病变发展，发生间质纤维化，乃至蜂窝肺。其病变不仅发生于肺泡间隔、支气管、血管及末梢气腔隙周围的肺间质，也可涉及肺泡腔和细支气管腔内。此组疾病的病因复杂，病种庞大，已有 200 多种。小儿并非成人的缩影，其间质性肺疾病与成人的不尽相同。德国的研究调查：每年每百万儿童中有 1.32 例新的弥漫性肺实质性疾病的病例。大多数在生后第一年内诊断，当时有 87% 的病例存活[1]。来自英国和爱尔兰的数据估计，儿童间质性肺疾病的发生率为每百万 0~16 岁儿童中有 3.6 例[2]。

一、小儿间质性肺疾病分类

2002 年美国胸科学会（american thoracic society，ATS）和欧洲呼吸学会（european respiratory society，ERS）由临床专家、病理专家和放射学专家共同制定了成人的 DPLD 的新分类，包括：①已知病因的 DPLD，如药物诱发性、职业或环境有害物质诱发性（铍、石棉）DPLD 或胶原血管病的肺表现等；②特发性间质性肺炎；③肉芽肿性 DPLD，如结节病、韦格氏肉芽肿等；④其他少见的 DPLD，如淋巴管肌瘤病、郎格罕细胞组织细胞增多症、嗜酸细胞性肺炎等。并且将特发性间质性肺炎分为七型，包括了淋巴细胞间质性肺炎（lymphocytic interstitial pneumonia，LIP）和闭塞性细支气管炎伴机化性肺炎

（bronchiolitis obliterans organizing pneumonia，BOOP），并且提出了所有的病例由有经验的临床呼吸科医师、放射科医师和病理科医师共同讨论完成最后诊断，即临床 – 影像 – 病理诊断（CRP 诊断）[3]。

小儿间质性肺疾病的病因与成人不同，小儿间质性疾病中包含一些先天性、代谢性和吸入性的因素。至今没有令人满意的小儿间质性肺疾病的分类，以往分为未知原因和已知原因的两类。欧洲呼吸学会特别课题组基于 185 例的病例研究，建议分类为：①已知原因的 DPLP 如吸入因素、外源性变应性肺泡炎。②特发性间质性肺炎如非特异性间质性肺炎（non-specific interstitial pneumonia，NSIP）、脱屑性间质性肺炎（desquamative interstitial pneumonia，DIP）、普通间质性肺炎（usual interstitial pneuminia，UIP）、弥漫性肺泡损伤（diffuse alveolar damage，DAD）、婴儿慢性肺泡炎。③其他形式的间质性肺疾病，如淋巴管瘤病、郎格罕细胞组织细胞增多症、肺泡蛋白沉着症、结节病、肺含铁血黄素沉着症等。④先天性的肺疾病如 DIP，LIP，NSIP 和表面活性物质缺乏的疾病[4]。上述研究分类的特点不是所有的病例均有肺活检，并且特发性肺纤维化的命名仍然存在。2004 年 Fan LL 等根据成人 2002 年 ATS/ERS 提出的新的分类方法，结合儿科的一些特点和发现，将小儿间质性肺疾病分为以下四类：①特发性间质性肺炎。②其他间质性肺疾病如肺泡出血综合征，特发性肺含铁血黄素沉着症，外源性过敏性肺炎，肺泡蛋白沉着症，肺嗜酸细胞浸润，肺淋巴组织的疾病，肺泡微石症，肺血管疾病等。③伴肺浸润的系统疾病如结缔组织疾病、肿瘤、组织细胞增生症、结节病、神经皮肤综合征、其他先天的代谢紊乱。④以及婴儿特有的间质性肺疾病见表 3-6-1，包括表面活性物质功能遗传性缺陷，肺的生长和发育障碍、婴儿持续性的呼吸增快、肺间质糖原累积等[5]。

Deutsch GH 等[6]报道了 1999～2004 年北美的 11 个儿科研究中心的具有肺活检的 185 例小于 2 岁的儿童的弥漫性肺疾病分类为：①既往体健患儿发生的疾病：包括感染/感染后、环境因素有关的如过敏性肺泡炎、吸入综合征以及嗜酸细胞性的肺炎。②免疫缺陷病患儿发生的疾病如机会感染、与介入治疗相关的以及原因不明的弥漫性肺泡损伤。③与全身性疾病相关的疾病包括自身免疫性疾病，蓄积性疾病、结节病、郎汉氏组织细胞增生症、恶性肿瘤。④还有一些类似 ILD 的疾病，如肺血管异常、先天性心脏病、静脉畸形等。⑤婴儿特有的肺疾病。分类中占最大比例的是婴儿特有的肺疾病。还有 22 例不能分型，可能肺组织的标本不足，临床的信息不够和肺的终末病变有关[6]。也有文献依据儿童间质性肺疾病病因不同分为：①婴儿特有的间质性肺疾病。②原发于肺部的间质性肺疾病包括特发性间质性肺炎、特发性肺含铁血黄素沉着症、肺泡蛋白沉着症、肺泡微石症等。③伴肺浸润得系统疾病。④已知原因的 ILD 如蓄积疾病、吸入综合征、感染后 BO，药物诱发的肺疾病、外源性过敏性肺泡炎等[7]。其中，以北美的分类引用最多，2013 年美国胸科学会制定了婴幼儿的儿童间质性肺疾病的分类、评估和治疗的指南[8]，该指南依据了上述的美国儿童间质性肺疾病的研究协作组的分类，该指南的分类如下：

（1）发生于婴儿的肺疾病，分为以下四种亚类①弥漫性的肺发育障碍，如肺泡管不发育，先天性肺泡发育不良、肺泡毛细血管发育不良伴肺静脉错位；②表面活性物质功能障碍，如表面活性蛋白 B 基因、表面活性蛋白 C 基因和 ATP 结合盒转运子 A3（ATP binding cassette transporter A3，*ABCA*3）基因的突变，组织学特点可为先天性肺泡蛋白沉着症、婴儿的慢性肺泡炎、DIP 和 NSIP；③生长异常的如肺发育不良、慢性新生儿的肺疾病、染色体相关的疾病和先天性心脏病；④未知原因的特殊类型的疾病如婴儿神经内分泌细胞增生症和肺间质糖原累积。

（2）非婴儿特有的疾病，包括：①既往体健患儿发生的疾病：包括感染/感染后、环境因素有关的如过敏性肺炎、吸入综合征以及嗜酸细胞性的肺炎；②免疫缺陷病患儿发生的疾病如机会感染、与介入治疗相关的以及原因不明的弥漫性肺泡损伤；③与全身性疾病相关的疾病包括自身免疫性疾病，蓄积性疾病、结节病、朗汉斯细胞的组织细胞增多症、恶性肿瘤；④还有一些类似 ILD 的疾病，如肺血管异常、先心病、静脉畸形等。

（3）不能分类的间质性肺疾病，如肺疾病的终末阶段，非诊断的不合适的活检标本。

小儿特发性间质性肺炎中，以非特异性间质性肺炎为多见[9]，而成人最多见的特发性肺纤维化在小儿很少见。按当今的标准，以往诊断的致纤维化性肺泡炎多为非特异性间质性肺炎，儿童报道的 100 多例的 IPF 中，并无成纤维细胞灶的存在，而且多数预后较好，也与成人的 UIP/IPF 不符合。小儿的 DIP 与吸烟无关，与 *ABCA*3 的突变所致的表面活性物质的代谢异常有关，预后比成人的 DIP 差。近年研究证实表面活性物质蛋白 B，C 和 *ABCA*3 的基因突变是儿童特发性的 ILD 的主要病因。年幼儿的肺活检组织病理证实先天性肺泡蛋白沉着症，婴儿慢性肺泡炎，DIP 和 NSIP 与这些基因的异常有关。北美的 11 家医院的 185 例病人中，有 7 例与表面活性物质蛋白 C 的基因突变有关。6 例与 ABCA3 的基因突变有关。并且发现婴儿慢性肺泡炎为表面活性物质蛋白 C 的基因突变的主要病理类型，先天性肺泡蛋白沉着症是 *ABCA*3 的基因突变的主要病理类型。

二、特发性间质性肺炎

特发性间质性肺炎是一组原因不明的间质性疾病，主要病变为弥漫的肺泡炎，最终可导致肺的纤维化、临床主要表现为进行性的呼吸困难、干咳、肺内可闻及 Velcro 啰音，常有杵状指、趾，胸部 X 线示双肺弥漫性的网点状阴影，肺功能为限制性的通气功能障碍。曾称为弥漫性间质性肺炎，弥漫性肺间质纤维化，特发性肺纤维化和隐原性致纤维化性肺泡炎（crptogenic fibrosing alveolitis，CFA）。在欧洲，称为隐原性致纤维化性肺泡炎，但通常还包括结缔组织疾病导致的肺纤维化，不含结缔组织疾病导致的肺纤维化则称为孤立性 CFA（lone CFA）。特发性间质性肺炎过去均称为特发性肺纤维化（idiopathic pulmonary fibrosis，IPF），但随着人们的认识提高，发现特发性肺纤维化仅指普通间质性肺炎，不包括其他分型，因此，病理学家建议用特发性间质性肺炎更为贴切。

（一）病因

病因不明，可能与病毒和细菌感染、吸入的粉尘或气体、药物变态反应、自身免疫性疾病有关。但均未得到证实。近年认为系自身免疫性疾病，可能与遗传因素有关，因有些病例有明显的家族史。一些过去诊断的特发性间质性肺炎实际上为表面活性物质基因突变所致。表面活性物质蛋白 B，表面活性物质蛋白 C 和 ABCA3 的基因突变是原来的儿童特发性的间质性肺疾病的病因，在成人也有一些特发性间质性肺炎病例与表面活性物质蛋白 C 的突变有关。

（二）发病机理

特发性间质性肺炎的病理基础为肺泡壁的慢性炎症。肺损伤起因于肺组织对未知的创伤和刺激因素的一种炎症反应。首先肺泡上皮的损伤，随后大量的血浆蛋白成分的渗出，通过纤维化的方式愈合。最后导致了肺组织的重建，即完全被纤维组织取代。

在肺纤维化的发病过程中，肺泡上皮的损伤为启动因素。损伤发生后，肺脏可出现炎症、组织成型和组织重塑，为正常的修复过程。如果损伤严重且慢性化，组织炎症和成型的时间延长，导致肺纤维化和肺功能的丧失。单核巨噬细胞在疾病的发生中起重要作用，可分泌中性粒细胞趋化因子，趋化中性粒细胞至肺泡壁，并释放细胞因子破坏细胞壁，引起肺泡炎的形成起重要的作用。目前研究认为肿瘤坏死因子、白细胞介素-1 在启动炎症的反应过程中起重要作用。单核巨噬细胞还能分泌血小板源性生长因子、转化生长因子-β（TGF-β）、胰岛素样生长因子和纤维蛋白，而这些细胞因子可刺激成纤维细胞增生和胶原产生。有学者用特异性的 TGF-β 受体阻滞剂 SB-431542 治疗诱导产生急性 ILD 的 C57BL6 小鼠，表明抑制 TGF-β 信号系统可以减少自然杀伤细胞的数量以及某些炎症趋化因子的表达，从而提示 TGF-β 在 ILD 的发病机制中有重要作用。另外中性粒细胞和肺泡巨噬细胞都可以产生超氧化物自由基，造成肺泡和肺实质的损伤。

（三）病理及分型

1972 年 Liebow 基于特定的组织病理所见，将间质性肺炎分为 5 种不同的类型：

普通性间质性肺炎（UIP）、脱屑性间质性肺炎（DIP）、闭塞性细支气管炎伴间质性肺炎、淋巴细胞样间质性肺炎（lymphoid interstitial pneumonia，LIP）、和巨细胞间质性肺炎（giant cell interstitial pneumonia，GIP）。

随着开胸肺活检和电视胸腔镜手术肺活检的开展，1998 年 Katzenstein 提出病理学的新分类。新的分类方法将间质性肺炎分为 4 类：普通性间质性肺炎（UIP）、脱屑性间质性肺炎（DIP）、急性间质性肺炎（acute interstitial pneumonia，AIP）、非特异性间质性肺炎（NSIP）。

因为淋巴细胞间质性肺炎多与反应性或肿瘤性的淋巴细胞增殖性疾病有关。因此将其剔除。闭塞性细支气管炎伴间质性肺炎或 BOOP 因为原因不明，一部分与感染、结缔组织疾病、移植相关，并且对激素治疗反应好、预后好。因此也不包括在内。

2002 年 ATS/ERS 新的病理分型要求所有的最后诊断由病理医师和呼吸医师、放射科医师共同完成，即临床 - 影像 - 病理诊断（CRP 诊断），见表 3-6-1[3]。

表 3-6-1　2002 年 ATS/ERS 的特发性间质性肺炎的分型

过去	现在	CRP 诊断
组织学	组织学	临床-放射-病理的特点
普通间质性肺炎（UIP）	普通间质性肺炎（UIP）	特发性肺纤维化，也称为致纤维化性肺泡炎
非特性异性间质性肺炎（NISP）	非特性异性间质性肺炎（NISP）	非特性异性间质性肺炎（NISP）
闭塞性细支气管炎伴机化性肺炎	机化性肺炎	隐原性机化性肺炎
急性间质性肺炎	弥漫性肺损害	急性间质性肺炎
呼吸性细支气管炎伴间质性肺炎	呼吸性细支气管炎	呼吸性细支气管炎伴间质性肺炎
脱屑性间质性肺炎	脱屑性间质性肺炎	脱屑性间质性肺炎
淋巴细胞间质性肺炎	淋巴细胞间质性肺炎	淋巴细胞间质性肺炎

2012 年欧洲呼吸学会（ERS）又对间质性肺疾病进行了进一步的分类。主要的分类框架仍保留，进一步将特发性间质性肺炎分为家族性和非家族性，不论家族性和非家族性均分为慢性纤维化如特发性肺纤维化和特发性非特异性间质性肺炎，急性和亚急性的肺纤维化如急性间质性肺炎和隐源性机化性肺炎，以及吸烟相关的间质性肺炎如呼吸性细支气管炎伴间质性肺炎和脱屑性间质性肺炎。还可分为常见的、少见的和不可分型的特发性间质性肺炎。常见的为特发性肺纤维化，特发性非特异性间质性肺炎，呼吸性细支气管炎伴间质性肺炎，脱屑性间质性肺炎，隐原性机化性肺炎，急性间质性肺炎。少见的为特发性淋巴间质性肺炎和特发性胸膜肺的弹力纤维增生症。

（四）不同类型的特发性间质性肺炎的特点

1.急性间质性肺炎（AIP）

急性间质性肺炎是一种不明原因的爆发性的疾病，常发生于既往健康的人，组织学为弥漫性的肺泡损害。AIP 病理改变为急性期（亦称渗出期）和机化期（亦称增殖期）。急性期的病理特点为肺泡上皮乃至上皮基底膜的损伤，炎性细胞进入肺泡腔内，在受损的肺泡壁上可见 II 型上皮细胞再生并替代 I 型上皮细胞，可见灶状分布的由脱落的上皮细胞和纤维蛋白所构成的透明膜充填在肺泡腔内。另可见肺泡隔的水肿和肺泡腔内出血。此期在肺泡腔内逐渐可见纤维母细胞成分，进而导致肺泡腔内纤维化。机化期的病理特点是肺泡腔内及肺泡隔内呈现纤维化并有显著的肺泡壁增厚。其特点为纤维化为活动的，及主要由增生的纤维母细胞和肌纤维母细胞组成，伴有轻度胶原沉积。此外还有细支气管鳞状上皮化生。

AIP 发病无明显性别差异，平均发病年龄 49 岁，年龄从 7~77 岁病例均有报告。无明显性别差异。起病急剧，表现为咳嗽，呼吸困难，即之很快进入呼吸衰竭，类似 ARDS。多数病例 AIP 发病前有"感冒"样表现，半数病人有发烧。常规实验室检查无特异性。AIP 病死率极高（＞60%），多数在 1~2 个月死亡。

急性间质性肺炎的 CT 的表现主要为弥漫的磨玻璃影和含气腔的实变影[3,10]。Johkoh T 等的报道中，36 例病人中均有区域性的磨玻璃改变，见牵拉性的支气管扩张。33（92%）例有含气腔的实变。并且区域性的磨玻璃改变和牵拉性的支气管扩张与疾病的病程有关[11]。其他的表现包括支气管血管束的增厚和小叶间隔的增厚，分别占 86% 和 89%。

有文献[12]比较死亡的和存活的 AIP 的高分辨的 CT，将肺 CT 分为 6 个等级：①正常。②磨玻璃影、③实变。④磨玻璃影合并牵拉性支气管扩张或支气管扩张。⑤实变合并牵拉性支气管扩张或支气管扩张。⑥蜂窝肺。发现存活者的肺 CT 等级分明显较未存活者为低。并且存活者的肺磨玻璃影或肺实变合并牵拉性支气管扩张或支气管扩张的范围明显较未存活者为低。文献研究还发现肺磨玻璃影或肺实变合并牵拉性支气管扩张组织病理为弥漫性肺泡损伤的纤维化期或机化的晚期，因此预后差。而肺磨玻璃影或肺实变未合并牵拉性支气管扩张者，为弥漫性肺泡损伤的渗出期或早期纤维化期。激素可加速弥漫性肺泡损伤的机化期的修复，因此在早期机化期有效。

AIP 治疗上无特殊方法，可采用 ARDS 治疗方法。AIP 死亡率极高[13]，如果除外尸检诊断的 AIP 病例，死亡率可达 50%~88%（平均 62%），平均生存期限短，多在 1~2 个月间死亡。近年应用大剂量的糖皮质激素冲击治疗有成功的报道。我们也有 3 例诊断为急性间质性肺炎应用激素得到成功的治疗，尚在长期的追踪之中[14]。

2.特发性肺纤维化

特发性肺纤维化（idiopathic pulmonary fibrosis，IPF）即普通间质性肺炎（UIP）。其病理特点为出现片状、不均一、分布多变的间质改变。每个低倍镜下都不一致，包括间质纤维化、间质炎症及蜂窝变与正常肺组织间呈灶状分布、交替出现。可见纤维母细胞灶分布于炎症区、纤维变区和蜂窝变区，为 UIP 诊断所必需的条件，但并不具有特异病理意义。纤维母细胞灶代表纤维化正在进行，并非既望已发生损害的结局。由此可见成纤维细胞灶、伴胶原沉积的瘢痕化和蜂窝变组成的不同时相病变共存构成诊断 UIP 的重要特征。

主要发生在成年人，男女比例约为 2∶1。儿童病理证实得 UIP 很少[9,15]，儿童仅有一例 15 岁患儿证实为 UIP，并且与 *ABCA*3 基因的突变有关[16]。以往儿童报道的 100 多例的 IPF 中，无成纤维细胞灶的存在，并且多数预后较好，不符合 UIP/IPF 的病理和临床特点。

UIP 起病过程隐袭，主要表现为干咳气短，活动时更明显。全身症状有发热、倦怠、关节痛及体重下降。50% 病人体检发现杵状指趾，大多数可闻及细小爆裂音（velcro 啰音）。

实验室检查常出现异常，如血沉的增快，抗核抗体阳性，冷球蛋白阳性，类风湿因子阳性等。

UIP 的胸片和 CT 可发现肺容积缩小，呈线状、网状阴影、磨玻璃样改变及不同程度蜂窝状变。上述病变在肺底明显。在 1999 年 Johkoh T 的报道中，UIP 的病人中，46% 有磨玻璃样的改变，33% 有网点状的影，20% 有蜂窝状的改变，1% 有片状实变。并且病变主要累及外周肺野和下肺区域。

肺功能呈中至重度的限制性通气障碍及弥散障碍。支气管肺泡灌洗液见中性粒细胞比例升高，轻度嗜酸粒细胞增多。

治疗：尽管只有 10%~20% 病人可见到临床效果，应用糖皮质激素仍是主要手段；有证据表明环磷酰胺/硫唑嘌呤也有一定效果，最近有报告秋水仙碱效果与激素相近。对治疗无反应的终末期病人可以考虑肺移植。

UIP 预后不良，死亡率为 59%~70%，平均生存期为 2.8~6 年。极少数病人自然缓解或稳定，多数需要治疗。

3.脱屑性间质性肺炎

脱屑性间质性肺炎（DIP）组织学特点为肺泡腔内肺泡巨噬细胞均匀分布，见散在的多核巨细胞。同时有轻中度肺泡间隔增厚，主要为胶原沉积而少有细胞浸润。在低倍镜下各视野外观呈单一均匀性分布，而与 UIP 分布的多样性形成鲜明对比。在成人多见于吸烟的人群。在小儿诊断的 DIP，与成人不同，与吸烟无关，多为表面活性物质（SP-C）和 *ABCA*3 基因突变所致[17]。并且比成人的 DIP 预后差。

DIP 男性发病是女性的 2 倍。主要症状为干咳和呼吸困难，通常隐袭起病。半数病人出现杵状指、趾。实验室通常无特殊发现。肺生理也表现为限制性通气功能障碍，弥散功能障碍，但不如 UIP 明显。

DIP 的主要影像学的改变在中、下肺区域，有时呈外周分布。主要为磨玻璃样改变，有时可见不规则的线状影和网状结节影。以广泛性磨玻璃状改变和轻度纤维化的改变多提示脱性间质性肺炎。与 UIP 不同，DIP 通常不出现蜂窝变，即使高分辨 CT（high resolution CT，HRCT）上也不出现。

治疗儿童主要采用糖皮质激素治疗，成人为戒烟和激素治疗。成人患者对糖皮质激素治疗反应较好。10 年生存在 70%以上。在 Carrington 较大的研究中，27.5%在平均生存 12 年后死亡，更有趣的是 22%病人未经治疗而改善；在接受治疗的病人中 60%病人对糖皮质激素治疗有良好反应。在小儿 DIP 对激素治疗反应差，较成人预后差。

4.呼吸性细支气管相关的间质性肺炎

呼吸性细支气管相关的间质性肺炎（respiratory bronchiololitis-associated interstitial lung disease，RB-ILD）与 DIP 极为相似。病理为呼吸性细支气管炎伴发周围的气腔内大量含色素的巨噬细胞聚积，与 DIP 的病理不同之处，是肺泡巨噬细胞聚集只局限于这些区域而远端气腔不受累，而有明显的呼吸性细支气管炎。间质肥厚与 DIP 相似，所伴气腔改变只限于细支气管周围肺实质。近年来认为 DIP/RBILD 可能为同一疾病的不同结果，因为这两种改变并没有明确的组织学上的区别，而且表现和病程相似。

RBILD 发病平均年龄 36 岁，男性略多于女性，所有病人均是吸烟者，主要症状是咳嗽气短。杵状指（趾）相对少见。影像学上 2/3 出现网状，网状-结节影，未见磨玻璃影；胸部影像学也可以正常。支气管肺泡灌洗液（bronchoalveolar lavage fluid，BALF）见含色素沉着的肺泡巨噬细胞。成人病例戒烟后病情通常可以改变或稳定；经糖皮质激素治疗的少数病例收到明显效果。可以长期稳定生存。

5.非特异性的间质性肺炎

非特异性的间质性肺炎（nonspecific interstitial pneumonia，NSIP）是近年提出的新概念，起初包括那些难以分类的间质性的肺炎，随后不断加以摒除，逐渐演变为独立的临床病理概念。虽然 NSIP 的病因不清，但可能与下列情况相关：某些潜在的结缔组织疾病、某些药物反应、有机粉尘的吸入、急性肺损伤的缓解期等，也可见于 BOOP 的不典型的活检区域。这种情形类似于 BOOP，既可是很多病因的继发表现，又可以是特发性的。所以十分强调结合临床影像和病理资料来诊断 NSIP。NSIP 特点是肺泡壁内出现不同程度的炎症及纤维化，但缺乏诊断 UIP，DIP 或 AIP 的特异表现，或表现炎症伴轻度纤维化，或表现为炎症及纤维化的混合。病变可以是灶状，间以未受波及的肺组织，但病变在时相上是均一的，这一点与 UIP 形成强烈的对比。肺泡间隔内由淋巴细胞和浆细胞混合构成的慢性炎性细胞浸润是 NSIP 的特点。浆细胞通常很多，这种病变在细支气管周围的间质更明显。

NSIP 近 50%病例可见腔内机化病灶，即 BOOP 的特征表现，但通常病灶小而显著，仅占整个病变的 10%以下；30%病例有片状分布的肺泡腔内炎性细胞聚积，这一点容易与 DIP 相区别，因为 NSIP 有其灶性分布和明显的间质纤维化；1/4 的 NSIP 可出现淋巴样聚合体伴发中心（所谓淋巴样增生），这些病变散在分布，为数不多；罕见的还有形成不良成灶性分布的非坏死性肉芽肿。

NSIP 主要发生于中年人，多为非吸烟者。平均年龄 49 岁，男女比例为 1∶1.4，也有多见于女性患者的报道。NSIP 也可发生于儿童[18]。起病隐匿或呈亚急性经过。主要临床表现为咳嗽气短，渐进性呼吸困难，乏力。约有一半有体重减轻。10%有发热。查体可有呼吸增快，双下肺可闻及爆裂啰音，杵状指、趾少见，约占 10%。超过 2/3 的患者运动时可有低氧血症。肺功能为限制性通气功能障碍。约有 50%的 NSIP 患者其 BALF 淋巴细胞增多，另有相同比例的 NSIP 患者其 BALF 的中性粒细胞和/或嗜酸粒细胞增加。

NISP 的影像学的改变主要为广泛的磨玻璃改变和网点影[19]，可见牵拉性支气管扩张，少数可见实变影。NISP 的磨玻璃阴影主要分布于中下肺野，多对称分布。实变影常为小片实变，可对称分布。磨玻璃改变为主要的 CT 改变。其网点改变较 UIP 为细小。NISP 和 UIP 之间的影像学有相当的重叠。有研究报道薄层 CT 诊断 NISP 的敏感性为 70%，特异性为 63%，准确性为 66%。并且 NISP 以广泛的磨玻璃影为特点。支气管肺泡灌洗液（BALF）多见淋巴细胞增多。

NSIP 治疗上激素效果好，复发仍可以继续使用。与 UIP 相比，大部分 NSIP 患者对糖皮质激素有较好的反应和相对较好的预后，5 年内病死率为 15% ~ 20%。Katzenstein 和 Fiorelli 研究中，11%死于本病，然而有 45%完全恢复，42%保持稳定或改善。预后取决于病变范围。

6.隐原性机化性肺炎

隐原性机化性肺炎（cryptogenic organizing pneumonia，COP）病理为闭塞性细支气管炎和机化性肺炎为主要特点的病理改变，两者在肺内均呈弥漫性分布。主要表现为终末细支气管、呼吸性细支气管、肺泡管及肺泡内均可见到疏松的结缔组织渗出物，其中可见到单核细胞、巨噬细胞、淋巴细胞及少量的嗜酸细胞、中性粒细胞、肥大细胞分布，此外尚可见到纤维母细胞浸润。在细支气管、肺泡管及肺泡内可形成肉芽组织，导致管腔阻塞，可见肺泡间隔的增厚，组织纤维化机化后，并不破坏原来的肺组织结构，因而无肺泡壁的塌陷及蜂窝状的改变。

COP 多见于 50 岁以上的成年人，男女均可发病，儿童也有 COP 的报道，但较少见，多为感染后的 BOOP。大多病史在 3 月内，近期多有上感的病史。病初有流感样的症状如发热、咳嗽、乏力、周身不适和体重降低等，常可闻及吸气末的爆裂音。肺功能为限制性通气功能障碍。

COP 患者胸片最常见、最特征性的表现为游走性、斑片状肺泡浸润影，呈磨玻璃样，边缘不清。典型患者在斑片状阴影的部位可见支气管充气征，阴影在早期多为孤立性，随着病程而呈多发性，在两肺上、中、下肺野均可见到，但以中、下肺野多见。

CT 扫描显示阴影大部分分布在胸膜下或支气管周围，斑片状阴影的大小一般不超过小叶范围。COP 患者的 CT 可见结节影。同时有含气腔的实变、结节影和外周的分布为 COP 患者的 CT 特点。BALF 见淋巴细胞的比例升高[20]。COP 对激素治疗反应好，预后较好。

7.淋巴间质性肺炎

淋巴间质性肺炎（LIP）也称为淋巴细胞间质性肺炎。特发性淋巴间质性肺炎为少见的特发性间质性肺炎。病理为：肉眼上间质内肺静脉和细支气管周围有大小不等黄棕色的结节，坚实如橡皮。结节有融合趋势。镜下：肺叶间隔、肺泡壁、支气管、细支气管和血管周围可见块状混合性细胞浸润，以成熟淋巴细胞为主，有时可见生发中心，未见核分裂，此外还有浆细胞、组织细胞和大单核细胞等。浆细胞为多克隆，可有 B 细胞和 T 细胞，但是以一种为优势。

诊断的平均年龄为 50~60 岁，在婴儿和老人患者中也可见到。在儿童患者中，多与 HIV，非洲淋巴细胞瘤病毒（Epstein-Barr cirus，EBV）感染有关。LIP 的临床表现为非特异性，包括咳嗽和进行性的呼吸困难。肺外表现为体重减轻、乏力。发热、胸痛和咯血少见。从就诊到确诊往往需要 1 年左右的时间。一些症状如咳嗽可在 X 线异常出现发生前出现。肺部听诊可闻及肺底湿啰音，杵状指、趾，肺外淋巴结肿大、脾大少见。

最常见的实验室异常为异常丙种球蛋白血症，其发生率可达 80%。通常包括多克隆的高丙种球蛋白病。单克隆的高丙种球蛋白病和低丙球血症少见但也有描述。肺功能示限制性的肺功能障碍。一氧化碳弥散能力下降，氧分压下降。

淋巴间质性肺炎的影像学为，网状结节状的渗出，边缘不清的小结。有时可见片状实变，大的多发结节。在小儿，可见双侧间质或网点状的渗出，通常有纵隔增宽，和肺门增大显示淋巴组织的过度发育。蜂窝肺在 1/3 成人病例中出现。胸腔渗出不常见。肺 CT 多示 2~4mm 结节或磨玻璃样阴影。CT 可用于疾病的随访，长期的随访可显示纤维化的发展、支气管扩张的出现，微小结节，囊泡影[3]。

治疗：目前尚无特效的疗法，主要为糖皮质激素治疗，有时可用细胞毒性药物。激素治疗有的病例症状改善，有的病例肺部浸润进步，不久后又恶化。用环磷酰胺和长春新碱等抗肿瘤治疗，效果不确实。

预后：33%~50%的在诊断的 5 年内死亡，大约 5%LIP 转化为淋巴瘤。

（五）实验室检查

1.肺功能

肺功能为诊断和治疗监测的有用工具，肺功能呈限制性通气功能障碍，表现为肺的顺应性降低，肺活量（vital capacity ,VC）的降低和肺总容量（total lung capacity，TLC）的降低。功能残气量（FRC）也降低，但低于 VC 和 TLC 的减低量，残气容积（residual volume，RV）通常不变，因此 FRC/TLC 和 RV/TLC 通常增加。肺一氧化碳的弥散功能（diffusing lung capacity for carbon monoxide，DLCO）降低。部分病人有呼吸道的受累表现为混合性通气功能障碍。

2. KL-6

KL-6 是肺泡 II 型上皮细胞和支气管上皮细胞再生时产生的高分子的蛋白。KL-6 的功能为成纤维细胞的趋化因子，KL-6 的增高反映间质纤维化的存在[21]。血清 KL-6 的增高在不同类型的间质性肺疾病和严重的麻疹肺炎、支气管肺发育不良中发现。KL-6 是具有较高敏感性和特异性的反映成人间质性肺疾病的指标，并能反映疾病的严重性。

3.支气管肺泡灌洗液

支气管肺泡灌洗液（BALF）是液体肺活检， BALF 找到大量的含铁血黄素细胞可确立肺泡出血的诊断。BALF 乳白色，PAS 染色阳性，可有助于肺泡蛋白沉着症的诊断，BALF 找到 CD1α，并且＞5%可协助郎格罕氏组织细胞增生症的诊断[22]。肺泡灌洗液细胞的分析对诊断有帮助，BALF 大量的淋巴细胞可有助于变应性肺泡炎和结节病的诊断，变应性肺泡炎 BALF 主要为 CD8 的增加，结节病主要为 CD4 的增加[23,24]。BALF 细胞分类可有助于判断预后，文献报道肺泡灌洗液的肺泡巨噬细胞数目＞63%，提示预后较好，小于 63%的病人预示高死亡率[11]。另外 BALF 中细菌、真菌、病毒病原的检测可协助病原的诊断。

4.肺活检

肺活检为确诊的依据，开胸或经胸腔镜肺活检有足够的标本有利于诊断，可清晰观察肺泡结构中的炎性和免疫效应细胞的分类及变化。但创面大，国内很少采用。经皮肺穿刺或经纤维支气管镜肺活检，取材均不理想，标本过少。但近年在成人这两种方法也能为靠近胸膜或支气管的病变提供病理诊断。胸腔镜的肺活检不仅创面小、无并发症，且能取到理想的肺组织[25]，因此在儿科应用较多。有学者将经支气管壁的肺活检、开胸肺活检和胸腔镜引导的肺活检进行比较，发现胸腔镜引导的肺活检的诊断率与开胸肺活检比较更好[26]。

（六）影像学检查

（1）胸片。为最常用的影像学检查之一，主要为弥漫性网点状的阴影，或磨玻璃样影。

（2）肺高分辨 CT（HRCT）或薄层 CT。HRCT 可发现诊断间质性肺疾病的一些特征性的表现，如磨玻璃样影、网状影、实变影，可显示肺间隔的增厚。HRCT 还可确定病变的范围，指导肺活检部位和方法的选择。婴幼儿由于配合差可行薄层 CT，也可明显地显示肺结构的异常。不同类型的间质性肺炎其影像学的表现不同。

（七）特发性间质性肺炎的诊断和鉴别诊断

1.诊断

间质性肺炎的临床无特异的表现，主要靠呼吸困难、呼吸快、运动不耐受引起注视，影像学的检查提供诊断线索。可结合病原学检查排除感染因素，如 HIV，CMV，EBV 的感染。可结合血清学的检查排除结缔组织病、血管炎、免疫缺陷病。确诊主要靠肺活检。

辅助检查（非侵入性）血沉、细菌培养、病毒抗体检查等病原检查、自身抗体、24h 食道 pH 值监测，以排除其他原因引起的弥漫性肺疾病。

侵入性的检查如纤维支气管镜的肺泡灌洗液的获取、肺组织病理检查。侵入性检查可分为非外科性如 BALF，TBLB，经皮肺活检和外科性的肺活检如 VATS 和开胸肺活检。

肺活检为确诊的依据，肺活检可提供病理分型。根据病变的部位、分布范围，选取活检的方法。最后得到病理诊断。特别注意：2002 年的 ATS/ERS 要求所有的最后诊断由病理医师和呼吸医师、放射科医师共同完成，即临床 – 影像 – 病理诊断（CRP 诊断）。

2.鉴别诊断

（1）结缔组织疾病。诊断特发性间质性肺炎时，一定要排除结缔组织疾病如系统性红斑狼疮、类风湿关节炎、多发性肌炎、皮肌炎、干燥综合征等。结缔组织疾病可表现为非特异性间质性肺炎、弥漫性肺泡损伤、闭塞性细支气管炎伴机化性肺炎。系统性红斑狼疮累及肺脏可引起 NISP，BOOP 和血管炎等病理改变。非特异性间质性肺炎可能为结缔组织病的最早的表现。

（2）变应性肺泡炎。特发性间质性肺炎 NSIP 可能为变应性肺泡炎的亚急性或慢性期的表现。在诊断特发性特发性间质性肺炎前，还要询问有无引起变应性肺泡炎的环境因素存在，如鸟类或其他有机粉尘的暴露史，病理上要注意寻找有无组织巨细胞，形成很差的肉芽肿或 Schaumann 小体可帮助病理正确诊断。

（3）感染因素。病毒如 *HIV*，*EBV*，*CMV* 病毒感染，可引起肺部间质性炎症，病毒感染多有全身感染的其他表现，如发热、肝脾肿大、淋巴结肿大，进一步诊断需要血清病毒抗体和病毒的 DNA 检测来鉴别。

（4）表面活性物质的基因突变，表面活性物质基因如 SP-C 和 *ABCA*3 的基因均可表现为非特异性的间质性肺炎、脱屑性间质性肺炎、婴儿慢性肺炎。因此，在儿童特发性间质性肺炎诊断的时候，一定要注意筛查基因突变所致的间质性肺疾病。

（八）特发性间质性肺炎的治疗

1.无特异治疗

常用肾上腺糖皮质激素，在早期病例疗效较好，晚期病例则疗效较差。如成人的特发性肺纤维化和儿童基因突变所致的间质性肺炎预后较差，细胞型的特发性非特异性间质性肺炎和隐原性机化性肺炎对激素治疗有较好的反应，预后较好。

一般泼尼松开始每日用 $1 \sim 2mg/kg$，症状缓解后可逐渐减量，小量维持，可治疗 $1 \sim 2$ 年。如疗效不佳，可加用免疫抑制剂。

也有应用甲基强的松龙 $10 \sim 20mg/kg$，连用 3d，每月 1 次。

2.其他免疫抑制剂

在激素治疗效果不好的病例，可考虑选用免疫抑制剂如羟氯喹\硫唑嘌呤、环孢 A、环磷酰胺等。

羟氯喹（hydroxychloroquine） $10 \, mg/(kg \cdot d)$口服；不要超过 $400 \, mg/d$ 的硫酸盐羟氯喹。

硫唑嘌呤 按 $2 \sim 3mg/(kg \cdot d)$给药，起始量 $1mg/(kg \cdot d)$，每周增加 0.5mg，直至 $2.5mg/（kg \cdot d）$或由治疗反映，成人最大量 150mg。

环磷酰胺 $5 \sim 10 \, mg/kg$ 静脉注射，每 $2 \sim 3$ 周 1 次；不超过成人用量范围 $500 \sim 1800 \, mg/$次。

3.N-乙酰半胱氨酸（N-acetylcysteine，NAC）

IPF 的上皮损伤可能是氧自由基介导，因此推测抗氧化剂可能有效。欧洲多中心、大样本、随机的研究发现大剂量的乙酰半胱氨酸可延缓肺纤维化的进程。

4.其他治疗

也有 γ 干扰素治疗特发性肺纤维化取得满意的报道。其他对症及支持疗法，可适当给氧治疗。有呼吸道感染时，可给抗生素。

（刘秀云）

参考文献

[1] GRIESE M，HAUG M，BRASCH F, et al.Incidence and classification of pediatric diffuse parenchymal lung diseases in

Germany[J]. Orphanet J Rare Dis, 2009，12(4)：26.

[2] DINWIDDIE R，SHARIEF N，CRAWFORD O. Idiopathic interstitial pneumonitis in children: A national survey in the United kingdom and Ireland[J]. Pediatr pulmonal，2002，34(1)：23-29.

[3] American Thoracic Society，European Respiratory societ. American Thoracic Society/ European Respiratory society International multidisciplinary consensus classification of the idiopathic interstitial pneumonias[J]. Am J Respir Crit Care Med，2002，165：277-304.

[4] CLEMENT A，ALLEN J，CORRIN B，et al. Task force on chronic interstitial lung disease in immunocompetent children[J]. Eur Respir J，2004，24：686-697.

[5] DEUTSCH G H，YOUNG L R，DETERDING R R，et al.Diffuse lung disease in young children :application of a novel classification scheme[J]. Am J Respir Crit Care Med，2007，176：1120-1128.

[6] CLEMENT A，EBER E. Interstitial lung diseases in infants and children[J].Eur Respir J，2008，31：658-666.

[7] DAS S, LANGSTON C, FAN L L. Interstitial lung disease in children[J]. Current Opinion in Pediatrics, 2011, 23(3): 325-31.

[8] KURLAND G，DETERDING R R，HAGOOD J S，et al. Official American Thoracic Society Clinical Practice Guideline: Classification，Evaluation，and Management of Childhood Interstitial Lung Disease in Infancy[J].Am J respire crit care med，2013，188(3)：376-94.

[9] 刘秀云，周春菊，彭芸，等.小儿间质性肺疾病 29 例的临床、放射、病理特点的分析[J].临床儿科杂志，2012，30（2）：107-111.

[10] BONACCPRSI A，CANCELLIERI A. CHILOSI M R. et al.Acute interstitial pneumonia: report of a series[J]. Eur Respir J，2003，21(1)：187-191.

[11] Johkoh T, Muller NL, Taniguchi H, et al.Acute interstitial pneumonia：Thin-section CT findings in 36 patients[J]. European Journal of Radiology，1999，211：859-863.

[12] ICHIKADO K，SUGA M，MULLER S N，et al. Acute interstitial pneumonia :comparison of high resolution computed tomography findings between survivors and nonsurvicors[J]. Am J Respire crit care Med，2002，165：1551-1556.

[13] AVNON L S，PIKOVSKY O，SION-VARDY N，et al. Acute interstitial pneumonia-Hamman-Rich syndrome：clinical characteristics and diagnostic and therapeutic considerations[J]. Anesth Analg, 2009，108(1)：232-237.

[14] 刘秀云，江载芳，周春菊，等.小儿急性间质性肺炎三例及文献回顾[J].中华儿科杂志，2011，49（2）：98-102.

[15] 刘秀云.小儿间质性肺疾病 14 例的临床、影像和病理特征及诊断分析[J].中华儿科杂志，2011，49（2）：92-97.

[16] YOUNG L R，NOGEE L M，BARNETT B，et al. Usual Interstitial Pneumonia in an Adolescent With ABCA3 Mutations[J].Chest, 2008，134：192-195.

[17] DOAN M L，GUILLERMAN R P，DISSHOP M K，et al. Clinical, radiological and pathological features of ABCA3 mutation in children [J]. Thorax，2008，63（4）：366-373.

[18] 刘秀云，彭芸，周春菊，等.非特异性间质性肺炎 8 例的临床、放射、病理特点分析[J].北京医学，2013，35（3）：185-188.

[19] ELLIOT T L，LYNCH D A，NEWELL J D，et al.High-resolution computed tomography features of nonspectific interstitial pneumonia and usual interstitial pneumonia[J].J comput Assist Tomogr，2005，29（3）：339-345.

[20] MUELLER-MANG C，GROSSE C，SCHMID K，et al.What every radiologist should know about idiopathic interstitial pneumonias[J]. Radiographics，2007，27(3)：595-615.

[21] LSHIKAWA N，HATTOR N，YOKOYAMA A，et al.Utility of kl-6/muc1 in the clinical management of interstitial lung disease[J].Respir Ivest，2012，50(1)：3-13.

[22] HARARI S，TORRE O，CASSABDRO R，et al.Bronchoscopic diagnosis of Langerhans cell histiocytosis and lymphangioleimyomatosis[J]. Respir Med，2012，106：1286-1292.

[23] BARRERA L，MENDOZA F，ESTRADA A，et al. Functional diversity of T-cell subpopulations in subacute and chronic hypersensitivity pneumonitis[J]. Am J Respir Crit Care Med，2008，177(1)：44-55.

[24] WINRERBAUER R H，LAMMERT J，SELLAND M，et al. Bronchoalveolar lavage cell populations in the diagnosis of sarcoidosis[J]. Chest，1993，104（352）：e61.

[25] GLUER S，SCHWERK N，RELAMANN M，et al.Thoracoscopic biopsy in children with diffuse parenchymal lung disease[J]. Pediatr Pulmonol，2008，43：992-996.

[26] FAN L L，KOZINETZ C A，WOJTCZAK H A，et al.Diagnostic value of transbronchial，thoracoscopic，and open lung biopsy in immunocompetent children with chronic interstitial lung disease[J]. J Pediatr，1997，131：565-569.

第七节　儿童阻塞性睡眠呼吸暂停综合征的诊断和治疗

一、概述

　　睡眠在人类生活中占非常重要的地位。人一生中的睡眠时间占整个生命的1/3，睡眠的质和量对健康的影响可想而知。实际上，睡眠障碍不仅仅影响夜间的生活质量，还可能是白天某些疾病的真正病因。正因为如此，2005年，美国胸科协会对过去100年以来呼吸医学的进展进行了回顾，其中，人类对睡眠呼吸疾病的认识排在疾病研究进展的第7位，可见，睡眠医学的研究正日益受到学术界的重视。

　　在儿童，睡眠障碍非常常见。北京儿童医院睡眠中心曾牵头在全国8个城市进行了3万名儿童睡眠状况的问卷调查[1]，结果发现，有27.1%存在各种睡眠障碍。由于睡眠呼吸疾病影响儿童体格和神经认知发育，影响生活质量，可能导致心血管并发症，并造成社会医疗资源和费用的成倍增加，因而引起社会和医学界越来越多的关注。以下将着重介绍睡眠障碍的危害、儿童阻塞性睡眠呼吸暂停综合征的特点、诊断及治疗。

二、睡眠障碍的危害

　　睡眠是人在进化过程中形成的生物特性。人要有足够的正常睡觉，这是不可抗拒的规律，违背这一规律就会对机体造成危害。

1.影响青少年的生长发育

　　青少年的生长发育除了遗传、营养、锻炼等因素外，还与生长激素的分泌有一定关系。生长激素是下丘脑分泌和一种激素，它能促进骨骼、肌肉、脏器的发育。生长激素的分泌与睡眠密切相关，即在人进入睡眠期，特别是深睡眠期后有一个大的分泌高峰，随后又有几个小的分泌高峰。所以，青少年要发育好，长得高，睡眠结构必须正常、睡眠时间必须充足。

2.影响大脑的思维

　　人的大脑要思维清晰、反应灵敏，必须要有充足的睡眠，如果长期睡眠障碍，大脑得不到充分的休息，就会影响大脑的创造性思维和处理事物的能力。

3.导致疾病发生

　　睡眠障碍，会使人心情忧虑焦急，免疫力降低，由此会导致种种疾病发生，如神经衰弱、各种感染性疾病、胃肠疾病等。

4.影响社会适应能力

　　长期的睡眠障碍，可以导致儿童烦躁、情绪不稳，容易冲动。从而影响儿童的社会适应能力。这种社会环境适应能力包括学习、包括在儿童阶段处理学习中的问题、人际交往及适应周围社会环境的能力，等等。

三、儿童阻塞性睡眠呼吸暂停综合征的定义

　　阻塞性睡眠呼吸暂停/低通气综合征（obstructive sleep apnea/hypopnea syndrome，OSAHS）是一种睡眠呼吸障碍性疾病，主要特点是患者在睡眠过程中反复出现上呼吸道全部或部分萎陷，从而临床表现为睡眠时打鼾并伴有呼吸暂停，夜间反复发生低氧血症、高碳酸血症和睡眠结构紊乱，在儿童，OSAHS可以导致学习能力下降、神经认知功能受损、生长发育迟缓、右心功能不全等[2]。

四、病理生理学及病因

　　正常人睡眠分非快速眼动睡眠期（non-rapid eye movement，NREM），包括Ⅰ，Ⅱ，Ⅲ，Ⅳ期及快

速眼动睡眠期（rapid eye movement，REM）。正常人睡眠开始后肌肉张力降低，且随睡眠加深而加重，Ⅳ期睡眠时其肌肉张力只有清醒状态下的 20%~30%，REM 期最为严重。REM 期的显著特征是呼吸不规律，肋间肌活动度降低，导致低通气。REM 期与清醒状态下相比每分通气量、潮气量均明显降低。

OSA 的发病机制主要是由于上呼吸道解剖上的狭窄和呼吸控制功能失调。使上呼吸道开放的力量主要是咽扩张肌的张力，包括颏舌肌及腭帆张肌。睡眠时，尤其在 REM 期，咽扩张肌张力均明显降低，加上咽腔本身的狭窄，使其容易闭合，发生 OSA。

反复发作的低氧血症和高碳酸血症可导致神经调节功能失衡，儿茶酚胺、肾素-血管紧张素、内皮素分泌增加，内分泌功能紊乱，血液动力学改变，微循环异常等，引起组织器官缺血缺氧，导致多器官功能损害，特别是对心、肺、脑血管损害；可以引起高血压、肺动脉高压、夜间心律失常、心功能衰竭等。脑功能损害可以表现为白天乏力、困倦、记忆力下降，甚至智力低下等。值得注意的是，我们在 OSAS 儿童中动态血压的研究显示，在常规门诊血压测量正常的 OSAS 儿童，动态血压检测却可能已经出现了夜间血压的升高、血压负荷的增高以及隐匿性高血压，如果不及时治疗，将发展成真正的高血压，并造成心脑血管以及肾脏等靶器官的损害。由此可见，OSAS 导致并发症和器官损害是一个逐步发生、发展的过程，早期的干预和治疗，将有助于疾病及其并发症的控制。

儿童阻塞性睡眠呼吸暂停综合征的病因包括解剖因素，先天性疾病及其他因素。腺样体和扁桃体肥大是引起儿童 OSA 的最常见病因。值得引起注意的是，近 20 年来，随着儿童肥胖的发病率逐年增高，到睡眠门诊就诊的打鼾儿童的病因构成出现了变化。在 1990 年，打鼾儿童中仅 15% 是肥胖儿童，而在最近 2 年，有报道肥胖在鼾症儿童中的比例高达 50%。北京儿童医院关于儿童肥胖和 OSAHS 关系的研究也显示，肥胖儿童 OSAHS 的发病率明显增高，肥胖是儿童 OSAHS 的重要危险因子[3]。

除了鼻咽、口咽呼吸道狭窄以外，各种引起鼻道狭窄的疾病也可引起 OSAHS，常见的包括变应性鼻炎、鼻窦炎、鼻阻塞、鼻中隔偏曲等。各种颅面畸形也是儿童 OSAHS 的常见病因。颅面畸形类型不同，阻塞平面和原因也不同。如唐氏综合征患儿有中面部发育不全，还有舌体肥大和肌张力低下；有小下颌畸形的综合征都有舌咽水平的阻塞；软骨发育不全则以中面部发育不良有关[4]。

研究证实，在部分儿童 OSAHS 中存在神经肌肉调控的异常。当上呼吸道神经肌肉的功能减低或消失时，上呼吸道在睡眠时即可能出现塌陷。

五、儿童阻塞性睡眠呼吸暂停综合征的临床表现

儿童睡眠呼吸暂停主要临床表现（见表 3-7-1）。成人 OSA 常表现为白天嗜睡、疲乏，但儿童却往往以活动增多为主要表现，同时伴有语言缺陷、食欲降低和吞咽困难、经常出现非特异性行为困难，如不正常的害羞、发育延迟、反叛和攻击行为等。其他白天症状有：张口呼吸，晨起头痛，口干，思维混乱或易激惹；学龄儿童则表现为上课注意力不集中，白日梦，乏力，打瞌睡，学习成绩下降。夜间最显著的症状是打鼾。长期不予治疗的 OSAHS 可以导致一系列并发症，如高血压、肺水肿、肺心病、心律失常、充血性心功能衰竭、呼吸衰竭，甚至婴儿猝死综合征。

表 3-7-1　儿童阻塞性睡眠呼吸暂停综合征的临床症状

白天症状	夜间症状	白天症状	夜间症状
行为困难	张口呼吸	语言缺陷	继发夜间遗尿
活动增多	打鼾	吞咽困难	噩梦
不正常的害羞	出汗	食欲下降	夜晚恐惧
上课注意力不集中	睡眠不安	生长困难	
学习成绩下降	流涎	白天睡眠或瞌睡	
反叛或攻击行为	磨牙	晨起头痛	
发育延迟	梦游	张口呼吸	

体征包括：呼吸困难，鼻扇、肋间和锁骨上凹陷，吸气时胸腹矛盾运动；夜间出汗（局限于颈背部，特别是婴幼儿）。家长可能注意到患儿夜间不愿盖被、出现呼吸暂停，典型睡眠姿势为俯卧位，头转向

一侧，颈部过度伸展伴张口，膝屈曲至胸。

有些颜面特征往往提示睡眠呼吸障碍的存在，如小下颌、下颌平面过陡、下颌骨后移、长脸、高硬腭或/和长软腭。

六、儿童阻塞性睡眠呼吸暂停综合征的诊断

多导睡眠图（polysomnography，PSG）被认为是诊断睡眠呼吸障碍的金标准。Marcus 等指出，潮气末二氧化碳分压[$p_{ET}(CO_2)$]在睡眠呼吸障碍的诊断中至关重要，儿童病人 $p_{ET}(CO_2) > 7.1kPa$，或 60%以上的睡眠时间中 $p_{ET}(CO_2) > 6.0kPa$ 为异常。

全夜多导睡眠图应夜间连续监测 6~7h 以上，包括脑电图、眼动电图、下颌肌电图、腿动图和心电图，同时应监测血氧饱和度、潮气末二氧化碳分压、胸腹壁运动、口鼻气流、鼾声等，血压、食管 pH 值或压力等为可选择监测项目[5,6]。

美国胸科协会推荐多导睡眠图用于以下情况下：①鉴别良性或原发性打鼾（不伴有呼吸暂停、低通气或心血管、中枢神经系统表现，很少需要治疗的打鼾）。②评价儿童（特别是打鼾儿童）睡眠结构紊乱，白天睡眠过多，肺心病，生长困难，不能解释的红细胞增多。③睡眠期间显著的气流阻塞。④确定阻塞性呼吸是否需要外科治疗或是否需要监测。⑤喉软骨软化病人睡眠时症状恶化或生长困难或伴有肺心病。⑥肥胖病人出现不能解释的高碳酸血症、长期打鼾、白天高度嗜睡等。⑦镰形细胞贫血病人出现 OSA 表现。⑧既往被诊断为 OSA，而有持续打鼾或其他相关症状。⑨持续正压通气时参数的设定。⑩监测肥胖 OSA 病人治疗后体重下降是否引起 OSA 严重程度的改善。⑪重症 OSA 病人治疗后随诊。⑫多次小睡潜伏时间试验（multiple sleep latency test，MSLT）前。

国际上儿童阻塞性睡眠呼吸暂停综合征的 PSG 标准尚未完全统一。目前较为公认的标准是每夜睡眠过程中呼吸暂停/低通气指数（apnea/hypopnea index，AHI）大于 5 或阻塞性呼吸暂停指数（obstructive apnea index，OAI）大于 1。但美国睡眠研究会在 2005 年发表的第二版《国际睡眠疾病分类》中提出，儿童 OSAS 的 PSG 标准应是 AHI 大于 1。不过，书中同时指出，由于各个研究中低通气的定义不同、且缺乏正常儿童低通气的范围，此标准还有待进一步研究确定。在成人，每次呼吸暂停或低通气持续的时间需大于 10s 方能认为是一次呼吸事件，但儿童呼吸频率较成人快，且不同年龄呼吸频率不同，因而在儿童，较为通用的标准是持续大于或等于两个呼吸周期的呼吸暂停和低通气即为一次呼吸事件。

OSA 的诊断应结合临床表现、体检及实验室检查结果。病史应特别注意睡眠方面的情况，如睡眠的环境、时间、姿势、深睡状态、憋醒、打鼾、喘息等，体检时应注意颜面部结构、舌、软硬腭的位置、悬雍垂的大小、长度，颈部有无肿大淋巴结、肿瘤及全面的神经系统检查。

七、儿童阻塞性睡眠呼吸暂停综合征的治疗

儿童 OSAHS 的治疗原则是：早诊断、早治疗，解除上呼吸道梗阻因素，预防和治疗并发症。

腺样体切除术和扁桃体切除术：由于儿童 OSAHS 多伴有腺样体、扁桃体肥大，因此扁桃体及腺样体切除术是治疗儿童 OSAHS 的一线治疗方法。但有些 OSAHS 患儿存在术后症状残存或复发的问题，特别是在肥胖、颜面畸形、过敏疾病、有家族史等的患儿中容易出现[7]。所有患儿手术后应随访和复查。如何治疗术后残存和复发的 OSAHS 仍是一个难题。

其他外科治疗包括：颜面正颌手术、悬雍垂腭咽成形术、下鼻甲减容术，严重的病例可行气管切开术，但此类治疗可能影响儿童的生长发育及生活质量，应非常慎重。

在外科手术之外，持续呼吸道正压通气（continuous positive airway pressure，CPAP）治疗是治疗 OSAHS 的另一种有效方法。对于有外科手术禁忌证、腺样体扁桃体不大、腺样体扁桃体切除后仍然存在 OSAHS 以及选择非手术治疗的患儿，可以选择 CPAP 治疗。不能耐受 CPAP 压力者，可试用双水平正压通气治疗（bi-level positive airway pressure，BiPAP）。CPAP/BiPAP 的压力滴定必须在睡眠实验室完成，并且需要定期调整。

其他治疗包括体位治疗、肥胖病人减肥、吸氧、药物治疗等。口腔矫治器治疗适用于不能手术或不能耐受 CPAP 治疗且有适应证的患儿。对变应性鼻炎、鼻窦炎等鼻部疾病导致上呼吸道阻塞者，应规范地对症治疗。

近年有研究提出 OSAHS 存在慢性炎症。研究报道 OSHAS 患者体内前炎性因子，如白细胞介素 6（IL-6）和肿瘤坏死因子 α（TNF-α）的水平增高，还有研究证实，中重度 OSAS 患者的 TNF-a 的自发产物浓度升高，经 nCPAP 治疗后浓度下降。类似的研究还证实，治疗能够显著降低 OSAS 患者循环黏附因子（ICAM-1）和 IL-8 的水平。还有诸多实验从不同角度证实了 OSAS 患者存在增高的炎性因子水平，这些前炎性因子包括瘦素，TNF-α，IL-6，IL-8，髓样相关蛋白 8/14 及黏附分子等，这些增高的炎性因子水平提示 OSAS 患者存在系统性炎症。关于 OSAS 患者出现系统性炎症的原因，目前尚不十分明确。有学者认为，反复呼吸暂停所导致的间断低氧会使中性粒细胞及单核细胞暴发性增多，进而引起系统性炎症。而这种系统性炎症，在 OSAS 疾病的进展和心脑血管并发症的发生中起作用。如，有研究证实，OSAS 患者体内 CRP 水平显著增高，而流行病学研究表明 CRP 是动脉粥样硬化和冠心病的一个重要危险因素。研究还发现，IL-6 和 TNF-a 也参与动脉粥样硬化的发生。考虑到白三烯(leukotriene，LT）是人类上呼吸道的一种重要的炎症介质，Goldbart 等推测由打鼾引起的炎症过程可能累及半胱酰胺 LT 受体，即 LTl-R 和 LT2-R。免疫印迹法检测儿童扁桃体中 LTl-R 和 LT2-R 的表达发现，在 OSAS 儿童患者的扁桃体中，LTl-R 和 LT2-R 高表达，表明在儿童 OSAS 患者体内存在着包括 LT 表达和调节的炎症过程。北京儿童医院在儿童 OSAHS 中的研究发现，OSAS 儿童血清、尿液及腺样体、扁桃体组织中白三烯水平升高、受体上调、蛋白表达增强，进一步证实了炎症因子在睡眠呼吸障碍儿童中的重要地位[8,9]。国外有研究采用白三烯受体拮抗剂、鼻用激素等抗炎药物治疗轻中度 OSAHS 以及术后残存或复发的患儿[10]，北京儿童医院临床工作中也开展了该项治疗，均取得了较好的效果，从而为治疗提供了新的思路。

文献报道，儿童打鼾的发病率在 7%~20%，OSAHS 的发病率在 1%~3%[11,12]。过去认为，对于 OSAHS 应积极治疗，如果患者仅有习惯性的打鼾但没有低氧血症或呼吸暂停时，是 "良性的"，无需干预。但近来有研究发现，所谓习惯性打鼾，是呼吸道部分受阻的表现，虽然没有血氧和睡眠结构的改变，同样可能对机体造成损害[13-15]。

总之，儿科医生应在有腺样体、扁桃体肥大、肥胖、生长发育落后等的儿童中注意询问有无打鼾、呼吸暂停，应纠正家长认为打鼾是睡得香的错误认识，对于怀疑有睡眠呼吸障碍的儿童，应早期予以检查和治疗。

（许志飞　申昆玲）

参考文献

[1] 刘玺诚，马渝燕，王一卓，等，全国 8 城市 2～12 岁儿童睡眠状况流行病学调查[J].睡眠医学，2004，1（1）：4-7.

[2] American Academy of Pediatrics，Section on Pediatric Pulmonology，Subcommittee on Obstructive Sleep Apnea Syndrome. Clinical practiceguideline: diagnosis and management of childhood obstructive sleep apnea syndrome[J]. Pediatrics，2002，109：704-712.

[3] XU Z F，AN J Q，SHEN K L，et al. Case-control study of obstructive sleep apnea/hypopnea syndrome in obese and non-obese Chinese children[J]. CHEST，2008，133（3）：684-689.

[4] GUILLEMINAULT C，LEE J H，CHAN A. Pediatric obstructive sleep apnea syndrome[J]. Arch Pediatr Adolesc Med，2005，159：775-785.

[5] 许志飞，张亚梅，赵靖，等. 儿童睡眠呼吸障碍严重程度的判断[J].中国耳鼻咽喉头颈外科，2007，14：547-550.

[6] 中华医学会耳鼻咽喉科学分会,中华耳鼻咽喉科杂志编委会. 儿童阻塞性睡眠呼吸暂停低通气综合征诊疗指南草案[J].中华耳鼻咽喉科杂志，2007，42：83-84.

[7] BHATTACHARJEE R, KHEIRANDISH-GOZAL L, SPRUYT K, et al. Adenotonsillectomy outcomes in treatment of obstructive sleep apnea in children: a multicenter retrospective study[J]. Am J Respir Crit Care Med, 2010, 182: 676-683.

[8] SHEN Y, XU Z, SHEN K. Urinary leukotriene E4, obesity, and adenotonsillar hypertrophy in Chinese children with sleep disordered breathing[J]. Sleep, 2011, 34 (8): 1135-1141.

[9] ATHANASIOS G, KADITIS M D. Urine Concentrations of Cysteinyl Leukotrienes in Children With Obstructive Sleep-Disordered Breathing[J]. CHEST, 2009, 135: 1496-1501.

[10] ALKHALIL M, LOCKEY R. Pediatric obstructive sleep apnea syndrome (OSAS) for the allergist: update on the assessment and management[J]. Ann Allergy Asthma Immunol, 2011, 107 (2): 104-109.

[11] ZHI-FEI X, KUN-lING S. The epidemiology of snoring and obstructive sleep apnea/hypopnea in Mainland China[J]. Biological Rhythm Research, 2010, 41 (3): 225-233.

[12] 申昆玲, 许志飞. 要重视儿童阻塞性睡眠呼吸暂停低通气综合征的研究[J]. 国际儿科学杂志, 2009, 36: 217-219.

[13] American academy of sleep medicine. International classification of sleep disorders, 2nd ed.: Diagnostic and coding manual[M]. Westchester, Illinois: American Academy of sleep medicine, 2005.

[14] XU Z F, LI B, SHEN K L. Ambulatory Blood Pressure Monitoring in Chinese Children With Obstructive Sleep Apnea/Hypopnea Syndrome[J]. Pediatr Pulmonol, 2013, 48 (2): 274-279.

[15] KIM J K, LEE S K, BHATTACHARJEE R, et al. Leukocyte Telomere Length and Plasma Catestatin and Myeloid-Related Protein 8/14 Concentrations in Children With Obstructive Sleep Apnea[J]. CHEST, 2010, 138 (1): 91-99.

第八节　原发性免疫缺陷病致呼吸系统疾病的诊治进展

原发性免疫缺陷病（primary immunodeficiency disease, PID）是指原发的免疫系统的免疫器官，免疫活性细胞（如淋巴细胞，吞噬细胞）及免疫活性分子（如免疫球蛋白，淋巴因子，补体和细胞膜表面分子）发生缺陷引起的某种免疫反应缺失或降低，导致机体防御能力普遍或部分下降的一组临床综合征。呼吸系统处于开放性微环境，是病原最易侵犯的器官之一。按照 2009 年美国和欧洲的标准，PID 目前分为 8 类，不同类别的 PID 所致呼吸系统疾病的特点不同。在原发性体液免疫缺陷病中，先天性无丙种球蛋白血症致呼吸系统疾病主要表现为荚膜菌引起的呼吸系统感染，普通变异性免疫缺陷病除表现为荚膜菌引起的呼吸系统感染外，还包括其他病原感染如病毒、真菌等，更有临床意义的是慢性肺病乃至支气管扩张及肺内淋巴增殖、肉芽肿病变、特异抗体缺陷表现为呼吸系统感染和支气管扩张。X 连锁高 IgM 综合征除表现为荚膜菌所致的呼吸系统感染外，机会性病原感染是其特征，尤其卡氏肺孢子虫肺炎。在联合免疫缺陷病中，严重联合免疫缺陷病、完全性胸腺发育不全及湿疹血小板减少伴免疫缺陷病综合征表现为针对所有病原的敏感性增强，尤其机会性病原，可累及各个器官，易于出现播散性感染，肺部是最易累及器官之一。在吞噬细胞缺陷病中，反复肺部感染是慢性肉芽肿病患儿的特征之一，尤其曲霉菌及洋葱伯克霍德菌是常见病原。常染色体显性高 IgE 综合征表现为金黄色葡萄球菌引起的肺脓肿及继发肺大泡。白细胞黏附分子缺陷和严重先天中性粒细胞缺乏可表现肺部细菌和真菌感染。呈孟德尔遗传的分支杆菌病可表现为卡介苗及结核分支杆菌引起的肺部感染，甚至播散性感染。

一、原发性体液免疫缺陷病

（一）先天性无丙种球蛋白血症

先天性无丙种球蛋白血症是由于早期 B 细胞发育缺陷所致的所有免疫球蛋白均明显降低的原发性免疫缺陷病。标志性的特征是骨髓 B 细胞发育停滞于原 B 细胞阶段。X 连锁遗传方式最常见（X-linked agammaglobulinemia, XLA），占所有病人的 85%~90%，完全传递，具有突变 *BTK* 基因的男性均发病。有极个别女性携带者发病的报道。美国报道的最低发病率为 1/37.9 万。

XLA 病人临床过程变异大，大部分诊断年龄小于 5 岁，20% 散发病例诊断于 1 岁内，50% 诊断于 1~3 岁。亦有成年起病的报道。

1.临床表现

荚膜菌感染所致的反复鼻窦炎、中耳炎、肺炎、皮肤感染、骨髓炎、关节炎、败血症、脑膜炎等。易于发生脊髓灰质炎疫苗相关的麻痹。播散性肠道病毒感染及脑膜脑炎可以是致死性的。绿脓杆菌败血症及皮肤坏疽高发于此组患儿。近 1/3 患儿有关节炎的表现。

2.辅助检查

缺乏同族血凝素，针对所有抗原的抗体反应缺失。淋巴组织如扁桃体，淋巴结明显小或欠缺。与既往相比较，已不再强调所有免疫球蛋白均明显降低，相反，B 细胞明显降低是最一致的表现，B 细胞比例接近 0%，至目前无 B 细胞比例大于 2% 的病例。近 20% 病例 IgG 大于 2g/L，相比较而言，IgA，IgM 均明显降低较一致。需排除使 B 细胞减少的其他情况。检测单核细胞 Btk 蛋白表达可作出快速诊断，大部分患者完全缺失，20% 部分缺失，3% 表达正常。*BTK* 基因突变分析可明确诊断。临床上 X-连锁无丙种球蛋白血症与常染色体隐性无丙种球蛋白血症（autosomal recessive agammaglobulinemia，ARA）无法鉴别，ARA 起病年龄更早，Ig 水平更低，B 细胞数量更少，二者共同点是骨髓早期 B 细胞发育停滞，常用流式细胞分析方法来评价。

3.鉴别诊断

（1）儿童暂时性低丙种球蛋白血症。Ig 减低不严重，临床反复细菌感染病情易于恢复，预后良性。B 细胞正常。抗体反应正常。

（2）普通变异性免疫缺陷病。机制为抗体反应缺陷，为 B 细胞的晚期发育缺陷。起病年龄 2 岁后，易于出现自身免疫性疾病、肉芽肿、淋巴增殖性疾病及肿瘤。伴有 B 细胞明显减低者必须首先排除 XLA。

（3）高 IgM 综合征。B 细胞是正常的，这是最主要的鉴别点。X-连锁高 IgM 综合征易于并发机会性病原感染，尤其卡氏肺孢子虫、隐孢子虫感染。中性粒细胞减少伴发的口腔溃疡多发。易于出现自身免疫性疾病。

4.治疗

需终身规律丙种球蛋白替代治疗。定期随访，及早发现可能的慢性肺病。治疗应个体化，原则是使感染出现最少，剂量最小（高剂量时代谢率会相应增加）。禁忌口服活的脊髓灰质炎疫苗，与口服该疫苗患儿隔离[1-4]。

（二）普通变异性免疫缺陷病

普通变异性免疫缺陷病（common variable immunodeficiency，CVID）的特征为低丙种球蛋白血症，抗体反应缺陷和反复感染。由于其出现率高，并发症多，需要经常住院和丙种球蛋白替代治疗，使其成为临床最重要的原发性免疫缺陷病之一。

1.临床表现

急性、慢性，或反复感染见于大部分病人，尤其肺炎、鼻窦炎、中耳炎。尽管足够的丙球替代治疗使肺炎明显减少，但一些病例（27%）出现持续的呼吸系统疾病，导致阻塞性，限制性肺功能改变和支气管扩张改变。除了常见病原，对抗体清除不敏感的病原如未分型的流感嗜血杆菌和病毒可能参与发病。不常见的或机会病原亦可见如卡氏肺孢子虫等。

25% 出现自身免疫性疾病，主要为自身免疫性溶血性贫血和免疫性血小板减少性紫癜。其他还包括恶性贫血、类风湿关节炎、干燥综合征、血管炎、甲状腺炎、秃头、白癜风、肝炎、原发胆汁性肝硬化、系统性红斑狼疮。

8%~22% 的 CVID 患者结节性病变可早于低丙种球蛋白血症数年，通常被诊断为结节病。主要累及肺、淋巴结和脾，皮肤、肝脏、骨髓、肾脏、胃肠道和脑亦受累。为大小可变的分界清楚的非干酪肉芽肿，可包含非坏死性上皮样细胞和巨核细胞。一部分病人的肺内淋巴浸润伴随肉芽肿，被称为肉芽肿淋巴间质肺病，预后不良。肺内淋巴浸润导致不伴肉芽肿的淋巴间质肺炎或滤泡支气管炎/细支气管炎，可导致咳嗽、气短、肺泡损伤，最终需要氧疗。

CVID 患者非霍奇金淋巴瘤出现率为 6.7%，较正常人群出现率高 30 倍，大部分为 B 细胞型，通常 *EB* 病毒阴性。几乎均为结外的，易出现于黏膜相关区域。60~70 岁 CVID 女性高发淋巴瘤。发病与淋巴过度增殖，肉芽肿病变和 IgM 残留有关。霍奇金淋巴瘤散见报道。20% 患者出现颈部、纵隔、腹部淋巴结增殖。淋巴结病理通常表现为不典型淋巴增殖，反应性淋巴增殖或肉芽肿炎症。淋巴结或其他淋巴组织典型缺乏浆细胞。克隆性淋巴细胞的存在是非诊断性的，因为可出现于反应性增殖但无淋巴瘤证据的组织切片。一部分黏膜相关的淋巴组织淋巴瘤被报道，一些病例与幽门螺杆菌相关。

21%~57% 出现暂时的或持续腹泻。蓝氏贾第鞭毛虫是最常见病原。其他病原包括隐孢子虫、腺病毒、沙门菌、艰难梭菌、空肠弯曲菌。幽门螺杆菌感染与胃炎有关。炎症肠病出现于 19%~32% 患者。原发性胆汁性肝硬化，自身免疫性肝炎可出现于 CVID 患者。

2.诊断

针对反复感染伴低丙种球蛋白血症的患者，抗体反应性评价是诊断 CVID 的关键。抗体产生能力正常的最低标准为针对 2 个或以上蛋白疫苗的保护性 IgG 抗体存在。一般针对蛋白抗原会有 4 倍的 IgG 抗体滴度增加。针对多糖的抗体反应性评估较复杂。大部分 CVID 患儿缺乏同族血凝素，但阳性不能除 CVID，因为可能存在多糖抗体缺陷。同族血凝素不能用于诊断多糖不反应性，因为最常用的方法不能区分 IgM 和 IgG 抗体。

3.治疗

规律丙种球蛋白替代治疗是根本。但一部分患者不能阻止慢性肺病的发生。同时强调治疗的个体化，原则是使感染出现最少，剂量最小。不同免疫表型和临床表型预后不同。定期随访，及早发现并发症。并发症的治疗基于临床表现[5-7]。

（三）特异抗体缺陷

人们很久就知道抗多糖抗体可对抗侵袭性感染。5%~10% 大于 2 岁反复感染伴正常免疫球蛋白儿童，8% 反复社区获得性肺炎（≥3 次）成人，20% 反复重症感染成人，具有特异抗体缺陷（specific antibody deficiency，SAD）。

1.临床表现

表现为中耳炎、支气管炎、急慢性鼻窦炎/鼻炎、肺炎。见于一部分不明原因的支气管扩张病人。可伴有慢性鼻炎、变应性皮炎、哮喘。

2.诊断

小于 2 岁幼儿不能诊断为 SAD，因为此年龄段幼儿对非佐剂的多糖抗原生理性反应差。肺炎链球菌多糖疫苗包括 23 个血清型，目前的主要问题是如何定义不同血清型的抗体反应性，因为没有可靠的拐点。尽管免疫原性不同，大部分研究用相同的拐点。解释抗体反应的指南亦未获证实。一旦患者被注射佐剂疫苗，血清型 4，6B，9V，14，18C，19F，23F 不能再被用做抗体检测，因为评价的是蛋白抗原而不是多糖抗原。同族血凝素是正常肠道菌多糖的 IgM，IgG 抗体，与 A 血型抗原，B 血型抗原有交叉反应。6 月龄时出现，缺失提示抗体产生明显异常。

3.鉴别诊断

需除外继发因素如胸腺瘤，慢性淋巴细胞白血病、淋巴瘤、先天性无脾、病毒感染、药物等。多糖不反应性可能早于 CVID 中的低丙种球蛋白血症的出现，应随访此类患儿是否进展为 CVID。过去 8 个月内 IVIG 替代治疗或 3~5 月用过一剂免疫球蛋白会影响结果的判断。年龄小于 6 月，抗 A≥1∶16，抗 B≥1∶8 是正常的。大于 6 月龄无同族血凝素提示明显免疫缺陷，但正常不除外严重度轻的异常。

4.治疗

佐剂疫苗主动免疫。积极处理导致反复呼吸系统感染的疾病如哮喘、变应性鼻炎。高度警惕和积极抗感染。预防性抗生素。必要时 IVIG[8-10]。

（四）X-连锁高 IgM 综合征

高 IgM 综合征是一组异质性遗传异常，机制为免疫球蛋白类别转换重组缺陷，伴或不伴体细胞高频突变，导致 IgG，IgA，IgE 明显降低伴正常或升高的 IgM。高 IgM 综合征根据基因缺陷不同分为七个亚型，1 型最常见，为 X 连锁隐性遗传。X-连锁高 IgM 综合征（X-linked hyper-IgM syndrome，XHIGM）由 CD154 突变引起，CD154 为活化的 T 细胞表面瞬时表达的 CD40 配体（CD40L）。CD40L 和 CD40 的相互作用诱导 B 细胞增殖，生发中心形成，免疫球蛋白类别转换重组和体细胞高频突变，长寿命的浆细胞形成。

1.临床表现

1 岁时 50%患儿出现症状，4 岁时几乎所有患儿均出现症状。大部分患儿 4 岁前获得诊断。

肺炎是最常见的感染，见于 80%的患者。上呼吸道感染也常见，出现于 50%的患者，表现为鼻窦炎、反复中耳炎。一部分患者出现反复或迁延腹泻、中枢神经系统感染、败血症、肝炎、硬化性胆管炎、蜂窝织炎、皮下脓肿。需注意的是，由荚膜菌感染引起的肺炎并不常见。

机会性感染是 XHIGM 的明显特征，如卡氏肺孢子虫肺炎、分支杆菌肺炎、隐孢子虫胃肠感染、播散性巨细胞病毒感染。机会性感染是重要的死亡原因。弓形虫、隐球菌、组织胞浆菌感染亦见报道。卡氏肺孢子虫肺炎占所有肺炎的 59%，是最显著的特征，而且可以是 40%患者的首发表现。有部分患者在诊断后出现 PCP 甚至反复 PCP，提示预防用药的重要性。隐孢子虫是慢性腹泻和硬化性胆管炎的首要原因。是移植后预后差的重要原因。单纯微小病毒引起的纯红细胞再生障碍性贫血见于不典型病人。

50%病人有中性粒细胞缺乏、可表现短时的，长期的或持续的缺乏。具体机制尚不清楚，50%患者对大剂量丙种球蛋白有效，所有患者均对粒细胞集落刺激因子（granulocyte colony-stimulating facbov，G-CSF）有效，经常出现与中性粒细胞缺乏相关的口腔溃疡。胃肠系统肿瘤如肝细胞癌、胆管癌、胰腺和十二指肠类癌瘤，甚至胃肠道系统的神经内分泌肿瘤的一部分患者出现口腔溃疡。

2.诊断

除了伴有一些蛋白表达的少数病例，IgG 和 IgA 的产生严重受损。IgG 明显降低是世界范围内所有患者的一致表现，少部分患者 IgA 可正常。相反，IgM 并非呈一致性升高。将近一半的患者就诊时 IgM 是正常的，尤其是年幼儿。因此有作者对高 IgM 综合征的名称提出质疑，认为会误导读者。活化的 T 细胞的 CD40L 表达缺失可用于诊断大部分患者。一小部分拼接区或胞浆内尾部突变可导致一定量的蛋白表达，使诊断困难。新生儿 T 细胞免疫不成熟，用常规的 T 细胞活化方法不能诱导蛋白表达。尽管可产生一些抗多糖的 IgM 抗体，包括同族血凝素，但对蛋白抗原无反应。记忆 B 细胞明显减少。部分患者可有颈淋巴结和扁桃体阙如。淋巴结病理检查示滤泡和生发中心少见，浆细胞也少见。

3.鉴别诊断

继发性的高 IgM 可见于先天性风疹病毒感染、肿瘤或抗癫痫治疗。DNA 修复机制的其他更复杂缺陷也可导致高 IgM 样的表型，如一部分共济失调毛细血管扩张症（ataxia-telangiectasia，AT）患者有升高的 IgM，由于 AT 的发病率明显高于高 IgM 综合征，因此有作者建议应首先常规排除 AT。大约 20% 低丙中球蛋白和 MHC II 缺陷的病人有升高的 IgM。目前由 NEMO 和 IRKA 突变引起的高 IgM 归为 6 型和 7 型，而且患儿可无外胚层发育不良的表现，因此应仔细甄别。其他抗体缺陷如常见变异性免疫缺陷病或偶尔 X 连锁无丙种球蛋白血症，也可表现为低 IgG 和 IgA，IgM 正常。不典型 X 连锁淋巴组织增生性疾病（X-linked lymphoproliferative，XLP）也可与 HIGM 表型有重叠。

4.治疗

规律 IVIG 替代治疗，口服复方新诺明预防卡氏肺孢子虫感染，不喝生水，不"游野泳"，以预防隐孢子虫感染。干细胞移植成功应用于 CD154 患儿，成功率 72%，与 T 细胞免疫缺陷相近。美国和欧洲的死亡率分别为 10.1%和 23.2%，大部分死亡出现于 15 岁前[11-15]。

（五）X-连锁严重联合免疫缺陷病

严重联合免疫缺陷病（severe combined immunodeficiency , SCID）包括一组遗传决定的 T 细胞分化障碍性疾病，同时伴有其他造血细胞系的分化异常。机体对多种病原广泛敏感，其中机会性病原微生物占主导地位。不经移植治疗者几乎均于 2 岁内死于重症感染。X 连锁隐性遗传最常见，由 IL2RG 突变引起。

1.临床表现

男性发病，起病早，3~6 月龄起病。反复、持续及严重感染，常规治疗无效，或并发机会菌感染，或导致生长发育迟缓。以及慢性腹泻，口腔黏膜及尿布区皮肤白色念珠菌病。若患儿外周血中有母体来源的 T 细胞，可有移植物-抗-宿主病（graft-vs-host disease，GVHD）表现，如皮疹、肝脾肿大，有时淋巴结肿大，IgE 和嗜酸性粒细胞可增高。不典型病人可有免疫失调节和自身免疫性疾病如皮疹，脾大，胃肠道吸收不良，其他自身免疫性情况，身材矮小等。

2.诊断

外周血淋巴细胞比例和绝对计数明显减低。新生儿正常低限为 < 2 000/mm³，6~9 月龄正常低限为 < 4 000/mm³。生后数月龄若 < 2 500/mm³ 认为是致病性的，可提示 SCID。血 $CD3^+T$ 细胞比例明显减低（ < 10%），NK 细胞比例 < 2%，B 细胞比例 > 75%（无功能）。淋巴细胞增殖功能明显降低，迟发型超敏反应皮肤试验阴性。对疫苗和病原的抗体反应缺失。IgM，IgA 水平降低，IgG 水平出生时可正常，3 月龄时由于母体来源的 IgG 消失抗体开始逐渐下降。胸部 X 线片示胸腺阙如。胸腺输出功能减低如 T 细胞受体剪切环生成减少，新生成的原始 T 细胞比例降低（$CD3^+$，$CD45RA^+T$ 细胞）。40% 患儿有经胎盘输注的母体来源的 T 细胞。GVHD 或 Omenn 综合征患儿 T 细胞受体 beta 链可变区呈寡克隆或单克隆分布，TCR γδ 可能为主，Th2 细胞常增多，$CD45RO^+T$ 细胞为主。胸腺活检示胸腺发育不良。淋巴结及扁桃体缺如。γc mRNA 或蛋白表达缺失。IL2RG 基因突变分析可明确诊断 99% 患者。

3.鉴别诊断

JAK3 免疫表型同 X-SCID，但为常染色体隐性遗传。需与表型为 T⁻，B⁻，NK⁻（ADA），T⁻，B⁻，NK⁺（RAG1，RAG2），T⁻，B⁺，NK⁺（IL7RA，CD45，CD3D/CD3E/CD3Z）的 SCID 鉴别。一部分患者为轻的表型，表现为低或正常的 T 和 NK 细胞数目。应注意两种特殊临床表现。

（1）母体 T 细胞经胎盘输注。由于 SCID 患儿 T 细胞功能缺陷，不能及时剔除经胎盘输注的母体 T 淋巴细胞，大部分患儿持续时间在 1 岁内，个别患儿可持续至儿童期。出现率占所有 SCID 患儿的 40%，分别为网状发育不全占 100%，B⁻SCID 占 62%，B⁺SCID 占 50%，ADA/PNP 占 0%，MHCII 占 0%，Omenn syndrome 占 0%，CD8⁻SCID 占 0%，其他 T⁺SCID 占 0%。特征性表现为皮肤和肝的 GVHD，自身免疫性血小板少或全血细胞减少，干细胞移植排斥（母亲为供者除外），单克隆 γ 球蛋白血症，若胎儿与母亲相合则临床表现轻。

（2）Omenn 综合征。Omenn 综合征由减效突变引起（无效突变引起经典 SCID）。但临床上不属于不典型 SCID，预后非常差。由于缺乏中枢或外周免疫耐受，患儿自身高反应性的 $CD4^+Th2$ 淋巴细胞单克隆扩增，表型为 T⁺或 T⁺⁺。除了出现于经典 SCID 的爆发的危及生命的感染，表现为进行性组织炎症：非常重的红皮病（出生时不存在），经皮肤和肠道的蛋白丢失，难治腹泻，全身水肿，代谢改变，IgE 升高，嗜酸性粒细胞升高，秃头、无眉毛和眼睫毛，淋巴结肿大，肝脾肿大。通常不同时出现，随时间演变。

4.治疗

骨髓移植（bone marrow transplantation，BMT）是 SCID 唯一根治方法。生后立即移植效果最好。配型完全相合的同胞或家族成员不经预处理植入成功率 > 95%，但供者 B 细胞植入经常失败，导致临床表型为 XLA。其他并发症包括 T 细胞晚期丢失，淋巴细胞失调节。移植后晚期并发症可有严重皮肤乳头瘤病毒感染。基因治疗目前仅用于不适合 BMT 者或 BMT 失败者。临床常用复方磺胺甲噁唑预防细菌感染，预防真菌感染，丙种球蛋白替代治疗。积极治疗现症感染。若输注红细胞和血小板应 *CMV* 血清阴性，剔除白细胞和辐照。如果无 *CMV* 血清阴性血源，必须剔除白细胞。新鲜冰冻血浆可不予辐照。免疫功能恢复前避免预防接种[14-17]。

二、吞噬细胞缺陷病

（一）X-连锁慢性肉芽病

慢性肉芽肿病（chronic granulomatous disease，CGD）是原发性吞噬细胞免疫缺陷病。患者的多形核吞噬细胞不能通过烟酰胺腺嘌呤二核苷磷酸（nicotinamide adenine dinucleotide phosphate，NADP）氧化酶产生超氧阴离子（O^{2-}）来杀灭入侵的微生物。患者于儿童早期出现反复致命的细菌和真菌感染，并在炎症部位出现肉芽肿。X 连锁隐性（X-linked recessive，XLR）遗传方式最常见，占所有病人的 65%，由编码 gp91 phox 蛋白的 *CYBB* 基因突变引起。

1.临床表现

男孩发病，部分携带者可发病。反复感染，尤其在生后第 1 年内明显，累及部位最常见为肺脏、皮肤/皮下、淋巴结、胃肠道、肝脏。最常见病原为金黄色葡萄球菌、洋葱伯克氏菌、黏质沙雷菌、诺卡菌和曲霉菌。　最常见疾病为肺炎、皮肤和肝脓肿、骨髓炎和败血症。主要病原分别为曲霉菌、金黄色葡萄球菌、黏质沙雷菌、沙门菌。

由于我国新生儿常规接种卡介苗（Bacille Calmette-Guérin，BCG），BCG 相关的不良事件在本组患儿中出现率明显升高，可高达 50% 以上。近期表现为局部反应过重，远期表现为同侧腋下淋巴结钙化。虽然 CGD 患者更易于出现重症局部 BCG 感染，也有相当数量患者出现播散性感染。

卡介苗疤痕或外科手术疤痕过度明显。炎症并发症表现如皮肤溃疡、外科伤口开裂、空腔脏器梗阻。自身免疫性疾病，主要为盘状红斑、肺部炎症、炎性肠病，其他包括类风湿关节炎、系统性红斑狼疮、皮肌炎、骶髂关节炎、特发性血小板减少、自身免疫性肝炎。携带者最常表现为类似于盘状红斑的皮疹和溃疡性口炎。

2.诊断

二氢罗丹明（dihydrorhodamine，DHR）123 是一种具有细胞渗透性的荧光探针，用于检测活性氧簇（reactive oxygen species，ROS），ROS 将它氧化成高荧光产物发出荧光。正常人有明显移位，大部分 XLR-CGD 无移位。变异型 XLR-CGD 或常染色体隐性（autosomal recessive，AR）-CGD 可有轻度移位，基底部较宽。大部分 XLR-CGD 患者吞噬细胞 gp91phox 蛋白完全缺失（X910）。存在一种 XLR-CGD 变异型，细胞色素含量为正常的 1%~25%（X91-）。少部分 X91+-CGD 被报道，中性粒细胞膜细胞色素含量正常，但无功能。50% X91--CGD 或 X91+-CGD 中性粒细胞膜细胞色素水平与 NADPH 氧化酶活性相关。可见各种形式 *CYBB* 突变，主要分布于外显子及外显子和内含子交界区，有相对热点区域。

全血细胞分析可有急性感染血象。由于反复感染的存在，即使在幼儿，易于有高丙种球蛋白血症。胸部影像可提示肺部感染或炎症，由于过度炎症反应，影像随病原菌不同表现不同于常见病原感染表现。腹部超声可提示有血源性感染，典型脓肿少见，多发局部回声减低多见。胃肠及泌尿生殖道造影可示梗阻改变。

3.鉴别诊断

（1）通过蛋白表达和基因突变分析，与其他类似症状疾病相鉴别。

（2）结节病：无反复感染表现。

（3）白细胞黏附分子缺陷：多无肉芽肿样过度炎症反应，感染部位无脓，病理无中性粒细胞浸润。

4.治疗

针对易感病原进行相应治疗。空腔脏器梗阻对全身激素治疗敏感。①复方磺胺甲噁唑[30mg/(kg·d)，每日一次或一日两次]口服预防革兰阴性菌感染。若有过敏反应，可考虑单独应用甲氧苄啶或双氯青霉素；②伊曲康唑（≥13 岁，>50kg，200mg/d；<13 岁，<50kg，100mg/d，一日一次）口服预防曲霉

菌感染。③γ干扰素[50μg/（m²·次），3 次/周]皮下注射。④粒细胞输注可应用于有危及生命感染，抗微生物治疗和外科治疗无效患者，不良反应可有发热，由于白细胞凝集素出现导致丢失过快，少见肺白细胞淤滞。应与两性霉素 B 间隔数小时。若考虑移植，需考虑同种免疫可能。鉴于移植相关的患病率和死亡率，若患者预防无效有反复严重感染及有 HLA 配型相合的正常同胞，可考虑移植。移植前感染应获得良好控制[18-21]。

（二）白细胞黏附分子缺陷I型（leukocyte adhesion deficiency typeI，LADI）

LADI 是常染色体隐性遗传异常，由编码β₂整合素家族的 ITGB2（CD18）基因突变引起。为少见疾病，发病率 1/100 万，世界范围内有近百例患者。

1.临床表现

为慢性反复软组织感染，如皮肤、口腔黏膜、胃肠道。严重表型者最常见始发症状为脐炎伴脐带脱落延迟，可导致败血症。反复危及生命的细菌（主要金黄色葡萄球菌和 G-肠道病菌）和真菌感染，如腹膜炎、骨髓炎。中度表型者有非严重感染如牙龈炎、口腔炎、扁桃体炎、牙周炎、中耳炎、肺炎和鼻窦炎。无脓形成。慢性坏死性皮肤溃疡伴伤口愈合差。可于生后第 1 年出现，或儿童晚期出现。慢性，反复，多发。最开始为脓疱，迅速进展为刺痛性溃疡，有红色或紫色边界。愈合慢，有纸样疤痕，色素增多或色素缺失。

2.诊断

无感染时中性粒细胞增多，感染明显时外周血呈粒细胞血症。典型患者皮肤溃疡病理检查示中性粒细胞阙如。白细胞表面 CD18 表达缺失有助于诊断。蛋白表达缺失程度与临床严重度明显相关。＜2%正常表达者通常于儿童期死亡。2%~10%正常表达者可存活至成人期。细胞毒 T 细胞的体细胞突变逆转可使 CD18 表达正常，患者均表现炎症肠病。基因突变分析可明确诊断。

3.治疗

积极治疗感染。加强皮肤和口腔卫生。口服复方磺胺甲噁唑预防细菌感染。严重表型者骨髓移植是唯一治愈方法[22]。

（三）严重先天性中性粒细胞缺乏

严重先天性中性粒细胞缺乏（severe congenital neutropenia，SCN）是异质性骨髓衰竭综合征，髓系成熟障碍，停滞于早幼髓细胞阶段。由数个基因突变引起。目前认为属于前白血病综合征。常染色体显性 ELA2 突变最常见，其次为常染色体隐性 HAX1 突变。其他突变包括 G6PC3，G6PT，GFI1，WASP。

1.临床表现

男女均可患病，通常于婴儿期获得诊断。常有侵袭性细菌感染如脐炎、皮肤脓肿、肺炎或败血症最常见。感染部位脓形成相对少。长期中性粒细胞缺乏可致侵袭性真菌感染。即使经 G-CSF 治疗，中性粒细胞可达 1 000/μL，很多病人仍出现慢性牙龈炎和龋齿。骨密度降低致骨质减少、骨质疏松和骨折。不同突变伴发的其他异常：HAX1 突变者可有神经精神异常；G6PC3 突变者可有心脏结构异常、泌尿生殖道发育异常、躯干四肢静脉曲张及有代谢异常。

2.诊断

生后即出现的持续存在的循环中性粒细胞缺乏，绝对计数＜500/mm³。WAS 突变者可有单核细胞减少。GFI1 突变者可有单核细胞增多。骨髓细胞学分析示缺乏成熟中性粒细胞。中性粒细胞发育停滞于早幼髓细胞阶段，早幼髓细胞可有胞浆空泡化和嗜天青颗粒异常。中性粒细胞移动和杀菌功能缺陷，凋亡增加。基因突变分析：ELA2，HAX1，若未发现异常，根据家族史及临床特征，考虑其他突变可能。其他突变分析：G-CSFR。细胞遗传学：7 号染色体单体型。

3.治疗

90%患者对 G-CSF 有反应，中性粒细胞绝对计数可达 1 000/mm³。大部分对低于 25μg/（kg·d）

剂量有反应。应用 *G-CSF* 前常规查 *CSF3R* 体细胞突变。每年行骨髓形态学、细胞遗传学和 *CSF3R* 检测，对有恶性转变的高危患者加强监测。需要高于平均剂量的 *G-CSF* 但中性粒细胞反应低下是恶性转变的高危因素。急性髓系白血病最常见，但急性淋巴系白血病，慢性单核细胞白血病，双表型白血病亦有报道。难治患者，或出现血液恶性病，经干细胞移植可治愈[23-25]。

（四）常染色体显性的高 IgE 综合征

常染色体显性的高 IgE 综合征（autosomal dominant hyper-IgE syndrome，AD-HIGE）是多系统受累的原发性免疫缺陷病。常染色体显性遗传是由杂合的负调节的 *STAT*3 突变引起，很多为散发病例，家族性则携带突变基因者均有临床特征。

所有患者均有新生儿皮疹，面部和前额明显，特征近似新生儿痤疮或嗜酸粒细胞性皮炎。皮疹刮片示嗜酸性粒细胞增多。常进展为湿疹样皮疹，或伴金黄色葡萄球菌感染加重病情。儿童早期经常出现反复金黄色葡萄球菌皮肤脓肿。尽管有脓形成，但经常缺乏炎症典型特征，如红、肿、热、痛。

1.临床表现

儿童早期开始出现反复化脓性肺炎，金黄色葡萄球菌最常见，肺炎链球菌和流感嗜血杆菌亦常见。有脓痰，但经常缺乏炎症的系统体征。肺炎恢复期易于出现肺大疱和支气管扩张。肺部受损伤后的异常结构经常是真菌（主要为曲霉菌）和 G-菌（主要为铜绿假单胞菌）侵袭的感染病灶，是致病和病死的主要原因。也可见机会性感染，如卡氏肺孢子虫肺炎、播散性组织胞浆菌和隐球菌病、皮肤黏膜念珠菌病。

身体特征：特殊面容有面部不对称，扁的丰满的鼻子，皮肤毛孔明显。小脑扁桃体突入枕骨大孔，颅缝早闭。乳牙保留。口腔黏膜特征有高腭弓和腭裂，舌中央凹陷，颊部黏膜异常。骨骼特征有微创伤后骨折、骨质疏松、关节过伸、脊柱侧弯、退行性关节病。

其他表现有血管异常如冠脉扩张成瘤样或扭曲，冠脉外血管瘤，小血管病变所致的脑梗死。食管失功能。霍奇金和非霍奇金淋巴瘤出现率增加，其他还包括白血病，还有发生于外阴、肝和肺的癌症。

2.诊断

外周血嗜酸性粒细胞增多。血清 IgE 增高，经常 > 2 000 IU/mm³，随时间可降低，甚至成人期可降至正常，但临床特征持续存在。特异抗原 IgE 可阳性，但临床过敏症状不增加。记忆 T 细胞减少，抗体反应变化大。胸部影像示肺胀肿及肺大疱。皮肤、面部、牙齿、脊柱、关节、血管等特征性改变。TH17 细胞接近缺失。*STAT*3 基因突变分析示杂合的负调节突变。

3.治疗

文献报道有复方磺胺甲噁唑口服预防细菌感染，伊曲康唑口服预防曲霉菌感染及每周三次洗浴或在含氯泳池游泳治疗湿疹和预防金黄色葡萄球菌感染。积极治疗肺炎，尽可能避免肺间质遭破坏。如果出现肺大疱和支气管扩张，抗生素预防应涵盖革兰阴性菌和真菌。肺大疱的治疗较复杂，外科手术不是没有危险性，因为患者复张肺脏有困难，可出现胸腔污染。丙种球蛋白替代最常用。γ 干扰素临床效果不一致[26-29]。

（五）呈孟德尔遗传的分支杆菌病

BCG 和环境分支杆菌（Enviromental mycobacteria，EM）在没有经典原发性免疫缺陷病的相对健康人可引起播散性疾病，这个综合征被命名为呈孟德尔遗传的分支杆菌病（Mendelian susceptibility of mycobacteria disease，MSMD）。至目前已鉴定出 5 个与此相关的 IL-12/IFN- γ 通路基因（*IFNGR*1，*IFNGR*2，*STAT*1，*IL*12B，*IL*12RB1）。最近证明 *NEMO*，*CYBB* 基因亦参与发病。

1.临床表现

（1）常染色体隐性完全 *IFNGR*1 缺陷。所有接种 *BCG* 者均有 *BCG* 疾病，77%有 *EM* 感染。平均出现年龄 3.1 岁。分支杆菌感染易反复。病情严重，无病间隔期短，存活率低。此外单核细胞增多性李斯特菌，巨细胞病毒、水痘-带状疱疹病毒、副流感病毒、呼吸道合胞病毒及弓形虫感染均有报道。

（2）常染色体显性部分 *IFNGR*1 缺陷。73%接种 *BCG* 者有 *BCG* 疾病，79%有 *EM* 感染。平均出现年龄 13.4 岁。鸟分支杆菌所致骨髓炎最常见（79%），单独出现见于 32%患者。荚膜组织胞浆菌感染病例亦有报道。

（3）*IL*-12*RB*1 缺陷。最常见，儿童早期起病，大部分由活的 *BCG* 疫苗引起，90%患儿在 *BCG* 接种 1 年内出现症状（1 周~3.2 岁）。沙门菌和 *EM* 与 *BCG* 感染出现时间相似。结核杆菌感染出现时间晚为 2.5~31 岁。90%为单一病原感染。多发感染主要为分支杆菌和沙门菌感染。分支杆菌感染很少复发，沙门菌感染常复发。临床传递率较高。感染的敏感谱较广，包括皮肤黏膜念珠菌病、播散性巴西芽生菌和组织胞浆菌感染、肺炎克雷伯菌，新型诺卡菌。病死率 30%。

（4）常染色体隐性部分 *IFNGR*1 缺陷。首次 *EM* 感染出现时间为 11.25 ± 9.13 岁，1 例长期鸟分支杆菌感染者在获得诊断及开始治疗后初期死亡。大部分可无症状，不需预防用药。可见两个常见突变 *I87T* 和 *V63G*，有始祖效应（高加索人种）。

（5）*IFNGR*2 患者临床表现与 *IFNGR*1 缺陷患者相似，病例数极少。*IL*-12*B* 缺陷患者病情较完全 *IFNGR*1 缺陷患者轻，感染沙门菌的机会较多，患者病死率较高。部分常染色体显性 *STAT*-1 患者病情较完全 *IFNGR*1 缺陷患者轻。完全常染色体隐性 *STAT*-1 患者病情较重，易于发生播散性卡介苗病（*BCG*-osis），播散性病毒感染常致死亡。

BCG 接种局部异常明显尤其 *BCG*-osis 更具提示诊断意义。用生化方法或分子生物学方法鉴定分支杆菌亚型如卡介苗、鸟分支杆菌、结核分支杆菌等。淋巴结病理示结核样肉芽肿或狼疮样肉芽肿，分别与预后良好和预后差有关。体外全血细胞培养评价 *IL*-12/*IFN*-γ 轴功能：*IFN*-γ 分泌受损见于 *IL*-12*B* 和 *IL*-12*RB*1 缺陷病人；*IFN*-γ 反应受损见于部分或完全 *IFNGR*1，*IFNGR*2 和 *STAT*-1 缺陷病人。流式细胞分析检测相关蛋白表达：首先评估 *IFN*γ*R*1 表达，大部分隐性缺陷导致 *IFN*γ*R*1 表达完全缺失，显性缺陷导致无功能 *IFN*γ*R*1 在细胞表面积聚。对正常表达但功能受损的 *IFN*γ*R*1，需检测 *IFN*-γ 诱导的 *STAT*-1 磷酸化状态及 *IFNGR*1 基因的直接测序，同时应该在测序水平检查 *IFNGR*2。*IL*-12*R*β1 只能在受刺激的增殖的淋巴细胞表面检测到。基因突变分析仍是诊断的金标准（*IFNGR*1，*IFNGR*2，*STAT*1，*IL*12*B*，*IL*12*RB*1）。

2.治疗

积极抗分支杆菌治疗，病情严重者疗程长甚至终身用药。治疗并发的感染。依据临床表型严重程度判断是否行抗分支杆菌预防治疗。*IFN*-γ 分泌受损患者应用 *IFN*-γ 可有疗效，*IFN*-γ 反应受损患者部分有效。常染色体隐性完全性 *IFN*γ*R*1 患者在感染控制前提下了可考虑干细胞移植治疗[30-32]。

三、定义明确的免疫缺陷综合征

（一）湿疹血小板减少伴免疫缺陷综合征（wiskott-aldrich syndrome，WAS）

湿疹血小板减少伴免疫缺陷综合征（wiskott-aldrich syndrome，WAS）是 X 连锁隐性遗传性疾病，由 *WASP* 基因突变引起，以免疫缺陷，湿疹和血小板减少为临床特征。预后严重，大部分不能活过青少年期。

1.临床表现

男性发病，婴儿期起病。主要表现为出血点、瘀斑、血性大便。婴儿期出现湿疹，通常为全身性而非屈侧，但经常很轻。即使湿疹很轻，湿疹内出血点的存在是特征性的。免疫缺陷呈进展性，前 1~2 年内感染可能不是太严重。随时间推移，细菌感染渐明显。人类疱疹病毒感染是突出问题，冷疱疹常见且范围广。水痘可是致命性的。继发链球菌和葡萄球菌败血症危险性亦升高。*Epstein-Barr* 病毒（*EBV*）感染可致长期发热伴明显肝脾淋巴结肿大。巨细胞病毒（*CMV*）和人类疱疹病毒 6 型感染常隐匿迁延，可与血管炎相关。痘病毒敏感性增强导致严重和广泛的传染性软疣。自身免疫性疾病常见为溶血性贫血、血管炎、肾脏疾病、变应性紫癜、炎症性肠病。少见为中性粒细胞减少，皮肌炎、复发性血管神经性水肿，虹膜炎和脑血管炎。*EBV* 相关的非霍奇金淋巴瘤可出现于儿童期，但青少年期更常见。一些年轻患者可有骨髓发育不良。

2.诊断

婴儿期淋巴细胞计数可正常，但 6 岁时低 T 淋巴细胞常见。B 细胞计数随时间下降。IgG 水平通常正常，IgA 可正常或升高，但 IgM 水平低。对抗原反应部分正常，部分减弱。对多糖抗原的抗体反应减弱，缺乏同族血凝素。T 细胞增殖反应功能低下，尤其通过 T 细胞受体（T cell receptor，TCR）活化。也有细胞毒，吞噬和抗原呈递功能缺陷。血小板减少变异大，通常严重减少。间断的血小板减少见于两例病情非常轻的家系。血小板体积减小，为正常血小板体积的一半。淋巴结和脾活检示 T 细胞区淋巴细胞相对耗竭。脾边缘区 B 细胞耗竭是典型 WAS 特征。

流式细胞分析 *WASP* 表达阴性提示为蛋白表达缺失或截断的蛋白，与 WAS 表型相关。*WASP* 基因突变分析可明确诊断。自然逆转所致体细胞镶嵌散见报道，逆转可发生于 T，B，NK 细胞，尽管外周血中仅可检测到 T 细胞逆转。

3.治疗

（1）加强护理，防止头部受伤致颅内出血，建议 1 岁内戴头盔。

（2）预防感染，复方磺胺甲噁唑长期口服预防细菌感染。

（3）丙种球蛋白替代治疗。

（4）阿昔洛韦可预防单纯疱疹病毒（*herpes simplex virus*，*HSV*）和水痘带状疱疹病毒（*varicella-zoster virus*，*VZV*）感染。

（5）自身免疫病可能需要免疫抑制剂，但需考虑致命感染的危险性。

（6）出血严重必须输注血小板时，必须筛查 *CMV* 和辐照以防 GVHD。

（7）脾切除可使血小板数目和体积明显恢复，但不会完全恢复正常，可减少出血发作频率和减轻出血严重度，需考虑致命细菌败血症危险的增加。

（8）干细胞移植是目前根治的最有效方法。但对预防恶性肿瘤的发生效果并不满意。若受者自身髓细胞过多，仍有血小板减少和自身免疫病的危险性[33-35]。

（二）迪乔治畸形

迪乔治畸形（DiGeorge anomaly，DGA）是指 22 号染色体长臂 1 区 1 带 2 亚带缺失，是最常见的染色体缺失综合征，发病率为 1/4000。大部分表现为 DiGeorge 综合征和腭-心-面综合征。偶尔其他综合征与此缺失有关，如动脉圆锥面综合征，Opita/GBB 和 CHARGE。90%患者有经典缺失，为 22q11.2 的杂合的 3Mb 的缺失，累及 30~50 个基因。另外 8% 为 1.5Mb 的缺失。

DiGeorge 综合征最初的三联征包括先天性胸腺和甲状旁腺缺失和心脏异常。免疫缺陷是此综合征的主要特征之一，继发于胸腺不发育或发育不良，导致胸腺细胞发育受损。免疫缺陷严重度变异大，与其他表型不相关。

1.完全性 DGA

完全性 DGA 是指无胸腺的 DGA，典型者表现为严重或完全 T 淋巴细胞减少，特征为 SCID 表型，是广泛认知的与 DGA 相关的免疫缺陷。但极其少见，占 DGA 病人的 1.5%。出生后严重 T 淋巴细胞减少（CD3$^+$T 细胞密度 < 50/mm³），B 细胞和 NK 细胞正常。针对丝裂原的增殖反应缺失或极度减低。IgG，IgA 和 IgM 减低（尽管生后数周内母体残留影响 IgG）。经典缺失目前有商业化的 FISH 方法来检测。非经典缺失还可用多重连接探针扩增（multiplex ligation-dependent probe amplification，MLPA）方法检测。另外无胸腺的判断不能仅仅依赖于放射线或外科手术所见，因为胸腺可移位或很小不被发现，必须有分子生物学依据支持无胸腺。

在生后某段时间，完全性 DGA 婴儿会出现寡克隆 T 细胞群，与皮疹和淋巴结肿大相关，被称为不典型完全性 DGA。T 细胞数可以是低、正常和高。针对丝裂原的淋巴细胞增殖反应可以是低和正常。

若婴儿有 DGA，原始 T 淋巴细胞缺乏，无母体 T 淋巴细胞，提示为不典型完全性 DGA。典型与不典型的鉴别关乎胸腺移植，不典型者易于排斥移植的胸腺。

患儿需立即转移至专业免疫中心行进一步评估和治疗。若必须输红细胞，需辐照及 CMV 血清阴性。启动抗卡氏肺孢子虫，抗病毒、抗真菌的预防治疗和丙种球蛋白替代治疗。

干细胞移植后可获得供者 T 淋巴细胞胸腺后的外周植入，但不能证明持续的 T 淋巴细胞生成。仅有数例长期存活报道，总存活率低（41%~48%），远低于其他 SCID （80%）。原因主要为心脏外科情况和 GVHD。目前仅有两家实验室能够进行同种异体胸腺移植，存活率72%，致死的主要原因为感染。主要的远期不良反应是自身免疫病如自身免疫性甲状腺疾病，1 系，2 系或 3 系血细胞减少，还包括肾病综合征和自身免疫性小肠炎。

2.部分性 DGA

部分性 DGA 更常见，免疫特征为部分联合免疫缺陷，临床表现为反复上呼吸道感染，下呼吸道感染少见。6 月龄后出现荚膜菌引起的反复呼吸系统感染。伴 T 淋巴细胞减少者易于出现病毒，念珠菌感染或早期感染死亡，尤其伴有 CD4 和 CD8 同时减少，胸腺输出减少或甲状旁腺功能减低者。

经常有轻到中度抗体受损伴 T 淋巴细胞减少，婴儿期明显。由胸腺输出的原始 T 淋巴细胞减少。T 细胞受体 beta 链可变区异常，表现为增加，减少或寡克隆性。抗体缺陷谱广泛，孤立的低 IgM 可能与反复感染有关，可有特异的 IgM 反应缺乏伴低同族血凝素。低 IgG 伴亚类缺陷亦有报道。针对多糖抗体反应缺陷较常见，同时 IgG 水平正常。缺乏、较低或升高的 IgA 可能与反复感染和自身免疫有关。很多患者最初低的免疫球蛋白会随年龄增长变为正常。某些患者 B 淋巴细胞减少是一特征，尤其在婴儿期，随时间增加而恢复正常。

主要是对症治疗，随着年龄增长病情会减轻。细菌性呼吸系统感染需及时治疗。可能需要预防性抗生素，尤其在冬季，有的患者可能需常年预防。伴有症状性低丙种球蛋白血症患者或预防效果不好的患者，可能需要丙种球蛋白替代治疗。活疫苗通常是安全的，建议 CD4$^+$T 细胞密度 < 400/mm³ 时避免接种活疫苗，由于保护性抗体水平维持时间短，应定期监测抗体水平，必要时重复接种疫苗[36-38]。

（贺建新）

参考文献

[1] CONLEY M E，BROIDES A，HEMANDEZ-TRUJILLO V，et al. Genetic analysis of patients with defects in early B-cell development[J]. Immunological Reviews，2005，203: 216-234.

[2] WINKELSTEIN J A，MARINO M C，LEDERMAN H M，et al. X-linked agammaglobulinemia-report on a United States Registry of 201 patiens[J]. Medicine，2006，85（4）: 193-120

[3] LEE P P，CHEN T X，JIANG L P，et al. Clinical characterstcs and genotype-phenotype correlation in 62 patients with X-linked agammaglobulinemia[J]. J Clin Immunol，2010，30（1）: 121-131.

[4] 贺建新，赵顺英，江载芳. 17 例 X 连锁无丙种球蛋白血症临床表型分析[J]. 中国当代儿科杂志，2008，10（2）: 139-142.

[5] CHAPEL H，CUNNINGHAM-RUNDLES C. Update in understanding common variable immunodeficiency disorders （CVIDs） and the management of patients with these conditions[J]. British J Haematology，2009，145: 709-727.

[6] CUNNINGHAM-RUNDLES C. How I treat common variable immunodeficiency[J]. Blood，2010，116（1）: 7-15.

[7] SALZAR U，UNGER S，WARNATZ K. Common variable immunodeficiency （CVID）: exploring the multiple dimensions of a heterogeneous disease[J]. Ann NY Acad Sci，2012，1250: 41-49.

[8] CHENG Y K，DECKER P A，O'BYRNE M M，et al .Clinical and laboratory characteristics of 75 patients with specific polysacchoride antibody deficiency syndrome[J]. Ann Allergy Asthma Immunol，2006，97: 306-311.

[9] TUERLINCKX D，VERMEULEN F，PEKUS V，et al. Optimal assessment of the ability of children with recurrent respiratory tract infections to produce anti-polysaccharide antibodies[J]. Clinical and Experimental Immunology，2007，149: 295-302.

[10] BORGERS H, MOENS L, PICARD C, et al. Laboratory diagnosis of specific antibody deficiency to pneumococcal capsular polysaccharide antigens by multiplexed bead assay[J]. Clinical Immunology, 2010, 134: 198-205.

[11] WINKELSTEIN J A, MARINO MC, OCHS H, et al. The X-linked hyper-IgM syndrome: clinical and immunologic features of 79 patients[J]. Medicine, 2003, 82: 373-384.

[12] DAVIES E G, THRASHER A J. Update on the hyper immunoglobulin M syndromes[J]. British Journal of Haematology, 2010, 149: 167-180.

[13] AN Y, XIAO J, JIANG L, et al. Clinical and molecular characterization of X-linked hyper-IgM syndrome patients in China[J]. Scand J Immunol, 2010, 72 (1): 50-56.

[14] FAUSTO C. Genetics of SCID[J]. Italian J Pediatrics, 2010, 36: 1-17.

[15] MULLER S M, EGE M, POTTHARST A, et al. Transplacentally acquired maternal T lymphocytes in severe combined immunodeficiency: a study of 121 patients[J]. Blood, 2001, 98: 1847-1851.

[16] VILLA A, NOTARANGELO L D, ROIFMAN C M. Omenn syndrome: inflammation in leaky severe combined immunodeficiency[J]. J Allergy Clin Immunol, 2008, 122: 1082-1086.

[17] 贺建新, 赵顺英, 江载芳. 重症联合免疫缺陷病 15 例[J]. 实用儿科临床杂志, 2008, 23 (21): 1666-1668.

[18] WINKELSTEIN J A, MARINO M C, JOHNSTON R B, et al. Chronic granulomatous disease: report on a national registry of 368 patients[J]. Medicine, 2000, 79 (3): 155-169.

[19] Van den BERG J M, van KOPPEN E, AHLIN A, et al. Chronic granulomatous disease: the European experience[J]. PloS ONE, 2009, 4 (4): e5234.

[20] LEE P P, CHAN K W, JIANG L, et al. Susceptibility to mycobacterial infections in children with X-linked chronic granulomatous disease: a review of 17 patients living in a region endemic for tuberculosis[J]. Pediatr Infect Dis, 2008, 27 (3): 224-230.

[21] 贺建新, 赵顺英, 江载芳. 儿童 X 连锁慢性肉芽肿病临床特点和 CYBB 基因突变分析[J]. 临床儿科杂志, 2011, 29 (1): 41-45.

[22] SHAW J M, AL-SHAMKHANI A, BOXER L A, et al. Characterization of four CD18 mutants in leukocyte adhesion deficiency (LAD) patients with differential capacities to support expression and function of the CD11/CD18 integrins LFA-1, Mac-1 and p150, 95[J]. Clin Exp Immunol, 2001, 126: 311-318.

[23] SCHAFFER A A, KLEIN C. Genetic heterogeneity in severe congenital neutropenia: How many aberrant pathways can kill a neutrophil[J]. Curr Opin Allergy Clin Immunol, 2007, 7 (6): 481-494.

[24] KLEIN C. Genetic defects in severe congenital neutropenia: emerging insights into life and death of human neutrophil granulocytes[J]. Annu Rev Immunol, 2011, 29: 399-413.

[25] BOUMA G, ANCLIFF P, THRASHER A J, et al. Recent advances in the understanding of genetic defects of neutrophil nember and function[J]. British Journal of Haematology, 2010, 151: 312-326.

[26] FREEMAN A F, HOLLAND S M. Clinical manifestations, etiology, and pathogenesis of the hyper IgE syndromes[J]. Pediatric Res, 2009, 65 (5pt2): 32R-37R.

[27] HOLLAND S M, DELEO F R, ELLOUMI H Z, et al. STAT3 mutations in the hyper-IgE syndrome[J]. The New England Journal of Medicine, 2007, 357: 1608-1619.

[28] WOELLNER C, GERTZ E M, SCHAFFER A A, et al. Mutations in STAT3 and diagnostic guidelines for hyper-IgE syndrome[J]. J Allergy Clin Immunol, 2010, 125: 424-432.

[29] HEIMALL J, DAVID J, SHAW P A, et al. Paucity of genotype-phenotype correlations in STAT3 mutations positive hyper IgE syndrome (HIES) [J].Clinical Immunology, 2011, 139: 75-84.

[30] FORTIN A, ABEL L, CASANOVA J L, et al. Host Genetics of mycobacterial diseases in mice and men: forward genetic studies of BCG-osis and tuberculosis[J]. Annu Rev Genomics Hum Genet, 2007, 8: 163-192.

[31] DORMAN S E, PICARD C, LAMMAS D, et al. Clinical features of dominant and recessive interferon γ receptor 1 deficiency[J]. Lancet, 2004, 364: 2113-2121.

[32] De BEAUCOUDREY L, SAMARINA A, BUSTAMANTE J, et al. Revisiting human IL-12Rβ1 deficiency- a survey of 141 patients from 30 countries[J]. Medicine, 2010, 89 (6): 381-402.

[33] NOTARANGELO L D, MIAO C H, OCHS H D. Wiskott-Aldrich syndrome[J]. Curr Opin Hematol, 2008, 15: 30-36.

[34] LUTSKIY M I, ROSEN F S, REMOLD-O'DONNELL E. Genotype-proteotype linkage in the Wiskott-Aldrich syndrome[J]. J Immunol, 2005, 175: 1329-1336.

[35] OZSAHIN H, CAVAZZANA-CALVO M, NOTARANGELO L D, et al.Long-tern outcome following hematopoietic stem-cell transplantation in Wiskott-Aldrich syndrome: collaborative study of the European Society from immunodeficiencies and European Group for blood and marrow transplantation[J]. Blood, 2008, 111: 439-445.

[36] GENNERY A R. Immunological aspects of 22q11.2 deletion syndrome[J]. Cell Mol Life Sci, 2012, 69: 17-27.

[37] IMANUEL B S. Molecular mechanisms and diagnosis of chromosome 22Q11.2 rearrangements[J]. Dev Disabil Res Rev, 2008, 14（1）: 11-18.

[38] MARKET M L, DEVLIN B H, ALEXIEFF M J, et al. Review of 54 patients with complete Digeorge anomaly enrolled in protocols for thymus transplantation: outcome of 44 consecutive transplants[J]. Blood, 2007, 109: 4539-4547.

第九节　原发性纤毛运动障碍及其研究进展

原发性纤毛运动障碍（primary ciliary dyskinesia, PCD），是一组基因遗传性疾病，包括 Kartagener 综合征、不动纤毛综合征、纤毛运动方向缺陷。由于纤毛功能异常引起一系列临床表现，包括慢性支气管炎、慢性鼻窦炎、慢性中耳炎、支气管扩张和不孕。约 50%病人出现内脏转位，即 Kartagener 综合征。目前一般认为PCD是常染色体遗传性疾病,虽然有些研究发现一些基因突变可以引起PCD,但由于 PCD 病人中存在多种结构异常，多部位变异，引起这一疾病的遗传及分子学机制至今未能明确阐述[1,2,3]。

最初使用"不动纤毛综合征"描述这一疾病，但以后的研究证实有时纤毛存在运动，但运动频率不一致或存在无效运动，因此这一疾病被重新分类命名为原发性纤毛运动障碍，这可以更清楚地阐明纤毛的功能异常是由于纤毛的基因缺陷所致，同时有别于继发于呼吸道感染、污染等因素造成的获得性纤毛功能缺陷[1]。

PCD 的患病率为 1:（15 000~35 000）。约 50%病人合并内脏转位,即 Kartagener 综合征,故 Kartagener 综合征的发生率为 1:（30 000~60 000）。

一、正常纤毛的结构

纤毛广泛存在于人体的呼吸道、生殖道和消化道等，是细胞重要的附属结构。上呼吸道黏膜为假复层纤毛柱状上皮，主要由纤毛上皮细胞组成，也包括少量杯状细胞和无纤毛柱状细胞。每个纤毛细胞表面有 100~200 根纤毛，细胞间相互紧密连接，构成完整的机械性防御屏障。纤毛的平均长度为 $6\mu m$，直径为 $0.1~0.2\mu m$。主要分为两种：上皮纤毛和初级纤毛。上皮纤毛有像头发一样的附属丝，呈线状排列于人呼吸道、女性子宫、男性输精管和脑室管膜。这些纤毛是可以运动的，存在各自不同的纤毛摆动模式和摆动频率，使微粒沿上皮细胞运动。上皮纤毛在呼吸道黏液纤毛的防御机制中有重要作用[4,5,6]。

纤毛外被细胞膜，包裹纤毛的核心结构——轴丝。纤毛轴丝由 9 个二联外周微管和 2 个独立的中心微管组成。横断面电镜观察纤毛轴丝的超微结构，呈典型的"9+2"结构[5]。从纤毛根部仰视轴丝，9 个二联外周微管呈顺时针排列，外动力臂和内动力臂与之相连，放射辐连接外周二联微管和中央微管，中央微管在功能上和生化距离上不同于外周微管。细胞膜与外周二联微管间有间桥相连（图 3-9-1）。

纤毛轴丝结构中至少包括 250 种蛋白质，不同的蛋白质在维持纤毛的结构和功能上起不同的作用。其中主要的蛋白有两种：动力蛋白（dynein）和微管蛋白。微管蛋白是构成周围微管的蛋白质，在微管间连接、保持正常纤毛的"9+2"结构中起重要作用。动力蛋白是一组具有动力的蛋白质复合体，具有三磷酸腺苷酶活性，是构成短臂（内、外动力臂）的蛋白质，它的作用是将化学能转变为机械能。人类正常纤毛的摆动频率每秒 5~20 次。相邻纤毛中央微管的运动是平行的，从而使纤毛延呼吸道方向在同一平面上运动。相邻纤毛的一致摆动使黏液和吸入颗粒的转运具有方向性。在正常呼吸道，黏液纤毛的转运速度可达到 20~30mm/min[4,7]。

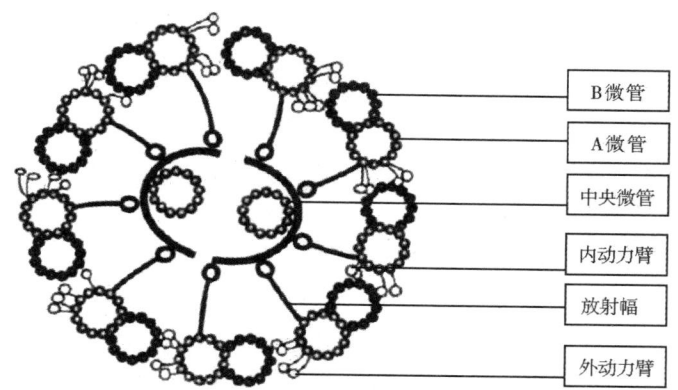

图 3-9-1　纤毛横断面的超微结构模式图

二、纤毛的功能

呼吸系统是开放器官，需要一套完整的清除防御机制来保持该系统的清洁稳定，气管支气管上皮的纤毛上有一层黏液称为纤毛黏液毯，其黏液纤毛的清洁作用（mucociliary clearance，MCC）就是重要的呼吸道清除防御机制之一，同时具有机械、化学和生物屏障作用。MCC 功能通过纤毛摆动而得到发挥。纤毛的有效摆动是二联管间有效滑动的结果，可以二维或三维，甚至螺旋运动。

纤毛摆动清除黏液是一个循环往复的过程，包括三种状态：静息状态、复原摆动和有效摆动。正常人呼吸道的纤毛根部都成行排列，所有纤毛的有效摆动方向都基本相同，形成合力推动表面黏液向头端移动。正常的纤毛运动有以下特点：周期性、节律性、方向性、同步性、协调性和异相性。超微结构异常影响纤毛的功能。纤毛的摆动频率和波形决定了它的黏液清除作用。

正常纤毛的摆动频率是 12.5 ± 1.8Hz。患呼吸系统疾病病人的纤毛摆动频率轻度增加，波形正常，而 PCD 病人纤毛的摆动频率降低，波形异常[6,7]。感觉毛纤维，如内耳、嗅神经，是变异纤毛，然而尚无证据表明 PCD 与感觉缺失相关。室管膜的纤毛在脑脊液的运动中作用很小。精子尾部的活动能力依赖于纤毛的微管，因此 PCD 男性经常存在不孕。

三、与 PCD 相关的基因

目前在人类已证实与 PCD 相关的基因有 8 个：DNAI1，DNAI2，DNAH11，DNAH5，TXNDC3，RSPH9，RSPH4A，KTU。

Pennarun 等发现了第一个人类 PCD 相关基因，即 DNAI1。DNAI1 定位于染色体 9p21-p13，由 20 个外显子，19 个内含子构成，编码 699 个氨基酸组成的蛋白质，仅在睾丸和气管表达，其突变造成外动力臂功能障碍[8]。

Omran 等对一个外动力臂缺失的大 PCD 家族进行研究，发现了 DNAH5，定位于 5p15-p14，全长 250kb，包括 79 个外显子，编码 4 624 个氨基酸的蛋白[9]。

另一个与 PCD 相关的基因是 DNAH11，定位于染色体 7p15.3-21，由 82 个外显子构成，编码 13 670 个核苷酸。TXNDC3 基因位于染色体 7p14.1，编码硫氧还蛋白。

DNAI2 位于染色体 17q25.1，由 14 个外显子组成，编码 605 个氨基酸蛋白。RSPH9，RSPH4A 分别定位于染色体 6p21.1 和 6q22.1，编码放射幅头部的蛋白部分。KTU 位于染色体 14q21.3，由 3 个外显子构成，其突变可以造成内外动力臂的同时缺失。

然而上述 8 个基因只能解释 17%~38% 的 PCD 病人的病理。除了上述基因，还发现一些可能的 PCD 基因位点，包括 3p，4q，8q，10p，11q，13q，15q，16p12，17q，19q 和 X 染色体，16，19 位点与外动力臂缺失有关，3，15 和 X 与内动力臂缺失有关。

四、PCD 的诊断

（一）临床表现

发病年龄可自新生儿至成年，但以学龄儿童及青年为多。诊断时平均年龄 4.4 岁。PCD 病人的临床表现多样，许多表现与囊性纤维化相似。症状有随年龄而加重的反复上下呼吸道感染，包括复发性中耳炎、鼻炎、鼻窦炎、支气管炎和肺炎，以致支气管扩张症状[10]。常见耳道流脓、鼻腔脓性分泌物、咳嗽、咳痰和咯血，严重时喘憋。常易误诊为一般慢性支气管炎、慢性肺炎、哮喘和肺结核。有时可伴男性不育症等。部分病人可在新生儿期可出现症状，包括呼吸急促、咳嗽、咳痰等，甚至可以出现呼吸窘迫综合征[11]。多数病人运动耐受正常，但在年长儿或成人，由于呼吸道阻塞可出现运动不耐受。50%的患者并发右位心，甚至全内脏转位。支气管镜检查可发现左右支气管转位。Noone 等对 78 例 PCD 病人进行研究，发现 100%病人有慢性鼻炎/鼻窦炎，95%有复发性中耳炎，73%新生儿期起病，55%病人有内脏转位，提出本病特征性的临床表现为慢性鼻炎/鼻窦炎、复发性中耳炎、新生儿期起病、内脏转位[12]。中耳的表现有助于鉴别 PCD 和囊性纤维化，或一些其他慢性肺病。一些病人可出现听力损害。Majithia 等对一组 PCD 病人的鼓室导抗图、听力曲线进行研究，发现此组病人的听力受损随年龄增长而改善。如果能避免持续性耳漏和鼓膜穿孔引起的后遗症，PCD 病人的听力可以随年龄增长而自行恢复，大多数病人 12 岁以后可以恢复正常[13]。

Kartagener 综合征由下列三联症组成：①支气管扩张。②鼻窦炎或鼻息肉。③内脏转位（主要为右位心）。人类内脏转位的发生率为（1:5 000）~（1:10 000），支气管扩张的普通发病率为 0.3‰ ~ 0.5‰，而在内脏转位的病人支气管扩张的发病率可增到 12% ~ 25%，为一般人的 40 ~ 50 倍。因此，右位心儿童如伴频发上感和肺炎，应考虑到有合并支气管扩张和鼻窦炎的存在，即 Kartagener 综合征的可能。如只具备内脏转位及支气管扩张两项则为不全性 Kartagener 综合征。Kartagener 综合征还常和其他先天性畸形同时存在，最多见的是先天性心脏病、脑积水、腭裂、双侧颈肋、肛门闭锁、尿道下裂和复肾，其他尚有膜状瞳孔、智力障碍、听力减退、嗅觉缺损等。一般情况下如病人出现慢性咳嗽、咳痰、慢性或反复呼吸道感染就应该考虑到 PCD，如有内脏转位应考虑到 Kartagener 综合征。

PCD 的其他表现包括胃食管反流、食管或肝外胆管闭锁、肠旋转不良、脾发育异常（无脾、脾发育不全、多脾）、肾发育不全。一些病人并发脑积水或脑室扩张[14,15]。

体征变化很大，一些病人可出现肺底湿啰音，用力咳嗽后部分病人肺底湿啰音可消失。伴支气管扩张症的年长儿可出现杵状指，喘鸣音相对少见。有时可伴肺不张和肺气肿的体征。约半数病人可有右位心或全内脏转位。慢性鼻充血较为常见，通常从婴幼儿开始，没有季节性，1/3 病人有鼻息肉，存在鼻窦炎时可出现副鼻窦区压痛[16,17]。

（二）实验室检查

1.电镜检查

可取鼻腔黏膜或经支气管镜取支气管黏膜上皮在电镜下观察纤毛数目及结构异常，从而确诊。到目前为止已发现的纤毛结构异常至少有 20 种，包括动力臂缺失、变短或数目减少、放射辐缺失或变短、微管转位（中央微管缺失，外周微管向中央微管转位）、中央鞘缺失、纤毛方向障碍、纤毛发育不全、基底异常等。其中最常见的结构异常是外动力臂缺失。纤毛超微结构的异常可造成单个纤毛的运动模式异常，如：动力臂缺失可造成纤毛旋转和颤动、放射辐缺失时出现纤毛垂直方向的双相旋转、而二联微管异位可造成纤毛呈"抓持"样运动等，从而导致纤毛无法协同运动[18,19]。

最有诊断意义的纤毛结构异常是动力臂变短或缺失。正常人每 1 纤毛平均有 7.5 ~ 9.0 个动力臂，其中外动力臂 3.0 个，内动力臂 5.0 个。大部分病人内、外动力臂同时缺失。另有文献报道 PCD 病人，继发性纤毛运动障碍（secondary ciliary dyskinesia, SCD）病人，正常人内、外动力臂数目分别是 1.4 和 1.5，5.9 和 8.1，5.2 和 7.9。PCD 病人内外动力臂数目比 SCD 和正常人显著减少。但有时并不能区分原发性纤毛运动障碍和继发性纤毛运动障碍。至今为止未能证实特定的纤毛结构异常与特定临床表现的关系。纤毛方向（ciliary orientation，COR）可辅助诊断 PCD。COR 是在纤毛的横断面上测量两个中心微管连线与显微照片垂直轴的夹角，在-90°~+90°之间。一般认为 COR 的正常值是 < 20°，20°~35°提示纤毛方向紊乱，> 35°提示纤毛方向随机化[20]。有研究显示 PCD 病人中 COR 为 43.61°±12.85°，而 SCD 病人为 21.79°±11.34°，两者之间有显著的差异，提示 PCD 病人比正常人和 SCD 病人的纤毛方向紊乱更明显[21]。

2.纤毛摆动频率和摆动方式检查

使用相差显微镜测定纤毛摆动频率，使用数字高速视频影像系统分析纤毛的摆动方式。Chilvers 等研究表明外动力臂、内外动力臂同时缺失、内动力臂缺失、放射幅缺失时纤毛的摆动频率分别是 2.3±1.2 Hz，0.8±0.8 Hz，9.3±2.6 Hz 和 6.0±3.1Hz，较正常对照降低。放射幅和内动力臂缺失时纤毛有相同的摆动模式——纤毛僵直，摆动幅度降低，不能沿长轴弯曲。微管转位时出现环形摆动，摆动频率 10.7±1.1 Hz[22]。检查精子泳动能力有缺陷可辅助诊断。

3.黏液纤毛清除功能的检查方法

包括糖精筛查试验、放射性气溶胶吸入肺扫描、纤支镜结合 γ 照相技术测支气管黏液转运速度[23]。糖精试验是 PCD 的筛查试验，适用于 10 岁以上儿童及成人。把一直径 1~2mm 的糖精颗粒放在病人下鼻甲处，距鼻头 1cm，病人安静坐位，头向前低，记录病人感觉到甜味的时间。此期间病人不能用鼻吸气，不能打喷嚏、咳嗽、进食或饮水。如 > 60min 仍不能感觉到甜味，则临床高度怀疑 PCD。此方法虽然简单，但在儿童中的应用受到很大限制。有研究使用 ^{99}锝标记的胶体白蛋白测定鼻黏膜纤毛转运，诊断 PCD 的敏感性为 100%，特异性为 55%，阴性预测值 100%，阳性预测值 28%，表明鼻黏膜纤毛转运正常可排除 PCD 的诊断[24]。

4.肺功能检查

早期正常，年长儿或成人可出现轻－中度阻塞性通气功能障碍，典型改变是呼气中期的用力呼气流速、第一秒用力呼气容积降低，残气量、残气量/肺总量增加。β_2 受体激动剂对 PCD 患儿肺功能的改善与正常对照无显著差异，但运动可使 PCD 儿童肺功能改善。Ellerman 等对 24 个 PCD 病人的纵列研究发现，12 个病人成年后的肺功能比儿童时期显著下降，FVC 由 85% 下降为 70%，第一秒用力呼气容积率由 72% 下降为 59%。肺功能损害的严重程度与纤毛结构异常的类型无关。连续监测 7 年和 14 年，大多数病人的肺功能保持相对稳定。提示如 PCD 病人得不到适当的治疗，肺功能进行性下降，如治疗得当可以保持相对稳定。提示早期诊断对于改善 PCD 的预后有重要意义[25]。

5.其他检查

包括呼出气 NO 测定，有学者认为其可作为 PCD 的筛选试验，PCD 病人鼻呼出气 NO 降低[26]。目前尚不清楚 PCD 患儿鼻 NO 降低的确切机制。巴塞罗那的一项研究表明，以 < 112 μg/L 作为鼻 NO 检测的截点，其对 PCD 诊断的敏感度为 88.9%，特异度为 99.1%。CF 患儿鼻 NO 水平也是降低的，通过鼻 NO 检测并不能区分 PCD 和 CF[27]。一些 PCD 病人可见中性粒细胞趋化性受损和中性粒细胞极性改变[28]。痰液或支气管肺泡灌洗液培养可有不同细菌生长，如流感嗜血杆菌、金黄色葡萄球菌、肺炎链球菌。在年长儿或成人铜绿假单胞菌定植并不少见。

6.基因检查

目前在人类已证实与 PCD 相关的基因有 8 个：*DNAI*1，*DNAI*2，*DNAH*11，*DNAH*5，*TXNDC*3，*RSPH*9，*RSPH*4A，*KTU*。然而这 8 个基因只能解释 17%~38%病人，目前基因检查尚不能用于 PCD 的临床诊断。

（三）影像学检查

胸部 X 线检查和 CT 扫描可见肺气肿、支气管壁增厚、节段性肺不张或实变、支气管扩张和内脏转位。通常情况下病变多位于中叶或舌叶。这些 X 线表现并不特异，可出现在囊性纤维化、免疫缺陷病、慢性吸入的病人。副鼻窦片或 CT 可见黏膜增厚或鼻窦炎。

（四）诊断

（1）典型的临床表现：慢性、反复的呼吸道感染，可伴有支气管扩张的表现，同时可有鼻窦炎、中耳炎、男性不育等。

（2）纤毛摆动频率和摆动方式。

（3）黏液纤毛清除功能异常。

（4）电镜检查（诊断PCD的金标准）证实纤毛数目及结构异常。

（5）伴内脏转位时，应考虑Kartagener综合征。临床检查联合纤毛功能和结构检查对诊断PCD有高度精确性[23,29]。PCD的诊断流程见图3-9-3。

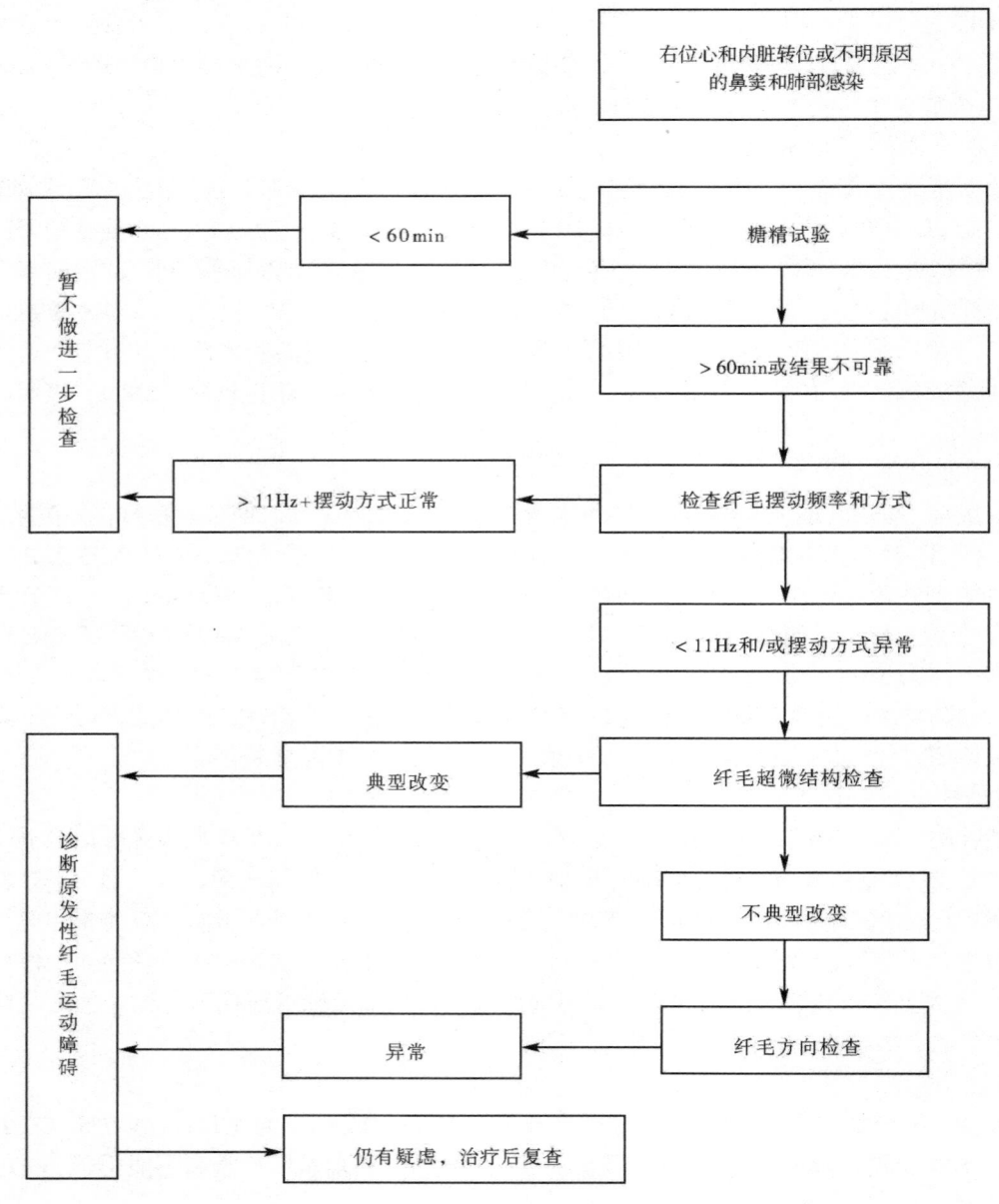

图 3-9-3　PCD 的诊断流程

五、PCD 的治疗

到目前为止尚无特效治疗方法。

主要治疗方法包括增加黏液清除、预防呼吸道感染、治疗细菌性呼吸道感染、鼻窦炎、中耳炎。体位引流和咳嗽训练可辅助痰液排出，用支气管扩张剂缓解喘息及呼吸道梗阻，避免使用镇咳药物。PCD病人应接受全程预防接种，包括百日咳、麻疹、B型流感嗜血杆菌、肺炎链球菌、流感病毒疫苗等。避免空气污染及吸烟。出现细菌感染（支气管炎、鼻窦炎、中耳炎）可根据细菌培养结果使用敏感抗生素。经验性使用的抗生素包括阿莫西林、磺胺类抗生素。一些情况下可进行手术干预，如骨膜造孔术、鼻息肉切除术、鼻窦引流术，局限性支气管扩张症或肺不张病人可进行肺叶切除术。然而上述治疗均应慎重进行。在终末肺病病人有成功进行肺移植的报道[23,30]。

随着分子生物学的研究进展，基因治疗可能成为现实。最近有研究使用一种慢病毒载体转载 *DNAI*1 缺陷患者培养的呼吸道上皮，使不动的纤毛恢复正常的摆动，使缺失的外动力臂再现。这是 PCD 患儿基因治疗的第一步，其临床效果尚待进一步观察。

（徐保平）

参考文献

[1] CARSON J L，COLLIER A M，FERNALD G W，et al. Microtubular discontinuities as acquired ciliary defects in airway epithelium of patients with chronic respiratory diseases[J]. Ultrastruct Pathol，1994，18：327-332.

[2] AFZELIUS B A. Genetical and ultrastructural aspects of the immotile-cilia syndrome[J]. Am J Hum Genet，1981，33:852-864.

[3] ROTT H D. Genetics of Kartagener's syndrome[J]. Eur J Respir Dis Suppl，1983，127：1-4.

[4] CHILVERS M A，O'CALLAGHANA C. Local mucociliary defence mechanisms[J]. Paediat Respira Rev，2000，1：27-34.

[5] 张罗，韩德民. 呼吸道纤毛运动调控机制的研究现状[J]. 中华耳鼻咽喉科杂志，2004，39：188-192.

[6] MICHAEL1 R，KNOWLES，RICHARD C. Boucher. Mucus clearance as a primary innate defense mechanism for mammalian airways. J. Clin[J]. Invest，2002，109：571-577.

[7] HOUTMEYERS E，GOSSELINK R，GAYAN-RAMIREZ G，et al. Regulation of mucociliary clearance in health and disease[J]. Eur Respir J，1999，13：1177-1188.

[8] PENNARUN G，ESCUDIER E，CHAPELIN C，et al. Loss-of-function mutations in a human gene related to Chlamydomonas reinhardtii dynein IC78 result in primary ciliary dyskinesia[J]. Am J Hum Genet，1999，65：1508-1519.

[9] OMRAN H，HAFFNER K，VOLKEL A，et al. Homozygosity mapping of a gene locus for primary ciliary dyskinesia on chromosome 5p and identification of the heavy dynein chain DNAH5 as a candidate gene[J]. Am J Respir Cell Mol Biol，2000，23：696-702.

[10] COREN M E，MEEKS M，MORRISON I，et al. Primary ciliary dyskinesia: age at diagnosis and symptom history[J]. Acta Paediatr，2002，91：667-669.

[11] HOLZMANN D，FELIX H. Neonatal respiratory distress syndrome--a sign of primary ciliary dyskinesia[J]. Eur J Pediatr，2000，159：857-60.

[12] NOONE P G，LEIGH M W，SANNUTI A，et al. Primary ciliary dyskinesia: diagnostic and phenotypic features[J]. Am J Respir Crit Care Med，2004，169：459-467.

[13] MAJITHIA A，FONG J，HARIRI M，et al. Hearing outcomes in children with primary ciliary dyskinesia--a longitudinal study[J]. Int J Pediatr Otorhinolaryngol，2005，69：1061-1064.

[14] De SANTIS A，MORLUPO M，STATI T，et al. Sonographic survey of the upper abdomen in 10 families of patients with immotile cilia syndrome[J]. J Clin Ultrasound，1997，25：259-263.

[15] AL-SHROOF M，KARNIK A M，KARNIK A A，et al. Ciliary dyskinesia associated with hydrocephalus and mental retardation in a Jordanian family[J]. Mayo Clin Proc，2001，76：1219-1224.

[16] LEIGH M W. Primary ciliary dyskinesia[J]. Semin Respir Crit Care Med，2003，24：653-662.

[17] CHODHARI R，MITCHISON H M，MEEKS M. Cilia，primary ciliary dyskinesia and molecular genetics[J]. Paediatr Respir Rev，2004，5：69-76.

[18] ROOMANS G M，IVANOVS A，SHEBANI E B，et al. Transmission electron microscopy in the diagnosis of primary ciliary dyskinesia[J]. Ups J Med Sci，2006，111：155-168.

[19] PIFFERI M，CANGIOTTI A M，RAGAZZO V，et al. Primary ciliary dyskinesia: diagnosis in children with inconclusive ultrastructural evaluation[J]. Pediatr Allergy Immunol，2001，12：274-282.

[20] BIGGART E，PRITCHARD K，WILSON R，et al. Primary ciliary dyskinesia syndrome associated with abnormal ciliary orientation in infants[J]. Eur Respir J，2001，17：444-448.

[21] JORISSEN M，WILLEMS T. The secondary nature of ciliary （dis）orientation in secondary and primary ciliary dyskinesia[J]. Acta Otolaryngol，2004，124：527-531.

[22] CHILVERS M A，RUTMAN A，O'CALLAGHAN C. Ciliary beat pattern is associated with specific ultrastructural defects in primary ciliary dyskinesia[J]. J Allergy Clin Immunol，2003，112:518-524.

[23] BUSH A，COLE P，HARIRI M，et al. Primary ciliary dyskinesia: diagnosis and standards of care[J]. Eur Respir J，1998，12：982-988.

[24] De BOECK K，PROESMANS M，MORTELMANS L，et al. Mucociliary transport using 99mTc-albumin colloid: a reliable screening test for primary ciliary dyskinesia[J]. Thorax，2005，60：414-417.

[25] ELLERMAN A，BISGAARD H. Longitudinal study of lung function in a cohort of primary ciliary dyskinesia[J]. Eur Respir J，1997，10：2376-9.

[26] WODEHOUSE T，KHARITONOV S A，MACKAY I S，et al. Nasal nitric oxide measurements for the screening of primary ciliary dyskinesia[J]. Eur Respir J，2003，21:43-47.

[27] MORENO G A，LAMOTTE G，REVERTE B C，et al. Value of nasal nitric oxide in the diagnosis of primary ciliary dyskinesia[J]. An Pediatr（Barc）. 2010，73（2）：88-93.

[28] FIORINI R，LITTARRU G P，COPPA G V，et al. Plasma membrane polarity of polymorphonuclear leucocytes from children with primary ciliary dyskinesia[J]. Eur J Clin Invest，2000，30：519-525.

[29] HOLZMANN D，OTT P M，FELIX H. Diagnostic approach to primary ciliary dyskinesia: a review[J]. Eur J Pediatr，2000，159：95-98.

[30] DATE H，YAMASHITA M，NAGAHIRO I，et al. Living-donor lobar lung transplantation for primary ciliary dyskinesia[J]. Ann Thorac Surg，2001，71：2008-2009.

第十节　不同肺功能检查方法在儿科的应用

测定大多数肺功能参数时，需要受试者的配合，才能获得稳定可靠的结果。学龄期儿童经配合训练后，可采取目前临床常规应用的肺功能检查方法，做较全面的肺功能检查。学龄前儿童和婴幼儿由于不能很好配合，应采用该年龄段适用的肺功能检查方法。

一、婴幼儿肺功能检查

婴幼儿不会主动配合，检查一般在药物睡眠状态下进行，药物选用水合氯醛。目前有多种检测方法，分别从流速-容量曲线、顺应性、阻力及功能残气量等方面反映了肺功能情况。应用 2600 肺功能仪或婴幼儿体描仪检测婴幼儿潮气呼吸，是一项无创技术，其操作简便，测值准确，重复性好，已用于临床多年[1-12]。

（一）流速-容量曲线

1.潮气呼吸流速-容量环

潮气呼吸流速-容量（tidal breathing flow-volume，TBFV）环是指在一次潮气呼吸过程中，呼吸流速仪感受呼吸过程中压力、流速变化，以流速为纵轴，容量为横轴描绘出的流速-容量曲线。环的下半部代表吸气相，上半部代表呼气相。气体流速与呼吸道阻力成反比，与驱动压力成正比。正常婴幼儿潮气呼吸过程中呼吸道阻力有三种变化形式：在整个呼吸过程中呼吸道阻力恒定；在呼吸中段呼吸道阻力增高；随潮气量增加，呼吸道阻力逐渐增大。而在潮气呼吸过程中驱动压力近似正弦波。因此正常婴幼儿流速-时间曲线应近似正弦波，TBFV 环应呈近似圆形或椭圆形（图 3-10-1）。呼吸道疾病的婴幼儿，呼吸道阻力、肺容量有改变，TBFV 环的形状改变。阻塞性病人，TBFV 环呼气降支凹陷，阻塞越重，向内凹陷越明显（图 3-10-2）。上呼吸道阻塞，TBFV 环呼气支或吸气支出现平台（图 3-10-3）。限制性病人，TBFV 环变窄（图 3-10-4）。

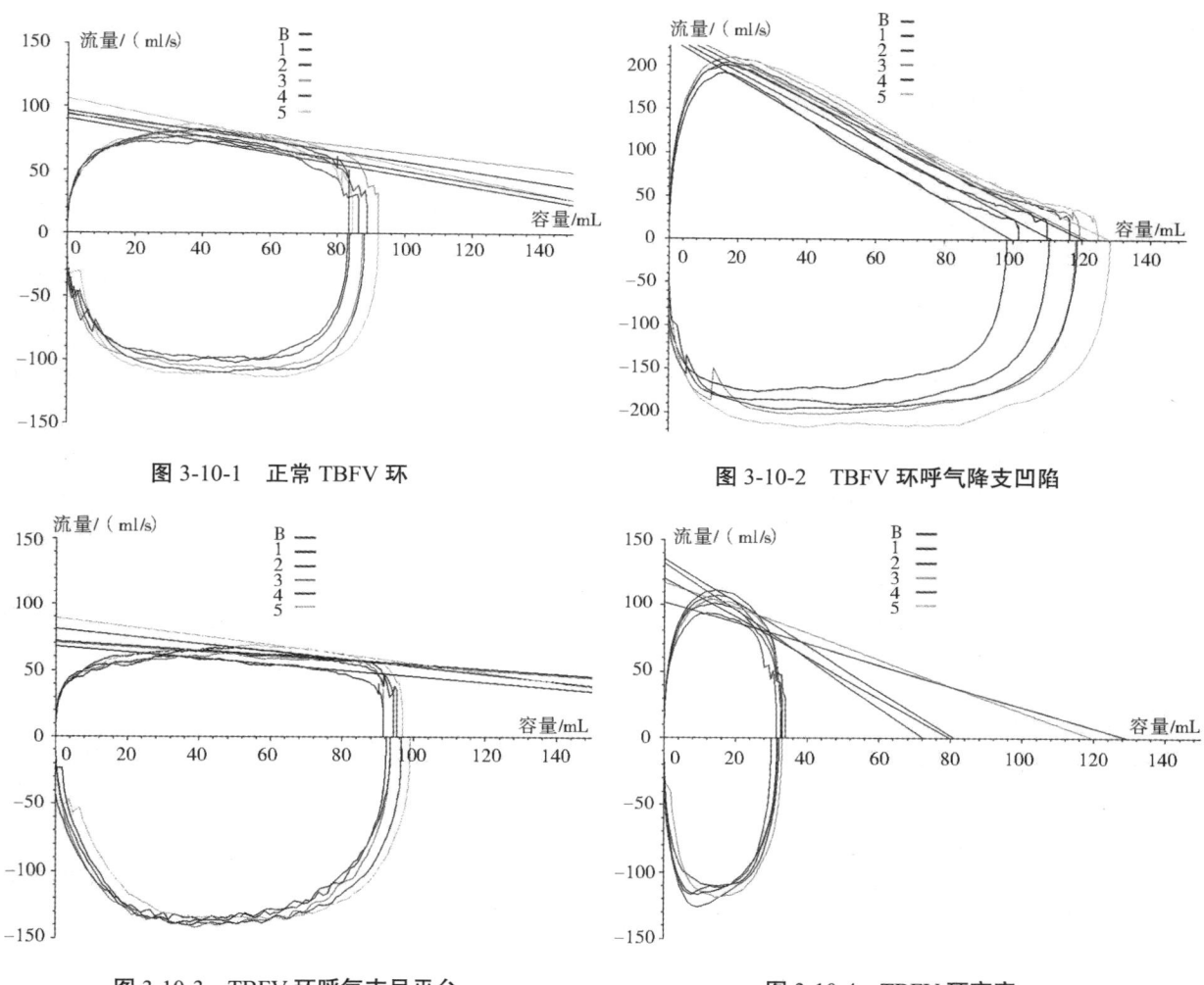

图 3-10-1　正常 TBFV 环

图 3-10-2　TBFV 环呼气降支凹陷

图 3-10-3　TBFV 环呼气支呈平台

图 3-10-4　TBFV 环变窄

　　2600 肺功能仪测得参数指到达潮气呼气峰流速时呼出的气量与潮气量之比，25/PF 指呼出 75% 潮气量时的呼气流速与潮气呼气峰流速之比。婴幼儿体描仪测得参数指到达呼气峰流速的时间与呼气时间之比，指到达呼气峰流速的容积与呼气容积之比。它们是反映呼吸道阻塞（主要是小呼吸道阻塞）的重要指标。在阻塞性通气障碍的病人，其比值下降。阻塞越重，比值越低。

　　2600 肺功能仪测得参数 ME/MI，婴幼儿体描仪测得参数指潮气呼气中期流速与吸气中期流速之比，简称中期流速比，是反映呼吸道阻塞（主要是大呼吸道、上呼吸道阻塞）的重要指标。与 TBFV 环结合起来，可区分胸内外上呼吸道阻塞情况。

2.用力呼气流速-容量曲线

　　测定婴幼儿用力呼气流速的主要方法是快速胸腹挤压法。检查时，受检者穿上一件与压力充气囊相连的可充气膨胀的胸腹马甲，在潮气吸气末迅速加压，从而产生用力呼气流速。通过一个与面罩相连的呼吸流速仪测得在功能残气量下面的部分呼气流速-容量（partial expiratory flow-volume，PEFV）曲线。Turner 等在此基础上发展了增高肺容量胸腹挤压法，测定时先用泵设置一定压力，使肺快速充气，肺容量很快增加，再同快速胸腹挤压法一样使胸腹马甲快速充气，迅速加压，从而获得用力呼气流速-容量曲线。

（二）呼吸系统顺应性、阻力

顺应性指单位压力改变时所引起的肺容积改变（mL/kPa）。呼吸系统顺应性反映了呼吸系统的弹性特征。分为静态顺应性和动态顺应性两种。其中，静态顺应性是指在呼吸周期中，气流暂时阻断，呼吸肌松弛时测得的顺应性，代表了肺组织的弹力。

阻力用维持单位时间内流速改变所需的压力差[kPa/(mL·s)]来表示。按阻力的存在部位不同，可分为呼吸道阻力、肺组织阻力及胸廓阻力。按阻力的物理性质不同，可分为弹性阻力、黏性阻力和惯性阻力。通常所说的阻力是指气流产生的黏性阻力。

有多种方法可测定婴幼儿呼吸系统顺应性和阻力，如体积描记法、食道气囊测压法、强力振动技术、重量肺量法、多次阻断技术及被动流速容量技术等。其中，以体积描记法及被动流速容量技术应用较广。

1.体积描记法

这项技术是利用体积描记仪，通过仓内压力变化推断出肺泡压（即驱动压力），流速用呼吸流速仪直接测得或由容量变化计算出，从而得出呼吸道阻力。此方法的优点是能同时测量肺容量、阻力和压力-流速曲线，可看出整个呼吸周期阻力变化情况；缺点是设备昂贵，在呼吸周期的某部分，气流可能不是层流而是涡流，影响测值的准确性，而且不适用于重症监护病房的病人。

2.被动流速容量技术

应用呼吸道阻断技术，在吸气末阻断呼吸道，通过诱发黑-白反射，使吸气抑制转为呼气，吸气肌与呼气肌均完全松弛而得出被动呼气流速-容量曲线，将曲线降支中后段线性部分分别延至流速和容量轴得出最大被动呼气流速及总被动呼气容量。计算机根据呼吸道闭合压力，总被动呼气容量及最大被动呼气流速计算出：呼吸系统静态顺应性=总被动呼气容量/呼吸道闭合压力，呼吸系统阻力=呼吸道闭合压力/最大被动呼气流速。

（三）功能残气量

功能残气量（FRC）指平静呼气后肺内所含有的气量。在生理上起缓冲肺泡气氧分压和二氧化碳分压过度变化的作用，减少通气间歇对肺泡内气体交换的影响。常用测量方法有体积描记法及气体稀释法。前者是以波义耳定律（Boyle's law）为基础；后者的测定原理为"质量守恒"定律，所选气体必须是机体不产生、不代谢、不被肺运输、不易被仪器泄漏，而又易于测定的气体，氦和氮能满足这些要求而被使用，分别为氦稀释法和氮冲洗法。

1.体积描记法

波义耳定律可解释为在气体温度和质量均恒定时，气体的容积和压力如发生变化，则变化前的压力（P_1）和容积（V_1）的乘积等于变化后的压力（P_2）和容积（V_2）的乘积，即 $P_1 V_1 = P_2 V_2$。实际测定时，将受检者置于密闭仓即体积描记仪中（分为压力型、容量型、流量型三种基本类型），通过测出仓内压力、容量的变化计算出胸腔气体容量，从而评估功能残气量。

2.氦稀释法

原理为"质量守恒"定律。某一已知数量的指示气体被另一未知容量的气体所稀释，通过测定已被稀释的气体中指示气体的浓度，即可获得该未知的容量。如公式：$C_1 V_1 = C_F V_F$（C_1, C_F 为起始与终末指示气体的浓度，V_1, V_F 为起始与终末含有指示气体的容积）。测定时将受检者与肺量计呼吸环路相连，在稳定呼气末水平使其呼吸道与肺量计呼吸环路相通（含有已知容积和浓度的氦），直到完全达到气体平衡。

3.氮冲洗法

原理与氦稀释法相同。包括密闭式和开放式两种，前者由于准确性差并易引起不良反应，很少应用。小儿开放式氮冲洗法与成人基本相同，均需收集计算呼出气体体积，并测量冲洗出的氮容量。后者大多是通过收集袋内的呼出气体，或通过对呼出气体的氮浓度的连续积分而测得。计算时需用特殊的公式，方法较复杂。1985 年 Gerhardt 等在此基础上发展了一种简便的开放式氮气洗出法，无需收集呼出气体。其特点为采用恒定流速氧气开放冲洗，用两个已知容积建立定标曲线（低容量定标和高容量定标），再实际测定小儿，计算机就通过定标曲线及冲洗出的肺泡氮的浓度积分计算出功能残气量。测量过程中应注意确保冲洗氧流速真正恒定，并在受检者吸气峰流速之上。

二、脉冲振荡肺功能测定

（一）基本原理

脉冲振荡（impulse oscillometry，IOS）肺功能测定方法的基本原理是由外部发生器产生矩形电磁脉冲，通过扬声器转换成包含各种频率的机械声波，然后施加在受试者的静息呼吸上，连续记录自主呼吸时通过呼吸道的压力与流速，经过计算得出各种振荡频率下的测定值。IOS 测定内容为呼吸阻抗，根据呼吸阻抗中黏性阻力、弹性阻力和惯性阻力的不同物理特性，将其区分开来，从而判断呼吸道阻力和肺顺应性的正常与否。IOS 需要患儿配合较少，对 3 岁以上患儿可进行检查[13,14]。

（二）主要参数

Zrs：呼吸总阻抗。通常认为是黏性阻力、弹性阻力和惯性阻力之和。理论上弹性阻力和惯性阻力方向相反，相互抵消，故正常情况下 Zrs 主要反映黏性阻力的大小。

R：阻抗或阻力，代表黏性阻力。其中 R_5 通常认为代表在 5Hz 时的总呼吸道阻力，R_{20} 代表在 20Hz 时的中心呼吸道阻力。

X：电抗，反映弹性阻力和惯性阻力，低频率时反映弹性阻力，高频率时反映惯性阻力。其中 X_5 通常认为代表在 5Hz 时的周围电抗。

f_{res}：共振频率，在该频率，动态的"弹性阻力和惯性阻力"相同，故反映黏性阻力的大小。

三、肺容量测定

在呼吸运动过程中，胸廓和肺发生不同程度的扩张和回缩，肺内容纳的气量相应随之改变，据此可分为四种基础肺容积和四种基础肺容量。基础肺容积是在安静状态下一次呼吸所出现的呼吸气量变化，彼此互不重叠，包括以下 4 项：

（1）潮气容积（tidal volume，VT），平静呼吸时每次吸入或呼出的气量。

（2）补吸气容积（inspiratory reserve volume，IPV），平静吸气后能继续吸入的最大气量。

（3）补呼气容积（expiratory reserve volume，ERV），平静呼气后能继续呼出的最大气量。

（4）残气容积（residual volume，RV），补呼气后，肺内不能呼出的残留气量。

肺容量是由两个或两个以上的基础肺容积组成，包括以下 4 项：

（1）深吸气量（inspiratory capacity，IC）：平静呼气后能吸入的最大气量，由 VT 和 IRV 组成。

（2）肺活量（vital capacity，VC）：最大吸气后能呼出的最大气量，由 IC 和 ERV 组成。

（3）功能残气量（functional residual capacity，FRC）：平静呼气后肺内所含有的气量，由 ERV 和 RV 组成。

（4）肺总量（total lung capacity，TLC）：深吸气后肺内所含有的总气量，由 VC 和 RV 组成。

各种肺功能仪通常都预置了一些有代表性的预计值公式，根据被输入的受试者性别、年龄、身高、体重等参数，自动计算出预计值以及实测值占预计值的百分比。在测定之前，要对仪器进行环境校准（温度、湿度、大气压）和流速容积校准。

现代肺功能仪多为测定效率高的流速仪法，所测流速对时间的积分即为容积，可直接测定的肺容量包括 VT，IRV，ERV，IC，VC 共五种，6 岁以上儿童经配合训练后，可进行检查，获得相应肺容量结果。RV，FRC，TLC 必须通过间接法测得，属间接测定的肺容量，通常首先测定 FRC，再借助直接测定的肺容量换算得出其他指标。FRC 常用测量方法有体积描记法及气体稀释法，后者又分为氮稀释法和氮冲洗法。

四、肺通气功能测定

通气功能包括静息通气量和用力通气量,测定方法上应用最多为最大呼气流量-容积曲线(maximum expiratory flow volume,MEFV),它是在深吸气末作最大用力呼气过程中,呼出气体流量随肺容量变化的关系曲线。MEFV 是动态肺容量的测定,它所描记的是用力肺活量测定时的时间肺容量,即在高肺容量位(total lung capacity,TLC)用力呼气,呼气流速的大小取决于肺泡的驱动压和呼吸道的通畅情况,而呼吸道的通畅情况又取决于呼吸道和肺组织的结构、肺容积和呼吸道内外的压力。MEFV 曲线的形状和各参数值反映了用力呼气过程中呼气力量、胸肺弹力、肺容积、呼吸道阻力对呼气流速的综合影响。

因此,在受试者达到对测试操作理解和配合最佳的情况下,MEFV 应能很好的反映呼气气流受阻的情况[15,16]。

受试者在深吸气末(即 TLC 位),作最快速度和最大力量的呼气动作,所呼出气量为用力肺活量(forced vital capacity,FVC);在呼气的第 1s 内呼出的气体容积为 FEV1,FEV1 占 FVC 的百分比为 1s 率。FEV1 测定的重复性好,正常人变异系数为 3%~5%,它是敏感反应较大呼吸道阻力的重要参数。

呼气峰流速为 MEFV 测定过程中,用力呼气瞬间最大流速。呼气峰流速发生于 FVC 最初的 0.1s 时限内,与呼气用力程度密切相关。呼气峰流速在呼气曲线上出现早,反映大呼吸道通畅情况,为用力依赖的指标,虽与 FEV1 相关性好,但由于正常值范围大,重复性较差,不能单独用于哮喘诊断。由于个体差异较大,在确定正常参考值时,通常应用个人最佳值作为参考。

从 TLC 位一次用力呼气至 RV 位过程中,描绘出肺容量及相应气流速度的曲线,以肺活量的 75%、50%、25% 时的流量为定量指标。如果 FEV1,呼气峰流速,肺活量的 75% 时的流量正常,肺活量的 50% 时的流量,肺活量的 25% 时的流量降低可用于对小呼吸道阻塞性疾患的早期诊断。

最大中期呼气流速是指在 FVC 曲线上,用力呼出气量在 25%~75% 之间的平均流量。即把 C_{FV} 四等分,呼气初始 1/4 与用力关系太密切,流速快不予考虑;呼气末端的 1/4,因肺组织弹性减退,支气管内径缩小,呼气流速非常低,也不予考虑;最后剩下中间 1/2 即为最大中期呼气流速,其大小等于中间 1/2 的容积除以中间 1/2 的时间。可较好反映小呼吸道阻力的变化。

五、肺弥散功能测定

肺内气体弥散主要包括氧气和二氧化碳的弥散。肺内气体通过呼吸道、肺泡上皮膜和血液内这三个连续不断的步骤完成气体交换,其中膜相弥散是影响弥散量的主要因素。弥散量的概念是:当肺泡膜两侧某气体分压差为 133.3Pa 时,在单位时间内(1min)由肺泡经呼吸膜到达红细胞的气体量为该气体的弥散量。由于二氧化碳的弥散率为氧的 20 倍,因此临床所言的弥散功能主要指氧的弥散量。但临床检测反映呼吸膜弥散功能时,常用 CO 弥散量检测法来反映呼吸膜的扩散特性,用 CO 弥散量反映呼吸膜的特性较 O_2 更精确。这是由于相比于 O_2 而言,CO 与血红蛋白的亲和力极大,CO 通过扩散膜进入红细胞后,与血红蛋白紧密结合,从而使得血浆中的 $p_a(CO)$ 基本不升高,到血液离开肺毛细血管时(0.75s 后),血液中 $p_a(CO)$ 仍几乎为零,因此扩散膜两侧的分压差可被视为一个衡量(等于肺泡内的压力),血液流经肺血管的整个过程中,扩散速率得以维持。因此 CO 扩散速率与肺血流量无直接关联,仅受到扩散膜的限制。常用测定 CO 弥散量的方法包括一口气法和重复呼吸法。

1.一口气法

受试者呼气至残气位,继之吸入含体积分数为 0.3% 的 CO,体积分数为 10% 的 He,体积分数为 20% 的 O_2 以及 N_2 的混合气体,待受试者吸气至肺总量位,屏气 10s 后呼气。在呼气过程中,气体中水蒸气倍吸收,连续测定 CO 及 He 浓度,然后通过公式计算出屏气阶段的 CO 弥散量。

2.重复呼吸法

受试者呼气至残气位后,自储存袋内重复呼吸含有体积分数为 0.3% 的 CO,体积分数为 10% 的 He,

体积分数为 20% 的 O_2 以及 N_2 平衡的混合气体，共 $30 \sim 60s$，储存袋内气体量调节至与受试者肺泡气量相等，呼吸频率 30 次/min，以保证储存袋内气体能与肺泡气体充分混合。呼吸深度与肺活量相等，故每次吸气时均能将袋内气体全部吸入。在不同时间测定储存袋内 CO 体积分数，最终根据公示计算出 CO 的弥散量。

六、支气管舒张试验

支气管舒张试验或称呼吸道可逆试验，用于测定气流阻塞的可逆程度，方法为：在吸入支气管舒张剂前和吸入后 15min 分别测定肺通气功能，计算 FEV1 的改善率。支气管舒张试验阳性有助于哮喘诊断。近年来随着脉冲振荡及婴幼儿肺功能测定技术的发展，将其用于评价气流阻塞可逆性也有报道[17,18]。

七、支气管激发试验

气管和支气管树对各种物理、化学、药物以及变应原等刺激引起呼吸道阻力变化的反应被称为呼吸道反应性。正常人的呼吸道对含量较低的这些刺激物并不发生收缩反应或仅有微弱的反应，而某些人的呼吸道则可发生过度收缩反应，引起呼吸道管腔狭窄和呼吸道阻力明显增高，被称为呼吸道高反应性。呼吸道高反应性是支气管哮喘的主要病理生理特征，临床上通过支气管激发试验来测定呼吸道高反应性。目前临床常用为肺功能仪测定法和 Astograph 测定法。

（饶小春）

参考文献

[1] STOCKS J. Lung function testing in infants[J]. Pediatr Pulmonol Suppl，1999，18：14-20.

[2] Håland G，CARLSEN K H，DEVULAPALLI C S，et al. Lung function development in the first 2 yr of life is independent of allergic diseases by 2 yr[J]. Pediatr Allergy Immunol，2007，18： 528-534.

[3] ABRAMSON A L，GOLDSTEIN M N，STENZLER A，et al. The use of the tidal breathing flow volume loop in laryngotracheal disease of neonates and infants[J]. Laryngoscope，1982，92：922-926.

[4] 吴冀川，樊寻梅，刘玺诚，等. 健康婴幼儿潮气流速容量曲线特点及意义[J]. 实用儿科临床杂志. 1999，14：11-12.

[5] RATJEN F，GRASEMANN H，WOLSTEIN R，et al. Isovolume pressure/flow curves of rapid thoracoabdominal compressions in infants without respiratory disease[J]. Pediatr Pulmonol，1998，6：197-203.

[6] HAYDEN M J，DEVADASON S G，SLY P D，et al. Methacholine responsiveness using the raised volume forced expiration technique in infants[J]. Am J Respir Crit Care Med，1997，155：1670-1675.

[7] American Thoracic Society/European Respiratory Society. Respiratory mechanics in infants: physiologic evaluation in health and disease[J]. Am Rev Respir Dis，1993，147：474-496.

[8] BENOIST M R，BROUARD J J，RUFIN P，et al. Ability of new lung function tests to assess methacholine-induced airway obstruction in infants[J]. Pediatr Pulmonol，1994，18：308-316.

[9] KRAEMER R，BIRRER P，LIECHTI G S. Genotype-phenotype association in infants with cystic fibrosis at the time of diagnosis[J]. Pediatr Res，1998，44：920-926.

[10] HIATT P W，GRACE S C，KOZINETZ C A，et al. Effects of viral lower respiratory tract infection on lung function in infants with cystic fibrosis[J]. Pediatrics，1999，103：619-626.

[11] KAVVADIA V，GREENOUGH A，DIMITRIOU G. Early prediction of chronic oxygen dependency by lung function test results[J]. Pediatr Pulmonol，2000，29：19-26.

[12] DERISH M，HODGE G，DUNN C，et al. Aerosolized albuterol improves airway reactivity in infants with acute respiratory failure from respiratory syncytial virus[J]. Pediatr Pulmonol，1998，26：12-20.

[13] 万莉雅，张琴，范永琛，等. 天津市区 3~14 岁儿童脉冲振荡法呼吸阻抗正常值测定[J]. 中华结核和呼吸杂志，2002，25：192.

[14] 刘传合，李硕，宋欣，等. 支气管哮喘 4~7 岁患儿脉冲振荡肺功能异常与正常分界点的确定[J]. 实用儿科临床杂志，2006，21：206-207.

[15] 向莉，刘世英，张琪，等. 脉冲振荡法和最大呼气流量容积曲线测定哮喘患儿肺功能的比较[J]. 中华儿科杂志，2003，41：52-53.

[16] 殷菊，申昆玲，刘世英，等. 缓解期哮喘患儿的支气管反应性与小气道功能的关系[J]. 中华儿科杂志，2004，42：87-89.

[17] 刘传合，李硕，宋欣，等. 脉冲振荡肺功能支气管舒张试验阳性标准的确定[J]. 中华儿科杂志，2005，43：838-842.

[18] 王俊平，张皓，王立波，等. 舒张试验在 0～6 岁儿童喘息性疾病诊断中的作用[J]. 中国实用儿科杂志，2006，21：768-771.

第十一节　经支气管镜介入治疗技术在儿科的应用

20 世纪 60 年代中期利用导光玻璃纤维束作为光通路的纤维支气管镜问世，日本学者池田（Shigeto Ikeda）等将其应用于临床，命名为可曲性纤维支气管镜，简称"支气管镜"。随着科学技术的进步，支气管镜已从单纯的纤维支气管镜发展为电子支气管镜。不同管径的支气管镜及辅助设备的发展更使得支气管镜逐渐成为肺部疾病中应用最为广泛的侵入性诊断及治疗手段。20 世纪 90 年代，人类医学进入微创时代，近十余年来，经支气管镜介入治疗技术在成人呼吸科得到推广及应用，使得生长在自近端呼吸道至段支气管的病变都可以通过支气管镜得到治疗[1]。近年来，随着影像的改善及微型、实用设备的发展，经支气管镜介入治疗技术也已在儿科开始探索应用。下面就其在儿科的应用现状做一介绍。

一、支气管镜选择

目前用于儿童支气管镜检查的纤维或电子支气管镜的管径有 2.8mm，3.6 mm，4.0 mm，4.9 mm，5.2 mm 等，活检孔道有 1.2mm，2.0mm，2.2mm 之分等。一般应根据患儿年龄选择合适尺寸的支气管镜，年龄越小应选择越细的支气管镜。支气管镜过粗时，可造成术中呼吸困难，有窒息的危险；其他并发症有声门、气管内膜创伤，术中及术后可发生水肿及喉痉挛等。一般 4.9 mm 直径的支气管镜多用于 8 岁以上儿童，可经鼻途径进入，局部麻醉下即可安全操作。但用于介入治疗时，由于目前冷冻探头、氩气刀探头等最细也只能通过 2.0mm 孔道的支气管镜，因此，对于 1 岁以上的患儿在有效呼吸道管理下，也尝试应用外径 4.0mm，4.9mm 的支气管镜经口途径进入[2-4]。

二、实施经支气管镜介入治疗技术途径的选择

1.麻醉方式的选择

（1）局部麻醉。儿科支气管镜术中的麻醉多年来是个有争议的问题。国外开展儿科支气管镜术多在全麻下进行，以避免患儿术中哭闹及不合作。20 世纪 70 年代末起，Wood 等在儿科支气管镜术中采用术前静脉应用杜冷丁、非那根、冬眠灵等镇静，以及气管内应用利多卡因表面麻醉的方法成功地进行了千余例次支气管镜检查。20 世纪 90 年代，Godfrey 等报道了静脉应用杜冷丁、咪唑安定镇静，气管内应用利多卡因表面麻醉的方法成功地进行了 200 例次支气管镜检查。北京儿童医院自 1990 年开展儿科支气管镜工作，采取经鼻插入"边麻边进"的利多卡因气管内局部黏膜表面麻醉的方法，即在术前肌注安定、阿托品，应用利多卡因气管内表面麻醉。此麻醉方式适用于支气管镜术的要求，不抑制呼吸，简化了全身麻醉术中及术后的呼吸管理，并发症少。目前，随着儿科支气管镜在国内的广泛开展，局麻用药也有所改进，改良的"边麻边进"的方法中，静脉注射咪唑安定（0.1~0.3）mg/kg 代替了肌注安定。咪唑安定有良好镇静、催眠、抗焦虑和产生遗忘的作用，对呼吸、循环影响甚微。术中患儿不咳嗽、可耐受、不挣扎、无呼吸困难，则视为麻醉成功[5]。

实施经支气管镜介入治疗时，是否选择局麻取决于患儿的年龄、病情轻重及介入治疗的难易程度。一般而言，对于如下情况可选择局麻方式手术：①有足够的呼吸储备，局麻下可耐受 4.0mm 支气管镜插入。②术中出血较少。③轻度良、恶性气管及支气管内病变所致的呼吸道狭窄。④早期支气管肺癌的

治疗。⑤呼吸道轻度瘢痕性狭窄者。

（2）全身麻醉。儿科支气管镜术在应用全身麻醉时，多采用静脉复合麻醉。它的应用使儿科经支气管镜介入治疗操作更容易，提高了手术的安全性及舒适性。目前，全麻多采用静脉应用丙泊酚为主，复合芬太尼、瑞芬太尼、舒芬太尼之一种。其优势是有机械通气维持呼吸，无需患儿配合。一般用于如下情况：①局麻下不能耐受4.0mm支气管镜插入的婴幼儿。②极度不合作或有智力、语言障碍的患儿。③鼻咽部畸形的患儿。④术中可能有严重出血。⑤伴有明显症状的气管及支气管内良、恶性病变所致的呼吸道狭窄。⑥呼吸道重度瘢痕性狭窄[5,6]。

2.喉罩、气管插管或硬镜

在全麻下行经支气管镜介入治疗术时，建立有效地呼吸道管理非常重要，主要有喉罩、气管插管及硬镜下开放通气等途径。对于气管中下段病变，选用气管插管途径具有最安全、可靠的机械通气保证；而对于声门下2~3cm以下的病变，在开放通气技术的配合下，可为介入治疗提供最完善的手术器械；而对于喉罩，其适用于声门下所有病变，尤其是声门下气管高位病变唯一的解决途径。对于婴幼儿来说，选择喉罩还可获得比气管插管更宽的操作内径，可使用成人型号的支气管镜进行呼吸道内介入治疗[2-4]。

三、经支气管镜介入治疗技术及其临床应用

1.经支气管镜介入治疗技术简介

近年来，随着成人经呼吸内镜微创手术的广泛开展，其相关介入治疗技术也不断更新，技术应用较为成熟。在儿科，因无儿童专用的介入治疗相关设备及配件，其应用推广受限。目前应用的主要有激光、高频电凝切、氩等离子体凝固、冷冻等技术以及球囊扩张呼吸道成形术、支架置入术等辅助技术[7]。

（1）激光。激光作用于生物组织可以产生热效应、化学效应和声学效应。热效应是激光切除术的基础，Nd∶YAG（掺钕钇铝石榴石）激光器是目前技术上最完善的高性能固体激光器，现已成功应用于多种外科手术和气管内介入治疗。

适应证：①气管支气管原发性或转移性恶性肿瘤。②气管支气管良性肿瘤。③器质性气管支气管狭窄。④各种肉芽肿性疾病。⑤其他，如气管支气管内出血、气管支气管瘘管等。

禁忌证：①无论疾病性质如何，只要是呼吸道外病变，均为激光治疗的禁忌证；②病变侵入大血管周围（如肺动脉）伴有瘘管形成的可能；③病变侵入食管，伴有瘘管形成的可能；④侵入纵隔，伴有瘘管形成的可能；⑤凝血机制障碍者；⑥心肺功能差，全身衰竭，预计生存期较短者等。

激光治疗的并发症少，文献报道的约6.5%，主要有：①大出血。②呼吸道、食道穿孔。③气胸、纵隔气肿。④呼吸道烧伤。⑤心血管系统并发症包括心肌缺血、心肌梗死、心律失常等，在极少的情况下出现血管内空气栓塞。但气管内激光治疗的死亡率不超过0.3%~0.5%[1]。

（2）高频电凝切。高频电是一种将电能转换成热能，切除病变组织或消融的热凝切技术。目前使用的是频率>350 kHz的高频电。

适应证：①气管支气管腔内恶性肿瘤。②气管支气管腔内良性肿瘤。③炎症、手术、外伤及异物性肉芽肿。④支气管镜可及范围内呼吸道组织的出血。高频电切使呼吸道内的病变凝固、气化，可使大多数呼吸道狭窄患者的症状得到迅速解除，与冷冻、微波、光动力等方法相比，治疗耗时较短，效率较高，即时效果明显。因此特别适于治疗伴有呼吸衰竭的中央呼吸道重度狭窄患者[1]。

高频电治疗的并发症主要有：呼吸道烧伤、呼吸道穿孔、大出血、呼吸道着火等。

（3）氩等离子体凝固（argon plasma coagulation，APC）。氩等离子体凝固术（APC，又称氩气刀）是一种非接触式的电凝固技术。带有APC探头的电极电离氩气形成氩等离子体，在探头和组织之间形成非接触式高频电流，通过热效应使组织干燥挛缩、凝固和失活，达到凝切病灶和止血功能。APC热凝固的深度一般不超过3 mm，因此操作安全，可用于治疗呼吸道内阻塞性病变和出血。

适应证：①气管支气管的原发与转移性恶性肿瘤。②气管支气管内良性肿瘤。③肉芽肿性病变，如结核性肉芽肿及细菌或霉菌性炎性肉芽肿等。④器质性气管支气管狭窄。⑤气管镜可视范围内气管支气

管的局部出血，特别是弥漫性出血。⑥其他，如气管支气管淀粉样变等。

禁忌证：①管外型病变；②气管食管肿瘤贯通性浸润；③严重呼吸衰竭。

并发症：APC治疗并发症的发生率约为3%，主要为气胸、纵隔气肿及皮下气肿等，轻者可自愈，无需特殊处理[1]。

（4）冷冻治疗：冷冻对组织的破坏作用包括以下几方面：①物理变化：低温冷冻使组织内产生冰晶，细胞内冰晶导致细胞内机能紊乱，这是细胞死亡的主要原因；细胞外冰晶造成细胞内脱水。②化学变化：冷冻可以改变pH值，破坏细胞蛋白和酶系统，破坏细胞代谢，引起细胞死亡。③血管效应：微小血管内冰晶阻塞，血流缓慢瘀滞，红细胞凝集，血管壁破坏，毛细血管栓塞，局部组织坏死。常用的冷冻剂有：液氮、氧化亚氮和二氧化碳。

适应证：①呼吸道内良性呼吸道狭窄。②呼吸道内恶性肿瘤。③管壁病变或活检后引起的出血。④呼吸道内坏死物及异物的取出。

禁忌证：主要为中央呼吸道极重度狭窄，患者濒临窒息危险，冷冻会引起黏膜水肿而加重呼吸道阻塞，故慎用于此类患者。

并发症：经支气管镜冷冻治疗的并发症很少，文献报道的病例偶有发生气管食管瘘、气胸、房颤、支气管痉挛者[1]。

（5）呼吸道支架置入术：呼吸道支架的种类根据材质，分为金属支架和非金属支架；根据有无被膜，分为被膜支架和裸支架。支架类型的选择取决于所需支架的大小、局部阻塞的性质及病人的预后。理想的支架应具有如下特点：①便于置入及取出。②有足够的膨胀力以保持呼吸道开放，而对呼吸道黏膜无明显压迫。③大小型号多样可适于不同管径的呼吸道。④不易移位。⑤材质为惰性材料，对呼吸道无刺激，不引起呼吸道感染或肉芽形成。⑥不抑制黏膜纤毛清除运动及分泌物的排出。目前尚无满足所有条件的理想支架，可取出、可生物降解的支架是未来研发及应用的方向。

适应证：①各种恶性病变造成的呼吸道狭窄。②气管支气管软化症。③气管食管及支气管胸膜瘘及裂孔。

并发症：术中可出现窒息、呛咳、出血、气胸等；术后可出现感染、支架内黏液栓塞、支架移位、支架变形折断、肉芽或肿瘤生长引起支架内再狭窄等[8-10]。

（6）球囊扩张呼吸道成形术：球囊扩张术是指经支气管镜将球囊导入到呼吸道狭窄部位，用较高的恒定的扩张压力，将狭窄的呼吸道扩张。

适应证：良性呼吸道狭窄，包括良性肿瘤、结核、感染后瘢痕形成、气管支气管软化等。

禁忌证：呼吸道狭窄远端肺功能丧失，或远端广泛无法解除的小呼吸道阻塞。

并发症：胸痛较为常见，呼吸道痉挛及肺不张也有报道；过度球囊扩张可造成呼吸道撕裂伤，引起出血、气胸、纵隔气肿等[11-13]。

值得注意的是，随着经支气管镜介入治疗技术的广泛应用，以及开展医院和操作医师的资质，实施上述介入治疗出现严重并发症的概率也在增加。其主要严重并发症有气管支气管痉挛、大出血、心律失常、呼吸道阻塞、食管气管瘘、气管穿孔，甚至死亡等。严格把握适应证、禁忌证，严格术前、术中及术后操作管理，是防治严重并发症的重要保障。

2.儿科经支气管镜介入治疗技术的临床应用

（1）取支气管异物。支气管异物在儿童很多见。对于左右主支气管及两下叶支气管异物，应用一般的异物钳即可取出，但对于两上叶支气管异物则应用冷冻治疗可增加异物一次性取出率。另外，冷冻技术还可被用于去除呼吸道内血栓、痰栓及坏死上皮等，尤其是对于塑形性支气管炎来说，可明显缩短治疗时间[14]。

（2）气管支气管狭窄。当气管支气管管腔直径与残存正常气管支气管管腔直径相比，缩短达50%以上时，即为气管支气管狭窄。先天性气管支气管狭窄主要由于气管支气管本身或邻近组织发育异常而致，血管环异常为其主要原因。儿童获得性气管支气管狭窄病因则以先天性心血管疾病所致的外压性狭窄为主，气管切开或插管后的狭窄则较为少见。球囊扩张及支架置入术是治疗气管支气管狭窄最常用的办法。

球囊扩张术可单独用于中心呼吸道狭窄的治疗也可结合其他治疗方法应用。严重呼吸道狭窄无法进行其他介入治疗时，则应先进行扩张。如果支架植入后不能张开，亦应进行扩张。1987年Brown等将这种方法用于先天性气管支气管狭窄的扩张取得成功。认为成功的关键是气管支气管壁支撑结构应完整，原发病变稳定。

2010年Shitrit等回顾性分析了2002~2008年间92例次支气管镜下支气管球囊扩张术的结果，认为气管镜下支气管球囊扩张术缓解气管及支气管狭窄症状近期效果良好，远期效果的维持仍需激光、电凝切、冷冻等技术协同治疗，部分患者最终需要支架置入。

气管支架置入术对于儿童来讲是一个很棘手的临床问题，目前对其治疗方法尚未达成一致意见。由于儿童呼吸道较成人细，且随生长发育其变化范围大，目前尚无专门为儿童制作的气管支架及支架导入装置，使得支气管镜下治疗儿童气管支气管狭窄难度较大。目前多采用胆管或血管支架。

国外研究表明，金属支架置入并发症较高，其中肉芽组织增生是一个主要问题，支架的取出是一个费时费力且面临很大风险的手术。中国台湾报道采用胆管支架作为气管内支架，成功地为近25例患儿置入气管内支架，为儿童支气管镜下支架置入术的发展积累了一定的经验。国内目前亦有儿童气管支气管支架置入的报道，在随访过程中，有约50%患儿发生内皮化，致支架无法取出，远期并发症的防治亟待解决。

鉴于成人十余年的治疗经验，对于良性呼吸道狭窄应以消融治疗或球囊扩张治疗为主，应慎重放置金属支架，以防刺激肉芽组织增生引起呼吸道再狭窄；对于恶性肿瘤引起的呼吸道狭窄应根据呼吸道狭窄的部位选择合适的支架，同时结合放、化疗和其他呼吸道内介入治疗[14-16]。

（3）气管支气管软化。气管支气管软化多不伴有固定性狭窄，因此管腔内获得有效支撑是治疗的关键，理论上说支架置入术是最即时有效的治疗方法。但鉴于支架置入术的远期并发症，对于气管支气管软化患儿多数应予以保守治疗，如早产儿等，其气管支气管软化一般在18个月至2岁可恢复。一些严重的局灶性软化可通过外科血管固定术解决，某些可通过外部呼吸道夹板解决。对于广泛软化者外科手术或放射介入疗效不佳，可予以气管造口术CPAP长期应用。仅极少数需支架置入。可生物降解的支架的应用可改变气管支气管软化的治疗前景[17,18]。

（4）气管支气管腔内阻塞。儿童气管支气管腔内阻塞常见的原因为支气管结核，其次是呼吸道内良恶性肿瘤。

儿童支气管结核有其显著特点，即以呼吸道黏膜局灶性破溃、肉芽增生包裹干酪样物为特点，远端呼吸道通气一般较为良好。患儿明确诊断时往往病程较短，较少产生瘢痕挛缩性狭窄。其治疗目的是有效清除干酪样物质，清除局部肉芽，畅通呼吸道。在介入治疗手段上多采用冷冻治疗的方法，应用冷冻的特性可有效地清除干酪样物质，清除肉芽，从而缩短支气管结核的治疗周期。

儿童呼吸道肿瘤较为少见，手术是治疗呼吸道恶性肿瘤最有效的方法，即便是姑息性切除也能带瘤生存多年。如不能手术，可行支气管镜介入治疗。支气管镜下的介入治疗最好在全身麻醉下经喉罩、气管插管或硬质镜下操作。介入治疗可联合多种治疗方法，突入腔内较明显的肿瘤可应用高频电凝切除，对于表浅的肿瘤则以冻融效果较好。对于主呼吸道阻塞的患儿，应先行气管插管，再行治疗，以保障术中通气，减少窒息可能[19-25]。

经支气管镜介入治疗在儿科的应用范围与成人相似，主要应用于呼吸道阻塞。但呼吸道阻塞的原因及构成比与成人不同，主要为良性呼吸道狭窄、软化、外压或腔内占位，恶性肿瘤比率极小。与成人介入治疗主要以呼吸道恶性肿瘤阻塞姑息治疗不同，儿童治疗的目的是为了获得长期的症状缓解。因此，介入治疗远期并发症的防治及其预后是儿科介入治疗术前需慎重考虑的问题。

（焦安夏 马渝燕）

参考文献

[1] 李强. 呼吸内镜学[M]. 上海：上海科学技术出版社，2003：114-122.

[2] MCLAREN C A., ELLIOTT M J，ROEBUCK D J，et al. Tracheobronchial intervention in children[J]. Eur J Radiol，2005，53：22-34.

[3] ROEBUCK D J，HOGAN M J，CONNOLLY B，et al. Interventions in the Chest in Children[J]. Tech Vasc Interventional Rad，2011，14：8-15.

[4] YAZBECK-KARAM V G.，AOUAD M T，BARAKA A S. Laryngeal mask airway for ventilation during diagnostic and interventional fibreoptic bronchoscopy in children[J].Paediatric Anaesthesia，2003，13：691-694.

[5] 郑跃杰，邓继岿，张道珍，等.异丙酚静脉复合麻醉在小儿支气管镜检查术中的应用[J]. 中国实用儿科杂志，2004，19（4）：231-232.

[6] 中华医学会儿科学分会呼吸学组儿科支气管镜协作组.儿科支气管镜术指南[J].中华儿科杂志，2009，47（10）：740-744.

[7] BAR-ZOHAR D，SIVAN Y. The yield of flexible fiberoptic bronchoscopy in pediatric intensive care patients[J]. Chest，2004，126（4）：1353-1359.

[8] ZAKALUZNY S A，LANE J D，MAIR E A，et al. Complications of tracheobronchial airway stents[J]. Otolaryngol Head Neck Surg，2003，128：478-88.

[9] SHITRIT D，KUCHUK M，ZISMANOV V，et al.Bronchoscopic balloon dilatation of tracheobronchial stenosis: Long-term follow-up[J]. Eur JCardiothorac Surg，2010，38（2）：198-202.

[10] 李强，白冲，董宇超.高压球囊气道成形治疗良性近端气道狭窄[J].中华结核和呼吸杂志，2002，25（8）：481-484.

[11] NICOLAI T. Airway stents in children[J]. Pediatr Pulmono,2008，143：330-344.

[12] TIBBALLS J，FASULAKIS S，ROBERTSON C F，et al. Polyflex stenting of tracheomalacia after surgery for congenital tracheal stenosis[J]. Int J Pediatr Otorhinolaryngol. 2007，71：159-163.

[13] CERDA J，Chacón J，REICHHARD C，et al. Flexible fiberoptic bronchoscopy in children with heart diseases:A twelve years experience[J]. Pediatr Pulmonol，2007，42（4）：319-324.

[14] DAVIDSON M G，COUTTS J，BELL G.Flexible bronchoscopy in pediatric intensive care[J]. Pediatr Pulmonol，2008，43（12）：1188-1192.

[15] 江沁波，刘玺诚，江载芳，等.小儿气管支气管软化症临床表现及纤维支气管镜诊断研究[J]. 中国实用儿科杂志，2002，17（5）：277-279.

[16] MIDULLA F，de BLIC J，BARBATO A，et al. Flexible endoscopy of paediatric airways[J]. Eur Respir J，2003，22（4）：698-708.

[17] 郭纪全，陈正贤，高兴林，等.气道内激光治疗气道狭窄15例临床分析[J]. 中国实用内科杂志，2000，20（12）：751-752.

[18] PENG Y Y，SOONG W J，LEE Y S，et al. Flexible bronchoscopy as a valuable diagnostic and therapeutic tool in pediatric intensive care patients:A report on 5 years of experience[J]. Pediatr Pulmonol，2011，46（10）：1031-1037.

[19] VINOGRAD I，KEIDAR S，WEINBERG M，et al. Treatment of airway obstruction by metallic stents in infants and children[J]. J Thorac Cardiovasc Surg，2005，130（1）：146-150.

[20] KIM H J，SHIN J H，HONG S J，et al.Treatment of congenital tracheal stenosis with balloon-assisted posterior tracheal splitting and temporary placement of a covered retrievable metallic stent[J]. J Vasc Interv Radiol，2005，16（2 Pt 1）：287-291.

[21] 许煊，丁辉，李丹丹，等.纤维支气管镜下带囊支架置入术治疗儿童气管狭窄2例[J]. 中国循证儿科杂志，2011，6（4）：250-254.

[22] HETZEL M，HETZEL J，SCHUMANNN C，et al. Cryorecanalization：a new approach for the immediate management of acute airway obstruction[J].Thorac Cardiovasc Surg，2004，127（5）：1427-1431.

[23] 倪彩云，刘霞，马静，等.支气管镜下冷冻治疗儿童肉芽及瘢痕组织导致的下气道狭窄及阻塞22例[J].中华儿科杂志，2012，50（1）：45-49.

[24] 王洪武，周云芝，李冬妹，等.儿童原发恶性气道肿瘤四例临床分析[J].中华儿科杂志，2011，49（8）：618-621.

[25] 金发光，穆德广，楚东岭，等.经支气管镜氩等离子凝固治疗大气道阻塞性狭窄[J]. 中华肿瘤杂志，2008，30（6）：462-464.

第四章　消化系统疾病诊治进展

第一节　儿童腹泻病的病原及检测方法

小儿腹泻病是儿科常见病之一，是多种病原引起的一个临床症状，也是以此症状为重要表现的一组疾病。其病因的判断依赖于临床病原学、治疗效果的综合判断。而病原学证据又是临床诊断的重要依据。腹泻病原学的研究是随着对疾病的认识和检测技术的提高而不断提高的。下面分别对引起腹泻的病毒、细菌、真菌以及寄生虫的研究予以综述。

一、病毒

病毒是儿童感染性腹泻的重要病原，常见的引起儿童腹泻的病毒包括轮状病毒、人杯状病毒、星状病毒、肠道腺病毒等。

1.轮状病毒

在病毒引起的腹泻病中，轮状病毒（Rotavirus，RV）是占首位的病因。全世界每年因为轮状病毒感染导致约 1.25 亿婴幼儿腹泻和 90 万婴幼儿死亡。1973 年澳大利亚 Bishop 等研究婴幼儿急性胃肠炎时，用电子显微镜在粪便中找到轮状病毒的颗粒。根据病毒具有车轮状形态特征，1975 年被国际病毒分类组织定名为轮状病毒。轮状病毒归于呼肠孤病毒科，轮状病毒属，根据其内壳蛋白 VP6 抗原性的不同，将其分为 A，B，C，D，E，F，G 7 个群，依据外壳结构蛋白 VP7 的不同，区分的血清型称为 G型——G1，G2，G3，G4，而血清型的不同常被用于制备疫苗。病毒的流行株在各个地区以及各个地区的不同时期都有不同。A 组轮状病毒是全球各地儿童胃肠炎的主要病原体，超过 90% 的 3 岁以上婴幼儿都存在轮状病毒感染，在 5 岁以下腹泻患儿中轮状病毒所致腹泻占 20% ~ 70%[1,2]。

目前轮状病毒常用的检测方法有：①电镜法：最经典的检测技术，简便、快捷，但设备昂贵，病毒颗粒降解后易出现假阴性结果。②培养法：分离培养技术需要特殊的培养条件，灵敏度低，且目前只有 A 组轮状病毒可以培养，故本法对于诊断和科研作用有限。③免疫学检查技术：本法的检测对象多为患者粪便标本中的轮状病毒抗原。包括：酶联免疫吸附试验法（enzyme linked immunosorbent assay，ELISA）：操作简单，灵敏度和特异度高，无放射污染，无需特殊仪器，准确性高。ELISA 双抗体夹心法可根据检测目的的不同设计出被抗体和检测抗体，本法还可进行血清分型、毒株鉴别，适用于大规模临床检测和流行病学调查。离心增强的固相免疫分析，该方法造价低廉，易于实施，可肉眼观察或照相记录，也可通过微量反应板比色计定量记数，因此，适于临床和实验室广泛使用。乳胶凝集试验：本法检测轮状病毒，其优点为容易操作，对操作技术要求不高，并且无需昂贵的仪器和设备，只需 2 ~ 3 min 便可以判断结果，对应急标本的筛选和初步检测有很好的时效性，易于在基层防疫部门开展。总之，轮状病毒的免疫学检测方法日益成熟、稳定，具有很高的灵敏度和特异性，基本能够做出快速、准确的早期诊断。④基因检测技术：丙烯酰胺凝胶电泳法是指聚丙烯酰胺凝胶电泳灵敏度和特异性较好，能在基因水平上分析不同毒株间的异同。琼脂糖电泳操作简单、快速（小于 3 h），可用于 RV 的快速诊断。聚合酶链反应（polymerase chain reaction，PCR）技术有更高的灵敏度，可检测储存较长时间的标本及多样环境样本，其扩增产物可用于基因研究工作，有多种技术，如巢式 PCR，多重 PCR，实时荧光定量PCR 等。基因芯片技术是一种微型化、高通量的自动化检测技术，目前研发的 RV 基因芯片，多用于毒株的分组、分型及新毒株的鉴定等病原学研究[3,4]。

2.人杯状病毒

人杯状病毒（*Human Calicivirus*，*HuCV*）是引起儿童非细菌性腹泻的重要病原，它分为两个属：诺如病毒（*Norovirus*，*NV*）和札幌病毒（*Sapovirus*，*SaV*）。1968 年美国俄亥俄州诺瓦克的一所小学暴发急性胃肠炎，1972 年 Kapikian 等用电镜检查 1968 年急性胃肠炎患儿粪便标本时发现了诺瓦克病毒，它是人类杯状病毒科诺如病毒属的原型代表株。1975 年 Madeley 和 Cosgrove 用电镜检测小儿粪便标本时发现人杯状病毒。1995 年我国报道第一例诺如病毒感染。根据人类感染诺如病毒株的基因序列分析，可把诺如病毒分为 3 个基因群，即 GI，GⅡ和 GⅣ，其中至少又可分 25 个基因型和大量亚群。对新世纪多次暴发的腹泻病原分析表明，GⅡ基因群诺如病毒已是当前引发全球胃肠炎、腹泻最常见的毒株。中国疾病预防控制中心的方肇寅等收集了我国长春、北京、河北等 13 个地区 1999～2005 年 5 岁以下腹泻患儿粪便标本 4426 份，人杯状病毒的检测阳性率为 19%，以诺如病毒为主，占 96.7%[5]。

诺如病毒常用的检测方法：①电镜法：包括直接电镜法和免疫电镜法，本法设备昂贵，灵敏度低。②免疫法：包括放射免疫法（radioimmunoassay，RIA）、生物素-亲和素免疫法（biotin-avidin immunoassay，BAI）和酶联免疫法（ELISA）。RIA 法的灵敏度高，可检测出抗体升高的水平，但耗时，且需要放射性同位素标记。为了简化方法，美国疾病控制与预防中心（Centers for Disease Control and prevention，CDC）建立了生物素-亲和素免疫法，其灵敏度与 RIA 法相当，目前已成为美国 CDC 检测诺瓦克病毒抗原和抗体的标准实验方法。1992 年 Jiang 等重组杆状病毒表达诺瓦克样病毒（norwalk-like virus，NLV）衣壳蛋白成功后，建立的 NLV 酶联免疫检测方法快速、灵敏、经济。不足之处是免疫反应的株型特异性太强，应用范围较窄。③分子生物学检测方法：RT-PCR 方法特异性强、灵敏度高，能检测出低到 20～50 拷贝的病毒核酸，是目前最快速且灵敏的检测方法。近年，研究者开始应用等温核酸扩增法（nucleic acid sequence-based amplification，NASBA）直接扩增核糖核酸（ribonucleic acid，RNA）检测诺如病毒。此方法的灵敏度略低于逆转录 PCR（reverse transcription-PCR，RT-PCR）法；整个过程只有一步 RNA 扩增，避免了 RT-PCR 存在的脱氧核糖核酸（deoxyribonucleic- acid，DNA）交叉污染，缩短了操作时间，假阳性率低[6-8]。

3.星状病毒

星状病毒（*Astrovirus*，*ASV*）于 1975 年首次由 Appleton 等在急性胃肠炎患儿的粪便中用电镜观察到，1976 年 Madeley 根据病毒外形呈五角星或六角星形状特点而命名为星状病毒。1981 年 Lee 和 Kurtz 报道人星状病毒可用细胞培养和进行传代。现已证实，星状病毒是引起婴幼儿、老年人及免疫功能低下者腹泻的重要原因之一。人星状病毒（*Human astrovirus*，*HAstV*）为无衣壳单股正链 RNA 病毒，属于星状病毒科。人类星状病毒至少有 7 个血清型。与轮状病毒一样，星状病毒感染具有明显的季节性，一般在温带地区的流行季节为冬季，而在热带地区的流行季节为雨季。

ASV 的诊断方法和轮状病毒、杯状病毒等一样经历了一个由单纯靠电镜观察到可以运用各种免疫学方法、分子生物学技术检测的过程。①电镜法：本法敏感性低且不能分型。②免疫法：免疫电镜法、放射免疫法、免疫荧光法、酶免疫法等，利用种特异或型特异性抗体可检测出 *ASV* 8 个血清型，还可使用不同血清型的完整病毒或基因工程法制备部分衣壳蛋白进行血清流行病学研究。③分子生物学方法：检测方法不断发展，包括 RT-PCR，RT2-PCR，基因芯片技术以及核酸序列依赖扩增技术。1995 年 Noel 等通过对编码衣壳蛋白基因——开放读码框架 2（open reading frame2，ORF2）测序发现一段 384 碱基对（base pair，bp）区域，这段区域在相同血清型的 *HAstV* 中是相同的，但在不同血清型的毒株间是不同的，从此研究者开始用 RT-PCR 的方法对 *ASV* 进行分型。Beuret 等使用多重实时逆转录 PCR（RT2-PCR），可以同时检测诺如病毒Ⅰ，Ⅱ型，肠道病毒，*HAstV* 3 种病毒，并且将检测时间缩短到 3h。而且，此方法可以检测标本中 *ASV* 的病毒载量。定量 RT2-PCR 相比较传统的 RT-PCR 有许多优点，包括 PCR 反应完成后无需经过其他反应即可进行病毒载量定量，可以实时监测 PCR 过程，可减少 RT-PCR

反应中的污染，敏感性高等状况。基因芯片技术：2008 年 Brown 等引根据单核苷酸多态性（single nucleotide polymorpHism，SNP）检测芯片的思路，针对 *HAstV* 的 8 个血清型 ORFlb 区部分片段的保守和高变区设计一系列长度为 17 个核苷酸的探针用于基因分型。NASBA 法较 RT-PCR 法用时短不会发生 DNA 污染，但也有其局限性，需进一步联合别的方法进行基因的测序和病毒的检测[9]。

4.肠道腺病毒

肠道腺病毒（*Enteric adenovirus*，EAdV）是 20 世纪 80 年代发现的一种新的导致婴幼儿腹泻的主要病原。*EAdV* 感染呈全球性分布，世界各地均有报道。各国的研究发现婴幼儿急性腹泻 *EAdV* 的发病率在 1.1%～12.0%。50 年代初，Rowe 等在切除的儿童腺体细胞培养物的自发性退行性病变中，首次发现腺病毒；1975 年 F1ewett 等首次应用电镜技术，从急性胃肠炎患儿粪便中发现与婴幼儿胃肠炎直接相关的腺病毒。这些在电镜下观察到的大多数腺病毒，均不能在常规应用的腺病毒细胞培养系统中培养，这些腺病毒称之为肠道腺病毒。1981 年 Takiff 等首次用 Graham293 细胞分离成功，推动了对 EADV 的研究。1995 年程绪杰等首次在我国从腹泻患儿粪便中分离到 *EAdV*[10-13]。

肠道腺病毒常用的检测方法：①电镜法和免疫电镜法。②细胞培养。③免疫学方法。酶联免疫吸附试验的特异性和敏感性较高且快速、特异、操作简便。免疫斑点法比 ELISA 更为简便快捷、经济且易于推广，适用于腺病毒的快速诊断及流行病学调查。④分子生物学方法。其包括 DNA 分子杂交法、基因电泳、PCR 等。DNA 分子杂交法已用于 *EAdV* 的检测和分型，该法特异性高，诊断迅速，但 DNA 探针制备过程复杂，技术要求高。PCR 方法简单、快速，灵敏度和特异性都较高。荧光 PCR(real-time-PCR，RT-PCR）是目前最先进的检测方法，在传统 PCR 的基础上加上了荧光探针技术，改善了结果的特异性和敏感性，并可以对检测物质进行量化，该方法现已用于 *EAdV* 的检测。 此外尚有基因芯片技术可以同时检测多个病毒，是研究的趋势。

近年来研究表明，随着原子力显微镜技术（atomic force microscopy，AFM）在生命科学领域尤其是在病毒学研究中的应用，人们可对各类病毒粒子超微结构如包膜蛋白、DNA/RNA 实现精细观测，对病毒和受体相互作用力进行测定，以及对病毒致病机制进行研究等，这使 AFM 成为病毒学研究不可或缺的手段之一[14]。

二、细菌

细菌是仅次于病毒引起儿童腹泻的另一重要感染原，在我国，引起儿童腹泻的主要致病菌有大肠杆菌、沙门菌、志贺菌、肠球菌等，其次大肠埃希菌、变形杆菌、肺炎克雷伯菌、铜绿假单胞菌等近年来在儿童尚有报道。

据七省一市腹泻病科研协作组于 1986 年全年监测的主要病原，我国小儿感染性腹泻病主要病原在农村依次为：①致泻性大肠埃希菌；②轮状病毒；③志贺菌；③空肠弯曲菌；⑤沙门菌。而在城市有所不同，依次为：①轮状病毒；②致泻性大肠埃希菌；③志贺菌；④沙门菌；⑤假单胞菌。随着经济的发展、人们生活水平的提高，其发病率在逐渐下降。常见致病菌在减少，条件致病菌相对增加。耐药细菌在增加。陈强等通过 PCR 检测和 DNA 测序联合应用并同时采用脉冲场凝胶电泳技术检测引起儿童腹泻的沙门菌耐药基因，在国际上首次发现了鼠伤寒沙门菌的 *blaCTX-M-55* 基因、汤普森沙门菌的 *blaDHA*-1 型 *AmpC* 酶基因，通过不同的检测技术，进行病原的分析，为临床的合理治疗提供了重要的依据。

细菌常用的检测方法：①电镜法：高倍镜鉴别种属，油镜用于观察各种染色涂片细菌镜检。②细菌分离培养：将粪便标本接种 SS，McK，McS 等培养基上，观察菌落形成。然后进一步做生化试验和血清学鉴定。③生化反应鉴定肠道病原菌：根据生化特性，可将各类肠道病原菌做初步鉴定。④免疫血清学试验：最常用的是 ELISA 试验，可用于检测肠道病原菌的抗原及其产生的各种毒素。本法操作简单，现被广泛应用。⑤分子生物学诊断：PCR 是近十年来应用最广的分子生物学方法，在致病菌的检测中均是以其遗传物质高度保守的核酸序列设计特异引物进行扩增的，进而用凝胶电泳和紫外核酸检测仪观察扩增结果。其中，依赖 PCR 的 DNA 指纹图谱技术、多重 PCR 检测技术（m-PCR）、荧光 PCR、基因芯片技术、定量 PCR 检测技术等应用最为广泛。近年来基因芯片技术的发展，使得通过运用通用芯片技术平台可以建立快速、准确、高通量检测致病菌的方法[15-17]。

三、真菌及寄生虫

真菌中主要是念珠菌、曲霉菌、毛霉菌、放线菌、隐球菌等引起腹泻，以白色念珠菌引起的肠炎最为常见。近年来，由于广谱抗生素、激素、免疫抑制剂、放化疗药物的应用，肠道真菌感染日益增多，常用的检测方法：①直接显微镜检查和涂片染色镜检。镜检法便于早期检查，但易污染且难以鉴定种属。②培养法。③血清学检查。其可以检测真菌的抗原、代谢产物和抗体，敏感性高，特异性好。④分子生物学诊断。其包括 PCR、基因芯片技术、DNA 序列分析、分子核酸杂交技术等。本法灵敏度高，阳性率高于培养法，可做种属鉴定，但易出现假阳性结果，且对技术条件要求较高[18]。

儿童寄生虫性腹泻病常见的病原包括阿米巴原虫、蓝氏贾第鞭毛虫、隐孢子虫、肠内滴虫和小袋纤毛虫、血吸虫、华支睾吸虫、钩虫等。阿米巴原虫性腹泻与蓝氏贾第鞭毛虫性腹泻在婴儿常见；而鞭虫病、粪类圆线虫及血吸虫病在较大的儿童和年轻人中较为多见；近年来，对隐孢子虫、人芽囊原虫、圆孢子虫在感染性腹泻中的作用的研究，引起了临床的关注。其中，隐孢子虫肠炎已成为全世界六大腹泻病因之一，占寄生虫性腹泻病的首位或第二位；人芽囊原虫是小儿肠炎重要的致病寄生原虫，是小儿迁延性腹泻的重要病因。常用的检测方法：①病原学检查：粪便镜检或直肠黏膜活组织检查。②免疫学诊断：本法特异性强，敏感性高，方法简单。常用的有皮内试验、ELISA、免疫金标记技术等。③分子生物学技术：包括核酸探针、聚合酶链反应、生物芯片。

（宁慧娟　张艳玲）

参考文献

[1] 曾玫，朱启镕，钱渊，等.上海地区儿童腹泻病轮状病毒感染的研究[J].中国实用儿科杂志，2004，19（4）：217.

[2] SARTARI A M，VALENTIM J，SOAREZ P C，et al. Rotavirus morbidity and mortality in children in Brazil[J]. Rev Panam Salud Publica，2008，23（2）：92.

[3] 李进琴，李蕾.轮状病毒检测方法的现状[J].农垦医学，2006，28（3）：206-207.

[4] 王志宇，王健伟，何深一，等.轮状病毒检测技术[J].中国生物工程杂志，2004，24（5）：1-4.

[5] 方肇寅，谢华萍，吕红霞，等.1999～2005 年我国婴幼儿人杯状病毒腹泻研究[J].病毒学报，2007，23（1）：9-15.

[6] 张颖，张伟，李英军，等.诺瓦克样病毒及其检测方法[J].食品与药品，2006，8（9）：24-27.

[7] JEAN J D，SOUZA D H，JAYKUS L A. Multiplex nucleic acid sequence-based amplification for simultaneous detection of several enteric viruses in model ready-to-eat foods [J]. Appl Environ Microbiol，2004，70（11）：6603-6610.

[8] RUTJES S A，ITALIAANDER R，VANDENBERG H H，et al. Isolation and detection of enterovirus RNA from large-volume water samples by using the nuclisens miniMAG system and real-time nucleic acid sequence-based amplification [J]. Appl EnvironMicrobiol，2005，71（7）：3734-3740.

[9] 吴立梦. 人星状病毒检测研究进展[J].检验医学，2011，26（3）：210-213.

[10] SHINOZAKI T，ARAKI K，FUJITA Y，et al. Epidemiology of enteric adenoviruses 40 and 41 in acute gastroenteritis in infants and young children in the Tokyo area[J]. Scand J Infect Dis，1991，23（5）：543-547.

[11] BAMES G L，UREN E，STEVENS K B，et al. Etiology of acute gastroenteritis in hospitalized children in Melboume，Australia，from April l980 to March 1993[J]. J Clin Microb，1998，36（1）：133-138.

[12] CAEIRO J P，MATHEWSON J J，SMITH M A，et al. Etiology of outpatient pediatric nondysenteric diarrhea：a multicenter study in the United States[J]. Pediatr Infect Dis J，1999，18（2）：94-97.

[13] 金玉，叶新华，方肇寅.婴幼儿肠道腺病毒研究进展[J].中华流行病学杂志，2007，28（5）：510-512.

[14] 张燕玲，杨慧，薛小平.原子力显微镜技术在病毒学研究中的进展[J].中国病毒病杂志，2011，1（5）：391-394.

[15] 陈强，余晓君，李俏俏，等.腹泻儿童沙门菌属临床分离株的耐药特点及流行病学研究[J].中华检验医学杂志，2011，34（3）：249-253.

[16] 方鹤松. 小儿腹泻病学[M].北京：人民卫生出版社，2009.

[17] 韩春来. 食源性致病菌快速检测技术研究进展[J].家禽科学，2009（1）：43-46.

[18] 王翠红. 儿童侵袭性真菌感染的诊治进展[J].医学综述，2011，17（17）：2629-2632.

第二节　细菌感染性腹泻病原及耐药研究进展

腹泻是一种常见病、多发病，5 岁以下儿童为高发人群。感染性腹泻是由病原微生物及其产物所引起的以腹泻为主的一组肠道疾病，引起儿童感染性腹泻的病原微生物主要包括细菌、病毒、真菌和寄生虫等，其中以病毒及细菌性感染居多。在我国，感染性腹泻的报告发病率多年位居前列，可以认为在相当长的一段时期，感染性腹泻是严重威胁人类健康的一组感染性疾病。近年来，新的病原体及肠道致病菌的耐药问题不断出现，给儿童感染性腹泻的防治工作带来了新的难题和挑战。现就儿童细菌感染性腹泻常见病原学及耐药方面的研究进展作简要介绍。

临床上多种细菌感染均可导致腹泻，其中较为常见的是志贺菌、沙门菌、空肠弯曲菌、致泻性大肠埃希菌及各种条件致病菌等。随着医疗条件的改善和人类生活水平、经济状况的发展，细菌性腹泻的流行病学也不断发生变化。整体而言，在目前所报道的儿童腹泻的调查中，细菌性腹泻的检出率呈逐年减少趋势，所检出病原菌中，外源性感染（志贺菌等）仍占主导，同时机体的内源性条件致病菌（铜绿假单胞菌、变形杆菌）有检出并呈增多趋势[1-3]。

一、志贺菌

志贺菌是人类细菌感染性腹泻最常见的病原菌，可以通过土壤、水源及其他媒介在人与动物之间、人与人之间传播和流行，人群普遍易感。典型临床表现为发热、腹泻、腹痛及黏液脓血便，严重者可出现高热、休克、中毒性脑病，并可迅速发生循环及呼吸衰竭，若抢救不及时往往会造成死亡。志贺菌根据抗原结构不同可分为福氏志贺菌、宋内志贺菌、鲍氏志贺菌和痢疾志贺菌 4 个群。从细菌性腹泻发病总趋势看，近年来，我国大部分地区仍以志贺菌为主要病原菌，但志贺菌的感染率随年份变迁逐渐下降，部分地区已转变为以大肠埃希菌或多种条件致病菌为主要的致病菌[4,5]。从志贺菌各群发病比例看，在发达国家以宋内志贺菌占优势[6]，而发展中国家以福氏志贺菌为主。长期以来，在我国细菌性痢疾流行以福氏志贺菌为主，其次为宋内志贺菌，鲍氏志贺菌和痢疾志贺菌多为散发，偶有爆发。但近年来福氏志贺菌发病有减少趋势，而宋内志贺菌有明显的增加趋势，与其他发展中国家的变化趋势一致[7]，与发达国家和地区有靠近趋势。

有关肠道病原菌的药敏试验报道显示，近年来志贺菌对青霉素类、一代及二代头孢菌素、复方磺胺、氨基糖苷类抗生素普遍耐药，因此这些药不应再作为细菌性痢疾的经验用药。虽然对喹诺酮类耐药率较低，但由于喹诺酮类在小儿用药安全性上有争议，限制了它们在儿科的应用。志贺菌对三代头孢的耐药率较低，对碳青霉烯类抗生素的耐药率几乎为零，故三代头孢可作为经验用药在细菌培养及药敏试验结果报告前应用。志贺菌对抗生素耐药的主要机制是耐药质粒 R 在肠道细菌间通过接合等途径互相传递，介导了志贺菌对氨苄青霉素等抗菌药物的耐药，整合子的存在也参与了志贺菌的多重耐药。报道显示近年来志贺菌中产超广谱β-内酰胺酶菌株的出现并增多，使细菌性痢疾的临床治疗面临新的困难。超广谱β-内酰胺酶（extended-spectrum beta-lactamases，ESBLs）是一类能水解青霉素类、头孢菌素类及单环β-内酰胺酶类抗生素，但能被β-内酰胺酶抑制剂（如克拉维酸、舒巴坦等）所抑制的一种β-内酰胺酶，是革兰阴性杆菌对β-内酰胺类抗生素耐药的最重要机制。鉴于这种现状，对于临床难治性细菌性痢疾，有必要进行 ESBLs 的检测，对于产 ESBLs 志贺菌引起的感染，临床治疗可选择亚胺培南等碳青霉烯类抗生素，或含酶抑制剂的复合剂（如哌拉西林/他唑巴坦、头孢哌酮/舒巴坦）及头霉素类抗生素。

志贺菌对氟喹诺酮类药物的耐药机制主要为编码细菌 DNA 旋转酶的基因发生点突变及膜的耐药所致。

二、沙门菌

沙门菌属肠杆菌科，革兰阴性肠道杆菌，寄居在人和动物肠道内，生化特性复杂，抗原结构相似，兼性厌氧。肠道沙门菌根据抗原的不同分为 2 500 多个血清型，大部分能感染人。沙门菌感染的症状主要以急性肠胃炎为主，潜伏期一般为 4～48 h，前期症状有恶心、头疼，全身乏力和发冷等，主要症状有呕吐、腹泻、腹疼，粪便呈黄绿色水样便，有时带脓血和黏液，一般发热的温度在 38～40℃，重病人出现寒战、惊厥、抽搐和昏迷等症状。病程为 3～7 d，一般预后良好，但老人、儿童和体弱者如不及时进行急救处理也可导致死亡。

肠炎沙门菌是欧美地区最常见的血清型[8]，在我国最常见的血清型是鼠伤寒沙门菌和肠炎沙门菌，其他血清型沙门菌散发[9,10]。抗菌药物是治疗沙门菌引起的肠道感染的主要手段。研究显示，沙门菌对氨苄青霉素、氯霉素和甲氧苄啶/磺胺甲恶唑高度耐药（耐药率大于 60%）[11]。最近发现对喹诺酮类耐药的沙门菌在全世界范围内也不断增加[12]，我国也发现人群感染的沙门菌尤其是鼠伤寒沙门菌中存在高度流行的喹诺酮耐药基因[13,14]。沙门菌属对三代头孢的耐药率相对较低，对碳青霉烯类抗生素耐药率最低。因此，我们不应选择氨苄青霉素、喹诺酮类、甲氧苄啶/磺胺甲恶唑和氯霉素来治疗沙门菌引起的感染。目前，第三代头孢菌素被认为是治疗沙门菌感染最常用的药物。但近几年来，人群中耐头孢菌素的沙门菌，尤其是耐药的鼠伤寒沙门菌在世界各地陆续被报道[15,16]。鼠伤寒沙门菌对头孢菌素广谱耐药的原因是产生了各种质粒介导的 β-内酰胺酶，尤其是 ESBLs。沙门菌对喹诺酮类耐药的原因是喹诺酮耐药决定区的 DNA 螺旋酶（GyrA 和 GyrB）和拓扑异构酶 IV（ParC 和 Pare）位点的突变，另外质粒介导的喹诺酮耐药机制（PMQR）包括主动外排泵 QepA，QNR 蛋白和 aac-（6'）-Ib-cr 基因，这些也是导致细菌对喹诺酮类药物敏感性下降的原因[17]。

三、大肠埃希菌

大肠埃希菌，俗称大肠杆菌，是人和动物肠道中的正常菌群，一般对人无害。其中一些特殊的血清型具有病原性，能引起人类腹泻，称为致泻性大肠杆菌。根据引起腹泻的致病性和发病机制不同，具体分为 5 类：致病性大肠杆菌（*Enteropathogenic E.coli*, EPEC）、产肠毒素大肠杆菌（*Enterotoxigenic E.coli*, ETEC）、侵袭性大肠杆菌（*Enteroinvasive E.coli*, EIEC）、出血性大肠杆菌（*Enterohemorrhage E.coli*, EHEC）及黏附-聚集性大肠杆菌（*Enteroaggregadve E.coli*, EAEC）。另外，1994 年我国学者在国际上首次发现并命名的一类新的致泻性大肠杆菌，因其能产生志贺样毒素，且对肠上皮有侵袭力，被命名为肠产志贺样毒素且具侵袭力的大肠杆菌（*Entero-SLTS-producing and invasive E.coli*, ESIEC）。

不同类型大肠杆菌引起腹泻的临床特点不同。*ETEC* 通过产生毒素引起腹泻，主要表现为呕吐、腹泻，大便呈蛋花汤样或水样，可呈重症霍乱样。*EPEC* 多见于婴幼儿和新生儿，可发生接触感染，常在产院婴儿室和新生儿室内发生流行，主要表现为腹泻、腹痛，多为水样便。*EIEC* 不产生肠毒素，主要侵犯结肠，形成炎症和溃疡，临床上表现为发热、腹痛、里急后重、黏液脓血便，症状与细菌性痢疾不易鉴别。*EHEC* 为出血性大肠杆菌肠炎之病原，其中 O157：H7 是其主要的一个血清型，典型表现是急性起病，腹泻，初为水样便，继之为血性便，少数病人可继发急性溶血性尿毒症综合征（heomLytic uremic syndrome，HUS）。黏附性大肠杆菌肠炎由 *EAEC* 引起，其临床表现与 *EPEC* 类似。*ESIEC* 所致肠炎临床上与 *EHEC* 和 *EIEC* 表现类似。从致泻性大肠杆菌的类型上看，目前我国在大部分地区以 *ETEC* 和 *EPEC* 为主，近年来，我国有研究显示，*ESIEC* 占所分离的致泻性大肠杆菌的 41.6%，仅次于 *ETEC*，远远高于 *EPEC* 和 *EIEC*，应引起临床儿科医师的重视[18]。

大肠埃希菌感染的控制，有赖于抗生素的合理和正确使用。由于广谱抗生素的广泛应用，耐药菌株不断增加，尤其是对头孢类抗生素的耐药现象日趋严重，这与细菌 β 内酰胺酶的产生特别是 ESBLs 密切相关，研究显示我国大肠埃希菌产 ESBLs 率为 46.7%[19]。此外，产 *AmpC* 酶细菌引起的耐药性问题也日益严重[20]。*AmpC* 酶主要是由肠杆菌科细菌和铜绿假单胞菌等产生的一类 β-内酰胺酶，又称头孢菌素酶，能水解第三代头孢菌素，且不被 β-内酰胺酶抑制剂所抑制。碳青霉烯类药物作为一组新型 β-内酰胺类抗生素，具有良好的抗菌性，在治疗产 *AmpC* 酶和（或）产 ESBLs 的肠杆菌引起的感染时，碳青霉烯类药物一直是首选药物。但近年随着此类药物的大量使用，临床也相继分离到了对碳青霉烯类药物耐药的革兰阴性杆菌，尤以铜绿假单胞菌和不动杆菌属为代表的非发酵菌为主，大肠埃希菌耐药菌株近年也有散发报道，其主要耐药机制是产生碳青霉烯酶[21]。碳青霉烯酶是指能够明显水解至少亚胺培南或美罗培南的一类 β-内酰胺酶，它包括 Ambler 分子结构分类的 A，B，D 三类酶。碳青霉烯酶的出现，给我们的感染控制工作提出了更严峻的挑战。

四、空肠弯曲菌

空肠弯曲菌（*Campylobacter jejuni*，CJ）是弯曲菌属中主要引起人类感染的一个种，可定植于人的空肠、回肠和结肠，导致急性肠炎。弯曲菌感染可发生于任何年龄组人群，无明显地域、时间差异，在儿童患者中以 5 岁以下多见，多发生于夏季。临床表现主要有发热、腹泻，粪便初期呈稀水便，继而呈痢疾样黏液脓血便，有报道显示空肠弯曲菌肠炎易并发乳糖酶缺乏[22]。此外，该菌感染后还可能存在一些局部并发症（如胆囊炎、胰腺炎、腹膜炎和胃肠道大出血等）和肠外表现（如败血症、脑炎、心内膜炎、反应性关节炎、骨髓炎等），在感染后的并发症中以格林-巴利综合征最为严重，其发病机制是由于空肠弯曲菌的脂多糖成分与患者自身组织存在分子模拟现象，机体对感染原的免疫应答通过交叉反应导致组织损伤。空肠弯曲菌肠炎确诊需依据粪便细菌培养，空肠弯曲菌需要行微需氧培养。

空肠弯曲菌感染病程常呈自限性，多数患者不需要抗生素治疗，但对病情重、病情迁延者可用抗生素治疗，以大环内酯类抗生素的敏感性最高，氨基糖苷类对空肠弯曲菌也有很强的抑菌活性[23,24]，头孢菌素抑菌活性较差[25]，氟喹诺酮类抗生素的耐药性有逐年增加的趋势。因此，对儿童空肠弯曲菌肠炎的抗菌治疗宜优先考虑红霉素等大环内酯类抗生素。

五、小肠结肠炎耶尔森菌

自 20 世纪 50 年代以后，发现小肠结肠炎耶尔森菌的国家不断增加。该菌所致疾病虽呈世界性分布，但更集中于寒冷的地区，如美国北部、加拿大、比利时、日本等国，不少地区小肠结肠炎耶尔森菌引起的肠炎比志贺菌还多。它是一种革兰阴性杆菌，在自然界分布很广，在 4℃低温环境仍能生存繁殖，是能在冷藏温度下生长的少数几种肠道致病菌之一，可感染多种动物，包括哺乳动物、啮齿类动物、禽类、鸟类及昆虫等，发病主要与摄入被污染的食物或水有关，多在冬春季发病。我国 1981 年首次报道了该菌引起的动物腹泻病的爆发。目前小儿耶尔森菌肠炎国内较少见，多为散发，少数呈暴发流行。主要症状有发热、腹痛、腹泻，大便呈水样、黏液样或胆汁样。严重腹泻患儿可发生低蛋白血症和低钾血症。耶尔森菌肠炎可合并肠系膜淋巴结炎及回肠末端炎，常伴有严重腹痛，有时误诊为阑尾炎。除肠道症状外，还能引起呼吸系统、心血管系统、骨骼和结缔组织疾病，甚至引起败血症，造成死亡。目前，国内尚缺乏对小儿耶尔森菌肠炎治疗及耐药方面的较大样本的研究[26]。

六、抗生素相关的肠炎

由于免疫功能低下、不恰当地应用抗生素、长期应用肾上腺皮质激素等，引起肠道菌群紊乱，微生态失调，一些条件致病菌会诱发肠炎，常见的如金黄色葡萄球菌肠炎、难辨梭状芽孢杆菌肠炎、绿脓杆菌肠炎、变形杆菌肠炎、真菌性肠炎、肠球菌肠炎等，详见抗生素相关的肠炎章节。

细菌感染性腹泻的防控不仅需要临床和疾病监测系统提供基于病例和人群的调查，更需要连续、系统地开展病原学监测及药敏试验，以及时发现病原体的变化规律，选用适宜的抗菌药物和治疗方法，减少耐药性的产生，有效预防和控制其暴发流行。

（徐樨巍　纪文静）

参考文献

[1] SCALLAN E，MAJOWICZ S E，HALL G，et al. Prevalence of diarrhea in the community in Australia，Canada，Ireland，and the United States[J]. Int J Epidemiol，2005，34（2）：454-460.

[2] 姜胜玲，林河，周文华. 小儿条件致病菌肠炎 119 例调查分析[J].中国儿童保健杂志，2002，10（2）：132-133.

[3] 王进，靳静. 细菌性腹泻的菌群分布及药敏分析[J]. 实用儿科临床杂志，2003，18（7）：575-576.

[4] 纪文静，董方，徐樨巍.儿童细菌性腹泻病原菌 10 年间变迁与药敏分析[J].中国实用儿科杂志，2009，24（12）：934-936.

[5] 原慧云，张镁硒，马荣伟.小儿细菌性腹泻病原菌分布及耐药分析[J].山西医药杂志，2008，37（6）：548-550.

[6] SIVAPALASINGAM S. JENNIFER M N，KEVIN J，et al. High prevalence of antimicrobial resistance among Shigella isolates in the United States tested by the National Antimierobial Resistance Monitoring System from 1999 to 2002[J]. Antimicrob Agents Chemo，2006，50（1）：49-54.

[7] ORRETT F A. Prevalence of Shigella serogroups and their antimicrobial resistance patterns in southern Trinidad[J]. J Health Popul Nutr，2008，26（4）：456-462.

[8] HERIKSTAD H，MOTARJEMI Y，TAUXE R V. Salmonella surveillance：a global survey of public health serotyping[J]. Epidemiol Infect，2002，129（1）：l-8.

[9] 何战英，窦相峰，刘桂荣，等.北京市 2008-2009 年沙门菌感染性腹泻现况研究[J].中华流行病学杂志，2010，31（12）：1438-1439.

[10] 柯碧霞，邓小玲，李柏生，等.广东省 2008-2009 年沙门菌监测[J].中华流行病学杂志，2011，32（8）：789-792.

[11] 陈强，余晓君，李俏俏，等.引起儿童腹泻的沙门菌属临床分离株的耐药特点及分子流行病学研究[J].中华检验医学杂志，2011，34（3），249-253.

[12] GAY K，ROBICSEK A，STRAHILEVITZ J，et al. Plasmid-mediated quinolone resistance in non-TypHi serotypes of Salmonella enteric[J]. Clin Infect Dis，2006，43（3）：297-304.

[13] CUI S，LI J，SUN Z，et al. Ciprofloxacin-resistant Salmonella enterica serotype TypHimurium，China[J]. Emerg Infect Dis，2008，14（3）：493-495.

[14] XIA S，HENDRIKSEN R S，XIE Z，et al. Molecular characterization and antimicrobial susceptibility of Salmonella isolates from infections in humans in Henan Province，China[J]. J Clin Microbiol，2009，47（2）：401-409.

[15] GONZALEZ S R，HERRERA L S，De La FUENTE M，et al.Emergence of extended-spectrum beta-lactamases and AmpC-type beta-lactamases in human Salmonella isolated in Spain from 2001 to 2005[J]. J Antimicrob Chemother，2009，64（6）：118l-1186.

[16] HAMIDIAN M，TAJBAKHSH M，WALTHER-RASMUSSEN J，et al. Emergence of extended-spectrum beta-lactamases in clinical isolates of Salmonella enteric in Tehran，Iran [J]. Jpn J Infect Dis，2009，62（5）：368-371.

[17] YAMANE K，WACHINO J，SUZUKI S，et al. New plasmid-mediated fluoroquinolone efflux pump，OepA，found in an Escherichia coli clinical isolate[J]. Antimicrob Agents Chemother，2007，51（9）：3354-3360.

[18] 赵瑞珍，李连青，朱庆义，等.产志贺样毒素且具侵袭力的大肠杆菌性小儿腹泻[J].中华儿科杂志，2006，44（2）：136-137.

[19] 王丽，杨永弘，陆权，等.儿科产超广谱 β-内酰胺酶大肠埃希菌耐药的流行特征分析[J].中华医学杂志，2008，88（20）：1372-1375.

[20] 邱清芳. 大肠埃希菌与肺炎克雷伯菌 AmpC 酶的检测[J].中华医院感染学杂志，2008，18（8）：1152-1154.

[21] 姚慧琳，陆士海，刘培明.碳青霉烯类抗菌药物耐药的大肠埃希菌 KPC 酶检测与分析[J].中华微生物学和免疫性杂志，2010，30（7）：685-686.

[22] 沈和萍，吴蔚.小儿空肠弯曲菌肠炎 534 例分析[J].中国儿童保健杂志，2006，14（6）：640-641.

[23] WARDAK S，SZYCH J，ZASADA A A，et al. Antibiotic resistance of C ampylobacter jejuni and Campylobacter coli clinical isolates from Poland[J]. Anti icrob Agents Chemother，2007，51（3）：1123-1125.

[24] WARDAK S，SZYCH J，DUDA U. Antmicrobial susceptibilities of Campylobacter sp strains isolated from humans in 2005 to 2006 in Bielsko-Biala Region，Poland[J]. Med Dosw Mikrobiol，2007，59（1）：43-49.

[25] CHIN C Y, OTHMAN R, NATHAN S. The Burkholderia pseudomalleiserine protease MprA is antoproteolytieally activated to produce a high stable enzyme[J]. Enzyme Microb Technol, 2007, 40（2）: 370-377.

[26] 郑浩轩, 姜泊. 小肠结肠炎耶尔森菌研究概况[J]. 中国微生态学杂志, 2006, 18（50）: 416-419.

第三节　儿童抗生素相关性腹泻

一、总论

抗生素相关性腹泻（antibiotics associated diarrhea，AAD）指在抗生素治疗过程中发生的不能解释的腹泻。近年来，在成人及儿童中呈上升趋势。成人 AAD 的发病率波动于 5%~40%，有关儿童 AAD 的发病率尚无大规模的研究，国外有报道称门诊儿童患者 AAD 的发生率达 6.2%。儿科肺炎使用抗生素后腹泻的发生率为 50%。其中公认的病原是难辨梭状芽孢杆菌，占 AAD 中的 10%~20%。其他病原为拟杆菌、金黄色葡萄球菌、铜绿假单胞菌、变形杆菌、产气荚膜梭菌、沙门菌及真菌等。AAD 多发生于抗生素治疗过程中或停药后 1~2 周内，最晚可发生在治疗疗程的第 10 周。发病与药物剂量或给药途径关系不大。其潜伏期短至用药当天，长至停药后 6 周。主要临床表现为腹泻，以水样便为主，亦可有糊状便、黏液便、脓血便，有时可见膜状漂浮物，可伴有不同程度的发热、腹痛、腹胀、恶心、呕吐，严重者可引起中毒性休克、中毒性巨结肠、肠麻痹甚至肠穿孔。根据临床表现可分为单纯腹泻型、结肠炎型、出血性结肠炎型、伪膜性结肠炎型及暴发性结肠炎型。根据病情轻重可分为轻、中、重型和暴发型。单纯性腹泻最多见，其临床表现较轻，一般在抗生素应用 4~10 d 后出现，表现为频繁解不成形便或水样便，腹泻次数 3~5 次/d，部分严重者超过 10 次/d，无其他并发症，病程呈自限性，停用抗生素后症状多缓解；结肠炎症状较单纯性腹泻严重。伪膜性肠炎症状最重，表现为水样泻（90%~95%），粪水中可见漂浮的假膜，腹部绞痛（80%~90%），发热（80%），白细胞增高（80%），可有呕吐、低蛋白血症、水肿、循环容量不足和电解质紊乱，严重者可并发中毒性巨结肠、穿孔甚至死亡。其发病机制主要有以下 4 个方面：①抗生素使肠道正常菌群失调，生理性细菌大量减少，而条件致病菌大量繁殖。②肠道生理性细菌明显减少，使多糖发酵成短链脂肪酸减少，未经发酵的多糖不易被吸收，滞留于肠道而引起渗透性腹泻。③抗生素的直接作用可引起肠黏膜损害、肠上皮纤毛萎缩及细胞内酶的活性降低，或者与肠道内胆汁结合使脂肪吸收减少，从而导致吸收障碍性腹泻。④红霉素及同类药物有促胃肠动力作用[1-3]。

目前肠道菌群紊乱检测分析方法如下：

（1）粪便涂片做革兰染色，分别计算出革兰阳性（G+）杆菌、球菌和革兰阴性（G-）杆菌、球菌及各自的比例。当肠道正常菌群平衡稳定时，其涂片显示革兰阳性杆菌（主要是双歧杆菌）应占绝对优势（正常在 60% 以上，甚至达 90% 以上）。肠道菌群失调时通常分为Ⅲ度。①Ⅰ度肠道菌群失调：细菌总数处于正常低值，革兰阳性杆菌比例略有降低，革兰阴性杆菌和革兰阳性球菌略显增多；②Ⅱ度肠道菌群失调：肠道细菌总数明显减少，革兰阳性杆菌显著降低，革兰阴性杆菌、革兰阳性球菌显著增多，甚至可见到少量酵母样菌；③Ⅲ度肠道菌群失调：肠道细菌总数极度减少，革兰阳性杆菌和革兰阴性杆菌几乎呈消失状态，而革兰阳性球菌、酵母样菌大量增多，甚至出现较多的芽孢样杆菌。Ⅰ度、Ⅱ度菌群失调是肠道细菌量的改变，而Ⅲ度肠道菌群失调是肠道菌群质的改变。

（2）对大便做不同菌群定量培养分析（主要做双歧杆菌、乳杆菌、大肠埃希菌、肠球菌等定量培养分析）。该方法精细、可靠，但条件要求高，难以被临床广泛使用。

（3）分子生物学技术分析肠道微生物菌群的变化，包括：PCR 技术、肠道菌群的变性梯度凝胶电泳技术、寡核苷酸 DNA 探针技术、完整细胞杂交定量荧光结合共聚焦显微技术以及核酸分子探针等新技术均可用于肠道菌群中各类菌群的定量分析。这类方法检测肠道菌群紊乱技术先进、精确可靠，但目前还不能广泛应用于临床[3]。

以下分别介绍引起抗生素相关性腹泻的主要的病原体。

（一）难辨梭状芽孢杆菌

难辨梭状芽孢杆菌（*Clostridium difficile*，CD）是一种革兰阳性专性厌氧芽孢杆菌。引起的主要疾病是难辨梭状芽孢杆菌相关性腹泻（clostridium difficile-associated diarrhea，CDAD）。在 1935 年，由 Hall 和 O'Toole 在健康婴儿的粪便中发现。由于从临床实验室培养及分离比较困难，故命名为难辨梭状芽孢杆菌。目前该菌被认为是引起抗生素相关性腹泻的主要病原体。其芽孢可生存在比较恶劣的自然环境，对常规的灭菌技术不敏感，可抵御一般的高温、紫外线、刺激性的化学药品及抗生素，可存活数月甚至几年。芽孢是难辨梭状芽孢杆菌相关性腹泻的主要传播方式，其传播途径为粪口传播。自然界中，CD 可存在于水，土壤，蔬菜及野生、驯养及农场放养的动物中，例如，马、牛、猪、狗、猫等，但没有文献证明 CDAD 是人兽共患病。CD 主要毒素：毒素 A（toxinA，TcdA）、毒素 B（toxinB，TcdB）和二元毒素（binary toxin，BT）。二元毒素由 CdtA 和 CdtB 组成。TcdA 具有肠毒素活性，当 TcdA 被注入啮齿类动物的肠内时，可引发肠道炎性反应、液体分泌、黏膜损伤及血细胞凝集。然而，TcdB 缺乏肠毒素活性，但有细胞毒素活性，可刺激单核细胞释放炎性细胞因子。TcdB 造成肠道上皮损伤是 TcdA 的 10 倍。CdtA 可阻断肌动蛋白片段合成而诱导细胞死亡，CdtB 介导毒素与细胞结合并进入细胞。二元毒素对肠道的损害是 TcdA 的 16 倍多，是 TcdB 的 23 倍多[4-6]。

1.CDAD 分型

（1）社区相关性 CDAD（community-associated CDAD，CA-CDAD）：发病时，距前 1 次离开医疗机构至少有 12 周。

（2）医疗机构获得性 CDAD（healthcare facility-associated CDAD，HCFA-CDAD）再分为 2 型：①社区发作 - 医疗机构获得性 CDAD（community-onset，healthcare facility-associated CDAD，CO-HCFA-CDAD）：发病时，距前一次离开医疗机构 4 周内；或距前一次离开医疗机构小于 4 周，再次就诊医疗机构 48 h 内出现症状。②医疗机构发作-医疗机构获得性 CDAD（healthcare facility onset，healthcare facility associated CDAD，HO-HCFA-CDAD）：接触医疗机构 48 h 后发病。③indeterminate CDAD：不符合以上标准，但距前 1 次离开医疗机构 4 ~ 12 周的时间内发病[4]。

2.流行病学

CD 是人类肠道中的正常菌群，在正常成人中约占 2%。在新生儿中，无症状携带者可高达 70%。小于 2 岁的婴儿，患病率波动于 3% ~ 62%，且大多都有症状。3 ~ 18 岁的儿童，患病率与成人相似为 5% ~ 8%。目前，儿童住院患者 CDAD 的发病率有上升趋势。在美国，根据 Zilberberg 等人对 1997 ~ 2006 年住院儿童 CDAD 的研究（发病人数/10000 名住院患者）：CDAD 患病人数从 1997 年的 4626 例增长到 2006 年的 8417 例，其年发病率从 1997 年的 7.24%增长至 2006 年的 12.80%。在伊拉克，根据 Alrifai 等对 Tikrit 教学医院于 2004 年 10 月至 2005 年 9 月，对 259 名小于 5 岁发生院内腹泻儿童进行病原学研究，发现 CD 占 21.0%。根据 Benson 等对门诊儿童的研究，CA-CDAD 逐年增加，从 2001 年 1.18‰增长到 2006 年的 2.47‰,其中 43%的患儿缺乏近期抗生素的应用史。根据 Baker 等对 2006 ~ 2008 年 CA-CDAD 的研究，235 例患儿中，共 41 例患儿为 CA-CDAD，其发病率从 2006 年的 9.5%上升至 2008 年的 27%[7,8]。

新菌种暴发于 2005 年，儿童中亦发现了变异菌株产二元毒素的 CD（North American PFGE type 1，PCR ribotype 027，简称 B1/NAP1/027）流行，其中一部分患者无近期医疗机构的接触史及抗生素的应用史。同时，根据 2005 年美国 CDC 在 3 级儿童医院为期 5 年的临床回顾性调查研究，CA-CDAD 逐年增高，其中 43%的患儿缺乏近期抗生素的应用史。还有研究 B1/NAP1/027 在儿童中的发病率，根据 Toltzis 等在 2 所儿童医院的研究，CDAD 患儿中，B1/NAP1/027 占 19.4%。与此同时，根据 Suh 等研究，加拿大 CDAD 患儿中，B1/NAP1/027 占 10%。当 B1/NAP1/027 得到控制的时候，又出现了一种新的高致病性菌株 PCR ribotype 078（简称 PCR 078），其 TcdC 缺失了长约 39bp 的碱基，属于毒素分型 V（toxinotype V），可感染人类和动物。在其感染的患者中，40% 的患者发生了重度腹泻，但并发症较 B1/NAP1/027 少。荷兰，PCR 078 的发病率从 2005 年的 3% 上升到了 2008 年的 13%，似乎以社区获得性多见，且青年人易感。美国，CA-CDAD 中，PCR 078 排名第 3 位。有研究发现在人、猪、牛中的 PCR 078 的基因非常相似，但是没有直接的证据证明能在不同物种之间传播，可能是由于 PCR 078 在自然环境中普遍存在。最近，在美国零售的肉类产品中分离出了 PCR 078 和 PCR 027，但是，在加拿大没有证据表明食用被污染的肉类产品与 CDI 之间有联系。欧洲，在 2008 年，PCR 078 在医院内感染 CD 的患者中的第三位，占可鉴别分离菌种的 8%。最近，爱尔兰，一次国家普查中，在医疗保健机构所分离鉴别出的菌种中，PCR 078 占 13.7%，此外，CA-CDI 中，PCR 078 占 33%。目前，尚缺少有关儿童 PCR 078 的流行病调查[9]。

3.临床表现

CDAD 的临床表现轻重不一，主要为轻至中度腹泻，呈水样便、血便或黏液脓血便，便中可见斑块条索状伪膜。患者有时会出现发热（大于等于 38℃），下腹部痛、触痛及腹胀等症状，可导致脱水、酸中毒、低蛋白血症、电解质紊乱、败血症、中毒性巨结肠、胃肠道出血、肠穿孔和休克，甚至出现死亡。CD 感染后可出现 4 种情况：无症状携带、急性或迁延性腹泻、伪膜性结肠炎、复发感染。急性和迁延性腹泻患儿的症状与成人相似，一般腹泻持续时间为 2 ~ 9 d。慢性腹泻时，可伴有反复发作的腹部绞痛及其他肠道症状。

4.诊断标准

（1）成人 CDAD 诊断标准：①腹泻大于 2 d，伴/不伴发热或腹痛。②实验室检查：首先，粪便 C.d 培养阳性，且进行细胞培养的细胞毒性实验阳性；其次，酶免疫测定法毒素阳性；第三，毒素基因阳性；最后，内镜或组织病理学证实伪膜性肠炎。同时满足第 1 条和实验室检查中的任意 1 条即可[4]。

（2）儿童 CDAD 诊断标准：①小于 1 岁的婴儿：应当多次、多种方法送权威部门检测，包括毒素、培养，组织病理学等。②1 ~ 2 岁的患儿：有腹泻、有抗生素接触史的幼儿，在排除其他病原后，同成人。③大于 2 岁患儿：有腹泻症状，同成人诊断程序相同[5]。

5.CDAD 的实验室检测方法

目前 CD 的检测无世界公认的金标准，根据文献，细胞培养的细胞毒性检测（cell culture cytotoxicity assay，CTA）及传统的厌氧培养为公认的标准检测方法。这两种方法有着高度的敏感性，但是比较费时（24 ~ 72 h 得不到结果）、费力、价格贵，不适用于临床检测。为了克服以上缺点，酶免疫测定法（enzyme-linked immuno sorbent assay，ELISA）、聚合酶链式反应（polymerase chain reaction，PCR）法应运而生，测定毒素 A 或毒素 A 和毒素 B 等，均可以在 24 h 内得到结果。表 4-3-1 罗列了各种方法的敏感性及特异性。由于单独一种方法检测，不能达到最佳检测目的，故应用多种方法同时检测。根据文献，目前主要联合应用两种或 3 种检测方法。SHEA–IDSA 和 ESCMID 都推荐两种方法联合检测诊断 CDAD，例如 ELISA 和 PCR 联合使用[4,10,11]。

6.CDAD 治疗

传统 CDAD 的治疗方法如停用诱发该病的抗生素，适当服用调解肠道菌群的益生菌。若病情不允许的情况下，予以针对 CD 的抗生素。常用抗生素为甲硝唑和万古霉素，甲硝唑性价比较万古霉素高，比万古霉素便宜约 50%。甲硝唑的特点为吸收快，血药浓度高，在上段小肠有较高的药物浓度，下段小肠药物浓度较低。推荐剂量为 20 ~ 40 mg/（kg·d）。万古霉素在治疗 CDAD 时，应采用口服，因其大部分经肠道排出，故可有效消灭结肠的 CD。由于血药浓度低，与甲硝唑相比药物不良反应较少。婴儿和儿童治疗 CDAD 无明确的推荐剂量，根据文献常用的剂量为 40 mg/（kg·d），口服，常用于重度获得性结肠炎(pseudomembranouscolitis，PMC)患者、复发的结肠炎患者、免疫抑制的儿童。也有文献推荐儿童使用 500mg/d，疗程为 3～10 d 不等。在一些复发感染的报道中，停用万古霉素后，复发率为 43%～67% 不等。目前尚有一些新型抗生素在成人中应用，例如：fidaxomicin（也叫 OPT-80 或 PAR-101）、替加环素（tigecycline）、利福昔明（rifaximin）、硝唑尼特（nitazoxanide）、雷莫拉宁（ramoplanin）、利福拉齐（rifalazil）、奥利万星（oritavancin）、杆菌肽等，但在儿童中尚未应用。尚有文献中应用免疫制剂治疗，例如：静脉注射免疫球蛋白、针对辨梭状芽孢杆菌毒素 A 和 B 的人类单克隆抗体。亦有调节肠道菌群方法：应用微生态制剂，根据以往的询证医学文献，建议口服布拉酵母菌（*Saccharomyces boulardii*，*SB*）和鼠李糖乳酸杆菌（*Lactobacillus rhamnosus GG*，*LGG*）。但是服药期间不能使用抗生素。布拉酵母菌：小于 1 岁：500mg/d；1～4 岁：750 mg/d；大于 4 岁 1 g/d。鼠李糖乳酸杆菌：5 月～6 岁：125mg/d，2 次/d。健康人粪便灌肠。其他辅助治疗方法：应用毒素结合制剂，例如考来烯胺（cholestyramine）可与 *CD* 毒素结合，但是在儿童中应用研究较少，没有安慰剂对照的大规模的临床试验。同时此药在肠道中与万古霉素结合，故两种药不能同时使用。尚有文献报道，在正规应用抗生素及益生菌治疗的同时，予以结肠灌洗，可有效的清除 *CD* 毒素和芽孢[6,9]。

表 4-3-1　各种检测方法比较

检测方法	待测底物	时间	敏感性/%	特异性/%	局限性
细胞培养的细胞毒性检测	毒素B	1～3 d	95	90～95	时间长，技术要求高，现在很少使用
细菌培养	产毒素的*CD*	3～5 d	大于95	80～90	时间长，技术要求高，美国很少使用
酶免疫测定毒素A或A/B	毒素A或毒素A/B	几小时	75～80	97～98	假阴性结果多；但快速、技术要求不高；自2008年被用于大多数美国的实验室
酶免疫测定谷氨酸脱氢酶	*CD*	几小时	95～100	70～80	不同的文献中敏感性及非特异性有差异
酶免疫测定谷氨酸脱氢酶和毒素A/B	*CD*和毒素	几小时	95～100	97～98	结果取决于毒素测定
聚合酶链式反应	产毒素的*CD*	几小时	大于98	80～99	非特异性取决于*CD*携带者

（二）金黄色葡萄球菌肠炎及耐甲氧葡萄球菌肠炎

金黄色葡萄球菌（*StapHylococcus aureus*，*SA*）是革兰阳性或兼性厌氧球菌，亦是肠道的正常菌群，亦可导致 AAD，与 AAD 有关的肠毒素包括肠毒素 A，C，D，白细胞毒素 LukE-LukD，中毒性休克综合征毒素（toxic shock syndrome toxin 1，TSST-1）。有报道发现，一部分感染产肠毒素的 *S. aureus* 的 AAD 患者中，合并 *CD* 感染。*SA* 在肠道定植的水平随着住院时间、鼻胃管留置时间的延长而升高。这些因素与耐甲氧葡萄球菌（*Meticillin-resistant S. aureus*，*MRSA*）密切相关。有研究显示，在 AAD 患者的粪便中，能检测到葡萄球菌的肠毒素，且每克粪便中，葡萄球菌落数达到 1×10^8[12-14]。

（三）产气荚膜梭菌肠炎

产气荚膜梭菌（*Clostridium perfringens*，*CP*）是革兰阳性厌氧芽孢杆菌，广泛存在于自然界中，定植于 40% 的健康人群的肠道中，老年人群中居多。*CP* 至少可产生 15 种毒素。根据不同的毒素，可将 *CP* 分为 A，B，C，D，E，5 种不同的亚型。其中 A 型产气荚膜梭菌（*Clostridium perfringens type A*）是造成食物中毒的主要病原体，也是 AAD 及散发腹泻的病原体。A 型 *CP* 产生毒素为肠毒素（*CP enterotoxin*，*CPE*）。此种亚型在早产儿可造成坏死性结肠炎。有文献报道，在 AAD 中，大约 15% 的患者的粪便中可检测出 *CP* 或其毒素[12-14]。

（四）产酸克雷白杆菌

产酸克雷白杆菌（*R.oxytoca*）是革兰阴性、产β内酰胺酶的肠杆菌，其中某些细菌系可产超广谱β内酰胺酶。该菌广泛存在于自然界（水、土壤）中，也可存在于人或动物的皮肤、黏膜、肠道中。与肺炎克雷白杆菌相似，可以感染人的呼吸道、泌尿系、皮肤软组织及肝胆系统。产细胞毒性的毒素造成细胞损伤，该毒素为热不稳定蛋白，对蛋白酶不敏感，并且可以抑制真核细胞 DNA 的合成。

该菌与抗生素相关性出血性结肠炎（antibiotic-associated haemorrhagic colitis，AAHC）有关。AAHC 常发生于短期应用盘尼西林，或者小剂量的头孢菌素类抗生素，或者引用非甾体类抗炎药后。AAHC 的主要临床表现：在抗生素治疗的过程中，突然出现血便伴腹部绞痛，且大多数情况下，这种腹泻是需要住院治疗的。内镜下表现：黏膜呈节段性分布的充血水肿，且没有伪膜。最易累积的为升结肠及盲肠部分[15]。

（五）念珠菌属

目前有研究发现，在应用抗生素的情况下，当每个菌落中念珠菌落数大于 1×10^5 /mL 时，即发生了 AAD。但是同时亦有研究发现，发生 AAD 的患者、或应用抗生素但没有腹泻的患者，其念珠菌属（Candida sp.）的阳性率与未应用抗生素患腹泻的患者的阳性率无明显差异。且随着肠道中酵母菌生长增长，肠道中的厌氧菌反而会下降。因此，念珠菌大量生长有可能不是导致 AAD 的原因，而是肠道菌群紊乱后的结果[12-14]。

二、儿童难辨梭状芽胞杆菌相关性腹泻危险因素的进展

目前难辨梭状芽胞杆菌相关性腹泻危险因素在成人中研究较多，但在儿科中研究较少。随着国外儿童 CDAD 报道增多，目前认为 CD 可能是儿童腹泻病原中潜在的病原体。根据目前研究，儿童 CDAD 的危险因素可分为 3 个方面：肠道菌群紊乱、患者因素、医疗原因。

1.肠道正常菌群的紊乱：抗生素应用相关

根据 Ferroni 等研究，儿童 CDAD 可发生于首次应用抗生素的 4 ~ 18 d，林可霉素可能为儿童 CDAD 危险因素。目前，对诱发儿童 CDAD 抗生素的研究尚少，表 4-3-2 为常见的与儿童 CDAD 相关的抗生素。根据 Wultanska 等对 50 株从儿童粪便分离出的 C.d 耐药性的研究，其中 26% 菌株对红霉素和克林霉素耐药，对环丙沙星、莫西沙星、加替沙星和亚胺培南的耐药率分别为 98%，8%，8% 和 30%[6,16,17]。

表 4-3-2 儿童 CDAD 相关的抗生素

高危	中危	低危
二代和三代头孢菌素	喹诺酮类	氨基糖苷类
克林霉素	磺胺类	甲硝唑
林可霉素	大环内酯类	枯草杆菌肽
氨苄西林/阿莫西林	四环素类	万古霉素
	甲氧苄啶	
	氯霉素	

2.患者因素

（1）年龄：近 20 年，许多文献报道 6 个月至 2 岁似乎是发生此病的高峰时期，可能与肠道正常厌氧菌群的建立发生于生后的第 2 年有关。根据 Karsch 等对 766 名住院儿童进行的研究，17.3%小于 12 个月的婴儿患有 CDAD，但是患病率会随着年龄的增长而下降，5.6%为 12 ~ 24 月，2.7%为大于 24 月的幼儿。根据 Hyams 等对 115 名门诊接受抗生素治疗中耳炎的患者的研究，发生 CDAD 的患儿，小于 1 岁占 28%，而 1 ~ 6 岁仅为 3%。然而，考虑到不同年龄段，CD 的定植率不同，故年龄是否为危险因素值得商榷。根据 Boenning 等对门诊病人的研究，CDAD 组平均年龄为 9.8 月，无腹泻的对照组为 8.2 月，两者相比无统计学意义[18-20]。

（2）喂养方式：有文献报道，在婴幼儿时期，不同的喂养方式也许会增高患此病的风险，母乳喂养的婴儿的 CD 定植率比人工喂养的患儿低。根据 Tullus 等研究，6 个月大时，人工喂养的婴儿的 CD 定植率为 39%，明显高于母乳喂养的 19%，其中 CD 阳性人工喂养的儿童有 27%发生了腹泻[5,21]。

（3）肠道黏蛋白层的厚度及组成：肠道黏蛋白的厚度及组成与无症状携带者有关，黏蛋白层可保护肠黏膜不受 CD 的损害，在一些致命性的儿童 CDAD 中，发现与黏膜黏蛋白层的改变有关[6]。

（4）免疫反应：有文献报道低丙种球蛋白血症与 CDAD 有一定关系，根据 Gryboski 等对 43 例 CD 相关疾病患儿的研究，复发 CDAD 患儿的丙种球蛋白比未复发患儿的低。在 43 例患儿中，其中 15/43（35%）血清 IgA 低，12/43（26%）血清 IgG 低。与 28 名血清γ球蛋白正常的儿童比较年龄发现（平均年龄 4.6 岁），低丙种球蛋白血症儿童的年龄较小（平均年龄为 18.8 个月；范围 2 ~ 70 个月），可能与一过性的低丙种球蛋白血症常发生于新生儿至小婴儿（小于 2 岁）有关。

此外，低丙种球蛋白中，47%（7/15）儿童发生复发 CDAD。然而，血清 IgG 水平正常的儿童发生复发 CDAD 仅为 18%（5/28）。另外，尚有文献报道婴幼儿的免疫系统发育不完善导致的 CD 特异性抗体水平的较低。根据 Leung 等研究，在小于 2 岁感染 CD 的婴幼儿中，CDAD 患病率较高，但只有 19% 的婴幼儿有与 CD 毒素相关的特异性抗体；与之相反的是，64% 的大于 2 岁的儿童和成人有与 CD 毒素相关的特异性抗体[22,23]。

（5）基础疾病（肿瘤、器官移植、炎性肠病等）：①肿瘤：最近 20 年中，有文献报道 CDAD 曾经在儿童肿瘤患者中出现。例如，Qualmanetal 等报道了几例致命性的 PMC 发生于患有血液系统肿瘤的儿童（淋巴瘤、白血病、霍奇金淋巴瘤等）。Kavan 等报道了 1 例患有霍奇金淋巴瘤 13 岁男童在骨髓移植术后继发了 CDAD。但根据 Burgner 等研究，没有发现危险因素与应用抗生素及化疗药有关。与无症状携带者相比，唯一确定的风险因素为年龄（39.5 月/68.2 月，P 小于 0.02）及住院时间（4.3 d/14.3 d，P 小于 0.05）。目前，尚缺少有力的证据证明在儿童中使用化疗药物与 CDAD 有关。近期，根据 Tai 等研究，患有肿瘤的儿童患 CDAD 的频率是无肿瘤儿童的 15 倍，并且在儿童 CDAD 病例中，肿瘤患者占 21%[24-27]。②器官移植：亦有文献报道 CDAD 与器官移植有关。例如：根据 Chavers 等对 164 例进行肾移植患儿的研究，5 岁以下的儿童最普遍感染的细菌为 CD，并且在手术后的 1 ~ 6 个月继续随访，CDAD 的儿童仍然以 5 岁以下的儿童最多。近期，根据 Sandora 等对儿童 CDAD 危险因素的研究，接受实质脏器移植，为危险因素（优势比为 8.09；置信度 95% 的置信区间为 2.10 ~ 31.12）[28,29]。③炎症性肠病：炎症性肠病被认为是 CDAD 的危险因素，已经被关注很久了。根据 Wultanska 等对 58 例波兰儿童 IBD 患者的研究，60% 的患儿为 CDAD，大约 17% 的 IBD 患者有过复发，所有分离出的 CD 菌株对甲硝唑、万古霉素、利福平敏感。IBD 治疗与 CDAD 发病无明显统计学意义。根据 Pascarella 等对 81 例 IBD 患者研究，发现 IBD 患者中 CDAD 的患病率明显高于非 IBD 患者（P 等于 0.004；优势比为 3.3；置信度 95% 的置信区间为 1.5 ~ 7.6）。且在 IBD 患者中，感染 CD 患者的疾病活动程度明显高于未感染 CD 的患者。根据 Nylund 等对 1997 年、2000 年、2003 年及 2006 年对美国住院儿童进行的回顾性的队列研究，同样发现 IBD 为 CDAD 的危险因素（优势比为 11.42，置信度 95% 的置信区间为 10.16 ~ 12.83）[30-32]。④其他胃肠道疾病：尚有报道儿童 CDAD 中合并其他病原感染或患有其他胃肠道疾病的。有几例报道患有先天性巨结肠的患儿同时感染了 CD。极少报道 CDAD 合并短肠综合征及小肠梗阻。还有报道 CDAD 合并新生儿坏死性小肠结肠炎。其他病原导致的胃肠道的感染与 CDAD 无明确的相关性，仍有散发的病例报道，例如 Tvede 等研究发现，44%CDAD 患者合并其他病原感染，包括弯曲杆菌、沙门菌、耶尔森菌、致病性大肠杆菌和钩虫。根据 Niyogi 等的研究，其中 111 例 0 ~ 4 岁儿童，36% 感染 CD 的儿童同时感染其他病原。根据 Lukkarinen 等报道，感染 CD 同时感染诺罗病毒[34,35]。

3. 医疗原因

目前有一些医疗操作及非抗生素类药物的使用可增高 CDAD 感染的风险。例如，侵入性操作、质子泵抑制剂的应用。近 5 年，有研究报道抑酸药的使用与 CDAD 有关，根据 Turco 等研究，与未感染 CD 组相比，PPI 的应用使患 CDAD 风险增高（优势比为 4.5，置信度 95% 的置信区间为 1.4 ~ 14.4）。根据 Sandora 等研究，胃造瘘术或空肠造瘘术（胃管或空肠喂养管的应用）为危险因素（优势比为 3.32，置信度 95% 的置信区间为 1.71 ~ 6.42）[29,36]。

（徐樨巍）

参考文献

[1] GORKIEWICZ G. Nosocomial and antibiotic-associated diarrhoea caused by organisms other than Clostridium difficile[J]. Int J Antimicrob Agents，2009，33 Suppl 1：S37-41.

[2] BEAUGERIE L，PETIT J C. Microbial-gut interactions in health and disease. Antibiotic-associated diarrhoea[J]. Best Pract Res Clin Gastroenterol，2004，18（2）：337-352.

[3] 刘作义，程茜. 儿科抗生素相关性腹泻[J].中国实用儿科杂志，2010（7）：499-501.

[4] COHEN S H，GERDING D N，JOHNSON S，et al. Clinical practice guidelines for Clostridium difficile infection in adults：2010 update by the society for healthcare epidemiology of America （SHEA） and the infectious diseases society of America （IDSA）[J]. Infect Control Hosp Epidemiol，2010，31（5）：431-455.

[5] BRYANT K，MCDONALD L C. Clostridium difficile infections in children [J]. Pediatr Infect Dis J，2009，28（2）：145-146.

[6] MCFARLAND L V，BRANDMARKER S A，GUANDALINI S. Pediatric Clostridium difficile：a pHantom menace or clinical reality?[J]. J Pediatr Gastroenterol Nutr，2000，31（3）：220-231.

[7] ZILBERBERG M D，TILLOTSON G S，MCDONALD C. Clostridium difficile infections among hospitalized children，United States，1997-2006[J]. Emerg Infect Dis，2010，16（4）：604-609.

[8] BENSON L，SONG X，CAMPOS J，et al. Changing epidemiology of Clostridium difficile-associated disease in children[J]. Infect Control Hosp Epidemiol，2007，28（11）：1233-1235.

[9] O'DONOGHUE C，KYNE L. Update on Clostridium difficile infection[J]. Curr Opin Gastroenterol，2011，27（1）：38-47.

[10] CROBACH M J，DEKKERS O M，WILCOX M H，et al. European Society of Clinical Microbiology and Infectious Diseases（ESCMID）：data review and recommendations for diagnosing Clostridium difficile-infection（CDI）[J]. Clin Microbiol Infect，2009，15（12）：1053-1066.

[11] BAUER M P，KUIJPER E J，VAN DISSEL J T. European Society of Clinical Microbiology and Infectious Diseases（ESCMID）：treatment guidance document for Clostridium difficile infection（CDI）[J]. Clin Microbiol Infect，2009，15（12）：1067-1079.

[12] DONNENBERG M S. enterobacteriaceae//MANDELL G L，BENNETT J E，DOLIN R，editors. Principles and practice of infectious diseases：6th edition[J]. PHiladelpHia：Elsevier，2005：2567-2586.

[13] BARAKAT M，EL-KADY Z，MOSTAFA M，et al. Antibiotic-associated bloody diarrhea in infants：clinical，endoscopic，and histopathologic profiles[J]. J Pediatr Gastroenterol Nutr，2011，52（1）：60-64.

[14] SONG H J，SHIM K N，JUNG S A，et al. Antibiotic-associated diarrhea：candidate organisms other than Clostridium difficile[J]. Korean J Intern Med，2008，23（1）：9-15.

[15] HOFFMANN K M，DEUTSCHMANN A，WEITZER C，et al. Antibiotic-associated hemorrhagic colitis caused by cytotoxin-producing Klebsiella oxytoca[J]. Pediatrics，2010，125（4）：e960-e963.

[16] FERRONI A，MERCKX J，ANCELLE T，et al. Nosocomial outbreak of Clostridium difficile diarrhea in a pediatric service[J]. Eur J Clin Microbiol Infect Dis，1997，16（12）：928-933.

[17] WULTANSKA D，OBUCH-WOSZCZATYNSKI P，PITUCH H，et al. Survey of susceptibility of clinical Clostridium diffiicile strains isolated from patients hospitalised in different departments of paediatric hospital to antimicrobial agents[J]. Med Dosw Mikrobiol，2007，59（2）：161-168.

[18] KARSCH W，STRELAU E，GRAHLOW W D，et al. Occurrence and significance of Clostridium difficile in faecal specimens of hospitalized children[J]. Zentralbl Bakteriol Mikrobiol Hyg A，1989，270（3）：441-448.

[19] HYAMS J S，JR FEDER H，KRAUSE P J，et al. Occurrence of Clostridium difficile toxin-associated gastroenteritis following antibiotic therapy for otitis media in young children [J]. Pediatr Infect Dis，1984，3（5）：433-436.

[20] BOENNING D A，FLEISHER G R，CAMPOS J M，et al. Clostridium difficile in a pediatric outpatient population[J]. Pediatr Infect Dis，1982，1（5）：336-338.

[21] TULLUS K，ARONSSON B，MARCUS S，et al. Intestinal colonization with Clostridium difficile in infants up to 18 months of age[J]. Eur J Clin Microbiol Infect Dis，1989，8（5）：390-393.

[22] GRYBOSKI J D，PELLERANO R，YOUNG N，et al. Positive role of Clostridium difficile infection in diarrhea in infants and children[J]. Am J Gastroenterol，1991，86（6）：685-689.

[23] LEUNG D Y，KELLY C P，BOGUNIEWICZ M，ET AL. Treatment with intravenously administered gamma globulin of chronic relapsing colitis induced by Clostridium difficile toxin[J]. J Pediatr， 1991，118（4 Pt 1）：633-637.

[24] QUALMAN S J，PETRIC M，KARMALI M A，et al. Clostridium difficile invasion and toxin circulation in fatal pediatric pseudomembranous colitis[J]. Am J Clin Pathol，1990，94（4）： 410-416.

[25] KAVAN P，SOCHOR M，NYC O，et al. Pseudomembraneous clostridium after autologous bone marrow transplantation[J]. Bone Marrow Transplant，1998，21（5）：521-523.

[26] BURGNER D，SIARAKAS S，EAGLES G，et al. A prospective study of Clostridium difficile infection and colonization in pediatric oncology patients[J]. Pediatr Infect Dis J，1997，16（12）：1131-1134.

[27] TAI E，RICHARDSON L C，TOWNSEND J，et al. Clostridium difficile infection among children with cancer[J]. Pediatr Infect Dis J，2011，30（7）：610-612.

[28] CHAVERS B M，GILLINGHAM K J，MATAS A J. Complications by age in primary pediatric renal transplant recipients[J]. Pediatr Nephrol，1997，11（4）：399-403.

[29] SANDORA T J，FUNG M，FLAHERTY K，et al. Epidemiology and Risk Factors for Clostridium difficile Infection in Children[J]. Pediatr Infect Dis J，2011，30（7）：580-584.

[30] WULTANSKA D，BANASZKIEWICZ A，RADZIKOWSKI A，et al. Clostridium difficile infection in Polish pediatric outpatients with inflammatory bowel disease[J]. Eur J Clin Microbiol Infect Dis，2010，29（10）：1265-1270.

[31] PASCARELLA F，MARTINELLI M，MIELE E，et al. Impact of Clostridium difficile infection on pediatric inflammatory bowel disease[J]. J Pediatr，2009，154（6）：854-858.

[32] NYLUND C M，GOUDIE A，GARZA J M，et al. Clostridium difficile Infection in Hospitalized Children in the United States[J]. Arch Pediatr Adolesc Med，2011，165（5）：451-457.

[33] TVEDE M，SCHIOTZ P O，KRASILNIKOFF P A. Incidence of Clostridium difficile in hospitalized children. A prospective study[J]. Acta Paediatr Scand，1990，79（3）：292-299.

[34] NIYOGI S K，DUTTA P，DUTTA D，et al. Clostridium difficile and its cytotoxin in hospitalized children with acute diarrhea[J]. Indian Pediatr，1991，28（10）：1129-1132.

[35] LUKKARINEN H，EEROLA E，RUOHOLA A，et al. Clostridium difficile ribotype 027-associated disease in children with norovirus infection[J]. Pediatr Infect Dis J，2009，28（9）：847-848.

[36] TURCO R，MARTINELLI M，MIELE E，et al. Proton pump inhibitors as a risk factor for paediatric Clostridium difficile infection[J]. Aliment Pharmacol Ther，2010，31（7）：754-759.

第四节　幽门螺杆菌感染的研究新进展

自 1982 年澳大利亚学者 Marshall 和 Warren 从慢性胃炎患者胃黏膜内成功分离培养出幽门螺杆菌（*Helicobacter pylori*，HP）以来，来自成人的大量研究证实 *HP* 和许多上胃肠道疾病相关。*HP* 是慢性活动性胃炎的主要致病因素，是消化性溃疡发病的重要因素。*HP* 的长期感染也与胃腺癌和胃黏膜相关淋巴组织（mucosal-associated lympHoid tissue，MALT）淋巴瘤的发生相关。临床研究发现，根除 *HP* 可明显降低消化性溃疡病的复发率，还可使胃 MALT 淋巴瘤病程发生逆转甚至消失；并可改善一部分慢性胃炎患者的顽固性消化不良症状。*HP* 的发现和研究，把胃肠疾病的诊断与治疗水平推上了一个新的台阶[1-5]。近年随着对 *HP* 的深入研究，人们发现 *HP* 除胃以外还有另一个集聚地"口腔"，初步研究发现口腔 *HP* 是 *HP* 传播的重要途径，而且是胃 *HP* 感染复发的重要因素[4]。这给胃肠疾病的诊治带来了又一次的革命，现综述如下。

一、我国胃幽门螺杆菌感染的研究概述

幽门螺杆菌是一种螺旋形厌氧的革兰阴性杆菌，长约 3 μm，直径 0.5 μm，头上有 4~6 条会爬行的

鞭毛；1982 年 Warren 和 Marshall 成功地在人体胃黏膜组织中分离出幽门螺杆菌，开启了人类 HP 研究的新纪元。1985 年我国张振华教授首次分离出 HP 后，其成为了我国胃肠病领域中最热门的研究课题。1998 年 4 月以胡伏莲教授为首成立了我国 HP 科研协作组，开展了在全国范围内涉及 16 个省、40 多个中心自然人群 HP 感染的流行病学调查、功能性消化不良患者根除 HP 的全国多中心临床研究、全国 HP 对常用抗生素耐药性的流行病学调查、全国多中心 HP 根除失败的补救治疗等系列研究[1,2,4]。

据流行病学研究显示，中国为幽门螺杆菌感染的重灾区：中国人群 HP 感染率为 40% ~ 90%，平均 59%；而且儿童时期即可发生 HP 感染[4]。2003 年张玲霞[5]等人对西安地区 14 岁及以下儿童共 1415 人进行 HP 感染的血清流行病学调查，发现儿童 HP 感染总趋势随年龄增加而增高，4 岁以下儿童 HP 感染率在市郊区高达 50% ~ 65%，市区 32% ~ 50%；我国 HP 协作组对全中国儿童 HP 感染率调查显示我国儿童 HP 感染率为 25% ~ 50%，并以平均每年 0.5% ~ 1% 的速度递增。因此，对儿童 HP 感染的防治有很大的社会经济价值[4-6]。

已证实 HP 与儿童一些常见疾病均有密切关系：可引起消化系统疾病如消化性溃疡、胃炎等，甚至和成人的胃癌关系密切；还与消化系统外疾病，如缺铁性贫血、特发性血小板减少性紫癜、生长发育迟缓等密切相关，严重影响儿童身心健康[7,8]。2003 年开始我国使用三联抗 HP 治疗后很多消化性溃疡和胃炎的患者治愈，不再像之前那样不断复发，给患者带来了福音。然而随着时间推移，近年来不论在成人还是儿童，标准的抗 HP 三联疗法的根除率越来越低，目前认为 HP 根除失败的原因主要有：① HP 的耐药性，包括不同菌株耐药性不同、球形变后对抗生素不敏感、不同基因型及毒力因子对抗生素耐药性不同。②HP 定植部位、定植密度（细菌负荷-生物被膜/促耐药）。③不同基因型 HP 菌株的混合感染（耐药）。④宿主基因型。⑤与胃内 pH 值关系（pH 值等于 7 时，MIC 活性最好）。⑥与不同临床疾病关系。⑦与宿主免疫状态等密切相关。⑧此外，目前有学者还认为与口腔 HP 感染有关[9-12]。

二、口腔 HP 感染及其研究进展

（一）口腔 HP 感染、口-口传播方式及与胃 HP 感染的相关性

1989 年 Krajden[13]首次从 HP 感染性胃炎患者的牙菌斑中分离到 HP，之后 Shames 用 DNA 限制性内切酶分析证实了胃和牙菌斑的 HP 为同一菌株；1992 年 Hammar[14]等以 PCR 证实 19 名 HP 感染性胃炎患者中有 9 例唾液中存在 HP。此后相继有多位学者从口腔牙菌斑、唾液中分离出 HP，并用基因检测和提取培养的细菌指纹图谱分析等不同方法证实口腔和胃 HP 具有同源性[15-17]。因此目前认为口腔是除胃以外的 HP 的另一个集聚地，而且是 HP 传播的重要途径。

国内有一项[18]150 对夫妻（平均结婚 6.5 年）的 HP 感染情况调查，发现一方 HP（＋）者，配偶另一方 HP（＋）为 78.94%；而一方 HP（－）者其配偶 HP 阳性率为 20%，提示 HP 感染存在家庭聚集性。1999 年 Patrizia[19]等研究了 416 个家庭中父母感染 HP 对儿童感染 HP 的影响发现：父母双方均感染 HP 的，其家庭中儿童 HP 感染率为 44%；父母一方感染 HP 者，其儿童 HP 感染率为 30%；而父母均未感染 HP 的，其家庭儿童 HP 感染率仅为 21%。提示儿童 HP 感染明显受家庭影响。2003 年王凯娟[20]等对 1990 ~ 2002 年中国发表的相关文献行 Meta 分析也显示中国家庭聚集性 HP 感染率较国外更高：父母双方均感染 HP 的，其家庭中儿童 HP 感染率为 69.34%；父母一方感染 HP 者，其家庭中儿童 HP 感染率为 45.45%；而父母均未感染 HP 的，其家庭儿童 HP 感染率仅为 24%。Leung[21]在 HP 感染者使用的筷子表面检测到了 HP 的特异 DNA，Cellini[22]对 19 例胃 HP 根除失败患者进行研究，分别于胃食管连接处上 5 ~ 7 cm 处的组织和口腔唾液内均检测到了 HP-DNA；姜海行[23]等人研究也提出唾液是家庭成员间 HP 传播的重要因素。以上研究提示口腔是除胃以外的 HP 另一个重要的聚集地，而且口-口方式是 HP 感染的重要传播途径；此外许多研究还证实口腔 HP 感染还可引起龋齿、口臭、口腔溃疡等口腔疾病，应当引起足够重视[24-26]。

口腔和胃 HP 感染存在什么样的关系是人们目前关注的问题之一。Allaker 等[27]对 100 名胃镜下胃黏膜行快速尿素酶法阳性的胃 HP 感染儿童进行检查，发现 68% 的胃 HP 感染阳性患儿其牙菌斑 HP-PCR

检测为阳性，而胃 *HP* 阴性的儿童中 24% 的牙菌斑 *HP*-PCR 检测阳性，且证实口腔与胃 *HP* 为同一菌株，提示儿童胃部 *HP* 感染与口腔 *HP* 感染有很高的相关性。北京儿童医院[28]对 150 例患有消化道症状的儿童同时进行胃镜下胃黏膜活检快速尿素酶检测和口腔唾液 *HP* 检测，也同样发现胃 *HP* 感染患儿口腔存在 *HP* 高检出率，进一步证实了口腔与胃 *HP* 感染存在密切关系。此外还有许多研究发现口腔与胃 *HP* 感染关系密切，但就个体而言 *HP* 感染究竟哪一个在先、哪一个在后目前还没有这方面的研究来回答，但确实证实胃内有 *HP* 感染的患者其口腔内也多能检测到 *HP* 感染，但也有患儿只有口腔 *HP* 感染或胃内 *HP* 感染。其中 *HP* 定植的机制有待进一步研究[29]。

进一步研究[30]显示：口腔 *HP* 感染与胃 *HP* 感染的清除率密切相关。2000 年 Miyabayashi 等[31]对 47 例胃 *HP* 感染患者进行胃部 *HP* 根除治疗后，用巢式 PCR 检测唾液 *HP*-DNA，并随访两年，结果发现口腔 *HP* 感染者的胃 *HP* 根除率为 52.1%，而口腔 *HP* 阴性者的胃 *HP* 根除率为 91.6%，二者相差 39.5%；随访两年结果显示口腔阴性者的胃病缓解率比口腔阳性者的胃病缓解率高 26.3%。2002 年侯海玲[32]等人对 102 例有上消化道症状并有不同程度牙周炎的患者进行胃镜检查及口腔标本用 PCR 方法进行检测并随访一年，发现口腔 *HP* 感染能影响胃 *HP* 的根除率，而且长期影响更显著：口腔阳性患者的胃 *HP* 根除率较口腔阴性者低 8.7%，一年后口腔阳性者胃 *HP* 根除率较口腔阴性组低 26.7%。研究结果提示口腔 *HP* 感染能影响胃 *HP* 的清除效果，提示医务工作者必须重视口腔 *HP* 感染的诊断及治疗，以提高胃 *HP* 的根除率、降低胃 *HP* 感染的复发率。目前推荐口腔和胃联合检测诊断口腔及胃 *HP* 感染状态，并分别进行 *HP* 杀灭治疗。口腔 *HP* 定植是胃 *HP* 根除失败、*HP* 复发或再感染的不可忽视的重要因素。

（二）胃及口腔 HP 的诊断

1.胃 *HP* 感染的诊断方法[33]

其包括侵入性和非侵入性两类方法。①侵入性方法依赖胃镜活检，包括快速尿素酶试验（rapid urease test，RUT）、胃黏膜直接涂片染色镜检、胃黏膜组织切片染色镜检（如 WS 银染、改良 Giemsa 染色、甲苯胺蓝染色、免疫组化染色）、细菌培养、基因检测方法 [如聚合酶链反应（PCR）、寡核苷酸探针杂交等]、免疫检测尿素酶（IRUT）。②非侵入性检测方法不依赖内镜检查，包括：^{13}C 或 ^{14}C 尿素呼气试验（UBT）、粪便 *HP* 抗原检测（*HP*SAT）（依检测抗体可分为单抗和多抗两类）、血清和分泌物（唾液、尿液等）抗体检测、基因芯片和蛋白芯片检测等，患者依从性较好。随着胃镜的广泛开展，胃镜下观察胃黏膜病变同时可取胃黏膜行快速尿素酶检测，目前在有胃镜的单位普遍开展。^{13}C 或 ^{14}C 尿素呼气试验（UBT）及血清抗体检测因简便易行，在临床得到广泛应用。尤其 ^{13}C 尿素呼气试验为无创检查，并可作为胃 *HP* 根除治疗后的疗效评价而在临床上得到广泛应用。

2.口腔 *HP* 的诊断[34]

口腔 *HP* 感染的检测方法有：①细菌培养：但由于条件要求苛刻，技术难度大且口腔唾液、牙菌斑 *HP* 细菌量过少、细菌繁殖力差，杂菌较难控制等因素，限制了其使用。②组织涂片或切片染色镜检：*HP* 菌少、且存在大量杂菌，仅凭形态难以诊断。③RUT：但因口腔中特定的 pH 及呈弱碱性和复杂菌群环境，易造成假阳性，故缺乏检测诊断价值。④免疫学方法：单克隆抗体是检测 *HP* 的有效方法手段，有高度敏感性和特异性，目前研制出有粪便 *HP* 抗原检测（HP SAT），主要用于胃 *HP* 感染的检测。⑤PCR：PCR 是检测 *HP* 很敏感的技术，但其受引物影响较大，目前因其技术要求高、操作复杂，不宜作为口腔 *HP* 感染临床常规检测方。⑥UBT：由于 ^{13}C 或 ^{14}C 尿素胶囊被吞入胃后才溶解并释放尿素，因此只能用于检测胃 *HP* 感染，口腔中 *HP* 产生的尿素酶，除少部分吞入胃内参与此过程，大部分不能直接被检出，因此此方法不能检测口腔 *HP* 感染。⑦唾液 *HP* 抗原检测法（*HP* S）：是通过应用胶体金层析式双抗体夹心法原理，采用 *HP* 尿素酶单克隆抗体，定型检测唾液中相应的 *HP* 释放的尿素酶，从而诊断 *HP* 感染。其灵敏度达 10mg/L，经试验检验此方法的敏感度为 72.55%～98.55%，特异度为 27.78%～96.55%，准确度为 50.39%～95.06%，阳性预测值为 39.80%～97.37%，阴性预测值 57.69%～92.94%。⑧唾液 *HP* 鞭毛抗原检测技术（*HP* F），与 *HP* S 法一样均为免疫学方法，具有较高的敏感性和特异性，且有简便易行、快捷、廉价等优点，适于在各个层次医院临床检测口腔 HP 感染。

三、HP 感染治疗策略展望

叶国钦[35]等采用唾液幽门螺杆菌尿素酶抗原检测板（HP S）与 ^{13}C 尿素呼气试验同步检测的方法，对 129 例经胃镜检查证实 HP 感染患者给予奥美拉唑、克拉霉素、阿莫西林或甲硝唑校准三联疗法根除治疗 4 周后进行复查，口腔 HP S 阳性率为 75.97%，^{13}C 法胃 HP 阳性率为 34.11%；Gzesnikiewicz-Guzik[36]等发现上消化道疾病患者经抗 HP 治疗后，HP 已在胃内根除，却仍然存在于口腔中。这是由于口腔中的 HP 存在于牙菌斑、龈袋、唾液中，特别是牙菌斑微生物具有独特的"生物膜"结构，HP 能借此逃避抗生素的杀灭，故全身用药效果甚微。因此必须在三联抗胃 HP 治疗的同时对口腔 HP 进行特殊的清除和杀灭治疗，这样才有可能最终提高 HP 的清除率。

我国 HP 协作组主席胡伏莲的团队对 HP 根除多次失败患者的研究显示联合口腔洁治的四联疗法可提高胃 HP 根除率 14.5%（联合治疗组 HP 清除率为 89.5%，单纯四联疗法组 HP 清除率为 75%）[37]。因此目前认为 HP 感染的治疗要同时包括两部分：口腔 HP 感染和胃 HP 感染的诊断和治疗应同时进行，根据口腔 HP S 法和 UBT 法联合检测的结果，可大致分为：①HP S，UBT 均阳性，可判断为口腔和胃同时感染 HP；②HP S 阳性、UBT 阴性：可判断为单纯口腔感染；③HP S 阴性、UBT 阳性：可判断为单纯胃 HP 感染；④HP S，UBT 均阴性：可判断为无 HP 感染。根据以上判断结果，临床上可制定出更完善的 HP 根除治疗方案，包括单纯进行口腔 HP 治疗、单纯胃 HP 治疗及口腔加胃联合治疗方案等，以提高人体 HP 感染的清除率。由于口腔 HP 可随唾液吞咽至胃内而迟早会引起或再引起胃内 HP 感染，因此口腔 HP 的诊治必须提高到和胃 HP 感染同样的认识高度来进行诊治和处理。目前口腔 HP 感染的诊断和治疗都在进一步完善和研究开发中。口腔 HP 感染后的牙龈炎及牙周炎者必须进行口腔科专业治疗，外加采用特殊的带有负电荷的漱口水进行口腔 HP 的清除治疗，后者目前正在临床试验中。相信全新的人体 HP 感染评价方法会指引临床采取更完善的 HP 治疗方法，从而提高 HP 根除效果[38]。

（张晶）

参考文献

[1] 刘文忠，萧树东. 纪念幽门螺杆菌培养成功 30 周年——通向诺贝尔医学奖之路[J]. 胃肠病学，2012，17：449-452.

[2] 陈晶晶. 中国幽门螺杆菌感染研究进展[J]. 中华流行病学杂志，2000，21（2）：150-152 .

[3] 胡伏莲. 幽门螺杆菌感染的流行病学[J]. 中国医刊，2007，42（2）：17-18.

[4] 胡伏莲. 幽门螺杆菌感染治疗现状与展望[J]. 胃肠病学和肝病学杂志，2012，21（8）： 687-690.

[5] 张玲霞，张沥，张宁霞，等. 儿童幽门螺杆菌及 CagA 阳性幽门螺杆菌感染的流行病学调查[J]. 临床儿科杂志，2003，21（12）：779-781.

[6] 陈洁. 儿童幽门螺杆菌感染的诊断和治疗进展[J]. 临床儿科杂志，2005，23（10）：683-685.

[7] 张耀东，胡群，刘双又，等. 中国儿童幽门螺杆菌感染与缺铁性贫血关系的 Meta 分析[J]. 中国妇幼保健，2012，27（12）：1907-1909.

[8] VENERI D，KRAMPERA M，FRANCHINI M. High prevalence of sustained remission of idiopathic thrombocytopenic purpura after Helicobacter pylori eradication：a long-term follow-up study[J]. Platelets，2005，16：117-119.

[9] KADAYIFCI A，BUYUKHATIPOGLU H，CEMIL SAVAS M，et al. Eradication of Helicobacter pylori with triple therapy：an epidemiologic analysis of trends in Turkey over 10 years[J]. Clin Ther，2006，28：1960-1966.

[10] NIV Y，HAZAZI R. Helicobacter pylori recurrence in developed and developing countries： meta-analysis of 13C-urea breath test follow-up after eradication[J]. Helicobacter，2008，13：56-61.

[11] 胡伏莲. 幽门螺杆菌根除失败的原因分析和处理策略[J]. 现代消化及介入诊疗，2010，15：108-112.

[12] KRAJDEN S，FUKSA M，ANDERSON J，et al. Examination of human stomach biopsies，saliva，and dental plaque for Campylobactre pylori[J]. J Clin Microbiol，1989，27：1397-1398.

[13] SHAMES B，KRAJDEN S，FUKSA M，et al. Evidence for the occurrence of the same strain of Campylobacter pylori in the stomach and dental plaque[J]. J Clin Microbiol，1989，27（12）：2849-2850.

[14] HAMMAR M，TYSZKIEWICZ T，WADSTROM T，et al. Rapid detection of Helicobacter pylori in gastric biopsy material by polymerase chain reaction[J]. J Clin Microbiol，1992，30：54-58.

[15] FERGUSON D A JR，LI C，PATEL N R，et al. Isolation of Helicobacter pylori from saliva[J]. Clin Microbiol，1993，31：2802-2804.

[16] TIWARI S K，KHAN A A，AHMED K S，et al. Rapid diagnosis of Helicobacter pylori infection in dyspeptic patients using salivary secretion：a noninvasive approach[J]. Singapore Med J，2005，46：224-228.

[17] WANG J，CHI D S，LAFFAN J J，et al. Comparison of cytotoxin genotypes of Helicobacter pylori in stomach and saliva[J]. Dig Dis Sci，2002，47：1850-1856.

[18] 杨海涛. 幽门螺杆菌感染在家庭内聚集[J]. 中华消化杂志，1992，12：42-44.

[19] DOMINICI P，BELLENTANI S，DI BIASE A R，et al. Familial clustering of Helicobacter pylori infection：population based study[J]. BMJ，1999，319：537-541.

[20] 王凯娟，王润田. 中国幽门螺杆菌感染流行病学 Meta 分析[J]. 中华流行病学杂志，2003，24（6）：443-446.

[21] LEUNG W K，SUNG J J，LING T K，et al. Use of chopsticks for eating and Helicobacter pylori infection[J]. Dig Dis Sci，1999，44（6）：1173-1176.

[22] CELLINI L，GRANDE R，ARTESE L，et al. Detection of Helicobacter pylori in saliva and esopHagus[J]. New Microbiol，2010，33：351-357.

[23] 姜海行，梁淡湄，王琳琳，等. 儿童幽门螺杆菌感染途径的研究[J]. 临床儿科杂志，2002，20（6）：329-331.

[24] 张特，聂敏海，周聪，等. 复发性阿弗他溃疡患者唾液、菌斑中幽门螺杆菌的观察[J]. 华西口腔医学杂志，2006，24（4）：378-379.

[25] 王淑丽，张达永，沈勤. 口腔龋病与非龋病部位牙菌斑中幽门螺杆菌检出的比较[J]. 口腔医学，1999，19（2）：84-85.

[26] 刘颖，白杨，李菁，等. 口腔内幽门螺杆菌与儿童龋齿及口腔卫生状况的关系[C]. 中华医学会第七次全国消化病学术会议论文汇编，2007，5：228.

[27] ALLAKER R P，YOUNG K A，HARDIE J M，et al. Prevalence of Helicobacter pylori at oral and gastrointestinal sites in children：evidence for possible oral-to-oral transmission[J]. J Med Microbiol，2002，51：312-317.

[28] 张晶，徐樨巍，丁召路，等. 口腔唾液幽门螺杆菌测试板的临床筛查价值的研究[J]. 医学综述，2011，17：2696-2698.

[29] ZOU Q，LI R Q. Helicobacter pylori in the oral cavity and gastric mucosa：a meta-analysis[J]. J Oral Pathol Med，2011，40：317-324.

[30] 高静，张丽，靳松，等. 慢性胃病患者口腔与胃内幽门螺杆菌基因型关系的研究[J]. 临床口腔医学杂志，2010，26：266-269.

[31] MIYABAYASHI H，FURHATA K，SHIMIZU T，et al. Influence of oral Helicobacter pylori on the success of eradication therapy against gastric Helicobacter pylori[J]. Helicobacter，2000，5：30-37.

[32] 侯海玲，孟焕新，胡文杰，等. 口腔幽门螺杆菌对胃幽门螺杆菌根除率的影响[J]. 中华口腔医学杂志，2003，38：237-239.

[33] 叶国钦. 口腔幽门螺杆菌感染的临床检测[J]. 中华医学杂志，2012，92（16）：1084-1086.

[34] 张万岱，徐智民. 幽门螺杆菌感染诊断方法的评价与诊断标准[J]. 中华全科医师杂志，2004，3（6）：351-353.

[35] 叶国钦，Karin E，Noriko T. 口腔幽门螺杆菌感染与胃幽门螺杆菌感染的相关性探讨[J]. 中华消化杂志，2011，31：38-41.

[36] GZESNIKIEWICZ G M，LOSTER B，BIELANSKI W，et al. Implicatjions of oral Helicobacter pylori for the outcome of its gastric eradication therapy[J]. J Clin Gastroenterol，2007，41（2）：145-151.

[37] 高文，胡伏莲，王晓敏. 含呋喃唑酮的四联疗法联合口腔洁治对幽门螺杆菌根除多次失败的补救治疗[J]. 中华医学杂志，2011，91：836-839.

[38] 叶国钦，叶小钦，叶小培，等. 多聚赖氨酸复合体治疗口腔幽门螺杆菌感染的疗效观察[J]. 中国医疗前沿，2010，5：1-4.

第五节 儿童胃食管反流病诊断技术研究进展

胃食管反流（gastro-esopHageal reflux，GER）是指胃、十二指肠内容物，包括从十二指肠流入胃的胆盐和胰酶等反流入食管，可分为生理性和病理性两种。胃食管反流病（gastro-esopHageal reflux disease，GERD）即为病理性反流引起的一系列临床症状及并发症，是一种儿科常见病，国外有报道称达 8%的儿童受到胃食管反流病的影响。其发病机制目前尚不明确，较为公认的机制为食管下端括约肌（low esopHageal spHincter，LES）静息压力降低；食管廓清能力降低；食管黏膜的屏障功能破坏；胃、十二指肠功能紊乱。儿童胃食管反流病临床表现复杂多样且缺乏特异性，包括恶心、呕吐、反酸、烧心、嗳气等消化道症状及慢性咳嗽、反复呼吸道感染等消化道外症状，严重影响了儿童的生长发育及生活质量。因此应早期诊断胃食管反流病，以使患儿得到早期规范化、针对性治疗，从而改善预后[1,2]。

因儿童胃食管反流病症状具有多样性、非特异性的特点，故单独依靠相关症状不能诊断胃食管反流病，还需应用相关实验室检查以明确反流存在的客观证据，并鉴别反流性质。临床上诊断胃食管反流病的方法多种多样，以往传统的应用方法有：胃镜检查、传统 24h 食管 pH 监测、胆红素监测、食管核素测定、食管测压、食管胃钡餐 X 线造影（GI）、B 型超声检查，以上方法均可在一定程度上检测胃食管反流病的发生，但因胃食管反流病机制复杂、临床表现多样化，目前尚无诊断的金标准。近年来随着对儿童胃食管反流病的研究进展，胃食管反流病的诊断技术也进一步发展，近年来新兴的诊断方法有:反流症状问卷、无线 pH 胶囊（Bravo 胶囊）监测、多通道食管腔内阻抗-pH（multichannel intralumminal impedance-pH，MII-pH）监测。

一、反流症状问卷

其作为一种可靠的、无创的、简单的、易操作的、可重复性的，家长和患儿接受性和配合性高的诊断方法用于儿童胃食管反流病的初筛是目前胃食管反流病诊断方法的研究热点。成人胃食管反流病已建立了反流诊断问卷（reflux diagnostic questionnaire，RDQ）量表，且国外研究已证明了其用于胃食管反流病、评估疗效方面的可靠性，我国的相关研究亦提示 RDQ 量表用于临床诊断具有可靠性。目前胃食管反流症状问卷在成人中已应用于胃食管反流疾病的随访、流行病学研究。因为儿童胃食管反流病的症状随年龄不同而有不同的表现，因此儿童胃食管反流症状问卷应据年龄不同而制定年龄特异性问卷。症状问卷应具有可重复性、可靠性、简便易行性、敏感性及特异性，Deal 等人设计的适用于 1 ~ 11 个月婴儿的 GSQ-I（the GERD symptoms questionnaire for infants）量表和适用于 1 ~ 4 岁幼儿的 GSQ-YC（the GERD symptoms questionnaire for young children）量表。每个量表均含 7 个典型胃食管反流症状项目，根据最近 1 周内患儿各种症状发生的频率和严重程度得出每个症状的评分（ISS），症状发生频率以症状发生的次数为标准，严重程度从一点也不严重（1 分）到非常严重（7 分）评分，若无症状发生则跳过症状严重程度的项目。每个症状评分的总和称为症状的综合评分（CSS），研究显示 CSS 大于 8 诊断小儿 GERD 敏感性为 85%，特异性为 81.5%，证明 GSQ-I 量表和 GSQ-YC 量表可用于诊断婴幼儿 GERD。Malaty 等人设计了适于 4 ~ 18 岁儿童的多维症状量表，包括症状量表、不适程度量表、生活质量量表、对自身症状认知量表 4 项，通过对 133 个患儿的对照研究，该问卷各量表间一致性良好，可靠性在 70%以上，显示该量表可用于临床诊断儿童胃食管反流病。北京儿童医院丁召路医师等人通过对就诊于北京儿童医院消化内科 45 例患儿进行反流性疾病症状问卷的前瞻性研究，结果显示诊断临界值为 13 分时，敏感性为 78.3%，特异性为 68.2%，对应的准确度为 73.3%，对 GERD 诊断阳性符合率 72.0%，阴性符合率为 75.0%，亦证明 GERD 症状问卷婴儿量表（GSQ-I）和幼儿量表（GSQ-YC）及 7 岁以上大龄儿童量表（GERQ）对 GERD 的初步诊断有一定功效，有助于学龄期及青少年 GERD 的初筛。但目前国内尚需进行进一步大样本的关于儿童症状问卷评分有效性验证的研究[3-9]。

Kleinman 等人设计了 2 组年龄特异性的症状和生活质量量表（PGSQ），适用于 2～8 岁的 PGSQ-Cp 量表和适用于青少年（9～17 岁）的 PGSQ-A 量表，用于评价儿童胃食管反流病。每个量表均包括最近 7 d 内的症状发作频率、最近 7 d 疼痛的部位、最近 7 d 因病发作对生活的影响程度、最近 7 d 对学习的影响程度。症状发作频率以天为单位，分为 0 d，1～2 d，3～4 d，5～6 d，7d 等 5 种程度；疼痛的部位从咽喉至耻骨联合线以上，共平分为 16 个部位，可以选择多个部位；对生活、学习影响程度从一点没有（1 分）至一直存在（5 分）。PGSQ-Cp 量表共有 16 项症状、14 项生活方面的影响、6 项学习方面的影响、1 项疼痛部位，共 37 个项目。PGSQ-A 量表共有 15 项症状、13 项生活方面的影响、6 项学习方面的影响、1 项疼痛部位，共 35 个项目。最终通过统计学方法分析 PGSQ-Cp 获得了 4 个有意义的症状（包括反酸、烧心/胃部灼热感、失眠、食管外症状），PGSQ-A 量表获得 3 个有意义的症状（包括反酸、烧心/胃部灼热/失眠、食管外症状），通过对 75 个 2～8 岁患 GERD 的患儿，75 个 9～17 岁患 GERD 的患儿，40 个无 GERD 的 9～17 岁患儿的治疗前及治疗后 3～6 周的量表调查，得出结论该症状生活质量量表具有较高的可靠性及有效性，对于诊断儿童胃食管反流病及评价胃食管反流病对生活、学习的影响，评估预后有临床意义。提示症状问卷还可用于评价胃食管反流病疗效、生活质量、预后评估[10]。

二、无线 pH 胶囊监测

该技术是最近兴起的应用于诊断胃食管反流病的新技术。此装置由一个胶囊及可固定于患者腰带上的接受器组成。无线 pH 胶囊（Bravo 胶囊）直径为 6.0 mm × 5.5 mm × 25 mm，通过胃镜使其吸附于下端食管黏膜上，胶囊上缘定位在离齿状线上缘 6 cm 处，无线接收装置固定于患者的腰带上，每隔 6s 记录一次数据，可持续 2～4d。其克服了传统 pH 传感器定位不准和带导线的缺点，并能较长时间监测（可达 48 h）。

在成人的研究中国外有报道称对于 Bravo 胶囊 pH 监测 48h 更有临床意义。Gerson 等人通过对 100 例患者进行 Bravo 胶囊 pH 监测，通过对比监测 48h 与监测 24h 检出胃食管反流病的阳性率，证实了 48h pH 监测使胃食管反流病的诊断率提高了 43.4%。Bravo 胶囊与传统 pH 监测耐受性更加良好，具有良好的安全性及准确性。国外研究报道 Bravo 胶囊安装的成功率高达 98%～100%，与传统 pH 监测相比对日常活动干扰少，提高了患者的依从性，有效地避免了鼻出血、咽喉部不适等并发症。因此该方法更适合应用于配合度不高，耐受性较差的患者[11-16]。

然而 Bravo 胶囊在儿童中的研究报道 24h 食管 pH 监测与 Bravo 胶囊诊断胃食管反流病的反流指数无统计学意义，且 Bravo 胶囊监测 24h 与 48h 结果无统计学差异，且该法需经过内镜定位，胶囊的费用昂贵，接受数据较传统 pH 监测频率间隔长，故仍需进一步完善无线技术以使其得到进一步应用[17,18]。

MII-pH 监测：此装置是通过测定食管腔内阻抗值的变化来测定食管腔内食物的运动情况，一般阻抗值较基线变化 50% 认为存在一次反流。MII 由一个经鼻放置于食管腔内的阻抗导管和体外记录设备构成，每个阻抗导管由 6 或 7 个阻抗感受器等距的分布，pH 感受器置于最末端的两个阻抗感受器之间，二者同步监测，以监测酸或非酸反流，反流物的成分（固体、液体、气体），亦用于监测食管的蠕动情况。国外多项研究表明尽管应用了质子泵抑制剂（proton pump inhibitors，PPI）治疗，但患者仍存在弱酸反流和非酸反流，且与患者的症状相关，而 MII-pH 对于弱酸反流和非酸反流的检出并不受治疗的影响。

Vela 等人通过应用质子泵抑制剂治疗的患者（$n=12$）进行 MII-pH 监测来探讨非酸反流与胃食管反流病患者应用质子泵抑制剂治疗的关系，结果表明在治疗前患者共有 217 次反流发生，其中 45% 为酸反流，治疗后共有 261 次反流事件发生，其中酸反流降至了 3%，而非酸反流升至了 97%。Gerrit 等人通过对 30 名成人在应用质子泵抑制剂仍有反酸、烧心、胸痛的患者进行 MII-pH 监测，对其采用随机的方法在应用质子泵抑制剂过程中和停用药后一周进行测量，结果表明在应用 PPI 治疗的患者中其酸反流明显减少，而弱酸反流则更多被检测出来，且研究结果显示，在停止应用质子泵抑制剂后 MII-pH 可以更好地检测出反流症状与反流发生次数的相关性。

　　我国肖英莲等人通过对 44 名具有烧心症状的患者和 70 名健康人群的对照研究，结果显示应用 MII-pH 方法使胃食管反流病的检出率提高了 4.6%。在儿童胃食管反流病的研究中，国外有研究报道称新生儿的易激惹及呼吸暂停与酸反流及非酸反流均相关，婴儿中非酸反流占 61%，随年龄增长儿童中非酸反流为 37%，应用 MII-pH 监测可以提高反流的检出率。故 MII-pH 监测对于提高胃食管反流病诊断的敏感性，诊断难治性胃食管反流病及症状不典型者有重要作用[19-26]。

三、总结

　　儿童胃食管反流症状复杂且不典型，诊断方面有多种，目前尚无金标准，除传统食管 pH 监测等方法外，目前新兴诊断技术有反流症状问卷，可用于胃食管反流病的初筛及流行病学研究；无线 pH 胶囊（Bravo 胶囊）监测作为一种新技术提高了患者的耐受度及配合度，并且可进行长达 48 h 食管 pH 监测，但其费用昂贵；MII-pH 监测可以监测酸反流、弱酸反流及非酸反流，并可分析反流物的性质，作为一种新兴技术提高了胃食管反流病的诊断率，尤其对于难治性胃食管反流病和症状不典型者意义重大。

（徐樨巍　张田）

参考文献

[1] DRANOVE J E. Focus on diagnosis：new technologies for the diagnosis of gastroesop Hageal reflux disease[J]. Pediatr Rev，2008，29：317-320.

[2] 孙常波，吕宾. 胃食管反流病发病机制研究进展[J]. 国际消化病杂志，2008，28（6）：480-482.

[3] SHAW M，DENT J，BEEBE T. The Reflux Disease Questionnaire：a measure for assessment of treatment response in clinical trials[J]. Health Qual Life Outcomes，2008，6（31）：doi：10.1186/1477-7525-6-31.

[4] SHAW M，TALLEY N J，BEEBE T，et al. Initial validation of a diagnostic questionnaire for gastroesopHageal reflux disease[J]. Am J Gastroenterol，2001，96：52-57. doi：10.1111/j.1572-0241.2001.03451.x.

[5] 顾清，王虹，顾而立. 胃食管反流病问卷评分对胃食管反流病患者食管酸暴露的预测意义[J]. 中华消化杂志，2011，31（1）：45-49.

[6] 卫彦芳，许翠萍，智双凤. 胃食管反流病问卷对胃食管反流病的诊断价值[J]. 中华消化杂志，2011，31（5）：347-349.

[7] DEAL L，GOLD B D，GREMSE D A，et al. Age-specific questionnaires distinguish GERD symptom frequency and severity in infants and young children：development and initial validation [J]. J Pediatr Gastroenterol Nutr，2005，41（2）：178-185.

[8] MALATY H M，O'MALLEY K J，ABUDAYYEH S，et al. Multidimensional measure for gastroesopHageal reflux disease（MM-GERD）symptoms in children：a population-based study[J]. Acta Paediatr. 2008，97（9）：1292-1297.

[9] 丁召路，王国丽，纪文静. 反流症状问卷对儿童胃食管反流病的诊断价值[J]. 中华医学杂志，2010，90（34）：2396-2398.

[10] KLEINMAN L，NELSON S，KOTHARI-TALWAR S，et al. Development and psychometric evaluation of 2 age-stratified versions of the Pediatric GERD Symptom and Quality of Life Questionnaire[J]. J Pediatr Gastroenterol Nutr，2011，52（5）：514-522.

[11] CYNTHIA W，CHRISTOPHER S，DAVIS P，et al. Current applications of evolving methodologies in gastroesopHageal reflux disease testing[J]. Digestive and Liver Disease，2011，43：353-357.

[12] CHANDER B，HANLEY W N，DENG Y，et al. 24 Versus 48-hour bravo pH monitoring[J]. J Clin Gastroenterol，2012 Mar，46（3）：197-200.

[13] RICARDO G，PRADO J，GONÇALVES A，et al. Impact of prolonged 48-h wireless capsule EsopHageal pH monitoring on diagnosis of gastroesopHageal reflux disease and evaluation of the relationship between symptoms and reflux episodes[J]. Arq Gastroenterol，2011，48（1）：24-29.

[14] OOMMEN S，BIRK W J，WALKER G，et al. The Bmvo pH capsule reviewed，an analysis of tlle safety and performance in 342 Cases[J]. Gastmintest Endosc，2006，63（5）：244.

[15] WARD E M，DEVAULT K R，BOURAS E P，et al. Successful oesopHageal pH monitoring with a catheter-free system[J]. Aliment PHarmacol Ther，2004，19（4）：449-454.

[16] WONG W M，BAUTISTA J，DEKEL R，et al. Feasibility and tolerability of transnasal／per-oral placement of the wireless pH capsule vs traditional 24h oesopHageal pH monitodng-a randomized trial[J]. Ahment PHarmacol Ther，2005，21（2）：155-163.

[17] CROFFIE J M，FITZGERALD J F，MOLLESTON J P，et al. Accuracy and tolerability of the Bravo catheter-free pH capsule in patients between the ages of 4 and 18 years[J]. J Pediatr Gastroenterol Nutr，2007，45（5）：559-563.

[18] GUNNARSDÓTTIR A，STENSTRM P，ARNBJRNSSON E. 48-hour wireless oesopHageal pH-monitoring in children：are two days better than one? [J]. Eur J Pediatr Surg，2007，17（6）：378-381.

[19] JASON E，DRANOVE. Focus on DiagnosisNew Technologies for the Diagnosis of GastroesopHageal Reflux Disease[J]. Pediatrics in Review，2008，2（9）：317-320.

[20] VELA M F，CAMACHO L L，SRINIVASAN R，et al. Simultaneous intraesopHageal impedance and pH measurement of acid and nonacid gastroesopHageal reflux：effect of omeprazole[J]. Gastroenterology，2001，120：599-606.

[21] MAINIE I，TUTUIAN R，SHAY S，et al. Acid and non-acid reflux in patients with persistent symptoms despite acid suppressive therapy：a multicentre study using combined ambulatory impedance-pH monitoring[J]. Gut，2006，55：1398-1402.

[22] ZERBIB F，ROMAN S，ROPERT A，et al. EsopHageal pH-impedance monitoring and symptom analysis in GERD：a study in patients off and on therapy[J]. Am J Gastroenterol，2006，101：1956-1963.

[23] GERRIT J M，HEMMINK M D，ALBERT J，et al. EsopHageal pH-Impedance Monitoring in Patients With Therapy-Resistant Reflux Symptoms：On or Off Proton Pump Inhibitor? [J]. The American Journal of Gastroenterology，2008，103：2446-2453.

[24] 肖英莲，林金坤，彭穗，等. 联合食管多腔道腔内阻抗-pH 监测在诊断胃食管反流病中的价值[J]. 中华消化杂志，2009，29（9）：513-516.

[25] CONDINO A，SONDHEIMER J，PAN Z，et al. Evaluation of infantile acid and nonacid gastrointestinal reflux using combined pH monitoring and impedence measurement[J]. J Pediatr Gastroenterol Nutr，2006，42：16-21.

[26] ROSEN R，LORD C，NURKO S. The sensitivity of multichannel intraluminal impedance and the pH probe in the evaluation of gastroesopHageal reflux in children[J]. Clin Gastroenterol Hepatol，2006，4：167-172.

第六节　炎症性肠病的诊治进展

一、炎症性肠病的诊断方法

炎症性肠病（inflammatory bowel disease，IBD）是指病因不明的一组非特异性肠道炎性疾病，包括克罗恩病（Crohn's disease，CD）和溃疡性结肠炎（ulcerative colitis，UC）。IBD 病人中，至少有 25% 的病人首次发病于儿童及青少年时期，且近年来儿童 IBD 的发病率在逐渐增加。目前儿童 IBD 尚无特异的诊断方法，需要结合临床表现、体格检查、影像学检查、内镜检查及组织病理等多方面进行综合诊断，在确诊 IBD 前应排除外肠道感染、肠结核等[1]。

虽然目前已经有许多检查方法用于诊断 IBD，但是该病的诊断与鉴别诊断仍很困难。尤其是在儿童 IBD 中，腹痛、腹泻等常见症状缺乏特异性，当病变较轻微，且局限在小肠部位时常不易被常规检查所发现。因此，这就促使我们发展新的标志物、内镜检查、影像学检查等协助 IBD 的诊断、治疗及评价预后。

目前研究较多的非侵入性生物标志物包括血清学标志物和粪便标志物，它们具有无创、经济、方便等多个优点，并且在 IBD 的诊断、活动度及监测治疗效果等方面都有意义。

内镜检查在 UC，CD 的诊断、治疗中仍有着重要的作用，它不仅可以直观地了解肠道黏膜病变的情况，而且可以取得组织病理学检查证据协助诊断。另外，还可以通过双气囊肠镜直接观察全小肠情况。CT 肠扫描在 IBD 的初次评估及治疗过程中有一定的意义。MR 肠扫描可以较好地了解肠壁炎症情况，并且可以避免接触大剂量的放射线。

血清学标志物、粪便标志物、内镜、放射性检查的研究进展会对临床工作者有一定的指导作用。本文就上述检查方法的研究进展做一综述。

(一) 血清学标志物

1. 抗中性粒细胞抗体

抗中性粒细胞抗体（anti-neutrophil cytoplasmic antibodies，ANCA）是以中性粒细胞和单核细胞胞质成分为抗原的自身抗体。主要检测方法有间接免疫荧光法（IIF 法）和酶联免疫吸附法（ELISA 法），ANCA 通过间接免疫荧光法可以分为胞浆型（cANCA）和核周型（pANCA），后者与 IBD 相关。Reese G E 等报道 pANCA 阳性诊断 UC 的敏感性为 55%，特异性为 89%，但是在儿童患者中，联合检测 pANCA 阳性，抗酿酒酵母抗体（anti-saccharomyces cerevisiae antibody，ASCA）阴性时，其诊断 UC 的敏感性和特异性分别提高到 70%，93%。因此，联合检测 pANCA 和 ASCA 在儿童 CD 与 UC 的鉴别诊断中有一定的意义。有研究发现，pANCA 对于预测疾病预后有一定的作用，Hoie O 等研究随访 432 例 UC 病人，其中 pANCA 阳性患者具有较高的复发率，这提示 pANCA 阳性是 UC 复发的危险因素[2-3]。

2. 抗酿酒酵母抗体

抗酿酒酵母抗体是一种针对真菌菌属的抗体，我们把其命名为酿酒酵母菌细胞壁甘露聚糖的血清反应性抗体。Reese GE 等报道联合检测 ASCA 阳性、pANCA 阴性时，其诊断 CD 的敏感性为 55%，特异性为 93%。虽然 ASCA 对于 CD 的特异性较高，但是在大约一半的乳糜泻、15% 的胶原性结肠炎以及50% 的免疫性肝病患者（如原发性胆汁性肝硬化、原发性硬化性胆管炎及自身免疫性肝炎等）中也可检测出 ASCA[4-6]。

3. 抗胰腺腺泡抗体

在 IBD 患者中可检测出抗胰腺腺泡抗体（PAB），用间接免疫荧光法测定 PAB 有两种类型：第一种类型是在胰腺腺泡内出现水滴状荧光染色，第二种类型是在胰腺腺泡内出现均匀的斑点样荧光。PAB 在 CD 患者血清中更为常见，约有 30% 表达，UC 患者血清中只有 2%～6%。PAB 具有较高的特异性，但是由于其敏感性较低，使得临床应用受到一定的限制[7]。

4. 抗细菌抗原抗体

（1）抗细胞外膜孔道蛋白 C 抗体（Anti-OmpC）：OmpC 抗体是一种直接抗大肠埃希菌细胞外膜孔道蛋白 C 的抗体。Landers C J 等研究表明，抗 OmpC IgA 在 55% 的克罗恩病患者、5%～11%UC 患者以及 5% 的正常个体中表达阳性。但是在儿童 CD 患者中，OmpC 抗体的阳性率明显降低[8,9]。

（2）I2 抗体：I2 抗体是一种细菌 DNA 片段，可在活动性 CD 的单层柱状单核细胞中克隆得到。在 30%～50% 的 CD 患者、10% 的 UC 患者以及 5% 正常个体中 I2 抗体 IgA 表达阳性，并且抗 OmpC IgA 抗体与 I2 抗体的存在可增加 IBD 的持续时间。I2 抗体阳性诊断 CD 的敏感性和特异性较低，因此限制了 I2 抗体的临床应用[10]。

（3）抗乙糖苷昆布糖抗体和抗乙糖苷壳糖抗体：抗乙糖苷昆布糖抗体（ALCA）和抗乙糖苷壳糖抗体（ACCA）对 CD 和 UC 有高度鉴别价值。Dotan 等研究发现，在 44% 的 ASCA 阴性的 CD 患者中，ALCA 或 ACCA 检测阳性。在 ALCA，ACCA 或 ASCA3 种抗体中至少 1 种阳性的情况下，其诊断 CD 的敏感性和特异性分别为 77.4%，90.6%。若其中至少两种抗体阳性，其诊断的特异性可升高到 99.1%。因此，ALCA 和 ACCA 被认为是 CD 相关的两种新的血清学抗体[11]。

上述抗体检测在儿童 IBD 的诊断中存在一定的局限性。由于血清抗体的产生依赖于暴露的基础上，并且儿童免疫系统尚不成熟，不能产生这些抗体。同时，由于这些检查的特异性明显高于敏感性，所以不宜用于普通筛查[12]。

(二) 粪便标志物

由于肠道炎性疾病，包括 IBD 都具有一个共同点，即粪便中都含有脱落的中性粒细胞。因此，检测粪便中性粒细胞源蛋白可以成为一个反映肠道炎性反应的可靠标志物。其中包括钙卫蛋白、乳铁蛋白、弹性蛋白酶、促炎性反应蛋白 S100A12、髓过氧化物酶（myeloperoxidase，MPO）、人类中性粒细胞脂质运载蛋白（human neutrophil lipocalin，HNL）等。

1.钙卫蛋白

钙卫蛋白（calprotectin，Cal）主要来源于中性粒细胞、单核细胞及活化巨噬细胞，具有多种生物学功能。由于钙卫蛋白是一种机体炎性反应的标志物，对 IBD 无特异性，在使用 NSAIDs 药物后、肠道感染或肠道恶性肿瘤等多种情况下均可升高。研究表明在疑似 IBD 的成人及儿童患者中，钙卫蛋白的诊断敏感性和特异性分别为 95% 和 91%。另外，钙卫蛋白还可以预测疾病的复发，其预测疾病复发的敏感性为 89%～90%，特异性为 82%～83%。Rose T H 等研究，当 UC 病人处于临床缓解及肠道黏膜愈合情况时，其钙卫蛋白水平可相应的恢复正常，这说明钙卫蛋白还可以用于监测治疗疗效[13-16]。

2.乳铁蛋白

乳铁蛋白是贮藏在中性粒细胞特殊颗粒中的铁结合蛋白，能及时反映急性炎症的情况。它不仅对 IBD 的诊断，而且对 IBD 的治疗及监测也有一定的意义。多项研究证实了乳铁蛋白水平与疾病活动度相关。一项多中心前瞻性研究，对处于缓解期的 89 例 CD 和 74 例 UC 病人随访 1 年，结果提示乳铁蛋白阳性是疾病复发的危险因素。另外，有研究表明成人及儿童 CD 患者接受英夫利昔单抗治疗缓解的同时，其粪便乳铁蛋白也相应下降，这些数据均支持粪便乳铁蛋白在 IBD 的治疗监测中有一定的意义[17-19]。

3.促炎性反应蛋白

促炎性反应蛋白（S100A12）是一种由粒细胞分泌的促炎性反应蛋白，在 IBD 患者血清及粪便中明显增高。Kaiser 等研究发现活动性 IBD 患者与肠易激综合征（irritable bowel syndrome，IBS）患者及健康人相比，粪便中 S100A12 水平明显增高。Manolakis 等关于 IBD 及 IBS 患者血清 S100A12 水平的研究也有相同的结论。这些数据提示血清及粪便中 S100A12 水平可以帮助鉴别 IBD 和 IBS[20-21]。

（三）内镜检查及影像学检查

随着内镜检查及影像学检查的不断发展，内镜检查仍然是诊断和治疗 IBD 的重要手段。它不仅能够直观地了解肠道黏膜的病变情况，而且还能取得组织病理学检查证据。目前可以通过双气囊肠镜观察全小肠情况，同时可以取活检进行组织病理学检查，它的缺点是有创、费时，因此胶囊内镜的出现为人们提供了另一个选择。同时做计算机断层扫描（computerized tomography，CT）、磁共振成像（magnetic resonance imaging，MRI）等无创的检查方法对于 IBD 的诊断和监测也有一定的意义。

1.胶囊内镜

胶囊内镜可以很好地了解整个消化道的情况，尤其是小肠病变的范围及活动度，对肠道黏膜轻微病变敏感性较高，且无放射性损害，它在儿童患者中具有较好的耐受性。国内方优红等研究 25 例 CD 患者，其中胶囊内镜诊断 CD 21 例，诊断阳性率较高，镜下主要表现为阿弗他溃疡，环状或裂隙样溃疡。Sant'Anna 等研究 20 例疑似小肠 CD 的儿童患者，利用普通的影像学检查未能诊断，胶囊内镜检查显示 50% 的病人具有典型的 CD 病变，50% 的病人可完全排除本病。但是胶囊内镜具有不能发现肠外病变，不能取活检，在肠狭窄的病人中易引起内镜滞留等缺点，因此，肠狭窄、肠梗阻是胶囊内镜检查禁忌。但是在少数高度怀疑小肠 CD 的患者中，当回结肠镜、CT 或 MRI 等均未发现异常时，可选择胶囊内镜检查[22]。

2.双气囊肠镜

双气囊肠镜最早被报道使用于全小肠检查是在 2001 年。它与原先的推进式小肠镜相比，主要是在肠镜外加上一个顶端带气囊的外套管，同时也在肠镜顶端加装一个气囊，使得双气囊肠镜有长距离推进效果。双气囊肠镜可通过口腔或肛门进镜，或者结合两种进镜方式，对整个小肠进行完整、全面的检查。在双气囊肠镜检查下，可以进行疾病的诊断、取活组织病理检查及介入治疗。Mensink 等研究已确诊的 40 例 CD 病人，应用双气囊肠镜发现 24 例病人（60%）存在活动性炎症，并且指导改变了 18 例病人的治疗方案。双气囊肠镜在检测回肠阿弗他溃疡、黏膜糜烂及小溃疡方面更优于其他影像学检查，但是它在 IBD 的诊断、治疗中的作用仍未确定[23,24]。

3.CT

CT 用于检查小肠病变越来越受到大家的关注，它包括两种类型：CT 肠扫描及 CT 肠造影法，目前 CT 肠扫描应用更多。CT 肠扫描采用静脉增强及口服中性对比剂充盈肠腔，从而清晰地显示肠腔、肠壁及肠系膜等结构。活动期肠道炎症在 CT 肠扫描中可表现为肠壁分层强化及肠壁增厚。同样，纤维脂肪增生及肠系膜血管增生等也提示肠道活动进展。

另外，肠腔狭窄可能是由于肠壁炎性水肿或慢性纤维增生引起，这两种情况通过 CT 有时不易区别。由于 CT 肠扫描对诊断急性小肠黏膜炎症具有较高的敏感性（82%）和特异性（89%），因此在临床上的应用越来越广泛，另外，CT 肠扫描可以发现 CD 的穿孔等并发症、IBD 的肠外表现及一些非 IBD 相关的异常。此外，CT 肠扫描的缺点是具有放射线损害[25,26]。

4.MR 肠扫描

MR 肠扫描是一项安全、精确的检测方法，可用于评估 CD 病人小肠及肠外表现。与 CT 肠扫描相比，MR 肠扫描不仅可以避免接触大剂量放射线，而且具有对骨盆软组织及肛周瘘管对比良好等优点。肠道炎症活动期典型的 MR 表现有肠壁增厚、肠壁分层增强、肠系膜血管增生、肠系膜炎症、溃疡以及狭窄、穿孔、脓肿等并发症。MR 由于其高对比度分辨率，比 CT 更适合检测穿透性病变。另外，与内镜检查相比，MR 肠扫描除不仅能够区分 IBD 的严重度，而且还能通过区别肠道炎症与纤维狭窄来预测疾病治疗效果[27,29]。

5.超声

超声是目前临床常用的检查手段之一，它具有经济、安全、无辐射且易于重复等多个优点，但是它高度依赖于 B 超医生的经验。IBD 炎症活动期超声图像主要表现有肠壁增厚、肠壁正常分层结构模糊、肠壁血流信号异常增多、肠系膜淋巴结肿大、炎性息肉及肠管狭窄、瘘、脓肿等并发症。作为首次诊断的影像学检查，超声诊断 CD 的敏感性为 75%～94%，特异性为 67%～100%，这取决于诊断标准肠壁厚度的截取值。另外，超声也能够通过狭窄处肠壁的回声类型来区别炎症与纤维增生，当肠壁失去分层现象时提示炎症，肠壁保持回声呈层状改变则提示纤维增生[30,31]。

6.正电子发射计算机断层扫描

正电子发射计算机断层扫描（positron emission tomography，PET）检查可通过 18-荧光脱氧葡萄糖（18-fluorodeoxyglucose，18-FDG）有效地测量机体葡萄糖代谢增加的区域，目前已被广泛应用于多种感染、炎症性疾病及恶性肿瘤等领域。FDG-PET 成像技术可对机体各个部位感染与非感染性炎症进行检查，同时可对 IBD 时炎症的存在与严重度进行客观的评估，从而指导临床治疗。该技术具备无创性及高敏感性，尤其适用于儿童患者。

多项研究表明 PET 检查可以很好地评价儿童及成人 IBD 的疾病活动度。以组织病理为金标准，PET 检查诊断 IBD 的敏感性为 98%，特异性为 68%。虽然 PET 检查具有较高的敏感性，但是由于其特异性较低，其在 IBD 的应用尚未确定，并且 PET 扫描尚未广泛应用，所以它在儿童 IBD 的诊断中起着有限的作用[32,33]。

7.白细胞扫描（闪烁显像）

它能区别 CD 和 UC。在 UC 中，扫描显示白细胞摄取从直肠开始，呈连续性病变，且不在小肠摄取。如果一旦存在小肠白细胞摄取，则提示 CD 可能，并且在结肠、小肠的白细胞摄取呈不连续性[33]。

（四）组织病理学

活组织检查常常需要取多部位病理，包括肉眼观察黏膜正常部位，因为在肉眼正常组织中，同样可以出现组织学异常（甚至肉芽肿）。UC 的病变局限在黏膜层，黏膜具有中性粒细胞、淋巴细胞、嗜酸细胞浸润，隐窝脓肿形成，隐窝脓肿可相互融合、破溃，出现广泛的、不规则的浅表小溃疡，少数可有假性息肉形成。CD 显微镜下病变为透壁性损伤，可见非干酪样肉芽肿及裂隙状溃疡，这是区分 CD 与 UC 的主要特点。但是，CD 中有 60% 的组织病理学检查无典型肉芽肿改变[34]。

（五）结语

随着科学技术的不断进步，IBD 的诊断方法也在持续的发展。IBD 的血清学标志物主要应用于鉴别 CD 和 UC，其中 ASCA，PAB，OmpC IgA 抗体，I2 抗体，ALCA 及 ACCA 是 CD 的特异性血清标志物，而 pANCA，OmpC IgG 抗体是 UC 的特异性血清标志物。IBD 相关的粪便标志物包括钙卫蛋白、乳铁蛋白、弹性蛋白酶及促炎性反应蛋白 S100A12 等，可以很好地反映肠道炎症的存在以及炎性反应的活动度。胶囊内镜和双气囊肠镜可以为全小肠病变提供直接的证据。CT，MRI 及肠道超声等无创检查方法可以较好地评价肠内及肠外表现。多种检查方法的出现，可以协助临床医生更好地诊断、治疗以及监测疾病预后。

二、炎症性肠病的治疗新进展

炎症性肠病是一组病因不明的非特异性肠道炎性疾病，包括溃疡性结肠炎和克罗恩病。IBD 在西方国家相当常见，但是随着人们生活方式的改变以及诊断水平的提高，IBD 的发病率在我国逐年上升，且有研究报道 IBD 病人中至少有 25% 的病人首次发病于儿童及青少年时期[35]。儿童 IBD 的临床表现以腹痛、腹泻、便血和体重减轻多见。UC 以反复发作的腹泻，呈血便或黏液脓血便，伴明显体重减轻为特点；CD 常慢性起病，多表现为反复发作的右下腹或脐周腹痛伴明显体重下降、发育迟缓，可有腹泻、腹部肿块、肠瘘、肛周病变以及发热、贫血等全身症状。肠外表现、全身症状及肛周病变，CD 较 UC 更为常见。

IBD 治疗的目标包括缓解症状，恢复正常生长发育或青春期发育，预防复发，提高生活质量，预防并发症。治疗方法包括单个或联合营养治疗、药物治疗或者手术治疗。其中药物治疗包括柳氮磺胺吡啶（salazosulfapyridine，SASP）、5-氨基水杨酸（5-aminosalicylic acid，5-ASA）、糖皮质激素（glucocorticoid，GCS）、免疫调节剂如硫唑嘌呤（azathioprine，AP）、甲氨蝶呤（methotrexate，MTX）等以及生物制剂抗肿瘤坏死因子-α 抗体如英夫利昔等。目前药物治疗是 IBD 的主要治疗手段，轻中度的患者可给予柳氮磺胺吡啶或 5-氨基水杨酸治疗，重度患者可加用激素和免疫调节剂治疗。外科手术只是针对难治性和有严重并发症的 IBD。本文就 IBD 的治疗新进展方面作一综述。

（一）药物治疗

1.氨基水杨酸制剂

其包括 SASP 和 5-ASA。SASP 经结肠细菌的作用分解为 5-ASA 起作用。氨基水杨酸可影响前列腺素、中性粒细胞趋化因子和清除反应性氧自由基，减少肠道炎症。SASP 和 5-ASA 疗效相当，SASP 价格便宜，但副作用较多，如恶心、腹泻、皮疹、头痛、溶血性贫血、骨髓抑制等，此时应予 5-ASA，后者更易耐受，约 10% 的患者对 5-ASA 不耐受，主要是肾毒性。目前新型制剂的研究主要针对控制它不在小肠吸收和代谢，提高其在结肠的浓度，从而发挥最大效益，降低药物的毒副作用。氨基水杨酸制剂是目前轻、中度 UC 患者诱导缓解以及维持治疗的一线药物，但最适宜的诱导缓解的剂量仍有争议。各临床试验的结论不一，但结果均提示最适宜的初始剂量依赖于疾病的严重程度。5-ASA 栓剂或灌肠剂可用于远端病变的维持缓解治疗，活动期远端病变或全结肠病变时建议联合使用口服及直肠予 5-ASA 效果更佳。5-ASA 用于 CD 患者的诱导及缓解治疗，目前仍无最终定论。一些研究发现美沙拉嗪用于维持治疗有效，但更多的研究提示其无效，故 5-ASA 不作为 CD 的维持治疗。

2.糖皮质激素

其适用于氨基水杨酸类药物治疗无效的中重度 IBD 患者，可迅速抑制炎症、缓解症状，控制疾病急性发作很有效，是诱导活动期 IBD 缓解的一种高效药物。由于目前尚无证据提示其在维持缓解中有效，故不作为维持治疗。根据病变部位及病变程度决定给药途径（急性重症病变时静脉给药、中重度病变口服治疗，病变局限在远端结肠时可直肠局部给药）。有报道提示部分早期静脉激素治疗不能缓解患者的某些基因表达升高，提出基因表达图谱可能有助于判断重症 UC 患者是否为激素抵抗，从而协助制定治疗方案。CD 患者常见激素依赖，尤其是发病年龄早、伴上消化道症状者激素依赖更多见，应慎用激素。治疗糖皮质激素剂量大，副作用多，如痤疮、满月脸、水肿、睡眠障碍、情绪改变、糖耐量异常、儿童生长迟缓、骨质疏松、白内障、高血压等。激素治疗期间应补充维生素 D 和钙以防骨质疏松。目前新型制剂的研究主要使药物在局部吸收减少，在肝脏首过清除增加，减少全身不良反应[36,37]。

3. 免疫调节剂

免疫调节剂主要用于激素无效或激素依赖，以及激素诱导缓解后的维持治疗。临床上常用的免疫调节剂有硫代嘌呤（包括 6-巯基嘌呤及硫唑嘌呤）、甲氨蝶呤、钙依赖磷酸酶抑制剂（环孢素 A、他克莫司）。虽然免疫调节剂长期疗效远优于氨基水杨酸类和糖皮质激素，但其副作用多，因此在临床上并不作为一线药物使用。

硫代嘌呤是最早应用于 IBD 的免疫调节剂，可用于活动性 CD 的诱导缓解。CD 患者早期使用硫唑嘌呤，可以显著减少激素用量。另外，大部分的专家认为联合美沙拉嗪和硫唑嘌呤对 IBD 的诱导或维持治疗有效，且有研究表明同时应用氨基水杨酸制剂和硫唑嘌呤对患者更有益。硫代嘌呤起效慢，不作为急性期治疗用药，初次给药 2 ~ 3 个月起效[38]。

临床应用甲氨蝶呤的经验较硫唑嘌呤少，它主要用于激素无效或激素依赖 CD 患者的诱导及维持缓解治疗，合适的用药剂量及用药途径仍然存在争议。在临床实践中，甲氨蝶呤主要用于硫代嘌呤无效或耐药的患者，且甲氨蝶呤不推荐用于 UC 患者[39]。

环孢素 A 应用 1 周内可起效，仅用于急性重症结肠炎，疗程不超过 6 个月，取得疗效后需改为口服用药或加用硫代嘌呤及甲氨蝶呤。他克莫司用于难治性 UC 和 CD 合并瘘管患者，并适用于对传统免疫调节剂耐药的 IBD 患者。长期服用他克莫司可有效控制疾病，而且患者易于接受。其不良反应如肾毒性为剂量依赖性，停药后可恢复正常[40,41]。

4. 生物制剂

（1）抗肿瘤坏死因子 α（抗 tumor necrosis factor α，抗 TNF-α）药物：由于抗 TNF-α 在 IBD 的炎症反应过程中起着关键的作用，因此抑制该细胞因子的释放被认为是治疗 CD 和 UC 的有效方法。目前可用的抗 TNF-α 抗体包括英夫利昔单抗、阿达木单抗以及塞妥珠单抗。上述生物制剂主要用于激素及免疫抑制剂无效或依赖的 IBD 患者。在中重度难治性 CD 患者，推荐联合应用抗 TNF-α 抗体和氨基水杨酸制剂、糖皮质激素或免疫调节剂。

英夫利昔抗体可以促进黏膜愈合，从而提高 CD 的预后，同时对于 CD 合并瘘管患者有效。另外，英夫利昔单抗还被批准用于保守治疗无效的重度 UC。对英夫利昔抗体耐药的 CD 患者，阿达木单抗可以更好地诱导缓解，并且阿达木单抗具有更好的耐受性。阿达木单抗对活动性 CD 患者的瘘管愈合同样有着很好的疗效。对于糖皮质激素或免疫调节剂治疗无效的中重度活动性 UC 患者，阿达木单抗可以安全、有效地诱导临床缓解。研究表明在合并肛周疾病的 CD 患者中，塞妥珠单抗分别诱导 54% 的患者反应和 40% 的患者缓解，因此提示塞妥珠单抗治疗合并肛周疾病的 CD 患者有效。上述药物最常见的不良反应包括机会性感染、恶性肿瘤，以及输液反应，同时可能引起结核杆菌及乙型肝炎病毒感染复发[42-45]。

（2）抗黏附分子：黏附分子具有调节白细胞附壁、趋化、游走等功能，参与肠道黏膜抗原呈递和局部淋巴细胞的活化。IBD 中大多数黏附分子上调，包括 E-选择素，细胞间黏附分子 1（inter cellular adhesion molecule-1，ICAM-1），细胞间黏附分子 2（inter cellular adhesion molecule-2，ICAM-2），血管细胞黏附分子 1（vascular cell adhesion molecule 1，VCAM-1）等。针对黏附分子的治疗药物可以减轻炎症反应，预防炎症复发，并且可以很好地长期控制疾病[46]。

那他珠单抗是第一个新型选择性黏附分子抑制剂，它是以 α4 整合素为靶向的重组人源性单克隆抗体。已经被批准应用于中重度活动的 CD 患者。对于抗 TNF-α 药物不能诱导缓解患者，可尝试应用那他珠单抗。Alicaforsen 是细胞间黏附分子-1 的反义抑制剂，局部灌肠治疗对于 UC 患者具有较好的疗效和良好的安全性[47]。

随着 IBD 发病机制进一步研究，会有更多的生物学药物用于靶向治疗 IBD。

5.抗生素

微生物感染被认为是 IBD 发病的潜在诱因，有研究表明 IBD 患者失去了对肠道正常菌群的免疫耐受。IBD 患者的肠道菌群也发生了改变，其中拟杆菌属、大肠杆菌及肠球菌等数量增多，乳酸杆菌、双歧杆菌等数量明显减少。因此，无论是抗生素还是益生菌的使用，对于 IBD 患者都是有益的。临床多采用广谱抗生素，目前用于 CD 患者的抗生素主要有甲硝唑、奥硝唑、环丙沙星、妥布霉素、克拉霉素及复方新诺明等，适用于各种并发症的治疗。另外没有客观证据支持急性 UC 患者需要应用此类抗生素，暴发性结肠炎时可作为经验用药。抗生素主要通过减少肠道中细菌的浓度，改变肠道菌群组成，减轻细菌对肠道组织的侵害，减少细菌的迁移或扩散至机体其他系统。

6.益生菌

肠道菌群在维持肠黏膜稳态中起着重要的作用，IBD 患者肠道菌群失调，正常细菌的数量减少，应用微生态制剂如乳酸菌、双歧杆菌及其他非致病菌，使肠道内菌群失调得到纠正，有益于 IBD 的病情缓解。益生菌多用于 IBD 缓解期的维持治疗，目前研究最多的是大肠杆菌，VSL 3，乳酸杆菌，双歧杆菌和布氏酵母菌。

（二）白细胞分离术

治疗性白细胞分离术通过体外血液循环，利用吸附的方法选择性去除外周血中激活的中性粒细胞、单核细胞及淋巴细胞，从而减少循环中过多的上述细胞进入炎症的黏膜以缓解肠道炎症。对活动性、激素依赖性的中重症 UC 患者，以及活动性 CD 患者的临床症状有明显缓解作用，并能上调血清 IL-1 受体拮抗物（IL-IRα）及 IL-10 的水平，副作用低。

（三）手术治疗

手术不是 IBD 治疗的常规手段。CD 药物治疗失败或出现并发症（如：肠狭窄引起肠梗阻、肠穿孔、消化道大出血等）时需手术治疗。研究发现 NOD2/CARD15 基因变异与 CD 有关，有该基因变异的患儿在疾病早期即需行肠道切除术。手术不能根治 CD，部分患者术后仍可复发，需定期随访内镜。CD 患儿术后常使用免疫调节剂及抗生素等维持治疗，预防疾病复发。UC 患者药物治疗无效严重影响生活质量者需手术治疗，全结肠切除对 UC 有治愈效果。严重疾病如暴发性结肠炎或中毒性巨结肠内科治疗无效需行急诊全结肠切除或结直肠切除。术后可口服 5-ASA 或甲硝唑维持治疗[48,49]。

（徐樨巍　官德秀）

参考文献

[1] TURUNEN P，KOLHO K-L，AUVININ A，et al. Incidence of inflammatory bowel disease in Finnish children，1987–2003[J]. Inflamm Bowel Dis，2006，12：677-683.

[2] REESE G E，CONSTANTINIDES V A，SIMILLIS C，et al. Diagnostic precision of Anti-Saccharomyces cerevisiae antibodies and perinuclear antineutrophil cytoplasmic antibodies in inflammatory bowel disease[J]. Am J Gastroenterol，2006，101（10）：2410-2422.

[3] HOIE O，AAMODT G，VERMEIRE S，et al. Serological markers are associated with disease course in ulcerative colitis. A study in an unselected population-based cohort followed for 10 years[J]. J Crohn's Colitis，2008，2：114-122.

[4] ASHORN S，VALINEVA T，KAUKINEN K，et al. Serological responses to microbial antigens in celiac disease patients during a gluten-free diet[J]. J Clin Immunol，2009，29：190-195.

[5] HOLSTEIN A，BURMEISTER J，PLASCHKE A，et al. Autoantibody profiles in microscopic colitis[J]. J Gastroenterol Hepatol，2006，21：1016-1020.

[6] SAKLY W，JEDDI M，GHEDIRA I. Anti-Saccharomyces cerevisiae antibodies in primary biliary cirrhosis[J]. Dig Dis Sci，2008，53：1983-1987.

[7] LAWRANCE I C，HALL A，LEONG R，et al. A comparative study of goblet cell and pancreatic exocine autoantibodies combined with ASCA and pANCA in Chinese and Caucasian patients with IBD[J]. Inflamm Bowel Dis，2005，11（10）：890.

[8] LANDERS C J，COHAVY O，MISRA R，et al. Selected loss of tolerance evidenced by Crohn's disease-associated immune responses to auto and microbial antigens[J]. Gastroenterology，2002，123（3）：689-699.

[9] ZHOLUDEV A，ZURAKOWSKI D，YOUNG W，et al. Serologic testing with ANCA，ASCA，and anti-OmpC in children and young adults with Crohn's disease and ulcerative colitis： diagnostic value and correlation with disease phenotype[J]. Am J Gastroenterol，2004，99（11）：2235-2241.

[10] JOOSSENS S，COLOMBEL J F，LANDERS C，et al. Anti-outer membrane of porin C and anti-I2 antibodies in indeterminate colitis[J]. Gut，2006，55（11）：1667-1669.

[11] DOTAN I，FISHMAN S，DGANI Y，et al. Anti-bodies against laminaribioside and chitobioside are novel serologic markers in Crohn's disease[J]. Gastroenterology，2006，131：366-378.

[12] AUSTIN G，SHAHEEN N，SANDLER R. Positive and negative predictive values： use of inflammatory bowel disease serologic markers[J]. Am J Gastroenterol，2006，101：413-416.

[13] COSTA F，MUMOLO M，BELLINI M，et al. Role of faecal calprotectin as non-invasive marker of intestinal inflammation[J]. Dig Liver Dis，2003，35（9）：642-647.

[14] VON ROON A C，KARAMOUNTZOS L，PURKAYASTHA S，et al. Diagnostic precision of fecal calprotectin for inflammatory bowel disease and colorectal malignancy[J]. Am J Gastroenterol，2007，102（4）：803-813.

[15] COSTA F，MUMOLO M G，CECCARELLI L，et al. Calprotectin is a stronger predictive marker of relapse in ulcerative colitis than in Crohn's disease[J]. Gut，2005，54（3）：364-368.

[16] ROSETH A G，AADLAND E，GRZYB K. Normalization of faecal calprotectin： a predictor of mucosal healing in patients with inflammatory bowel disease[J]. Scand J Gastroenterol，2004，39（10）：1017-1020.

[17] SIPPONEN T，SAVILAHTI E，KOLHO K L，et al. Crohn's disease activity assessed by fecal calprotectin and lactoferrin： correlation with Crohn's disease activity index and endoscopic findings[J]. Inflamm Bowel Dis，2008，14（1）：40-46.

[18] GISBERT J P，BERMEJO F，PEREZ-CALLE J L，et al. Fecal calprotectin and lactoferrin for the prediction of inflammatory bowel disease relapse[J]. Inflamm Bowel Dis，2009，15（8）：1190-1198.

[19] SIPPONEN T，SAVILAHTI E，KARKKAINEN P，et al. Fecal calprotectin，lactoferrin，and endoscopic disease activity in monitoring anti-TNF-alpha therapy for Crohn's disease[J]. Inflamm Bowel Dis，2008，14（10）：1392-1398.

[20] KAISER T，LANGHORST J，WITTKOWSKI H，et al. Faecal S100A12 as a non-invasive marker distinguishing inflammatory bowel disease from irritable bowel syndrome[J]. Gut，2007，56：1706-1713.

[21] MANOLAKIS A C，KAPSORITAKIS A N，GEORGOULIAS P，et al. Moderate performance of serum S100A12，in distinguishing inflammatory bowel disease from irritable bowel syndrome[J]. BMC Gastroenterol，2010，14（10）：118.

[22] SANT'ANNA A M，DUBOIS J，MIRON M，et al. Wireless capsule endoscopy for obscure small-bowel disorders： final results of the first pediatric controlled trial[J]. Clin Gastroenterol Hepatol，2005，3：1-7.

[23] YAMAMOTO H，KITA H. Double-balloon endoscopy[J]. Curr Opin Gastroenterol，2005，21（5）：573-577.

[24] MENSINK P B，GROENEN M J，VAN BUUREN H R，et al. Double-balloon enteroscopy in Crohn's disease patients suspected of small bowel activity： findings and clinical impact[J]. J Gastroenterol，2009，44（4）：271-276.

[25] PAULSEN S R，HUPRICH J E，FLETCHER J G，et al. CT enterography as a diagnostic tool in evaluating small bowel disorders： review of clinical experience with over 700 cases[J]. Radiographics，2006，26：641-657.

[26] SOLEM C A，LOFTUS E V，FLETCHER J G，et al. Small-bowel imaging in Crohn's disease： a prospective，blinded，4-way comparison trial[J]. Gastrointest Endosc，2008，68：255-266.

[27] SIDDIKI H，FIDLER J. MR imaging of the small bowel in Crohn's disease[J]. Eur J Radiol，2009，69（3）：409-417.

[28] HORSTHUIS K，STOKKERS P C F，STOKER J. Detection of inflammatory bowel disease： diagnostic performance of cross-sectional imaging modalities[J]. Abdom Imaging，2008，33：407-416.

[29] SEGARAJASINGAM D S，WELTMAN C，PHILPOTT J，et al. Can MRI enteroclysis distinguish infl- ammatory changes from fibrosis in small bowel Crohn's disease?[J]. Gastroenterology，2007，132（Suppl）：499.

[30] FRAQUELLI M，COLLI A，CASAZZA G，et al. Role of US in detection of Crohn disease：meta-analysis [J]. Radiology，2005，236（1）：95-101.

[31] MIGALEDDU V，SCANU A M，QUAIA E，et al. Contrast-enhanced ultrasonographic evaluation of inflammatory activity in Crohn's disease[J]. Gastroenterology，2009，137（1）：43-52.

[32] SPIER B J，PERLMAN S B，REICHELDERFER M. FDG-PET in inflammatory bowel disease[J]. Q J Nucl Med Mol Imaging，2009，53（1）：64-71.

[33] NWOMEH B. Radiologic evaluation of inflammatory bowel disease//Pediatric inflammatory bowel disease[M]. New York：Springer，2008，193-210.

[34] DE MATOS V，RUSSO P，PICCOLI D，et al. Frequency and clinical correlations of granulomas in children with Crohn disease[J]. J Pediatr Gastroenterol Nutr，2008，46：392-398.

[35] TURUNEN P，KOLHO K-L，AUVININ A，et al. Incidence of inflammatory bowel disease in Finnish children，1987–2003[J]. Inflamm Bowel Dis，2006，12：677-683.

[36] KABAKCHIEV B，TURNER D，HYAMS J，et al. Gene expression changes associated with resistance to intravenous corticosteroid therapy in children with severe ulcerative colitis[J]. PLoS One，2010，5（9）：30.

[37] KRUPOVES A，MACK D R，SEIDMAN E G，et al. Immediate and long-term outcomes of orticosteroid therapy in pediatric Crohn's disease patients[J]. Inflamm Bowel Dis，2011，17（4）：954-962.

[38] CASSINOTTI A，ACTIS G C，DUCA P，et al. Maintenance treatment with azathioprine in ulcerative colitis：outcome and predictive factors after drug with drawal[J]. Am J Gastroenterol，2009，104（11）：2760-2767.

[39] PREISS J C，ZEITZ M. Use of methotrexate in patients with inflammatory bowel diseases[J]. Clin Exp Rheumatol，2010，28：151-155.

[40] BAUMGART D C，MACDONALD J K，FEAGAN B. Tacrolimus （FK506） for induction of remission in refractory ulcerative colitis[J]. Cochrane Database Syst Rev，2008 16（3）：216.

[41] YAMAMOTO S，NAKASE H，MIKAMI S，et al. Long-term effect of tacrolimus therapy in patients with refractory ulcerative colitis[J]. Aliment Pharmacol Ther，2008，28（5）：589-597.

[42] FIDDER H H，HOMMES D W. Anti-TNF and Crohn's disease：when should we start?[J]. Curr Drug Targets，2010，11（2）：143-147.

[43] SANDBORN W J，RUTGEERTS P，ENNS R，et al. Adalimumab induction therapy for Crohn disease previously treated with infliximab[J]. Ann Intern Med，2007，146（12）：829-838.

[44] COLOMBEL J F，SCHWARTZ D A，SANDBORN W J，et al. Adalimumab for the treatment of fistulas in patients with Crohn's disease[J]. Gut，2009，58（7）：940-948.

[45] SCHOEPFER A M，VAVRICKA S R，BINEK J，et al. Efficacy and safety of certolizumab pegol induction therapy in an unselected Crohn's disease population：results of the FACTS survey[J]. Inflamm Bowel Dis，2010，16（6）：933-938.

[46] GHOSH S，PANACCIONE R. Anti-adhesion molecule therapy for inflammatory bowel disease[J]. Therap Adv Gastroenterol，2010，3（4）：239-258.

[47] PHILPOTT J R，MINER P B Jr. Antisense inhibition of ICAM-1 expression as therapy provides insight into basic inflammatory pathways through early experiences in IBD[J]. Expert Opin Biol Ther，2008，8（10）：1627-1632.

[48] LACHER M，HELMBRECHT J，SCHROEPF S，et al. NOD2 mutations predict the risk for surgery in pediatric-onset Crohn's disease[J]. J Pediatr Surg，2010，45（8）：1591-1597.

[49] BARRENA S，MARTÍNEZ L，HERNÁNDEZ F，et al. Long-term results in ulcerative colitis treated with proctocolectomy and ileoanostomy in children[J]. Cir Pediatr，2010，23（1）：10-14.

第七节　儿童慢性功能性便秘的诊治进展

慢性便秘（chronic constipation，CC）是常见的儿科问题，主要是指粪便干结、排便困难或不尽感以及排便次数减少等症状持续至少 1 个月以上。正常儿童的排便次数根据各个年龄段有所不同，出生后第 1 周内约 4 次/d，以后随年龄增长而下降，4 岁以上时逐渐接近成人，如表 4-7-1 所示：

表 4-7-1　正常儿童的排便频率

年龄段/月	每周排便/次	每天排便/次
0~3		
（母乳喂养）	5~40	2.9
（人工喂养）	5~28	2.0
6~12	5~28	1.8
12~36	4~21	1.4
大于 36	3~14	1.0

根据病因分为器质性便秘和功能性便秘（functional constipation，FC），其中 90%为功能性便秘，仅小部分是由于器质性疾病导致，后者常见于婴儿期发病。功能性便秘占儿科普通门诊的 3%~5%，儿科消化门诊的 25%，可见于各个年龄段儿童，多在婴儿期以后起病，2~4 岁儿童为发病高峰，随着年龄增长患病率有升高趋势，相当一部分存在家族史。根据发病机制的不同，功能性便秘可以分为两种基本类型：慢传输型和出口梗阻型，同时具备两者特征则为混合型[1,2]。

一、病因和发病机制

功能性便秘的病因包括：遗传因素、排便训练及喂养不当、饮食习惯异常、精神心理因素如就学压力等，上述原因导致粪便在结肠、直肠内潴留、存积，水分被过多吸收，粪便变粗、变硬，排出困难，导致患儿害怕如厕而进一步加重粪便潴留，形成恶性循环，部分患儿还会继发大便失禁，严重影响生活、学习质量。而慢传输型和出口梗阻型具有相对不同的发病机制，在某些患儿中，两种机制可同时存在[4-6]。

二、临床表现及诊断标准

儿童功能性便秘的症状类型与各自不同亚型的发病机制密切相关。慢传输型症状包括大便干结、排便费力、大便次数减少和腹胀等。出口梗阻型包括排便艰难（不一定有大便干结）、排便时间延长、便意少、排便不净和下坠感等。有的患者两者特点兼备，但程度上可有所侧重。部分患儿可与反酸、烧心、上腹胀、早饱、厌食、恶心和呕吐等上消化道症状相重叠。会阴部的视诊和直肠指诊不应遗漏，同时注意背部及脊髓的检查[4-6]。

目前采用 2006 年美国洛杉矶 Rome III 诊断标准：对于无腹痛、腹部不适或者腹痛、腹部不适与排便不相关的儿童，必须满足以下 2 条或更多条，并持续至少 2 个月以上（4 岁以下患儿持续 1 个月以上），方可诊断儿童功能性便秘（必须除外器质性疾病导致便秘症状）：每周排便小于等于 2 次；每周至少出现 1 次大便失禁；有过度克制排便的病史；有排便疼痛和费力史；直肠内存在大的粪块；大的粪块曾堵塞厕所[1]。

临床医师在诊断功能性便秘之前，必须排除以下继发于器质性疾病：①胃肠道解剖异常：先天性巨结肠、肛门闭锁、肛门狭窄、手术和外伤等。②腹部肌肉发育异常：先天性腹裂、唐氏综合征等。③神经源性疾病：脊髓栓系、脊髓肿瘤、脊膜膨出症、脊髓外伤和脑瘫等。④内分泌代谢性疾病：甲状腺功能低下、甲状旁腺功能亢进、高钙血症、肾小管酸中毒、低钾血症、囊性纤维化和糖尿病等。⑤结缔组织病：硬皮病、系统性红斑狼疮等。⑥药物因素。⑦其他：对食物产生变态反应、感染、中毒等[3-4]。

三、诊断技术的进展

1.放射学检查

对于严重便秘患儿，应进行腹平片检查，观察有无粪便聚积及分布部位，指导临床治疗及监测疗效。钡剂灌肠造影可鉴别先天性巨结肠症和肛门直肠畸形，并可观察结肠形态（肠腔扩张、结肠冗长等）和粪块。排粪造影能动态观察肛门直肠的解剖和功能变化[4,7]。

2.胃肠传输试验

对判断有无慢传输型便秘有帮助，包括核素和钡条排空法，前者为金标准，但操作繁琐，多用于科研，临床少用。后者为服用不透 X 线标志物即钡条 20 根后，于 48~72 h 拍摄腹平片，正常时 90% 标志物抵达直肠或已经排出体外。然而，如果结直肠内有大量粪便聚积，不适合进行此项检查，因为聚积的粪便可能干扰标志物的运行。如果确定为慢传输型顽固性便秘，下一步应采用高分辨率测压（high resolution manometry，HRM）手段进行结肠压力测定，鉴别是由于神经病变还是由于肌肉病变导致的便秘[4]。

3.肛门直肠压力测定

对于出口梗阻型便秘意义较大。能显示肛门括约肌有无排便生物力学的异常，又可同时了解直肠感觉功能。气囊排出试验可反映肛门直肠对排出气囊的能力。近年来，通过 HRM 手段进行静态结肠压力测定，可以有效区分慢传输型顽固性便秘是由于神经病变还是由于肌肉病变导致的，最近的实验结果标明，通过与病理学对照，其敏感性 100%，特异性 86%，阳性预测值（positive predictive value，PPV）92%，阴性预测值（negative predictive value，NPV）100%，证实该检查非常适合对慢传输慢性便秘患儿进行筛选，指导治疗、观察疗效及判断预后[8,9]。

4.会阴神经或肌电图

其能分辨便秘是肌源性或是神经源性，判断盆底肌功能[4]。

5.其他相关检查

内分泌代谢检查（甲状腺功能、血糖和血钙等）、毒物筛查、自身抗体、感染及乳糜泻筛查等应酌情选择。脊髓和脑部 X 线及 MRI 检查可以排除神经系统器质性病变[1,4]。

四、治疗进展

对于慢性功能性便秘，治疗的目的不仅仅是通便和清除结直肠内粪块，更主要的是去除病因，改善饮食习惯和膳食成分、恢复正常的胃肠传输排空功能，改善粪便性状，恢复正常的排便行为。应该区分是慢传输型还是出口梗阻型，然后选择相应的干预措施，但在儿童中尚待进一步研究，治疗中务必注意个体化及多学科相互协作。治疗主要包括两方面：首先尽快解除粪便嵌塞，解除症状，随后进行一系列序贯的维持治疗措施。部分顽固性便秘患儿可能需要手术干预[1,4]。

（一）去除结直肠内聚积的粪便

对粪便嵌塞的患儿，可清洁灌肠或短期使用刺激性泻剂解除嵌塞、快速缓解症状，在此基础上，再选用膨松剂或渗透性药物，保持排便通畅。开塞露可润滑肠壁，软化大便，去除结直肠内积聚的粪便，可用于急性期缓解症状，但不主张长期反复使用。儿童应避免肥皂液灌肠[2,4,10]。目前北美小儿胃肠病、肝脏病及营养学会（North American Society for Pediatric Gastroenterology，Hepatology and Nutrition，NASPGHN）推荐的灌肠方法有如下几种。①磷酸盐灌肠：为渗透性灌肠剂，2 岁以下患儿避免应用，2 岁以上患儿 6 mL/kg，最大量 135 mL，疗效肯定。磷酸盐灌肠在肾功能不全患儿中易发生高磷血症、低钙血症及手足搐搦，应用时应注意患儿肾功能情况。②等渗氯化钠液灌肠：较为安全、简便，临床常用，可在 500 mL 9 g/L 氯化钠液中加入 30~60 mL 甘油，但疗效欠佳。③聚乙二醇电解质溶液：为临床常用的导泻剂，通常在灌肠清理粪便后进行，儿童剂量 25 mL/（kg·h），最大剂量 1 000 mL/h，持续泵入，应经鼻胃管内用药，疗效肯定，但有时会导致恶心、腹胀和呕吐，主张短期应用，且需要住院密切观察，不适合在门诊治疗，建议治疗后定期监测腹部平片，观察粪便聚积情况。常规灌肠方法欠佳时，应人工掏出积聚的粪块[2,10]。

（二）维持治疗

维持治疗即防止粪便再度在结直肠内出现聚积及形成硬块造成阻塞。主张在饮食调节、改善排便习惯、心理行为治疗的基础上，选用膨松剂（如麦麸等）和渗透性缓泻剂（如聚乙二醇和乳果糖等）[2,4,10]。

1.一般治疗

其适用于对轻型便秘和解除粪便嵌塞的维持治疗。重点包括宣传教育、饮食调整及排便训练三方面。首先向患儿家长进行耐心细致的宣传教育，解释排便的生理过程和便秘的发病机理，配合医生共同加强对患儿排便生理和肠道管理的教育。其次，采取合理的饮食习惯，纠正偏食挑食，多吃水果和蔬菜，增加食物非水溶性膳食纤维素的含量和饮水量，以加强对结肠的刺激，但目前对于膳食纤维的治疗价值尚存争议，对于严重结肠无力的顽固性便秘患儿，增加膳食纤维的摄入反而可能加重症状，应及时调整饮食，不可过于教条。对于婴幼儿，应咨询营养师，选择合适的配方奶及喂养食谱，调整碳水化合物的性质、摄入量。最后，应养成良好的排便习惯，饭后定时如厕，家长要有耐心，循序渐进，不要催促、责骂患儿。对合并心理行为障碍的患儿需积极给予相应治疗。此过程需要临床医师、心理医生、营养师、家长及患儿的多方配合[2,4,10]。

2.通便药的应用

其常用于慢传输型便秘的维持治疗，包括渗透性（乳果糖、山梨醇、镁乳和聚乙二醇）、膨松剂（麦麸、膳食纤维、欧车前）、肠动力剂（西沙必利和红霉素）、润滑剂（植物油和石蜡油）以及刺激性（番泻叶、甘油栓和便塞停）五大类，以前三类最为常用。70%乳果糖剂量 1 ~ 3 mL/（kg·d），肠内不直接吸收，作用温和，无严重副作用，长期服用耐受性好，但易导致肠胀气。聚乙二醇通过其氢键固定水分保留于结肠腔内，软化粪便，不在消化道内分解代谢，不改变肠道 pH，不产生有机酸和气体，可长期维持用药，起始剂量 1.0~1.5 g/（kg·d），稳定后减量至 1 g/（kg·d）维持。肠动力剂有促进结肠运动的作用，可以与乳果糖或聚乙二醇联合应用，病情平稳后减量维持，一直到患儿恢复正常的排便功能。由于心血管副作用，西沙比利已经不推荐使用，如确实要使用，需要向家长反复交代，取得知情同意，密切监测心电图 QTc 间期，并向相关主管部门申请、备案，不主张与多潘立酮同时使用。润滑剂可影响脂溶性维生素 A，K，D 的吸收，不能长期使用，尤其对小婴儿。另外，使用石蜡油时应注意儿童服药不配合而导致吸入性脂质肺炎的危险，不主张用于 1 岁以下儿童。番泻叶等中药长期使用可损伤结肠壁神经丛，造成结肠黑变病，应避免长期滥用[10-13]。

3.生物反馈训练

对于出口梗阻型便秘，包括用力排便时出现括约肌矛盾性收缩者，或者直肠感觉阈值显著异常者，均可采取生物反馈治疗，以改善排便时肛门括约肌、腹肌和盆底肌群活动的协调性以及便意感知功能。生物反馈首先在实验室进行，由专科医生进行培训，患者有一定进展后，可携带球囊导管回家，自行进行球囊排出训练。对直肠感觉阈值异常者，应重视对排便反射的重建和调整对便意感知的训练。目前尚缺乏生物反馈治疗儿童便秘的规范研究[4]。

4.心理行为治疗

由于慢性便秘常常合并大便失禁，严重影响患儿学习生活质量和身心发育。对于合并心理障碍的患儿，需要家长、医生、患儿，乃至学校教师的共同努力。出现严重心理障碍的患儿，则需要心理科医生的协助治疗，除了心理行为干预措施之外，有时尚需要进行药物干预治疗[4,10]。

5.骶神经调节

骶神经调节是一种植入式可程控的骶神经调节系统，多用于治疗慢性排尿功能障碍。近年来，部分学者尝试采用该方法治疗慢性顽固性便秘，van Wunnik 通过对 13 例青少年患者的研究发现，骶神经调节可有效改善排便，减少服药次数，但是尚需大样本长期随访观察，以进一步证实其疗效和副作用[14,15]。

6.其他

其他方法包括中医针灸、推拿及胃肠电起搏等，尚需要进一步的动物实验和临床试验进行验证。慢性便秘患儿常存在肠菌群失调，导致肠道内 pH 值上升，肠功能紊乱和蠕动减慢。益生菌治疗可降低肠道 pH 值，从而刺激肠蠕动和改善排便[10]。

（三）外科手术

手术指征为：顽固性便秘、规范化的非手术治疗无效；严重影响学习、生活质量；出现巨直肠、肛门直肠肌瘤及结肠冗长无力症。多采用及肛门直肠肌瘤切除术或结肠切除术，前者既有诊断价值，同时也有治疗价值，Redkar R G 的近期研究结果显示，93%患儿的便秘症状在肛门直肠肌瘤切除术后得到有效缓解。Marchesi F 等通过腹腔镜引导下，进行结肠次全切术及盲肠直肠造瘘术，随访 1 年发现，生活质量优于经剖腹手术患儿，但尚需大样本研究证实。仅极少数功能性便秘患儿需行手术，目前方法尚不成熟，疗效亦不肯定，应严格掌握手术适应证[16,17]。

总之，对慢性便秘患儿，需在遵循诊治指南的基础上，进行个体化诊治，仔细识别导致慢性便秘的潜在病因及诱因，判断严重程度及预后，建立不同的分级诊治体系。对于大部分轻、中度慢性便秘患儿，在除外器质性疾病的前提下，在详尽的病史、查体基础上，可先采取经验性治疗。经过数周经验性治疗无效的患儿，可进行胃肠传输试验和（或）肛门直肠测压检查，评价肠道及肛门直肠功能，明确便秘类型调整治疗方案。对于严重的顽固性便秘患者，需要重新评估潜在的诱因，调整治疗手段，进行多学科协作，必要时采用特殊的检查和治疗手段。

（丁召路）

参考文献

[1] HYMAN P E，MILLA P J，BENNINGA M A，et al. Childhood Functional Gastrointestinal Disorders[J]. Gastroenterology，2006，130：1519-1526.

[2] NASPGHN. Evaluation and treatment of constipation in infants and children：Recommendations of the North American Society for Pediatric Gastroenterology，Hepatology and Nutrition[J]. J Pediatr Gastroenterol Nutr，2006，43：e1-13.

[3] BIGGS W S，DERY W H. Evaluation and treatment of constipation in infants and children[J]. Am Fam Physician，2006，73（3）：469-477.

[4] 周吕，柯美云. 神经胃肠病学与动力——基础与临床[M]. 北京：科学出版社，2005.

[5] 便秘外科诊治指南（草案）. 中华胃肠外科杂志. 2008，11：391-393.

[6] 中华医学会消化病学分会胃肠动力学组，外科学分会结直肠肛门外科学组. 中国慢性便秘的诊治指南（2007，扬州）[J]. 中华消化杂志，2007；27：619-622.

[7] ROWAN L A，Canadian Paediatric Society，Community Paediatrics Committee. Managing functional constipation in children[J]. Paediatr Child Health，2011，16：661-670.

[8] GIORGIO V，BORRELLI O，SMITH V V，et al. High-resolution colonic manometry accurately predicts colonic neuromuscular pathological phenotype in pediatric slow transit constipation[J]. Neurogastroenterol Motil，2013，25：70-78.

[9] KING S K，CATTO-SMITH A G，STANTON M P，et al. 24-Hour colonic manometry in pediatric slow transit constipation shows significant reductions in antegrade propagation[J]. Am J Gastroenterol，2008，103：2083-2091.

[10] TABBERS M M，DILORENZO C，BERGER M Y，et al. Evaluation and Treatment of Functional Constipation in Infants and Children：Evidence-Based Recommendations From ESPGHAN and NASPGHAN[J]. J Pediatr Gastroenterol Nutr，2014，58（2）：265-281.

[11] KARAGIOZOGLOU-LAMPOUDI T，DASKALOU E，AGAKIDIS C，et al. Personalized diet management can optimize compliance to a high-fiber，high-water diet in children with refractory functional constipation[J]. J Acad Nutr Diet，2012，112：725-729.

[12] QUITADAMO P，COCCORULLO P，GIANNETTI E，et al. 29 A Randomized，Prospective，Comparison Study of a Mixture of Acacia Fiber，Psyllium Fiber，and Fructose vs Polyethylene Glycol 3350 with Electrolytes for the Treatment of Chronic Functional Constipation in Childhood[J]. J Pediatr，2012，Jun 5. [Epub ahead of print]

[13] GUERRA P V，LIMA L N，SOUZA T C，et al. Pediatric functional constipation treatment with Bifidobacterium-containing yogurt：a crossover，double-blind，controlled trial[J]. World J Gastroenterol，2011，17：3916-3921.

[14] THOMPSON J H，SUTHERLAND S E，SIEGEL S W. Sacral neuromodulation：Therapy evolution[J]. Indian J Urol，2010，26：379-384.

[15] VAN WUNNIK B P，PEETERS B，GOVAERT B，et al. Sacral neuromodulation therapy：a promising treatment for adolescents with refractory functional constipation[J]. Dis Colon Rectum，2012，55：278-285.

[16] REDKAR R G，MISHRA P K，THAMPI C，et al. Role of rectal myomectomy in refractory chronic constipation[J]. Afr J Paediatr Surg，2012，9：202-205.

[17] MARCHESI F，PERCALLI L，PINNA F，et al. Laparoscopic subtotal colectomy with antiperistaltic cecorectal anastomosis：a new step in the treatment of slow-transit constipation [J]. Surg Endosc，2012，26：1528-1533.

第八节　对食物变态反应患者及相关消化系统疾病患者诊断治疗的进展

对食物有变态反应（food allergy，FA）是指某种食物进入人体后，机体对之产生的异常的由免疫球蛋白 E（immunoglobulin E，IgE）介导和（或）非 IgE 介导的免疫反应，导致机体生理功能的紊乱和（或）组织损伤，进而引发消化系统、呼吸系统、皮肤及全身症状。

一、病因和流行病学

目前尚缺乏儿童 FA 的流行病学资料，但是大多数学者认为儿童 FA 比成人常见，婴幼儿 FA 的发病率（5%～8%）高于成人（1%～2%）[1]。日本某中心一项研究显示新生儿牛奶蛋白变态反应的发病率为 0.21%，其中体重小于 1 000g 的早产儿发病率达 0.35%。美国的一项报道指出 2.27%～2.5% 的儿童 FA 发生在 2 岁之内。美国最近的一项流行病学调查发现，5 岁以下儿童 FA 患病率为 5%，青少年和成人患病率为 4%[2]；国内有研究显示，小于等于 24 个月儿童患病率约为 5.2%，小于等于 12 个月婴儿患病率为 6.1%，其中 4～6 个月为 FA 的高发年龄[3]。所以，有人认为 FA 是"变态反应历程（atopic march，AM）"中的第一步[4]。

食物诱发儿童发生变态反应的途径有胃肠道食入、呼吸道吸入、皮肤接触等。这种反应轻重不一，严重的可导致死亡。任何食物都可诱发免疫反应，引起免疫反应的食物抗原被称为"食物变应原"，也就是人们常说的"过敏原"。几乎所有食物变应原都是蛋白质，并且蛋白质分子质量越大，越容易引起变态反应。

不同食物的变应原性强度不同，同种食物的变应原性强弱也存在易感者年龄及地区、种族的差异。在欧洲，花生是最常见的变应原。在我国，引起变态反应的最常见的食物有牛奶、鸡蛋、鱼、虾、花生、小麦、大豆、某些水果等。

每种食物蛋白质可能含有几种不同的变应原，其中鸡蛋中的卵类黏蛋白，牛奶中的酪蛋白和 β - 乳球蛋白，花生蛋白中的 α -1 和 α -2 被认为是主要的变应原。两种不同蛋白质的氨基酸序列部分相同或者两者结合特定抗体的三维构象相似时可具有交叉反应性。如至少 50% 的对牛奶有变态反应的儿童也对山羊奶也有变态反应。对鸡蛋有变态反应的儿童可能对其他鸟类的蛋也有变态反应。但交叉反应一般不存在于牛奶和牛肉之间，鸡蛋和鸡肉之间。植物蛋白的交叉反应比动物蛋白明显：如对大豆有变态反应者可能对豆科植物的其他成员如扁豆、苜蓿等有变态反应。对桦树花粉有变态反应者对苹果、桃、杏、樱桃、胡萝卜等亦有变态反应。对艾蒿有变态反应者对芹菜、茴香和胡萝卜亦有变态反应。

加热食物摄入后胃酸和消化酶的作用可减低食物变应原性。

FA 与遗传因素肯定有关系，临床研究显示，父母一方有 FA 病史的，孩子患 FA 的可能性是 30%～50%，而父母双方有 FA 病史的，孩子患 FA 的可能性是 50%～80%。

儿童期的 FA 不是终身的，可因变应原的不同而不同。如：有专家通过食物激发试验对牛奶蛋白有变态反应的儿童进行研究，发现大多数患儿 3 年后不再产生变态反应，其中 56% 在 1 年内、77% 在 2 年内、87% 在 3 年内对牛奶耐受。而 85% 的儿童对牛奶、鸡蛋、小麦、大豆等变应原可逐渐耐受。但对花生、坚果、有壳海鲜有变态反应的儿童发生耐受的比例很小，一般来说，对于这些变应原的变态反应可能是终身存在的[5]。

二、对食物有变态反应患者的发病机制

FA 的发病涉及复杂的免疫学机制，从理论上来说，4 种基本免疫应答类型（IgE 介导的 I 型变态反应，II 型变态反应——细胞毒性型，III 型变态反应——抗原抗体补体复合物型，IV 型变态反应——T 细胞介导型）均可介导 FA，对于一个个体来说，摄入的食物可能同时激活上述一种或几种反应。但是目前仅对 IgE 介导的 FA 的发病机制研究比较明确，并有确定的检测方法。

FA 发病机制可能与消化系统的消化功能（胃肠动力，消化酶的作用）、吸收功能（肠道黏膜屏障的完整性）、肠相关淋巴组织的功能（口服免疫耐受）等密切相关。

消化系统最重要的生理功能是对食物进行消化吸收。食物在消化管内被分解可被吸收的小分子的过程称为消化；食物经过消化后，透过消化管黏膜，进入血液或淋巴的过程，称为吸收。消化过程可分为化学性消化和机械性消化两个方面。机械性消化是指通过消化管肌肉的运动，将大块食物磨碎，与消化液混合，并向消化管远端推送。最后将未消化吸收的物质排出体外。消化腺分泌的消化液中含有多种消化酶，能催化蛋白质、脂肪和糖类的分解过程，使其成为可吸收的小分子物质。这种消化酶对食物的分解，称为化学性消化。这两方面互相配合而不可分割。当消化腺分泌活动障碍或者消化管运动功能紊乱时，都会引起食物的消化不良，使吸收过程难以进行。同时由于食物中的大分子蛋白消化不彻底，增加了其对肠道黏膜的抗原攻击性，容易发生变态反应。

消化道每天暴露于大量的外源性蛋白质中，但 FA 很少发生，主要依赖于胃肠道的屏障作用。该屏障包括物理屏障和分子免疫屏障。通过紧密联结而形成的上皮细胞和覆盖其上的厚厚的黏液层构成了胃肠道黏膜的机械、化学屏障。正常菌群构成其生物屏障。完整的胃肠道黏膜上皮能够阻止变应原的渗透及吸收。黏液层中的胃酸和蛋白酶的水解作用可以改变抗原的分子结构，使其抗原性减低或消除。菌群有调节肠道免疫的作用，也可减少变态反应的发生。

肠道分子免疫屏障由分布于胃肠道黏膜中的集合淋巴滤泡、上皮内淋巴细胞、固有层淋巴细胞、浆细胞、肥大细胞及肠系膜淋巴结构成。它能够识别无害的异体蛋白质抗原、共生的微生物及有害的病原体[6]。婴幼儿的胃肠道黏膜及免疫系统发育不完善，例如酶的功能不健全，免疫系统功能不成熟，胃肠道黏膜的完整性遭到破坏或其通透性升高有可能使患 FA 的风险性增加。消化后的食物抗原经消化道黏膜进入血循环，由抗原提呈细胞提呈给 Th 细胞识别，Th 细胞发出刺激信号，并产生相关细胞因子激活 B 细胞产生特异性 IgE 抗体，IgE 抗体结合于肥大细胞和嗜碱性粒细胞表面，导致机体产生变态反应，当机体再次接触相同食物抗原时就会与肥大细胞和嗜碱性粒细胞表面的 IgE 抗体结合，导致 IgE 抗体桥联，活化后的细胞脱颗粒，释放组胺等活性物质，引发变态反应[7]。人体内众多细胞因子构成细胞因子网络，发挥复杂而精细的免疫调节功能。Th 细胞是免疫调节的核心细胞，作用是通过细胞因子调节网络实现的。在 IL-4 的作用下，Th0 细胞可分化为 Th2 细胞。Th2 细胞主要产生 IL-4，IL-5，IL-6，IL-10 等细胞因子。Th2 细胞因子刺激 B 淋巴细胞分化增殖，产生抗体，这其中就包括 IgE 抗体。Th0 细胞在 IFN-γ 的作用下分化为 Th1 细胞。Th1 细胞产生包括 IL-2，IFN-γ 等 Th1 细胞因子。Th1 细胞和 Th2 细胞通过细胞因子相互调节，Th1 细胞因子可抑制 Th2 细胞反应，而 Th2 细胞因子可抑制 Th1 细胞反应。正常情况下机体可以通过这种调节使 Th1/Th2 反应处于平衡状态。而 FA 的发生可能是这种平衡被打破的结果[8,9]。

啮齿类动物研究显示宿主暴露抗原后是否产生变态反应取决于抗原的质和量、蛋白质的消化能力、宿主肠道的成熟度，抗原在肠道内的加工处理及免疫环境[10]。

三、对食物有变态反应患者的相关消化系统疾病

对食物有变态反应患者的相关消化系统疾病是 IgE 介导，非 IgE 介导，或者两者兼有。

（一）IgE 介导的对食物有变态反应患者的相关消化系统症状和疾病

IgE 介导的对食物有变态反应患者的特点是，进食后，迅速（甚至在几分钟内）发生反应，在肥大细胞参与下，易发生变态反应，发病机制明确，容易诊断，有确诊试验，常引起此类反应的食物有牛奶、花生、坚果、鱼、鸡蛋、小麦等。

1.全身变态反应

全身变态反应也称为"严重变态反应"，是一种严重的、威胁生命的全身多系统速发变态反应，一般通过 I 型变态反应机制诱发。部分通过其他免疫学机制诱发。患儿在暴露于变应原的环境下，可迅速出现全身皮肤瘙痒、潮红、荨麻疹、血管性水肿、呕吐、腹泻、腹痛、哮喘、呼吸困难、喉头水肿、窒息、血压下降、心律失常、意识丧失、休克甚至死亡等症状。由于严重变态反应发病急骤，在治疗前往往来不及进行实验室检查，所以主要依靠病史、临床表现和体征来帮助判断。

符合以下 3 项标准的任何 1 项可诊断为急性变态反应：

（1）急性起病（数分钟到数小时），累及皮肤或黏膜，或两者均累及（如广泛风团、瘙痒、充血、唇或舌部水肿）和至少以下 1 项：①呼吸系统受累（如呼吸困难、哮鸣-支气管痉挛、喘鸣、PEF 下降、低氧血症）；②血压下降或终末器官功能障碍的症状（低张力、晕厥、便失禁）。

（2）暴露于已知的或可能的变应原急性起病（数分钟到数小时内），出现以下 2 项或 2 项以上表现：①累及皮肤或黏膜，或两者均累及（如广泛风团、瘙痒、充血、唇或舌部水肿）；②呼吸系统受累（如呼吸困难、哮鸣 – 支气管痉挛、喘鸣、PEF 下降、低氧血症）；③血压下降或相关症状（低张力、晕厥、便失禁）；④持续的消化道症状（如肠绞痛、呕吐、腹泻）。

（3）暴露于已知的变应原后几分钟或几小时内出现的低血压：①婴儿或儿童：收缩压降低或收缩压下降达 30% 以上；②成人：收缩压小于 12 kPa 或收缩压下降达基线 30% 以上。

治疗的关键是迅速缓解呼吸道阻塞和循环衰竭，应首选肌肉注射肾上腺素。肾上腺素使用剂量参见表 4-8-1。一项回顾性研究显示，90%因严重变态反应死亡的患者未使用肾上腺素。

表 4-8-1　肾上腺素剂量表

年龄/岁	剂量/mg
大于 12	0.5（同成人）
6 ~ 12	0.3（0.3mL，1∶1000）
0.5 ~ 6.0	0.15（0.15mL，1∶1000）
小于 0.5	0.15（0.15mL，1∶1000）

2.口腔变态反应综合征

口腔变态反应综合征（oral allergy syndrome，OAS）也是 FA 引起的，是指患儿在进食某种或几种水果或蔬菜几分钟或数小时后，口咽部如唇、舌上腭和咽喉部的不适感觉，少数患儿可同时出现全身变态反应症状。患儿感觉口腔舌部麻木，运动不灵敏，蚁走感，疼痛，肿胀或者痒感。常常具有游走性，忽而肿在上唇，忽而肿在下唇，也可在左右两侧游走。往往在进食后即刻或者 24 h 内出现，可在 24 h 内消失。口唇水肿消失后不留痕迹。儿童会将这种不适感觉与曾经吃过的食物联系起来，从而产生拒食某种食物的现象。将水果或蔬菜煮熟或者削皮再吃，可以避免此类现象发生。因为花粉和水果或蔬菜间有交叉反应性。所以本病多发生于花粉症患者或提示以后可能发生花粉症。

（二）非 IgE 介导的对食物有变态反应的相关消化系统症状和疾病

非 IgE 介导的对食物有变态反应的特点是，进食后数小时或者数天后出现症状（以皮肤和消化道症状为多见），发病机制不明确，不容易诊断，食物激发试验阳性或食物回避后以及重新摄入该食物时的反应有助于诊断。主要相关食物类型为：牛奶、鸡蛋、大豆、小麦[11]。

以腹泻为主要表现的：食物蛋白介导的直肠结肠炎（food protein-induced proctocolitis，FPIP）、食物蛋白介导的小肠结肠炎综合征（food protein-induced enterocolitis syndrome，FPIES）、食物蛋白介导的肠病（food protein-induced enteropathy，FPIE）、麦胶样肠病（Celiac disease，CD）。其他表现：便秘、肠绞痛等。

1.食物蛋白介导的直肠结肠炎

（1）致病因素及危险因素：食物蛋白介导的直肠结肠炎由 Rubin 在 1940 年首次报道[12,13]。Gryboski 在 1966 年和 1967 年进行了后续研究[14-16]。与食物蛋白介导的结肠直肠炎相关的食物有豆类、鱼、鸡蛋、小麦。虽然牛奶几乎与所有食物蛋白介导的结肠直肠炎有关，但是其中接近 60% 的患儿是母乳喂养儿[17]。主要原因是母亲摄入奶制品后，牛奶蛋白的某些抗原成分通过乳汁分泌传递给已经发生 3 变态反应的患儿，触发患儿出现变态反应。

另外一部分患儿，因为摄入的配方乳中含有牛奶蛋白和大豆而引起变态反应。食物蛋白介导结肠直肠炎发生的危险因素有：免疫系统不成熟，小肠通透性改变和激活免疫系统的其他因素，如基因的易感性和对食物（如鸡蛋、牛奶、鱼、坚果、大豆等）的特异的敏感程度。

（2）临床表现：本病以摄入食物后触发人体免疫反应导致的结肠直肠黏膜炎性改变为特征，绝大多发生在纯母乳喂养患儿，可在生后第 1 周甚至生后几小时内发病，生后 6 个月内发病最为常见。主要临床表现为腹泻，粪便性状变化较多，有时为正常便，有时为黏液便、血便（从便中带有少量血丝到以较多血为主的大便）。发病的最初几天可表现为带有血丝（时有时无）的大便，如果食物中变应原未被剔除，血便次数逐渐增多，严重时每次都表现为血便。患儿一般状态不受影响，体重无减轻，腹部触诊无阳性发现。

（3）诊断：绝大多数食物介导的结肠直肠炎患儿的实验室检查呈现正常结果，个别患儿有贫血、低蛋白血症或者外周血嗜酸细胞增多。对于食物介导的结肠直肠炎目前尚无非侵入性的特异性的检查手段。现有的实验室检查敏感性和特异性均不强。腹部超声能够检测到肠道黏膜增厚。但皮肤点刺试验（skin prick tests，SPT）和 SIgE 检测呈阴性结果。诊断主要依据病史的询问，对于回避可疑食物以及重新引入可疑食物的反应，食物激发试验等，还需除外其他疾病，如感染、坏死性小肠结肠炎、肛裂和肠套叠等。如果患儿在回避饮食后有良好的效果，则不推荐结肠镜检查。否则，建议给予结肠镜检查。患儿结肠镜下表现为黏膜水肿、红斑、糜烂、溃疡、出血和淋巴滤泡增生。主要表现在降结肠和乙状结肠。厚层黏膜活检时，组织学检查黏膜和固有层嗜酸细胞增生，很少形成隐窝脓肿[18]。

（4）治疗：首先应该回避可疑食物，如果要维持母乳喂养，则需要去除母乳中的可疑食物，母亲也需要回避可能引起患儿腹泻的可疑食物。如果患儿病情在 3 d 内无改善，需要应用深度水解蛋白配方奶粉（extensively hydrolysed-protein formula，EHF），如果症状仍然没有改善，则需要用氨基酸配方奶粉（amino acid-based formula，AAF）。患儿的预后一般良好，1 岁左右大多数可以耐受所回避的食物[17]。

2.小肠结肠炎综合征

（1）致病因素及危险因素：引起 FPIES 最常见的变应原是牛奶，纯母乳喂养可能是一个保护因素，目前还没有纯母乳喂养儿发生本病的报道。但是也有报道，因为母亲未回避牛奶蛋白的摄入，母乳喂养的患儿通过乳汁摄入了牛奶蛋白活性片段，导致 FPIES，表现为慢性腹泻[19]。除牛奶以外，常见变应原还有鸡蛋、大豆、南瓜、豆类蔬菜、燕麦、米、大麦、马铃薯、鱼、鸡、火鸡等。有些患儿可能对 1 种以上的食物有变态反应[20,21]。但是有研究认为，牛奶与大豆之间的交叉变态反应的发生要少于以往的估计[22]。肠道内肿瘤生长因子（TGF-β）减少和肿瘤坏死因子（TNF-α）增加可能与 FPIES 的发病机制有关[20-22]。

（2）临床表现：FPIES 常在生后 6 个月内发生，有些患儿在生后 1 个月甚至生后几天内就出现症状，腹泻是最常见的临床表现之一，常伴有呕吐，粪便呈水样便或稀便，如病变累及结肠可出现血便。急性发作患儿，腹泻可出现在摄入食物后数小时内，严重病例可出现脱水、低血压、嗜睡（15%~20%）

甚至休克。慢性发作患儿可表现为慢性腹泻、呕吐、易激惹、腹胀、吸收障碍、生长发育迟缓、低蛋白血症等。小婴儿临床表现与食物蛋白介导的肠病类似，但是因为 FPIES 病变涉及结肠和小肠两个部位，所以临床表现更严重[18]。以色列的一项队列研究表明 FPIES 发生率为 0.34%，最常见症状依次是反复呕吐、嗜睡、腹泻、苍白和血便[22]。

（3）诊断：主要依据病史和患儿对回避可疑食物及重新摄入可疑食物的反应以及食物激发试验等。内镜检查和小肠活检无特异性改变，结肠可见隐窝脓肿和浆细胞广泛浸润。小肠壁可见水肿、急性炎症和轻度绒毛萎缩。班贴试验（atopy patch test，APT）虽然敏感性强，但特异性差，不建议用于非 IgE 介导的 FA 的饮食指导。血常规检查可能显示嗜酸细胞增加。因为有水电解质紊乱、低钠血症、酸中毒等表现，患儿可表现为嗜睡，甚至昏迷，常被误诊为败血症或坏死性小肠结肠炎。

（4）治疗：回避可疑食物，对症处理，及时补充水电解质。对牛奶蛋白有变态反应的患儿可给予 EHF，如果治疗效果不佳，给予 AAF 治疗。对于可疑食物的再次引入，建议在有抢救设备的医院进行。以便出现临床症状时及时救治。对牛奶蛋白有变态反应的患儿多数在 1 岁左右可以缓解，但对其他食物如鱼、鸡或米有变态反应者，将持续至幼儿期。但 3 岁以后 90%患儿可以痊愈。

3.食物蛋白诱导的肠病

（1）致病因素及危险因素：多数食物蛋白诱导的肠病的变应原是牛奶蛋白，还有大豆、鸡蛋、鱼、鸡和米等。虽然发病机制目前尚不完全清楚，但组织病理学和免疫学研究提示小肠黏膜损伤可能是由细胞免疫介导的。

（2）临床表现：食物蛋白诱导的肠病患儿大多在生后 1 岁内出现症状，主要临床表现为摄入可疑食物数天后出现呕吐、慢性腹泻。患儿还常出现吸收不良综合征表现，影响体重和身高，其中对前者影响更大。有些患儿伴脂肪泻和乳糖不耐受。回避变应原后，症状可以明显改善。有些患儿出现蛋白丢失性肠病表现，如低蛋白血症、水肿等。食物蛋白诱导肠病的临床表现与 CD 类似，但是在 3 岁左右可好转，小肠损伤不会进展[23]。

（3）诊断：主要依据病史和患儿对回避可疑食物及重新摄入该可疑食物的反应、食物激发试验等。实验室检查有小肠吸收不良表现，如中度缺铁性贫血、低蛋白血症、维生素 K 缺乏等。小肠活检对诊断及随访有帮助。组织学显示隐窝增生、绒毛萎缩、上皮内淋巴细胞增多，有些患儿血常规可见轻度嗜酸细胞浸润。有些患儿表现为被激活的固有层 CD4+细胞和上皮间 CD8+细胞增多，回避变应原后，这些细胞恢复到正常水平。SPT 和 SIgE 呈阴性结果。

（4）治疗：回避可疑食物，对症处理，对牛奶蛋白有变态反应的患儿可给予 EHF，如果治疗效果不佳，给予 AAF 治疗。预后较好，患儿在 3 岁左右症状可逐渐消失。

4.麦胶性肠病

（1）致病因素和危险因素：本病与摄入麦麸蛋白（麦胶蛋白、大麦蛋白、黑麦、燕麦蛋白）等有关，发生在遗传易感个体（HLA DR3 或 DR5/DR7 抗原呈递细胞表达异源二聚体 DQ2，HLA DR4 抗原呈递细胞表达异源二聚体 DQ8）。主要病理表现是近端小肠黏膜绒毛严重萎缩，腺窝增生，导致营养物质吸收和利用不良。非母乳喂养，过早添加谷类食物，摄入大量麦麸蛋白，被认为是易感患儿的高危因素。

（2）临床表现：本病临床表现和功能受损轻重取决于患者年龄和病理生理状况。2 岁以内婴幼儿以肠道症状为主，常有慢性腹泻、腹胀、厌食、肌肉萎缩、易激惹、生长发育迟缓等，有 1/3 患儿伴呕吐。儿童主要为肠外表现：皮肤疱疹样改变、青春期延迟、身材矮小、缺铁性贫血、骨质缺乏、自身免疫性疾病（甲状腺炎、1 型糖尿病等）。30%的患儿出现牙釉质发育不良。有些患儿可出现爆发性水样便、腹胀、脱水、电解质紊乱，甚至出现昏迷，称为乳糜泻危象。

（3）诊断：主要依据小肠活检结果。小肠绒毛扁平而钝，固有层和上皮间淋巴细胞增生。血清学检查主要依据抗麦胶抗体（anti-gliadin antibodies，AGA），抗内膜抗体（endometrialantibody，EMAb），组织转谷氨酰胺酶抗体（tissue transglutaminase antibodies，TTG）结果筛查并协助诊断。

（4）治疗：回避麦胶类食物的摄入，并给予支持治疗。

值得注意的是，抗组胺药物对非 IgE 介导的慢性腹泻患儿无明确治疗效果。

（三）IgE 和非 IgE 共同介导的对食物有变态反应的相关消化系统疾病

1.嗜酸细胞性食管炎

（1）概述：嗜酸细胞性食管炎（Eosinophilic Esophagitis，EoE）为一种免疫和抗原介导的慢性疾病。在成人和儿童中的发病率趋于增加，但确切原因不明。可能存在遗传基础（5 号染色体异常）。除了遗传易感性之外，对食物的变态反应逐渐增多可能也是 EoE 发病率增加的根源。

（2）诊断：EoE 的临床表现为非特异性，在青少年，早期可出现吞咽困难、胃食道反流和烧心感，其中吞咽困难是最常见的症状。婴儿患者通常存在喂养困难、哭闹、生长发育迟缓等。诊断标准为：临床症状+组织中嗜酸细胞大于 15~20/Hp$^+$对 PPI 治疗无反应 2 mg/（kg·d）+远端食管 24h pH 监测可能正常。

（3）治疗：回避可疑食物，配合储雾罐吞入（而非吸入）氟替卡松，也可服用布地奈德口服糖浆。

2.嗜酸细胞性胃肠炎

（1）定义及分型：嗜酸细胞性胃肠炎（eosinophilic gastroenteritis，EG）是一种以胃肠道嗜酸细胞异常浸润为特征的比较少见的胃肠道疾病。可伴有周围血中嗜酸粒细胞增高，多数学者认为此病与变态反应有密切关系。该病由 KAIJSER 1937 年首次报道。本病的消化道表现多样且无特异性，根据病变部位、范围和程度不同而不同。一般以腹痛为首发症状，常伴恶心、呕吐，也可出现腹泻，严重者呈黏液脓血便，出现腹水时多伴有腹胀。多呈慢性经过，往往有周期性发作和自发性缓解的特点。可伴有全身症状，如低热、生长发育迟缓、贫血、内分泌紊乱等。

Klein 根据嗜酸粒细胞浸润胃肠壁的深度，分为以下 3 型：①Ⅰ型——黏膜病变型：最常见（50%以上），症状类似于炎症性肠病。以腹痛、腹泻为主，因肠上皮细胞绒毛受损，由此可导致失血、吸收不良和肠道蛋白丢失等。②Ⅱ型——肌层病变型：较少见，浸润以肌层为主，胃肠壁增厚、僵硬可引起幽门及肠道的狭窄或梗阻。③Ⅲ型——浆膜病变型：罕见，浆膜增厚并可累及肠系膜淋巴结，可出现渗出性腹水及腹膜炎，腹水中可有大量的嗜酸细胞。
以上 3 型可单独或混合出现。

（2）诊断：除临床症状外，主要依据实验室检查：多数患者外周血嗜酸细胞增多，三种类型相比，Ⅲ型比其他两型增高的更为明显。常见缺铁性贫血，大便潜血试验阳性，血沉增快，血浆白蛋白下降，血 IgE，IgG 增高。X 线检查对诊断帮助不大，但消化道造影可显示食管、幽门、肠道等部位狭窄及黏膜改变，如黏膜增粗、紊乱、充盈缺损等。腹部 CT 及 B 型超声可显示非特异性肠壁增厚、腹腔积液等。内镜检查内镜及活检病理检查有助于确诊。内镜下可见黏膜充血、水肿、糜烂、结节、溃疡等改变，病理组织学检查见大量嗜酸细胞浸润。据显微镜下嗜酸细胞数目分为以下级别（见表4-8-2）。

表 4-8-2　Whitington 分级剂量表

分级号	分级	嗜酸细胞数/视野（油镜）
0	正常	10
1	轻度异常	10~20
2	中度异常	20~50
3	重度异常	大于50
4	极度异常	聚集成片或团

诊断标准：①有腹痛、腹泻、恶心、呕吐、吸收不良等胃肠道症状；②病理证实消化道一处或多处嗜酸细胞浸润；③无胃肠道以外多器官嗜酸粒细胞浸润；④无寄生虫感染。本病需要与嗜酸性粒细胞增多症、克罗恩病、溃疡性结肠炎等鉴别。

（3）治疗：①饮食疗法：如去除致敏的食物或药物，有条件者可以进行要素饮食。②药物治疗：

肾上腺皮质激素有良好的治疗效果，可使病情缓解，多数患者用药后 1~2 周内症状改善，嗜酸细胞可明显下降至正常。复发时用药仍有效。适用于弥漫型、手术后复发和腹水为主的患者。急性期可给强的松每日 0.5~1.0 mg/kg，应用 2 周，见效后逐渐减量，维持 2~4 周。色甘酸二钠系肥大细胞膜稳定剂，临床上对肾上腺皮质激素治疗无效或产生了较严重的副作用者可改用本品治疗。酮替芬为一种肥大细胞膜的保护剂，长期应用激素疗效不明显的病人可加用， 0.5~1.0 mg/d 口服，1~2 次/d。孟鲁司特钠（顺尔宁）为白三烯受体拮抗剂，可以与皮质激素合用，每日口服 4mg，每日 1 次。对应用皮质激素效果不佳者，可加用免疫抑制剂硫唑嘌呤 1.0~2.5 mg/（kg·d）口服，但要注意观察血常规及骨髓抑制情况。抑酸治疗：有助于改善症状和食道胃的病理变化，抑酸药的应用详见消化性溃疡病诊疗常规。③手术治疗：对一些局限性浸润及有并发症的患儿，可以考虑手术治疗。但手术并不能完全切除受浸润的部位，易于复发，因此应尽量采用保守治疗。

四、对食物有变态反应患者的诊断

主要依据病史、实验室检查、食物激发试验和食物回避后再引入。内镜不作为常规推荐。检查变应原的主要方法有：皮肤点刺实验和血清 IgE 检测。但是以消化系统为主要表现的 FA 大多是迟发型反应，这两项检查有可能出现阴性结果。但不能因此肯定患儿不是 FA。此类患儿可以通过家长记录饮食日记，即对每次的进食的食物详细记录其品种用量，并与当日发病情况相参照，于发病期至少连续记录 2~3 周，根据记录进行分析，找出可疑的诱发性食物因素。记录要做到：坚持不懈；不厌其烦，防止遗漏，尤其是一些不经常食用的食物，水果、小吃等也要记录。还可以通过排除饮食的办法，排除可疑食物 14d 左右，同时观察症状好转情况，如果好转，再次引入可能食物，症状再次重现，即有助于诊断。还可以在专业医生指导下，进行口服食物激发试验，这是一种对病人可疑变态反应的食物，以诱导变态反应症状发生，从而明确 FA 的特异性的诊断方法。但是需要注意的是激发试验必须在有抢救措施的医院，在医生的指导下进行。每次只能进行一种食物的试验，试验若干天前对病人的饮食加以控制，每次试验结束后，下次试验必须相隔若干时日。还要对孩子进行较长时间的严密观察。

五、对食物有变态反应患者的治疗

对 IgE 介导的食物产生变态反应时，包括肾上腺素、抗组胺药物等药物治疗有效，但对非 IgE 介导的食物变态反应无效。

1.回避变应原及替代治疗

一旦明确 FA 的变应原，就要在食物中去除这些变应原。为了保证儿童的正常生长发育，需要用代用品来代替回避的饮食。比如：对于牛奶蛋白有变态反应的儿童，可以给予深度水解蛋白配方或者氨基酸配方奶粉。特别提示的是其他动物奶来源的奶粉会含有与牛奶蛋白相同的抗原决定簇，对牛奶蛋白有变态反应的儿童也会对其他动物来源的奶粉中的蛋白产生变态反应。所以，不推荐以其他动物奶来源的奶粉作为牛奶蛋白变态反应患儿的代用品。还可以采用加工改造食物的方法：有些食物经过加热或者消化酶处理后，抗原性减弱，比如对苹果有变态反应的患儿，可以将其加热后食用。对于食物变应原并不明确的儿童，可以短期采用限制性食物疗法。即在短时期内限定孩子只食用很少引起变态反应的食物，如大米、蔬菜、猪肉等。如果在这段时间变态反应症状消失，可以定期有计划、有步骤地引入单一食物。如：经过 2~4 周，孩子变态反应症状消失后，可先引入面食，如果 1~2 周未发病，可尝试第 2 种食物，如新鲜鱼类，若食用后出现症状，则在一段时间内禁用鱼类。按此办法，经过一段时间的尝试，可以探明孩子可能的变应原食物，对于不产生变态反应的食物继续食用，对于产生变态反应的食物则进行回避。

2.免疫治疗

免疫治疗的基础是口服免疫耐受，口服免疫耐受（oral tolerance，OT）是指口服某种抗原后，机体对该抗原产生全身性、低特异性免疫应答状态。最近一些研究结果显示，通过口服诱导口服免疫耐受安全且有效[24-26]。Longo 等采用随机对照方法将 60 例 5 岁以上牛奶蛋白严重变态反应患儿分成两组（每组 30 例），试验组从饮用小剂量牛奶开始逐渐增加饮用牛奶的量，对照组完全回避牛奶。1 年后发现试验组 11 例对牛奶蛋白完全耐受，16 例可少量饮用牛奶，3 例仍对牛奶蛋白有变态反应，而对照组仍全部对牛奶蛋白有变态反应，故认为从口服小剂量牛奶到逐渐加量可诱导牛奶蛋白变态反应患儿对牛奶蛋白产生口服免疫耐受。Skripak 等采用随机双盲安慰剂对照方法研究牛奶蛋白口服免疫耐受，将 20 例年龄 6 ~ 16 岁的患者随机分成两组，经过 3 ~ 4 个月治疗后，试验组对牛奶耐受量是治疗前的 50 ~ 100 倍，而对照组却无变化，两组血清特异性 IgE 均无变化，但试验组血清特异性 IgG 较对照组升高，由此认为，口服免疫耐受治疗牛奶蛋白变态反应有效。

上述诱导口服免疫耐受试验都是在逐渐增加食物变应原摄入量过程中或刚停止摄入食物变应原时，通过食物激发试验证实产生口服免疫耐受的；但是如果停止摄入食物变应原一段时间后再次摄入，是否还会存在口服免疫耐受呢？德国一项针对 23 例年龄 3 ~ 14 岁对花生产生变态反应的患儿的研究发现，停止摄入花生 2 周后食物激发试验仍有 21 例依然存在花生耐受[27]。

目前研究表明 IL-10 和 IFN-γ 的变化可能与 OT 有关，需要进一步研究[28,29]。

（李在玲）

参考文献

[1] RACHER E. Story. Manifestations of Food allergy in infants and children[J]. Pediatric annl，2008，8：530-535.

[2] BRANUM A M，LUKACS S L. Food allergy among children in the United States[J]. Pediatrics，2009，124（6）：1549-1555.

[3] 胡燕，黎海芪. 0 ~ 24 个月患儿食物过敏的流行病学研究[J]. 中华儿科杂志，2000，38（7）：431-434.

[4] TAN R A，CORREN J. The relationship of rhinitis and asthma，sinusitis，food allergy，and eczema [J]. Immunol Allergy Clin North Am，2011，31：481-491.

[5] SICHERER S H，SAMPSON H A. FOOD ALLERGY[J]. J Allergy Clin Immunol，2006，117：470-475.

[6] MAYER L. Mucosal immunity[J]. Pediatr，2003，11：1595-1600.

[7] UNTERSMAYR E，JAROLIM E J. Machanism of type I food allergy[J]. pharmacology and Therapeutics，2006，112：787-798.

[8] CALDER P C. Dietary nucleic acids and Th1/Th2 balance：a clue to cows'milk allergy?[J]. Clin Exp Allergy，2000，30：908-911.

[9] 何维. 医学免疫学[M]. 北京：人民卫生出版社，2005，304.

[10] FIOCCHI A，BROZEK J，SCHÜNEMANN H，et al. World Allergy Organization （WAO） Diagnosis and Rationale for Action against Cow's Milk Allergy（DRACMA）Guidelines[J]. Pediatr Allergy Immunol，2010，7：1-125.

[11] MUÑOZ F A，SAMPSON H A，SICHERER S H. Prevalence of self-reported seafood allergy in US[J]. J Allergy Clin Immunol Immunol，2004，113（suppl）：S100.

[12] HOLLOWAY E，FOX A，FITZSIMONS R. Diagnosing and managing food allergy in children[J]. Practitioner，2011，255：19-22.

[13] RUBIN M. Allergic intestinal bleeding in the newborn[J]. Amer J Med Sci，1940，200：385.

[14] GRYBOSKI J D，BURKLE F，HILLMAN R. Milk induced colitis in an infant[J]. Pediatrics，1966，38：299-306.

[15] GRYBOSKI J D. Gastrointestinal milk allergy in infants[J]. Pediatrics，1967，40：354-362.

[16] MALONEY J，NOWAK W A. Educational clinical case series for pediatric allergy and immunology：Allergic proctocolitis，food protein-induced enterocolitis syndrome and allergic eosinophilic gastroenteritis with protein-losing gastroenteropathy as manifestations of non-IgE-mediated cow's milk allergy[J]. Pediatr Allergy Immunol，2007，18：360-367.

[17] PUMBERGER W，POMBERGER G，GEISSLER W. Proctocolitis in breastfed infants： a contribution to differential diagnosis of hematochezia in early childhood[J]. Postgrad Med J，2001，77：252-254.

[18] BONÉ J，CLAVER A，GUALLAR I，et al. Allergic proctocolitis，food-induced enterocolitis：immune mechanisms，diagnosis and treatment[J]. Allergol Immunopathol，2009，37：36-42.

[19] MONTI G，CASTAGNO E，LIGUORI S A，et al. Food protein-induced enterocolitis syndrome by cow's milk proteins passed through breast milk[J]. J Allergy Clin Immunol，2011，127：679-680.

[20] MEHER S，KAKAKIOS A，FRITH K，et al. Food protein induced enterocolitis syndrome：16 year experience[J]. Pediatrics，2009，123：459-464.

[21] NOWAK W A，MURARO A. Food protein induced enterocolitis syndrome[J]. Curr Opin Allergy Clin Immunol，2009，9：371-377.

[22] KATZ Y，GOLDBERG M R，RAJUAN N，et al. The prevalence and natural course of food protein-induced enterocolitis syndrome to cow's milk：A large-scale，prospective population-based study[J]. J Allergy Clin Immunol，2011，27：647-653.

[23] SAMPSON H A. Update on food allergy[J]. J Allergy Clin Immunol，2004，113：805-819.

[24] LONGO G，BARBI E，BERTI I，et al. Specific oral tolerance induction in children with very severe cow's milk–induced reactions[J]. J Allergy Clin Immunol，2008，121（2）：343-347.

[25] SKRIPAK J M，NASH S D，ROWLEY H，et al. A randomized，double-blind，placebo controlled study of milk oral immunotherapy for cow's milk allergy[J]. J Allergy Clin Immunol，2008，122（6）：1154-1160.

[26] DUPONT C. Food allergy：recent advances in pathophysiology and diagnosis[J]. Ann Nutr Metab，2011，59（S1）：8-18.

[27] BLUMCHEN K，ULBRICHT H，STADEN U，et al. Oral peanut immunotherapy in children with peanut Anaphylaxis[J]. J Allergy Clin Immunol，2010，126（1）：83-91.

[28] LEE S J，NOH J，LEE J H. In Vitro Induction of Allergen-Specific Interleukin-10-Producing Regulatory B Cell Responses by Interferon-γ in Non- Immunoglobulin E-Mediated Milk Allergy[J]. Allergy Asthma Immunol Res，2013，5（1）：48-54.

[29] KHORIATY E，UMETSU D T. Oral Immunotherapy for Food Allergy： Towards a New Horizon[J]. Allergy Asthma Immunol Res，2013，5（1）：3-15.

第九节　儿童先天遗传代谢性肝病

先天代谢性疾病（inborn error of metabolism），即遗传代谢病（inherited metabolic disorders，IMD），是遗传性生化代谢缺陷的总称，神经系统和肝脏受累的频率最高。随着经济和科学技术的发展，国人疾病谱已发生明显改变，遗传病在其中所占比重越来越高，且危害愈加明显。在以肝脾大、肝功损害为主诉的疾病中，遗传性疾病更是占有相当大的比例。肝脏是遗传代谢缺陷病最早累及和损害最为严重的脏器之一。很多遗传代谢缺陷病在婴儿期或儿童期引起肝脏损害。虽就单个代谢性肝病而言，发病率并不高，但其总体发病率却相当可观，是婴儿和儿童疑难重症肝病的重要病因。遗传代谢性肝病是一组单基因突变导致蛋白质结构缺陷或合成（分解）速率异常，进而发生功能改变的基因缺陷病。有缺陷的蛋白质可能是一个复杂的大分子，也可能是个较简单的分子或者是一个酶。酶的异常使其所催化的生化反应发生阻滞，表现为合成代谢或分解代谢的异常，使各种生化物质在体内的合成、代谢、转运和储存等方面出现异常。比如肝豆状核变性是由铜代谢异常所致；碳水化合物代谢异常导致糖原病、半乳糖血症、果糖不耐症、先天性乳酸酸中毒；溶酶体病导致部分糖元病、黏多糖病、脂质沉积症；尿素循环障碍导致各型先天性高氨血症等。下面介绍一些常见的儿童先天代谢性肝病。

一、肝豆状核变性

肝豆状核变性（hepatolenticular degeneration，HLD），由 Wilson 于 1912 年系统描述，又称威尔逊病（Wilson's disease，WD），是常染色体隐性遗传的铜代谢异常疾病，发病率约为 1/30000，基因携带率 1/90。致病基因 *ATP7B* 位于 13 号染色体 q14～21，编译产物为 P 型铜转运 ATP 酶（*ATP7B*）。*ATP7B* 在肝细胞内发挥重要作用：在低铜环境下，*ATP7B* 协助铜离子进入高尔基体与前铜蓝蛋白（apoceruloplasmin）结合成全铜蓝蛋白（holoceruloplasmin），后者将铜输送至全身发挥作用；在高铜环境下时，*ATP7B* 促使铜从胆管排出，而这是铜从体内排出的主要途径。因此，当 *ATP7B* 突变时，合成全铜蓝蛋白能力下降，检测血铜蓝蛋白浓度明显降低；同时胆管排铜能力受损，铜在肝内过量蓄积，导致肝细胞坏死。当超过肝脏铜蓄积能力时，铜释放入血，导致溶血和铜在肝外组织如脑、肾、角膜等沉积，出现一系列症状[1-3]。

（一）临床特征

WD 的生化异常从出生时即存在，但 5 岁前少见临床症状，大多数患者年龄在 5~35 岁，多从年长儿起出现症状，年龄最大的患者年龄已逾 70 岁。首发症状的比例分别为：肝脏（42%），神经（34%），精神（10%），血液（12%），肾脏（1%）和其他（1%）。在儿童时期肝脏症状最多见，表现轻重不一，可以仅为谷氨酰转移酶（ALT）轻度升高、单纯肝脏增大，也可表现脾大伴门脉高压、黄疸、急性肝炎、慢性活动性肝炎、肝硬化，以致迅速危及生命的暴发性肝功能衰竭、伴或不伴溶血性贫血或肾功能衰竭。神经症状主要为椎体外系表现：口齿不清、流涎、震颤、手足徐动、肌阵挛、强直状态、步态异常、偏头痛及失眠等。精神症状如：性格（情绪）异常、精神分裂症样、躁狂抑郁精神病、妄想和神经官能症等。其他包括：肾脏症状（血尿、蛋白尿、白细胞尿、肾小管损害）、急性溶血、眼角膜 K-F 环、骨关节改变等。

（二）实验室检查

1.血常规

其可有不同程度的贫血，肝硬化脾功能亢进致白细胞、血小板降低。尿常规：部分病人尿中有红细胞。肝功能：可有转氨酶升高，但升高的水平不能反映肝脏疾病的严重程度。

2.铜蓝蛋白

正常小儿血清铜蓝蛋白为 200～400mg/L，本病血清铜蓝蛋白水平显著下降（小于 50 mg /L）为诊断 WD 的重要证据。中度水平下降提示需进一步排除 WD。血清铜蓝蛋白水平正常不能排除 WD 诊断，特别是对于临床症状出现较晚的患者，大约有 5%的病人血清铜蓝蛋白不减低或在正常低限。血浆铜蓝蛋白降低也见于蛋白丢失性营养不良、肾病综合征、蛋白丢失性肠病、获得性铜缺乏、肝功能严重受损、Menkes 病和遗传性低铜蓝蛋白血症等。血铜蓝蛋白浓度受诸多因素影响。首先为年龄依赖性，新生儿期很低，到第 1 年升至成人水平，之后进一步上升，至 2～3 岁时达最高水平，然后缓慢下降，至 12 岁再回落至成人水平。再者与基因突变类型相关，有学者发现纯合突变患者的血铜蓝蛋白要比杂合突变者更低，只有 10%～20%的杂合子血浆铜蓝蛋白降低。尿铜蓝蛋白：目前已有研究报道将尿铜蓝蛋白水平低于 45 ng /mg C r 作为 3 岁儿童筛查早期及症状前 WD 的标准，经济、快速且易于推广，有待广泛应用于儿童的筛查[4]。

3.血清铜

患者总血清铜(包括血浆铜蓝蛋白中的铜)水平通常与循环中的血浆铜蓝蛋白水平是成比例下降的，但干扰因素较多，血清铜测定对本病诊断价值不大。

4.尿铜

24 h 尿铜反映了循环中非血浆铜蓝蛋白结合铜的含量。正常小儿尿铜低于 40 μg（0.6 μmol）/24 h。尿的收集要严防污染，否则影响结果。本病时尿铜增加，可达每 24 h 100～1000 μg（1.57～15.7 μmol）。染色体杂合突变的患者可能结果正常。对有症状且 24 h 基础尿铜含量小于 100μg /24 h 的儿童，需要进一步给予青霉胺激发试验排除 WD。

5.肝脏活检

其无特异性，可表现为急性肝炎、慢性活动性肝炎、暴发性肝炎、肝硬化。相对特征性改变为可见脂肪变、纤维化、肝细胞核糖原增多及 Mallory 小体。电镜下肝细胞线粒体的变化被认为是最特异、最具有病理诊断价值的。线粒体大小及形态不一，基质电子密度明显增高，可见内膜与外膜的分离，内池扩大，并见各种包含体。溶酶体增多，可见多泡体及 Mallory 小体。免疫组化铜染色（+）。

6.角膜色素环

角膜色素环（K-F 环）阳性仍是高度提示 WD 的特异性发现。慢性活动性肝炎、原发性胆汁性肝硬化、不明原因性肝硬化等疾病发生铜蓄积时也会呈 K-F 环阳性，但毕竟罕见。

7.头颅 CT 或 MRI

其最常见的表现是基底节区在 CT 上的高密度影以及在 MRI 上的高信号表现。大脑影像学的明显变化可先于临床症状出现。MRI 对这些病变的敏感度更高，病变较集中于豆状核、脑干、尾状核和丘脑，短 T2W 信号为本病具特征性的改变。WD 患者脑部病变部位与病程之间无很好的相关性，构音障碍与尾状核关系较为密切，肌张力障碍与中脑的关系较为密切，震颤与丘脑的关系较为密切。

8.基因学检查

其包括对先症者及其亲属的筛查以及出生前筛查。对突变基因进行直接监测目前是可行的。但对检测结果的解释有时是非常困难的，因为多数患者为复合杂合子，每条等位基因上均有不同的突变。目前，已有 300 多种 *ATP7B* 基因的突变类型被证实，但并不是每种基因突变都被证实可致病。突变分析对于某些特定人群一定范围内的 *ATP7B* 基因突变的诊断是非常有价值的。对我国 WD 患者基因学的研究提示，*ATP7B* 基因的第 8 和 12 号外显子为突变热点。尚没有明确的基因型与表现型之间的关系的结论，但是最近有研究表明 WD 患者神经系统症状的出现与载脂蛋白 E 的亚型及朊蛋白基因多态性相关。另外有研究指出，某些神经系统的表现，如吞咽困难与 *ATP7B* 基因特定位点的突变相关。通过全基因测序进行突变分析是可能的，对于通过临床及生化检查不能确诊的患者应给予测序分析。对 WD 患者的直系亲属进行筛查时可给予单元型分析或者已知特定突变的检测。

临床上由于ＷＤ基因突变的异质性，新的基因突变不断得到发现，基因突变多为复合杂合突变，且存在着人种差异及不同的突变热区，目前我们还不能完全依靠家系连锁分析、聚合酶链反应单链构象多态性分析技术、PCR 酶切和荧光 PCR 技术、变性高效液相色谱分析技术、DNA 测序技术、DNA 微阵列技术等在患者基因中建立起精确的基因型 – 临床型关系，这有待进一步研究[5,6]。

（三）治疗

1.避免高铜饮食

高铜饮食主要有贝壳类、巧克力、坚果、蘑菇、动物内脏等。避免使用铜质餐具、器皿。水中亦含铜，通常每升水中含铜量小于 0.2 mg，但有 10% 的家庭饮用水的含铜量超过患者可耐受的标准，如果饮用水的含铜量过高，可使用水净化系统。

2.应用青霉胺或三亚乙基四胺等螯合剂

主要药理作用是通过金属硫蛋白螯合铜离子，促进尿液排泄，减少铜在体内沉积。青霉胺的剂量为 10 ~ 20 mg/（kg·d），一定要从小剂量开始，餐前服用。应随诊 24 h 尿铜以评估治疗效果和依从性，有效者 24 h 尿铜渐增加，可高达 2 ~ 5 mg/d，经 1 年至数年后，尿铜逐渐减少至 0.5 ~ 1.0 mg/d。当临床症状稳定好转，肝功能基本恢复正常，服药情况下每日尿铜降至 0.5 mg 以下时，可考虑将青霉胺剂量降至半量长期维持。青霉胺的不良反应较多，约 30% 的患者因严重不良反应而最终停药。早期变态反应表现为发热、皮疹、淋巴结肿大、中性粒细胞减少症、血小板减少症及蛋白尿，多发生于用药的第 1 ~ 3 周。后期不良反应有肾毒性表现，通常为蛋白尿或尿中出现其他细胞成分，一旦出现肾毒性表现亦应立即停药；狼疮样综合征、肾炎综合征、骨髓毒性、皮肤毒性、停药后再用药时的严重变态反应、味觉丧失。青霉胺可能拮抗维生素 B_6 的作用，故应同时补充维生素 B_6 10 ~ 25 mg/d。

鉴于青霉胺潜在的严重副反应，国外多已用三亚乙基四胺（trientine，曲恩汀）替代青霉胺，国内尚无此药上市。曲恩汀用量一般为 750 ~ 1 500 mg/d，分 2 ~ 3 次给药；维持治疗一般用量为 750 mg/d 或 1 000 mg/d。小儿用量按 20 mg/（kg·d）计算，总量不超过 250 mg/d，分 2 ~ 3 次给药。一般在饭前 1 h 或饭后 2 h 服药。

3.锌剂

锌剂可诱导肠道细胞中的金属硫与食物或体内的铜形成复合体，从粪便中排出，从而阻止铜被吸收入血。锌盐起效较慢，较多用于 WD 的症状前治疗、维持治疗和妊娠者。临床上常用的锌盐有葡萄糖酸锌（每片 35 mg，约含锌元素 5 mg）、硫酸锌（每片 25 mg，约含锌元素 5 mg）和醋酸锌（每 100 mg 约含锌元素 36 mg）。一般推荐剂量为 1～5 岁儿童每次锌元素 25 mg，每日 2 次；5～16 岁儿童（或体重小于 56 kg）每次 25 mg，每日 3 次；成人（或体重大于等于 56 kg）每次 50 mg，每日 3 次。锌剂的不良反应很小，有些在空腹服用较大剂量时可出现恶心、呕吐或腹泻，改为两餐之间服用可避免。考虑到胃肠道副作用，醋酸盐和葡萄糖酸盐可能比硫酸盐的耐受性更好，但这往往因人而异。餐中口服锌剂会影响锌的吸收和疗效，但是如果为了增加患者的依从性，可以在餐中服用更高剂量的锌剂以增强其疗效。锌剂治疗的效果可以通过临床表现和生化检查结果的改善来判断，并应当监测 24 h 尿排铜量，在治疗的稳定期，该值应该小于 75 μg。

4.四硫钼酸胺

四硫钼酸胺（tetrathiomolybdate，TTM）是一种强效驱铜剂，餐中服用时该药可以与食物中的铜结合，阻碍肠道对铜的吸收；餐前服用时还可与血清铜结合。小剂量时可以去除金属硫蛋白中的铜，大剂量时则形成一种不溶解的含铜复合物，可能加重铜在肝脏的沉积。四硫钼酸盐具有双重抗铜作用，用药期间神经系统症状加重的可能性较青霉胺及曲恩汀小，不良反应轻微，仅有一过性的骨髓抑制及转氨酶升高，可作为有神经系统症状的患者的初始用药。该药起作用快，用药 2 周可阻断铜的毒性作用，用药 7 周后效果显著。钼剂长期使用对人体有毒，潜在的副作用包括骨髓抑制、肝毒性以及过度驱铜造成的神经系统功能障碍。有神经（精神）症状的患者可先用 TTM 8 周，再用锌剂维持治疗。

5.肝移植

肝移植治疗 WD 占总的肝移植术的 1.1%～2%，其中移植后生存时间最长者已达 30 年，肝移植可纠正 WD 所致肝脏铜代谢障碍，使血清铜蓝蛋白升至正常水平，体内的铜大量排出，逐步改善肝外铜代谢异常，有效改善肝功能及神经症状，对延长患者的生存时间和提高生活质量具有重要意义，是治疗 WD 的急性肝功能衰竭和对驱铜药物反应差的终末期肝病患者的有效手段。对于有严重的神经精神表现，WD 患者是否肝移植尚无定论。目前肝移植总体 5 年生存率约为 85%，方法主要包括：原位肝移植、活体供肝肝移植、原位辅助部分肝移植、劈裂式肝移植等，活体供肝肝移植是我国常采用的一种肝移植方法。

6.细胞移植治疗

细胞移植治疗可将正常功能的肝细胞或干细胞通过有效的方法移植进入受损的肝脏内，从根本上改善和恢复肝细胞功能，是目前比较理想的治疗 WD 的治疗方法。细胞治疗的方法有肝细胞移植、骨髓干细胞移植、胚胎干细胞移植等。目前动物实验显示出细胞移植的有效性和可行性。临床上有待进一步论证和研究。

7.基因治疗

目前基因治疗主要为动物实验，尚没有进行人的临床研究。WD 是由于 *ATP7B* 基因突变导致铜过载的常染色体隐性遗传性疾病。基因治疗的主要方法是把正常的基因通过病毒载体的方式转入 *ATP7B* 基因变异的 WD 动物模型体内，并通过这些转入基因的表达来实现对基因缺陷动物的治疗。其治疗效果的评定可以通过监测动物胆汁排铜的量以及血浆铜蓝蛋白水平的升高来实现。转基因小鼠动物实验提示，病毒基因转染是一种可以有效缓解临床症状的方法。但是基因转染疗效的不稳定性限制了该方法的应用。随着基因技术的不断进步，基因治疗可能成为肝豆状核变性治疗的重要手段，但从实验室走向临床还需要很长的过程[7,8]。

二、先天性肝纤维化

先天性肝纤维化（congenital hepatic fibrosis，CHF）是一种少见的先天性常染色体隐性遗传性肝脏疾病。CHF 发病率低，有文献报道在 1/20 000 ~ 1/40 000。其发病年龄分布较宽，据报道有 30% ~ 50% 的患者由于肾脏增大发育不良、羊水减少、肺发育不全、出生后不久就死于呼吸衰竭。存活下来的患者多于儿童期和青年期发病，但也可见中老年人发病。由于该病缺乏特异性临床表现，常被误诊为继发性肝硬化[9]。

CHF 于 1954 年由 Grumbach 首先描述，于 1961 年由 Kerr 等首先命名，用以描述一种与肝硬化不同的肝纤维性病变，病变多累及整个肝脏，常与 Caroli 病伴发存在，并认为与基因突变位点位于 6P 染色体上的常染色体隐性遗传性多囊肾关系密切，亦可发生于少数基因突变位点位于 16q 染色体上的常染色体显性遗传性多囊肾患者中。CHF 发病年龄一般与门脉高压程度及有无合并肾脏病变有关，小婴儿常以肾功能不全而起病，而单纯肝脏病变可因无明显症状而延迟在儿童期或青少年期起病，发病无性别差异，可散发或有明显家族史。

（一）临床表现

CHF 主要分为四型：门脉高压型、胆管炎型、混合型和隐匿型。表现为门脉高压症，如肝脾肿大、脾功能亢进、食管静脉曲张、消化道出血等。当合并 Caroli 病或肾病变时，可表现为胆管感染、尿路感染及肾功能衰竭。肝肿大几乎见于所有患者，触诊时肝脏质地硬，表面平滑或有小结节，肝脏边缘可不规则，提示肝有硬化。肝功能检查包括蛋白、胆红素及酶往往正常或轻微异常，与严重门脉高压不平行，B 超、CT 排除肝外型门脉高压症。由于 CHF 常伴有胆管发育畸形，个别患者可合并胆总管囊肿。影像学检查如 B 超、CT 或 MRI 可提供肝肾等多个器官的形态学表现，是重要的非侵袭性诊断方法之一。CHF 影像学特征包括：肝门静脉无狭窄或闭塞，部分可出现扩张，肝内门静脉分支减少、狭窄、受压，肝内胆管多发性扩张，肝脾增大，可合并有肝囊肿、肾囊肿。磁共振胰胆管造影（magnetic resonance cholangiopancreatography，MRCP）更能够清楚地观察肝内胆管结构，为诊断提供精确的依据。脑部的 CT 或 MRI 检查可判断是否合并 Coach，Arima，Joubert 综合征。影像学依据肝、脾的大小形态，肝实质的回声，肝动脉、门静脉主干的内径以及两者的血流动力学改变，结合典型的临床症状，可提示本病的诊断，但确诊仍需肝组织病理学诊断，行肝穿刺或手术活检。组织病理学特点表现为年幼患儿无明确原因的肝纤维化；肝组织内呈现宽大致密且炎症不明显的纤维性间隔，可明显胶原化，或纤维束弥漫穿插于固有的肝小叶内，伴不规则形状的胆管增生（胚胎性胆管结构）；肝细胞板排列基本正常，一般无肝细胞结节性再生，不形成典型的假小叶结构，肝内门脉支减少或消失，无肝细胞坏死及再生；纤维间隔内多含有许多形态各异的胆管，可伴有典型的肝内胆管发育畸形或交通性海绵状胆管扩张即 Caroli 病；一般纤维间隔内无明显炎症反应，但伴发胆管炎时，可见急、慢性炎症细胞浸润[10]。

（二）鉴别诊断

CHF 应与其他原因所致的门脉性肝硬化及肝豆状核变性、半乳糖血症等疾病相鉴别，但主要与门脉性肝硬化鉴别。临床上门脉性肝硬化常有原发病，如各种肝炎，肝功能变化明显，而肝肿大轻微，部分可缩小；肝穿刺组织形态学检查乃 CHF 与门脉性肝硬化鉴别的金标准。两者组织病理学的区别主要为：CHF 最引人注目的是，在肝小叶保持完整无损的状况下汇管区极度纤维化，纤维化组织粗糙，部分呈透明变性，纤维条索中见有已硬化的门静脉、肝动脉分支和增生的小胆管。所形成的小叶间胆管管状板层损害，对 CHF 的发病具有重要意义，可导致肝内胆小管增生和纤维化。门脉性肝硬化时纤维组织则较少见于肝内，而主要局限于门静脉分支的周围，在其腔隙中可见已机化的血栓和再通分支血栓，无胆管增生表现[11]。

（三）治疗

尚无确切的药物可以阻止 CHF 患者肝脏纤维化进展。已有学者对秋水仙碱、γ-干扰素、血管紧张素受体拮抗剂（坎地沙坦）、甲苯吡啶酮、水飞蓟素、过氧化物酶体增殖物激活受体（peroxisome proliferators-activated receptors，PPARs）配体（罗格列酮）、白介素 10 等药物进行相关研究，尽管这些药物可能对其他疾病如先天性肺纤维化有效或经动物试验证实有效，但应用于临床结果均不满意。目前治疗主要是针对其并发症，与其他肝硬化并发症治疗相比无特异性。对于食管胃底静脉出血或有出血倾向，可用内镜治疗。经颈静脉肝内门体分流术（transjugular intrahepatic portosystem stent-shunt，TIPSS）可用于不能耐受硬化剂治疗或反复出血等待肝移植期间的患者。脾脏切除及门体静脉分流术也是缓解门脉高压、预防曲张静脉出血的一种方法。对合并 Caroli's 病和胆管炎反复发作的患者，除了用抗生素外，还可经内窥镜下逆行性胰胆管造影术（endoscopic retrograde cholangiopancreatography，ERCP）行胆汁引流，严重者也可考虑部分肝脏切除。临床已出现肝脾大、反复呕血、便血、间歇发热、合并胆管感染，经内科治疗无效时，应及时按门脉高压症进行分流术或断流术。以脾切除、食管贲门胃底断流术效果为好。如门脉高压手术成功，则预后良好。门脉高压解除后，决定预后的因素有二：肝内胆汁瘀积、胆管炎、败血症；合并肾脏病变者可能引起肾盂肾炎、肾性高血压、肾功能衰竭等。但上述方法均不能彻底根治，唯一能治愈 CHF 的方法是肝移植术。在肝硬化终末期如肝衰竭，或出现频繁发作的胆管炎，累及肝脏，可行肝移植术，同时存在肾脏损害的，必要时可行肝肾联合移植[12]。

总之，对于临床上以不明原因的肝脾大、门静脉高压就诊而肝功能相对正常的患者，即使其肾功能是正常的，也应该考虑到 CHF 的可能，对于家属中有相似病例的患者更应高度怀疑。必要时及时作肝穿刺或手术活检，以便早日确诊。CHF 若合并有肾脏病变，预后相对较差，常因肾功能衰竭而死亡。但单纯的 CHF 预后相对较好，因本病对出血耐受性强，即使出血和门体静脉分流后，也很少出现肝性脑病，病变较一般肝硬化进展慢。

三、糖原累积病

糖原累积病（glycogen storage disease，GSD）是一组由于先天性酶缺陷所致的糖代谢障碍。有 12 型，其中 I，III，IV，VI，IX 型以肝脏病变为主，I，III，IV 型的肝脏损害最为严重。除 IX 型为 X 连锁隐性遗传外，都是常染色体隐性遗传疾病，以肝大、低血糖为突出表现[13]。

（一）糖原累积病 I 型

糖原累积病 I 型（GSD I 型）又名 Von Gierke 病或 Gierke 病，是由于肝、肾等组织中葡萄糖-6-磷酸酶系统活力缺陷所造成，最为多见，约占总数的 25%，其中又以 I a 型为主。GSD I a 型又称肝肾型 GSD，发病率为 1/100 000～1/300 000。人类葡萄糖-6-磷酸酶基因（G6PC）定位于 17q21。G6PC 全长 12.5 kb，含有 5 个外显子。致 GSD I a 型的突变具有种族成簇性，中国人本型中约 80% 的突变为 G727T 或 R83H。

1.临床表现

GSD I a 型患儿身材明显矮小；娃娃样幼稚面容；腹部膨隆，肝脏明显肿大，质地偏软，表面平滑，无触痛；易饥饿，易在清晨出现面色苍白、出汗，甚至惊厥等低血糖症状；轻微感染即可导致严重的代谢性酸中毒。幼儿时期经常鼻衄。随年龄增长，其他并发症日渐显现，主要包括：肝腺瘤；痛风及痛风结石；肾脏病变（肾结石、血尿、蛋白尿，终末期肾功能衰竭）；贫血；骨质疏松；肺动脉高压、胰腺炎、青春期第二性征发育延迟等。可通过胎儿肝活检测定葡萄糖-6-磷酸酶活力进行产前诊断，通常在孕 18～22 周进行。

GSD I a 型的生化特点：血糖降低、乳酸升高、乳酸性酸中毒、高三酰甘油、高尿酸、高血钙、肝转氨酶正常或轻度升高。尿乳酸明显升高。随年龄增大，尿中蛋白逐渐增多。肾上腺素激发试验宜在空腹和餐后 2 h 分别进行，皮下注射肾上腺素 0.01 mg/kg，于 0，60 min 时抽血化验血糖。正常人血糖上升大于 2.50 mmol/L，本型在餐前和餐后血糖上升均不能达到这一水平。依据典型病史、体征和血生化检测作出 GSD 的初步临床诊断；结合肾上腺素刺激试验有助于对 GSD 进行初步临床分型；对疑似 GSD I a 型者进行基因突变检测是确诊本病的金标准。肝活检虽可在肝细胞质甚至细胞核内发现大量糖原聚集，以及大量大小不等的脂肪微泡等典型 GSD 的改变，但若不行 G6PC 酶活性检测，仍不能作出糖原分型的明确诊断，也不能对产前诊断提供帮助，现已较少进行这一有创检查。

2.综合治疗

GSD Ⅰ a 型综合治疗的目的是防止低血糖，尽可能抑制低血糖继发的代谢异常，减轻 GSD 临床症状。对小婴儿应日间少量多次哺乳，夜间以胃管持续滴入葡萄糖液。通常以维持血糖水平在 4 ~ 5 mmol/L 为宜。为了避免长时间鼻饲的困难，现已改用口服生玉米淀粉的替代方法。当婴儿 1 岁后胰淀粉酶活性成熟，可从小剂量开始服用生玉米淀粉，每次 1.6 g/kg，每 4 h 服 1 次。随年龄增长，渐增至每次 1.75 ~ 2.50 g/kg，每 6 h 服 1 次，放在正餐中间服用（如上午 9 点、下午 3 点、晚 9 点、凌晨 3 点）。服用时生玉米淀粉与凉白开水以 1：2 比例混合。生玉米淀粉在肠道内缓慢释放葡萄糖并被吸收，可维持血糖在正常范围 6 ~ 8 h。经过治疗后，大部分空腹血糖可达 4mmol/L 以上，身高增加，血生化指标和肝脏肿大有所改善，患儿的生活质量好转。随着年龄增加，GSD 的远期并发症日渐显现，应定期随诊并随时纠正表现出的异常，如血尿酸过高时予以别嘌呤醇治疗；发生肾结石者补充枸橼酸盐有助于纠正酸中毒和低枸橼酸尿症；出现蛋白尿时使用血管紧张素转化酶抑制剂（angiotensin converting enzyme inhibitors，ACEI）类药物；血脂过高时应用降脂药物；预防性地补充钙和维生素 D 等。当以上治疗无效时，肝移植可纠正 GSD 的生化代谢异常[14,15]。

（二）糖原累积病Ⅲ型

糖原累积病Ⅲ型（GSDⅢ）又称 Cori's 或 Forbe's 病，1952 年由美国学者 Forbe 报道。本病是由于脱支酶缺乏所致，使糖原分解不能正常进行，致使 1，6 糖苷键连接点数量增多和糖原分子结构异常。根据酶缺陷和累及组织器官的不同情况，本病又分为 a，b，c，d 4 个亚型：患儿肝脏和肌肉中酶活力均缺损者属Ⅲa 型，最为多见；仅肝脏中酶活力缺陷者属Ⅲb 型，约占 15%。

本型临床症状远较 GSD Ⅰ 为轻缓，因不影响糖异生，甚少发生严重低血糖。患儿主要表现为肝脾大、反复低血糖、生长发育迟缓、身材矮小、高血脂、肌无力甚至发生肌痉挛等。饥饿时易发生低血糖、抽搐、晕厥和鼻衄。不少患儿除肝脏外，肌组织亦被累及，表现为肌无力，甚至发生肌痉挛。与 GSD Ⅰ 不同，本病不累及肾脏。检测培养的羊水细胞或绒毛细胞中的脱支酶可以提供产前诊断。

化验检查显示血清转氨酶明显增高，血脂增高程度不一，血清乳酸和尿酸一般正常。血清肌酸激酶升高提示肌肉损害，但肌酸激酶水平正常亦不能除外肌肉受累。胰高血糖素或肾上腺素刺激实验：GSDⅢ型患者在进食碳水化合物后，注射胰高血糖素或肾上腺素，1 h 后可见血糖升高，但一夜空腹后注射胰高血糖素或肾上腺素，血糖无明显变化，此功能试验可用作辅助诊断。确诊需依据肝脏和肌肉中脱支酶活力测定。肝组织病理变化与 GSD Ⅰ 类似，但本型甚少脂肪变性，且纤维化明显，不同患者的肝脏纤维化程度轻重不一，轻型患者仅有极少量肝周边部纤维化，重症患者可见小结节样全肝硬化。

本病最佳的饮食治疗方案仍在探索中，可以在日间给予高蛋白饮食，夜间予以鼻饲高蛋白液体，也可采用高淀粉饮食。经恰当的饮食治疗后，患儿血糖可以保持正常，转氨酶值下降，生长情况改善。

（三）糖原累积病Ⅳ型

糖原累积病Ⅳ型（GSD Ⅳ）是由糖原合成的分支酶缺乏所致，又称为分支酶缺乏症（deficiency of glycogen branching enzyme，DGBE）。分支酶的作用是将含有 6 个葡萄糖残基的寡葡萄糖链转移到邻近的第 4 个葡萄糖分子上形成分支，变 a -1，4 糖苷键为 a-1，6 糖苷键，分支酶在糖原合成的最后一步发挥作用，如果分支酶缺乏，不成熟的异常糖原（类似葡聚糖小体）在组织或器官中积聚，而出现相应的症状和体征。糖原累积病Ⅳ型基因定位于 3p12 染色体，编码糖原分支酶蛋白，含有 16 个外显子，其突变类型包括无义突变、错义突变、插入或缺失，人类基因库显示已发现分支酶基因突变 24 种。近期仍有新发现的突变报道。糖原累积病Ⅳ型具有明显的临床表型和遗传基因的异质性。

糖原累积病Ⅳ型于 1952 年由 Anderson 首次报道。糖原累积病Ⅳ型约占所有糖原累积病的 0.3%，肝脏受累最重，可以累及全身多个系统，临床变异较大，但主要以肝脏、脾脏、心肌以及肌肉受累表现为主，个别报道肺、神经系统和肾脏也可累及。患儿出生1岁左右即可发现肝脾大、肝硬化，常在4岁前死亡或接受肝移植，很多在1岁前就生长停滞。患儿血糖一般正常，血清转氨酶明显升高。肝脏呈小结节性肝硬化伴宽纤维束围绕或插入肝小叶。门脉区胆管轻度增生。肝小叶周边细胞内可发现嗜酸性或无色包涵体沉积在细胞质，把肝细胞核推向一侧，构成了糖原累积病Ⅳ型的特征性病变。组织化学染色显示肝细胞内沉积物系异常糖原。目前本病可通过母亲孕期14～24周时，母亲绒毛膜细胞行DNA检测分支酶活性，对于有家族史的有诊断意义。

在临床上遇到肝功能异常、肝脾大、血糖正常，幼年期进展为肝硬化，在除外病毒性肝炎、非嗜肝病毒性肝炎、自身免疫性肝炎、肝豆状核变性之后，需考虑糖原累积病IV的可能，在有条件实施肝活检组织病理学检查的情况下，结合PAS染色光镜和电镜可提高诊断率。从长远观点看，人类肝糖原代谢方面的基因和酶的分子生物学进展使我们有希望看到肝糖原累积病在诊断和治疗、预后方面发生巨大改观[16,17]。

四、原发性血色病

血色病（haemochromatosis，HC），由于体内铁的长期慢性累积，在临床上表现为肝硬化、皮肤色素沉着、糖尿病、性腺萎缩等现象，血色病又分为原发性（特发性）和继发性。原发性血色病是常染体隐性遗传，肝脏有进行性病理变化，造成肝脏纤维化和硬化。继发性血色病是铁的沉着继发于肝或其他病变，而不是原发的铁代谢异常。由于本病表现多样性，许多临床医生对该病缺乏充分的认识，因此该病患者常被延误诊断而得不到及时的治疗[18]。

1.概述

特发性血色病（iaiopathic hemochromatosis，IHC）又称遗传性血色病（hereditary hemochromatosis，HH）为常染色体隐性遗传，具有明显的家族性。目前已知的血色病基因主要包括HFE，TfR2，HJV，FPN及HAMP。IHC患者由于基因缺陷，肠道铁吸收过多，导致体内长期铁负荷过重，过量的铁以含铁血黄素、铁蛋白和黑褐素形式沉着于肝、心、胰腺等脏器的实质细胞，造成组织纤维化和结构改变，最终引起器官功能障碍和衰竭，形成肝硬化、肝癌、糖尿病、心力衰竭、心肌病、垂体及性腺功能减退、关节疾病和皮肤色素沉着等多系统表现的遗传性疾病。

2.历史与命名

1865年，法国内科医生Trousseau在尸检时发现，患者"面容呈青铜色，肝脏呈灰黄色，颗粒状，质地致密"，不久其他的法国内科医生陆续报道该综合征为"青铜色糖尿病、色素性肝硬变"。1889年，Von Recklinghausen发现该病是机体内铁进展性蓄积的结果，并第一次用"血色病"来命名该病。1935年，Joseph Sheldon发现此类病人的大部分器官有铁色素沉着，第一次提出该病可能是由遗传性代谢缺陷导致的，命名为遗传性血色病。这个名称一直沿用至今。1950年，放血疗法成为治疗血色病的有效手段。20世纪70～80年代，Simon和他的同事们发现该病呈常染色体隐性遗传方式，且与MHCⅠ类分子HLA-A3在6号染色体短臂上的基因有一定的联系。1996年，Feder等在6号染色体HLA复合体端粒侧一段区域内克隆了1个MHCⅠ类相关基因，将其命名为HLA-H。1997年，Mercier等将HLA-H基因重新命名为"血色病基因"。Feder发现的HFE基因的C282Y位点在北欧人群中有很高的基因分布频率，因此是北欧白种人血色病的主要遗传因素，被称为HFE相关血色病（HFE-HH）。近些年，其他铁代谢相关基因（TfR2/FPN/HJV/HAMP）突变导致血色病的报道见诸报端，这些血色病被称为非HFE相关血色病（non HFE-HH），病例见于世界各地[19]。

3.流行病学

遗传性血色病发病遍及全球，在18～70岁人口中，HH的发病率为（1.5～3.0）/1 000人。而在北欧日耳曼和高加索人群中，HH是最常见的常染色体隐性疾病，其发病率可高达1/220~1/250。男女患病比例高达8∶1，发病年龄多在40～50岁。HH女性发病年龄较晚，病情较轻，可能与月经、哺乳及妊娠生理性失铁有关。HFE基因突变是导致遗传性血色病的主要原因。幼年型血色病较少见，其中HJV

213

突变（2A）是幼年型血色病的主要突变形式，报道见于 59 个家系，这些家系中 50% 都带有 *HJV G320V* 突变位点。*HAMP* 突变是幼年型血色病的另一种形式，分别发现于 3 个家系中。

4.病因与机制

该病发病因素包括遗传、病理生理和细胞病理等多方面，缺陷基因位于 6 *P*21.3。正常情况下，*HFE*，*TfR*2 和 *HJV* 共同调节肝脏分泌铁调素（hepcidin），hepcidin 通过 FPN 结合，促进其内容降解，从而控制小肠上皮细胞和肝脾巨噬细胞释放铁以维持机体铁代谢平衡。5 种铁代谢调节基因突变会导致肝脏分泌铁调素 hepcidin 减少或 hepcidin 抵抗，引起肠道铁吸收增加及网状内皮系统铁释放增多，体内的铁含量得不到有效监测，大量的铁离子沉积在肝脏、胰腺、心脏等敏感的实质细胞内，诱导自由基产生，造成组织结构损伤，导致脏器病变，引发诸如肝硬化、糖尿病、心衰等病症。总之，hepcidin 缺乏是血色病发生的重要病理机制。

5.临床表现

本病为慢性疾病，常隐匿发展，在出现临床症状前，往往已有很多年的病程，发病多在 40～50 岁，在儿童期发病少见。男性远较女性为多（10∶1 以上）。主要的临床表现为：①肝肿大：肝脏为最早受侵的器官，90% 以上 IHC 患者有肝肿大，质地坚硬，无压痛，常伴右上腹痛。1/3～2/3 病例伴有脾脏肿大。晚期可有肝硬化，门脉高压不明显，腹水、肝功衰竭少见。约 15% 患者并发肝细胞癌。②皮肤色素沉着：90% 皮肤薄而干，有色素沉着，呈黑灰色或青灰色，以腹部、颈、腋下、四肢以远端伸面、手背、腹股沟、生殖器为明显。③糖尿病：60%～80% 的胰腺因铁质沉着而肿大，呈褐黄色结节状，质地硬。患者有三多一少表现。对胰岛素治疗反应良好。④内分泌紊乱：垂体、睾丸、肾上腺、甲状腺等均可见到铁质色素沉着伴纤维化。性欲减退或缺失是原发睾丸萎缩及继发垂体损害所致。此外，有阴毛、腋毛稀少和闭经等。⑤心肌病：见于约 20% 的病例，铁质在心肌和传导系统沉积，表现为心脏扩大，心衰和各种心律失常等。⑥关节病：手的第 2，第 3 指掌关节最先受累，继而发展至腕、膝、髋、踝关节。X 线表现骨质疏松、囊状改变、关节软骨钙化狭窄。⑦美国肝病研究会 AALSD 将病程分为 3 期：一期有遗传易感性，但未发生铁沉积；二期有铁沉积的证据，但无组织器官损伤；三期有铁沉积的证据，且伴有组织器官损害。

6.病理

肝活检为公认的体内铁负荷过多评价的"金标准"，应尽量进行。肝脏肿大，有时肝脏左叶的肿大较右叶为著。肝脏呈红色，表面皱缩，质地变为坚硬。显微镜检查时可发现在肝细胞及肝巨噬细胞内有很多色素沉着。肝细胞有坏死现象，结缔组织增生。在显著的肝硬化时，粗大的结缔组织束与肝实质相互交替组织内有明显的胆管增生。

7.实验室检查

（1）血清铁蛋白：血清铁蛋白是检测体内总铁储量的重要筛选指标，在肝损害有任何形态学改变以前铁蛋白浓度即升高。正常值为 10～100 μg/mL，铁蛋白在早期无症状患者已明显升高，IHC 时大多大于 1 000 μg/mL，是诊断本病的重要依据之一，同时也是放血疗法的疗效参考指标。继发性血色病血清铁蛋白浓度基本正常。

（2）血清铁与转铁蛋白饱和度：IHC 时血清铁浓度升高，更重要的是转铁蛋白饱和度测定异常升高，大于 62% 强烈提示为 IHC 纯合子。继发性血色病血清铁浓度显著增加，早期可达到 200～300 μg/mL，但转铁蛋白饱和度基本正常。

（3）肝活检检查：是确诊本病的主要方法，病理组织学呈色素性肝硬化改变，肝细胞、肝巨噬细胞、胆管上皮细胞及结缔组织内充满含铁血黄素颗粒，肝组织铁含量异常显著升高。

（4）皮肤、胃肠活组织检查：均可见程度不等的铁质色素和黑色素沉着。

（5）肝脏 CT，磁共振（MRI）：因肝含铁量显著增多，CT 显砂弥漫性密度增高，CT 值达 80～120 HU，胰腺、脾脏、腹腔淋巴结也有类似改变。MRI 检查时，T1，T2 像信号强度均减低。

8.诊断与鉴别诊断

临床表现肝硬化、皮肤色素沉着、糖尿病、难治性心脏病[心衰和（或）心律不齐]、阳痿或不孕等同时存在，应考虑本病可能。应仔细询问家族病史，并作铁蛋白、转铁蛋白饱和度筛选试验，如铁蛋白大于 1 000 μg/mL、转铁蛋白饱和度大于 62%，可诊断 IHC。肝穿刺活组织测定铁含量有诊断价值。必要时可做诊断性驱铁试验：肌注去铁胺 0.5g，收集注射后 24h 的尿液，正常人尿铁低于 1.5 mg，患者为 3～8 mg。

传统的血色病诊断是基于表型而非基因型。事实上，在发现 HFE 突变之前，依靠临床表现和组织活检仅能诊断出小部分晚期患者。基因检测技术和铁代谢指标的应用，为血色病的早期发现、确诊及预测患者一级亲属的发病情况提供了重要帮助。值得注意的是，检测到 C282Y 纯合突变表示基因形式的 HH 存在，必须有铁过载的证据，HH 诊断才能成立。

应与 IHC 鉴别的疾病有继发性血色病、肝硬化真性糖尿病、可引起皮肤色素沉着的疾病等。

9.治疗

（1）禁食含铁丰富的食品，禁酒。

（2）静脉放血疗法：放血疗法适用于血色病且有铁过载证据的患者；C282Y 纯合子无铁过载证据的患者，需定期检测血清铁蛋白 SF，若 SF 升高，即使转氨酶不高，也需放血治疗；对非 HFE 突变基因导致的铁沉积，肝脏铁含量升高的患者，建议放血治疗；铁过度沉积引起肝硬化等并发症的患者，应进行放血治疗。初始治疗为每周 1～2 次，每次静脉放血 400～500 mL（可去除 200～250 mg 铁），进行 10～12 次后，监测 SF 水平，当 SF 为 50～100 μg/L 时，应停止常规放血，改为维持放血，放血频率因人而异，目标是将 SF 始终维持在 50～100 μg/L。当 SF 小于 25 μg/L 时，表明铁缺乏，应暂停放血治疗，避免出现缺铁性贫血。在进行放血治疗前应对患者并发症情况作出评估，如糖尿病、内分泌系统疾病、心脏病及骨质疏松症。同时在治疗期间，应避免补充维生素 C 和铁剂。放血治疗可以降低转氨酶、减轻皮肤色素沉着及减缓肝纤维化进程，但不能缓解关节疼痛。尽管血色病引起的肝硬化、关节炎及胰岛素抵抗糖尿病等病变是不可逆转的，但放血疗法在某些方面有改善作用，如减少胰岛素每日用量、减轻乏力、疲倦、腹痛等症状，应终身定期治疗。贫血患者不宜用放血疗法。

（3）铁螯合剂：如去铁敏，可以排铁，但效果不及放血疗法，但适用于再障、地中海贫血反复输血而造成的输血性血色病。地拉罗司是一种新型的铁螯合剂。临床试验表明，C282Y 纯合子患者口服地拉罗司是安全的，并能有效降低 SF 水平。

（4）目前认为血色病做肝移植，疗效不满意。

（5）对症及并发症的处理[20-22]。

10.展望未来

虽然目前的研究成果已明确 hepcidin-ferroportin 是调控铁循环速度的关键环节，但尚有诸多疑问有待于研究：hepcidin 与其他血色病相关蛋白相互作用的确切机制是什么；HFE 是如何调控铁代谢的；如何建立表型与临床表现相一致的动物模型；血清 hepcidin 检测对于诊断血色病具有怎样的意义；给予外源性 hepcidin 或应用 hepcidin 刺激剂治疗血色病的效果如何。解决这些问题对临床上防治血色病有重要意义。

五、戈谢病

戈谢病（Gaucher disease，GD）是溶酶体贮积病（lysosomal storage disease，LSD）中最常见的一种，为常染色体隐性遗传病。法国皮科医生 Phillipe Gaucher 在 1882 年首先报道。GD 是由于体内编码 β-葡萄糖脑苷脂酶的基因存在缺陷，导致酶活性明显降低，该基因定位于 1q21 染色体，有近 200 个突变位点。β-葡萄糖脑苷脂酶缺乏造成其底物葡萄糖脑苷脂大量沉积于单核巨噬细胞系统的溶酶体内，导致组织细胞大量增殖及累积，继发肝脾肿大、骨损害、肺脏受累、血细胞减少、生长发育迟缓以及神经系统等症状[23,24]。

1.临床表现

临床上根据起病急缓及有无神经系统症状将 GD 分为 3 型：Ⅰ型（慢性非神经型）最常见。β-葡萄糖脑苷脂酶的活性相当于正常人的 12%～45%，发病越早，酶活力越低。患者起病年龄较晚，成人与儿童均可发病，以学龄前儿童发病者多，起病缓慢，病程长，多表现为发育不良，无痛性脾肿大和（或）血小板减少症，可伴有慢性贫血、肝肿大（可有或无肝功能异常），骨损害广泛。Ⅱ型又称急性神经型，残存酶活性几乎测不出。患儿多在 1 岁以内发病，最早于生后 1～4 周出现症状，除有Ⅰ型的症状、体征外，神经系统症状明显，发病越早病情进展越快，往往死于 2 岁前。Ⅲ型又称亚急性神经型，起病较Ⅱ型缓慢，酶活性相当于正常人的 13%～20%。可在婴幼儿期发病，除内脏受累外，后期出现轻、中度神经系统表现，多数在 10 岁出现。智商在 70 左右。病情随年龄呈进行性加重，多死于反复感染[25]。

2.诊断

GD 诊断需注意以下几点：①单纯依据细胞形态诊断时，类戈谢细胞也见于急慢性粒细胞性白血病、多发性骨髓瘤、骨髓增生异常综合征（myelodysplastic syndromes，MDS）、泛发的神经结苷脂沉着等病，还需与这些疾病相鉴别。②测定白细胞葡萄糖苷脂酶时，由于该酶稳定性差，一定程度上会影响测定结果，导致误判。③目前最精确的诊断方法是用 DNA 法检测其突变的基因，但该检测方法存在的问题是，有些少见的基因突变类型尚未被发现，需结合酶活性测定综合评判[26]。

3.治疗

①对症治疗。主要有输血、脾切除及骨科处理，可缓解症状。有报道称脾切除术后 6～12 个月，血小板计数即可恢复到正常范围。因此，脾切除可以作为治疗成人型戈谢病的重要措施。②病因治疗。酶替代治疗：伊米苷酶可改善Ⅰ型 GD 的症状，但需要终身静脉给药。底物减少疗法：口服葡萄糖脑苷脂抑制剂 miglustat（Zavesca），能明显改善肝脾肿大，但对血小板减少和骨受累症状改善不明显。通过骨髓移植，将正常人的造血干细胞植入患者体内，可提高 β-葡萄糖脑苷脂酶的活性。但移植物抗宿主反应难以解决。随着基因技术的日趋成熟，有望通过将正常 β-葡萄糖脑苷脂酶基因片段植入患者造血干细胞而彻底治愈 GD，但目前此项研究尚处于前期临床试验阶段，相信完善后具有广阔的应用前景[27]。

六、尼曼-匹克病

尼曼-匹克病（Niemann-Pick disease，NPD）又称鞘磷脂沉积病（sphingomyelin lipidosis，SL），属先天性糖脂代谢性疾病。其发病机制为神经鞘磷脂酶缺乏致神经鞘磷脂代谢障碍，导致神经鞘磷脂蓄积在单核-巨噬细胞系统内，临床表现为肝、脾肿大，中枢神经系统退行性变。该病为常染色体隐性遗传，国内发病率低[28]。

1.临床表现及分型

根据神经鞘磷脂酶缺乏的不同，临床上分为 5 种类型。

（1）急性神经型（A 型或婴儿型）：在出生后 6 个月内出现肝脾大，继之很快进展的中枢神经系统退化。多在出生后 3、4 个月起出现食欲不振、呕吐、喂食困难、营养不良，进行性智力、运动减退。半数眼底黄斑区有樱桃红斑；皮肤出现棕褐色色素沉着，细小黄色瘤状皮疹；肺部亦可被累及；严重时听力及视力均受影响甚至丧失；或伴贫血、恶病质，多因感染于 2～3 岁死亡。神经鞘磷脂酶活性减低，为正常的 5%～10%，最低小于 1%，神经鞘磷脂累积量可达正常的 20～60 倍[28]。

（2）非神经型（B 型或内脏型）：最常见。病情较 A 型轻，婴幼儿或儿童期起病，病程进展慢，可带病长期生存。此型以肝脾肿大突出表现，重症患者肝受累可导致肝硬化、门脉高压及腹水。脾大可发展为脾功能亢进。多数智力正常，无神经系统症状。神经鞘磷脂累积量为正常的 3～20 倍，神经鞘磷脂酶活性为正常的 5%～20%，神经鞘磷脂累积量为正常的 3～20 倍[29,30]。

（3）幼年型（C 型或慢性神经型）：临床表现多样化。多见于儿童，出生后发育多正常，常首发肝脾肿大，多数在 5～7 岁出现神经系统症状，表现为智力减退，语言障碍，学习困难，感情易变，步态不稳，共济失调，震颤，肌张力及腱反射亢进，惊厥，痴呆，眼底可见樱桃红斑或核上性垂直性眼肌瘫痪。垂直性核上性眼肌麻痹为神经系脑干受累的标志，是有特征的体征。神经鞘磷脂酶活性最高为正常的50%，亦可接近正常或正常，神经鞘磷脂累积量为正常的8倍左右[31]。

（4）Nova-Scotia型（D型）：临床经过较幼年型缓慢，2~4岁发病，有明显黄疸、肝脾肿大，神经系统症状，多于学龄期死亡。神经鞘磷脂酶活性减低。

（5）成年型（E型）：成人发病，智力可正常，或进行性痴呆，可有不同程度肝脾肿大。眼底有樱桃红斑。神经鞘磷脂酶活性正常。神经鞘磷脂累积量为正常4~6倍。

2.诊断依据

①肝脾肿大。②有或无神经系统损害或眼底樱桃红斑。③外周血淋巴细胞和单核细胞胞浆有空泡。④骨髓可找到泡沫细胞。⑤X线肺部呈粟粒样或网状浸润。⑥有条件可做神经鞘磷脂酶活性测定，尿神经鞘磷脂排泄量，肝、脾或淋巴结活检证实。

3.治疗

由于本病属于先天性糖脂代谢性疾病，目前无特殊有效治疗方法。主要以对症治疗为主，附脂饮食，加强营养：①抗氧化剂：维生素C，维生素E或丁羟基二苯乙烯，可阻止。②脾切除适于非神经型、有脾功能亢进者；神经鞘磷脂M所含不饱和脂肪酸的过氧化和聚合作用，减少脂褐素和自由基形成；贫血严重者可输血。③胚胎肝移植：已有成功的报道。

4.预后

本病预后不良。

（徐志强　朱世殊）

参考文献

[1] ROBERTS E A，SCHILSKY M L. Diagnosis and treatment of Wilson disease：an update [J]. Hepatology，2008，47（6）：2089-2111.

[2] DE BIE P，MULLER P，WIJMENGA C，et al. Molecular pathogenesis of Wilson and Menkes disease：correlation of mutations with molecular defects and disease phenotypes [J]. J Med Genet，2007，44（11）：673-688.

[3] HUSTER D，HOPPERT M，LUTSENKO S，et al. Defective cellular localization of mutant ATP7B in Wilson's disease patients and hepatoma cell lines [J]. Gastroenterology，2003，124（2）：335-345.

[4] SCHUSHAN M，BHATTACHARJEE A，BEN-TAL N，et al. A structural model of the copper ATPase ATP7B to facilitate analysis of Wilson's disease-causing mutations and studies of the transport mechanism[J]. Metallomics，2012，4（7）：669-678.

[5] GROMADZKA G，SCHMIDT H H，GENSCHEL J，et al. pH1069Q mutation in ATP7B and biochemical parameters of copper metabolism and clinical manifestation of Wilson's disease [J]. Mov Disord，2006，21（2）：245-248.

[6] ALA A，WALKER A P，ASHKAN K，et al. Wilson's disease [J]. Lancet，2007，369（9559）：397-408.

[7] MERLE U，SCHAEFER M，FERENCI P，et al. Clinical presentation，diagnos is and longterm outcome of Wilson's disease：a cohort study [J]. Gut，2007，56（1）：115-120.

[8] WEISS K H，STREMMEL W. Evolving perspectives in Wilson disease：diagnosis，treatment and monitoring [J]. Curr Gastroenterol Rep，2012，14（1）：1-7.

[9] TURKBEY B，OCAK I，DARYANANI K，et al. Autosomal recessive polycystic kidney disease and congenital hepatic fibrosis（ARPKD/CHF）[J]. Pediatr Radiol，2009，39（2）：100-111.

[10] KERKAR N，NORTON K，SUCHY F J. The hepatic fibrocystic diseases [J]. Clin Liver Dis，2006，10（1）：55-71.

[11] DRENTH J P，CHRISPIJN M，BERGMANN C，et al. Congenital fibrocystic liver diseases [J]. Best Pract Res Clin Gastroenterol，2010，24（5）：573-584.

[12] SHORBAGI A，BAYRAKTAR Y. Experience of a single center with congenital hepatic fibrosis：a review of the literature [J]. World J Gastroenterol，2010，16（6）：683-690.

[13] SHIN Y S. Glycogenstoragedisease：Clinical，biochemical，and molecular heterogeneity [J]. Semin Pediatr Neurol，2006，13（2）：115-120.

[14] DAVIS M K，WEINSTEIN D A. Liver transplantation in children with glycogenstorage disease：Controversies and evaluation of therisk /benefit of this procedure [J]. Pediatr Transplant，2008，12（2）：137-145.

[15] CALDERARO J，LABRUNE P，MORCRETTE G，et al. Molecular characterization of hepatocellular adenomas developed in patients with glycogen storage disease type I [J]. J Hepatol，2012，6（12）：762-763.

[16] ASSERETO S，VAN DIGGELEN O P，DIOGO L，et al. Null mutations and lethal congenital form of glycogen storage disease type Ⅳ[J]. Biochem Biophys Res Commun，2007，361：445-450.

[17] LI S C，CHEN C M，GOLDSTEIN J L. Glycogen storage disease type Ⅳ：novel mutations and molecular characterization of a heterogeneous disorder [J]. J Inherit Metab Dis，2010，8：15.

[18] PIETRANGELO A. Hereditary hemochromatosis：pathogenesis，diagnosis，and treatment [J]. Gastroenterology，2010，139：393-408.

[19] CAMASCHELLA C，ROETTO A，CALI A，et al. The gene TFR2 is mutated in a new type of haemochromatosis mapping to 7q22 [J]. Nat Genet，2000，25：14-15.

[20] FRANCHINI M. Hereditary iron overload：update on pathophysiology，diagnosis，and treatment [J]. Am J Hematol，2006，81：202-209.

[21] EASL. Clinical practice guidelines for HFE hemochromatosis [J]. J Hepatol，2010，53：3-22

[22] BACON B R，PAUL C，ADAMS，et al. Diagnosis and management of hemochromatosis，2011 practice guideline by the american association for the study of liver diseases [J]. Hepatology，2011，54：328-343.

[23] GRABOWSKI G A. Gaucher disease and other storage disorders [J]. Hematology Am Soc Hematol Educ Program，2012，10：13-18.

[24] JMOUDIAK M，FUTERMAN A H. Gaucher disease：pathologicalmechanisms and modern management [J]. Br J Haemato，2005，129（2）：178-188.

[25] SIDRANSKY E，TAYEBI N，GINNS E J. Diagnosing Gaucher disease [J]. Clin Pediatr，1995，34：365-370.

[26] HUGHES D. Gaucher disease：hematologic and oncologic implications [J]. Clin Adv Hematol Oncol，2011，9（10）：771-772.

[27] PASTORES G M，BARNETT N L，KOLODNY E H. An open-ladel，noncomparative study of miglustat in type I Gancher disease：efficacy and tolerability over 24 months of treatment [J]. Clin Ther，2005，27（8）：1215-1227.

[28] HASOSAH M，SATTI M. Education and imaging. Hepatobiliary and pancreatic：Niemann-Pick disease [J]. J Gastroenterol Hepatol，2011，26（12）：1813.

[29] MCGOVERN M M，WASSERSTEIN M P，GIUGLIANI R，et al. A prospective，cross-sectional survey study of the natural history of Niemann-Pick disease type B [J]. Pediatrics，2008，122（2）：341-349.

[30] KIM C，JEONG J，YU H G. Diagnostic and predictive methods for a Niemann-Pick disease type B patient with ocular involvement [J]. J Inherit Metab Dis，2010，33（5）：633-634.

[31] PATTERSON M C，HENDRIKSZ C J，WALTERFANG M，et al. Recommendations for the diagnosis and management of Niemann-Pick disease type C：an update[J]. Mol Genet Metab，2012，106（3）：330-344.

第十节　消化内镜在儿科的临床应用进展

1963 年，日本开始使用胃镜对儿童进行检查。1984 年，Hargrove 使用 Olympus GIF-XP 对婴儿进行检查。于 20 世纪 80 年代小儿内镜在我国儿科陆续开始使用，近 20 多年来，儿科消化内镜诊断与治疗技术得到了迅速发展，已普及到许多专科医院。目前不少刚刚在成人开展的最新内镜检查技术如放大内镜、共聚焦内镜等也开始被儿科内镜医生所关注。

一、消化内镜在儿科消化道疾病诊断中的应用进展

（一）胃镜

胃镜检查有助于上消化道出血、腹痛、呕吐、吞咽困难、不明原因贫血等儿童疾病的诊断。随着基

础科学的发展，目前电子胃镜的镜体逐渐变细，各种类型的超细电子胃镜在临床中都有应用，使镜体对口腔内舌根、软腭黏膜的直接刺激大为下降，镜体细小又减轻了对气管开口及心脏的压迫。超细电子胃镜可达到普通胃镜检查的准确度，但相对于普通胃镜，可提高患儿检查的依从性，降低术后并发症的发生率。内镜的选择一般因年龄而异，外径 5~8mm 的内镜适用于新生儿和小婴儿，标准成人内镜（直径大于等于 9.7mm）对体重大于 25kg 的儿童也是安全的。超细电子内镜亦可用于其他年龄组，但因镜身细软，在年长儿用内镜至喉结处时，弯角部易弯曲，影响镜身顺利前行，故操作时应注意。

（1）消化性溃疡是消化系统常见的疾病，内镜不仅能进行活体组织学检查，还可对溃疡病进行分期。婴幼儿期溃疡以胃部单发溃疡多见，溃疡深，苔厚，周围黏膜肿胀明显，以 A1 期（活动期）溃疡为主要镜下表现。学龄前期及学龄期儿童溃疡以球部及胃溃疡居多，并发症以出血为主要表现，幽门梗阻发生率较低。幽门螺杆菌（HP）是消化性溃疡的重要致病因素，各年龄组 HP 感染状况有差异，随着年龄的增加，HP 感染在逐步增加。婴幼儿时期非 HP 感染的消化性溃疡较多，这些消化性溃疡的病因值得我们进一步研究。

（2）变应性紫癜是微血管变态反应所引起的全身出血性疾病。以消化道症状为主要表现的腹型变应性紫癜可占本病的 2/3。当腹型变应性紫癜以腹痛、恶心、呕吐、便血等消化系统症状为首发，且皮肤症状出现晚于腹部症状时，临床极易误诊。早期胃镜检查是一种经济有效的方法，可达到早期诊治，减少误诊、漏诊，避免不必要的外科手术及并发症出现。胃镜检查发现腹型变应性紫癜在上消化道病变主要为胃十二指肠黏膜充血水肿，最主要表现为略高出黏膜面的点状或斑点样出血，甚至连成片状、环状出血。其次为多发、不规则性黏膜糜烂、溃疡伴出血[1]。因此，对于腹痛、便血患者，若内镜下见胃肠道广泛充血水肿、糜烂及溃疡形成，特别是十二指肠降段的病变，应注意变应性紫癜的可能。在可疑患者行胃镜检查时，必须深达十二指肠降部。

（3）小肠淋巴管扩张症是一种罕见的蛋白丢失性肠病，由于各种原因引起的小肠淋巴回流障碍造成的小肠黏膜渗漏或淋巴瘘产生的水肿、腹泻、低蛋白血症以及外周淋巴细胞减少等一组综合征。目前本病的诊断主要依赖于内镜的组织病理活检，此疾病的病变部位通常位于小肠，胃镜检查通常可发现十二指肠降段黏膜弥漫性粟米样白斑或白色结节。对于胃镜检查阴性的病例，进一步胶囊内镜检查对小肠黏膜的清晰图像显示有很好的诊断价值[2]。

（4）胃镜还可发现少见类型的胃炎。①疣状胃炎：胃镜特点为胃黏膜上形成带脐窝的隆起性病变，常发生于胃窦部，亦可见于胃体部。②嗜酸细胞性胃肠炎：胃镜下表现为胃十二指肠黏膜充血、水肿或糜烂、单发或多发浅表溃疡、多发息肉样隆起等。病理组织学可见嗜酸性粒细胞浸润。③胃克罗恩病：主要发生于胃窦部，常同时侵犯十二指肠上段，胃镜下见胃黏膜呈细颗粒状，匍行性溃疡，胃窦狭窄，十二指肠狭窄，活检可有肉芽肿性炎症。④胃结核：胃镜下见黏膜下结节及干酪样溃疡，溃疡的边缘呈匍形性，病理活检可见干酪性肉芽肿。

（二）小肠镜

小肠疾病在儿童中并不十分少见，由于小肠位于胃和结肠之间，长 3~5 m，常规的胃镜检查与肠镜检查无法探及，而普通式的小肠镜检查也仅能探及屈氏韧带下 80~100 cm，故小肠疾病的诊断一直是临床工作的难题。新研制成功的双气囊电子小肠镜是小肠疾病新的检查手段，为深部小肠疾病的认识与诊断提供了帮助。与胶囊内镜相比，小肠镜对小肠疾病诊断的优势在于可开展小肠黏膜活检，对小肠疾病发病机制的研究提供了许多有价值的资料[3]。

1.小肠镜检查适应证

①原因不明的腹痛、腹泻、消瘦等疑有小肠病变，特别是 X 线检查未发现病变或发现可疑病变者。②原因不明的消化道出血。③疑有小肠良、恶性肿瘤。④X 线发现病灶需进行活检确诊者。⑤手术时协助外科医生进行小肠检查。

2.禁忌证

①有内镜检查禁忌证者。②急性胰腺炎或急性胆管感染。③腹腔广泛粘连。

儿童小肠疾病主要有特异性炎症如结核，非特异炎症如克罗恩病、溃疡、小肠黏膜萎缩、血管畸形、血管肿瘤等。主要表现为消化道出血或慢性腹泻、吸收不良等症状。在 30% 原因不明的消化道出血的患儿中，有相当大一部分为小肠疾病所致。国内许春娣[4]报道 14 例行双气囊电子小肠镜检查患儿中，12 例发现病灶，2 例未发现异常。12 例发现病灶者中 3 例为蓝紫色大疱综合征，2 例为血管瘤，2 例为变应性紫癜，1 例为小肠重复畸形，2 例为毛细血管扩张畸形，1 例为出血性小肠炎，1 例为小肠克罗恩病。

小肠镜检查不同于常规的胃镜与结肠镜检查，操作过程有一定难度，时间又长，且需要在麻醉下进行。小肠镜进镜的方式有两种，从口腔进镜或从肛门进镜。进镜方式的选择，是根据患儿的临床表现及相关检查结果提示可能的病变部位来决定的，在通常情况下，经口腔进镜时内镜可抵达回肠中下段或末段回肠；从肛门进镜后内镜通过回盲瓣可上行至空肠中段。考虑到操作时间长短与消毒要求，口腔进镜的深度以回肠中段为界，肛门进镜的深度以空回肠交界区为界。

（三）胶囊内镜

胶囊内镜是 2001 年 8 月经美国国家食品与药物管理局（Food and Drug Administration，FDA）正式批准用于临床的。它是由以色列 Given 影像公司研发生产的高新技术产品，由于在整个检查过程中患者无任何痛苦，检查时可自由活动而无须住院，术前不需用镇静剂，操作简便而安全，能获得整个小肠的影像学资料，为非侵入性检查，衰弱和老年患者也能承受。2003 年，美国 FDA 批准胶囊内镜可以应用于儿童（主要是 10 岁以上儿童）。胶囊内镜具有无创伤、痛苦小等特点，在儿童小肠疾病诊断中有重要意义。其缺点是不能进行活检，不能用于肠道狭窄及梗阻患儿[5-7]。

（1）以色列 Given 影像公司生产的胶囊内镜由三部分组成：胶囊内镜、无线接收记录仪、RAPID 工作站。此胶囊内镜是一个使用方便的塑料胶囊，目前使用的胶囊大小为 11 mm × 26 mm，重 3.7 g，其内包含电池、光源、影像捕捉系统及发送器。患儿吞服后，胶囊可借助肠肌的自身蠕动力使其平滑地穿过消化道，并自然排出体外。在穿行期间，胶囊内镜传送其所捕获图像的数字数据并传输至携带在患者身上的接收传感器上，每秒捕捉图像 2 帧，视角范围 140°，无须充气，电池可持续工作 6 ~ 8 h，每例患者可获 50 000 张左右的图像，并被保存在与传感器相连的数据记录仪中。整个检查过程患者可自由走动，当检查结束后，取下患儿身上的传感器和记录仪。医师从记录仪中下载图像数据至 RAPID 工作站进行处理。

检查前，告之家长检查的方法和可能的不良反应，签署知情同意书。检查前 1 d，患儿进半流食。检查前 12 h，口服导泻药。在检查前至少禁食 8 h，检查前 30 min 口服消泡剂 15 mL。咽下胶囊后可进行日常的正常生活，但 2 h 内禁水，4 h 内禁食。另告知患儿出现任何上腹痛、呕吐或其他胃肠道症状时，及时告知医护人员。

（2）胶囊内镜的并发症主要为胶囊滞留，是指胶囊内镜在胃肠道内停留超过 2 周，需通过药物、内窥镜以及手术取出。有报道滞留发生率约 5%，大部分滞留主要发生在未经诊断的克罗恩病，NSAID 所致的黏膜糜烂后瘢痕以及缺血性狭窄等，故检查前须详细询问病史，排除畸形。胶囊内镜检查前进行钡餐或钡灌肠检查排除消化道狭窄可减少并发症的发生。但也有报道发现即使钡餐和钡灌肠正常也不能完全保证胶囊的顺利排出，所以检查前让家属和患者了解有滞留可能，并签署知情同意书是必要的。

一般认为大部分慢性消化道出血的原因可通过胃镜和结肠镜检出，而 2% ~ 10% 的慢性出血病灶位于小肠，传统的检查方法难以检出。胶囊内镜将成为经胃镜、结肠镜检查阴性患者的首选检查方法。

既往对小肠克罗恩病诊断困难，随着胶囊内镜的开展运用，不仅能清晰地显示小肠克罗恩病不同病变形态，且能观察病变分布范围。胶囊内镜一旦发现克罗恩病的典型表现，如裂隙状或环周性溃疡、结节样增生或卵石样改变、炎性息肉及小肠节段性狭窄等，可作为明确诊断的主要手段。胶囊内镜还可直接观察小肠克罗恩病治疗效果。故胶囊内镜可为儿童小肠克罗恩病的诊断提供极大的帮助。克罗恩病本身可引起肠狭窄、肠梗阻表现，因此胶囊内镜可能会引起胶囊滞留。

（四）结肠镜

结肠镜具有柔软、可弯曲、能检查全部结肠等优点，可以直观地显示肠腔内形态结构异常，在诊断方面，它具有乙状结肠镜及影像学检查无法比拟的优越性。结肠镜检查有助于诊断下消化道出血、结肠息肉、炎症性肠病等。对于年龄较小的儿童，可采用成人胃镜作为儿童结肠镜使用。

（五）其他新一代的内镜诊断技术

其他技术包括窄带成像、红外内镜、免疫荧光内镜、共聚焦激光内镜等。其对儿科中的肿瘤、早期炎症性肠病、显微镜下结肠炎、黏膜和微血管等病变的诊断将有着重要意义。

二、消化内镜在儿科消化道疾病治疗中的应用进展

（一）经内镜逆行胰胆管造影术

经内镜逆行胰胆管造影术（endoscopic retrograde cholangio-pancreatography， ERCP）应用于小儿在国外已有较多报道，认为 ERCP 是一种安全、重要的诊断小儿胆胰疾病的方法，成功率达 90% 以上。进行 ERCP 应选用侧视式胃镜或十二指肠镜，术前准备导管和造影剂，并配有电视荧光屏的 X 线机。它不仅是诊断胰胆管疾病的重要手段，而且治疗性 ERCP 如括约肌切开术、取石术、支架植入也逐渐应用于临床。小儿胰、胆管疾病内镜诊断和介入治疗应用前景广阔，相对于外科手术，小儿 ERCP 并发症少、死亡率低[8,9]。

1.小儿 ERCP 的适应证

（1）胰腺疾病适应证：反复发作性胰腺炎、慢性胰腺炎、不明原因的胰脂肪酶及淀粉酶升高、胰腺管道狭窄支架放置治疗、假性囊肿、胰管创伤、胰腺分裂症、胰管扩张、出血性胰腺炎等。

（2）肝胆疾病适应证：胆囊切除术后综合征、胆总管结石病及胆石病、不明原因黄疸、慢性活动性肝炎及胆囊炎、异常的胆管造影、胆管梗阻等。

2.禁忌证

普通内镜检查禁忌者；对碘有变态反应的患者为相对禁忌，可选用非离子剂，并在造影前后使用类固醇激素；上消化道梗阻；急性非胆源性胰腺炎或慢性胰腺炎急性发作；以及胆管狭窄或梗阻而不具备胆管引流技术条件时。

3.儿童胆源性胰腺炎病因

其主要见于先天性胆总管囊肿、Oddis 括约肌功能紊乱、胆石症等。ERCP 不仅可直视乳头及周围病变，还可行胆汁分析及乳头测压。进一步探讨胰腺炎病因。儿童慢性胰腺炎病因主要为胰腺分裂症、胰腺囊肿等，其中胰腺分裂症是最常见的导致儿童慢性胰腺炎的先天性胰腺疾病，ERCP 是目前最佳的诊断方法。从主乳头插管造影，腹侧胰管短小，末端可呈细树枝状或马尾样；从副乳头插管造影，背侧胰管显影，可延伸至胰尾部，近副乳头开口处可有狭窄，其远侧可有扩张甚至成囊状，背腹胰管彼此无交通吻合支。近年认识到 Oddi 括约肌功能障碍是部分急性复发性胰腺炎的病因，ERCP 能进行内镜下Oddi 括约肌测压。Oddi 括约肌测压是诊断 Oddi 括约肌功能障碍的金标准，Oddi 括约肌功能障碍可发生在胆管括约肌、胰管括约肌或两者均有。

4.治疗性 ERCP

其包括胰管括约肌切开术及内镜下胰管支架引流术、内镜下取石术、内镜下胆管支架放置术及内镜下鼻胆管引流术等。对于胰腺分裂症及胰腺假性囊肿，可行胰管括约肌切开术及内镜下胰管支架引流术，目的是通过引流胰液，减低胰管内压力，使患者临床症状获得一定改善。内镜下取石术已部分甚至完全代替了外科手术治疗。先天性胆总管囊肿或胆管闭锁患儿，当胆管梗阻引起胆管炎或胆源性胰腺炎而不宜马上外科手术，或病情较重不能耐受外科手术时，可先行内镜下胆管支架放置术及内镜下鼻胆管引流

术，胆汁可得到充分的引流。患者的临床症状可及时得到改善，病情稳定后再择期手术，为手术治疗创造条件。对急性化脓性梗阻性胆管炎患者行急诊内镜下鼻胆管引流术可迅速引流胆汁和脓液，可迅速控制胆管感染，免于急诊手术，降低急诊手术所带来的高并发症和死亡率。

对于成人胰胆管疾病而言，ERCP 已经成为较安全与有效的诊治方法。小儿 ERCP 操作并不比成人难，并发症甚至比成人还少，适应证主要包括胰腺炎、感染及穿孔。

（二）结肠镜

1.消化道息肉的内镜治疗

在小儿结肠镜检查中，息肉检出率居第一位；且多为幼年性息肉，是儿童便血的常见原因。结肠镜是诊治小儿息肉简便易行且较为安全可靠的方法。

内镜摘除息肉主要采用以下方法：①钳除法：0.5 cm 以下的细蒂息肉或半球状小息肉可采用活检钳钳除。在进镜中发现小于 0.5 cm 的息肉时应立即钳除，因退镜时往往不易找到病变。②高频电凝灼除法：多用于小于 1.0 cm 广基或无蒂的小息肉样隆起。③高频电凝圈套切除法：主要用于大于 1.0 cm 的有蒂息肉，发现息肉后圈套前应调节旋钮或改变病人体位力求息肉位于 6 点钟方位，使圈套丝与息肉相对应，暴露整个息肉于视野中，圈套丝要套至息肉蒂部，然后回拉、上提，使圈套丝尽量离开肠黏膜，避免收勒过紧以致机械切割而致出血，一经套住蒂部后电凝至组织发白，再行电切，每次通电时间为 3 ~ 4 s，通电时要适度收缩圈套。对于大于 3.0 cm 的有蒂大息肉可根据情况采用分叶切除或分段切除，避免一次勉强切割凝血不彻底而出血、穿孔。

2.内镜下电切息肉的并发症

其主要是出血和肠穿孔，穿孔多因切除息肉时蒂部电凝过度、过深，造成息肉蒂部残端急性炎症反应所致。出血的原因较多，如因操作不当，圈套丝勒断蒂部；电凝不充分；电凝过度使创面过大、过深，焦痂脱落后出血；电凝面正处于较大血管处；多发密集息肉一次全部切除后相邻切除面间正常组织过少而出血；息肉切除后患者饮食、活动量控制不理想等。

（三）上消化道异物取出

上消化道异物摄入及嵌顿在幼儿比较常见，常常是由于玩耍不小心吞入。通常，吞入的异物只要能通过食管进入胃，通过幽门则可经过全消化道 2 ~ 3 d 内排出体外，若停滞于消化道内，可引起消化道出血、穿孔、部分或完全性肠梗阻。最常见的异物有硬币、其次为果核、别针、发夹、金耳环、铁钉等。应用内镜处理儿童上消化道异物安全、有效，异物吞下后只要当时未发生呛咳、呼吸困难、口唇青紫等窒息缺氧表现，可多给患儿吃些富含纤维素的食物，以促进肠道的生理性蠕动，加速异物排出。

1.儿童上消化道异物必须去除的指征

①食管内异物；②吞入为尖锐或针尖状，或长度大于 4 cm 或宽度大于 2 cm 的异物，异物滞留于胃或十二指肠内；③含有毒性的异物；④钝形异物，2 周后仍滞留于胃内或 1 周后仍滞留于十二指肠内。食管内异物因有引起食管穿孔和糜烂、瘘管形成的危险性，必须在 24 h 内去除。纽扣电池具有腐蚀性，可腐蚀食管，故若吞入纽扣电池必须在 4 h 内尽快取出。

选择合适的钳取器械是取异物成功的重要保证。扁平异物选择钳子类，例如硬币最好用鼠齿钳、W字形钳；球形异物选择网篮或三爪钳为宜；长条形异物用圈套；金属类小异物如缝针选择磁棒等。

2.消化道内镜取异物的并发症

并发症有消化道损伤、出血、溃疡、消化道化脓性炎症、窒息、吸入性肺炎。发生率极低。一旦发生，应积极处理。禁食、制酸、抗感染、输血输液等，必要时施行外科手术。

（四）食管狭窄的内镜治疗

食管狭窄可分先天性和继发性两大类。先天性食管狭窄是指出生时固有的并且是由食管壁结构异常的先天性畸形所致的狭窄。继发性常见于食管物理、化学性灼烧伤，或反流性食管炎造成的病理损伤，肿瘤较少见。有学者认为食管扩张是早期治疗食管狭窄安全有效的首选方法。但是，对于重度狭窄和伴有原发病的食管狭窄必须手术治疗。随着科技发展医疗设备的改善，胸腔镜、腹腔镜与电子胃肠镜的联合治疗逐渐开展起来。联合治疗充分发挥了软硬镜各自优势，取长补短，为彼此创造出有利条件，弥补了单一内镜或腔镜在技术上的不足。内镜不仅能辅助定位病灶，还可以通过对腔镜操作的观察，及时发现手术中的缺陷或不足，进行及时修补，以增加手术安全性。

（五）经皮内镜胃造瘘术

经皮胃镜造瘘术主要应用于需长期肠内营养的病人，对因各种原因长期不能进食，而胃肠道功能正常的患儿带来了安全有效的治疗方法。在胃镜引导下，经皮切口，采用牵拉置管法，置入造瘘管。经皮胃镜造瘘术是一种操作简单、安全、创伤性小的内镜介入[10]。

（钟雪梅　张艳玲）

参考文献

[1] 李中跃，黄晓磊，陈洁，等. 腹型过敏性紫癜患儿的临床、内镜及病理学特点[J]. 中华儿科杂志，2007，45：814-817.

[2] 文洁，汤庆娅，吴江等. 儿童小肠淋巴管扩张症的诊断及营养干预对预后的影响：附5例报告. 临床儿科杂志，2009，27：817-820.

[3] NISHIMURA N, YAMAMOTO H, YANO T, et al. Safety and efficacy of double-balloon enteroscopy in pediatric patients [J]. Gestrointest Endosc, 2010, 71：287-294.

[4] 许春娣，邓朝晖，锺捷，等. 推进式双气囊电子小肠镜对儿童小肠疾病诊断的研究[J]. 中华儿科杂志，2006，44：90-92.

[5] 萧树东，戈之铮，胡运彪. 胶囊内窥镜在小肠疾病诊断中的作用[J]. 国外医学消化系疾病分册，2003，23：378-380.

[6] 戈之铮，陈海英，高云杰. 胶囊内窥镜在青少年患儿中的应用[J]. 中华儿科杂志，2006，44：676-679.

[7] EI-MATARY W. Wireless capsule endoscopy：indications，limitations and future challenge [J]. J Pedia Gastroenterol Nutr，2008，46：4-12.

[8] 邓朝晖，蒋丽蓉，许春娣. 小儿经内镜逆行胰胆管造影术的临床应用[J]. 临床儿科杂志，2008，26：359-361.

[9] ISSA H，AI-HADDAD A，AI-SALEM H A. Diagnostic and the rapeutic ERCP in the pediatric age group [J]. Pediatr Surg Int，2007，23：111-116.

[10] 孔赤寰，李龙，刁美，等. 胸腔镜、腹腔镜与电子胃镜联合治疗儿童食管狭窄的初探[J]. 中华小儿外科杂志，2012，33：634-635.

第五章 心血管疾病诊治进展

第一节 小儿心血管诊疗技术的进展

随着科学技术的不断进步，小儿心血管诊疗技术得到了长足的发展。无论实验室检查还是放射学检查以及治疗手段，都涌现出很多新的方法，现给予简单综述。

一、心导管术

心导管术即从周围血管插入导管，送至心腔及大血管各处，以获取相应信息，达到检查、诊断目的，同时可进行某些治疗措施。各种导管依据不同目的，能被进入心脏右、左两侧及肺、主动脉，可经导管注入造影剂或进行临床电生理检查及射频消融治疗。

（一）分类

按检查部位可分为右心导管术和左心导管术。

1.右心导管术

其主要有以下几种检查方法：

（1）右心导管检查：即导管从周围静脉插入，经上、下腔静脉，进入右心房，右心室及肺动脉等处。在插管过程中，可以观察导管的走行路径，以明确各心腔及大血管间是否有畸形通道，分别记录各部位的压力曲线，采取各部位的血标本，测其血氧含量，计算心排血量及血液动力学指标。

（2）漂浮导管检查：在床旁经静脉（多为股静脉或颈内静脉）通过监测压力变化将气囊导管送至肺动脉的远端。当导管尖端到达右心房后将气囊充气，利用血流将气囊导管带入右心室及肺动脉，一旦肺动脉的压力图形变为肺毛细血管楔压时，释放球囊内气体，可重现肺动脉压力图形。利用漂浮导管可持续床旁监测右房压、右室压、肺动脉压，随时测定肺毛细血管楔压、心排血量、体肺循环阻力及左右心做功指数，上述指标是临床血流动力学监测的主要内容。漂浮导管检查主要用于有明显血流动力学改变的危重病人的监测，如急性心肌梗死、心力衰竭、休克等，可明显提高抢救成功率。

（3）临床电生理检查和经导管射频消融术（见后面章节）。

（4）心内膜人工起搏。

（5）心内膜心肌活检：利用活检钳夹取心脏心内膜、心肌组织，以了解心脏组织结构及其病理变化。一般多采用经静脉右心室途径，偶用经动脉左心室途径。夹取的活体组织经光学、电子显微镜检查及组织化学或免疫荧光的方法，对心肌炎、心肌病、心脏淀粉样变性、心肌纤维化等疾病具有确诊意义，对心脏移植后排异反应的判断及疗效评价具有重要意义。

2.左心导管术

（1）左心导管检查：将导管送至肺静脉、左心房、左心室及主动脉各部，观察导管走行途径，记录各部位的压力曲线，采取各部位的血标本，测其血氧含量，计算心排血量及血液动力学指标，并可发现主动脉、颈动脉、锁骨下动脉、肾动脉及髂总动脉的血管病变。左心导管检查方法有多种，可利用右心导管经过畸形通路进入肺静脉、左心房等，或用右心导管经房间隔穿刺进入左心房，更普遍应用的方法是从周围动脉（如股动脉、肱动脉）逆行插管送至主动脉、左心室。

（2）选择性冠状动脉造影（详见后面内容）。

（二）心导管检查观察项目

1.压力曲线

其包括右心房、左心房、右心室、左心室、肺动脉、主动脉、肺小动脉嵌顿压（与左心房及肺静脉压力曲线一致，还可反映左心室的舒张末压）、上下腔静脉的压力曲线（与右心房相似）。

2.血氧含量及心排血量

由于血液混合情况不同，心脏各部位间血氧含量存在一定程度的生理差异，超出生理差异范围，则说明动静脉血液有混合，这种情况见于各种先天性心脏病。

3.阻力

测得压力和流量以后，根据流体力学的原理可以计算阻力，公式为：

肺循环阻力 =（肺动脉压 – 肺动脉楔压）/肺循环血流量

体循环阻力 =（主动脉压 – 右房压）/体循环血流量

4.选择性心血管造影

通过心导管将造影剂快速注射于待观察心腔局部，以分析心脏血管系统某个部位的解剖和功能状况。常用造影剂为含碘有机化合物，例如泛影葡胺。快速注射常用电动高压注射器。摄影方法有快速换片、电影摄影、录像等方法。

各处选择性造影可辨认的病变如下：心腔内畸形、大血管畸形及大血管与心腔连接畸形、心内膜心肌疾患、肺血管血栓—栓塞病变、冠状动脉瘘及冠状动脉畸形等。

5.选择性冠状动脉造影

将造影导管插到冠状动脉开口内，注入少量造影剂以显示冠状动脉情况，动态观察冠状动脉血流及解剖情况，了解冠状动脉病变的性质、部位、范围、程度等，明确冠状动脉有无畸形、钙化及有无侧支循环形成。冠状动脉造影需要多角度投照，以了解病变程度；为鉴别器质性狭窄和冠状动脉痉挛，有时要进行硝酸甘油试验或麦角酰胺试验。冠状动脉造影有一定的并发症，如心绞痛、心肌梗死、心律失常等。只要熟练掌握操作技术，术中注意监测压力及心电变化，可避免发生上述并发症。

冠状动脉造影的适应证包括：

（1）药物治疗效果欠佳的心绞痛。

（2）心肌梗死后心绞痛，药物治疗效果不满意。

（3）影响心功能的室壁瘤，术前检查。

（4）病因不明的心脏扩大、心力衰竭、心电图改变、不典型心绞痛等，拟除外冠心病。

（5）瓣膜病术前准备。

（6）先天性冠状动脉畸形。

（7）明确冠状动脉疾病手术治疗效果。

（8）梗塞前心绞痛，考虑紧急造影、手术治疗。

（9）急性心肌梗死施行冠状动脉内溶血栓治疗。

（10）冠状动脉局限性狭窄施行管腔内气囊扩张成形术治疗。

冠状动脉造影的禁忌证：

（1）对造影剂有变态反应。

（2）严重心力衰竭。

（3）严重心律失常。

（4）血钾过低。

（5）严重肝脏、肾脏疾病。

（6）活动期心肌炎。

（7）细菌性心内膜炎。

（8）周身性感染或局部化脓。

冠状动脉造影的并发症：

（1）心绞痛。

（2）心肌梗死。

（3）心律失常：如窦性心跳过缓、房室交界性心律、房室传导阻滞，严重的心律失常并发症可能有心室纤颤、心脏停搏等，威胁生命。

（4）恶心、呕吐，原因可能为用造影剂量过大。

（5）血栓栓塞症。

（6）插管部位出血。

（7）动脉切开缝合处狭窄。

二、心内膜心肌活组织检查

与心导管术相结合的心内膜心肌活组织检查法，比手术活检及针刺活检更加安全方便，在临床上已广泛应用。夹取的心肌标本，根据需要作光学显微镜、电子显微镜、组织化学、血清学、病毒学检查，也用于心肌的生物化学、免疫学等特殊研究，有助于阐明某些心脏病的病因。心内膜心肌活检的结果有明显的局限性。因其获取组织小，对非弥漫性病变或病变不均匀者，取材可能有遗漏，且有些疾病的形态学改变并不具有特异性，故需密切结合临床资料评价活检结果。

（一）适应证

（1）诊断及观察心脏移植后排异反应，指导治疗。

（2）心肌炎的诊断、观察及指导治疗。

（3）辅助诊断原发性和继发性心肌病。

（4）诊断心内膜纤维化。

（5）鉴别限制型心肌病和缩窄性心包炎。

（二）操作方法及程序

1.术前准备

（1）器械：经皮血管穿刺针、导引钢丝，与活检钳相适应的鞘管及心室导管、活检钳（Konno-Sakakibara 钳、Scholten 活检钳、King 活检钳、Caves 活检钳）。

（2）标本容器和固定液。

（3）向患者说明检查的必要性和可能出现的并发症，取得患者的合作。

（4）签署手术知情同意书。

2.导管进入途径

右心内膜心肌活检可选颈内静脉或股静脉，左心内膜心肌活检可选肱动脉或股动脉，主要取决于基础疾病和所使用的活检钳。

3.右心内膜心肌活检的操作程序

（1）颈内静脉路径：一般选用 Scholten 和 Caves 活检钳。①患者平卧于导管床上，连接心电监测。②穿刺右侧颈内静脉，置入与活检钳相配套的鞘管。③检查活检钳的完整性，并用肝素盐水冲洗活检钳。闭合钳口，在 X 线监视下将活检钳经鞘管送入上腔静脉、右心房达右心室。按逆时针方向旋转活检钳手柄，使其指向后方，此时钳尖指向室间隔。保持钳尖指向室间隔的位置，向前送活检钳至右室心尖部。钳尖与室间隔接触时术者可感觉到心脏搏动，出现室性早搏提示活检钳位于右心室内，而不在冠状窦。前后位 X 线透视可见钳头端位于脊柱左缘 4～7 cm 左横膈处，左前斜位可见钳头端指向胸骨柄。必要时可用超声心动图证实。④当活检钳头端位置适当后，可开始钳取标本。回撤活检钳 1～2 cm，张开钳口；再前送活检钳，不作任何旋转，抵住室间隔；将活检钳轻轻压在室间隔上，合上钳柄，使钳尖咬切口闭合，钳取心肌组织。⑤轻拽活检钳使其脱离心室内壁，如轻拽 2~3 次仍不能使之脱离，则可能是钳咬的组织块过大，应开放钳柄，松开钳口，然后重新操作。一旦活检钳脱离心室内壁，应使标本保存在闭合的钳口内，顺时针方向旋转活检钳将其撤回至右心房，然后撤出鞘管。⑥张开钳口，取出标本，不要挤压，立即放入适当的固定液中。用无菌肝素盐水冲洗活检钳，以清除钳口内的组织和血凝块，重复上述操作 2~4 次，通常至少取 3 块标本。

（2）股静脉路径：选用 King 活检钳。①用 Seldinger 法穿刺股静脉，将套有长鞘管的右心导管经股静脉送至右室心尖部并指向室间隔。②将长鞘管沿导管送入右心室，撤出导管，抽吸并冲洗长鞘管，透视下观察鞘管的位置，可注入少量造影剂以更加清晰显示鞘管的位置。③经鞘管送入活检钳，在透视下送至距离管尖 1 cm 处，使鞘管和活检钳保持顺时针方向旋转且不使鞘管前后移动，轻轻将活检钳送出鞘管，接触室间隔右室面。④回撤活检钳 0.5~1.0 cm，张开钳口，前送活检钳，直到重新接触到室间隔，然后闭合钳口；轻拽活检钳使之脱离室间隔，先从右室回撤到鞘管中，再经鞘管撤出体外。⑤抽吸并冲洗鞘管，并保持鞘管位置不动，同时由助手自活检钳中取出标本。可将鞘管移至室间隔不同部位钳取多个标本。

4.左心内膜心肌活检的操作程序

左心内膜心肌活检的操作程序亦常选用附有长鞘管的 King 活检钳。

（1）用 Seldinger 法穿刺股动脉，注入肝素 5 000 IU，送入带有长鞘管的左室造影导管至左心室腔，撤出造影导管，抽吸并冲洗鞘管。可注入少量造影剂以确定鞘管顶端在心室腔而未抵住心室壁。

（2）送入活检钳，通过鞘管将其送至左室心尖或左室外侧壁；透视检查活检钳位置，也可用超声心动图定位活检钳。

（3）回撤活检钳 1 cm，张开钳口，重新将活检钳送至左室心尖，快速闭合钳口，平稳回拽活检钳使其脱离左室壁。

（4）经鞘管回撤活检钳，取出活检标本放入适当的固定液中。在完全撤离鞘管前，即使没有取到标本，也不宜张开钳口。

（5）两次活检操作间期必须用肝素盐水冲洗鞘管。操作结束后，撤出鞘管，局部止血并观察病情变化。

（三）并发症

操作熟练后，并发症小于 1%。

1.心脏穿孔、心包积血和填塞

这是该操作的主要并发症，但发生率很低。如患者出现胸痛、呼吸困难、低血压、心动过缓或过速、颈静脉怒张等表现，应考虑心脏穿孔的可能。行超声心动图观察有无心包积液。一旦发生，须严密观察和监测病情，补充血容量，应用升压药物；如有心脏填塞症状、血流动力学不稳定，应立即行心包穿刺抽液；持续出血者偶尔需要开胸手术。

2.血栓栓塞

左心室心内膜活检或右心室心内膜活检伴有心内分流时可出现体循环血栓栓塞。注意每次操作前用肝素盐水仔细冲洗导管和活检钳，可减少血栓栓塞的危险；主要处理措施是支持疗法；栓塞所致症状常呈自限性。

3.心律失常

在心室内操作导管或钳夹过程中常出现室早或非持续性室速、房颤等，若能自行转复不需特殊处理；若持续存在，考虑药物转复或电复律。已有左束支传导阻滞者做右心室心内膜活检时，可能会出现完全性心脏传导阻滞，须置入临时起搏器治疗。

（四）注意事项

（1）整个活检过程应在 X 线透视及持续心电监护下进行。

（2）活检钳定位除 X 线透视外，还可借助腔内心电图或超声心动图，以免误损乳头肌和腱索等组织。

（3）右心室活检应在室间隔或右室心尖部，避免在右室前壁钳夹，以免发生心肌穿孔或心脏压塞；左心室活检多在左室心尖部。钳咬过程应在 1～2 个心动周期内完成，只需紧紧咬合，切勿用力牵拉，钳夹组织块不宜过大，一般为 1～3 mm。

（4）活检术后在导管室观察患者 5～10 min，注意有无胸痛、低血压、呼吸困难等心脏填塞征象，并透视检查除外气胸或胸腔积液，然后可将患者送回病房，继续严密观察。

三、心脏核磁检查

心脏核磁检查是在磁共振频谱学和计算机体层摄影技术基础上发展起来的一种生物磁学核自旋成像技术。其具有无创、无辐射、多层面、多角度成像的优点。初期磁共振成像（magnetic resonance imaging，MRI）临床诊断的主要目标是主动脉形态学、先天性心脏病、心包疾病和心脏的解剖学特征。随着运动 MRI 和快速成像及血流评价技术的发展，目前已被广泛应用于评价心血管系统的功能，可测量心腔容量和功能、分流、瓣膜性心脏病、缺血性心脏病（缺血测定、梗死定量；冠状动脉解剖和流量）。MRI 能描述心肌特征，而且可通过 MRI 波谱来评价心肌代谢。因此 MRI 成为唯一一个能在同一设备上完成心血管结构及心肌灌注、代谢、心功能分析的设备。

一站式心脏 MRI 扫描包括梯度回波序列、自旋回波序列及反转恢复快速自旋回波序列平扫，梯度回波序列电影扫描，梯度回波序列首过灌注及延迟增强扫描和冠状动脉扫描等，可综合评价心脏解剖结构、心肌病理特点、心脏功能及冠状动脉状态等。心肌延迟强化还可对部分心肌病进行危险度分级、病因分析、治疗指导、穿刺定位等，对心肌病的诊治具有举足轻重的作用。

（一）心脏核磁检查的适应证

（1）心肌疾病：如肥厚型心肌病、扩张型心肌病、心内弹弹力纤维增生症、心肌炎。

（2）心包疾病：心包积液、心包肿瘤和缩窄性心包炎。

（3）心脏肿瘤：心肌内及心腔内肿瘤。

（4）大血管疾病：各种大动脉瘤、主动脉弓疾患。

（5）复杂性先天性心脏病。

（二）心脏核磁的优点与缺点

1.心脏核磁的主要缺点

（1）不能准确反映冠脉病变。

（2）不能显示肺动脉的肺内分支。

（3）心瓣膜病。

（4）大动脉炎。

（5）无心肌梗死和心绞痛。

2.心脏核磁的主要优点

（1）具有良好的组织对比，能够清楚地评价心脏肿瘤、脂肪浸润、组织变性，显示囊肿及积液。

（2）具有无限制地进行容积资料采集的能力，且可迅速获得三维图像。

（3）无放射性，不需应用含碘造影剂。

（4）能够评价血流流速、流量，甚至血流方向。

（5）能够准确无误地显示解剖、形态、功能、血流灌注及心肌活性。

（6）与核素检查相比，心肌灌注 MRI 具有空间分辨率高，无辐射损伤，无因膈肌升高、肥胖或乳腺等所造成的遮盖问题。

（三）各种疾病的核磁表现

1.肥厚型心肌病

（1）左室心肌不均匀增厚，主要累及前室间隔及左室前壁中部和基底部。

（2）病变常伴有左室心腔缩小、左室流出道狭窄、左室舒张功能减低、二尖瓣关闭不全等。

（3）晚期发展成为左室扩张后，可导致收缩功能降低。

（4）延迟强化反映纤维瘢痕的分布，主要位于心肌肥厚区的中层心肌及外膜下心肌。此处的斑片状强化常见于易发生猝死的无症状的青少年病人。延迟强化的范围与肥厚性心肌病的严重程度呈正相关，与致死性心律失常的发生频率呈正相关。

2.致心律失常性右室心肌病

（1）T1 SE 序列示脂肪浸润区呈高信号，抑脂后信号降低，主要累及右室游离壁及流出道。

（2）早期重度脂肪浸润时可致右室游离壁及肌小梁增厚（＞8 mm）。

（3）晚期纤维化为主要表现时，可见右室游离壁明显变薄、肌小梁明显变细及右心室扩张、小室壁瘤形成。

（4）心脏电影示右心室逐渐出现节段性或整体性的功能异常，主要累及三尖瓣下（右室流入道）、右室流出道及心尖。

（5）病变一般先累及右心室，约 75% 的病人可同时或继右心室之后出现左室壁的脂肪组织浸润及左室的扩张。

3.左室心肌致密化不全

（1）左室心内膜下肌小梁增多增粗，其内可见深陷的小梁隐窝，此所谓海绵状心肌。

（2）心脏电影示小梁隐窝内血流与左室腔交通。

（3）外膜下致密化心肌明显变薄。

（4）舒张期左室心肌非致密化与致密化心肌厚度比（N/C）＞2.3。该指标具有良好的敏感性和特异性。

（5）心肌致密化不全的病人均有心尖部位的受累，此外，MRI 延迟增强还可以观察非致密化心肌及肌小梁的纤维浸润。非致密化心肌的延迟强化范围与射血分数显著相关，与室性心律失常及左心衰的危险性显著相关。

4.扩张型心肌病

（1）左室或双心室扩大。

（2）心肌厚度正常或变薄。

（3）MRI 显示节段性或全心室运动异常。

（4）射血分数降低，心肌质量增加。

（5）可显示附壁血栓。

（6）延迟强化可鉴别心肌缺血所致的心室扩张。

扩张性心疾病与缺血性心肌病的鉴别：

（1）扩张性心疾病只有少数病例有延迟强化，缺血性心肌病均有延迟强化。

（2）扩张性心疾病为非缺血性强化即心肌中层及外膜下心肌的强化，强化区域与冠状动脉供血无关，缺血性心肌病则是缺血性延迟强化，即自内膜下心肌向外膜下心肌延伸的强化，强化区域位于冠状动脉供血区。

5.限制型心肌病

（1）双心房扩大，上下腔静脉及门静脉扩张。

（2）单室或双室舒张功能受限，表现为舒张早期的狭窄喷射影，心室舒张期血流峰值/心房舒张期血流峰值大于 2。

（3）心室腔正常或略缩小，心室壁厚度正常，心室收缩功能正常或轻度减低。

6.心肌炎

（1）间质水肿，表现为 T2WI 的局限性高信号。

（2）延迟增强示病变主要累及中层心肌及外膜下心肌，强化范围与射血分数呈负相关。

（3）病变部位心肌运动异常。

（4）心室容积扩大及心脏射血分数降低[1-4]。

四、心脏 CT 检查

64 排螺旋 CT 诊断先天性心脏病的优势明显，具有检查时间短、薄层扫描、多种后处理方式、无需麻醉、镇静程度轻、检查禁忌少、空间分辨率高等优点。心脏 CT 的临床价值主要是无创性评估冠状动脉，同时也可以诊断复杂心血管畸形。在相当一部分先天性心脏病的病人中，可以替代心血管造影，特别是对主动脉、肺动脉及肺静脉畸形的显示具有明显优势。

我们必须客观地正视其阴性预测值高和阳性预测值低的现实。心脏 CT 检查最常见的适应证是排除冠状动脉疾病。由于 CT 时间分辨率较低，因此不宜用来评估心功能。

所谓阴性预测值高，是指如果 CT 显示冠状动脉管壁光滑、管腔通畅，那么基本可除外冠心病。阳性预测值低则因受钙化、伪影和部分容积效应等影响，现阶段 CT 尚不能全面准确判断冠状动脉狭窄程度，因此不能完全取代导管法冠状动脉造影。此外，若要获得高质量的冠状动脉 CT 血管造影（coronary CT Angiogram，CCTA）图像，对心率和心律仍然有较严格的要求。心律齐是最理想的状态，在此基础上，心率越慢越好，最好能控制在 65 次以下，但通常需要药物辅助。心率大于 70 次/min 的患者扫描前 45 min 口服β-受体阻滞剂。早搏、房颤、严重心律不齐、心肾功能衰竭、对碘产生变态反应以及不能屏气配合的患者均不能做该检查。

目前冠状动脉 CT 检查，主要适合于胸痛（中危病人），尤其适合于中青年患者；鉴于高龄患者往往合并较严重钙化的生理性特点，其临床指导价值大大降低。对高危病人，导管法冠状动脉造影仍然是不可或缺的方法。对于主动脉夹层和肺动脉血栓栓塞等急诊患者，亦可作为首选。

（一）心脏 CT 检查所能提供的信息

1.心腔

①测量各心腔大小；②显示心脏形态；③明确心腔内占位。

2.室间隔

①测量室间隔厚度；②显示室间隔位置；③确定由肥厚、栓塞或室间隔缺损所引起的室间隔的形态学变化。

3.心室壁

①测量心室壁厚度；②心肌疤痕或室壁瘤；③确定心肌收缩力；④显示心壁原发性腔外肿瘤。

4.心包

①显示心包积液；②鉴别心包囊肿、憩室和脂肪瘤；③显示心包肿瘤或肿瘤侵犯心包。

5.冠脉

①冠状动脉起源、走行有无异常；②冠状动脉有无狭窄和扩张；③冠状搭桥的部位，血流是否通畅。

（二）冠状动脉 CT 适应证

（1）有以下症状者，常感胸闷、胸痛、心前区不适等。

（2）观察冠状动脉是否存狭窄、是否存在冠状动脉异常（包括走行、起源、结构异常等）。

（3）冠状动脉术后复查：包括冠状动脉搭桥术后以及冠状动脉支架置入术后，观察其是否通畅或者是否存在再狭窄等情况。

（4）由于多层螺旋 CT 冠状动脉造影具有强大的后处理功能，可三维重建冠状动脉及心脏，所以也是心脏外科术前、血管病外科术前一项重要的检查项目。

（三）冠状动脉 CT 禁忌证

（1）对碘产生变态反应的患者。

（2）呼吸、行为不能自控的患者。

（3）心律不齐。

（4）心率过快，一般心率在 70 次/min 以下者，成功率较高，高于 80 次/min 的患者，造影成功率较低。

冠脉 CT 检查通常需要控制呼吸和心脏搏动，以获得清晰图像。虽然 320 排 CT 可以在 1 次/s 心跳后完成影像采集，但为降低患者的射线量仍需要控制心率在 70 次/min 以下[5,6]。

五、三维心脏超声

心脏超声仍然是先天性心脏病最主要的检查方式，但影响其结果的因素较多，例如检查者的因素，以及声学条件因素等，并且心脏超声对心外大动脉、肺静脉及冠状动脉的检查能力有限。实时三维超声心动图（real time three dimensional echocardiography，RT-3DE）是超声技术的新近突破，它能够快速实时地显示心脏三维空间结构、空间毗邻关系，对冠心病左心室容积和射血分数的定量测量，无需依赖几何形状的假设，在评价心功能方面具有独特的优势。三维实时彩超不仅具有二维彩超全部功能，还具有其特殊功能立体成像、图像切割、图像旋转及高平面图像分析。三维彩超实现了人体局部组织器官的立体成像，可用于小器官的容积扫描，准确测量局部组织器官。RT-3DE 采用了超矩阵探头、高通量数据处理系统和三维空间定位系统等 3 种先进技术。

（一）三维心脏超声的特点

（1）侧向分辨率高。

（2）更高的敏感性和穿透性。

（3）增加了二次谐波技术以及三维彩色血流多普勒立体成像技术。

（二）三维心脏超声的局限性

（1）所用探头体积过大，尤其对儿科患者，透声窗限制其声束通过，影响全部观察结构的显示。

（2）对于透声窗条件差、二维图像不佳、心内膜显示欠清晰者，三维成像质量将随之降低。

（3）在总体成像过程中，受检者的呼吸或身体移位易造成图像重组处错位。

（4）图像的质量有待进一步提高。

（5）目前尚不能直接进行三维距离与容量测量。

（6）与传统二维超声 90° 扇角相比，实时三维容积的扇角为 60°，因此对于心脏扩大的患者不能完整显示腔室的边缘，部分结构可被遗漏，显示欠完整。探测视野较局限，易造成漏诊；进行容量测定时，由于不能包括心尖，易低估心室容量。

为了避免上述局限性引起的误差，首先要获得较高质量的二维图像，在此基础上启动窄角实时三维图像。采用 FV ~ 3DE 技术时患者应为窦性心律，并尽可能暂时屏气，否则易导致图像错位。其次观察心脏结构时，应尽可能采用 X 轴切面观的轴向分辨力[7,8]。

六、左心辅助装置

20 世纪 80 年代，左心辅助装置（left ventricular assist device，LVAD）概念已被临床医生普遍接受。各种类型的 LVAD 在 80 年代中期相继投入临床试验，现已发展为经皮电磁感应传导能源的电机搏动泵。终末期心脏病人作心脏移植之前，机械辅助循环装置起到延长生命的作用，以安全地过渡至心脏移植。心脏辅助装置分为可植入型和非植入型；根据血流搏出方式分为搏动泵和非搏动泵；实际应用中又有短期辅助（数天至数周）、中期辅助（数周至数月）和长期辅助（数月至数年）之分；根据辅助的功能心腔可分为左心辅助装置（LVAD）、右心辅助装置（right ventricular assist device，RVAD）和双心室辅助装置（biventricular ventricular assist device，BiVAD）。一般来说，非植入型装置主要用于短期心脏辅助，可植入型装置多用于长时间心脏辅助治疗[9-11]。

离心泵和体外循环心室辅助曾成功地用于短、中期心室辅助，但均需抗凝治疗，且限制病人的活动。其主要作用是帮助心脏手术后发生严重低心排综合征病人度过急性期。作为长期循环支持的装置主要有可植入的心室辅助装置以及全人工心脏。大多数终末期心脏病人并无严重的右心衰竭，在等待供体过程中靠左心辅助就可得到有效支持。因此，对这些病人没有必要应用全人工心脏作为双心辅助。 应用LVAD后不仅心脏指数明显改善，而且泵流量和心脏指数能随活动量增加而提高，最高流量可达10L/min。部分病人随左心功能改善而脱离辅助装置，部分病人可接受心脏移植[12-15]。

LVAD是一个可提供动力的血泵，能有效代替80%以上的心脏做功。左心辅助是将左心房或左心室血流引入辅助泵体，经泵体驱动血流进入主动脉，完全替代左心泵血功能。经左心辅助后，左心室室内张力可降低80%，心肌氧需求降低40%，是纠正顽固性心衰和心脏移植前的一种理想治疗手段[16-18]。

（一）LVAD 的适应证

LAVD 适用于心脏手术后心功能不全恢复前辅助治疗、心脏移植术前临时支持、终末期心力衰竭长久支持。应用指征：

（1）左房压大于 2.7 kPa（20 mmHg），收缩压小于 10.7kPa（80 mmHg）。

（2）心脏指数小于 2.0 L/（min·m^2）。

（3）尿量小于 20 mL/h。

（4）体循环阻力大于 2100×10^{-5} N/（cm·s）。

（二）LVAD 的禁忌证

1.急性心源性休克时应用 LVAD 的禁忌证

（1）肾衰。

（2）严重肝脏疾病。

（3）恶性肿瘤。

（4）未控制的败血症。

（5）肺出血伴肺功能不全。

（6）严重溶血。

（7）出血未控制。

（8）明显的中枢系统损害。

2.安装植入式 LVAD 的禁忌证

（1）年龄大于 70 岁。

（2）既往无心脏病史，而新发心肌梗死合并急性左心衰 7 d 之内者。

（3）在 1 个月内发生肾衰需要血液透析。

（4）严重的肺气肿或其他严重的阻塞性肺疾病；发生肺梗死（肺血管造影有明显证据）在 2 周以内。

（5）严重肺血管疾病。

（6）重症肺动脉高压。

（7）右室功能严重低下。

（8）严重肝脏疾病。

（9）难治性室性心动过速。

（10）脑血管病变如有中风史合并颈动脉杂音或由于脑血管病引起的短暂脑缺血发作的。

（三）应用心脏辅助装置的并发症

心脏辅助装置（ventricular assist device，VAD）是目前比较常见的检测仪器。

1.非植入式 VAD 常见并发症

出血是其最常见的并发症，溶血、肾衰、感染、肝功能不全、呼吸功能不全、多器官衰竭、血栓性/非血栓性神经系统疾病等。

2.植入式 VAD 常见并发症

（1）出血是最常见的并发症。

（2）感染占第 2 位，常见的感染部位是肺部、尿路。

（3）右心室衰竭。

（四）撤除循环辅助装置的主要指征

（1）EF 大于 40%。

（2）LAP 小于 2.7 kPa（20 mmHg）。

（3）心指数（cardiac index，CI）大于 2.2 L/（min·m^2）。

（4）收缩压大于 13.3 kPa（100 mmHg）。

（5）静脉血氧饱和度大于 65%。

随着手术技术的不断发展，复杂先心病的存活率逐步提高，儿童心力衰竭的发生率逐渐增加，对儿童心脏辅助装置的需求也不断扩大[19,20]。

七、射频消融术

心脏射频消融术（catheterradiofrequency ablation，CA）是一种介入治疗快速性心律失常的方法，已有 20 余年的历史。将很细的导管从颈部、大腿根部放入血管内，到达心脏发病位置后，释放射频电流，导致局部心内膜及心内膜下心肌凝固性坏死，达到阻断快速心律失常异常传导束和起源点的介入性技术。该方法创伤小，成功率极高，已成为根治快速性心律失常的首选方法，除用于治疗房室旁道及房室结双径路引起的折返性心动过速、房速、房扑、室性心动过速外，近年随着三维标测系统的出现，它也成为治疗房颤的有效方法。基本设备包括 X 线机、射频消融仪及心内电生理检查仪器。

（一）手术适应证

（1）房室折返型心动过速（预激综合征）：房室间存在着先天性"旁路"，导管射频将旁路"切断"，心动过速或预激波将不再存在。

（2）房室结折返型心动过速：房室结形成"双径路"，电流在适宜条件下，在两条径路形成的折返环快速运行，引起心动过速；导管射频消融慢径，只保留快径，心动过速就不再具备发作条件。

（3）心房扑动（房扑）：房扑是心房存在大环路，电流在环路上不停地转圈，心房跳动 250～350 次/min，心室一般在 150 次/min；导管射频可以破坏环路，造成双向电流阻滞，从而根治房扑。

（4）房性心动过速（房速）：房速是左心房或右心房的某一局部有异常快速发放电流的"兴奋点"或者在心房内有小折返运动；电生理检查标测到异位"兴奋点"或折返环，进行消融得到根治。

（5）室性期前收缩（早搏）：主要用于临床症状明显的单源性的频发室早；常常由于心室"兴奋灶"引起；标测到异位兴奋灶消融，室早即可消失。

（6）室性心动过速（室速）：包括特发性、束支折返性和瘢痕性室速等。通过导管找到特发性室速的"兴奋灶"，发放射频电流消融，室速可以治愈。束支折返性室速是电流在心脏的左、右传导束支及左、右心室之间折返环路，导管电极找到并发放射频电流阻断环路；瘢痕性室速是由于心脏纤维瘢痕组织间的存活心肌细胞产生的折返环路，发放射频电流阻断环路，心动过速同样得到根治。

（7）心房颤动（房颤）：房颤是最常见的持续性心律失常，采用导管电极在环肺静脉口消融，形成大静脉与心房的"电隔离"，或加上在心房内的某些线形消融，可以达到根治房颤的目的。

（二）术前注意事项

（1）电生理检查和射频消融术一般需要住院进行，需要常规实验室检查（包括心电图和血液化验等）。

（2）饮食注意事项：手术前 6~8 h 内不要进食进饮。

（3）告诉医生所用药物的名字和剂量，电生理检查和射频消融术前 3~5 d 停用所有抗心律失常药物，抗心律失常药物可能会影响到检查结果。

（4）小儿具有血管细、心脏小等特征，实施射频消融术难度高、风险大，需要慎重选择。对于 3 岁以下的快速型心律失常患儿，尽量先采取药物治疗，3 岁以上可以考虑射频消融手术治疗。

（三）操作过程

电生理检查和射频消融术是在导管室内进行的。导管室工作人员通常包括电生理医生、助手、护士和技师。患者躺在 X 线检查床上，医务人员会将各种监测装置与患者身体连接，并将病儿身体用无菌单盖住，医务人员穿戴上无菌手术衣和手套。

首先导管插入部位（腹股沟、手臂、肩膀或颈部）的皮肤消毒，局麻药进行局部麻醉；然后用穿刺针穿刺静脉/动脉血管，电生理检查导管通过血管插入心腔；心脏电生理检查所用的电极导管长而可弯的导管，能将电信号传入和传出心脏。电极导管记录心脏不同部位的电活动，并发放微弱的电刺激来刺激心脏，以便诱发心律失常，明确心动过速诊断；然后医生通过导管找到心脏异常电活动的确切部位（此过程称为"标测"），再通过消融仪发送射频电流消融治疗，从而根治心动过速。

（四）成功率

房室结折返性心动过速、预激综合征等心律失常一次射频消融成功率可以达到98%以上，而房速、房扑、室早、特发性室速等复杂心律失常成功率可以达到90%以上，目前房颤的消融成功率阵发性房颤达到80%~90%，持续性和慢性房颤也可达到60%~80%，再次消融成功率将进一步提高。

（五）手术并发症

（1）血管穿刺并发症包括局部出血、血肿、感染、气胸、血栓形成、栓塞等。

（2）导管操作并发症包括主动脉瓣返流、心肌穿孔、心包填塞等。

（3）放电消融并发症包括房室传导阻滞、心肌梗死等。

（六）术后注意事项

射频消融术后患者须按照医嘱卧床静养，动脉穿刺处沙袋压迫 8~12 h，并且患肢制动（限制不动），注意观察是否出血；射频消融术后早期密切观察心率和心律情况；术后一般 1 周后可恢复正常活动。

八、体外膜肺

体外膜肺（extra-corporeal membrane oxygenation，ECMO）是最初用于新生儿、年长儿顽固性呼吸衰竭的一种治疗方法。随着 ECMO 技术的不断发展，其逐渐选择性地应用于小儿心肺功能衰竭，对小儿心脏手术前后心肺功能的支持及心脏移植术前心功能支持具有重要作用。

（一）ECMO 模式

（1）静脉-动脉方式（vein-artery ECMO，VA ECMO）：是最常用的模式，即将一导管由右颈内静脉插入，使其末端位于右房，另一导管由右颈总动脉（right common carotid artery，RCCA）插入，末端位于主动脉弓，静脉血由右房引出，进入体外膜肺环路进行气体交换，交换后的含氧血进入主动脉参与全身血液循环。随着患儿肺功能的改善，逐渐减少环路的血流，直到肺可以完成气体交换功能时中断 ECMO，拔除导管。VA 环路除了可进行气体交换外，对循环系统的维持也有相当的作用。但 VA 环路需颈部两条大血管插管，并结扎 RCCA，造成右侧脑血流减少，引起惊厥、颅内出血及脑梗塞等并发症。

（2）静脉-静脉方式（vein-vein ECMO，VV ECMO），尤其是静脉双腔导管（VVDL）。VV ECMO 是通过颈内静脉插管，血通过体外膜肺进行气体交换后流入股静脉；也可以从一侧股静脉引流后回输入对侧股静脉，它对循环系统的维持功能较差。VVDL 是指将一根双腔导管插入右颈内静脉，导管的静脉腔通过静脉口引出右房血，血在体外氧合后通过导管的动脉腔流回右房，为使再循环减少到最小程度，要求动脉腔的回输口对准三尖瓣口。由于 VV ECMO 不需结扎颈动脉并且依赖患儿的心脏维持血流，所以得到广泛应用[22]。

VV ECMO 的优点是：

（1）RCCA 不需要插管或结扎。

（2）理论上心脏的前后负荷未受影响，左心室负荷没有增加。

（3）肺动脉血氧含量增加，扩张了肺动脉并减轻了右心室的后负荷。

（4）左心室混合静脉血血氧的增加，改善了冠状动脉氧供。

（二）心脏病患儿 ECMO 的应用指征

（1）经保守治疗无效的心力衰竭，血液动力学不稳定，酸中毒及尿少。

（2）心脏缺损修补术后不能脱离体外循环。

（3）手术后心肺功能不全。

（4）心肌病或心肌炎的支持治疗。

（5）肺动脉高压危象。

（6）心、心肺移植前后心肺功能的支持。

（三）ECMO 与 VAD 的对比

①ECMO 用于罹患心力衰竭和（或）呼吸衰竭的病例，而 VAD 仅能支持心力衰竭的病例。②双心室功能衰竭的病例，仅需要一套 ECMO 设备，而使 VAD 时需要对左右心室分别采用一套设备。③右心房-主动脉的 ECMO 置管方式对左心系统不能充分减压，需要加用左心引流管或导管心房造瘘术方能达到满意的左心减压效果，而左心 VAD 系统可直接引流左心房甚至左心室，使左心室得到充分的休息。④VAD 系统设备简单，抗凝要求略低，因此术后出血等并发症发生率较低。

（四）ECMO 与 VAD 的选择

心脏手术后可以选择 LVAD 和 ECMO 两种方式进行心功能支持。LVAD 有并发症少、低费用的优点，但是在选择心脏机械辅助装置时应当考虑以下因素：

1.呼吸功能

存在呼吸功能衰竭，如肺功能严重受损，必须选择 ECMO，如心肺转流结束时要直接使用机械辅助。无法判断肺功能时，可以先使用左房-主动脉转流 2~3 h，判断仅用呼吸机能否满足全身氧供，然后决定何种辅助方式。

2.右心室功能

是否为左心室功能衰竭，如有严重的右心室功能受损则应使用 ECMO，判断右心室功能也可使用上述方法。法洛四联症患儿即使单纯右心室功能受损，但因为要顾及存在肺动脉瓣返流，也不宜选择右心室 VAD。

3.年龄因素

虽然年龄因素并非排除 VAD 使用的原因，但小年龄患儿由于左心房太小不易插管，若不能确保左心引流通畅，不宜选择 LVAD 方式[23,24]。

（唐浩勋）

参考文献

[1] 闫朝武，赵世华，陆敏杰，等. 左室心肌致密化不全的临床特征和磁共振成像表现[J]. 中华心血管病杂志，2006（34）12：1081-1084.

[2] 常丹丹，曹桢斌，孔祥泉. 一站式心脏 MRI 对心肌病的评价[J]. 国际医学放射学杂志，2010 Jan，33（1）：27-30.

[3] BOGAZZI F，LOMBARDI M，STRATA E，et al. High prevalence of cardiac hypertrophy without detectable signs of fibrosis in patients with untreated active aeromegaly：an in vivo study using magnetic resonance imaging[J]. Clin Endocrinol，2008，68：361-368.

[4] MARCUS F I，MCKENNA W J，SHERRILL D，et al. Diagnosis of arrhythmogenic right ventricular cardiomyopathy/dysplasia. Proposed Modification of the Task Force Criteria [J]. Eur Heart J，2010，31（7）：806-814.

[5] 杨有优，王思云，周旭辉，等. 64 层螺旋 CT 诊断复杂先天性心脏病及与超声心动图和手术对照[J]. 临床放射学杂志，2007，26（10）：1029-1032.

[6] GOO H W，PARK I S，KO J K，et al. Computed tomography for the diagnosis of congenital heart disease in pediatric and adult patients[J]. Int J Cardiovasc Imaging，2005，21：347.

[7] BEAN M J，PANNU H，FISHMAN E K. Three-Dimensional computed tomographic imaging of complex congenital cardiovascular abnormalities[J]. J Comput Assist Tomogr，2005，29：721.

[8] 齐欣，熊名琛，何青，等. 对比评价实时三维超声心动图与磁共振成像检测左心室质量[J]. 临床心血管病杂志，2008，24（1）：69-71.

[9] 边晓艳，韩若凌. 实时三维超声心动图评价左、右心室功能[J]. 临床荟萃，2012，27（2）：167-169.

[10] KORMOS R L，TEUTEBERG J J，PAGANI F D，et al. Right ventricular failure in patients with the Heartmate II continuous-flow left ventricular assist device：Incidence，risk factors，and effect on outcomes[J]. J Thorac Cardiovasc Surg，2010，130（5）：1316-1324.

[11] LAPPA A，PICOZZI P，D'AVINO E，et al. HIT in VAD considerations：Reply[J]. Ann Thorac Surg，2007，84：1423-1424.

[12] JOSHI A，SMITH D，ARORA M，et al. Anticoagulant monitoring in ventricular assist device patients：a feasibility study[J]. Interact Cardiovasc Thorac Surg，2008，7（6）：1035-1038.

[13] SCHMID C，HAMMEL D，DENG M C，et al. Ambulatory care of patients with left ventricular assist devices[J]. Circulation，1999，100：11-224.

[14] FURUKAWA K，MOTOMURA T，NOSÉ Y. Right ventricular failure after left ventricular assist device implantation：the need for an implantable right ventricular assist device[J]. Artif Organs，2005，29（5）：369-377.

[15] DANDEL M. Long-term results in patients with idiopathic dilated cardiomyopathy after weaning from left ventricular assist devices[J]. Circulation，2005，12：137-145.

[16] 贾明，邵涓涓，陈英，等. 机械循环辅助装置治疗围手术期急性心肺功能衰竭[J]. 心肺血管病杂志，2008，27（6）：340-342.

[17] DANDEL M，WENG Y，SINIAWSKI H，et al. Prediction of cardiac stability after weaning from left ventricular assist devices in patients with idiopathic dilated cardiomyopathy[J]. Circulation，2008，118（Suppl. 14）：S94-105.

[18] 王伟，朱德明，张蔚，等. 儿童心脏辅助设备的使用[J]. 中国体外循环杂志，2010，8（3）：176-179.

[19] MORALES D L，GUNTER K S，FRASER C D. Pediatric mechanical circulatory support[J]. Int J Artif Organs，2006，29（10）：920-937.

[20] DUNCAN B W. Pediatric mechanical circulatory support in the United States：past，present，and future [J]. ASA IO J，2006，52（5）：525-529.

[21] HINTZ S R，SUTTNER D M，SHEEHAN A M，et al. Decreased use of neonatol extracorporeal membrane oxygenation（ECMO）：how new treatment modalities have affected ECMO utilization[J]. Pediatrics，2000，106（6）：1339-1343.

[22] ROY B J，RYCUS P，CONRAD S A，et al. The changing Demographics of neonatal extracorporal membrane oxygenation patient s reported to the Extracorporeal Life Support Organization（ELSO）Registry[J]. Pediatrics，2000，106（6）：1334-1338.

[23] 冯正义. 体外膜肺氧合在小儿心脏术后急性心肺功能衰竭中的应用[C]. 中华医学会第 11 次全国胸心血管外科暨国际微创心胸外科学会 2011 冬季研讨会，246.

[24] 王霞，封志纯. 体外膜肺在儿科应用的进展[J]. 实用医学杂志，2003，19（1）：96-98.

第二节　心律失常的诊治进展

一、小儿快速心律失常射频消融治疗的研究进展

近年来，随着对于心律失常病因、机制、诊断及治疗等方面研究的不断深入，心律失常作为心脏病学极其重要的常见病得到了长足飞快的进展，其中以起搏治疗及其衍生手段如心脏再同步治疗（cardiac resynchronization therapy，CRT）、埋藏式心律转复除颤器（implantable cardioverter defibrillator，ICD）及射频消融治疗为代表。儿科虽然在这方面整体落后于成人，但是随着众多儿科医生的不断努力，结合儿科自身的特点亦取得了显著成就，其中以射频消融治疗的进展尤为突出。

国内儿科在电生理及射频消融治疗方面，经过近20年的努力，年完成射频消融数百例。虽然因为疾病谱的原因，目前儿科范畴尚无针对心房颤动及复杂性恶性室性心动过速射频消融治疗的报道，但是在对阵发性室上性心动过速射频消融技术日渐熟悉及完善的基础上，目前在基础条件及经验较好的医院可以开展心房扑动、特发性室性心动过速、某些位置起源室性早搏及房性心动过速的手术治疗，并取得了可喜的成果。其中，标测方面的进步亦将射频消融手术难度及种类提高到了一个较高的程度，同时在保持高成功率、低复发率的基础上对于减少甚至无X线曝光（零曝光）及手术安全性方面取得了令人满意和鼓舞的结果[1]。目前进行射频消融手术标测方面主要是常规标测（激动顺序、起搏标测）、三维电解剖学标测[2]（CARTO）、接触标测（EnSite NavX）、非接触标测（EnSite Array）等。其中以EnSite NavX系统在儿科的应用最为广泛。

三维标测技术在儿童心律失常射频消融中的应用如下所述。

自从儿科开展射频消融以来即进行了针对阵发性室上性心动过速的射频消融，目前因其高成功率、低复发率、手术技术成熟，已成为治疗多数患儿的首选治疗方法。在符合手术适应证[3,4]及家长知情同意的前提下可为多数患儿进行手术。

1.房室折返性心动过速

对于显性预激综合征，若明确旁道传导参与了心动过速的发生，可在窦性心律时针对前传的旁道进行消融作为治疗手段。具体方法为，在房室瓣环偏心室侧寻找房室（atrioventricular，AV）融合处、定位靶点进行消融。而对于旁道仅以隐匿性传导为表现的患儿，可在心动过速发作或心室起搏条件下寻找到房室融合处定位靶点进行消融。

既往在AVRT的消融治疗中，确定导管位置需依赖X线透视及心腔内电图，进行反复透视和比较腔内电图的激动顺序，方能精确定位确定消融靶点，这样势必延长了手术时间、增加了X线曝光，而儿科患者年龄小，对X线曝光剂量敏感，因此无疑增加了患儿的手术风险，此外，X线透视为一种二维平面的透视方法，这与心脏三维解剖结构的本质间存在一定程度的误差，从而影响手术的精确性。

三维标测系统能显著减少，甚至无须X线曝光（零曝光）[5,6]即可完成消融手术。例如，三维接触式的EnSite NavX系统能实现导管导航、瓣环等解剖部位的确定，激动顺序标测指导消融靶点的确定及危险解剖位置的定位（如希氏束）等多项功能，极大地缩短了X线曝光的时间，降低了手术风险。同时，每次放电后在三维系统构建的心脏离体模型上均可实时记录消融靶点和放电位置，这样精确定位极大增加了手术的可操作性。

2.房室结折返性心动过速

本类手术以消融房室结双径路之慢径为治疗手段。以往在本类手术中，需在X线透视下初步寻找慢径粗略位置，而后结合心腔内电图在冠状静脉窦口、寻找小A大V处确定消融靶点；放电过程中需要全程维持X线透视严密监视消融导管的位置，严防导管移位损伤希氏束等重要部位导致三度房室传

导阻滞的风险，当导管移位时应立即停止放电重新标测。儿童患者的心脏体积小，相应解剖部位的距离较成人更为接近，损伤希氏束等解剖部位的风险明显增加。

现今，采用三维的 EnSite NavX 系统同样能显著提高慢径消融的成功率、降低手术风险。手术中仅需事先精确构建出心脏右心房冠状静脉窦口毗邻区域如 Koch 三角的解剖结构后，结合局部腔内电图小 A 大 V 的特性，可以在心脏三维模型上标注出慢径路消融靶点的位置，并将希氏束和快径路的解剖位置也进行标注，之后即可在不透视的情况下在慢径路区域进行放电，同时注意监测模型上消融导管的位置，避免伤及希氏束和快径路。

3.房性心动过速及心房扑动、室性早搏及室性心动过速、室性早搏

对于局灶性房性心动过速（房速），房速发生的机制主要包括自律性增高、触发活动及局部的微折返，由于均表现为局灶起源，因而消融靶点多为心房最早激动点。通常起源于无异常的心房解剖部位，如肺静脉口、界嵴、冠状静脉窦口及心耳等其他位置等。既往的常规消融方法多需要在确定可疑起源部位后，反复 X 线透视、比较消融导管局部最领先的 A 波方能确定消融靶点。而在特发性的室性早搏（室早）及室性心动过速（室速）如右心室流出道起源，同样通过反复透视和比较确定最早的心室激动点作为消融靶点。采用 EnSite NavX 系统同样能精确快速地完成标测，缩短手术时间、减少 X 线曝光，简化手术过程及提高成功率，并能提高消融的安全性[8]。

对于折返性房性心动过速（如切口性房速）、心房扑动（房扑）以线性消融达到双向阻滞为治疗手段。既往研究已经明确，典型性心房扑动为大折返机制，折返环的关键峡部位于下腔静脉-三尖瓣环之间的峡部，通过线性消融阻断三尖瓣峡部的手术方法目前较为成熟，且成功率高。而非典型性房扑及折返性房速（如切口性房速）由于峡部位置相对不固定且多变，采用常规方法的手术成功率很低，一直以来被视为儿科射频消融手术治疗的禁区。

而采用三维 EnSite NavX 标测系统，能够直观显示房扑时整个心房激动的过程及折返的传导路径，明确房扑的机制、确定折返环路上最狭窄的部位及传导最缓慢的部位（即峡部）；线性消融完成后，可以直观检验消融线的完整性，以及在消融线两侧起搏明确是否存在传导"缝隙"，确定是否需要巩固消融；同样也能极大减少 X 线的曝光、缩短手术时间，提高手术效率[8,9]。这不仅适用于右房典型性房扑，对于非典型房扑同样非常适用。

随着三维技术的出现及其在儿科的应用，射频消融手术的安全性和成功率均获得了显著的提高，而对儿童危害极大的 X 线曝光也随之明显减少，使得该手段成为进行射频消融手术治疗的重大进展[9]。另外，射频消融手术也存在一些不可避免的问题，如儿童心脏小、心壁薄且血管细等特点会增加导管操作的难度；儿童手术需要全身麻醉，也导致部分心律失常不易诱发。尽管通过增加手术例数及手术经验的积累，积极与麻醉科医生协作，增加药物诱发，电生理检查心脏刺激强度能一定程度提高手术效率；但这些问题在一定范围内依然存在，并会对儿科消融手术成功率及安全性产生影响，需要儿科电生理工作者进一步努力解决。

二、小儿抗心律失常药物研究

小儿心律失常是儿科心血管专业的常见病之一，其发生机理、临床表现、治疗方法、预后与成人有着本质的差别；儿童的药物代谢能力弱，尤其新生儿（包括早产儿）、婴幼儿等更弱；对于儿童的不同年龄段，其心律失常的病因、类型及治疗方法亦有不同；而小儿持续存在的心律失常对于儿童的健康有着直接的伤害。鉴于此，对于儿科心血管医生，抗心律失常药物在儿科心律失常的治疗方面的准确应用十分重要。

（一）小儿常见的心律失常种类及治疗药物

1.阵发性室上性心动过速

阵发性室上性心动过速（paroxysmal supra-ventricular tachycardia，PSVT）是指房室旁道或房室结参

与的折返性心动过速。儿科病人应首先充分镇静。顺向型房室折返性心动过速（AVRT）或房室结折返性心动过速（AVNRT）药物治疗首选腺苷三磷酸（adenosine triphosphate，ATP）。如心功能良好，尚可选用普罗帕酮、β受体阻滞剂或维拉帕米。上述药物转复不成功或并发心力衰竭者可以应用静脉注射洋地黄制剂。逆向型 AVRT 可选用普罗帕酮或胺碘酮。

2.房性心律失常

其包括心房扑动、心房颤动、房性心动过速（含紊乱性）。心室率增快，心脏扩大，心力衰竭等需药物治疗，可加用洋地黄制剂[地高辛酏剂 3 ~ 5μg/（kg·d），分 2 次，隔 12h 用 1 次]，以减慢心室率，改善心功能。对心功能正常者或心力衰竭有所恢复者，如心室率偏快，可加用β-受体阻滞剂。亦可试用心律平治疗。如以上药物无效可选用胺碘酮。

3.室性心动过速

其是指连续 3 个或 3 个以上起源于心室的搏动。室率高于窦性心率的 25% 以上。特发性左室室速对维拉帕米敏感；特发性右室室速可用β-受体阻滞剂、钙拮抗剂治疗。致心律失常性右室心肌病可试用索他洛尔或胺碘酮加用β-受体阻滞剂。

4.期前收缩

其也称早搏，指提前出现的异位搏动。房性期前收缩成对、成串可试用β-受体阻滞剂，伴有心脏扩大或心功能下降者可加用洋地黄。无器质性心脏病但室性期前收缩频发引起的明显症状影响生活、室性期前收缩为成对者，治疗与室性心动过速相同。器质性心脏病伴较重心功能不全左室射血分数（left ventricular ejection fraction，LVEF）小于 40%，尤其室性期前收缩成对、成串出现者，可选用胺碘酮。

（二）抗心律失常药物的分类

1.I 类钠通道阻滞剂（膜稳定剂）

阻滞钠离子快通道，降低心肌细胞对 Na^+ 通透性，使动作电位 0 相上升最大速率（V_{max}）减慢和幅度降低，延长复极时间动作电位时限（action potential duration，APD）和有效不应期（effective refractory period，ERP）。该类药物又分为 3 个亚类：

（1）I A 类：显著减慢 V_{max}（Na 通道阻滞作用较强），一般延长复极时间，包括奎尼丁、普鲁卡因胺、丙吡胺等，用于治疗室上性和室性快速性心律失常。

（2）I B 类：轻度减慢 V_{max}（Na 通道阻滞作用次强），不延长或缩短复极时间，包括利多卡因、美西律、苯妥英钠、莫雷西嗪等，主要用于治疗室性快速性心律失常。

（3）I C 类：最显著减慢 V_{max}（Na 通道阻滞作用最强），不延长复极时间，包括普罗帕酮、氟卡尼、劳卡尼等，用于治疗室上性和室性快速性心律失常。

2.II 类 β -受体阻滞剂

其主要通过竞争性阻滞 β -肾上腺素受体，抑制 4 相自动去极化，相对延长 ERP。用于治疗室上性及室性快速性心律失常。该类药物包括普萘洛尔、阿替洛尔、美托洛尔、艾司洛尔等。

3.III类钾通道阻滞剂

其主要抑制电压依赖性钾通道，使外向钾电流受抑，APD 和 ERP 延长。包括胺碘酮、决奈达隆、索他洛尔等。用于治疗室上性和室性快速心律失常。

4.IV类钙通道阻滞剂

其主要阻滞 L 形钙通道，抑制 4 相自动去极化，延长 APD。由于 L 形钙通道主要存在于慢反应细胞，故该类药物主要用于室上性快速性心律失常。

（三）抗心律失常药物的临床应用

1.I 类药物

（1）利多卡因（lidocaine）：I B 类速效抗室性心律失常药。对于持续性室性心动过速转复率 15% ~

20%[10]。可用于心脏手术及洋地黄中毒时的室性心律失常。常用剂量静脉注射 1mg/（kg·次），必要时 5～10 min 后重复静注，累积剂量不宜大于 5 mg/kg，有效后用 20～50 μg/kg 予静脉滴注维持。不良反应较小，一般无血流动力学副作用。在心衰病人也极少影响房室结及窦房结功能和传导。主要有嗜睡、头晕，较大剂量（血药质量浓度大于 6mg/L）时可出现精神症状、低血压和呼吸抑制等。因 β-受体阻滞剂减少肝脏血流，合用时增加利多卡因血浓度，标准利多卡因剂量时即可出现抑制窦房结等副作用。

（2）美西律（mexiletine）：也称慢心律，与利多卡因相似，可口服。主要用于威胁生命的室性心律失常。因不延长 Q-T 间期，故可用于 Q-T 间期延长的室性心律失常，如 LQT3 型伴（Tdp）。口服剂量 15～20 mg/（kg·d），6～8 h/次。静注时首剂 1～2 mg/（kg·次），10 min 内注完，必要时 2～3 h 后重复 1 次[11]。主要不良反应：头晕、恶心、震颤，偶可引起血细胞减少等，大剂量静脉应用时可引起精神症状和心血管抑制作用（心动过缓、传导阻滞、心力衰竭、低血压等）。

（3）莫雷西嗪（moricizine）：也称乙吗噻嗪，基本上属于ⅠB类抗心律失常药，但兼有ⅠC类抗心律失常作用。适用于室性及室上性早搏和各类心动过速。口服剂量 6～15mg/（kg·d），3 次/d，维持量为 100 mg，3 次/d；静脉应用时每次 1.5～2.0 mg/kg，稀释后 5 min 内缓慢静注。主要不良反应有恶心、呕吐等消化道反应与嗜睡、头晕、震颤等神经系统反应，大剂量时有心血管抑制作用。

（4）普罗帕酮（propafenone）：也称心律平，ⅠC类，对各型期前收缩，室上（包括预激综合征、房扑、房颤[12,13]、持续交界区心动过速、异位交界区心动过速、紊乱性房速[14]）及室性心动过速均有较好的疗效。必须用于无器质性心脏病患者。具有强的膜稳定作用，延长 P-R 间期及 QRS 时间而不影响 Q-T 间期。并有轻度的 β-阻滞作用和钙拮抗性质。常用口服剂量 5mg/（kg·次），隔 8 h；静脉应用时，1.0～1.5 mg/kg，稀释后 10 min 内缓慢静注，必要时 10～20 min 后重复静注，累积剂量不大于 5～6 mg/kg。有效后改为 4～7 μg/kg，分静脉维持[14]。主要不良反应：头晕、头痛、口干及消化道反应等，大剂量时有心血管抑制作用。因有轻度的 β-阻滞作用，有哮喘及支气管痉挛病人不宜应用。少见的不良反应包括肝酶升高、粒细胞减少和抗利尿激素分泌不当综合征。该药提高地高辛血浓度，增强 β-阻滞剂的作用，增加钙离子拮抗剂的负性肌力作用。

2.Ⅱ类药物

（1）美托洛尔（metoprolol）：也称倍他洛克，为选择性 β1-受体阻滞剂，适用于：①儿茶酚胺相关的（情绪激动、运动）心律失常；②肾上腺素依赖（遗传性）长 Q-T 间期综合征的尖端扭转性室速；③折返性室上速；④减慢房扑、房颤的心室率；⑤肥厚型心肌病、二尖瓣脱垂、嗜铬细胞瘤相关的心律失常。常用口服剂量：0.3～2.5 mg/（kg·d），3 次/d。主要不良反应有疲倦、失眠、肢端发冷、腹胀、心动过缓或便秘等，大剂量时有心血管抑制作用。与胺碘酮合用有协同作用，以显著减低心脏相关死亡率[15]。

（2）艾司洛尔（esmolol）：主要用于房颤或房扑紧急控制心室率。用法：负荷量 0.5 mg/kg，1 min 内静注，继之以 0.05～0.2 mg/（kg·min）静滴，在 10 min 末如未获得有效反应，增加量每次 0.05～0.1 mg/（kg·min）。每重复 1 次，维持量增加 0.05 mg。一般平均有效量 0.5 mg/（kg·min）[11]，连续静滴 ≤48 h。用药过程中要监测血压、心率。

（3）普萘洛尔（propranolol）：也称心得安，为非选择性 β-受体阻滞剂，对各型早搏和心动过速有一定疗效，尤适用于因交感神经兴奋引起的心律失常。常用剂量口服 0.5～2.0 mg/（kg·d），3 次/d。主要不良反应有窦性心动过缓和消化道反应，可诱发房室传导阻滞、低血压、心力衰竭及支气管哮喘等。

3.Ⅲ类药物

（1）胺碘酮（amiodarone）：为有效的广谱抗心律失常药，胺碘酮虽属于第Ⅲ类抗心律失常药物，同时还具有轻度非竞争性阻滞 α 及 β-肾上腺能受体的作用以及轻度Ⅰ类、Ⅳ类抗心律失常特性。其作用机制是通过阻滞 Na^+ 通道减慢室内传导；阻断 β-受体、阻滞 Ca^{2+} 通道降低心率、减慢房室结传导；抑制 K^+ 通道延长心房、心室的复极，结果延长所有心肌组织（包括窦房结、心房肌、房室结、希氏束、浦氏纤维以及心室肌）的动作电位时间、复极时间和不应期，有利于消除折返，从而能有效地治疗多种室性和室上性心律失常。它对冠状动脉和周围血管有直接扩张作用，也有微弱的负性肌力作用，但通常不抑制左室功能。它还具有一定的抗心绞痛作用。连续服用后平均起效时间为 4~7 d，较大负荷量可缩短起效时间。

胺碘酮对各型期前收缩、心动过速、房性扑动、房性颤动和预激综合征等有较好的疗效。该药致心律失常作用发生率低，又能扩张冠状动脉和减轻心脏前后负荷等，故越来越广泛地应用于临床，尤其是伴有器质性心脏病的患者，亦可用于心力衰竭患者。美国心脏病学会（American College of Cardiology，ACC）、美国心脏联合会（American Heart Association，AHA）、联邦科学委员会（Federal Science Commission，FSC）在美国循环杂志公布的"室性心律失常治疗和心脏性猝死（sudden cardiac dearh，SCD）预防指南"推荐对于室性心律失常如 β-受体阻滞剂无效，可酌情选用胺碘酮，并指出胺碘酮与β-受体阻滞剂或索他洛尔可联用[16]。在 2005 年国际心肺复苏和心血管急救指南中已明确提出，对有持续性室速或室颤的心脏停搏患者，在电除颤和使用肾上腺素后，建议使用胺碘酮。中华医学会心血管病学分会、中国生物医学工程学会心律分会在胺碘酮抗心律失常治疗应用指南（2008）中指出：胺碘酮可用于室颤或无脉室速的抢救、终止持续性室速及恶性室性心律失常的预防[17]。

常用维持剂量口服 5~10 mg/（kg·d），2~3 次/d；静脉负荷量 2.5~5.0mg/（kg·次），首剂不超过 150 mg。稀释后缓慢静点（大于 30 min），有效后 5~10 μg/（kg·min）维持，直至心律失常纠正。本药不经肾脏而是由胆管及泪腺、皮肤排泄。

主要不良反应：负荷量可出现直立性低血压（心功能不良病人应减量、缓慢给药），窦缓。有消化道反应、角膜微小沉淀、甲状腺功能紊乱和肺间质纤维化等，尤长期服用者易于发生。多数病人甲状腺功能不受影响。治疗第一年 6% 发生甲状腺功能减低，甲状腺功能亢进发生率只 0.9%[18]。由于胺碘酮有 β-受体阻滞的作用，所以胺碘酮导致的甲亢患者常没有心悸症状。儿科应用应采取小剂量、短疗程以减少不良反应。

用药前应做基线检查，并在以后的随访中定期复查。随访包括基本的实验室检查如血清电解质、肝功能、甲状腺功能，必要时加肺功能检查。随访内容应包括心电图，至少每半年摄 1 次 X 线胸片、查 1 次甲状腺功能和肝功能。服药第 1 年应 3 个月随访 1 次，评价心律失常的控制是否稳定、有无不良反应发生；此后每 6 个月就诊 1 次[17]。推荐每年 2 次甲状腺功能试验检查（TSH，T3，T4）。胺碘酮可提高华法林、地高辛、β-阻滞剂、钙离子拮抗剂的血药浓度。

（2）索他洛尔（sotalol）：兼有 II 类（小剂量）和 III 类（大剂量）抗心律失常药特点的较强的非选择性 β-受体阻滞剂。延长所有细胞的不应期。对快速性室上性心律失常有较好的疗效，对室性心动过速有效率 50%~60%。常用剂量口服 2~8 mg/（kg·d），2~3 次/d，常从小剂量开始；静脉应用时 0.5~1.5 mg/kg 稀释后缓慢静注（大于 10 min）[14]。主要不良反应有心动过缓、支气管痉挛等。大剂量、心功能差、伴器质性心脏病患儿偶可引起尖端扭转型室速等。

4.IV类药物

维拉帕米（verapmil）也称异搏停，为抗心律失常药，主要用于室上性早搏及心动过速和减慢心房颤动、心房扑动的心室率，偶也用于触发激动引起的室性心律失常。但禁用于预激综合征，以防房室结不应期延长，而旁道不应期不变或缩短，使更多的心房激动经旁道传至心室，以致心室率加快，甚至诱发心室颤动。常用剂量口服 4~8 mg/（kg·d），分 3 次/d；静脉应用 0.1~0.15 mg/次，稀释后于 5~10 min 缓慢静注，无效时 30 min 后可重复静注 1 次。主要不良反应有头晕、头痛和消化道反应，静注时可致窦性停搏、心动过缓、房室传导阻滞、低血压等。

5.其他药物

（1）ATP：对阵发性室上速，某些室性心动过速，由触发激动引起的部分房速有效。儿科剂量 0.1~0.4 mg/（kg·次），以"弹丸式推注"方有效。成人最大量 12 mg/次。1~2 min 后可重复 1 次。半衰期仅 7 ~ 10 s。不良反应短暂：低血压、面色潮红、胸闷、气管痉挛、窦性停搏、房性及室性期前收缩[10-19]。

（2）地高辛：其抗心律失常作用是通过增强迷走神经张力和心肌对乙酰胆碱的敏感性，延长心房肌、房室结和希氏束的不应期，达到减慢心率的目的。主要用于室上速的终止及预防复发。减慢快速房性心律失常的心室率控制。伴器质性心脏病或心衰病人伴快速心律失常时的基础治疗。口服地高辛后，70% ~ 80%从肠道吸收，30 ~ 60 min 起作用，2 ~ 3 h 达峰浓度，最大效应维持 4 ~ 6 h，半衰期为 36 h，每日排泄量为体存量的 33%，70% ~ 90%以原形从肾脏排泄；静脉注射 5 ~ 30 min 起作用，1.5 ~ 3.0 h 达高峰。地高辛用法有两种：①负荷量法：在 24 h 内投以负荷量，首次用量为负荷量的 1/2，余半量分两次，相隔 8 ~ 12 h 1 次。负荷量 12 h 后，再加用维持量。②维持量法：每日用维持量，地高辛维持量为负荷量的 1/5 ~ 1/4，分两次服用。一般采用 5 ~ 7 μg/（kg·d）。每日服用地高辛维持量，经过 4 ~ 5 个半衰期，即 6 ~ 8 d，可达到稳定的有效血药浓度。

总之，小儿的心律失常，根据其不同类型、不同年龄、不同原发病，以及心律失常所导致的心功能状态的不同，所应用的抗心律失常药物不同，临床上应该谨慎给予不同的抗心律失常的药物进行治疗。

（高路　林利）

参考文献

[1] VON BERGEN N H，BANSAL S，GINGERICH J，et al. Nonfluoroscopic and radiation-limited ablation of ventricular arrhythmias in children and young adults：a case series[J]. Pediatr Cardiol， 2011，32：743-747.

[2] FRIEDMAN R A，WALSH E P，SILKA M J，et al. NASPE Expert Consensus Conference：Radiofrequency catheter ablation in children with and without congenital heart disease. Report of the writing committee. North American Society of Pacing and Electrophysiology[J]. Pacing Clin Electrophysiol，2002，25：1000-1017.

[3] 李小梅. 快速型心律失常射频导管消融治疗的若干进展[J]. 中国实用儿科杂志，2007，22：85-89.

[4] 中国生物医学工程学会心脏起搏与电生理分会与中华医学会心电生理和起搏器分会. 射频导管消融治疗快速心律失常指南（修订版）[J]. 中国心脏起搏与心电生理杂志，2002，16：81-95.

[5] SMITH G，CLARK J M. Elimination of fluoroscopy use in a pediatric electrophysiology laboratory utilizing three-dimensional mapping[J]. Pacing Clin Electrophysiol，2007，30：510-518.

[6] PAPAGIANNIS J，TSOUTSINOS A，KIRVASSILIS G，et al. Nonfluoroscopic catheter navigation for radiofrequency catheter ablation of supraventricular tachycardia in children[J]. Pacing Clin Electrophysiol，2006，29：971-978.

[7] SUMITOMO N，TATENO S，NAKAMURA Y，et al. Clinical importance of Koch's triangle size in children：a study using 3-dimensional electroanatomical mapping[J]. Circ J，2007，71：1918-1921.

[8] 高路，袁越，林利，等. 儿童房性心动过速的电生理标测和射频导管消融[J]. 中华心律失常学杂志，2010，14：143-146.

[9] 高路，袁越，林利，等. 儿童房性心动过速的电生理标测和射频导管消融[J]. 中华心律失常学杂志，2011，15：414-417.

[10] LIONEL H O，BERNARD J G. 心脏用药[M]：第 6 版. 诸骏仁，译. 北京：人民卫生出版社，2008：324.

[11] 万瑞香，隋忠国，李自普. 新编儿科药物学[M]：第 2 版. 北京：人民卫生出版社，2004：164.

[12] SINGH B N. Routine prophylactic Lidocaine administration in acutemyocardial infarction. An idea whose time is all but gone [J]. Circulation，1992（26）：1033-1035.

[13] STOOBRAND R. Propafenone for conversion and prophylaxis of atrial fibrillation [J]. Am J Cardiol，1997（79）：418-423.

[14] 李小梅. 小儿心律失常学[M]. 北京：科学出版社，2004：47.

[15] BOUTITIE F，BOISSEL J P，CONNOLLY S J，et al. Amiodarone interaction with beta-blockers： analysis of the merged EMIAT（European Myocardial Infarct Amiodarone Trial）and CAMIAT （Canadian Amiodarone Myocardial Infarction Trial）databases. The EMIAT and CAMIAT Investigators [J]. Circulation.，1999，99（17）：2268-2275.

[16] DOMGLAS P Z，JOHN A，CAMM，et al. ACC/AHA/ESC 2006 guidelines for management of patients with ventricular arrhythmias and the prevention of sudden cardiac Death-Executive summary[J]. J Am Coll Cardiol，2006，48（5）：1064-1108.

[17] 中华医学会心血管病学分会，中国生物医学工程学会心律分会，胺碘酮抗心律失常治疗应用指南工作组. 胺碘酮抗心律失常治疗应用指南（2008）精编[J]. 中国社区医师，2009，25（6）：11-13.

[18] CONNOLLY S J. Evidence-based analysis of amiodarone efficacy and safety [J]. Circulation，1999，100（19）：2025-2034.

[19] DIXON J，FOSTER K，WYLLIE J，et al. Guidelines and adenosine dosing in supraventricular tachycardia[J]. Arch Dis Child，2005，90（11）：1190-1191.

第三节　心力衰竭的诊断及治疗

充血性心力衰竭（congestive heart failure，CHF）简称心衰，指心功能障碍，心排血量绝对或相对不足，不能满足机体需要，出现肺和（或）体循环瘀血的病理生理状态。按起病的缓急，分急性和慢性心衰；按受累部位分左心衰、右心衰和全心衰；按心输出量是否正常，分高输出量和低输出量衰竭；按心脏收缩或舒张功能损伤，分收缩功能衰竭和舒张功能衰竭。近年小儿心力衰竭的诊断及治疗有了非常大的进展，简述如下。

一、病因

小儿不同生长阶段，心衰的病因亦不同，以 1 岁以内发病率最高，多见于先天性心脏病患儿。具体病因见表 5-3-1[1]。诱发心衰的常见原因：感染、心律失常、重度贫血、电解质紊乱和缺氧等。

表 5-3-1　小儿心力衰竭的病因

阶段	心脏疾病	非心脏疾病
胎儿期	先天性完全性房室传导阻滞；室上性心动过速	严重贫血
新生儿期	左室发育不良综合征；完全性大动脉转位；主动脉缩窄；完全性肺静脉异位引流；房室通道；病毒性心肌炎	新生儿呼吸窘迫综合征；窒息；低血糖；酸中毒
婴儿期	室间隔缺损；动脉导管未闭；房室通道；动静脉瘘；肺动脉瓣狭窄；心内膜弹力纤维增生症；感染性心肌炎；心动过速心肌病；高原心肌病；川崎病	毛细支气管炎；重症肺炎；维生素 B_1 缺乏症；输液过量过快
幼儿及儿童期	风湿性心脏病及瓣膜病；感染性心肌炎；感染性心内膜炎；心肌病；肺源性心脏病；心脏手术后遗症；心包炎；高血压；克山病	急性肾炎；严重贫血；甲亢

二、发病机制

1.心衰与神经激素系统的过度激活

（1）心衰时交感神经兴奋性代偿性增高，致心肌收缩力增强，心率加快，外周血管收缩。交感神经兴奋性持续异常增高，对心肌有毒性作用，可出现心肌细胞 β-肾上腺素能受体下调，致心肌收缩力降低。

（2）激活肾素-血管紧张素及血管加压素系统活性，外周血管阻力增高，水钠潴留，增加心肌耗氧，心肌舒张功能受损。血管紧张素 Ⅱ 本身是一种强大的促炎因子，可以激活白细胞、合成黏附分子和趋化因子等，参与白细胞黏附至活化的内皮细胞。醛固酮同样可以导致淋巴细胞、单核细胞、内皮细胞的激活，诱导黏附分子和趋化因子的产出，直接参与炎性反应。此外，各种淋巴细胞及单核细胞均表达有 β-肾上腺素能受体，β-肾上腺素亦可调节细胞因子的产生。

（3）利钠肽：具有利钠、排尿、扩张血管和抑制肾素-血管紧张素-醛固酮系统 (renin-angiotensin-aldosterone system，RAAS) 作用。心力衰竭时脑利钠肽（brain natriuretic peptid，BNP）及 N 末端 BNP 水平明显增高，该指标有助于早期诊断心衰，也可用于评价治疗效果及预测心衰预后。

（4）细胞因子：慢性心力衰竭时心脏负荷过重和应切力可以诱导多种细胞因子的表达，如单核细胞趋化蛋白-1、白细胞介素-8 等。缺氧缺血是导致炎性细胞因子，如肿瘤坏死因子、白细胞介素-1、白细胞介素-6 等强有力的诱导者。血浆细胞因子升高与心衰预后不良有关。

（5）内皮素：内皮素为血管内皮分泌的血管活性物质，调节血管的收缩和舒张反应。心衰时，其增加程度与心衰严重程度相平行，是心衰恶化的有力预兆。

2.心力衰竭与心室重构

心室重构是心衰病情发展的十分重要的机制，是一系列复杂的分子和细胞机制引起的心肌细胞结构、功能及表型的改变，心室重构包括心肌组织、细胞、分子的异常，如心室整体结构改变，心肌细胞结构数量分布的改变，细胞外间质种类分布的改变。心室重构和心功能不全互为因果，心室重构导致心衰，心衰又加重了心室重构。

3.心力衰竭与细胞凋亡

心肌细胞凋亡参与心衰的心室重塑。心脏前后负荷加重和交感神经过度兴奋时，细胞因子表达活跃，细胞肥大易于发生凋亡。心肌细胞的凋亡与坏死和心衰加重互为因果。心肌细胞凋亡率与心脏功能成线性负相关。Bcl-2 与 Bax 基因、C-FOS 基因、C-Jun 基因、C-Myn 基因参与了心肌细胞凋亡控制[1,2]。

三、临床表现

典型临床表现分为，交感神经兴奋和心脏功能减退：心动过速，婴儿心率大于 160 次/min，儿童大于 100 次/min。食欲下降，烦躁，多汗，倦怠，活动耐力差，体重不增，奔马律，末梢循环障碍。肺循环淤血表现：咳嗽，呼吸急促，呼吸困难，病情严重者可表现端坐呼吸，紫绀，肺底部湿啰音，喘鸣音。体循环淤血表现：肝大、颈静脉怒张，腹痛，水肿[3]。

四、实验室检查

1.胸部 X 线检查

心脏外形和各房室的大小有助于原发心脏病的诊断。心胸比例可作为动态追踪观察心脏大小的指标。心胸比增加，幼儿大于 0.55，年长儿小于 0.5。透视下可见心脏搏动减弱，肺淤血或肺水肿。肺淤血的轻重可判断左心衰的严重程度。慢性左心衰时可见肺叶胸膜增厚，或有少量胸腔积液。肺间质水肿时在两肺野下部肋膈角处可见到密集而短的水平线（Kerley B 线）；肺泡性肺水肿时，肺门阴影呈蝴蝶状。

2.心电图

对心律失常及心肌缺血引起的心力衰竭有诊断及指导治疗意义。可有心房、心室肥大，心律失常，心肌梗死等基础心脏病变。

3.超声心动图

超声心动图是一种评估心力衰竭左心室功能可靠而实用的办法，其优点是价廉、快速，适宜床边应用。除提示基础疾病外，射血分数（ejection fractions，EF）小于 0.50。

4.磁共振显像（MRI）检查

MRI 能更精确地计算收缩末期容积、舒张末期容积、心搏量和射血分数。MRI 对右室心肌的分辨率也较高，故能提供右室的上述参数。

5.创伤性血流动力学检查

应用漂浮导管和温度稀释法可测定肺毛细血管楔嵌压（pulmonary capillary wedge pressure，PCWP）和心排血量（CO）、心脏指数（CI）。在无二尖瓣狭窄、无肺血管病变时，PCWP 可反映左室舒张末期压。PCWP 正常值为 0.8 ~ 1.6 kPa（6 ~ 12 mmHg）。PCWP 升高程度与肺淤血呈正相关。当 CI 小于 2.2 L/（min·m²）时，即出现低排血量综合征。

6.血浆脑利钠肽（BNP）

血浆脑利钠肽又称脑尿钠肽，与氨基末端脑利钠肽前体（NT-proBNP），是由心肌细胞合成的具有生物学活性的天然激素，主要在心室表达，同时也存在于脑组织中。当左心室功能不全时，由于心肌扩张而快速合成释放入血，有助于调节心脏功能。BNP 作为心衰定量标志物，不仅反映左室收缩功能障碍，也反映左室舒张功能障碍、瓣膜功能障碍和右室功能障碍。BNP 超过 400 pg/mL 提示患者存在心力衰竭的可能性达 95%。而 BNP 在 100 ~ 400 pg/mL 时可能由肺部疾病、右心衰、肺栓塞等情况引起[4,5]。

五、诊断和鉴别诊断

1.诊断依据

（1）安静状态下婴儿心率小于 160 次/min，幼儿大于 140 次/min，儿童大于 120 次/min，且无法用发热或缺氧解释。

（2）安静时婴儿呼吸大于 60 次/min，幼儿大于 50 次/min，儿童大于 40/min，次伴呼吸困难和紫绀。

（3）肝脏增大，肋下超过 3 cm，或短时间内较前增大超过 0.5 cm，而不能以横膈下移等原因解释。

（4）心音低钝或出现奔马律。

（5）烦躁不安，面色苍白或发灰，不能用原发病解释。

（6）尿少、下肢水肿。

（7）胸片、心脏彩超、心电图和 BNP 发生相应变化。

2.鉴别诊断

年长儿心力衰竭的诊断不难。婴幼儿心力衰竭应与毛细支气管炎、支气管肺炎相鉴别，若肺内闻及密集湿啰音、胸片示片状阴影，吸氧后紫绀明显改善，支持肺炎的诊断，必要时做心脏彩超协诊。

六、治疗

（一）一般治疗

卧床休息，吸氧，适当应用镇静剂。安静是保证休息的重要手段，烦躁不安是小儿心力衰竭时常见的情况，可导致心搏量及氧消耗增加，必要时给予镇静剂如安定、鲁米那或水合氯醛及氯丙嗪、异丙嗪等。对重症呼吸急促或烦躁不安者，可应用吗啡（每次 0.05 ~ 0.1mg/kg）皮下或静注。休息的程度及时间可依心力衰竭程度和病因而定。

饮食：年长儿饮食应少量多餐，富有营养，易于消化，防止便秘。

体位：将床头抬高 15° ~ 30°，若有明显左心衰竭时，应采用坐位或半坐位，以减少下肢静脉回流，从而减轻心脏负荷和肺瘀血。

吸氧：心衰时动脉血氧分压往往偏低，吸氧可增加血流供氧的效能；如动脉血氧不低，不必给氧或降低吸氧浓度。流量以小儿感到舒适为宜。一般用体积分数为 40% ~ 50% 的氧，湿化后经鼻管或面罩吸入，可提高血氧分压，减轻呼吸困难及青紫。

（二）病因治疗

针对心衰的病因进行治疗，如矫治先天性心脏病、纠正重度贫血、抗心律失常、控制感染、纠正电解质紊乱和酸碱失衡等。

（三）药物治疗

1.正性肌力药物

（1）洋地黄类药物：洋地黄类药物具有正性肌力、负性传导与负性频率及抑制神经内分泌作用，适用于非梗阻型先天性心脏病、扩张性心脏病、心内膜弹力纤维增生症或瓣膜病所致的心衰。洋地黄的正性肌力作用与剂量呈线性关系，中毒量与治疗量较接近。给药方法有两种，负荷量法：在 24 h 内给予负荷量，首次用量为负荷量的 1/2，余半量分两次，相隔 6 ~ 8 h 使用 1 次。负荷量结束后 12 h，再加用维持量；维持量法：每日用维持量，地高辛维持量为负荷量的 1/5 ~ 1/4，分两次服用。每日服用地高辛维持量，经过 4 ~ 5 个半衰期，即 6 ~ 8 d，可达到稳定的有效血药浓度。近年也有学者主张将饱和量均分为 3 次，8 h/次，可以减少首剂量较大导致机体不耐受的可能。对于起病迅速、病情严重的急性心力衰竭患儿，采用负荷量法，以便及时控制心力衰竭。慢性心力衰竭者，可用维持量法。维持量应持续多久，视病情病因而定。

以往认为洋地黄在婴儿的用量需高于年长儿及成人。现在研究证明，婴儿体内液量较高，组织结合地高辛较多，但清除地高辛的能力并不强于成人，因此按千克体重计算剂量需要大于成人。早产儿及新生儿由于肝、肾功能尚未完善，易发生中毒，应用时剂量宜小。有心肌疾患者，应减少剂量。①地高辛：静脉饱和量早产儿 0.01~0.02 mg/kg，足月儿 0.03 mg/kg，1~12 个月 0.035 mg/kg，1~2 岁 0.03~0.04 mg/kg，大于 2 岁 0.02~0.03 mg/kg。首次用饱和量的 1/2，余 1/2 量每 6~8h 用 1 次，2 次用完，从末次给药 12 h 后改为口服地高辛维持，维持量为 1/4 饱和量，分 12h 口服。②毛花苷丙（西地兰）：静脉饱和量早产儿 0.01~0.02 mg/kg，足月儿 0.03 mg/kg，小于 2 岁 0.03~0.04 mg/kg，大于 2 岁 0.02~0.03 mg/kg。首次用饱和量的 1/2，余 1/2 量 6~8h/次，2 次用完。开始作用时间 20~30 min，作用高峰时间为 1~2 h。③毒毛花苷 K：静脉用药 0.007 mg/kg，将全量加入葡萄糖 10 mL 静脉缓注，必要时 6~8 h 可重复 1 次，开始作用 3~10 min，作用高峰 0.5~1.0 h。

洋地黄中毒及处理：洋地黄的安全范围较小，且个体差异较大，治疗量和中毒量很接近，小儿洋地黄中毒的临床表现不典型、变化多、不易觉察。故在用药期间需严密观察，定期监测血药浓度及心电图。患儿应用洋地黄时，应该了解近期使用洋地黄的情况。缺氧，低钾，低镁，高钙血症，心肌炎，严重心、肝、肾疾病，酸中毒等患儿对洋地黄的敏感性增强易中毒。地高辛与异搏定、心得安、卡托普利等药物合用，可使肾清除率降低，增加血药浓度，易发生中毒。早期症状为厌食、恶心、呕吐为主，继之心率缓慢，婴儿心率小于 100 次/min，儿童小于 70 次/min，可出现交界性心律性心律、室性早搏、房室传导阻滞、窦性心动过缓等在小儿较为多见。监测心电图出现 P-R 间期延长超过用药前的 50% 应考虑过量。在婴儿，洋地黄对心电图的改变不如儿童明显，以 I 度房室传导阻滞为最早的表现。儿童以室性早搏多见，常呈二联律，婴儿以房性早搏和室上性心动过速伴房室传导阻滞多见。

（2）非洋地黄类强心药：β-受体激动剂：该类药物与心肌细胞膜 β1-受体结合，通过鸟嘌呤核苷酸结合蛋白偶联，激活腺苷酸环化酶，催化 ATP 生成环磷酸腺苷（cyclic Adenosine Monophosphate，cAMP），于是 cAMP 生成增多，依赖 cAMP 的蛋白激酶 A 被激活，影响钙通道，使细胞内钙离子水平增加，心肌收缩力增强。①多巴胺：适用于急性心衰伴心源性休克或低血压及少尿者，但肺循环阻力升高者慎用。小剂量 2~5 μg/（kg·min）主要兴奋多巴胺受体，增加肾血流量及尿量；中剂量 5~15 μg/（kg·min）主要兴奋 β1-受体，增加心肌收缩力及肾血流量；大剂量大于 15 μg/（kg·min）兴奋 α1 受体，减少肾血流量，增加周围血管和肺血管阻力，增快心率及增加心肌氧耗量。临床多应用中小剂量，避免长期使用。②多巴酚丁胺：主要作用于 β1-受体，适用于不伴低血压的急性心衰和难治性低心排心衰。初始剂量 2~3 μg/（kg·min），可逐渐加量至 20 μg/（kg·min）。长期持续静点可增加病死率。③异丙肾上腺素：具有中央和周围的 β-肾上腺素能作用，有增强心肌收缩力及增快心率的作用，能使周围血管扩张，可增加内脏、骨骼肌及皮肤的血流量。剂量 0.05~0.1 μg/（kg·min）时发挥强心作用。

（3）磷酸二酯酶抑制剂：为非强心苷类、非儿茶酚胺类的正性肌力药物，抑制 cAMP 降解致细胞内 cAMP 水平升高，发挥正性肌力和扩张血管的作用，改善心衰患儿的血液动力学状态，不影响心率。此药适用于常规治疗或 β-肾上腺素能激动剂无效的重症心力衰竭。①米力农：具有正性肌力及扩血管作用，可提高患者心输出量，常用于心脏手术后右心衰竭或持续肺动脉高压者、急性心衰和难治性心衰的短期治疗。负荷剂量 0.5 μg/kg，而后 0.25~1.0 μg/（kg·min）静点。长期应用可增加病死率。口服和静脉用药无严重副作用，长期用药有可能增加病死率，宜短期使用。②依诺昔酮：对急性肺水肿和心源性休克有效，对术后低心排血量，降低肺毛细血管楔压效果优于多巴酚丁胺。口服剂量为每次 3 mg/kg，3 次/d；静注 0.5 mg/kg，每隔 15 min 注射 1 次，每日递增 0.5 mg/kg，最大剂量每次小于 3 mg/kg。长期口服病死率增高。

2.利尿剂

其在心力衰竭治疗中起重要作用。利尿剂可抑制肾小管对钠重吸收，使大量水随钠排出，减轻心脏的前负荷和消除水肿。利尿剂分肾小管袢利尿剂、噻嗪类及醛固酮拮抗类3种。

急性心衰伴有肺水肿或重症难治性心衰时，使用：①袢利尿剂，如呋塞米1～2mg/（kg·次）静脉注射，每6～12h重复；②噻嗪类利尿剂，用于轻、中度心源性水肿，氢氯噻嗪1～2mg/（kg·d），分两次口服；③保钾利尿剂，如螺内酯、氨苯蝶啶，二者剂量均为1～2mg/（kg·次），每12h口服1次。用药期间避免出现电解质紊乱及酸碱失衡。

在紧急情况可用快速利尿剂如呋塞米（速尿）或利尿酸，首剂常采用静注，以后改用口服维持。慢性心力衰竭需长期服用利尿剂，选用双氢克尿噻的间歇疗法（每周服4d停3d），以防低钾。临床上常联用保钾利尿剂（螺内酯、氨苯蝶啶）和排钾利尿剂双氢克尿噻；袢利尿剂（利尿酸、速尿）与保钾利尿剂联用；双氢克尿噻、袢利尿剂和保钾利尿剂联用等。长期服用利尿剂应定期检测血清钾、钠、氯离子浓度，以免引起电解质紊乱。

3.血管扩张药

扩张血管药物主要通过扩张静脉容量血管和动脉阻力血管，减轻心室前、后负荷，提高心输出量，改善心脏功能。应用血管扩张药时应监测血压，必要时还需监测肺毛细血管楔压和中心静脉压，了解心室前、后负荷状况。

若心排血量明显降低，前后负荷均升高，选用均衡扩张小动脉和静脉的药物，如硝普钠，剂量0.5～8.0μg/（kg·min）。

扩张静脉药如硝酸甘油，用于心排血量仅轻度下降，而前负荷增加者，常用剂量为1～5μg/（kg·min）。

若心输出量明显降低，前负荷正常或略升高，而后负荷增加者，选用扩张小动脉药，如酚妥拉明，静脉维持剂量2.5～15.0μg/（kg·min）；上述血管扩张剂的常见副作用为低血压、心动过速或心律失常。

4.血管紧张素转换酶抑制剂

血管紧张素转换酶抑制剂（angiotensin converting enzyme inhibitors，ACEI）可阻断RAAS及抑制缓激肽分解，减轻心脏前后负荷及抑制心肌重塑，改善心肌功能。ACEI既可抑制无活性的血管紧张素Ⅰ转换成有活性的血管紧张素Ⅱ，又可抑制缓激肽的降解，可进一步放松血管，减轻后负荷，同时具备抑制交感神经末梢释出儿茶酚胺，并减少醛固酮的释放，钠排出增多，引起利尿。有报道ACEI除改善血流动力学外，还能提高患者的生存率。

（1）卡托普利：为常用的血管紧张素转换酶抑制剂，为治疗先天性心脏病合并心衰及心内膜弹力纤维增生症、扩张型心肌病的常用药物。剂量为0.5～1.0mg/（kg·次），每8～12h口服1次，最大量4mg/（kg·d）。

（2）苯那普利（benazepril）：长效制剂，初始剂量0.1mg/（kg·d），每日1次口服，每周递增1次，每次增加0.1mg/（kg·d），最大耐受量0.3mg/（kg·d）。

（3）依那普利（enalapril）：长效制剂，初始剂量0.05mg/（kg·d），每日1次口服，每周递增1次，每次增加0.05mg/（kg·d），最大耐受量0.1mg/（kg·d）。

5.β-肾上腺素受体阻滞剂

多年来认为该类药物为治疗心衰的禁药，随着对心衰病理生理的深入研究，近年来发现其对心力衰竭有治疗作用。治疗心衰的机制：①阻断神经内分泌系统介导的心肌重塑；②防止儿茶酚胺对心肌的毒性作用，减少儿茶酚胺代谢过程中产生的氧自由基对心肌的损害；③上调β-受体密度，恢复心肌的正性肌力反应，改善心肌收缩功能；④减慢心率，延长舒张期，改善心肌血流灌注；⑤改善舒张功能。用于扩张型心肌病、心内膜弹力纤维增生症、缺血性心肌病等原因引起的心衰。

儿科常用药物有卡维地洛、美托洛尔。

（1）卡维地洛：为非选择性β-受体阻滞剂，并有α-受体阻滞作用，故兼有扩血管作用，可降低肺动脉楔压。初始剂量为0.08mg/（kg·d），分2次口服，每周递增1次，每次增加0.1mg/（kg·d），

12 周后平均最大耐受量 0.46mg/（kg·d），持续时间至少 6 个月以上。

（2）美托洛尔：为选择性 β1-受体阻滞剂，初始剂量为 0.2 ~ 0.5 mg/（kg·d），每周递增 1 次，每次增加 0.5 mg/（kg·d），平均最大耐受量 2 mg/（kg·d），分 2 次口服，持续时间至少 6 个月以上，平均 2 年，至心脏缩小到接近正常为止。

使用 β-肾上腺素受体阻滞剂应监测血压、心电图、心衰征象。出现严重反应宜减量或停用。哮喘、慢性支气管炎、血压过低、心动过缓、二度以上房室阻滞者禁忌。

6.改善心肌能量代谢药物

心力衰竭时心肌内生物化学的改变占有重要的地位。包括：酶类活性的减低，能量产生与利用的障碍，细胞内酸中毒，钙、钠、钾等离子转运失常及心肌收缩蛋白合成异常等。心肌能量代谢障碍在心力衰竭的发生发展过程中占重要地位。因而心力衰竭的综合治疗中，应用心肌代谢赋活药物取得一定疗效。

（1）辅酶 Q10：是细胞代谢的激活剂，能提高氧的利用率，有利于氧化磷酸化的进行。可增强线粒体功能，改善心肌能量代谢，保护心肌，剂量 1mg/（kg·d），分两次口服。长期应用才能奏效，不适于急性病例，副作用极少。

（2）1，6 二磷酸果糖（fructose-1，6-diphosphate，FDP）：应用外源性 1，6-二磷酸果糖后，增加心肌组织磷酸肌酸及 ATP 含量，改善线粒体能量代谢，心肌收缩力增强，心排血量增加，改善症状和血流动力学指标，减轻心衰所致组织损伤。每日剂量 100 ~ 250mg/（kg·d），静点或口服。

（3）磷酸肌酸钠（护心通）：是磷酸肌酸二钠盐四水合物，在肌肉收缩的能量代谢中发挥重要作用，并用于 ATP 的再合成，ATP 的水解为肌球蛋白收缩过程提供能量，所以保持高能磷酸化合物水平可保护心脏功能。1g/次，在 30 ~ 45 min 内静脉滴注，1 ~ 2 次/ d。

（4）维生素 C：200mg/（kg·次），静滴，抑制氧自由基释放，对缺血缺氧心肌起保护作用。

7.其他

（1）血管紧张素 II 受体拮抗剂：Ang II 受体拮抗剂通过阻止 Ang II 与受体结合，抑制 Ang II 效应，从而减轻前、后负荷，保护心脏，改善心功能。因该类药物无内源性缓激肽作用，不会引起咳嗽和血管神经性水肿，可用于 ACEI 不耐受者。该类药物多用于 6 岁以上的年长儿，如洛沙坦（losartan）、缬沙坦（valsartan）。该类药物的效应与 ACEI 相似。

（2）钙通道阻滞剂：钙通道阻滞剂可阻止钙离子内流，降低细胞内钙浓度，降低心肌收缩力，并有负性频率作用，扩张血管，减轻心脏前后负荷。临床常用的钙拮抗剂有异搏定、硝苯地平。

8.心力衰竭合并心律失常

心衰猝死患者约半数死于心室颤动（以下简称室颤）、室性心动过速（以下简称室速）、窦性心动过缓（以下简称窦缓）、Ⅲ度房室传导阻滞和机电脱节。

心衰合并心律失常的药物治疗原则为：

（1）持续性室速、室颤、室上速时，应使用抗心律失常药。

（2）因胺碘酮负心肌作用较弱，故推荐使用于心衰合并心律失常。

（3）及时纠正致心律失常的病因，如低血压、心肌缺血、低钾、低镁等[6,7]。

9.非药物治疗

（1）心脏移植：心衰严重，药物治疗无法控制，生活质量低者可作心脏移植。近年来心脏移植效果显著提高，5 年存活率达 81%，10 年存活率达 67%。为防止排异反应，患儿需长期应用大剂量皮质激素和免疫抑制剂，易继发感染和影响生长发育，同时小儿还易并发冠状动脉病变和高血压，故须进一步提高心脏移植的远期疗效。

（2）体外膜肺（ECMO）：主要用于较短时间内能恢复的心脏术后或心肌病、心肌炎等所致心衰或呼吸衰竭。

（3）基因治疗：基因治疗心力衰竭目前处于动物试验阶段，在用于临床工作之前尚有很多问题需要解决。基因治疗的基本方法包括间接体内基因治疗和直接体内基因治疗。基因治疗的靶点途径，包括：①调控β-受体转基因治疗，增加心肌细胞β-受体表达。②增强心肌肌质网 Ca²⁺ ATP 酶表达。③调节心肌肥厚基因表达水平。④分子心肌成形术，即通过基因导入的方法，将心肌的成纤维细胞转变成骨骼肌样细胞，从而使非心肌细胞改构成具有心肌收缩功能的细胞。⑤向心肌细胞导入细胞凋亡抑制基因如 *Bcl*2。⑥将抑制免疫反应的细胞因子导入供体心肌。

（4）心室辅助装置（VAD）：是近年来研究发展得很快的心衰辅助疗法，主要用于心衰末期，药物不能控制的心衰，作为心脏移植等待时期的治疗方法。VAD 为一数百克重的装置，植入体内，由左房引流出动脉血，通过装置把血泵入主动脉，以增加搏血量，改善血流动力学，减轻心衰症状。价格较昂贵为其主要缺点。

（5）主动脉内球囊反搏（IABP）：将一反搏球囊植入主动脉，推动血液向主动脉远端流动以增加心搏血量，减轻心脏后负荷，主要用于心脏手术后心衰的短期应用，对心脏手术后心功能的恢复有较好的效果。

（6）心脏减容手术：对心脏病心室重构严重者，切除已无功能或很少功能的纤维化心肌，以改善心肌顺应性，加强心肌收缩与舒张功能，改善预后有一定疗效。

其中，（4）~（6）在儿科临床工作中鲜有应用。

（唐浩勋）

参考文献

[1] 胡亚美. 诸福棠实用儿科学[M]. 7 版. 北京：人民卫生出版社，2002：1510-1525.

[2] 申昆玲. 儿科学[M]. 2 版. 北京：北京大学医学出版社，2009：240-243.

[3] ROBERT M K. Nelson Textbook of Pediatrics：18th ed[J]. Elsevier Science，2007：4.

[4] MUNK P S，LARSEN A I. Inflammation and Creative protein in cardiovascular disease[J]. Tidsskr Nor Laegeforen，2009，129（12）：1221-1224.

[5] REGULA K M，KIRSHENBAUM L A. Apoptosis of ventricular myocytes：a means to an end[J]. J Mol Cell Cardiol，2005，38（1）：3~13.

[6] ELASFAR A. Correlation between plasma N-terminal pro-brain natriuretic peptide levels and changes in New York Heart Association functional class，left atrial size，left ventricular size and function after mitral and/or aortic valve replacement[J]. Ann Saudi Med，2012 Sep，32（5）：469-472.

[7] DU J B，DA C H，ZHAO Y，et al. The role of brain natriuretic peptide and serum triiodothyronine in the diagnosis and prognosis of chronic heart failure[J]. Acta Cardiol，2012 Jun，67（3）：291-296.

第四节　心脏病变的诊治进展

一、小儿病毒性心肌炎的诊治进展

病毒性心肌炎是指心肌的限局性或弥漫性炎性病变，可以为全身感染的一部分，也可以在感染的同时或感染后发生。严重者症状明显，可危及生命，轻者可无症状。多种病原均可造成心肌炎，如：病毒、细菌、螺旋体、真菌、立克次体及锥虫感染，其中以病毒感染造成的心肌炎较为常见[1]。

（一）病因

引起心肌炎的病毒较多：如柯萨奇 B 组、柯萨奇 A 组、埃可病毒、脊髓灰质炎病毒、腮腺炎病毒、巨细胞病毒、风疹病毒、腺病毒、EB 病毒（*Epstein-Barr virus，EBv*）、合胞病毒、麻疹病毒、轮状病毒、流感病毒、副流感病毒、肝炎病毒、狂犬病病毒、登革热病毒、黄热病病毒等。其中以柯萨奇B组病毒所致心肌炎者最为多见，约占50%。近年来的报道。轮状病毒造成心肌炎的病例有增多趋势[2]。

（二）发病机制

病毒性心肌炎的发病原理尚未完全明确。目前认为在病毒感染初期，病毒可直接侵袭心肌，造成心肌细胞的溶解，之后也可通过免疫系统激活，产生抗心肌抗体，造成心肌损伤。

近年生化机制的研究认为氧自由基可引起细胞损伤导致这些疾病。目前国内报道急性心肌炎患者红细胞超氧化物歧化酶降低，因此可能导致细胞内活性氧自由基增多，可引起心肌细胞核酸断裂、多糖解聚、不饱和脂肪酸过氧化，造成心肌细胞膜损伤和线粒体氧化磷酸化作用改变，从而损伤心肌[3]。

（三）临床表现

1.临床表现

心肌炎的临床表现轻重不一，轻者可无症状，极重者出现暴发心源性休克或急性充血性心力衰竭，于数小时或数日内死亡或猝死。心肌炎症状可发生在病毒感染的急性期或恢复期。

（1）在心脏症状出现前数日或2周内有呼吸道或肠道感染，可伴发热、咽痛、腹泻、皮疹等症状，继之出现心脏症状。

（2）主要表现为疲乏无力、食欲不振、多汗、恶心、呕吐、面色苍白、呼吸困难，年长儿可诉心前区不适、胸闷、心悸、气短、头痛、头晕、腹痛、肌痛等，胸痛明显者常提示有胸膜及心包累及。

（3）有以充血性心力衰竭为主要表现，出现心脏扩大、肝大、双下肢浮肿、少尿等。

2.体征

（1）心尖部第一心音低钝，可有心动过速或心动过缓、奔马律、早搏，合并心包炎可闻及心包摩擦音，心界正常或扩大、血压下降、脉压低，根据病情可分为轻、中、重型。

（2）轻型可无症状或仅一过性心电图ST-T改变，或表现为精神不好、食欲不振、无力，第一心音减弱，病情较轻，经治疗于数日或数周内痊愈。

（3）重型则暴发心源性休克和（或）急性充血性心衰，患儿烦躁不安、呼吸困难、面色苍白、末梢青紫、皮肤湿冷、脉搏细弱、血压下降或不能测出、双肺底细湿啰音、奔马律、肝肿大有压痛，少数病例发生心肌梗死并发严重心律失常者如完全性房室传导阻滞、室性心动过速，重型还可并发神经系统及肾脏损伤。病情进展急剧，如抢救不及时，可于数小时或数日内死亡，危及生命。

3.实验室检查

（1）血常规白细胞总数正常或轻度升高，血沉略增快。

（2）心肌酶：血清谷草转氨酶（GOT）、肌酸磷酸激酶（CPK）、肌酸磷酸激酶同功酶（CPK-MB）及乳酸脱氢酶（LDH）在急性期均可升高，但CPK-MB的升高对心肌损伤的诊断较有意义。CPK及CPK-MB在心肌炎发病1~2周活性升高，3~5周逐渐下降。其中以CPK，CPK-MB敏感性和特异性最高，LDH在体内分布较广泛，特异性较差。

（3）心肌肌钙蛋白Ⅰ（cardiac troponinⅠ，cTnⅠ）或心肌肌钙蛋白T（cardiac tro-ponin T，cTnT）是一项可以特异灵敏地反映心肌损伤及心肌细胞坏死的特异性血清标志物，心肌肌钙蛋白在病程第1周即可出现升高，较一般心肌酶谱早，对于病毒性心肌炎的早期诊断有较高的敏感性。

（4）X线检查：可见心影呈轻度至重度扩大，左心室较著，心搏动减弱，肺瘀血，肺水肿，少数有胸腔少量积液。

（5）心电图检查：常呈QRS波低电压，ST段偏移，T波倒置、平坦或低平，有的ST形成单向曲线，酷似急件心肌梗死。QT时间延长，也可见各种心律失常，如房室传导阻滞、室内传导阻带、阵发性心动过速、过早搏动、心房扑动、心房颤动及心室颤动等，慢性病例可见左心室肥厚。

（6）超声心动图检查：大约1/3病例可见左室扩大，室间隔及左室后壁运动幅度降低。左室射血分数减低，可有少量心包积液和二尖瓣关闭不全。

（7）同位素显像检查：放射性核素心肌显像可显示心肌炎特征改变：炎症或坏死灶显像。67Ga心肌显像对心肌炎有较高的诊断价值。111In 标记的单克隆抗肌球蛋白抗体可与重链特异性结合使心肌坏死灶显像。99mTc-MIB 心肌灌注显像，典型的受累心肌显像图像表现为"花斑样"改变。通过评估图像改变的范围及部位，可评价心肌受损程度，病变部位及应用于评价预后随访。

（8）心室壁应激标记物：如脑钠肽、N 末端脑钠肽前体等反映心功能情况，在一定程度上可以协助心肌炎诊断。

（9）心脏活检：自患儿心内膜、心肌、心包或心包穿刺液检查发现以下之一可确诊：分离到病毒；用病毒核酸探针查到病毒核酸；特异性病毒抗体阳性[4]。

（10）抗心肌抗体（anti-myocardial antibody，AMA）也是一个心肌受累的标志，可在一定程度上反映心肌炎的预后，将 AMA 与 cT-nT 二者联合检测，能够提高临床诊断的敏感性，为病毒性心肌炎的早期诊断和治疗转归提供重要线索。

（11）磁共振显像（magnetic resonance imaging，MRI）技术为心肌炎或心肌损伤最具希望的检查技术之一。磁共振成像可显示心肌炎的心腔扩大，心肌炎病例的心肌区信号增强，心室壁增厚以及室壁运动异常[5,6]。

（四）诊断

病毒感染病程中或恢复期中如出现心脏扩大、心力衰竭、心源性休克或心律异常，应参考 X 线所见及心电图表现等进行观察，在排除其他心脏疾病后，则应考虑病毒性心肌炎的诊断。九省市小儿病毒性心肌炎协作组 1999 年拟定的小儿病毒性心肌炎诊断标准可作为诊断参考。

1.病原学诊断依据

（1）自患儿粪便、咽拭子分离出病毒，且在疾病恢复期血清中，同型病毒中和抗体（或血凝抑制抗体）滴度较第 1 份血清升高或下降 4 倍以上或特异性 IgM 阳性或用分离到的病毒接种动物能产生心肌炎。

（2）自患儿心包穿刺液或血液分离出病毒。

（3）心内膜心肌活体组织检查，或患儿死后自其心包、心肌或心内膜[7]，能分离到病毒，或特异性荧光抗体检查阳性。电镜检查可见病毒颗粒[5]。

2.临床诊断依据[8]

（1）主要指标：①急、慢性心功能不全或心脑综合征；②有心脏扩大（X 线或超声心动）；③心电图改变，以 R 波为主的 2 个或 2 个以上导联（I，II，AVF，V5 导联）的 ST-T 的改变，持续 4 d 以上，伴动态变化；窦房传导阻滞、房室传导阻滞、完全性左或右束枝阻滞；呈联律、多形、多源、成对或并行性期前收缩，非房室结及房室折返性异位心动过速、低电压（新生儿除外）及异常 Q 波。④CK-MB升高或肌钙蛋白 T 或肌钙蛋白 I 阳性。

（2）次要指标：①发病同时或 3 周前有上呼吸道感染、腹泻等病毒感染史；②有明显乏力、苍白、多汗、心悸、气短、胸闷、头晕、心前区痛、手足凉、肌痛等症状，至少两种；婴儿可有拒食、紫绀、四肢凉、双眼凝视等；新生儿可结合母亲流行病学史作出诊断；③心尖第 1 心音明显低钝，或安静时有心动过速；④心电图有轻度异常，即主要指标中心电图改变以外的心电图异常改变，或运动试验阳性；⑤早期可有血清 CPK，CPK-MB，GOT，LDH 增高（最好检查同功酶）。病程中多有抗心肌抗体增高。

（3）确诊条件：①具有主要指标 2 项或主要指标一项加次要指标 2 项者（都要求有心电图指标），可临床诊断为心肌炎；②同时具备病原学 3 项指标之一者可诊断为病毒性心肌炎。在发生心肌炎同时，身体其他系统有明显的病毒感染，如无条件作病毒分离，结合病史，临床上可考虑心肌炎亦系病毒引起；③凡不完全具备以上条件，但临床怀疑为心肌炎，可作为"疑似心肌炎"进行长期随诊，如有系统的动态变化，亦可考虑为心肌炎，或在随诊过程中除外；④在考虑上述条件时，应首先除外其他疾患，包括风湿性心肌炎、中毒性心肌炎、结核性心包炎、先天性心脏病、结缔组织病和代谢性疾病的心肌损害、原发性心肌病、先天性房室传导阻滞、高原性心脏病、β-受体功能亢进和植物神经功能紊乱，以及电解质紊乱或药物引起的心电图改变。

本症临床分期为：①急性期：新发病、症状及体征发现较多，且多变，一般病程在半年以内。②迁延期：临床症状反复出现，客观检查指标迁延不愈，病程多在半年以上。③慢性期：病史超过1年，进行性心脏扩大，反复心力衰竭或心律失常。

（五）治疗

病毒性心肌炎目前尚无有效治疗方法。一般多采取综合性治疗措施。

1.减轻心脏负荷

吸氧、营养和休息，急性炎症消失后应3周以上保持安静，心脏扩大及并发心衰者应卧床休息至少3个月，病情好转或心脏缩小后可逐步开始活动。

2.病因治疗

病毒感染在心肌炎的发生与发展过程中起着重要作用，发病的早期为阻断病毒的复制，可给予抗病毒药物治疗，如病毒唑、干扰素、丙种球蛋白、牛磺酸等。抗病毒治疗两周。

3.提供心肌能量，促进心肌细胞修复

（1）6-二磷酸果糖：$100 \sim 250$ mg/（kg·d），1次/d，静脉注射，$10 \sim 15$ d为一疗程。同时可给予口服，明确诊断心肌炎者维持1年。

（2）磷酸肌酸钠：$1 \sim 2$ g/d，连用$2 \sim 3$周。

（3）极化液，ATP，细胞色素C，辅酶A，肌苷，维生素E，维生素B_1，维生素B_6等均具有营养心肌、改善心肌代谢的作用。

（4）维生素C $100 \sim 200$ mg/（kg·d），静脉注射，$3 \sim 4$周1个疗程，以后可改一般剂量口服。

4.对症治疗

并发心源性休克、心律失常、心力衰竭则对症治疗。

（1）心源性休克是病毒性心肌炎最严重的并发症，应保持安静以降低氧耗量，即刻建立静脉通道，但输液量不宜过大，速度不宜过快，钠盐不宜多，以防止肺水肿，加重心脏负担。大剂量维生素C 200 mg/kg，磷酸肌酸钠$1 \sim 2$ g静脉即刻静推。心源性休克多数由于恶性心律失常引起，针对不同的心律失常应用相应的抗心律失常治疗。严重窦房或房室传导阻滞者，可用阿托品$0.01 \sim 0.03$ mg/（kg·次）或异丙肾上腺素，积极安装临时起搏器。并发持续性室速、心室颤动或扑动者，利多卡因$1 \sim 2$ mg/kg静推，之后以$20 \sim 50$ μg/（kg·min）持续静脉应用，或用胺碘酮 5 mg/kg，半小时静脉输入，然后以$6 \sim 10$ μg/（kg·min）静脉滴注，亦可电复律$1 \sim 2$ J/kg。

应注意：抗心律失常药常有减弱心功能的不良反应，且也多有致心律失常的不良反应，病毒性心肌炎时更易出现，使用时更应严格控制剂量，注意监护。

（2）心力衰竭，应注意其心电图的改变，主要对心律失常进行对症处理。病毒性心肌炎对毛地黄制剂耐受性差，易发生毒性反应，故慎用或禁用。

5.免疫抑制剂

用于抢救急性期并发心源性休克、严重心律失常（完全性房室传导阻滞、室性心动过速、室颤）、ST-T形成单向曲线，伴有异常Q波酷似急性心梗及严重心力衰竭者，开始静脉用地塞米松、甲基强地松龙，开始用量地塞米松$0.3 \sim 0.5$mg/（kg·d）或甲基强的松龙2mg/（kg·d），持续$1 \sim 2$周以后用泼尼松口服，一般1个月左右渐减量，以$0.2 \sim 0.5$mg/（kg·d）维持疗程$3 \sim 6$个月，应用时注意预防及治疗继发感染，预防电解质紊乱、低钙等[9,10]。

6.免疫球蛋白

用于重症急性心肌炎400 mg/（kg·d）静脉输入，连用5 d[11]。

7.心脏临时起搏器的治疗

对于进展迅速的高度房室传导阻滞、完全性房室传导阻滞、严重窦性心动过缓等慢性心律失常应及早安装心脏临时起搏器。

8.中医药治疗

黄芪有抗病毒及保护心脏作用，可较长期口服或肌注[12]。

9.其他

目前国内应用极少的还有体外膜肺氧合、主动脉内球囊反搏等技术作为治疗病毒性心肌炎的辅助治疗。

二、小儿扩张型心肌病的诊治进展

扩张型心肌病（dilated cardiomyopathy，DCM）是指由混合性（遗传性或非遗传性）心肌疾病导致一侧或双侧心腔扩大，继以心室收缩功能减退的病因不明/已明心肌病，为小儿心肌病中最常见类型。其特征为心脏扩大（特别表现左室或双侧心室扩大）、心力衰竭、心律失常和栓塞，是导致儿童、青少年死亡和致残的主要原因之一，也是心脏移植的主要适应证。近10年来的基础和临床研究着重阻断心肌重构、控制心衰，药物及综合措施使DCM的治疗获得长足进展，其预后也大为改观。

（一）发病机制

小儿DCM年发病率约为0.57/10万[13]，近年有上升趋势，随诊分子生物学技术的进展，美国心脏协会（AHA）根据近10年心肌病领域的研究新进展，于2006年3月提出心肌病新的定义和分类[14]。在新的分类中，DCM是原发性混合性心肌病中常见的类型。之所以称之为混合性主要由于：遗传及非遗传因素共同参与致病[15]。

1.遗传因素

DCM患儿具有家族史的比例占20%～25%，通过对DCM候选基因筛查和连锁分析发现常染色体24个，X染色体2个，线粒体1个基因与DCM有关[16]。同时其他骨架蛋白缺失：如黏连素、营养不良素相关糖蛋白、纽蛋白的基因缺陷，编码胸腺生成蛋白LAP2、早老素的两个突变基因（PSEN1，PSEN2），FHL2等可能与DCM发病有关。随着对DCM的系统性研究以及诊断手段的进步，近年来基因突变所致的DCM逐渐成为了研究的热点，其可能的发病机制被认为是心肌结构蛋白突变所致的心脏疾病[17]。

2.非遗传因素

（1）病毒的持续感染与自身的免疫：最近研究发现，病毒感染直接对心肌细胞造成损伤以及其诱导的自身免疫损伤在DCM的演变过程中发挥重要作用，业已证明，在DCM患者血清中存在多种抗心肌自身抗体，如抗肌球蛋白重链自身抗体（MHC）[18]、抗腺嘌呤核苷酸（ADP/ATP）转运体自身抗体（ANT）、抗β1-肾上腺能受体自身抗体、抗毒蕈胆碱能受体2自身抗体（M2）[19]等。自身抗体可以通过感染等途径诱发产生，通过破坏心脏内膜结构、受体蛋白、细胞内抗原以及离子通道等引起心肌结构和功能异常导致发病[20]。

（2）心肌细胞凋亡：DCM中凋亡的心肌细胞比正常心脏明显增多，同时凋亡细胞数量与DCM病变的严重程度呈正相关。目前认为启动细胞凋亡程序的可能是病毒感染或一氧化氮高水平表达后抑制细胞保护系统[21,22]。

（二）临床表现

1.症状

（1）起病隐缓，早期多无症状，约25%的儿童因并发下呼吸道感染而急性起病。主要表现为慢性充血性心力衰竭，大多数伴有活动耐力下降，偶有以突然发生急性心力衰竭或心律失常起病。

（2）较大儿童表现为纳差、乏力、不爱运动、运动后或运动时劳累、腹痛；咳嗽、咳痰、胸闷、浮肿，不能平卧等表现，婴儿出现喂养困难、体重不增、多汗。小部分患儿出现晕厥或晕厥前兆。

2.体征

（1）一般情况：面色苍黄，呼吸和心率加快，脉搏细弱，血压正常或偏低，病情严重时可有交替脉。

（2）心脏查体：心前区隆起，心尖搏动弥散向左下移动，心界向左扩大，第一心音低钝减弱，奔马律，心尖部可出现轻度吹风样收缩期杂音，可闻及心律和心率异常。

（3）其他表现：心衰时有肝大，下肢浮肿，颈静脉怒张，胸腹水等。极少数病人可有脑、心、肾、肺、肠系膜等栓塞现象。

3.实验室检查

（1）胸片：左室扩大或全心扩大，心搏减弱，肺淤血，少量胸腔积液及左下肺不张。

（2）心电图：窦性心动过速，左室肥厚，心房扩大，ST-T下移，异常Q波，各类心律失常，如房性、室性早搏，室内、房室阻滞、束支传导阻滞。

（3）动态心电监测：室性早搏，室性及室上性心动过速，房室传导阻滞。

（4）超声心动检查：左室左房明显扩大，二尖瓣舒张期开口小。左室后壁及室间隔运动幅度减低。EF明显下降。可有心腔血栓-心尖部、左右心耳内异常附壁光团。定量组织速度成像（quantitative tissue velocity imaging，QTVI）技术能准确评价儿童DCM患者左心收缩功能。实时三维超声心动图（RT-3DE）技术所测量的左心室功能参数能够准确、客观地反映DCM患儿的左心功能。

（5）磁共振成像检查（MRI）：MRI分辨率极高，利用其梯度回波序列检查可以观察心壁厚度、心肌收缩及舒张功能、收缩末期壁应力等，对DCM诊断有重要价值。

（6）核医学检查：SPET/PET均可用于DCM诊断，但仪器设备价格昂贵，因此临床较少应用。

（7）心肌活检：心肌细胞不同程度的肥大、纤维化。

（三）诊断与鉴别诊断

1.DCM主要表现

DCM主要表现为心力衰竭及左室收缩功能障碍，通过临床表现及超声心动检查，一般可确诊。但因详细询问病史及家族史，已明确家族性DCM及其他病因引起的心肌病。本病需排除其他疾病，如先天性心脏病、心包疾病、继发于全身性疾病的心肌病、肺心病、高血压、冠心病等。

2.鉴别诊断

病毒性心肌炎：本病近期多有病毒感染史；心脏增大多不如DCM明显；心肌酶谱及肌钙蛋白多明显增高，心肌核素显像呈炎症或坏死灶显像，心内膜心肌活检有淋巴细胞或巨噬细胞浸润；治疗效果较好，预后较佳。

心内膜弹力纤维增生症：常早期发生心力衰竭，多因呼吸道感染诱发；心脏杂音较轻或无杂音；X线示心影扩大，以左心为主，透视下心脏搏动减弱。心电图示左心室肥厚，左心心前区导联电压增高，并伴T波改变。超声显示左心室扩大为主，室壁运动幅度减低，可见心内膜增厚、回声增强等与DCM不同。

心动过速性心肌病（TCM）：DCM心律失常以室性为主，多在病程的晚期出现，药物治疗后常不能奏效，而TCM心肌病变发生于心动过速之后，控制心率后可以部分甚至完全恢复正常。心动过速发生和持续的时间对于明确诊断至关重要。

（四）治疗

DCM的治疗目标是阻止基础病因介导的心肌损害，有效控制心衰和心律失常，预防猝死和栓塞，提高DCM患儿的生活质量及生存率[23]。

1.病因治疗

针对不同病因予以治疗。如控制病毒感染及治疗炎症性扩张型心肌病等，遗传性心肌病的基因治疗尚在探索中。继发性心肌病应同时治疗其原发病。

2.内科治疗

（1）抗心衰治疗：心衰是DCM最基本的病理生理改变。近10年的研究及临床实践已证实，阻断心肌重构及切断神经激素 [交感神经系统（sympathetic nervous system，SNS）及肾素-血管紧张素-醛固酮系统（RAAS）]的过度激活是药物治疗的关键措施。

（2）一般治疗：①休息、绝对卧床。②防止躁动、必要时用镇静剂。③适时吸氧。④高蛋白、富含维生素易消化食物，低盐饮食，可少吃多餐；注意大便通畅，每日1次，必要时可给开塞露通便。⑤限制入量，控制输液速度：1 000~1 200 mL/（$m^2 \cdot d$）。⑥监测生命体征。⑦监测体重是观察患儿心衰浮肿体征好转的指标。⑧严格预防和治疗呼吸系统感染。

（3）强心治疗：①强心：洋地黄药物：早产儿及重症心衰者剂量偏小，合并肾衰者剂量偏小。地高辛：负荷量：20~25 μg/（kg·d）（先以小量），等量分为3~4次，6~8 h分别给入。维持量：5~8 μg/（kg·d）。间隔12h。口服剂量为静脉的75%。毛花苷丙：静注20~30 μg/（kg·d）。磷酸二酯酶抑制剂：米力农：维持量0.25~1.0 μg/（kg·min）。β-受体激动剂：多巴酚丁胺：2~10 μg/（kg·min），增加心肌收缩力及心输出量，对周围血管阻力无明显影响。注：磷酸二酯酶抑制剂和β-受体激动剂均应用于急重症顽固心衰，并且应用洋地黄制剂无效的前提下；多数应用不超过10 d；需逐渐减量；长时间应用会增加死亡率。②利尿剂：双氢克尿噻1~2 mg/（kg·d）口服。多用于轻、中度慢性心衰。安体舒通1~2 mg/（kg·次），口服。肾功能不全者慎用。速尿1~2 mg/（kg·次），静脉注射。用于急性心衰，肺水肿。需监测血生化有否低血钾。③血管紧张素转化酶抑制剂：苯那普利为ACEI的长效制剂，初始剂量为每次0.1 mg/kg，最大量0.3mg/（kg·d）。依那普利每次0.08~0.1mg/（kg·d）。卡托普利0.5~1.0 mg/（kg·d）。最大量4mg/（kg·d）。注：监测低血压、肾功能不全、高血钾等。④β-受体阻滞剂[24]：美托洛尔初始量0.2~0.5 mg/（kg·d），分2次口服，逐渐增量，最大耐受量0.5~1.0 mg/（kg·d）。卡维地洛是第三代β-受体阻滞剂，能同时阻断β-受体（包括β1-受体及β2-受体）和α-受体，通过阻断心脏β-受体，使其免受儿茶酚胺的过度刺激，以改善心肌舒张功能和左室重构，并可降低心率。且卡维地洛及其羟化代谢产物均有强大的抗氧化作用，可清除氧自由基，保护内皮细胞功能，抑制平滑肌增生，从而延缓心力衰竭时心肌和血管重塑，从根本上改善心功能。初始量0.1mg/（kg·d），分2次口服，每周递增1次，最大耐受量0.25~0.4mg/（kg·d），已成为一线用药。注：应在强心、利尿、扩血管的药物心衰治疗有效的前提下加用。从小剂量加起。应用2~3个月后才能出现血液动力学改善的效应，用药期间应监测血压、心电图、心衰征象。出现严重反应宜减量或停用。⑤其他血管活性药物：酚妥拉明0.1~0.3 mg/（kg·次）静注，或2.5~15.0 μg/（kg·min）泵维。硝酸异山梨醇酯，每日0.5~1.0 mg/kg，分3次服。硝普钠0.5~8.0 μg/（kg·min），静脉滴注。⑥改善心肌代谢药：磷酸肌酸、果糖、辅酶Q10、门冬氨酸钾镁等。⑦其他：钙增敏剂左西孟坦，甲状腺素及生长激素[25]，但疗效有争议，长期效果不明。

（4）心率失常：心衰时可合并室性期前收缩与非持续性室性心动过速，选用胺碘酮相对安全有效。并去除病因，如低钾、低镁、缺氧等，对预防猝死及控制心律失常有一定作用。

（5）免疫学治疗：DCM患儿抗心肌抗体介导心肌细胞损害机制已阐明；故文献报道应用激素、免疫球蛋白、环磷酰胺等免疫抑制剂[26]。

3.左室辅助装置、主动脉球囊反搏、心脏再同步治疗、起搏器治疗

（略）

4.外科治疗

左心室减容术、背阔肌动力心肌成形术、心脏移植等。

5.分子生物学技术的应用

（1）细胞移植：骨髓干细胞有多向分化能力。可产生与亲代表型和基因一致的子代细胞。有报道骨髓干细胞移植至心脏可以分化为含连接蛋白（connexin43，Cx43）的心肌细胞而与原心肌细胞形成缝隙连接。参与心脏同步收缩抑制左室重构，还可分化为内皮祖细胞（endothelial progenitor cells，EPCs），在缺血区能形成新的营养血管，促使心脏功能的恢复，在美国DCM心衰时干细胞治疗已市场化，用统一的细胞株培养，扩增后由导管或手术时注入心脏，主要用肌原细胞作为研究实践应用，其效应尚在探索中[27]。

（2）基因治疗：随着分子生物学技术对病因学研究的进展，发现基因缺陷是部分患儿发病机制中的重要环节，通过基因治疗DCM也正成为目前研究的热点。有报道转染单核细胞趋化蛋白1基因治疗可明显减轻自身免疫性心肌炎。基因治疗方法的探索将有助于寻找家族遗传性DCM的方法。该方法尚在动物实验阶段。

总之，以超声心动为主的影像手段以及新的自身抗体检测的实验室方法使DCM得以早期诊断。以β-受体阻滞剂为主要治疗手段，以延缓心脏扩张、改善心肌供血。同时医学界还在进行着不断的探索，力求从分子、基因层面和免疫学方法多角度的去寻求更好的治疗手段。

三、感染性心内膜炎的管理策略

感染性心内膜炎（infective endocarditis，IE）系机体感染致病微生物引起的心内膜、瓣膜及瓣膜相关结构炎症，它包括急性、亚急性细菌性心内膜炎，以及病毒、真菌和其他微生物引起的心内膜炎症。尽管治疗技术不断发展与预防措施逐步完善，该病仍是儿童和青少年致畸、致残的主要病因之一。既往按病程分急性与亚急性，病程6周以内者为急性，超过6周为亚急性。由于抗生素的广泛应用，病程已延长，临床急性与亚急性已难截然划分。

目前无法根除IE的主要原因包括以下几方面：①病原体特性不断变化；②内科医生、牙医和公众对IE威胁认识不足，预防措施不利；③滥用抗生素导致诊断困难；④出现高危人群：包括静脉吸毒者、心脏病术后病人、接受免疫抑制剂治疗的病人、长期静脉置管者[28]。

（一）流行病学

IE多发生于先天性心脏病、风湿性心脏病病人，但亦可见于无器质性心脏病的患儿。婴儿极少发生IE，若发生多为心脏手术后。除房间隔缺损和动脉导管未闭外，其他先天性心脏病经手术治疗仅能降低IE发生率，但无法完全避免发生IE。换瓣或带瓣管道修补术发生IE的危险性较高。

（二）病因

1.先天性心脏病

国外报道75%～90%的IE发生在先天性心脏病的基础上，其中50%为术后病人[29]。室间隔缺损、主动脉缩窄、法洛四联症、动脉导管未闭、大动脉转位、锁骨下动脉肺动脉吻合术为最常见合并IE的心脏畸形。年长儿中，先天性二尖瓣、三尖瓣脱垂亦增加了感染危险[28]。国内文献显示80%～95%IE存在先天性心脏病，合并IE的常见先天性心脏病中，室间隔缺损占首位（50%～71.2%），其次为动脉导管未闭（22.7%）[30]。近年术后IE的发生率有所升高，可能与先天性心脏病存活率提高、人工材料的使用等有关。

2.后天性心脏病

与IE相关的常见后天性心脏病为风湿性心脏病、系统性红斑狼疮、抗磷脂综合征等一系列可以引起心脏瓣膜病变的疾病。近年风湿性心脏病引起IE的比例逐渐下降，可能与风湿热发生率下降有关[31]。

3.易感因素

营养不良，长期使用免疫抑制剂或激素，心脏侵入性操作，如介入治疗，安装起搏器；深静脉及动脉置管；口腔侵入性治疗，如治疗龋齿、拔牙、扁桃体摘除等；皮肤感染、文身、人体美容打孔及静脉吸毒等均可以引发 IE。

（三）病原体

导致 IE 的病原体种类与先天性心脏病类型、病程及患儿年龄无关。国外以往报道常见的病原体为草绿色链球菌，是术前 IE 的主要致病菌；而近年金黄色葡萄糖球菌已成为主要致病微生物，发生率占 39%[28]，多发生于非先心病患儿或先心病术后患儿，极易破坏心脏瓣膜[29]。国内多中心调查显示，草绿色链球菌与金黄色葡萄球菌仍为主要致病菌。随着抗生素的广泛应用，致病菌的感染率逐渐下降，而条件致病菌，如表皮葡萄球菌、肠球菌、铜绿假单胞菌、产酸克雷白杆菌、变形杆菌和真菌的发生则率逐年升高。

真菌性心内膜炎的报道逐渐增多，最常见于以下两类人：中心静脉置管、全静脉营养和长期使用广谱抗生素的早产儿；先心病姑息术后和使用人工材料矫治先心病的病人。念珠菌属是真菌性心内膜炎最常见的病原体，占真菌性心内膜炎发病率的 63%，其中白色念珠菌最常见。真菌性心内膜炎 0~1 岁组念珠菌感染占 83%，1~5 岁组则降至 50%，大于 5 岁组无报告[32]。其他少见真菌感染如酵母菌约 5%，曲霉菌属约 26%。

其他少见的 IE 病原体还有立克次体、衣原体、病毒（尤其是 *CoxB* 病毒）、螺旋体等，应予重视[33]。

（四）病理机制

1.赘生物形成

先天性及后天性心脏病导致心内及血管内存在较大压力差，出现高速异常分流，冲击血管、心内膜表面及瓣膜，导致内皮损伤，暴露胶原纤维，激活内源性凝血系统，血小板及纤维蛋白原在此凝聚、沉积形成白色血栓，即无菌赘生物。当发生菌血症时，细菌在受损部位黏附、繁殖，形成有菌赘生物。赘生物多发生于低压力侧，如室缺在右室面，动脉导管未闭在肺动脉侧，主动脉瓣关闭不全在左室侧。瓣膜的赘生物尚可造成瓣膜溃疡、穿孔，并累及瓣周结构，如乳头肌、腱索、瓣膜环及心肌，导致腱索缩短、断裂、心肌及瓣周脓肿。

2.栓塞

有菌赘生物在高速血流的冲击下，可部分或全部脱落，随血液流动，发生栓塞，栓塞部位视赘生物所在位置、栓子大小及血流方向而定。如左心赘生物脱落的栓子，发生体循环栓塞，如脑、肝、肾、肠系膜、脾及肢体栓塞。而右心侧赘生物多发生肺栓塞。若继发右向左分流，也可发生体循环栓塞。微小栓子栓塞毛细血管产生皮肤瘀点、弥漫性脑膜脑炎、弥漫性肾小球肾炎。若栓塞至大动脉滋养血管可导致大动脉壁坏死形成感染性动脉瘤。

3.免疫反应

以往曾认为，细菌或纤维栓塞是皮肤欧氏小结（Osler's nodes）、詹韦氏斑（Janeway leison）、罗氏斑（Roth spot）的形成原因，但近年研究表明，三者均为循环免疫复合物沉积小血管形成免疫性血管炎所致[34,35]。由于重症细菌感染激活体内免疫系统，细胞免疫与体液免疫反应增强，血浆免疫球蛋白含量升高。肾脏病理检查可见免疫复合物沉淀，形成局灶性或弥漫性肾小球肾炎。类风湿因子、抗核抗体等自身抗体含量升高。细胞因子如白介素-6、肿瘤坏死因子、血清内皮细胞选择素、血管细胞黏附分子-1、乳铁蛋白显著升高[36-38]。经过治疗后白介素-6 与乳铁蛋白快速下降，较白细胞总数和 CRP 更能反映病情变化[38]。

（五）临床表现

临床表现差异明显，尤以新生儿最不典型。起病可急可缓。部分病人早期症状、体征较轻微。持续数月的长期发热并不伴有其他症状（除体重下降），可能是唯一病史。部分患者急性、重症起病，呈间歇高热或虚脱。所有的临床症状可归纳为 3 个主要方面。

1.全身感染中毒症状

临床出现发热，疲倦、寒战、食欲下降，关节肌肉酸痛，面色苍白，恶心、呕吐、体重减轻，贫血。病情进展视不同病原体而不同，毒力弱者进展缓慢，强者发展迅速。可并发肺炎、心包炎、腹膜炎、骨髓炎及脏器脓肿。

2.心脏症状

有基础心脏病的患儿，除有相应心脏表现外，可出现新的杂音或原有杂音性质、强度改变，尤其多发生于心力衰竭时。部分患儿会出现心律失常、心力衰竭、心肌炎、心肌脓肿、人工瓣膜破裂等。心肌脓肿多发生于葡萄球菌感染，并可破溃至心包腔，引起化脓性心包炎。病情稳定的风湿热或先天性心脏病患儿，如长期发热伴不易控制的心力衰竭提示发生 IE 的可能。

3.血管及栓塞症状

发热数日或数周后出现瘀点、詹韦氏斑，指甲下偶见线状出血。偶尔指趾的腹面、侧面、手掌的鱼际、上臂远端皮下组织出现紫红色略带触痛的欧氏小结。病程长者可见杵状指（趾）。栓塞的具体临床表现，视栓塞的脏器不同而异。肾脏栓塞者，可出现腰痛、血尿、少尿、浮肿、高血压；肝脏、肠系膜上动脉栓塞，有剧烈腹痛、恶心、血便、肝脏肿大不明显。脾栓塞者脾脏明显肿大。右心赘生物脱落引起肺栓塞，表现为剧烈胸痛、咳嗽、咯血、呼吸困难，肺部叩诊呈浊音、实音，听诊呼吸音减弱，并可有胸腔积液。部分病人发生脑栓塞，出现头痛、呕吐、偏瘫、失语、失明、抽搐、昏迷；尚因脑栓塞引起脑膜炎、脑脓肿、脑软化。若形成脑血管瘤，可发生破裂出血。中枢神经系统并发症多由葡萄球菌感染引起，为晚期症状。霉菌感染易发生体、肺循环栓塞。

4.并发症

其包括心血管本身和其他脏器受累两部分，前者包括心衰、心律失常、心肌和（或）心包脓肿及感染性动脉瘤；后者包括各脏器栓塞和神经精神方面的并发症。

（六）实验室检查

1.血常规

常见白细胞增多、分类以中性粒细胞占优势，呈轻中度贫血并进行性加重，多为正细胞正色素性贫血。

2.血沉

血沉多升高，但在严重心力衰竭、免疫复合物介导的肾小球肾炎、红细胞增多症时，血沉可正常。

3.血培养

血培养阳性是确诊的关键。对疑诊者应尽可能在未用抗生素前、体温升高时连续 3~5 次取不同部位血标本，血液量与培养基比例为 1∶5；接种在营养丰富的培养基，做厌氧与需氧培养，培养较长时间（大于 7 d），以便发现需特殊营养的细菌或真菌。使用抗生素后血培养阳性率下降。国内血培养阳性率48.5%，国外约 90%。

4.心脏超声

其为 IE 的主要检查手段之一，除可检出基础心脏病外，还可以观察到心内膜受累的部分表现，如有无赘生物、赘生物部位、大小、是否随血流活动。赘生物的检出率与病程、检查者的经验有关，一般为57%~81%。小于2 mm 的赘生物很难被发现。体肺分流术后 IE，因成像困难，超声心动图检查常为阴性。超声心动图检查还可用于评价疗效，若经过治疗，赘生物逐渐缩小、密度增加或减低，提示治疗有效，而赘生物体积逐渐增大，说明治疗无效，应考虑换药。至疗程结束时约半数患者赘生物仍然存在。虽然超声心动图为诊断 IE 提供了重要依据，但该项检查存在不足之处，如不能区分感染性赘生物与血栓，也无法分辨活动性和稳定性赘生物；而瓣膜增厚、钙化及结节样改变易被误认为赘生物。国内多中心调查显示心内膜受累率91.4%。

经食管超声心动图较经胸超声心动图的阳性率高，尤其对左心侧赘生物敏感性高，亦有助于区别赘生物与增厚的瓣膜、瓣膜钙化及黏液样改变。

5.心电图

在原有心脏病的心电图表现基础上，若出现各种心律失常或束支阻滞，提示病情进展。

6.血管超声

血管超声可用于发现肝、脾、肠系膜、肾、脑及四肢动脉有无栓塞，并可评价栓塞的严重程度。

7.头颅 CT

用以评价脑梗塞部位、面积及有无出血。

8.其他

也可进行皮疹、尿、滑液、脓肿、脑脊液培养。针对难以培养的病原体可行相应抗体检测即血清学检查，以协助诊断。血浆免疫球蛋白及循环免疫复合物增高，类风湿因子阳性。

（七）诊断

中华医学会儿科学分会心血管学组根据国内情况，在第九届全国小儿心血管专业学术会议上（2000年）提出"小儿 IE 的诊断标准（试行）"。

1.临床指标

（1）主要指标：①血培养阳性：两次血培养为相同的 IE 常见的微生物（如草绿色链球菌、金黄色葡萄球菌、肠球菌等）。②心内膜受累的证据：应用超声心动图检查心内膜受累证据，有以下超声心动图征象之一：附着于瓣膜或瓣膜装置，或心脏、大血管内膜，或人工材料上的赘生物；心内脓肿；瓣膜穿孔、人工瓣膜或缺损补片有新的部分裂开。③血管征象：重要动脉栓塞，脓毒性肺梗死，或感染性动脉瘤。

（2）次要指标：①易感染条件：基础心脏病，心脏手术，心导管术，或中心静脉内插管。②较长时间的发热（≥38℃），伴贫血。③原有心脏杂音加重，出现新的反流杂音，或心功能不全。④血管征象：瘀斑，脾肿大，颅内出血，结膜出血，镜下血尿。⑤免疫学征象：肾小球肾炎，Osler 结，Roth 斑，Janeway 斑或类风湿因子阳性。⑥微生物学证据：血培养阳性，但未符合主要指标中的要求。

2.病理学指标

（1）赘生物（包括已形成的栓塞）或心内脓肿经培养或镜检发现微生物。

（2）存在赘生物或心内脓肿，并经病理检查证实伴活动性心内膜炎。

3.诊断依据

（1）具备以下①-⑤项之一者，诊断为 IE：①临床主要指标 2 项；②临床主要指标 1 项和次要指标 3 项；③心内膜受累证据和临床次要指标 2 项；④临床次要指标 5 项；⑤病理学指标 1 项。

（2）有以下情况时可排除 IE 诊断：有明确的其他诊断解释临床表现；抗生素治疗≤4 d 手术或尸检无 IE 的病理证据。

（3）临床考虑 IE，但不具备确诊依据时，仍应进行治疗，根据临床观察及进一步的检查结果确诊或排除 IE。

（八）治疗

（1）一般治疗：包括休息，进食营养丰富的食物，给予足够的液量。

（2）支持治疗：治疗过程中可适当给予免疫球蛋白、血浆及血细胞等，增强机体的免疫功能，改善贫血状态。

（3）抗生素治疗：早期、足量、合理、足疗程使用抗生素是治疗的基本原则。

早期即可以不等待血培养结果使用抗生素，以免耽误治疗时机，但治疗前需先取血做血培养，因培养结果可指导使用抗生素。因国内血培养阳性率偏低，故血培养阴性及血培养结果未回报前，可以采取经验用药。使用杀菌性抗生素、并联合用药治疗。临床常用耐青霉素酶的青霉素（如苯唑西林、氯唑西林）联合头孢三代抗生素，若效果不好或者对青霉素有变态反应者，应用万古霉素与庆大霉素[39]。详见表 5-4-1。

表 5-4-1 感染性心内膜炎的抗生素治疗

病原体	药物	剂量	给药途径	疗程/周
草绿色链球菌，*S. bovis* [MIC]≤0.1μg/mL	青霉素	20 万～30 万 IU/（kg·d），隔 4h，不超过 200 万 IU/d	静点	4～6
	青霉素 +	20 万～30 万 IU/（kg·d），隔 4h，不超过 200 万 IU/d	静点	2～4
	庆大霉素	3.0～7.5mg/（kg·d），隔 8h，不超过 240mg/d	静点	2
草绿色链球菌，*S.bovis*[MIC]≥ 0.1μg/mL	青霉素 +	20 万～30 万 IU/（kg·d），隔 4h，不超过 200 万 IU/d	静点	4～6
	庆大霉素	3.0～7.5mg/（kg·d），隔 8h，不超过 240mg/d	静点	2
草绿色链球菌，肠球菌[MIC]≥ 0.5μg/mL	青霉素或	20 万～30 万 IU/（kg·d），隔 4h，不超过 200 万 IU/d	静点	4～6
	氨苄青霉素 +	300mg/（kg·d），隔 4～6h，不超过 12g/d	静点	4～6
	庆大霉素	3.0～7.5mg/（kg·d），隔 8h，不超过 240mg/d	静点	4～6
草绿色链球菌，*S.bovis*（对青霉素有变态反应）	万古霉素 +	40～60mg/（kg·d），隔 8～12h，不超过 2g/d	静点	4～6
	庆大霉素	3.0～7.5mg/（kg·d），隔 8h，不超过 240mg/d	静点	4～6
金黄色葡萄球菌	萘夫西林或	200mg/（kg·d），隔 4～6h，不超过 12g/d	静点	6～8
	苯唑西林 +	50～100mg/（kg·d），隔 6h，不超过 12g/d	静点	6～8
	庆大霉素	3.0～7.5mg/（kg·d），隔 8h，不超过 240mg/d	静点	1～2
金黄色葡萄球菌（甲氧西林耐药，对青霉素有变态反应）	万古霉素 +	40～60mg/（kg·d），隔 8～12h，不超过 2g/d	静点	6～8
	磺胺甲基异恶唑	12mg/（kg·d），隔 8h，不超过 1g/d	静点，口服	4～8
金黄色葡萄球菌（甲氧西林敏感，人工材料）	萘夫西林 +	200mg/（kg·d），隔 4～6h，不超过 12g/d	静点	6～8
	庆大霉素 +	3.0～7.5mg/（kg·d），隔 8h，不超过 240mg/d	静点	2
	利福平	10～20mg/（kg·d），隔 12h，不超过 600mg/d	口服	≥6
金黄色葡萄球菌（甲氧西林耐药，人工材料）	万古霉素 +	40～60mg/（kg·d），隔 8～12h，不超过 2g/d	静点	6～8
	庆大霉素 +	3.0～7.5mg/（kg·d），隔 8h，不超过 240mg/d	静点	2
	利福平	10～20mg/（kg·d），隔 12h，不超过 600mg/d	口服	≥6
表皮葡萄球菌	万古霉素 +	40～60mg/（kg·d），隔 8～12h，不超过 2g/d	静点	6～8
	利福平	10～20mg/（kg·d），隔 12h，不超过 600mg/d	口服	6～8
肠球菌	氨苄西林 +	300mg/（kg·d），隔 4～6h，不超过 12g/d	静点	4～6
	庆大霉素	3.0～7.5mg/（kg·d），隔 8h，不超过 240mg/d	静点	4～6
嗜血杆菌	氨苄青霉素 +	300mg/（kg·d），隔 4～6h，不超过 12g/d	静点	4～6
	庆大霉素	3.0～7.5mg/（kg·d），隔 8h，不超过 240mg/d	静点	2～4
术后不明原因	万古霉素 +	40～60mg/（kg·d），隔 8～12h，不超过 2g/d	静点	6～8
	庆大霉素	3.0～7.5mg/（kg·d），隔 8h，不超过 240mg/d	静点	2～4
非手术不明原因	萘夫西林或	200mg/（kg·d），隔 4～6h，不超过 12g/d	静点	6～8
	万古霉素 +	40～60mg/（kg·d），隔 8～12h，不超过 2g/d	静点	6～8
	庆大霉素 +	3.0～7.5mg/（kg·d），隔 8h，不超过 240mg/d	静点	2～4
	氨苄青霉素	300mg/（kg·d），隔 4～6h，不超过 12g/d	静点	6～8

赘生物内细菌浓度高，因表面有纤维素包裹，血液中的吞噬细胞难以将其清除，且药物不易与之接触发挥杀菌作用，故需要较长疗程。血药浓度为体外药敏试验最小抑菌浓度的 5～20 倍，以保证清除赘生物内的细菌。推荐治疗时间 4～6 周，过早停药导致复发。治疗过程中最好能监测血药浓度，既可保持足够血药浓度，又可避免中毒。

真菌性心内膜炎的适宜治疗尚无确切定论。Steinbach W J 收集了 105 篇文章共 163 例病人入选，31 例仅抗真菌治疗，25 例抗真菌与抗生素联合治疗，107 例联合抗真菌与手术治疗。联合手术治疗者，病死率低。而单一抗真菌治疗、平滑念珠菌感染及左侧心内膜炎与高病死率有关[40]。

抗真菌的核心用药为单独使用两性霉素 B（用量及用法同成人），或联合 5-氟胞嘧啶。5-氟胞嘧啶与两性霉素 B 有协同作用，提高两性霉素 B 疗效。当病人存在中至重度肾功能不全或无法接受静脉输注时，考虑使用脂质两性霉素 B [1 个月～16 岁，起始量 3 mg/（kg·d），逐渐增量至 5 mg/（kg·d），疗程 2～4 周]。大扶康尽管较两性霉素 B 和 5-氟胞嘧啶的毒副作用小，但在儿童真菌性心内膜炎中为二线药[41]。大扶康用量 3～6 mg/（kg·d），静点或口服；小于 2 周新生儿，按上述剂量 72 h/次；大于两周新生儿，48 h 给药 1 次。

（4）并发症的治疗：发生心力衰竭时应用洋地黄、利尿剂、限制食盐摄入量；重度贫血者予输血治疗；发生肾、脑并发症时对症治疗即可。

（5）手术治疗：近年提倡早期手术治疗 IE，可以缩短疗程，提高生存率。手术治疗的适应证：①经过最佳抗生素治疗，感染仍无法控制；②累及主动脉瓣和二尖瓣的顽固性心力衰竭；③巨大赘生物；④赘生物堵塞瓣膜口；⑤霉菌性心内膜炎；⑥瓣膜穿孔，破裂，腱索离断，发生难治性急性心力衰竭。

因 IE 致血液动力学不稳定时，活动性感染非手术禁忌证。由于赘生物形成后可发生瓣膜毁损，瓣膜关闭不全，使心力衰竭难以控制，早期手术可预防瓣膜的破坏，防止赘生物的形成、脱落栓塞和保护心脏功能。过分强调感染的控制和心功能改善，可能失去治疗机会。采取内外科联合治疗，对提高治愈率、降低病死率具有重要意义[42]。近来倾向于早期手术，可有效地保留本身的瓣膜结构和功能。国内江生[43]、丁芳宝[44] 报道外科手术结合抗生素治疗儿童 IE，取得了良好的效果。

早期手术与晚期手术比较，病死率增高。单因素分析显示，与 6 个月病死率相关的因素包括葡萄球菌感染和感染性休克。多因素分析显示感染性休克为 6 个月内死亡的预测因子。感染性休克的患者尽管行了早期手术，病死率仍为 67%。严重瓣膜关闭不全的患者，若未出现心衰，无手术（早期或晚期）死亡。手术患者的预后由是否发生过感染性休克决定。晚期手术组患者结果好于早期手术组，但结果的差异可能并不是手术的时期不同，而是感染性心内膜炎的严重程度不同造成的。对于有重度瓣膜返流但无心衰的患者，早期手术可能在缩短住院时间，预防心衰发生上有帮助[45]。贫血、低白蛋白血症、hsCRP升高明显影响患者的预后[46]。

治疗有效的指标：体温恢复正常；自觉症状好转，瘀点、瘀斑消失；尿中红细胞约需 1 个月或更久消失，血沉约 1.5 个月恢复正常。

终止治疗的依据：体温恢复正常；体重增加；栓塞症状消失；血沉、血常规恢复正常；血培养阴性。左侧细菌性心内膜炎完成抗生素疗程后，CRP 仍持续升高是否延长使用抗生素？Verhagen D W 报道延长使用与未延长使用者，二者预后无显著差异。故仅因 CRP 升高而延长使用抗生素时间无明显益处[47]。

复发：本病复发率为 5%～10%，多在停药后 6 周复发。复发多与下列情况有关：①治疗前病程长；②抗生素不敏感，剂量或疗程不足；③有严重肺、脑或心内膜的损害。有上述情况者治疗时抗生素剂量应增大，疗程应延长，复发病例再治疗时，应采取联合用药，加大剂量和延长疗程。

（九）预后

随着对该病认识的加深，超声心动图技术的提高，更有效抗生素的问世及早期实施外科治疗，IE 的病死率逐步下降，但仍是危害较大的感染性疾病之一，其病死率 20%～25%，致残率 50%～60%。赘生物累积主动脉瓣或二尖瓣引起顽固性心力衰竭是最常见的并发症。心肌脓肿或中毒性心肌炎也可导致心力衰竭。体循环栓塞，尤其是中枢神经系统栓塞是主要致残原因之一。IE 的复发可发生于停止治疗 3～6 个月，且复发的病原菌不一定与前次感染相同。停止治疗后应随访 2 年，以便尽早发现复发者。金黄色葡萄球菌 IE 病死率最高。

（十）预防

有先天性心脏病或风湿性心脏病的患儿应注意口腔卫生，防止牙龈炎、龋齿，行拔牙、扁桃体摘除术等操作前后予抗生素预防感染。预防皮肤感染、避免文身、身体美容打孔。行心导管检查、静脉插管及心脏手术应注意无菌操作，可减低 IE 发病率。消化道手术、泌尿生殖道手术应考虑静脉输注抗生素预防感染。公众预防知识培训，尤其针对先天性心脏病青少年的培训极为重要。美国心脏病协会的 IE 预防指南见其他章节。该指南应用过程中，逐渐出现问题。比如抗生素过度使用，导致多重耐药菌，药物不良反应等。最近美国心脏病协会严格限制了抗生素的预防使用，仅用于极有可能引起心脏并发症的疾患和引起口腔黏膜破坏的牙科操作、牙槽脓肿、牙根尖周炎。而泌尿生殖道和胃肠道感染不再推荐使用[48]。

（王勤　唐浩勋）

参考文献

[1] SCHULTZ J C，HILLIARD A A，COOPER L T，et al. Diagnosis and Treatment of Viral Myocarditis[J]. Mayo Clin Proc，2009，84（11）：1001-1009.

[2] FECHNER H，PINKERT S，GEISLER A，et al. Pharmacological and Biological Antiviral Therapeutics for Cardiac Coxsack-ievirus Infections[J]. Molecules，2011，16（10）：8475-8503.

[3] TAVARES P S，ROCON-ALBUQUERQUE R JR，LEITE-MOREIRA A F. Innate immune receptor activation in viral myocarditis：pathophysiologic implications[J]. Rev Port Cardiol，2010，29（1）：57-78.

[4] COOPER L T，BA M GHMAN K L，FELDMAN A M，et al. The role of endomyocardialbiopsy in the management of cardiovascular disease[J]. Eur Heart J，2007：28

[5] NOUTSIAS M，PANKUWEIT S，MAISCH B，et al. Biomarkers in inflammatory and noninflammatory cardiomyopathy[J]. Herz，2009，34（8）：614-623.

[6] O'REGAN D P，COOK S A. Myocarditis or myocardial infarction MRI can help[J]. Heart，2011，97（16）：1312-1318.

[7] MOULIK M，BREINHOLT J P，DREYER W J，et al. Viral en-domyocardial infection is an independent predictor and potentially treatable risk factor for graft loss and coro-nary vasculopathy in pediatric cardiac transplant recipients [J]. J Am Coll Cardiol，2010，56（7）：582-592.

[8] 中华医学会儿科学分会心血管学组，中华儿科杂志编辑委员会. 小儿病毒性心肌炎诊断标准（修定草案）[J]. 中华儿科杂志，2000，38（2）：755.

[9] 林霞，于永慧，孙正芸. 暴发性心肌炎 14 例[J]. 实用儿科临床杂志，2011，26（1）：32-34.

[10] MATSUE Y，KUMASAKA L，NAGAHORI W，et al. A case of fulmi-nant myocarditis with three recurrences and recoveries [J]. Int Heart J，2010，51（3）：218-219.

[11] GOLAND S，CZER L S，SIEGEL R J，et al. Intravenous immunoglob-ulin treatment for acute fulminant inflammatory cardiomyopa-thy：Series of six patients and review of literature[J]. Can J Car-diol，2008，24（7）：571-574.

[12] 吕仕超，张军平. 病毒性心肌炎中医辨治思路与方法[J]. 新中医，2012，44（1）：1-3.

[13] OLBRICH H G. Epidemiology-etiology of dilated cardiomyopathy[J]. Z Cardiol，2001，90（1）：2-9.

[14] RICHARDSON P，MEKENNA W，BRISTOW M，et al. Report of the 1995 World Health Organization Intenational Society and Federation of cardiology. ask force on the definition and classification of cardiomyopathy [J]. Circ J，1996，93（5）：841-842.

[15] TOWBIN J A，LOWE A M，COLAN S D，et al. Incidence，causes，and outcomes of dilated cardiomyopathy in children[J]. JAMA，2006，296（15）：1867-1876.

[16] 孙妍，韩秀珍. 线粒体心肌病研究进展[J]. 实用儿科临床杂志，2011，26（1）：50-52.

[17] OBLER D，WU B L，LIP V，et al. Familial dilated cardiomyopathy secondary to dystrophin splice site mutation[J]. J Card Fail，2010，16（3）：194-199.

[18] JANE-WIT D，ENGIZ Z，JOHNSON J M，et al. Beta 1-adrenergic receptor autoantibodies mediate dilated cardiomyopath by agonistically inducing cardiomyocyte apoptosis[J]. Circulation，2007，116（4）：399-410.

[19] BABA A，YOSHIKAWA T，FUKUDA Y，et al. Autoantibodies against M2-muscarinic acetylcholine receptors：new upstream targets in atrial fibrillation in patients with dilated cardiomyopathy[J]. Eur Heart J，2004，25（13）：1108-1115.

[20] LUPPI P，RUBERT W，LICATA A. Expansion of specific α β +T-cell subsets in the myocardium of patients with myocardium and idiopathic dilated cardiomyopathy associated with Coxsackie virus B infection[J]. Hum Immunol，2003，64（02）：194-210.

[21] ALTER P，JOBMANN M，MEYER E. Apoptosis in myocarditis and dilated cardiomyopathy：does enterovirus genome persistence protect from apoptosis? An endomyocardial biopsy study[J]. Cardiovasc Pathol，2001，10（05）：229-234.

[22] FEUER R，MENA I，PAGARIGAN R，et al. Cell cycle status affects coxsackievirus replication，persistence，and reactivation in vitro[J]. J Virol，2002，76（09）：4430-4440.

[23] 李杨，邱峻，周玉福，等. 儿童心肌病诊疗进展[J]. 中华临床医师杂志，2012，11：3018-3020.

[24] ARSLAN S，EROL M K，BO'ZKURT E，et al. Effect of beta blocker therapy on left atrial function in patients with heart failure：comparison of metoprolol suceinate with carvedil 01[J]. Int J Cardiovasc Imaging，2007，23（5）：549-555.

[25] ADAMOPOULOS S，PARISSIS J T，GEORGIADIS M，et al. Growth hormone administration reduces circulating proinflammatory cytokines and soluble fass/ouble fas ligand system in patients with chronic heart failure secondary to idiopathic dilated cardiomyopathy [J]. Am Heart J，2002，144（2）：359-364.

[26] IKEDA U，KASAI H，IZAWA A，et al. Immunoadsorption therpy for patients with dilated cardiomyopathy and heard failure[J]. Curr Cardiol Rev，2008，4（3）：219-222.

[27] 陈树宝. 心力衰竭治疗的新药及新技术[J]. 实用儿科临床杂志，2010，25（13）：959-962.

[28] RICHARD E B. Textbook of pediatrics 16th infective endocarditis [M]. 北京：科学出版社，2001：1424-1428.

[29] NORMAND J，BOZIO A，ETIENNE J，et al. Changing patterns and prognosis of infective endocarditis in childhood [J]. Eur Heart J，1995，16（Suppl B）：28-31.

[30] 潘友民，潘铁成，赵金平，等. 儿童感染性心内膜炎临床特点变化及病原学变迁[J]. 华小儿外科杂志，2006，27（3）：120-124.

[31] 陈沅，田杰，余更生，等. 儿童感染性心内膜炎 36 年的临床变迁[J]. 中华儿科杂志，2001，39（5）：263-266.

[32] MILLAR B C，JMGO J，MOORE J E. Fungal endocarditis in neonates and children. Pediatr Cardiol[J]，2005，26（5）：517-536.

[33] 胡亚美，江载芳，诸福棠. 实用儿科学[M]. 北京：人民卫生出版社，2002：1528-1534.

[34] FARRIOR J B，SILVERMAN M E. A consideration of the differences between a Janeway's lesion and an Osler's node in infectious endocarditis [J]. Chest，1976，70：239-243

[35] Blumenthal E Z，Zamir E. Images in clinical medicine Roth's spots[J]. Circulation，1999，99（9）：1271.

[36] OZAWA H，TOBA M，NAKAMOTO M，et al. Related Articles，Increased cytokine levels in a cerebral mycotic aneurysm in a child with Down's syndrome[J]. Brain Dev，2005 Sep，27（6）：434-436.

[37] SÖDERQUIST B，SUNDQVIST K G，VIKERFORS T. Adhesion molecules E-selectin，intercellular adhesion molecule-1（ICAM-1）and vascular cell adhesion molecule-1（VCAM-1）in sera from patients with Staphylococcus aureus bacteraemia with or without endocarditis[J]. Clin Exp Immunol，1999，118（3）：408-411.

[38] SÖDERQUIST B，SUNDQVIST K G，JONES I，et al. Interleukin-6，C-reactive protein，lactoferrin and white blood cell count in patients with Saureus septicemia [J]. Scand J Infect Dis，1995，27（4）：375-380.

[39] 杨思源. 小儿心脏病学[M]. 北京：人民出版社，2005：394-400.

[40] STEINBACH W J，PERFECT J R，CABELL C H，et al. J Infect. A meta-analysis of medical versus surgical therapy for Candida endocarditis [J]. J Infect，2005，51（3）：230-247.

[41] FERRIERI P，GEWITZ M H，GERBER M A，et al.（2002）Committee on Rheumatic Fever，Endocarditis，and Kawasaki Disease of the American Heart Association Council on Cardiovascular Disease in the Young. Unique features of infective endocarditis in childhood [J]. Circulation 105：2115-2126.

[42] MOON M R，STINSON E B，MILLER D C. Surgical treatment of endocarditis [J]. Prog Cardiovasc Dis，1997，40（3）：239-264.

[43] 江生，张镜芳，庄建，等. 小儿感染性心内膜炎的诊断和外科治疗[J]. 中华胸心血管外科杂志，2002，18（5）：272~273.

[44] 丁芳宝，梅举，张宝仁，等. 小儿感染性心内膜炎的外科治疗[J]. 中华胸心血管外科杂志，2002，18（6）：331~333.

[45] 王莉，赵良平，徐卫亭，等. 感染性心内膜炎临床特点及危险因素分析[J]. 苏州大学学报，2012，32（2）：241-244.

[46] 王雪海，陈凡，舒骏，等. 活动期感染性心内膜炎手术时机的分析[J]. 华西医学，2011，26（3）：347-350.

[47] VERHAGEN D W，HERMANIDES J，KOREVAAR J C，et al. Extension of antimicrobial treatment in patients with left-sided native valve endocarditis based on elevated C-reactive protein values [J]. Eur J Clin Microbiol Infect Dis，2007，26（8）：587-590.

[48] AKPUNONU B E, BITTAR S, PHINNEV R C, et al. Infective endocarditis and the new AHA guideline[J], Geriatrics 2008, 63（8）: 12-19.

第五节　冠状动脉病变的诊治进展

一、不完全川崎病的诊断和川崎病的药物治疗现状

川崎病（Kawasaki disease, KD），又名皮肤黏膜淋巴结综合征（mucocutaneous lymphnode syndrome, MCLS）。1967年由日本川崎富作首先报告，其主要病理改变是全身性非特异性小血管炎，由于临床上易侵犯冠状动脉，并且可形成冠状动脉瘤，易发生冠状动脉狭窄或血栓形成，导致儿童的心肌梗死或猝死的发生，从而受到儿科医生的普遍重视。由于其临床上表现多种多样，容易误诊漏诊，随着对该病认识的不断深入，不完全川崎病（incomplete KD）的诊断成为临床关注的热点和难点[1,2]。

（一）川崎病的诊断

KD病因至今未明，但发病呈一定的流行性、地方性。主要见于1岁左右的婴幼儿，临床表现有发热、皮疹等，推测与链球菌和EB病毒（Epstein-Barr virus, EBv）等病毒感染有一定的相关；更有文献报告是微生物毒素类超抗原、细菌热休克蛋白等介导的免疫活化细胞激活的全身性中小血管炎[3]。

KD临床表现各一，呈多样性、复杂化，全身多系统均可受累，病情轻重相差较大，临床上可被误诊为猩红热、多形性红斑、麻疹、淋巴结炎、败血症、肝炎、硬皮病、阑尾炎，等等。

典型KD诊断通常采用第三届国际川崎病会议修订的诊断标准（1988年12月修订）进行诊断，于2007年经过了全国儿科心血管组的川崎病专题讨论进一步明确。具有诊断标准6项中有5项以上，又不能被其他已知疾病所解释者可诊断。应强调除外其他疾病尤其是病毒性感染、链球菌感染、葡萄球菌感染（中毒性休克综合征）和耶尔森菌感染。冠状动脉瘤或扩张的特征性改变亦见于耶尔森菌感染和慢性活动性EB病毒感染[2-4]。

（二）不完全川崎病的诊断

不完全KD（指不具备KD诊断标准条件者）的诊断为这几年儿科医师重视的问题。近年来日本多中心研究显示，在合并冠状动脉损害的川崎病患儿中有5%的临床表现不典型；更有文献报告不完全川崎病可不伴有发热症状。国内文献报告不完全KD发病率为19.4%，好发于小婴儿，其临床症状相对不典型，而发生冠状动脉病变的比率较典型KD高。美国诊断不完全KD的流程中提出：对婴幼儿的不明原因的发热大于等于5 d者，伴有一项临床表现者，常规检查超声心动，如果出现冠状动脉内膜受损，则诊断不完全KD[2,4,5]。

北京儿童医院目前诊断不完全KD积累了丰富的经验，见于以下两种情况：①诊断标准6项只符合4项或3项，但超声心动图或心血管造影证实有冠状动脉瘤者（多见于小于3个月的婴儿或大于5岁的年长儿），属重症；②诊断标准6项中只有4项符合，但超声心动图检查可见冠状动脉壁灰度增强（提示冠状动脉炎，此型冠状动脉扩张少见）；应除外其他感染性疾病。

不完全KD诊断的参考项目：①卡介苗（Bacillus Calmette-Guérin, BCG）接种处再现红斑；②肛周潮红或伴脱皮；③血小板数显著增多；C-反应蛋白（CRP）、红细胞沉降率（erythrocyte sedimentation rate, ESR）明显增加；④超声心动图示冠状动脉扩张或动脉壁灰度增强；⑤出现二尖瓣关闭不全或心包积液；⑥伴低白蛋白血症、低钠血症；⑦胆囊超声可见胆囊壁水肿；⑧伴发虹膜睫状体炎；⑨脑利钠肽（BNP）急性期明显增高[6,7]。

早期指趾末端充血、硬肿，后期的膜状脱皮和冠状动脉的病变是不完全KD的常见的补充诊断依据。

（三）川崎病在心血管系统的并发症

KD 心血管并发症无论是川崎病临床典型抑或不完全性川崎病，均包括冠状动脉瘤、冠状动脉血栓形成、心肌梗死、心肌炎、心瓣膜炎、心包积液、体动脉瘤和冠状动脉瘤破裂伴心包积血、猝死[8,9]。而不完全性川崎病的并发症如下：

1.冠状动脉瘤

冠状动脉瘤（coronary artery aneurysm，CAA）是指冠状动脉呈瘤状扩张，或 CA 与主动脉根部内径之比大于 0.4。CAA 是川崎病最严重的并发症之一，易发生血栓，部分病例发展为冠状动脉狭窄、闭塞，导致缺血性心脏病或心肌梗死，并可引起猝死。

CAA 的诊断：CAA 的临床表现在不伴发心肌缺血和心梗时，常无心血管系统症状和体征，胸部 X 线和心电图也无特异性改变。目前诊断冠状动脉瘤的方法有冠状动脉造影、超声心动图、心脏冠脉的螺旋 CT。超声心动图检查是明确诊断 CAA 的主要方法，有效、无创伤性，重复性好，特异性、敏感性均较强，但对于冠状动脉瘤远端以及狭窄或阻塞病变是不敏感的。心脏冠脉的螺旋 CT 检查是最近几年临床应用于诊断冠状动脉病变的新手段，诊断率高，敏感性强。冠状动脉造影是诊断冠状动脉瘤的金指标，但是由于其为有创性检查，临床上有一定风险，急性期不易做此项检查。

2.冠状动脉瘤并发心肌梗死

川崎病并发心肌梗死者占 1%～2%，多于病程的第一年内发生。临床表现有以下特点：①多在休息或睡眠中突然发生（占 63%）。②临床症状表现为强烈哭叫、呕吐等症状，部分患儿诉胸疼、腹痛等，婴幼儿诉胸痛者少（可能与年龄小，不会叙述有关）。③体征可出现休克表现、呼吸困难、心力衰竭及心律失常等。④少部分患儿无症状，占 37%。心肌梗死的诊断主要依靠心电图检查，可出现特征性改变：对应心肌不同部位的异常 Q 波。

3.冠状动脉瘤并发冠状动脉狭窄

冠状动脉狭窄多于发病后 2 个月后发生，临床上可表现为活动耐力下降，心脏进行性扩大，逐渐出现心力衰竭，进而发展为缺血性心脏病。超声心动和冠脉螺旋 CT 检查可以明确诊断：冠状动脉狭窄多为节段性狭窄及限局性狭窄，一般位于 CAA 的流入口或流出口处，经数月、数年缓慢进行。必要时应进行冠状动脉造影检查明确诊断。

KD 的心血管并发症已受到密切关注。二维超声心动图已成为 CAA 的标准筛查方法，但对冠状动脉狭窄检出率很低。CAA 并发心肌梗死的临床特点和心电图特征性改变有助于本病的早期诊断[9, 10]。

（四）川崎病的治疗

KD 和不完全 KD 的治疗相同。急性期治疗的目的是控制全身非特异性血管炎症，防止冠状动脉瘤形成及血栓性阻塞。

1.阿司匹林

阿司匹林（acetylsalicylic acid，ASA）具有抗炎、抗血小板作用，为治疗本病的首选药物。目前我国在各医院推荐使用中等剂量，即口服剂量为 30～50 mg/（kg·d），热退后 5～10 mg/（kg·d），一般用药最少持续 3 个月。

对于合并冠状动脉病变的 KD 患儿，需要长期服用 3～5 mg/（kg·d），直至冠状动脉恢复正常，方可停药。

其副作用为胃肠道反应：恶心、呕吐等；肝功能损害；凝血功能障碍；出血倾向；产生变态反应等。临床上需要严密观察患儿，及时减量，防止副作用出现。

2.双嘧达莫

抑制血小板聚集，预防血栓形成；同时可扩张冠状动脉，增加冠脉血流。临床上用于血小板增高和合并冠状动脉损害的 KD 患儿。用药剂量为 3～5mg/（kg·d）。

3.大剂量静脉注射丙种球蛋白

经多数学者研究报道，KD急性期冠状动脉扩张性病变发生率为35%～45%；阿司匹林及静脉注射丙种球蛋白（intravenous immunoglobulin，IVIG）联用组发生率为15%～25%。故目前川崎病急性期患儿均应使用IVIG；治疗愈早（病程7d以内）效果愈好。且文献报告，防止冠状动脉病变的患病率依赖于IVIG的剂量（总量2g/kg，单次，10～12h给入效果最佳），而不依赖于ASA的剂量。可重复给药1～2次，总剂量可达6g/kg。

4.皮质激素

以往曾单用皮质激素治疗川崎病，结果认为应用泼尼松可促进冠状动脉瘤形成，单用泼尼松组冠状动脉瘤发生率为65%，而单用ASA的冠状动脉瘤发生率为11%；有研究表明，ASA与泼尼松龙合用治疗KD，可减少冠状动脉病变的发生。

目前皮质激素应用于临床上IVIG不反应（nonresponders）的患者，并且已加用ASA者。用药剂量为泼尼松龙2mg/（kg·d），3～5d。通常患儿体温和炎症指标可以降至正常，临床上并不需要加用口服泼尼松龙继续治疗。

IVIG不反应者是指KD发病3～9d内，大剂量IVIG治疗后仍发热（大于38℃）持续48～72h和CRP等检查未改善者。KD对大剂量IVIG不反应者的判断：①发热不退。②CRP不下降。③白细胞数（尤其中性粒细胞）不下降。④血浆白蛋白降低。⑤血小板数减少。⑥血FDP-F/D-dimer和尿β2-微球蛋白不下降。⑦超声心动图（ultrasound cardiogram，UCG）：冠状动脉壁灰度增强。

5.蛋白酶抑制剂

乌司他丁的应用临床罕见，偶见于IVIG不反应者，在应用皮质激素治疗后仍然不能有效控制KD。每次剂量3 000～5 000 IU/kg，3次/d，缓慢静脉注射，连续5～9d。

6.对症治疗

需要对于KD的并发症的对症治疗。心肌损害：应用磷酸肌酸钠、1-6二磷酸果糖、维生素C、辅酶Q10等。肝功能损害：保肝治疗。心力衰竭：强心、利尿、扩血管等。有血栓形成者需要抗凝和（或）溶栓治疗。对于缺血性心肌病需要加用小剂量β-受体阻滞剂。

总之，临床医学对川崎病和不完全川崎病的发病机理在不断深入研究的同时，积累了丰富的经验，达到对该病的诊断和治疗进一步完善和统一的目的。

二、儿童缺血性心脏病的研究进展

缺血性心脏病（ischemic heart disease，IHD）是指由于冠状动脉循环改变引起冠状动脉血流和心肌需求之间不平衡而导致的心肌损害。非冠状动脉性血液动力学改变引起的缺血，如主动脉瓣狭窄则不包括在内。在急性缺血时，心肌细胞在短时间内大量凝固性坏死；慢性长期供血不足使心肌组织发生营养障碍和萎缩，残余的心肌细胞无法重建坏死的组织，心脏功能随之进行性恶化。在成人最常见的病因是冠状动脉粥样硬化，约占90%。而儿童则有着病因多样，临床症状不典型，且尚无系统治疗方案的特点。现就儿童缺血性心脏病的研究现状进行综述。

（一）儿童缺血性心脏病的病因

在成年人中，缺血性心脏病主要是由于冠状动脉粥样硬化所致。与高血压、高脂血症、吸烟、肥胖、糖尿病、体力活动缺乏、高龄、男性等传统危险因素以及炎症、促凝因素、高尿酸血症、高同型半胱氨酸（homocysteine，HCY）血症、低胆红素血症等新危险因素高度相关。儿童缺血性心脏病病因与成年人不同。在儿童中，川崎病、冠状动脉畸形、冠脉心肌桥及家族性高胆固醇血症等均可成为引起心肌缺血的病因[11,12]。

1.川崎病

川崎病是造成儿童缺血性心脏病的主要因素。目前在较发达地区，川崎病已超过风湿热成为儿童后天性心脏病的最常见病因。川崎病是病因未知的儿童急性发热性疾病，特征为广泛的中小血管炎症及免疫性血管壁损伤，可导致多系统损害，以心血管系统的损害最为严重。以往报道，川崎病引起心血管损害的发生率为 25.4%，以冠状动脉扩张最为常见（68%），其次为冠状动脉瘤（10%）。未经治疗的川崎病患儿冠脉瘤发生率为 20%~25%，严重者可导致缺血性心脏病、心肌梗死及猝死。部分川崎病患儿即使没有发生冠状动脉损害，亦可由川崎病引起的血脂代谢异常引发冠状动脉粥样硬化，最终导致缺血性心脏病[13-15]。

2.冠状动脉畸形

冠状动脉畸形亦是导致儿童缺血性心脏病的重要病因。Angelilli 等根据解剖学特征将冠脉畸形分为以下类型：①冠脉起源和分布异常，包括左主干缺如、冠脉开口位置异常（包括起源于对侧冠状窦或无冠窦、起源于主动脉或其他动脉）和单支冠脉。②冠脉终止异常，包括冠脉瘘、远端小动脉或分支数目减少。③冠脉结构异常，包括先天性狭窄、闭锁、扩张或动脉瘤、发育不良、缺如、壁内冠脉（心肌桥）和分支异常等。④冠脉间异常交通。据 Yanamaka 统计，1686 例冠状动脉畸形患者中，81%临床上为良性畸形：包括并行左主干（左前降支、回旋支分别开口于左冠窦），左回旋支缺如或起源于右窦或右冠状动脉，冠脉开口过高、分布正常，左或右冠状动脉开口于后窦，冠脉间异常交通，小的冠状动脉瘘，因血管走行过程未受压迫，冠脉血流量正常，故较少出现临床症状或发生心脏病事件；只有少部分潜在危险的冠状动脉畸形：包括冠状动脉起源于肺动脉，左冠状动脉起源于右冠窦，右冠状动脉起源于左冠窦，单支冠状动脉，大的冠状动脉瘘，会导致心肌缺血、心力衰竭甚至猝死[16,17]。

3.冠状动脉心肌桥

心肌桥形成也可能导致儿童缺血性心脏病。心肌桥是一种常见的解剖学变异，即冠状动脉或其分支的某个节段行走于室壁心肌纤维之间，被形似桥的心肌纤维覆盖，在心脏收缩时出现暂时的管腔狭窄甚至闭塞，则被心肌纤维覆盖的动脉段称为壁冠状动脉，这段心肌纤维称为冠状动脉心肌桥（简称心肌桥）。并非所有心肌桥均为良性病变。少数肌桥被肌束所环绕，可压迫并扭曲血管，不仅导致收缩期肌桥下冠状动脉狭窄，而且影响舒张期血流，从而导致心肌缺血。此外，心肌桥血管更容易发生痉挛、肌桥近端冠脉粥样硬化等问题，诱发缺血性心脏病。但本病在儿童中检出率较低，可能与心肌桥缺血症状出现较晚，儿童冠脉造影应用率不高相关[18]。

4.血脂异常

我国儿童青少年血脂异常发生率呈上升趋势，高脂血症亦成为诱发儿童缺血性心脏病的因素。因血脂异常进展缓慢，儿童期常无明显症状与体征，但是严重的家族性高胆固醇血症，尤其是纯合子患儿，很可能在儿童期就出现冠状动脉脂质斑块形成、冠状动脉粥样硬化，出现心肌缺血表现[19]。

（二）儿童缺血性心脏病的临床表现

成人心肌灌注不足最常见表现为发作性胸痛。典型的心肌缺血引起的心绞痛，主要发生在胸骨后及咽部，也可放射到下颚、颈部、肩背部、手臂；不典型者表现为上腹部不适，牙痛等。而儿童缺血性心脏病表现与成人不同，可表现为长出气、心悸、活动量下降、活动耐力下降、活动时胸痛、腹痛，部分患者因侧支循环供血充分而胸痛症状不明显。常因家人发现患儿生长发育迟缓、气促、喘息、多汗、面色苍白及阵发性青紫而就诊。一些特殊类型冠脉畸形，如左冠状动脉起源于右冠窦及右冠状动脉起源于左冠窦时由于左或右冠状动脉走行于主肺动脉根部之间，可能因冠脉受压产生急性心肌缺血，导致心源性猝死[20-22]。

（三）实验室检查

1.实验室检查

心肌肌钙蛋白（cTn）T/I 是目前诊断心肌损伤或坏死特异性最强，灵敏度最高的标志物；肌酸激酶同工酶 MB（CK-MB）的对于心肌缺血同样具有诊断价值。在急性心肌缺血时心肌标志物的检查应关注动态变化有重要意义。脑利钠肽（BNP）在心肌缺血、心脏扩大、心力衰竭患者中可出现增高，并对预后有提示作用。

2.心电图

缺血性心脏病患者心电图多有异常改变。儿童缺血性心脏病中，因心肌缺血导致心电传导系统出现异常。心电图改变以窦性心动过速最为常见，亦可见期前收缩（房性、室性）、房室传导阻滞、窦房传导阻滞等，同时可见病理性 Q 波及 ST-T 改变。当心肌急性缺血心绞痛发作时，综述心电图（electro cardiogram，ECG）可出现 ST 段水平或下斜型降低 $\geqslant 0.05$ mV。当慢性心肌缺血所致心肌细胞肥厚时，ST-T 改变持续存在，但无动态变化。动态心电图因可以记录 24h 内所有心电变化，可以提高短暂心肌缺血发作的检出率，筛查无症状性心肌缺血。

3.超声心动图

超声心动图具有无创、安全、简便、可重复检查等优点。不但可以评价心室收缩和舒张功能，室壁结构以及血流动力学变化，同时可较为方便地诊断冠脉开口位置、起源及分支走行异常等冠脉畸形，以及川崎病后遗留冠脉病变。Hiraishi 等对 60 例川崎病患儿进行超声心动图检查，其诊断冠状动脉瘤的敏感度和特异度分别为 95% 和 99%，诊断冠状动脉狭窄的敏感度和特异度分别为 85% 和 98%[23]。

4.多排螺旋 CT

近年来，多排螺旋 CT 的广泛应用大有替代侵入性冠脉造影的趋势。多排螺旋 CT 的优势在于其除放射性外无创、风险低、可重建成三维图像、清楚地显示出血管间的解剖关系外，尤其对于冠脉畸形的诊断与分类具有重要意义。Andreini 等的一项研究表明，在 58 名接受螺旋 CT 检查的患者当中，有 40 名检查结果与之前的冠脉造影结果相符合，另有 18 名患者的螺旋 CT 结果提供了比冠脉造影更多的信息，包括畸形冠脉的起源、走行、与周围结构的关系等。但是冠脉 CT 成像会受到心率、节律、冠脉钙化、支架、起搏器等影响，还应注意过多重复检查时的 X 线的安全性问题[24]。

5.心肌灌注断层显像

心肌灌注断层显像利用缺血或坏死心肌的摄取功能减低或丧失，显像表现为心肌节段性放射性分布减低区或缺损区的原理，用于估价心肌缺血的部位、范围及程度，以及对存活心肌的评估。^{123}I-BMIPP 和 ^{99m}Tc-MIBI 延迟显像可以更加精确地判断心肌缺血的严重程度。在儿童中亦有报道 ^{99m}Tc-MIBI 显像可以明确心肌缺血的部位[25, 26]。

6.冠状动脉造影

目前冠脉造影仍是诊断缺血性心脏病的金标准。冠脉造影时间、空间分辨率较高，不仅能清楚显示直径 $\geqslant 200\mu$m 的冠脉，还能准确显示冠脉瘤、冠脉狭窄、闭塞及侧支循环。但是冠脉造影仅能对心包脏层的冠脉进行形态学评估，无法评价冠脉和心肌功能，因此无法检测出痉挛性和微血管性缺血，且冠脉狭窄程度并不能等同于心肌功能受损的程度。在儿童中，因其有创伤性、费用高、风险高很少常规应用，其诊断价值有被多排螺旋 CT 取代的趋势。

（四）诊断

目前缺血性心脏病的诊断标准仍遵循 1979 年国际心脏病联盟（International Society and Federation of Cardiology，ISFC）和世界卫生组织（World Health Organization，WHO）分类标准将其分为原发性心脏骤停、心绞痛、心肌梗死、缺血性心脏病中的心力衰竭及心律失常五类。近年来并无大规模的修订，且尚缺乏针对儿童缺血性心脏病的诊断标准。

目前儿童缺血性心脏病可根据患儿的病情分为缺血性心肌损害及缺血性心肌病两类。前者是由于缺血时间短暂（小于 20min），形成顿抑心肌，临床上仅有长出气、面色略显苍白、活动后乏力等症状，心电图表现为非特异性 T 波改变，CK-MB 会出现一过性增高，但肌钙蛋白通常阴性，超声心动图可见心脏结构及收缩功能正常。而后者则由于冠脉病变所致慢性长期心肌缺血、坏死和弥漫性心肌纤维化，临床上以心脏扩大、心律失常和心力衰竭为特征。成人尚遵循 1995 年 WHO/ISFC 诊断标准：①有明显的冠心病史。②心脏明显扩大。③存在顽固性心力衰竭临床表现，LVEF 小于 40%。并排除扩张性心肌病、瓣膜病、室壁瘤、心腔内异常通道及乳头肌功能不全所致心脏扩大和心功能不全。

儿童缺血性心脏病因其缺乏特征性临床表现需与感染性心肌炎、心内膜弹力纤维增生症、心肌致密化不全、扩张型心肌病等进行鉴别。①感染性心肌炎：多有明确的感染病史，心电图以 QRS 波低电压、Q-T 间期延长以及 ST-T 改变持续 4 d 以上并伴动态改变。②心内膜弹力纤维增生症：2/3 病儿发病年龄为 1 岁内，以左室扩大为主，超声可见心内膜回声增粗。③心肌致密化不全：可以依靠超声心动图及 MRI 发现心室内粗乱未致密化的肌小梁及小梁隐窝确诊。④扩张型心肌病：扩张性心肌病的诊断一般是排他性诊断，与缺血性心肌病有时很难鉴别而需行冠状动脉造影。近年也有研究显示，可以以心肌断层显像均匀减低和（或）花斑样分布而无完全缺损节段作为扩张型心肌病的诊断标准[27]。

（五）儿童缺血性心脏病的临床治疗

1.原发病治疗

及早发现原发病，积极治疗原发病，避免发生心肌缺血甚至缺血性心肌病才是治疗的关键。对于川崎病患儿无论症状典型与否，在发病 10 d 内及早应用丙种球蛋白输注治疗已成为降低并发冠脉病变关键。对于已发生冠状动脉扩张、冠状动脉瘤的患儿应用阿司匹林及潘生丁需至冠脉内径恢复正常。对于远期发生冠脉狭窄、栓塞的患儿可参考成人行冠状动脉搭桥术及经皮冠状动脉介入治疗，但远期预后尚不明确。先天冠脉畸形和心肌桥患者无症状者可随诊观察，有症状者可应用β-受体阻滞剂延长舒张期、改善冠脉缺血。但特殊类型的冠脉畸形如左冠状动脉起源于肺动脉，一经确诊即需心脏外科手术治疗，治疗及时，预后良好。对于家族性血脂代谢异常的患者，早期进行诊断并开始药物干预治疗，是预防缺血性心脏病的主要手段。早期应用调脂药物，监测血脂水平，以减少缺血性心脏病的危险因素[28]。

2.对症治疗

目前治疗儿童缺血性心脏病尚缺乏系统的指南，临床上的对症支持治疗仍依照成人治疗的经验进行。保护心肌、改善心肌细胞代谢是对症支持治疗的一个重点。左卡尼汀能够将长链脂肪酸带进线粒体基质，并促进其氧化分解，为细胞供能。这一作用有利减少长链酰基 CoA 等毒性代谢产物在心肌细胞内的堆积，从而使 ATP 产量恢复，对心肌细胞机械功能恢复有明显疗效。此外，有研究表明心衰患者心肌内磷酸肌酸水平较正常心肌明显下降，且与心力衰竭的严重程度呈线性关系。提高心力衰竭患者心肌内的磷酸肌酸含量可增加心排血量及左室射血分数。目前，磷酸肌酸钠在部分临床研究中已被证明对于儿童缺血性心脏病有效，但其安全用药及联合用药尚需在临床科研实践中继续探索。果糖磷酸二钠是细胞内糖代谢中间产物，能够促进细胞内糖酵解过程。其口服制剂已广泛应用于缺血缺氧引起的心肌损害、心肌病等。

在缺血性心脏病中，心功能低下时心脏扩大，严重心律失常发生率高，预后较差。在发生快速心律失常时，应用β-受体阻滞剂可以降低心率，延长舒张期，改善心肌灌注。β-受体阻滞剂同时还可能逆转长期缺血所致的心肌损害，使心功能有所改善。在小儿缺血性心脏病中，β-受体阻滞剂能够通过降低心率、缓解冠脉痉挛、抑制交感过度兴奋、防止室性心律失常、阻断心肌细胞凋亡、抑制 RAS 激活等机制改善患儿心功能，已成为治疗小儿缺血性心脏病的基础用药[29,30]。

（六）展望

慢性心肌缺血已形成缺血性心肌病，通过传统的药物、介入或手术治疗是无法完全根治的。但新技术的出现，为其根治、改善预后提供了可能。近年来，治疗缺血性心脏病的焦点已转移到生物治疗上。

1.干细胞治疗缺血性心脏病

近年来研究发现将骨髓间充质干细胞（bone marrow mesenchymal stem cells，BMSCs）移植到梗死心肌局部可以减小梗死面积、抑制心室重构、改善心功能。BMSCs 具有自我更新、分化增殖和多向分化潜能的特点，在一定环境和刺激因子作用下可向包括心肌细胞在内的多种细胞分化，Makino 等首先发现用化学物质 5-氮杂胞苷可以诱导 BMSCs 分化为心肌细胞。Li 等将大鼠 BMSCs 与乳鼠心肌细胞共培养亦发现，BMSCs 在心肌微环境中可以向心肌细胞分化。

除向心肌细胞分化外，BMSCs 还能分化为内皮细胞和平滑肌细胞，增强血管生成，改善微循环。BMSCs 同时具有旁分泌作用，大量研究证实，BMSCs 可以上调移植局部血管内皮生长因子(vascular endothelial growth factor，VEGF)、成纤维细胞生长因子-2（fibroblast growth factor-2，FGF-2）等生长因子的表达，并可导致缺血心肌内凋亡前体蛋白 Bax 表达下调，具有抗心肌细胞凋亡的作用。

目前已有部分临床试验对 BMSCs 的作用进行研究。BOOST（bone marrow transfer to enhance ST-elevation infarct regeneration）试验显示，急性心肌梗死后进行 BMSCs 移植治疗能加速左室功能的恢复。

目前 BMSCs 尚不能作为临床常规手段治疗缺血性心脏病，但随着研究的深入，相信 BMSCs 能够成为传统治疗外的又一大治疗方法。

2.细胞因子治疗缺血性心脏病

目前认为可用于缺血性心脏病治疗的细胞因子主要有成纤维细胞生长因子（FGF）、血管内皮生长因子（VEGF）、粒细胞集落刺激因子（granulocyte colony stimulating factor，GCSF）、粒-巨噬细胞集落刺激因子（granulocyte-macrophage colony-stimulating factor，GMCSF）、促红细胞生成素（erythropoietin，EPO）、生长激素（growth hormone，GH）、胰岛素样生长因子-1（insulin-like growth factors-1，IGF-1）血管生成素（Ang）、干细胞生长因子（hepatocyte growth factor，HGF）、胎盘生长因子（placental growth factor，P1GF）和干细胞因子（stem cell factor，SCF）。

上述细胞因子的作用机制不尽相同。FGF 可以促进 VEGF 的分泌，刺激血管生成；GCSF 能够增加动脉生成；GH，IGF-1 等能够提高左室收缩功能，Ang，SCF 等可以增加心肌灌注血流。

细胞因子治疗缺血性心脏病目前尚在临床试验阶段，由于缺乏临床硬性指标的观察，且存在安全性方面的顾虑，细胞治疗依然没法真正走进临床一线。

3.微小核糖核酸治疗缺血性心脏病

微小核糖核酸（micro Ribonucleic Acids，miRNAs）能够调节细胞发育、分化、增殖、凋亡，在人类疾病发生重扮演者重要角色。最近的研究显示，miRNAs 可能存在治疗缺血性心脏病的作用。Wang 等发现 mR-29a 可能作为心肌纤维化的调节因素，成为纤维化的潜在治疗靶点。mR-21 能够通过人第10号染色体缺失的磷酸酶及张力蛋白同源的基因（phosphatase and tensin homolog deleted on chromosome ten，PTEN）、B 淋巴细胞瘤-2 基因（B-cell lymphoma-2，BCl-2）促进和抑制血管壁新生内膜形成，其可能在未来成为抗支架内再狭窄的新靶点。Ivey 等同时发现，mR-1 和 mR-133 在干细胞分化为心肌细胞中起到了重要的作用。

miRNAs 治疗缺血性心脏病目前还处于探索阶段，但其在治疗缺血性心脏病范畴具有广阔的前景。

以上生物治疗方法目前在儿童缺血性心脏病的治疗方面尚缺乏有效性及安全性方面的证据。

总之，儿童缺血性心脏病在病因、临床表现和治疗等方面与成人有很大不同。目前研究多集中在如何治疗原发病及改善临床症状等。目前，儿童缺血性心脏病仍缺乏统一的诊断标准及系统性的治疗指南。如何及早发现、及早治疗原发病是目前预防儿童缺血性心脏病的关键。对于已经发生缺血性心脏病的患儿，除药物及手术治疗外，生物治疗成为今后研究的重要方向。

（袁越）

参考文献

[1] 吴瑞萍，胡亚美，江载芳，等. 实用儿科学[M]. 7 版. 北京：人民卫生出版社，2005.
[2] 中华儿科杂志编辑委员会，中华医学会儿科学分会心血管学组，中华医学会儿科学分会免疫学组. 川崎病专题讨论会

纪要[J]. 中华儿科杂志，2007，45（11）：826-830

[3] NEWBURGER J W，TAKAHASHI M，GERBER M A，et al. Diagnosis，treatment，and long-term management of Kawasaki disease：a statement for Health Professionals from the Committee on Rheumatic Fever，Endocarditis and Kawasaki Disease，Council on Cardiovascular Disease in the Young，American Heart Association[J]. Circulation，2004，110：2747-2771.

[4] SONOBE T，ASO S，IMADA Y，et al. The incidence of coronary artery abnormalities in incomp- lete Kawasaki disease[J]. Pediatr Res，2003，53：164.

[5] 王琍，林毅，苏英姿，等. 283 例川崎病的临床分析[J]. 中华儿科杂志，2004，42：609-612.

[6] AYUSAWA M，SONOBE T，UEMURA S，et al. Revision of diagnost is guidelines for Kawasaki disease [J]. Pediatr Int，2005，47（2）：232- 235.

[7] MACONOCHIE I K. Kawasaki disease [J]. Arch Dis Child，2004，89（1）：3-8.

[8] 梁翊常，王乃坤，柴晓敏. 我国川崎病概况[J]. 中国实用儿科杂志，1995，10（5）：302.

[9] 杜忠东. 川崎病[M]. 北京：科学技术文献出版社，2009.

[10] 张小平. 非典型川崎病的临床研究[J]. 华西医学，2006，21：78-79.

[11] SHULMAN S T，ROWLEY A H. Advances in Kawasaki disease[J]. Eur J Pediatr，2004，163：285-291.

[12] KAWAMURA T，WAGO I，KAWAGUCHI H，et al. Plasma brainna peptide trations in patients with disease[J]. Pediatr，2000，42（3）：241-248.

[13] PINNA G S，KNFETZIS D A，TSELKAS O I，el al. Kawasaki disease：an overview[J]. Curr Opin Infect Dis，2008，21（3）：263-270.

[14] BURNS J C，GLODE M P. Kawasaki syndrome[J]. Lancet，2004，364（433）：533-544.

[15] 汪芸，王俐，孙丽萍，等. 川崎病患儿血清降钙素原和白介素-6 质量浓度变化及其与并发症的关系[J]. 中国实用儿科杂志，2007，22（6）：424-427.

[16] ZHANG Y F，ZHAO Z Q. Clinical analysis of 12 cases Kawasaki disease complicated by Mycoplasma pneunoniae pneumonia[J]. Zhongguo Dang Dai Er Ke Za Zhi，2007，9（6）：603-604.

[17] 常健，李海波，陈银波，等. 肺炎支原体与肺炎衣原体在川崎病冠状动脉病变中的作用[J]. 临床儿科杂志，2007，25（9）：768-770.

[18] NEWBURGER J W，TAKAHASHI M，GERBER M，et al. Diagnosis，treatment，and long-term management of Kawasaki disease，a statement for Health Professionals from the Committee on Rheumatic Fever，Endocarditis and Kawasaki Disease，Council on Cardiovascular disease in the young，American Heart Association[J]. Pediatrics，2004，114（6）：1708-1733.

[19] BROGAN P A，SHAH V，CLARKE L A，et al. T cell activation profiles in Kawasaki syndrome[J]. Clin Exp Immunol，2008，151（2）：267-274.

[20] 万文辉，葛才荣. 冠心病新危险因素研究进展[J]. 中国误诊学杂志，2008，8（4）：28-30.

[21] SATOU G M，GIAMELLI J，GEWITZ M H. Kawasaki disease：diagnosis，management，and long-term implications[J]. Cardiol Rev，2007，15（4）：163-169.

[22] 黄国英，马晓静，黄敏. 上海地区 1998—2002 年川崎病流行病学特征[J]. 中国循证儿科杂志，2006，1（1）：8-13.

[23] NEWBURGER J W，FULTON D R. Kawasaki disease. Curr Treat Options Cardiovasc Med，2007，9（2）：148-158.

[24] SILVA A E，MAENO Y，HASBMI，et al. Cardiovascular risk factors after Kawasaki disease：A case-control study[J]. J pediatr，2001，138：400-405.

[25] ANGELINI P，VELASCO J A，FLAMM S.Coronary anomalies：incidence，pathophysiology，and clinical relevance[J]. Circulation，2002，105：2449-2454.

[26] YAMANAKA O，HOBBS R E. Coronary artery anomalies in 126,595 patients undergoing coronary arteriography[J]. Cathet Cardiovasc Diagn，1990，21：28-40.

[27] KIM S S，JEONG M H，KIM H K，et al. Long-term Clinical Course of Patients with Isolated Myocardial Bridge[J]. Circ J，2010，74：538-543.

[28] 刘颖，米杰，杜军保，等. 北京地区 6—18 岁儿童血脂紊乱现况调查[J]. 中国实用儿科杂志，2007，22：101-102.

[29] KAVEY R E，ALLADA V，DANIELS S R，et al. Cardiovascular risk reduction in high risk pediatric patients：a scientific statement from the American Heart Association Expert Panel on Population and Prevention Science；the Councils on Cardiovascular Disease in the Young. Epidemiology and Prevention，Nutrition，Physical Activity and Metabolism，High Blood Pressure research，Cardiovascular Nursing，and the Kidney in Heart Disease；and the Interdisciplinary Working Group

on Quality of Care and Outcomes Research[J]. Circulation，2006，14：2710-2738.

[30] BASSO C，MARON B J，CORRADO D，et al. Clinical Profile of Congenital Coronary Artery Anomalies With Origin From the Wrong Aortic Sinus Leading to Sudden Death in Young Competitive Athletes[J]. Journal of the American College of Cardiology，2000，1（35）：6.

第六节 其他

一、小儿晕厥的研究进展及指南解读

（一）晕厥的概念

晕厥是指由各种原因引起的一过性脑血流灌注降低或能量供应不足,导致脑缺氧或神经元能量代谢障碍所引起的临床症状,表现为意识障碍,同时伴有肌张力降低或消失。晕厥发作一般持续几秒钟至几分钟,可自行恢复,醒后不能回忆。

（二）晕厥的分类[1]

1.自主神经介导的反射性晕厥

（1）血管迷走性晕厥。

（2）体位性心动过速综合征。

（3）情景性晕厥（境遇性晕厥）：①咳嗽性晕厥。②排尿性晕厥。③吞咽性晕厥。④屏气性发作。⑤排便性晕厥。⑥其他（如举重和餐后）。

（4）直立性低血压。

（5）颈动脉窦变态反应综合征。

（6）疼痛性晕厥。

（7）自主神经功能障碍：①外周神经炎。②家族性自主神经功能障碍。③中枢性自主神经衰竭（Shy-Drager 综合征）。④脊髓病变等。

2.心源性晕厥

（1）心律失常：①阵发性室上性心动过速。②房颤、房扑。③室性心动过速（尖端扭转型室速、家族遗传性儿茶酚胺型多形性室速等）。④室颤。⑤遗传性综合征（长 QT 综合征、Burμgada 综合征）。⑥窦性心动过缓。⑦房室传导阻滞。⑧病态窦房结综合征。

（2）心内血流排放受阻：①肥厚型梗阻性心肌病。②主动脉狭窄。③法洛四联症。④严重肺动脉狭窄。⑤重度肺动脉高压。⑥肺栓塞。⑦左心房黏液瘤。⑧重度二尖瓣狭窄等。

（3）心脏舒张受限或收缩力减弱：①急性心包填塞。②缩窄性心包炎。③限制型心肌病。④重症心肌炎。⑤致心律失常性右室心肌病。⑥扩张型心肌病等。

（4）心脏瓣膜病：①严重的二尖瓣脱垂。②收缩期主动脉瓣反流。

3.神经源性晕厥

（1）锁骨下动脉窃血综合征。

（2）短暂性脑缺血发作。

（3）复杂型偏头痛。

（4）惊厥发作。

（5）高血压脑病。

4.代谢性疾病导致的晕厥

（1）低血糖。

（2）电解质紊乱。

（3）过度通气。

（4）药物中毒（主要是镇静药、抗精神病药）。

5.精神性疾病导致的晕厥

（1）癔症。

（2）重度抑郁。

（3）假性惊厥发作。

（4）焦虑症。

（三）晕厥的诊断方法[2]

1.病史

病史包括晕厥发作时的体位、持续时间、发作的诱因、先兆症状、伴随症状、晕厥发作后的症状、用药史、有无家族史等。

具有特征性的晕厥：

（1）自主神经介导性晕厥：好发于青春期女孩，多于站立体位发生。晕厥发作前往往存在诱因，如持久站立、运动、精神紧张、闷热环境等。

（2）境遇性晕厥：如晨起后、大小便、咳嗽等易诱发境遇性晕厥。常具有明显的晕厥先兆症状，如头晕、恶心、多汗等，意识丧失时间一般在数秒钟至数分钟。

（3）神经源性晕厥：发作时常伴有肢体抽动或肌张力改变，舌咬伤，意识丧失时间常大于 5 min，晕厥后常存在神经系统的异常体征，如定向障碍。

（4）心源性晕厥：有心脏病史，发病年龄偏小，运动后可诱发晕厥发作。

（5）代谢性因素导致晕厥：发病诱因明确，晕厥前往往有虚弱、饥饿、虚汗、头晕症状，最后出现意识丧失，发作与体位无关，发作过程缓慢。

（6）精神性疾病导致的晕厥：见于青春期女孩，具有明确的精神刺激诱因，一般在精神紧张及生活中出现重大事件时出现。每次晕厥发作的时间较长，且患儿在发作时往往是慢慢倒下，没有身体伤害，晕厥反复发作。患儿发作时没有心率、血压及肤色的改变，持续时间不定，可持续较长时间，在心理暗示下可缓解。

2.体格检查及常用实验室检查

（1）心血管系统检查：立卧位血压、心率、心律、心音、心脏杂音、心电图、Holter 心电图、超声心动图等。

（2）神经系统检查：包括眼底、Rombergs 征、腱反射、脑功能和本体感觉、头颅 CT、脑电图等。

（四）晕厥的诊断流程[3]

北大医院杜军保教授提出儿童晕厥的简易诊断流程：通过病史及进行详细的体格检查、立卧位血压及心电图检查，将病人分为：

（1）"明确诊断"：如体位性心动过速综合征、直立性低血压、境遇性晕厥、药源性晕厥等。

（2）"提示诊断"：心肌病、肺动脉高压、发绀型先天性心脏病及某些心律失常等。对这些患者需进一步根据具体情况和需要选择下列某项检查：超声心动图、Holter、心电图或心脏电生理等以期明确是否为心源性晕厥。

（3）"不明原因晕厥"：不能明确诊断也不能提示诊断。如其晕厥反复发作，则应进行直立倾斜试验（head-up tight tilt test，HUT）检查。帮助鉴别诊断血管迷走性晕厥及其不同血流动力学类型（血管抑制型、心脏抑制型以及混合型）、体位性心动过速综合征、直立性低血压等。

（4）对于经过上述检查仍然不能明确诊断者.应重新从病史、体检及实验室检查对患儿进行评价，必要时进行精神神经学评估。

（五）直立倾斜试验方法及血液动力学类型[4]

1.基础试验

前 3 d 停用一切影响植物神经功能的药物，试验前 12 h 禁食。要求安静、光线黯淡、温度适宜。用心电监护仪持续监测心电图及血压的变化，并定时记录（2 min/次），出现症状时连续记录。患儿仰卧 10 min，记录基础动脉血压、心率及心电图，然后站立 10 min 重新记录血压、心率及心电图然后再站立于倾斜床上，倾斜 60°，直至出现阳性反应或完成 45min 的全过程。

2.药物激发试验

如 HUT 阴性者站立在倾斜床上，并舌下含化硝酸甘油 4～6μg/kg，最大量不超过 300μg。再持续观察至出现阳性反应或含药后 20 min，含药后动态记录血压、心电图以及心率的变化。

3.判断标准

（1）血管迷走性晕厥（vasovagal syncope，VVS）：发病年龄多为年长儿（一般在 5 岁以上）。晕厥发作前可有某些精神刺激，疼痛刺激或持久站立等诱因。晕厥发作前部分病人可伴有先兆，如头晕、恶心、多汗等。晕厥发作时间短暂，意识丧失，肌张力丧失。直立倾斜试验（HUT）阳性；除外中枢神经系统疾病、心血管系统疾病、代谢性疾病。HUT 试验时当患儿出现晕厥或出现血压下降和（或）心率下降或出现窦性停搏代之交界性逸搏心率、一过性Ⅱ度或Ⅱ度以上房室传导阻滞及长达 3 s 的心脏停搏，与此同时伴接近晕厥者为阳性。血压下降标准为收缩压≤10.64 kPa（80 mmHg）或舒张压≤6.65 kPa（50 mmHg）或平均血压下降≥25%。如患儿未达到以上标准，但已出现晕厥或接近晕厥者仍为阳性。心率减慢是指心动过缓：4～6 岁，心率小于 75 次/min；7～8 岁，心率小于 65 次/min；大于 8 岁，心率小于 60 次/min。其中血压明显下降、心率无明显变化者称为血管抑制型；以心率骤降为主、收缩压无明显下降者称为心脏抑制型；心率与血压均有明显下降者称为混合型。

（2）体位性心动过速综合征（postural orthostatic tachycardia syndrome，POTS）：是指直立后心率过度增快。可伴有轻度的体位性低血压。主要症状有轻度的头疼、头晕、疲乏、晕厥先兆等。患儿在直立试验或倾斜试验的 10 min 内心率增加≥30 次/min 或心率最大值≥120 次/min，同时伴有直立后的头晕或眩晕、胸闷、头痛、心悸、面色改变、视物模糊、倦怠、晨起不适，严重时可出现晕厥等症状。

（3）直立性低血压（orthostatic hypotension，OH）：患儿一般有头晕，有时会发生晕厥或晕厥先兆。往往有无症状的直立后血压的下降，因此很难将其晕厥的发生归之为血压下降。此类患儿应进一步做 HUT 来评价。平卧时血压正常，无器质性心血管疾病及自主神经系统疾病的证据。体位由平卧变成直立后 3 min 内血压下降，收缩压下降 2.66 kPa（20 mmHg），或舒张压下降 1.33 kPa（10mmHg），心率无明显变化。

（六）晕厥的鉴别诊断[5]

惊厥：意识丧失时间大于 5 min，惊厥发作的患儿可无明确诱因，或少数患儿在某种特殊诱因，如声、光刺激后发作。发作时抽搐往往与意识丧失同时发生。呈典型强直阵挛性或偏侧发作，持续时间较长，可伴有舌咬伤、口吐白沫、二便失禁。发作后患儿存在定向障碍、意识恢复缓慢、发作同时伴有肢体动作或肌张力改变，尤其是当肢体动作呈节律性时往往提示为惊厥发作而非晕厥发作。晕厥发作前的诱因多为持久站立、精神紧张、体位改变等以及存在一些特殊情景，如排便、咳嗽等情况下出现意识丧失。发作时患儿面色苍白、出汗。发作后意识清楚。晕厥伴随抽搐者其抽搐发生在意识丧失之后，多在 15s 内停止，较少在夜间发作。有典型惊厥或可疑神经系统异常的患儿则应及时行脑电图检查以明确是否存在癫痫。

（七）晕厥的治疗

1.VVS[6]

治疗目的是预防晕厥发作，防止发生晕厥相关性躯体意外伤害，改善生活质量，降低死亡危险。并非全部 VVS 患儿都需要药物治疗。

（1）非药物治疗：包括健康教育、直立训练和口服补液盐（oral rehydration salts，ORS）。①健康教育：目的在于提高患儿自我保护意识，预防和减少 VVS 发作。其内容包括教育患儿及家长，使其认识到 VVS 是一种自限性的良性病症，减轻其心理负担，指导患儿及家长正确认识 VVS 的常见先兆和触发因素，避免可能触发晕厥发作的诱因。采取有效的干预措施，如迅速采取平卧体位。也可抬高下肢、取坐位或蹲位，双腿交叉使大腿和腹部肌肉紧张也可有效预防青少年晕厥发作。②直立训练：反复晕厥患儿坚持长期规律倾斜锻炼、站立训练等，可降低血管顺应性和心肺感受器敏感性，激活自主神经系统，减少站立位血液在下肢蓄积，有助于预防或减少晕厥反复发作。③ORS 治疗：推荐使用 ORS 剂量为 14.75 g/d，兑入 500 mL 水中分次口服。增加饮食中水盐摄入，可增加细胞外液和血容量，避免 HUT 时左室充盈量不足导致的排空效应，防止迷走神经活性增强诱发晕厥发作，增强患者对直立体位的耐受性，特别适用于血管抑制型 VVS 患者。但仍需进行全国性的多中心、大样本、对照研究资料证实。

（2）药物治疗：对于反复晕厥发作、晕厥或晕厥先兆症状较重且严重影响生活质量的 VVS 患儿，需要在非药物治疗基础上进行药物干预。①β-受体阻滞剂：目前β-受体阻滞剂对 VVS 的疗效存在争议。多数学者认为β-受体阻滞剂对治疗和预防 VVS 无效。②α1-受体激动剂：α1-受体激动剂通过增加外周血管阻力与减少静脉血容量发挥作用。盐酸米多君（midodrine）是该类的代表药物。但盐酸米多君存在皮疹、感觉异常、尿潴留及平卧位高血压等不良反应，因此在治疗过程中应严密监测其不良反应。③氟氢可的松：一种肾上腺盐皮质激素，能促进肾脏对钠的重吸收而增加血容量，影响压力感受器敏感性，从而发挥对 VVS 治疗作用，其疗效有待进一步研究证实。④5-羟色胺再摄取抑制剂（舍曲林）：可阻断突触间隙 5-羟色胺的重摄取，使突触后膜 5-羟色胺受体密度下调、降低 5-羟色胺的反应，从而减轻 VVS 发作。有学者认为对常规药物治疗效果不佳的患儿舍曲林可能有效，但其不良反应较大，最严重时可导致心跳骤停，故应慎用。⑤其他药物：包括血管紧张素转换酶抑制剂、丙吡胺、抗胆碱能药物、茶碱、可乐宁等。丙吡胺由于其负性肌力和抗胆碱能及直接的外周血管收缩作用而用于 VVS 的治疗。抗胆碱能药可减轻 VVS 时的高度迷走神经紧张性。这些药物的疗效尚需进一步研究证实。

VVS 血管抑制型患儿，在 HUT 过程中以血压下降为主，所首选药物为氟氢泼尼松，其次为米多君或β-受体阻滞剂治疗；心脏抑制型患儿，在 HUT 过程中以心率下降为主，首选药物为β-受体阻滞剂，其次可选择氟氢泼尼松或米多君或氟氢泼尼松与β-受体阻滞剂的联合治疗；混合型患儿在 HUT 过程中心率和血压均下降，选择米多君治疗或β-受体阻滞剂治疗或联合氟氢泼尼松治疗。

（3）起搏治疗：起搏治疗并不作为 VVS 儿童首选治疗方法，仅适用于反复发作心脏停搏，且停搏时间逐渐延长的患儿。

2.POTS 的治疗

（1）支持治疗：主要包括健康教育和避免加重症状的因素等。健康教育内容包括使患者及家属正确认识 POTS 的常见先兆和触发因素，并采取有效的干预措施。指导患儿及家长避免可能触发晕厥发作的诱因如长久站立、体位改变、情绪紧张、环境闷热、疲劳等。青少年避免饮酒及含咖啡饮料，以及避免使用血管扩张剂、利尿剂及降压药等药物。当发生 POTS 的一些先兆时采取一定措施来避免症状加重。这些措施主要包括当出现 POTS 的症状时，在保持呼吸道通畅情况下，可以通过适当改变体位，如立即取仰卧位或坐位或抬高大腿来使静脉血回流，增加周围血管阻力、减少肢体和腹部静脉血池，增加周围动脉阻力，促进静脉血回流到心脏，增加心输出量和血压，使 POTS 的一些症状消失。

（2）对症治疗：①非药物治疗：主要包括物理疗法和增加患儿的盐及液体的摄入量。a.物理疗法：目前物理疗法主要包括身体锻炼、穿弹性长筒袜使外周静脉血回流至中心静脉增多、在睡眠时垫高枕头等。每周进行至少 3 次的有氧训练。b.ORS 治疗。②药物治疗：主要用于基础治疗无效的 POTS 患者。第一，β-肾上腺素能受体阻滞剂：该药能通过减少对心脏压力感受器的刺激和阻滞血液循环中高水平的儿茶酚胺来发挥作用。对 POTS 患儿可能有效，但β-肾上腺素能受体阻滞剂具有减慢心率、降低血压等副作用，所以需要进一步探索副作用小、疗效显著的合适剂量，同时还需进一步进行大样本多中心的临床病例对照研究，评价其临床价值。第二，α1-受体激动剂。第三，氟氢可的松。

（3）OH 的治疗：①非药物治疗：第一，饮食指导：正确的饮食对于 OH 患者同样重要。患者应将运动时间调至餐前，并当血压较高时要增加饮食量以预防餐后低血压的出现。饮食引起的低血压主要是因为进餐后血液被分配至内脏器官。餐后低血压也可通过减少酒精的摄入、低胆固醇饮食以及避免饮食过量等来预防。食物可以引起某些血管活性物质的释放，例如组胺和腺苷，它们可以引起血管舒张，血压降低。咖啡因作为腺苷肾上腺素能受体的阻滞剂可以用于 OH 的治疗。第二，适量的体育锻炼：适量的体育锻炼可以改善患者的直立不耐受症状和减少晕厥发作次数。交叉腿训练也可以使 OH 患者血压升高。第三，增加盐及水的摄入量：除通过改变血液的重新分布改善 OH 患者的症状外，还可以通过增加血容量来减少 OH 相关症状的出现。②药物治疗：第一，氟氢可的松：通过促进钠潴留来增加血容量，是目前治疗 OH 最重要的药物。口服氟氢可的松的半衰期通常为 1.5 ~ 2.5 h，副作用为低钾血症，低镁血症。基础血压较高的患者及心衰患者禁用此药。对于预防复发性晕厥无效。第二，α1-肾上腺素能受体激动剂：经美国食品和药物管理机构认证，α1-肾上腺素能受体激动剂盐酸米多君可作为治疗 OH 的药物。该药同时激动动脉系统和静脉系统，增加血压，不直接刺激中枢神经系统或心脏，不增加心率。对儿童 OH 的治疗效果还需进一步进行大样本的临床病例对照研究。

目前，最理想的治疗方法可谓是针对不同患儿的病情和血流动力学类型采取不同的个体化治疗方案，达到卫生经济学标准。

二、小儿致心律失常性右室心肌病诊治进展

致心律失常性右室心肌病（arrhythmogenic right ventricular cardiomyopathy，ARVC）又称为右室心肌病、致心律失常性右室发育不良，是一种右室发育不良导致的心肌疾病，是一种以室性心律失常、心力衰竭及心源性猝死为主要表现的非炎性、非冠状动脉心肌疾病，多见于青少年时期。患者右心室常存在功能及结构异常，特别是右室游离壁心肌逐渐被脂肪及纤维组织替代为特征。ARVC 遗传和家族背景明显。在因心血管疾病死亡的 20 岁以下儿童及青少年中，ARVC 占 26%。1995 年 WHO 在心肌疾病的分型中将 ARVC 列出，作为心肌病的一类[7]。

（一）病程

ARVC 的患病率估计在 0.02% ~ 0.1%，某些地区的发病率较高（如意大利北部）。在青年人群中男女患病率之比约为 2.7：1，我国尚缺乏大样本流行病学资料。ARVC 的病程发展分为 4 个时期：

（1）隐匿期（concealed phase）：右室结构仅有轻微改变，室性心律失常可以存在或不存在，突发心原性猝死可能是首次表现，多见于剧烈活动或竞争性体育比赛的年轻人群。

（2）心律失常期（overt arrhythmia phase）：表现为症状性右室心律失常，这种心律失常可以导致猝死，同时伴有明显的右心室结构功能异常。

（3）右心功能障碍期（global right ventricular dysfunction phase）：由于进行性及迁延性心肌病变导致症状进一步加重，左心室功能相对正常。

（4）终末期（final phase）：由于累及左室导致双室泵功能衰竭，终末期患者较易与双室扩张的扩张型心肌病（DCM）混淆。左室受累与年龄、心律失常事件及临床出现的心力衰竭相关，病理研究证实大多数患者均存在不同程度左室内脂质纤维的浸润现象。儿科患者多处于隐匿期及心律失常期。

（二）病因及发病

1.遗传因素

ARVC 常表现为家族性发病，占 30% ~ 50%。由于疾病常常无临床症状，因此需要亲属接受心血管系统的检查以排除家族史，避免得出散发病例的错误结论。家系研究已经证实 9 种不同的染色体显性遗

传与本病相关，已确定 5 种基因突变与 ARVC 发病相关，突变位点及基因见表 5-6-1[7]。

表 5-6-1 ARVC 突变位点及基因

ARVC类型	染色体定位	基因
ARVC1	14q 23-24	TGF β-3
ARVC2	1q 42-43	RYR-2
ARVC3	14q 12-22	—
ARVC4	2q 32.1-32.3	—
ARVC5	3q 23	—
ARVC6	10p 12-14	—
ARVC7	10q 22	—
ARVC8	6q 24	Desmoplakin
ARVC9	12p 11	Plakophilin-2
Naxos病	17q 21	Plakoglobin

2.感染因素

炎症反应在 ARVC 的发病中起相当大的作用，约 2/3ARVC 患者的心肌细胞内存在散发或弥漫性炎性细胞浸润，纤维脂质浸润可能是慢性心肌炎症的修复现象。动物实验证实柯萨奇 B3 病毒的感染可出现选择性右室心肌细胞死亡以及右室室壁瘤形成等 ARVC 特征性表现。但在临床研究中，对心肌细胞病毒基因片段的检测结果尚存在差异，家族性病例中检测到病毒基因片段的阳性率低于散发病例。病毒的类型多为肠道病毒、腺病毒、巨细胞病毒、丙型肝炎病毒以及细小病毒 B19 等。

（三）病理改变

临床及病理证据表明，ARVC 是一种进展性疾病，随着时间推移，右心室病变逐渐弥散，而且可以累积左心室。典型病理变化呈现透壁的脂肪或纤维脂肪组织替代了右室心肌细胞。脂肪或纤维脂肪组织主要位于流入道、心尖或在前下壁即所谓的发育不良三角区。也可以发现瘤样扩张或膨胀，瘢痕及室壁变薄等病理改变。病理表现主要可分为两种：单纯脂肪组织和纤维脂肪组织，孤立的脂肪浸润较为罕见，心室扩张较为常见。

（四）临床表现

ARVC 临床表现复杂多变，半数以上患者有不同程度的心悸，1/3 患者发生过晕厥，近 1/10 的患者以恶性心脏事件为首发症状。家系患者中半数可出现心源性猝死，心力衰竭较为少见，发生率不足 1/10。部分患者可出现胸痛和呼吸困难等非特异性症状。所有症状易出现于运动时。

（五）实验室检查

儿科患者因病变累及范围小、性质轻微，实验室检查可能尚未出现典型 ARVC 改变。

1.常规及 24 h 动态心电图

（1）除极异常：①不完全性右束支传导阻滞或完全性右束支传导阻滞。②无右束支传导阻滞患者右胸导联（V_1-V_3）QRS 波增宽，超过 110ms。此项标准由于具有较高的特异性，已作为主要诊断标准之一。③右胸导联 R 波降低，出现率较低。④部分患者常规心电图可以出现 epsilon 波，是由部分右室纤维延迟激活形成，使用高倍放大及校正技术心电图可以在 75% 的患者中记录到 epsilon 波。

（2）复极异常：右胸导联（V_1-V_3）出现倒置的 T 波，与右束支传导阻滞无关。诊断标准中排除了右束支传导阻滞引起的 T 波改变，并规定年龄大于 12 岁。

（3）室性心律失常：多数患者 Holter 检查有频发室性早搏（大于 1 000 个/ 24h），伴有非持续性和（或）持续性室性心动过速，多呈左束支传导阻滞形态，室性心律失常通常来源于右室游离壁。室性心律失常由儿茶酚胺刺激引起，半数患者运动试验可诱发室性心动过速，应用异丙肾上腺素后诱发率增加到 85%。在诊断标准中作为次要标准。

2.信号平均心电图

晚电位异常发生率50%~80%，提示存在引起折返性心动过速的先决条件——缓慢传导区。

3.影像学检查

采用多种影像学手段检测ARVC患者右室结构和功能异常，这些改变从小的室壁瘤伴有局限性室壁运动异常直到明显的心腔扩张伴有弥漫的收缩功能异常,功能异常从轻度室壁运动障碍直至广泛室壁运动功能减退，右室肥厚及小梁形成也见于报道。

（1）二维超声心动图：在图像质量不理想（如存在胸部畸形或肥胖时）或结构异常较为局限时，其敏感性和特异性会降低。因此，二维超声心动图通常作为疑似患者的筛查手段，对中度以上病变效果最佳，结合脉冲组织多普勒技术可以提高诊断的准确性。

（2）右室造影：弥漫或局限性扩张、舒张期膨隆、室壁运动异常以及其他非特异性表现。但由于右室造影是创伤性技术，限制了其在临床的广泛应用。

（3）心肌活检：特异性较高，但敏感性较低。活检时需要采集到异常的区域，往往错过了小的纤维脂肪组织，且活检多在室间隔上取样，该部位少有病变累及，而右室游离壁活检易引起穿孔及心脏压塞，右室游离壁活检的敏感性约为67%，特异性约为92%。

（4）电子束计算机断层扫描（CT）及多层CT：可识别脂肪组织浸润、血流动力学异常及心腔的扩张。多层CT比电子束CT具有更高的空间清晰度，可以减少移动伪差，由于尚未广泛应用，诊断的精确性缺乏相应的临床资料。

（5）心脏核磁共振检查（cardiac magnetic imaging，CMR）：较早应用于ARVC的诊断，可显示右室流出道的扩张，室壁的厚薄程度，发现舒张期膨隆以及左右心室游离壁心肌脂质浸润，在临床广泛应用。CMR被证实能准确描述诊断标准中各种形态及功能异常。但对于脂质浸润特别是孤立脂肪组织的判断须谨慎。

所有影像学检查在诊断ARVC中均有一定的局限性，正常的影像学检查结果并不能排除ARVC，对微小室壁运动异常的判定较为困难，且具有一定的主观性，与操作者的经验密切相关。

4.事件记录器

用于有症状患者不符合诊断标准时可以置入，特别是心悸或晕厥呈散发性而不易被心电监护或动态心电图捕捉到者。

（六）诊断

1.可疑诊断

当出现下列情况之一者临床拟诊ARVC：

（1）青年患者出现心悸、晕厥症状，排除其他心脏疾病。

（2）无心脏病史而发生心室颤动的幸存者。

（3）患者出现单纯性右心衰竭，排除引起肺动脉高压的其他疾病。

（4）家族成员中有已临床或尸检证实的ARVC患者。

（5）家族成员中有心源性猝死，尸检不能排除ARVC。

（6）患者亲属中有确诊ARVC者。

（7）无症状患者（特别是运动员）心脏检查中存在ARVC相应表现者，通过超声心动图、磁共振等临床确诊，心电图作为重要辅助证据。

2.诊断标准

2009年4月19日至21日在法国巴黎召开的欧洲心律失常学会第五次年会上，来自美国的Marcus教授公布了最新的国际专家工作组ARVC诊断标准。标准如下[8]：

Ⅰ.整体和（或）局部运动障碍和结构改变

主要条件（二维超声）：

右室局部无运动、运动减低或室壁瘤，伴有以下表现之一：

胸骨旁长轴（PLAX）值≥32 mm；

胸骨旁短轴（PSAX）值≥36 mm；

面积变化分数（FAC）值≤33%。

主要条件（MRI）：

右室局部无运动、运动减低或右室收缩不协调，伴有以下表现之一：

右室舒张末期容积/体表面积（RVEDV/BSA）值≥110 mL/m^2（男）；≥100 mL/m^2（女）；

或右室射血分数（RVEF）值≤0.40；

主要条件（右室造影）：

右室局部无运动、运动减低或室壁瘤。

次要条件（二维超声）：

右室局部无运动或运动减低，伴有以下表现之一：

PLAX 值≥29 mm；

PSAX 值≥32 mm；

FAC 值≤40%。

次要条件（MRI）：

右室局部无运动、运动减低或右室收缩不协调，伴有以下表现之一：

RVEDV/BSA 值≥100 mL/m^2（男）；I 值≥90 mL/m^2（女）或 RVEF 值≤0.45%。

Ⅱ.室壁组织学特征

主要条件：

至少一份活检标本形态学分析显示残余心肌细胞小于 60%（或估计小于 50%），伴有纤维组织取代右室游离壁心肌组织，伴有或不伴有脂肪组织取代心肌组织。

次要条件：

至少一份活检标本形态学分析显示残余心肌细胞 60%~75%（或估计 50%~65%），伴有纤维组织取代右室游离壁心肌组织，伴有或不伴有脂肪组织取代心肌组织。

Ⅲ.复极障碍

主要条件：

右胸导联 T 波倒置（V$_1$-V$_3$），或 14 岁以上，不伴右束支传导阻滞，QRS 波时限≥120 ms。

次要条件：

V$_1$和 V$_2$导联 T 波倒置（14 岁以上，不伴右束支传导阻滞），或 V$_4$，V$_5$，或 V$_6$导联 T 波倒置；

V$_1$-V$_4$导联 T 波倒置（14 岁以上，伴有完全性右束支传导阻滞）。

Ⅳ.除极/传导异常

主要条件：

右胸导联（V$_1$-V$_3$）Epsilon 波（在 QRS 波终末至 T 波之间诱发出低电位信号）。

次要条件：

标准心电图无 QRS 波增宽，QRS 波时限<110 ms 情况下，信号平均心电图至少 1/3 参数显示出晚电位：

QRS 波滤过时程≥114 ms；

>40μVQRS 波终末时程（LAS）≥38 ms；

终末 40 ms 均方根电压≤20μV；

测量 V_1 或 V_2 或 V_3 导联 QRs 波末端包括 R 波初始，QRS 波终末激动时间≥55 ms，无完全性左束支传导阻滞。

Ⅴ.心律失常

主要条件：

持续性或非持续性左束支传导阻滞型室性心动过速，伴电轴向上（Ⅱ，Ⅲ，αVF 导联 QRS 波负向或不确定，αVF 导联上正向）。

次要条件：

持续性或非持续性右室流出道型室性心动过速，左束支传导阻滞型室性心动过速，伴电轴向下（Ⅱ，Ⅲ，αVF 导联 QRS 波正向或不确定，αVF 导联负向），或电轴不明确；

Holter 显示室性早搏 24 h > 500 个。

Ⅵ.家族史

主要条件：

一级亲属中按照目前诊断标准有明确诊断为 ARVC/D 的患者；

一级亲属有尸检或手术确诊为 ARVD/C 的患者；

经评估明确患者具有 ARVC/D 致病基因的有意义的突变。

次要条件：

一级亲属中有可疑 ARVC/D 患者但无法证实，而就诊患者符合目前诊断标准；

可疑 ARVD/C 引起的早年猝死家族史（<35 岁）。

ARVD/C 诊断标准：具备 2 项主要条件，或 1 项主要条件加 2 项次要条件，或 4 项次要条件。

临界诊断：具备 1 项主要条件和 1 项次要条件，或 3 项不同方面的次要条件。

可疑诊断：具备 1 项主要条件或 2 项不同方面的次要条件。

（七）鉴别诊断

1.特发性右室流出道室性心动过速[9]

早期 ARVC 患者可伴有右室流出道室性心动过速(right ventricular outflow tract tachycardia，RVOT)。IRVOT 12 导联心电图、信号平均心电图及超声心动图均正常。ARVC 患者常规心电图约 50%不正常，而特发性右室流出道室性（ idiopathic right ventricular outflow tract tachycardia，IRVOT ）心动过速的患者异常率只有 5%。Epsilon 波、IRBBB、V_1 和 V_2 导联 QRS 增宽、右胸前导联（ V_1-V_3 ）T 波倒置是 ARVC 的心电图特征性表现，约占患者总数的 1/3。心动过速发作，IRVOT 100%导联轴为下壁，而 ARVC 只有一半的患者为下壁导联轴。Holter 监测 IRVOT 只有一种形态的早搏或心动过速，而 ARVC 可发现多种形态的早搏和心动过速。

电生理检查发现 ARVC 与 IRVOT 是两种完全不同的疾病，二者具有本质的区别。电生理特性差异很大，是 ARVC 和 IRVOT 的理想鉴别方法：①心律失常的诱发模式：82%的 ARVC 患者经严格的程控期前刺激可以诱导出心动过速，而在 IRVOT 患者中仅有 3%，说明在大多数的 ARVC 的室速是折返机制。异丙肾上腺素注射时，IRVOT 的所有患者都可诱发室速或频发的单形室早。②电生理检查诱发出的室速的形态：71% ARVC 患者有不止一种，而 IRVOT 患者只有一种室速形态。ARVC 有多种形态的心动过速，可以说明 ARVC 有较广的致心律失常基质，不止一个折返环存在，或者存在多个出口。③在电生理检查中，发现的碎裂电位，也证明 ARVC 纤维脂肪替代了心肌组织构成心律失常基质，形成的慢传导或曲折传导区。82%的 ARVC 患者可以发现碎裂电位（IRVOT 只有 3%）。④ARVC 和 IRVOT 射频消融的结果：IRVOT 手术成功率（97%），ARVC 完全成功只有 41%，而且在随访中有近 50%的复发率。

IRVOT 应用β-受体阻滞剂及钙离子拮抗剂可能有效，多数预后良好。ARVC 需加用Ⅲ类抗心律失常药物如：索他洛尔、胺碘酮，药物治疗效果及预后较差。

2.Uhl 畸形

较为少见，临床表现为充血性心力衰竭，病程进展快，病理上右心室游离壁呈羊皮纸样改变，尚无证据表明有家族性倾向。

（八）危险度分层

危险度分层主要是评估 ARVC 患者心原性猝死的危险度，以下情况属于高危患者：

（1）以往有心原性猝死事件发生。

（2）存在晕厥或者记录到伴血流动力学障碍的室性心动过速。

（3）QRS 波离散度增加。

（4）经超声心动图或心脏核磁共振证实的严重右心室扩张。

（5）累及左室，如局限性左室壁运动异常或扩张伴有收缩功能异常。

（6）疾病早期即有明显症状，特别是有晕厥前症状者。

（九）治疗[10]

1.抗心律失常药物治疗

抗心律失常药物治疗目前尚缺乏前瞻性对照研究。药物治疗的主要目的在于减轻症状，例如频发室性早搏导致的反复性心悸。由于缺乏循证医学的证据，药物治疗往往根据经验。室性心律失常通常出现于快速心室率之后，提示交感神经兴奋是一个重要的参与因素，临床常常使用β-受体阻滞剂。如果无效，可以应用或加用胺碘酮以抑制室性心律失常。索他洛尔对于治疗室性心律失常的效果也较好，但需要监测 QT 间期，有专家认为其效果可能优于胺碘酮及β-受体阻滞剂。少数患者可考虑应用Ⅰ类抗心律失常药物或几种抗心律失常药物联用，应在有经验的专家指导下进行，不推荐常规使用。

2.射频消融

用于治疗 ARVC 室性心动过速，但成功率多数不到 50%，往往易复发或形成新的室性心动过速，不作为首选治疗措施。由于相关研究病例数少，缺乏统一的入选标准及前瞻对照随机研究，目前推荐仅在有经验的大中心应用。高危患者在安装 ICD 下行射频消融，以减少 ICD 放电次数，延长 ICD 使用寿命。采用新型三维标测定位系统指导消融治疗有助提高疗效。

3.外科治疗

内科治疗效果不佳及射频消融失败的高危 ARVC 患者也有外科手术治疗报道。Guirandon 等于 1983 年报告 ARVC 的右室游离壁隔离术式。Nimkhedkar 等对此法进行了改进，仅对心律失常区域小于 4cm² 范围作病灶切除，大于 4cm² 范围行右室部分隔离或全右室壁隔离，此法安全有效。国内有学者进行部分右室隔离术治疗射频消融失败的 ARVC 患者，效果良好。

4.埋藏式心脏转复除颤器

埋藏式心脏转复除颤器（ICD）治疗可以增加生存率，是目前唯一明确有效预防心原性猝死的治疗措施。ICD 治疗可以改善预后，降低死亡率。建议在高危患者，特别是存在室性心动过速或晕厥证据患者中安装 ICD，推荐等级拟为ⅡA 类，其他高危患者拟为ⅡB 类。

心脏移植治疗：以上治疗无效的终末期患者建议采用心脏移植。

三、小儿心脏离子通道病的诊断和治疗

心脏离子通道疾病为近年来较热门和较新兴的心律失常疾病，多具备一定的基因遗传性或变异性因素导致心脏离子流异常、并可致心脏性猝死。本类疾病主要包括 QT 间期延长综合征（long QT syndrome，LQTS）、QT 间期缩短综合征（short Q-T syndrome，SQTS）、Brμgada 综合征（Brμgada syndrome，BrS）及儿茶酚胺敏感性多形性室性心动过速（catecholaminergic polymorphic ventricular tachycardia，CPVT）

等。其中，LQTS 及 CPVT 在儿科中时有发现，特别是有阳性家族史者[11, 12]；BrS 少见；SQTS 目前儿科中尚无明确报道。对于本类疾病成人研究较为领先。而可喜的是，近年来儿科心脏医生也逐渐意识到这类疾病的重要性及危害性，从而做了一些针对性的工作，并取得了一定的成果。

（一）QT 间期延长综合征

QT 间期延长综合征（long QT syndrom，LQTS）是一种心电图显示 QT 间期延长的疾病，可伴发恶性室性心律失常、晕厥或猝死。QT 间期延长综合征一般分为遗传性和获得性，随着对其认识的不断深入，目前证实至少有 12 种以上的亚型，其致病基因及临床表现不尽相同，现在研究比较明确的基因如 SCN5A 等[13]。

1.病因

QT 间期延长的原因可见于电解质紊乱、心肌病变及遗传性 QT 间期延长综合征等。遗传性 LQTS 主要见于常染色体显性或隐性遗传，亦有散发病例，可伴有感觉性神经性耳聋。获得性 LQTS 多为药物或电解质紊乱诱发。

2.诊断

（1）症状：患儿发病时表现为反复的晕厥和抽搐，甚至猝死。心电图主要表现为尖端扭转性室性心动过速（torsades de pointes，TdP）及心室颤动，可出现心室停搏，在大多数患儿 TdP 可自行终止。平素可无任何异常表现，心电图可仅为 QT 间期延长。LQTS1 及 LQTS2 多在运动、情绪激动等交感神经兴奋时发作，LQTS3 多在睡眠中发作。继发性 QT 间期延长依据原发病的不同而出现相应症状。

（2）体征：一般无特异体征，可伴发耳聋。继发性 QT 间期延长依据原发病的不同而出现相应体征。

（3）实验室检查：①心电图检查：可见 QT 间期（QT、QTc）延长，不同类型的 LQTS 的 QT 及 T 波分别有各自不同的心电图表现。如有 T 波基底部增宽、T 波平滑（LQTS1 型）、T 波振幅低伴或不伴 T 波双向或顿挫（LQTS2 型）、晚发高尖 T 波 ST 段拉长（LQTS3 型[14]）等。②24 h 动态心电图：可监测 QT 间期变化，协助明确 QT 间期变化与危险事件之间的关系，并可明确是否有室性早搏、尤其是高危的 R-on-T 早搏等危险因素。③血电解质检查：明确是否存在电解质紊乱如钾、钙、镁等异常，如果存在严重的电解质紊乱则需进一步相应检查明确原因。④心肌酶学检查及其他生化指标，如肝肾功能等。⑤心脏超声检查：是否伴有先天性心脏病，各房室大小、室壁运幅、收缩及舒张功能，冠状动脉内径。⑥甲状腺功能、自身抗体、甲状旁腺功能等。⑦药物浓度（地高辛等）。⑧电生理检查：心内电生理检查。⑨耳鼻喉科会诊：测听力。⑩基因及染色体检查：KCNQ1（LQTS1），KCNH2（LQTS2），SCN5A（LQTS3）[14]等。⑪家族中其他人员的相关检查。

（4）诊断标准[11]见表 5-6-2。

（5）鉴别诊断：本病主要和继发性 QT 间期延长鉴别。通过基因及染色体检查可以明确类型。

3.治疗

治疗原则为防止恶性室性心律失常引起的心源性晕厥及猝死[15]。

（1）生活管理：避免劳累，限制运动。

（2）β-受体阻滞剂：常用非选择性β-受体阻滞剂，剂量为患儿可耐受的最大剂量，如普萘洛尔可从 2mg/（kg·d）加用。QTc 间期恢复正常可作为有效的指标。一般而言，β-受体阻滞剂对 LQT1 最为有效，LQT2 次之，LQTS3 不理想。

（3）LQTS3 可选用美西律 2～3mg/（kg·d）治疗[14]，LQTS2 可补钾及应用保钾利尿剂。

（4）心脏起搏治疗：心率加快使 LQTS 患儿 QTc 间期缩短，对心动过缓或长间歇依赖型的 LQT3 最有效，而 LQTS1，LQTS2 的患者可在应用大剂量β-受体阻滞剂的基础上安装心脏永久起搏器。但需注意，起搏治疗加β-受体阻滞剂能降低 LQTS 患者晕厥复发频率，但不能完全消除 LQTS 患者猝死的风险，在高危患者仍然需要安装埋藏式心脏转复除颤器（ICD）作为后盾。

有反复发作晕厥、甚至猝死。③心脏症状由交感激活状态诱发，包括激动、运动或给予外源性儿茶酚胺时。④不伴有器质性心脏病（如致心律失常性右心室心肌病）、长 QT 综合征和 Brμgada 综合征及电解质紊乱等。

（2）体征：多无明显特异体征。

（3）心电图特点：患儿静息心电图的 QTc 正常，QRS 波群形态正常，有时伴有轻度电轴左偏。常伴有显著的缓慢心律失常，可出现加速性房室交界区逸搏心律和房性心动过速等。应激状态和情绪激动时可诱发室性心律失常，呈多形性或典型的双向性室速，与洋地黄中毒或晚期后除极的触发活动诱发的心律失常相似，可进一步演变为心室颤动。

（4）实验室检查：①静息心电图：可对比室速或晕厥发作前后的静息心电图改变，动态监测心律失常的发展。②运动负荷试验：可协助诊断、监测治疗效果、评价运动耐量；③超声心动图检查：可评估心脏结构和运动性缺陷。④磁共振检查（MRI）：评估心肌有无结构和运动异常，较心脏超声检查的敏感性更高。⑤ 基因检测：*RyR*2 基因突变为诊断本病特异性较强的指标。

3.鉴别诊断

（1）致心律失常性右室心肌病（ARVC）：本病也可表现反复发作性晕厥，甚至猝死病史，且发病年龄轻，部分患儿可由交感激活状态诱发，可表现出多源性、右心室起源的室性心律失常，但心脏彩超 MRI 多可发现结构异常（如室壁限局性活动异常、右心室扩大、脂肪或结缔组织浸润等），心脏活检可见正常心肌组织被脂肪纤维组织所取代，可以鉴别。

（2）QT 间期延长综合征（LQTS）：本病也可发生运动相关性晕厥，无器质性心脏病证据及尖端扭转型室速等表现，故而需与本病鉴别，但其心电图存在特异表现（QT 间期延长及特殊类型的改变）。虽有些患儿可能有正常的 QT 间期，但 Holter 监测和运动负荷试验仍可见到 QT 间期延长，基因检查可以与 CPVT 鉴别。

4.治疗和预防

治疗原则为防止恶性室性心律失常引起的心源性晕厥及猝死。

（1）生活管理：避免劳累，限制运动，特别是剧烈活动。

（2）β-受体阻滞剂：患儿可耐受的最大剂量β-受体阻滞剂。

（3）ICD 治疗适用于反复心脏骤停发作、最大耐受剂量的β-受体阻断剂不能充分控制心律失常发作的患儿，可作为主要的治疗措施，但目前儿童中仅有极少量植入 ICD 的病例报道。

（三）Brμgada 综合征

Brμgada 综合征（BrS）是以心电图 V_1-V_3 导联 ST 段呈类似于右束支阻滞型抬高为特征，可发生室速、室颤并导致晕厥和心脏性猝死的综合征，不伴有器质性心脏病[16]。

1.病因和发病机制

Brμgada 综合征系常染色体显性遗传伴不完全外显，已发现 8 个以上的基因突变与 BrS 有关，其中最主要的与钠通道基因 *SCN5A* 突变有关。该基因突变可以导致心肌细胞有功能的钠通道数目减少及其生物物理特征改变，降低动作电位幅度，从而使 1 相复极开始变负及 2 相平台期消失，导致心脏心内膜和心外膜之间的复极离散度增加，并阐述 2 相折返，触发极早的"R-on-T"早搏，诱发恶性心律失常。

2.诊断

（1）症状：发作时患儿主要表现为反复的晕厥、抽搐以及猝死，多于夜间或凌晨出现，发热或红霉素类药物可以诱发，心电图为室性快速心律失常。平素无特异表现。

（2）体征：多无明显特异体征。

（3）实验室检查：

①心电图：典型心电图表现为：第一，V_1-V_3 导联呈右束支阻滞形态或 J 波。第二，右胸导联特征性 ST 段抬高（≥0.1mV），有时需要在常规 V_1-V_3 导联位置提高一个肋间进行心电图检查可有阳性发现；

部分隐匿性 BrS 患者在服用影响自主神经药物及 Na⁺通道阻滞剂（Ⅰ类抗心律失常药物）可使得 ST 段抬高表现得以显露。第三，可发生室速（多为左束支阻滞型室速）及室颤[16-18]。②Holter：较心电图的阳性率高。③心脏超声检查：心内结构多无明显异常。④心脏 MRI，心室造影及冠脉造影多无明显异常。⑤电生理检查有时可见 HV 间期延长，但是电生理检查中诱发的心律失常不一定有明显意义。⑥运动试验可能会诱发室性心律失常。⑦药物诱发试验：一般选用Ⅰ类抗心律失常药，如心律平、氟卡尼等，试验终点为阳性结果出现、有明显的室性早搏、QRS 增宽大于 30%，达到目标剂量。

（4）诊断：需满足下列标准：①心电图 V1-V3 导联特征性 ST 段抬高（≥0.1mV）；②无器质性心脏病；③ST 段可自发性或在药物影响下发生变化；④无症状者有恶性心律失常事件家族史。

（5）鉴别诊断：因 BrS 的室速出现的形态为左束支阻滞形态，故须和右室流出道特发性室速、致心律失常性右室心肌病（ARVC）鉴别，后者行心脏 MRI 多可见局部心肌组织为纤维脂肪组织所取代或右心室瘤样碰触、右心室扩大等结构异常且可能有多源的右室室速。与右室流出道特发性室速可能难以鉴别，但 BrS 患儿在窦性心律下会持续或间断出现右胸前导联 ST 段特征性改变，而特发性室速有较特异的心电图表现并反复发作可资鉴别。

3.治疗

恶性室性心律失常发作时予电复律或除颤。如日常或电生理检查出现恶性室性心律失常者须安装 ICD。目前本病药物治疗的确切疗效还待确定。可能有效的药物包括奎尼丁、异丙肾上腺素及西洛他唑。

4.预防

部分病人可以安装 ICD 或应用双腔起搏器治疗，以期达到预防效果，但尚无肯定的结论。

（林利　高路）

参考文献

[1] 黄敏. 小儿晕厥的常见病因[J]. 中国小儿急救医学，2010，17（6）：485-486.

[2] 杜军保，杨园园. 儿童晕厥概述[J]. 中国社区医师，2008，24（347）：8-9.

[3] 中华医学会儿科学分会心血管学组，中华儿科杂志编辑委员会. 儿童晕厥诊断指南[G]. 第一届上海市医学会儿科区县年会论文汇编，2008：116-117.

[4] 陈丽，王成. 儿童不明原因晕厥诊断的多中心研究[J]. 中华医学杂志，2009，89（28）：1947-1950.

[5] 廖莹，杜军保. "儿童晕厥诊断指南"解读[G]. 第一届上海市医学会儿科区县年会论文汇编，2008：94-96.

[6] 王成，吴礼嘉. 儿童血管迷走性晕厥的诊断与治疗[J]. 中国小儿急救医学，2010，17（6）：488-491.

[7] 中华医学会心血管病学分会，中华心血管病杂志编辑委员会，中国心肌病诊断与治疗建议工作组. 心肌病诊断与治疗建议[J]. 中华心血管病杂志，2007，35（1）：5-16.

[8] 刘文玲. 致心律失常性右室心肌病的研究进展[J]. 心血管病学进展，2010，31（1）：17-19.

[9] 孙宝贵，朱彦琪. 如何鉴别特发性右室发育不良与特发性右室流出道室性心动过速[J]. 中国心脏起搏与心电生理杂志，2004，18（2）：66-67.

[10] 李琳，张奎俊. 致心律失常性右室心肌病的诊断与治疗现状[J]. 临床心电学杂志，2004，13（1）：54-57.

[11] SCHWARTZ P J，MOSS A J，VINCENT G M，et al. Diagnostic criteria for the long QT syndrome. An update[J]. Circulation，1993，88：782-784.

[12] FISHER J D，KRIKLER D，HALLIDIE-SMITH K A. Familial polymorphic ventricular arrhythmia：a quarter century of successful medical treatment based on serial exercise-pharmacologic testing[J]. J Am Coll Cardiol，1999，34：2015-2022.

[13] WANG Q，SHEN J，SPLAWSKI I，et al. SCN5A mutations associated with an inherited cardiac arrhythmia，long QT syndrome[J]. Cell，1995，80：805-811.

[14] BLAUFOX A D，TRISTANI-FIROUZI M，SESLAR S，et al. Congenital long QT 3 in the pediatric population[J]. Am J Cardiol. 2012，109：1459-65.

[15] WEDEKIND H，BURDE D，ZUMHAGEN S，et al. QT interval prolongation and risk for cardiac events in genotyped LQTS-index children[J]. Eur J Pediatr，2009，168：1107-1115.

[16] ANTZELEVITCH C，BRMGADA P，BRMGADA J，et al. Brμgada syndrome：1992-2002：a historical perspective[J]. J Am Coll Cardiol，2003，41：1665-1671.

[17] YAN G X，ANTZELEVITCH C. Cellular basis for the Brμgada syndrome and other mechanisms of arrhythmogenesis associated with ST-segment elevation[J]. Circulation，1999，100：1660-1666.

[18] MORITA H，ZIPES D P，WU J. Brμgada syndrome：insights of ST elevation，arrhythmogenicity，and risk stratification from experimental observations[J]. Heart Rhythm，2009，6：S34-43.

第六章　肾脏疾病的诊治进展

第一节　儿童急性肾损伤

急性肾损伤（acute kidney injury，AKI）是一种临床常见的病症，是一组临床综合征。目前，AKI正在逐步取代传统急性肾衰竭（acute renal failure，ARF）的概念。有研究表明，肾功能轻度损伤即可导致 ARF 发病率及病死率的增加。早期诊断 AKI 对于早期治疗和降低病死率具有更积极的意义。

一、AKI 的定义、诊断及分期

2002 年急性透析质量倡议组（Acute Dialysis Quality Initiative group，ADQI）将 AKI 分为如下 5 期：1 期，风险期（risk of renal dysfunction，R）；2 期，损伤期（injury to the kidney，I）；3 期，衰竭期（failure of kidney function，F）；4 期，失功能期（loss of kidney function，L）；5 期，终末期肾病期（end-stage kidney disease，ESKD）。此标准包括血肌酐和尿量改变，对急性肾功能改变高度敏感而特异性又高。但因此标准的局限性，急性肾损伤网络（acute kidney injury network，AKIN）专家组制定了新的急性肾损伤共识。再次讨论 AKI 的定义为：病程在 3 个月以内，包括血、尿、组织学及影像学检查所见的肾脏结构与功能的异常。同时制定新的 AKI 诊断标准：48 h 内血肌酐上升 26.5 μmol/L（0.3 mg/dL）或较原先水平增高 50% 和（或）尿量小于 0.5mL/（kg·h），持续 6 h 以上（排除梗阻性肾病或脱水状态），并定出分期标准（表 6-1-1）[1-3]。

表 6-1-1　AKI 的分期标准

	血清肌酐标准	尿量标准
1期	升高≥26.5μmol/L或增加≥50%	＜0.5mL/（kg·h），持续时间＞6h
2期	升高＞200%	＜0.5mL/（kg·h），持续时间＞12h
3期	增加＞300%或＞353.6μmol/L（急性升高≥44.2μmol/L）或无尿＞12h	少尿[＜0.3mL/（kg·h）]，持续时间＞24h

二、AKI 的病因

儿童 AKI 可有多种病因，可分为以下几类：①肾前性损伤：真性血容量下降（出血、严重脱水、尿崩症等）、有效血容量下降（充血性心力衰竭、心包填塞、肝衰竭等）；②肾实质损伤：急性肾小管坏死、重症肾小球肾炎、急性间质性肾炎、先天性肾疾病等；③肾后梗阻性损伤：结石、肿瘤等导致的尿道梗阻。

关于儿童 AKI 的流行病学报告较少，且不同机构研究结果相差很大。王筱雯等人对武汉市儿童医院 1999～2008 年住院患儿进行回顾性筛查，观察到儿童肾小球疾病所致 AKI 占大多数，但其同时指出虽然急性肾小球肾炎仍是 AKI 的主要原因，但其发病率呈明显下降趋势，而肾小管间质性肾炎所致 AKI 呈上升趋势。

三、AKI 的生物学标志物

AKI 的传统生物学指标一般指的是血肌酐、血尿素氮以及尿量、尿液的检测。尽管目前对于 AKI 的诊断及分期均以血肌酐的动态变化作为主要依据。但其受年龄、性别、种族、机体、肌肉、营养状况以及病理状态和药物等的影响，且血肌酐浓度只有在肾小球率过滤下降 50% 以上时才明显升高，此外，在 AKI 进展期和恢复期，血肌酐浓度变化并非稳态，其往往滞后于肾功能的实际变化，而且，肾小管滤过率显著降低时肾小管上皮可分泌部分血肌酐从而高估了肾功能。血尿素氮与肾功能也非线性负相关，且许多因素均可影响尿素的生成及清除。尿量及尿液检测对 AKI 来说也是缺乏敏感性和特异性的。所以，传统的 AKI 生物学指标均有其局限性。

目前已发现许多新的生物学标志物可协助早期诊断 AKI，从而为早期治疗提供可能，如胱抑素 C（cystatin C，Cys C）、中性粒细胞明胶酶相关脂质运载蛋白（neutrophil gelatinase associated lipocalin，NGAL）、肾损伤分子-1（kidney injury molecular-1，KIM-1）、白介素-18（interleukin-18，IL-18）、尿N-乙酰-β-葡萄糖苷酶（urine N-acetyl-beta-glucosamidase，NAG）等。如上所述作为 AKI 的早期生物学指标，其主要临床意义在于：①早期诊断 AKI；②鉴别肾脏损伤的原发部位；③鉴别 AKI 的类型；④判断预后；⑤动态监测治疗效果[13]。

胱抑素 C 是 1983 年 Anastasi 等首次在鸡蛋清中分离纯化而得到，是一种半胱氨酸蛋白酶抑制剂，其广泛存在于各种组织的有核细胞和体液中，是一种低分子质量、碱性非糖化蛋白质，分子质量为13.3KD，由 122 个氨基酸残基组成，可由机体所有有核细胞产生，产生率恒定。循环中的胱抑素 C 仅经肾小球滤过而被清除，是一种反映肾小球滤过率变化的内源性标志物，并在近曲小管重吸收，但重吸收后被完全代谢分解，不返回血液。因此，其血中浓度由肾小球滤过决定，而不依赖任何外来因素（如性别、年龄、饮食等）的影响，是一种反映肾小球滤过率变化的理想同源性标志物。胱抑素 C 同时也是预测 AKI 严重程度的独立因素，与血肌酐相比，血清胱抑素 C 对早期和轻微的肾功能改变更敏感。

中性粒细胞明胶酶相关脂质运载蛋白是由 Kjeldsen 等于 1993 年首先发现的能与中性粒细胞明胶酶相结合的一种分子质量为 25 ku 的分泌性蛋白，属脂钙蛋白超家族成员。近年来，其作为一种新的肾损伤标志物备受关注。血和尿 NGAL 作为 AKI 的新型早期生物学指标已得到越来越多的动物实验和临床资料的证实，且其时效性较 SCr 平均可提早 2 d 预测 AKI，此外，其还可在一定程度上作为判断 AKI 的严重程度和预后的指标之一。

除以上两种较公认的早期生物学指标，其他一些生物学指标也可用于早期诊断 AKI，如白介素-18（IL-18）、尿 N-乙酰-β-葡萄糖糖苷酶（NAG）、钠氢交换子-3（Na-H exchanger 3，NHE-3）、基质金属蛋白酶-2（matrix metalloproleinase 2，MMP-2）、富半胱氨酸肝素结合蛋白 61（Anti-Cyr61）、核因子κB（NF-κB）、氨基甲酰血红蛋白（carbamylatedhemoglobin，Carb Hb）、丙二醛（malondialdehyde，MDA）、角质化细胞衍生趋化因子（keratinocyte-derived chemokine，KC）、尿脂肪酸结合蛋白（fatty acid binding proteins，FABPs）等，但对它们在 AKI 方面的研究及意义尚需进一步临床资料加以明确[4-13]。

四、AKI 的治疗

AKI 的治疗原则是快速识别和纠正其可逆因素，积极治疗原发病，控制感染，维持水、电解质平衡，改善肾功能，防治并发症的发生及其导致的肾脏进一步受损，从而降低病死率。因此，无论何种原因引起的 AKI，早期预防、早期诊断、及时纠正致病因素都是非常重要的。

去除诱因及病因：停用可能具有肾毒性、导致变态反应和影响肾脏血流动力学的药物，控制感染，改善心功能，补液试验，去除梗阻等。

支持治疗：AKI 患儿需要卧床休息，待血肌酐正常后可逐步增加活动量。此外，营养支持极其重要，原则是提供足够热量而不发生体液过剩。早期给予患儿足够的碳水化合物，病情好转后及早给予基础代谢热能。需严格"量出为入"，控制水、钠摄入量。每日给液体量 = 尿量 + 显性失水（呕吐、大便和引流量）+ 不显性失水 – 内生水。每日应评估患儿含水状况，临床有无脱水或水肿。同时纠正代谢性酸中毒及水、电解质紊乱。

药物治疗：主要包括对症的利尿、降压、纠正代谢性酸中毒及水电解质紊乱以及并发症的治疗。

肾脏替代治疗（renal replacement treatment，RRT）：目前对于 AKI 的治疗仍缺乏有效的药物治疗，故肾脏替代治疗是其主要的治疗措施。

目前,公认 AKI 的 RRT 主要包括腹膜透析(peritoneal dialysis,PD)、间歇性肾脏替代治疗(intermittent renal replacement therapy,IRRT)和连续性肾脏替代治疗(continuous renal replacement therapy,CRRT),以及新兴的"混合"模式——持续低效每日透析(sustained low efficiency daily dialysis,SLEDD)。

RRT 剂量和模式:RRT 的量取决于患儿的临床状况(代谢率、肌肉量、肺水肿、发热、电解质失调等),要去除的物质(水、尿素、电解质、细胞因子等),以及拟去除物质要达到的目标水平。通过患儿所处的状态来选择 RRT 的模式、血流速度等,并进行物质浓度监测。近几年,越来越多的研究证据显示,对 AKI 患者增加 RRT 强度可改善存活率,但间断治疗与连续治疗或连续治疗的不同方案间疗效的差异尚未明确。

RRT 开始时机的选择:目前,肾脏替代治疗的最佳时机尚无统一标准。目前公认的急诊透析指征包括容量过度负荷、败血症、高钾血症、代谢性酸中毒、明显的尿毒症症状和体征及进展的氮质血症。

有文献报道严重 AKI 患儿伴有液体负荷过重者,CRRT 可治疗与 AKI 直接相关的代谢和液体紊乱,包括液体负荷过重、高钾、有症状的尿毒症、严重酸中毒、其他电解质紊乱,是本病的有效治疗方式。

不同的 RRT 模式均有其特点,以下就腹膜透析、间歇性肾脏替代治疗及连续肾脏替代治疗作一比较,总结见表 6-1-2。

表 6-1-2　不同 RRT 模式的特点

参数	PD	IRRT	CRRT
连续治疗	是	否	是
血流动力学稳定	是	否	是
取得液体平衡	取决周期	间断	是
使用简便	是	否	否
充足营养供应	可变	可变	是
电解质控制	是	是	是
超滤控制	可变	是	是
抗凝	否	是	是
急性摄入移除	否	是	可变
持续毒物移除	可变	否	是
ICU 护理需求	低	高	高
病人自由行动	否	是	否
花费	低	高	高
血管通路需求	否	是	是
感染风险	是	是	是
应用于先天代谢疾病	否	是	是

总之,目前在 AKI 患儿的治疗中药物治疗方面并无重大突破,其治疗主要依靠的是 RRT,但值得注意的是,对于 AKI 的不同时期,其治疗原则也应有所不同。处于风险期的患儿,应以祛除诱因及病因为重点。寻找病因类型、早期明确诊断,尽可能地保护肾脏功能。对损伤期的患儿,治疗重点是以减轻靶器官受损程度、预防二次打击及再次损伤,防止发生多器官功能障碍综合征(multiple organ dysfunction syndrome,MODS),必要时尽早应用肾脏替代治疗从而预防并发症的发生。而对于进展至衰竭期及以后的患儿,应尽早开始肾脏替代治疗,其目的不仅仅是替代肾功能,更是为了维护机体内稳态,为患儿后期多器官功能的恢复创造条件。AKI 的病因繁多,病理生理过程较复杂,且发病机制尚不完全明确,许多患者在疾病晚期才被发现,往往错失了防止和减轻早期损伤的机会,导致不可逆的后果。传统的血肌酐、血尿素氮以及尿量、尿液的检测尚不能及时、准确地反映肾功能,近年来,已发现部分更敏感、特异的生物学标志物,但其临床实用价值还需要进一步验证。AKI 的治疗方面,药物治疗无明显突破,仍以 RRT 为主,RRT 对于 AKI 的治疗有着重要意义和良好的发展前景,但目前关于 RRT 治

疗的时机、模式、剂量尚无统一标准。总之，AKI 的防治是一个重要而艰难的问题，如何早期诊断、早期治疗，如何选择进行 RRT 的时机、治疗模式及剂量等问题仍需通过大量临床资料来进一步研究[14-18]。

（刘小荣）

参考文献

[1] LASSNIGG A，SCHMIDLIN D，MOUHIEDDINE M，et al. Minimal changes of serum creatinine predict prognosis in patientsafter cardiothoracic surgery：a prospective cohort study［J］. J Am Soc Nephrol，2004，15（6）：1597-1605.

[2] BELLOMO R，RONCO C，KELLUM J A, et al. Acute renal failure definition，outcome measures，animal models，fluid therapy and information technology needs：the Second International Consensus Conference of the Acute Dialysis Quality Initiative （ADQI）Group［J］. Crit Care，2004，8（4）：R204-R212.

[3] 急性肾损伤专家共识小组. 急性肾损伤诊断与分类专家共识［J］. 中华肾脏病杂志，2006，22（11）：661-663.

[4] RONCO C，LEVIN A，WARNOCK D G，et al. Improving outcomes from acute kidney injury（AKI）：report on an initiative ［J］. Int J Artif Organs，2007，30（5）：373-376.

[5] HOSTE E A，CLERMONT G，KERSTEN A，et al. An assessment of the RIFLE criteria for acute iniury ale associated with hospital mortality in critically patients：A cohort analysis［J］. Critical Care，2006，10：R73-R82.

[6] BAILEY D，PHAN V，LITALIEN C，et al. Risk factors of acute renal failure in critically ill children：A prospective descriptive epidemiological study［J］. Pediatr Crit Care Med，2007，8：29-35.

[7] AKCAN-ARIKAN A，ZAPPITELLI M，LOFTIS L L，et al. Modified RIFLE criteria in critically ill children with acute kidney injury［J］. Kidney Int，2007，71：1028-1035.

[8] COCA S G，YALAVARTHY R，CONCATO J，et al. Biomarkers for the diagnosis and risk stratification of acute kidney injury：a systematic review［J］. Kidney Int，2008，73：1008-1016.

[9] NGUYEN M T，DEVARAJAN P. Biomarkers for the early detection of acute kidney injury［J］. Pediatr Nephrol，2008，23（12）：2151-2157.

[10] HAASE M，BELLOMO R，DEVARAJAN P. Novel biomarkers early predict the severity of acute kidney injury after cardiac surgery in adults［J］. Ann Thorac Surg，2009，88（1）：124-130.

[11] BRIGUORI C，VISCONTI G，RIVERA N V，et al. Cystatin C and contrast-induced acute kidney injury［J］. Circulation，2010，121（19）：2117-2122.

[12] DEVARAJAN P. Neutrophil gelatinase-associated lipocalin（NGAL）：a new marker of kidney disease［J］. Scand J Clin Lab Invest Suppl，2008，24：89-94.

[13] PARIKH C R，DEVARAJAN P. New biomarkers of acute kidney injury［J］. Crit Care Med，2008，36：S159-S165.

[14] ASKENAZI D J，NAMASIVAYAM A N，Goldstein S L. Acute kidney injury in critically ill newborns：what do we know？what do we need to learn？［J］. Pediatr Nephrol，2009，24：265-274.

[15] 梅长林，张彤. 急性肾损伤的诊断及治疗进展［J］. 上海医学，2009，32（3）：177-179.

[16] RICCI Z，RONCO C. Timing，dose and mode of dialysis in acute kidney injury［J］. Curr Opin Crit Care.2011，17：556–561.

[17] SUTHERLAND S M，STEVEN R A. Continuous renal replacement therapy in children［J］. Pediatr Nephrol. 2012，2.

[18] RAJIT K B，WHEELER D S，GOLDSTEIN S，et al. Acute renal replacement therapy in pediatrics［J］. International Journal of Nephrology，2011，15（2）：8.

第二节　IgA 肾病牛津分型临床研究新进展

免疫球蛋白 A（immunoglobulin A，IgA）肾病是世界范围内最常见的原发性肾小球疾病，是导致终末期肾病的主要病因之一，30%～40%的患者 20 年后发展至终末肾衰竭。IgA 肾病是一组具有相同免疫病理特征的临床疾病，其主要特征是 IgA 或以 IgA 为主的免疫复合物在肾小球系膜区沉积。其临床表现、病理改变具有显著的多样性。

病理学检查是 IgA 肾病确诊的重要手段，IgA 肾病病理表现多样，病理指标是指导 IgA 肾病临床治疗和提示肾病预后的重要依据。为更好地评价病理病变程度，目前世界上有不同的病理分型方法，如 WHO 分型、Lee 分型、Hass 分型，等等，这些病理分型均有各自的不足之处，对评价预后及指导治疗均缺乏统一性。因此一直以来临床缺乏广为接受的统一的分型标准，不同研究中心应用不同的分类方法，这降低了将各研究结果进行综合分析的可行性。近年来，随着对 IgA 肾病治疗临床试验的广泛开展，对病理分型按照统一规范标准进行评价需求也日益迫切[1]。

一、牛津分型的定义

2004 年，国际 IgA 肾病组织联合肾脏病理学会组建了一个国际协作组织，其工作目标为制定统一的、具有良好重复性和判断预后作用的 IgA 肾病病理分型。2005 年和 2008 年，来自 10 个国家的肾科和病理科医师就该分型的制定在英国牛津召开了两次会议，并于 2009 年在《国际肾脏杂志》（Kidney Int）正式公布了其讨论结果，即 IgA 肾病牛津分型：即提出以下 4 种病变是影响肾脏预后的独立危险因素：系膜细胞增生程度、内皮细胞是否增生、是否存在节段性硬化或粘连及肾小管萎缩或肾间质纤维化评分。根据此 4 项病变程度来进行病理分型。

牛津分型的制定主要包括两个过程，即首先找出重复性良好的病理指标，继而分析在这些指标中哪些对 IgA 肾病的病情进展有独立预测作用。在病理指标的筛选研究中，研究初始所涉及的病理指标包括系膜、毛细血管襻、肾小管、肾间质及肾小动脉等 20 余种病变，经 5 位病理医师独立阅片，得出上述指标的内部一致性系数（intra class correlation，ICC）。将重复性良好（ICC > 0.6）、相互之间无相关性且经研究证实对 IgA 肾病预后有影响的病理指标作为候选病理因素。最终，系膜细胞增生评分、节段性硬化或粘连的肾小球百分比、内皮细胞增生的肾小球百分比、细胞和（或）细胞纤维新月体的肾小球百分比、肾间质纤维化或肾小管萎缩的百分比和小动脉病变评分被选为候选病理因素。之后进一步验证病理指标对临床预后的影响。研究小组以欧美及亚洲 8 个国家的 265 例原发性 IgA 肾病患者为研究对象，其中包括 59 例儿童，平均随访 5 年以上。研究对象入选标准为在肾活检时，所有患者的尿蛋白大于 0.5 g/d，估计肾小球滤过率（estimated-glomerular filtration rate，eGFR）大于 30 mL/（min·1.73m²），并除外急性肾小管间质病变。判断肾脏预后的指标为 eGFR 下降 > 50%、eGFR 下降速率和进入终末期肾脏病（end stage renal disease，ESRD）。应用该验证人群判断上述病理指标对 IgA 肾病预后的预测作用，结果显示以下 4 种病变是影响肾脏预后的独立危险因素：系膜细胞增生程度、内皮细胞是否增生、是否存在节段性硬化或粘连及肾小管萎缩或肾间质纤维化评分。

由此，牛津分型的最终病理报告形式包括：系膜细胞增生（M0/1）、内皮细胞增生（E0/1）、节段性硬化或粘连（S0/1）及肾小管萎缩或肾间质纤维化（T0/1/2）等 4 项独立影响预后的病理指标（见下表 6-2-1）。

表 6-2-1　牛津分型的病理报告形式

病理指标	定义	积分
系膜增殖积分（M）	<4 个系膜细胞/系膜区=0 4~5 个系膜细胞/系膜区=1 6~7 个系膜细胞/系膜区=2 >8 个系膜细胞/系膜区=3 系膜细胞增殖积分取所有肾小球的平均值	M0：≤0.5 M1：>0.5
毛细血管内增生性病变（E）	肾小球毛细血管内细胞增殖致襻腔狭小	E0：无 E1：有
节段硬化与粘连（S）	任何不同程度的襻受累	S0：无　S1：有
间质纤维化或小管萎缩（T）	肾皮质小管萎缩或间质纤维化	T0：0~25% T1：26%~50% T3：>50%

同时，为反映肾脏病变的急慢性情况，肾小球个数及一些包括细胞或细胞纤维新月体比例、纤维素样坏死比例、内皮细胞增生比例及肾小球球性硬化比例等定量病理指标作为附加报告也须一并出具[2-4]。

二、牛津分型的局限性

牛津分型尽管采用了多中心的研究，但在研究对象的纳入方面依然具有局限性。

1.研究人群的局限性

牛津分型纳入的人群不包括患者尿蛋白小于 0.5 g/d 或仅表现为血尿的轻型病例以及估计肾小球滤过率（eGFR）小于 30 mL/（min·1.73m²）的偏重的病例，因此对于该分型在此类患者中的临床的应用还需深入验证。此外研究人群以成年人为主，对于儿童患者的病理分型的适用情况还需深入研究。瑞典一项专门针对儿童的临床验证分析并没有提示牛津分型在儿童患者中提示预后的作用，但这可能与该研究选取的患者相对病变较轻有关。目前由北京大学儿科肾病专业牵头组织的包括北京儿童医院在内的多中心儿童 IgA 肾病牛津分型的验证已经进入数据总结阶段，相信在不久的将来会得出关于中国儿童患者是否适用该分型的参考数据[5,6]。

2.对特定病理改变研究的局限性

新月体病变是病理改变中较重且病变进展较快的病理分型之一，但在牛津分型验证人群中的新月体病变比例较少，因此并未提示对此项病理改变是影响疾病预后的独立危险因素。这可能与发现此病变后一般会给予积极的治疗包括甲基强的松龙冲击治疗或环磷酰胺冲击治疗有关。袢坏死由于例数少也未进行验证。因此增加新月体病变比例后是否会有不同的结论，对于此类病变对预后的指导意义还有待扩大人群进一步研究。

总之，IgA 肾病牛津病理分型是回顾性研究，作为一个多中心的研究，入选病例的标本来自不同的中心，切片的质量可能存在不同，对结果可能会有一定的影响；另外不同的治疗原则对 IgA 肾病的预后有直接的影响，因此，该分型需要进行多中心前瞻性的验证以有利于更好的临床应用。

三、牛津分型的临床验证

IgA 肾病牛津病理分型正式发表是 IgA 肾病病理分型的一个重要里程碑。该分型一经发表就引起了大家的广泛关注，但任何新推出的分型在被广泛应用以前必须对其合理程度及可应用性进行验证。IgA 肾病具有种族性和地域性差别，IgA 肾病牛津分型需在不同种族人群中进行验证，因此自牛津分型发表至今，陆续有对牛津分型的验证的研究发表[7-12]。

2009 年 9 月，刘志红院士组织发起了中国 IgA 肾病牛津分型多中心验证研究。该研究的纳入标准、统计学处理方案均与原牛津分类研究一致。该研究共有 18 个临床肾脏病中心参加，共纳入患者 1026 例。结果提示 IgA 肾病牛津分型中系膜细胞增生（M）和肾小管萎缩或肾间质纤维化（T）节段硬化与粘连（S）3 项病理指标均与 IgA 肾病患者长期肾脏预后密切相关，适用于我国 IgA 肾病患者。且不同病理指标患者间的随访治疗干预存在明显的差别。伴有新月体（C1）、袢坏死（N1）及伴有毛细血管内增殖性病变（E1）者往往更倾向于接受免疫抑制剂治疗；而伴有系膜增殖性病变（M1）、节段硬化（S1）、间质纤维化（T1 或 T2）者更倾向于使用肾素血管紧张素抑制剂治疗。新月体和毛细血管袢坏死性病变对患者肾脏长期预后的影响同样无相关性[9]。

但研究结果也提示与原 IgA 肾病牛津分型研究结果不一致的地方。如研究提示我国汉族 IgA 肾病人群的病变分布与原 IgA 肾病牛津分类研究有较大的差异，表现为系膜积分、毛细血管内增殖性病变较轻，而节段硬化粘连、袢坏死性病变较多见，而新月体、间质纤维化的分布与原 IgA 肾病牛津分型研究人群相似。此外，本研究中未能证实 E 对患者长期肾脏预后的预测价值，即使在校正了随访使用免疫抑制剂及肾素血管紧张素抑制剂后，仍未能证实 E 与患者肾脏预后的关系。因此，该研究结果不支持病变 E 能够预测 IgA 肾病患者的长期肾脏预后。这点与原 IgA 肾病牛津分类将 E 纳入预后影响因素不同。但的确 E 是在牛津分型中提示肾脏预后作用最弱的指标，且单因素回归并没有发现 E 与肾脏预后相关，只是 E1（伴有毛细血管内增殖性病变）患者更多应用了免疫抑制治疗，而接受免疫抑制治疗的 E1 患者的 eGFR 下降速率较未接受免疫抑制剂治疗的 E1 患者显著减慢，因此专家组认为免疫抑制治疗可能影响了 E 对肾脏预后的提示作用，E1 可能是提示 IgA 肾病免疫抑制治疗的一个病理指标，因此仍将 E 纳入牛津分型。再次，在原 IgA 肾病牛津分类研究中，S 定义为肾小球节段硬化或单纯毛细血管袢粘连。但该研究仅发现，肾小球节段硬化不包含单纯粘连能独立预测 IgA 肾病患者的预后，把单纯粘连也纳入 S 病变的定义将降低 S 在 IgA 肾病患者长期肾脏预后的预测价值。总之在一定程度上牛津分型适用于我国 IgA 肾病患者[13]。

另一项我国进行的验证研究显示牛津分类有益于我国 IgA 肾病的预后评估和治疗决策。文章显示节段肾小球硬化、肾小管萎缩和间质纤维化是终末期肾脏病（ESRD）的独立危险因素；与毛细血管内增生大于 25% 的患者蛋白尿较多、肾小球滤过率（GFR）降低、血压较高；伴肾小球毛细血管内增生的 IgA 肾病患者接受免疫抑制治疗获益明显，肾小球系膜细胞增生、肾小管萎缩和间质纤维化是预示不能单纯使用肾素血管紧张素系统阻断剂治疗的独立预测因素。新月体在评估预后和疗效中的意义不大[14]。

同时还有一些单中心小样本的验证研究陆续报道。如米娜娃尔·玉努斯等探讨了 IgA 肾病牛津病理分型与以往评价系统的相关性。对 113 例原发性 IgA 肾病患者分别按照 Lee 分级标准及 IgA 肾病牛津分型标准进行评价。结果提示两种分级标准间有相关性，认为 IgA 肾病牛津分型继承了以往评价标准的优势，而且可以更全面地评价病理资料。马也娉等也对山西省 192 例 IgA 肾病患者进行了临床与牛津病理分型的分析。结果显示牛津病理分型单个病理指标所占的比例分别为 M1（60.0%）、E1（55.2%）、S1（46.9%）、T0（59.9%）、T1（22.9%）、T2（17.2%）。肾小动脉增厚、球性硬化、细胞和细胞新月体在 IgA 肾病中较多见。年龄、血压、肾功能在牛津病理分型的组间差异有统计学意义。IgA 肾病牛津病理分型能较好地指导治疗及评价预后[15,16]。

国外也同样在进行 IgA 肾病牛津分型的临床验证。2011 年 8 月《国际肾脏病杂志》（Kidney Int）发表了北美地区的验证研究，该研究共纳入了 4 个中心 187 例成人或儿童 IgA 肾病患者。这组患者与进行牛津分类时所用患者有相似的临床、病理和组织学表现，研究支持了牛津分类的使用价值。但本组有更多的患者接受了免疫抑制和降压治疗或许对研究结果导致一定程度的影响，且未进行成人与儿童亚组的验证分析[7-10]。

此外临床验证提示不同治疗措施的确对牛津分类结果产生影响。如在大多数临床验证研究中只有法国一项研究发现系膜增殖积分（M）中 M1 是提示肾脏预后的危险因素。但与其他研究相比，该研究的所有 M1 患者均没有应用免疫抑制剂治疗的病例，仅接受了血管紧张素转化酶抑制剂（angiotensin converting enzyme inhibitors，ACEI）和（或）ARB 治疗，而其他研究中 M1 患者接受免疫抑制剂治疗的比例显著高于 M0 患者。因此有必要在统一治疗策略的情况下进行前瞻性研究，以明确系膜细胞增生的临床意义[11-13]。

对于 IgA 肾病牛津病理分型，除了验证其对肾脏预后的提示作用，也希望该分型能够在指导治疗方面提供依据。目前 IgA 肾病的治疗尚没有一个被广泛接受的治疗方案，这就更需要深入研究病理对治疗的指导或提示作用。

北京大学第一医院进行了一项研究，分析了 2004～2008 年按照序贯治疗原则前瞻观察的 294 例 IgA 肾病患者（序贯治疗：以 RASB 控制目标血压在 17.3/10.6 kPa 以下，持续 3～6 个月，若尿蛋白仍持续大于 1 g/d，则考虑应用激素治疗），发现 M1/T1/2 是提示单独应用 RASB 治疗降尿蛋白疗效不佳的病理指标。但该研究属于非随机对照性研究，其结果具有局限性[5]。

另外，新月体形成一直是备受关注的病变，但由于牛津分型入选病例中新月体病变比例少，因此针对新月体病变是否需要给予积极的免疫抑制治疗及如何治疗没有给出确切的答案。在今后的验证中要通过增加相关病例进行深入的研究。但有研究及时纳入了更多新月体病变的 IgA 肾病患者的情况下，也未发现新月体对肾脏预后和提示免疫抑制治疗有显著意义。鲁晓情等观察伴有新月体的 IgA 肾病患者牛津分型中的 4 个病理指标：系膜细胞增生、内皮细胞增生、节段性肾小球硬化和小管萎缩／间质纤维化与临床指标密切相关性。但同样未能证实其指示肾脏预后的意义。但 Katafuchi 等发现虽然在符合牛津分型入选标准的人群中新月体不是影响预后的指标；但如果纳入了 eGFR < 30 mL/（min·1.73m²）的患者后，新月体则是影响肾脏预后的独立危险因素。因此，需要通过前瞻随机对照研究来明确 IgA 肾病新月体病变的意义[11,17,18]。

但也有研究均未发现牛津分型中 4 项评价指标是提示肾脏预后的独立危险因素。这可能与该研究中入选的病例有关，其中有研究将近一半的患者在肾活检时尿蛋白阴性或微量，有研究则 61%患者的基线尿蛋白量小于 1 g/d[6,8]。

总之，牛津分型在 IgA 肾病的病理分型研究方面是一个重大的进展和突破，这将有利于 IgA 肾病临床研究的规范化。但由于牛津分型的制定存在病例入选的偏移，牛津分型制定的最终目的是能够应用于所有的 IgA 肾病患者。因此，在临床进行验证时应注意研究对象选择的范围以克服取样偏移。此外，治疗是影响疾病进展的主要因素之一不同的 IgA 肾病治疗策略存在非常大的差异。RASB，激素和（或）免疫抑制剂治疗能够改善系膜细胞、内皮细胞和新月体等增生病变，有必要在统一治疗的情况下对牛津分型进行验证。同时探讨出不同病理分型的治疗指导意义重大。今后还需要进一步开展多中心、前瞻性的验证研究更客观地评价该分型系统的临床意义和应用价值。

（周楠）

参考文献

[1] LEE S M, RAO V M, FRANKLIN W A, et al. IgA nephropathy: morphologie predictors of progressive renal disease [J]. Hum Pathol, 1982, 13: 314-322.

[2] ROBERTS I S, COOK H T, TROYANOV S, et al. The Oxford classification of IgA nephropathy: pathology definitions, correlations, and reproducibility [J]. Kidney Int, 2009, 76: 546-556.

[3] CATTRAN D C, COPPO R, COOK H T, et al. The Oxford classification of lgA nephropathy: rationale, clinicalpathological correlations, and classification [J]. Kidney Int, 2009, 76: 534-545.

[4] YAMAMOTO R, IMAI E. A novel classification for IgA nephropathy [J]. Kidney Int, 2009, 76: 477-480.

[5] SHI S F, WANG S X, JIANG L, et al. Pathologic predictors of renal outcome and therapeutic efficacy in IgA nephropathy: validation of the oxford classification [J]. Clin J Am Soc Nephrol, 2011, 6: 2175-2184.

[6] EDSTROM H S, SODERBERG M P, BERG U B. Predictors of outcome in paediatric IgA nephropathy with regard to clinical and histopathological variables (Oxford classification) [J]. Nephrol Dial Transplant, 2012, 27: 715-722.

[7] KANG S H, CHOI S R, PARK H S, et al. The Oxford classification as a predictor of prognosis in patients with IgA nephropathy [J]. Nephrol Dial Transplant, 2012, 27: 252-258.

[8] ALAMARTINE E, SAURON C, LAURENT B, et al. The use of the oxford classification of IgA nephropathy to predict renal survival [J]. Clin J Am Soc Nephrol, 2011, 6: 2384-2388.

[9] YAU T, KORBET S M, SCHWARTZ M M, et al. The Oxford classification of IgA nephropathy: A retrospective analysis [J]. Am J Nephrol, 2011, 34: 435-444.

[10] HERZENBERG A M, FOGO A B, REICH H N, et al. Validation of the Oxford classification of IgA nephropathy[J]. Kidney Int, 2011, 80: 310-317.

[11] KATAFUCHI R, NINOMIYA T, NAGATA M, et al. Validation study of oxford classification of IgA nephropathy: the significance of extracapillary proliferation [J]. Clin J Am Soc Nephrol, 2011, 6: 2806-2813.

[12] COPPO R, TROYANOV S, CAMILLA R, et al. The Oxford IgA nephropathy clinicopathological classification is valid for children as well as adults [J]. Kidney Int, 2010, 77: 921-927.

[13] SHIMA Y, NAKANISHI K, KAMEI K, et al. Disappearance of glomernlar IgA deposits in childhood IgA nephropathy showing diffuse mesangial proliferation after 2 years of combination／prednisolone therapy [J]. Nephrol Dial Transplant,

2011，26：163-169.

[14] 米娜娃尔·玉努斯，任颖，桑晓红. 原发性 IgA 肾病 113 例牛津病理分型研究［J］. 临床与实验病理学杂志，2012，28（2）：170-172.

[15] 曾彩虹，刘志红. 原发性 IgA 肾病牛津分类的解析及其临床应用［G］. 中华医学会肾脏病学分会 2010 学术年会专题讲座汇编，2011：40.

[16] 师素芳，张宏. 对于 IgA 肾病牛津病理分型验证现状的分析［J］. 中华肾脏病杂志，2012，28（3）：167-169.

[17] 王敏，杨建兵，黄霞，等. 原发性免疫球蛋白 A 肾病患者临床、病理研究［J］. 贵州医药，2011，35（12）：87-92.

[18] 陈惠萍，刘志红. 原发性 IgA 肾病牛津分类：病理定义、相关性和可重复性［J］. 肾脏病与透析肾移植杂志，2009，18（5）：459-469.

第三节　慢性肾脏病

慢性肾脏病（chronic kidney disease，CKD）已成为人类面临的全球性公共健康问题，危害性仅次于肿瘤和心脏病，病程往往经历数年甚至数十年，较早就医者死亡率明显低于就诊较晚者。因此，防治 CKD，延缓 CKD 进展应从儿童做起。

一、CKD 的定义与分期

美国肾脏基金会（National Kidney Foundation，NKF）于 1995 年开始进行透析病人生存质量指导（dialysis outcomes quality initiative，DOQI）工作，1999 年提出 CKD 概念，2001 年发表了慢性肾脏疾病进展的监测和防治指南，DOQI 的内容扩展为肾脏病病人生存质量指导（kidney disease outcomes quality initiative，KDOQI），2002 年起在 KDOQI 资源共享的基础上开始发表全球性的临床实践指导意见，明确了 CKD 的定义（表 6-3-1）。

（1）肾脏损伤（肾脏结构或功能异常）大于等于 3 个月，可以有或无肾小球滤过率（glomerular filtration rate，GFR）下降，可表现为下面任何一条：①病理学检查异常；②肾损伤的指标：包括血、尿成分异常或影像学检查异常。

（2）肾小球过滤率小于 60 mL/（min/1.73m²）大于等于 3 个月，有或无肾脏损伤证据。具有以上两条的任何一条者，就可以诊断为慢性肾脏病。

从这个定义看，除了急性肾炎和急性尿路感染，绝大多数肾脏疾病都可以归属为慢性肾脏病的范围。

表 6-3-1　依据 GFR 水平将 CKD 分为五期（NKF-KDOQI-2002）

分期	描述	肾小球过滤率/[mL/（min·1.73m²）]
I	肾损伤，肾小球过滤率正常或升高	≥90
II	肾损伤，肾小球过滤率轻度下降	60～89
III	肾小球过滤率中度下降	30～59
IV	肾小球过滤率严重下降	15～29
V	肾衰竭	<15 或透析

对于肾小球过滤率在 60～90 mL/（min·1.73m²），而临床无肾损害表现者可能见于正常；老龄、婴儿、素食者或单侧肾、各种原因导致的肾脏灌注下降等情况，不应仅据此一项即诊断为 CKD，应综合分析。

二、CKD 的病因及进展危险因子

1.CKD 病因

遗传性肾脏病；有围产期低血氧或某些引起肾缺血、栓塞等致慢性 CKD 的临床状况；先天肾发育异常及不全；梗阻性泌尿系疾病；膀胱输尿管返流伴反复泌尿系感染、肾瘢痕；有急性肾炎或肾病综合征病史；有溶血尿毒综合征病史；变应性紫癜病史；系统性红斑狼疮。

2.CKD 进展风险因子

①肾脏原发病的影响因素：发病年龄；原发病持续损伤的严重程度；原发病的治疗情况。②肾外影响因素：体重指数；高血糖或糖尿病；高血脂；高尿酸等。

三、CKD 的临床表现

肾脏的代偿能力比较强，早期临床症状不明显，多表现为乏力、纳差、生长迟缓、体弱多病，未能引起家长的重视，以至于到医院就诊时已达到终末期肾衰。患儿就诊的主诉多为：面色苍白，身高不增，多饮多尿或遗尿。随着病情进展，患儿才逐渐出现多系统受累表现。

（1）消化系统：食欲不振；恶心呕吐；消化道炎症、溃疡、出血等。

（2）心血管系统：动脉粥样硬化；高血压；心包炎、心包填塞；心力衰竭等。

（3）血液系统：贫血，中性粒细胞趋化、吞噬和杀菌能力减弱等。

（4）呼吸系统：肺活量减低，肺功能受损，二氧化碳弥散能力下降，肺水肿等。

（5）神经肌肉表现：尿毒症脑病，表现为淡漠、乏力、失眠、幻觉等；周围神经病变，表现为肢体感觉异常、肌无力、肌萎缩等。

（6）皮肤表现：皮肤瘙痒，转移性钙化等。

（7）骨骼系统：高转化性骨病（纤维性骨炎、骨质疏松、骨硬化）；低转化性骨病（骨软化、骨质减少，腕管综合征）等。

（8）内分泌代谢：甲状旁腺功能亢进、甲状腺功能减退、月经异常等。

（9）其他：营养不良；代谢性酸中毒；肾小管泌氢、泌胺功能降低；水电平衡失调（失水、水过多，失钠、钠潴留，高钾、低钾血症，高钙、低钙血症，高磷、高镁血症，铝蓄积）等。

（10）实验室检查：①尿常规：尿比重降低固定，尿中有不等量的蛋白、红细胞、白细胞及管型（除颗粒管型外，有时可见蜡样管型及宽大的肾衰管型）等。②血液检查：正色素正细胞性贫血，血小板及白细胞计数一般正常。出凝血时间可延长。③生化检查：尿素氮、肌酐增高，血钙下降，血磷增高，甲状旁腺激素升高，血钠一般低下，血钾至后期尿量减少时常增高，血 pH 值下降，二氧化碳结合力下降。肾功能：肾小球滤过率明显下降，肾小管稀释浓缩功能下降。④影像检查：X 线检查：心影扩大及循环充血表现。肾性骨病时骨改变明显，尤以快速增长区最著，可呈佝偻病样改变，骨质脱钙、骨变形、纤维性骨炎；骨骺分离。显著甲旁亢进者可有骨外软组织（皮下）钙化。超声检查：对心功能及心包炎有诊断价值。肾 B 超：终末期常见肾影缩小；梗阻性肾病、多囊性肾脏病、骨髓瘤或淀粉样变所致者，肾影可不缩小。

四、CKD 的治疗原则

各种血液净化疗法及肾移植是治疗该病的重要手段，国内尚难以如发达国家和地区那样普遍开展肾脏替代治疗，应根据儿童 CKD 的病因构成特点，有的放矢地运用各种诊断手段早期发现隐匿起病的肾脏疾病，及时给予干预治疗，延缓疾病的发展进程。CKD 早期常乏临床表现，早期筛查成为研究重点，尿液检查为最常应用的方法。CKD 的防治是一个系列的过程，必须对病人进行终身的全面的监测、指导和治疗。这一过程应在肾脏专科医师的指导下各有关学科（如心血管、营养、康复）医师及基层医师（社区医院医师）共同参加；病人及其家属共同参与的系统过程。旨在：①延缓肾功能损害的进展；②减少心血管并发症；③减少其他并发症，如营养不良、贫血、高血压、骨病等。最终，提高生存率、生活质量及社会生活的重返率。对 CKD 防治的一体化措施不仅是某些新药物、新检查方法的推广使用，还是肾脏科医生医疗理念、工作模式的转变，以及患者对自身疾病的正确认识。

1.原发疾病的治疗

引起肾脏病变的原发疾病多种多样，对初次诊断的 CKD 患者必须积极查找原发病。部分原发病，如过敏性紫癜、系统性红斑狼疮、结节性多动脉炎、韦格纳肉芽肿等积极治疗后肾脏损害可能减轻甚至痊愈。

2.恶化因素的控制

很多因素会加重 CKD 的病情，必须祛除这些诱发因素。如：①脱水、低血压：可导致血流量不足，肾脏灌注下降，肾脏缺血缺氧；肾脏毒性药物的使用；②肾内外的梗阻：肾内尿酸盐结晶、尿路结石、严重肾病综合征引起的水肿压迫肾小管；③细菌毒素：可直接损害肾小管，感染引起的水电解质紊乱或循环衰竭可加重对肾脏的损害；④严重高血压：引起肾小动脉尤其是入球小动脉痉挛，肾血流量下降，或高血压引起心衰致肾血流下降，或治疗高血压时血压下降过快导致肾脏缺血；⑤水电解质紊乱；⑥大量蛋白尿，高蛋白饮食；⑦体内高分解状态；⑧心衰。

3.合理饮食及营养

（略）

4.肾替代治疗

其包括透析治疗与肾（略）移植。透析治疗可暂时替代肾脏的排泄功能，维持生命，肾移植是最终的治疗方法[1-3]。

五、CKD 患儿营养状态的评估及干预方法

营养不良是 CKD 儿童常见并发症，可引起肾组织形态改变、肾功能受损、降低肾血浆流量及免疫功能、生长发育迟缓、智力障碍等，与 CKD 儿童生存率密切相关，为预后不良的重要指标。既往学者认为低蛋白饮食可以防止 CKD 进展，越来越多的研究资料提出早期应用低蛋白饮食并不一定妥当，小儿的营养供给更为重要，限制蛋白不利于生长发育。近年来，CKD 患儿不平衡饮食、不正确生活方式、过度营养导致的肥胖也正在逐渐成为重大问题。北京儿童医院对近 10 年慢性肾衰竭（chronic renal failure，CRF）住院患儿统计发现：48% CRF 儿童体重、43%身高、17%体块指数（body mass index，BMI）小于第 3 百分位，63.64%缺乏蛋白质，27.27%缺乏矿物质，36.36%缺乏脂肪，36.36%脂肪过量。因此，重视卫生宣教，挽救生命，加强对终末期肾病（end stage renal disease，ESRD）患儿的综合管理，定期对患儿进行营养状态评估及制定适当营养配方非常重要。

2009 年美国肾脏病杂志（American Journal of Kidney Diseases，AJKD）增刊发表了 KDOQI 慢性肾脏病儿科营养临床实践指南，作为临床工作中的参考。但是，指南是根据西方国家的研究结果制定出来的，在很多方面欠缺儿科领域研究的数据，还有待进一步完善。我国儿童生存环境及饮食结构与西方国家不同，对各种营养素的需求也会有一些差别。因此，指南不能完全替代临床判断，应根据患儿具体情况进行个体化处置。

（一）CRF 患儿蛋白质-能量营养不良原因

CRF 患儿营养不良（protein energy malnutrition，PEM）原因很多，包括：

（1）食物摄入不足：尿毒症引起食欲下降、味觉改变、恶心、呕吐等导致营养物质摄入过少。

（2）代谢与内分泌紊乱：甲状旁腺素及酸中毒增加蛋白质分解和消耗，减少蛋白质合成。血清瘦素（leptin，LP，脂肪细胞分泌）水平升高，抑制食欲，与血白蛋白、蛋白分解率、机体脂肪量负相关，与 C-反应蛋白及胰岛素抵抗正相关。

（3）伴发感染等疾病：各种急、慢性感染促进机体蛋白质、脂肪进一步消耗，导致营养状况恶化。

（4）与透析治疗相关因素：透析加重营养不良，原因：透析不充分，透析丢失营养物质，慢性微炎症状态（chronic microinflammation state，CMS）加快分解代谢、抑制合成代谢，不同透析模式的影响等。

（5）社会、心理因素及饮食结构不合理[1]。

（二）CRF 患儿营养状态的评估

没有某一单独参数可以确定患儿的营养状态，应多参数监测以增加评估的准确性及可靠性。维持性

透析（CKD 5D 期）患儿必须定期测量身高/身长、体重，计算体块指数，描绘身高/身长、体重、体块指数-年龄曲线。

1.评估频率

营养评估频率应基于患儿的年龄及病情分期，至少应该是正常健康同龄儿监测频率的 2 倍，CKD 2~3 期，6 个月 1 次，CKD 4~5，5D 期患儿监测次数应该增加，任何能够引起生长迟缓的因素一定要及时估测干预。

2.正常儿童身高、体重、体快指数-年龄曲线参考标准

建议使用新的中国儿童 0~18 岁生长参照标准和世界卫生组织 5 岁以下儿童生长标准：

（1）中华儿科杂志，2009 年，第 47 期：①173~178 页，中国 7 岁以下儿童体重、身长/身高和头围的生长标准值及标准化生长曲线；②281~285 页，中国 7 岁以下儿童身长/身高的体重和体质指数的生长标准值及标准化生长曲线；③487~492 页，中国 0~18 岁儿童青少年身高、体重的标准化生长曲线；④493~498 页，中国 0~18 岁儿童青少年体块指数的标准化生长曲线。

（2）WHO Multicenter Growth Reference Study Group.WHO Child Growth Standards ：Length/height-for-age，Weight-for-age，weight-for-length，weight-for-height and body mass index-for-age：methods and development. Geneva：WHO.2006。（世界卫生组织多中心生长参考研究工作组。世界卫生组织儿童生长标准：年龄对应的身长（身高），年龄对应的体重。身长对应的体重，身高对应的体重和年龄对应的体质指数：方法与状态。日内瓦：世界卫生组织。2006。）

3.评估参数

（1）饮食情况（3 d 饮食记录或 3 个 24 h 内的饮食回顾）。

（2）按年龄（计算）的身高百分位数或标准差记分。

（3）按年龄（计算）的身高生长速度百分位数或标准差记分。

（4）评估干体重及按年龄（计算）的体重百分位数或标准差记分。

（5）按年龄（计算）的体块指数百分位数或标准差记分。

（6）按年龄（计算）的头围百分位数或标准差记分（小于等于 3 岁）。

（7）标准蛋白分解率（normalized protein catabolic rate，nPCR）：CKD-5D 儿童 nPCR < 1g/（kg·d）有发生营养不良的危险。

（8）主观综合性评价（subjective global assessment，SGA）：是对病史（体重降低、饮食摄入、消化道症状、活动能力、代谢情况）、体格测量（皮下脂肪减少、肌肉萎缩、水肿、腹水）等的综合评估，简单、全面、影响因素少，不需要特别仪器和设备，已经广泛用于评估成人的营养状态，在儿科的应用也有了较大发展。

（9）其他监测指标：白蛋白曾作为营养状态预测指标，但近年来其能否很好地预测营养状态已受到争议。对于低白蛋白血症患儿，应注意鉴别是否存在高血容量、炎症、蛋白质丢失等问题。血清前白蛋白半衰期为 2 d，较白蛋白更能反映病人的现状，在成人常被用来评价营养状况，在儿童还需做进一步研究。

胰岛素样生长因子-1（insulin-like growth factor-1，IGF-1）可以较好反映慢性肾衰竭透析患者营养状况及严重程度，IGF-1 小于 300μg/L 提示营养不良，小于 200μg/L 提示重度营养不良。

超敏 C 反应蛋白（high-sensitivity C-reactive protein，hsCRP）随着肾功能的降低而增高，与营养状况、高血压有一定相关性，有文献建议作为临床参考指标。

①上臂围：因其局限性及不准确性，目前已不再作为常规监测参数。②双能 X 线吸收测量（dual-energy X-ray absorptiometry，DXA）：成人应用较多，儿科相关研究很少。相对于临床简单易行的 BMI 来讲，是否需要采用这种昂贵的方法定期检测还有待进一步探讨。③生物电阻抗（bioelectrical impedance analysis，BIA）：儿科没有应用经验，还需做进一步研究[2,3]。

（三）CRF 患儿营养干预目的及指征

1.营养干预目的

（1）缓解尿毒症症状，避免尿毒症毒素蓄积及代谢异常。主要是通过减轻氮质血症、纠正水电解质代谢紊乱、减轻继发性甲状旁腺功能亢进而实现。

（2）延缓病情进展。恰当的膳食可减轻残存的肾小球硬化过程，减轻肾组织钙、磷沉积，减轻肾小管代谢负荷，减轻高脂血症对肾单位的损伤，减少并发症（如心力衰竭、肾性骨营养不良等）的发生或减轻病情，降低死亡率。

（3）维持小儿良好的营养状态及生长发育，减少成人期慢性并发症的发生。

2.营养干预指征

消化能力受损或不能耐受经口喂养；代谢需求增加；营养供给不足或不能耐受；体重迅速下降大于10%；BMI 低于第 5 百分位；身高（身长）低于第 3 百分位或生长速度明显减慢；营养相关生化指标异常；多尿、尿浓缩功能受损等。

（四）CKD 患儿营养干预措施

1.CKD 患儿蛋白质-能量需求

（1）CKD 患儿能量需求：热量摄入不足会导致蛋白质作为能量来源，增加尿素氮的产生，CRF 患儿应保证足够热量。不同国家营养指南对 CKD 患儿推荐的能量需求量是相似的。有几种关于估测每日所需能量（estimate energy requirements，EER）的公式，KDOQI 营养指南推荐公式见表 6-3-2。体力活动强度对能量需求产生显著影响，计算时应乘以不同的体力活动水平（physical activity level，PAL）系数，见表 6-3-3。适当运动是降低 CKD 患儿病死率的重要因素，定期评估日常活动，对患儿进行体力活动指导很重要。

指南建议：供给 CKD 患儿同年龄组正常儿童所需能量，根据平日的 PAL、体块指数及体重变化来调整；正常饮食不能获得正常能量需求、不能达到预期身高和（或）体重增长速率的患儿，应该给予额外营养支持；常规营养支持不能达到能量要求患儿，可口服高热量饮食和营养补充制剂，如果仍然不能满足，应该考虑静脉营养；维持性透析患儿与正常儿童的能量需求也是相同的，频繁呕吐、胃肠功能欠佳的患儿，应额外补充 30%每日所需热量，病情缓解后再恢复原来的热量。

腹膜透析患儿可通过腹透液摄取糖，如果体重增加明显，应该减少饮食热量 33.5～50.2 kJ/（kg·d）。正在进行维持性血液透析的营养不良 CKD 患儿（体块指数＜第 5 百分比），口服及管饲营养不能获得营养需求时，可予透析中胃肠外营养（intra dialytic parenteral nutrition，IDPN）。如果 IDPN 不能满足能量需要，可以应用每日或部分胃肠外营养（目前缺乏儿童 IDPN 方面的研究）；接受肠内及肠外营养补充治疗的患儿应注意碳水化合物及不饱和脂肪酸提供的热量之间的平衡；体重超标患儿应改变饮食和生活习惯。

表 6-3-2　CKD 患儿能量需求计算公式

年龄	性别	EER
0～3月		[89 ×体重（kg）-100]+ 175
4～6月		[89 ×体重（kg）-100]+56
7～12月		[89×体重（kg）-100]+22
13～35月		[89 ×体重（kg）-100]+ 20
3～8岁	男孩	88.5- 61.9×年龄（岁）+PAL×[26.7×体重（kg）+ 903×身高（m）]+20
	女孩	135.3-30.8×年龄（岁）+PAL×[10×体重（kg）+934×身高（m）]+20
9～18岁	男孩	88.5- 61.9×年龄（岁）+PAL×[26.7×体重（kg）+903×身高（m）]+25
	男孩	135.3-30.8×年龄（岁）+PAL×[10×体重（kg）+934×身高（m）]+25

表 6-3-3　3～18 岁儿童体力活动水平系数

性别	体力活动水平			
	静坐	低水平活动	一般水平活动	高水平活动
	日常生活活动（ADL）	ADL＋30～60 min/d，中度体育活动（如：步行 5～7 km/h）	ADL＋≥60 min/d，中度体育活动	ADL+≥60 min/d，中度体育活动+ 60 min 剧烈活动或 120 min 中度体育活动
男	1	1.13	1.26	1.42
女	1	1.16	1.31	1.56

（2）CKD 患儿蛋白质需求（见表 6-3-4）：限制蛋白的摄入未必能延缓 CKD 的进展，恰当的蛋白摄入量应该既可以保证机体蛋白质的合成，又不会增加脂肪的合成而导致肥胖。CKD 患儿蛋白摄入至少应达到 100% 营养摄入参考量（reference nutrient intakes，RNI）。

表 6-3-4　CKD 3–5 期及 5D 患儿蛋白质摄入量

年龄/岁	DRI/[g/（kg·d）]	CKD 0.85	CKD 4～5	HD	PD
0～6 月	1.5	1.5～2.1	1.5～1.8	1.6	1.8
7～12 月	1.2	1.2～1.7	1.2～1.5	1.3	1.5
1～3	1.05	1.05～1.5	1.05～1.25	1.15	1.3
4～13	0.95	0.95～1.35	0.95～1.15	1.05	1.1
14～18	0.85	0.85～1.2	0.85～1.05	0.95	1.0

KDOQI 营养指南建议：①CKD 3 期患儿：维持膳食蛋白摄入量（dietary protein intakes，DPI）于 100%～140% 膳食营养摄入参考（dietary reference intake，DRI）；②CKD 4～5 期患儿：维持 DPI 于 100%～120% DRI；③CKD 5D：维持 DPI 为 100% DRI，再加上透析中丢失的蛋白质及氨基酸量。腹膜透析患儿应根据年龄增加饮食蛋白质含量 0.15～0.35 mg/kg（年龄越小增加的饮食蛋白越多），测量腹透液中蛋白含量，根据实际丢失量个体化补充。血液透析患儿增加饮食蛋白质 0.1 g/（kg·d）；饮食不能满足蛋白质要求时，应考虑补充蛋白质制剂；身高位于第二百分位以下患儿，应该用身高-年龄 RNI 值作为参考；肥胖者要根据调整体重（调整体重=按身高计算的理想体重+ 25%×（实际体重 – 理想体重）评估蛋白需要量。

CRF 患儿进入规律透析治疗后，饮食的限制与透析前应有所不同，需要根据残存肾功能、尿量和透析频率不断地调配饮食。选择含有至少 50% 高生物价蛋白（食物蛋白质生物价：反映食物蛋白质消化吸收后，被机体利用的程度，生物价越高，蛋白质被机体利用的效率越高，即蛋白质的营养价值越高，食物蛋白质的生物价值最高为 100）而低磷的饮食，如动物蛋白（11mg 磷∶1g 蛋白），还要考虑到对蛋白的消化能力（动物蛋白消化能力 95%，植物蛋白消化能力 85%，混合蛋白消化能力 85%～95%）及磷的生物利用度（植物中磷的生物利用度较低 50%，动物中磷的生物利用度大于 70%）。

动物蛋白必需氨基酸（essential amino-acid，EAA）含量高，生物利用度好，产生的代谢废物少。但动物蛋白内的甘、丙、精、脯氨酸增加肾小球滤过率和肾小球血流量，促进肾小球硬化，加速肾功能损害。植物蛋白非必需氨基酸含量高，EAA 含量低于动物蛋白质，产生高滤过作用较弱，对肾功能有保护作用，建议适当增加植物蛋白摄入。豆类食品（黄豆）EAA 含量高于谷类等其他植物蛋白，有利于纠正 EAA 的缺乏，在调节脂质及钙磷代谢方面具有优势，可以适当食用。CKD 患儿多存在必需氨基酸不足，应适度补充必需氨基酸和 α-酮酸。α-酮酸，有助于维持营养，可减轻氮质血症、改善脂代谢、降低血自由基水平、降低血磷、改善低血钙、减轻继发性甲状旁腺功能亢进、减少尿蛋白排泄及延缓肾功能恶化，但复方酮酸制剂含钙，应监测血钙，谨防高钙血症的发生。

（3）营养不良与血脂异：CKD 儿童脂代谢紊乱发生较早，即 GFR 指标为 30～59 mL/（min·1.73 m²），随着肾脏受损程度而加重，肾功损伤与血脂异常的程度是平行的。血脂异常可致肾小球毛细血管内皮细胞、系膜细胞、足突受累，系膜细胞增生、系膜基质沉着；细胞因子、生长因子增加；氧化应激也增高。ESRD 时三酰甘油增高，高密度脂蛋白减低，脂蛋白 a 升高，不仅是肾功能恶化的危险因素，也是心血管疾病独立危险因素。

营养不良患儿，不建议饮食干预以治疗脂代谢紊乱。如患儿营养良好，再调整饮食控制脂代谢紊乱，饮食中脂肪限制在全部热量的 30% 以内，给予低脂饮食（低脂、低胆固醇及高多聚不饱和脂肪酸）及调脂药物。为保证婴幼儿能量的摄入，脂肪量可加大，但应严格按照标准比例供给（7%～12%蛋白质，40%～54%脂肪，36%～56%糖类）。保持正常体重，适度活动是必要的。

成人用降脂药物可能降低心血管并发症与死亡率，也有报道 CKD 儿童大于等于 10 岁或青春期后如低密度脂蛋白胆固醇大于等于 1600 mg/L、非高密度脂蛋白胆固醇大于等于 1900 mg/L 时可能有合并心血管病的风险，可考虑用他汀类药物。青少年 V 期 CKD 之低密度脂蛋白最好保持在小于 1300 mg/L。但是，目前尚无公认的推荐控制 CKD 儿童血脂增高的药物。

n-3 多不饱和脂肪酸（n-3 polyunsaturated fatty acids，n-3 PUFAs），二十二碳六烯酸（docosahexaenoic acid，DHA），二十碳五烯酸（eicosapentaenoic acid，EPA）可以降低血三酰甘油水平及心脏疾病危险，建议饮食中应用不饱和脂肪酸及选用多糖。

2.维生素、微量元素及骨矿物质的需求与治疗

CKD 患儿多存在维生素及矿物质缺乏，有关此方面的研究尚缺乏循证研究资料。KDOQI 营养指南建议：CKD 患儿饮食摄入营养素至少应达到 100% DRI 推荐量；单纯饮食摄入无法达到 100% DRI 或出现血维生素及微量元素降低，应该加用维生素和微量元素的口服制剂；CKD 5D 期患儿需要加用水溶性维生素补充剂。国内只对成人 CKD 患者推荐了微量元素摄入量，尚缺乏儿科资料。

CKD 患儿，钙和磷结合剂的摄入量应该在同年龄组正常儿童需求量的 100%～200% DRI 范围内。钙补充不足及过量现象均存在于 CRF 患儿，补充钙剂时应考虑到磷的含量。对肾性骨病的治疗要从高度怀疑肾功能不全的早期开始。应记录血钙、磷、碱性磷酸酶、甲状旁腺激素（parathyroid hormone，PTH）和 1，25-（OH）$_2$-D$_3$ 的变化，及早进行骨密度测定和骨扫描。明显钙磷代谢异常时骨 X 线片才发生改变，骨 X 线片通常用来随诊骨病进展变化情况。有关此方面的研究尚缺乏循证研究资料。

各年龄组患儿均可以很好地耐受葡萄糖酸钙（9%元素钙）、乳酸钙（13%元素钙）、醋酸钙（25%元素钙）及碳酸钙（40%元素钙），醋酸钙及碳酸钙是有效的磷结合剂，醋酸钙比碳酸钙具有更高特异性的磷结合，很少导致高钙血症，是首选磷结合剂，适用于中度危险钙过量患儿。

针对应限制磷摄入的患儿，补充钙剂时选用含钙的磷结合剂，建议首选醋酸钙。醋酸钙适用于中度危险钙过量患儿，碳酸钙适用于饮食钙摄入不足，不需要补充维生素 D 的患儿。两餐之间服用钙剂吸收最好，但应与铁剂分开服用。氯化钙会引起酸中毒，柠檬酸钙促进铝的吸收，均应避免应用。25%CKD 患儿发生高钙血症，与钙的剂型、用量及维生素 D 有关，是导致软组织钙化的重要因素（表 6-3-5、表 6-3-6）。

含钙高的食物：奶制品、大白菜、甘蓝、花椰菜、强化钙的食物。

80%～90%CKD 患儿存在维生素 D 不足，不同年龄段维生素 D 的需要量还不清楚。血 25-羟维生素 D 小于 30 μg/L（75nmol/L）患儿应该补充维生素 D$_2$（麦角骨化醇）或维生素 D$_3$。维生素 D$_3$ 似乎生物效价更高，但目前还没有试验证实。钙剂、维生素 D 治疗或更改维生素 D 剂量 1 月后应检测血钙、磷水平，以后至少每 3 月检测 1 次，每年检测 1 次血 25-羟维生素 D 水平，不能中断维生素 D 治疗。

表 6-3-5　CKD 2-5，5D 患儿每日元素钙摄入最高量参考/mg

年龄	DRI	健康儿童	CKD 2-5，5D
0～6月	210	未定	≤420
7～12月	270	未定	≤540
1～3岁	500	2500	≤1000
4～8岁	800	2500	≤1600
9～18岁	1300	2500	≤2500

表 6-3-6　CKD 患儿维生素 D 补充量参考

25（OH）D₃/（μg/L）	维生素D缺乏级别	维生素D₂/维生素D₃剂量	疗程/月
< 5	重度	8000 IU /d×4周（或50000 IU/周）×4周，之后4000 IU /d（或50000 IU /次，2次/月）×2月	3
5～15	中度	4000 IU /d×12周（或50000 IU /次，1次/2周×12周）	3
30	轻度	2000 IU /d 或50000 IU /次，1次/4周	3

高磷血症是心血管疾病独立危险因素，是影响 CRF 预后的主要危险因素，当 PTH 超过 CKD 阶段相应靶目标值，磷在正常推荐范围内时，应减少饮食中磷的摄入至同年龄组磷推荐量的 100% DRI；当 PTH 超过 CKD 阶段靶目标值，磷超过该年龄组推荐范围，应减少饮食中磷的摄入至同年龄组磷推荐量的 80% DRI。CKD 患儿 PTH 靶目标值（CKD3，4，5-5D 期：35～70，70～110，200～300 ng/L）目前尚有争议。含磷高的食物：蛋黄、全麦面包、内脏类、干豆类、硬核果类、奶粉、乳酪、巧克力、芝麻、菌类、海产品等。

3.CKD 患儿水、电解质、酸碱平衡的评估与治疗

应根据原发病、残余肾功能、尿量、肾脏替代治疗方法、是否存在高血压或高钾血症来决定 CKD 患儿水分及电解质的摄入量。指南建议：无水肿和严重高血压时不需限水，临床上常根据患儿口渴感和水出入量来调节水的入量。多尿患儿应注意补充水钠；CKD 5D 期及腹膜透析婴儿应该补充钠；高血压或高血压前期患儿应该限制钠的摄入（1g 盐相当于 5mL 酱油含盐量，1g 钠相当于 2.5g 食盐含钠量）；少尿患儿应该限制水的摄入，两次透析期间体重增长不宜超过原体重的 4%；高钾血症或有高钾血症倾向时限制钾摄入。含钾高的食物：蘑菇、海菜、豆类、莲子、卷心菜、榨菜、香蕉、橘子等，烹调时可用水泡煮去掉食物中部分钾盐，并须慎用含钾的代盐品。

轻度酸中毒但无临床症状时不需服用碱性药物，通过限制蛋白类食物常可达到减少酸产生的目的。但临床上出现酸中毒症状或血气示 HCO₃⁻ 小于 20mmol/L 时应给予治疗，口服碳酸氢钠片 0.5～2.0 mmol/（kg·d），以避免长期处于代谢性酸中毒状态，加重患儿的骨质疏松和生长迟缓[4-12]。

4.CKD 患儿与贫血

多数为正细胞正色素性贫血，GFR 小于 40 mL/min 时，贫血即已存在，随 GFR 下降而加重，是 CRF 进展的独立危险因素，其原因：红细胞生成素缺乏、膳食摄入不足、血液透析丢失、胃肠道出血、血液检查多次取血等。贫血会导致低氧血症，造成肾组织损伤，促进 CKD 进展。及早应用促红细胞生成素（erythropoietin，EPO）可明显改善肾性贫血，增加供氧，减轻氧化应激，对肾小管细胞有保护作用，延缓病情进展及推迟肾移植。应用指征：血红蛋白（hemoglobin，Hb）质量浓度小于 110g/L，血细胞比容（hematocrit，Hct）小于 30%。维持 Hb 质量浓度 110～120 g/L，不超过 130g/L，血细胞比容为 0.33～0.36。欧洲儿科腹透协作组提出 EPO 及铁剂并用，绝大多数 ESRD 的血红蛋白可达目标值。

（1）EPO 用法：开始量为 50～120 IU/（kg·周），一周内分 2～3 次皮下注射；静脉用药 120～150 IU/（kg·周），3 次/周，直到血细胞比容达到 0.30～0.33（最大为 0.36），2/3 诱导剂量维持治疗。一般治疗 10 d 左右网织红细胞数目开始上升，增加血红蛋白 10～20g/（L·月）、血细胞比容 0.005～0.015/周，需 2～6 周达到理想血细胞比容值，如果治疗 8 周后血细胞比容上升仍不满意（即未达到 0.30），应加大 50%剂量。每次调整剂量的间期一般为 4 周，幅度为每次 20 IU/kg。治疗期间每周查血红蛋白及血细胞比容，如上升速度过快，即每月血红蛋白质量浓度上升大于 30 g /L 和（或）血细胞比容上升大于 0.08，应立即减少 25% EPO 剂量。Hct 大于 0.36，应暂停用药。血细胞比容降至 0.30～0.33，再以 75%的原剂量重新开始治疗。EPO 的维持量个体差异很大。不良反应有铁缺乏、高血压、惊厥、血栓形成和皮疹等变态反应。

（2）EPO 治疗前要明确 CRF 患儿铁储备情况：转铁蛋白饱和度小于 20% 或血清铁蛋白大于 100 μg/L，应加服铁剂，元素铁 2～3 mg/（kg·d），不良反应包括恶心、腹痛、便秘、腹泻等。静脉铁剂可能会出现变态反应。静脉用 100 mg 蔗糖铁可使 CKD 患者出现暂时的蛋白尿，肾小管损伤，故以低剂

量 50 mg 为宜。平常饮食时应注意保证正常铁的摄入量，以避免发生缺铁性贫血[1]。

（3）输血：血红蛋白小于 60g/L 时，可小量输血或输入洗涤过的红细胞，使血红蛋白达到 70 ~ 80 g/L 水平。输血速度一定要慢，密切观察病情变化，以避免发生心衰或高血压。

5.CKD 患儿与肉毒碱（卡尼丁）

低肉毒碱可引起贫血、肌肉无力、透析低血压等，CKD 5D 期患儿血肉毒碱降低。虽然有学者建议补充肉毒碱，但是至今没有充分证据表明补充左旋肉碱可以成功改善血液透析患儿状况，并且肉毒碱的代谢产物通过肾脏排泄会产生肾毒性损害肾脏，口服左旋肉碱的生物利用度也不详。因此，营养指南不建议常规应用卡尼丁治疗。

6.生长迟缓治疗指导

生长迟缓是 ESRD 患儿常见并发症，给患儿带来严重的精神心理障碍。约一半患儿低于同龄儿身高的第三百分位，北京儿童医院对近 10 年住院 CRF 患儿统计数据显示：43% CRF 儿童身高小于第 3 百分位。多种因素可以引起生长迟缓，应针对不同主要原因予以相对应的治疗。

（1）生长迟缓主要原因与干预措施：营养不良是生长迟缓的重要因素，蛋白质、热量摄入不足是 CKD 患儿、尤其是婴幼儿生长发育迟缓的重要原因。研究证实：婴儿期能量的摄入与生长速率呈正比。如果能量摄入超过 80% 推荐量，婴儿可以获得正常的生长速度；反之，能量摄入低于 40% 推荐量，会出现生长停滞。因此，婴儿期早期营养干预，包括管饲是阻滞患儿头两年生长迟缓的最基本与最重要的方法。透析患儿更应该加强营养的供给，以获得正常生长速率。肾发育异常的 CKD 婴儿，生长发育迟缓更为严重，与起病年龄、肾小管功能异常程度相关，多伴有钠及其他与生长相关的重要物质的丢失，应注意补充。

肾性骨营养不良可以导致生长迟缓，治疗关键在于通过饮食及药物控制磷的水平、监测钙的摄入和维生素 D 治疗。

长期应用皮质类固醇可以影响生长，如果患儿病情稳定，应该考虑减量或停用。

持续代谢性酸中毒通过多种机制引起生长迟缓，包括增加蛋白质的分解，减少白蛋白合成，减少甲状腺素的释放、阻断胰岛素样生长因子（IGF-1）对生长激素（growth hormone，GH）的反应等，导致机体对生长激素的抵抗。此类患儿应该加用碳酸氢钠或加强透析充分性以纠正酸中毒，血碳酸氢盐一定要至少纠正至 22 mmol/L。

（2）生长迟缓与生长激素：慢性肾衰竭儿童存在生长激素-胰岛素样生长因子轴的紊乱：血液中生长激素水平正常甚至偏高，但生物活性偏低，存在生长激素抵抗现象。生长激素受体的表达被抑制，生长激素受体的信号传导受损，IGF-1 合成减少，IGF-结合蛋白抑制。

CKD 2-5，5D 期患儿，尽管积极进行了营养的干预及防治代谢紊乱，仍表现为身材矮小（身高 SDS < - 1.88 或年龄对应的身高 < 第三百分位）及有生长迟缓趋势（年龄对应的身高生长速率 SDS < - 1.88 或年龄对应的身高生长速率 < 第三百分位），持续存在 3 月以上者，一定要应用生长激素积极治疗。

人生长激素（human growth hormone，hGH）是垂体前叶分泌的一种亲水性球蛋白，免疫器官，如胸腺、脾脏和外周血细胞，也可分泌少量 GH，是人出生后最主要的内分泌激素，GH 受体在各种淋巴细胞中都有表达。GH 除能够促进机体生长、代谢外，还具有一定的免疫调节作用。应用基因重组技术生产的重组人生长激素（recombinant human growth hormone，rhGH）在问世初期主要作为激素替代疗法治疗儿童成长期的生长激素缺乏症。近年来，其临床应用的适应证不断扩大，已被用于肾衰等领域，并可起到一定的免疫调节作用。

慢性肾衰儿童蛋白质分解代谢增强，合成代谢不足，细胞免疫及体液免疫功能均受损，存在明显的免疫抑制，在长期血透患者中表现更为明显，容易合并感染性疾病等并发症，影响患儿的预后。如果给予外源性生长激素治疗，可增强机体合成代谢，促进患儿的生长发育，调节患儿 T 淋巴细胞功能。临床试验表明：应用重组人生长激素治疗 CKD 2-5 期、肾移植后生长迟缓患儿，可以有效促进患儿的生长发育，达到正常身高，没有明显不良反应，早期应用效果更好。治疗第一年，患儿的身高增长效果最好，以后效果渐弱。长期维持 rhGH 治疗，多数患儿显示最终可以获得正常范围的身高。Hokken-Koelega 等发现：青春期治疗可以获得稳定的身高增长速度，不会降低 GFR 及骨成熟。维持透析患儿应用 rhGH 亦可取得较好疗效，但是不及早期应用的患儿效果好。因此，提倡早期应用 rhGH 治疗。目前，尚缺乏大样本透析患儿的随机对照研究及最合适药物剂量选择的研究[3-13]。

（五）结语

美国、欧洲各国、澳大利亚、日本、新加坡都不同程度地制定了各自的 CKD 患儿营养指导意见，我国尚欠缺这些方面的研究。因此，了解并借鉴国际同行的治疗及管理 CKD 儿童的经验，共同探讨及制定适合我国国情的 CKD 儿科营养指南非常必要。1998 年，我国首次成立中国居民膳食营养素参考摄入量专家委员会，制定中国 DRI，2000 年出版了《中国居民膳食营养素参考摄入量——Chinese DRIs》，可以作为临床制定营养配方的参考，随着时代的进步及相关研究的深入，DRI 也在不断更新。

CKD 患儿的营养指导是团队性工作，需要营养师、儿科及肾脏医师、药剂师、护士、社会工作者、治疗师、肾脏病学家及财政等的支持。营养师是团队的中心，负责评估患儿的营养状态、制定营养计划及提供营养教育。

为了提高 CKD 患儿的生活质量，预防并发症的发生，儿科和肾脏医师及营养师应经常与家长及患儿沟通，强调饮食疗法的重要性，取得家长及患儿良好配合。反复评估及调整 CKD 患儿营养计划，病情持续进展患儿应该增加评估次数，注意观察是否存在影响生长或营养摄入的相关因素，加强透析充分性。提高患儿饮食满意度是有效营养干预的重要内容，应考虑到食物的多样性、患儿的饮食喜好，根据营养评估结果及患儿年龄、生长发育状态、饮食习惯、民族习性、社会心理状态等整体考虑，制定个体化的护理计划及饮食配方。

（孟群）

参考文献

[1] 王质刚. 血液净化学［M］. 3 版. 北京：北京科学技术出版社，2010.

[2] 沈颖. 慢性肾脏病患儿的营养支持［J］. 中华儿科杂志，2010，48（5）：364-367.

[3] 孟群，沈颖. 慢性肾脏脏病患儿临床实践指南介绍. 中华儿科杂志，2010，48（5）：368-370.

[4] PAGLIALONGA F，EDEFONTI A. Nutrition assessment and management in children on peritoneal dialysis［J］. Pediatr Nephrol，2009，24（4）：721-730.

[5] 萨穆尔. 儿科营养手册［M］. 李雁群，译. 北京：中国轻工业出版社，2008：29-32.

[6] REES L，SHAW V. Nutrition in children with CRF and on dialysis［J］. Pediatr Nephrol，2007，22（10）：1689-1702.

[7] 杜娟，沈颖. 儿童慢性肾衰竭生存预测模型建立及其临床价值研究［J］. 中国实用儿科杂志，2009，24（11）：869-872.

[8] MAFRA D，GUEBRE E F，FOUQUE D. Body mass index，muscle and fat in chronic kidney disease：questions about survival［J］. Nephrol Dial Transplant，2008，23（8）：2461-2466.

[9] WESSELING C，BAKKALOGLU S，SALUSKY I. Chronic kidney disease mineral and bone disorder in children［J］. Pediatr Nephrol. 2008，23：195-207.

[10] CHATURVEDI S，JONES C. Protein restriction for children with chronic renal failure［J］. Cochrane Database Syst Rev，2007，17（4）：CD006863.

[11] FRANKE D，ZIVICNJAK M，EHRICH J H. Growth hormone treatment of renal growth failure during infancy and early childhood［J］. Pediatr Nephrol，2009，24（6）：1093-1096.

[12] KOUFAKI P，MERCER T. Assessment and monitoring of physical function for people with CKD［J］. Adv Chronic Kidney Dis，2009，16（6）：410-419.

[13] KDOQI Work Group. KDOQI Clinical Practice Guideline for Nutrition in Children with CKD：2008 Update［J］. Am J Kidney Dis，2009，53（3 suppl. 2）：S11-S104.

第四节　IgM 肾病

一、概述

1978 年 Cohnt 及 Bhasin 等分别独立报告了一组疾病，临床类似微小病变性肾病综合征，而病理学表现为系膜增殖性肾小球肾炎，系膜区有颗粒性免疫球蛋白 M（Immunoglobulin M，IgM）伴或不伴 C3 沉积，称之为系膜 IgM 肾病（IgM nephropathy）[1,2]。IgM 肾病为一免疫病理学诊断，进一步研究发现，IgM 肾病临床主要表现为肾病综合征或显著蛋白尿，也有一小部分患者有显著血尿而无明显蛋白尿。早期研究认为该病预后良好，目前研究提示 IgM 肾病预后不容乐观。IgM 肾病是否应该视为一独立的疾病?系膜区沉积的 IgM 是非特异性吸附还是特异性免疫复合物沉积?目前尚无定论，是各学者争论的焦点之一。

二、IgM 肾病诊断标准

IgM 肾病是否为微小病变型发展为局灶节段性肾小球硬化（focal segmental glomerulo sclerosis，FSGS）的过渡型病变，目前尚无定论。有部分学者认为，系膜区 IgM 沉积仅仅是一种免疫病理现象，不具有单独的病理意义和致病性；而伴有系膜区 IgM 沉积的肾病仅是微小病变性肾病（minimal change nephrosis，MCN）的一种变异，或者是微小病变性肾病向 FSGS 转型过渡阶段的伴随现象。

但目前大多数学者认为 IgM 肾病为一独立性疾病，有其自身的临床特点，病理特征及预后应和 IgA 肾病一样从系膜增殖性肾炎中独立出来，建议 IgM 肾病诊断标准为：①免疫荧光检查可见肾小球系膜区主要为 IgM 沉积，伴或不伴其他免疫球蛋白和（或）C3 的沉积；②光镜下肾小球有不同程度的系膜增生但肾小球基底膜形态基本正常。并除外膜性肾病，膜增殖性肾炎，急性链球菌感染后肾炎，IgA 肾病及继发性肾脏改变等。

三、发病机制

IgM 肾病的发病机制目前尚不清楚，多数研究者认为多种因素参与了疾病的发生和发展。IgM 相对分子质量为 900 000。它与相应抗原形成的免疫复合物是大分子不溶性的，易沉积在系膜区，这与免疫荧光及电镜下所观察的结果是一致的。五聚体结构使 IgM 一般不能通过血管壁，主要分布于血管内，这也导致其激活补体的能力比 IgG 强。在抗原诱导的体液免疫中，IgM 是最先产生的抗体，在免疫应答早期即发挥作用，并在细胞因子的作用下转换为 IgG。

多数学者认为，IgM 肾病患者可能存在 T 细胞功能异常及系膜细胞免疫清除功能失调，进而导致 IgM 或者 IgM 复合物在肾小球系膜区沉积，引起局部炎症反应。血清中 IgM 持续升高的原因为：当机体接触抗原之后先产生抗体然后在 T 细胞协助下才变换为 IgG。IgM 肾病患者的 T 细胞功能已发生了改变，不能使大量 IgM 转换为 IgG，只能停留于 IgM 阶段。有研究发现 IgM 肾病患者 T 细胞 Tac 表达增加、IL-2 生成增多，推测 IgM 肾病患者体内抑制性 T 淋巴细胞功能受到抑制，进而影响 IgM 向 IgG 转换，导致血 IgM 升高、IgG 降低，从而促进 IgM 或者 IgM 复合物在肾小球系膜区沉积，引起局部炎症反应，导致 IgM 肾病发生。

近年临床上见到应用利妥昔单抗成功治疗肾移植术后 IgM 肾病复发的病例，提示 B 细胞亦可能参与了 IgM 肾病的发病机制。另外李航等首次报道国内 3 例遗传性 IgM 肾病，在 3 例 IgM 肾病患者家系研究中发现了免疫遗传学背景，调查发现家族中还有 10 例患者有肾损害表现，均表现为血尿、蛋白尿，其中 1 例因尿毒症而死亡，提示在少数 IgM 肾病，遗传因素可能在本病发病中也起了一定的作用。

四、临床表现

本病多见于儿童，男性发病较多，主要临床表现为肾病综合征，少数呈无症状性蛋白尿和（或）血尿，呈肾病综合征时少数有轻度高血压。大量蛋白尿为非选择性，血清白蛋白明显降低，1/3 以上 IgM 增高，IgG 降低，胆固醇增高，肾功能多在正常范围。该病多数以肾病综合征起病（约占 60%），少数表现为蛋白尿（约占 20%）、蛋白尿合并血尿（约占 10%）或单纯血尿（大约 10%）。英国的研究者报道在 54 例 IgM 肾病患者中，肾病综合征 31 例占 58%；无症状蛋白尿 19 例占 35%；肉眼血尿 4 例占 7%。这些患者发病年龄最小 14 岁，最大 69 岁，平均 31 岁。2000 年爱尔兰的报道显示与英国的报道接近。在 60 例 IgM 肾病患者中肾病综合征的比例为 51%、蛋白尿 26%、肉眼血尿 18%、镜下血尿 5%。2011 年国内浙江的鲁科达报道了 39 例 IgM 肾病患者，发病年龄 14～60 岁（平均 35 岁），其中肾病综合征 20 例，占 51.3%、蛋白尿合并血尿 13 例占 33.3%、蛋白尿 4 例占 10.3%、单纯血尿 2 例，占 5.1%。来自沈阳的杨旭报道了 10 例 IgM 肾病，男 6 例，女性 4 例。年龄 20～68 岁，平均 45 岁。患者中肾病综合征 9 例、肾小球肾炎 1 例，均有不同程度的水肿，血尿 3 例。国内关于儿童 IgM 肾病的研究显示儿童患者中肾病综合征的比例与成人接近，初梅对 14 例儿童 IgM 肾病临床与病理探讨发现，50%IgM 肾病临床表现为肾病综合征，年龄在 1 岁半～15 岁，其中男 11 例，女 3 例，发病以男孩为多。但也有资料报道肾病综合征的发病比例高于成人的比例，占 80% 左右，分析儿童患者肾病综合征比例高于成人可能与肾活检时机选择与成人不同有关。此外，IgM 肾病合并高血压的比例偏高，鲁科达报道了 39 例 IgM 肾病患者高血压达到 5 例，比例占 13%；沈阳的杨旭报道了 10 例 IgM 肾病患者 4 例存在高血压，比例达到 40%。有研究对 IgM 肾病随访 5～15 年后发现，高血压比例可升至 50% 以上。IgM 肾病活检时肾功能不全发生率为 10% 左右。鲁科达报道了 39 例 IgM 肾病患者中肾功能不全 4 例，占 11%；沈阳的杨旭报道了 10 例 IgM 肾病患者 1 例存在肾功能不全，占 10%[3-5]。

五、病理表现

IgM 肾病患者光镜下有不同程度的系膜细胞增殖和系膜基质增多。有些肾小球可显示基本正常，也可以有轻度的系膜增生及基质扩张，严重的系膜增生比较少见，部分患者有轻度的小管间质病变。患者有不同程度的细小动脉硬化、玻璃样变性。免疫荧光以 IgM 为主，呈弥漫性颗粒样沉积于系膜区；FSGS 的免疫荧光也以 IgM 为主，但不同的是呈粗颗粒和团块状以局灶节段性沉积，与光镜下所见的节段性玻璃样变性一致。有些患者同时伴有 IgA 及 IgG 沉积，其中 IgA 及 IgG 免疫荧光强度均弱于 IgM。系膜区同时伴 C3 沉积比例为 8%～92%，多数报道为 30%～50%（高于无 IgM 沉积的系膜增殖性肾炎）。C1q 及 C4 沉积亦较常见。IgM 肾病患者电镜下检查可见肾小球系膜区有电子致密物沉积，与免疫荧光不符，可能与小的电子致密物不易被发现有关，IgM 肾病的电镜没有特征性，与系膜增殖肾炎相同。

六、治疗反应及预后

本病对激素治疗的效应较典型的微小病变为差，如马恒颢等报道 24 例经 8 周激素诱导治疗，14 例敏感，10 例部分敏感或不敏感；而 MCD 16 例中 14 例敏感，仅 2 例部分敏感或不敏感。庄永泽等 42 例经激素、雷公藤治疗完全缓解占 54.8%，部分缓解为 40.4%。平均随访 60 个月，13 例复发，1 例进入 ESRD。但也有不同的意见。有研究者比较了 35 例 IgM 肾病与 17 例 MCN 患者，其激素敏感比例分别为 57%，47%，激素耐药比例分别为 20%、17%；考虑 IgM 肾病与 MCN 患者对激素治疗的反应不存在明显差异。而另有研究者则认为与 MCN 比较，IgM 肾病患者的激素依赖及激素耐药发生率高，两者对激素治疗反应有显著差异。研究发现，系膜区有 IgM 沉积者年龄较大，60% 患者对皮质激素治疗有抵抗，加用环磷酰胺后只 40% 有效，与 MCN 者显著不同。李学旺等对 11 例 IgM 肾病和 20 例微小病变肾病患者研究显示，IgM 肾病与 MCN 两者临床表现相同，对肾上腺皮质激素治疗均有反应。但 IgM 肾病有更大复发倾向，且大多数患者有血清 IgM 升高，病理学表现约半数 IgM 肾病有显著的肾小球硬化，以及电镜下的 GBM 损伤等均与 MCN 有显著不同[3-10]。

IgM 肾病是否为 MCNS 发展为局灶节段性肾小球硬化（FSGS）的过渡型病变目前尚无定论。多变量分析显示，肾活检时有高血压是以后发展为肾功能不全的唯一有意义的危险因子；组织学参数中，肾间质纤维化有很大的预后价值。早期，大多数学者认为 IgM 肾病预后良好。但随着临床观察例数的增加与随访时间的延长，Myllymaki 对 110 例 IgM 肾病患者的研究发现，在肾活检后平均追踪 8 年，在追踪至 15 年时有 36% 的患者发展为肾功能不全，23% 的患者发展为终末期肾病（ESRD）。

延长对 IgM 肾病患者随访时间非常必要。肾活检后追踪 15 年的患者有 50% 诊断有高血压。肾病患者中有 29% 表现为对皮质类固醇抵抗，而类固醇敏感的患者有 80% 表现为类固醇依赖性。11 例患者（包括 8 例肾病综合征、3 例无症状性蛋白尿）进行了肾穿刺活检复查，发现 5 例的标本可见 FSGS 的典型形态学特征。

作者认为，IgM 肾病可能是较以往所认识的一种更为严重的疾病，于肾活检确诊后 15 年，约 1/3 的患者发展为不同程度的肾功能不全，约一半的患者出现高血压，部分患者特别是有蛋白尿的患者可能发展为 FSGS。同时作者亦认为，即使同在 IgM 肾病期内，亦可能存在两种不同亚型的疾病，它们具有相似的形态学特征，但性别分布和临床转归不同。

IgM 肾病与 FSGS 的关系及其如何转化为 FSGS 仍有待进一步研究。有报道，在重复肾活检中 IgM 肾病转化为 FSGS 的比例为 33%～100%。

有研究发现，弥漫系膜增殖患者发展为 FSGS 的概率更高，可能是因为 IgM 沉积或其他因素引起的系膜激活以及增殖进而进展至 FSGS。董柯、陈香美的研究发现，在肾病综合征病例，IgM 肾病发病率高于未注明系膜增生性肾小球肾炎（mesangial proliferative glomerulo nephritis，MsPGN），一过性肾功损害、激素依赖比例则以 MsPGN 为高，但两者血尿出现率均比 MCN 高。Andal A 的结果也支持此结论，认为，当系膜增殖性肾小球肾炎伴 IgM 沉积时，血尿、高血压、氮质血症和激素抵抗明显比无 IgM 沉积者减少。

马恒颢等研究发现 IgMN 全部以系膜区 IgM 为主沉积，但是 IgM 沉积强度，部位与临床表现，实验室指标，激素反应，随访反复情况无明显规律性可循，由此认为 IgM 沉积强度并无特殊意义，系膜区 IgM 沉积可能仅是系膜功能变化的一个标志，不具有独立的病理意义和致病性。然而近年来更大宗的病例研究提示，该项指标支持 IgM 沉积有意义。因为血中循环免疫复合物升高；并常伴有 C3 沉积；可以固定补体；有电子致密物形成。

系膜区 IgM 沉积有特殊意义，它不仅影响肾病综合征对激素的反应，而且是提示病变严重的标志。Kishimoto 等报道了对 180 例系膜增生性肾小球肾炎的研究，将其中 90 例系膜区以 IgM 沉积为主的 MsPGN 分为 A 组，另外 90 例系膜区无 IgM 沉积的 MsPGN 列为 B 组，研究揭示 A 组在肾小球滤过率、血白蛋白水平及 CH50 方面均显著低于 B 组，而蛋白尿水平、高血压发生率、毛细血管襻粘连及重复发生率显著高于 B 组。该研究组认为，MsPGN 系膜区 IgM 沉积有助于判断肾小球损伤及肾功能不全程度[11-14]。

总之，目前有关探讨系膜区 IgM 沉积意义的文献多为病例回顾及总结，缺乏大样本随机对照研究。系膜区 IgM 沉积是否具有确切的临床病理意义仍需要更大样本、多中心、前瞻性研究加以证实。IgM 肾病是根据免疫病理学特征确定的肾小球疾病，无论系膜区 IgM 沉积有无致病性，IgM 肾病的临床过程有别于其他肾小球疾病，具有独特的临床特点，临床表现多样，激素治疗疗效欠佳，早期，大多数学者认为 IgM 肾病预后良好。

但随着临床观察例数的增加与随访时间的延长预后不良，其临床过程类似于微小病变性肾小球肾病，但其病理损害较 MCN 重，还有半数患者发生节段性肾小球硬化，可能这部分病例会逐渐进展到慢性肾功能不全[15,16]。临床工作中应该延长随访观察时间。今后的工作中，应建立大样本、多中心、前瞻性、随机对照研究加以阐明。

（樊剑锋）

参考文献

[1] COHEN A H，BORDER W A，GLASSOCK R J. Nephrotic syndrome with glomerular mesangial IgM deposit［J］. Lab Invest，1978，38（5）：610-619.

[2] BHASIN H K， ABUELO J G， NAYAK R，et al. Mesangial proliferative glomerulonephritis［J］. Lab Invest，1978，39（1）：21-29.

[3] 王海燕. 肾脏病学［M］. 3 版. 北京：人民卫生出版社，2008：1021.

[4] 鲁科达，马红珍，何灵芝，等. 39 例 IgM 肾病临床和病理分析［J］. 浙江中医药大学学报，2011，35（6）：867-870.

[5] 杨旭，吴岩，李晗笑，等. IgM 肾病十例临床特点分析［J］. 中国全科医学，2011，14（10）：3522-3523.

[6] 初梅，曹力，陈大坤，等. 14 例儿童 IgM 肾病临床与病理探讨［J］. 中国中西医结合肾病杂志，2010，11（1）：981-983.

[7] 赵三龙，黄松明，张维真，等. 儿童特发性 IgM 肾病 34 例临床与病理分析［J］. 实用儿科临床杂志，2009，17（24）：1333-1335.

[8] 马恒颢，庄昭勤，等. 小儿特发性 IgM 肾病与微小病变肾病综合征的临床病理研究［J］. 中华肾脏病杂志，1994，10（1）：8-11.

[9] 庄永泽. 成人 IgM 肾病临床病理与预后的探讨［J］. 中华肾脏病杂志，1998，14（3）：186-188.

[10] 李学旺，黄庆元，毕增祺，等. 成人 IgM 肾病及微小病变性肾病综合征临床、病理对比研究［J］. 中华肾脏病杂志，1993，9（2）：78-79.

[11] MYLLYMAKI J，SAHA H，PASTEMACK A， et al. High Serum C3 Predicts Poor Outcome in IgM Nephropathy［J］. Nephron Clinical Practice，2006，102（3-4）：122-127.

[12] MYLLYMAKI J. Clinical features and long term prognosis in two forms of mesangial glomerulonephritis，IgA nephropathy and IgM nephropathy［M］. Finland：University of Tampere，Medical School，2008：110-119.

[13] O'DONOGHUE D J，LAWLER W，HUNT L P，et al. IgM-associated primary diffuse mesangial proliferative glomerulonephritis：natural history and prognostic indicators［J］. Q J Med，1991，79（288）：333-350.

[14] 董柯，陈香美，廖洪军，等. 表现为肾病综合征的 IgM 肾病及非 IgA 系膜增殖性肾炎的临床病理差异［J］. 军医进修学报，1997，18（3）：188-190.

[15] ANDAI A，SAXENA S，CHELHNI H K，et al. Pure mesangial proliferative glomerrulonephritis［J］. Nephron，1989，51：314.

[16] KISHIMOTO H，ARAKAWA M. Clinico-pathological characterization of mesangial proliferative glomerulonephritis with predominant deposition of IgM［J］. Clin Exp Nephrol，1999，3（2）：110-115.

第五节　儿童遗尿症诊疗模式的转变

遗尿症俗称尿床，是儿科常见病，根据欧美地区统计资料显示，儿童遗尿症的总发病率为 3.8% ～ 18.9%；亚洲地区遗尿症发病率学龄前儿童高达 21% ～ 27.8%，小学为 6.9% ～ 11.2%。儿童原发性遗尿症的病因尚不十分明确，现有的研究提示膀胱功能失调、觉醒障碍及抗利尿激素的分泌不足等可能共同参与了儿童遗尿症的发生，并且多有遗传倾向[1-6]。尽管研究表明，随着年龄的增加，儿童遗尿症有很高的自发缓解率，但仍有部分患儿遗尿症状持续到成人期。遗尿症不仅严重影响患儿及其家庭的生活质量，部分患儿可能伴发泌尿系统及神经系统疾病等。遗尿症的病情轻重和缓解情况也常常与患儿成长过程中生活习惯、家庭教育及接受干预的时机有着密切的关系。近年来，越来越多的临床研究表明遗尿症儿童常常表现自卑、焦虑、多动、性格异常、社会适应能力差、认知或学习障碍等问题，甚至出现抑郁、焦虑、自闭等精神心理疾病。因此遗尿症的早期诊断和规范治疗已引起国内外学者的高度重视，随着临床研究的不断深入，国内外关于儿童原发性遗尿症的诊疗模式的认识不断转变，国际上关于儿童遗尿症临床指南也在不断完善和更新[7-9]。

一、关于遗尿症的诊断

目前在世界卫生组织（World Health Organization，WHO）、英国国家临床规范研究所（National Institute for Health and Clinical Excellence，NICE）、美国精神心理学会（American Psychological Association，APA）以及国际儿童尿控协会（International Children Continence Society，ICCS）等主要卫生组织关于儿童遗尿症的诊断标准略有差异，我国现阶段儿科临床主要应用国际儿童尿控协会的诊断标准，即年龄大于等于 5 岁、小于 10 岁儿童，每月至少遗尿 2 次以上，大于 10 岁每月至少 1 次在不合适的或社会不能接受的时间和地点发生正常的排尿，即遗尿患儿睡眠时排尿在床上，尿量可以将床单湿透，通常不会因尿湿而醒来，有遗传倾向[10]。

儿童遗尿症从临床症状上按是否伴有日间症状和（或）膀胱功能失调的表现，可分为单一症状及非单一症状性遗尿症两类。按病因又分为原发性遗尿症和继发性遗尿症，即如果患儿生后即出现遗尿表现，且从未有过大于等于 6 个月的缓解期，排除先天性疾病、泌尿系感染、神经肌肉疾病等继发性因素后即可诊断为原发性遗尿症，反之则诊断为继发性遗尿症[8,11]。

二、关于遗尿症的治疗

由于研究认为儿童原发性遗尿症主要发病机制有三方面，即睡眠中对膀胱充盈的觉醒反应发育延迟或障碍、夜间抗利尿激素分泌不足、夜间功能性膀胱容量减小，故遗尿症的治疗也常主要针对以上三方面进行[1]。国际尿控协会（International Continence Society，ICS）已制定出关于儿童原发性遗尿症的诊疗指南，而且近十年来随着循证医学证据的补充在不断完善和更新。然而在我国，仅在近十年遗尿患儿的健康问题才引起临床医务工作者的广泛关注。目前国内针对儿童遗尿症的治疗方法主要包括：行为治疗、觉醒训练、药物治疗（包括传统中药治疗）、针灸和生物反馈治疗，已有部分研究结果发表，但是仍缺乏大样本的临床随机对照试验研究以及长期随访研究，也未能制定出适合我国人群的儿童遗尿症诊疗指南。现就临床上已取得的对目前临床常用遗尿症治疗手段的研究结果做一简要介绍：

（一）行为疗法

行为训练包括控制睡前活动及液体摄入、调整饮食、睡眠习惯、训练正常的如厕习惯以及对并发症和诱发因素的治疗，等等。虽然没有明确的循证医学证据支持其在儿童遗尿症治疗中的作用，但专家的经验一致建议行为、习惯的训练对儿童遗尿症的治疗是必要且有效的，因此，ICCS、NICE 的相关指南均提出：在开始一线治疗（药物或唤醒治疗）前应对患儿的排尿、饮水饮食习惯等方面进行适当的干预。由于受地域、民族、文化、年龄、学习生活环境、教育背景、身体素质、家庭经济状况等诸多因素的影响，在制定行为训练的方案时应充分考虑患儿及家庭的各种因素，做到行为干预治疗的个体化，以提高依从性，保障治疗效果[11]。

行为疗法中的控制液体摄入是在保证日间液体摄入的前提下控制睡前液体的摄入，夜间睡眠前 2 h 开始限制进食饮水，日间推荐的饮水量如表 6-5-1。同时尽量减少含咖啡因的饮料的摄入，早期纠正不良排便习惯并及时治疗便秘，晚餐宜早且少盐少油，睡前排空膀胱等等，这些对减轻遗尿症状，改善患儿身体素质及生活质量均有显著效果[12]。

表 6-5-1　推荐儿童每日饮水量

年龄/岁	性别	每日饮水量/ mL
4 ~ 8	女	1000 ~ 1400
	男	1000 ~ 1400
9 ~ 13	女	1200 ~ 2100
	男	1400 ~ 2300
14 ~ 18	女	1400 ~ 2500
	男	2100 ~ 3200

（二）觉醒训练

尿湿警报器作为治疗遗尿症的专用仪器在国外应用十余年，近几年在 NICE 和 ICCS 遗尿症诊疗指南中具有 A 级循证等级，并作为一线治疗推荐。但由于设备供应及价格问题，警报器在国内应用的很少，目前临床主要应用闹钟唤醒替代。

虽然已有一些随机试验或者类似随机试验表明闹钟唤醒治疗安全且有效，但发现闹钟治疗在应用时依从性较差，早期退出率较高。在闹钟设置时机、声音选择、反馈方式等无统一量化标准，往往为个体化方案。并且需要长时间的生活指导、鼓励反馈和长期随访的支持[2,4,5]。

（三）药物治疗

1.去氨加压素

其主要针对夜间抗利尿激素分泌不足的遗尿症患儿用药。临床剂型有醋酸去氨加压素鼻喷溶液和醋酸去氨加压素片，国内市场主要为醋酸去氨加压素片，治疗儿童夜间遗尿症时首次用量为睡前 0.1～0.2 mg，根据疗效调整剂量，最大剂量 0.4 mg，连续使用 3 个月后评估是否需要继续治疗。用药前 1 h 到服药后 8 h 内需限制饮水量。已有充分的随机对照试验证实了去氨加压素在治疗儿童遗尿症的有效性，其改善遗尿症状起效迅速、短期效果好，是 2008 年第 4 届国际尿失禁咨询委员会（The International Consultation on Incontinence，ICI）以及 2010 年 NICE 推荐的目前唯一具有 A 级循证等级一类推荐力度的夜遗尿治疗药物。推荐在闹钟短期不起效或者不能接受闹钟治疗时，去氨加压素可以作为一线药物治疗遗尿症，尤其适合夜间多尿、高膀胱容量的患儿，是病情较急，或者家长和孩子需要立即缓解遗尿症状时用药。有临床随机试验的研究结果证明去氨加压素可以联合觉醒训练治疗，效果显著，同时为防止停药后症状反复，去氨加压素需逐渐减量至停药，远期缓解率更高。虽然去氨加压素在国外已较为广泛地应用于儿童遗尿症的治疗，但曾有应用去氨加压素后出现水钠潴留、高血压、抽搐的个例报道，因而在国内多数临床医师及患儿家长对去氨加压素治疗儿童遗尿症的用药安全问题仍一直存有疑虑。2010 年 NICE 发表的遗尿症指南在循证医学研究基础上提出，如果能限制睡前饮水及盐的摄入，应用去氨加压素治疗遗尿症是安全可靠的[1,13,14]。

2.抗胆碱能药物

抗胆碱能药物具有松弛膀胱平滑肌的作用，用以治疗因逼尿肌过度活跃及膀胱容量较小而造成的白天尿失禁。临床上推荐应用的抗胆碱能药物如奥昔布宁，对于逼尿肌依赖性遗尿症效果较好，适用于功能性膀胱容量小，伴日间尿失禁者。研究提示在对去氨加压素无反应者，应用抗胆碱能药物遗尿的缓解率增加[15]。抗胆碱能药物的毒性很低，其不良反应，如口干、便秘等可能限制了其在临床上的应用。由于增加尿潴留的危险，对存在膀胱排空障碍、残余尿量增多的患儿不推荐单纯应用。应用剂量：5 岁以上儿童口服常用量，5mg/次，2 次/ d；最大剂量，5mg/次，3 次/ d。5 岁以下儿童的临床证据不足，不推荐使用[13]。

3.三环类抗抑郁药

如丙咪嗪，治疗遗尿症的机制可能是降低逼尿肌的兴奋性，增加膀胱容量。应用三环类药物治疗遗尿症比治疗抑郁所需的剂量和血药浓度要低 30%～40%。丙咪嗪治疗遗尿症的复发率也较高，由于有一定不良反应，包括心脏毒性，在 2010 年 NICE 指南上已不推荐作为一线用药[13]。

4.传统中药

遗尿属中医"遗溺"证的范畴，在《黄帝内经》中已有"虚则遗溺"论述。早在隋唐时期的《诸病源候论》《千金要方》等就已收载了有关小儿遗尿的治方和针灸疗法，经过数百年来的医疗实践研究，我国已经了积累一整套中医药治疗遗尿的经典方剂和丰富的临床经验。小儿遗尿症的主要治则是温补肾阳，固涩小便；健脾益肺，补气缩泉。常用药物成分有菟丝子、肉苁蓉、益智仁、桑螵蛸、山药、乌药、党参、焦白术、黄芪、枸杞子等。

三、遗尿症诊疗的管理

（一）建立病情评估表

近几年陆续发表的遗尿症实践指南均指出了遗尿症在治疗前及治疗期间的病情评估的重要性，并制定出一系列病情评估评分表，包括病史、临床症状、伴随问题、家庭问题，等等，临床医生根据病情评估结果判断是否转诊到专科医院或制定治疗干预措施等。提示临床医生在确诊遗尿症的患儿，首先需要对其进行病情评估，且在患儿的遗尿症治疗中，这一评估过程需要定期、反复进行，尤其是患儿完成某一治疗疗程和（或）治疗不顺利时，全面的病情评估对患儿进一步治疗方案的制定是至关重要的。对遗尿症患儿的病情评估已不仅仅局限于对患儿夜间遗尿严重程度、是否并发日间症状的评估，更强调了对患儿行为习惯的了解和评估、对可能影响治疗效果的因素进行详细的询问及评价，并关注家庭、情感问题对患儿病情的影响[1,13]。

（二）提高治疗依从性

较多回顾性研究表明，患儿治疗的依从性是影响遗尿症治疗疗效的主要因素之一，高达30%的治疗无效患儿未能在治疗过程中遵照医嘱执行治疗方案。以首都医科大学附属北京儿童医院对193例非首诊的原发性遗尿症患儿依从性的调查结果为例，146例（75.65%）曾被告知需要改善生活习惯，109例（56.48%）需应用夜间定时唤醒治疗，但这些患儿中，分别只有30.82%和42.20%遵照医嘱进行了上述治疗。其中，54.34%和80.43%因生活条件限制或短期无效而自行终止；应用去氨加压素治疗的113例患儿中，82.30%能够遵医嘱服用药物，依从性较上述两种治疗明显增高，但控制服药时间在睡前1~2 h，且在服药前1 h及药物的有效作用期间限制液体的摄入却往往不能有效地执行。

为了提高患儿及其家长治疗的依从性，儿童遗尿症的诊疗需要临床医师、患儿、家长三方的共同参与。在对患儿进行病情评估时，患儿及其家长的治疗目标、治疗首选方案、对遗尿症及其治疗的情绪态度（有无消极、责备或愤怒情绪）、实际的家庭或学校生活状况都应充分考虑，比如，家长对患儿夜间遗尿已不堪重负或已表现出责备态度、愤怒情绪时，不适宜单纯给予夜间唤醒治疗，患儿和（或）其家长急需尽快改善遗尿症状时，可以给予药物联合唤醒治疗。在治疗过程中，同样需要加强临床医师与患儿及其家长的合作，临床医师需要不断地帮助患儿及其家长以正确的方式开展遗尿症的治疗，并克服治疗中的困难，去除可能影响治疗效果的因素，进而帮助他们顺利地完成治疗。对疗程不足、临床症状有一定改善需要继续治疗的患儿，要积极鼓励患儿及其家长坚持治疗的信心，并充分告知患儿及其家长唤醒治疗早期起效的症候，如遗尿尿量减少、遗尿频率的减少，即使是患儿开始能够被唤醒或仅遗尿前有不安、翻身等表现也是提示治疗有效的指标[16]。

（三）建立医师-患儿-家长团队合作模式

由于小儿遗尿症的治疗往往要进行较长时期的训练和指导，上述临床医师-患儿-家长合作模式的建立及在治疗过程中的不断巩固，依赖于对患儿的定期随访及系统管理。因此，儿童遗尿症的诊疗管理需要借鉴我国慢性疾病的良好管理模式，即以全科医师或社区医师为开展治疗的主体，儿童遗尿症诊疗的专科医师对合并日间症状、有膀胱功能紊乱表现、治疗疗效欠佳需要调整治疗方案的患儿给予治疗的帮助和指导。但这一管理模式的确立需要普及临床医师对儿童遗尿症的认识，建立适于我国国情的儿童遗尿症的诊疗常规，在此基础上，不断强化对全科医师及专科医师的培训，进而建立规范统一的儿童遗尿症的治疗管理体系将是下一步儿科临床诊疗工作的重要任务。

儿童遗尿症是小儿的常见、多发疾病，其诊断、治疗的方案正在逐渐规范化，以循证医学为基础的儿童遗尿症诊疗模式也在不断完善和更新。目前儿童遗尿症的诊疗较之以往更强调了对患儿病情的定期评估和对患儿及其家庭治疗依从性的改善。我国儿童遗尿症的诊断多局限于对患儿临床症状的评估，对患儿家庭状况以及治疗依从性的评估尚未引起足够重视，且尚无儿童遗尿症诊疗的临床共识或诊疗指南，需要总结既往临床经验，开展相关随机对照研究，并加强患儿治疗过程中的随访管理，提高儿童遗尿症的短期缓解率及远期治愈率,改善患儿及其家庭的生活质量,避免心理、精神并发症的出现和加重。

(刘小梅)

参考文献

[1] JOHAN,VANDE,WALLE,et al. Practical Consensus Guidelines [J]. Eur J Pediatr,2012.

[2] MICHEL N ALONI,MATHILDE B EKILA2,PÉPÉ M EKULU1,et al. Nocturnal enuresis in children in Kinshasa,Democratic Republic of Congo [J]. Acta Pædiatrica,2012 January,101:475-478.

[3] SAFARINEJAD M R. Prevalence of nocturnal enuresis,risk factors,associated famil-ial factors and urinary pathology among school children in Iran [J]. J Pediatr Urol,2007,3:443-452.

[4] BUTLER R J. Annotation:night wetting in children:psychological aspects [J]. J Child Psychol Psychiatry,1998,39:453-463.

[5] BYRD R S,WEITZMAN M,LANPHEAR N E,et al. Bed-wetting in US children:epidemiology and related behavioral problems [J]. Pediatrics,1996,98:414-419.

[6] CHER T W,LIN G J,HSU K H. Prevalence of nocturnal enuresis and associated familial factors in primary school children in Taiwan [J]. J Urol,2002,168:1142-1146.

[7] HJALMAS K,ARNOLD T,BOWER W,et al. Nocturnal enuresis:an international evidence based management strategy [J]. J Urol,2004,171(6Pt 2):2545-2561.

[8] VON GONTARD A,BAEYENS D,VAN HOECKE E,et al. Psychological and psychiat-ric issues in urinary and fecal incontinence [J]. J Urol,2011,185:1432-1437.

[9] JOINSON C,HERON J,EMOND A,et al. Psychological problems in children with bedwetting and combined(day and night)wetting:A UK population-based study [J]. J Pediatr Psychol,2007,32:605-616.

[10] NEVÉUS T,VON GONTARD A,HOEBEKE P,et al. The standardization of terminology of lower urinary tract function in children and adolescents:report from the Standardisation Committee of the International Children's Continence Society (ICCS)[J]. J Urol,2006,176:314.

[11] PENNESI M,PITTER M,BORDUGO A,et al. Behavioral therapy for primary nocturnal enuresis [J]. J Urol,2004,171:408.

[12] NEVÉUS T,EGGERT P,EVANS J,et al. Evaluation and treatment of monosymptomatic enuresis- a standardisation document from the International Children's Continence Society (ICCS)[J]. J Urol,2010,183:441-447.

[13] TRYGGVE,NEVÉUS. Nocturnal enuresis-theoretic background and practical guidelines[J]. Pediatr Nephrol,2011,26:1207-1214.

[14] LOTTMANN H,BAYDALA L,EGGERT P,et al. Long-term desmopressin response in primary nocturnal enuresis:open-label,multinational study [J]. J Clin Pract,2009,63(1):35-45.

[15] AUSTIN P F,FERGUSON G,YAN Y,et al. Combination therapy with desmopressin and an anticholinergic medication for nonresponders to desmopressin for monosymptomatic nocturnal enuresis:randomized,double-blind,placebo-controlled trial [J]. Pediatrics,2008,122:1027-1032.

[16] HODGKINSON B,JOSEPHS K,DESLEY G,et al. Best practice in the management of primary nocturnal enuresis in children:a systematic review [J]. JBI Library of Systematic Reviews,2010,85:173-254.

第六节 肾脏穿刺活检与病理技术进展

肾活检病理诊断在肾脏病学发展的历程中起到了不可估量的作用,目前,全国各大医院肾脏内科普遍开展了肾活检病理检查项目,全国每年肾活检例数在万例以上,使肾脏疾病诊断及治疗水平得到很大提高[1,3,6]。

一、肾脏穿刺活检

为了明确诊断、指导治疗或判断预后，而又无肾穿刺禁忌时，内科各种原发、继发及遗传性肾实质疾病皆可穿刺[2,4,5,6]。

1.适应证

急性肾炎综合征、慢性肾小球肾炎、无症状性血尿或蛋白尿、急性肾功能衰竭，临床及实验室无法确定其病因时，包括慢性肾脏病人肾功能急剧转坏者，可考虑行肾脏穿刺活检术。

2.禁忌证

包括以下情况：①绝对禁忌证：如明显出血倾向、重度高血压、精神异常不配合操作者，孤立肾与小肾，结节性多动脉炎。②相对禁忌证：如活动性肾脏感染性炎症、肾肿瘤、慢性肾功能衰竭肾脏已萎缩，重度脱水、肥胖过度、心功能不全、休克者。

3.局限性

首先是取材的局限性，要从观察中少数肾小球病变来解释整个肾脏疾病全貌，就必须保证标本中肾小球有一个起码的数量，一般认为 10~20 个，肾小球越少，可靠性越差。其次，许多继发性肾小球疾病的诊断，如风湿性疾病，不能单纯依靠肾活检病理形态学的资料，要结合临床作出全面综合性诊断。另外，不同的病因往往可以造成同样类型的病理改变；而同一种病因亦可引起多种形态的组织学变化，因此，肾小球疾病的诊断必须结合临床及各种实验室检查进行综合性分析。

4.肾穿刺操作及注意事项

做好术前准备是减少并发症的一个重要环节。术前应做好如下工作：征求患者本人及家属同意，医患双方签订协议书。向患者解释肾穿刺操作过程，让其练习卧床排尿（肾穿后需卧床 24 h），以便密切配合。化验出凝血时间、血小板计数及凝血五项指标，以了解有关出血倾向。查血肌酐、尿素氮了解肾功能，并先做双肾 B 超检查了解肾脏大小、位置及活动度。有时往往要查血型，备血。术前 2~3 d 口服或肌注维生素 K。做好穿刺的器械检查准备及有关的药物准备。急性肾衰时需做肾穿刺者，先予以纠治较重的高血压及贫血。术前认真准备是成功的一半，尤其是知情同意，让病人解除思想顾虑，取得病人配合。病人术前弊气训练等都非常重要。

超声定位定点下操作。穿刺前必须常规超声观察肾大小、结构、肾实质厚度及所需穿刺的肾下极在肋下的位置，对于肾明显萎缩，结构紊乱，肾实质薄的患者可用细针穿刺。在确定穿刺点时同时要重视肾横断面的中心位置，避免穿刺在肾边缘而滑出肾外。选择正确的进针方向，肾活检技术主要是根据肾脏动脉血管分布及肾小球分布的特点，活检针应走行在肾皮质部及皮髓交界处；肾下极处解剖特点决定它为肾小球密集的部位，因此在取得同等量组织的情况下，在该处所获得肾小球数目要比其他部位多，同时在该处进针可避开深层大血管，减少出血的机会。

一般穿刺点均选择右侧肾脏下极，相当于十二肋下缘与腰方肌及背长肌外缘构成的三角区内。选好穿刺点后局麻。用穿刺枪进行穿刺，B 超下显示引导针到达肾脏包膜下时，见针尾能随呼吸动作而上下摆动时表示进针深度适宜。首先要求在超声图像上清晰地显示光滑完整的肾包膜，使肾长轴线与穿刺部位皮肤所在平面平行，其次要考虑到肾下极为一个椭圆形球体的局部，针尖有向大方向（左、右、下）滑脱的可能，故应在清晰显示纵切面声像图同时观察横切面图像。

请注意这一现象极为重要，如无摆动可能是进针深度不够，不易获得肾组织，相反进针过深，不易取到肾皮质组织，可能只有肾髓质组织。这是肾穿刺成功与否的关键动作。肾活检时不必一味强调取材的长度，而准确定位进行肾活检尤为重要，定位以自然吸气末为准，此状态肾脏位置变化不明显。在声像图上表现为肾包膜受压凹陷形成切迹，这样可以避免因深度不够致没有切割到肾组织，同时也避免因不垂直等因素引起的针尖滑脱致穿刺失败。当穿刺针沿引导线进入达肾包膜外时，应特别注意患者深吸气、屏气，应快速进针穿破肾包膜，以防止或减少划破肾包膜，造成肾脏损伤出血。到位后，引导针管腔内插入穿刺枪针头，按下扳机即可一秒钟完成穿刺，连同穿刺引导针一起拔出。将获得的肾活检组织装入标本盒内。该穿刺方法优点是：快速、准确、损伤小、取材质量高。结束时，病人创口用创可贴十字形敷贴、压沙袋。穿刺后处理包括密切观察血压、脉搏、镜检尿常规。鼓励病人多饮水，以轻度利尿，避免肾出血后形成血块梗阻尿路。

对于肾实质薄、肾脏偏小而结构尚正常临床上又必须穿刺的病例，穿刺取材长度应适当缩短，可增加穿刺次数，以弥补取材不足，提高阳性率。另外，影响肾穿刺失败的因素还可能有：因患者过度紧张，深吸气屏气不能配合，进针前后肾脏下降幅度不一致而造成失败，且易划破肾包膜出现并发症可能。

由于儿童年龄小，不易合作，肾脏较成人小并且组织嫩，因此儿童肾活检较成人风险大。随着定位技术和穿刺技术进步，感染和误穿其他脏器的并发症已经很少发生，但是出血仍然不能避免，并且部分病例是迟发出血，更加需要警惕。因此，大多数建议术后24 h绝对卧床休息，72 h内可以床旁活动，1个月内避免剧烈运动。

5.肾穿刺活检术并发症

血尿是反应穿刺损伤性出血的重要指标，应注意观察尿色、量，有无血凝块，指导准确记录出入量，有肉眼血尿者应延长卧床时间，待血尿消失4次以上为止。部分患儿术后可有轻微腰酸、腰疼，一般无需处理，1周后可自行消失。

根据临床表现，将肉眼血尿和肾周血肿可分为三型：单纯肉眼血尿、单纯肾周血肿、肾周血肿。严重肾周血肿可发展为腹膜后大出血，开始阶段刺激腹膜引起腹痛、恶心、呕吐等症状，患儿出血量可以很大，有可能出现血压下降。因此，术后24 h出现腹痛、恶心、呕吐时一定要密切观察心率、血压，考虑腹膜后大量出血可能，及时作床旁B超。尤其5岁以下患儿，由于叙述不清楚，更加需要仔细观察，加强监护。保持肾穿处敷料清洁、干燥，如有潮湿或污染时，应及时更换，观察切口有无渗血、肿胀、疼痛，严禁下床大小便，避免增加腹压的动作。

由于活检术后肾出血属医源性损伤，而栓塞治疗是对于并发症的治疗。因此，要十分慎重，既要达到安全有效止血的目的，又要尽量避免再次发生并发症，同时还要尽量多地保留患肾功能。出血无法控制或停药及下床活动后反复发作，应进行造影和选择肾动脉栓塞治疗。准确显示出血部位，以及随后即可进行止血治疗，是血管内介入治疗的优势。选择性肾动脉栓塞术的优点在于可精确定位，能在最大限度保留肾脏组织的前提下彻底止血。该方法侵袭性小、成功率高、可重复进行，较外科手术创伤小、安全性高。

术后尿潴留发生的原因经常是术后患者因怕术后并发症的发生，穿刺点疼痛而不主动排尿或怕痛不能充分运用腹压，以致膀胱过度充盈，造成排尿无力，或因为过度紧张而引起膀胱括约肌痉挛，使排尿困难。由于长时间的强迫体位和排尿姿势、环境改变、心理的恐惧感等导致排尿反射受抑制而造成术后排尿困难，或因不习惯有他人在场的环境下排尿，出现不同程度的排尿困难。少数患者术后出现肉眼血尿，因担心床上不能自行排尿而限制饮水量，导致血块阻塞尿路。为使患者术后能顺利排尿，护理人员应加强对患者的心理护理及对患者肾穿刺术后疼痛的观察及护理。由于患者对此项技术缺乏认识，担心手术会带来疼痛、失败、后遗症，从而表现出焦虑、恐惧。因此，穿刺前责任护士和护理组长应耐心为患者及家属介绍手术的目的及操作过程，鼓励患者，使其增强自信心。穿刺后告知患者全身放松，大量饮温开水，多吃利尿水果。促使膀胱在短时间内充盈，尽早排尿，利于出血情况的观察及尿路的冲洗。有研究认为肾穿刺术后早期鼓励患者多饮水，以轻度利尿，使肾损伤处出血而形成的血凝块顺利排出体外，防止堵塞尿路[7,8,9,12,19,23]。

6.门诊肾活检

门诊开展肾活检具有广泛的社会需求，患者不需住院，在一周内就能完成从尿液、血液及肾脏病理等全面检查，在明确诊断、了解肾脏病理改变的情况下，合理选择治疗方案，以达到提高疗效、改善预后的目的。此外，与同类型患者住院进行肾活检相比，门诊肾活检可减少患者的经济负担，减少医疗费用50%以上。严格掌握适应证，严密的术前检查、术中、术后观察，采用合理的穿刺技术，就能保证门诊常规开展肾活检的安全性，此项检查可以在有条件的医疗单位推广使用。为保证门诊肾活检的绝对安全，临床疑诊为 IgA 肾病（尤其是肉眼血尿者）、系统性血管炎，或存在高血压、肾功能异常，尤其是 B 超双肾偏小者，术后出血性并发症的发生率较高，因此，这类患者不宜在门诊进行肾活检。对临床怀疑为继发性肾脏病者，需要全面检查才能确立诊断，为避免误诊、误治，也不宜在门诊肾活检[10,11]。

二、病理技术

近年来随着穿刺技术不断革新，以及光学显微镜、电子显微镜、免疫荧光技术、免疫酶标技术等的应用与推广，各种组织化学及分子病理学研究方法逐步完善，使其在肾脏病的病因、发病机制、组织分型的诊断及治疗中发挥越来越大的作用。肾活检病理检查对明确诊断、指导治疗、判断预后有重要的临床意义[13-18]。

1.电子显微镜新技术

免疫电镜是免疫组织化学与透射电镜相结合的方法，具备了两者的优点，在肾活检病理诊断中，既可观察电子致密物的精确位置，又可显示其组成成分。然而经典的免疫电镜方法操作复杂，低温包埋剂价格昂贵，且包埋标本块的保存及超薄切片对电子束打击的耐受性方面均不够理想，因而不适用于实际临床病理工作。研究显示，在比较低温包埋剂及环氧树脂包埋后的免疫标记结果时，发现后者虽然免疫标记效果略差，但因其超微结构保存较好，可进行超微病理诊断，也可随时选用病例进行免疫电镜标记，对于某些免疫荧光检查失败的病例，用常规的电镜包埋块即可进行免疫病理标记，具有重要诊断价值。这种改良后的免疫电镜方法目前已逐渐推广，并成为临床常用的病理诊断及科研方法。近年来，分析电镜也逐渐应用到医学领域，其在观察超微结构的同时，可对样品中一个极微小的区域进行化学元素定量分析，从而在超微结构水平上测定各种细胞结构的化学成分及其变化规律，但尚未见其应用于肾活检病理诊断方面的相关报道。我们设想或许在中毒性肾病及肾脏肿瘤发生机制研究中，分析电镜的使用可能获得不寻常的发现，这是一个值得探讨的问题[20,21,22,24]。

2.分子生物学技术

荧光定量 PCR 是在常规的 PCR 反应体系中加入荧光标记探针，通过荧光信号积累实时检测整个 PCR 进程，从而实现对目的基因的准确检测。应用荧光定量 PCR 技术，可发现某些疾病的分子标志，对疾病分子病理诊断具有重要意义。原位杂交技术是利用放射性或非放射性标记的、含有互补顺序的 DNA 或 RNA 为探针，在适宜的条件下在原位与被检测组织细胞内特定的 DNA 或 RNA 形成稳定的杂交体，然后通过放射自显影或酶促显色反应等进行检测。原位杂交技术保持了细胞的形态结构和组织的立体构型，能够在组织细胞水平对基因的表达、定位和分布进行研究，因此对临床肾脏疾病研究中具有重要的应用价值。

3.生物芯片和纳米技术

生物芯片技术是以玻片、硅、硝酸纤维膜及尼龙膜等为载体，在单位面积上高密度地排列大量生物材料，从而达到一次实验同时检测多种疾病或分析多种生物样品的目的。随着基因芯片技术在肾小球疾病研究中的应用，与肾小球疾病发生、发展密切相关的关键基因得以分析、鉴定。一些在特定肾小球疾病中发生特异改变的基因，可以作为该疾病的标志性基因。虽然生物芯片技术尚未大规模应用与临床肾活检病理诊断，但是随着本项技术的不断发展，我们确信会在肾活检病理诊断中发挥重要作用。此外，纳米技术这种在纳米尺寸上研究和应用原子、分子的结构特征及其相互作用的技术受到重视。纳米微粒的尺寸一般比生物体内的细胞小得多，因此可用于准确的细胞分离及细胞内染色，这就为镜下研究细胞内各种组织以及病理诊断提供了重要的方法。虽然目前纳米技术尚未应用于肾活检病理诊断，但是随着该项技术不断成熟，可以为肾活检病理诊断开辟崭新的途径。

随着肾活检及病理诊断技术的不断发展，肾脏疾病的诊断水平势必得到极大提高，对阐明肾脏疾病的病因、发病机制及治疗效果提供更加确切的科学证据，必将开创肾脏病学更广阔的前景。

（陈植）

参考文献

[1] PIRANI C L. Renal Biopsy: An Historical Perspective in Renal Biopsy Interpretation, 1st edn （Silva FG, D'Agati VD, Nadasdy T）[J]. Elsevier Science, 1996: 1-20.

[2] IVERSEN P, BRUN C. Aspiration biopsy of the kidney [J]. Am J Med, 1951, 11: 324-330.

[3] 吴翔，李涛，高祥勋，等. 肾脏肿瘤穿刺活检病理分型与组织学分级诊断准确性分析 [J]. 中华临床医师杂志, 2012, 6（15）: 4185-4189.

[4] KORBET S M. Percutaneous Renal Biopsy [J]. Semin Nephrol, 2002, 22: 254-267.

[5] FILLER G, YOUNG E, GEIER P, et al. Is there really an increase in non-minimal change nephrotic syndrome in children? [J]. Am J Kidney Dis, 2003, 42: 1107-1113.

[6] FOGO A B. Renal Pathology. In Pediatric Nephrology, 5th edn（Avner ED, Niaudet P, Harmon WE, eds）[J]. Lippincott Williams & Wilkins, 2003: 475-97.

[7] BIRK P E, STANNARD K M, KONRAD H B, et al. Surveillance biopsies are superior to functional studies for the diagnosis of acute and chronic renal allograft pathology in children [J]. Pediatr Transplant, 2004, 8: 29-38.

[8] 郭岩，崔建军，方琪玮，等. 超声引导下穿刺活检在儿童肾脏疾病的诊断价值 [J]. 中国药物与临床, 2008, 8（9）: 731.

[9] KHER K K. Renal Biopsy. In Clinical Pediatric Nephrology, 1st edn （Kher KK, Makker SP, eds）[J]. McGraw-Hill Companies, 1992: 85-97.

[10] BIRNHOLZ J C, KASINATH B S, Corwin H L. An improved technique for ultrasound guided percutaneous renal biopsy [J]. Kidney Int, 1985, 27: 80-82.

[11] WISEMAN D A, HAWKINS R, NUMEROW L M, et al. Percutaneous renal biopsy utilizing real time, ultrasonic guidance and a semiautomated biopsy device [J]. Kidney Int, 1990, 38: 347-349.

[12] 鲁慧，陈文莉，杨顺实，等. 实时超声引导下经皮肾脏穿刺活检术的应用及临床诊断价值 [J]. 放射学实践, 2011, 26（7）: 792-794.

[13] DONOVAN K L, THOMAS D M, WHEELER D C, et al. Experience with a new method for percutaneous renal biopsy [J]. Nephrol Dial Transplant, 1991, 6: 731-733.

[14] KARK R M, MUEHRCKE R C. Biopsy of the kidney in the prone position [J]. Lancet, 1954, 1: 1047-1049.

[15] MUEHRCKE R C, KARK R M, PIRANI C L. Technique of percutaneous renal biopsy in the prone position [J]. J Urol, 1955, 74: 267-277.

[16] KARK R M, MUEHRCKE R C, POLLAK V E, et al. An analysis of 500 percutaneous renal biopsies[J]. Arch Intern Med, 1958, 101: 439-451.

[17] KOMAIKO M S, JORDAN S C, QUERFELD, et al. A new perccutaneous renal biopsy device for pediatric patients [J]. Pediatr Nephrol, 1989, 3: 191.

[18] BURSTEIN D M, KORBET S M, SCHWARTZ M M. The use of the automatic core biopsy system in percutaneous renal biopsies: a comparative study [J]. Am J Kidney Dis, 1993, 22: 545-552.

[19] 邱霞，环文英. 104 例肾脏穿刺活检临床与病理分析 [J]. 中国实用医药, 2010, 5（30）: 78-79.

[20] FENEBERG R, SCHAEFER F, ZIEGER B, et al. Percutaneous renal biopsy in children: a 27-year experience[J]. Nephron, 1998, 79: 438-446.

[21] VIDHUN J, MASCIANDRO J, VARICH L, et al. Safety and risk stratification of percutaneous biopsies of adult-sized renal allografts in infant and older pediatric recipients [J]. Transplantation, 2003, 76: 552-557.

[22] CHESNEY D S, BROUHARD B H, CUNNINGHAM R J. Safety and cost effectiveness of pediatric percutaneous renal biopsy [J]. Pediatr Nephrol, 1996, 10: 493-495.

[23] 雷伟，徐秀芳，余日胜，等. 多层螺旋 CT 评价经皮肾穿刺活检后出血及其临床相关因素分析 [J]. 实用放射学杂志, 2011, 27（10）: 1515-1519.

[24] HUSSAIN F, WATSON A R, HAYES J, et al. Standards for renal biopsies: comparison of inpatient and day care procedures [J]. Pediatr Nephrol, 2003, 18: 53-56.

第七节　儿童血液透析

血液透析（hemodialysis，HD）的主要功能是利用半透膜的原理，通过弥散、对流、吸附清除体内的毒素，通过超滤和渗透排泄水分，并调节电解质和酸碱平衡紊乱。血液透析是救治儿童急、慢性肾功能衰竭最有效和最普遍应用的血液净化措施之一。近年来，由于经济的发展和环境的变化，肾衰发病率有所增加。家庭经济状况的改善、医疗常识的普及、医疗水平的提高及医疗保险制度的完善，使更多的患儿有机会接受血液透析治疗。

一、儿童血液透析的临床应用

（一）儿童血液透析指征

随着血液净化技术的发展，儿童血液透析发展迅速，急性透析指征[1]：

（1）少尿或无尿 2 d 以上。

（2）出现尿毒症症状，尤其是神经精神症状。

（3）严重水钠潴留或有充血性心力衰竭、肺水肿和脑水肿。

（4）血尿素氮（blood urea nitrogen，BUN）大于 35.7mmol/L（100mg/dL）或 BUN 增加速度每日大于 9mmol/L（25.2mg/dL），血肌酐大于 620 μmol/L（7mg/dL）。

（5）难以纠正的酸中毒。

（6）高钾血症：血钾大于 6.5mmol/L。

（7）急性中毒：对分子质量相对小、水溶性、蛋白结合率低、危及生命的的毒物或药物中毒，保守治疗无效，血药浓度已达致死剂量时应紧急血液透析。

（8）代谢紊乱：高钙血症、高尿酸血症、代谢性碱中毒、乳酸性酸中毒、高渗性昏迷等。

近年由于透析膜相容性好，很多学者主张早期透析和预防透析治疗，即在急性肾衰竭（ARF）并发症出现之前行透析治疗，以最大限度地争取人、肾均存活。

慢性透析 KDOQI 指南中儿童慢性肾衰竭（CRF）开始透析的指征[2]：

（1）肾小球滤过率（GFR）小于 15mL/（min·1.73m²）。

（2）患儿肌酐清除率（Ccr）未降至 15mL/（min·1.73m²），但出现以下症状和体征（表 6-7-1），或出现营养不良和生长发育迟缓，也应开始透析。透析开始前确定患儿对药物和饮食治疗无效。

表 6-7-1　慢性肾衰竭提前开始血液透析治疗的指征

症状	体征
顽固的细胞外液超负荷	神经系统异常（如神经病、脑病）
高钾血症	不能解释的日常生活障碍或生活质量的下降
代谢性酸中毒	胸膜炎或心包炎
高磷血症	消化系统症状（恶心、呕吐、腹泻、胃十二指肠炎）
高钙或低钙血症	体重下降或营养不良
贫血	持续高血压

（二）儿童血液透析方式

1.间断性血液透析

间断性血液透析（intermittent hemodialysis，IHD）为每周 3 次、每次 2～4 h 的透析方案。IHD 的主要优点在于能够快速清除溶质和超滤水分，除治疗急慢性肾衰竭外，亦适于治疗严重的容量超负荷、先天性代谢异常、威胁生命的高钾血症和水溶性、蛋白结合率低、分子质量小的急性中毒。急性透析应用临时性血管通路，目前多应用股静脉、颈内静脉或锁骨下静脉双腔导管，血流量 3～5 mL/（kg·min），根据水平衡超滤目标不超过体重的5%;慢性肾衰竭维持性透析患儿首选永久性血管通路——动静脉内瘘、血管移植，或半永久血管通路——带Cuff的颈内双腔导管为血管通路，血流量可达6～8mL/（kg·min），应根据干体重制定超滤量，血容量监测下，超滤可达体重的10%。透析器的面积不应超过患儿的体表面积。尽管已建立一些终末期肾病诊治指南，但儿童HD完善的透析剂量、效果评价等未形成统一的认识[3]。

2.超滤

超滤（ultrafiltration，UF）是指排除患儿体内多余的水分，这也是血液透析疗法的主要功能之一。单纯超滤（isolated ultrafiltration，IUF）指仅进行超滤除水但不进行透析，超滤必须通过压力（膜内正压、膜外负压或二者之差TMP）来实现，可以应用任何透析机完成单纯超滤。现代透析机设有定容定时超滤装置，在超滤过程中不应用透析液，处于旁路状态，即透析液不经过透析器，通过TMP完成超滤。适用于高度浮肿，对利尿剂不敏感者，如肾病综合征、肝硬化、慢性心衰患儿。

3.序贯透析

序贯透析（sequential dialysis，SD）指一次治疗中透析与超滤分开进行，不论其顺序先后或时间长短。SD是一种治疗方式，是由弥散透析和单纯超滤两个程序组成，对于超滤和透析的顺序和时间比例没有固定模式。因IUF较血液透析血流动力学稳定，序贯透析适用于透析中低血压和尿毒症患儿伴有胸水、腹水和心包积液。

4.低温透析

低温透析（low-temperature hemodialysis，LHD）是指降低透析液温度进行的HD，在1980年被Maggiore Q等最早应用以减少透析过程中低血压的出现。低温透析可以诱导儿茶酚胺释放，使外周血管收缩，提高外周阻力；使血浆心房利钠肽水平下降减慢；使内皮素增加，收缩血管，并抑制一氧化氮的形成而稳定血压；增加左心室的收缩功能，借以提高透析时的血液动力学耐受性；并有稳定心血管的功能，从而减少低血压的发生。近年来儿科报道LHD同普通透析比较，透析充分性指标如尿素清除指数（Kt/V）、尿素氮下降率（URR）未见明显不同，表明LHD不影响小分子物质的清除，不会影响透析充分性。血透机默认的透析液温度为37℃，可人工设定透析液的温度进行调节。LHD对于透析液温度的标准目前尚未达成一致，35.0～35.5℃在临床中应用较为广泛[4]。

5.可调钠透析

可调钠透析（profiling hemodialysis，PHD）也称钠曲线透析，指临床上先制定透析中透析液钠浓度的变化曲线，以减少透析时的急性并发症。其原理基于液体、离子的转运及渗透压的平衡。根据溶质扩散原理，透析液钠浓度高于血钠浓度时，钠离子由透析液侧进入血液侧，血钠浓度逐渐上升，低于血钠浓度时，血钠进入透析液，血钠浓度逐渐恢复。只要透析液钠浓度的起点和终点值选择合适，既能维持透析时血钠的高水平，达到必要的生物学效应，又能避免钠负荷引起的相关副反应。透析液钠浓度的变化可通过人工调整或透析机自动调整。钠浓度的变化包括上升型、下降型和交替型。钠曲线的形式有线性、阶梯状、钟型和降幂式等。目前最常用的是下降型PHD，指在透析起始阶段，当超滤最易耐受时，采用高钠透析液，通过透析提高了血钠浓度，提高了晶体渗透压，防止由于尿素和其他小分子物质清除所致血浆渗透压的快速下降，从而使细胞内水向细胞外转移，增加了细胞内除水，促进组织间液直接进入血管内，改善了血容量再充盈。研究证实细胞外液钠浓度增加1 mmol/L，可增加细胞外液容量约1.3%，表明PHD可使透析脱水过程中血容量的维持起到一定作用。因此，在透析中结合程序超滤，即在前期设置较大的超滤量，此时血容量充足，加之维持血浆渗透压的物质较多、毛细血管再充盈率高可以保证血管内的有效容量，使透析过程中循环血量的损失对机体的影响降到最低，从而有效地保持了循环的稳定性。而在透析后期，透析液钠浓度和超滤降低，超滤率减少，使超滤与毛细血管再充盈在较低水平形成平衡，保证循环血容量下降幅度降到最低。通过此机制，改善血容量再充盈，保持内环境的相对稳定，从而减少了由于毒素下降引起的渗透压改变，减少了失衡综合征和低血压的发生。随着尿素等物质清除的减少，渗透压下降缓慢，降低透析液钠浓度增加钠的清除，防止钠蓄积。多数报道 PHD 结合超滤模式对于儿童透析失衡综合征和低血压的预防确有积极作用[5]。

6.高通量透析

高通量透析（high flux dialysis，HFD）指应用疏水膜制成、溶质转运系数高，超滤系数大于 20mL/（h·mmHg·m²）的透析器进行的透析。HFD 必须应用高通量透析器；透析液必须为碳酸氢盐透析液，最好使用超纯透析液；透析机具有高效、精确的超滤装置和定容控制功能。高通量膜生物相容性好，对大、中分子的高效通透性是临床应用 HFD 的优势所在。欧洲建议维持性透析患者尽量应用 HFD[6]。儿童研究证实 HFD 对中分子物质清除效果显著。儿童高通量透析器国外多数应用费森尤斯的 F40 或 F50，目前国内未上市。

7.每日短时透析

由于每天的毒素和水分的清除更符合生理需求，透析间期体质量变化小，对有效血容量影响小，因此患儿更易耐受，并发症减少。报道每日短时透析可以减少促红细胞生成素（EPO）用量，改善生活质量，为今后的医学发展如家庭透析、远程遥控提供理论基础[7]。目前国内外对儿童的每日透析疗法已有一些初步的研究。国内报道 2 h/次，6 次/周的每日透析可以减少透析并发症，肾功能恢复时间缩短，可以提高患儿的生活质量。但由于经济条件和患儿的依从性的限制，目前未能广泛开展。

8.夜间家庭透析

国外研究 4 例青少年 6 ~ 7 d/周，8 h/次的夜间透析 6 ~ 12 个月，血流量 200mL/min，透析液流量 300 mL/min，证实夜间家庭透析（home nocturnal hemodialysis，HNHD）在儿童是可行的、安全的，可以改善患儿的生活质量[8]。由于对患儿安全性的考虑及患儿家长的负担，在儿童长期应用的经验还很少。

9.持续缓慢低效血液透析

持续缓慢低效血液透析（sustained low efficiency dialysis，SLED）是介于 IHD 和连续性肾脏替代治疗（CRRT）之间的一种治疗模式，较 IHD 具有血流动力学稳定的优势，对低分子毒素的清除优于 CRRT 的优点，是治疗重症 ARF，CRF 的一种有效措施。有报道证实儿科 SLED 具有类似于 CRRT 的血流动力学稳定性[9]。

二、血液透析患儿干体重的评估

维持性血液透析（maintainence hemodialysis，MHD）治疗的目的之一是清除透析间期体内的多余水分，以保持体内水的平衡，通过脱水使患者达到干体重（dry weight，DW）。我们所说的干体重是指透析结束时患者体液达到理想平衡状态时的体重，为患者所能耐受的既无水潴留也无水缺乏的最低体重。最近干体重定义为患者在透析间期不应用降压药而能够维持透析前血压正常时的体重[10]。干体重评估过低会导致低血容量引起低血压，而评估过高会导致慢性超负荷引起水潴留、高血压、左心室肥厚和心衰等并发症[11]，增加患儿的住院率和死亡率。儿童处于生长发育阶段，MHD 过程中，伴随身高、体重的增长，干体重的准确评估更加困难，而且需定期评估。目前常用干体重评估方法有以下几种。

1.临床评估方法

我国儿童 MHD 近年才在儿童透析中心广泛开展，目前仍然采用以临床表现、相关实验室检查为主的综合手段进行干体重评估即临床评估方法（Trial and Error 法）。主要根据临床症状、体征：如有无胸闷、憋气，水肿，肺部啰音、高血压等来判断容量负荷过重；根据低血压、肌肉痉挛、腹部不适、乏力等来判断容量不足；X 线心胸比、超声心动心室大小等实验室检查判断干体重，敏感性差，主观因素较多，只有容量负荷显著增高和降低时才能发现，导致透析并发症的增加。尽管临床评估方法是目前广泛应用于临床工作中的容量状态评估方法，但特异性、敏感性均不十分理想，可靠性差，有明显的局限性。

2.在线血容量监测

在线血容量监测（on-line blood volume monitoring，BVM）是指透析过程中监测相对血容量（relative blood volume，RBV）的变化，是一种无创性、使用简便的监测方法。主要是利用在线超声血容量检测仪，间断超声波扫描动脉血路的聚碳酸酯容器，超声波的传递速度可以反映血液中血红蛋白、白蛋白、总蛋白等局限在血管内，被认为容积保持不变的"固体"成分的浓度变化而得出。透析起始时容量较多，固体成分的浓度相对较低，将开始的血容量定为100%，伴随超滤脱水，固体成分的浓度逐渐升高，两者之比为相对血容量。血容量变化与红细胞压积的变化成反比，计算机实时计算出患者血细胞比容和血红蛋白浓度的变化，从而推算出患者相对血容量变化，数据和图形显示在血透机面板上。

相对血容量除受超滤量的影响外，引起相对血容量变异的因素有：透析中进食、饮水、体位变化；机体构成、容量状态的差异；由于血流动力学变化和交感神经兴奋，伴随血流再分布，局部红细胞浓度也随之变化；血容量降低时会出现器官释放红细胞导致血管内红细胞数量变化等。所以 BVM 研究中需要禁食水，不用透析管路输液。国外建议儿童血液透析应用 BVM 开始第一个小时超滤量小于血容量的8%，随后每小时超滤小于4%是安全的。而应用容量变化曲线判断患儿容量状态对减少透析并发症取得了满意的效果，透析结束时停止超滤后监测相对血容量变化曲线，若曲线上升说明未达到干体重，曲线无上升说明达到干体重。目前认为 BVM 是儿科最好的评价干体重的方法[12-15]。但国内目前受到特殊透析管路及血流量的限制，儿童尚未开展此项研究。

3. 下腔静脉直径

下腔静脉（inferior vena cava，IVC）是一依从性较好的血管，其直径随血容量变化而变化，与右心房压（mRAP）和中心静脉压（central venous pressure，CVP）有良好的相关性，而 mRAP 和 CVP 是判断心功能和容量状态的极好参数。研究发现呼气末下腔静脉直径（inferior vena cava diameter，IVCD）与通过放射性同位素标定血浆白蛋白的方法测定的总血容量呈线性相关，提示 IVCD 可较好反映血管内容量。目前用超声检测 IVCD 常用的方法是：患者平卧位，休息 10 min，取下腔静脉与肝静脉汇合远端 1～2 cm 处为测量点，测量平静呼吸状态下，呼气末最大直径。塌陷指数（collapsibility indices，CI）＝（呼气末 IVC 最大直径－吸气末 IVC 最小直径）/呼气末 IVC 最大直径×100%，它通过呼吸对 IVCD 影响程度的不同，间接反映体液容量状态，即体液较多时 IVC 受呼吸影响相对较小。由于 IVCD 受呼吸影响，一般采用平静呼气末被体表面积矫正后 IVCD（IVCD/BSA）表示。IVCD 在成人血液透析中对干体重评价的意义已得到充分肯定。Dietel 等测量 206 例正常高加索儿童及 28 例透析患儿不同体表面积的 ICVD 值，认为 IVCD 可以作为评价儿童干体重的指标。2005 年欧洲儿童血液透析指南建议在婴幼儿期和青春期快速生长发育阶段应每月评估干体重，其中主要方法之一是检测 IVCD，但应用的是成人判断标准：正常容量状态时 IVCD 在 8.0～11.5 mm/m² 范围内，IVCD＞11.5 mm/m² 为高血容量状态，＜8 mm/m² 为低血容量状态。塌陷指数 40%～75% 认为在正常容量状态[16-18]。

IVCD 作为容量指标有一定的局限性：首先它反映血管内容积，不能反映全部容量状态；其次 IVCD 测量受血浆再充盈转运机制的影响，透析状态下体液转运机制包括超滤脱水和血浆再充盈二个过程，且在透析超滤终止后，血浆再充盈仍将持续一段时间。Katzarski 用同位素法测定血容量，观察了透析过程中、透析后，IVCD 和血容量的关系发现透析过程中 IVCD 与循环血容量同步下降，最低值在透析结束即刻出现，其后 2 h 随着组织间隙对血管内的再充盈，IVCD 的变化可反映血容量的变化，但二者并不完全平行，如 3 h 的血液透析，血容量在透析结束 60 min 后达平衡，而 IVCD 至少 120 min 才达到平衡状态。透析后即刻测定 IVCD 可能造成干体重的低估，目前主张血液透析后 1～2 h 做 IVCD 检测较为适宜，这对门诊透析患者的应用受到限制。而且本方法要求专人操作，有一定人为主观因素；同时难以根据透析后下腔静脉直径数值来准确制定透析前的脱水量，不能定量评估干体重；且本法对于明显心肺疾患、心瓣膜病等透析患者并不适用；当细胞内外液分布不成比例时亦影响 IVCD 测量值；上述因素使 IVCD 对临床指导意义受到限制。

4. 生物化学标志物

（1）心房利钠多肽（atrial natriuretic polypeptide，ANP）：ANP 是一种含 28 个氨基酸的肽类激素，由心房肌细胞分泌，主要通过感知心房壁紧张度而调节其分泌，当心房肌张力升高（高容量状态）时释放增加，主要反映心房负荷过重。ESRD 时，由于经常存在水、钠潴留，血容量的增加，部分是由于肾脏清除减少，使 ANP 释放增加。MHD 患儿中，由于透析后血容量减少从而导致心房内压力下降，进而心房肌 ANP 分泌减少，而透析器的清除对 ANP 影响很小，透后 ANP 水平下降，是反映容量负荷的指标。国外已有学者做了一些相关的研究提出血液透析治疗清除过多水分后，ANP 水平显著降低，且与体重下降和血浆容量减少相关，持续高血压未达到 DW 的透析患者常伴有高血浆 ANP 水平，ANP 是评估 MHD 患者干体重的一个敏感指标。但 ANP 缺乏特异性，受很多其他因素影响，如血透患者合并冠心病时 ANP 升高；瓣膜病或心衰所致心功能不全时更可使 ANP 显著升高；与年龄相关；与血管加压素，去甲肾上腺素等相互影响；对容量过低状态缺乏敏感性；ANP 呈脉冲式分泌，常温下易降解，半衰期短，影响了 ANP 的准确测定，故其可信度受到怀疑。因此 ANP 作为评估干体重的指标仍有争议[19]。

（2）B 型钠尿肽（B-type natriuretic peptide，BNP）：血浆 BNP 是 1988 年 Sudoh 等在猪脑中分离出的一种多肽类物质，又称脑钠肽。正常情况下主要由心室肌细胞分泌少量 BNP，心室压力、容量和心脏负荷是 BNP 释放的主要刺激因素，其升高的程度与心室扩张和压力超负荷成正比，是反映心室负荷过重的一个指标。BNP 的清除通过 3 种方式：①与钠尿肽受体 C 相结合通过蛋白水解作用清除；②中性肽链内切酶可以打开 BNP 的环状结构而对它进行清除；③少量的 BNP 通过肾脏的滤过和分泌清除。BNP 的生理功能主要有：扩血管及抑制肾素-血管紧张素-醛固酮系统的分泌；抑制促肾上腺皮质激素的释放及交感神经的过度反应，参与调节血压、血容量及盐平衡等作用。在肾脏，BNP 使入球动脉扩张、出球动脉收缩，从而肾小球滤过率增加；抑制血管紧张素 Ⅱ 介导的近曲小管水钠重吸收；拮抗集合管血管加压素的保钠潴水作用；抑制肾素醛固酮分泌；抑制血管加压素分泌；产生持续的利钠利尿效应。ESRD 时由于水钠潴留和代谢产物排除障碍，BNP 水平增高，有研究证实透析患者无论是否合并心功能不全血浆其 BNP 水平明显高于健康人群，表明 MHD 患者更易发生左心室肥厚及心室负荷过重，进而导致心脑血管事件发生率和死亡率的增加。但亦有研究发现无心脏疾病的 ESRD 患者 32% ~ 50% BNP 水平 < 100pg/mL，在正常范围，提示严重肾功能损伤不是影响 BNP 水平的主要因素，可能与 BNP 主要通过与其清除受体结合而被吞噬，非特异性中性内肽酶对 BNP 具有高亲和力，可以打开其环状结构而降解清除，因此 BNP 受肾功能影响小，是主要反映容量负荷和心功能的指标。因此没有心脏病的 ESRD 患者若 BNP 水平增高，应降低干体重的设定。

目前对儿童 ESRD 进行血液透析的患儿 BNP 水平和其对预后的影响报道罕见，Ouali 等报道 ESRD 儿童 BNP 透析前 72 ~ 3346 pg/mL，透析后 79 ~ 3788 pg/mL，透析后 BNP 无明显下降，但与左室收缩和舒张功能明显相关，血浆增高的 BNP 水平与左室射血分数的下降成正相关，出现不良事件患儿的 BNP 水平明显高于无不良事件发生者，透析前体重和透析前后 BNP 水平是不良事件发生的独立危险因素，提出 BNP 水平与透析患儿死亡率相关。亦有报道透析后 BNP 水平较透析前下降，证实容量负荷是 BNP 分泌的刺激因素。BNP 被推荐为血液透析患儿干体重的评价指标之一。由于 BNP 水平受年龄、性别、体块指数、肾功能等多种因素影响，正常儿童生后 2 周后水平低于成人，10 岁以下儿童男女间无明显差异，青春期后男女水平有差异，儿科很难准确找到评价干体重的节点定量评估干体重，限制了其临床的应用[20-24]。

（3）N 端 B 型利钠肽原（N terminal proB-type natriuretic peptide，NT-proBNP）：BNP 的裂解产物 NT-proBNP 半衰期长，进入循环后不受代谢过程的影响，血浆水平更加稳定。但 NT-proBNP 不与受体-C 或受体-A 相结合，不被肽链内切酶降解，只能在肾脏内降解，因此受肾功能的影响大。血液透析患者 NT-proBNP 水平明显高于扩张型心肌病，证实 RESD 患者尿毒症状态是刺激其升高的主要因素。儿童 NT-proBNP 水平明显高于成人约 260%，ESRD 患儿 NT-pro BNP 较 BNP 更好反映心功能的指标。Rinat 等报道 CKD5 期儿童 NT-proBNP 预测心血管并发症的可靠指标。但在下调干体重后 NT-proBNP 水平无明显下降，它在评价透析患儿容量状态的意义还有争议[25-27]。

（4）环磷酸鸟苷（cyclic guanosine monophosphate，cGMP）：cGMP 相对分子质量为 354，是 ANP

的第二信使，ANP 通过膜结合的鸟苷酸环化酶受体介导产生 cGMP，是 ANP 释放的有效标记物，血清 cGMP 浓度亦和血容量相关。ESRD 患者 cGMP 水平显著高于正常人群，主要由于透析间期水潴留，心房壁压力增加刺激 ANP 释放及肾脏清除减少，透析后 cGMP 降低主要因为血容量的减少和透析器的清除。cGMP 室温下较稳定，半衰期较长，放免测定也较容易，较 ANP 对血透患者高血容量状态的判断更加敏感，所以 cGMP 比 ANP 更适合作为评估容量负荷的指标，更适于临床应用判断干体重。cGMP 可能受到残余肾功能的影响，在每日尿量大于 500mL 的尿毒症患者 cGMP 升高较少，同 ANP 一样，冠心病、瓣膜病或心衰所致心功能异常会引起 cGMP 显著升高。目前 cGMP 在儿科报道很少，研究发现 cGMP 在 ESRD 的血液透析患儿中水平升高，透析后下降，是反映容量负荷的指标。同样和 ANP 相似，cGMP 对低容量负荷的评价不明确，同时受心血管功能不全影响，在有或无低血压或肌肉痉挛的患者，cGMP 水平无显著差异，使其应用受到限制[28]。

5.生物电阻抗分析法（bioimpedance analysis，BIA）

近年来关于应用生物电阻抗技术评估透析患者干体重在国内外成人及儿童中均有报道，此方法因其简单、无创、可重复性好、时效性强等优点显示良好的应用前景。

生物电阻抗技术通过利用生物组织与器官的电特性从而得到与人体生理、病理状况相关的生物医学信息。此技术通过在被检测体表相应位置放置电极片，通过其传递特定测量仪器所发出的微小电流，由此检测出电阻抗的不同。BIA 原理为通过测量细胞对电流的阻抗发现细胞的传导性不同，高频电流能够完全通过全身的体液（细胞外液和细胞内液），而低频电流不能穿透细胞膜，仅通过细胞外液。根据电流频率 BIA 分为单频和多频 BIA，前者指应用单一 50 kHz 频率的电流来评估体内总水量，再通过人体测量参数多元回归模型得到细胞外液和细胞内液；后者则应用从 5 kHZ 到 1000 kHZ 频率不等的电流，依赖于高频电流能够完全通过全身的体液，而低频的电流不能穿透细胞膜，仅通过细胞外液的差异，由此直接评定出体内总水量、细胞外液及细胞内液，仪器根据血压、体重、容量状态参考图给出脱水量。BIA 评价透析患者容量状况已有 30 余年历史，由于单频只能测定总水容量，且在血透患者中常常低估总水容量，与示踪剂稀释法测定容量之间的标准差很大，对临床干体重的评估敏感性差，目前主张多频代替单频。目前有两种较常用的 BIA，即全身生物电阻抗（WBIA）和节段生物电阻抗（SBIA）。WBIA 采用整体腕踝法，应用最为广泛，认为生物体是混合均质的乳状体，故只需在患者同侧上、下肢远端的腕、踝处（非动静脉瘘侧）分别放置电极，即可由相应仪器根据细胞悬浮原理将数据带入模型计算出所需数值。但由于透析中水分的清除主要来源于躯干，其次为上下肢，而细胞外液 70% 分布在躯干，躯干的电阻仅占到全身的 20%，故有一定的局限性。此外离子转移、外周温度的改变、体位变化所致细胞外液分布的变化均会影响 WBIA。而 SBIA 则认为生物体是由多个节段所组成，每个节段均是单独的圆柱体，整个身体是其总和，故测定身体各部分电阻，包括双上肢、双下肢、躯干，计算出各部分液体分布量，进而相加后得出全身液体含量。故还需在同侧肩部、股骨大转子处加用两处电极，可以更好评价透析患者容量状况。

儿童一项研究应用生物电阻抗矢量分析法测定正常儿童的电阻、电抗、相角及超声心动测量 IVCD，发现二者明显相关，同时测量透析患儿上述指标，认为临床评价常导致透析患儿存在水负荷，生物电阻抗对 DW 的设定提供更加客观的依据[29,30]。但是生物电阻抗分析法也受到多方面因素限制。首先人体电阻抗常数是通过测定正常人所得，尿毒症患者血液中的红细胞压积、电解质成分、蛋白含量均与正常人有差距，所以这个测量常数是否适合于血透患者还需要进一步观察。另外，测定时患者的体位、电极安放的位置、电流的方向、温度都可以影响测量结果。总之，目前评估血液透析患者容量状况及干体重的方法虽有多种，但至今仍无金指标，新技术亦存在各自的局限性。最近趋势是应用上述指标联合判断干体重并结合可调钠透析和程序超滤来减少透析低血压等并发症，达到理想的干体重。

（焦莉平）

参考文献

[1] 沈颖，易著文. 儿科血液净化技术［M］. 北京：清华大学出版社. 2012.

[2] National Kidney Foundation. KDOQI Clinical Practice Guidelines and Clinical Practice Recommendations for 2006 Updates：pediatric hemodialysis prescription and adequacy［J］. Am J Kidney Dis，2006，48：S1-S322.

[3] STRAZDINS V，WATSON A R，HARVEY B. Renal replacement therapy for acute renal failure in children：European Guidelines［J］. Pediar Nephrol，2004，19：199-207.

[4] PIZZARELLI F. From cold dialysis to isothermic dialysis：a twenty-five year voyage［J］. Nephrol Dial Transplant，2007，22：1007-1012.

[5] 焦莉平，沈颖，张桂菊，等. 儿童可调钠透析的临床应用［J］. 中国小儿急救医学，2007，14：511-513.

[6] FISCHBACH M，EDEFONTI A，SCHRÖDER C，et al. European Pediatric Dialysis Working Group. Hemodialysis in children：general practical guidelines［J］. Pediatr Nephrol，2005，20（8）：1054-1066.

[7] MÜLLER D，ZIMMERING M，CHAN C T，et al. Intensified hemodialysis regimens：neglected treatment options for children and adolescents［J］. Pediatr Nephrol，2008，23：1729-1736.

[8] GEARY D F，PIVA E，TYRRELL J，et al. Home nocturnal hemodialysis in children［J］. J Pediatr，2005，147：383-387.

[9] VANDE WALLE J，RAES A，VANDAMME S. Renal replacement therapy in acute renal failure in children［J］. Acta Clin Belg Suppl，2007，2：397-400.

[10] CHARRA B，CHAZOT C. Volume control，blood pressure and cardiovascular function. Lessons from hemodialysis treatment［J］. Nephron Physiol，2003，93：94-101.

[11] WABEL P，MOISSL U，CHAMNEY P，et al. Towards improved cardiovascular management：the necessity of combining blood presure and fluid overload［J］. Nephrol Dial Transplant，2008，23（9）：2965-2971.

[12] MICHAEL M，BREWER E D，GOLDSTEIN S L. Blood volume monitoring to achieve target weight in pediatric hemodialysis patients［J］. Pediatr Nephrol，2004，19：432-437.

[13] PATEL H P，GOLDSTEIN S L，MAHAN J D，et al. A standard, noninvasive monitoring of hematocrit algorithm improves blood pressure control in pediatric hemodialysis patients［J］. Clin J Am Soc Nephrol，2007，2：252-257.

[14] DHEU C，TERZIC J，MENOUER S，et al. Importance of the curve shape for interpretation of blood volume monitor changes during haemodiafiltration［J］. Pediatr Nephrol，2009，24：1419-1423.

[15] HAYES W，HOTHI D K. Intradialytic hypotension［J］. Pediatric Nephrol，2011，26：867-879.

[16] BRENNAN J M，RONAN A，GOONEWARDENA S，et al. Handcarried ultrasound measurement of the inferior vena cava for assessment of intravascular volume status in the outpatient hemodialysis clinic［J］. Clin J Am Nephrol，2006，1：749-753.

[17] KAYATAS M，OZDEMIR N，MUDERRISOGLU H，et al. Comparison of the Non-Invasive Methods Estimating Dry Weight in Hemodialysis Patients［J］. Renal Failure，2006，28：217-222.

[18] CHANG S T，CHEN C L，CHEN C C，et al. Enhancement of quality of life with adjustment of dry weight by echocardiographic measurement of inferior vena cava diameter in patients undergoing chronic hemodialysis［J］. Nephrol Clin Pract，2004，97：C90-C97.

[19] NAKATANI T，NAGANUMA T，MASUDA C，et al. The prognostic role of atrial natriuretic peptides in hemodialysis patients［J］. Blood Purif，2003，21：395-400.

[20] TRIPEPI G，MATTACE R F，MALLAMACI F，et al. Biomarkers of Left Atrial Volume A longitudinal Study in Patients With End Stage Renal Disease［J］. Hypertension，2009；54：818-824.

[21] CHAZOT C，VAN C V，ZAOUI E，et al. Fluid overload correction and cardiac history influence brain natriuretic peptide evolution in incident haemodialysis patients［J］. Nephrol Dial Transplant，2011，26：2630-2634.

[22] QUALI S，BOUGMIZA I，ABROUG S，et al. Relationship of brain natriuretic peptide concentrations to left ventricular function and adverse outcomes in children with end-stage renal disease undergoing hemodialysis［J］. Pediatr Cardiol，2011 Jun，32（5）：568-577.

[23] ARICETA G，BROOKS E R，LANGMAN C B，et al. Assessing cardiovascular risk in children with chronic kidney disease［J］. B-type natriuretic peptide：a potential new marker. Pediatr Nephrol，2005，20：1701-1707.

[24] RINAT C, COHEN R B, SOFIA FEINSTEIN A N, et al. B-type natriuretic peptides are reliable markers of cardiac strain in CKD pediatric patients [J]. Pediatr Nephrol, 2012, 27 (4): 617-625.

[25] BARGNOUS A S, KLOUCHE K, FAREH J, et al. Prohormone brain natriuretic peptide (proBNP), BNP and N-terminal-proBNP circulating levels in chronic hemodialysis patients. Correlation with ventricular function, fluid removel and effect of hemodiafiltration [J]. Clin Chem Lab Med, 2008, 46: 1019-1024.

[26] CODIGNOTTO M, PICCOLI A, ZANINOTTO M, et al. Renal dysfunction is a confounder for plasma natriuretic peptides in detecting heart dysfunction in uremic and idiopathic dilated cardiomyopathies [J]. Clinical Chemistry, 2007, 12: 2097-2104.

[27] MIR T S, FLATO M, FALKENBERG J, et al. Plasma concentrations of N-terminal brain natriuretic peptide in healthy children, adolescents, and young adults: effect of age and gender [J]. Pediatr Cardiol, 2006 Jan-Feb, 27 (1): 73-77.

[28] LETTGEN B, BALD M, VALLCE H, et al. Atrial natriuretic peptide and cyclic 3'5'-guanosine monophosphate as indicators of fluid volume overload in children with chronic renal failure [J]. Pediatric Nephrol, 1992 Jan, 6 (1): 64-64.

[29] ZHU F, LEONARD E F, LEVIN N W. Extracellular fluid redistribution during haemodialysis: bioimpedance measurement and model [J]. Physiol, Measure, 2008, 29: 491-501.

[30] CHAMNEY P W, KRAMER M, RODE C, et al. A new technique for establishing dry weight in hemodialysis patients via whole body bioimpedance [J]. Kidney Int, 2002, 61: 2250-2258.

第八节　腹膜透析相关并发症的诊断及处理

腹膜透析已成为治疗儿童终末期肾病最主要的透析方法。长期腹膜透析成功的关键是减少腹膜透析相关的并发症。腹膜透析相关并发症包括非感染及感染并发症。

一、腹膜透析非感染并发症的诊断及处理

非感染并发症主要有：腹膜透析导管功能障碍，如导管移位、导管堵塞；腹腔内压力增高所导致的疝、渗漏；蛋白丢失，营养不良及腹膜功能衰竭。

（一）导管功能不良

导管功能不良是腹膜透析的常见并发症。最常见的原因是因便秘或尿潴留造成膀胱或结肠充盈压迫或堵塞腹膜透析管。导管移位也是常见造成导管功能不良的原因之一。导管移位可表现为单向性堵塞，即腹膜透析液进入顺利引流困难。部分患者是由于导管扭曲或血块纤维蛋白阻塞，表现为双向堵塞，腹膜透析液进入，引流均困难。发生导管堵塞通常是由于纤维块阻塞所致，大网膜包裹或腹膜粘连形成局部腔室，结肠蠕动或大网膜牵拉造成。还可出现腹膜透析液进入时腹痛。移位常在植入导管后1周内出现，确诊靠X线检查。如果植入管出现移位，可考虑在严格消毒的情况下，在X线下拍摄立位腹部平片，显示腹膜透析导管移位，不在骨盆内。如果是曲管移位或直管复位失败，应进行手术重插、固定导管头部或腹腔镜复位。而大网膜包裹引起的堵塞，则需要手术行网膜切除术。

（二）疝

常见部位包括脐疝，腹股沟疝及切口疝。疝发生的平均时间为术后1年。主要与局部腹壁薄弱以及腹内压增加有关。常见于有腹腔占位或腹腔脏器肿、大营养不良及免疫抑制治疗史等的患者。疝的临床表现形式有时较复杂，除常见的腹壁异常隆起外，还可表现为外阴水肿、腹壁水肿以及不明原因的体重增加，超滤失败等。影像学检查有助于诊断。如果疝不能回纳或有疼痛，考虑嵌顿疝，需急诊手术。

（三）渗漏

发生在术后30d内的早期渗漏，置管时腹膜荷包结扎不严密或损伤腹膜透析导管，腹膜透析开始时间及腹壁强度有关。严密的腹膜荷包缝合对预防早期渗漏至关重要。手术切口部位选择也有一定作用。

采用腹正中切口早期渗漏的发生率高于采用经腹直肌切口者。晚期渗漏常见原因包括：管周疝形成隐性隧道感染致使内 cuff 分离导管破损等。困难者可采用腹膜腔造影，或 CT，核素等影像学手段。如果出现渗漏，应暂停腹透。置管手术后休息 1~2 周开始透析。如期间必须透析，小剂量半卧位腹膜透析。可改用小容量间断透析，并缩短留腹时间，或转作血液透析 1~2 周。对于出口或切口漏液者，可能继发隧道感染或腹膜炎，应给予预防性抗感染治疗。对于难治性渗漏或晚期渗漏，常需要手术探查，必要时局部修补重置导管。手术时荷包结扎紧密，可采用双重结扎，并注意避免损伤腹膜透析导管。

（四）胸腔腹腔瘘

其多为膈的先天或获得性缺陷或经淋巴管的胸腹腔交通造成。但大多数找不到原因，其产生的胸腔腹腔瘘的病理生理基础是胸腹腔的压力差，腹腔内压力增加。胸水生化检查表现为低蛋白、高糖成分，与腹膜透析液一致。影像学检查有助于诊断。也可经腹腔注入亚甲蓝，如胸水中发现蓝染，亦可确诊。出现胸腔腹腔瘘后，可先暂停腹膜透析。无效者进行手术或胸腔镜修补。临床表现多样，从无症状到严重的胸闷、气短，均可发生。胸腔积液绝大多数出现在右侧。

（五）蛋白质丢失和营养不良

腹膜透析患者营养不良分为 I 型营养不良和 II 型营养不良。I 型营养不良：饮食蛋白摄入过低导致的营养不良，患者通常不伴有严重的感染和炎症，蛋白质分解代谢较低。II 型营养不良：感染、炎症时造成的营养不良，通常伴有较多的并发症，蛋白质分解代谢高，饮食蛋白摄入低或正常，透析和营养支持治疗效果较差。蛋白质摄入不足：透析不充分，体内毒素物质潴留影响食欲，使蛋白质摄入减少；腹透液含大量葡萄糖被吸收，影响食欲；腹透液使病人饱腹感，因而影响进食；药物如铁、钙、磷结合剂的使用。合并其他感染或消耗性疾病。急性感染，如腹膜炎时蛋白丢失量明显增高。患儿必须摄入足够的蛋白质，才能保证正氮平衡。

（六）腹膜功能衰竭

持续性不卧床腹膜透析（continuous ambulatory peritoneal dialysis， CAPD）时，腹膜衰竭是一个常见并发症。非生理性腹膜透析液、尿毒症状态和反复发生腹膜炎。腹膜纤维化、血管生成和血管通透性增加从而导致清除毒素和超滤功能异常。腹膜炎后腹膜硬化，使腹膜有效面积减少。长期使用高糖透析液可刺激腹膜，均可导致腹膜超滤能力下降。根据腹膜通透性改变可分为 3 种类型：I 型为高通透性腹膜，此型超滤衰竭最常见。此类病人具有高腹膜溶质转运率，导致透析液中的水分及葡萄糖迅速被吸收；II 型为低通透性膜，与腹腔内的多发粘连和腹膜硬化有关，腹膜溶质转运率低；III 型为淋巴回流过多导致。此类病人的主要表现为溶质和水分清除不充分[1-4]。

二、腹膜透析相关感染并发症的诊断及处理

（一）腹膜透析导管出口处感染的诊断和治疗

腹膜透析相关感染并发症包括腹膜透析导管出口处感染和腹膜炎。出口处感染可发生在置管后的任何时候。由于出口处周围潮湿，软组织损伤以及细菌定植。出口处和隧道感染的常见病原菌包括金黄色葡萄球菌、表皮葡萄球菌、绿脓杆菌和肠道杆菌，也可见到真菌感染。急性感染时，出口处痛，触痛，局部皮肤红肿，常见有脓性分泌物渗出。慢性感染时，局部体征不典型，有或无脓性分泌物，可有肉芽组织形成，主要是在隧道内。临床分级：一级：出口处红肿；二级：出口处红肿，敷料上少许渗出物；三级：出口处脓性渗出物；四级：出口处脓肿；五级：隧道感染。隧道感染表现为隧道表面皮肤充血、水肿并有明显的触痛，隧道周围形成蜂窝织炎，按压后自外口可有血性和脓性分泌物溢出或自行溢出。隧道感染一旦发生常常导致腹膜炎的发生。

确定理想的出口位置非常重要。使外口方向向下可以加强坏死组织和分泌物引流；控制窦道长度，避免外口创伤，注意制动。透析管的皮下涤纶套露出皮肤外，常见于术后的数周到数月。主要是因为隧

道造得太短，使导管在隧道内发生变形，将浅层涤纶套挤向出口处，压迫出口出的皮肤，使之受压坏死，进而涤纶套暴露于皮肤外，这样极易引起感染。在处理上应尽早切除暴露在外的涤纶套，严重者则应更换导管。根据不同情况选择不同 Cuff 的数量的腹膜透析管，一般急性腹膜透析为单 Cuff 腹膜透析管，慢性腹膜透析为双 Cuff 腹膜透析管；Cuff 在植入前应使用生理盐水充分浸泡，并将其内的空气完全排出。出口处感染的一般治疗：主要包括加强局部护理，每天更换敷料 1~2 次。置管前预防性使用抗生素，通常静脉使用第一代或第二代头孢菌素。鼻部细菌培养显示携带金黄色葡萄球菌者，可每天 2 次局部使用莫匹罗星软膏 5~7 d。发生出口处感染时应进行分泌物涂片革兰染色和分泌物微生物培养以指导用药，微生物培养方法应涵盖需氧菌和厌氧菌。对革兰阴性菌感染患儿，予以头孢菌素口服或腹腔内给药。如果患儿既往有铜绿假单胞菌导致的出口处感染史，所用抗生素的抗菌谱也要覆盖这种细菌。如头孢他啶、头孢吡肟、哌拉西林、亚胺培南/西司他丁、美罗培南类抗生素等。持续抗生素治疗至完全缓解后 1 周。喹诺酮类抗生素用于年龄大于 12 岁的患儿。若感染持续 3 周仍不能控制，则应拔管。难治性出口处感染或隧道感染应在抗感染的同时重新置管。感染未累及深 Cuff 时，可在抗感染的同时行皮下隧道改道，但可能会并发腹膜炎。但出口处感染后继发腹膜炎，或同一种致病菌同时导致出口处感染与腹膜炎的患者通常需要拔管。可疑感染外口的初始治疗或全身的辅助治疗，包括局部使用莫匹罗星、电烧灼或硝酸银烧灼增生过度的肉芽组织，加强外口护理。严重感染外口应予清创治疗。

（二）腹膜透析相关的腹膜炎的诊断及治疗

腹膜透析相关的腹膜炎的诊断及治疗诊断标准：①透析引流液浑浊和（或）腹痛和（或）发热；②透析引流液白细胞计数大于 $100 \times 10^6/L$，中性粒细胞比例大于 50%，后者更有意义；③透析引流液细菌培养阳性。满足上述任意两项即可诊断。

怀疑腹膜炎时，常规留取引流液标本，行细胞计数及分类、革兰染色、细菌培养及药敏检查，立即抗感染治疗，而不是待检查结果明确后再作处理。若引流液明显混浊，可在透析液中加入肝素（500 IU/L）以防止纤维蛋白凝块阻塞 PD 导管。透出液标本送检（以首袋出现浑浊的透出液最佳）进行细胞计数分类、革兰染色和微生物培养，留取过程中注意避免污染。若不能立即送检，透出液袋应存放于冰箱中冷藏，而已行标本接种的血培养瓶应保存在室温或 37℃。

透出液细胞分类计数：透出液细胞分类计数中白细胞总数大于 $100 \times 10^6/L$、中性粒细胞比例大于 50%，表明存在炎症，腹膜炎的可能性最大。腹膜透析液留腹时间较短的 APD 患者怀疑发生腹膜炎时，如果透出液中性粒细胞比例超过 50%，即使白细胞总数少于 $100 \times 10^6/L$，仍需高度考虑发生腹膜透析相关腹膜炎，应进一步完善检查以明确诊断。

经验性抗感染治疗，一旦明确感染存在，应立即抗感染治疗。避免使用耳毒性、肾毒性氨基糖甙类作为初始治疗。选择的初始治疗应该按照病人的症状严重性和腹膜炎的病史以及病人有危险因素的依据经验性，抗感染治疗选择的抗生素应覆盖革兰阳性菌和革兰阴性菌，同时参考本中心既往腹膜炎致病菌及药敏结果选择合理的治疗方案。革兰阳性菌可选用一代头孢菌素或万古霉素，革兰阴性菌可选用三代头孢菌素。常用的联合用药方案包括：联合使用第一代头孢菌素（如头孢唑啉、头孢噻吩）+广谱抗革兰阴性菌（包括假单胞菌属）药物；联合使用万古霉素+抗革兰阴性菌药物。儿童不推荐使用具有肾毒性和耳毒性的氨基糖甙类药物。金黄色葡萄球菌症状较重，腹痛剧烈，常常伴有发热、畏寒或寒战。若合并透析导管出口处或隧道感染，对抗感染治疗反应不佳，应立即拔管。致病菌为 MRSA，必须用万古霉素治疗。抗革兰阴性菌药物包括头孢他啶、头孢吡肟和碳青霉烯类。铜绿假单胞菌腹膜炎与金黄色葡萄球菌腹膜炎类似，临床表现较重，常和导管感染有关，一般需拔管并联合使用两种抗生素治疗。在停止腹透接受血液透析治疗期间必须继续抗生素治疗 2 周。对于复发、再发和难治性绿脓杆菌隧道出口感染应重新置管，以避免发展为腹膜炎，一旦出现腹膜炎应立即拔管。联合应用两种抗生素较单一用药复发率低。复发性腹膜炎常因导管细菌生物被膜形成并持续存在所导致。尽管连接系统改善，由革兰阴性菌引起的腹膜炎发生率并未降低。早期拔管和选择性换管是保存腹膜和预防复发的有效方法；应重视隧道外口的护理、预防及根治导管生物被膜的形成，减少复发，改善临床预后。

细菌培养阴性腹膜炎：如细菌培养阴性腹膜炎高于 20%，提示培养方法需要重新评估和改进。培养阴性可能是有各种技术或临床方面的原因。如果培养 3 d 后仍无细菌生长，应重复做细胞计数及分类。如果重复细胞计数提示感染存在，应使用特殊培养技术分离潜在的少见腹膜炎致病菌，包括脂质依赖的酵母菌、分枝杆菌、军团菌、生长缓慢的细菌、弯曲杆菌、真菌、支原体和肠道病毒等。

真菌性腹膜炎常常较严重，真菌性腹膜炎死亡率高。好发于腹膜炎反复发作、使用免疫抑制剂及长期或反复使用多种抗生素者。临床表现可表现为剧烈腹痛，也有仅表现为透析液轻微混浊而腹痛轻微。一旦诊断真菌性腹膜炎应立即拔管。不提倡延长抗霉菌疗程，以降低患者死亡风险。在霉菌培养与药敏感试验结果未明确时，起始可选用二性霉素 B 联合氟胞嘧啶。对于非白色念珠菌属，应联合用药，初始治疗推荐二性霉素 B 联合氟胞嘧啶或氟康唑。当培养出丝状菌属时，推荐使用伊曲康唑或伏立康唑治疗。应常规监测氟康唑血药浓度以免肾毒性。目前认为抗真菌治疗需维持 10 d ~ 2 周，而重新置管需在 4 ~ 6 周后。

用药途径首选腹腔内给抗生素。可采用连续给药（每次腹膜透析液交换时均加药）或间歇给药（每天或每间隔若干天仅在 1 次腹膜透析液交换时加药）的方式。连续性腹腔内给药方案：对急性期腹膜炎患儿，特别是 APD 患儿，需延长每次腹透液的留腹时间至 3 ~ 6 h 并予以负荷剂量抗生素以达到最好的治疗效果。待症状缓解且引流液转为清亮后，一般在治疗 48 h 内，可恢复至原透析方案并给予维持剂量抗生素治疗。使用第一代头孢菌素时建议采用连续给药的方式。间歇性腹腔内给药方案：间歇性给药时，加入抗生素的腹膜透析液至少留腹 6 h。APD 患者发生腹膜炎时可延长单次循环时间或暂时将透析模式转变为 CAPD，以满足对抗生素留腹时间的要求。糖肽类抗生素间歇性给药效果较好，用药后 3 ~ 5d 监测药物浓度，若万古霉素浓度小于 12mg/L 或替考拉宁质量浓度小于 8mg/L，需重复给药。

腹腔内抗生素的参考剂量见表 6-8-1。

表 6-8-1　腹腔内抗生素的参考剂量

抗生素	持续腹腔内给药		间歇腹腔内给药/[mg/（kg·d）]
	负荷剂量/ mg/L	维持剂量/ mg/L	
头孢唑林	25 ~ 500	125	15
头孢呋辛	200	125	15
头孢他啶	250 ~ 500	125	15
头孢噻肟	500	250	30
氨苄西林	-	125	-
万古霉素	500	25 ~ 30	15 ~ 30，每 5 ~ 7h 1 次
替考拉宁	200	20	15，每 5 ~ 7h 1 次
氟康唑	-	-	3 ~ 6（最大剂量 200）

（三）腹膜透析相关感染并发症的预防

腹膜透析相关感染并发症的预防：常见的危险因素有：连接管路换液时洗手不净；出口处感染，隧道感染；无正规训练人员操作；腹泻，憩室炎；频繁使用抗生素致真菌腹膜炎。

腹膜透析护士在患者培训中起主导作用。强调洗手。正确的培训可降低腹膜炎的发病率。培训患者具备及时发现接触污染并采取正确措施的能力。腹膜透析置管手术要使用双涤纶套透析导管。置管术中避免损伤和血肿形。建议隧道出口方向向下，出口为圆形。熟练的外科技术，可避免腹腔的导管漏液。隔离携带 MRSA 或携带万古霉素耐药菌的病人。腹膜透析操作过程中，减少每次交换的污染，出口处的渗液及侵袭性的操作。如患者导管出口处周围皮肤有金黄色葡萄色球菌定植，可每天 1 次在清洗出口后局部使用莫匹罗星软膏，同时加强手卫生[5-9]。

（刘小荣）

参考文献

[1] 陈香美. 腹膜透析标准操作规程［M］. 北京：人民卫生出版社，2010.

[2] 梅长林，叶朝阳，赵学智. 实用透析手册［M］. 北京：人民卫生出版社，2003.

[3] FINKELSTEIN E S，JEKEL J，TROIDLE L，et al. Patterns of infection in patients maintained on long-term peritoneal dialysis therapy with multiple episodes of peritonitis［J］. Am J Kidney Dis，2002，39（6）：1278-1286.

[4] KERN E O，NEWMAN L M，CACHO C P，et al. Abdominal catastrophe re-visited：the risk and outcome of enteric peritoneal contamination［J］. Perit Dial Int，2002，22（3）：323-334.

[5] KHAIULLAH Q，PROVENZANO R，TAYEB J，et al. Comparison of vancomycin verse cefazolin as initial therapy for peritonitis in peritoneal dialysis patients［J］. Perit Dial Int，2002，22（3）：339-344.

[6] LUI S L，CHENG S W，NG F，et al. Cefazolin plus netilmicin versus cefazolin plus ceftazidime for treating CAPD peritonitis：effect on residual renal function［J］. Kidney Int，2005，68（5）：2375-2380.

[7] PRASAD K N，PRASAS N，GUPTA A，et al. Fungal peritonitis in patients on continuous ambulatory peritoneal dialysis：a single center Indian experience［J］. J Infect，2004，48（1）：96-101.

[8] SZETO C C，CHOW K M，KWAN B C，et al. Staphylococcus aureus peritoni-tis complicates peritoneal dialysis：review of 245 consecutive cases［J］. Clin J Am Soc Nephrol，2007，2（2）：245-251.

[9] YOSHINO A，HONDA M，IKEDA M，et al. Merit of the cuff-shaving procedure in children with chronic infection［J］. Pediatr Nephrol，2004，19（11）：1267-1272.

第九节　干细胞治疗儿童系统性红斑狼疮肾病的尝试和现状

狼疮肾炎（lupus nephritis，LN）是系统性红斑狼疮（systemic lupus erythematosis，SLE）患者最常见的临床表现，SLE患者肾活检肾脏受累几乎为100%，其中有肾损害症状者高达60%以上，严重者出现肾功能衰竭，是SLE患者死亡的常见原因。SLE以青年女性发病为主，男女之比为1∶8～1∶9，青春期前儿童SLE患者男女比例1∶3，但是男性SLE患者出现LN的概率及病情的严重程度要明显高于女性，同样SLE男孩需要做透析、肾移植的比例也高于女孩。与成人相比，SLE儿童病情重、病情进展快，药物不良反应严重影响了患儿的身心发育。

一、LN的发病机制及分型

免疫复合物（IC）形成与沉积是引起LN肾脏损害的主要机制。循环中抗dsDNA等抗体与相应抗原结合形成IC，沉积肾小球；或者循环中抗dsDNA抗体与dsDNA相结合后，介导核小体，通过电荷吸引种植于肾小球和循环中抗dsDNA抗体与肾小球内在抗原发生交叉反应形成原位IC。无论是循环的IC沉积于肾小球或原位形成的IC两者均能激活补体，引起炎性细胞浸润，凝血因子活化及炎症介质释放，导致肾脏损伤。

据ISN/RPS 2003年标准，LN肾小球损害共分为六型：

Ⅰ型轻度系膜病变，Ⅱ型系膜增生性肾小球肾炎，Ⅲ型局灶性肾小球肾炎，Ⅳ型弥漫性肾小球肾炎，Ⅴ型膜性肾小球肾炎，Ⅵ型晚期硬化性肾小球肾炎。LN的症状主要有水肿尤其是下肢及脚踝部水肿、蛋白尿、肾病综合征、血尿、肾功能下降、急性肾功能衰竭（ARF）、高血压、高血钾、肾小管功能异常等。

二、LN的干细胞治疗

目前LN的治疗分诱导和维持治疗，主要是联合应用免疫抑制剂和糖皮质激素，死亡率由20世纪五六十年代的 70% 下降到了 10% 以下。但对于重症及难治性 LN 以上治疗作用有限，且难以根治，需要寻找新的治疗方法。

Morton J I 等于 1974 年首次报道，将自身免疫 NZB 小鼠的骨髓或胎肝细胞转移给经致死剂量照射的非自身免疫小鼠，后者体内产生自身抗体 ANA。Ikehara 等用 T 细胞缺乏的无胸腺小鼠的骨髓或用 T 细胞去除的小鼠骨髓，治疗 Fas 突变的自发性狼疮小鼠即 MRL / lpr 小鼠，小鼠病情减轻，肾小球损伤得以改善。上述实验既证实了多能干细胞的缺陷可导致由其发育、分化而来的免疫细胞发生功能性改变，也证实了干细胞治疗可改善 SLE 病情。1997 年意大利 Marmont A M 等为一名 36 岁女性重症 SLE 患者进行自体骨髓造血干细胞移植（AutologousBMT，Auto-BMT），取得良好的治疗效果。15 年来，国内外已开展造血干细胞移植（hematopoietic stem cell transplantation， HSCT）治疗重症难治性 SLE，治疗效果令人鼓舞[1-3]。

（一）HSCT 治疗 LN 的种类及机制

LN 患者 T，B 淋巴细胞功能异常，导致机体免疫耐受被打破，产生多种自身抗体及细胞因子。参与 LN 病态免疫的 T，B 细胞与血细胞来源于共同的淋巴系干/祖细胞，预处理及干细胞移植可以清除病态的免疫细胞并重建新的免疫系统。在免疫重建过程中因胸腺的修饰作用（阳性选择、阴性选择），选择性清除患者体内自身反应性淋巴细胞，重新产生对自身抗原的免疫耐受。因此干细胞可通过调整基础免疫，达到治疗甚至治愈自身免疫病的目的。

目前常用干细胞的主要来源于骨髓（bone marrow，BM）、外周血（peripheral blood，PB）或脐血（cord blood，CB）。按造血干细胞供者与受者的关系分为自体造血干细胞移植（autologous hematopoietic stem cell transplantation，Auto-HSCT）和异基因造血干细胞移植（allogeneic hematopoietic stem cell transplantation，Allo- HSCT）。另外有学者应用间充质干细胞（MSC）或 MSC 联合 HSC 治疗 LN，也取得良好的效果[4]。

1. 自体造血干细胞移植

Auto-HSCT 不受供、受者 HLA 限制，不发生移植物抗宿主病（graft versus host disease，GVHD）。Auto-HSCT 治疗 LN 的机制可用免疫时钟的重新设定来解释。如前所述，SLE 病因有基因及环境等多方面的因素，具有易感基因的个体是否发展为 SLE 主要决定于个体所经历的不同抗原对免疫系统的刺激。HSCT 可以使免疫时钟回归初始的状态，即使得患者回归发病前的免疫状态。Auto-HSCT 输入的是患者自身的干细胞，虽然没有改变干细胞的基因，但免疫时钟回归初始状态后，个体可能重建健康的免疫系统，而不再发病。即使无法重建健康的免疫系统，因为 HSCT 后个体所经历的抗原刺激的时间、剂量及顺序与之前不同，因此也可能避免发病。而部分患者可能仅仅受益于预处理强烈的免疫抑制，仅在此期不发病，待免疫功能恢复后在致病因素诱导下疾病复发。

外周血干细胞（peripheral blood stem cell，PBSC）采集安全、方便，与骨髓移植相比，造血和免疫恢复快，可以缩短住院时间，减少抗生素用量及输血依赖，进而降低医疗费用，因此临床上多采用自体外周血造血干细胞移植。Auto-HSCT 主要存在的问题是，输入的仍是患者自身异常干细胞，复发率可达 40% 以上[5,6]。

2. 异基因造血干细胞移植

Allo-HSCT 输入的是健康供者的干细胞，理论上可以达到治愈的目的。Allo-HSCT 治疗 LN 的机制一方面是移植物抗自身免疫作用（graft versus autoimmunity，GVA），另一方面是免疫重建。GVA 是指输入的供者 T 细胞识别并清除患者病变的自身反应性 T 细胞。临床上在移植前对异基因供者的干细胞进行处理时，会去除 2~3 个对数级的 T 细胞，以防止发生移植物抗宿主病（GVHD）。但过度去除 T 细胞导致疾病复发率增高，对这一情况的研究发现，供者 T 细胞除了攻击受者组织导致 GVHD 外，还能够清除患者体内自身反应性 T 细胞，发挥移植物抗自身免疫效应，也称为移植物抗白血病效应（graft versus leukemia，GVL）或移植物抗肿瘤效应（graft versus tumor，GVT）。Kolb HJ 等用供者淋巴细胞输

注（donor lymphocyte infusion，DLI）治疗 BM 移植后复发的慢性粒细胞白血病患者，使其再次达到完全缓解，表明供者淋巴细胞可以诱导和加强 GVL 效应。T 细胞异质性是导致 GVHD 和 GVA 共存的原因，但目前尚不清楚具体是哪种 T 细胞亚型分别导致了 GVHD 和 GVA[7-9]。

Allo- HSCT 后免疫重建和 Auto-HSCT 免疫时钟重建理论类似，即移植前预处理基本清除了患者的免疫细胞，使机体在移植后的较长时间内处于严重的免疫抑制期，机体在这段时间内对免疫损伤的组织进行了修复。预处理导致的免疫细胞尤其是 T 淋巴细胞数量的剧减，诱导胸腺功能恢复或加强，输入的健康干细胞在受者胸腺、骨髓内重新生成免疫细胞重建免疫系统。重建的免疫系统通过以下原因达到治疗目的：①新建免疫系统对已存在的自身抗原产生耐受。②疾病启动因素未发生前，新建免疫系统不会发生自身免疫反应。③导致疾病发生的因素可能已不存在或发生改变，多种免疫细胞、免疫调节因子、抗体、补体等均发生改变，原来的免疫网络不再出现，个体在漫长的免疫重建过程中达到新的平衡和耐受。以下因素与 HSCT 后免疫耐受的形成有关：①T 细胞受体库的多样性，免疫重建过程中 T 细胞受体在胸腺内的表达与正常 T 细胞个体发生过程相似，其再生过程中重排 T 细胞受体库的多样性越明显越有助于诱导产生免疫耐受。②移植后 CD4+，CD25+Treg 细胞增加，利于免疫耐受的形成。③混合嵌合是通过异基因非清髓造血干细胞移植而获得的供、受者细胞共存于受者体内的一种状态。Allo-HSCT 后的混合嵌合形成有利于清除患者自反应性淋巴细胞，并可诱导免疫耐受[10]。

但 Allo-HSCT 后 GVHD 发生率高达 50% 以上，移植相关死亡率达 15%～40%。LN 非恶性疾病，治疗目标主要是减少死亡率、致残率，改善患者的生活质量，故目前欧洲骨髓移植协作组（EBMT）推荐使用的还是 Auto-HSCT[11]。

3.脐血干细胞移植

脐血中的干/祖细胞较成人骨髓中的干/祖细胞更原始，增殖能力更强，单位体积内粒单系集落形成单位（CFU-GM）含量丰富，相当或超过成人骨髓，是成人外周血的 12～16 倍。

脐血 CD34+细胞亚群中 CD34+，CD38-细胞百分比明显高于外周血和骨髓，进一步提示脐血干细胞中含有较多的更为原始的造血细胞，而且脐血 CD34+，CD38-细胞的增殖分化能力更高，其 CFU-GM 及红系爆式集落形成单位（BFU-E）的产率均高于骨髓数倍。另外脐血中的免疫细胞较为幼稚，抗原表达弱，细胞毒性低，脐血干细胞移植（UCBT）后 GVHD 发生率及严重程度均低于骨髓移植。另外脐血还具有被巨细胞病毒及 EB 病毒污染几率低，来源丰富，HLA 限制性低，寻找配型相合供者所需时间短。对供者无伤害等优点。单份脐血中的干细胞数量较少，一般只能用于体质量低于 20 kg 的儿童，因此 UCBT 在成人中的应用受到限制，双份脐血移植成功地克服了单份脐血容量不足对成人和大体重儿童的限制。

UBCT 的缺点是造血重建延迟，因此移植后患者易感染，另外因脐血干细胞只能于生后一次性提取和冻存，如移植失败需再次移植或移植后复发需要输入供者淋巴细胞时，无备用干细胞可取[12-16]。

4.间充质干细胞移植

SLE 患者不仅有 HSC 缺陷，其间充质干细胞（allogeneic mesenchymal stem cell，MSC）也存在缺陷。MSC 有促进造血及免疫重建的功能，还可调节免疫及诱导免疫耐受，因此临床上采用 MSC 和 HSC 共同移植的方式来治疗 SLE。MSC 和 HSC 共移植可有以下优势：①促进 HSC 归巢植入，增强造血。将体外培养扩增的人骨髓 MSC 与人脐带血 CD34+细胞移植给 NOD/SCID 小鼠，植入率是单独 CD34+细胞移植的 10～20 倍；②预防和治疗 GVHD。Le Blanc K 等将体外扩增的骨髓 MSC 移植给骨髓移植后出现 GVHD 的患者，GVHD 病情缓解；③重建骨髓基质，维持造血。

（二）预处理方式

根据预处理强度不同 HSCT 可分为清髓性及非清髓性移植。

1.清髓性预处理方式

清髓性预处理方式采用全身放疗（TBI）联合超剂量化疗，最大限度地清除患者体内的病变细胞，达到治疗疾病以及预防疾病复发的目的。这种预处理方式对受者损伤严重，并发症多且有较高的移植相关死亡率（TRM），因此儿童及老年患者、一般情况差或伴有脏器功能障碍的患者多不能耐受，极大地限制了HSCT的应用。而且清髓性预处理方式并未降低疾病的复发率，提示超大剂量放化疗虽然以损伤患者机体为代价，但却未能完全杀灭患者体内的病变细胞。

2.非清髓性预处理方式

非清髓性预处理的原则是三弱一强，即TBI减弱或不用、化疗强度减弱、造血抑制减弱、免疫抑制（耐受）增强。非清髓性预处理利于供受者双向免疫耐受，使供者细胞顺利植入，并充分发挥供者T细胞植入的GVA效应，从而达到根治疾病的目的[17-19]。

三、HSCT治疗SLE（LN）的现状

2004年欧洲EBMT统计23个研究中心的资料显示，接受Auto-HSCT治疗的SLE患者共53例，其中33例合并LN。随访26（0～78）个月后，66%的病人病情缓解，32%的病人于移植后6（3～40）个月复发，统计学分析显示移植前抗ds-DNA阴性的患者复发率较高。2006年美国西北大学Burt RK等对50例重症SLE患者进行非清髓自体造血干细胞移植，随访结果显示，移植后5年总体生存率达84%，5年无病生存率为50%，患者SLEDAI评分较移植前显著下降，血ANA，抗ds-DNA抗体下降，肾功能、肺功能明显改善，移植相关死亡率为4%，与预处理相关的死亡率为2%。2010年Farge D等研究显示，85例行Auto-HSCT治疗的SLE患者，5年生存率为76%，100天时TRM为11%，移植后患者死亡的主要原因是原发病和感染。2012年Snowden JA等统计HSCT治疗的SLE患者95例，包括儿童SLE患者17例，半数SLE患儿获完全缓解，复发率在40%左右，TMR为11%[6,20,21,22]。

以上资料显示，随着移植技术的提高、设备的改善以及移植经验的增多，移植后LN患者生存率呈明显上升趋势，5年无病生存率由50%提升至70%左右；TMR则无明显下降，仍为10%左右，但非清髓性预处理TMR仅2%，明显低于清髓性预处理；移植后复发率仍较高，达30%～40%，移植前抗ds-DNA阴性的患者复发率高。儿童患者完全缓解率约50%，TMR约11%，复发率约40%，与成人相当。Allo-HSCT治疗SLE例数较少，仅见个例报导，无生存率、TRM，复发率等相关统计数据。

MSCT治疗LN在儿童鲜有报导，Liang J等采用骨髓MSC治疗15例SLE患者，其中1例年龄12岁LN女孩，经治疗所有患者病情均减轻，尿蛋白、血肌酐下降。Wang D等对87例经异基因骨髓或脐带MSCT治疗的重症SLE患者随访4年的结果显示，总体生存率达94%，临床完全缓解率为50%。复发率17%，随访期内先后5例病人因非移植处理因素死亡，占接受移植总人数的6%，未观察到移植相关不良事件发生[23-25]。

四、Auto-HSCT治疗SLE（LN）的适应证

规范治疗6个月后，病人病情仍持续发展、复发或激素依赖，病情难治或内脏受累有以下证据之一者：

（1）肾脏受累：肾活检示Ⅲ或Ⅳ型狼疮肾炎。（level Ⅱ*）

（2）任何类型的重要器官受累：神经系统、心血管、肺脏及血管炎或自身免疫性血球减少。（level Ⅱ*）

（3）抗磷脂综合征，足量应用抗凝剂后仍有反复发作的血栓。（levelⅢ*）

另外如有可靠的临床及实验室证据显示SLE患者预后差，应尽早做Auto-HSCT。

*证据等级：

level Ⅰ级证据：至少一个可靠的随机临床实验结果支持。

level Ⅱ级证据：至少一个可靠的非随机临床实验：队列或病例对照分析研究，结果支持。

levelⅢ级证据：权威机构基于临床经验、描述性研究或专家委员会报告确定的观点[6]。

五、HSCT 并发症的肾脏表现

1. Allo-HSCT 后早、中期肾损伤

据出现的时间早晚，Allo-HSCT 后肾脏并发症可分为早、中、晚三期：研究显示 Allo-HSCT 移植后早期（100d 内）有 20%~40%患者发生急性肾功能不全，原因依次为 aGVHD、肝静脉栓塞、脓毒症、原发病为恶性疾病、清髓性预处理中放化疗及药物的肾毒性。Allo-HSCT 后中期急性肾功能不全的主要原因为血栓性微血管病，多发生在移植后 7 个月左右，肾脏病理表现为肾小球毛细血管内皮细胞、管周毛细血管网、小动脉弥漫性损伤，伴补体 C4d 局部或弥漫沉积，除此之外，还有肾小球及肾小管炎症表现。晚期肾脏损害即 cGVHD 的肾脏病变[26-29]，见表 6-9-1。

表 6-9-1 国际肾脏病学会/肾脏病理学会（ISN/RPS）2003 年 LN 分型

分型	疾病名称	病理改变
Ⅰ型	微小病变性 LN	光镜正常，但免疫荧光和电镜可见系膜区免疫复合物沉积
Ⅱ型	系膜增生性 LN	光镜下单纯的系膜区细胞或基质增生，伴系膜区免疫复合物沉积；免疫荧光或电镜可有少量上皮下或内皮下沉积，但光镜下上述区域无异常发现
Ⅲ型	局灶性 LN	活动性或非活动性之局灶性、节段性或球性血管内皮或血管外肾小球肾炎（＜50%的肾小球受累），通常伴有局灶性内皮下免疫复合物沉积，伴或不伴系膜改变
	Ⅲ（A）	活动性病变：局灶增生性 LN
	Ⅲ（A/C）	活动性 + 慢性病变：局灶增生性 + 硬化性 LN
	Ⅲ（C）	慢性非活动性病变伴肾小球瘢痕：局灶硬化性 LN
Ⅳ型	弥漫性 LN	活动性或非活动性之弥漫性、节段性或球性血管内皮或血管外肾小球肾炎（＞50%的肾小球受累），通常伴有弥漫性内皮下免疫复合物沉积，伴或不伴系膜改变。其中弥漫节段性 LN（Ⅳ-5）是指有≥50%的小球存在节段性病变，节段性是指＜1/2 的小球血管襻受累；弥漫性球性 LN（Ⅳ-G）是指≥50%的小球存在球性病变，包括弥漫的"金属圈"而无或少有小球增生改变者
	Ⅳ-S(A)	活动性病变：弥漫性节段性增生性 LN
	Ⅳ-G(A)	活动性病变：弥漫性球性增生性 LN
	Ⅳ-S(A/C)	活动性 + 慢性病变：弥漫性节段性增生性 + 硬化性 LN
	Ⅳ-G(A/C)	活动性 + 慢性病变：弥漫性球性增生性 + 硬化性 LN
	Ⅳ-S(C)	慢性非活动性病变性伴肾小球瘢痕：弥漫性节段性硬化性 LN
	Ⅳ-G(C)	弥漫性球性硬化性 LN
Ⅴ型	膜性 LN	球性或节段性上皮下免疫复合物沉积的光镜及免疫荧光或电镜表现，伴或不伴系膜改变。Ⅴ型 LN 可合并于Ⅲ型或Ⅳ型 LN，应予分别诊断；Ⅴ型 LN 可有严重的硬化表现
Ⅵ型	晚期的硬化性 LN	≥90%的小球表现为球性硬化，且不伴残余的活动性病变

2. 慢性 GVHD 肾脏病变的表现及机制

HSCT 后的并发症主要是急、慢性 GVHD，但令人奇怪的是 GVHD 累及肾脏者罕见。Allo-HSCT 后慢性 GVHD 临床表现类似于自身免疫性疾病，常累及皮肤、口、眼、肝脏、上呼吸道等处，很少累及肾脏，因此一直以来人们都认为肾脏不是慢性 GVHD 的靶器官。1988 年 Hiesse C 等首次报道 cGVHD 所致肾损害，之后陆续有文章报道 Allo-HSCT 后晚期肾损害的发生与 cGVHD 密切相关。研究发现，Allo-HSCT 前无肾脏病变的患者，移植后出现肾脏病变者，均合并不同程度的其他脏器的 cGVHD 表现，而且经过治疗，cGVHD 好转的同时肾脏病变也出现好转。因此国内外学者一致认为 Allo-HSCT 后的出现的晚发性肾脏病变是 cGVHD 的一部分。临床资料统计显示 Allo-HSCT 后晚发性肾脏病变临床表现以水肿、大量蛋白尿、低蛋白血症及高脂血症等肾病综合症（NS）表现为主，发病率为 0.55%~3.5%，多发生于移植 3 个月后、预防 GVHD 药物减停过程中，部分病人出现肾功能受损，肾脏病变病理类型以膜性肾病（MN）为主[30-35]。

（沈颖 程艳蕊）

参考文献

[1] MORTON J I，SIEGEL B V. Transplantation of autocmmune potential. Development of antinuclear antibodies in H-2 histocompatible recipients of bone marrow from New Zealand Black mice[J]. Proc Natl Acad Sci USA，1974，71（6）：2162-2165.

[2] IKEHARA S, GOOD R A, NAKAMURA T, et al. Rationale for bone marrow transplantation in the treatment of autoimmune diseases[J]. Proc Natl Acad Sci USA，1985，82（8）：2483-2487.

[3] MARMONT A M，VAN LINT M T，GUALANDI F，et al. Autologous marrow stem cell transplantation for severe systemic lupus erythematosus of long duration[J]. Lupus，1997，6（6）：545-548.

[4] MOK C C，LAU C S. Pathogenesis of systemic lupus erythematosus[J]. J Clin Pathol，2003，56（7）：481-490.

[5] ABRAHAMSSON S，MURARO P A. Immune reeducation following autologous hematopoietic stem cell transplantation[J]. Autoimmunity，2008，41（8）：577-584.

[6] SNOWDEN J A, SACCARDI R, ALLEZ M, et al. Haematopoietic SCT in severe autoimmune diseases：updated guidelines of the European Group for Blood and Marrow Transplantation[J]. Bone Marrow Transplantation，2012，47（6）：770-790.

[7] VAN WIJMEERSCH B，SPRANGERS B，RUTGEERTS O，et al. Allogeneic bone marrow transplantation in models of experimental autoimmune encephalomyelitis：evidence for a graft versus autoimmunity effect[J]. Biol Blood Marrow Transplant，2007，13（6）：627-637.

[8] MARMONT A M, GUALANDI F, VAN L M T, et al. Refractory Evans' syndrome treated with allogeneic SCT followed by DLI. Demonstration of a graft versus autoimmunity effect[J]. Bone Marrow Transplant，2003，31（5）：399-402.

[9] KOLB H J，MITTERMÜLLER J，CLEMM C，et al. Donor leukocyte transfusions for treatment of recurrent chronic myelogenous leukemia in marrow transplant patients[J]. Blood，1990，76（12）：2462-2465.

[10] MURARO P A，DOUEK D C，PACKER A，et al. Thymic output generates a new and diverse TCR repertoire after autologous stem cell transplantation in multiple sclerosis patients[J]. J Exp Med，2005，201（5）：805-816.

[11] FILIPOVICH A H，WEISDORF D P，VLETIC S，et al. Institutes of Health consensus development project on criteria for clinical trials inchronic graft-versus-host disease：I[J]. Diagnosis and staging working group report，2005，11（12）：945-956.

[12] BROXMEYER H E，GLUCKMAN E，AUERBACH A，et al. Human umbilical cord blood：a clinically useful source of transplantable hematopoietic stem/progenitor cells[J]. Int J cell Cloning，1990，8：76-91.

[13] CARDOSO A A，LI M L，BATARD P，et al. Release from quiescence of CD34$^+$，CD38$^-$ human umbilical cord blood cells reveals their potentiality to engraft adults [J]. Proc Natl Acad Sci U SA，1993，90（18）：8707-8711.

[14] DANBY R，ROCHA V. Improving Engraftment and Immune Reconstitution in Umbilical Cord Blood Transplantation[J]. Front Immunol，2014，5：68. eCollection 2014.

[15] TSE W，LAUGHLIN M J，et al. Umbilical cord blood transplantation：a new alternative option [J]. Hematology Am Soc Hematol Educ Program，2005：377-383.

[16] SCARADAVOU A, BRUNSTEIN C G, EAPEN M, et al. Double unit grafts successfully extend the application of umbilical cord bloodtransplantation in adults with acute leukemia [J]. Blood，2013，121（5）：752-758.

[17] NOORT W A，KRUISSELBRINK A B，ANKER P S，et al. Mesenchymal stem cells promote　engraftment of human umbilical cord blood derived CD34$^+$cells in NOD/SCID mice[J]. Exp Hematol，2002，30（8）：870-878.

[18] LE BLANC K，RASMUSSON I，SUNDBERG B，et al. Treatment of severe acute graft versus host disease with third party haploidentical mesenchymal stem cells[J]. Lancet，2004，363（9419）：1439-1441.

[19] KOC O N，GERSON S L，COOPER B W，et al. Rapid hematopoietic recovery after confusion of autologous blood stem cells and culture expanded marrow mesenchymal stem cells in advanced breast cancer patients receiving high-dose chemotherapy[J]. J Clin Oncol，2000，18（2）：307-316.

[20] JAYNE D，PASSWEG J，MARMONT A，et al. Autologous stem cell transplantation for systemic lupus erythematosus[J]. Lupus，2004，13：168-176.

[21] BURT R K，TRAYNOR A，STATKUTE L，et al. Nonmyeloablative hematopoietic stem cell transplantation for systemic lupus erythematosus[J]. JAMA，2006，295（5）：527-535.

[22] FARGE D，LABOPIN M，TYNDALL A，et al. Autologous hematopoietic stem cell transplantation for autoimmune diseases：an observational study on 12 years' experience from the European Group for Blood and Marrow Transplantation Working Party on Autoimmune Diseases[J]. Haematologica，2010，95：284-292.

[23] LU Q，LU L，NIU X, et al. Non-myeloablative allogeneic stem cell transplant in a patient with refractory systemic lupusery thematosus[J]. Bone Marrow Transplant，2006，37（10）：979-981.

[24] LIANG J，ZHANG H，HUA B，et al. Allogenic mesenchymal stem cells transplantation in refractory systemic lupus erythematosus：a pilot clinical study[J]. Ann Rheum Dis，2010，69（8）：1423-1429.

[25] WANG D，ZHANG H，LIANG J, et al. Allogeneic mesenchymal stem cell transplantation in severe and refractory systemic lupus erythematosus：4 years of experience[J]. Cell Transplant，2013，22（12）：2267-2277.

[26] CHANG A，HINGORANI S，KOWALEWSKA J, et al. Spectrum of renal pathology in hematopoietic cell transplantation：a series of 20 patients and review of the literature[J]. Clin J Am Soc Nephrol，2007，2：1014–1023.

[27] YU ZP，DING JH，CHEN BA，et al. Risk factors for acute kidney injury in patients undergoing allogeneic hematopoietic stem cell transplantation[J]. Chin J Cancer，2010，29（11）：946-951.

[28] 包宇实，解汝娟，王玫，等. RIFLE 标准对慢性粒细胞白血病清髓性异基因造血干细胞移植后急性肾损伤的评价及预后分析[J]. 中华肾脏病杂志，2010，26：330-334.

[29] MII A，SHIMIZU A，KANEKO T，et al. Renal thrombotic microangiopathy associated with chronic graft-versus-hostdisease after allogeneic hematopoietic stem cell transplantation[J]. Pathol Int，2011，61（9）：518-527.

[30] HIESSE C，GOLDSCHMIDT E，SANTELLI G，et al. Membranous nephropathy in a bone marrow transplant recipient[J]. Am J Kidney Dis，1988，11（2）：188-191.

[31] REDDY P，JOHNSON K，UBERTI J P，et al. Nephrotic syndrome associated with chronic graft versus host disease after allogeneic hematopoietic stem cell transplantation[J]. Bone Marrow Transplatation，2006，38：351-357.

[32] COLOMBO AA，RUSCONI C，ESPOSITO C，et al. Nephrotic syndrome after allogeneic hematopoietic stem cell transplantation as a late complication of chronic graft-versus-host disease[J]. Transplantation，2006，81（8）：1087-1092.

[33] FRAILE P，VAZQUEZ L，CABALLERO D，et al. Chronic graft-versus-host disease of the kidney in patients with allogenic hematopoietic stem cell transplant[J]. Eur J Haematol，2013，91（2）：129-134.

[34] LUO XD，LIU QF，ZHANG Y，et al. Nephrotic syndrome after allogeneic hematopoietic sinitem cell transplantation：etiology and pathogenesis[J]. Blood Cells Mol Dis，2011，46（2）：182-187.

[35] 陈瑶，黄晓军，张晓辉，等. 异基因造血干细胞移植后并发肾病综合征的单中心临床分析[J]. 中华内科杂志，2011，50（7）：572-575.

第七章 血液系统疾病诊治进展

第一节 儿童白血病诊治进展

一、高通量基因表达技术在肿瘤疾病中的研究进展及应用前景

随着分子生物学及分子遗传学的发展，人们对生物的认识逐渐从外部结构特征转向内部基因结构特征。伴随 20 世纪末人类基因组计划（human genome project，HGP）的完成，人类对生命的研究已经进入后基因组时代，基因序列数据正以前所未有的速度迅速增长。

在我国，恶性肿瘤仍是导致死亡的主要杀手之一，而且逐年呈现年轻化趋势。目前，肿瘤疾病的研究热点主要集中于筛选与疾病诊断、分型、预后判断及通路相关的差异表达基因。人们通过检测疾病相关信使 RNA（messenger ribonucleic acids，mRNA）的表达水平可以反映细胞生理活动、预测细胞、组织、器官乃至个体的生理及病理状态，进而预测疾病的发生发展。而这种大规模的基因分析正需要采用一种高通量的检测方法。

（一）生物芯片技术

生物芯片技术是近年来分子生物学领域中迅速发展起来的一门高新技术。它集分子生物学与表面化学、有机合成、微电子、微加工技术、自动控制等技术于一体，在硅芯片或玻璃芯片上完成对 DNA、蛋白质等多种分子的高通量快速分析。其中，基因芯片（gene chip），又称 DNA 芯片或基因微阵列，是最重要的一种生物芯片。它将高密度的 DNA 探针阵列分布于玻璃或硅基片上，通过杂交或生物酶识别实现生物分子信息的收集和分析。20 世纪 90 年代初期，美国 Affymatrix 公司的 Stephen Fodor 等采用半导体制造过程中的光板印刷技术，在硅芯片表面涂抹一种光敏材料，利用光引导原位合成寡核苷酸点阵的高密度芯片。至此，真正意义上的基因芯片开始兴起[1]。1995 年 Stanford 大学的 Brown 实验室发明了第一块以玻璃为载体的基因微矩阵芯片，标志着基因芯片技术进入了广泛研究和应用的时期[2]。

基因芯片的主要特点是高效性、并行性、高信息量、微型化和自动化，可以进行基因表达分析、基因多态性检测、高效 DNA 测序，并能够在基因组水平上进行 DNA 分析。由于 DNA 芯片可一次对成千上万的基因进行平行检测，因此成为最主要的全基因组大规模筛查的方法[3]。伴随 HGP 的全面实施和开展，基因芯片技术在肿瘤疾病中的研究和应用悄然兴起。目前已公认肿瘤的发生发展是多基因、多信号通路共同参与的过程。以往的研究多局限于对某个已知基因的检测，这种"零敲碎打"的研究模式显然不足以全面阐述肿瘤的发生发展机制，而基因芯片的出现恰恰使该难题迎刃而解。它可以从全基因组水平全面系统地分析肿瘤组织的基因表达情况，并对表达水平改变的已知和未知基因进行深入研究。

1.基因芯片在肿瘤诊断分型中的应用

肿瘤的精确分型是指导临床治疗和判断预后的重要因素。许多现有的分型手段无法对疾病进行准确划分，导致分层治疗不合理，从而影响治疗效果和预后。随着基因芯片技术的迅猛发展，肿瘤研究者纷纷提出了"分子分型（molecular classification）"或"基因分型（gene classification）"的概念。他们指出，在微观水平对肿瘤进行分类可以更为全面地反映疾病的本质。

1999，年 Golub 等[4]首先在《科学》（Science）杂志上报道了基因芯片在白血病中的应用。作者通过 27 例儿童急性淋巴细胞白血病（acute lymphoblastic leukemia，ALL）和 11 例成人急性髓性淋巴细胞

白血病（acute myeloid leukemia，AML）标本，优化出了 50 个基因对白血病进行 ALL 和 AML 分类，并通过 34 例白血病标本对结果进行验证，正确率达 100%。2001 年 Hedenfalk 等[5]采用基因表达谱芯片筛选出了 176 个基因，可以准确鉴别具有 BRCA1 和 BRCA2 基因突变的遗传性乳腺癌患者，为肿瘤的个性化治疗提供了一定的指导作用。

2002 年，美国 St. Jude 儿童研究医院的 Yeoh 等[6]利用寡核苷酸芯片对 360 例儿童 ALL 标本进行系统聚类分析，识别出 6 个具有独特临床特点的白血病亚型，即 T-ALL，BCR-ABL+ ALL，E2A-PBX1+ ALL，TEL-AML1+ ALL，MLL 基因重排+ALL 和超二倍体 > 50 的 ALL。此外，他们采用监控性聚类分析方法，识别出了 271 个基因，可以准确地识别上述亚型。次年，Ross 等[7]采用同样方法对 132 例儿童 ALL 标本进行聚类分析，识别出 588 个基因可准确识别上述亚型，准确率高达到 97%。

2009 年，北京儿童医院[8]通过 100 例中国儿童 ALL 患者的基因芯片表达谱检测，并结合国外已发表的 535 例儿童 ALL 芯片数据，用基于递归支持向量机的递归特征筛选法（SVM-RFE）对临床亚型进行分析，筛选出了 62 个与临床亚型密切相关的分型基因，可准确将儿童 ALL 分成 7 个亚型：BCR-ABL+ALL，E2A-PBX1+ALL，超二倍体 > 50 ALL，MLL 基因重排+ALL，无融合基因 B-ALL，T-ALL 和 TEL-AML1+ALL。该分型方法与临床 MICM [即细胞形态学（Morphology）、免疫学（Immunology）、细胞遗传学（Cytogenetics）和分子生物学（Molecular）]常规分型的符合率高达 97% 以上。

2.基因芯片在肿瘤预后判断中的应用

肿瘤复发是影响肿瘤治愈率的关键因素之一，不仅给患者身心造成严重伤害，而且给家庭及社会带来沉重的经济负担与不和谐因素。因此，有效预防肿瘤复发已成为肿瘤治疗的迫切需要和未来发展方向。近十年来，基因表达谱芯片在肿瘤的预后判断中发挥了不可忽视的作用。

2005 年，Barrier 等[9]采用 Affymetrix HGU133 基因芯片，对 18 个二期或三期结肠癌病人的肿瘤和非肿瘤组织黏膜层的 mRNA 样本进行检测，发现肿瘤黏膜层用 30 个基因、非肿瘤黏膜层用 70 个基因即可预测其预后，准确率分别为 78% 和 83%。该课题组随后又对 25 例结肠肿瘤患者进行分析，筛选出了复发与无病生存病例之间的 30 个最具表达差异的基因，其判断预后的准确率为 80%[10]。2007 年 1 月，MammanPrint® 基因表达谱芯片获得美国食品药物管理局（Food and Drug Administration，FDA）批准应用于临床预测乳腺癌的复发机率，成为基因芯片技术应用于临床的里程碑。

2009 年，德国 ALL 协作组（cooperative ALL study group，COALL）和荷兰儿童肿瘤研究组（Dutch childhood oncology group，DCOG）通过 190 例儿童 ALL 的基因表达谱芯片结果，发现了一组预后不良的亚型。该亚型中调控 B 细胞发育的某些重要基因 IKZF1，TCF3，EBF1，PAX5 和 VPREB1 存在不同程度的缺失，导致患者对左旋门冬酰胺酶和柔红霉素的耐药程度分别是其他前 B-ALL 患者的 73 倍和 1.6 倍。值得注意的是，这组病人在白血病常规分型中并未发现明显的染色体异常或融合基因，但在临床治疗过程中均表现出复发率高、预后不良等特点，与 BCR-ABL 亚型极为类似。因此，研究者将其命名为"BCR-ABL 样"亚型，并建议将该亚型患者列入高危组治疗[11]。

北京儿童医院通过 100 例儿童 ALL 基因芯片表达谱检测及聚类分析，发现在 29 例 t（12；21）易位的儿童 ALL 标本中有 5 例病人没有与其他病人聚类在一起。这 5 例患儿中，1 例患儿在化疗期间发生骨髓复发，1 例患儿因治疗效果差而放弃治疗。在传统的 MICM 分型中，白血病细胞中含有 t（12；21）即 TEL-AML1 融合基因提示患儿对治疗反应好、预后佳，通常划入较低危险度组治疗。由此可见，具有相同融合基因特征的 ALL 还具有某种特殊的分子标记，提示这类患儿预后不良，需要考虑增强化疗强度。由于病例数量较少，上述推断仍需进一步扩大病例进行研究验证。

由此可见，基因芯片技术以其高通量、高效能、并行性等优势为肿瘤学研究搭建了一个全新的平台，成为一个必不可少的有力工具。基因芯片技术不仅加快了人们探究肿瘤发生发展机制的步伐，更重要的是，"肿瘤个性化治疗时代"将指日可待。除基因表达谱芯片外，微小 RNA（micro ribonucleic acids， miRNAs）芯片[12]、DNA 甲基化修饰芯片[13]、外显子芯片、比较基因组杂交（comparative genome hybridization，CGH）芯片等如雨后春笋般应运而生，并广泛应用于肿瘤疾病的诊断及预后研究中。

3.局限性

生物芯片技术并非完美，它仍具有一定的局限性。基因表达谱芯片虽然可提供全面的表达信息，却难以收集单个基因的特异性表达信息。此外，技术成本昂贵、操作过程复杂、设备要求限制、检测周期长等因素使得国内许多研究者望而却步。因此，如何在基因表达谱芯片技术的基础上发展一种快捷简便、易于操作的检测方法，不仅可以验证芯片结果，还可在临床诊治中进一步推广和应用。据此，美国 Beckman Coulter 公司研制开发了一种全新的基因表达谱定量分析平台——GenomeLab GeXP 多重基因表达遗传分析系统。它具有简便快捷、产率高效、敏感特异、实验成本低及检测周期短等优点，目前已应用于生命科学的各个研究领域。

（二）GeXP 多重基因表达遗传分析系统

聚合酶链式反应（polymerase chain reaction，PCR）技术是应用最为广泛的分子生物学技术之一。PCR 原理简单、特异性和敏感性高、易于操作，被广泛应用于生命科学的各个领域。1988 年，Chamberlain 等[14]首次报道了一种新型的 PCR 改良技术——多重 PCR，由此正式拉开了多重 PCR 技术高速发展的新篇章。

多重 PCR 技术，顾名思义，即在同一反应体系中加入多对引物，同时检测多个目的基因的表达情况。该技术除延续了常规 PCR 技术的特点外，还具有简便快捷、经济高效等优点，被成功应用于 DNA 检测的各个领域，包括基因缺失分析、基因突变和多态性检测、定量分析及反转录 PCR（reverse transcription PCR，RT-PCR）检测等[15]。近年来随着分子生物学技术的进一步成熟与完善，人们在多重 PCR 技术的基础上，又研制出众多改良的多重基因表达检测手段。

美国 Beckman Coulter 公司研发生产的 GenomeLab GeXP 多重基因表达遗传分析系统是一种全新的基因表达谱定量分析平台。它能够对多至 35 重的 RT-PCR 产物进行定量分析比较，是多重 PCR 领域的突破性技术。它采用毛细电泳分离技术，巧妙地将通用引物与特异引物相结合，通过保持反应体系中各模板 DNA 比例的恒定而实现对多重 PCR 产物进行定量检测。此外，该分析平台易于操作、采用定制化商业试剂盒处理标本，并应用专业操作软件对数据进行分析和评估。GeXP 技术是多重定量 PCR 技术的换代产品，它将基因表达研究提升到一个更高的水平，因此被视为继 DNA 芯片技术之后最为理想的高通量检测方法[16]。

1.技术原理

GeXP 技术的核心是将扩增反应由多个基因特异引物引发的多重扩增反应转化为只由两条引物引发的通用扩增反应。在反应体系中，每条特异引物的 5' 端连接有通用引物序列，一方面可以减少引物二聚体的形成，另一方面可在每段扩增产物的两端添加通用序列。反应初始，基因的反向特异引物序列与 RNA 模板结合，逆转录合成 cDNA；随后，正、反向特异引物序列分别结合到 cDNA 模板启动 PCR 反应；几个反应后，分别扩增出上下游通用引物的互补序列；最后，荧光标记占主导地位的通用引物与其互补序列结合，逐渐取代特异引物反应，从而固定了整个反应和各个目的基因的比例，使得每段序列具有相同的扩增效率。即使 PCR 反应进入扩增平台期，每段序列的扩增比例仍可保持不变。此外，GeXP 技术还在反应体系中加入卡那霉素耐药基因（*Kan* R，325bp）作为质控基因，用以控制整个实验过程[17]。

GeXP 技术的另一个亮点是将多重 PCR 技术与毛细管电泳分离技术相结合。后者是近年来快速发展起来的高分辨率、高自动化的成熟技术。相较平板凝胶电泳，毛细管电泳利用高电场强度、快速分离、自动化制胶上样等先进技术全面改进了扩增产物的分离质量，尤其对分子量相近的目的片段具有较高的分辨率。此外，该技术有效降低了电泳过程中的各种影响因素，极大提高了基因检测的准确性和灵敏度，从而弥补了传统电泳分离技术的不足[18]。

此外，GeXP 技术的优点还包括：标本 RNA 的起始用量少，最低可至 20ng；可检测非特异性结合事件；基因表达检测费用成本低廉等。

2.GeXP 技术在肿瘤研究中的应用

近年来该技术在国外已被广泛应用于肿瘤的诊断分型。2007 年，Chen 等[19]采用 GeXP 多重基因表达遗传分析系统分析了 96 例儿童肿瘤患者，并识别出 31 个诊断分型基因，可以准确地将恶性小圆蓝细胞瘤（small round blue cell tumors，SRBCTs）划分为神经母细胞瘤（24 例）、横纹肌肉瘤（29 例）、非霍奇金淋巴瘤（17 例）及尤因肉瘤（26 例）4 个亚类。其中，除 1 例横纹肌肉瘤患儿被错误划分为尤因肉瘤外，其余 95 例患儿均划分正确，准确率高达 99%（95/96）。上述四类肿瘤由于具有极其相似的组织学特征，在诊断时往往难以鉴别。既往人们通常采用免疫组化、细胞遗传学、原位免疫荧光杂交及 RT-PCR 的方法进行诊断分型，但操作繁琐，可行性差。而 GeXP 技术恰恰以其快速简便、高效可靠等特点弥补了这一缺憾，作者称该项技术有望成为新一代的诊断分型工具。

2009 年，Rai 等[16]采用 GeXP 系统在前列腺癌组织及正常组织中分别检测了 70 个基因的表达特点，并筛选出了 3 个差异性表达基因作为区分前列腺癌组织与正常组织的分子标记物。2011 年，Drew 等[20]在正常结肠组织、结肠息肉及结肠癌组织中分别检测了 14 个炎性基因的表达情况。其中 12 个基因在结肠息肉与正常组织中存在差异性表达；8 个基因在结肠癌组织与正常组织中存在差异性表达。作者进一步对 GeXP 技术、基因微阵列技术及实时定量 PCR 方法进行了横向比较，得出 GeXP 技术可在同一时间收集大量基因的表达信息和结果分析，大大节约了时间和成本，具有明显优势。

在我国，GeXP 系统主要应用于病毒分离[21-24]、转基因食品检测[25]、拟南芥研究[26]及心血管疾病等学科[17]，在肿瘤研究中并不多见。2009 年，孟晋等[27]采用 GeXP 技术对 16 例良性嗜铬细胞瘤和 14 例恶性嗜铬细胞瘤患者进行了基因表达定量分析，发现肽处理相关基因与良恶性肿瘤的鉴别存在密切联系。2012 年，Zhang 等[28]利用 GeXP 系统对 15 个肝病相关基因进行 mRNA 表达分析，从中筛选出 8 个特异性分型基因可准确鉴别肝细胞癌。

北京儿童医院在前期基因表达谱芯片对 100 例儿童急性淋巴细胞白血病（ALL）检测的基础上，采用 GeXP 多重基因表达遗传分析系统验证了转录因子基因 BCL6，KLF5 及核仁蛋白基因 NCL 在儿童 ALL 的表达差异。我们将采用 GeXP 多重基因表达遗传分析系统进一步验证，同时找出每种亚型对应的表达谱分型基因，以期建立一种方法简单可靠、并能广泛应用的儿童 ALL 初诊时精确的标准化分型技术[29]。

3.局限性

尽管 GeXP 多重基因表达遗传分析系统具有明显的技术和操作优势，但仍存在下列局限性：

（1）反应体系中每个目的片段的大小需控制在 150 ~ 350 bp，且每个峰值之间至少间隔 5bp，因此每个反应中检测的基因数目最多不超过 35 个。如果多于 35 个基因，则需增加反应数目。

（2）由于反应体系中各目的基因的表达水平各异，每个峰值间存在相互影响，因此需要对各个引物的浓度进行优化调整。原则上以 2n 倍数稀释峰值最高的基因的反向引物，用来调整基因的相对峰值高度。通常经过两轮调整后，各目的基因的峰值可控制在最佳检测范围内。如果优化后扩增效果仍不理想，则需对基因进行重新排列组合或重新设计引物序列。

（3）实验过程中涉及多个实验步骤，包括 RNA 提取、RT-PCR，多重定量 PCR 及毛细电泳分离。每个步骤都会影响结果的精准性和稳定性，因此应尽量减少中间步骤、缩短实验进程和时间以避免人为误差的产生。此外，由于 RNA 模板容易发生降解，应避免样本反复冻融造成假阴性结果。

（4）由于 PCR 的放大作用，实验过程中条件的任何细微变化都将被放大并可能最终影响实验的结果，因此需要在 RT-PCR 实验中引入内部参考基因，以此来屏蔽掉实验条件变化对于实验结果的影响。内部参考基因选择不当，可导致目标基因表达的微小差异难以发现，甚至得出错误或相反的结论。

（5）在结果分析的过程中缺乏固定的评判标准，单凭读取峰图判断产物的扩增情况难免掺杂主观因素。

（三）前景展望

高通量基因表达技术在肿瘤疾病的研究中具有无可比拟的优越性。它不仅可用于肿瘤的诊断、分型及预后评估，还可进一步揭示肿瘤的发病机制，并在基因靶向治疗、耐药研究等方面凸显强大的功能[30]。在国外，高通量检测技术已运用得较为成熟，并已获批应用于临床。而我国在该项技术上的研究起步较晚，所覆盖的学科领域也十分有限。如何利用国内丰富的病例资源深入探究肿瘤的奥秘；如何将科研成果成功转化为商业试剂盒；如何将其有效应用于临床，从真正意义上实现肿瘤患者的个体化治疗，已成为未来我国肿瘤研究工作者面临的问题和挑战。尽管目前尚有许多技术上的问题和局限性，但随着研究的深入和技术的改进，这些问题都将得到解决。毋庸置疑，高通量基因表达技术开辟了肿瘤研究和应用的新纪元，为全人类生活带来了一场具有划时代意义的"革命"，并有望成为本世纪最大的产业之一。

二、儿童费城染色体阳性急性淋巴白血病诊治进展

儿童急性淋巴白血病（急淋）的治愈率已达 80% 以上，但过去 20 年费城染色体阳性（Philadelphia Chromosome⁺，Ph⁺）急淋的治疗效果未有明显改善。Ph⁺急淋只占儿童急淋 3%～5%，但在成人急淋高达 20%～40%，治疗后的无事故存活率（EFS）只得 25%～32%。费城染色体为第一种于白血病发现的染色体转变，亦是慢性粒细胞白血病（chronic myelogenous leukemia，CML）的标记染色体，是 9 号与 22 号染色体易位产生的 $t(9;22)(q34;q11)$。9 号染色体的 C-ABL 基因易位到 22 号染色体的断裂点簇集区（major or minor breakpoint cluster region，BCR），BCR 基因联结，产生一种新的 BCR/ABL 融合基因。C-ABL 基因产生 145KD 蛋白（P145），控制酪氨酸激酶（Tyrosine kinase，TK）活性，正常情况下是抑制细胞生长。BCR/ABL 基因联结后产生一种新蛋白，P190 或 P210，增加 TK 活性与自动磷酸化能力，一些参与血液细胞分化成长的蛋白，受 P190 或 P210 影响而减低其正常功能，而导致细胞的恶性转化。P190 蛋白于儿童 Ph⁺急淋最常见，约 85%。而慢粒常见的 P210 蛋白，只见于 10% Ph⁺急淋患者。最近一项 304 例 Ph⁺急淋基因研究，83.7%同时有 IKZF1（Ikaros family zinc finger 1）缺失。

（一）病人特征与预后

最近一项大型回顾性研究，610 例于 1995～2005 年诊断，发病年岁较其他急淋较大，中位年岁为 7.8 年，12%小于 2 岁，只有一例是婴儿。发病时白细胞较高，43% > 50×10⁹/L，23% 少于 10×10⁹/L，99%均为 B 系，诊断时中枢神经白血病 6%。Ph⁺急淋对化疗反应较差，7 d 强的松治疗后幼稚细胞少于 1×10⁹/L，只有 81%，比其他常见白血病的 90%低。以 7 d 或 15 d 骨髓评估，40%属于反应不理想。完成诱导治疗后，也只有 89%达到缓解。没有采用激酶抑制剂（tyrosine Kinase Inhibitor，TKI），单以化疗或加上干细胞移植治疗，7 年 EFS 与总生存率为 32.0%±2.0%与 44.9%±2.2%。以干细胞移植治疗比化疗有优势，可减低复发机会的 2/3。同胞供者移植 5 年无病存活率 41.1%±6.4%，非血缘供者移植，5 年无病存活率 55.8%±5.4%。在达到缓解后 46%出现复发，其中 75%为骨髓复发，CNS 复发 6%，骨髓合并髓外占 10%。

发病时小于 10 岁及白细胞少于 50×10⁹/L，长期无病存活率（DFS）可达 47.2%，而白细胞（50～100）×10⁹/L 或者 10 岁以上+白细胞 < 50×10⁹/L，DFS 只为 30%。白细胞 > 100×10⁹/L 的 DFS 少于 15%。强的松反应佳（PGR）的 DFS 达 37.8%，反应差的 DFS 只得 15.4%。诱导治疗后 15 d 骨髓幼稚细胞，<5%（M1），5%～24%（M2）及 25%（M3）的长期无病生存率（event free survival，EFS）为 49%，25%及 0。

（二）干细胞移植

因单纯以化疗治疗的效果差，以往方案均将干细胞移植（stem cell transplantation，SCT）作为标准治疗，当患者能达到缓解（CR），都会采用 SCT 作为巩固治疗。以往报导异基因骨髓、脐血移植的效果均优于化疗。英国一个包括 167 例 Ph⁺ ALL 研究显示 SCT 5 年 EFS 36% 而化疗只得 17%，SCT 生存率是 42% 而化疗 19%，复发率也从 81%减至 32%，但自体干细胞移植与化疗并无分别。SCT 成功清除

Ph⁺克隆主要是清髓性强化疗及移植物抗白血病（graft versus leukemia，GVL）的作用。移植前的 Ph⁺ ALL 残留病状态对移植后复发率有影响，若 *BCR/ABL* 的 RT-PCR 在移植前转阴，可提高 DFS 及生存率。

（三）伊马替尼

伊马替尼（Imatinib，Glivec）是第一种药物通过特异性抑制恶性克隆，占据 *BCR/ABL* 蛋白的口接袋，阻止 ATP 依附及其磷酸化能力，因特异性作用，故此其他毒副作用与化疗相比低，以往在慢粒白血病研究，已证实为有效药物，在慢性期、加速期及急变期病人，可以有 95%，60% 及 30% 达血液缓解。而染色体反应亦达 60%，24% 及 16%。近年成人 Ph⁺急淋亦采用伊马替尼加上化疗治疗，96%病人达至 CR，而分子生物学缓解亦有 60% ~ 71%。有研究比较同时化疗加伊马替尼，或化疗与伊马替尼交替使用，同时使用组的分子学缓解率较高，52%对 19%，上述成人的研究显示伊马替尼加上化疗有较强抗白血病功效，但对长远 DFS 或生存率的影响不大，仍以 SCT 为根治手段。

伊马替尼在治疗儿童 Ph⁺急淋的前期研究，显示副作用不大，主要是与剂量相关的骨髓抑制，少数出现肠胃不适、关节痛及肝功能不正常，总体是大多能接受治疗。美国儿童癌症组进行了一个较大型儿童 Ph⁺急淋的化疗加伊马替尼临床研究。在维持治疗前接受 280 d 的 340mg/（m² · d）及维持治疗间接受 336 d 同剂量治疗的一组病人，3 年 EFS 达 80.5% ± 11.2%（95% CI 64.5% ~ 89.8%），与以往非伊马替尼治疗比较（3 年 EFS 35%）有明显优势。但长远化疗加伊马替尼的疗效仍需继续观察。在该研究中，同胞 SCT 与非血缘供者 SCT 的 EFS（56.6%，71.6%），与伊马替尼组（87.7%）并无明显差异。现今对是否采用 SCT 治疗 Ph⁺急淋争议性较大。

另一以欧洲国家为主的多中心刚进行一个比较化疗与化疗加伊马替尼对照组研究，是现今唯一一个对照研究。2004 ~ 2009 年共 178 例入组，其中 108 例为标危组，即早期反应良好包括强的松和 15 d 骨髓均反应好，在 33 d 也达至缓解。标危组随机分成两组，一组接受 BFM 强化疗，另一组在化疗基础上再加伊马替尼，从巩固期开始每天 300mg/（m² · d），高剂量化疗时停 1 周，总共在 42 周疗程给 126d 伊马替尼。所有高危组病人在化疗同时都加上伊马替尼。EsPhALL 研究中如果有人类白细胞抗原（human leukocyte antigen，HLA）相合供者，包括同胞或非血缘，都会进行干细胞移植，总共 77% 病例做了移植。随访中位时间 3.1 年，4 年 EFS 与生存率为 61.9% 与 72.1%。标危组加伊马替尼的 4 年 DFS 是 72.9%，而标危组不加伊马替尼的 DFS 是 61.7%，相差 11.2%，但统计学没明显差异（*p*=0.24）。两组的复发率也没有明显分别，24.8%与 29.2%。但没有伊马替尼组可能是对化疗反应较好一组，在诱导治疗后较多能达到低水平的微少残留病，65% 少于 5×10^{-4}，而伊马替尼组只有 37%，这或可以解释两组 DFS 为何没有明显分别。

SCT 肯定是可以根治部分 Ph⁺急淋病人，但治疗相关死亡率较高，而伊马替尼的毒副作用低但费用昂贵，长远效果尚待观察。另一未肯定为伊马替尼在移植前及移植后的作用。一些研究提议在移植前采用伊马替尼对 EFS 有帮助，可以将微小残留病（minimal residual disease，MRD）降低，亦可以有较长缓降期，让移植中心有较多时间寻找最理想的非血缘供者，从而提高 SCT 的治愈率。移植后加上伊马替尼治疗亦是另一研究项目。一个研究显示在移植后 *BCR-ABL* PCR 阳性时，以伊马替尼单一治疗，52% 的患者 PCR 再转阴，而 6 周后仍不能达 PCR 阴性者，短时间内会出现骨髓复发。亦有研究在移植后作预防性使用伊马替尼，但功效未肯定。

（四）其他激酶抑制剂

除伊马替尼外，另两种激酶抑制剂，达沙替尼（dasatinib）与尼罗替尼（nilotinib），在不同临床研究证明对 CML 有效，最初作为二线药物，但最近研究提议作为第一线治疗，效果比伊马替尼更好。在伊马替尼出现耐药后转用，达沙替尼能达至 40% 完全细胞遗传学反应（CCgR），尼罗替尼治疗伊马替尼耐药患者，48%与 30%获主要及完全细胞遗传学反应。最近美国儿童肿瘤研究组（childhood oncology group，COG）与欧洲 EsPhALL 合作一个多中心研究，采用达沙替尼加上化疗，同时观察 MRD 是否对治疗有影响。达沙替尼是较强的 TKI，同是 *ABL* 与 SRC 激酶，对 *BCR-ABL* mutants 抑制效果较好，也能通过血脑屏障（blood brain barrier，BBB），对减少中枢神经系统（central nervous system，CNS）复发可能更有效，在一些儿童临床研究初步显示安全和能接受，但刚开始研究，早期与长远效果还没有报告。

（五）总论

强化疗加上伊马替尼可作为一线治疗 Ph⁺ ALL，是否需要 SCT 作为巩固治疗，或那些病人能得益于 SCT，仍需更大型协作组作长时间研究。

三、青少年白血病多学科综合诊治进展

青少年白血病是广义儿童（0～18 岁）白血病中的一个特殊部分，是指年龄范围在 12～18 岁的白血病患儿（国外有些资料将其范围定义为 15～24 岁）。ALL 是青少年白血病中最常见的类型。由于缺乏针对性的治疗方案，导致青少年 ALL 的无病生存率和生存质量明显低于 1～12 岁的儿童 ALL。自 20 世纪初以来，对青少年白血病及其肿瘤的研究日趋重视，美国、英国、法国等都相继成立青少年白血病协作组，以提高他们的治疗效果和生存质量。

流行病学统计显示，儿童白血病的发生率为 4.4 /（10 万·年），国外报道每年上升 0.6%，青少年白血病的发生率为 2.26/（10 万·年），每年上升 1.9%[31]。儿童 ALL 预后良好的年龄界限在 1.0～9.9 岁，青少年 ALL 的预后年龄分界尚无明确定论，相比于成人，其预后相对较好。近年来，研究报道青少年 ALL 应用或借鉴儿童 ALL 的治疗模式，其疗效明显优于应用成人方案。EFS 提高到 63%～80%。

（一）青少年白血病的特点

1.青少年白血病的生物学特点

青少年白血病是白血病患者中的一个特殊群体，具有其独特的临床和生物学特点。急性淋巴细胞白血病、AML 和 CML 是青少年白血病最常见的 3 种类型，2001～2005 年美国监测、流行病学和最终结果（surveillance epidemiology and end results，SEER）统计显示，5 年共登记青少年白血病 438 例，其中 ALL218 例，AML168 例，CML52 例。与儿童白血病相比，青少年 ALL 中的 T 细胞白血病较多，t（9；22）易位发生率较高，中枢神经系统受累较多，而预后良好的因素如染色体多倍体、t（12；21）易位、普通 B 淋巴细胞表型等在青少年白血病中却相对少见[32]，这些生物学特点是导致青少年白血病治疗效果欠佳的重要因素，见表 7-1-1[33]。

表 7-1-1　临床生物学特点在青少年和儿童 ALL 中的发生率

临床生物学特点	青少年白血病/%	儿童白血病/%
染色体多倍体	5（12）	20（32）
t（12；21）	3（4）	26
T 系 ALL	24.2)	12.8
t（9；22）	3.4	1.3
B 系 ALL 中枢神经系统累及	1.3（4.5）	0.4（1.4）
B 系 ALL 治疗早期死亡	1.6（5.6）	0.4（0.6）
缺血性骨坏死	14.2	1
复发	28（30）	15（25）
6 年无病生存率	59（64）	75（80）

2.白血病青少年的心理学特点

青少年处于青春发育的特殊时期，当他们不幸患白血病后，本身青春期具有的矛盾动荡性和心理反抗性更加剧烈。虽然他们具有较强的自我认知，但认知水平又不够成熟，在诊疗过程中常表现出性格古怪、表里不一，或脾气暴躁、冷漠相对，或刻薄回答、拒绝回答，导致诊疗过程中依从性较差，更不愿意参加临床试验，这也是青少年白血病治疗效果不如儿童白血病的重要原因之一[34]。

（二）青少年白血病的多学科综合治疗

由于青春期的自我认知、独立性、性发育、教育情况及依从性等特点，青少年白血病的治疗不仅包括躯体疾病的治疗，更应同步进行心理、家庭和社会等方面的干预。在西方发达国家，治疗青少年白血病的团队成员包括：血液肿瘤学医师、护士、临床药剂师、麻醉师、心理学家/精神病学家、社会工作者、理疗学家、职业专家、营养学家、游戏师、教师、宗教牧师等。社会支持系统有患儿家长协会、各种癌症基金会、志愿者服务机构等。

1.白血病青少年的躯体疾病治疗

（1）治疗方案选择：国外研究表明，青少年 ALL 用儿童方案治疗的效果明显好于用成人方案治疗的效果，并且大部分青少年 ALL 应该采用化疗手段。荷兰开展的一项研究报道，应用 DCOG 儿童 ALL 方案治疗的青少年 ALL 5 年生存率比应用成人血液肿瘤协作组（Hemato-Oncology Cooperative Study Group）方案要高 35%[35]。目前，欧洲和北美一些国家已经开始青少年 ALL 患者的前瞻性试验研究。西班牙开展的一项研究，选取 35 名年龄范围在 15～18 岁标准危险度青少年 ALL，应用以儿童 ALL 方案为基础的化疗方案进行治疗，中位随访 4.2 年，CR 率 98%，6 年无事件存活率（event free survival，EFS）和总生存率（overall survival，OS）分别为 61% 和 69%[36]。

目前国内尚无多中心和前瞻性的青少年白血病临床试验，但单中心报道仍提示大于或等于 10 岁的 ALL 患儿治疗效果欠佳，但用儿童方案化疗的效果也好于用成人方案的化疗效果。上海儿童医学中心报道了 64 例 10～17 岁的青少年 ALL 患者，其 7 年的无病生存率是 37%（中位随访 43 个月）[37]。连云港市第一人民医院报道，32 例青少年及成人 ALL 诱导 2 周的 CR 率为 78.13%（25/32），4 周的 CR 率为 96.88%（31/32），其中应用儿童方案治疗的 16 例患者复发时间为 4～48 个月，中位复发时间为 14.5 个月，1 年持续完全缓解率（continuous complete remission，CCR）为 62.5%（10/16），3 年 CCR 为 18.9%（3/16）。应用成人方案治疗的 16 例患者复发时间为 3～32 个月，中位复发时间为 9.5 个月，1 年 CCR 为 43.8%（7/18）[38]。提示儿童方案应用于青少年及成人 ALL 的临床疗效更佳。

（2）造血干细胞移植（haemopoietic stem cell transplantation，HSCT）：关于青少年白血病患儿是否应用 HSCT 及何时应用 HSCT 尚无明确结论，并且未见专门针对青少年 ALL 实施 HSCT 的研究报道。1995～2000 年，意大利、德国等 7 个国家的协作组开展的一项前瞻性研究，入组了 357 名年龄小于 18 岁的高危 ALL 儿童及青少年患者，结果表明，第一次 CR 后进行相关供者 HSCT 移植的效果明显好于强化疗。但是，德国、西班牙等国家进行的另一项研究表明，第一次 CR 后，化疗、异基因 HSCT 和自体 HSCT 3 种疗法的预后没有统计学差异。但对复发第二次 CR 的 ALL 患者，意大利儿童血液肿瘤协会认为 HLA 相合的异基因 HSCT 为首选治疗方案。总之，对初诊 ALL 患者，异基因造血干细胞移植仅适用于极高危险度并具有适当 HLA 相合的类型[39]。

（3）疼痛控制：疼痛是造成白血病患者身体痛苦和心理恐惧的重要原因，疼痛控制包括癌痛治疗和对有创检查治疗的无痛干预。

（4）癌痛治疗：癌症疼痛的治疗已成为癌症治疗的重要组成部分，正如 WHO 指出：尽可能摆脱癌痛是每个癌症患者的权利；进行疼痛治疗是医生尊重此权利的一种措施模式。WHO 在 1982 年开始实施著名的"阶梯式疼痛治疗"，根据这种方式处理癌症疼痛，90% 以上的疼痛完全可以被控制[40]。

（5）无痛干预：北京儿童医院从 2003 年开始对有创检查和治疗实施无痛干预，包括皮肤局部麻醉和基础麻醉。皮肤局部麻醉常用恩纳（EMLA）软膏，这是含复方利多卡因的混合性乳化局麻药涂剂，使用时将软膏涂抹于穿刺部位，并用贴膜覆盖。1～2 h 后麻醉效果最好，此时揭去贴膜，消毒皮肤后即可按常规实施静脉穿刺等操作。在行骨髓穿刺、活检及脊髓腔穿刺等疼痛和恐惧较强烈的有创操作时，予患儿在基础麻醉条件下进行。常用药物有氯胺酮、力蒙欣（丙泊酚）等。力蒙欣乳剂是一种新型静脉麻醉药，具有起效迅速、维持时间短、苏醒快、副作用少等特点，已广泛应用于临床。

2.生育功能保护

放疗及化疗药烷化剂类（如环磷酰胺）可以造成性腺不可逆的损伤，如何保护性腺及功能是提高生存质量的重要研究内容。国外有些肿瘤医院已在临床开展治疗前的卵细胞或精子冻存。此外，在化疗前应用促性腺激素释放激素激动剂或拮抗剂也是保护女性肿瘤患者生育功能的一种措施，但此项保护措施目前争论很大，尚无充足的证据建议在临床使用，对男性患者更无证据推荐使用促性腺激素释放激素激动剂或拮抗剂[41]。

由于白血病临床危险度分型指导分层化疗的应用，使白血病化疗更加合理。欧美许多治疗低危 ALL 的方案中，已不再使用环磷酰胺，即使对中、高危的 ALL，环磷酰胺用量也已明显减少，这对青少年患者的生育功能起到了积极的保护作用。

3.心理干预

由于青少年已具有一定的认知能力，但其心智尚未成熟，鉴于这种特殊的心理及认知特点，其在面对疾病尤其是被大家误认为是"绝症"的白血病的时候更容易产生极端情绪，陷入心理危机。医生和家长应正确面对青少年白血病患者的情绪反应，从初诊开始就根据患者的心理特点实施包括心理关怀、个别心理治疗、小组治疗和家庭系统治疗等不同类型的心理干预。中南大学进行的一项研究表明，积极的信息和情感支持可以有效地改善急性白血病患儿的家庭功能。

在疾病的治疗和随访过程中，医护人员应尽职尽责，不仅注重减轻患者的躯体病痛，还应该关注患者及家长的心理状态。针对青少年白血病患者的特殊性，谈话需掌握技巧，谈话时间不宜过长，内容不宜过多，更不要刻意隐瞒病情。在选择合适的方式和场合告知他们实情时，要同时告诉他们现在白血病是一种可以治愈的疾病，树立他们战胜疾病的信心。诊疗过程中，给白血病患者提供游戏娱乐的环境、组织文艺体育活动等，也是心理支持的重要部分。当患者病情得到控制、情绪趋于稳定，尤其在进入维持治疗阶段后，要鼓励他们尽早复学和回归社会，这不仅能增强他们的免疫功能，更能促进他们的心理健康。北京儿童医院近年来开展了对儿童和青少年白血病的心理干预研究，发现对大部分的青少年白血病患者，真诚的心理关怀就能使患者达到良好的治疗依从性和积极向上的心理状态，只有不到 5% 的青少年患者需要进一步的专业心理治疗。有研究报道，患儿的行为问题与家长的心理卫生状况有显著的相关性。家长的敌对、焦虑等情绪，不仅会直接影响到患儿的治疗与康复，也对其病后心理状态和建立良好的社会适应能力产生明显的负面影响，因此应该重视白血病患者及其家庭的心理关怀和干预[42]。

4.社会支持

随着经济的发展和社会医疗保障制度的不断完善，我国政府高度关注儿童白血病这一特殊群体。2010 年起开展的农村儿童白血病的医疗保障试点，给白血病患儿的有效诊治提供了便捷的途径。另外，一些基金、社会团体及企业的资助，给大多数白血病患儿的治疗提供了宝贵的机会。但仍有部分患者因为经济原因放弃治疗，因此，仍需要以政府为主体的社会各界的共同努力，为白血病患儿的康复提供一个绿色通道。

白血病康复青少年未来的求学、就业和婚姻也遇到了一定的困难。社会偏见认为这些治愈的白血病康复者仍然是病人，求学和就业的大门很难朝他们敞开。这需要我们大力开展科普宣传，转变观念，正常地看待白血病的康复者。同时鼓励青少年白血病康复者自身也要树立正确的思想观，并用实际行动向社会证明：我们不仅跟正常的青少年一样优秀，而且经过生死的考验，更能成为祖国和社会的栋梁。

（三）结语

青少年白血病有其特殊的生物和心理特点，近年来青少年白血病的治疗逐渐得到重视，国内外各协作组或研究团队均在进行积极的探索。现已初步得出结论，应用儿童方案治疗青少年白血病效果好于应用成人方案，且得益于基于临床危险度分层制定的个体化治疗方案，使得化疗的副作用减轻，提高了白血病患者的生存治疗和远期疗效，有效避免了第二肿瘤的发生。青少年白血病的治疗不仅要改进药物治疗方案，更要兼顾青少年患者的心理状况，及时有效地开展心理干预，使患者达到躯体和心理的双重康复。总之，临床医生在探索新的更合理的治疗方案的同时，对青少年白血病应采取综合治疗的模式，建立包括血液肿瘤学医师、护士、临床药剂师、麻醉师、心理学家/精神病学家、社会工作者、理疗学家、职业专家、营养学家、游戏师、教师、宗教牧师等的多学科联合团队（multi-disciplinary team，MDT）。

四、多参数流式细胞术监测儿童急性白血病微小残留病的进展

白血病是小儿时期最常见的恶性肿瘤，占该时期恶性肿瘤首位，它已经成为儿童主要死亡原因之一。几十年来随着治疗新药应用、造血干细胞移植以及生物免疫技术的完善，儿童急性白血病的治疗取得了瞩目的成绩，部分世界上先进的治疗中心急性淋巴细胞白血病 5 年无病生存率高达 90%[43, 44]，急性髓性白血病 5 年无病生存率高达 60% 以上[45]。尽管儿童急性白血病的治疗结果已相当令人乐观，但仍有 10% ~ 40% 的患儿因疾病复发而导致治疗失败，故当前儿童白血病的治疗方案是以预测复发危险度为基础制定的，治疗强度与疾病的风险性相称；因此血液肿瘤科医生一直努力在临床方案中引入最信赖的因素以指导"风险程度相适应"的治疗。研究证实白血病患者经治疗后在体内仍残存少量的肿瘤细胞，即微小残留病（MRD），这些 MRD 的克隆增殖造成白血病复发，MRD 对于预测风险程度方面是独立的预后因素。目前国际儿童白血病协作组已将化疗不同阶段 MRD 的水平作为危险因素的评价指标之一，并以此制定更为个体化的治疗方案[46-48]。鉴于 MRD 的对于临床的重要意义故本文将对 MRD 在临床的价值、检测 MRD 的常用方法，主要着重介绍流式细胞术检测 MRD 的原理以及分子标记、影响因素以及国内外进展等方面进行介绍。

（一）MRD 在临床的价值

在预测疾病风险时，通常根据宿主的临床特征、白血病细胞的生物学特点如幼稚细胞的免疫表型、细胞和分子遗传学特征以及治疗早期的反应。上述提出的临床和生物学特点被广泛使用，但它们预测风险的准确性不能令人满意，且随着治疗方案的不同而不同，表面上不含 ALL 细胞的骨髓标本实际上可能包含了可测定水平的 MRD。近年来，血液工作者致力于 MRD 研究，寻找确定了敏感度、特异度更精确的 MRD 的研究方法，将此方法应用于临床，并在与治疗结果相关研究中阐明 MRD 独立的预测能力 MRD 在临床的预测指导价值主要包括以下 3 个方面：

1.对于新诊断的白血病患者来说在早期治疗中 MRD 检测提供很重要的预后信息

事实上 MRD 经常抵消了初诊时临床和生物学参数以及治疗反应形态学分析对预后的影响。例如：ALEOP-BFM2000 [意大利的 ALEOP（Associazione Italiana Ematologia Oncologia Pediatrica）和德国 BFM（Berlin Frankfurt Munster）研究组 ALL2000 研究] 对入组的 3184 例 B 系 ALL 患者进行了研究，对治疗第 33d 和 78d 进行 MRD 检测，结果表明治疗早期 MRD 水平对于预后的价值优于既往基于白细胞数、年龄、对强的松治疗的早期反应以及遗传学类型等方法[49]。

同样 Maurillo[50]在一组 AML 患者发现，将获得缓解的患儿按照巩固治疗后 MRD 水平 0.035% 为界，分成阴性阳性两组，五年无病生存率分别为 60%，16%，MRD 阴性组患者预后相当好，提示巩固治疗后 MRD 水平是非常有预后意义的。另外 Mawali[51]等建议 AML 患者诱导治疗后治疗后 MRD 0.15% 也是一个具有预后价值的指标。

2. MRD 在预测复发的指导意义

MRD 阳性的界限定义为 MRD > 0.01%，在一个特定的治疗临床方案中如果某个时间点存在高水平的 MRD 则反映了白血病细胞清除不够，往往与复发增高的风险相关。例如 ALEOP 研究组[52]用流式细胞术研究了 815 例患者，治疗第 15 d，MRD < 0.01% 者占 42%，0.1% ~ 10% 者占 47%，10% 及以上者占 11%；5 年累计复发率分别为 7.5%，17.5% 以及 47.2%。早期治疗中 MRD 达到 < 0.01% 者在同期缓解后的治疗中保持持续完全缓解的概率大，美国 St. Jude 儿童肿瘤研究医院 Total XIII 研究中入组患儿中，白血病细胞清除快者即诱导治疗第 19 d MRD < 0.01%（占 46%）5 年累计复发 6% ± 3.4%[53]，同样 ALEOP-BFM 2000 研究中第 33 d < 0.01% 患者（占 42%），5 年无病生存率 92.3% ± 0.9%。诱导缓解治

疗结束后高水平 MRD（≥1%）预示预后很差，在 St，Jude Total X V 研究中尽管已经采用了基于 MRD 水平的强化治疗，但治疗中 MRD 高水平仍然是预后的不良因素。研究同样证实在儿童和青少年 ALL 首次复发后达到第二次缓解，MRD 仍然是重要的预后因素。如 COG AALL01P2 研究用流式细胞仪检测了 124 例首次复发患者中较早和较晚复发患者 MRD≥0.01% 检出率分别为 75%±7% 和 51%±7%（ P < 0.001 ）[54]。

Sievers 等[55]对 AML 患者的一个预测性研究发现，在初始治疗反应特别好的患儿中，16%的患者中检测到 MRD，而这些患者的复发率几乎是未检测的 MRD 患儿的 5 倍。St. Jude AML97 研究发现诱导治疗后 MRD 水平≥0.1% 的患儿 2 年生存率是 33.1%±19.1%，而未检测到 MRD 的患儿 2 年生存率是 72.1%±11.5%，在随后 6 个月复发明显高于未检测到 MRD 的患儿。

3.MRD 在危险度分级的应用

目前绝大多数儿童 ALL 方案除将临床和生物学特点、早期治疗反应这三方面内容进行危险度评价以外，尤其是将治疗早期患儿体内 MRD 水平加入到危险度划分中，将患儿分配进入不同风险治疗组采用不同的治疗方案：如果 MRD 水平在治疗开始后很快下降直至无法检出，说明治疗反应好，是预后好的重要标志，可以采用低度或标准治疗强度的方案，避免了强化治疗所致的更多毒副作用；反之，则说明治疗反应差，预后不良，必须提高治疗强度，改善预后。

总之，MRD 的检测直接评估药物在体内的敏感度，反映出众多特征的综合影响以及治疗的变异性（如给药剂量和时间、药物动力学及依从性）。除了作为一个预后因素，MRD 也可用于识别形态学复发之前的白血病复发、确定移植前白血病的肿瘤负荷，分析一个方案与前期方案的疗效差异，衡量某种药物的疗效。因此 MRD 在多方面有助于改善白血病患儿的治疗，提高患儿的预后[56-58]。

（二）检测 MRD 的常用方法

目前国内外儿童 ALL 微小残留病的研究主要为两种方法：一是采用流式细胞术（flow cytometry，FCM）检测白血病细胞表面和胞浆内的白血病异常免疫表型[59-61]；二是采用荧光定量 PCR 技术检测异常基因如融合基因或免疫球蛋白/T 细胞受体（Ig/TCR）基因重排[62,63]。急性白血病的细胞遗传学异常可用于与正常细胞相区别。故白血病染色体结构畸变以及融合是白血病微小残留病（MRD）检测的基础。最常见的用于 MRD 检测的是导致异常 mRNA 转录表达的融合基因例如 ALL 中 BCR/ABL，MLL/AF4，MLL/ENL，TEL/AML1，E2A/PBX1 等；AML 中 AML1-ETO，PML-RARA，CBFbeta/MYH11 以及 MLL-AF9 等，但 40%左右的儿童急性白血病临床标本适用于融合基因为靶分子的 MRD 研究。同时利用 mRNA 有两个缺点：首先，它比 DNA 更容易降解，其次，具有相同遗传学异常白血病患者的转录数量可能不同，甚至一个克隆的不同的细胞转录本的数量也可能不同。因此，此种方法检测的 MRD 定量还是不如抗原-受体基因作为目标检测精准，实际上其敏感度仅为 0.01%。AML 除了检测融合基因外，检测 NPM1 基因突变、CEBPA 突变、MLL-PTO，WT1 以及 FLT3/ITD 亦可作为 MRD 的分子标记，但是 FLT3/ITD 仅存在于 15%的儿童 AML 中，WT1 在正常骨髓细胞也表达，限制了在 MRD 检测中的有效性。ALL 是淋巴细胞恶性增殖形成的克隆性疾病，细胞起源于一个单一的淋巴前体细胞的癌性转化，因此会在大多数情况下出现 Ig 和 TCR 单克隆（或寡克隆）基因重排，从而使 ALL 细胞有别于正常的淋巴细胞和非淋巴细胞。MRD 研究中，每个病例的特异重排序列必须预先进行测序。最常用的方法是对 DNA 样本进行初筛，运用聚合酶链反应（PCR）以及与各种抗原-受体基因的 V，J 片段相配对的引物确定是否发生重排，通过异源性分析以确定其克隆性。如是克隆性的则对 ALL 来源的 PCR 产物进行测序，确定重排基因的连接部位，并用这一序列设计等位基因特异性寡核苷酸，然后建立最佳的 PCR 反应条件，分析治疗过程中收集标本中的单个核细胞。MRD 检测中最常用的是实时定量 PCR（real-time quantitative PCR，RQ-PCR），其灵敏度也达到 10^{-4}～10^{-5}。90%以上的 ALL 患儿可以应用此方法检测 MRD，但由于抗原-受体基因可能不停地发生重排，出现一些具有不同序列的亚克隆，在诊断时可能无法识别，造成假阴性，但最终会出现优势克隆。因此建议监测 2 个或以上不同的重排，但同时这一建议过于苛刻以至于减少进行 MRD 的患者例数。对于 *AML* 很少有上述重排，故此方法不适用于 *AML* 的 MRD 检测。

（三）流式细胞术检测 MRD 的原理以及分子标记

白血病是造血系统的恶性肿瘤，除能表达正常血细胞所具有的抗原外，由于白血病细胞具有肿瘤细胞的特征，其抗原表达又不完全同于正常血细胞，常可出现跨系表达、表达阶段错误、抗原表达量的改变此外还有反映白血病细胞的生物学特点如与增殖、凋亡、信号传导、耐药性相关的分子表达的应用，对于 ALL 来说，上述可在 90%以上的 B 系 ALL 患者中能找到白血病相关的复合的免疫表型[64]；对于 *AML* 来说 70%~85%的患者中能找到白血病相关的复合的免疫表型[65]。

ALL 细胞表达的细胞表面标记明确显示其起源于 B 或 T 淋巴细胞前体细胞。后者存在于胸腺且不进入循环，因此表达特征性 T 祖细胞标志则足以识别外周血或骨髓中的 T 系 ALL 细胞[59]。与 T 系 ALL 相比 B 系急淋 MRD 的检测相对复杂，因为在正常婴幼儿、化疗或移植后骨髓增生期患者的骨髓中出现的不成熟的 B 系祖细胞（即骨髓再生细胞），因此其 MRD 检测就不像 T-ALL 那样简单直接，需要寻找那些只在肿瘤细胞表达、在正常细胞不表达的免疫标记作为 MRD 检测标记，白血病细胞可表达染色体异常相关的抗原，如试剂 CD66c（KOR-SA3544）可以确定融合基因 *BCR-ABL* 阳性的白血病细胞，Campana 等发现在 B 系 AL 中有 1/3 的患者包括那些无 *BCR-ABL* 融合基因者表达 CD66c（KOR-SA3544），但在正常骨髓造血细胞不表达。

另一个试剂 7.1 是鼠软骨素硫酸盐蛋白多糖的同源物，可鉴别出染色体 $11q23$ 异常的肿瘤细胞的表达，正常骨髓造血细胞也不表达[66]。大多数白血病细胞与正常骨髓造血细胞相比 CD19，CD10，CD34，CD73，CD86，CD97，CD123，CD200，Bcl2 以及 HspB1 超表达，CD58 超表达多在 CD19CD10 双阳性的白血病细胞，而 CD38，CD45，CD44，CD72，CD79b 和 TDT 则低表达[64]。在正常早期 B 淋巴细胞中极少表达的其他系列抗原如 CD13，CD33，CD15，CD65，CD56，而白血病细胞则会出现上述抗原表达。TdT 阳性的 T 细胞只存在于胸腺。正常情况下，外周血和骨髓中难以检测到 TdT 阳性的 T 细胞，故检测 T-ALL 白血病细胞的常用免疫表型是 TdT 与胞浆或表面 CD3 或 CD5 共表达。对于白血病细胞弱表达 TdT 者，可以用 CD34 替代 TdT。CD19，CD33，HLA-DR 一般较强的表达在大多数正常的 TdT 阳性骨髓细胞上，而在 T 幼稚细胞上较少表达，这样可用便将正常骨髓细胞与白血病细胞区分开来。流式细胞术检测微小残留白血病主要利用上述抗原表达的差异区分白血病细胞和正常的骨髓细胞。许多发表的 ALL 的 MRD 的相关研究应用的流式细胞仪能检测 4 种标记。每例患者需在诊断时识别出白血病相关的免疫表型。

理论上，在预先未知白血病免疫表型的情况下，通过联合大量抗体组合有可能进行 MRD 检测。流式细胞仪的检测敏感度一般为 0.01%，最新的发展是 Campana 等应用 6 种标记，检测敏感度达到 0.001%，几乎覆盖所有 B 系 ALL。关键是每一种抗体组合都要分析足够的细胞数（分析 100 000 个单个核细胞），2mL 骨髓或 5~10 mL 外周血一般即可提供足够的细胞完成多种标记[64]。

AML 细胞异常免疫表达有：①共表达淋巴细胞免疫表型如 CD33+，CD2+，CD34+；CD33+，CD7+，CD34+；CD34+，CD13+，CD19+。②免疫表型的过表达如 CD33++，CD34++，CD64++，CD4++，CD45++；HLA-DR 在 CD34+CD33+的细胞上可过表达亦可低表达。③异步表达如 CD15+，CD33+，CD34+；CD65+，CD33+，CD34+；CD34+，CD117+，CD11b+。④AML 细胞表达 CD56 提示预后差，70%~80%的 AML 细胞表达 CD87，而仅有 0.2%的 CD34 阳性正常骨髓细胞表达 CD87。由于 AML 细胞免疫表型的异质性，所以流式细胞术检测 AML 的 MRD 相对于 ALL 有一些困难，AML 细胞可存在于流式细胞仪分析图上的多个区域，而 ALL 细胞分布相对集中；AML 细胞的一些分布区域与正常骨髓细胞分布区域重叠，另外近 1/3 的复发 AML 发生免疫表型改变，所以一般四色流式细胞术检测 MRD 的灵敏度在 10^{-3} ~ 10^{-4}，但六色多种抗体组合检测 MRD 的灵敏度可达 10^{-4}[67]。

（四）影响流式细胞术检测结果的因素

流式细胞技术检测 MRD 的敏感度取决于白血病细胞与骨髓正常造血细胞形态学和表型差异的程度以及可以用于分析的细胞数。在理想状态下，如靶细胞非常特异而且数量很多（达到或超过 10^7 个）的细胞进行分析时，流式细胞术的敏感度与 PCR 相似，但是白血病患儿很难得到 10^7 或更多的细胞，因此 $10^{-4} \sim 10^{-5}$ 的灵敏度更实际，基于此原因，所有在实际操作中尽可能保证足够多的可供分析的细胞。并且标本的采集不佳，过多外周血混入骨髓液以及不同取材部位白血病细胞的分布不均也可导致 MRD 结果的差异。

在流式细胞术进行 MRD 检测过程的许多因素均影响 MRD 检测结果，因此精确规范的操作是非常必要的；首先确保机器状态的稳定，定期用正常标本检测抗体的批间差异和仪器的稳定性，采用统一仪器条件获取标本，这样才能确保 MRD 检测结果的可重复性。由于操作步骤的变化可能影响抗体与细胞结合的强度，为确保结果可靠性，整个实验步骤如细胞收集、分离、染色和分析必须小心谨慎，标本染色时认真标记每一根试管并作好记录以避免污染，尤其抗体加入的顺序和孵育时间标准化。任何即使对常规免疫表型影响很小的假信号，均有可能成为错误结果的主要原因，而通常产生假信号的主要原因是冲洗不干净、流式细胞仪清洗不彻底以及标本处理不及时等。采取措施为将所有试剂都通过无菌滤膜过滤后使用，每周将 MRD 使用的所有液体上机，检查在分析区域有无干扰细胞光散射信号的颗粒存在，如存在则进行试剂无菌过滤。每次关机前将进样针冲洗，每月将整个液流系统清洗 1 次。获取细胞时每个上样管之间均用清洗进样针，避免标本间交叉污染情况出现。

利用流式细胞术检测 MRD 出现假阳性结果的一个主要原因是选择了不合适的免疫标记组合，以及不恰当的非特异抗体的使用，某些抗体的非特异性染色也会带来假阳性，特别是那些通过它们的 Fc 部位结合细胞的抗体，避免措施是使用兔免疫球蛋白来饱和 Fc 受体以及同时尽可能选择 F（ab'）2 片段的抗体而不是整个 Ig 分子，所有的抗体必须仔细滴定，特别是这些试剂是用于标记已破膜的细胞时。MRD 假阴性的主要原因则是白血病细胞发生了免疫表型的改变、抗原漂移。通过对每个患者使用多色、多套免疫标记组合进行研究，可以大幅度降低这些现象对 MRD 研究结果的影响。

（五）国内外儿童 ALL 微小残留病研究及应用的简况

21 世纪初国际儿童白血病协作组已率先提出将化疗不同阶段 MRD 的检测作为危险因素的评价指标之一，并以此制定更为个体化的治疗方案，这在提高患者生存率方面起到了不可替代的作用。欧洲白血病协作组如 ALEOP 组和 BFM 组对 MRD 的研究方法主要采用荧光定量 PCR 技术检测白血病细胞抗原受体重排以及融合基因，覆盖 90% 以上 ALL 患者，灵敏度达到 $10^{-4} \sim 10^{-5}$。美国 St. Jude 儿童肿瘤研究医院 MRD 研究主要以流式细胞术检测白血病细胞异常免疫表型，可覆盖 95% 以上的 ALL 患者，85% 以上的 AML 患者，灵敏度达到 10^{-4}。上述国际白血病治疗组也同时应用上述两种技术互为补充，各治疗组根据治疗不同阶段 MRD 水平调整化疗。移植后 MRD 监测可帮助决策是否减少免疫抑制剂，供者淋巴细胞回输注及准备行再次移植。由于大量研究证实了 MRD 在临床的独特的指导价值，国外纷纷建立多中心 MRD 检测协作组，建立统一的技术标准检测 MRD，确保了各单位 MRD 结果的可靠性、可重复性以及可分析性[68]。

目前我国总体 MRD 研究水平比较滞后，对于检测 ALL 的 MRD 开展早于 AML，仅有极少数单位可进行 ALL 的 MRD 的检测应用于临床，其中北京儿童医院采用多参数流式细胞术检测 B 前体细胞[69]，急性淋巴细胞白血病采用四色免疫标记法建立 11 个模板，T 淋巴细胞白血病 4 个模板检测治疗不同阶段 MRD，根据 MRD 水平进行危险度分层及调整治疗方案。但国内其他大多数单位 MRD 的研究才刚起步，故还在沿袭原有的危险度分层标准如按临床特点、白血病细胞的生物学特点和治疗早期的反应（强的松试验、诱导治疗早期骨髓细胞缓解情况）来进行危险度分层，这样不能精确预测患儿复发风险，使低危的患者被过度治疗，无形中增加了化疗副作用和感染的风险影响患者生存及生活质量；而高危患者治疗强度不够导致复发。

鉴于MRD对白血病的重要指导作用，现在国内多家医院计划开展相关实验室工作，但国内大多数医院在应用定量PCR技术时通常只采用通用性引物进行检测，特异性和灵敏度都受到严重限制，流式细胞术方面简单停留在主要以CD45/SSC设门圈定肿瘤细胞，但治疗后药物可导致某些患者肿瘤细胞CD45表达上调[70]，仍旧沿袭CD45/SSC设门，不可避免地造成结果差异，这在实际上不能对临床工作提供有效的信息。由于经济条件、技术环节、实验步骤繁琐、分析过程复杂、骨髓标本获取技术掌握程度影响结果[71]，以及缺少专业的标本处理和结果诠释、技术人员水平等原因制约着MRD检测在临床应用。检测结果的准确性直接影响到患儿的疗效与长期生存质量，检测方法的标准化、规范化问题日益突出。将MRD研究应用于临床，在这一过程的关键是建立可用于几乎所有白血病患者的敏感、可靠的MRD研究方法。多参数流式细胞术具有广泛的适用性，加之快速、精确定量，当天可出结果，可提供正常造血干细胞的信息，同时国内著名三甲医院一般都拥有一两台流式细胞仪，各医院血液专业掌握了流式细胞术对患者最初诊断时白血病免疫分型的技术，不仅有固定的流式细胞操作技术人员，而且技术水平较高，经过严格培训后可掌握流式细胞术研究MRD的技术，因此急需在国内成立MRD检测相关协作组，推广MRD技术，建立统一标准化操作规程，评估不同实验室之间结果的差异，建立标准化的公共研究平台，对更多的患者在治疗中进行MRD的监测，进而给予精确的危险度分层治疗，提高患者的生存率，这是目前我国血液工作者迫在眉睫的任务。

（江倩　郑胡镛　张寒　李志光　张瑞东）

参考文献

[1] FODOR S P，LEIGHTON P A，PIRRUNG M C，et al. Light-directed spatially addressable parallel chemical synthesis[J]. Science，1991，251：767-773.

[2] SCHENA M，SHALON D，DAVIS R W，et al. Quantitative monitoring of gene expression patterns with a complementary DNA microarray[J]. Science，1995，270：467-470.

[3] 施小龙. 基于生物芯片的高通量DNA分析方法及其应用研究[G]. 东南大学：生物医学工程，2010，

[4] GOLUB T R，SLONIM D K，TAMAYO P，et al. Molecular Classification of Cancer：Class Discovery and Class Prediction by Gene Expression Monitoring[J]. Science，1999，286（5439）：532-537.

[5] HEDENFALK I，DUGGAN D，CHEN Y，et al. Gene-expression profiles in hereditary breast cancer[J]. N Engl J Med，2001，344（8）：539-548.

[6] YEOH E J，ROSS M E，SHURTLEFF S A，et al. Classification，subtype discovery，and prediction of outcome in pediatric acute lymphoblastic leukemia by gene expression profiling[J]. Cancer Cell，2002，1：133-143.

[7] ROSS M E，ZHOU X D，SONG G C，et al. Classification of pediatric acute lymphoblastic leukemia by gene expression profiling[J]. Blood，2003，102：2951-2959.

[8] LI Z，ZHANG W，WU M，et al. Gene expression-based classification and regulatory networks of pediatric acute lymphoblastic leukemia[J]. Blood，2009，114（20）：4486-4493.

[9] BARRIER A，LEMOINE A，BOELLE P Y，et al. Colon cancer prognosis prediction by gene-expression profiling[J]. Oncogene，2005，24（40）：6155-6164.

[10] BARRIER A，LEMOINE A，BRAULT D，et al. Prognosis prediction of stage II colon cancer by gene expression profiling[J]. AACR Meeting Abstracts，2006，795.

[11] DEN BOER M L，VAN SLEGTENHORST M，DE MENEZES R X，et al. A subtype of childhood acute lymphoblastic leukaemia with poor treatment outcome：a genome wide classification study[J]. Lancet Oncol，2009，10（2）：125-134.

[12] MARKOU A，TSAROUCHA E G，KAKLAMANIS L，et al. Prognostic Value of Mature MicroRNA-21 and MicroRNA-205 Overexpression in Non–Small Cell Lung Cancer by Quantitative Real-Time RT-PCR[J]. Clin Chem，2008，54（10）：

1696-1704.

[13] HOGAN L E，MEYER J A，YANG J，et al. Integrated genomic analysis of relapsed childhood acute lymphoblastic leukemia reveals therapeutic strategies[J]. Blood，2011，118（19）：5218-5226.

[14] CHAMBERLAIN J S，GIBBS R A，RANIER J E，et al. Deletion screening of the Duchenne muscular dystrophy locus via multiplex DNA amplification[J]. Nucleic Acids Res，1988，16：1141-1156.

[15] MARKOULATOS P，SIAFAKAS N，MONCANY M. Multiplex polymerase chain reaction：a practical approach[J]. J Clin Lab Anal，2002，16（1）：47-51.

[16] RAI A J，KAMATH R M，GERALD W，et al. Analytical validation of the GeXP analyzer and design of a workflow for cancer-biomarker discovery using multiplexed gene-expression profiling[J]. Anal Bioanal Chem，2009，393(5)：1505-1511.

[17] 张阳东. 多重 SNP 基因分型和基因表达检测法的构建及其在冠心病易感性和诊断中的应用研究[G]. 解放军总医院. 临床检验诊断学，2009.

[18] 杨渝，张成，邱伟，等. 毛细管电泳多重 PCR 诊断杜氏/贝氏进行性肌营养不良[J]. 中国优生与遗传杂志，2005，13（2）：29-30.

[19] CHEN Q R，VANSANT G，OADES K，et al. Diagnosis of the small round blue cell tumors using multiplex polymerase chain reaction[J]. J Mol Diagn，2007，9：80-88.

[20] DREW J E，MAYER C D，FARQUHARSON A J，et al. Custom design of a GeXP multiplexed assay used to assess expression profiles of inflammatory gene targets in normal colon，polyp，and tumor tissue[J]. J Mol Diagn，2011，13（2）：233-242.

[21] 芦春斌，杨梦婕，罗乐，等. GeXP 多重 PCR 技术用于人乳头瘤病毒 HPV 检测和分型的研究[J]. 中华实验和临床病毒学杂志，2011，25（1）：69-72.

[22] 李瑾，毛乃颖，秦萌，等. GeXP 多重 PCR 技术同时检测 12 种常见呼吸道病毒[J]. 病毒学报，2011，27（6）：526-532.

[23] LIU Y，XU Z Q，LI J S，et al. A novel method for multiplex detection of gastroenteritis-associated viruses[J]. Bing Du Xue Bao，2011，27（3）：288-293.

[24] YANG M J，LUO L，NIE K，et al. Genotyping of 11 human papillomaviruses by multiplex PCR with a GeXP analyzer[J]. J Med Virol，2012，84（6）：957-963.

[25] 芦春斌，杨梦婕，吴希阳，等. 多重基因表达遗传分析系统在转基因食品检测中的应用[J]. 中华预防医学杂志，2011，45（4）：359-361.

[26] WU H，CHEN C，DU J，et al. Co-overexpression FIT with AtbHLH38 or AtbHLH39 in Arabidopsis-enhanced cadmium tolerance via increased cadmium sequestration in roots and improved iron homeostasis of shoots [J]. Plant Physiol，2012，158（2）：790-800.

[27] 孟晋，蒋怡然，袁文祺，等. 肽处理相关基因在良恶性嗜铬细胞瘤鉴别中的意义[J]. 中国内分泌代谢杂志，2009，25（5）：496-497.

[28] ZHANG P J，RUN W W，P L，et al. Peripheral blood mRNA expression patterns to differentiate hepatocellular carcinoma from other hepatic diseases[J]. Front Biosci（Elite Ed），2012，4：620-630.

[29] 朱琳，郑胡镛，刘潇，等. BCL6、KLF5、NCL 基因在儿童急性淋巴细胞白血病中异常表达的特点[J]. 中国肿瘤生物治疗杂志，2011，18（4）：362-367.

[30] BARNADAS C，KENT D，TIMINAO L，et al. A new high-throughput method for simultaneous detection of drug resistance associated mutations in Plasmodium vivax dhfr，dhps and mdr1 genes[J]. Malar J，2011，10（1）：282.

[31] HUNGER S P. Tyrosine Kinase Inhibitor Use in Pediatric Philadelphia Chromosome–Positive Acute Lymphoblastic Anemia[J]. ASH 2011 Education Book，361-365.

[32] ARICO M，VALSECCHI M G，CAMITTA B，et al. Outcome of treatment in children with Philadelphia chromosome-positive acute lymphoblastic leukemia[J]. N Engl J Med，2000，342：998-1006.

[33] ARICO M，SCHRAPPE M，HUNGER SP，et al. Clinical outcome of children with newly diagnosed Philadelphia chromosome positive acute lymphoblastic leukemia treated between 1995 and 2005[J]. J Clin Oncol，2010，28：4755-4761.

[34] SCHULTZ K R，BOWMAN W P，ALEDO A，et al. Improved early event-free survival with imatinib in Philadelphia chromosome positive acute lymphoblastic leukemia：a children's oncology group study[J]. J Clin Oncol，2009，27：5175-5181.

[35] SAGLIO G，KIM D W，ISSARAGRISIL S，et al. Nilotinib versus imatinib for newly diagnosed chronic myeloid

leukemia[J]. N Engl J Med，2010，362：2251-2259.

[36] PORKKA K，KOSKENVESA P，LUNDAN T，et al. Dasatinib crosses the blood-brain barrier and is an efficient therapy for central nervous system Philadelphia chromosome-positive leukemia[J]. Blood，2008，112：1005-1012.

[37] BIONDI A，SCHRAPPE M，DE LORENZO P，et al. Imatinib after induction for treatment of children and adolescents with Philadelphia-chromosome-positive acute lymphoblastic leukaemia（EsPhALL）：a，open-label，intergroup study[J]. Lancet Oncol，2012，13：936-945.

[38] KEBRIAEI P，SALIBA R，RONDON G，et al. Long-Term Follow-up of Allogeneic Hematopoietic Stem Cell Transplantation for Patients with Philadelphia Chromosome-Positive Acute Lymphoblastic Leukemia：Impact of Tyrosine Kinase Inhibitors on Treatment Outcomes[J]. Biol Blood Marrow Transplant，2012，18：584-592.

[39] COEBERGH J W，REEDIJK A M，DE VRIES E，et al. Leukaemia incidence and survival in children and adolescents in Europe during 1978-1997. Report from the Automated Childhood Cancer Information System project[J]. Eur J Cancer，2006，42（13）：2019-2036.

[40] STOCK W，LA M，SANFORD B，et al. What determines the outcomes for adolescents and young adults with acute lymphoblastic leukemia treated on cooperative protocols? A comparison of Children's Cancer Group and Cancer and Leukemia Group B studies[J]. Blood 2008，112（5）：1646-1674.

[41] NACHMAN J. Clinical characteristics，biologic features and outcome for young adult patients with acute lymphoblastic leukaemia[J]. Brit J Haematol，2005，130：166-173.

[42] BLEYER A. Young Adult Oncology：The Patients and Their Survival Challenges[J]. CA Cancer J Clin，2007，57：242-255.

[43] DE BONT J M，HOLT B，DEKKER A W，et al. Significant difference in outcome for adolescents with acute lymphoblastic leukemia treated on pediatric vs adult protocols in the Netherlands[J]. Leukemia，2004，18（12）：2032-2035.

[44] RIBERA J M，ORIOL A，SANZ M A，et al. Comparison of the results of the treatment of adolescents and young adults with standard risk acute lymphoblastic leukemia with the program aespanol de tratamiento en hematologia pediatric-based protocol ALL-96[J]. J Clin Oncol，2008，26（11）：1843-1849.

[45] 陈静，顾龙君，汤静燕，等.10岁以上儿童及青少年急性淋巴细胞性白血病的临床总结[J]. 中国小儿血液与肿瘤杂志，2009，14（3）：111-114.

[46] 赵利东，薛连国，王莹，等. 儿童方案治疗青少年及成人急性淋巴细胞白血病疗效分析[J]. 苏州大学学报：医学版，2011，31（4）：686-689.

[47] BALDUZZI A，VALSECCHI M G，UDERZO C，et al. Chemotherapy versus allogeneic transplantation for very-high-risk childhood acute lymphoblastic leukemia in first complete remission：comparison by genetic randomisation in an international prospective study[J]. Lancet，2005，366（9486）：635-642.

[48] WHO. Cancer Pain Relief，Second Edition，With a guide to opioid availability[S]. World Health Organization，1996.

[49] MEIROW D，WALLACE W H. Preservation of fertility in patients with cancer[J]. N Engl J Med，2009，360（25）：2682.

[50] 吴心怡，张瑞东，刘华清，等. 白血病患儿父母焦虑抑郁的调查和干预[J]. 中国心理卫生杂志，2009，23（5）：311-315.

[51] PUI C H，CAMPANA D，PEI D，et al. Treating childhood acute lymphoblastic leukemia without cranial irradiation[J]. N Engl J Med，2009，360：2730-2741.

[52] FADERL S，O'BRIEN S，PUI C H. et al. Adult acute lymphoblastic leukemia：concepts and strategies[J]. Cancer，2010，116（5）：1165-1176.

[53] 易志刚，崔蕾，高超，等. 儿童急性B淋巴细胞性白血病诱导缓解治疗期白血病细胞清除率指标检测研究[J]. 中华儿科杂志，2011，49（3）：170-174.

[54] CAMPANA D. Role of minimal residual disease monitoring in adult and pediatric acute lymphoblastic leukemia[J]. Hematol Oncol Clin North Am，2009，23：1083-1098.

[55] BRUGGEMANN M，SCHRAUDER A，RAFF T，et al. Standardized MRD quantification in European ALL trials：proceedings of the Second International Symposium on MRD assessment in Kiel，Germany[J]. Leukemia，2010，24：521-535.

[56] FLOHR T，SCHRAUDER A，CAZZANIGA G，et al. Minimal residual disease-directed risk stratification using real-time quantitative PCR analysis ofimmunoglobulin and T-cell receptor gene rearrangements in the international multicenter trial AIEOP- BFM ALL 2000 for childhood acutely mphoblastic leukemia[J]. Leukemia，2008，22：771-782.

[57] GOULDEN N，VIRGO P，GRIMWADE G. Minimal residual disease directed therapy for childhood acute myeloid

leukaemia：the time is now[J]. Br. J. Haematol，2006，134：273-282.

[58] COUSTAN-SMITH E，SANCHO J，BEHM FG，et al. Prognostic importance of measuring early clearance of leukemic cells by A flow cytometry in childhood acute lymphoblastic leukemia who have a superior clinical outcome[J]. Blood，2002，100：52-58.

[59] MAURILLO L，BUCCISANO F，DEL PRINCIPE M I，et al. Toward optimization of postremission therapy for residual disease-positive patients with acute myeloid leukemia[J]. J Clin Oncol，2008，26：4944-4951. [PubMed：18606980]

[60] AL-MAWALI A，GILLIS D，LEWIS I. The use of receiver operating characteristic analysis for detection of minimal residual disease using five-color multiparameter flow cytometry in acute myeloid leukemia identifies patients with high risk of relapse[J]. Cytometry B，2009，76B：91-101.

[61] CONTER V，BARTRAM C R，VALSECCHI M G，et al. Molecular response to treatment redefines all prognostic factors in children and adolescents with B-cell precursor acute lymphoblastic leukemia：results in 3184 patients of the AIEOP-BFM ALL 2000 study[J]. Blood，2010，115：3206-3214.

[62] RAETZ E A，BOROWITZ M J，DEVIDAS M，et al. Reinduction platform for children with first marrow relapse of acute lymphoblastic leukemia：A Children's Oncology Group Study[J]. J Clin Oncol，2008，26：3971-3978.

[63] SCHULTZ K R，PULLEN D J，SATHER H N，et al. Risk and response-based classification of childhood B precursor acute lymphoblastic leukemia：a combined analysis of prognostic markers from the Pediatric Oncology Group（POG）and Children's Cancer Group（CCG）[J]. Blood，2007，109：926-935.

[64] BRADSTOCK K F，JANOSSY G，TIDMAN N，et al. Immunological monitoring of residual disease in treated thymic acute lympho- blastic leukaemia[J]. Leuk Res，1981，5：301-309.

[65] COUSTAN-SMITH E，RIBEIRO RC，STOW P，et al. A simplified flow cytometric assay identifies children with acute lymphoblastic leukemia who have a superior clinical outcome[J]. Blood，2006，108：97-102.

[66] BOROWITZ M J，DEVIDAS M，HUNGER S P，et al. Clinical signifi-cance of minimal residual disease in childhood acute lymphoblastic leukemia and its relationship to other prognostic factors. A Children's Oncology Group Study[J]. Blood，2008，111：5477-5485.

[67] NEALE G A，SMITH C E，STOW P，et al. Comparative analysis of flow cytometry and polymerase chain reaction for the detection of minimal residual disease in childhood acute lymphoblastic leukemia[J]. Leukemia，2004，18：934-938.

[68] VAN DER VELDEN V，CORRAL L，VALSECCHI M G，et al. Prognostic significance of minimal residual disease in infants with acute lymphoblastic leukemia treated within the Interfant-99 proto- col[J]. Leukemia，2009，23：1073-1079.

[69] CUI L，LI Z G，WU M Y，et al. Combined analysis of minimal residual disease at two time points and its value for risk stratification in childhood B-lineage acute lymphoblastic leukemia[J]. Leuk Res，2010，34（10）：1314-1319.

[70] SIEVERS E L，LANGE B J，ALONZO T A，et al. Immunophenotypic evidence of leukemia after induction therapy predicts relapse：results from a prospective Children's Cancer Group study of 252 acute myeloid leukemia patients[J]. Blood，2003，101：3398-3406. [PubMed：12506020]

[71] COUSTAN-SMITH E，RIBEIRO R C，RUBNITZ J E，et al. Clinical significance of residual disease during treatment in childhood acute myeloid leukemia[J]. Br J Haematol，2003，123：243-252. [PubMed：14531905]

第二节　儿童淋巴瘤诊治进展

一、儿童霍奇金淋巴瘤治疗进展

霍奇金淋巴瘤（Hodgkin lymphoma，HL）约占儿童时期恶性肿瘤的4.8%，是一组恶性程度相对低、可治愈的肿瘤[1]。随着诊治水平的不断进展，国际上儿童HL的治疗和管理进入了一个崭新时期，在发达国家约95%早期HL及80%以上中、晚期HL患儿得以长期存活[2]，因此发达国家治疗儿童HL目标已发展为继续维持高疗效的同时如何减少治疗相关并发症。但较之西方国家，我国对于儿童HL治疗部分仍沿用国外传统方法如MOPP，COMP，ABVD等方案化疗伴大剂量扩大野放疗。不但近期副作用大，而且远期随访发现肌肉、骨骼发育畸形、肺、心血管疾病以及不孕不育、第二肿瘤的发生率显著增加[3]，国外报告传统方案治疗 16 岁以下 HL 结束后随访 30 年内第二肿瘤的累积发生率甚至达到了 26.3%[4]。为了进一步缩短与国外的差距，在此综述介绍国际间各先进治疗中心治疗儿童 HL 进展以供参考。

（一）诊断、分期及治疗前评估

准确的诊断、精准的分期是判断预后、指导正确治疗的基础。因为 HL 中的肿瘤细胞散在于大量免疫细胞背景之中，误诊率高，治疗前应依靠组织活检病理确诊而避免应用细针吸淋巴液涂片诊断。1971 年制定 Ann Arbor 分期是霍奇金淋巴瘤分期的基础，1989 年英国 Cotswald 会议再次对其进行了修订，现在仍然是当前儿童 HL 应用最广泛分期方法。这一分期系统根据各期临床特征修订分为亚型 A，B 和 E，将淋巴结位置归为不同的淋巴结区，而具体分期则根据受累淋巴结区的数量、位置。见表 7-2-1[5,6]。

表 7-2-1　霍奇金淋巴瘤的 Ann Arbor 分期（Cotswald 会议修订）[6]

分期	受累部位
I	侵及单一淋巴结区或淋巴样结构，如脾脏、甲状腺、韦氏环等或其他结外器官/部位（ I E）
II	在横膈一侧，侵及两个或更多淋巴结区，或外加局限侵犯 1 个结外器官/部位（ II E）
III	受侵犯的淋巴结区在横膈的两侧（III），或外加局限侵犯 1 个结外器官/部位（III E）或脾（III S）或二者均有受累（III SE）
III 1	有或无脾门、腹腔或门脉区淋巴结受累
III 2	有主动脉旁、髂部、肠系膜淋巴结受累
IV	弥漫性或播散性侵犯 1 个或更多的结外器官，同时伴或不伴有淋巴结受累
	适用于各期
A	无症状
B	发热（体温超过 38℃）、夜间盗汗、6 个月内不明原因的体重下降 10%以上
E	单一结外部位受累，病变累及淋巴结/淋巴组织直接相连或临近的器官/组织
S	脾脏受累

鉴于部分肿瘤特征与预后相关，治疗前除进行常规检查、详细询问 B 组症状，非常必要应用增强 CT 扫描颈、胸、腹、盆腔以了解肿瘤浸润范围，特别要明确有无巨大瘤块、结外浸润以及转移瘤灶。治疗中还要不断复查瘤灶状态以评价治疗反应[2,5]。另外，目前 18 氟 - 脱氧葡萄糖（18 fluorine-fludeoxyglucose，18F-FDG）正电子发射体层摄影术（positron emission tomography，PET）等功能显像已广泛应用于初诊临床分期以及治疗中、后期评价治疗反应：Van Den 等报告初诊时应用 PET 评价 HL 浸润范围较单独应用 CT 甚至可以上调 25%患者的分期。Christian 等则探讨是否可以应用 PET 评价疗效作为进一步治疗的依据，结果提示治疗后 PET 阴性者预后非常好，而 PET 显像仍为阳性者则有非常高的复发风险。因此，应用 PET 诊断并作为疗效评价在未来的治疗中占有重要地位[7,8]。

（二）国外治疗现状

自 20 世纪七八十年代以来广泛应用 MOPP/ABVD 等多药联合化疗伴联合放疗治疗取得很好的疗效，霍奇金淋巴瘤已经成为儿童时期治愈率最高的恶性肿瘤之一。然而，高治愈率的同时也伴发着明显的放、化疗治疗相关的远期毒副作用，包括丙卡巴肼（即甲基苄肼）、环磷酰胺等烷化剂导致的不孕不育，烷化剂以及依托泊苷继发第二肿瘤，博来霉素相关肺纤维化、蒽环类抗生素相关心肌病以及放疗相关的性腺和其他的内分泌功能异常、乳腺癌，等等[3]。极佳的肿瘤控制和远期出现的各种并发症促使各个治疗组探索都在 MOPP/ABVD 等多药联合化疗继以低剂量受累野放疗（IFRT）的基础上进行一系列临床研究。国际上 HL 疗效较好治疗中心主要包括美国的儿童癌症协作组（CCG）及儿科肿瘤协作组（POG）协作组（现在统称为儿童肿瘤协作组即 COG）、SDS 协作组（Stanford 医院、Dana Farber 癌症研究中心和 St.Jude 儿童研究医院）、德国多中心 GPOH 以及法国儿童肿瘤协作组（SFOP）等。5 年 EFS 中高危患儿大部分可以达到 80%以上，低危患儿维持于 90%以上[9-17]。总的来说，对低危患儿需要减少治疗的强度以避免继发副作用，而对中高危者仍强调强化治疗以增加对肿瘤的控制。因此为了根据危险度分层治疗，评价患儿危险因素就尤为重要。

（三）预后危险因素

Smith 等[18]分析 328 例 HL 患儿预后危险因素分别为男性，ⅡB 期、ⅢB 期、Ⅳ期，纵隔巨大瘤块，外周血常规白细胞 > 13.5×10^9/L，血红蛋白 < 110g/L。并制定了预后因素指数，指出预后与危险因素的数量有关。目前各治疗组普遍接受的预后相关因素包括：组织学亚型 [淋巴细胞为主型霍奇金淋巴瘤（lymphocyte-predominant hodgkin lymphoma，LPHL）]，相对经典型 HL 预后情况、初诊时分期（Ⅲ期以上）、B 组症状、受累淋巴结区数量（3 个以上）、巨大瘤块以及结外扩散情况，以及化疗早期（1 ~ 2 个疗程后）瘤灶评估结果也逐渐成为重要的危险因素之一[19]。各治疗组均强调巨大瘤块的概念，定义巨大瘤块方法有细微差别，Ann Arbor 分期定义为 CT 显像瘤灶直径大于胸腔横径的 1/3 或大于 10cm，SDS 协作组基于儿童特点将巨大瘤块重新定义为直径大于胸腔横径的 1/3 或大于 6cm；德国多中心 GPOH-HD 系列方案[13-16,20]则定义为肿瘤两条最大径线分别大于 4 cm 和 5 cm 或经过计算后肿瘤体积大于 50cm³。

各个主要治疗中心一般根据患儿预后危险因素不同而分为 2 ~ 3 个治疗组，采用预后好/差或低危、中/高危等适于危险度的分组方法治疗（详见表 7-2-2）。

表 7-2-2 国外主要协作组分组方法[5]

研究组	低危	中危	高危
COG 协作组[5]	ⅠA/ⅡA 无巨大瘤灶 或结外受累	ⅠA 巨大瘤灶或 ⅠE ⅠB ⅡA 巨大瘤灶或 ⅡE ⅡB ⅢA ⅣA	ⅢB，ⅣB
德国多中心治疗组 HD90；HD95；HD2002 方案[13-16,20]	ⅠA/B ⅡA	ⅡB ⅢEA ⅢB	ⅡEB ⅢEA/B ⅢB ⅣA/B
SDS 协作组[11,12]	ⅠA/ⅡA 无巨大瘤块	无	ⅠA 伴巨大瘤块 ⅠB ⅡA 伴巨大瘤块 ⅡB Ⅲ Ⅳ
CCG 协作组[9]	ⅠA/B 无不良因素 ⅡA 无不良因素	ⅠA/B 伴不良因素 ⅡA 伴不良因素 ⅢB ⅢA/B	Ⅳ

备注：①SDS 分类为预后好以及不好两组；②不良因素包括门区淋巴结受累；大于 4 个淋巴结区受累或巨大瘤灶。另外，各中心疗效评价差别不大，完全反应或完全缓解（CR），部分缓解或部分反应（PR）以及无反应；疾病进展：CCG[8]及 SDS 组[11,12]CR 为完全反应，德国多中心 GPOH-HD 系列方案[13-16,20]定义为 CR 为完全缓解，都定义为化疗后肿瘤缩小 70% 或 75% 以上，PR 为回缩 50% ~ 70%，而缩小低于 50% 则被认为无反应。

（四）根据肿瘤危险度决定治疗方案

1.低危儿童 HL 的治疗

低危组多为Ⅰ，Ⅱ期，没有 B 组症状及巨大瘤块，小于 3 个淋巴结区受累的患儿。因为预后非常好，治疗主要关注如何取消放疗或者在最小限度放疗的基础上限制毒性药物的应用或累积量，见表 7-2-3。法国 MDH90 方案[17]首次尝试不用烷化剂及蒽环类抗生素化疗，采用 4 疗程 VBVP（长春碱、博来霉素、依托泊苷、泼尼松）化疗后评估反应良好者（指瘤灶回缩 70%以上）继续进行剂量为 20Gy 累及野放射疗法（involved field radiation-therapy，IFRT），这部分化疗敏感患儿 5 年无事件生存率 EFS 达到了 90.9%，提示对化疗敏感者可以避免部分毒副作用大的药物。与此同时，德国多中心 GPOH-HD-90 方案[13]也未用环磷酰胺化疗，而且男孩以依托泊苷替代丙卡巴肼避免烷化剂暴露，以减少性腺毒性：男孩采用 2 疗程 OEPA（长春新碱、依托泊苷、泼尼松、多柔比星）化疗，女孩应用 2 疗程 OPPA（长春新碱、丙卡巴肼、泼尼松、多柔比星），全部接受 25Gy IFRT，5 年 EFS 和生存率（overall survival，OS）分别高达 94% 和 99.6%。同样，SDS 协作组[11,21]应用 4 疗程 VAMP（长春碱、多柔比星、甲氨蝶呤和泼尼松）化疗，化疗中期根据瘤灶评估结果给予 15（CR 者）~ 25.5（PR 者）Gy IFRT，5 年 EFS 也达到了 93%，OS 99%；随诊 10 年 EFS 和 OS 仍分别高达 89% 和 96%，其特色在于不但成功的摒弃了烷化剂、依托泊苷以及博来霉素，还将蒽环类抗生素剂量减少至 200 mg/m^2 以下，减少了放疗剂量，最大限度减少了低危患儿性腺、心、肺等脏器药物毒性（详见表 7-2-3）。

表 7-2-3　部分研究中心治疗儿童霍奇金淋巴瘤患儿情况

治疗组	例数	化疗方案	IFRT/Gy	EFS/%	OS/%	随诊
		低危				
SFOP-MDH90	202	4VBVP（反应好者）	20	90.9	97.5	5 年
		4VBVP+1-2 疗程 OPPA （反应差者）	20 ~ 40	78.1		
SDS 协作组	110	4VAMP	1 ~ 25.5	93	99	5 年
CCG5942	109	4COPP/ABV	21	97	100	3 年
	106	4COPP/ABV	无	91	100	
德国 HD-90	267	2OPPA（女）/OEPA（男）	20 ~ 35	94	99.6	5 年
德国 HD-95	326	2OPPA（女）/OEPA（男）（反应好者无放疗）	20 ~ 35	94	97	6 年
德国 HD-2002	62	2OPPA（女）/OEPA（男）（反应好者无放疗）	无	93.2	100	5 年
	126	2OPPA（女）/OEPA（男）	19.8	91.7	100	5 年
		中/高危				
德国 HD-90	124（IR）	2OPPA（女）/OEPA（男）+2COPP	20 ~ 35	93	97	5 年
	179（HR）	2OPPA（女）/OEPA（男）+4COPP	20 ~ 35	86	94	
德国 HD-95	224（IR）	2OPPA（女）/OEPA（男）+2COPP	20 ~ 35	91	97	6 年
	280（HR）	2OPPA（女）/OEPA（男）+4COPP	20 ~ 35	84		
德国 HD-2002	139（IR）	2OPPA（女）/OEPA（男）+2 COPP / COPDAC	19.8	88.3	98.5	5 年
	239（HR）	2OPPA（女）/OEPA（男）+4 COPP / COPDAC	19.8	86.9	94.9	5 年
CCG5942	394（IR）	6COPP/ABV	无	83	95	3 年
		6COPP/ABV	21	87	100	
	141（HR）	COPP/ABV+CHOP+AE	无	81	94	3 年
		COPP/ABV+CHOP+AE	21	90	100	
POG9425 方案	216	3A（D）BVE （RER）	21	86	95	5 年
		5A（D）BVE （SER）	21	83		
CCG59704	99（HR）	4BEACOPP+2ABVD （男 RER）	21			
		4BEACOPP+4COPP/ABV （女 RER）	无	95	98	3 年
		8BEACOPP（SER）	21			
SDS 协作组	159	3VAMP/3COP	15 ~ 25	75.5	92.7	5 年

注：VBVP，长春碱、博来霉素、依托泊苷、泼尼松；COP，环磷酰胺、长春新碱、泼尼松；COPP，环磷酰胺、长春新碱、泼尼松、丙卡巴肼；COPP/ABV，环磷酰胺、长春新碱、丙卡巴肼、泼尼松、多柔比星、博来霉素、长春碱；OEPA，长春新碱、依托泊苷、泼尼松、多柔比星；OPPA，长春新碱、丙卡巴肼、泼尼松、多柔比星；VAMP，长春碱、多柔比星、甲氨蝶呤、泼尼松；BEACOPP，博来霉素、依托泊苷、多柔比星、环磷酰胺、长春新碱、丙卡巴肼和泼尼松；COPDAC，环磷酰胺、长春新碱、泼尼松以及达卡巴嗪；A（D）BVE-PC，多柔比星、博来霉素、长春新碱、依托泊苷、丙卡巴肼、环磷酰胺；EFS，无事件生存；OS（总体生存率）；IF，受累野；RER：早期快速反应者；SER 早期反应慢者。

对于低危 HL 患儿减少放疗量甚至取消放疗的尝试也令人振奋。如前所述，SDS[11,21]应用 VAMP 化疗将 CR 放疗剂量减少至 IFRT 15 Gy，5 年和 10 年 EFS 并未显著降低；与此同时 CCG5942 方案[9]进而对于低危组 4 个疗程 COPP/ABV（环磷酰胺、长春新碱、丙卡巴肼、泼尼松、多柔比星、博来霉素、长春碱）方案后完全反应者随机进行 21Gy IFRT 或无进一步治疗，二者 3 年 EFS 分别为 97% 和 91%，3 年 OS 达到了 100%。这些都提示低危患儿可以适当减少放疗剂量。德国多中心 GPOH-HD-95 方案[14,15]甚至在前述 GPOH-HD-90 方案的基础上将化疗后完全缓解者取消了放疗，其余病人根据治疗反应分别给予 20~35Gy IFRT，结果显示化疗敏感者放疗与否与预后无关，同 GPOH-HD-90 一样，总体 6 年 EFS 仍维持在 94%。GPOH-HD-2002 方案[16]低危组继续应用男孩 2 疗程 OEPA，女孩 2 疗程 OPPA 化疗，CR 者无放疗，但未 CR 者 IFRT 剂量继续减少至 19.8 Gy；总体 5 年 EFS 维持在 92.0%，其中无放疗者 93.2%，与接受放疗者的 91.7% 相当，与 GPOH-HD-95 方案结果一致，OS 均为 100%。

从以上结果来看，各组治疗方案各有特色，疗效相当，5 年 EFS 均维持于 90% 以上，低危 HL 患儿极适于减少治疗强度，应用短期化疗联合低剂量放疗非常有效，甚至对治疗反应良好者可以取消放疗。

2.中危及高危患儿的治疗

高危患儿多为ⅢB，ⅣA 或ⅣB 期。中危组介于低、高危间，各治疗中心定义差别较大，多为Ⅰ，Ⅱ或ⅢA 期伴部分危险因素。近 20 年来，随着治疗效果不断提高，对儿童中高危 HL 来言，仍然希望治疗毒性最小化。SDS 协作组[21]应用 VAMP/COP 并根据治疗反应决定是否进行 IFRT 治疗中高危 HL，所有患儿接受 6 个疗程化疗，即分别予 3 个疗程 VAMP 和 COP，完全反应者放疗剂量同低危组一样由 25.5 Gy 减少至 15 Gy，结果复发率明显增加，1，2 期者 3 年 EFS 仅为 83%，3，4 期仅为 63%，因此方案不得不提前结束，总体 5 年 EFS 和 OS 都明显低于原先水平，分别为 75.6%，92.7%，而另一个方案应用 VEPA（长春碱、依托泊苷、泼尼松、多柔比星）治疗结果也不尽如人意，说明对于中高危 HL 烷化剂仍然必要，减少烷化剂、蒽环类抗生素化疗联合低剂量 IFRT 治疗肿瘤控制不满意。

同样，放疗对于中高危 HL 也尤为重要。CCG5942 方案[9]应用 6 个疗程 COPP/ABV 治疗中危，高危另外接受 2 疗程依托泊苷及阿糖胞苷强化治疗，完全缓解者随机接受 21 Gy 放疗或无进一步治疗。结果相比之下，全部患儿中接受放疗者 3 年 EFS（93%）明显高于未放疗者（85%）。接受放疗者中中、高危分别达到了 87% 和 90%，而未接受放疗者分别仅为 83%和 81%。德国 GPOH-HD-90 方案[13]在 2 疗程 OPPA（女）OPEA（男）的基础上继续应用 2 疗程 COPP，高危应用 4 疗程 COPP，全部接受 20-35 GyIFRT，5 年 EFS 分别达到了 93% 和 86%。随后的 GPOH-HD-95 方案化疗与 90 方案相同，但化疗早期 CR 者未应用放疗，这部分患儿较接受放疗者治疗失败率增加，中高危的放疗与未放疗者 EFS 分别为 91% 和 84%，全部中危及高危 6 年 EFS 也分别维持在 87% 和 83%。这些都提示因为存在不良因素，中高危患儿、即便是对化疗早期反应好者，放疗依然重要，甚至在高危 HL 治疗中起到了决定治疗成败的作用[19]。

因此，对于中高危 HL 的治疗重点为在加强对肿瘤控制的基础上探讨如何细化分层治疗，使之既减少并发症又能减少复发。

德国 GPOH-HD-95 方案结果提示男孩预后较女孩差，分析原因一方面有研究认为男性为不良预后因素，另外还与男孩未应用丙卡巴肼等烷化剂有关，而研究证明达卡巴嗪即氮烯咪胺作为烷化剂较丙卡巴肼较少性腺毒性[16]。因此 GPOH-HD-2002 方案[16]继续改良，男孩静脉应用达卡巴嗪形成 COPDAC（环磷酰胺、长春新碱、泼尼松以及达卡巴嗪）方案巩固，替代 COPP 中的丙卡巴肼，即中危组男 2OEPA 及 2COPDAC 化疗，女孩应用 2 疗程 OPPA 及 2COPP 化疗，高危组男、女分别予 4COPDAC 及 4COPP 巩固治疗，不但所有患儿放疗剂量均降低至 19.8 Gy IFRT，还使男孩 OEPA 中应用依托泊苷累积量减量至 1250 mg/m^2，低于理论上可以继发 AML 的 2000 mg/m^2。结果 5 年 EFS 中高危分别达到了 88.3% 和 86.9%；OS 分别为 98.5% 和 94.9%，男女预后无差异。提示 OPPA-COPP 和 OEPA-COPDAC 可以相互替换，即不应用丙卡巴肼的情况下提高了中高危男孩的疗效，避免了男性远期生殖系统毒性。

P9425 方案[10]则强调早期治疗反应的重要性。其应用剂量和时间都强化了的 DBVE-PC 或称 ABVE-PC（多柔比星、博来霉素、长春新碱、依托泊苷、丙卡巴肼、环磷酰胺），全部化疗只需 9 周时间，中高危患儿接受 3 疗程 ABVE-PC 化疗后评估对治疗早期快速反应组（RER，肿瘤缩小 50% 以上）接受 21 Gy IFRT，而慢反应组则在继续 2 疗程后 ABVE-PC 化疗再行 IFRT，总体 5 年 EFS 为 84%，OS 为 95%，其中 RER 组 86%，慢反应组为 83%。方案中还尝试应用右雷佐生以减少柔红霉素的心脏毒性，结果对原发肿瘤影响不大，但意外的发现应用右雷佐生组第二肿瘤的机会增加[24]，值得进一步探讨。

CCG59704 方案[22]借鉴成人 HL 方案应用 BEACOPP（博来霉素、依托泊苷、多柔比星、环磷酰胺、长春新碱、丙卡巴肼和泼尼松等）化疗，3 年 EFS 和 OS 虽然分别高达 95% 和 98%，但方案毒性也明显增加，严重感染的发生率明显增高，甚至有因感染致命病例。而且成人应用 BEACOPP 经验报告其第二肿瘤发生率增加了 6 倍以上。因此，BEACOPP 目前限用于治疗原发耐药或难治复发 HL[2,25]。

综上所述，不良因素对于中高危 HL 预后非常重要，应该认真评估进行危险度分层治疗，还要重视早期治疗反应以决定进一步治疗方案，而且化疗方案的选择（药物配伍、累积剂量、强度）要综合考量，到目前还没有可靠证据可以安全的取消中高危患儿的放疗[19]。总之，针对中高危患儿仍需要强化治疗以增加对疾病的控制，而且早期就要应用大剂量强烈化疗以提高治疗反应，大部分 5 年 EFS 可以达到 80% 以上，但大于 90% 仍存在挑战。

北京儿童医院[26]2003 年起率先借鉴国外经验应用改良的 CCG5942 方案治疗，化疗方案相似，但在治疗早、中、后期进行评估，并根据评估结果调整治疗方案；化疗后根据危险因素、缓解以及残留病灶情况继续适当进行 20 ~ 25Gy IFRT，全部患儿 5 年无事件生存率也达到了 90% 以上，总体生存率 100%，追踪 5 年以上的病人目前未发现明显的远期毒副作用。

3.难治/复发的挽救治疗

尽管所有危险度 HL 的治疗结果不断促进，仍有部分患儿经过最初的治疗不缓解或者缓解后早期复发。但鉴于这些病例数量相对少以及复发因素的复杂性，目前并没有统一的挽救治疗方案[19]。Stanford 治疗组应用高剂量治疗后进行自体干细胞移植，5 年 OS 为 68%。德国 GPOH-HD 系列研究回顾性分析 176 例应用高剂量治疗伴或不伴自体干细胞移植治疗治疗中进展及初次复发患儿，一线治疗失败后 10 年 OS 甚至仍高达 75%，二者预后因素分析认为初次治疗期间疾病进展、复发时结外病变、自体干细胞移植时残留纵隔瘤块显著与差的预后相关[27,28]。

另外，新的治疗方法也在不断研究中。COG 已经报告儿童难治复发性 HL 应用 GV（吉西他滨、长春瑞滨）II 期临床研究[29]，GV 方案其作为复发/难治性 HL 造血干细胞移植后复发新的再诱导治疗方案安全有效，容易耐受。最近 Metzger 回顾性分析了 50 例儿童复发 HL[30]，认为挽救治疗时治疗不敏感者预后极差，要考虑根据生物学或免疫学特征进行靶向治疗。而目前正在进行一系列有关靶向治疗临床研究包括根据 HL 的发病机制通过 NF-κB 通路分子水平，即应用酶蛋白体抑制剂硼替佐米（bortezomib，Velcade，PS341）抑制 NF-κB；免疫靶向治疗即包括 EB 病毒特异性 CTL 免疫治疗以及 HL 中 CD20 或 CD30 等单克隆抗体靶向治疗以及放射标记的抗体治疗（radiolabeled immunoglobulin therapy，RIT），等等[31]。

总之，未来儿科复发/难治性 HL 挽救治疗策略的焦点一个是应用（化学、生物学以及免疫学）新药，另外一个是直接或间接抑制 NF-κB，扰乱 NF-κB 通路，等等。

综上所述，当前儿童 HL 治疗策略旨在不断促进预后的同时使治疗相关并发症降至最低限度。因此，治疗前应严格分期、评估危险因素分层治疗，低危者根据情况可以减少烷化剂、蒽环类等毒性药物的应用以及应用最小的放疗剂量甚至取消放疗。中高危患儿则应在强化疗的基础上根据治疗反应等因素分层治疗以加强疾病控制、降低毒性；而复发难治性 HL 挽救治疗通常要通过个体化高剂量化疗伴自体干细胞移植。而新的靶向治疗等治疗方法的开展也许能进一步改善儿童 HL 的预后。

二、淋巴瘤的免疫进展

50 年来，联合化疗在淋巴瘤的治疗上取得了很大的成就，大大提高了淋巴瘤患者的无病生存率，然而，仍有许多类型的淋巴瘤单纯化疗效果不佳，存在耐药和复发的问题，而且化疗药物无肿瘤细胞特异性，副作用大，严重影响了淋巴瘤患者的远期生存质量，单纯通过提高化疗强度已不能进一步改善患者的预后。化疗的策略主要是杀灭增殖状态的肿瘤细胞，处于静息状态的肿瘤干细胞是肿瘤复发的主要原因。

临床上迫切需要一种新的治疗方法，特异性地针对肿瘤细胞，既能杀灭增殖迅速的肿瘤细胞，又能杀灭处于 G0 期的肿瘤干细胞，有效而副作用小，于是，淋巴瘤的免疫治疗便诞生了。

免疫治疗分为被动和主动免疫治疗两大类，被动免疫治疗主要包括抗体治疗和过继性 T 细胞回输免疫治疗，主动免疫治疗则包括肿瘤疫苗和肿瘤免疫负调节因子阻断治疗。

（一）被动免疫治疗

1.抗体治疗

1982 年，Miller 首先试验用抗独特抗体来治疗 B 细胞淋巴瘤，证明了抗体治疗淋巴瘤的安全性和有效性，这是淋巴瘤抗体治疗的开端[32]。经过大量的研究，直到 1997 年抗 CD20 单克隆抗体（美罗华）成为第一个被批准用于临床治疗淋巴瘤的单抗隆抗体，由于大多数 B 细胞淋巴瘤细胞表面表达 CD20，美罗华主要用于治疗 B 细胞淋巴瘤，它已被批准单药治疗低度恶性的 B 细胞淋巴瘤，并且与化疗联用明显提高 B 细胞淋巴瘤的治疗效果[32,33]。

目前，含有美罗华的治疗方案已经成为滤泡细胞淋巴瘤（follicular lymphoma，FL）和套细胞淋巴瘤（mantel cell lymphoma，MCL）的标准治疗方案，并且推荐美罗华用于 FL 的维持治疗[34,35]。对于弥漫大 B 细胞淋巴瘤（diffuse large B-cell lymphoma，DLBCL），经过系统综述和荟萃分析，无论是生发中心型（GCB 型）还是非 GCB 型，包含美罗华的治疗方案组总生存率均显著提高[36]。

美罗华在淋巴瘤治疗中的应用多来源于成人淋巴瘤的经验，而伯基特淋巴瘤（Burkitt lymphoma，BL）是一种高度恶性、高侵袭性的 B 细胞淋巴瘤，儿童发病率高，临床上多采用短疗程、高强度的化疗方案，目前关于美罗华在 BL 中的疗效以及联用美罗华是否可降低化疗强度的前瞻性、大宗病例、双盲、对照的临床研究多数正在进行中。

2012 年 9 月，COG 刚刚结束的一项关于美罗华 + 标准 LMB96 方案治疗Ⅲ/Ⅳ期儿童和青少年 B 细胞淋巴瘤（其中 56% 是 BL）的前瞻性多中心研究的结果表明，3 年无事件生存率（EFS）的总生存率（OS）均为 95%，相比较之前仅用 LMB96 化疗的 5 年 EFS 84% 来讲，该结果为目前所得到的最好结果，而且在研究中美罗华也显示了儿童应用的良好的安全性，因此，美罗化 + 化疗将来有可能代替单纯化疗治疗初治儿童 B 细胞淋巴瘤[37]。

免疫球蛋白基因重排研究表明经典型 HL 的 RS 细胞来源于生发中心的 B 淋巴细胞，20%～30% 的经典型 HL（cHL）肿瘤细胞表达 CD20，Ⅱ期临床试验也的确证明了美罗华对 cHL 和结节性淋巴细胞为主型 HL 的治疗作用[38]。

越来越多的证据表明，美罗华对肿瘤细胞不表达 CD20 的 cHL 也有治疗作用，它的机制可能为：清除肿瘤微环境中的激活 B 淋巴细胞加强了抗肿瘤免疫反应；HL 肿瘤干细胞可能表达 CD20，美罗华清除了这些肿瘤干细胞[39]。

基于这个理论，另一项Ⅱ期临床试验用美罗华 + ABVD 方案（RABVD）治疗初治晚期 cHL，结果显示了 RABVD 方案良好的安全性和临床应用前景，目前，关于本方案的多中心随机对照研究正在进行中[40]。

在美罗华出现的 15 年间，又有大量针对不同淋巴瘤靶抗原的抗体在研或已被应用于临床，部分抗体见表 7-2-4[41]。

表 7-2-4　不同淋巴瘤靶抗原的抗体在研情况

抗体	靶抗原	结构
Siplizumab	CD2	人抗-CD2 单抗
UCHT-1	CD3	抗-CD3 的 scFv 耦联白喉毒素
Zanolimumab（HuMax-CD4）	CD4	人抗-CD4 单抗
SAR3419	CD19	人抗-CD19 单抗耦联美登素
Blinatumomab	CD19/CD3	BiTE，联接抗-CD19 和抗-CD3 的 scFv
Ofatumumab	CD20	人抗-CD20 单抗，结合独特的 CD20 抗原表位
Inotuzumab ozogamicin	CD22	人抗-CD22 单抗耦联卡奇霉素样毒素
Brentuximab vedotin（SGN 35）	CD30	嵌合型抗-CD30 单抗耦联 MMAE（抗微管蛋白药）
Alemtuzumab	CD52	人抗-CD52 单抗

Brentuximab vedotin（SGN 35）是抗-CD30 单抗与抗微管蛋白药物 MMAE（monomethyl auristatin E）的耦合剂，用于治疗表达 CD30 的淋巴瘤,主要是间变性大细胞淋巴瘤（anaplastic large cell lymphoma, ALCL）和 HL，一项大宗病例的 II 期临床试验结果表明：75% 的复发难治 HL 和 86% 的复发难治 ALCL 对 SGN 35 有治疗反应，目前该药的治疗效果正在进一步的临床研究中，很高的治疗反应率以及其轻微的毒性反应使得该药具有很好的临床应用前景，也许在不久的将来，SGN 35 可能作为一线用药来治疗 CD30 阳性淋巴瘤[42]。

单克隆抗体治疗淋巴瘤的机制包括：直接杀伤肿瘤细胞、抗体依赖的细胞介导的细胞毒作用、补体介导的细胞毒作用和可能的疫苗作用[43]。根据单克隆抗体的作用机制，可以通过不同的途径提高抗体杀伤肿瘤细胞的作用，于是便产生了许多单克隆抗体的改良或衍生物。具体如下：①提高抗体和靶抗原的结合能力：包括提高瘤灶部位单克隆抗体的浓度，提高抗体和靶抗原的亲和力[44]，或提高靶抗原的表面密度，如 CpG 诱导淋巴瘤细胞表面抗原表达上调[45]。②提高单克隆抗体直接杀伤肿瘤细胞的作用：将包含有同位素、毒素或化疗药的质脂体与单克隆抗体结合，可以起到对肿瘤细胞靶向杀伤的作用，如 Brentuximab vedotin（SGN-35）[46]；抑制对于肿瘤细胞生存至关重要的表面抗原，如 CD79a；或者激活细胞表面传导死亡信号的靶抗原，如 TRAIL-R1 或 R2[41]。③加强抗体依赖的细胞介导的细胞毒作用：提高单克隆抗体（mAb）Fc 段和 Fc 段受体（FcR）的结合力，如 GA101[47]；通过抗体（CD137）或细胞因子（IL-21）介导激活抗体结合的 NK 细胞[48]；通过 Fc 段以外的其他配体吸引效应细胞，如 BiTE mAb 衍生的复合物可以聚集 T 细胞到靶细胞周围起到杀伤靶细胞的作用[41]。④提高补体介导的细胞毒作用：加强 mAb Fc 段和 C1q 的结合，如 ofatumumab；阻滞补体抑制因子，如 CD46，CD55 和 CD59[41]；或者是通过输入血浆的方法补充消耗减少的补体成分[49]。⑤加强 mAb 的疫苗作用：将 mAb 与免疫激活剂结合，如 CpG，可以加强 mAb 潜在的疫苗作用[50]。单独或联合应用上述加强抗体治疗效果的手段目前已构建出许多非常有临床应用前景的单克隆抗体，如 BiTE 复合体将肿瘤细胞表面的 CD19 抗原和 T 细胞表面的 CD3 抗原连接起来，促进 T 细胞对肿瘤细胞的杀伤；抗 CD30 抗体和毒素的耦合体用于间变性大细胞淋巴瘤的治疗等。

2.过继性 T 细胞回输免疫治疗

异基因造血干细胞移植、供者淋巴细胞回输、体外 T 细胞扩增、淋巴因子激活杀伤细胞、细胞因子诱导杀伤细胞以及 CD3/CD28 阳性细胞扩增，这些都证明 T 细胞免疫治疗的有效性。近年来 T 细胞免疫治疗研究的主要方向是如何使 T 细胞具有靶向性，定向杀伤肿瘤细胞，其中主要的手段是使 T 细胞表达淋巴瘤特异性受体。过继性细胞免疫治疗在移植后 EB 病毒（epstein-barr virus，EBV）相关移植后淋巴增殖性疾病（post-transplant lymphoproliferative disorder，PTLD）预防和治疗中研究得比较多，一项多中心的研究结果表明，33 例传统治疗失败的 PTLD 病人经输入 HLA 部分相合的异基因细胞毒 T 细胞（cytotoxic lymphocyte，CTL）后，52% 的病人在治疗后 6 个月获得了明显的治疗反应[51]。同样的治疗策略被用于与 EBV 感染有密切关系的 HL 中，收集 HL 患者的外周血 CTL，用 LCL 细胞（EBV 转化的 B 细胞系）刺激 CTL 活化，体外扩增后回输入病人体内，CTL 在体内进一步扩增，在外周血中可持续存在 12 个月，并能转移至肿瘤部位，11 例病人中有 3 例观察到了治疗反应[52]。另一项研究表明特异性针对 EBV LMP2 抗原的 CTL 可能比多克隆 EBV-CTL 在 HL 的免疫过继治疗中更有效，回输 LMP2-CTL 病人耐受性好，6 例病人中 5 例有治疗反应，治疗反应持续时间大于 9 个月[53]。

部分淋巴瘤与 EBV 感染相关，尤其是 HL，肿瘤细胞表达 EBV 抗原，在体外选择表达天然针对这种 EBV 抗原的 T 细胞受体（TCR）的 T 细胞，由于选择性嵌合肿瘤细胞表面的 EBV 抗原，可以实现 T 细胞对肿瘤细胞的靶向杀伤，也显示了一定的临床效果。然而，大部分类型的淋巴瘤细胞表面不表达 EBV 抗原，于是便产生了嵌合抗原受体（chimeric antigen receptors，CARs），CARs 是通过基因工程构建出的一种复合体，它包含与一个 B 细胞受体（BCR）结合的特异性抗体（如抗 CD19 单抗）的胞外结合位点、TCR 相关信号传导分子 CD3 和 T 细胞共刺激分子（如 CD28 和 CD137/4-1BB）的胞内功能域。将 CARs 转导入自体外周血 T 淋巴细胞中，再回输到病人体内。由于机体自身的免疫调节功能，在过继性 T 淋巴细胞回输之前需对病人进行去除淋巴细胞治疗，以去除免疫抑制细胞以及其他与 T 细胞竞争生长因子（如 IL-7 和 IL-15）的淋巴细胞。由于过继性 T 淋巴细胞输入可能引起体内细胞因子风暴而导致病人死亡，故去除淋巴细胞治疗非常关键[41]。

过继性 T 细胞治疗相对于抗体治疗有一些独特的优势，回输入体内的 T 细胞可以迁移到瘤灶所在的部位，可以在体内增殖，并且与化疗结合可以直接利用化疗后的去淋巴细胞作用。因此基于灵活的 CAR 平台的过继性 T 细胞输入非常有临床应用前景，目前在其他肿瘤已经开始了早期的临床试验[54]。然而该方法仍有一些不足之处或需要解决的问题：①机体的免疫系统可能会逐渐对基因修饰过的 T 细胞或 CARs 产生排斥反应，使输入的 T 细胞不能持久存在。②由于基因修饰的 T 细胞只针对某个或少数几个肿瘤抗原，而肿瘤细胞的变异株则可以逃逸 T 细胞的杀伤。这一弊端可以被"免疫移植"克服。

（二）主动免疫治疗

1.肿瘤疫苗

肿瘤疫苗是用肿瘤相关抗原（tumor associated antigens，TAAs）免疫机体，使机体产生针对该 TAAs 的免疫反应，以清除肿瘤细胞。2010 年 4 月，第一个肿瘤疫苗被批准临床使用，该疫苗是针对前列腺癌的，与安慰剂组对比有明显的疗效[55]。目前淋巴瘤的疫苗治疗尚处于临床试验阶段。

制备肿瘤疫苗如何选择 TAAs 非常重要，B 细胞淋巴瘤起源于 1 个 B 淋巴细胞，故所有的肿瘤细胞均表达相同独特型（idiotype，Id）的免疫球蛋白，而不同于机体内其他克隆的 B 细胞，免疫球蛋白的独特型抗原是目前研究得最多的 TAAs。由于 Id 的抗原性比较弱，为了增加其抗原性通常将其与一个载体蛋白耦合，如钥孔虫戚血兰素（keyhole limpet hemocyanin，KLH），或将它与免疫刺激剂共同使用，如粒-巨噬细胞集落刺激因子。一些临床前和早期临床试验的确证明 Id 瘤苗可以诱导产生肿瘤特异性抗体和 T 细胞[56]。随后就 Id 瘤苗开展了随机、双盲、安慰剂对照的Ⅲ期临床试验，其中的一项研究显示 Id-KLH 瘤苗用于初次缓解的 FL 患者显著延长 EFS，另一项研究结果表明 Id-KLH 瘤苗在有免疫反应组显示了明显的临床效果，接下来对 91 例新诊断的 FL 患者的随诊中发现，疫苗接种后诱导产生出抗 Id 抗体的病人 OS 明显延长，10 年 OS 在有抗体产生组和无抗体组中分别为 90% 和 69%[57]。

大约有一半的病人在 Id 瘤苗接种后会产生特异性抗体，影响 Id 抗原在体内发挥作用的因素很多，其中最重要的一点是 Id 抗原在体内需要抗原递呈细胞（antigen-presenting cells，APCs）来处理和递呈，肿瘤病人的 APCs 的功能由于化疗或肿瘤本身的原因是受抑制的，于是有学者便将病人的树突状细胞（dendritic cells，DCs）分离出来，体外装配肿瘤抗原，激活这些细胞后回输至病人体内，在接下来的临床试验中，不管是 T 细胞或 B 细胞淋巴瘤均显示出明显的治疗效果[58,59]。最近，Di Nicola 等人在体外用凋亡的肿瘤细胞作为抗原装配 DCs，用于治疗 18 例惰性淋巴瘤患者，获得了 33% 的治疗反应率，其中 3 例完全缓解[60]。

另外一个可以克服肿瘤细胞 APCs 缺陷的方法是利用 B 淋巴瘤细胞本身作为 APCs，B 淋巴瘤细胞本身可以被激活表达 MHC Ⅱ 分子和 CD80、CD86 等协同激活分子，并将自身的 TAA 递呈后诱发 T 和

B 细胞免疫反应。将 B 淋巴瘤细胞与表达 CD40 配体（CD40L）的细胞混合，将 CD40L 基因导入 B 淋巴瘤细胞使其表达 CD40L，可以使 B 淋巴瘤细胞表面的 CD40 发生胶联从而激活 B 淋巴瘤细胞的 APCs 作用[61,62]。

Spaner 等的研究将自体的 B 淋巴瘤细胞用热休克或紫外线加氧化剂处理后再回输，不但可以加强这些细胞的 APC 功能，同时死亡的肿瘤细胞可以在瘤苗注射部位被其他 APCs 吞噬、处理和递呈[63]。这些方法均获得了机体对肿瘤的免疫反应，并且取得了一定的临床效果。Brody 等人在此基础上建立了原位瘤苗免疫接种（in situ vaccination）的方法：对身体一个部位的 B 淋巴瘤灶进行低剂量放疗，杀死部分肿瘤细胞，接着在瘤体内注射 CpG（TLR9 ligand），可以加强周围的 DCs 对释放出的肿瘤抗原的抗原递呈作用，CpG 还可以促进残留的 B 淋巴瘤细胞对肿瘤抗原的递呈作用，这种方法在动物实验已经证明可以诱导肿瘤特异性 T 细胞反应并治愈大的瘤灶[64]，在惰性淋巴瘤病人体内试验也取得了类似的效果，获得了全部或部分的临床治疗反应[65]。

2.肿瘤免疫负调节因子阻断

肿瘤细胞之所以能在体内生存，而不被机体的免疫反应而清除，说明肿瘤细胞存在一种免疫逃逸能力，如何能解除机体免疫系统对肿瘤抗原的免疫耐受将是肿瘤免疫治疗的关键。目前，肿瘤免疫逃逸的机制虽然并不十分明确，但的确发现一些免疫调节因子，如 Tregs，髓系衍生的抑制细胞、肿瘤相关巨噬细胞、血管内皮生长因子、转化生长因子（TGF）以及 IL-10，在淋巴瘤病人中与预后不良相关，而且与动物模型中淋巴瘤疫苗的治疗失败相关。于是相应地便产生了一个新的免疫治疗方向，即阻断这些与肿瘤免疫负调节相关的因子，其中一种重要的方法就是用单克隆抗体来阻断这些因子[41]。

在许多肿瘤类型中，Treg 在瘤灶部位或外周血中出现与预后不良相关，提示我们，去除 Treg 是否可以恢复机体对肿瘤细胞的免疫反应？许多方法可以去除 Treg 细胞，包括低剂量环磷酰胺、抗 CD25 单抗 daclizumab 以及 IL-2-白喉毒素融合蛋白地尼白介素（Ontak），去除 Treg 细胞的治疗在实体瘤中研究得较多，在难治和复发 B 细胞 NHL 的 2 项研究中，去除 Treg 细胞获得了明确的治疗反应，但比例较低。上述结果提示我们，去除 Treg 细胞治疗可以和肿瘤疫苗等其他免疫治疗结合使用以加强效应性 T 细胞的功能，目前这一研究已在实体瘤中进行[66]。

细胞毒 T 细胞相关蛋白 4（Cytotoxic T-lymphocyte-associated protein 4，CTLA-4）是 CD28 家族的同系物，通过结合 CD80 和 CD86 对 T 细胞的激活起负调控作用，它仅在激活后的 T 细胞表面表达，但在所有 Treg 细胞表达，阻断 CTLA-4 可以使 T 细胞持续保持激活状态，并且可以阻断 Treg 细胞的免疫抑制作用。最近的一项关于抗 CTLA-4 单抗（ipilimumab）的 III 期临床试验结果提示，ipilimumab 可以提高转移黑色素瘤病人的总生存率[67]。抗 CTLA-4 单抗在淋巴瘤治疗中的应用目前正在早期临床试验中，对不同类型的淋巴瘤，如 FL、MCL、DLBCL 以及 HL 都显示了临床治疗作用，虽然治疗反应率只有 15%~20%，抗 CTLA-4 单抗在淋巴瘤的治疗中已经显示了良好的应用前景，不管是单药治疗，还是与肿瘤疫苗等其他免疫治疗方法联用[41]。

程序性死亡受体 1（programmed-death receptor 1，PD-1）是一种抑制性受体，在 T 细胞激活后表达，其功能主要是抑制 T 细胞活化和增殖，可能参与肿瘤细胞的免疫逃逸[68]，抗 PD-1 单克隆抗体 CT-011 在一项研究中用于治疗晚期血液系统肿瘤，其中包括淋巴瘤，获得了一定的治疗反应[69]，而一项 II 期临床试验联用 CT-011 和美罗华目前正在进行中[70]。

2005 年，Brody 等人提出了免疫移植（immunotransplantation）的概念，即将瘤苗接种、收获疫苗激活的 T 细胞、去白细胞自体移植和 T 细胞回输结合起来，在动物实验中，免疫移植可以明显提高肿瘤特异性 CD8 阳性记忆 T 细胞的数量，并治愈大的肿瘤灶[71]。

综上所述，多种免疫治疗方案通过不同的作用机制均显示了对淋巴瘤的治疗作用，不同免疫治疗方案的联合应用可以加强抗肿瘤免疫反应，可能是未来淋巴瘤免疫治疗的发展方向。另外，加强抗体与靶抗原的亲和性和活性，探寻新的有效的抗体-药物耦合剂，研究肿瘤的免疫逃逸机制，加强免疫治疗效果和持续时间等都是淋巴瘤免疫治疗需要解决的问题。

（段彦龙　张永红　张蕊）

参考文献

[1] KAATSCH P. Epidemiology of childhood cancer[J]. Cancer Treat Rev，2010，36（4）：277-285.

[2] BRENNER H，GONDOS A，PULTE D. Ongoing improvement in long-term survival of patients with Hodgkin disease at all ages and recent catch-up of older patients[J]. Blood，2008，111（6）：2977-2983.

[3] HODGSON D C. Hodgkin lymphoma：the follow-up of long-term survivors[J]. Hematol Oncol Clin North Am，2008，22（2）：233-244.

[4] BHATIA S，YASUI Y，ROBISON L L，et al. High risk of subsequent neoplasms continues with extended follow-up of childhood Hodgkin's disease：Report from the Late Effects Study Group[J]. J Clin Oncol，2003，21（23）：4386-4394.

[5] HODGSON D C，HUDSON M M，CONSTINE L S. Pediatric Hodgkin Lymphoma：Maximizing Efficacy and Minimizing Toxicity[J]. Semin Radiat Oncol，17：230-242.

[6] LISTER T A，CROWTHER D，SUTCLIFFE S B，et al. Report of a committee convened to discuss the evaluation and staging of patients with Hodgkin's disease：Cotswald meeting[J]. J Clin Oncol，1989，7（11）：1630-1636.

[7] VAN DEN BOSSCHE B，LAMBERT B，DE WINTER F，et al. 18-FDG PET versus high-dose 67-Ga scintigraphy for restaging and treatment follow-up of lymphoma patients[J]. Nucl Med Commun，2002，23（11）：1079-1083.

[8] FURTH C，STEFFEN I G，AMTHAUER H，et al. Early and late therapy response assessment with fluorodeoxyglucose positron emission tomography in pediatric Hodgkin's lymphoma：analysis of a prospective multicenter trial[J]. J Clin Oncol，2009，27（26）：4385-4391.

[9] NACHMAN J B，SPOSTO R，HERZOG P，et al. Randomized comparison of low-dose involved-field radiotherapy and no radiotherapy for children with Hodgkin's disease who achieve a complete response to chemotherapy[J]. J Clin Oncol，2002，20（18）：3765-3771.

[10] SCHWARTZ C L，CONSTINE L S，VILLALUNA D，et al. A risk-adapted，response-based approach using ABVE-PC for children and adolescents with intermediate and high-risk Hodgkin lymphoma：the results of P9425[J]. Blood，2009，114：2051-2059.

[11] DONALDSON S S，LINK M P，WEINSTEIN H J. Final results of a prospective clinical trial with VAMP and low-dose involved-field radiation for children with low-risk Hodgkin's Disease[J]. J Clin Oncol，2007，25：332-337.

[12] HUDSON M M，KRASIN M，LINK M P. Risk-Adapted，Combined-Modality Therapy With VAMP/COP and Response-Based，Involved-Field Radiation for Unfavorable Pediatric Hodgkin's Disease[J]. J Clin Oncol，2004，15，22（22）：4541-4550.

[13] SCHELLONG G，POTTER R，BRAMSWIG J，et al. High cure rates and reduced long-term toxicity in pediatric Hodgkin's disease：The German-Austrian multicenter trial DAL-HD-90. The German-Austrian Pediatric Hodgkin's Disease Study Group[J]. J Clin Oncol，1999，（17）：3736-3744.

[14] DORFFEL W，LUDERS H，RUHL U，et al. Preliminary results of the multicenter trial GPOH-HD 95 for the treatment of Hodgkin's disease in children and adolescents：analysis and outlook[J]. Klin Padiatr，2003，215（3）：139-145.

[15] RUHL U，ALBRECHT M，DIECKMANN K，et al. Response-adapted radiotherapy in the treatment of pediatric Hodgkin's disease：an interim report at 5 years of the German GPOH-HD 95 Trial[J]. Int J Radiation Oncology Biol Phys，2001，51（5）：1209-1218.

[16] CHRISTINE M K，HASENCLEVER D，DORFFEL W，et al. Procarbazine-Free OEPA-COPDAC Chemotherapy in Boys and Standard OPPA-COPP in Girls Have Comparable Effectiveness in Pediatric Hodgkin's Lymphoma：The GPOH-HD-2002 Study[J]. J Clin Oncol，28：3680-3686.

[17] LANDMAN-PARKER J，PACQUEMENT H，LEBLANC T，et al. Localized childhood Hodgkin's disease：response adapted chemotherapy with etoposide，bleomycin，vinblastine，and prednisone before low-dose radiation therapy-results of the French Society of Pediatric Oncology Study MDH90[J]. J Clin Oncol，2000，18（7）：1500-1507.

[18] SMITH R S，CHEN Q，HUDSON M M. Prognostic Factors for Children With Hodgkin´s Disease Treated With Combined-Modality Therapy[J]. Journal of Clinical Oncology，2003，21（10）：2026-2033.

[19] FREED J, KELLY K M. Current Approaches to the Management of Pediatric Hodgkin Lymphoma[J], Pediatr Drugs, 2010, 12（2）：85-98.

[20] DIECKMANN K，PÖTTER R，HOFMANN J. Does bulky disease at diagnosis influence outcome in childhood Hodgkin's disease and require higher radiation doses? Results from the German-Austrian Pediatric multicenter trial DAL-HD-90[J]. Int J Radiation Oncology Biol Phys，2003，56（3）：644-652.

[21] DONALDSON S S，HUDSON M M，LAMBORN K R，et al. VAMP and low-dose，involved-field radiation for children and adolescents with favorable，early-stage Hodgkin´s disease：results of a prospective clinical trial[J]. J Clin Oncol，2002，20（14）：3081-3087.

[22] KELLY K M，HUTCHINSON R J，SPOSTO R，et al. Feasibility of upfront dose intensive chemotherapy in children with advanced-stageHodgkin´s lymphoma：preliminary results from the Children´s Cancer Group Study CCG-59704[J]. Ann Oncol，2002，13 Suppl，1：107-111.

[23] FRIEDMANN A M，HUDSON M M，WEINSTEIN H J，et al. Treatment of unfavorable childhood Hodgkin´s disease with VEPA and low-dose，involved-field radiation[J]. J Clin Oncol，2002，20（14）：3088-3094.

[24] TEBBI C K，LONDON W B，FREIDMANN D，et al. Dexrazoxane-associated risk for acute myeloid leukemia/myelodysplastic syndrome and other secondary malignancies in pediatric Hodgkin´s disease[J]. J Clin Oncol，2007，25（5）：493-500.

[25] DIEHL V，FRANKLIN J，PFREUNDSCHUH M，et al. Standard and increased-dose BEACOPP chemotherapy compared with COPP-ABVD for advanced Hodgkin's disease[J]. N Engl J Med，2003，348（24）：2386-2395.

[26] 段彦龙，张永红，金玲，等. 儿童霍奇金淋巴瘤 34 例临床分析[J]. 中华儿科杂志，2010，48（9）：698-702.

[27] LIESKOVSKY Y E，DONALDSON S S，TORRES M A，et al. High dose therapy and autologous hematopoietic stem cell transplantation for recurrent or refractory pediatric Hodgkin's disease：results and prognostic indices[J]. J Clin Oncol，2004，22（22）：4532-4540.

[28] SCHELLONG G，DORFFEL W，CLAVIEZ A，et al. Salvage therapy of progressive and recurrent Hodgkin´s disease：results from a multicenter study of the Pediatric DAL/GPOH-HD Study Group[J]. J Clin Oncol，2005，23（25）：6181-6189.

[29] COLE P D，SCHWARTZ C L，DRACHTMAN R A，et al. Phase II study of weekly gemcitabine and vinorelbine for children with recurrent or refractory Hodgkin´s disease：a children´s oncology group report[J]. J Clin Oncol，2009，27：1456-1461.

[30] METZGER M L，HUDSON M M，KRASIN M J. Initial Response to Salvage Therapy Determines Prognosis in Relapsed Pediatric Hodgkin Lymphoma Patients[J]. Cancer，2010，116：4376-4384.

[31] WEINSTEIN H J，HUDSON M M，et al. Pediatric Lymphomas[P]，2007，DOI：10.1007/978-3-540-68753-5.

[32] MILLER R A，MALONEY D G，WARNKE R，et al. Treatment of B-cell lymphoma with monoclonal anti-idiotype antibody[J]. N Engl J Med，1982，306：517-522.

[33] MARCUS R，IMRIE K，SOLAL C P，et al. Phase III study of R-CVP compared with cyclophos- phamide，vincristine，and prednisone alone in patients with previously untreated advanced follicular lymphoma[J]. J Clin Oncol，2008，26：4579-4586.

[34] FREEDMAN A. Follicular lymphoma：2011 update on diagnosis and management[J]. Am J Hematol，2011，86（9）：768-775.

[35] VOSE J M. Mantle cell lymphoma：2012 update on diagnosis，risk-stratification，and clinical management[J]. Am J Hematol，2012，87（6）：604-609.

[36] FANG C，XU W AND LI J Y. A systematic review and meta-analysis of rituximab-based immunochemotherapy for subtypes of diffuse large B cell lymphoma[J]. Ann Hematol，2010，89（11）：1107-1113.

[37] KIM Y H，DUVIC M，OBITZ E，et al. Clinical efficacy of zanolimumab（HuMax-CD4）：Two phase 2 studies in refractory cutaneous T-cell lymphoma[J]. Blood，2007，109：4655-4662.

[38] D'AMORE F，RADFORD J，RELANDER T，et al. Phase II trial of zanolimumab（HuMax-CD4）in relapsed or refractory non-cutaneous peripheral T cell lymphoma[J]. Br J Haematol，2010，150：565-573.

[39] KIM S，FRIDLENDER Z G，DUNN R，et al. B-cell deple- tion using an anti-CD20 antibody augments anti-tumor immune responses and immunotherapy in nonhematopoietic murine tumor models[J]. J Immunother，2008，31（5）：446-457.

[40] YOUNES A，OKI Y，MCLAUGHLIN P，et al. Phase 2 study of rituximab plus ABVD in patients with newly diagnosed classical Hodgkin lymphoma[J]. Blood，2012，119（18）：4123-4128.

[41] BRODY J，KOHRT H，MARABELLE A，et al. Active and passive immunotherapy for lymphoma：proving principles and improving results[J]. J Clin Oncol，2011，29（14）：1864-1875.

[42] PRO B，ADVANI R，BRICE P，et al. Brentuximab vedotin（SGN-35）in patients with relapsed or refractory systemic anaplastic large cell lymphoma：results of a phase II study[J]. J Clin Oncol，2012，30（18）：2190-2196.

[43] WEINER G J. Rituximab：Mechanism of action[J]. Semin Hematol，2010，47：115-123.

[44] MORSCHHAUSER F，LEONARD J P，FAYAD L，et al. Humanized anti-CD20 antibody，veltuzumab，in refractory/recurrent non-Hodgkin's lymphoma：Phase I/II results[J]. J Clin Oncol，2009，27：3346-3353.

[45] LEONARD J P，LINK B K，EMMANOUILIDES C，et al. Phase I trial of toll-like receptor 9 agonist PF-3512676 with and following rituximab in patients with recurrent indolent and aggressive non Hodgkin's lymphoma[J]. Clin Cancer Res，2007，13：6168-6174.

[46] SHUSTOV A R，ADVANI R，BRICE P，et al. Complete remissions with brentuximab vedotin（SGN-35）in patients with relapsed or refractory systemic anaplastic large cell lymphoma[J]. ASH Annual Meeting Abstracts 116，2010（abstr 961）.

[47] SEHN L H，ASSOULINE S E，STEWART D A，et al. A phase I study of GA101（RO5072759）monotherapy followed by maintenance in patients with multiply relapsed/refractory CD20 malignant disease[J]. ASH Annual Meeting Abstracts 114，2009（abstr 934）.

[48] TIMMERMAN J M，BYRD J C，ANDORSKY D J，et al. Efficacy and safety of recombinant interleukin-21（rIL-21）and rituximab in relapsed/refractory indolent lymphoma[J]. J Clin Oncol，2008，26：S467.（suppl；abstr 8554）

[49] KLEPFISH A，GILLES L，IOANNIS K，et al. Enhancing the action of rituximab in chronic lymphocytic leukemia by adding fresh frozen plasma：Complement/rituximab interactions & clinical results in refractory CLL[J]. Ann N Y Acad Sci，2009，1173：865-873.

[50] TIMMERMAN J，BETTING D，YAMADA R，et al. In vivo activity of rituximab-CpG oligodeoxynucleotide conjugate against rituximab-resistant human CD20 B-cell lymphoma[J]. J Clin Oncol，2009，27：441s.（suppl；abstr 8529）

[51] HAQUE T，WILKIE G M，JONES M M，et al. Allogeneic cytotoxic T cell therapy for EBV-positive posttransplantation lymphoproliferative disease：results of a phase 2 multicenter clinical trial[J]. Blood，2007，110：1123-1131.

[52] BOLLARD C M，AGUILAR L，STRAATHOF K C，et al. Cytotoxic T lymphocyte therapy for Epstein-Barr Virus + Hodgkin's disease[J]. J Exp Med，2004，200：1623-1633.

[53] LUCAS K G，SALZMAN D，GARCIA A，et al. Adoptive immunotherapy with allogeneic Epstein–Barr virus（EBV）-specific cytotoxic T-lymphocytes for recurrent[J]. EBV-positive Hodgkin disease Cancer，2004，100：1892-1901.

[54] PARK J R，DIGIUSTO D L，SLOVAK M，et al. Adoptive transfer of chimeric antigen receptor redirected cytolytic T lymphocyte clones in patients with neuroblastoma[J]. Mol Ther，2007，15：825-833.

[55] HIGANO C S，SCHELLHAMMER P F，SMALL E J，et al. Integrated data from 2 randomized，double-blind，placebo-controlled，phase 3 trials of active cellular immunotherapy with sipuleucel-T in advanced prostate cancer[J]. Cancer，2009，115：3670-3679.

[56] HOUOT R，LEVY R. Vaccines for lymphomas：Idiotype vaccines and beyond[J]. Blood Rev，2009，23：137-142.

[57] CARLRING J，SZABO M J，DICKINSON R，et al. Conjugation of lymphoma idiotype to CD40 antibody enhances lymphoma vaccine immunogenicity and antitumor effects in mice[J]. Blood，2012，119（9）：2056-2065.

[58] HUS I，SCHMITT M，TABARKIEWICZ J，et al. Vaccination of B-CLL patients with autologous dendritic cells can change the frequency of leukemia antigen-specific CD8 T cells as well as CD4 CD25 FoxP3 regulatory T cells toward an antileukemia response[J]. Leukemia，2008，22：1007-1017.

[59] MAIER T，TUN-KYI A，TASSIS A，et al. Vaccina- tion of patients with cutaneous T-cell lymphoma using intranodal injection of autologous tumorlysate-pulsed dendritic cells[J]. Blood，2003，102：2338-2344.

[60] DI NICOLA M，ZAPPASODI R，CARLO S C，et al. Vaccination with autologous tumor-loaded dendritic cells induces clinical and immunologic responses in indolent B-cell lymphoma patients with relapsed and measurable disease：A pilot study[J]. Blood，2009，113：18-27.

[61] DESSUREAULT S，NOYES D，TAO T G，et al. Bystander-based immunotherapy for patients with mantle cell lymphoma（MCL）：Proof of principle[J]. Blood，2007，110：192B.

[62] WIERDA W G, CASTRO J E, AGUILLON R, et al. A phase I study of immune gene therapy for patients with CLL using a membrane-stable, humanized CD154[J]. Leukemia, 2010, 24: 1893-1900.

[63] SPANER D E, HAMMOND C, MENA J, et al. A phase I/II trial of oxidized autologous tumor vaccines during the "watch and wait" phase of chronic lymphocytic leukemia[J]. Cancer Immunol Immunother, 2005, 54: 635-646.

[64] LI J, SONG W, CZERWINSKI D K, et al. Lymphoma immunotherapy with CpG oligodeoxynucleotides requires TLR9 either in the host or in the tumor itself[J]. J Immunol, 2007, 179: 2493-2500.

[65] BRODY J, AI W Z, CZERWINSKI D, et al. Clinical and immunologic responses to a novel in situ lymphoma vaccine maneuver: Preliminary results of a phase II trial of intra-tumoral CpG 7909[J]. J Clin Oncol, 2008, 26: 132s. (suppl; abstr 3003)

[66] MORSE M A, HOBEIKA A C, OSADA T, et al. Depletion of human regulatory T cells specifically enhances antigen-specific immune responses to cancer vaccines[J]. Blood, 2008, 112: 610-618.

[67] HODI F S, O'DAY S J, MCDERMOTT D F, et al. Improved survival with ipilimumab in patients with metastatic melanoma[J]. N Engl J Med, 2010, 363: 711-723.

[68] IWAI Y, ISHIDA M, TANAKA Y, et al. Involvement of PD-L1 on tumor cells in the escape from host immune system and tumor immunotherapy by PD-L1 blockade[J]. Proc Natl Acad Sci USA, 2002, 99: 12293-12297.

[69] BERGER C, JENSEN M C, LANSDORP P M, et al. Adoptive transfer of effector CD8 T cells derived from central memory cells establishes persistent T cell memory in primates[J]. J Clin Invest, 2008, 118: 294-305.

[70] WESTIN J R, CHU F, FOGLIETTA M, et al. Phase II safety and efficacy study of CT-011, a humanized anti-PD-1 monoclonal antibody, in combination with rituximab in patients with relapsed follicular lymphoma[J]. J Clin Oncol, 2010, 28: 57s. (suppl; abstr TPS305)

[71] BRODY J D, GOLDSTEIN M J, CZERWINSKI D K, et al. Immunotransplantation preferentially expands T-effector cells over T-regulatory cells and cures large lymphoma tumors [J]. Blood, 2009, 113: 85-94.

第三节 红细胞系统疾病诊治进展

一、儿童获得性再生障碍性贫血免疫学发病机制研究进展

再生障碍性贫血（aplastic anemia，AA）简称再障，是一组由多种病因所致的骨髓功能障碍，以全血细胞减少为主要表现的综合征。

获得性再生障碍性贫血（acquired aplastic anemia，AAA）是由多种病因、多种发病机制引起，以骨髓有核细胞增生减低和外周全血细胞减少为特征的骨髓衰竭综合征。大部分 AAA 无明显诱因，其发病涉及免疫调节机制的紊乱。随着对 AAA 发病机制研究的不断深入，越来越多的研究表明 AAA 是一种以造血组织为靶细胞的自身免疫性疾病[1]，本文就相关研究重点阐述。

（一）T 细胞亚群表型、数量、活性、受体及其分泌的细胞因子的异常

1.$CD4^+$与 $CD8^+$两类 T 细胞亚群的异常

正常生理状态下，$CD4^+$与 $CD8^+$两类 T 细胞亚群对维持机体的免疫平衡起重要作用。$CD4^+$T 细胞根据其调节功能不同分为辅助性 T 细胞（helper T cell，Th）和抑制性 T 细胞（suppressor T cell，Ts）；$CD8^+$T 细胞根据其分泌的细胞因子谱分为 Tc1 和 Tc2。研究表明，相当一部分 AA 患者骨髓和外周血 T 细胞亚群表型、数量、分布以及活化状态均有异常。主要表现为 T 细胞活化过程中，$CD8^+$细胞毒 T 细胞（CIL）比例增高，导致 $CD4^+/CD8^+$比值下降；而 $CD4^+$辅助 T 细胞（Th 细胞）分化过程中又出现向 Th1 细胞漂移的异常分化，导致 Th1/Th2 比例失衡。例如只存在于 Th1 细胞中、参与其激活和发育的转录因子 T-bet，以及参与由 Th1 细胞驱动免疫应答的 T 细胞免疫球蛋白黏蛋白 3（TIM-3）及其配体，在 AAA 患者体内的表达水平均高于正常。Wang 等采用单克隆抗体方法检测了 24 例再障儿童外周血 T 细胞亚群，结果显示：肝炎后再障 $CD4^+$细胞比例下降，$CD8^+$细胞比例增高，$CD4^+/CD8^+$比值下降。国内多个对儿童

再障的研究结果也发现了相似的表型异常。表明 T 淋巴细胞亚群比例异常参与了再障的发病。

Th1/Th2 平衡失调在自身免疫性疾病发病中的作用日益受到重视，SAA 患者主要表现为分泌 IFN-γ 的 Th1（CD4$^+$，IFN-γ$^+$）细胞功能亢进，介导细胞免疫反应，促进细胞毒 T 淋巴细胞的增殖和细胞毒活性。Kalto 等测定了免疫抑制治疗前后再障患者外周血中 Th1 和 Th2 的变化发现：Th1/Th2 比率失衡，Th1 细胞异常增多而 Th2 细胞变化不大，且在治疗有效的患者中随着造血功能的恢复 Th1/Th2 比率逐渐降低，故认为 Th1 细胞在再障的免疫发病机制中处于主导地位。OH 等认为疾病状态时 T 细胞激活，通过分泌白细胞介素 2，促进 T 细胞向 Th1 分化，导致 Th1/Th2 比率失衡。还有学者提出 AA 的发病机制可能是未知抗原诱发 CD4$^+$细胞向 Th1 细胞偏移分化，而 Th2 细胞代偿不足导致 Th1/Th2 细胞比例失衡，最终使下游效应因子和效应细胞显著增高造成骨髓造血功能衰竭，免疫抑制治疗可抑制 Th1 细胞，恢复 Th1/Th2 比例平衡，从而使造血功能恢复。另外，CD4$^+$细胞对 T 细胞的分化起调节作用：AA 患者 Th 和 Tc 细胞都向 I 型细胞分化，CD4$^+$细胞在这种调节中的作用突出，并通过 Toll 样蛋白受体（toll-like receptor，TLR）发挥其调节作用。TLR 主要分布在单核细胞、淋巴细胞及树突细胞等，它能识别脂蛋白抗原，参与天然免疫反应。TLR 能特异的与其配体结合，通过 NF-KB 途径或经由其他通路导致细胞凋亡。与正常人比较，AA 患者 CD4$^+$细胞的 TLR 基因上调。Zeng 等通过基因芯片的方法研究发现，与正常人相比 AA 患者 CD4$^+$细胞上 TLR 表达增加，其中 TLR1，TLR2 及 TLR6 的表达尤为显著。TLR 活性增加会触发细胞因子的释放，它可诱导 IFN-γ，TNF-α 释放并激活共刺激信号，促使 T 细胞向 Th1 方向分化，Th1/Th2 失衡，诱导 Th1 细胞的适应性免疫应答，这一系列变化均与 AA 的发生相关。Dufour 等观察 12 例再障儿童骨髓和外周 CD4$^+$、CD8$^+$细胞内 γ 干扰素（IFN-γ）、肿瘤坏死因子 a（TNF-α）的表达水平，发现再障儿童骨髓 CD4$^+$和 CD8$^+$细胞内 IFN-γ 和 TNF-α 的表达水平较对照组显著增高，外周血述指标与正常对照组无统计学意义；骨髓单个核细胞（BMMNCs）培养上清液中 IFN-γ 和 TNF-α 的水平增高及骨髓 CD4$^+$，TNF-α$^+$和 CD8$^+$，TNF-α$^+$细胞比例增高与预后不良有关[2,3]。

2.调节性 T 细胞异常

近年来，Tregs 成为研究的一个新焦点。Tregs 被认为是通过抑制自身反应性 T 细胞来控制自身免疫发展的。Tregs 数量减低被认为与自身免疫平衡的破坏和自身免疫性疾病的发展有关。其中转录因子 FOXP3 和 NFATl 是 Tregs 发挥功能的关键因子。Jun Shi 等对 55 例 AA 患者进行检测，发现所有患者外周血及骨髓的 CD4$^+$，CD25$^+$Tregs 细胞均减低，且外周血的 Tregs 细胞的迁移能力因 CXCR4 的低表达而被削弱，与 CXCR7 无明显关联。Solomou 等研究发现，几乎所有的 AA 患者都伴有 Tregs 的减低，患者体内 FOXP3 蛋白及其 mRNA 表达水平显著降低，NFATl 蛋白水平降低甚至缺失。通过转染质粒编码的野生型 NFATl 可使原本具有 FOXP3 缺陷（即 CD4$^+$，CD25$^+$FOXP3-T 细胞）的患者 FOXP3 表达增加。同样，由于 NFATl 对 CD4$^+$，CD25$^+$T 细胞的影响使得当 NFATl 表达减低时，FOXP3 的表达也减低。该研究结果表明，AA 患者低 FOXP3 表达以及 Tregs 的减低，可由 NFATl 蛋白减低所致。Chen 等通过对免疫介导的 AA 小鼠模型研究发现，给予输注 Tregs 可以使其避免全血细胞减少的发生。这些均证明 Tregs 缺陷与自身骨髓衰竭相关[4-6]。

3.T 细胞受体的异常

正常人外周血 T 淋巴细胞表达所有的 TCR Vβ亚家族，而再障患者会有某些 TCR Vβ亚家族的优势扩增，形成寡克隆 T 细胞亚群。AA 患者 TCRVβ亚家族的这种倾向性分布可能是细胞免疫功能紊乱所致。Risitano 通过流式细胞仪分析了 54 例再障患者 TCRVβ亚家族基因片断的取用和扩增情况指出，几乎所有患者均可见 TCR Vβ亚家族的单克隆扩增。Kook 等分析了初治患者 TCR Vβ亚家族的分布及克隆性指出，每个患者总有 1～3 个不等的 Vβ家族转录本呈强烈扩增。50%以上的患者 Vβ6，Vβ14-16，Vβ21，Vβ23，Vβ24 表达率增高，70%以上 HLA-DR2$^+$的患者 Vβ15，Vβ21，Vβ24 表达率增高，表明多种异常扩增的寡克隆 T 淋巴细胞参与了再障的免疫学发病机制。这些异常扩增的 T 淋巴细胞克隆，一方面取代了多克隆 T 淋巴细胞，另一方面识别并杀伤 CD34$^+$造血细胞，从而使骨髓造血功能衰竭。目前认为多克隆的 T 淋巴细胞被高度扩增的寡克隆 T 淋巴细胞所取代是从发病起始阶段开始并为主要致病病因。再障患者的单克隆造血反映了造血干细胞池的耗竭。Zeng 报道 5 例人类白细胞抗原（HLA）-DRB1*15（+）成人再障患者的骨髓均存在多个 TCR Vβ 亚家族 T 细胞的克隆性增殖，对其中 1 例进行了骨髓活化淋巴细胞克隆培养，建立了大量的 CD4+ 和 CD8+T 细胞克隆，CD4+T 细胞克隆呈 Th1 分泌型，可溶解自身的 CD34+ 细胞和抑制自身造血祖细胞的集落形成，多数 CD4+T 细胞克隆属于 Vβ5 亚家族，具有相同的核苷酸系列，并在另外 4 例患者中检测到相同的系列，正常对照组未检出，提示遗传背景相同的再障患者可能存在"共同"的刺激 T 细胞克隆性增殖的自身抗原。该作者进一步研究了再障患者骨髓 CD4+，CD8+T 细胞的基因表达谱，其中编码细胞因子/趋化因子、转录调节因子和细胞黏附因子的基因表达异常，而且 CD4+T 细胞的 TLR，CD8+T 细胞的杀伤细胞免疫球蛋白样受体（killer-cell Immunoglobulin-like receptors，KIR）基因表达增加，提示再障患者存在天然免疫和特异性免疫功能的活化。de Vries 等对再障儿童患者的研究得出相似结果。有研究发现再障患者体内占优势的 Vβ 的分布规律：CD4+Vβ 亚家族中，仅有 38% 存在偏移曲线且主要是 CDR3 的多克隆分布；相对的 CD8+Vβ 亚家族中，有 82% 存在偏移曲线并多为 CDR3 的寡克隆分布。由此可推测，多克隆 T 细胞被高度扩增的寡克隆淋巴细胞取代是 AA 发病起始阶段的主要致病原因之一，CD8+CTL 是导致骨髓衰竭的主要的效应细胞，这些细胞的增殖可能由自身细胞抗原以共同的机制诱导。美国国立卫生研究院（National Institutes of Health，NIH）的 Macieiewski 研究组对骨髓造血衰竭进行了多项有关 TCR 的研究，CDR3 受体库分析表明，免疫介导骨髓衰竭存在少数 Vβ 类型的过表达以及选择性 CDR3 作用，大约 10%Vβ 家族出现扩增；CDR3 大小类型的明显偏颇更常见于 CD8+T 细胞，与 CsA 依赖性再障相关，且 HLA-DR 多为 DRBl*1501；免疫优势 T 细胞克隆经免疫抑制治疗（IST）可恢复正常，但多不能消失，可能与再障停用 IST 后高复发有关。有研究发现患者显著的 CDR3 谱型偏颇仅见于骨髓 T 细胞，虽可作为再障为器官特异性自身免疫疾病的又一有力证据，但与多数研究结果并不一致，也不能合理解释抗胸腺细胞球蛋白（anti-thymocyte globulin，ATG）对于再障的良好疗效。迄今为止，Vβ 和 CDR3 免疫优势克隆分析主要用于阐明造血衰竭是否存在免疫优势 T 细胞克隆，而与临床相关性研究尚不充分[7]。

4.细胞因子的异常

IFN-γ 主要由 T 细胞、NK 细胞分泌，可增强抗原递呈细胞和 T 细胞的相互作用，促进 T 细胞增殖，损伤造血祖细胞。IFN-γ 主要是通过阻止细胞周期的进行抑制造血。此外，IFN-γ 和 TNF-α 均可上调 CD34+ 细胞上的 Fas 受体，通过 Fas/FasL 增强细胞对凋亡的敏感性，诱导造血干/祖细胞过度凋亡。最近研究表明，外周血和骨髓 T 淋巴细胞中 IFN-γ 水平可用于预测再障患者免疫抑制治疗的反应和监测疾病的复发，并通过对比发现 IFN-γ 较 T 细胞亚群或 HLA-DRBl*1501 基因有更高的特异性和敏感性，亦证明 IFN-γ 在再障发病中的重要作用。对再障患者骨髓 CD34+ 造血细胞基因表达谱进行分析，随后利用 IFN-γ 诱导正常 CD34+ 造血细胞，发现诱导后的正常 CD34+ 细胞基因表达谱与再障患者 CD34+ 细胞基因表达谱相似，显示 IFN-γ 在 AA 发病过程中起重要作用。Sloand 等发现，51% 重型再障患者外周血 T 细胞 IFN-γ 水平增高，淋巴细胞胞质高表达 IFN-γ 的患者对 IST 反应好，反之则疗效差；IST 治疗后随着高表达 IFN-γ 的淋巴细胞数量减少，患者病情缓解；治疗后 IFN-γ 表达转阴，患者造血恢复，表达再次转阳后疾病复发。国内研究也得到类似结果。淋巴细胞胞质 IFN-γ 表达动态监测是目前已知最好的预测再障 IST 疗效及复发的参数，这种良好的相关性为 IFN-γ 所起的重要作用提供了实证。T 细胞转录因子（T-box expressed in T cell1，T-BET）是转录因子 T-box 家族中的一员，作为专一性的 IFN-γ 基因的反式激活剂，它能特异性地促进 Th0 向 Th1 分化并抑制 Th0 向 Th2 分化，并诱导已分化的效应性 Th2 重新向 Th1 转化，是 Th1 细胞分化和发挥功能的关键性调节因子。再障患者的 T 细胞上存在 T-BET 蛋白的高表达，T-BET 能够在无任何前期刺激的情况下直接与 IFN-γ 的启动子结合，诱导其转录。T-BET 的高表达与细胞内 IFN-γ 和 IL-2R 水平相关，还与疾病的严重程度相关。

TNF-α 是一种重要的促炎因子及免疫调节因子。正常情况下 TNF-α 可通过诱导凋亡清除衰老病变细胞，但在病理情况下可引起正常细胞过度凋亡而产生病理变化。有研究报道 8 例正常人和 6 例患者，加入粒细胞巨噬细胞集落刺激因子（granulocyte-macrophage colony stimulating factor，GM-CSF）的正常和患者长期骨髓培养过程中检测细胞上清液 TNF-α 的水平发现：正常对照最初和 5 周后 TNF-α 水平均较低（浓度中位数为 7.3 pg/mL），而再障患者基础 TNF-α 水平较高（浓度中位数为 49.6 pg/mL），加入 GM-CSF 后 TNF-α 水平更是明显升高（浓度中位数为 135.4 pg/mL）。表明患者外周血单个核细胞产生 TNF-α 水平，在自发状态下和经刺激后均明显高于正常对照组。TNF-α 水平与造血功能呈反向关系，提示 TNF-α 可抑制造血。临床研究证实，再障患者在未接受 IST 前骨髓中 CD34+T 细胞内的 TNF-α 和 IFN-γ 均明显高于正常，而在使用 ATG 及环孢素治疗 180 d 后，二者的水平均有一定程度下降。

大量实验研究均证实，再障患者骨髓及外周血中 IFN-γ，TNF-α，IL-2，IL-8，IL-17 等造血负调控因子活力明显高于正常人水平。同时，因机体的负反馈作用，SCF，IL-3，GM-CSF 等造血正调控因子的表达也有增高，而相比之下负性因子作用远 > 正性因子，最终表现为造血负调控，骨髓造血能力减低。研究还发现正常 CD34+ 细胞中 FAS 抗原仅少量表达，而当 CD34+ 细胞与 IFN-γ 和（或）TNF-α 在体外长期培养体系中共同培养时，CD34+ 细胞的 FAS 抗原表达上调。

细胞因子的异常也存在基因多态性。Gidvani 等采用 PCR-RFLP 法检测 73 例再障患者 6 种不同细胞因子基因单核苷酸多态性并与正常人群比较，发现 TNF-α/-308 AA 及 IFN-γ/-874TT 高产率型基因频率明显增高（10.9% 与 1.8%～2.5%，36.9% 与 12.5%～20.7%）。这与 AAA 患者外周血和骨髓 TNF-α、IFN-γ 和 IL-2 增多，Th1 型免疫异常相一致，推测 TNF-α 和 IFN-γ 高产率多态性基因型与 AA 遗传易感性有关。Dufour 等检测 67 例 AA 患儿 IFN-γ 基因 1349 位点二核苷酸变数重复（variable number of dinucleotide repeat，VNDR）多态性，结果高产率 IFN-γ 基因型（CA）12-12 基因频率明显高于正常对照组（P=0.005），表明该基因型与白种人 AA 的发生显著相关。这些均提示细胞因子高产率多态性基因型可能是 AA 易感基因[8,9]。

5.T 细胞的异常活化

研究发现，AA 时 T 淋巴细胞处于异常活化状态，这种活化状态的 T 淋巴细胞的增加可能是 AA 免疫学发病机制的生物学基础。CD28 是持续表达于 T 淋巴细胞表面最重要的共刺激分子之一，能够通过与抗原呈递细胞表面的配体 B7 分子结合增强 T 细胞的增殖，促进细胞因子的分泌，是 T 淋巴细胞活化最基本的共刺激信号。而当 T 淋巴细胞活化后，可诱导表达另一共刺激分子 CTLA-4（T 淋巴细胞表面分子，参与维持免疫耐受），通过与 B7 分子结合发挥负性调节作用，抑制 T 淋巴细胞的免疫应答。实验表明，AA 时外周血 CD28 水平增高而 CTLA-4 表达降低。因而推测 CD28 表达增加，T 淋巴细胞过度激活，而 CTLA-4 未及时发挥负性调节作用可能是 AA 时 T 细胞功能异常的重要原因之一。

CD69 是 T 细胞激活标志，重型再障（SAA）患者 CD4+ 和 CD8+ 细胞及慢性再生障碍性贫血（Chronic Aplastic Anemia，CAA）患者 CD8+ 细胞在受植物血凝素（phytohaemagglutinin，PHA）刺激前 CD69 表达率高于正常对照，受 PHA 刺激后 CD69 表达率更高，尤以 CD8+ 细胞群变化明显，说明 AA 患者的 T 细胞处于预激活状态，对外来刺激的激活潜能大。Th1、Tc1 细胞分泌 I 型因子 IFN-γ 和 IL-2，Th2，Tc2 细胞分泌 II 型因子 IL-10 及 IL-4，两型细胞通过各自分泌的细胞因子互相抑制，比如 IL-10 有抑制 IFN-γ 和 TNF-α 的作用[10]。

6.NKT 细胞

NKT 细胞是一种特殊类型的 T 细胞，同时表达 NK 细胞和 T 细胞标记，具有较为恒定的 TCR-α 和独特的 CD1d 限制性，通过调节 Th1 和 Th2 细胞发育参与免疫调节，在诱导免疫耐受过程中起重要作用。NKT 缺陷与多种人类自身免疫性疾病有关。Iizuka 等研究了影响 NKT 细胞在体外扩增的相关因素，发现 IL-4 促进 NKT 细胞扩增，而 IFN-γ 则抑制其扩增。Wang 等通过提取骨髓单个核细胞内的 NKT 细胞，观察其在体外经 α-半乳糖神经酰胺以及 rhG-CSF 共刺激后数量及质量的变化，发现大部分活化的 NKT 细胞内表达 IL-4，部分 NKT（natural killer T）细胞表达 IFN-γ。与健康对照组相比，AA 患者 NKT 细胞经α-半乳糖神经酰胺刺激后扩增的活性被部分抑制，出现大量 IFN-γ NKT 细胞，说明 AA 患者体内 NKT 细胞活性减低，免疫耐受遭破坏而导致 AA 发病[11]。

（二）NK 细胞在 AA 发生、发展及预后中的作用

NK 细胞具有抗感染、抗肿瘤、免疫调节和调节造血的功能。临床上发现部分 AA 患者 NK 细胞（CD3-，CD16+，CD56+细胞）活性降低，其与 AA 发病的因果关系至今尚不明确。NK 细胞活性减低或缺陷者，易发生多种病毒感染，而病毒感染亦可致 NK 细胞活性下降，进一步使得病毒在体内扩散并出现持续感染而诱发 AA。也可能因为 AA 患者骨髓造血功能紊乱及血清中 NK 细胞活性抑制受体增加而造成 NK 细胞活性减低。NK 细胞在再障发病机制中的作用仍需进一步探索[12]。

（三）B 细胞介导的体液免疫异常

尽管大量证据表明再障是一种 T 细胞介导的自身免疫性疾病，但至今还没有明确的目标自身抗原被发现。通常自身抗原不仅引起 T 细胞克隆性增殖和细胞免疫功能紊乱，同时也可引起 B 细胞介导的体液免疫紊乱。Hirano 等采用重组 cDNA 表达文库的血清学分析技术，用 AA 患者血清对人类胎肝 cDNA 文库进行筛选，发现 kinectin 可能为 AA 患者体内的一种自身抗原，同时也证明 AA 患者体内存在体液免疫异常。近年又发现 3 种新的 AA 潜在靶抗原：PMS1，DRS-1 和膜突蛋白。PMS1 蛋白由 DNA 错配修复基因编码，表达于包括造血细胞在内的多种组织。Himno 等在 30 例日本 AA 患者血清中检测到 3 例存在抗 PMS1 抗体，阳性率为 10%，而在 18 例美国 AA 患者、35 名正常对照及 20 例多次输血的非 AA 患者血清中则未检测到该抗体。在以 AA 患者血清筛查 UT-7 cDNA 文库表达蛋白时发现 DRS-1 蛋白可能为具有 HLA-DRB1*1501 表型和 PNH+AA 患者的自身抗原。DRS-1 在髓系白血病细胞系和健康人 CD34+细胞中高表达，且抗 DRS-1 抗体阳性的 AA 患者外周血中存在特异性识别 DRS-1 抗原的 T 细胞前体细胞。Feng 等研究发现 DRS-1 抗体主要表达于 PNH+的造血衰竭患者，71 例 PNH+AA 患者中 27 例（38%）和 13 例 PNH+MDS 患者中 5 例（38.5%）血清抗 DRS-1 抗体阳性，而 32 例 PNH-AA 和 42 例 PNH-MDS 患者中该抗体阳性率仅为 6.3%和 0；IST 对血清抗 DRS-1 抗体阳性的患者反应好，11 例抗体阳性患者全部有效，而 11 例抗体阴性患者仅 6 例有效。Takamatsu 等应用 ELISA 法检测 67 例 AA 患者血清，43 例 PNH+AA 患者中有 20 例（47%），24 例 PNH-AA 患者中有 5 例（21%）检出高滴度抗膜突蛋白抗体，表明抗膜突蛋白抗体与 AA 伴 PNH+相关。进一步研究发现，68%抗 DRS-1 抗体阳性者血清中同时存在抗膜突蛋白抗体，而抗 DRS-1 抗体阴性者仅 27%可检测到抗膜突蛋白抗体，两者明显相关（P=0.007）。提示和抗膜突蛋白抗体一样，抗 DRS-1 抗体也与 AA 伴 PNH+相关。至少携带抗膜突蛋白抗体、抗 DRS-1 抗体和 PNH+三种标记之一的 28 例 AA 患者，IST 治疗反应率为 85%，而 2 例不携带这种标记的患者均无效[13]。

（四）结语

综上所述，儿童 AA 的发病机制极其复杂，免疫异常是特发性获得性再障患儿骨髓造血功能衰竭的主要环节，其中主要为 T 细胞，尤其是近年引起关注的调节性 T 细胞所介导的细胞免疫异常不容小视。除此以外，NKT 细胞、NK 细胞以及由 B 细胞所介导的体液免疫，在 AA 发生、发展及预后中也起着关键作用。同时基因的遗传易感性在 AA 患儿免疫异常的发生发展中起到了协同作用。我们相信，随着免疫学、遗传学等研究的不断深入，新的 AA 免疫因素将不断被发现，更加细致的 AA 免疫网络将不断被揭示，更加有效的新的治疗手段将不断问世，儿童 AA 的治疗前景一定会越来越好。

二、端粒异常与先天性骨髓衰竭疾病

2009 年，Elizabeth Blackburn、Carol Greider 以及 Jack Szostak 因揭示了端粒和端粒酶对染色体的保护作用而获得了诺贝尔生理学或医学奖。其实 1983 年以发现玉米的转座子而获得诺贝尔奖的 Barbara McClintock 女士早在 1939 年就注意到：染色体的自然末端不同于非正常的 DNA 断裂末端，它应该有一个特殊的结构来避免染色体之间的相互融合。在逐渐明晰了染色体末端特殊结构的概念之后，人们给

了它一个专有名称-端粒（telomere）。1978 年，Elizabeth Blackburn 利用实验推断四膜虫的端粒是由许多重复的 5'-CCCCAA-3'六个碱基序列组成的。1984 年，Carol Greider 和 Elizabeth Blackburn 证明了有一种 "酶" 来延伸端粒 DNA。这种酶后来被命名为 "端粒酶"（telomerase），并阐明了端粒酶的结构。1998 年，Dokal 等在 X 连锁先天性角化不良中发现 DKC1 基因的突变。1999 年，Mitchell 和 Collins 证明 *DKC*1 基因编码的蛋白 dyskerin 是端粒复合体的成分，使得端粒缩短与人类疾病联系起来。随后，与端粒维持有关的其他基因的突变在其他形式的先天性角化不良中被发现（见表 7-3-1）。除了遗传性骨髓衰竭综合征（inherited bone marrowfailure syndromes，IBMF）外，端粒缺陷与获得性再生障碍性贫血（AAA）、肺纤维化、肝病（肝硬化）和肿瘤发生有关。端粒酶缺陷时，可能通过染色体末端丢失和断裂-融合-桥增加基因组损伤，染色体损伤细胞若逃脱凋亡，则可能发生癌变。端粒在从炎症向肿瘤的转换中起核心作用，如再生障碍性贫血向克隆演变、溃疡性结肠炎向肠癌和 Barrett's 食管向食管癌的转化。加速缩短的端粒与人类造血干细胞移植后慢性移植物抗宿主病相伴随。1987 年，St George's 医院首次在近 1/3 的 AA 患者中检测到端粒缩短，并且端粒缩短的患者病程更长，更易并发克隆演变。本节重点阐述近年来端粒和端粒酶异常与骨髓衰竭性疾病的相关性研究[14]。

表 7-3-1 伴有端粒缩短的骨髓衰竭综合征及遗传学改变

疾病	基因	染色体位置	蛋白，KDa	功能	其他
先天性角化不良					
X 连锁	DKC1	Xq28	57	可能为假尿嘧啶合成酶	与具有 H/ACA 盒的 snoRNA 结合
常染色体隐性遗传	TERC	3q21-28	-	端粒逆转录酶的 RNA 模板	具有 H/ACA 盒
	TINF2	14q12	40	保卫蛋白复合体	
常染色体显性遗传	NOP10	15q14-q15	10	H/ACAsnRNP 基因家族成员	rRNA 加工和修饰
	TERT	5p15.33	130	延长端粒	
Shwachman-Diamond 综合征					
> 90%患者	SBDS	7q11	29	可能与 rRNA 加工有关	
Fanconi 贫血	FANC-A~N	-	42 ~ 380	DNA 修复，DNA 损伤应答的 FA 途径	8 个蛋白形成核复合体
获得性再生障碍性贫血					
约 4%患者	TERC	3q21-28	-	端粒逆转录酶的 RNA 模板	具有 H/ACA 盒
约 4%患者	TERT	5p15.33	130	延长端粒	
约 5%患者	SBDS	7q11	29	可能与 rRNA 加工有关	
<1%患者	TERF1	8q13	50	保卫蛋白复合体	
<1%患者	TERF2	16q22.1	55	保卫蛋白复合体	

（一）端粒的结构与功能

1.端粒的结构

端粒（telomere）是位于真核生物细胞染色体的末端的 DNA/蛋白质复合物，保护染色体末端不被降解和重组，阻止染色体末端融合，从而维持染色体的完整性和稳定性。人类细胞端粒包括 5 ~ 15 kb 串联重复的 DNA 序列（前导链 TTAGGG，后随链 CCCTAA）及其结合蛋白。细胞每次分裂，染色体末端丢失 50 ~ 200 bp。不同个体及同一个体不同类细胞中，端粒长度具有显著的差异。

（1）端粒 DNA 的结构。端粒 DNA 由两条长短不同的 DNA 链构成，一条富含 G 碱基，另一条富含 C 碱基。富含 G 碱基的链 5' 到 3' 指向染色体末端，此链比富含 C 碱基的链在其 3' 末端多出 12 ~ 16 个核苷酸的长度，即 3' 悬挂链（3' overhang strand），这一突出的单链通过单链之间或单链内 G-G 碱基配对，形成四链体 DNA。另一种假说认为富含 G 碱基的单链可自身反折，通过 G-G 配对，形成稳定的发夹结构，四联体和发卡结构都与端粒 DNA 的保护功能有关。

（2）端粒结合蛋白的结构。端粒结合蛋白包括端粒酶、保卫蛋白复合体（shelterin）和非保卫蛋白。已确定人类细胞中有 6 种端粒保卫蛋白：端粒重复序列结合因子 1（telomeric repeat-binding factor 1，TRF1），端粒重复序列结合因子 2（TRF2），TRF1 相互作用核蛋白（TIN2），端粒保卫蛋白 1（protection of telomeres 1，POT1），TPP1 和 RAP1，分布在染色体端粒上，能保持端粒结构的相对稳定。非保卫蛋白有 DNA 修复蛋白等，分布不局限在端粒上。这 3 种端粒结合蛋白协同参与端粒动态平衡的维持和调节。

（3）端粒的 T 环和 D 环假说。1999 年，Griffith 等提出端粒结构的 T 环和 D 环假说。端粒的 3' 突出末端侵入到端粒重复序列后形成 T 环（T-loop），同时通过单链 G 尾的 TTAGGG 在环的端口内侧与 CCCTAA 碱基互补形成 100~200 碱基对的 D 环（D-loop）。T 环为端粒的保护作用提供了一个结构基础，当端粒缩短到一定长度时就无法形成 T 环，使染色体失去了端粒的保护。

2.端粒的功能

（1）解决 DNA 复制过程中的"末端复制问题"。DNA 不对称复制过程中，DNA 多聚酶需要 RNA 引物提供 3' 羟基才能起始 DNA 复制，随着 DNA 多聚酶沿着模板链延伸，引物解离，染色体末端形成的单链易被降解，新合成的 DNA 链要比模板链短一些，结果随着细胞的每次分裂，染色体都会缩短一些，由此产生"末端复制问题"。端粒酶通过提供一个重复的模板以酶促的方式使端粒维持一定的长度，从而避免有丝分裂过程中遗传信息的丢失。

（2）作为"帽子"保护染色体。包被端粒重复序列及其结合的保护蛋白可作为分子信号防止细胞 DNA 修复复合体错把端粒当成 DNA 双链断裂，而发生染色体融合、重组及降解，维持其完整性。

（3）参与细胞周期和细胞凋亡的调节。当端粒过短时，端粒发出停止增殖、衰老和凋亡的信号，过短的端粒募集双链 DNA 断裂信号，如磷酸化组蛋白 H2AX 和 DNA 损伤检测点因子（checkpoint factor），通过 ATM 活化 p53，上调细胞周期抑制蛋白 p21，阻滞细胞周期停留在 G1 期，最终导致细胞停止增殖并凋亡。如果保护机制（如抑癌基因 TP53）失活，细胞将持续增殖，端粒变得极短并功能异常，发生末端融合等，最终导致染色体不稳定。

3.端粒结构的维持

端粒长度的维持需要端粒酶的存在。端粒酶是一种核糖核蛋白酶（ribonucleoprotein，RNP），具有逆转录酶的功能，能以自身 RNA 为模板合成端粒 DNA，从而维持端粒长度，调节细胞分裂与增殖，使细胞保持稳定状态。真核生物端粒酶主要由 3 种组分各两拷贝组成——逆转录酶组分（telomerase reverse transcriptase，TERT）、端粒酶 RNA 组分（telomerase RNA component，TERC）和其他对这一复合体起稳定作用的相关蛋白（dyskerin，NHP2，NOP10，GAR1）[15]。

TERC 分子是合成端粒重复序列的模板，各物种间 TERC 分子一级结构相差很大，编码人类 TERC 分子的基因的位于 3p6.3 区，长度 451 个核苷酸，由模板区和非模板区构成，模板区定位于第 46~56bp 的 11 个核苷酸上，TERT 以该区域为模板在前导链的 3' 羟基末端合成端粒 DNA 的 TTAGGG 六核苷酸重复序列。TERC 分子共 7 个保守的区域（CR1-CR7），所构成的二级结构包括 4 个功能区——假结节区、CR4-CR5 区、H/ACA 盒和 CR7，前两者共同构成了 TERC 分子的活性中心[16]。

TERT 是一种逆转录酶，人类 TERT 基因为单拷贝基因，总长度约为 40kb，定位于染色体 5p15.33 区。TERT 在分子进化上具有相对保守的结构域，其分子由 N 端结构域、逆转录酶区、C 端结构域三部分构成。N 端结构域参与 TERT 与 TERC 的结合过程，C 端结构域参与端粒复制时核苷酸的延伸过程，逆转录酶区具有高度保守序列，位于分子的中心部位，具有逆转录酶的催化功能。TERT 启动子区含有雄激素受体元件。

端粒酶的活性可以在 TERT 和 TERC 的转录、mRNA 剪切、成熟以及修饰等不同分子水平受到调节。除了延长端粒外，端粒酶可能还有其他功能。如端粒酶在成年小鼠被动员的干细胞中过表达，通过调节 Wnt-β-catenin 信号途径，在不延长端粒的情况下，诱导干细胞增殖[16]。

保卫蛋白复合体在端粒长度的调节中也各自起特殊作用。TRF1，TRF2 通过其 myb 结构域与端粒的重复序列相结合。有实验显示 TRF1 过度表达可使端粒逐渐缩短，推测其对端粒长度起负性调节作用；TRF2 与其相关蛋白 RAP1 共同作用维持端粒长度。TRF2 纯合突变的患者及 TRF2 基因敲除小鼠，易发生染色体末端融合的损伤反应。体外实验证实 TRF2 随老化其表达上调。POT1，TPP1 可保护端粒的 3' 悬挂链。POT1 末端含有 2 个寡糖结合折痕区域（OB-fold），可以高亲和力识别端粒单链序列，而 TPP1 与调控 POT1 的靶向作用；TPP1 与 POT1 形成的异二聚体增强了其与端粒序列的结合能力，并可以通过恢复并激活端粒酶活性来调节端粒长度。TRF1，TRF2 与 POT1 通过 TIN2 及 TPP1 的作用，结合在一起形成端粒蛋白复合体。当缺乏 TIN2 时，只能形成较小的端粒亚成分，故推测 TIN2 也是端粒的必要成分[14]。

4.端粒长度和端粒酶活性的测定方法

端粒长度检测方法目前主要分为两类。一类是以 PCR 技术为基础，一类以 FISH（fluorescence in situ hybridization）技术（即非放射性原位杂交技术）为基础。前者包括通过 Southern blot 进行末端限制性片段（terminal restriction fragment，TRF）长度分析、以单分子 PCR 技术为基础单端粒长度分析（STELA）、Q-PCR 及以这一技术为基础的单染色体多重 Q-PCR（MMQ-PCR）；后者包括定量荧光原位杂交（Q-FISH）、流式细胞-荧光原位杂交（Flow-FISH）。TRF 广泛用于分析端粒结构，后来的新方法都以其为标准对照。Q-FISH 可以在单个细胞水平使标记的寡核苷酸探针结合端粒序列，进而定量分析端粒长度。Flow-FISH 是用异硫氰酸荧光素标记的核酸肽探针与细胞端粒 DNA 重复序列进行杂交，通过流式细胞仪检测荧光强度分析端粒长度，适用于大量的细胞标本，可以分析不同细胞群及处于不同细胞周期的端粒，通过引入内参细胞能提高了测量的准确性[17]。通过测量提取的端粒酶向互补的底物添加核苷酸六聚体的能力来测量端粒酶活性。通过转染特定的缺乏 TERT 和 TERC 的细胞系，能够检测基因突变后对酶活性的影响[17]。

（二）端粒与骨髓衰竭性疾病

由端粒结构和修复缺陷导致的造血功能障碍临床表现多样。发病年龄可以从出生到老年，临床症状轻重程度不等，可从无症状到严重的全血细胞减少，亦可能伴有其他系统畸形。端粒突变是遗传的，但基因外显率有很大差异，甚至在家系中也是如此。

1.端粒与先天性角化不良

端粒与先天性角化不良（dyskeratosis congenital，DC）是一种临床表现和遗传具有异质性的疾病，典型的 DC 表现为骨髓衰竭、皮肤黏膜三联征（指甲发育不良、皮肤点状色素沉着、口腔黏膜白斑）和肿瘤易感性，实验室检查发现端粒长度缩短。其他系统的异常包括肝和肺病、毛发和牙齿的脱落、骨质疏松及胃肠、泌尿生殖、神经系统和眼的异常。DC 患者临床变异大，甚至同一家系内的患者临床表现也不同，同一患者可能有表 7-3-2 所列多种异常[18]。皮肤黏膜症状在婴儿期就可表现出来，骨髓衰竭和上皮肿瘤多发生在 10～20 岁，至 30 岁时，总体上有 80%～90% 的患者表现出骨髓异常，需注意的是 DC 发病年龄分布广，从新生儿到老年均可发病。除了与骨髓衰竭有关，还与 MDS 和白血病有关，骨髓衰竭是其主要死因。

所有典型的 DC 患者的突变基因均为编码端粒酶复合体的成分。根据遗传学改变可分为三类：X 染色体隐性遗传，由编码 dyskerin 的 DKC 基因突变所致，多在幼年发病，男孩多见，病情重，具有 DC 的典型症状；常染色体显性遗传，由 TERC 或 TERT 的杂合突变导致，多在成年后发病；常染色体隐性遗传，是由其他基因突变导致。近 40% 的患者可检测到 DKC、TERC 或 TERT 基因突变。Hoyeraal-Hreidarsson syndrome 是一种尤其严重的 DC 的变异，表现为进行性的全血细胞减少、小头畸形、共济失调神经系统症状、幼儿生长发育迟缓[18]。

表 7-3-2　DC 相关的临床特点/异常

临床特点/异常	所占病人比例/%	临床特点/异常	所占病人比例/%
经典/常见		食管狭窄	16.9
皮肤黏膜三联征		头发早白及睫毛脱落/白化/稀疏	16.1
异常色素沉着	89	多汗症	15.3
指甲发育不良	88	肿瘤	9.8
黏膜斑白	78	宫内发育迟滞	7.6
骨髓衰竭	85.5	肝病/消化系统溃疡/肠下垂	7.3
其他特点		共济失调/小脑发育不良	6.8
眼睑畸形和泪溢症	30.5	性腺机能减退/隐睾	5.9
学习困难/发育迟缓/智力低下	25.4	小头畸形	5.9
肺病	20.3	尿道狭窄/包茎	5.1
身材矮小	19.5	骨质疏松/无菌性坏死/脊柱侧弯	5.1
广泛的龋齿/损失	16.9	耳聋	0.8

（1）X 染色体相关 DC。X 染色体相关 DC 多在幼年发病，男孩多见，病情较常染色体遗传者重，具有 DC 的典型症状，肿瘤易感性高，尤其是头颈鳞状上皮癌、皮肤癌、直肠癌和急性髓系白血病风险显著增高。突变基因为 DKC，编码角化不良蛋白（dyskerin）。角化不良蛋白在酵母 Cbf5，大鼠 NAP57，果蝇 mfl，小鼠 Dkc1 中高度保守。角化不良蛋白具有两个与 DC 有关的结构域：位于 aa107-207 位的 TruB 催化结构域和位于 aa296-371 位的 PUA 结构域。TruB 催化结构域与细菌、酵母的假尿嘧啶合成酶同源，而 PUA 结构域推测是 RNA 结合结构域，在与 H/ACA 和端粒酶 RNAs 结合中起作用。角化不良蛋白是 H/ACA 家族的主要成分之一，是一种假尿嘧啶化的小核仁蛋白，影响包括核糖体 RNA 加工、核糖体组装、结合中心粒和微管等多种细胞功能。它是与小分子核仁核糖核蛋白（snoRNP）粒子中的核仁小 RNA（snoRNA，如 TERC）结合的蛋白之一。snoRNP 在核仁中对刚转录出来的 RNA 进行编辑，与调节新合成的核糖体 RNA 特殊残端及加工大的新 rRNA 转录形成成熟的 18S 和 28SrRNA 有关。目前认为角化不良蛋白与 snoRNP 参与的 rRNA 加工有关。DKC 的突变主要是错义突变。研究发现，TERC 实际上就是 snoRNA 的一个功能区，因此，dyskerin 与端粒复合物有关。角化不良蛋白突变主要导致 rRNA 加工缺陷，还是端粒酶活性缺陷，还是两者兼有之？对小鼠、酵母、果蝇模型研究认为 DC 与 rRNA 加工缺陷有关，因为上述模型均表现为生长发育异常、假尿嘧啶化缺陷、rRNA 加工速度减慢、部分 H/ACA snoRNA 累积。但人类细胞研究认为 X 连锁的 DC 发病主要是由于端粒酶缺陷，证据包括：DKC1 突变的细胞系无 snoRNA 累积或假尿嘧啶化缺陷或 rRNA 加工速度减慢表现，但 TERC 累积的下降和端粒酶活性下降明显[19,20]。

最近的一项研究发现功能异常的角化不良蛋白影响具有内部核糖体进入位点序列(internal ribosome entry site sequences，IRES 序列）基因的翻译。这一作用在内源性 IRES 介导的基因和构建的含 IRES 序列病毒载体转染的具有 DKC1 突变的人类细胞中均被证实，提示 DKC1 突变的细胞核糖体缺陷。因为一些抗凋亡蛋白和抑癌蛋白是由 IRES 序列翻译而来，所以这类 DC 患者的肿瘤易感性较高可能与此有关。上述研究提示异常的角化不良蛋白可能通过影响多个途径导致 DC[21]。

（2）常染色体显性遗传 DC（AD-DC）。通过基因筛查发现常染色体显性遗传家系的 TERC 杂合突变，NOP10，NHP2 和 TERT 的纯合突变。最近，在常染色体显性 DC 中发现了 TINF 基因突变，这一位于保卫蛋白复合体中的蛋白的丢失导致极短的端粒，但端粒酶活性正常。大多数 AD-DC 是由于 TERC 基因突变造成的，且大多数突变位于假结节结构域，但临床表现迥异。突变导致半倍体剂量不足，从而降低端粒酶功能，进而逐渐破坏端粒。

TERT 的杂合突变在 AD-DC 中只占很小一部分。AD-DC 家系具有遗传早现性，可能与生殖细胞端粒修复不成功有关。目前尚未发现突变与表型无特定的联系，但是端粒缩短的程度（如 Hoyeraal-Hreidarsson 综合征）与临床症状呈正相关。

上述研究提示这类 DC 是由端粒保护或修复机制缺陷导致。但在大多数 DC 综合征的患者中尚未发现基因缺陷，提示这一途径的复杂性。

（3）常染色染色体隐性遗传 DC（AR-DC）。该类型遗传学改变目前尚不清楚。推测与端粒酶复合体的其他组分（GAR1，NHP2 和 NOP10）有关。有从来自同一家系的 3 名患者中检测到了 NOP10 R34W 纯合突变，除了有 AR-DC 的表现，还有端粒缩短和 TERC 水平减低，他们均具有 DC 特征性的皮肤黏膜改变，但仅 1 例出现骨髓衰竭。同一家系中的杂合子也有 TERC 水平减低，但程度较轻。R34W 突变影响 NOP10 与 dyskerin 和 H/ACA RNPs 的 RNA 成分的 P2 区相互作用的区域。因为 3 名患者均有 TERC 水平减低，提示端粒酶活性减低可能是主要的发病机制。推测这一突变可能特异的影响了 NOP10 和 TERC 的相互作用。最近，在一个 AR-DC 和一个 HH 综合征家系中发现了 TERT 的纯合突变，体外实验证明具有这一突变的细胞端粒酶活性减低，端粒长度缩短。但两个家系体内 TERC 均高于正常。推测这一突变可能阻止了 TERT 与端粒酶 RNP 复合体，或与端粒的结合，导致 TERC 堆积，或通过某些未知的反馈途径上调 TERC 表达。总之，AR-DC 是一组异质性疾病，需要更进一步研究。

目前对于 DC 无一致的定义，使得临床上确诊非经典的 DC 具有一定的困难。一些专家仍推荐保留 DC 的诊断，以明确界定皮肤黏膜异常和早期累及内脏器官。实验室检查对于 DC 的诊断亦存在问题。通过流式细胞技术-免疫荧光原位杂交技术检测到明显缩短的端粒长度，有助于 DC 与其他骨髓衰竭性疾病的鉴别诊断。

DC 的治疗目前尚无系统研究。有报道雄激素可改善约 60% 患者的血常规。其机制认为是：除了 X 连锁的 DKC1 基因是完全缺陷外，杂合子突变的 TERC 和 TERT 其端粒修复缺陷的程度是由于单倍体剂量不足。剩余的正常基因可被性激素诱导从而补偿缺陷基因的功能。在体外培养的造血细胞中，雄性激素和雌性激素都能上调 TERT 表达和端粒酶的功能。对于 DC 的造血干细胞移植目前经验有限，儿童患者血液系统异常可被治愈，但常出现多脏器并发症，其中呼吸衰竭是最常见的致死性并发症。无论骨髓衰竭的程度或采用何种治疗，均需终身监测肿瘤发生的可能。

2.端粒与获得性再生障碍性贫血

既往多个研究表明约 1/3 AA 患者外周血单个核细胞（PBMNC）端粒 DNA 长度较同年龄组正常人群缩短。Ball 等检测 79 例骨髓衰竭性疾病患者（AA 70 例，Fanconi 贫血 6 例，PNH3 例）PBMNC 端粒 DNA 长度，其中 34% 患者端粒长度在同年龄组正常人群 95%CI 以下，通过 SB 法测得 AA 组端粒 DNA 平均长度较年龄调整后正常人群端粒长度缩短约 0.78kb（$P < 0.0001$）。Brümmendorf 等用 Flow-FISH 方法检测 AA 患者外周血粒细胞端粒 DNA 长度，发现 AA 患者外周血粒细胞端粒亦缩短。该研究发现端粒长度与免疫抑制治疗（IST）疗效有关，完全反应的患者外周血粒细胞端粒 DNA 长度与年龄调整后正常人群无差别，而无效患者明显缩短。Yamaguchi 等证实 AA 患者端粒酶活性较正常对照组减低，提示 AA 患者 PBMNC 端粒 DNA 长度缩短与端粒酶活性降低有关。但亦有研究者认为端粒缩短与骨髓衰竭时造血干祖细胞代偿性加速分裂有关[22-24]。

既往研究发现 AA 患者亦具有端粒相关基因突变，基因突变主要涉及 TERC 或 TERT 基因突变，并且突变位点与 DC 不同。

（1）TERC 基因突变、端粒酶活性与 AA。近年来发现与 AA 相关的 TERC 基因突变主要集中于假结节区与 CR4-CR5 区。Vulliamy 最先发现 AA 患者 TERC 分子假结节区存在突变 C72G 及 Δ110-113GACG，在体内外试验中，几乎均检测不出转染这两种突变的重组细胞端粒酶活性；随后 Fogarty 等发现 TERC 假结节区的两个核苷酸突变 C116T 及 C204G。Ly 等发现另一个假结节区的突变 A117C，体外实验将携带 C116T，C204G 及 A117C 突变的 TERC 分子及野生型 TERC 分子分别转染到 TERC 阴性细胞中，携带突变的重组细胞端粒酶功能严重缺陷，所产生的端粒酶活性不足野生型细胞的 1%；另外，在假结节区还发现了 Δ79C 及 Δ28-34 突变。携带 A28-34 突变的 28 岁患者外周血白细胞端粒 DNA 长度仅为 4.0 kb，较其同年龄正常人群端粒 DNA 长度（7.2kb）缩短，推测该段核苷酸序列在维持端粒长度方面起重要作用。然而体外重组试验中携带 A28-34 突变的重组细胞产生的端粒酶活性与野生型细胞比较无明显差别,推测体内存在其他未知突变与其共同作用影响端粒酶活性。进一步研究阐明假结节区的突变是通过改变 TERC 分子的二级结构,阻止 TERC 分子正确折叠,使其不能产生稳定结构,从而降低端粒酶活性,若将突变碱基相对位置的核苷酸进行互补突变,则 TERC 分子又可重新正确折叠,端粒酶活性可恢复。Yamaguchi 等在 1 例 15 岁再障患者 TERC 分子 CR4-CR5 区检测到突变 G305A,该患者外周血单个核细胞端粒长度仅 4.6 kb,转染该突变的重组细胞表达的端粒酶活性仅为野生型细胞的1%。体外实验发现携带该突变的 TERC 分子与 TERT 分子结合能力明显降低,提示突变可能通过影响 TERC 与 TERT 分子之间的结合从而降低端粒酶活性[25]。

（2）*TERT* 基因突变、端粒酶活性与 AA。在 *TERT* 分子各结构域内均已检测到再障发病相关突变基因的存在。Yamaguchi 等对 200 例再障患者端粒酶基因进行分析,在 7 例患者中发现 5 个 *TERT* 分子氨基酸水平的突变,其中突变 A202T,H412Y 位于 *TERT* 分子的 N 端结构域;突变 V694M,Y772C 位于 *TERT* 分子的逆转录酶区;突变 V1090M 位于 *TERT* 分子的 C 端结构域。其中 6 例患者外周血粒细胞端粒 DNA 长度在同年龄正常对照组 10%以下,携带以上突变的重组细胞端粒酶活性均降低。转染 A202T,V694M,Y772C,V1090M 突变的重组细胞端粒酶活性明显降低,仅为野生型细胞的 1%以下,转染 H412Y 突变的重组细胞端粒酶活性接近野生型的 50%。Liang 等检测 96 例日本再障儿童端粒酶基因发现了 TERT 分子逆转录酶区的两个突变,T726M 和 G682D,体外实验测得转染 T726M 突变的细胞端粒酶活性与野生型细胞相比无明显差别,而转染 G682D 突变的细胞几乎检测不到端粒酶活性。Xin 等发现一个位于 TERT 分子 N 端结构域氨基酸水平的突变 K570N,携带该突变的患者为 26 岁男性,其外周血粒细胞端粒 DNA 长度仅 3.8 kb,比同年龄正常人群（8.6 kb）缩短,外周血淋巴细胞端粒 DNA 长度 3.1 kb,比同年龄正常人群（7.5 kb）亦缩短,体外实验证实转染 K570N 突变的重组细胞端粒酶活性也明显降低,其活性仅为野生型细胞的 1%。Yamaguchi 等还发现 TERT 突变基因携带患者体内的造血细胞数量与无基因突变者比较显著减少,提示 TERT 基因突变可能影响造血功能。

目前研究均认为基因突变是通过单倍剂量不足方式影响端粒酶活性的。Marrone 等在体、内外实验中分别将含有 C72G 及 A110-113GACG 突变的 TERC 分子与等量野生型 TERC 分子共同转染到端粒酶阴性细胞中,发现转染细胞的端粒酶活性并未完全消失,产生的端粒酶活性约为野生型细胞的 50%;Yamaguchi 等在体外实验中分别将含有 A202T,V694M,Y772C,H412YDKC1 突变的 TERT 分子与等量野生型 TERT 分子共同转染到 TERT 阴性的细胞,也仅产生了较野生型细胞大约 50%的端粒酶活性,均支持以上结论[24]。

（3）其他基因突变与骨髓衰竭。最近在 1 例 Shwachman-Diamond（SBDS）综合征患者中发现其基因中存在突变 258+2T＞C,拥有该突变患者的端粒长度比健康对照组明显缩短,提示该突变的存在可能与再障发病相关。SBDS 基因突变常导致一种先天性中性粒细胞减少伴胰腺功能不全综合征,其功能尚未明确。Calado 等推测 SBDS 基因突变可能通过一种端粒酶非依赖机制加速端粒的缩短,从而导致骨髓衰竭。而 Wang 等对 96 例日本再障儿童 SBDS 基因进行分析并未发现两者之间存在关联。

Savage 等发现 TRF1 的基因突变与再障发病有关。TRF1 与端粒 DNA 结合,抑制端粒与端粒酶结合时端粒酶末端弯曲成襻,其基因 TERF1 位于 8q1.3,研究发现该基因内含子 9 第 36912 位核苷酸胸腺嘧啶取代胞嘧啶所引起的突变可能是再障发病的危险因素。

在正常人群中也存在端粒酶基因的多态性。目前发现 TERC 分子突变 G58A,G450A 以及 TERT 分子突变 A279T,A1062T,441 谷氨酸缺失均为多态性基因突变,以上突变在健康人群和再障患者中表达频率相似,携带以上突变的患者端粒酶活性无影响,端粒长度亦无明显改变。

尽管尚缺少大样本研究来证实,目前研究发现携带以上再障发病相关突变基因的患者对免疫抑制剂治疗均无明显疗效。A28-34 突变携带患者曾行两个疗程 IST,均无明显疗效,雄激素治疗有效;G305A 突变携带患者行 IST 无效,应用达那唑治疗有效;K570N 及 T726M 携带者行 IST 均无效;而携带 G450A

多态性基因的再障患者行免疫抑制治疗疗效明显，患者呈持续缓解状态。

系统性监测表现为获得性骨髓衰竭性疾病的患者，大多在成年时才被诊断，并且没有 DC 的体征。在具有 TERC 突变家族成员即便有血液学异常，也常常轻并且不进展，但骨髓检查均可见骨髓增生低下，造血祖细胞减少且循环中造血生长因子水平增高。

总体来说，端粒酶相关基因突变可解释约在 10% 再障患者中检测到端粒较短的现象。一项针对 AA 的研究表明白细胞端粒长度可以预测克隆演变的风险：最终演变为单体 7 MDS 和 AML 的患者，其初诊端粒长度多位于最低的四分位内。治疗方面，雄激素和造血因子可使这部分患者病情得到缓解，彻底治愈需造血干细胞移植。但由于肺和血管并发症发生率高，使得移植后死亡率高。

三、获得性再生障碍性贫血的诊断及治疗

再生障碍性贫血（简称再障）定义为除外骨髓浸润和骨髓纤维化的骨髓造血细胞减少、造血组织被脂肪细胞替代而引起的外周两系或全血细胞减少的骨髓衰竭综合征。临床表现为血细胞减少的相应症状，如贫血、出血以及感染。再生障碍性贫血分为先天性和获得性两大类。随着先进的检查技术不断增多以及新的治疗手段不断地出现，再生障碍性贫血的诊断水平和治疗效果将得到显著提高。本章节主要讨论获得性再生障碍性贫血的诊断及治疗。

（一）诊断与分型

再生障碍性贫血诊断的确立应在满足诊断标准的同时除外其他引起全血细胞减少的疾病，如骨髓浸润、阵发性睡眠性血红蛋白尿症（paroxysmal nocturnal hemoglobinuria，PNH）、骨髓增生异常综合征（myelodysplastic syndromes，MDS）、自身抗体介导的全血细胞减少、急性造血功能停滞、急性白血病及骨髓纤维化等。

在儿童，诊断时更需注意与遗传性骨髓衰竭综合征（Fanconi 贫血、先天角化不良、Shwachman-Diamond 综合征等）、骨髓浸润（神经母细胞瘤、恶性淋巴瘤等）、白血病、MDS、感染、代谢性疾病引起的全血细胞减少以及 PNH 等进行鉴别。最近越来越多的文献提示部分 Fanconi 贫血无明显的躯体畸形，在诊断时注意完善丝裂霉素诱导染色体脆性试验、单细胞凝胶电泳分析、端粒酶活性测定及端粒长度测定，以排除先天骨髓衰竭性疾病。

儿童难治性血细胞减少（myelodysplastic syndrome - refractory cytopaenia of childhood，MDS-RCC）很难与再障相鉴别，需要注意的是单个核或小巨核细胞在 MDS-RCC 患者骨髓中的重要意义。文献报道，40%～50% 的再障患者有 PNH 克隆，但因 PNH 克隆比例少，无临床症状，在临床工作中应注意跟踪监测[26]。

总之，再障的诊断需排除其他引起相同症状的疾病，认真体检、详尽的家族史询问和全面的实验室检查极为必要。

1.诊断标准

（1）临床症状：具有血细胞减少引起的相应临床表现，如贫血、出血、感染。

（2）外周血至少满足以下 3 条中的 2 条：①血色素 < 100 g/L；②血小板计数 < 50×10^9/L；③中性粒细胞绝对值 < 1.5×10^9/L。

（3）除外引起全血细胞减少的其他疾病。

2.分型标准

（1）重型再生障碍性贫血（SAA）：骨髓涂片及骨髓活检（髂骨）评价骨髓造血细胞面积（造血面积 < 25% 或者造血面积在 25%～50%，但是造血细胞应 < 30%）；外周血至少满足以下条件中的 2 个条件：①中性粒细胞绝对值 < 0.5×10^9/L；②周血网织红细胞绝对值 < 20×10^9/L；③血小板计数 < 20×10^9/L。若中性粒细胞绝对值 < 0.2×10^9/L，诊断为超重型再障（vSAA）（Camitta et al，1976；Camitta et al，1979；Bacigalupo et al，1988）。

（2）非重型再生障碍性贫血（NSAA）：满足再生障碍性贫血的诊断条件但未达到重型再生障碍性贫血的诊断标准。

（二）治疗

1.非重型再生障碍性贫血治疗

（1）自然转归：关于NSAA的自然转归仅有几篇文章报道。Howard报道1978年至2002年间St.Jude儿童医院确诊的24例NSAA，其中16例（67%）进展为SAA，进展为SAA的中位时间为9.5月（2～90月）。对性别、年龄、种族、血细胞减少的严重程度及红细胞平均体积（erythrocyte mean corpuscular volume，MCV）水平做了详尽的分析，未发现与疾病进展的相关因素。日本Nishio N回顾分析了1986～2006年70例NSAA患儿，仅有22例获得了长期随访数据，其中12例在中位随访时间51.5个月（9～175月）进展为输血依赖型再障。两组数据均提示NSAA仅给予支持治疗，中位随访9.5，51.5个月进展为SAA或者输血依赖NSAA超过半数[27,28]。

（2）NSAA的治疗：儿童NSAA的标准治疗方案尚未统一，绝大多数学者将免疫抑制治疗（IST）和BMT用于进展为SAA或者进展为输血依赖型NSAA患者的治疗。而非输血依赖的患儿无需治疗或根据患者及家长意愿进行治疗。由于缺乏随机对照研究，故对儿童NSAA进行早期干预治疗的价值尚待明确。理论上讲，如果儿童NSAA有较高进展为SAA的概率，那么在疾病早期给予IST或BMT干预治疗具有积极的临床意义。有人报道过儿童NSAA联合免疫抑制治疗（ATG+CsA）反应率高于CsA治疗。以上研究表明，对儿童NSAA，如果采用联合IST应包括可改变NSAA自然病程的强烈免疫抑制剂ATG或ALG[26,29]。

2.重型再生障碍性贫血

（1）对症支持治疗：血制品输注：输血依赖的再障患者尤其是SAA患者在治疗过程中需要及时给予血制品输注，正确的血制品输注可能会延长患者生命，提高疗效。一般认为血小板低于$10×10^9$/L或者高于$10×10^9$/L但有明显的出血表现应给予血小板输注。有条件者建议在血制品输注前加用必要的照射、过滤或HLA配型等手段，尽量减少相应的白细胞抗原刺激，为后期干细胞移植治疗去除不利因素。血红蛋白低于80 g/L或高于此水平但贫血症状严重时应给予红细胞输注。对红细胞长期输注患者，注意铁负荷过重及继发性血色病的发生，当血清铁蛋白 > 1 000μg/L时考虑祛铁治疗[26]。

集落刺激因子的应用：多数临床研究显示重组人粒细胞集落刺激因子（recombinant human granulocyte colony stimulating factor，rHuG-CSF）既不增加IST的疗效，也不改善其长期生存，并可能与IST后克隆性血液学异常相关，故不建议将rHuG-CSF作为IST方案中的常规用药。对中性粒细胞绝对值低于$0.2×10^9$/L合并重症感染者，可考虑短期应用。另外，促红细胞生成素亦不提倡常规应用[26]。

感染的预防与治疗：美国国立卫生研究院（NIH）常规给予戊烷脒预防卡氏肺囊虫病，在应用环孢菌素治疗的SAA患者因磺胺类抗生素可能会引起骨髓抑制，所以不作为一线推荐。由于SAA患者中性粒细胞严重减少，很容易并发感染且常难以明确感染部位，经验治疗的同时注意寻找细菌学证据并根据药敏结果及时调整抗生素。近年随着抗细菌药物的不断发展，细菌感染得到了很好控制，但随之而来的真菌等微生物的感染率大大增加，特别是深部侵袭性真菌感染，成为SAA患儿等免疫低下人群的重要感染微生物，及时控制感染是干细胞移植或免疫抑制治疗获得成功的前提和保证。还要指出的是，近年来耐药结核菌感染的发生率明显升高，应引起儿童血液科医师的重视[30]。

雄激素：有研究证明雄激素可增加端粒酶的活性，从而达到治疗再障的目的。亦有文章显示雄激素对于女性患者更有效，但因其有严重的雄性化不良反应，多数学者不提倡再障患者选择雄激素治疗[29]。

（2）造血干细胞移植：同胞供者异基因造血干细胞移植（HSCT）：HLA相合的同胞供者HSCT是SAA一线治疗方案。文献报道1300例接受同胞HSCT治疗的SAA资料，年龄低于20岁的患者5年生存率为82%。目前的预处理方案主要包括环磷酰胺、ATG、氟达拉滨。氟达拉滨可以减少GVHD的发生从而提高疗效。由于放疗（全淋巴结/全身放疗）增加GVHD的发生，并与远期继发第二肿瘤和不孕不育症相关，故不推荐在儿童 HSCT 中使用[29,32]。

无关供者造血干细胞移植：文献报道无关供者移植失败率接近 10%，GVHD 的发生率为 30%～40%，3 年到 5 年的长期生存率为 42%～94% 不等，长期生存率与同胞供者 HSCT 相比尚不理想。另外，马 ATG 联合环孢菌素 A 治疗可以获得很好疗效，所以无关供者干细胞移植不推荐作为再障的一线治疗[29]。但由于配型技术的提高和预处理方案的改善，高位点相合（10/10，9/10）的无关供者移植与 ATG 或 ALG 治疗处于同等地位。

脐带血移植：有文献报道 2～3 年生存率为 40% 左右，目前尚缺少大样本临床研究资料。半相合亲缘供者造血干细胞移植：单倍体亲缘供者移植治疗重型再生障碍性贫血资料很少，有报道半相合亲缘供者造血干细胞移植治疗白血病 II-IV 级 GVHD 的发生率为 42%，3 年无病生存率为 62%。对于那些寻找不到 HLA 相合同胞供者及无关供者、免疫抑制治疗反应差者，半相合亲缘供者造血干细胞移植可作为二线治疗的选择[33]。

（3）免疫抑制治疗（IST）：ATG 联合 CSA：马源 ATG 联合 CSA 治疗可使 60%～70% 的患者获得造血恢复，是无 HLA 相合同胞供者的再障患者的一线治疗。麦考酚酸酯、集落刺激因子、西罗莫司及他克莫司的应用并未获得较马源 ATG 联合 CSA 更好的疗效，也未降低复发率和减少克隆性疾病的发生，不推荐使用。NIH 报道马源 ATG 联合 CSA 较兔源 ATG 联合 CSA 疗效好，分别为 68% 和 37%，但国内文献[32]报道兔源 ATG 联合 CSA 治疗 SAA 的疗效可达 62.5%，与 NIH 疗效相当[30,34]。由于 IST 后异常免疫解除与其随后的造血功能重建呈缓慢过程，故对 IST 疗效评价终点一直存有争议。有学者将 ATG 治疗后 1 年出现血液学缓解仍归为 ATG 效应。近年随着临床资料的累积，包括美国、欧洲多数研究中心的学者对此达成共识，即应将评判疗效的终点定在 ATG 后 3～6 个月，此时间点仍未能获得血液学缓解的病例，以后得到血液学改善的机会低于 5%。对于评价的终点可依据个体化原则定在 IST 后 3～6 个月，即 IST 后 3 个月无反应者，依其骨髓增生情况分为 2 种：对增生良好者，可继续观察至 6 个月再决定下一步治疗；对增生不良者（如早期粒细胞、红细胞和巨核细胞仍减低），则此时应考虑行积极的挽救治疗[26,29,30,31]。

大剂量环磷酰胺（HD-CTX）：在 19 世纪 70 年代，首先有人报道应用 HD-CTX 成功治疗 SAA，当时剂量为 30 mg/（kg·d），共 4 d。随后美国霍普金斯大学多次报道 HD-CTX，剂量为 50 mg/（kg·d），共 4 d。治疗 SAA 获得与 ATG 联合 CSA 治疗相当疗效。NIH 设计前瞻随机对照实验治疗 SAA，两组分别选择马 ATG 联合 CSA 和 HD-CTX，结果中途因 HD-CTX 组产生严重的真菌感染使死亡率增加而终止实验。后有人证实早期给予真菌预防，可以提高疗效。但目前尚不推荐作为一线治疗[35-37]。

环孢菌素 A：西方国家推荐儿童患者环孢菌素 A 起始剂量为 10 mg/（kg·d），最大剂量可以应用到 15 mg/（kg·d），使血药（谷）浓度维持在 200～400 ng/mL。若出现高血压，可对症处理。牙龈增生，可应用短时间的阿奇霉素以缓解症状。在应用过程中注意监测肝肾功能。环孢菌素 A 的维持治疗对降低复发极为重要，需缓慢减量，NIH 协作组主张至少口服 6 月以上[26]。

糖皮质激素：20 世纪有人报道应用大剂量糖皮质激素治疗重获疗效，但越来越多研究表明除预防和（或）降低 ATG 治疗后血清病的发生外不提高本病疗效。大剂量糖皮质激素冲击治疗可能会增加早期真菌感染，使部分再障失去进一步治疗的机会。后期可能出现骨关节坏死，不推荐使用。预防血清病时应用泼尼松 1 mg/（kg·d），应用两周，在临床工作中可换算成等量地塞米松或者甲泼尼松龙，根据情况可适当延长应用时间，但少于 1 个月[26]。

（4）难治性 SAA 的治疗：约 30% 患儿初次 IST 治疗后不能获得治疗反应，为难治性 SAA。第一次免疫抑制治疗 3～6 月时未获取疗效，年龄低于 20 岁的患者，应该推荐高分辨率 HLA 全相合无关供者造血干细胞移植。如无 HLA 全相合无关供者，兔 ATG 联合 CSA 免疫抑制治疗可以获得 30%～70% 的疗效。阿伦单抗（alemtuzumab）可能成为难治性或者不能耐受 CSA 副反应 SAA 患者的治疗选择。另外 NIH 报道选择伊曲泼帕（Eltrombopag）治疗 25 例难治性 SAA，结果 11 例获得疗效。儿童 SAA，可以选择半相合亲缘供者造血干细胞移植。

（5）复发 SAA：IST 后临床复发是指 SAA 经过 IST 获得缓解后，出现任一系列的外周血细胞计数下降至缓解期中位水平 50% 以下，或需要血液制品输注，或再次降至 SAA 水平。需指出的是，临床复发包括以下几类：真正意义的再障复发；出现 IST 后的克隆性疾病，包括 PNH，MDS 和急性髓细胞白血病（AML），导致血细胞计数减少；CsA 依赖，即停用或减量 CsA 后血常规下降，加用 CsA 后血常规恢复正常。对于环孢菌素依赖患者，应该再次给与 CsA 治疗，如果血常规逐渐恢复，逐渐减量至最小维持治疗量，有时需要长期服用。对于单用 CsA 无效的患者，可以选择二次免疫抑制治疗。现有资料显示 50% 以上 ATG 后复发病例对二次 IST 有效，故 SAA 复发并不影响其总体生存率[38]。

总之，近年获得性再生障碍性贫血的诊断及治疗均获得了很大进步，但仍有很多问题有待于解决。

（竺晓凡　安文彬　刘晓明　王书春）

参考文献

[1] LEGUIT R J，VAN DEN，TWEEL J G. The pathology of bone marrow failure[J]. Histopathology，2010，57：655-670.

[2] KAITO K，OTSUBO H，USUI N，et al. Th1/Th2 lymphocyte balance in patients with aplastic anemia[J]. Rinsho Byori，2004 Jul，52（7）：569-573.

[3] GIANNAKOULAS N C，KARAKANTZA M，THEODOROU G L，et al. Clinical relevance of balance between type1 and type2 immune responses of lymphocyte subpopulations in aplastic anaemia patients[J]. Br J Haematol，2004，124（1）：97-105.

[4] KORDASTI S，MARSH J，AL-KHAN S，et al. Functional characterization of CD4+ T-cells in aplastic anemia[J]. Blood，2012，119：2033-2043.

[5] SHI J，GE M L，LU S H，et al. Intrinsic impairment of CD4+，CD25+ regulatory T-cells in acquired aplastic anemia[J]. Blood，2012 Aug，23，120（8）：1624-1632.

[6] SOLOMOU E E，KEYVANFAR K，YOUNG N S. T-bet，a Th1 transcription factor，is up-regulated in T-cells from patients with aplastic anemia[J]. Blood，2006，107（10）：3983-3991.

[7] RISITANO A M，MACIEJEWSKI J P，GREEN S，et al. In-vivo dominant immune responses in aplastic anaemia：molecular tracking of putatively pathogenetic T-cell clones by TCR β-CDR3 sequencing[J]. Lancet，2004，364（9431）：355-364.

[8] SLOAND E，KJM S，MACIEJEWSKI J P，et al. Intracellular interferongamma in circulating and marrow T-cell detected by flow cytometry and the response to immunosuppressive therapy in patients with aplastic anemia[J]. Blood，2002，100：1185-1191.

[9] MARFFNEZ J G，FLORES F E，MORALES E，et al. Tumor necrosis factor-α levels in long-term marrow cultures from patients with aplastic anemia：modulation by granulocyto-macmphage colony-stimulating factor[J]. Am J Hematol. 2001，68（3）：144-148.

[10] DIRKSEN U，MOGHADAM K A，MAMBETOVA C，et al. Glutathione transferase theta 1 gene（GS'TT1）null genotype is associated with an increased risk for acquired aplastic anemia in children[J]. Pediatr Res，2004，55：466-471.

[11] IIZUKA A，IKARASHI Y，YOSHIDA M，et al. Interleukin（IL）-4 promotes T helper type 2-biased natural killer T（NKT）cell expansion which is regulated by NKT cell-derived interferon-gamma and IL-4[J]. Immunology，2008，123（1）：100-107.

[12] LI Z S，SHAO Z H，FU R，et al. Percentages and functions of natural killer cell subsets in peripheral blood of patients with severe aplastic anemia[J]. Chin Med J，2011，91：1084-1087.

[13] TAKMAATSU H，FENG X，CHUHJO T，et al. Specific antibodies to moesin，a membrane-cytoskeleton linker protein are frequently detected in patients with acquired aplastic anaemia[J]. Blood，2007，109：2514-2520.

[14] CALADO R T，YOUNG N S. Telomere maintenance and human bone marrow failure[J]. Blood，2008 May 1，111（9）：4446-55. [Epub 2008 Jan 31]

[15] COHEN S B，GRAHAM M E，LOVRECZ G O，et al. Protein composition of catalytically active human telomerase from immortal cells[J]. Science，2007，315：1850-1853.

[16] AUTEXIER C，LUE NF. The structure and function of telomerase reverse transcriptase [review] [J]. Annu Rev Biochem，2006，75：493-517.

[17] AUBERT G，HILLS M，LANSDORP P M. Telomere length measurement-caveats and a critical assessment of the available technologies and tools[J]. Mutat Res，2012 Feb 1，730（1-2）：59-67. [ub 2011 Jun 12]

[18] KIRWAN M，DOKAL I. Dysker atosis con genita：a genetic disorder of many faces[J]. Clin Genet，2008，73：103-112.

[19] RUGGERO D，GRISENDI S，PIAZZA F，et al. Dyskeratosis congenita and cancer in mice deficient in ribosomal RNA modification[J]. Science，2003，299（5604）：259-262.

[20] WONG J M Y，COLLINS K. Telomerase RNA level limits telomere maintenance in X-linked dyskeratosis congenita[J]. Genes Dev，2006，20（20）：2848-2858.

[21] YOON A，PENG G，BRANDENBURGER Y，et al. Impaired control of IRES-mediated translation in X-linked dyskeratosis congenita[J]. Science，2006，312（5775）：902-906.

[22] BALL S E，GIBSON F M，RIZZO S. Progressive telomere shortening in aplastic anemia[J]. Blood，1998 May 15，91（10）：3582-3592.

[23] BRÜMMENDORF T H，MACIEJEWSKI J P，MAK J. Telomere length in leukocyte subpopulations of patients with aplastic anemia[J]. Blood，2001 Feb 15，97（4）：895-900.

[24] YAMAGUCHI H，CALADO R T，LY H. Mutations in TERT，the gene for telomerase reverse transcriptase，in aplastic anemia[J]. N Engl J Med，2005 Apr 7，352（14）：1413-1424.

[25] FOGARTY P F，YAMAGUCHI H，WIESTNER A. Late presentation of dyskeratosis congenita as apparently acquired aplastic anaemia due to mutations in telomerase RNA[J]. Lancet，2003 Nov 15，362（9396）：1628-1630.

[26] MARSH J C，BALL S E，CAVENAGH J，et al. Guidelines for the diagnosis and management of aplastic anaemia[J]. Br J Haematol，2009，147（1）：43-70.

[27] HOWARD S C，NAIDU P E，HU J，et al. History of Moderate Aplastic Anemia in Children[J]. Pediatr Blood Cancer，2004，43：545-551.

[28] NISHIO N，YAGASAKI H，TAKAHASHI Y，et al. Natural history of transfusion-independent non-severe aplastic anemia in children[J]. Int J Hematol，2009，89：409-413.

[29] MARSH J，SCHREZENMEIER H，MARIN P，et al. Prospective randomized multicenter study comparing cyclosporin alone versus the combination of antithymocyte globulin and cyclosporin for treatment of patients with nonsevere aplastic anemia：A report from the European Blood and Marrow Transplant（EBMT）Severe Aplastic Anaemia Working Party[J]. Blood，1999，93：2191-2195.

[30] SCHEINBERG P，YOUNG N S. How I treat acquired aplastic anemia[J]. Blood，2012，120（6）：1185-1196.

[31] HARTUNG H D，OLSON T S，BESSLER M. Acquired aplastic anemia in children[J]. Pediatr Clin North Am，2013，60（6）：1311-1336.

[32] KORTHOF E T，BÉKÁSSY A N，HUSSEIN A A. Management of acquired aplastic anemia in children[J]. Bone Marrow Transplant，2013，48（2）：191-195.

[33] CICERI F I，LUPO-STANGHELLINI M T，KORTHOF E T. Haploidentical transplantation in patients with acquired aplastic anemia[J]. Bone Marrow Transplant，2013，48（2）：183-185.

[34] SHIN S H，LEE J W. The optimal immunosuppressive therapy for aplastic anemia[J]. Int J Hematol，2013，May，97（5）：564-572.

[35] BRODSKY R A，SENSENBRENNER L L，SMITH B D，et al. Durable treatment-free remission after high-dose cyclophosphamide therapy for previously untreated severe aplastic anemia[J]. Ann Intern Med，2001，35（7）：477-483.

[36] BRODSKY R A，CHEN A R，DORR D，et al. High-dose cyclophosphamide for severe aplastic anemia：long-term follow-up[J]. Blood，2010，115（11）：2136-2141.

[37] TISDALE J F，MACIEJEWSKI J P，NUNEZ O，et al. Late complications following treatment for severe aplastic anemia（SAA）with high-dose cyclophosphamide（Cy）：follow-up of a randomized trial[J]. Blood，2002，100（13）：4668-4670.

[38] MARSH J C，KULASEKARARAJ A G. Management of the refractory aplastic anemia patient：what are the options? [J]. Blood，2013，122（22）：3561-3567.

第四节　出凝血疾病诊治进展

一、儿童原发性免疫性血小板减少症的诊断治疗进展

儿童原发性免疫性血小板减少症既往又被称为特发性血小板减少性紫癜（Idiopathic Thrombocytopenia Purpura，ITP）作为一种常见病很早就被认识。近年来，随着医学科学的发展，对其发病机制的认识、定义及治疗理念和药物选择都有了新的进展[1,2]。

（一）机制研究进展

ITP 是一个获得性的骨髓相对正常的、以皮肤黏膜出血为主要表现的血小板减少性疾病，是儿童期最常见的出血性疾病。过去认为 ITP 的发病机制主要是血小板自身抗体介导的血小板破坏增多，故治疗位点在于抑制抗体产生和阻断携带有抗体的血小板被网状内皮系统破坏，常用药物有糖皮质激素和大剂量丙种球蛋白，多数儿童病人有迅速治疗反应，但部分病人无效或暂时有效，最终进展为慢性 ITP（Chronic ITP，CITP）。早在 1950 年 Dr.William Harrigton 给自己注射了 CITP 病人血液，造成免疫性血小板下降，从而开始掀开了 ITP 神秘的面纱后，经过半个多世纪探索，人们了解到了体液和细胞免疫共同参与了 ITP 病人的血小板破坏，并证明了在 CITP 中异常 T 细胞扩增是自身免疫反应的本质，首先 B 细胞产生针对血小板表面膜糖蛋白复合物 GPIIb/IIIa 和 GPIb/IX 等的抗体，导致血小板与网状内皮细胞系统组织吞噬细胞表面 Fc-γ 受体结合、破坏，血小板被内吞、降解清除后巨噬细胞在其表面表达了血小板表位（抗原决定部位）并分泌细胞因子刺激启动了原始 CD4+T 细胞克隆产生特异性克隆；CD4+Th 细胞参与了自身免疫 B 细胞反应，诱使 B 细胞产生针对血小板抗原的抗体；同时 T 细胞介导的细胞毒性作用和 NK 细胞活性都参与了 ITP 发病和疾病持续，等等[3]。

虽然免疫异常已被确认为 CITP 的主要病理机制，但近年来的研究不断证实了巨核细胞分化成熟不良，血小板生成减少也是其致病机制之一。血小板来自骨髓中造血干细胞分化为前体巨核细胞、再分化为成熟巨核细胞，成熟巨核细胞释放血小板入血，而 ITP 病人的血小板破坏减少导致血小板需要增加，使体内巨核细胞数量、体积和多倍体数目反应性增加；但是对 CITP 病人的血小板生成研究发现：GPIIb/IIIa 或 GPIb/IX 的表面抗原同时表达于巨核细胞和前体巨核细胞表面，它们同样被自身抗体识别并导致了巨核细胞生成、成熟、释放的异常，且刚释放的血小板可在骨髓内直接被骨髓网状内皮系统清除；进一步的研究又发现：当自体来源的骨髓巨核细胞和 CITP 病人的 CD8+T 细胞共同孵育后会形成异常巨核细胞，造成了血小板生成的不良，加入地塞米松后该异常可被纠正；但脾切除后不能纠正；CITP 病人的巨核细胞的超微结构分析提示了 80% 的成熟巨核细胞有凋亡或旁凋亡现象。因此巨核细胞异常及血小板在骨髓内的无效生成可能是其发病机制。

促血小板生成素（thrombopoietin，TPO）是体内调节血小板生成最重要的细胞因子，它涉及了所有巨核细胞的生成血小板阶段，同时维持细胞存活、细胞周期、控制细胞凋亡。正常情况下体内对 TPO 的生成有其自身反馈调控系统，即：由于巨核细胞（血小板上也带有）带有高亲和力的 TPO 受体（c-mpl）连接并吞噬 TPO 受体复合物，在血小板下降时，更少的 TPO 连接到血小板上，导致循环中 TPO 水平上升，使其更多连接到巨核细胞和造血干细胞的 c-MPL 上，刺激巨核细胞加速生成更多的血小板；而当血小板数量增高时，血浆中游离的 TPO 水平被外周的血小板消耗减少，巨核细胞受到 TPO 刺激减少，减少了血小板的生成。但是在某些病理情况下，TPO 的反馈调节机制受到了干扰，例如在原发性血小板增多症时，TPO 水平比预想的高；而在 ITP 病人血浆 TPO 水平则比预想的更低，ITP 病人中 TPO 水平和血小板数量非相关，因此促进血小板生成的治疗已经成为了慢性难治性 ITP 治疗的新的靶位。儿童 ITP 与成人 ITP 不同，可以明显地分为两类有不同发病机制的类型：即急性 ITP，常为病毒感染、免疫接种诱发的一过性免疫异常，随着病原体的清除疾病可以自然缓解；CITP，占所有儿童病人的 10%～

20%，呈现持续自身免疫异常状态。这部分病人的发病机制就与上述的原因有关，因此为这部分人的治疗提供了新的理念[4]。

（二）诊断和定义

ITP 为排他性诊断，诊断需根据临床表现及实验室检查，参考以下标准，且在治疗的过程中，若疗效不佳，需对疾病进行重新评估。诊断标准为：①外周血至少两次检测仅血小板计数 < 100×10^9/L，血细胞形态无异常；②皮肤出血点、瘀斑和（或）黏膜、脏器出血等临床表现；③一般无脾脏肿大；④排除其他继发性血小板减少症，如低增生性白血病、以血小板减少为首发的再生障碍性贫血、先天性血小板减少症、继发于其他免疫性疾病，以及感染和药物因素等。

目前国际、国内对儿童 ITP 的定义为：①新诊断 ITP（newly diagnosed ITP）：病程 < 3 个月。②持续性 ITP（persistent ITP）：病程 3 ~ 12 个月。③慢性 ITP（Chronic ITP）：病程 > 12 个月。

（三）治疗新理念

随着发病机制研究的逐步透彻和深入，近几年 ITP 治疗理念发生了变化。儿童 ITP 的治疗时机、治疗底线、切脾适应证、新药抗 CD20 单抗（利妥昔单抗）、促血小板生成药物的使用等都是近年的热门话题。

1.病人开始治疗的时间与观察等待

研究发现儿童严重出血事件发生率低，ICIS 报道在大于 3 000 例病例中需要输血的严重出血者只占 3%，而颅内出血仅为 2 例；英国、北欧协作组和德国的大宗病例报道中颅内出血事件无发生，需要输血的病例占 2.5% ~ 6%；其次诸多大宗病例报道提示儿童 ITP 呈自然缓解趋势：1/2 ~ 2/3 早期（8 周内）可自发缓解。而且研究还发现，积极的早期治疗并不能改变疾病的自然过程。因此对于非严重出血积极治疗并不一定会有更多获益。美国 ASH1996 年提出的治疗标准是血小板 > 30×10^9/L，不需要住院和治疗；血小板 < 20×10^9/L 同时有明显出血或血小板 < 10×10^9/L 无明显出血则考虑治疗；当血小板 < 10×10^9/L 和（或）出现皮肤黏膜瘀斑时必须治疗；如果出现颅内出血必须住院同时多种药物治疗。日本和意大利有相似的标准。英国血液学会 2003 年的标准则更强调了临床表现：只有病人有明显黏膜出血时才开始治疗，而明显的皮肤紫癜和瘀斑不提示严重出血；24 h 内密切观察和 10 d 内重复血常规检查。德国有相似标准。因此，儿童 ITP 开始治疗的选择应该是：①评估病人的出血风险、评价严重血小板减少时出血意外的可能性、急诊就医的便利性：是否有观察和等待条件；②如血小板计数 >（20 ~ 30）× 10^9/L；没有明显出血表现建议观察等待；③如何观察：急性期内密切观察出血情况，10 d 内重复测定血小板数量；④如果就诊不便，建议将血小板数量迅速提高到 > 20×10^9/L[5]。

2.治疗的选择

其原则是改善出血症状，迅速提升血小板数量并将药物治疗的不良反应最小化。糖皮质激素和静脉注射免疫球蛋白（intravenous immunoglobulin，IVIG）由于较高的治疗反应率和较小的副作用被视为常规治疗药物选择。儿童 ITP 治疗选择应因病情而异：如需要迅速提高血小板的紧急情况：IVIG 优于皮质激素；无论皮质激素还是 HDIVIG，大剂量优于常规剂量；其他情况：权衡药物副作用和治疗的起效时间。由于 IVIG 费用昂贵，在国外，常规治疗时还可选择——抗-D 抗体，其被认为是一种有效、安全、便宜，可以替代 IVIG 的一线治疗药物，但目前国内尚无供应。

3.慢性、难治性 ITP 的治疗策略

对于该类病人尚缺乏有效的治疗手段。

（1）治疗基本原则。①个体化治疗：适合病人可以观察等待，不要过度治疗；在必要时积极提高血小板数量，但要权衡治疗的风险和副作用；②基本治疗原则：保持安全的凝血状态（保持血小板数量 > 20×10^9/L），并非要达到治愈，以改善生存状态为主要目标；③在有明显出血（如瘀斑增加、经血、鼻出血时间延长）时开始治疗；④一线治疗仍然适用，一线疗效不满意时可以使用二线治疗。治疗选择

众多，又可分为一线、二线治疗：一线治疗常重新使用激素、IVIG、抗-D 抗体，部分病人可长期有效；另一部分病人逐步失效，这时再选择二线治疗，比如切脾、利妥昔单抗或促血小板生成药物，可根据具体情况选择，也可先后使用[6,7]。

（2）抗幽门螺杆菌（*Helicobacter pylori*，HP）治疗。此治疗方法在成人慢性难治性 ITP 的治疗中占一席之地，疗效尚有争议。儿童相关的报道较少，结果也不一致。但是肯定的是存在幽门螺杆菌的 ITP 病人更需要进行抗幽门螺杆菌治疗。

（3）脾脏切除一直被视为慢性 ITP 有效的治疗手段。但由于只适合于年长儿、摘除脾脏后的免疫缺陷，因此儿童病人是否合适切脾、切脾的时机等一直是儿科医生关注的焦点。

切脾的难点在于：①儿童 ITP 有较高的自发缓解率，没有必要进行脾脏切除；家长不接受切脾手术；②缺乏可靠的手术前预测指标；③手术的时机、指标、治疗方式都有待探讨；④术后爆发感染的危险及如何干预等。ICIS 组在 2007 年总结了儿童 ITP 注册组的多中心研究结果：共 134 例儿童病接受切脾治疗，ITP 发病年龄平均为 9.5 岁，切脾年龄 11.8 岁；切脾前 ITP 持续时间 1.8 年；切脾后随访 2 年（0.1 ~ 4.5 年）；即刻反应：完全反应 113 例（86.3%）、部分治疗反应 12 例（9.2%）、无反应 6 例（4.6%），完全反应病人 80% 保持 1 ~ 3 年。预测切脾预后较好的指标为：年长儿、持续时间长、男性，而诊断时及切脾后血小板数量、切脾前的治疗种类与预后无关；所有切脾病人中手术损伤 9 例，术后感染 1 例，非败血症发热 13 例，术前的疫苗预防注射并不能有效预防术后感染并发症发生。

美国血液学会的切脾标准是：①疾病 ≥ 12 个月伴随出血症状，同时血小板数量 $< 10 \times 10^9/L$（3 ~ 12 岁）或血小板数量 $>$（10 ~ 30）$\times 10^9/L$（8 ~ 12 岁）；②一线治疗（激素/IVIG/抗-D）仅暂时有效；③没有外科手术禁忌证，手术前需要血小板数量 $> 50 \times 10^9/L$ 及预防性免疫接种。英国血液学会的标准更加严格：①有威胁生命出血；②慢性严重 ITP，持续时间 12 ~ 24 个月；③对生活质量有影响；④决定应该由儿科血液专家根据病人具体情况决定。日本也有类似的标准。目前比较统一的切脾指标是：①病程超过 12 月；②血小板数量经常 $< 10 \times 10^9/L$；③明显出血症状；④年龄较大儿童。总之，应该尽可能地延迟切脾，不作为一线选择，仅对传统治疗无效的严重慢性难治性病人进行[8]。

（4）利妥昔单抗的作用和地位。利妥昔单抗是近年来研发的一种针对 CD20+ 淋巴细胞单克隆抗体，首先被用于淋巴细胞淋巴瘤治疗，标准治疗方案为 $375mg/m^2$，1 次/周，连用 4 周。由于其可快速清除 B 淋巴细胞，也被用于 B 淋巴细胞参与的免疫性疾病的治疗，如 ITP[9]。

儿童病人相关的文献报道并不多，2006 年，Bennet 等报道了美国多中心、前瞻性的 36 例严重/难治性慢性 ITP 应用利妥昔单抗治疗的结果：有效率 31%，开始反应时间 1 ~ 7 周，疗效与年龄、既往治疗反应、切脾、ITP 持续时间、血小板数量等无关；副作用可以耐受。2007 年，Massuni Franchini 等总结了现有的文献报道：疗效 31% ~ 100%，复发率 32% ~ 60%，起效快 1 ~ 8 周，副作用少，而儿童病人的免疫功能可在 6 ~ 12 月后恢复。由于该药价格昂贵，使广泛使用受到限制。同时由于标准的四剂治疗方案是针对肿瘤设计、临床实验提示一剂即可充分清除免疫异常病人的 CD20+ 细胞，因此认为在免疫性疾病中可以减少剂量使用。2005 年，Tillmann Taube 等报道了 22 例儿童难治性 ITP 病人的单剂利妥昔单抗治疗结果：完全缓解率 32%，部分缓解率 27%，复发率 38%，持续缓解率 36%，同足量利妥昔单抗疗效相比没有差别[9,10]。

（5）促血小板生成药物。基于目前对 ITP 发病机理的新发现：即血小板减少不仅由于外周破坏增多，还存在生成减少，因此治疗的靶点不止在抑制网状内皮系统对血小板的破坏，还可促进骨髓巨核细胞增殖分化从而促进血小板的生成。因此，刺激巨核细胞的增殖分化、促进血小板的生成是治疗的新突破点，该类药物的临床应用也成为慢性复发性 ITP 治疗的一种新选择[11,12]。

第一代促血小板生成剂是以聚乙二醇修饰的重组人巨核细胞生长和发育因子（polyethylene glycol-recombinant human megakaryocytes growth development factor，PEG-rhMGDF）：是在大肠杆菌中表达且经 PEG 修饰的 rhMGDF，由于 I/II 期临床试验发现在部分健康志愿者和肿瘤化疗患者中产生抗内源性 TPO 的中和性抗体，引起患者持续性血小板减少，故 PEG-rhMGDF 目前已退出临床试验。人重组 TPO（rhTPO）是中国仓鼠卵巢细胞（Chinese Hamster Ovary，CHO）中表达的全长糖基化 rhTPO，这类药物目前在国外没有获准上市，故没有国外 rhTPO 治疗 C/RITP 的大宗病例报道，但有一项针对复发的/难治性实体肿瘤患儿在接受化疗后应用 rhTPO 促进血小板数量恢复的 I 期临床试验证实了它的安全性。在中国，唯一研制 rhTPO 的三生制药公司已完成 I～III 期临床试验，该药于 2006 年上市，2010 年重新修改的适应证为肿瘤化疗引起的血小板减少症和 C/RITP 的治疗。近期在国内进行了关于 rhTPO 治疗 C/RITP 的疗效和安全性的多中心临床试验证实了其一定的安全性和有效性。第二代促血小板生成剂——TRA：代表药物：①Romiplostim，是由 4 个 TPO 拟肽通过多聚甘氨酸共价与含有两个双硫键的 IgG1k-重链的 Fc 恒定区融合而成的一种重组蛋白制剂，通过 4 个 TPO 拟肽与体内内源性 TPO 竞争结合靶细胞上的 C-mpl 位点，触发 JAK2/STAT5 信号通路，引起基因表达的改变，促进骨髓造血干细胞向巨核系分化，以及巨核系的增殖、分化与成熟，最终形成并向外周循环中释放功能性血小板。②Eltrombopag，是人工合成的 TPO 非肽类模拟物，可选择性结合于靶细胞 C-mpl 的跨膜区域，启动 JAK2/STAT5 信号通路，最终诱导骨髓造血干细胞向巨核系的增殖分化，刺激血小板的生成。可口服给药。两种药物都在 2008 年被美国 FDA 批准用于对一线治疗没有充分反应的成人 C/RITP 的二线治疗。在促血小板生成剂应用有效的同时，它们的缺点也显现出来，即作为一种细胞刺激因子，停药后血小板将回落，因此，建议对有效的病人进行长期维持治疗[1,13,14]。

（6）生活质量关注。由于儿童处于生长发育期，其治疗不同于成人，治疗更注重其自然疾病转归和治疗的风险、获益比较，如出血的位置、时间、严重度和自然病史；经济影响；不同治疗的药物副作用，同时患儿的生活质量更需要关注。

未来治疗的目标是更加有效——免疫靶向治疗；更安全——减少免疫抑制和毒副作用。

二、儿童血友病诊治新理念

血友病作为一种遗传性出血性疾病，早在两个世纪前就被认识和逐步了解。由于影响到英国皇室及欧洲皇室王位继承人，这种遗传性疾病的诊治研究受到了极大的重视。1963 年，由血友病病人组织建立了世界血友病联盟，开始有组织地从管理层面凝聚了医疗、政府/社会、药品研发及病人自身组织管理的力量，极大促进了血友病的医学诊断治疗领域迅速进步及对血友病病人身体、心理、社会及家庭的多方位的管理，有效地提高了病人的生活质量。血友病的研究、治疗和管理模式一直领先于其他先天性遗传性疾病并成为其他遗传性疾病诊治管理的典范。

纵观血友病的发展历程，可以将其分作 3 个阶段：①维持生命阶段：指在 20 世纪前半叶，由于没有浓缩凝血因子制品，血友病病人的生命受到威胁；②提高生活质量阶段：指 20 世纪后半叶开始，由于拥有了浓缩凝血因子，血友病病人的生命得到保障；继而新的治疗模式（预防治疗——规律性替代治疗、家庭治疗及血友病综合治疗管理）得以开展，使血友病病人的生活质量得到极大提高；③努力摆脱疾病束缚阶段：在未来的 1～2 个世纪，由于医学科学技术的突飞猛进，长效因子和基因治疗的研发，使得血友病病人有可能摆脱疾病的束缚。

（一）基本诊断和治疗[15]

血友病是由于 FVIII/FIX 基因突变所引起的 X-连锁隐性遗传性疾病，包括血友病 A（凝血因子VIII缺乏）和血友病 B（凝血因子IX缺乏），其发病率分别占活产男婴的 1/（5 000～10 000）和 1/（25 000～30 000），没有地理、种族及人种的差异。患儿绝大多数为男性；临床特点是延迟、持续而缓慢的渗血，以关节最为常见，肌肉出血次之；内脏出血少见，但病情常较重（见表 7-4-1，表 7-4-2）[16]。

目前，血友病被分为重型（FVIII/IX浓度＜1%）、中度型（FVIII/IX浓度 1%～5%）、轻型（FVIII/IX浓度 5%～40%）。临床出血情况与血友病临床出血症状有一定关系（见表 7-4-3）。重度患儿常在无明显创伤时自发出血，中度常有诱因后出血。轻型血友病极少有出血，常由明显外伤引起[17]。

患儿首次出血常为学步前皮肤、软组织青斑、皮下血肿；走路后关节、肌肉出血开始发生，若此时无有效替代治疗，关节出血常反复发生并在学龄期后逐步形成血友病性关节病，不仅致残而且影响患儿就学及参与活动，影响心理发育[18]。

表 7-4-1　血友病出血部位状态

严重出血	威胁生命出血
关节（关节出血）	颅内出血
肌肉，特别是深部筋膜间隙（髂腰肌，腘窝和前臂）	颈、咽部出血
口、鼻、生殖泌尿道黏膜出血	消化道出血

表 7-4-2　不同出血部位的发生百分率

出血部位	发生率/%
关节出血	
常见于铰链关节：踝、膝、肘	70～80
少见于多轴位关节：肩、髋	
肌肉	10～20
其他主要出血	5～10
中枢神经系统出血	<5

表 7-4-3　血友病临床分型与出血症状

因子活性水平	临床分型	出血症状
>5%	轻型	手术或外伤可致非正常出血
1%～5%	中型	小手术/外伤后可有严重出血，偶有自发性出血
<1%	重型	肌肉或关节自发性出血，血肿

血友病的实验室诊断比较简单，常规凝血检查中仅部分凝血活酶时间延长、再根据血浆内凝血因子Ⅷ/Ⅸ浓度测定就可基本明确。实验室诊断步骤经过筛选（血小板正常、凝血项中仅部分凝血活酶时间延长，其他项目正常）、确诊（凝血因子Ⅷ/Ⅸ浓度测定）/除外其他疾病两个步骤。对携带者和胎儿可进行基因诊断。

诊断时需要综合考虑家族史、临床病史和实验室检查结果。本病是 X 染色体遗传性出血性疾病，绝大多数患儿是男性，女性患儿罕见，通过详细地询问出血病史、家族史（如果无家族史也不能除外，尤其是在我国）、上述临床表现和实验室检查可以明确诊断，诊断中实验室检查最重要。需要同血友病进行鉴别的主要疾病有：血管性血友病、获得性凝血因子缺乏、获得性血友病、遗传性凝血因子 XI 缺乏和其他遗传性凝血因子缺乏性疾病。

替代治疗是血友病目前最有效的止血治疗。治疗原则是早期，足量，足疗程。按需治疗可根据可提供制剂、出血部位和程度、血友病程度进行选择（见表 7-4-4）。当出现中枢神经系统/头部出血、颈部/舌或喉部出血、胃肠道出血、腹腔内出血、髂腰肌出血、严重创伤出血等危及生命的出血时应首先维持生命体征，尽早足量替代治疗，切忌怀疑和等待。血友病患儿可根据疾病程度、手术大小进行相关检查和做好必要的替代治疗，来进行有适应证的所有外科手术。

表 7-4-4　血友病凝血因子制品治疗的剂量和疗程[15]

出血程度	欲达因子水平/%	疗程/d
极重度（颅内出血）及大手术	60～80	10～14
重度（威胁生命出血：包括消化道、腹腔、咽喉、髂腰肌等）	40～50	7～10
中度（关节、非危险部位肌肉等出血）	30～40	5～7
轻度（皮下、非危险部位软组织等出血）	20～30	3～4

还有很多非凝血因子替代的治疗可以很好地帮助病人止血和恢复，如 RICE（休息 rest、冷敷 ice、压迫 compression、抬高 elevation）原则、抗纤溶药物的使用、DDAVP（去氨加压素，弥凝）针剂的使

用，等等。物理治疗和康复训练在病儿关节、肌肉出血后的康复中必不可少：它可以促进肌肉、关节积血吸收，消炎消肿，维持正常肌纤维长度，维持和增强肌肉力量，维持和改善关节活动范围。在非出血期积极、适当的运动对维持身体肌肉的强壮并保持身体的平衡以预防出血至关重要[19, 20]。

（二）治疗新理念

1.预防治疗的开展[21]

对血友病的凝血因子替代性治疗是目前控制血友病出血唯一有效的治疗方法，其治疗方式基本分为两种，一种是按需治疗，即在出血后为了控制出血所进行的替代治疗。但是 20 世纪的临床观察发现，即使非常及时有效地按需治疗，也无法阻止重度血友病儿童在经历了每年数十次关节肌肉出血后所导致的进入青春期和成年后的残疾，而且这种频繁的出血、疼痛严重影响了儿童的身心发育，同时严重影响了血友病孩子的就学、社会活动参与，严重降低了其生活质量、造成了心理发育异常及家庭的巨大疾病负担。因此，另一种治疗模式——预防性因子替代治疗应运而生。

预防治疗是 20 世纪 70 年代 Nilsson 医生首先开始使用的，预防治疗是指有规律的输入相应凝血因子制品，保证血浆中的因子浓度长期维持一定水平，从而减少反复出血、致残，力争患儿能够健康成长，是一种现代的治疗模式。

预防治疗又可分为临时预防（单剂预防）法、短期预防法和长期预防（持续预防）法。临时预防治疗的目的是应对血友病儿童的活动增加情况或暂时的出血风险，比如体育课、升级考试、外出旅行、参加夏令营，等等。短期预防治疗的目的是为了使比较严重的病变组织得到恢复，比如较严重的关节、肌肉出血后；颅内出血、消化道出血后进行为期 3 ~ 6 月的预防治疗。而长期预防治疗目的是为了避免/减少出血，保证孩子健康成长而不间断直到成年后才停止的预防治疗[23,24]。

最新的治疗阶段分级及定义来自 2012 年发表的血友病诊疗常规，将预防和按需治疗分别定义为：

（1）急需（按需治疗）。急性出血时给予的治疗。

（2）持续性预防治疗。①初级预防治疗：在没有出现软骨关节病前开始治疗，由物理检查和（或）影像检查明确，并在第二次临床明确的重要关节出血前，以及在 3 岁前开始的规律性持续治疗。②次级预防治疗：在大于等于 2 次重要关节出血后和在物理检查和影像检查发现关节病变前开始的规律性持续治疗。③第三级预防治疗：在物理检查和该损伤关节放射线平片影像检查发现关节病变后开始的规律性持续治疗。

（3）间断性（周期性）预防治疗。每年不超过 45 周的预防治疗。不同的治疗策略将带来的不同结果。而初级预防治疗的开展使得儿童血友病的治疗得到了本质的改善，使得儿童病人有了避免出血、保持身心健康、获得和其他儿童一样健康成长的机会。

预防治疗方法在具有诸多优点的同时，尚存在缺点，突出的两点就是：一是有可能明显增加凝血因子的用量，增加了缺医少药的发展中国家治疗的难度；二是增加了静脉穿刺次数（尤其是对小婴幼儿），造成的治疗的负担。大半个世纪以来，全世界的血友病工作者不断不断探索中完善合理的血友病治疗策略。

目前预防治疗的推荐方法疗有：普遍使用的剂量为 25 ~ 40 IU/kg，每周 2 ~ 3 次（在发达国家）。而在因子供应受限的国家，尤其是发展中国家，预防治疗应该从小剂量开始 10 ~ 20 IU/kg，每周 2 ~ 3 次。

2.家庭治疗及管理宣教

由于血友病是一种先天性出血性疾病，其出血量、出血损伤程度同出血时间密切相关，因此在血友病出血治疗中十分强调第一时间（出血后 2 h 内）进行因子输注，从而最迅速地控制出血。随着浓缩因子使用便利性、安全性的提高，发达国家病人首先开展了家庭治疗和自我注射，即在家庭或在非医疗单位由病人自己或家属进行因子输注治疗和相关的血友病治疗。家庭注射不仅使病人在出血的第一时间得到了迅速的治疗，同时也使病人感到了对自己生命的掌控，极大地提高了病人的战胜疾病的信心，同时治疗了疾病压力带来的心理问题。

针对儿童病人，家庭治疗应该是父母亲对孩子进行的治疗和护理、孩子在不同成长阶段的健康教育和开展自我注射教育和实践过程，在适当年龄（一般 7 岁以上），孩子们被鼓励开始进行自我注射治疗的尝试并最终在进入青春期前后掌握自我注射技术。开展家庭治疗使血友病儿童有了过上同其他孩子一样的正常生活的机会。

作为一种长期伴随终生的疾病，对儿童病人的随诊观察和健康宣教至关重要：一旦确诊，病人就需要转诊到专业血友病治疗团队进行长期随诊、在血友病专业护士的指导下学习和实践家庭日常护理和自我注射，超过 18 岁的病人应该由原来治疗的儿童血友病治疗中心中的工作人员负责转诊到附近的成人治疗中心接受进一步的治疗管理[25,26]。

3.综合治疗团队建立

作为一种人群中散发，但终生携带的疾病，为了更加有效地得到医疗服务、管理，一种新型的针对遗传性疾病的管理模式——血友病综合治疗团队和血友病综合治疗中心应运而生，即由血液科医生为主要专业医疗人员、血友病专业护士为主要协调工作者、多学科参与的针对血友病儿童病人成长、发育各问题的专业团队。团队人员应该包括血液科、康复科、外科（矫形外科）、放射科、心理科、口腔科、感染科、遗传咨询等众多学科。这种综合管理团队在提高血友病病人生活质量上起到了巨大的作用，而儿童血友病病人的管理好坏可以说决定了血友病人一生的健康与否。

综合治疗团队的建立、家庭治疗/宣教管理和预防治疗的开展使得发达国家儿童血友病病人的生活质量等同甚至超过了正常同龄儿童[27]。

（三）抑制物：面临的挑战[28]

1. 抑制物

抑制物是指针对 FⅧ或 FIX 出现的抗体，它们的出现将使输注的相应凝血因子无效，常在原替代治疗有效的病人身上出现治疗无效的出血表现。

在血友病 A 中，抑制物的出现常发生于重型血友病人，而较少发生于中度或轻度病人。重型血友病 A 累计发生率为 20% ~ 30%，而中度、轻度分别为 10%，5%。重度病人出现抑制物常在 3 岁以前，而中轻度病人常在手术、外伤接受密集高浓度因子输注后出现，因此常在接近 30 岁时出现。血友病 B 则很少出现，发生率小于 5%。

检测抑制物出现的频率是儿童应该在前 20 个暴露日（接触因子日）的每 5 个暴露日时进行检测，在 20 ~ 50 个暴露日时，每 10 个进行 1 次检测；之后在 150 个暴露日前每半年进行一次检测，而超过 150 个暴露日出现抑制物的机会就非常少了。

应该使用 Nijmegen 改良的 Bethesda 法进行抑制物测定。如抑制物水平持续小于 5 BU/mL，则定义为低反应性抑制物；如大于等于 5 BU/mL，则定义为高反应性抑制物。高反应性抑制物常持续存在，长期不接触相关因子其滴度可以下降或消失，但一旦再次使用将在 3 ~ 5 d 后再次出现。而部分低滴度的抑制物是一过性的，尽管仍然接触该种因子，但抑制物也在首次出现 6 月内消失。非常低的抑制物可能不被测出，但干扰了治疗的效果。

抑制物的研究已经有 50 多年了，但对其的诊断和治疗仍视一项艰巨的任务。同种抗体与 FⅧ的动力学反应为 1 型动力学反应：即剩余 FⅧ的对数与孵育时间呈线性关系，如果抗体效能足够强，可使所有加入的 FⅧ失活，而抗体常被反复加入的新鲜 FⅧ饱和。FⅧ抑制物由 IgG1 和 IgG4 重链和κ轻链组成，且不连接补体。位于 FⅧA2，C2 或 A3-C1 结构域的抗原可诱发抗体形成，但多数同种抗体是针对 A2 或 A3-C1 结构抗原决定簇的。抗体与这些部位的结合可干扰 FⅧ-FIX 复合物的形成，从而抑制了凝血酶生成。

血友病病人的抑制物出现常与大出血、外科手术或感染时大量使用 FⅧ浓缩因子时出现。有部分报道提示抑制物的产生与首次暴露年龄负相关。FⅧ基因大片段缺失或无义突变的患者更易形成抗体。与免疫功能（IL-10，TNF-a，CTLA-4）相关的基因多态性与同种抗体形成的易感性相关。同种抗体的另一特征为记忆应答；当再次暴露于FⅧ时，特异的记忆B细胞增殖、分化为抗体分泌浆细胞。

2.血友病抑制物的治疗面临的问题

（1）急性出血的控制：针对低滴度的病人，可以使用大剂量原缺乏凝血因子来进行饱和治疗，而高滴度病人（≥5 BU）则无效，此时目前比较常用的是旁路途径治疗法，如活化FⅦ能直接激活血小板表面的FX、达到有效止血；使用的制剂目前有FEIBA（Ⅷ抑制物旁路活化物）和rⅦa这两种。早在1955年，Bidwell就从猪血中制备出在抑制物患者中相对安全和有效的FⅧ，猪FⅧ中缺少人FⅧ中的某些免疫原性抗原决定簇，这种商业化制品在血友病出现抑制物的患者中应用多年。但在2004年这种产品因原材料中分离出猪细小病毒而被终止生产。人/猪FⅧ重组混合物作为可能的被用于治疗的产品已经在研究。

（2）如何清除抑制物：目前使用免疫耐受诱导（Immune Tolerance Induction，ITI）是治疗有抑制物的血友病患者的关键进步，该疗法是反复给予浓缩FⅧ或注射浓缩凝血酶原复合物，直到抑制物消失，FⅧ的半衰期恢复正常。国际常用剂量为50 IU/kg 每周3次至200 IU/kg，每天。目前这种疗法的成功率为60%~80%，而一项国际随机高剂量和低剂量的FⅧ-ITI试验显示其总体成功率相同（76%），但高剂量可减少出血、更快达到耐受[29,30]。

（四）未来展望

血友病现代综合治疗模式和儿童家庭、预防治疗的开展极大地减少了出血，提高了患儿的生活质量。但是仍由于频繁的因子输入及其疾病（治疗）相关并发症的出现，使得人们不断去追求更加先进的治疗方法和更加完美的治疗目标。

在21世纪，随着科技的发展，两项研究值得期待：①长效因子研发：如加强传递稳定性、化学结构改变、利用基因工程技术等方法入手，使因子的半衰期延长——使病人避免频繁因子使用的不便；②基因治疗的开展：使用基因改造、病毒载体、靶细胞选择的方法使有缺陷的血友病基因得到修复，产生有效的凝血因子——最终使病人彻底摆脱血友病的羁绊。

三、儿童血栓性疾病诊疗进展

血栓性疾病（thrombo embolics，TEs）已经被视为影响人们健康的主要病因。近年来随着科技和医学的发展，儿童血栓病从发病机制、诊断和治疗多方面被人们所不断认识。虽然发生情况明显少于成人，但其一旦发生将影响儿童的一生。

（一）儿童期凝血的特点

儿童凝血系统是一个从新生儿期直至整个儿童期的、贯穿的、动态的、发展的系统。它在出生时并不"成熟"，随着年龄增长，这个系统日趋成熟，并在不同阶段先后达到成人水平。虽然"不成熟"，但它既有有利的一面又有不利的一面：它适应了儿童生长发育的生理要求（保护了儿童，使他们比成人更少地发生TEs）、也使儿科患者在某些特定的病理状态下更加容易出血，如维生素K缺乏和弥散性血管内凝血。所有凝血因子在胎儿孕中期开始合成并随孕周增加；出生后凝血因子又在不断发育成熟、随日龄增加；进入幼儿、儿童期其生发过程仍然没有停止。这种变化造成相应的各种凝血因子、抑凝因子多与成人不同，而造成凝血筛查实验，如凝血酶原时间（prothrombin time，PT）、活化部分凝血酶原时间（activated partial thromboplastin tim，APTT）正常数值也与成人大相径庭。这种凝血因子和抑凝因子的特殊变化考虑与细胞合成和释放规律改变、清除加速、分娩时消耗、出现因子"胎儿"类型表现等因素均有关系。胎儿、新生儿期的凝血因子抑凝因子在孕中期开始合成并随孕周增加不断生成，早产儿数值低于至足月儿，数值变化与孕周有关；足月儿仍尚在比较低的水平。新生儿/婴幼儿生后6个月内凝血因子不断完善，大部分到生后6个月达到成人水平。

（1）出生时，维生素K依赖因子系统和接触因子系统处于低水平，生后Ⅶ因子迅速增加，其他凝血因子在6个月内逐步增加；至6个月龄时逐步接近成人水平，仍较成人少10%~20%。这种生理性凝血酶生成，减少了新生儿血栓形成的风险，但在某些病理状态下，却促发了维生素K缺乏和弥散性血管内凝血（disseminated intravascular coagulation，DIC）出血的发生。在儿童期凝血酶形成的能力仍然比成人少25%，并未增加出血的风险，却减少了发生TEs的风险。而V因子和Ⅷ因子生后即处于正常成人水平甚至更高。而vW因子、vW因子高分子多聚体和vW因子胶原结合力增加，其增高的活性在2~6月、抗原部分到6月才恢复到成人水平。

（2）新生儿、婴幼儿和儿童期抑凝因子数值也在发育成熟过程中，其特点是：生后几周内，大多数抑凝因子，如抗凝血酶和肝素辅因子Ⅱ，浓度是成人水平的50%，他们的下降平衡了凝血因子不成熟所造成的出血风险，基本在3~6个月龄后逐步达到成人水平，并保持终生。出生时PC和PS较成人低，并在儿童期持续减低。TM在整个儿童期增加，在青春期才达到成人水平。α2巨球蛋白的确起到了保护角色：生后几周内，与其他抑凝因子下降不同，α2巨球蛋白水平缺升高，部分代偿了其他抑凝因子的下降，并在整个儿童期保持持续增加至成人期恢复正常。其升高的意义在于：不仅继续减低了健康儿童发生TEs的风险，同时也减少了杂合子型先天性抑凝因子缺乏患儿发生TEs的风险。

在凝血和抑凝平衡中，儿童期表现为凝血因子水平的下降（4个维生素依赖因子Ⅱ因子、Ⅶ因子、Ⅸ因子、Ⅹ因子、4个接触因子Ⅻ因子、Ⅺ因子、前激肽释放酶、高分子量激肽原），抑凝因子下降（抗凝血酶、肝素辅因子Ⅱ、蛋白C、蛋白S），在幼儿期一直保持成人水平的50%，而纤维蛋白原、Ⅷ因子、V因子、Ⅷ因子在正常水平，抑凝因子中以α2巨球蛋白为代表，在整个儿童期明显上升。因此，整个儿童期凝血酶产生能力减低而抑凝能力没有受到明显影响，儿童处于低凝状态，不易发生TEs。

（3）儿童生后纤溶系统也处于发育、成熟过程中，出生后纤维蛋白溶解发育成熟的特点为：纤溶酶原（plasminogen，PG）在生后仅有成人水平的50%，在6月龄时达到正常成人水平。而纤溶酶原的激活剂：组织纤溶酶原激活剂（Tissue Plasminogen Activator，TPA）生后数天内明显上升，之后迅速下降至成人的50%，并在整个儿童期保持低水平，这样就使得整个儿童期纤维蛋白溶解和（或）激活系统不活跃。

（4）纤维蛋白溶解的抑制系统中纤溶抑制剂-α2抗纤溶酶并没有明显减少，为成人的80%，在6月龄时达到成人水平。另一主要抑制因子：纤溶酶原抑制剂-1（plasminogen activator inhibitor-1，PAI-1）则在生后上升，之后稍有下降，仍后保持高于成人50%水平。两者维持整个儿童期直至青春期恢复到正常成人水平。整个儿童期TPA：PAI-1比值下降（TPA：PAI-1为0.37，成人为1.36）。

因此，整个儿童期纤维蛋白溶解的能力下降，使其处于低纤维蛋白溶解状态，其优点是平衡了凝血功能的不足、减少了造成的出血的风险，缺点是在某种程度上促进了DIC的发生、同时加重的血栓并发症的发生。

纵观整个儿童期的凝血系统的基本的状态是：低凝血、低纤维蛋白溶解状态。

（二）儿童期血栓流行病学特点[31]

（1）儿童期特殊的凝血状态：此状态决定了儿科TEs患者少见，其发生率较成人明显减低，来自加拿大儿童血栓的注册中心报道显示：儿童静脉TEs的发生率为0.07/万人，5.3/万人住院患儿；国际注册中心的报道提示新生儿发病率为0.24/万人新生儿急救病房患儿；德国前瞻性注册中心的数据显示：新生儿TEs发生为0.51/万新生儿。儿科人群中<1岁和青少年是发生TEs的高危人群，而其中新生儿期是最高发年龄。儿科TEs男女发病率相同。

（2）危险因素：儿科TEs发生常继发于潜在疾病或相关治疗：有统计显示婴幼儿特发性VEs<1%，儿童期<5%，儿科血栓的发生常有潜在的危险因素。在潜在危险因素中某些致命原因如早产、生后窒息、放置导管、全身感染是新生儿TEs的常见诱因，而某些严重疾病状态，如癌症、严重外伤、先天性心脏病、系统性红斑狼疮、肾衰等疾病是儿童和婴幼儿的常见原因。而且，这些危险因素常同时存在，加拿大儿童血栓注册中心的报道显示：儿科患者96%为继发性，其中12%有1个危险因素，而84%有

两个或更多的危险因素同时存在。随着医疗的发展，儿科 TEs 的危险因素也在发生着改变：在 20 世纪 70 年代前（静脉导管普及前），动静脉分流、感染和先天性心脏病是其发生的主要原因；而到了 90 年代后，癌症成为其主要原因（有报道高达 30%），虽然部分归因于肿瘤患儿存活率的提高，但去除癌症原发病因素后，中心静脉导管（central venous line，CVL）的放置成为儿童肿瘤患儿发生 TEs 的独立、首要的危险因素。CVL 与超过 90% 的新生儿和超过 66% 的儿童静脉 TEs 事件发生相关。

（3）发生部位的不同：儿童的 VEs 发生 50% 为静脉，50% 为动脉，由于导管治疗的介入，其发生部位上肢多于下肢，而新生儿占到 80%，儿童占到 60%，CVL 的使用是其发生的单一原因。

（4）并发症：儿童期 TEs 的并发症包括严重急性期并发症：进入心脏或肺 [肺栓塞(pulmonary embolism，PE)] 的广泛栓塞、非致死性 PE、乳糜胸和腔静脉窦综合征；长期慢性期并发症有：再发性栓塞、血栓后静脉炎综合征（post phlebitic syndrome，PPS）、长期使用抗凝血药物引起的出血风险、静脉曲张血管破裂出血及与 CVL 相关的并发症。PE 是最严重的并发症，在儿童但常表现轻微，并被原发疾病所掩盖，既往常在尸检时才获得诊断。再发性 TEs 的发生情况尚无准确报道，来自加拿大儿童血栓注册登记组的平均 2.86 年随访结果提示：儿童 VEs 复发率为 8%，并随年龄增加比例增长。由于儿童纤溶系统不活跃，因此 PPS 发生率应比成人高，来自加拿大儿童血栓注册组的平均 2.86 年随访结果提示，其发生率为 10% ~ 20%；而且比成人发生更早，常在血栓发生后 5 ~ 10 年。

（5）死亡率：来自加拿大儿童血栓注册组的平均 2.86 年随访结果提示死亡率为全部死亡率的 16%，儿童深静脉 TEs（deep venous TEs，DVT）和 PE 相关的死亡率为 2.2%，且发生均与 CVL 有关。直接致死原因为 PE 和广泛的心脏血栓。

（三）儿童期血栓的特殊表现和特色诊断[32]

1. 先天性易栓症

早在 140 年前，Dr. Virchow 就描述了作为潜在 TEs 危险因素的抑凝因子缺乏的容易凝血的状态；易栓症（thrombophilia）这个词也曾用于描述有高发血栓倾向家庭的家族成员。但是，除非有获得性危险因素同时存在，仅存有杂合子性抑凝因子缺乏的儿童人群很少有血栓事件发生；而纯合子或双重杂合子的患者，由于抑凝因子浓度极低，很可能在新生儿或儿童期即开始发病，甚至出现暴发型致死性表现。因此，在儿童期，即使存在明确的诱发 TEs 症状的获得性因素，仍需要进一步对遗传因素进行筛查。

常见的几种先天性易栓症包括活性蛋白C抵抗(activated protein C resistance，APCR)、凝血酶 20210 突变（Prothrombin gene variant 20210 Gln-Arg）、抗凝血酶（Antithrombin，AT）缺乏、蛋白 C（Protein C，PC）缺乏、蛋白 S（Protein S，PS）缺乏。

其中值得一提的是 PC 或 PS 纯合性缺乏：可在新生儿期出现暴发型紫癜。典型表现包括发生在胎内的胎儿脑和或眼部的破坏、生后数小时或数日的暴发性紫癜；少见的情况有大血管栓塞。皮肤损伤常开始于一个小的出血斑点，之后放射状增加并迅速形成紫黑色水疱，继而发生坏死、坏疽。皮肤损伤主要发生在肢端，也可在臀部、腹部、阴囊和头皮处，也可发生于受压、穿刺和皮肤破损部位。如果有脑部损伤则常有神经系统发育迟缓并发症；而眼部的病变可因血栓诱发玻璃体和视网膜出血造成部分或全部失明；疾病常呈现严重 DIC 状态，死亡率高。血浆 PC 或 PS 水平常不能测出。治疗需要使用新鲜冰冻血浆、冷沉淀或 PC 或 PS 浓缩制剂进行替代治疗，同时可以加用肝素或 OAs 等（但要注意皮肤坏死的发生和儿童骨骼发育异常）。

2. 儿科先天性易栓症诊断和治疗的特点

（1）虽然儿童期多种抑凝因子缺乏可以导致儿童期 TEs 的发生，但与成人相似，较其先天性抑凝异常疾病本身，获得性危险因素是更重要的发病原因。而且儿童期发生 TEs 中，有获得性危险因素的病人大多数伴有先天性凝血因子异常。

（2）由于仅在非常少的儿科患者有 TEs 发生的风险，进行长期抗凝治疗存在出血风险，对儿科先天性易栓症患者抗凝治疗的评价提示：存在先天性易栓症的儿科患者进行长期抗凝治疗其风险超过了获益，因此，长期的预防治疗常不应用于大多数存在先天性易栓症的儿科患者。而纯合子患者则需考虑进行长期替代和或抗凝治疗。

（3）当这些患儿存在 TEs 获得性危险因素时，比如 CVL 的放置，治疗原则是：如既往曾有 TEs 发生者，应该开始短期的抗凝治疗；如没有既往 TEs 的儿科患者，则应该进行个体化评估：特殊的先天性易栓症危险性、获得性危险因素的致病程度和出血的风险应该被同时考虑。

（4）对这部分儿科患者，在发生首次 TEs 后，抗凝治疗的理想持续时间还未知，需要进行个体化评估：需要考虑先天易栓症的类型、诱发 TEs 的获得性危险因素开始和持续的时间、TEs 的位置和范围、潜在复发的可能性、抗凝治疗的并发症。经常应用的方法是：使用 3～6 个月；而对于先天性易栓症伴有再发性 TEs，则考虑终生用药。

（5）存在先天性易栓症的儿科患者首次 TEs 后停止治疗再发生 TEs 的风险还未知，但发生的风险应该更高。但是由于再发时间可能在数年甚至数十年之后，因此考虑不需要进行长期的抗凝治疗。

3.导管相关性血栓

CVL 常用于儿科的新生儿科和急救科患者；需要长期接受静脉营养、癌症化疗和长期输血和输抗生素的患者。CVL 的使用目前已经成为现代儿科治疗不同类型疾病的重要手段。但由于 CVL 是血管内的异物、同时损伤血管、阻断血流，诱发了 DVT 的形成。自 1945 年开始使用导管后，儿科血栓发生情况呈现出明显增高的趋势。

CVL-R-DVT 的形成与导管的不同参数有关，如与血管的直径比、放置时间、使用的特殊性和导管的材质等有关。①导管的材质：CVL-R-DVT 高发于聚乙烯导管，而硅树脂导管和聚亚胺酯导管较聚乙烯导管发生 CVL-R-DVT 明显减少；②导管放置的时间：临床症状可能比开始发生的时间要晚，目前认为常在 CVL 植入的 10 d 以内，而长期放置的 CVL，其表面上皮细胞化后反而减少了血栓的形成风险；③临床表现：儿科 CVL-R-DVT 的临床表现可分为有症状类和无症状类：无症状者常表现为慢性隐匿的发病过程；有症状者也常表现为继发性，其症状常被原发病所掩盖，不易判断。有症状者常见的症状表现为：局部的肿胀、疼痛、相关肢体断流和面部的肿胀、肺栓塞、心包积液、上腔静脉综合征，等等。致死性的 PE 可继发于 CVL-R-DVT；④高危人群：新生儿、年幼儿、静脉高营养和血液透析病人；⑤诊断：影像诊断是其确诊的黄金指标，对下肢而言超声比较可靠，而上肢则血管造影更加有优势。临床可判断的 CVL-R-DVT 为 1%～10%，如进行超声检查，可发现 7%～14%（年龄＞1 岁为 35%左右，＜1 岁为 2%～19%）。

大多数儿科发生儿童动脉血栓（Arterial TEs，ATE）也常是严重原发疾病治疗的医源性并发症，其发病多与动脉放置导管、动脉造影、动脉穿刺损伤有关。一般会有 3 种类型的导管，①外周动脉的静脉导管；②新生儿脐动脉导管；③心脏疾病的心脏内导管。由于 ATE 可造成器官和肢体的功能不全，常需要紧急治疗。但治疗方法有限，目前为止诊断和治疗方法常借鉴于成人。下面分导管相关性和非导管相关性分别叙述。

（四）儿童血栓的治疗[33]

1.肝素

由于从整个儿童期形成凝血酶的能力都较成人低下，虽然逐步增强但仍为成人的 25%（新生儿）和 50%（儿童），因此儿童对肝素更敏感；同时婴儿期有抗凝血酶（antithrombin，AT）生理性下降：足月＜3 月龄儿为正常人的 50%，早产儿为 30%，造成肝素抵抗现象，需要提高肝素使用剂量或提高 AT 浓度来应对；同时由于单位体积分布＞成人，使得体内肝素的清除加快；儿童发生 TE 时常被延迟诊断，疾病更加严重，这些情况也往往增加了儿童期肝素的使用。普通肝素（unfractionated heparin，UFH）：首剂负荷量为 75 IU/kg 体重，超过 10 min 静脉输注；起始维持量：＜1 岁：28 IU/（kg·h），＞1 岁 20 IU/（kg·h），年长儿同成人 18 IU/（kg·h），按照 APTT 的调整使用（60～85 s，抗 Xa 水平在 0.30～0.70 IU/mL）。副作用有出血（在提高使用剂量和存在潜在疾病，如肾衰、联合使用抗血小板药物的和间断注射负荷量的患者），应用鱼精蛋白中和 2 h 内使用的 UFH 量；骨质疏松（在青年发生率为 15%，儿童少有报道，与剂量和使用时间相关）；肝素诱导的血小板减少（儿童发生情况不详、观察显示新生儿可延迟发生）。低分子量肝素（low molecular weight heparin：LMWH）：在儿科由于使用方便（可皮下注射给药）、较少发生出血、肝素诱导的血小板减少和骨质疏松等并发症而有明显的应用优势。同 UFH 相同，其需要量在年幼儿比年长而多：如伊诺肝素（Enoxaprin）：治疗剂量：< 2 月龄，1.5mg/（kg·次），每 12h 一次，2 月 ~ 18 岁 1.0 mg/（kg·次），每 12h 一次；预防治疗：< 2 月，0.75mg/（kg·次），每 12h 一次，2 月 ~ 18 岁 0.5 mg/（kg·次），每 12h 一次。可用于长期维持。不良作用同 UFH，但发生少，出血仅为 4%，可应用鱼精蛋白中和 3 ~ 4 h 内使用的 LMWH。

2. 口服抗凝药物

在新生儿和婴儿期存在着生理性维生素 K 依赖因子缺乏；在体内、外的研究又发现即使维生素 K 依赖因子浓度相同，在 OAs 治疗后获得相同的国际正常化比值（International Normalized Ratio，INR）时，儿童患者形成凝血酶的能力都减低，考虑可能机制为儿童期持续的α2-巨球蛋白生理性上升，增强了对口服 OAs 患儿凝血酶生成能力的抑制有关，这些特点都提示儿童应较成人使用更低剂量的 OAs。同时儿童在使用 OAs 有比成人更多的相关影响因素，比如药物、饮食、更多的并发疾病状态。同时还由于由于取血监测困难、口服药的非便利性（婴幼儿）、体重不断增加、剂量需要不断调整等原因，儿童患者使用 OAs 增加了难度。

理想治疗范围：维持 INR 2.0 ~ 3.0，当伴有人工心脏瓣膜或再发性 VTE 时需要提高剂量 2.5 ~ 3.5，而预防治疗的患儿可维持于 1.4 ~ 1.9。负荷量：开始可使用 0.2mg/kg，79% 的病人可在 7 d 内达 INR2.0，但有年龄依赖性：婴幼儿 5 d、青少年 3 d。维持量：婴幼儿由于饮食中维生素 K 含量高，因此需要 OAs 剂量较高 [0.32 mg/（kg·d）]而青少年则较低[可低至 0.09 mg/（kg·d）]，常维持于 1.4 mg/（kg·d）。维持时间：人工心脏瓣膜或再发性 VTE 需要长期使用，而 CVL-R-DVT 建议使用足量 3 个月，小量维持至导管拔除。理想的 INR 范围：新生儿高，而年长儿近于成人。

3. 溶栓治疗

儿童期纤溶系统的发育影响了儿童的溶栓治疗。如前所述，在新生儿期，纤溶酶原（简称为 PG）是成人的 50%、α2-抗纤溶酶（简称为α2-AT）是成人的 80%，组织纤溶酶原激活剂（TPA）和纤溶酶原激活剂抑制剂 1（PAI-1）是成人的 2 倍，造成形成纤溶酶能力下降，因此此阶段溶栓治疗，提高 PG 浓度是其保障；而在儿童期，虽然 PG 和α2-AP 浓度同成人，但是组织纤溶激活剂明显下降，而 PAI-1 上升（TPA∶PAI-1 为 0.37，成人为 1.36），使溶栓效果不佳。在药物的选择上，儿童更倾向于选择尿激酶而非链激酶。TPA 由于治疗特异性和低变应原性而在成人广泛使用，儿童尚无更多经验。治疗的方式包括系统性、经静脉通路和导管给药。由于 PG 浓度的生理性下降，新生儿溶栓更应该考虑以下方面：①应该在溶栓开始之前或同时补充 PG；②长期溶栓可能会耗尽 PG，如溶栓时间 > 24 h，应考虑监测 PG 或经验性输注新鲜冰冻血浆（10 ~ 20 mL/kg）以保证溶栓的有效性。

综上所述，儿科患者有其自身的凝血系统发育特点，而表现为与成人有所区别的血栓表现，治疗和处理时更需要结合儿童的特点进行特殊的治疗。

（吴润晖）

参考文献

[1] The American Society of Hematology. 2011 evidence-based practice guideline for immune thrombocytopenia[J]. Blood，2011，117：4190-4207.

[2] VECCHIO G C，SANTIS A，GIORDANO P，et al. Management of acute childhood idiopathic thrombocytopenic purpura according to AIEOP Consensus Guidelines：assessment of Italian experience[J]. Acta Haematol，2008，119：1-7.

[3] KALPATTHI R, BUSSEL J. Diagnosis, pathophysiology and management of children with refractory immune thrombocytopenic purpura[J]. Current Opinion in Pediatrics, 2008, 20: 8-16.

[4] MCMILLAN R. The pathogenesis of chronic immune thrombocytopenic purpura[J]. Semin Hematol, 2007, 44 (Suppl. 5): S3-S11.

[5] TREUTIGER I, RAJANTIE J, ZELLER B, et al. Dose treatment of newly diagnosed idiopathic thrombocytopenic purpura reduce morbidity? 2007, 44 (Suppl 5): S3-S11[J]. Arch Dis Child, 2007, 92: 704-707.

[6] TREUTIGER I, RAJANTIE J, ZELLER B, et al. Initial management of children with newly diagnosed idiopathic thrombocytopenic purpura in the Nordic countries[J]. Acta Paediatrica, 2006, 95 (6): 726-731.

[7] ALEDORT L M, SALAMA A, KOVALEVA L, et al. Efficacy and safety of intravenous anti-D immunoglobulin(Rhophylac) in chronic immune thrombocytopenic purpura[J]. Hematology, 2007, 12 (4): 289-295.

[8] KUHNE T, BLANCHETTE V, BUCHANAN G, et al. Splenectomy in children with idiopathic thrombocytopenic purpura: a prospective study of 134 children from the intercontinental childhood ITP study group[J]. Pediatr Blood Cancer, 2007, 49: 829-834.

[9] ROGANOVIC J. Rituximab treatment in refractory idiopathic thrombocytopenic purpura in children[J]. Eur J Pediatr, 2005, 164: 334.

[10] BENNETT C M, ROGERS Z R, KINNAMON D, et al. Prospective phase 1/2 study of rituximab in childhood and adolescent chronic immune thrombocytopenic purpura[J]. Blood, 2006, 107: 2639-2642.

[11] DONNA M. Multi-agent induction and maintanence therapy for patients with RITP[J]. Blood, 2007, 110: 3526-3531.

[12] BAO W, BUSSEL J B, HECK S, et al. Improved regulatory T-cell activity in patients with chronic immune thrombocytopenia treated with thrombopoietic agents[J]. Blood, 2010, 116: 4639-4645.

[13] BUSSEL J B, KUTER D J, PULLARKAT V, et al. Safety and efficacy of long-term treatment with romiplastim in thrombocytopenic patients with chronic ITP[J]. Blood, 2009, 113 (10): 2161-2171.

[14] NURDEN A T, VIALLARD J F, NURDEN P. New generation drugs that stimulate platelet production in chronic immune thrombocytopenic purpura[J]. Lancet, 2009, 373 (9674): 1562-1569.

[15] SRIVASTAVA A, BREWER A K, MAUSER B E P, et al. Guidelines for the management of hemophilia[J]. Haemophilia, 2012 (5): 1-47.

[16] Definitions in hemophilia. Recommendation of the scientific subcommittee on factor VIII and factor IX of the scientific and standardization committee of the International Society on Thrombosis and Haemostasis. JTH 2012.[in press].

[17] DEN UIJL I E, FISCHER K, VAN DER BOM J G, et al. Clinical outcome of moderate hemophilia compared with severe and mild haemophilia[J]. Haemophilia, 2009, 15 (1): 83-90.

[18] ALEDORT L M, SALAMA A, KOVALEVA L, et al. Efficacy and safety of intravenous anti-D immunoglobulin (Rhophylac) in chronic immune thrombocytopenic purpura[J]. Hematology, 2007, 12 (4): 289-295.

[19] PERGANTOU H, PLATOLOUKI H, MATSINOS G, et al. Assessment of progression of haemophilia arthropathy in Children[J]. Hemophilia, 2010, 16 (1): 124-129.

[20] RODRIGUEZ-MERCHAN E C. Management of musculoskeletal complications of hemophilia[J]. Semin Thromb Hemost, 2003, 29 (1): 87-96.

[21] MANCO-JOHNSON M J, RISKE B, KASPER C K. Advances in care of children with hemophilia[J]. Semin Thromb Hemost, 2003, 29 (6): 85-594.

[22] MANCO JOHNSON M J, ABSHIRE T C, SHAPIRO A D, et al. Prophylaxis versus episodic treatment to prevent joint disease in boys with severe hemophilia[J]. N Engl J Med, 2007, 357 (6): 535-544.

[23] BLANCHETTE V S. Prophylaxis in the haemophiliapopulation[J]. Haemophilia, 2010, 16 (Suppl. 5): 181-188.

[24] GRINGERI A, LUNDIN B, VON MACKENSEN S, et al. A randomized clinical trial of prophylaxis in children with hemophilia A (the ESPRIT Study) [J]. J Thromb Haemost, 2011c, 9: 700-710.

[25] TEITEL J M, BARNARD D, ISRAELS S, et al. Home management of haemophilia[J]. Haemophilia, 2004, 10: 118-133.

[26] EVATT B L. The natural evolution of haemophilia care: developing and sustaining comprehensive care globally[J]. Haemophilia, 2006, 12 (Suppl. 3): 13-21.

[27] EVATT B L, BLACK C, BATOROVA A, et al. Comprehensive care for haemophilia around the world[J]. Haemophilia, 2004, 10 (Suppl. 4): 9-13.

[28] GREEN D. Factor Ⅷ inhibitors：a 50-year perspective[J]. Haemophilia，2011，17：831-838.

[29] DE MOERLOOSE P，FISCHER K，LAMBERT T，et al. Recommendations for assessment，monitoring and follow-up of patients with haemophilia[J]. Haemophilia，2012，18：319-325.

[30] BERNTORP E，COLLINS P，D'OIRON R，et al. Identifying non-responsive bleeding episodes in patients with haemophilia and inhibitors：a consensus definition[J]. Haemophilia，2011，17：e202-e210.

[31] ANDREW M. Thromboembolic complications during Infancy and Childhood[R]. Canada：B C Decker Inc，2000.

[32] PERNOD G，BIRON-ANDREANI C，MORANGE P E，et al. Recommendation on testing for thrombophilia in venous thromboembolic disease：a French consensus guideline[J]. Journal des Maladies Vasculaires，2009：34：156-203.

[33] MONAGLE P，CHALMERS E，CHAN A，et al. Antithrombotic therapy in neonates and children（American College of chest physicians evidence-based clinical practice guidelines：8th edition）. Chest，2008，133：S887-S968.

第五节　造血干细胞移植诊治进展

一、造血干细胞移植治疗恶性血液病的现状与作用

世界第一例造血干细胞移植（HSCT）距今已有 50 年了，HSCT 早已成为治疗白血病的主要有效手段之一。我国儿科 HSCT 近年也得到了快速发展。但我国从事 HSCT 的儿科医生和单位仍然不多，儿科血液病医生对 HSCT 关注不够，客观评价造血干细胞移植在儿童白血病治疗的地位和作用是有积极意义的。

（一）HSCT 治疗儿童急性淋巴细胞白血病

急性淋巴细胞白血病（ALL）规范化疗后长期无病生存率高达 80%，因此，对于第一次完全缓解（CR1）的 ALL 患儿原则上选择化疗。但以下情况需选择 HSCT：

（1）婴儿 ALL 化疗效果差，有报道 CR1 婴儿 ALL 进行 HSCT，随访 20 年，无病生存率 76%。但小于 6 个月或发病时外周血高白细胞计数的 CR1 婴儿 ALL 不主张选择同胞供者，首选非血缘供者，脐血移植无时间生存率（EFS）可达 64%[1]。

（2）极高危 ALL 患儿也需要接受 HSCT。BFM 研究组对极高危的定义是：①有 t（9；22）或 t（4；11）克隆性异常；②T 细胞急性淋巴白血病（T-ALL）和（或）初诊时白细胞（WBC）>100×10^9/L，而泼尼松敏感试验对泼尼松反应不良；③含 4 种药物的诱导缓解方案未达到 CR。

根据有无组织相容性抗原（HLA）全相合同胞供者，欧洲骨髓移植协作组（European group for Blood and Marrow Transplantation，EBMT）BFM/IBFM/EBMT EBMT 将 357 例符合以上标准的 ALL 患儿分为化疗组（280 例），移植组（77 例），5 年无病生存率（DFS）分别为 40.6% 和 56.7%[2]。Saarinen 等对 66 极高危 ALL 例患儿进行了配对对照研究，22 例在 CR1 进行了 HLA 相合骨髓移植（blood and marrow transplantation，BMT），44 例进行化疗，结果 10 年的 DFS 移植组组明显高于配对化疗组（73%，50%，P=0.02），复发率也明显低于配对化疗组（9%，41%，P<0.01）。诱导缓解失败者移植与化疗的 5 年 DFS 悬殊更大，分别是 56% 和 26.5%[3]。Arico 等回顾多中心 267 例费城染色体阳性（Ph+）的 ALL 患儿，CR1 后 147 例行化疗，120 例行移植，移植组和化疗组 5 年的 DFS（65%，25%，P<0.01）和总体生存率（OS）（72%，42%，P=0.002）明显提高，t（9；22）的 5 年 DFS 分别是 50% 和 25.6%。既有 t（9；22）而泼尼松敏感试验又对泼尼松反应不良者，单纯化疗生存率为 0。移植后动态检测微小残留病变（MRD），及时加用伊马替尼可进一步提高 DFS[4]。

ALL 患儿虽经正规化疗仍有 25%~30% 复发。其中绝大多数患者再次化疗后可达到第二次完全缓解（CR2），但获得长期无病生存比例较低。Barrett 等报道了 ALL CR2 患儿异基因 HSCT（allo-HSCT）和化疗各 255 例回顾性配对对照研究结果。移植组 5 年 EFS 比化疗组明显提高（40%，17%，P<0.001），而且对于早期复发者（CR1<36 个月），移植组和化疗组的 5 年 EFS 分别是 35% 和 10%，疾病的复发风

险，移植组较化疗组明显降低（45%，80%，P < 0.001）。对于晚期复发者（CR1 > 36 个月），移植组和化疗组的 5 年 EFS 分别是 53% 和 32%，后者也有报道无显著差异[5]。2006 年美国血液及骨髓移植学会（American Society for Blood and Marrow Transplantation，ASBMT）对儿童 ALL 指导语中指出：ALL 儿童 CR2 建议首选 allo-HSCT，其长期缓解率可能高于化疗，尤其对于 CR2 期不长的患儿更是如此。含全身放疗（TBI）的预处理 HSCT 比不含 TBI 的预处理 HSCT 预后更好，因此对于年龄较大的儿童 ALL，推荐使用含 TBI 的预处理方案。欧洲等作者提出以下为 CR2 ALL 患儿 HSCT 适应证：①初诊后 36 月内骨髓复发或骨髓、髓外均复发；②T-ALL 复发；③t（4；11）或 t（9；22）患儿复发；④存在微小残留病者；⑤儿童淋巴瘤细胞白血病者。第三次缓解 ALL 是移植绝对适应证，但是移植相关死亡率高达 23% ~ 60% 不等，应该慎重。

（二）HSCT 治疗儿童急性髓性细胞白血病

近 20 年来儿童急性髓性白血病（AML）化疗预后得到明显改观，但总体上讲仍然远远逊色于 ALL，不尽如人意。2005 年，Alonzo 等总结 CCG 1278 例大宗 AML 临床试验，化疗后均获得了骨髓的 CR1，其中 217 例行自体 HSCT（auto-HSCT），688 例化疗，373 例行 allo-HSCT。结果显示 auto-HSCT、化疗和 allo-HSCT 治疗 8 年 EFS 分别为 42% ± 5%、34% ± 4% 和 47% ± 5%，8 年 OS 分别为 49% ± 7%、42% ± 4% 和 54% ± 5%，auto-HSCT 和化疗相比，EFS 和 OS 均无统计学差异（P=0.83，P=0.37），但 allo-HSCT 与化疗相比 EFS 显著提高（P=0.004）[7]。CCG251，231，2861，2941，2891，AML88，MRC10，AML BFM98 等多家协作方案大宗儿童 AML 第一次缓解后移植与化疗 5 ~ 8 年随访疗效对比报告显示，OS 化疗 40% ~ 60%，auto-HSCT 48% ~ 49%，allo-HSCT 55% ~ 70%，DFS 化疗 34% ~ 47%，auto-HSCT 42% ~ 68%，allo-HSCT 47% ~ 74%。值得一提的是 CCG2891 观察 8 年 DFS 移植 55%，化疗 47%（P=0.01）OS 移植 60%，化疗 53%（P=0.01）；CCG2961 又报道一项年龄 < 21 岁的 AML 研究，5 年 DFS 移植 61%，化疗 50%（P=0.021），OS 移植 68% 化疗 62%（P=0.425）。随着强化疗后 AML 预后的改善，对于（8；21）、t（15；17）、inv（16）等细胞遗传异常预后较好的患儿和 APL 或者 AML（FAB M3）患儿主张化疗，但对于 del（7），7q-，del（5），5q- 或者复杂畸形，FLT3-ITD，诱导未能缓解的 AML 和 JMML 患儿应该首选移植。值得指出的是尽管部分研究报告提示 AML 总体生存率化疗接近 HSCT，但即便是这些报告，也同时显示无病生存率移植组明显高与化疗组[8, 9]。因此，在经济条件允许和有合适供者的前提下，AML 患儿在 CR1 期进行 allo-HSCT 是可行的。另外，将不同治疗方法的预后客观地告知家长，由家长或患儿抉择也是可取的。

对于复发 AML 主张 HSCT。Aladjidi 观察 106 例 AML 患儿，复发后经过再诱导化疗 68 例获得 CR2，其中 53 例进行 HSCT，25 例 auto-HSCT，12 例血缘相关 HSCT，16 例无关供者 HSCT。结果 5 年的 EFS 分别是 47%、60% 和 44%[10]。

（三）HSCT 治疗儿童慢性髓性白血病

1998 年，以伊马替尼为代表的酪氨酸激酶抑制剂（TRI）的相继问世，改变了 HSCT 治疗慢性粒细胞白血病（CML）一统天下的绝对地位。2006 年的大规模 CML 临床试验报道，伊马替尼治疗成人 CML，5 年的完全血液学反应 98%，主要细胞遗传学反应 92%，完全细胞遗传学反应 87%。整体 5 年生存率为 89%。GIMEMA 协作组进一步总结慢性粒细胞白血病-慢性期（CML-CP）患者应用伊马替尼治疗 72 个月的无进展存活率为 97%，主要分子学指标缓解率 86%。CML 患儿应用伊马替尼治疗 1 年内血液学和细胞遗传学完全缓解分别为 95% 和 76%，主要分子学指标缓解率为 57%[11]。Hehlmann 报道 354 例适合移植治疗的慢性粒细胞白血病成人被随机分为移植治疗和药物治疗两组，分别采用 allo-HSCT 和包含伊马替尼的联合药物治疗，最终结果表明药物治疗组的生存率优于移植治疗组[12]。因此，CCG 公布的 2008 年指导语已将伊马替尼作为 CML 的首选治疗："伊马替尼治疗 3 个月 CML 临床未缓解或 6 ~ 12 个月分子生物学未缓解时才建议 HSCT。"2008 年 NCCN 指南也推荐将 HSCT 用于伊马替尼无效的慢性期病人，或加速期，急变期患者。

（1）伊马替尼等 TRI 作为 CML 首选和持续治疗的选择，在我国仍然受到很大限制和挑战，HSCT 退居二线还为时过早，原因如下：①Hehlmann 曾对 12 例采用伊马替尼治疗的 CML 停药患者进行观察，6 例在停药 5 个月后分子水平复发，5 例患者重新出现了 Ph 染色体，3 例再次应用伊马替尼后再获缓解，2 例停药后很快进入急变。体外试验表明静止的白血病干细胞对伊马替尼完全耐药。可见伊马替尼等 TRI 能否真正使患者达到长期无病存活仍属未知，具体疗程也无明确的界定。即使伊马替尼治疗有效，患者仍需长期维持治疗。而鉴于 TRI 高昂的费用，在我国持续用药显然是不现实的。②伊马替尼对少数 CML 疗效欠佳，对于已处于进展期的患儿仍需 HSCT 治疗。③HSCT 仍然是目前根治 CML 的唯一方法，HSCT 后儿童期 CML 的 10 年总生存率约为 70%。慢性期 1 年内即做 HSCT 可进一步提高无复发生存率。④伊马替尼 2001 年才得到美国 FDA 批准，长期疗效有待观察。⑤随着 HSCT 技术的不断提高，移植相关死亡率逐年下降，无病生存率逐年提高。⑥CML 移植前后阶段性地应用伊马替尼可能会改善预后。

（2）对于移植后细胞遗传学或主要分子学指标复发的患儿再次使用伊马替尼可能进一步提高长期无病生存率。结合我国国情，我国成人血液专业提出了现阶段 CML 治疗策略[13]：①对于 CP1 病人，若有 HLA 相合供者，HSCT 仍是首选，尤其是青年患者。②对于 CP1 病人，若无 HLA 相合供者，伊马替尼可为治疗首选；非血缘或 HLA 不合 HSCT 最好推迟至疾病有进展时进行。③对于进展期的患儿，无论 HLA 是否全合，都应该选择 HSCT。如果慢性期接受过伊马替尼或其他细胞毒药物治疗，可以选择二代 TRI 或细胞毒药物治疗，然后选择 HSCT。

儿童 CML 治疗选择是每一位儿科血液专业医生难以回避的问题，鉴于儿童特点和我国经济发展现状，作者倾向于首选 HSCT。

（四）HSCT 治疗儿童骨髓增生异常综合征（MDS）

21 世纪伊始，WHO 重新修订了 MDS 的诊断标准，明确界定该病为恶性造血克隆性疾病，属于造血系统肿瘤。因此，我们在这里一并讨论 HSCT 在 MDS 治疗的地位与作用。

大部分儿童 MDS 应将 HSCT 作为首选治疗。欧洲儿童 MDS 协作组对 63 名 RC 回顾性分析，50% 伴有 7 号染色单体，这些患儿病情不断恶化。因此，有 7 号染色单体或复杂载染色体核型异常 RC 患儿，应该选择 HLA 相合的同胞或无关 HSCT，其他 RC 患儿，如有 HLA 相合的同胞供体，也应在确诊后尽早进行 HSCT。t（15；17）（PML/RAR），t（8；21）（AML1/ETO），inv（16）（CBF/MYH11）和 t（9；11）（MLL/AF9）的 MDS 无需考虑原始细胞数，即可选择移植，晚期 MDS（RAEB 和 RAEB-t）即便是一个位点不同的无关供者，也应该尽早进行 HSCT，如果疾病进展，可考虑单倍体移植。Locatellietal 采取马利兰（BU），环磷酰胺（CY）±L-苯丙氨酸氮芥（L-PAM）。治疗 49 例儿童 MDS，其中一半核型异常，2/3 低细胞血症。随访 30 个月 39 例无病存活，9 例移植相关死亡，一例复发。5 年 Kaplan-Meier 预估 EFS7%，移植相关死亡率 19%，复发率 2%，其中一个位点不相合同胞和非血缘移植无差别[14]。从中可以看出，移植相关死亡是主要失败原因。Strahm 采用减低剂量预处理移植治疗 19 例 MDS 儿童，移植相关死亡明显降低，3 年 OS 和 EFS 分别为 84% 和 74%。EWOG-MDS 报道：101 例 RAEB，RAEB-T，MDR-AML 采用 BU 16mg/kg，CY 120mg/kg + L-PAM140 移植，RAEB 和 RAEB-T1.8 年 EFS 分别为 60% 和 47.8%[15,16]。MDR-AML 复发率略高，移植前给予 AML 化疗方案并不能提高疗效。现有资料表明移植前是否接受化疗及骨髓原始粒细胞的比例对患儿移植后生存率和复发率并无影响。

白血病化疗方案不断改进的同时，HSCT 技术更是日新月异，针对移植物抗宿主病的药物与相关技术革命，感染早期诊断和新药的涌现，预处理方案的革新，复发的早期监测和治疗手段的丰富都进一步提高了移植后无病生存率，与此同时，移植相关死忘率逐年下降，总体存活率不断提高。以 CML-CP 为例，EBMT 报道移植后总体生存率逐年增加的趋势就十分显著。1982～1986 年，1987～1991 年，1992～1998 年和 1999～2003 年接受移植的 CML 患者 3 年总存活率分别为 45%，59%，59% 和 72%，时隔 20

年，提高了近30%[17]。因此，作为儿科血液工作者有必要重新审视造血干细胞移植在儿童白血病治疗中的地位和作用。

我国儿科HSCT专业组多中心登记表明，1998～2009年国内由12家医院儿科医生主持的恶性血液疾病HSCT共计280例，其中白血病患儿237例，OS 61.18%，DFS 51.05%，复发率为21.5%，9.7%患儿复发后带病存活，11.8%患儿因白血病复发死亡；淋巴瘤OS 80%，DFS70%，复发率13.33%，接近国外报道水平。2007年EBMT工作组回顾总结1970～2002年共开展了31713例儿童HSCT，其中110个儿科移植中心承担了主要工作，并且强调一个经专业训练及经验丰富并能接受到高质量及卓有成效的护理和照顾的儿科HSCT团队每年的移植病例数需至少有10例。而上述我国儿科HSCT单位为中累计移植例数小于等于10例的医院有6家。可见，尽管中国儿科HSCT规模逐年增长，由儿科医生主持HSCT的医院也逐年增加，但是，与国外同行相比差距甚大。我国现有儿科HSCT中心技术和规模参差不齐，全国32个省、自治区及直辖市中，仅有6个省和直辖市儿科医生开展HSCT，血液专业以外的儿科医生对HSCT及其适应证所知甚少，即便是血液专业的儿科医生对HSCT也关注不够，远远不能满足中国这样一个13亿人口和广阔疆域的大国的需求。加强儿科HSCT继续教育和资质培训以及HSCT相关的多学科、多中心交流与协作，是推进儿科HSCT发展、提高儿科HSCT疗效的当务之急。

二、儿科脐带血造血干细胞移植现状与进展

1988年，Gluckman成功进行第一例同胞脐带血造血干细胞移植（UCBT），事隔20年全世界储存脐血250 000份，无关脐血造血干细胞移植（UD-UCBT）近万例，脐带血造血干细胞移植成为造血干细胞移植（HSCT）的主要形式之一。

脐血作为造血干细胞来源有以下优点：①脐血：对供者无害，来源广泛，采集方便；②由于胎盘屏障的作用，脐血移植血缘感染机率相对较低；③骨髓库是信息库，最后获得供者细胞花费时间长，脐血库不同，是标本库，在受者组织相容性抗原（HLA）初分辨已知的情况下，往往从搜寻、HLA高分辨配型到最后获得可用的脐血仅需10～14 d的时间，这对于急需移植的患者尤为重要；④脐血免疫源性低，移植物抗宿主病（graft versus host disease，GVHD）发生概率及其严重程度降低，与其他来源供者相比，GVHD一旦发生，也较易控制。海军总医院儿科造血干细胞移植中心1999～2010进行51例UCBT，HLA1～3个位点不全相合40例，达78.4%，急性GVHD的发生率为57.1%，其中Ⅰ-Ⅱ度为40.8%；Ⅲ-Ⅳ度16.3%；慢性GVHD为15.8%。GVHD（同时合并严重感染）相关死亡仅3例。因此，UCBT不苛求HLA全相合，HLA 4/6及其以上位点相合即可进行。搜寻1万份标本脐血HLA 4/6以上相合机率可达90%。与此相反，非血缘骨髓移植、外周血移植要求HLA全相合，初选900万份的合适供者的概率是50%～80%，最终仅有30%的概率。因此，脐血是不可多得的无关供者造血干细胞来源，尤其适于儿童。

UCBT也有弱点：①脐血免疫源性低，间充质干细胞数含量较少，不适于重症再生障碍性贫血和地中海贫血；②脐血移植GVHD发生率和严重程度低于骨髓移植（BMT）和外周血移植（PBCT），人们担忧可能伴有移植物抗白血病（GVL）作用降低，移植后白血病复发率高。但众多基础研究已证实GVHD与移植物抗白血病作用的效应细胞是不同的。临床方面，海军总医院儿科造血干细胞移植中心回顾分析37例难治性恶性血液病患儿UCBT疗效：复发率18.9%，与国外报道的19.4%～38%接近。纽约血液中心统计296例UD-UCBT和210例无关骨髓造血干细胞移植（UD-BMT）疗效，白血病复发率及3年总体存活率无差异。海军总医院徐世侠检索292篇文献，排除非随机对照或重复实验的文献后，最终纳入Barker等2001～2005年发表的6个临床配对对比研究，共668例患者，采用Review Manager 4.2软件进行Meta分析，结果UD-UCBT和UD-BMT移植后复发率，长期无病生存率均无显著区别[18]。2007年Eapen比较了503例UD-UCBT和282例全相合UD-BMT，其中35例全相合脐血、201例1个位点不合脐血和282例2个位点不合脐血，在此基础上又将细胞数以3×10^7/kg为界分为高、低细胞数两组。

结果：①与UD-BMT相比，HLA全相合及1个位点不合高细胞数UD-UCBT移植相关死亡率相似

（P=0.1332）；②UD-UCBT 和全相合 UD-BMT 相比，原发病复发率是相似的，而且 2 个位点不合 UD-UCBT 复发率低于全相合 UD-BMT（P=0.0045）。作者进一步比较了 2 个位点不相合 UD-UCBT 和全相合 UD-BMT 在 6 个月时和 12 个月的复发率，结果 UD-UCBT 仍然低于 UD-BMT（RR=0.50，P=0.0045；RR=0.41，P=0.0001）；③HLA 相合 UD-BMT、UD-UCBT，HLA1 个位点不合的低细胞数 UD-UCBT、1 个位点不合的高细胞数的 UD-UCBT 和 2 个位点不合的 UCBT 的 5 年 EFS 分别是 38%、60%、36%、45% 和 33%。因此与全相合 UD-BMT 相比，1 个或 2 个位点不合的 UD-UCBT 5 年 EFS 与 8/8 相合的 BMT 相似，全相合 UCBT 的 EFS 高于全相合 UD-BMT。大量循证医学资料表明脐血抗白血病作用好，UCBT 白血病复发率，无病生存率与长期生存率与 BMT／PBCT 相当，甚至可能更好[19,20]。

脐血免疫源性低，GVHD 发生率低，严重程度轻且易于控制的特点使 UCBT 在免疫缺陷病、遗传代谢病等儿童非恶性疾病造血干细胞移植中占据明显优势。以儿童遗传代谢病中的黏多糖病为例，欧洲血液及骨髓移植工作委员会（EBMT）回顾性分析接受 HSCT 治疗的 146 例 Hurler 综合征，UCBT 可获得 100% 嵌合率，酶水平 100% 达到正常。UCBT 植入率（87%）高于骨髓/外周血移植（25%～75%），脐血嵌合率亦明显高于外周血和骨髓，而 Ⅱ度及其以上的 GVHD 明显低于外周血和骨髓移。EBMT 进一步追踪了 2004～2005 年全世界 105 例接受 UCB 治疗 Hurler 综合症等溶酶体贮积症患儿，中位跟踪随访时间为 8～36 个月，存活和植入率为 72%～100%[21]。基于以上结果 EBMT 提出，HSCT 治疗黏多糖病，首选同胞间 HLA 全相合供者，其次为全相合无关脐血，当患者病情需要尽快行 HSCT 治疗时，不相合 UCBT 也可以作为首选。2005 年 ASH 会议也明确建议对于黏多糖病患儿，没有合适的家庭供者时首先考虑非血缘相关脐血移植。

脐血造血干细胞（HSCs）含量并不低，甚至高于骨髓和外周血，但每份脐血容量有限，单份脐血 60～120 mL/份，单个核细胞（mononuclear cells，MNC）1.6×10^6/mL。因此，细胞量是保证 UCBT 后植入和提高存活率的最重要因素。恶性血液病要求冻存脐血总有核细胞（TNC）量大于等于 3.7×10^7/kg，融冻后输入有核细胞（NC）量大于等于 2.5×10^7/kg，CD34$^+$细胞数大于 1.7×10^5/kg；非恶性病者冻存脐血 TNC 量大于等于 4.0×10^7/kg，TNC 数小于 3.5×10^7/kg 者移植后存活率降低。增加细胞数量可促进植入。欧洲推荐 HLA 位点 6/6，5/6，4/6 相合时需要输入细胞数分别为：大于 3×10^7 TNC/kg，大于 4×10^7 TNC/kg，大于 5×10^7 TNC/kg。随着 UCBT 的广泛开展，近年逐渐认识到 CD34$^+$细胞数量的重要性。Yoo 报道脐血 CD34$^+$细胞小于 1.4×10^5/kg 时植入时间延迟 4 d，Wagner 报道输入 CD34$^+$细胞数低于 1.7×10^5/kg，移植相关死亡率超过 70%。经回顾分析以往脐血移植病例也发现，CD34$^+$细胞数与植入和植入时间密切相关。2007 年，Eurocord 进一步提高了脐血 CD34$^+$细胞的推荐数量：大于 2×10^5/kg。由于每份脐血容量有限，以往认为，UCBT 仅适合于小于等于 40kg 体重的患者。双份脐血移植，成功地克服了单份脐血容量对成人和大体重儿童的限制，众多临床资料表明双份脐血移植植入率约 91%，甚至更高，双份脐血之间 HLA 不合位点无需相同，但至少有 1 份脐血 TNC 1.5×10^7/kg，最好大于等于 1.9×10^7/kg。近年还有人尝试 UD-UCBT 与血缘供者单倍体外周血干细胞共移植，植入率 93%，非母供者达 77%，提示第三供者 PBCT 也可促进 UCBT 的植入和造血恢复[27]。

我国 UCBT 始于 20 世纪 90 年代中期，截至 2008 年，我国公共脐血库储存脐血逾 3 万份，各类 UCBT 逾 600 例，其中，11 家儿科单位相继开展了 UCBT。UCBT 已广泛用于治疗儿童恶性和非恶性疾病。

三、造血干细胞移植治疗儿童遗传代谢病的进展

随着检测技术的进步和引进，国内小儿遗传代谢病检出和诊断率明显提高，随之而来的问题是治疗。传统疗法包括康复、手术和药物对症治疗，如被动的排余，主动的饮食和激素治疗。早在 20 世纪 60 年代，Frantatoni 和 Neufeld 就将黏多糖病 Ⅰ 和 Ⅱ 型的成纤维细胞交叉培养，结果二者细胞内原本缺陷的酶得到相互纠正，贮积物减少，后来 Ferrante 将正常人的白细胞输入黏多糖病 Ⅱ 型患儿，惊奇地发现代谢异常得到一过性部分纠正[28,29]。故其后采用了酶替代疗法。由于酶治疗有以下弊端：第一，不能通

过血脑屏障，不适于溶酶体贮积症、肾上腺脑白质营养不良等合并脑损害的遗传代谢病；其次，花销大，以千克体重计算药量，幼儿一年的用药价格逾百万元，随着年龄的生长费用更高，且需要终生维持治疗，这样对于我国这样一个人口大国，难以推广。1981 年 Hobbs 为一例黏多糖病 Hurler 患儿进行造血干细胞移植获得成功，开辟了遗传代谢病治疗的新纪元[30]。截至 2006 年，全世界已有 900 余例遗传代谢病患儿接受 HSCT，所以造血干细胞移植（HSCT）和基因治疗则为现代治疗的主流方向。从理论上讲基因治疗是根本出路，但基因治疗溶酶体贮积症中的 Gaucher 氏病和 Hunter 病表明，患儿生化与临床表现没有任何改善。基因转染率、适宜的可持久表达的靶细胞、目的基因在基因组中随即整合的潜在致瘤性等问题短期内难以突破，伦理学障碍也极大限制了应用推广。故 HSCT 治疗此类疾病有着适合我国国情的优势[31-36]。

（一）造血干细胞移植的治疗机制

1.通过细胞胞饮转运酶

供者细胞分泌的酶，附着在识别蛋白——6-磷酸甘露糖上，与相应受体结合后固定于受者（患者）细胞膜，最终受者细胞通过胞饮作用获得所缺陷的酶，转运至溶酶体。

2.通过细胞间接触转运酶

黏附因子在这一过程起到了关键作用，相关的黏附因子有淋巴细胞功能相关抗原 1，3（LFA-1，LFA-3），细胞间黏附因子 1，2，3（ICAM-1，ICAM-2，ICAM-3），CD2 等。

3.定植于器官/组织的细胞替代作用

HSCT 后，重建了代谢正常的单核/巨噬细胞系统，包括肝脏的枯否氏细胞、肺脏的吞噬细胞、皮肤的树突状细胞、脾脏和淋巴结中的组织细胞，表现为 HSCT 疗效的组织特异性和首效性。HSCT 后由于成骨细胞很难为供者替代，溶酶体酶又难以进入软骨细胞，HSCT 对已有的骨骼畸形无效。小胶质细胞来源于造血前体细胞。他们在胚胎期或生后不久定植于脑内。HSCT 时放疗或清髓预处理的化疗使血脑屏障相对开放，供者来源的小胶质细胞得以进入脑组织，将溶酶体酶转运给宿主脑神经细胞，这一点在猫的实验中得到证实。

4.代谢替代作用

与溶酶体贮积症不同，将肾上腺脑白质营养不良患者和正常人的成纤维细胞交叉培养，并不能促进患者细胞对极长链脂肪酸（very long chain fatty acids，VLCFA）的氧化作用。造血干细胞移植（HSCT）是通过供者来源正常血细胞分泌的过氧化物酶体降解 VLCFA，此时，血浆内 VLCFA 水平下降，组织中贮积的 VLCFA 顺着浓度梯度进入血液，最终随尿液清除。

（二）造血干细胞移植治疗效果

1.黏多糖病

黏多糖病（mucopolysacharidosis，MPS）是因不同水解酶缺陷可导致一种或两种黏多糖不能完全降解而贮积在各种组织引起的一组疾病，共同的临床表现为肝脾肿大、多发性骨发育不良、畸形、面容粗陋、听力、视力受损，最终可引起心血管和肺脏的衰竭，其中Ⅰ型、Ⅱ型有严重智力低下，以 Hurler 综合征为例，患儿多在幼年死亡，预期生存的中位时间是 5 年。

溶酶体贮积病中 MPS 是最早应用 HSCT 的。MPS Ⅰ型和Ⅵ型移植效果最好，最肯定，治疗首选 HSCT。其中 MPS Ⅰ型分 IH 和 IH/S 两种。IH/S 型进展十分缓慢，寿命可长达 40～50 年，再者，中枢神经系统症状十分隐匿，因此，尽管血脑屏障对人工合成酶通透限制，酶替代疗法仍是目前首选疗法。MPS IH 型首选 HSCT。移植后不久肝脏、扁桃体、结膜、脑脊液和尿中糖胺聚糖（glycosaminoglyans，GAG）代谢物显著减少，肝脾回缩，呼吸道阻塞症状明显减轻，角膜云翳不再进展，多数儿童听力提高，部分病儿神经系统症状减轻，身高增长，骨骼病变延缓，心力衰竭和心动过速平均移植后一年解除，Braunlin 随访 14 年未见加重。对于Ⅱ型，疗效不稳定，不同患儿疗效差异大，故不推荐行 HSCT[37]；

Ⅶ型尚在争论中。对于Ⅲ型和Ⅳ型移植效果不佳，现不推荐 HSCT。

2.连锁肾上腺脑白质营养不良

Lorenzo 氏油能够纠正血浆中极长链脂肪酸水平，但不能改变神经系统症状、缩短病程和预后。HSCT 是唯一能阻止病情进展，改变病程和预后的疗法。HSCT 后血浆 VLFA 降低，认知和行为改进，随访 5 ~ 10 年脑 MIR 趋于稳定。对于无症状连锁肾上腺脑白质营养不良（adrenoleukodystrophy，ALD）进行 HSCT 后最终是否仍然会发展为儿童型或成人型 ALD 尚在观察中。伴有脑 MRI 改变的 ALD 是 HSCT 适应证。发病早期进行 HSCT，中枢神经系统损伤可以逆转。对于就诊时 MRI 评分在 7 ~ 11 分，同时伴有显著症状，智力、视力、听力、语言、步态受损的患儿，HSCT 后往往终身伴有严重的神经和神经心理障碍，生存质量差，选择移植要慎重。对于神经系统损害显著或进展迅速患儿 HSCT 不能或来不及挽救神经损伤，甚至最终死于 ALD。可见早期移植十分关键。15 岁以下的有家族史而无症状的男孩，应该进行一系列监测，包括 Gd-MRI 扫描、神经体检、内分泌检查。一旦发现问题，立即 HSCT。白细胞中 VLFA 含量，血浆中载脂蛋白 E 水平，MRI 白质损伤指数、视力、听力、语言、步态等神经症状的严重程度可作为 HSCT 适应证及移植时机的参考指标。目前认为 MRI 评分≤7.5 分，临床评分≤1 分是 ALD 的移植适应证[38]。

3.球形脑白质营养不良

球形脑白质营养不良（globoid-cell leukodystrophy，GLD）分两种，早发型和晚发型，早发型（Krabb）产前诊断，生后一个月内移植可预防 GLD 发生，晚发性移植选择恰当的时机，可使脑脊液蛋白正常，视力纠正，神经发育停滞改善，神经传导速度加快，不仅能独走，步态也恢复正常。移植后 5 年，核磁共振显示白质脱髓鞘病变消失，不伴皮质萎缩和炎性细胞浸润。Kurzberg 对 6 例 1 岁以内的 GLD 进行 UCBT，亦证明有效，步行和语言发育正常。

4.异染性脑白质营养不良

无症状异染性脑白质营养不良（metachromatic leukodystrophy，MLD）患儿 HSCT 可预防 MLD 发生。婴儿型患儿产前或出生不久明确诊断，在 1 岁内移植有效。当神经心理功能和（或）神经体征处于进展期，或晚期婴儿患儿，不主张移植。对症状前期或完全生活自理的患儿主张移植，但疗效差异很大，取决于移植时的疾病状态和年龄，迟发型或少年型疗效好。

5.戈谢病

输注 β-葡萄糖脑苷脂酶可预防疾病发生，对有症状的患者也可明显缩小脾脏，但各脏器细胞中仍可见到大量相应代谢物堆积，脑病变无改善。HSCT 可明显改善戈谢病Ⅲ型的脑部病变和大多数症状，极大减缓戈谢病Ⅰ型的骨骼问题。但由于酶替代疗法有很好的预防效果，在国外 HSCT 不再作为首选治疗，唯一指征是患儿出现神经系统表现和（或）酶替代疗法同时仍然出现肺部病变的患儿；在国内，由于酶疗法价格无人承受，建议首选 HSCT。

6.α-甘露糖苷贮积症

截至 2003 年欧洲骨髓移植协作组统计有 20 例患儿进行了 HSCT。随访 4 年表明 HSCT 保留了患儿的认知和心肺功能，延缓了病程。猫 α-甘露糖苷贮积症模型进行 HSCT 后，脑及骨组织糖蛋白代谢沉积物消失，来自正常供体猫的小胶质细胞分泌大量的 α-甘露糖苷酶，受体脑神经元内摄取适量的 α-甘露糖苷酶。这一试验为临床 HSCT 提供了有利依据[40]。

7.尼曼匹克病

尼曼匹克病 A 型进展太快，往往来不及 HSCT，不是适应证。尼曼匹克病 B 型尚存争议，有限的报道称其有效，但与酶替代疗法比较，两者尚无结论。

8.黏脂病

HSCT 适于合并心肺疾患的黏脂贮积症Ⅱ型。明尼苏达大学曾进行 3 例，两例心肺功能转为正常，但 3 例均有轻至中度的神经系统发育迟缓。

除了上述遗传代谢病外，岩藻糖苷贮积症、Fabry、神经节苷脂沉积症、神经元蜡质样脂褐质沉积症等也有进行 HSCT 成功的报告，有待多中心协作资料的进一步验证。

（三）造血干细胞移植相关问题

1.移植供者的选择

不少作者发现黏多糖病等 HSCT 疗效取决于供者的选择，移植供者最好用纯合子。以 MLD 为例，每 100 个人中有 10 个存在 MLD 相关酶缺乏（假性缺乏），一个是真正的 MLD 携带者。这些人细胞为杂合子，无论假性缺乏，还是携带者，理论上讲，都不适宜作为供者，因此，建立严格的供者筛查制度是十分必要的。

脐带血 T 细胞具有原始、免疫原性低的特性，故移植后 GVHD 发生率不仅远远低于骨髓和外周血，而且容易控制。美国杜克大学 2005 年报道 69 例各类遗传代谢病患儿进行脐带血移植，随访 24 个月，总体生存率 80%。2004 年、2005 年 Boelenset 先后回顾总结了 83 例和 302 例 Hurler 病进行 HSCT，对比分析了脐带血移植与骨髓及外周血干细胞移植的疗效，两者供者完全嵌合率分别为 94%，63%，2 度以上 GVHD15%～20%，30%～55%，植入和存活率分别为 87%，25%～70%[41]。还有作者不仅证明了脐血移植与骨髓/外周血移植入率分别为 84%～85% 和 26%～75%，完全嵌合率分别为 93%，66%，脐血移植优势明显；而且脐血移植可获得正常的酶水平，而其他来源仅获得正常酶水平的 60%[42]。近 20 年，随着脐带血干细胞移植越来越多地用于遗传代谢病治疗，凸现以上优势以外，脐血迅速易得，能够满足 ALD，MLD 等中枢神经系统疾病进展迅速的时间窗限制。单倍体相合 HSCT 虽然也迅速易得，但遗传风险极及高发的移植物抗宿主病（GVHD）大大限制了其在遗传代谢病的应用。EBMT 提出：对于黏多糖等遗传代谢病，HSCT 干细胞来源首选同胞供者，其次为非血缘脐血，当患者病情需要尽快行 HCT 治疗时，如没有全相合脐血来源，不相合非血缘脐血也可以作为首选。移植所需的脐血干细胞数：单个核细胞数大于 5×10^7/kg，CD34$^+$细胞数大于 2.3×10^5/kg。如果单份脐血不能达到标准，可采用双份脐血。

2.移植方案的选择

EBMT 统计 68 个移植中心，截至 2003 年开展遗传代谢病 HSCT 468 例，相关死亡率 10%～15%，长期生存率 50%～85%，最大的挑战仍然是移植物排斥和移植物抗宿主病（GVHD）。以 MPS I H 为例，初次植入率为 63%～85%，约 18% 病人需要第二次移植，究其原因在于，为了克服骨髓和外周血移植 GVHD 发生率高的弊端，大部分移植，即便是同胞供者亦采用了移植物去除 T 细胞的方法，结果增加了移植物排斥。以往遗传代谢病 HSCT 大多选择清髓移植，方案多以 Busulfan/cyclophosphamide 为主，有作者加减/Fludarabine/busulfan/ATG/TBI。近年有作者采用非清髓移植，结果报道各异，EBMT 于 2005 年在遗传代谢病 HSCT 指导语中明确提出去 T 细胞和非清髓移植是遗传代谢病 HSCT 失败的两个危险因素，不推荐和提倡。对于第一次失败者，第二次移植仍然有望改善或阻止病情发展。一例 Gaucher 病 I 型患儿接受 HCT 治疗，首次移植失败后 50 个月，二次移植，未行预处理，仅给予环孢素 A 预防 GVHD，输注 rhG-CSF 动员的外周血干细胞，结果植入成功，伴随葡萄糖脑苷脂酶活性的增加，临床症状尤其是骨骼畸形完全恢复[43]。1983～2000 年 Grewal 对 71 例 Hurler 患儿进行 HSCT，19 例植入失败，其中 11 例患儿接受第二次 HSCT，3 例神经心理功能恢复稳定[44]。

3.移植时机的选择

为了防患于未然，有人尝试对产前诊断 GLD，MPS 的孕妇进行预防性宫内 HSCT，实践证明既不能使胎儿发育过程获得缺陷酶的充足表达，也不能阻止疾病发生。曾经有两例 GLD 患儿在母亲孕期宫内移植无效，生后早期接受非血缘脐血移植，疾病得到有效控制。可见出生后早期移植即可达到预防的目的，这个时间窗以 6～18 个月龄以内为好。具体到各种疾病，时间窗不尽相同。比如早发型 Krabb，生后一个月内移植可预防发生，晚发性移植则可视情况选择恰当的时机。总体来讲，越早越好。预防性移植的时间窗的选择主要取决于疾病发生的时间，尤其中枢神经系统受累时间。综合以上，要求推广产前或出生时筛查，限于国内条件，起码对有家族史者应该做到100%监测。对于已经发生组织或器官损伤的遗传代谢病，选择合适HSCT时机至关重要。MPS的HSCT最佳年龄是18个月，小于2周岁为佳。Boelens J J等报道，比较了间隔小于4.6个月和大于4.6个月行移植，无病生存率（EFS）分别为82%和57%[45]，故通常在出现症状和诊断时间的间隔不超过6个月时进行HSCT，此时心脏、肺脏及肝脏等重要脏器的合并症尚轻，能够耐受HSCT过程。对于遗传代谢病造成的脑损伤，由于血脑屏障的存在，HCSCT后来源于供者的巨噬细胞定植于脑内成为小胶质细胞的速度很慢，只有当供者来源的小胶质细胞在脑内占主要比例时才能达到治疗目的，大鼠实验中，中枢神经系统中供者来源的小胶质细胞HSCT后6个月植入率占23%，1年占30%。因此，HSCT后脑的病变及功能稳定往往需要6个月，甚至1年的时间。因此，对于未来合并脑损伤的遗传代谢病，比如溶酶体贮积症，最好在脑损伤发病之前进行HSCT，尽量在无症状期，起码症状，尤其神经病变轻微之际进行。对于ALD，由于部分ALD不合并脑损伤，因此，要求最好在MRI出现改变的亚临床期，如果出现临床表现，则要求临床评分≤1分[46]。

4.造血干细胞移植的困惑与挑战

HSCT不仅延长了遗传代谢病患儿的生存期，而且极大地改善和提高了患儿生存质量，是现阶段大部分溶酶体贮积症和ALD等遗传代谢病最有效的治疗手段。但造血干细胞移植治疗遗传代谢病也面临许多困惑与挑战：

（1）造血干细胞移植的植入及嵌合率、移植相关死亡率、GVHD、感染、黏多糖病合并的肺动脉高压、呼吸道梗阻及其他心肺疾患、遗传代谢病移植出现的高氨血症等特殊并发症有待进一步改善。

（2）造血干细胞移植不能改善遗传代谢病合并的骨骼畸形，角膜浑浊、心脏瓣膜病变。以往有作者移植前后联合应用酶替代疗法或通过手术矫形、心脏瓣膜置换，试图弥补HSCT的缺憾，取得一定疗效。近年，随着干细胞研究的兴起和深入，其他细胞移植已不再限于动物实验阶段。例如，国内外不乏角膜缘细胞，角膜上皮干细胞移植治疗角膜病变的报道，成骨细胞、成软骨细胞、间充质干细胞移植治疗骨疾患也屡有尝试。造血干细胞联合其他细胞移植有望弥补HSCT的缺憾。

（3）早期或快速进展的代谢性脑病已成为限制和制约HSCT的瓶颈，大大抵消了HSCT疗效和缩小了HSCT应用范畴。尤其在我国，遗传代谢病筛查和监测的缺乏、遗传代谢病医师专业队伍及网络的匮乏，致使绝大多数遗传代谢病患儿首诊既为代谢性脑病的表现，失去了HSCT治疗的机会或大大消减了HSCT疗效。

近些年，神经干细胞及其移植进展迅速，临床研究涉及10余种脑损伤和脑退行性病变。海军总医院儿科在在长达5年的实验研究基础上，经过5次反复严格的论证，2005年5月国内外率先进行了第一例重度HIE患儿NSCs移植，随后又相继开展了小儿脑瘫、各类围产期脑损伤、精神运动发育迟滞、先天或遗传代谢性脑病（ALD，GLD，MLD，MPS，RETT）等神经干细胞移植，部分患儿显示了不同程度的临床疗效及PET，fMRI，VEP及脑电图不同程度的改善。在此基础上，2006年我们对一例7岁肾上腺脑白质营养不良患儿进行非血缘脐血造血干细胞。脐血植入后该患儿接受了神经干细胞移植，患儿由皮质盲、球麻痹、去皮层僵直、昏迷逐渐出现听视觉及吞咽功能、四肢肌张力降低、偶可被动抱座，但在一次进食流质后严重吸入性肺炎合并感染，不治而亡。该病例提示，随着干细胞研究与技术的进步，多种细胞联合或序贯移植，将会大大改观现有遗传代谢病造血干细胞移植的疗效，造血干细胞移植治疗遗传代谢病的时机和适应证也将进一步拓宽，更多患儿将会得到有效治疗。

（栾佐　王凯）

参考文献

[1] SANDERS J E，IM H J，HOFFMEISTER P A，et al. Allogeneic hematopoietic cell transplantation for infants with acute lymphoblastic leukemia[J]. Blood，2005，105：3749-3756.

[2] PETERS C，SCHRAUDER A，SCHRAPPE M，et al. Antation in children with acute lymphoblastic leukaemia: the BFM/IBFM/EBMT concepts[J]. Bone Marrow Transplant，2005，35（Suppl. 1）: S9-S11.

[3] SAARINEN U M，MELLANDER L，NYSOM K，et al. Allogeneic bone marrow transplantation in first remission for children with very high-risk acute lymphoblastic leukemia: a retrospective case-control study in the Nordic countries. Nordic Society for Pediatric Hematology and Oncology（NOPHO）[J]. Bone Marrow Transplant，1996，17: 357-363.

[4] ARICO M，VALSECCHI M G，CAMITTA B，et al. Outcome of treatment in children with Philadelphia chromosome-positive acute lymphoblastic leukemia[J]. N Engl J Med，2000，342（14）: 998-1006.

[5] BARRETT A J，HOROWITZ M M，GALE R P，et al. Marrow transplantation for acute lymphoblastic leukemia: factors affecting relapse and survival[J]. Blood，1989，74（2）: 862-871.

[6] MARC B，JAMES B. NACHMAN C. et al. Stem Cell Transplantation in Pediatric Leukemia and Myelodysplasia: State of the Art and Current Challenges[J]. Current Stem Cell Research & Therapy，2007，2，53-63.

[7] ALONZO T A，WELLS R J，WOODS W G，et al. Postremission therapy for children with acute myeloid leukemia: the children's cancer group experience in the transplant era[J]. Leukemia，2005，19（6）: 965-970.

[8] KLINGEBIEL T D. REINHARDT P. Gader on behalf of the JGMT Paediatric Diseases Working Party，Place of HSCT in treatment of childhood AML[J]. Bone Marrow Transplantation，2008，42: S7-S9.

[9] MIANO M，LABOPIN M，HARTMANN O，et al. for the Paediatric Diseases Working Party of the European Group for Blood and Marrow Transplantation. Haematopoietic stem cell transplantation trends in children over the last Three decades a survey by the paediatric diseases working party of the European Group for Blood and Marrow Transplantation[J]. Bone Marrow Transplantation，2007，39: 89-99.

[10] ALADJIDI N，AUVRIGNON A，LEBLANC T，et al. Outcome in children with relapsed acute myeloid leukemia after initial treatment with the French Leucemie Aique Myeloide Enfant（LAME）89/91 protocol of the French Society of Pediatric Hematology and Immunology[J]. J Clin Oncol，2003，21（23）: 4377-4385.

[11] PALANDRI F，IACOBUCCI I，MARTINELLI G，et al. Long term outcome of complete cytogenetic responders after imatinib 400 mg in late chronic phase，Philadelphia positive chronic myeloid leukemia: the GIMEMA Working Party on CML[J]. J Clin Oncol，2008，26: 106-111.

[12] HEHLMANN R，HOCHHAUS A，BACCARANI M. European Leukemia Net. Chronic myeloid leukaemia[J]. Lancet，2007，370: 342-350.

[13] 黄晓军. 中国慢性髓性白血病的治疗方案选择[J]. 中国实用内科杂志，2008，28（11）: 927-929.

[14] LOCATELLI F，NOLLKE P，FISCHER A. Hematopoietic stem cell transplantation after amyeloablative conditioning regimen in children with refractory cytopenia: Results of a retrospective analysis from the EWOG-MDS[J]. Leuk Res，2007，31: S38-S39.

[15] STRAHM B，LOCATELLI F，BADER P，et al. Reduced intensity conditioning in unrelated donor transplantation for Refractory cytopenia in childhood[J]. Bone Marrow Transplant，2007，40: 329-333.

[16] ZECCA M，NOLLKE P，FISCHER A. Hematopoietic stem cell transplantation for advanced primary MDS in children: Results of a retrospective analysis from the EWOG-MDS group[J]. Leuk Res，2007，31: S38-S39.

[17] DINI. The EBMT Paediatric Diseases Working Party and the first ESH–EBMT training course on blood and marrow transplantation in children[J]. Bone Marrow Transplantation，2008，41，S1-S2.

[18] 徐世侠，汤先华，唐湘凤. 非血缘脐血及骨髓移植治疗儿童血液病的 meta 分析[J]. 临床儿科杂志，2008，26（3）: 246-249.

[19] EAPEN M，RUBINSTEIN P，ZHANG M J，et al. Outcomes of transplantation of unrelated donor umbilical cord blood and bone marrow in children with acute leukaemia: a comparison study[J]. Lancet，2007，396: 1947-1954.

[20] JACOBSOHN D A，HEWLETT B，RANALLI L M，et al. Outcomes of unrelated cord blood transplants and allogeneic-related hematopoietic stem cell transplants in children with high-risk acute lymphocytic leukemia[J]. Bone Marrow Transplantation，2004，34: 901-907.

[21] BOELENS J J，WYNN R F，O'MEARA A，et al. Outcomes of hematopoietic stem cell transplantation for Hurler's syndrome in Europe: a risk factor analysis for graft failure[J]. Bone Marrow Transplant，2007 Aug，40（3）: 225-233.

[22] GLUCKMAN E. Cord blood transplantation[J]. Biol Blood Marrow Transplant，2006，2: 808-812.

[23] ROCHA V，LOCATELLI F. Searching for alternative hematologic stem cell donors for pediatric patients[J]. Bone M arrow Transplant，2008，41：207-214.

[24] SCHOEMANS H，THEUNISSEN K，MAERTENS J，et al. Adult umbilica cord blood transplantation：a comprehensive review[J]. Bone Marrow Transplant，2006，38：83-93.

[25] YOO K H，LEE S H，KIM H J，et al. The impact of post-thaw-Colony forming units-granulocyte/macrophage on engraftment following unrelated cord blood transplantation in pediatric recipients[J]. Bone Marrow Transplant，2007，39：515-521.

[26] BELLEN K K，SPITZER T R，YEAP B，et al. Double unrelated reduced intensity umbilical cord blood transplantation in adults[J]. Biol Blood Marrow Transplant，2007，13：82-89.

[27] MAGRO E，REGIDOR C，CABRERA R，et al. Early hematopoietic recovery after single unit unrelated cord blood transplantation in adults supported by co-infusion of mobilized stem cells from a third'party donor[J]. Haematologica，2006，91：640-648.

[28] FRATANTONI J C，HALL C W，NEUFELD E F. The defect in Hurler and Hunter syndromes，II. Deficiency of specific factors involved in mucopolysaccharide degradation[J]. Proceedings of the National Academy of Sciences，1969，64：360.

[29] FERRANTE N D，NICHOLS B L，DONNELLY P V，et al. Induced degradation of glycosaminoglycans in Hurler's and Hunter's syndromes by plasma infusion[J]. Proceedings of the National Academy of Sciences，1971，68：303.

[30] HOBBS J，BARRETT A，CHAMBERS D，et al. Reversal of clinical features of Hurler's disease and biochemical improvement after treatment by bone-marrow transplantation[J]. The Lancet，1981，318：709-712.

[31] MARTIN P L，CARTER S L，KERNAN N A，et al. Results of the cord blood transplantation study（COBLT）：outcomes of unrelated donor umbilical cord blood transplantation in pediatric patients with lysosomal and peroxisomal storage diseases[J]. Biology of blood and marrow transplantation，2006，12：184-194.

[32] BOELENS J J. Trends in haematopoietic cell transplantation for inborn errors of metabolism[J]. Journal of inherited metabolic disease，2006，29：413-420.

[33] ROVELLI A，STEWARD C. Hematopoietic cell transplantation activity in Europe for inherited metabolic diseases：open issues and future directions[J]. Bone Marrow Transplantation，2005，35，S23-S26.

[34] FESSLOVÁ V，CORTI P，SERSALE G，et al. The natural course and the impact of therapies of cardiac involvement in the mucopolysaccharidoses[J]. Cardiology in the young，2010，19：170.

[35] BECK M. Variable clinical presentation in lysosomal storage disorders[J]. Journal of inherited metabolic disease，2001，24：47-51.

[36] KRIVIT W. Allogeneic stem cell transplantation for the treatment of lysosomal and peroxisomal metabolic diseases[J]. Springer，2004，pp：119-132.

[37] BRAUNLIN E A，STAUFFER N R，PETERS C H，et al. Usefulness of bone marrow transplantation in the Hurler syndrome[J]. The American journal of cardiology，2003，92：882-886.

[38] BAUMANN M，KORENKE C G，DIEDRICHS A W，et al. Haematopoietic stem cell transplantation in 12 patients with cerebral X-linked adrenoleukodystrophy[J]. European journal of pediatrics，2003，162：6-14.

[39] MOSER H W，RAYMOND G V，DUBEY P. New Approaches to a Neurodegenerative Disease[J]. JAMA，2005，294：3131-3134.

[40] GREWAL S S，SHAPIRO E G，KRIVIT W，et al. Effective treatment of α-mannosidosis by allogeneic hematopoietic stem cell transplantation[J]. The Journal of pediatrics，2004，144：569-573.

[41] BOELENS J，BIERINGS M，WYNN R，et al. Outcomes of cord blood transplantation for Hurler's syndrome. An Eurocord-Working Party Inborn Errors EBMT survey[J]. Biol Blood Marrow Transplant，2007，13：157a.

[42] STABA S L，ESCOLAR M L，POE M，et al. Cord-blood transplants from unrelated donors in patients with Hurler's syndrome[J]. New England Journal of Medicine，2004，350：1960-1969.

[43] YABE H，YABE M，HATTORI K，et al. Secondary G-CSF mobilized blood stem cell transplantation without preconditioning in a patient with Gaucher disease：report of a new approach which resulted in complete reversal of severe skeletal involvement[J]. Tokai J Exp Clin Med，2005，30：77-82.

[44] GREWAL S，KRIVIT W，DEFOR T，et al. Outcome of second hematopoietic cell transplantation in Hurler syndrome[J]. Bone Marrow Transplantation，2002，29：491.

[45] BOELENS J J，ROCHA V，ALDENHOVEN M，et al. Risk factor analysis of outcomes after unrelated cord blood transplantation in patients with hurler syndrome[J]. Biology of blood and marrow transplantation，2009，15：618-625.

[46] WENGER D A，COPPOLA S，LIU S L. Insights into the diagnosis and treatment of lysosomal storage diseases[J]. Archives of neurology，2003，60：322.

第八章 神经系统疾病的诊治进展

第一节 儿童癫痫病

一、儿童癫痫综合征临床表现及脑电图特征

癫痫综合征是一组具有特定发病年龄、临床表现及脑电图特征，并具有相对特征性的预后和治疗的癫痫。儿童期发病的癫痫综合征占癫痫综合征的绝大部分，提高对儿童癫痫综合征的不同表现的认识对临床治疗及预后判断具有重要的意义。

（一）早发性肌阵挛脑病

早发性肌阵挛脑病（early myoclonic encephalopathy，EME）临床罕见，为发病最早的癫痫综合征及癫痫性脑病之一。在新生儿期至生后 3 个月内起病，男女患病率相似，常见家族性发病病例。临床表现最突出的发作形式是多发性游走性或节段性肌阵挛，患儿眼睑、颜面肌肉、手指或肢体频繁快速的闪电样抽动，可局限在一个部位或游走到其他部位。患病后期可出现强直性痉挛[1-3]。

脑电图（electro encephalo gram，EEG）特点为反复出现爆发-抑制（suppression-bursts，S-B）波形，在睡眠期增强（图 8-1-1）。有关 S-B 爆发段和抑制段的持续时间尚无严格界定，常见为爆发段持续 2～6 s，表现为高波幅慢波复合棘波、尖波及快波，爆发间隔 5～10s，抑制段持续 3～5s，表现为波幅低于 5～10μV 的低电压或电抑制期。引起本病的病因多为先天性代谢异常或遗传导致的脑发育畸形，如非酮症性高甘氨酸血症、甲基丙二酸血症等。临床上患儿常有严重的神经功能发育停止或发育不全，呼吸异常，肌张力降低。本病缺乏有效的治疗，用抗癫痫药物、肾上腺皮质激素及促肾上腺皮质激素（adrenocorticotropic hormone，ACTH）常治疗无效，约半数病例在发病数月内夭折，出生后 1 年内多见[1-4]。

（二）大田原综合征

大田原综合征（ohtahara syndrome，OS）又称癫痫性脑病伴爆发-抑制（early infantile epileptic encepphalopathy with suppression-bursts，EIEE），由日本学者大田原（Ohtahara）于 1976 年首次报道，故称为大田原综合征。1989 年国际抗癫痫联盟（International League Against Epilepsy，ILAE）在癫痫和癫痫综合征国际分类中将 OS 列入症状性、非特异性病因组中，2001 年新的癫痫综合征分类将其列入癫痫性脑病组中，是该组 8 个年龄依赖性癫痫性脑病中起病年龄最早、最难治疗的一种。本综合征在新生儿期至出生后 3 个月内起病，男性发生率较女性高，具明显的男性易感性。典型表现为发作频繁的强直性痉挛，单次或丛集性发作，对称或非对称性出现，清醒和睡眠期均可发作，多数病例在清醒期特别是觉醒后成串发作。部分病例可出现多灶性部分性发作或偏身抽搐，且部分性发作及痉挛发作在一次发作性事件中可以不同顺序共存。临床上患儿大多存在严重神经系统异常表现，包括精神运动发育明显迟缓、肌肉松软、喂养困难等。脑影像学检查常发现严重脑发育异常，如脑穿通畸形、巨脑回或无脑回等，提示脑器质性病变是大田原综合征的重要原因之一。

本综合征最典型的发作间期 EEG 表现为 S-B 波形，一般强调，OS 中 S-B 在清醒及睡眠应持续存在（图 8-1-2），同时由于本病常见脑结构发育异常，因此可见不对称或不同步图形。我国 1992 年由北

京儿童医院首先报道该综合征，因其强直痉挛的临床发作形式和脑电图爆发-抑制模式比较有特征性，故国内外对其的识别和报道逐渐增多[2-5]。

（三）婴儿痉挛

婴儿痉挛（infantile spasms，IS，又称 West syndrome）为临床上最常见的癫痫性脑病。90%的患儿在 3～12 月龄发病。本病典型三联征包括：癫痫性痉挛、精神运动发育迟滞和脑电图高度失律。癫痫性痉挛是指肢体和躯干突发短促的强直性收缩，以屈肌痉挛多见，临床常形象地描述为点头状或鞠躬状痉挛，也可表现为角弓反张样发作（伸展型）及混合型发作（头、躯干及下肢屈曲状，上肢外展或上举），每日成簇或成串状发作，每一串发作的次数为数次至几十次不等，在入睡或睡眠觉醒阶段容易发作，在清醒阶段也可发作，大多数发作无明确诱因。少数患儿可同时具有局灶性发作。

发作间期典型 EEG：①典型高度节律紊乱波形（图 8-1-3）：脑电图各导联出现杂乱的 1～3Hz 高波幅慢波，阵发性爆发极高波幅的棘波、尖波、棘（尖）慢综合波、多棘慢综合波及棘节律，表现为不对称、不同步。②变异型高度节律紊乱波形：除可见爆发性不对称不同步高波幅的痫性放电外，还可出现同步性弥漫性棘慢波综合和尖慢波综合。③不对称性（或局灶性）：此型特点为两半球波幅始终对称或一侧性异常，可为高波幅非同步慢波为主，间有少量棘波、尖波或棘慢波综合和尖慢波综合。

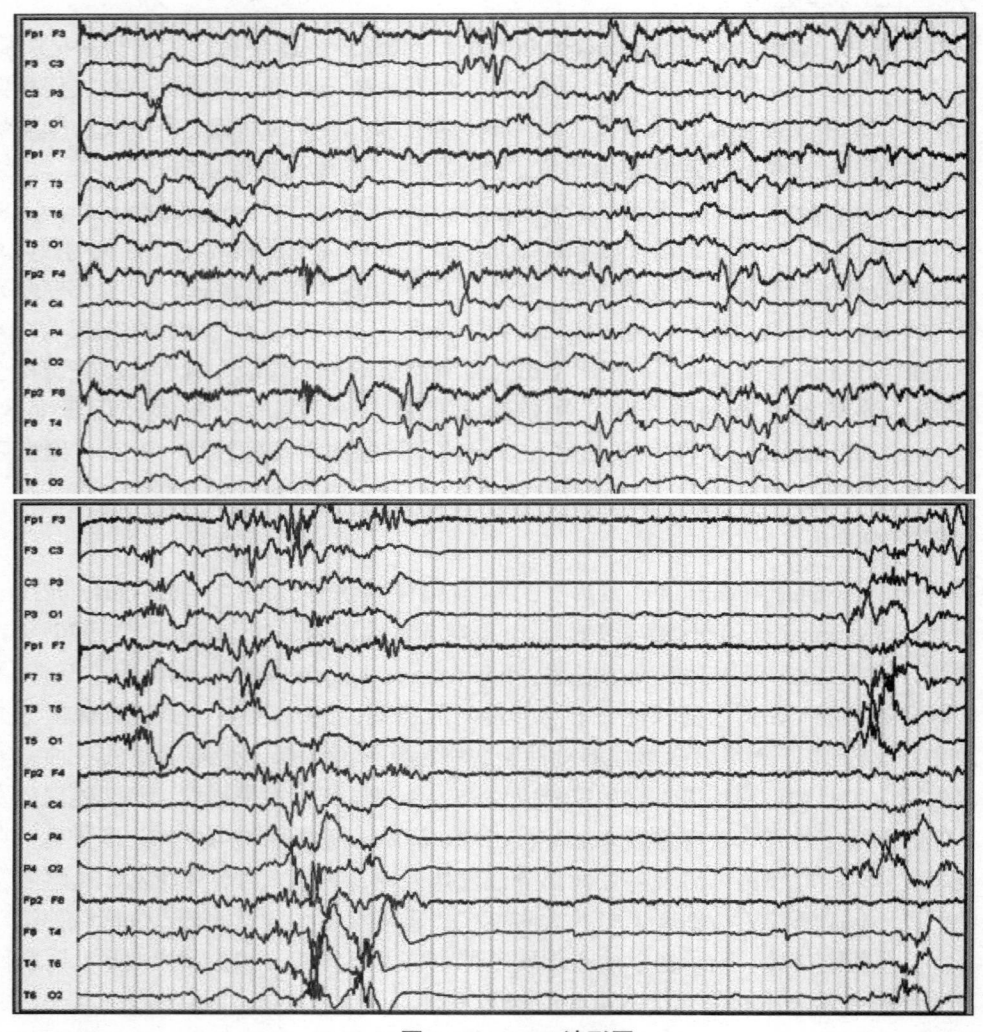

图 8-1-1　EME 波形图

临床诊断缺血缺氧性脑病，男性患儿，受孕龄 41 周+2 天，安静睁眼状态图（上图），安静睡眠状态图（下图）

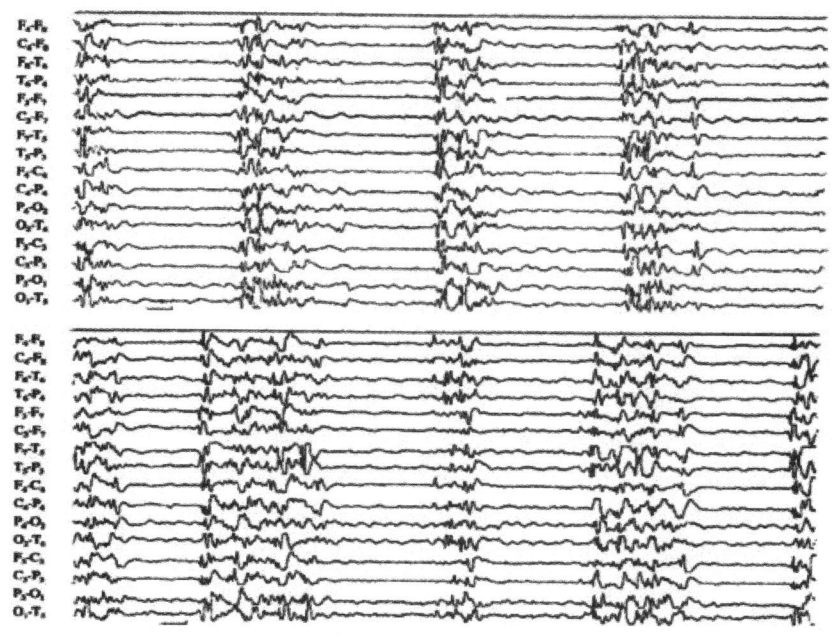

图 8-1-2 大田原综合征波形
2 个月男婴，清醒期记录（上图），睡眠期记录（下图）

约 1/3 婴儿痉挛不出现 EEG 高度失节律，而表现为其他异常。高度失律波形在睡眠时易出现同步化倾向及周期性改变。IS 发作期 EEG 主要为棘波、高波幅慢波群爆发，低电压抑制图形或各导广泛性低电压快活动，也可为多种形式发作时 EEG 改变。绝大多数婴儿痉挛发病时存在脑损害，属于症状性或隐源性，在首次痉挛发作时或发作后较短时间就出现精神运动发育迟滞或倒退；仅 5% ~ 10%患儿属于特发性病例，神经发育相对较好。本病目前首选治疗仍为 ACTH 治疗，但剂量及疗程尚不统一，其次为抗癫痫药物，部分难治患者应用生酮饮食治疗亦有明显疗效[2-3,6-9]。

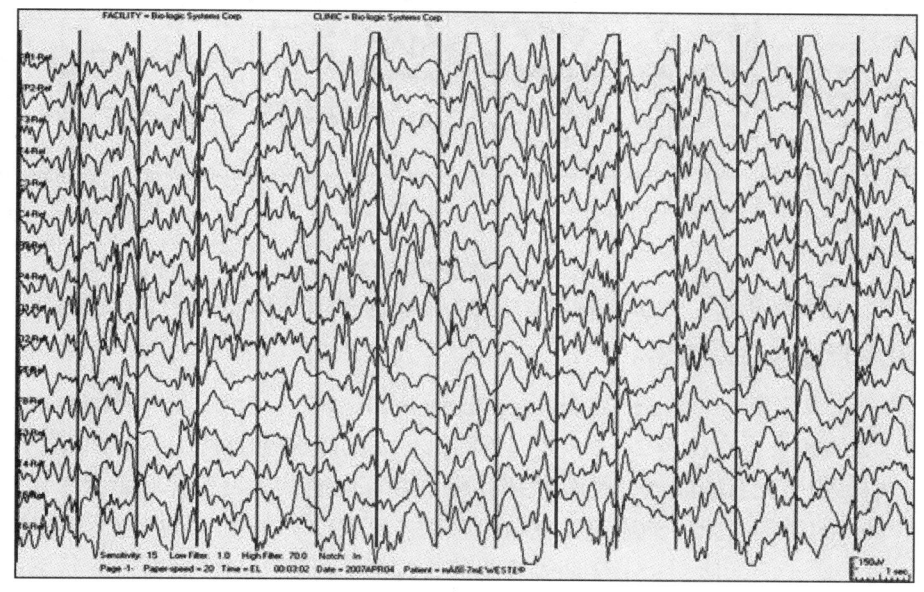

图 8-1-3 高度失律波形图
7 个月女婴，睡眠期脑电图显示波形图

（四）Lennox-Gastaut 综合征

Lennox-Gastaut 综合征（Lennox-Gastaut syndrome，LGS）在 19 世纪 30 ~ 50 年代被广泛关注，在

1965 年被以 Lennox 和 Gastaut 两位学者名字命名。该综合征为 1～14 岁小儿发病,高峰年龄为 3～5 岁,少数可延迟至成年早期发病。多为继发性癫痫综合征,约 1/3 患儿起病前发育正常,属于隐源性或特发性。如对患儿进行颅脑磁分辨率成像(magnetic resolution imaging, MRI)或正电子发射断层扫描(positron emission tomography, PET)检查,则几乎全部患儿均可发现结构性或代谢异常。

Lennox-Gastaut 综合征具有以下临床特征:①多种癫痫发作形式,以强直、失张力、不典型失神发作为主,也可有肌阵挛发作,较少见的发作有复杂部分性发作、痉挛发作、简单部分性运动性发作、阵挛发作;半数患儿可发生非惊厥性持续状态,表现为强直发作和行为异常交替,可持续数小时乃至数天,需进行脑电图监测才能发现或证实。②精神发育迟滞,约 85%患儿出现严重的智能与行为障碍,需特殊照顾。③治疗困难。目前,国内外对该综合征尽管可采取多种治疗手段,但很难完全控制发作。

EEG 异常是 LGS 的重要诊断标准:①清醒时背景节律变慢,发作间期弥漫的、双侧同步的 1.5～2.5Hz 慢的棘慢复合波,在额、颞区波幅最高(典型的 LGS 波形),慢的棘慢复合波可单独散在出现,更多见的是短程或长程爆发,甚至持续出现。②广泛性棘波节律或快节律爆发是 LGS 最具特性的脑电图改变(图 8-1-4),见于 97%的 LGS 患儿,而很少见于其他癫痫综合征。常出现在非快眼动期(non-rapid eye movement, NREM)睡眠期,为广泛性 10～20Hz 的低-高波幅快节律爆发,持续 0.5～10s 不等,一般持续 6s 以上的快节律爆发多伴有强直发作,但程度可能很轻,不易被察觉,此快节律在快速眼动期消失。典型的 LGS 预后不良,药物治疗效果不佳[2-3,10-12]。

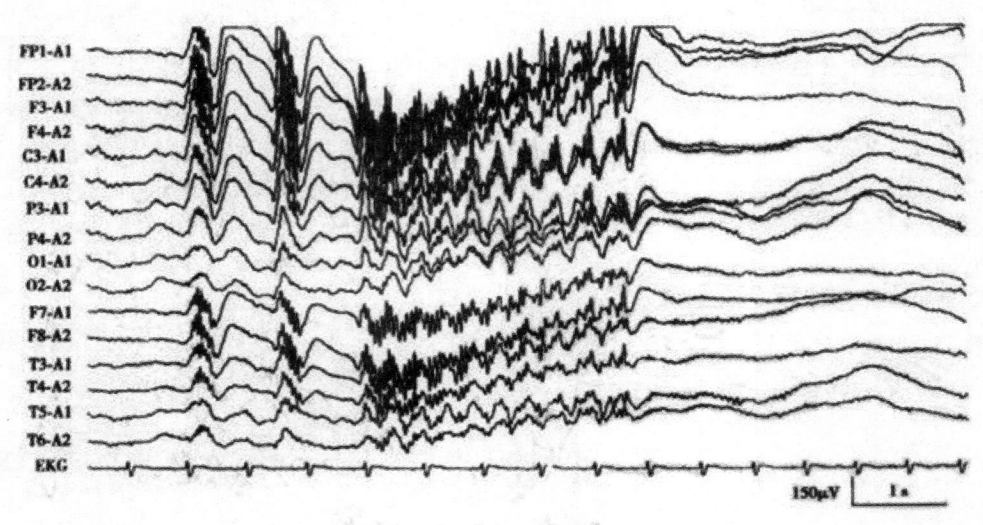

图 8-1-4　棘波节律爆发波形图
10 岁女性患儿,LGS 睡眠期全导 15～20Hz 棘波节律爆发伴有强直发作波形图

(五)婴儿期严重肌阵挛癫痫

婴儿期严重肌阵挛癫痫(severe myoclonic epilepsy in infarlcy, SMEI, 又称 Dravet 综合征)发病率为 1/40 000～1/20 000,男女比例 2∶1,是一类临床少见的癫痫性脑病。本病患儿神经影像和代谢通常无异常发现,64%的患儿有癫痫或热性惊厥家族史,并有同胞共患及单卵双胎共患癫痫的病例报道。目前研究认为,80%的患者病因为钠通道 α 亚单位基因(SCN1A)突变,致神经元兴奋性增高。患儿多在 1 岁内发病,分为 3 个演变阶段:①早期表现为热性惊厥,可发生热性惊厥持续状态。②中期表现为多种形式的难治性癫痫发作,如肌阵挛、不典型失神、复杂局灶性发作,但强直发作罕见。③后期癫痫发作改善,但遗留较严重的精神运动发育迟滞。本病早期应注意与经典的热性惊厥相鉴别。

EEG 随着疾病的进展逐渐变化,由正常发展为异常,背景活动变慢,有全面性、局灶或多灶性尖波、棘波或(尖)棘慢波、慢波,这些波形可以全面性、对称性、非对称性、散在或短程爆发形式出现,可进行性加重；额、中央、顶区可有 4～5Hz 阵发性 θ 节律；20%～40%患者存在光敏感性增高，此现象随年龄增长逐渐减少。该综合征药物治疗效果不佳，预后不良，患者除癫痫反复发作外还伴有严重的认知功能障碍[2-3,13-14]。

（六）肌阵挛-失张力癫痫

肌阵挛-失张力癫痫（epilepsy with myoclonic-atonic seizures，EMAS）过去称为肌阵挛-站立不能性癫痫（myoclonic-astatic epilepsy，MAE），于 1970 年由德国医生 Hermann Doose 首次报道，故又称 Doose 综合征。ILAE 2001 年将其归入特发性全面性癫痫综合征，2010 年更名为肌阵挛-失张力性癫痫。EMAS 占 1～10 岁儿童癫痫的 1%～2%。EMAS 的病因主要与遗传因素有关，多数为散发病例，30%～40%的患儿有热性惊厥或癫痫家族史，其家族中特发性癫痫的发生率较一般人群高。EMAS 的发病年龄为 7 个月～6 岁，其中 2～4 岁为发病高峰年龄，患儿中约 74%为男性。多数患儿病前智力、运动发育正常，神经系统无异常。少数有以语言为主的轻度智力运动发育落后。

EMAS 常见的临床发作类型为：①肌阵挛-失张力发作：是 EMAS 最具特征性的发作类型。100%患儿出现，为对称性肌阵挛后随即出现肌张力丧失。患儿常表现为点头、弯腰或双上肢上抬一下，随即跌倒。②肌阵挛发作：亦见于 100%的患儿，可单次或连续发作，对称性累及近端肌肉，表现为颜面部尤其口周、眼外肌肌阵挛（单次或成簇快速眼睑眨动），或表现为快速点头、弯腰甚至跌倒，部分患儿伴因膈肌突然收缩引起的发声或尖叫。③GTCS：约 2/3EMAS 患者以 GTCS 起病，且约 1/3 为热性惊厥。④其他形式发作，包括不典型失神发作、失张力发作、强直发作及非惊厥持续状态发作。

EMAS 脑电图特点为全导异常放电，而无多灶性或固定的局灶性放电，少数可有少量不固定的局灶性放电。发作间期脑电图在疾病不同阶段表现不同，初期背景正常或偏慢，出现顶区为主的 4～7Hz θ 节律，在出现肌阵挛-失张力发作后，发作间期可见频繁的 2～3 Hz 全导棘慢波、多棘慢波发放。发作期 EEG 则按发作类型而各有不同，肌阵挛发作时表现为全导不规则棘慢波、多棘慢波短暂爆发；肌阵挛-失张力发作时棘慢波活动（肌阵挛）突然转为高波幅慢波活动（失张力），同时肌电减弱/静息（图 8-1-5）。不典型失神发作时可见广泛性 1.5～2.5 Hz 棘慢波节律。本症多数对抗癫痫药物治疗有效，发作频繁者可加用肾上腺皮质激素或生酮饮食治疗。多数 EMAS 预后良好[2-3,14-15]。

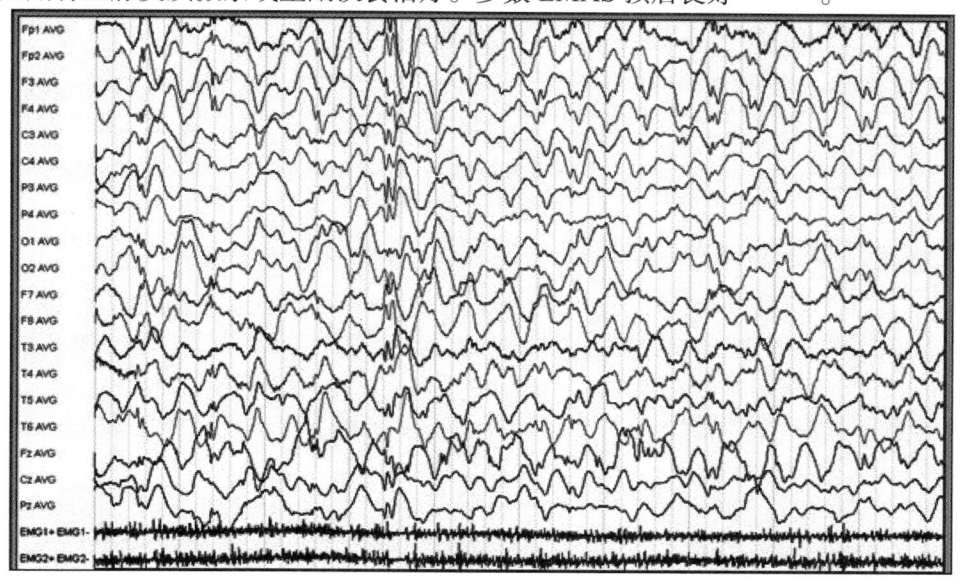

图 8-1-5 EMAS 波形图

5 岁男性患儿，清醒状态脑电图显示前额等处的全导慢波、棘慢波发放，并记录到轻微失张力发作

（七）Landau-Kleffner 综合征

Landau-Kleffner 综合征（Landau-Kleffner syndrome，LKS）也称获得性癫痫性失语（acquired epileptic aphasia，AEA），是一种少见的年龄依赖性癫痫综合征，约占儿童癫痫的 0.2%。1957 年由 Landau 和 Kleffner 首次描述。LKS 病因不清楚，推测可能与免疫、脑神经元损伤、遗传等因素有关，但均未得到证实。LKS 多发生于 3~9 岁儿童，男性多于女性，发病前患儿生长发育正常，临床以失语、癫痫发作和 EEG 异常为特征。获得性失语是 LKS 的必备症状，失语的特点为听觉失认，即对他人的口语丧失理解能力，但对非言语性声音的理解保留，可理解别人的手语，患儿失去口头语言表达能力，但仍可用阅读和书写的方式来交流。失语可突然发生，也可逐渐发生，有逐渐缓解和复发趋势，症状可持续 2 周至数年，如持续时间较长，发病年龄较小，则很难恢复，常致终生语言障碍。癫痫发作是本综合征的另一重要临床表现，以惊厥为首发症状者占 50%，病程中有癫痫发作者占 70%，癫痫发作可发生于失语前后，或同时发生，部分患儿可始终无癫痫发作。发作形式包括全身性强直阵挛性发作及局限性运动性发作，可由全身性强直阵挛性发作逐渐变为部分性发作。

EEG 在本征的诊断中有重要的价值，表现为背景节律正常，清醒时可见中、后颞区为主的 1.5~2.5Hz 阵发性棘馒复合波发放，可波及到顶和中央区，亦可见于额区（图 8-1-6）。部分患儿出现睡眠中癫痫性脑电持续状态（electrical status epilepticus during sleep，ESES），即慢波睡眠中广泛性或局限性棘慢波持续发放[2-3, 16]。

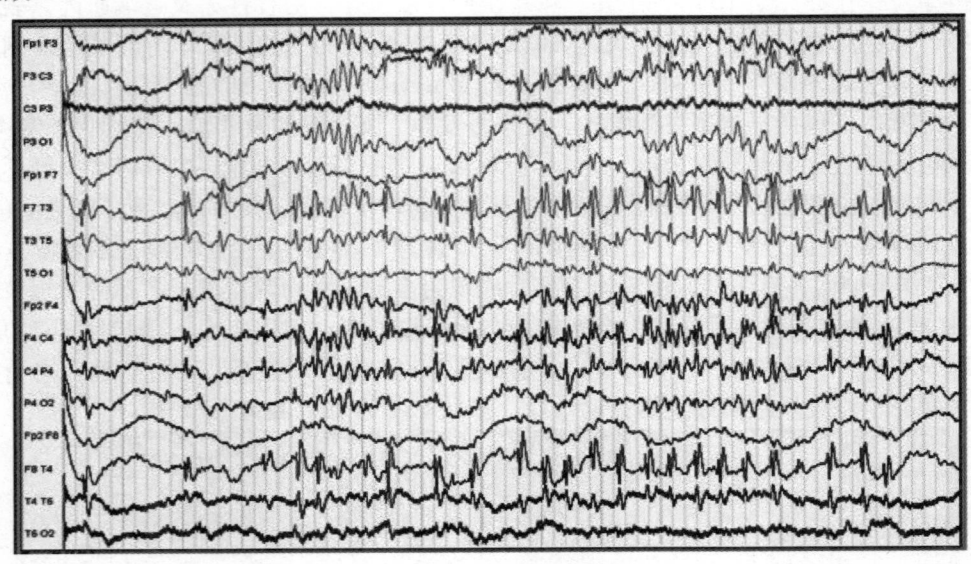

图 8-1-6　诊断 LKS 脑电图
5 岁 7 个月女性患儿，睡眠期图形显示双侧中央、中颞及右侧额区痫样放电

（八）儿童良性癫痫伴中央颞区棘波

儿童良性癫痫伴中央颞区棘波（benign childhood epilepsy with central-temporal spikes，BCECTS）属特发性部分性癫痫，是儿童期最常见的部分性癫痫综合征，占儿童癫痫的 15%~24%，远期预后良好。起病年龄 2~14 岁；起病前无神经系统异常或智力缺陷；癫痫发作表现为睡眠期为主的部分运动性发作，常伴有口咽部症状（流涎、咽喉发声等）、面肌痉挛及言语不能，可继发全身性泛化。多数到青春期发作自然消失。

脑电图特点为发作间期背景活动正常，棘波位于一侧或双侧中颞区或中央-中颞区，可波及顶、后颞区；波形为较宽的双相高波幅棘波，其后常跟随慢波，散发或成簇假节律性出现，出现棘波的部位偶有局灶性慢波活动；睁闭眼、过度换气或闪光刺激对异常放电无明显影响，思睡期及睡眠期明显增多，1/3 仅见于睡眠期；少数有全导棘慢波或其他部位的局灶性棘波（图 8-1-7）。发作期脑电图的报告较少，且不具有特异性，表现为局灶性发作性放电。首先累及发作躯体对侧大脑半球的中央颞区。典型异常放电表现为低波幅快波，在数秒种内扩散到同侧或对侧皮质，伴或不伴发作后背景活动的抑制。

BCECTS 变异型：患儿起病早期符合 BCECTS 的临床特点，但病程中可出现一些不典型的发作形式和演变过程，睡眠中脑电图出现 ESES 现象，称之为不典型 BCECTS 或 BCECTS 变异型。常见为不典型儿童良性部分性癫痫（atypical benign partial epilepsy，ABPE）和儿童良性 Rolandic 癫痫伴语言及口部运动障碍（speech and oromotor deficits of epileptic origin in benign partial epilepsy of childhood with rolandic spikes）。①ABPE 临床特点为：睡眠中局部运动性发作频率增加，日间出现不典型失神、负性肌阵挛等新的发作类型，常出现在癫痫起病后 6 个月～4 年之间，并伴有 EEG 恶化和认知功能倒退，EEG 出现 ESES 现象，预后不如 BCECTS。ABPE 由于在病程中出现多种发作类型，容易被误诊为 Lennox-Gastaut 综合征（LGS），故在有些文献中将其称为"假性 LGS"。但病程中 ABPE 无全面强直发作，EEG 无广泛性快节律爆发，两者在病因和发作的预后方面也不相同。②儿童良性 Rolandic 癫痫伴语言及口部运动障碍。Rolandic 区指中央前回运动皮层，脑电图对应区域为中央、中颞导联。本型临床特点为言语障碍和口咽部失用，表现为构音障碍、失语和经常流涎，进食时失去搅拌功能，严重时舌不能伸出口外，并可有吞咽困难及饮水呛咳等岛盖综合征表现，但患儿智力基本正常，对语言的理解无障碍。病情严重导致失语时，可用手势回答问题或表达自己的愿望。症状轻重可有波动，可持续数周至数月。EEG 表现为清醒期 Rolandic 区频繁棘慢波发放，常伴睡眠期 ESES 现象。持续大量的癫痫样放电损伤低位 Rolandic 区及外侧裂周围口、面部代表区，引起岛盖功能障碍导致口咽部失用。有学者将这种现象称为获得性癫痫性岛盖综合征（acquired epileptic opercular syndrome，AEOS）。BCECTS 变异型预后总体较典型 BCECTS 差，患者可留有认知功能受损，且约半数患者单一抗癫痫药物治疗不佳，常需肾上腺皮质激素及糖皮质激素治疗。

与 BCECTS 变异型相关的脑电图特征可帮助临床医生提高对该病的认识，这些特征包括：发作间期间歇性局灶性慢波，多灶性不同步的棘慢复合波，长程成簇发放的棘慢复合波，全面性失神样 3Hz 棘慢复合波阵发，失张力、肌阵挛或与 EEG 电爆发相关的短暂意识改变，发作间期清醒或睡眠期异常波的泛化和睡眠期棘波的严重活化[2-3,17-19]。

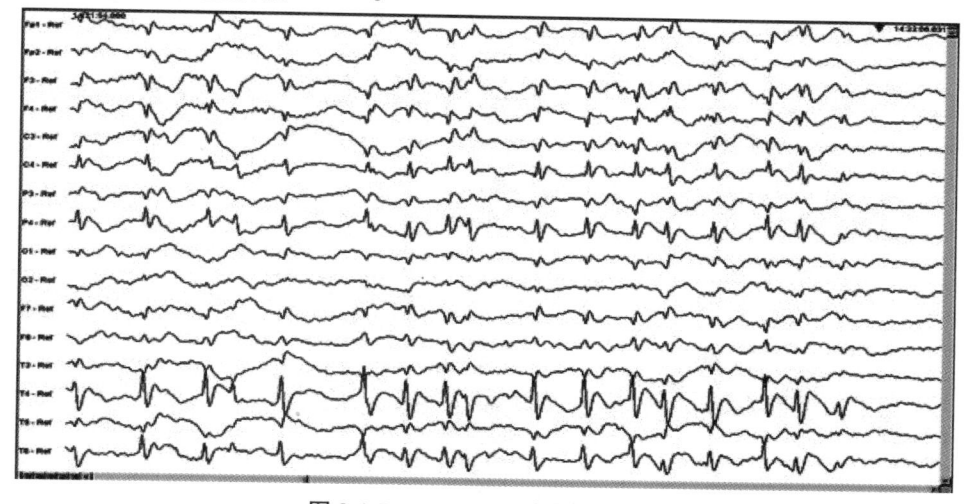

图 8-1-7 BCECTS 睡眠期脑电图

8 岁女性患儿，睡眠期脑电图显示左侧中颞高波幅棘慢波发放及同侧后颞、中央及顶区

（九）儿童良性枕叶癫痫

良性儿童枕叶癫痫分为：早发型良性儿童枕叶癫痫（early-onset benign childhood occipital epilepsy，EOBCOE）或帕纳约托普洛斯综合征（Panayiotopoulos sydrome，PS）、晚发型儿童枕叶癫痫（late-onset childhood occipital epilepsy Gastaut type）或特发性儿童枕叶癫痫 Gastaut 型。

其临床特征：①PS 发病年龄为 1～14 岁，高峰年龄 3～6 岁，男女比例无明显差异。PS 临床表现为突出的自主神经症状，患者可先出现面色发白和发作性呕吐，可伴瞳孔改变、干咳、发热、腹痛及头痛、头晕症状，然后出现眼斜视、头旋转，继发偏身或全面性发作，部分性或自主神经性癫痫持续状态，入睡和睡眠将醒时易发。PS 典型发作间期脑电图为反复出现的多灶性棘（尖）慢复合波，可以在一侧或双侧半球的不同脑区反复出现，常见部位为枕、额、中央颞区；2/3 病例可见至少一次枕叶脑电图发作，但有 1/3 病例从未发现枕叶棘波，可仅表现为限局性枕区慢波活动（图 8-1-8）。发作期放电主要为节律性 θ 或 δ 活动，常带有小棘波。PS 多数预后良好，一般起病 2～3 年后病情可自然缓解，也有个别报道病情顽固，甚至因自主神经性发作，出现心脏、呼吸功能障碍引起呼吸暂停或心律失常而猝死。②Gastaut 型发病年龄 3～15 岁，平均发病年龄 8 岁，男女受累机会相等。视觉症状为最典型和最常见的首发症状，表现为单纯性和复杂性视幻觉、视错觉、失明、不完全视力丧失、眼球运动和眼球疼痛幻觉。视觉症状以白天发作为主，一般持续 5～30s，个别可持续 10～20min。视觉发作后常有头痛。眼球偏斜为最常见的非视觉症状，见于 70% 的病例，多在夜间睡眠中发作，有不同程度的意识障碍，发作开始时双眼睁开，眼睛强直性偏转向一侧，伴或不伴有头的偏转，随之而来的是阵挛性的眼球活动，常伴发作性呕吐，然后半身抽搐或有自动症的复杂部分性发作或全身性发作。

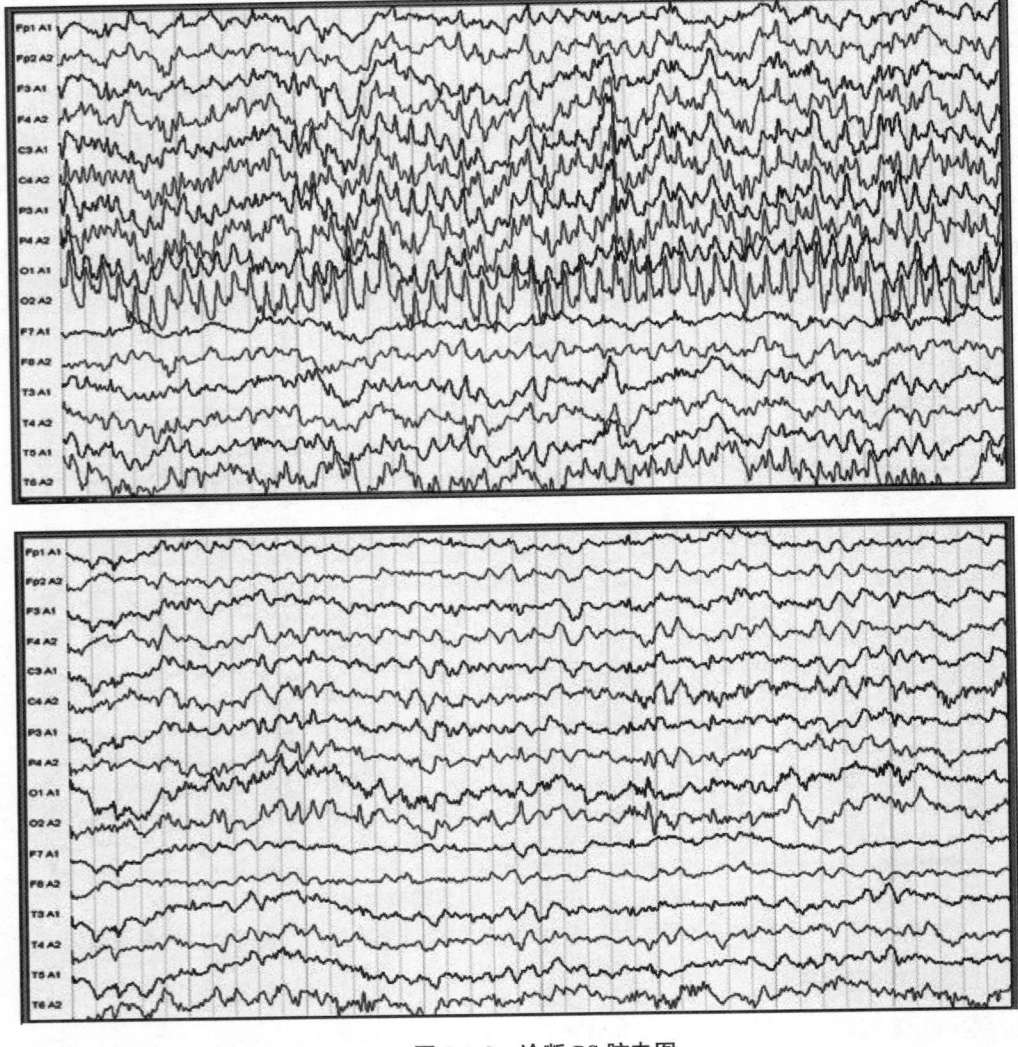

图 8-1-8　诊断 PS 脑电图
3 岁女性患儿，清醒期脑电图显示右侧枕、顶为主中低波幅棘波发放（上图），
发作期睡眠脑电图显示双侧中央、顶、枕棘波节律发放（下图）

　　1/3 的患儿出现包括视觉发作后的头痛，或成为唯一的症状。其他临床发作还包括发作性恶心呕吐、意识障碍等，无论是否伴有偏身及全身抽搐，持续时间较长的发作均多见于睡眠中。脑电图特征为背景

活动正常，枕区反复阵发假节律性的高波幅棘波、棘慢波、尖波、尖慢波或慢的双相尖波成簇活动，一侧为著，也可双侧，同步或不同步，从一侧移向另一侧或从枕区移行至中央中颞区。间断闪光刺激可诱发枕部或弥漫性放电，但高频闪光刺激则有抑制放电的作用。非快速眼动期睡眠对枕叶放电有活化，可诱发更广泛和更持续的放电。在发作期， 枕区棘慢波消失，代之以 10Hz 左右的棘波发放，这种强直性放电持续 10～20s 后转为一侧或双侧枕区的单一形态的棘慢波。预后不太明朗。平均 12.6 岁停止发作，少数患儿可有轻度精神发育迟滞，极个别患儿有轻偏瘫[2-3,20-22]。

二、癫痫治疗进展

癫痫是一种常见的神经系统慢性疾病，具有反复性、发作性的特点，频繁的癫痫发作以及脑电图呈现的持续临床下痫样放电都会导致不同程度的脑损伤，特别是对于处在生长发育期的儿童，这种脑损伤如不及时治疗，对儿童神经精神发育会造成严重损害，因此控制癫痫发作，维持神经精神功能正常是癫痫治疗的目的。癫痫的治疗是一个复杂的过程，包括药物治疗和非药物治疗，但是，目前仍然是以抗癫痫药物治疗为主的综合治疗过程。

（一）抗癫痫药物治疗

癫痫的治疗仍然是以药物治疗为首选，迄今为止抗癫痫药物治疗原则并没有实质性的改变，治疗仍然是以抑制症状为主而不是病因治疗，药物的重点仍然是抑制放电和镇静。近 30 年来，随着临床药理学的发展以及研发能力的提高，临床上可选择的抗癫痫药物数量有很大增长，药物的治疗谱趋向广谱，药物疗效逐渐提高，药物不良反应逐渐减少，患者对药物的依从性越来越好。理想的抗癫痫药物应当具备以下特点：广谱、高效、不良反应小、无耐受性、药物相互作用小或无、药物呈一级药物代谢动力学过程、半衰期长、无或少有体内代谢产物、血浆蛋白结合率低、服用方便且价格低廉等，目前研制的新型抗癫痫药物越来越向理想抗癫痫药物特点靠近。抗癫痫药物的选择仍然是根据临床癫痫发作类型或不同的癫痫综合征而选择不同的药物，目前癫痫和癫痫综合征主要分为部分性发作和全面性发作两大类，部分性发作常用一线抗癫痫药物有苯巴比妥、苯妥英钠、丙戊酸钠等；新型抗癫痫药物主要有拉莫三嗪、托吡酯、奥卡西平、唑尼沙胺等。全面性发作常用的一线抗癫痫药物有丙戊酸钠，新型抗癫痫药物主要有拉莫三嗪、托吡酯等。对于每个患者来说，究竟选择哪个抗癫痫药物还要根据患者的具体情况而定，包括癫痫的病因、患者的年龄、发育状况、变态反应史、有无其他疾病等。目前癫痫的治疗还是首先提倡单药治疗，对于单药治疗效果不好的患者选择合理的联合用药治疗方法，即将具有协同作用的不同作用机制的药物联合使用，而不仅仅是相同效应的药物联合使用。联合治疗的药物数量也不是越多越好，一般以不超过三种抗癫痫药物为宜。在抗癫痫药物治疗过程中，适时测定药物血浓度也是非常重要的，尤其对癫痫发作严重以及多药联合治疗仍不能控制发作的患者，应监测血液中抗癫痫药物浓度，以了解个体的稳态血浓度，寻找药量不足、药酶诱导、药物耐受或中毒等原因，以便及时调整药物剂量，达到最佳治疗效果。服用抗癫痫药物的疗程与患者的发作类型、病因、发作严重程度以及脑电图异常程度等密切相关。一般认为，临床无发作至少 3 年以上，脑电图未见异常放电是开始减药的指征，但有些患者临床已多年不发作，可脑电图仍然有癫痫样放电，是否仍不能减药也不是绝对的，需根据不同的病因或不同的癫痫综合征等具体情况而定[1-4]。

（二）非药物治疗

1.生酮饮食治疗

生酮饮食是一种有效的、非药物治疗难治性癫痫的方法。开始于 19 世纪 20 年代，之后由于抗癫痫药物的不断涌现，此种治疗方法曾一度不被重视，但临床上经过多种抗癫痫药物治疗，甚至予癫痫手术治疗后仍然有一部分难治性癫痫不能控制，故自 20 世纪 70 年代后生酮饮食疗法重新获得人们的认可，并且经临床实践证明，这种疗法确实可以使一部分难治性癫痫得到控制[5-6]。

（1）生酮饮食疗法。主要的适应证：为症状性全面性癫痫，一般认为若应用两种或三种抗癫痫药物治疗失败的患者,可以选择生酮饮食疗法,如婴儿痉挛症、Dravet 综合征、Doose 综合征、Lennox-Gastaut 综合征以及结节性硬化、皮质发育不良、拉福拉(Lafora)病并发症状性癫痫,其对儿童癫痫患者的疗效优于成年患者。此外生酮饮食疗法也用于治疗一些代谢性疾病,如葡萄糖转运体 I 缺陷、丙酮酸脱氢酶复合体缺陷。生酮饮食的禁忌证包括丙酮酸羧化酶缺陷、卟啉病、脂肪酸 β 氧化障碍、脂肪酸转运的线粒体疾病以及干扰葡萄糖和酮体稳态的肝脏和代谢性疾病,如糖尿病、肉碱缺乏症、线粒体病、酮症性低血糖等[5]。

(2)生酮饮食的作用机制。目前不是十分清楚,现有研究显示生酮饮食的抗惊厥作用很可能与它引起的体内代谢改变有关,它不仅仅限于引起酮症、低葡萄糖、高脂肪酸水平和增高的生物能源储备;生酮饮食还引起的直接神经元效应包括调节三磷酸腺苷敏感的钾离子通道,增强嘌呤活动(如腺苷)和 γ-氨基丁酸活动的神经传递,增加脑源性神经营养因子表达,这些作用的结果是限制糖酵解,减弱神经炎性反应,并且通过改善线粒体功能以扩大生物能源储备和稳定神经元细胞膜电位。此外生酮饮食除了抗惊厥作用外,还有神经保护作用、可抑制致癫痫作用以及提高机体疾病调节的潜在能力[7-9]。

(3)生酮饮食有三种类型。①经典型生酮饮食,即脂肪与(蛋白质+碳水化合物)的质量比为 4:1。此为传统生酮饮食,脂肪为长链三酰甘油。临床上一般多用此种配方。②应用中链三酰甘油的生酮饮食,其余均与传统生酮饮食相同。③改良的低碳(Atkins)饮食,脂肪与(蛋白质+碳水化合物)的质量比为 0.9:1 组合的饮食[5]。

开始生酮饮食治疗前要先对患者的病情进行评估,包括癫痫类型、发作频率以及是否伴随代谢性疾病,是否存在肾结石、血脂异常、心肌病和慢性代谢性酸中毒等。如果评估正常则营养师根据患者的能量需求和饮食习惯制定其生酮饮食食谱。治疗开始时要禁食,为了防止禁食过程中出现不良反应,如低血糖、酸中毒和呕吐等,需要住院完成禁食。经禁食后先给一部分生酮饮食,之后逐渐增加至足量。应用生酮饮食开始时抗癫痫药物先不调整,当饮食疗法起作用后逐渐减少抗癫痫药物。饮食治疗过程中注意补充多种维生素和矿物质,鼓励患者多饮水,增加液体摄入。治疗中注意定期评估患者的神经生理状况、营养状况,检查血液,如肝功能、血糖、酮体、血三酰甘油、血胆固醇、高密度脂蛋白及低密度脂蛋白等[5,10-11]。

(4)生酮饮食不良反应。最常见的是胃肠道功能紊乱,如便秘、呕吐、腹泻、腹痛,少见的有肾结石、高胆固醇血症和生长减慢。一般来说生酮饮食发生不良反应的风险是很低的[5,10-11]。

(5)生酮饮食的疗程。服用生酮饮食维持临床无癫痫发作至少 3 年后可以停止治疗。但约有 20% 的患者停止治疗后出现癫痫复发,多见于脑电图和神经影像学有明显异常的患者[5]。

2.外科治疗

虽然新型抗癫痫药物不断涌现,但仍有约 20% 的患者发作不能完全控制,成为难治性癫痫。目前普遍认可的难治性癫痫的定义是"采用正规的药物治疗,至少观察两年仍未能有效控制的癫痫"。难治性癫痫患者中有相当一部分可考虑手术治疗。癫痫手术治疗是指通过手术消除致痫病灶,阻断癫痫发作异常放电途径,并降低大脑皮质兴奋性,以达到治愈或控制癫痫发作的目的。近年来,随着致痫灶定位技术以及神经影像技术的不断发展,功能神经外科在治疗难治性癫痫方面取得了可喜的成果,目前外科手术治疗难治性癫痫的有效性已得到世界公认。对于一部分儿童难治性癫痫患者若早期予以手术治疗,不但可减少或控制癫痫发作,并且有助于儿童神经系统的正常发育,这一点也逐渐得到世界的公认[12-15]。

(1)癫痫外科手术适应证[12]:①必须是药物难治性癫痫,用 1~2 种甚至 3 种一线抗癫痫药物正规治疗仍然不能控制发作。②是部分性症状性或继发性癫痫,有确定的癫痫发作起源灶。③癫痫发作频繁,每月 3~4 次以上,严重影响患者的生活质量。④手术前病程超过 2 年(除外结构性病变或早期诊断的内侧颞叶癫痫)。⑤对于婴幼儿和儿童,特别是顽固性癫痫会影响脑发育。⑥手术治疗不致引起重要功能缺失。

(2)癫痫外科手术禁忌证[12]:①有神经系统进行性疾病者。②伴有严重器质性疾病,如肝肾功能不全、心脏病、血液病、精神障碍和重度智力低下者。

（3）癫痫手术原则是去除致痫区和（或）阻断癫痫发作传播途径，并尽可能保留正常神经功能。致痫区包括病理学意义上的癫痫病灶和神经生理学意义上的癫痫性放电区，通常后者比前者的范围更大。癫痫手术的成败取决于癫痫病灶的准确定位，而癫痫术前评估的主要目的是确定致痫灶。目前还没有一种特异的临床检查方法来确定癫痫致痫灶，因而需要通过多种检查手段进行综合评估，包括详细的癫痫病史、癫痫发作的症状特征、长程视频脑电图监测、头颅磁共振、功能磁共振、正电子发射断层显像、单光子发射计算机化断层显像（single-photon emission computerized tomography，SPECT）、脑磁图以及神经心理学检查等，有时还需做颅内电极脑电图监测和术中皮层脑电图检查，只有通过多种检查手段综合评估确定致痫灶，才能提高术前评估的准确性，为癫痫手术的成功奠定基础。

（4）目前癫痫外科手术治疗的方法分为两大类，一类是切除手术，包括局部皮质切除，半球切除，选择性颞叶杏仁核海马切除术等；另一类是功能性手术，主要有传导通路的毁损，如胼胝体切开术和软脑膜下横切术等。癫痫手术后发作频率减少50%以上视为有效，目前癫痫手术的有效率因不同的手术类型而异，根据不同作者的报道，颞叶手术后无发作率为50%~93%，平均68%，额叶手术报道平均60%的患者达到术后无发作。顶叶和枕叶手术后疗效的报道很少。半球切除手术最多见于儿童患者，报道60%的患者术后无发作，80%的患者发作有好转并且认知行为得到改善。胼胝体切开术后65%~85%的患者发作频率显著减少，其中效果最明显的癫痫发作类型是失张力发作。软膜下横切术后发作获得改善的占50%~70%。总之，颞叶切除手术是目前为止最有效的经过科学验证的治疗难治性颞叶癫痫的方法，其他颞叶外痫区切除手术、半球切除术等手术方法常常可以用来治疗癫痫或减少发作频率，但这些外科手术方法的前瞻性研究还需进一步加强和完善[16]。

3.脑刺激术治疗难治性癫痫

对于那些既不能用抗癫痫药物又不能经外科手术切除癫痫灶的难治性癫痫，脑刺激术作为一种另类治疗难治性癫痫的方法越来越引起神经科医生的关注。刺激方式包括经颅磁刺激（transcranial magnetic stimulation，TMS）、迷走神经刺激术（vagus nerve stimulation，VNS）及深部脑结构刺激（deep brain stimulation，DBS）[17-18]。

（1）经颅磁刺激是最简单、创伤程度最小的方法，但是如果致痫灶距离颅骨表面较远，则刺激达不到致痫灶而不能起效，故有其局限性。

（2）迷走神经刺激术是目前治疗难治性癫痫应用较多、疗效较好的方法，适用于无法确定致痫病灶或多病灶，药物治疗无效的难治性癫痫。迷走神经传入纤维直接经过孤束核和上行网状系统所形成的广泛分布是迷走神经刺激疗法的生理基础。迷走神经的抗癫痫作用主要与调剂脑电活动和睡眠状态有关。其操作方法是将一产生持续电脉冲的刺激器埋植于左锁骨皮下组织内，并将电极经皮下达颈部，缠绕在迷走神经上，此后可在体外经过计算机来调节刺激参数以达到良好的疗效。研究显示有1/3的患者经治疗后发作频率减少至少50%，1/3的患者发作频率减少30%~50%，另1/3的患者发作减少很少或无减少，并且随着治疗时间的延长，治疗有效率有增长趋势。迷走神经刺激术不良反应较少，主要有声音嘶哑、咳嗽、感觉异常等，但停止刺激后便消失[19]。

（3）深部脑刺激治疗难治性癫痫，如刺激丘脑、苍白球、海马等部位，有报道部分获得满意疗效，但此种方法还需临床大样本长期观察[20]。

4.基因治疗

随着在细胞分子水平上对癫痫发病机制的深入研究以及对癫痫遗传特性认识的提高，基因治疗癫痫成为目前分子生物学领域研究的热点。基因治疗是指通过在特定靶细胞中表达该细胞本来不表达的基因，或采用特定方式关闭、抑制异常表达基因，达到治疗目的的治疗方法。目前基因治疗还处在实验阶段，初步研究显示，病毒载体的基因治疗和细胞移植能抑制痫性发作和癫痫的发生，基因转移的高表达能为癫痫发作所引起的细胞死亡提供神经保护，进一步的深入研究对根治癫痫充满希望，前景广阔，但是基因治疗目前仍处在探索阶段[21-22]。

参考文献

[1] Zupanc M L.Clinical evaluation and diagnosis of severe epilepsy syndromes of early childhood[J].J Child Neurol，2009，24：6-14.

[2] Roger J，Dravet C，Bureau M，et al. Epileptic syndromes in infancy，childhood and adolescence[M].London：John Libbey，2005.

[3] 刘晓燕.临床脑电图学[M]. 北京：人民卫生出版社，2005.

[4] Yamatogi Y，Ohtahara S.Early-infantile epileptic encephalopathy with suppression-buests.Ohtahara syndrome：its overview referring to 16 cases[J].Brain Dev，2002，24：13-23.

[5] Ohtahara S，Yamatogi Y. Ohtahara syndrome：with special reference to its developmental aspects for differentiating from early myoclonic encephalopathy[J]. Epilepsy Res，2006，70 Suppl.：S58-S67.

[6] Kalra V，Gulati S，Pandey R M，et al.West syndrome and other infantile epileptic encephalopathies-India hospital experience[J]. Brain Dev，2001，23（7）：593-602.

[7] Mohamed B P，Scott R C，Desai N，et al. Seizure outcome in infantile spasms-a retrospective study[J]. Epilepsia，2011，52：746-752.

[8] Metsahon K L，Gaily E，Rantala H，et al. Focal and globalcortical hypometabolism in patients with newly diagnosed infantile spasms [J].Neurology，2002，58：1646-1651.

[9] Lux A L，Osborne J P. A proposal for case definitions and outcome measures in studies of infantile spasms and West syndrome：consensus statement of the West Delphi Group [J]. Epilepsia，2004，45（11）：1416-1428.

[10] Arzimanoglou A，French J，Blume W T，et al.Lennox-Gastaut syndrome：a consensus approach on diagnosis，assessment，management，and trial methodology[J]. Lancet Neurol，2009，8：82-93.

[11] Galanopoulou A S，Bojko A，Lado F，et al.The spectrum of neuropsychiatric abnormalities associated with electrical status epilepticus in sleep[J].Brain Dev，2000，22：279.

[12] Trevathan E.Infantile spasm and Lennox-Gastaut syndrome[J].J Child Neurol，2002，17 Suppl. 2：S2-S9.

[13] Fujiwara T.Clinical spectrum of mutations in SCN1A gene：severe myoclonic epilepsy in infancy and related epilepsies[J].Epilepsy Res，2006，70 Suppl.1：S223-S230.

[14] Kilaru S.Current treatment of myoclonic astatic epilepsy：clinical experience at the Children's Hospital of Philadelphia[J].Epilepsia，2007，48（9）：1703-1707.

[15] Kelly S A，Kossoff E H.Doose syndrome（myoclonic-astatic epilepsy）：40 years of progress[J].Dev Med Child Neurol，2010，52（11）：988-993.

[16] Robinson R O，Baird G，Robinson G，et al.Landau-Kleffner syndrome：course and correlates with outcome[J].Dev Med Child Neurol，2001，43（4）：243-247.

[17] Chahine L M，Mikati M A.Benign pediatric liocalization related epilepsies[J].Epileptic Disord，2006，8（4）：243-258.

[18] Doose H，Hahn A，Neubauer B A，et al.Atypical "benign" partial epilepsy of childhood or pseudo-lennox syndrome，part Ⅱ：family study[J].Neuropediatrics，2001，32：9-13.

[19] Kramer U.Clinical spectrum and medical treatment of children with electrical status epilepticus in sleep（ESES）[J].Epilepsia，2009，50：1517-1524.

[20] Ferrie C D，Caraballo R，Covanis A，et al.Autonomic status epilepticus in panayiotopoulos syndrome and other childhood and adult epilepsies：a consensus view[J]. Epilepsia，2007，48（6）：1165-1172.

[21] Koutroumanidis M.Panayiotopoulos syndrome：an important electro-clinical example of benign childhood system epilepsy[J].Epilepsia，2007，48（6）：1044-1053.

[22] Martin S M A，Sousa V M T，Ruiz E C，et al.Benign childhood occipital epilepsy：evolution of the occipital spikes[J].Neurologia，2002，17（7）：161-165.

第二节 儿童颅内静脉窦血栓早期诊断及治疗

颅内静脉窦血栓形成（cerebral venous sinus thrombosis，CVST）是缺血性脑血管疾病的特殊类型，近年来，由于神经影像学的发展、新溶栓药物应用及神经介入放射学技术的飞速发展，CVST 的早期诊断率明显提高，预后也明显改善。本病多见于 50 岁以下人群，儿童发病率约为 0.67/100 000 ，其中 43% 为新生儿，目前尚无该病患病率的报道[1]。

一、病因

CVST 的诱因是多方面的。其危险因素通常被归类为感染性和非感染性危险因素，同一患儿可同时存在多种危险因素。尚有超 10% 的患儿找不到明确的危险因素。

1.感染性危险因素

①颜面部化脓性病灶。②耳部病灶，中耳炎、乳突炎。③副鼻窦炎。④颈深部或扁桃体周围脓肿。⑤化脓性脑膜炎、脑脓肿、败血症等。由于解剖特点，海绵窦以及横窦是感染诱发血栓最常见的部位。

2.非感染性危险因素

①血栓前状态：抗凝血酶Ⅲ缺乏、蛋白 C 缺乏、蛋白 S 缺乏、抗磷脂及抗心磷脂抗体阳性、凝血因子 V Leiden 基因突变和活化蛋白 C 抵抗、凝血酶原 G20210A 基因突变、高同型半胱氨酸血症。血栓前疾患在新生儿和儿童 CVST 中占 33%～66% 且当有其他 CVST 危险因素时也经常出现。②颅脑外伤和外科手术。③严重脱水和营养不良，糖尿病性高渗性昏迷，婴儿腹泻等。④血液病：如真性红细胞增多、缺铁性贫血、弥散性血管内凝血、血小板增多、血小板减少、输血等。缺铁性贫血是一个已确定的危险因素。⑤心脏病：心肌梗死、心瓣膜疾病、充血性心力衰竭。⑥脑血管病：血管畸形、脑梗死、脑出血。⑦肿瘤、脑膜瘤、脑膜转移瘤等。⑧系统性疾病，如系统性红斑狼疮、白塞病、炎症性肠病、甲状腺疾病、结节病等。⑨颅内动静脉瘘、自发性低颅压、腰穿。⑩药物：如雄激素达那唑、维生素 A、免疫球蛋白、迷幻剂、抗肿瘤药物[2-5]。

3.新生儿患病危险性增加的可能原因

①出生过程中婴儿头部受到明显的机械性力的作用。②循环性母亲的抗磷脂抗体经胎盘转运到胎儿。③新生儿循环性抗凝蛋白（包括蛋白C，蛋白S 及抗凝血酶）水平下降。④而相对于成年人的血球压积较高。⑤随着正常体液丢失和出生后生活第一周内相对性新生儿脱水而发生血液浓缩。⑥母亲怀孕和分娩的并发症可增加新生儿CVST 的危险。半数以上的新生儿CVST 有多种危险因素[6]。

二、病理

脑水肿和出血性梗死是颅内静脉窦血栓常见的病理改变。由于静脉窦血栓形成，血液回流受阻，使小静脉和毛细血管内压力升高；同时缺氧造成血管内壁损伤，使管壁通透性增加，血液中的成分漏出形成脑水肿；另一方面，由于静脉窦血栓的高凝状态，大量的凝血酶可以通过对脑细胞的毒性作用和对血脑屏障的影响造成脑水肿。出血性梗死是静脉窦血栓的另一常见病理改变，特别是上矢状窦血栓并发大脑浅静脉血栓时易出现出血性梗死。当并发脑深静脉血栓时，由于深静脉引流双侧基底节区血流，可造成双侧基底节区水肿、软化、梗死及出血等，也有单侧病变者，以左侧多见[7]。

静脉窦血栓最常影响上矢状窦（70%～80%）、横窦和乙状窦（70%）；其次是海绵窦和直窦。大约 1/3 的患者出现 1 个以上的静脉窦血栓，并且 30%～40% 的患者伴有小脑和皮质静脉血栓[8]。

三、临床表现

1.症状、体征

CVST 的起病形式呈急性（30%）、亚急性（40%）或慢性（30%），其临床表现无特异性，具体表现取决于血栓形成的部位、范围、进展速度、静脉侧支循环情况以及继发的脑实质损害的范围和程度，主要有两大主症，即颅内压增高和局灶性神经功能受损的症状、体征。

颅内压增高表现为头痛、喷射性呕吐、视物不清、复视等，严重者出现惊厥、意识障碍、视乳头水肿及双眼外展神经不完全麻痹等体征，婴幼儿可出现前囟饱满、颅缝分离、头皮静脉怒张等体征。文献报道头痛是颅内静脉窦血栓最常见的症状，常常为首发，也可是颅内静脉窦血栓唯一的症状。局灶性神经功能受损表现多样，依受损的部位不同而不同，如偏瘫、失语及癫痫等。其中，癫痫的发生率大约为40%，超过一半的癫痫为部分性发作，但少部分癫痫有威胁生命的全身性发作，多见于上矢状窦及皮质静脉血栓患者[9-12]。

不同部位的静脉窦血栓形成临床表现各异：上矢状窦血栓可仅表现为头痛、喷射性呕吐、复视、视力减退等颅压增高症状，视乳头水肿是重要体征，严重者出现嗜睡或昏迷；当其伴有皮质静脉血栓时，通常会因引起脑实质的静脉性梗死或出血，而临床上表现为典型的癫痫、瘫痪或感觉障碍、失语。乙状窦血栓除上述表现外，如岩窦受累，可出现三叉神经、外展神经麻痹；若颈静脉受累，可出现舌咽、迷走神经、副神经麻痹。海绵窦血栓常累及动眼神经、滑车神经、外展神经、三叉神经眼支，出现患侧眼睑下垂、眼球各方向活动受限或固定，角膜反射消失；由于眼眶内瘀血、渗出，造成眼球突出，眼睑、球结膜、额部头皮水肿。直窦和大脑大静脉等脑深部静脉血栓常导致双侧丘脑受损，临床上多表现为意识障碍、精神行为异常甚至木僵，有时出现去大脑强直。单纯横窦血栓多仅表现为颅内压升高而不伴有局灶神经系统定位体征，个别左侧的横窦血栓可引起失语。单纯皮层静脉血栓少见，主要表现为对侧偏身的运动和感觉障碍。

2.辅助检查

（1）实验室检查。①血液学检查：对临床怀疑CVST的患儿有必要做全血细胞计数、血生化、血沉以及凝血酶原时间和部分活化的凝血活酶时间测定。这些检查可发现一些异常，提示潜在高凝状态、感染过程或炎症状态。D-二聚体水平正常并不能排除CVST[13-14]。②脑脊液检查：对急性头痛就诊的患儿，腰穿测压增高可能是诊断CVST的一个线索，但压力正常亦不能排除该病。脑脊液检查大多正常，无特征性。近20年来，诊断性影像学检查在CVST的诊断和处理方面所起的作用越来越大[15-16]。

（2）影像学检查。CVST的诊断性成像可被分为两类：无创检查和有创检查。其中CT，MRI及超声检查是无创的。而脑血管造影、直接脑静脉造影及灌注成像方法属于有创检查，因此在儿童中的应用受到了很大的限制。即使在成人，也只有在MRV或CTV的结果没有定论或考虑行血管内治疗的情况下方才进行有创检查。部分病例仅能靠脑血管数字减影做出诊断。①头颅CT及CTV。头部CT平扫是诊断CVST的首选检查，但对静脉窦解剖变异者不具敏感性，大约仅有30%的CVST患儿在CT上有异常表现。急性期CVST在平扫CT上的主要征象是某一皮质静脉或硬脑膜窦呈高密度改变。上矢状窦后部血栓可以看似一个高密度三角，即高密度或实心的δ（delta）征。在亚急性期或慢性期，血栓可以呈等密度、低密度或混杂密度。横跨常见动脉分界的（特别是有出血成分的）或紧邻某一静脉窦的缺血性梗死常提示CVST。增强CT扫描可以显示静脉窦的硬膜强化伴静脉或静脉窦内的充盈缺损，呈典型的"空三角"征（empty delta sign）。这种征象在临床症状出现后数日后可能才会出现，一旦出现，可持续数周。CT静脉成像（CT venography，CTV）显示为静脉窦的缺损，空间分辨力高，无血流相关伪影，对脑静脉（尤其是小静脉）和静脉窦的显示优于磁共振静脉成像（magnetic resonance venography，MRV），尤其适用于不合作和MR检查禁忌的患者。缺点是存在背景骨抑制问题，并需要精确地定时采集以避免动脉与静脉重叠[17-18]。②头颅MRI及MRV。通常，MRI对CVST的显示在脑静脉血栓形成的每个阶段都比CT敏感[18]。通过在MRI上发现某一静脉窦内有血栓可做出CVST的诊断。血栓的磁共振信号强度随成像检查时间距血栓形成的发生时间长短而变化。急性血栓可以是低信号。在第1周，由于脱氧血红蛋白含量的增加，静脉血栓通常在T1加权像上呈与脑组织相等的等信号而在T2加权像上呈低信号。到第2周，血栓含有氧化血红蛋白，导致其在T1和T2加权像上均呈高信号。随着血栓的演变，静脉窦内出现脱氧血红蛋白和氧化血红蛋白的顺磁性代谢产物。此时硬膜窦或静脉内血栓在梯度回波和磁敏感加权磁共振成像上呈低信号。CVST 在平扫 MRI 上的主要早期征象是硬膜窦内流空影消失和信号强度改变。这一征象是 CT "空三角"征的等位征。MRI 的次要征象与 CT 显示的类型可能相似，包括脑肿胀、水肿和（或）出血。CVST 脑实质病变在 MRI 上比在 CT 上更直观更清晰。MRV 是一种无创、可靠的脑静脉成像技术，主要的脑静脉和静脉窦都可做到良好显示。静脉窦血栓 MRV 显示受累静脉窦高血流信号缺失、狭窄、边缘模糊和充盈缺损，以及侧支循环的情况。最常用的 MRV 技术是时间飞跃（TOF）MRV 和造影剂增强磁共振。二维 TOF 比三维 TOF 对缓慢血流的敏感性好。静脉窦发育不良在梯度回波或磁敏感加权成像上不会有窦内异常低信号。在新生儿，二维 TOF 的 MRV 有几个缺点，包括仰卧位时枕骨挤压上矢状窦后部处局部区域没有血流。这种情况见于部分没有 CVST 的新生儿。因此，经常需要 CTV 进一步明确。虽然 MRV 可很好地显示脑静脉窦和静脉，但单纯使用 MRV 不能区别是静脉血栓还是脑静脉发育不良，特别是一侧横窦和乙状窦发育不良很常见。因此，MRI 与 MRV 联合使用被认为是目前诊断 CVST 的金标准。常规 MRI 很难区别细胞毒性水肿和血管源性水肿，弥散加权成像（diffusion-weighted imaging，DWI）可以避免这种不足，进一步区分血管源性水肿（ADC 值升高）与细胞毒性水肿（ADC 值下降），表观弥散系数（apparent diffusion coefficient，ADC）值下降的脑实质改变常为不可逆性，ADC 值正常或升高的脑实质预后较好[19-23]。③超声检查。经囟门超声可被用于评估儿童病人，包括前后囟门未闭合的新生儿或婴幼儿。超声和经颅多普勒可能有助于支持 CVST 的诊断和连续监测血栓和脑实质的改变[24]。④数字减影血管造影（digital subtraction angiography，DSA）。DSA 检查准确率高于 MRI 及 MRV，达 75% ~ 100%，主要改变为静脉和静脉窦部分或完全不显影，充盈缺损，静脉窦壁不规则、皮质侧支静脉扩张呈螺线状，脑循环通过时间延长，闭塞的静脉窦或静脉反流，过去很长一段时间被认为是诊断 CVST 的金标准，但有创、需用碘造影剂、不能直接观察血栓情况是其弱点。由于 MR 技术发展很快，绝大多数情况不需要 DSA 就可诊断，仅在常规 MRI 联合 MRV 还存在诊断困难时行 DSA 检查。

四、诊断

当出现反复的头痛、呈现卒中样症状又无常见的血管病的危险因素、脑 CT 出现多发性脑梗死、脑梗死不符合动脉闭塞的分布、出血性脑梗死时，应考虑 CVST 的可能。单靠临床表现不能诊断 CVST，确诊必须是建立在影像学基础上，必须有脑静脉窦或脑静脉血栓的证据[25]。

五、治疗

1.抗凝治疗

抗凝治疗可以预防血栓增长、促进血管再通以及预防深静脉血栓或肺栓塞。因为在 CVST 诊断时常存在颅内出血，因此对抗凝治疗一直存在争议。有人认为 CVST 抗凝治疗后脑出血的发生率低。在患儿有抗凝治疗主要禁忌证（如近期严重出血）的特殊情况下，临床医生必须依据临床情况权衡抗凝治疗的利弊。20 世纪 90 年代以后，大部分 CVST 儿童接受了抗凝治疗，这些治疗措施大多基于成人的治疗规范，将来有可能需要改进。当然，具体方案还得结合实际情况而定。最常用的方案为：急性期注射普通肝素[以部分凝血致活酶时间（partial thromboplastin time，PTT）达到 60 ~ 85s 为目标值]或注射低分子肝素（以血清抗因子 Xa 水平 0.4 ~ 1.0 IU/mL 为目标值），后续抗凝治疗 3 ~ 6 个月，可以使用维生素 K 拮抗剂华法林[以国际标准化比值（International normalized radio，INR），即 INR 达到 2 ~ 3 为目标值]或者低分子肝素。新生儿抗凝时间可更短。华法林主要是通过抑制维生素 K 依赖性凝血因子（II，VII，IX，X）的合成而起到抗凝血作用的。华法林的起效时间较长，通常将未分离肝素（unfractionated heparin，UFH）或低分子量肝素（low molecular weight heparin，LMWH）作为短期替代治疗或华法林开始前的抗凝治疗。对有明确病因且病因能被控制的患者，建议口服华法林等抗凝药物至少 3 个月；如果病因为先天性因素或不能被控制者，一般口服抗凝药物 6 ~ 12 个月。在治疗的过程中，若发生出血风险，可通过维生素K进行拮抗。抗凝治疗的个体化差异很大，这要结合患儿的年龄、危险因素、血栓再通的时间、有无复发及其他部位血栓而定，部分患儿需长期、甚至终生抗凝治疗。如果管理得当，大多患儿不会继发明显的颅内或全身性出血[26-29]。

2.溶栓治疗

尽管CVST病人接受抗凝治疗可以恢复，但是在抗凝治疗下仍有9%～13%的病人预后不良。单纯抗凝治疗下CVST部分或完全再通率为47%～100%。接受溶栓治疗的病人再通率可能更高。通常，如果在抗凝治疗下仍有临床恶化或如果某一病人在其他处理方法下仍有进行性颅内压增高，则采用溶栓治疗。但该方法因有创伤性，在儿童中不易开展。溶栓治疗能够溶解已经形成的血栓，静脉系统溶栓治疗与动脉溶栓不同，溶栓时间长，药剂量调整灵活，取决于栓子溶解和病情转归。溶栓治疗途径可选择静脉滴注或局部溶栓，经颈静脉或股静脉介导达颅内静脉窦，或经颅内静脉窦穿刺进行局部溶栓，局部溶栓过程直观、针对性强、疗效迅速，但对技术、设备、经济条件要求高，介导操作感染风险大，有发生出血性梗死的危险。应用尿激酶（urokinase，UK）进行静脉或局部溶栓治疗均有较好的疗效，溶栓效果与血栓范围有关，广泛血栓形成时，无论溶栓或抗凝都将取得满意疗效[30]。

3.碎栓和支架治疗

机械性碎栓是利用微导丝、微圈套器或者球囊机械性破坏血栓，增加血栓与尿激酶或重组组织型纤维蛋白溶酶原激活剂（recombinant tissue plasminogen activator，rTPA）等溶栓药物的接触面积及局部药物浓度，提高溶栓效率，增加静脉窦主干的再通率的方法。多用于血栓形成时间较长，单纯溶栓效果不显著或因伴有颅内出血而严格限制溶栓药物使用的患者。但机械碎栓对手术者操作技术要求较高，否则容易造成静脉血管的损伤[31]。

4.支架治疗

对颅脑外伤、手术、血栓机化所致的局限性静脉窦狭窄的患者，抗凝治疗3～6个月以上症状不缓解，局部狭窄两侧的压力差＞1.5kPa，可行静脉窦内支架置入术。支架置入直接增加了静脉窦的内腔直径，使静脉血液迅速回流而获良好的效果。但目前尚缺少支架治疗的长期随访和疗效评估的研究。

5.其他治疗

（1）抗感染治疗。局部（如中耳炎、中耳乳突炎）和全身性（脑膜炎，败血症）感染可以并发附近或远隔静脉窦血栓形成。怀疑感染和CVST病人的处理应包括应用适当的抗生素和感染灶（如硬膜下积脓或副鼻窦化脓性积液）的手术引流。

（2）抗癫痫治疗。抽搐发作见于48%的儿童和71%的新生儿CVST患儿。因为抽搐发作可加重缺氧性脑损害，所以有人建议即使一次抽搐发作之后就可应用抗药物癫痫治疗。在没有抽搐发作的情况下，不建议应用抗癫痫药物。

（3）降颅内压。高达40%的CVT病人表现为单纯颅内压增高，以弥漫性脑水肿为特征。需采用多种治疗方法相结合进行处理。除抗凝和溶栓治疗，可通过腰穿放脑脊液至末压达到正常，可即刻减轻颅内压增高。但需注意，腰穿需要临时中断抗凝治疗，有血栓扩大的危险。甘露醇仍然是一线脱水剂，也可与速尿、白蛋白及醋氮酰胺联合应用。目前认为皮质激素类并没有效果，且能带来对缺血脑组织有害的高血糖和高乳酸的危险。

如果有持续的颅内压增高，可能需要多次腰穿。对顽固性颅内压增高的病例，可能需要做腰大池腹膜腔分流术。因为视神经长期受压可以导致永久性失明，所以在患儿有颅内压增高期间应密切监测视野和视乳头水肿的严重程度。必要时行视神经开窗术以阻止进行性视力丧失。

六、预后

预后取决于患儿的年龄、病情严重程度、治疗是否及时、并发症情况、溶栓效果、血管是否再通等。对新生儿，需要长期随访确定预后，因为神经缺失症状仅会随着历时数年的脑发育才会变得明显。一项研究显示，长期随访中18%的儿童CVST遗留有视力障碍。经过治疗，38%患儿有神经系统缺陷，8%～

50%死亡。目前尚无复发率的确切报道[32]。

（金洪 李久伟）

参考文献

[1] Sébire G，Tabarki B，Saunders D E，et al.Cerebral venous sinus thrombosis in children：risk factors，presentation，diagnosis and outcome [J].Brain，2005，128：477-489.

[2] Canha O P，Ferro J M，Lindgren A G，et al. Causes and predictors of death in cerebral venous thrombosis[J].Stroke，2005，36：1720-1725.

[3] Saposnik G，Barinagarrementeria F，Brown R D Jr，et al. Diagnosis and management of cerebral venous thrombosis：a statement for healthcartroe professionals from the American Heart Association/American Stroke Association[J].Stroke，2011，42（4）：1158-1192.

[4] Maguire J L，de Veber G，Parkin P C. Association between irondeficiency anemia and stroke in young children[J].Pediatrics，2007，120：1053-1057.

[5] Simchen M J，Goldstein G，Lubetsky A，et al.Factor V leiden and antiphospholipid antibodies in either mothers or infants increase the risk for perinatal arterial ischemic stroke[J]. Stroke，2009，40：65-70.

[6] Wu Y W，Miller S P，Chin K，et al. Multiple risk factors in neonatal sinovenous thrombosis[J]. Neurology，2002，59：438-440.

[7] Kuker W，Schmidt F，Friese S，et al.Unilateral thalamic edema in internal cerebral venous thrombosis： is it mostly left? [J]. Cerebrovasc Dis，2001，12（4）：341-345.

[8] Renowden S. Cerebral venous sinus thrombosis[J]. Eur Radiol，2004，14（2）：215-226.

[9] Crassard I，Bousser M G. Headache in patients with cerebral venous thrombosis [J]. Rev Neurol(Paris)，2005，161：706-708.

[10] Cumurciuc R，Crassard I，Sarov M，et al.Headache as the only neurological sign of cerebral venous thrombosis：a series of 17 cases [J].Neurol Neurosurg Psychiatry，2005，76（8）：1084-1087.

[11] Ferro J M，Canh O P，Bousser M G，et al.Early seizures in cerebral vein and dural sinus thrombosis：risk factors and role of antiepileptics [J].Stroke，2008，39：1152-1158.

[12] Masuhr F，Busch M，Amberger N，et al.Risk and predictors of early epileptic seizures in acute cerebral venous and sinus thrombosis[J].Eur J Neurol，2006，13：852-856.

[13] Selvi A，Diakou M，Giannopoulos S，et al.Cerebral venous thrombosis in a patient with sarcoidosis[J].Intern Med，2009，48：723-725.

[14] Misra U K，Kalita J，Bansal V.D-dimer is useful in the diagnosis of cortical venous sinus thrombosis[J].Neurol India，2009，57：50-54.

[15] Cumurciuc R，Crassard I，Sarov M，et al.Headache as the only neurological sign of cerebral venous thrombosis：a series of 17 cases [J].Neurol Neurosurg Psychiatry，2005，76（8）：1084-1087.

[16] Forbes K P，Pipe J G，Heiserman J E.Evidence for cytotoxic edema in the pathogenesis of cerebral venous infarction [J].AJNR，2001，22（3）：450-455.

[17] Rodallec M H，Krainik A，Feydy A，et al.Cerebral venous thrombosis and multidetector CT angiography：tips and tricks[J].Radiographics，2006，26 Suppl.1：S5-S18.

[18] 方方，邹丽萍.颅内静脉窦血栓[J].中国当代儿科杂志，2006，8（3）：211-215.

[19] Ducreux D，Oppenheim C，Vandamme X，et al.Diffusion-weighted imaging patterns of brain damage associated with cerebral venous thrombosis [J].AJNR，2001，22（2）：261-268.

[20] Cohen J E，Boitsova S，Itshayek E.Cerebral venous sinus thrombosis[J].Isr Med Assoc J，2009，11（11）：685-688.

[21] Oppenheim C，Domigo V，Gauvrit J Y，et al.Subarachnoid hemorrhage as the initial presentation of dural sinus thrombosis[J].AJNR，2005，26：614-617.

[22] Poon C S，Chang J K，Swarnkar A，et al.Radiologic diagnosis of cerebral venous thrombosis：pictorial review[J].AJNR，2007，189 Suppl.1：S64-S75.

[23] Widjaja E，Shroff M，Blaser S，et al.2D time-off light MR venography in neonates：anatomy and pitfalls[J].AJNR，2006，27：1913-1918.

[24] Schwartz N，Monteagudo A，Bornstein E，et al.Thrombosis of an ectatic torcular herophili：anatomic localization using fetal neurosonography[J].J Ultrasound Med，2008，27：989-991.

[25] Leys D，Cordonnier C.Cerebral venous thrombosis：update on clinical manifestations，diagnosis and management[J].An Indian Acad Neurol，2008，Suppl.11：S79-S87.

[26] Coutinho J M，Ferro J M，Canhao P，et al.Unfractionated or low-molecular weight heparin for the treatment of cerebral venous thrombosis [J].Stroke，2010，41（11）：2575-2580.

[27] Einhaupl K，Stam J，Bousser M G，et al.EFNS guideline on the treatment of cerebral venous and sinus thrombosis in adult patients [J].Eur J Neurol，2010，17（10）：1229-1235.

[28] Van Nuenen B F，Munneke M，Bloem B R.Cerebral venous sinus thrombosis：prevention of recurrent thromboembolism [J].Stroke，2005，36（9）：1822-1823.

[29] Lebas A，Chabrier S，Fluss J，et al.EPNS/SFNP guideline on the anticoagulant treatment of cerebral sinovenous thrombosis in children and neonates[J].Eur J Paediatr Neurol，2012，16（3）：219-228.

[30] Ehtisham A，Stern B J.Cerebral venous thrombosis：a review [J].Neurologist，2006，12（1）：32-38.

[31] 吉训明，凌锋，贾建平，等.多途径联合血管内治疗颅内静脉窦血栓形成 [J].中华放射学杂志，2005，39（1）：5.

[32] 王华.儿童静脉窦血栓形成[J].国际儿科学杂志，2006，33（4）：287-289.

第三节　烟雾病的研究进展

烟雾病（moyamoya disease）是一种以双侧颈内动脉末端和大脑前或中动脉近端狭窄或闭塞伴脑底部异常血管网形成为特点的慢性进行性闭塞性脑血管病，最早由 Takeuchi 和 Shimizu 于 1957 年描述，数年后日本官方将其命名为"特发性脑底动脉环闭塞症"，1967 年，Suzuki 和 Takaku 又根据脑血管造影时，脑底部异常增生的血管网形如吸烟时喷出的一股烟雾而将该病形象地称为"烟雾病"[1]。数十年来，随着神经影像学技术的发展和人们认识的提高，世界各地关于该病的报道逐渐增多。

一、病因学

尽管各国学者进行了大量研究，烟雾病的病因至今未明，概括起来主要有以下几种观点：

1.遗传因素

流行病学调查研究发现，该病的发病与人种密切相关，日本、中国、韩国等东亚地区多发，而欧美人种少发；日本学者的研究显示，家族性病例约占 10%，患者的同胞和后代发生烟雾病的风险分别是普通人群的 42 倍和 34 倍，而同卵双生子共患该病的概率则约为 80%，这些流行病学特点均提示该病可能是一种多基因遗传性疾病。另外，自从 1995 年，Aoyagi 等首先发现人类白细胞抗原（human leukocyte antigen，HLA）B51 与烟雾病有明显相关性以来，人们又发现了染色体 3p24.2 ~ 3p26，8q23，17q25 等在内的多个基因位点与烟雾病相关，且部分基因的相关度很强，这也从另一方面说明了烟雾病可能是一种多基因遗传性疾病。

2.炎症与免疫反应

国内外的研究表明，免疫介导的炎症反应可能参与了烟雾病的发病过程。虽然有学者认为某些病原体（如 EB 病毒、钩端螺旋体等）感染可能与烟雾病的发病密切相关，但迄今为止还未见到感染直接引起发病的病理依据，更多的观点倾向于免疫性血管炎可能是该病的潜在病因。Ogawa 等[2]发现烟雾病患者血清中常见（72%）抗 α-胞衬蛋白自身抗体；有人[3]通过向猴的颈内动脉或前肢浅表静脉注射胞壁酰二肽的方法，使其颅内动脉甚至颅外动脉诱发出部分与烟雾病颈内动脉相似的病变（弹力膜增生分层）；更有学者[4]已通过向家兔耳缘静脉或颈动脉末端周围区域局部注射马血清的方法成功建立了烟雾病的动物模型；另外，近年来国内有学者[5]应用自身免疫和炎性反应的分类基因芯片分析了烟雾病患者和健康者外周血液淋巴细胞的基因表达情况，发现其中 32 个基因发生了差异表达，其中与细胞免疫相关的基因有 23 个，与体液免疫相关的基因有 9 个。这些均表明免疫介导的炎性反应在烟雾病的发病机制中可能具有重要作用。

二、发病机制

目前学者们普遍认为，平滑肌细胞的增殖和迁移是导致该病动脉内膜增厚的主要机制；颅底异常血管网并非该病的原发病变，而是对狭窄闭塞性病变代偿形成的侧支血管[6]，因此各种生长因子、细胞因子及其受体在烟雾病发病机制中的作用成为目前各国学者的研究热点。研究发现，碱性纤维母细胞生长因子（basic fibroblast growth factor，bFGF）、肝细胞生长因子、转化生长因子-β_1、血小板源性生长因子、白细胞介素-1β、前列腺素 E2、一氧化氮代谢产物、可溶性黏附分子及细胞视黄酸结合蛋白-I 等都直接或间接地参与了该病的发病过程。另外，由于在烟雾病的进展中，平滑肌细胞的异常增生和细胞外基质的过度堆积发挥了重要作用，基质金属蛋白酶(matrix metalloproteinase，MMPs)及其抑制物(tissue inhibitor of metalloproteinase，TIMPs) 这两种平滑肌细胞和细胞外基质产生过程中最重要的调节酶近年来成为新的研究热点，两者之间平衡的失调可导致血管平滑肌细胞过度增殖，从而使血管内膜增厚，这可能是烟雾病的病理生理学基础之一。2006 年，Kang 等[7]对韩国家族性烟雾病患者的 TIMP-4，TIMP-2 基因行单核苷酸多态性标记基因组扫描研究后，发现 TIMP -2 基因启动子 418 位点的 G/C 杂合子与家族性烟雾病相关；随后有研究发现 MMP-9 的过表达，MMP-3，TIMP -1 和 TIMP -2 的低表达可能与烟雾病的发病相关[8-9]；最近，国内学者 Li 等[10]进行了汉族烟雾病患者易感基因的定位及易感人群的筛查工作，同样发现 MMP-3 基因-1171 位点的多态性与烟雾病密切相关。另外，还有多项研究观察到内皮祖细胞可能与烟雾状血管形成密切相关[11-12]。

三、病理学

由于该病的儿童患者病死率较低，故病理研究的标本大多来源于因该病而死于脑出血的成人患者。其病理改变主要发生于颅底动脉环的前半部分，表现为狭窄段大动脉的内膜呈偏心性纤维细胞性增厚（其中的细胞成分主要是由中膜移行而来的平滑肌细胞），内弹力膜增生分层，中膜平滑肌层变薄，常见附壁血栓，少见脂质沉积，一般没有炎性细胞浸润；狭窄闭塞段动脉的远端部分则常表现为管腔萎陷、内弹力膜过度屈曲、中膜平滑肌层亦萎缩变薄。颅底及软脑膜可见代偿增生的异常血管网形成，多表现管壁菲薄、管腔扩张、中膜纤维化，有时伴内弹力膜断裂、微动脉瘤形成，也可表现内膜水肿增厚、微血栓形成而致管腔狭窄闭塞；随着年龄的增大，扩张的小血管亦可出现进行性内膜增厚，从而使狭窄动脉的数量增加。近年来颅内后循环受累的报道逐渐增多。此外，有人在烟雾病患者尸检标本的肺动脉、肾动脉、胰腺动脉等颅外动脉中也发现了与颅内动脉相同的狭窄性病变，这提示烟雾病很可能是一种以颈内动脉分叉处为主要受累部位的系统性血管疾病，而并非独立的中枢神经系统疾病。

四、临床表现

日本学者研究显示，该病在 10 岁以下和 30～40 岁有两个发病高峰，男、女患者的比例约为 1 ：1.7。该病在临床上主要有脑缺血和出血两类表现。儿童患者常以暂时性（脑局部）缺血性发作（temporary ischemic attack，TIA）、缺血性卒中为主要表现，出血较少见。脑缺血表现主要有发作性肢体无力、偏瘫（常为左右交替性）或单瘫、运动性失语、感觉障碍、头痛、癫痫发作、不自主运动、视觉障碍、精神异常等，其中运动障碍最为常见，可见于约 80.5% 的患儿；上述症状常可由过度通气（哭闹、吹奏乐器等）引起脑血管收缩，局部脑血流量下降而诱发。多数患儿以 TIA 首发，经过反复数次发作后，出现缺血性卒中而遗留长久的神经系统功能障碍和智力障碍。Imaizumi 等对 38 例烟雾病患儿分别在发病当时、5 年和 10 年时进行了系列智商测试，结果发现烟雾病患儿的智商从有症状时就开始降低，直至发病 10 年时渐趋平稳。成年患者虽也可以上述脑缺血症状为主要表现，但其颅内出血（脑出血、脑室内出血、蛛网膜下腔出血）的发生率却明显高于儿童患者。在日本，烟雾病成人患者甚至常以颅内出血为首发表现或主要表现。出血的病理生理学基础主要有三种情况：一是烟雾状血管在长期承受血流压力的情况下扩张破裂出血或形成微小动脉瘤而破裂出血；二是大脑动脉环附近大动脉动脉瘤破裂出血，形成动脉瘤的原因可能与血流的改变有关，例如后循环的血流向前循环引流，可出现基底动脉尖端动脉瘤、后交通动脉瘤和脉络膜动脉动脉瘤等；三是大脑表层扩张的侧支动脉破裂，这种情况非常罕见[13]。

值得注意的是，近年来随着 MRI 和磁共振血管造影（magnetic resonance angiography，MRA）技术在临床的广泛应用，人们逐渐发现了一些无症状的烟雾病患者，且其数量远远超出人们的预料[14]。

五、神经影像学与脑血流动力学

1.神经影像学

头颅 CT 平扫主要可显示脑梗死、颅内出血、脑萎缩等非特异性征象；增强 CT 扫描虽可发现颅底大血管形态异常和异常侧支血管增多的征象，但它为二维图像，无法显示病变的确切部位和程度；螺旋 CT 血管造影可较为精确地显示颅内的狭窄动脉，并能发现脑底部异常血管网，但其空间分辨率较低，对特征性的烟雾血管不能全部显示，且对动脉狭窄细节的显示亦有待提高，一般可作为本病的筛查手段。

头颅 MRI 除可显示脑梗死、颅内出血、脑萎缩等脑实质病变外，还可显示颅内大动脉的狭窄闭塞性病变，表现为 T1，T2 加权像上的病变大血管管腔变细、血管流空现象减弱或消失；另外它还能显示颅底异常血管网，表现为从鞍上池至基底节区的点状、弧线状黑色低信号，但它难以显示脑膜侧支循环。与传统脑血管造影相比，头颅 MRA 对烟雾病动脉狭窄闭塞性病变的敏感度为 100%、特异度为 93%，对脑底异常血管网的敏感度为 81%、特异度为 100%。三维时间飞跃法 MRA 是利用快血流成像，血管狭窄部位血流减慢引起的信号部分丢失，往往可造成对动脉狭窄程度的高估，而因其空间分辨率低，对脑底异常血管网和小血管的狭窄有时又会漏诊。但若将头颅 MRI 与 MRA 结合起来诊断本病，则其总敏感度和总特异度将分别提高至 92% 和 100%，总准确度则为 94%；静脉注射造影剂后行 MRA 也能改善动脉显像，部分弥补 MRA 成像的不足；而高分辨涡轮 MRA 技术则可将该病诊断的准确度进一步提高至 98%[15]。头颅 MRI 和 MRA 已成为目前诊断该病首选的无创性检查手段和有效的随访手段。

数字减影血管造影虽是有创性检查，但仍是目前国际公认的诊断烟雾病的金标准。它可以直观显示脑底动脉环狭窄闭塞的病变范围、程度和脑底异常血管网的分布，并可显示全部侧支循环血管及 MRA 无法显示的侧支循环的血流方向和灌注情况。

2.脑血流动力学

正电子发射断层摄影（positron emission tomography，PET）、单光子发射计算机 X 线断层摄影（single photon emission CT，SPECT）是评估脑灌注和脑代谢状况、确定外科手术指征并监测手术疗效的重要手段。烟雾病患者的血流动力学改变主要包括局部脑血流下降、局部氧摄取分数升高、局部脑氧代谢率下降、局部脑血容量增大、局部通过时间延长、对乙酰唑胺或 CO_2 负荷的反应能力受损等，表明该病的局部脑灌注水平及其储备力下降；而血管重建手术后，上述指标常可改善[16-17]。

灌注 MRI 可通过测定局部脑血容量、达峰时间等参数评估脑血流动力学状况，其敏感度介于基础和乙酰唑胺负荷 SPECT 之间，且它在对脑白质血流的评估方面优于 SPECT，又避免了接受电离辐射的弊端，虽其空间分辨率还有待提高，但仍不失为监测手术疗效的好方法[18]。弥散加权成像简便易行，由于对脑缺血引起的细胞外水自由扩散受限高度敏感，而可以清晰显示脑缺血病灶，特别是对新鲜梗死灶的病变范围和病变时间长短的确定具有普通 MRI 和 SPECT 无法比拟的独特优势[19]。

彩色多普勒因能提供血管狭窄部位和程度的信息，并能实时观察血流的代偿情况，而被逐渐应用于该病的临床诊断和长期随访，而能量多普勒技术因能更好地显示低速血流，观测到脑底异常血管网呈现的散在点状血流信号，而使烟雾病的诊断率得到进一步提高[20]。

六、诊断的标准化

对于该病的诊断名称，各国学者存在一些分歧，多数学者采用日本厚生省 1996 年制定的烟雾病诊断标准[21]，即烟雾病的确诊依据为脑血管造影显示：①颈内动脉末端和（或）大脑前或中动脉近端狭窄或闭塞。②脑底可见烟雾状异常血管网。③病变为双侧性。而当 MRI 和 MRA 明确显示以下征象时，则不必依赖脑血管造影：①颈内动脉末端和大脑前及中动脉近端狭窄或闭塞。②基底节区可见烟雾状异常血管网。③病变为双侧性，完全符合上述标准且找不到特异性病因或诱因的患者确诊为烟雾病。而那些具有明确伴发病或诱因（如唐氏综合征、神经纤维瘤病、结核性脑膜炎、系统性红斑狼疮、头部外伤或放疗后等）的患者则被多数学者称为"烟雾综合征"；上述影像学改变仅出现在单侧者，应考虑为"疑似病例"。过去一般认为，儿童单侧病变者很可能在 1～2 年发展为双侧病变而转为确诊患者，而成年人单侧病变者的病变往往不再进展，也就很少会升级为确诊病例[1]。但近年来 Kuroda 及其同事[14]通过延长随访时间却发现，单侧病变的成年人疑似病例也可以发展为双侧病变的确诊病例。

七、治疗

因烟雾病的病因不明，内科治疗仅限于针对脑缺血和颅内出血的对症治疗，各国学者普遍认为血管重建手术是目前该病的主要治疗方法。由于该病患者的脑血流量会随着年龄的增长进行性下降，从而导致其智力和神经功能进行性受损，而处于发育期的儿童患者的病变进展尤快，术前已发生过梗死的患者的预后往往较差，故尽早施行外科手术治疗对改善患者的脑循环状况、减缓脑缺血的进展至关重要[22]。

但外科手术不宜盲目进行。当患者出现 TIA 等脑缺血症状时，应尽快进行 PET，SPECT 等检查，以评估其脑灌注储备情况，从而协助确定手术指征。当脑灌注储备尚属正常范围时，只宜暂时内科保守治疗，若此时过于积极地进行血管重建手术，则可因脑组织过高灌注而促进侧支血管的异常生长和颅内压升高，进而导致颅内出血的概率增高，甚至会引起不可逆的神经系统损害；而当脑灌注储备已下降时，则应尽早进行手术治疗[23-24]。

外科手术的目的是建立新的吻合支以改善缺血脑组织的血供，对于出血型烟雾病患者，预防其再出血则至关重要。手术主要分为直接和间接血管重建术，直接血管重建术以颞浅动脉-大脑中动脉吻合术最常用，术后可立即改善受血区域的血液供应，但该手术技术要求高、创伤大，小儿大脑中动脉分支纤细导致吻合困难，故该术式基本上仅适用于成年人；间接血管重建术包括脑-硬膜-动脉血管融合术、脑-肌-血管融合术、脑-硬膜-动脉-肌-血管融合术、脑-大网膜-血管融合术等，主要用于儿童患者和不宜行直接血管吻合术的成人患者；由于间接血管重建术改善血供的范围比较局限，近年来越来越多的医生主张采用两种甚至两种以上手术方式联合的方法治疗该病，认为这有助于扩大有效供血面积，改善智力状况，提高手术疗效[25]。尽管外科手术对出血型烟雾病的治疗效果仍存在争议，但目前仍是阻止脑缺血临床症状进展的最有效的方法，而早期诊断、全面评估脑血流的储备能力以及个体化的治疗，是取得良好手术效果的关键。

近年来，有关脑缺血性疾病基因治疗的报道逐渐增多，但大多数还仅限于动物实验研究阶段。对于烟雾病，人们一方面希望通过基因治疗延缓颈内动脉的狭窄，促进缺血脑组织的血管生成，另一方面更希望找到病理基因以进行对因治疗。

（金洪）

参考文献

[1] Fukui M，Kono S，Sueishi K，et al.Moyamoya disease[J].Neuropathology，2000，20 Suppl.：S61-S64.

[2] Ogawa K，Nagahiro S，Arakaki R，et al.Anti-α-fodrin autoantibodies in moyamoya disease[J].Stroke，2003，34（12）：244-246.

[3] Terai Y，Kamata I，Ohmoto T.Experimental study of the pathogenesis of moyamoya disease：histological changes in the arterial wall caused by immunological reaction in monkeys [J].Acta Med Okayama，2003，57（5）：241-248.

[4] Rao M，Zhang H，Liu Q，et al.Clinical and experimental pathology of Moyamoya disease[J].Chin Med J（Engl），2003，116（12）：1845-1849.

[5] 陈赞，菅凤增，王伊鹏，等.烟雾病免疫相关基因研究[J].中国脑血管病杂志，2005，2（5）：198-201.

[6] Takekawa Y，Umezawa T，Ueno Y，et al.Pathological and immunohistochemical findings of an autopsy case of adult moyamoya disease [J].Neuropathology，2004，24（3）：236-242.

[7] Kang H S，Kim S K，Cho B K，et al.Single nucleotide polymorphisms of tissue inhibitor of metalloproteinase genes in familial moyamoya disease[J].Neurosurgery，2006，58（6）：1074-1080.

[8] Kang H S，Kim J H，Phi J H，et al.Plasma matrix metalloproteinases，cytokines，and angiogenic factors in moyamoya disease[J].J Neurol Neurosurg Psychiatry，2010，81（6）：673-678.

[9] Fujimura M，Watanabe M，Narisawa A，et al.Increased expression of serum matrix metalloproteinase-9 in patients with moyamoya disease[J].Surg Neurol，2009，72（5）：476-480.

[10] Li H，Zhang Z，Liu W，et al.Association of a functional polymorphism in the MMP-3 gene with moyamoya disease in the Chinese Han population [J].Cerebrovasc Dis，2010，30（6）：618-625.

[11] Ni G，Liu W，Huang X，et al.Increased levels of circulating SDF-1 alpha and CD34[+] CXCR4[+] cells in patients with moyamoya disease [J].Eur J Neurol，2011，18（11）：1304-1309.

[12] Rafat N，Beck G，Pena–Tapia P G，et al.Increased levels of circulating endothelial progenitor cells in patients with Moyamoya disease [J].Stroke，2009，40（2）：432-438.

[13] Osanai T，Kuroda S，Nakayama N，et al.Moyamoya disease presenting with subarachnoid hemorrhage localized over the frontal cortex：case report[J].Surg Neurol，2008，69：197-200.

[14] Kuroda S，Ishikawa T，Houkin K，et al.Incidence and clinical features of disease progression in adult moyamoya disease[J].Stroke，2005，36（10）：2148-2153.

[15] Yamada I，Nakagawa T，Matsushima Y，et al.High-resolution turbo magnetic resonance angiography for diagnosis of moyamoya disease[J].Stroke，2001，32（8）：1825-1831.

[16] Nariai T，Matsushima Y，Imae S，et al.Severe haemodynamic stress in selected subtypes of patients with moyamoya disease：a positron emission tomography study[J].J Neurol Neurosurg Psychiatry，2005，76（5）：663-669.

[17] So Y，Lee H Y，Kim S K，et al.Prediction of the clinical outcome of pediatric moyamoya disease with postoperative basal/acetazolamide stress brain perfusion SPECT after revascularization surgery[J].Stroke，2005，36（7）：1485-1489.

[18] Kim S K，Wang K C，Oh C W，et al.Evaluation of cerebral hemodynamics with perfusion MRI in childhood moyamoya disease[J].Pediatr Neurosurg，2003，38（2）：68-75.

[19] Soman T B，Takeoka M，Dooling E C，et al.Diffusion-weighted imaging in moyamoya disease[J].J Child Neurol，2001，16（7）：526-530.

[20] Ruan L，Duan Y，Cao T，et al.Color and power Doppler sonography of extracranial and intracranial arteries in Moyamoya disease [J].J Clin Ultrasound，2006，34（2）：60-69.

[21] Fukui M.Members of the research committee on spontaneous occlusion of the circle of willis（moyamoya disease）of the ministry of health and welfare，Japan，guidelines for the diagnosis and treatment of spontaneous occlusion of the circle of willis（moyamoya disease）[J].Clin Neurol Neurosurg，1997，99 Suppl.2：S238-S240.

[22] Kim S K，Seol H J，Cho B K，et al.Moyamoya disease among young patients：its aggressive clinical course and the role of active surgical treatment [J].Neurosurgery，2004，54（4）：840-846.

[23] Ikezaki K.Rational approach to treatment of moyamoya disease in childhood[J].J Child Neurol，2000，15（5）：350-356.

[24] Ogasawara K，Komoribayashi N，Kobayashi M，et al.Neural damage caused by cerebral hyperperfusion after arterial bypass surgery in a patient with moyamoya disease：case report [J].Neurosurgery，2005，56（6）：e1380-e1381.

[25] Kuroda S，Houkin K，Ishikawa T，et al.Determinants of intellectual outcome after surgical revascularization in pediatric moyamoya disease：a multivariate analysis[J].Childs Nerv Syst，2004，20（5）：302-308.

第四节 多发性硬化早期诊断策略及治疗新进展

多发性硬化（multiple sclerosis，MS）是中枢神经系统（central nervous system，CNS）的自身免疫性、慢性炎性脱髓鞘性疾病，其临床特点为病变具有时间和空间上的多发性，常有缓解和复发。MS 主要发生于 20 ~ 40 岁，但有研究发现其中 2% ~ 10% 的患者起病于 18 周岁以前，12 岁以前的患者占 0.3% ~ 0.4%。儿童 MS 患病率为 1.25 /100 000 ~ 2.50 /100 000，在婴幼儿是 0.04/10 000 ~ 0.14/10 000。女性与男性患病的比例在成人约为 2：1，在儿童和青少年中高达（5 ~ 10）：1。[1]

一、多发性硬化的诊断

（一）McDonald 诊断标准

MS 的诊断标准包括临床表现和辅助检查的证据，证明病灶具有时空多发性，并且排除其他诊断。自 1983 年 Poser 诊断标准提出至今，随着影像技术的发展，人们对该病的全面深入研究，以及早期诊治的必要性，MS 的诊断标准不断得到更新。从 MS 诊断标准的发展过程来看，发展趋势是早期诊断，在不降低特异性的同时提高诊断的敏感性，明确诊断概念，简化诊断过程。2010 年多发性硬化诊断国际专家小组第二次修订了多发性硬化的 McDonald 诊断标准（表 8-4-1）[2]。

表 8-4-1　2010 版多发性硬化 McDonald 诊断标准

临床表现	诊断 MS 必需的进一步证据
≥2 次临床发作；≥2 个病灶的客观临床证据或 1 个病灶的客观临床证据并有 1 次先前发作的合理证据	无
≥2 次临床发作；1 个病灶的客观临床证据	空间的多发性需具备下列 2 项中的任何一项： （1）MS 4 个 CNS 典型病灶区域（脑室旁、近皮质、幕下和脊髓）中至少 2 个区域有 ≥1 个 T2 病灶； （2）等待累及 CNS 不同部位的再次临床发作
1 次临床发作；≥2 个病灶的客观临床证据	时间的多发性需具备下列 3 项中的任何一项： （1）任何时间 MRI 检查同时存在无症状的钆增强和非增强病灶； （2）随访 MRI 检查有新发 T2 病灶和/或钆增强病灶，不管与基线 MRI 扫描的间隔时间长短； （3）等待再次临床发作
1 次临床发作；1 个病灶的客观临床证据（临床孤立综合征）	空间的多发性需具备下列 2 项中的任何一项： （1）MS 4 个 CNS 典型病灶区域（脑室旁、近皮质、幕下和脊髓）d 中至少 2 个区域有 ≥1 个 T2 病灶； （2）等待累及 CNS 不同部位的再次临床发作 时间的多发性需符合以下 3 项中的任何一项： （3）任何时间 MRI 检查同时存在无症状的钆增强和非增强病灶； （4）随访 MRI 检查有新发 T2 病灶和/或钆增强病灶，不管与基线 MRI 扫描的间隔时间长短； （5）等待再次临床发作
提示 MS 的隐袭进展性神经功能障碍	回顾性或前瞻性调查表明疾病进展持续 1 年并具备下列 3 项中的 2 项： （1）MS 特征病灶区域（脑室旁、近皮质或幕下）有 ≥1 个 T2 病灶以证明脑内病灶的空间多发性； （2）脊髓内有 ≥2 个 T2 病灶以证明脊髓病灶的空间多发性； （3）氧化物敏感因子检查呈阳性结果（等电聚焦电泳证据表明有寡克隆区带和/或 IgG 指数增高）

约 80% 的儿童患者和几乎全部青少年患者会出现典型成人患者的临床孤立综合征的表现，具有数量相当甚至更多的 T2 病灶，容易满足 4 个 MS 典型病灶区域中出现 2 个病灶的要求，因此国际专家小组认为 2010 修订版对对于儿童 MS 的诊断同样有意义[3-5]。

（二）实验室检查

脑脊液检查非常有用,脑脊液免疫球蛋白 G(immunoglobulin G, IgG)寡克隆区带(oligoclonal bands, OCB)常作为判定鞘内 IgG 自身合成的定性指标。青少年起病的多发性硬化,脑脊液寡克隆区带阳性率超过 90%,但仅有 2/3 年龄小于 10 岁的患者脑脊液的寡克隆区带阳性。诱发电位是神经系统相应部位对某种特定刺激产生的反应性电位,包括视觉诱发电位、脑干听觉诱发电位、躯体感觉诱发电位。诱发电位检查对于发现临床下受累非常有用,特别是视觉诱发电位。一项研究发现,超过 60%的 MS 儿童在第一次临床发作时就有视觉诱发电位的异常[6]。

（三）鉴别诊断

1.急性播散性脑脊髓炎[7-8]

15% ~ 20%的儿童 MS 患者常常表现为脑病和多灶的神经功能缺损, 很难与急性播散性脑脊髓炎（ acute disseminated encephalomyelitis, ADEM ） 鉴别, 而这些患者年龄大多小于 11 岁。ADEM 常常发生在感染和疫苗接种以后, 临床表现常常包括非局灶性的脑病症状, 如昏睡或木僵。病灶常常较大且边界不清, 有时有肿瘤样病灶。对于首次发作表现类似于 ADEM 的儿童 MS, 目前国际上的共识是需要 ≥2 次非 ADEM 样的发作, 或者 1 次非 ADEM 样发作并伴有增加的无临床症状病灶来诊断。此外, 首次发作类似 ADEM 的儿童 MS 患者常常缺少弥漫病灶, 且较 ADEM 单向病程的患者在 MRI 上更易出现 ≥1 个的非强化 T1 低信号病灶, 以及 ≥2 个的脑室旁 T2 病灶, 可助鉴别。由于具有单向 ADEM 病程的儿童患者 MRI 扫描容易发现多发的强化病灶位于近皮质白质、幕下、脊髓等典型 MS 部位, 因此将修订版 MRI 空间多发性 MS 诊断标准应用于首次 MRI 扫描的患者可能并不合理, 还需要临床随访及 MRI 观察才能诊断 MS。

2.视神经脊髓炎[9-12]

儿童视神经脊髓炎的典型病灶包括视神经和脊髓, 水通道蛋白 4 （ Aquaporin 4, AQP4 ）的发现, 扩展了该病的疾病谱, 现在逐渐认识到该病还有视神经及脊髓以外的中枢神经系统的受累, 其特征性的脑部受累包括下丘脑、脑干、小脑和脑室旁区域。儿童视神经脊髓炎脑部出现病灶的频率据报道为 43% ~ 100%, 而且与成人相比, 儿童视神经脊髓炎的脑部病灶常常是有症状的。

临床表现符合上述诊断标准且无其他更合理的解释时, 可明确诊断为 MS; 疑似 MS, 但不完全符合上述诊断标准时, 诊断为 "可能的 MS"; 用其他诊断能更合理解释临床表现时, 诊断为 "非 MS"。

（1）一次发作（复发、恶化）被定义为: ①具有 CNS 急性炎性脱髓鞘病变特征的当前或既往事件。②由患者主观叙述或客观检查发现。③持续至少 24 h。④无发热或感染征象。临床发作需由同期的客观检查证实; 即使在缺乏 CNS 客观证据时, 某些具有 MS 典型症状和进展的既往事件亦可为先前的脱髓鞘病变提供合理支持。患者主观叙述的发作性症状（既往或当前）应是持续至少 24 h 的多次发作。确诊 MS 前需确定: ①至少有 1 次发作必须由客观检查证实。②既往有视觉障碍的患者视觉诱发电位阳性。③MRI 检查发现与既往神经系统症状相符的 CNS 区域有脱髓鞘改变。

（2）根据 2 次发作的客观证据所做出的临床诊断最为可靠。在缺乏神经系统受累的客观证据时, 对 1 次先前发作的合理证据包括: ①具有炎性脱髓鞘病变典型症状和进展的既往事件。②至少有 1 次被客观证据支持的临床发作。

（3）不需要进一步证据。但仍需借助影像学资料并依据上述诊断标准做出 MS 相关诊断。当影像学或其他检查（如氰化物敏感因子检查）结果为阴性时, 应慎重诊断 MS 或考虑其他可能的诊断。诊断 MS 前必须满足: ①所有临床表现无其他更合理的解释。②有支持 MS 的客观证据。

（4）不需要钆增强病灶。对有脑干或脊髓综合征的患者, 其责任病灶不在 MS 病灶数统计之列。

3.可逆性后部白质脑病综合征

本病是一组由多种原因引起的以神经系统异常为主要表现的综合征,临床表现以迅速进展的颅高压症状、癫痫发作、视觉障碍、意识障碍、精神异常为特征，神经影像学上显示以双侧大脑后部白质为主的水肿区，经及时有效治疗后临床表现和神经影像学改变可以完全恢复，一般不遗留有神经系统后遗症。常见病因有高血压脑病和应用免疫抑制药物。经过及时有效的治疗后，1~2周上述神经影像学改变可以完全恢复或恢复至病前水平。明确的病因及典型的完全可逆性病程特点可与 MS 鉴别。

其他需要与 MS 鉴别的疾病包括中枢神经系统感染、脑脓肿、血管炎、肿瘤、线粒体病和亚急性硬化性全脑炎。在确定多发性硬化诊断之前，特别是在免疫调节治疗之前，必须排除上述疾病。

二、多发性硬化的治疗进展

多发性硬化的治疗进展[13-19]包括以下两种。

1.MS 急性期的治疗

（1）急性期大剂量激素冲击疗法：糖皮质激素可有效地抑制毛细血管扩张及白细胞浸润，减少渗出，减轻组织粘连，还可诱导脂皮素，血管紧张素转换酶，白介素-10，血管紧张素Ⅱ等抗炎因子的合成，大剂量应用可抑制浆细胞和抗体的生成、抑制体液免疫过程。该药可促进急性期恢复、缩短病程。但是尚无证据证明该药对预防多发性硬化的再次复发及慢性进展的残疾有效，故治疗原则为大剂量，短疗程，不主张小剂量长时间应用激素。常用甲基泼尼松龙冲击治疗 15~30mg/（kg·d），应用 3~5d，继之口服甲基泼尼松，总疗程 4 周左右。

（2）静点免疫球蛋白（IVIG）。静点免疫球蛋白能改变辅助型 T 细胞细胞因子的平衡，下调炎性因子。总体疗效仍不明确，仅作为一个可选择的治疗手段，没有充足的证据证实长期治疗对患者有益。免疫球蛋白 0.4g/（kg·d），3~5d 为 1 疗程。

（3）血浆置换疗法。其治疗多发性硬化的确切机制、疗效的持续时间及对复发的影响尚不明确。推测其可能的作用机制与清除自身抗体有关，一些小样本人群临床研究证实其有效，主要用于治疗对糖皮质激素无反应的急性复发患者。由于 MS 发病机制是以细胞免疫异常为主，故疗效有限。

2.MS 缓解期的治疗

迄今为止，基于针对成人进行的大型临床试验的结果，已有 6 种 MS 的修正治疗药物被美国 FDA 批准用于成人复发-缓解型的 MS 治疗。它们包括：3 种β干扰素、醋酸格拉替雷、那他珠单抗和米托蒽醌。由于缺乏随机对照的临床试验，这些药物尚未批准用于儿童。但是，对于复发缓解型的儿童患者，应用这些一线的用于成人的修正治疗药物已达成共识。但尚需积累经验，故目前不宜推广。

（1）干扰素-β（IFN-β）。目前临床常用类型包括干扰素-β1a（Avonex）肌内注射，30μg/周；干扰素-β1a（Rebif）22μg 或 44μg 皮下注射，3 次/周；干扰素-β1b（Betaferon）250μg 皮下注射，3 次/周。多项研究证据证实，与安慰剂组比较，干扰素-β可降低年复发率、减少 MRI 新发活动病灶、缓解疾病进展，且差异具有统计学意义，推荐为 A 级证据。IFN-β尽管本身不能穿过血脑屏障，但它可以降低血脑屏障对炎性细胞的通透性、并抑制 T 细胞的激活。最常见的系统不良反应包括流感样症状，经常在开始治疗的 2~3 个月中消失。这些不良反应可通过低起始量、逐渐增加 IFN-β剂量，晚上使用，以及预防性使用非类固醇抗炎药得到减轻。IFN-β也可导致肝功能异常和轻度的淋巴细胞减少，所以需要定期的血液和肝功能检测。国外多项研究表明 IFN-β对儿童多发性硬化患者的有效性和不良反应与成人类似。但是迄今为止，尚无评估 IFN-β对儿童和青少年患者有效性的随机对照研究，故对其对儿童患者有效性报道的数据需谨慎看待。

（2）格拉默醋酸盐（glatiramer acetate，GA）是由 4 种氨基酸（谷氨酸、赖氨酸、丙氨酸、酪氨酸）合成的、用以模拟髓鞘基础蛋白质的高分子化合物。该药可以模拟 MS 的自身抗原-MBP 肽段，阻断 T 细胞激活或者可通过抑制 MBP-反应性 T 淋巴细胞和诱导 Th2 淋巴细胞起抗炎作用。该药已于 1997 年通过美国食品与药品管理局(Food and Drug Administration,FDA)审核批准在临床应用，剂量为 20mg/d 皮下注射。许多随机双盲对照临床试验业已证实，醋酸格拉替雷可明显降低多发性硬化年复发率、MRI 检查中新发活动病灶数量减少、延缓疾病进展，推荐为 A 级证据。醋酸格拉替雷有良好的耐受性，仅

10%~15%的患者出现注射部位反应（疼痛、红肿、痒），部分患者于注射后出现面红、胸闷等不良反应，一般数分钟内即可缓解。现有的 GA 治疗儿童 MS 的报道显示其安全性和耐受性良好。

（3）米托蒽醌（mitoxantrone，MX）。MX 是一种合成的蒽环类抗肿瘤药物，已于 2000 年经美国 FDA 批准临床应用治疗多发性硬化，但由于该药的心脏毒性较大被定为二线治疗药物。患者在接受治疗前、治疗中和治疗后需要做超声心动图检查。MX 是一个有着免疫抑制特性的细胞毒药物，它可抑制 T 细胞激活、T 细胞和 B 细胞的增殖、抗体的产生和巨噬细胞激活。MX 是在随机、双盲、安慰剂对照的 3 期临床试验中唯一一个被证实可以减慢进展并减少复发率的细胞毒性药物。但该药有一个令人担忧但很少见的不良反应是会导致白血病。目前国际上该药已广泛应用于恶化的复发缓解型 MS、继发进展型 MS 和进展复发型 MS，而我国尚无应用报告。在国外一项对 12 名儿童进行的多中心研究中，没有发现主要的短期不良反应。但现在还没有该药用于儿童的结论性数据，由于该药在成人患者中的高风险也阻止了其在儿童患者中的应用。

（4）那他珠单抗（natalizumab）。是第一个在欧洲和美国被批准用于复发缓解型 MS 治疗的单克隆抗体（monoclonal antibody，MAb）。那他珠单抗是一个针对α4β1 整合素α4 链的重组人 MAb，它还与α4β7 整合素结合。α4β1 整合素也称作极晚期抗原-4（very late antigen-4，VLA4），表达于除中性粒细胞外的所有淋巴细胞。那他珠单抗是 VLA4 的拮抗剂，阻止 VLA4 与血管内皮细胞黏附分子（vascular cell adhesion molecule，VCAM）结合，VCAM 炎症状态下在内皮的表达上调。这个药物主要的不良反应是进行性多灶性脑白质病（progressive multifocal leukoencephalopathy，PML）。2004 年因有两例合并使用那他珠单抗和 IFNβ-1α的患者引起 PML 不良反应的报道，导致该药暂停使用。对那他珠单抗治疗效果的进一步观察和评估，使美国 FDA2006 年再次批准该药为二线单药治疗药物，主要针对那些对其他免疫调节治疗无效的复发型 MS 患者。自从那他珠单抗再次被批准使用以来，在全世界接受那他珠单抗治疗的 60 000 多个患者中，已有 43 例患有 PML 的报道。该药用于儿童的报道仍较少，所有应用该药的患儿都对初始的免疫调节治疗反应较差或耐受性不好。在这些对儿童的报道中，平均为 12 个月的用药期间，该药的耐受性较好并对减轻疾病的活动程度有效。但该药对儿童患者长期的耐受性和安全性需要进一步研究。

多发性硬化以复发-缓解型药物选择范围最为广泛，急性发作期可选用甲泼尼龙、血浆置换疗法、静脉注射免疫球蛋白；缓解期一线治疗药物为干扰素、醋酸格拉替雷，二线药物为那他珠单抗、米托恩醌；临床孤立综合征主要选择干扰素、醋酸格拉替雷。继发进展型患者则以干扰素、那他珠单抗、米托恩醌作为首选药物。原发进展型目前尚无特效药物，其退行性病变的机制尚待研究，以利于对该类型多发性硬化患者进行药物选择治疗。当上述药物均无效时可考虑应用之前临床应用的、因不良反应显著和疗效欠佳而无法在临床推广应用的免疫抑制药物，如环孢素、氨甲蝶呤、硫唑嘌呤等。

（伍妘）

参考文献

[1] Chitnis T.Pediatric multip le sclerosis [J].Neurologist，2006，12（6）：299-310.

[2] Polman C H，Reingold S C，Banwell B，et al.Diagnostic vriteria for multiple sclerosis：2010 revisions to the McDonald criteria[J].Ann Neurol，2011，69：292-302.

[3] Ghassemi R，Antel S B，Narayanan S，et al.Lesion distribution in children with clinically isolated syndromes.[J].Ann Neurol，2008，63：401-405.

[4] Waubant E，Chabas D，Okuda D T，et al.Difference in disease burden and activity in pediatric patients on brain magnetic resonance imaging at time of multiple sclerosis onset vs adults[J].Arch Neurol，2009，66：967-971.

[5] Yeh E A，Weinstock-Guttman B，Ramanathan M，et al.Magnetic resonance imaging characteristics of children and adults with paediatriconset multiple sclerosis[J].Brain，2009，132：3392-3400.

[6] Pohl D，Rostasy K，Reiber H，et al.CSF characteristics in early-onset multiple sclerosis[J].Neurology，2004，63（10）：1966-1967.

[7] Tenembaum S N.Disseminated encephalomyelitis in children[J].Clin Neurol Neurosurg, 2008，110（9）：928-938.

[8] Waubant E，Chabas D.Pediatric multiple sclerosis[J].Curr Treat Options Neurol，2009，11（3）：203-210.

[9] Wingerchuk D M，Lennon V A，Pittock S J，et al.Revised diagnostic criteria for neuromyelitis optica[J].Neurology，2006，66（10）：1485-1489.

[10] Banwell B，Tenembaum S，Lennon V A，et al.Neuromyelitis optica-IgG in childhood inflammatory demyelinating CNS disorder s[J].Neurology，2008，70（5）：344-352.

[11] McKeon A，Lennon V A，Lotze T，et al. CNS aquaporin-4 autoimmunity in children[J]. Neurology，2008，71（2）：93-100.

[12] Lotze T E，Northrop J L，Hutton G J，et al.Rpectrum of pediatric neuromyelitis optica[J].Pediatrics，2008，122（5）：1039-1047.

[13] Ghezzi A，Amato M P，Annovazzi P，et al.Long-term results of immunomodulatory treatment in children and adolescents with multiple sclerosis：the Italian experience[J]. Neurol Sci，2009，30：193-199.

[14] Banwell B,Reder A T，Krupp L,et al.Safety and tolerability of interferon beta-1b in pediatric multiple sclerosis[J].Neurology，2006，66：472-476.

[15] Ghezzi A.Immunomodulatory treatment of early onset MS：results of an Italian co-operative study[J].Neurol Sci，2005，26 Suppl.4：S183-S186.

[16] Kuntz N L，Chabas D，Weinstock-Guttman B，et al.Treatment of multiple sclerosis in children and adolescents[J].Expert Opin Pharmacother，2010，11（4）：505-520.

[17] Huppke P，StarkW，Zürcher C，et al.Natalizumab use in pediatric multiple sclerosis[J]. Arch Neurol，2008，65：1655-2168.

[18] Borriello G，Prosperini L，Luchetti A，et al.Natalizumab treatment in pediatric multiple sclerosis：a case report[J].Eur J Paediatr Neurol，2009，13：67-71.

[19] Ghezzi A，Pozzilli C，Brescia-Morra V，et al.Safety and effectiveness of natalizumab in paediatric multiple sclerosis：results of 17 patients[J].Mult Scler，2009，15 Suppl.2：S234.

第五节　重症肌无力诊治进展

重症肌无力（myasthenia gravis,MG）是由抗乙酰胆碱受体抗体（anti-acetylcholine receptor antibodies，AChRAb）介导、细胞免疫依赖、补体参与，累及神经-肌肉接头处突触后膜上的乙酰胆碱受体的自身免疫性疾病。随着研究的不断深入，学者们对 MG 的发病机制、诊断及治疗方法有了更深刻的认识。

一、流行病学及诊断

MG 在各个年龄阶段均可发病，平均年发病率约为 0.074/万人，患病率约为 1/5000。刘卫彬通过分析我国 1520 例 MG 患者资料发现其有以下流行病学特征[1]：①性别差异较小：男女发病比例为 1.00：1.18，低于国外报道的 1.00：1.44。②发病年龄以儿童期为主，发病率随年龄增长而逐渐降低，其中 0.5～14 岁占 47.0%，15～44 岁占 36.8%，45 岁以上占 16.2%。中国儿童发病率明显高于西方儿童。③单纯眼外肌受累多见，其中 I 型为主占 67.1%，II a 型占 9.3%，II b 型占 18.8%，III 型占 3.2%，IV 型占 1.6%。

二、临床分型

1958 年 Osserman 首次对 MG 提出分型，在临床上得到广泛应用，但由于缺乏客观的评定指标，不利于对病情的病程和严重程度进行观察和比较。因此，2000 年美国重症肌无力协会（Myasthenia Gravis Foundation of America，MGFA）提出新的临床分型与定量重症肌无力评分（quantitive MG score，QMG），较 Osserman 分型更能客观、细致地反映出病人病情以及治疗前后的变化与波动[2]。

美国重症肌无力协会临床分型（2000 年）：

I 型：任何眼肌无力，可伴有眼闭合无力，其他肌群肌力正常；

Ⅱ型：除眼肌无力有不同程度外，其他肌群轻度无力；

Ⅱa型：主要累及四肢肌或（和）躯干肌，部分可有同等程度以下的咽喉肌受累；

Ⅱb型：主要咽喉肌或（和）呼吸肌，部分可有同等程度以下的四肢或（和）躯干肌受累；

Ⅲ型：除眼肌无力有不同程度外，其他肌群有中度无力；

Ⅲa型：主要累及四肢肌或（和）躯干肌，部分可有同等程度以下的咽喉肌受累；

Ⅲb型：主要咽喉肌或（和）呼吸肌，部分可有同等程度以下的四肢或（和）躯干肌受累；

Ⅳ型：无论眼肌无力的程度，其他肌群重度无力；

Ⅳa型：主要累及四肢肌或（和）躯干肌，部分可有同等程度以下的咽喉肌受累；

Ⅳb型：主要咽喉肌或（和）呼吸肌，部分可有同等程度以下的四肢或（和）躯干肌受累；

Ⅴ型：有气管插管，伴或不伴机械通气（除外术后常规使用）；无插管的鼻饲病例为Ⅳb型。

MG：根据受累肌无力的情况分为眼肌型和全身型，临床上常以眼外肌无力起病。需特别指出如无力主要局限在眼肌，即使存在面肌和肢体肌肉无力的神经电生理证据，亦将之称为眼肌型MG。

三、发病机制

多年的研究发现自身免疫因素、遗传因素以及环境因素的相互作用导致重症肌无力发生。

1.免疫因素

（1）AchR-Ab介导。1971年，Lennon 和 Carnegie 提出 MG 是 AChRAb 与存在于神经肌肉接头的突触后膜、部分前膜、神经节细胞突触表面以及胸腺肌样上皮细胞上的抗乙酰胆碱受体（anti-acetylcholine receptor，AChR）结合，导致 AChR 数量减少，最终导致神经肌肉接头传递功能障碍。研究显示， 80%～90% 的全身型 MG 和 30%～50% 的眼肌型 MG 患者 AChRAb 检测阳性，但 MG 病情严重程度与 AChRAb 滴度的高低无明显相关性。MG 患者切除胸腺后其细胞免疫和体液免疫均受抑制，AChRAb 减少，提示胸腺能诱导和维持 MG 自身抗体产生[3]。

（2）肌肉特异性酪氨酸激酶抗体（muscle specific receptor tyrosine kinase autoantibody，MuSKAb）介导。研究发现有 10%～20%MG 患者为血清 AChRAb 阴性重症肌无力（seronegative myasthenia gravis，SNMG），他们中 40%～70%可检测出抗肌肉特异性受体酪氨酸激酶（muscle-specific receptor tyrosine kinase，MuSK）抗体。MuSK 为突触后膜蛋白，是焦聚蛋白（Agrin）的受体，Agrin 可以诱导 AChR 聚合成束，其抗体可抑制 Agrin-MuSK 信号，使神经肌肉接头不稳定， 导致 AchR 的半衰期及聚集的浓度降低而致病[4]。

（3）横纹肌抗体介导。包括 3 种横纹肌抗体即抗肌联蛋白自身抗体（TitinAb）、抗枸橼酸抗原抗体（CA-Ab）和抗理阿诺碱受体抗体（anti-ryanodine receptor antibodies，RyRAb），它们能与骨骼肌交叉横纹处的受体结合产生免疫反应。研究发现 RyRAb 和 Titin-Ab 阳性多见于并发胸腺瘤的 MG 和晚发型 MG 患者。

（4）突触前膜抗体（presynaptic membrane antibody，PsMAb）介导。研究显示 PsMAb 与 AChRAb 有高度相关性，PsMAb 在重症并发胸腺肿瘤的 MG 患者血清中含量较高。

（5）抗乙酰胆碱酯酶抗体（anti-acetylcholine sterase antibodies，AChEAb）介导。乙酰胆碱酯酶（acetylcholinesterase，AChE）是位于突触间隙内的一种糖蛋白，能水解乙酰胆碱（acetylcholine，ACh），避免 AChR 被激活。Carlo 等发现眼肌型 MG 患者血清中 AChEAb 阳性[5]。

（6）叉头翼状螺旋转录因子（forkhead-winged helix ranscription factor p3，Foxp3）、自身免疫调节基因编码蛋白（autoimmune regulator gene，AIRE）、胸腺调节性 T 细胞（Treg）和滤泡辅助性 T 细胞（T follicular helper，Tfh）。Foxp3 是 Treg 产生、发展以及获得免疫抑制功能所必需的重要因子，可作为 Treg 免疫抑制功能的标志性分子[6]。AIRE 作为促凋亡因子，影响胸腺髓质上皮细胞成熟的最后阶段，从而在胸腺免疫耐受方面发挥作用。AIRE 可能引导胸腺细胞进入 Treg 序列，通过 T 细胞受体信号分子，与基质细胞相互作用，最终激活 Foxp3 的表达。有学者发现 MG 患者胸腺 Foxp3 蛋白及 mRNA 表达均显著低于健康人，而 MG 患者外周血 Treg 细胞改变以及与肌无力程度的相关性，表明 Treg 细胞在 MG 的发病过程中具有一定作用[7-8]。

2.遗传因素

研究显示 MG 患者的亲属发病危险率为 2%～4%，明显高于正常人群。近来发现不同 HLA 基因型与 MG 的发生相关，包括 *HLA-DR*3，*B*8，*DR*7，*DR*9，*BW*46，*DR*14-*DQ*5，*DRB*1 等基因。其中抗肌联蛋白抗体阳性的 MG 患者显示 *HLA-DR*7 阳性增高；*HLA-DR*3 和 *B*8 与伴胸腺增生的早发型 MG 具有相关性；中国的 MG 患者 *HLA-DR*9，*BW*46 阳性率较高[9]。

四、治疗

1.胆碱酯酶抑制剂（Anticholinsterase，AChEI）

通过抑制胆碱酯酶活性，增加神经肌肉接点（neuromuscular junction，NMJ）突触间隙胆碱酯酶含量，改善神经肌肉接头传递，改善临床症状，是 MG 治疗的一线药物，但此药不能影响疾病进展。目前这类药临床不主张长期大剂量使用。常用药物是溴吡斯的明，剂量：儿童小于 5 岁时 2 mg/（kg·d），大于 5 岁时 1 mg/（kg·d），每日 3～4 次。

2.免疫治疗

通过长期的免疫抑制治疗，达到维持和缓解 MG 的目的，方法包括糖皮质激素和非糖皮质激素免疫抑制剂治疗。

（1）糖皮质激素（Glucocorticoid，GC）。通过抑制 AChR 与 CD4$^+$T 细胞反应，减少特异性 AChRAb 合成，增加突触后膜 AChR 数量，对免疫系统有广泛抑制作用。GC 适用于胆碱酯酶抑制剂不能改善的 MG、中重型 MG、病情进展迅速的 MG 以及胸腺切除术前的免疫抑制治疗，是目前治疗 MG 最安全、有效、起效最快的一线药物，50%～80%MG 病情改善。研究显示泼尼松可降低眼肌型患者发展为全身型的风险；但大剂量 GC 治疗有时可导致 MG 症状一过性加重甚至胆碱能危象，尤其感染时更易出现，原因是大剂量激素可抑制乙酰胆碱的释放。可通过增加溴吡啶斯的明的剂量和次数或补充钾剂和钙剂改善。

（2）非激素免疫抑制治疗。此类药物起效慢，多在激素的减量期使用，可增强激素疗效，减少激素耐药性，延长缓解期，避免 MG 的复发或恶化。常用药物有：①硫唑嘌呤（azathioprine，Az）：通过干扰 T，B 细胞的增殖，从而抑制细胞和体液免疫。主要用于激素疗效不佳者或与激素合用作为激素减量的替代治疗，是目前最常用的辅助激素治疗及减量时的首选药物，有效率 70%～80%。剂量 1～3 mg/（kg·d），分 2 次服用，疗程 1～3 年。常见不良反应包括中性粒细胞减少、肝功能异常，增加肿瘤风险等，近年来有逐渐被麦考酚酸酯取代的趋势。②麦考酚酸酯（mycophenolate mofetil，MMF）：又名骁悉，是新型的免疫抑制剂，可选择性阻断嘌呤合成而抑制 T，B 淋巴细胞增殖。资料显示 MMF 具有起效快、疗效好、安全性好等特点，有效率在 66%以上。剂量 1.0～1.5 g/d，每日分 2 次口服。常见不良反应是骨髓抑制。目前仅作为对传统免疫抑制剂无效或不能耐受时的三线药物[10-11]。③环孢素：是非细胞毒性的免疫抑制剂，选择性抑制辅助 T 细胞功能。其疗效不如 Az，可作为二线药物用于对 Az 和 MMF 治疗不耐受或无反应的 MG 患者，对某些难治性病例亦可能有效。推荐起始剂量 4～6 mg/(kg·d)，维持量 3～4 mg/（kg·d），每日分 2 次口服。常见不良反应包括肾毒性、高血压、恶性肿瘤、多毛、震颤等。④他克莫司（tacrolimus，FK506）：作用机制与环孢素类似，效力为环孢素的 10～100 倍。适用于对硫唑嘌呤，MMF，环孢素不能耐受或无反应的 MG 患者。剂量为 0.1mg/（kg·d），每日分 2 次口服。常见不良反应同环孢素，但肾毒性较小。⑤环磷酰胺（cyclophosphamide，CTX）：是强效细胞毒性免疫抑制剂，可通过破坏 DNA 的结构和功能、抑制 RNA 合成而抑制免疫细胞的分化和增殖。仅限于对激素无效、难以耐受者，或对大剂量激素效果不佳者使用。剂量：4 mg/kg，每日 1 次，静脉给药。常见不良反应较激素更重、更多，主要不良反应是肾毒性，对儿童发育中的性腺有抑制作用，尤其是对睾丸发育的影响更大，此外还包括骨髓抑制、出血性膀胱炎、感染和增加恶变风险等。⑥利妥昔单抗

（rituximab）：是一种抗 CD20 的单克隆抗体，可有效减少血循环中 B 细胞数量。目前仅适用于治疗难治性 MG 患者，治疗剂量一疗程 2000 mg，分 2 次静脉注射，间隔 14 d。不良反应发生率低，常见发热、寒战、恶心以及心律失常、肾毒性和致瘤性等[12]。⑦依那西普（etanercept）：即抗肿瘤坏死因子的单克隆抗体，是重组人肿瘤坏死因子（tumor necrosis factor，TNF）的 p75 受体蛋白，它能竞争性抑制 TNF 的致炎作用。对部分慢性激素依赖及多数难治性 MG 可能有效[13]。

3.其他治疗

（1）静脉内注射免疫球蛋白（intravenous immune globulin，IVIG）。通过竞争自身抗体，干扰 AChRAb 与 ACh 结合、干扰 T 细胞的抗原识别而发挥作用。适用于 MG 各类肌无力危象、MG 病情较重、急性进展的 MG 以及胸腺切除的术前准备等。400mg/（kg·d），连用 5d，用药后 3 ~ 5 d 起效，疗效可维持数至 4 月，总有效率约为 73%。

（2）血浆置换（plasmapheresis，PE）。PE 可以有效的去除 AChRAb，迅速缓解 MG 患者的肌无力症状，疗效与适应证均与 IVIG 相似。PE 起效更快、疗效更强，但疗效持续时间短暂，不能阻断自身抗体的产生及疾病进展。常见不良反应包括钙丢失、变态反应、感染、出血倾向等。剂量每次约置换血浆 50ml/kg，通常治疗 24 ~ 48 h 起效，最大疗效约 2 周，疗效持续 4 ~ 6 周，置换的次数和总量取决于病人的状况。

（3）免疫吸附（immuneadsorption）。为特异性清除 AChRAb 的免疫吸附治疗。适用于全身型 MG 和 MG 各类危象者，可快速明显缓解肌无力症状，疗效维持时间段 1 ~ 3 周，通常需联合应用免疫抑制剂，以达到起效迅速、疗效持久的目的。

（4）胸腺手术。胸腺是产生 AChRAb 的原发部位，胸腺切除术可去除产生自身免疫的始动抗原、免疫活性 T 淋巴细胞的生成地和 AChRAb 的合成场所，清除参与自身免疫的胸腺激素，临床效果肯定。鉴于儿童 MG 和眼肌型 MG 有药物治疗缓解或自行缓解的可能性，手术需谨慎。目前胸腺手术仅对病情重、长期药物治疗效果不佳、有或疑有胸腺瘤患者使用。

（5）造血干细胞移植（hematopoietic stem cell transplantation，HSCT）。HSCT 治疗 MG 机制是重建患者的造血和免疫功能，在免疫重建的过程中有可能清除自身反应性 T 细胞，或诱导产生对 AChR 的免疫耐受，从而达到纠正免疫功能紊乱的目的。目前国内外治疗病例较少，只有当患者病情严重且常规治疗无效，并可能导致死亡时，才考虑进行 HSCT。HSCT 治疗并发症有感染、复发、肝功能损害等。另外，也要考虑移植医院的技术条件和资质。

综上所述，随着人们对 MG 发病机制研究的不断深入，寻找一种最佳的治疗药物或方法、有效预防和彻底治愈 MG 仍是当前研究的课题及方向。

（丁昌红）

参考文献

[1] 刘卫彬.眼肌型重症肌无力研究进展及临床问题[J].中国神经免疫学和神经病学杂志，2007，18（5）：314-316.

[2] Linda L，Kusner A，Puwanant M D.Ocular myasthenia diagnosis，treatment，and pathogenesis[J].Neurologist，2006，12（5）：231.

[3] Emes-Troche J M，Tellez-Zenteno J F，Estanol B，et al.Thymectomy in myasthenia gravis：response，complications，and associated conditions[J].Arch Med Res，2002，33：545-551.

[4] Hoch W，McConville J，Helms S，et al.Auto-antibodies to the receptor tyrosine kinase MuSK in patients with myasthenia gravis without acetylcholine receptor antibodies[J].Nat Med，2001，7：365-368.

[5] Carlo P.Anti-acetylcholinesterase antibodies associate with ocular myasthenia gravis[J].Journal of Neuroimmunology，2010，21（8）：102.

[6] Matsumoto M.Contrasting models for the roles of aire in the differentiation program of epithelial cells in the thymic medul [J].Eur J Immunol，2011，41：12-17.

[7] Nomura T.Foxp3 and aire in thymus-generated treg cells：a link in self-tolerance[J].Nat Immunol，2007，8：333-334.

[8] Sun Y，Qiao J，Lu C，et al.Increase of circulating CIM+CD25+T cells in myasthenia gravis patients with stability and thymectomy[J].Clin Immunol，2004，112：284-289.

[9] Giraud M，van Diedonck C，Garchon H J.Genetic factors in autoimmune myasthenia gravis [J].Ann NY Acad Sci，2008，11（32）：180.

[10] Skeie G O，Apostolski S，Evoli A.Guidelines for treatment of autoimmune neuromuscular transmission disorders[J].Eur J Neurol，2010，17：893-902.

[11] Ciafaloni E，Sanders D B.Advances in myasthenia gravis[J].Curr Neurol Neurosci Rep，2002，2：89-95.

[12] Tandan R，Potter C，Bradshaw D Y.Pilot trial of rituximab in myasthenia gravis[J].Neurology，2008，70 Suppl. 1：S301.

[13] Rowin J.Etanercept treatment in myasthenia gravis[J].Ann NY Acad Sci，2008，1132：300-304.

第六节　偏头痛的研究进展

头痛是小儿神经内科门诊最常见的主诉，偏头痛是头痛中最常见的病因，约占头痛患者的 40%。偏头痛属原发性头痛，表现为急性复发性头痛。随着社会经济发展及人才竞争的日益激烈，在世界范围内儿童偏头痛的发病率有增高趋势，患儿频繁的头痛严重影响了儿童的生活质量，也加重了家长的心理负担。探求偏头痛的发病机制、寻求更佳的治疗方法是目前学者们的研究方向之一。

一、流行病学特征

据流行病学调查显示，近年世界偏头痛的总发病率为 8.4%～28%，日本偏头痛的发病率为 8.4%～12%，我国偏头痛总体发病率约为 9.3%。目前有关儿童偏头痛确切的流行病学资料尚缺乏，国际比较公认的儿童期偏头痛发病率为 2%～5%，随着年龄增长发病率逐渐增加，14 岁左右发病率约为 10%。

儿童偏头痛的发病年龄多在 6 岁左右，10 岁以前男孩略多于女孩，10 岁以后女孩多于男孩。儿童偏头痛有自然"痊愈"的倾向，约 23% 的患者在 25 岁左右头痛消失，而多数患儿发作可至成人期。成年后随着年龄的增长，头痛逐渐减轻，恶心、呕吐倾向减少。

偏头痛发病与遗传因素有关。34%～90% 有家族史，母亲的遗传因素强于父亲。双亲患偏头痛，子女发病率为 75%，近亲有偏头痛则发病率为 50%，远亲有偏头痛则发病率为 20%。

二、病因及发病机制

迄今为止偏头痛确切的病因及发病机制尚不清楚。

1.血管源学说[1-2]

血管源学说认为偏头痛发作与颅内外血管收缩舒张功能障碍有关。20 世纪 30 年代 Wolff 首先提出血管学说，认为偏头痛先兆期颅内血管收缩，因血管痉挛缺血引起视觉先兆；头痛期为颅内外血管扩张，使血管周围组织产生血管活性多肽，导致无菌性炎症而诱发头痛，此观点一直为众多学者接受。此后有学者研究发现偏头痛先兆期虽有脑血流量减少，但头痛期脑血流量并不增加，或头痛期脑血流量仍继续下降以及无先兆期患者脑血流量始终无变化。1987 年，Olesen 等提出先兆型和无先兆型偏头痛可能是血管痉挛程度不同的同一疾病。他们认为先兆症状是脑血流量降低的结果，因视觉皮质的神经元对缺血最敏感，因此最先出现视觉先兆，以后逐渐出现神经系统症状。偏头痛发作期脑血流可表现减少、增多或先减少后增多，而这些变化与头痛类型、有无先兆并无对应关系。部分患者头痛间歇期亦存在局部低灌注区或脑血流速度增快。总之，关于偏头痛与脑血管功能异常之间的确切关系尚不确定，有待进一步探明。

2.神经源学说

神经源学说认为偏头痛发作是原发性中枢神经系统功能紊乱导致继发性内分泌改变及血管舒缩功能障碍。Milner 等应用皮质扩散性抑制现象解释偏头痛先兆，皮质扩散性抑制（cortical spreading depression，CSD）是指各种因素刺激大脑皮质出现由刺激部位向周围组织扩展的皮层电活动的抑制。脑干蓝斑的去甲肾上腺能神经元和中缝核的 5-羟色胺（5-hydroxy tryptamine，5-HT）神经元是偏头痛发作的关键和起始部位。传入刺激通过皮质和下丘脑使脑干的蓝斑被激活，去甲肾上腺能递质增加，引起脑皮质血流量减少出现先兆症状；缺血、精神紧张、焦虑、疲劳或其他因素使脑干的 5-HT 能神经元也被激活，引起脑血管扩张，同时也刺激三叉神经传入纤维末梢释放血管活性物质增加，如降钙素基因相关肽（calcitonin gene-related peptide，CGRP），P 物质，神经肽激肽 A（neurokinin A，NKA），前列腺素（prostaglandin，PG）等，作为血管扩张及神经源性介质，导致血管更加扩张及神经元无菌性炎症，刺激血管内三叉神经末梢感受器，传入脑内产生痛觉。

Marziniak 等发现有先兆偏头痛（migraine with aura，MA）患者中 5-*HT* 转运体基因启动子中低活性等位基因频率增加，提示 5-*HT* 与 MA 发病有关[3]。匈牙利一项关于儿童偏头痛的基因研究表明，5-*HT* 基因中 *Stin*2 位点分布的多态性与 MA 也具有相关性[4]。日本的一项研究发现，5-HT 基因型中 S/S 基因型在偏头痛患者中头痛发生频率明显高于 L/S 型和 L/L 型，认为多态性可能影响偏头痛的发作频率[5]。

近年来，NO 作为偏头痛发生的关键因子，在偏头痛发病机制中的作用越来越受到学者的关注。它可能介导谷氨酸等兴奋性氨基酸的细胞毒性作用，舒张脑血管，造成硬脑膜无菌性炎症和颅内外血管舒缩功能障碍而导致头痛；也可通过诱导环磷鸟苷而激活三叉神经节，使局部神经肽释放导致无菌性炎症；还可通过 NMDAR-NO-cGMP 通路参与神经系统损害信息的传递；并可介导降钙素基因相关肽等相关活性物质的合成与释放，触发神经源性炎症，引起偏头痛发作[6]。

总之，偏头痛发作是大脑皮质功能紊乱的结果，是由不同神经递质介导的脑内不同区域神经元活动所致。

3.三叉神经血管学说[7]

三叉神经血管学说是目前研究偏头痛发病机制的主流学说，它是将神经、血管、递质三者相结合。该学说认为偏头痛的发病涉及 3 种机制，即供应脑膜的颅内外血管扩张，血管周围神经释放血管活性肽引起神经源性炎症以及中枢痛觉传导的抑制降低。

偏头痛患者存在高度可兴奋性大脑皮质，多种因素影响大脑皮质神经元的离子通道，使神经元对内外因素更加敏感，诱发皮质扩布抑制。皮质扩布抑制启动了偏头痛先兆，同时也激活三叉神经血管系统。偏头痛先兆是由于局部神经元去极化和（或）伴随皮质扩布抑制的局部缺血导致。除皮质缺血外，皮质扩布抑制还伴有硬膜血管血浆蛋白渗出和脑膜传入刺激。偏头痛的疼痛发作就是由于上述过程导致脑膜血管的神经源性炎症以及三叉神经传入的敏感化，此反应包括逆行性三叉神经的激活和顺行性面-岩浅大神经血管扩张系统的激活，提示偏头痛发生为三叉神经-血管系统被激活。此过程中神经源性炎症是偏头痛发作的关键环节，它是以脑膜血管扩张、血浆外渗、血小板活化及肥大细胞脱颗粒为特征；CGRP，P 物质和神经肽激肽 A 等神经肽的释放及其所导致的神经源性炎症是偏头痛的病理生理基础。目前研究最多的是 5-HT 和 CGRP。另外，B-转化生长因子，白介素-8，组胺等炎症因子的释放及血小板激活增加也参与偏头痛发作。但是，有少数临床和动物实验的研究结果表明，神经源性炎症并不是偏头痛的主要因素。

4.偏头痛与遗传

偏头痛与遗传因素相关，60%~80%偏头痛患者有家族史。研究发现，与普通人群相比，无先兆偏头痛（migraine without aura，MO）的先证者的一级亲属患 MO 的危险性增加 2 倍，MA 危险性增加 1.4 倍；若先证者是 MA 患者，其一级亲属患 MA 的危险性将会增加 4 倍。一项通过对同卵双生和异卵双生子对的研究发现偏头痛发生的一致率同卵双生较异卵双生高 1.5~2.0 倍[8]。Russel 等发现，MA 和

MO 为多基因遗传，MA 更多的是由遗传因素决定，而 MO 则是由遗传和环境因素共同作用的结果[9]。

对于 MO，已经发现染色体 4q21，14q21.2 ~ 14q22.3，1q，4q24，xq24 ~ xq 28，19p13 为易患基因位点[10-14]。Lea 等对 92 个澳大利亚有 MA 和 MO 独立家系全基因扫描分析发现染色体 18p11 与偏头痛某些亚型有密切联系，此外与 3q-tel 基因[15]也有关系。

家族性偏瘫性偏头痛（familial hemiplegic migraine，FHM）为常染色体显性遗传，现已确定 3 个致病基因 CACNA1A 基因（FHM1），ATP1A2 基因（FHM2），SCN1A 基因（FHM3）。1996 年 Ophoff 等发现位于 19p13 上的基因位点 CACNA1A，为脑特异性电压门控 P/Q 通道α亚单位基因，其改变可导致神经元的过度兴奋和持续去极化，使激发 CSD 的阈值降低，成为偏头痛易感性的内在基础[16]。2003 年 De Fusco 等报道染色体 1q21 ~ 1q23 的基因位点 ATP1A2，为编码 Na^+/K^+ 泵α2 亚单位的基因，其改变可导致钠钾泵功能受到抑制，导致细胞清除脑细胞内 k^+ 功能障碍，使细胞内 K^+ 增多，产生广泛皮质去极化从而易化 CSD 的产生，同时也引起细胞内 Na^+/Ca^{2+} 交换，使细胞内 Ca^{2+} 增多，产生类似于 FHM1 中 CACNA1A 基因突变的效应[17]；最近 Todt 等发现于 2q24 上的 SCN1A 基因，是编码神经系统内的电压依赖性钠离子通道的α1 亚单位，在皮层神经元动作电位的产生和扩布过程中起关键作用。这些电压依赖性离子通道异常是皮层及皮质下结构兴奋性改变的分子基础，它们作用于三叉神经血管系统，使这些结构处于高度兴奋状态，在多因素作用下产生头痛。由此，推测偏头痛是一种神经元性离子通道病[18]。此外，Gardner 还发现在染色体 1q31 上有易感基因 MGR6，Uencaleon 发现位于染色体 14q32 易感基因均与家族性偏瘫性偏头痛有关，提示有更多的与偏头痛相关的易感基因有待进一步发现研究[19-20]。

另外，Dichgans 等研究中发现[21]FHM 患者中 SCN1A 基因的第 23 号外显子存在突变，是离子通道快速失活的关键，同时也是引起癫痫的原因之一。他发现有在 3 例 FHM 患者在儿时有癫痫发作。FHM 与小儿癫痫同时存在在 FHM1 和 FHM2 中早有报道[22]。

通常遗传因素在有先兆的偏头痛比无先兆偏头痛更常见。研究显示有先兆偏头痛患者中有多巴胺受体（DRD2）基因 C/C 型突变，部分患者有血管紧张素转化酶基因的插入/缺失，以及患者中亚甲基四氢叶酸还原酶基因 T/T 型呈高出现率等，这些研究显示偏头痛具有遗传学基础，为偏头痛的治疗提供分子生物学基础。

5.其他

（1）低镁学说。研究证明偏头痛患者脑细胞内外镁水平在偏头痛发作期及发作间期均降低。低镁能促使中枢神经递质 5- HT，去甲肾上腺素释放，血小板过度激活，引起谷氨酸的释放，诱导皮质扩散抑制。低镁血症还可提高天门冬氨酸受体的敏感性而诱发皮质扩散抑制，增强中枢神经兴奋性。

（2）高钾诱导的血管痉挛学说。1992，Young 等提出高钾诱导痉挛假说，认为先兆性偏头痛既有扩散皮质抑制，又有局部缺血，两者共同作用于高钾诱导血管痉挛的恶性循环中。此学说试图将血管学说与神经源学说统一。

（3）脑胶质细胞功能障碍假说。该学说认为偏头痛是脑胶质细胞功能障碍的结果。由于胶质细胞功能障碍，神经细胞回收 K^+ 障碍，使细胞间隙 K^+ 增多，胶质细胞缓冲作用丧失，胶质细胞去极化，使抑制性电位缓慢扩展，水分进入胶质细胞，Na^+，Ca^{2+}，Cl 进入神经细胞，从而引发典型偏头痛及神经障碍。

（4）偏头痛与幽门螺杆菌。研究显示幽门螺杆菌感染可引起外周血单核细胞前列腺素生成增加，从而使脑血管收缩或扩张，产生偏头痛前驱期或头痛期特征性改变。

（5）其他。此外还有植物神经功能紊乱学说、线粒体功能假说以及免疫学说等。

三、治疗

随着对偏头痛病因及发病机制认识的不断深入，有关偏头痛的治疗也逐渐发展，现将主要治疗简要概述如下：

1.偏头痛发作期治疗[23-31]

Lipton 等研究发现针对残障程度选择治疗策略是治疗偏头痛急性期的最佳方法。如果伤残严重，患者无心血管系统禁忌证，曲坦类或麦角胺类药物应作为起始的一线药物。

（1）选择性 5-HT 受体激动剂——曲坦类药物。在人类的三叉神经感觉纤维、三叉神经节细胞和三叉神经-脑血管系统均有 5-HT1B/1D 受体分布，并有 CGRP 相伴存在。在偏头痛期间，曲坦类药物作为选择性 5-HT 受体激动剂可激活扩张的颅内血管上的 5-HT 受体而使扩张的脑血管趋于正常，同时也抑制 CGRP 从血管周围的神经末梢和三叉神经节细胞的释放，使扩张的血管收缩。因此，5-HT1B/1D 受体的活化作用是在中枢水平上中止疼痛的进程。由于冠状动脉及其他动脉也有 5-HT1B 受体分布，因此曲坦类药物可引起冠状动脉收缩等心血管系统不良反应，有心血管疾病的患者应禁用。它对脑血管的收缩作用至少是冠状动脉作用的 3 倍。有证据显示早期使用曲坦类药物可避免头痛产生，减少以后偏头痛的复发。曲坦类药物在偏头痛发作期的任何时间应用都有效，且越早应用疗效越好，但在头痛发生之前的先兆期内使用则无效。目前上市的 5-HT1B/1D 受体激动药，即曲坦类药物有舒马曲坦（sumatriptan）、佐米曲坦（zolmitriptan）、那拉曲坦（naratriptan）、利扎曲坦（rizatriptan）、阿莫曲坦（almotriptan）、依立曲坦（eletriptan）和夫罗曲坦（frozatriptan），它们是治疗偏头痛的特效药。一般急性期的治疗天数应小于 9d/月，以避免转化成药物过度使用性头痛。另外，非类固醇抗炎药（non-steroidal anti-inflammatory drugs，NSAIDs）与曲坦类药物，如萘普生与舒马曲坦联合应用能减少头痛复发。

试验表明，舒马曲坦鼻腔喷雾剂 5~20 mg 是唯一对儿童和青少年偏头痛急性期治疗有效的曲坦类药物，12 岁以上青少年的推荐剂量为 10 mg。

（2）CGRP 受体拮抗剂。偏头痛的病理生理机制目前被认为是神经血管失调，CGRP 在偏头痛的病理生理中起着关键作用。CGRP 浓度与头痛发生的强度有明显的相关性，为 CGRP 受体拮抗剂用于治疗偏头痛提供了有力的理论基础。曲坦类药物虽然可有效缓解偏头痛的发作，但其对心血管系统的不良反应不容忽视。Olcegepant（BIBN-4096）是一种对人类 CGRP 受体有很高的亲和力的拮抗剂，可有效抑制 CGRP 引起的血管扩张，但无血管收缩作用。研究显示 Olcegepant 剂量在 10mg 以下时不会引起重要生命体征的改变，对外周动脉如肠系膜动脉、冠状动脉的详细研究表明，这些动脉对 CGRP 仅有很微弱的反应，可能是由于这些动脉的 CGRP 受体数量较少有关。Olcegepant 需血管外给药才能发挥其抗CGRP 诱导的血管扩张作用，血管内给药，动脉内皮可阻止其到达 CGRP 受体。

MK-0974 是一种小分子 CGRP 拮抗剂，最近被研发用于治疗偏头痛的急性发作。它具备 Olcegepant 的所有优点，但在控制偏头痛的伴随症状如畏光和畏声、恶心和呕吐方面则优于 Olcegepant。

上述两种药物目前只在文献中报道，处于试验阶段，尚未投入临床使用。

（3）麦角类药物。酒石酸麦角胺（ergotaminetartrate）和双氢麦角胺（dihydroergotamine）是疗效证据充分的治疗发作期偏头痛的药物。对于某些患者，麦角生物碱具有复发率较低的优势。研究显示，曲坦类药物的疗效优于麦角生物碱。由于极小剂量的麦角生物碱即能非常迅速地导致药物过度使用性头痛，因此这类药物限定在那些偏头痛发作期非常长或定期复发的患者中使用。

（4）非特异性治疗。NSAIDs，阿司匹林，对乙酰氨基酚，含及不含咖啡因的止痛药复合物，类罂粟碱，异丁巴比妥，三甲己烯胺，抗组胺药，抗癫痫药和肌松剂等也是有效治疗发作期偏头痛的对症药物。

2.偏头痛预防性治疗

目前关于预防性治疗的指征尚无共识。根据特别工作组共识，在下列情况下考虑预防性药物治疗：①生活质量、工作和学习受到严重影响。②发作频繁，每月发作≥2 次。③偏头痛急性发作期药物治疗无效。④出现频繁的、长时间的或不舒服的先兆。

现今疗效和耐受性良好并且证据充分的偏头痛预防性治疗药物包括 β-受体阻滞药、钙通道阻滞药、抗癫痫药、抗抑郁药、NSAIDs 和其他药物。其中 β-受体阻滞药（美托洛尔、普萘洛尔）、钙通道阻滞药（氟桂利嗪）、抗癫痫药（丙戊酸、托吡酯）作为预防性治疗的首选推荐药物。对于儿童和青少年期偏头痛的预防性治疗，氟桂利嗪 10 mg/d 和普萘洛尔 40～80 mg/d 疗效证据最佳。托吡酯 15～200 mg 应用于儿童和青少年同样有效。

随着各方面研究的不断深入，学者对偏头痛的流行病学特征、可能的发病机制有了初步的认识。为了更好地防治偏头痛的发生，其发病机制及药物治疗还有待进一步探究。

（丁昌红）

参考文献

[1] Olesen J.The tschemic hypotheses of migraine[J].Arch Neurol，1987，44（3）：321-322.

[2] Ganji S，Hellman S，Stagg S，et al.Episodic coma due to acute basilar artery migraine：correlation of EEG and brainstem auditory evoked potential patterns[J].Clin Electroencephalogy，1993，24（1）：44.

[3] Marziniak M，Mossner R，Sehmitt A，et al.A functional serotonin transporter is gene associated with migraine with aura[J].Neurology，2005，64（1）：157-159.

[4] Szilagyi A，Boor K，Orosz I，et al.Contribution of serotonin transporter gene polymorphisms to paciatric migraine[J].Headache，2006，46（3）：478-485.

[5] Kotani K，Shimomura F，Shimomura T，et al.A polymorphism in the serotonin transporter gene regulatory region and frequency of migraine attacks[J].Headache，2002，42（9）：893-895.

[6] Moskowitz M A.Basic mechanisms in vascular headache[J].Neurol Clin，1990，8：801-815.

[7] Sarchielli P，Alberti A，Codini M，et al.Nitric oxide metabolites，prostaglandins and trigemnal vasoactive peptides in intemal jugular vein blood during spontaneous migraine attacks[J].Cephalalgia，2000，20：907-918.

[8] De Vries B，Frants R R，Ferrari M D，et al.Molecular genetics of migraine[J].Hum Genet，2009，126（1）：115-132.

[9] Russell M B，Iselius L，Olesen J，et al.Inheritance of migraine investigate by complex segregation analysis[J].Hum Genet，1995，96（6）：726-730.

[10] Russell M B，Iselius L，Olesen J，et al.Inheritance of migraine investigate by complex segregation analysis[J].Hum Genet，1995，96（6）：726-730.

[11] BjOrnsson A，Gudmundsson G，Gudfinnsson E，et al.Localization of a gene for migraine without aura to chromosome 4q21[J].Am J Hum Genet，2003，73（5）：968-993.

[12] Soragna D，Vettori A，Carraro G，et al.A locus for migraine without aura maps on chromosome 14q21.2-q22.3[J]. Am J Hum Genet，2003，72（1）：161-167.

[13] Ligthart L，Nyholt D R，Hottenga J J，et al.A genome-wide linkage scan provides evidence for both new and previously reported loci influencing common migraine[J].Am J Med Genet BNeuropsy-chiatr Genet，2008，147B（7）：1186-1195.

[14] WessmaII M，Kalleal M，Kaunisto M A，et al.A susceptibility locus for migraine with aura，on chromosome [J].Am J Hum Genet，2002，70：652-662.

[15] May A，Ophoff R，Terwindt G，et al.Familail hemiplegic migraine locus on 19p13 is involved in the common forms of migraine with and without aura[J].Human Genetics，1995，96（5）：604-608.

[16] Lea R，Nyholt D，Curtain R，et al.A genome-wide scan provides evidence for loci influencing a severe heritable form of common migraine[J].Neurogenetics，2005，6（2）：67-72.

[17] Ophoff R A，Terwindt G M，Vergouwe M N，et al.Familial hemiplegic migraine episodic ataxia type-2are caused by mutations in the Ca^{2+} channel gene CACNLIA4 [J].Cell，1996，87（3）：543-552.

[18] De Fusco M，Marconi R，Silverstri L，et al.Haploinsufficiency of ATP1A2 encoding the Na^+/K^+ pump alpha2 subunit associated with familiail hemiplegic migraine type 2 [J].Nat Genet，2003，33（2）：192-196.

[19] Todt U，Dichgans M，Jurkat-Rott K，et al.Rare missense variants in ATP1 A2 in families with clustering of common forms of migraine [J].Hum Mutat，2005，226（4）：315-321.

[20] Thomsen L L，Ostergaard E，Olesen J，et al.Evidence for a separate type of migraine with aura：sporadic hemiplegic migraine[J].Neurology，2003，60（4）：595-601.

[21] Ulrich V，Gervil M，Kyvik K O，et al.Evidence of a genetic factor in migraine with aura：a population-based Danish twin study [J].Ann Neurol，1999，45（2）：242-246.

[22] Dichgans M，Freilinger T，Eckstein G，et al.Mutation in the neuronal voltage-gated sodium channel SCN1A in familial hemiplegic migraine [J].The Lancet，2005，366（9483）：371-377.

[23] Bussone G.Pathophysiology of migraine[J].Neurol Sci，2004，25 Suppl.3：S237-S241.

[24] Lipton R B，Stewart W F.Acute migraine therapy：Do doctors understand what patients with mgraine want from therapy? [J] Headache，1999，39：20-26.

[25] Capuano A，de Corato A，Lisi L，et a1.Proinflammatory -activated trigeminal satellite cells promote neuronal sensitization：relevance for migraine pathology[J].Mol Pain，2009，5：43.

[26] Hamza M A，Higgins D M，Ruyechan W T.Two alphaherpesvirus latency-associated gene products influence calcitonin gene-related peptide levels in rat trigeminal neurons[J].Neurobiol Dis，2007，25（3）：553-560.

[27] Goadsby P J，Zanchin G，Geraud G，et al.Early versus non-early intervention in acute migraine-act when Mild-AwM A double-blind placebo-controlled trail of almotriptan[J].Cephalalgia，2008，28：383-391.

[28] Brandes J L，Kudrow D，Stark S R，et al.Sumatriptan-naproxen for acute treatment of migraine：a randmomized trial[J].JAMA，2007，297：1443-1454.

[29] Li D，Ren Y，Xu X，et al.Sensitization of primary afferent nociceptors induced by intradermal capsaicin involves the peripheral release of calcitonin gene-related peptide driven by dorsal root reflexes[J].Pain，2008，9（12）：1155-1168.

[30] Zeller J，Poulsen K T，Sutton J E，et al.CGRP function-blocking antibodies inhibit neurogenic vasodilatation without affecting heart rate or arterial blood pressure in the rat[J].Br Pharmacol，2008，I55（7）：1093-1103.

[31] Kalra A A，Elliott D.Acute migraine： Current treatment and emerging therapies[J].Ther Clin Risk Manag，2007，3（3）：449-459.

第七节　发作性睡病

发作性睡病（narcolepsy）是一种以白天发作性不可抗拒的睡眠增多、猝倒发作、睡眠瘫痪以及睡眠幻觉为四大主要症状的睡眠障碍性疾病，是一种并不少见的慢性神经系统疾病。本病常在青少年期起病并持续终生，受疾病的长期困扰，严重影响了患儿的学习生活以及身心健康。近年来，随着人民生活条件改善和社会知识水平的提高，人们对自我生活质量的要求不断提升，以睡眠增多前来就诊的患者有逐渐增多的趋势，临床医生了解和掌握发作性睡病的临床特征、病因、诊断方法及远期预后，是正确认识和诊治本病的前提。

一、流行病学特征

研究显示本病的患病率在不同种族及地区报道不同，一般在 0.02% ~ 0.16%。其中以色列患病率少见，为 0.02%，日本较常见，为 0.16%，中国的香港地区为 0.034%[1-2]。本病起病年龄以 10~30 岁多见，5 岁前发病少见。男女发生率未发现明显差异。

二、病因及发病机制

迄今为止发作性睡病确切的病因不明。

研究发现在受累的个体中一级亲属的患病风险较正常人群高 10 ~ 40 倍，提示发作性睡病具有极强的遗传易感性。目前已经发现人类白细胞抗原 HLA-DR2，HLA-DQB1，HLA-TCRA，肉碱脂酰转移酶 1B（carnitine palmitoyl transferase 1B，CPT1B），胆碱激酶（choline kinase beta，CHKB）等是发作性睡病的易感位点区域。

多项研究发现下丘脑产生的下丘脑分泌素又称食欲素（hypocretin/ orexin）不仅影响摄食行为、调节能量代谢，还参与睡眠-觉醒周期的调控。Orexin 是通过影响中枢神经系统的去甲肾上腺素、5-羟色胺、多巴胺能神经元以及与胆碱能神经元构成的上行网状激活系统而抑制快速眼球运动期睡眠，增强皮质觉醒功能。在对狗及小鼠的发作性睡病模型研究发现，调节 hypocretin 系统中神经肽合成的食欲素 B 受体的基因（*hcrtr2*）发生突变可导致食欲素系统功能低下，但目前尚未确定这一基因与人类发作性睡病有关。研究表明脑脊液中 orexin 含量明显降低，可能是发作性睡病一项敏感而特异性指标[3-4]。

部分发作性睡病患者可继发于其他疾病，如各种感染、头颅外伤后导致中枢神经系统损伤、颅内占位（尤其是第三脑室、后部丘脑以及脑干区域的肿瘤）、脱髓鞘病变等疾病。

三、临床特征

发作性睡病典型的临床症状为白天过度嗜睡、发作性猝倒、睡眠瘫痪及睡眠幻觉四联征，但并非所有患者都存在这四种症状，约 1/3 成人患者存在四联征，儿童则少见。

1.白天过度睡眠

白天不可抗拒的过度嗜睡是发作性睡病最主要的症状，是诊断本病的必要条件。睡眠可发生在任何场合，尤其在环境比较枯燥的情况下更易出现，严重者可在行走、进食、交谈时发生睡眠。每天睡眠发作次数从数次到数十次不等，持续时间短暂，易被唤醒，睡后患者多感觉精神恢复。由于白天的过度睡眠，常常导致不良后果出现，如学习问题、注意力受损和意外事故等。通常儿童患者白天小睡的发作时间比成人患者长，且小睡后精神恢复程度也不及成人明显。年龄较小的患儿睡眠过多有时被认为正常，故初期不易引起家长重视，多在出现明显猝倒后或在发病数年后才就诊[5-7]。

2.猝倒[8]

猝倒是发作性睡病的特征性症状，在诊断中具有重要作用。60%～70%的发作性睡病患者有猝倒发作，尤其在强烈情绪诱导下更易出现骨骼肌的肌张力消失。大笑是最常见的诱发因素，其他情绪如受惊、生气、悲伤等也可诱发猝倒发作。患者可表现为面部肌肉的张力消失如眼睑下垂、下颌下垂、视物模糊，也可表现为膝关节突然屈曲，甚至全身肌张力消失导致的跌倒。发作时患者意识清醒，持续时间可为几秒至几分钟不等，发作后可完全恢复，发作频率每天几次至 1 年几次不等。猝倒通常在睡眠增多数月至数年后出现，常随着年龄增长而改善，甚至完全消失。

3.睡眠瘫痪

睡眠瘫痪是指在睡眠开始或结束时突然出现的持续数秒或数分钟的肢体无法活动或无法说话的状态。文献报道在发作性睡病的患者中，40%～65%有睡眠瘫痪，通常与入睡前幻觉伴随[9]。此症状可自发结束，也可在感受外界刺激后终止。儿童睡眠瘫痪的发生率较低，可能与患者年龄小，对此症状的感受描述不确切有关。

4.睡眠幻觉

睡眠幻觉多发生在觉醒—睡眠交替阶段，在成人发作性睡病患者中，50%～70%有幻觉症状[10]。睡眠幻觉的发生经常是视幻觉和听幻觉，这些视、听幻觉经历往往是不愉快的，常伴有恐惧感和威胁感，如听到恐吓话语或粗鲁的谩骂等。此外，还可出现本体感觉错位，如部分身体位置的变化或有飘浮感。睡眠幻觉可与睡眠瘫痪同时存在，也可独立存在。

5.其他症状

夜间睡眠紊乱是发作性睡病患者常存在的夜间睡眠状态，患者很难保持正常的夜间优质睡眠。年长儿童常诉夜间睡眠多梦、易醒及睡眠不安。部分患者表现失眠，患者在很短时间的小睡后醒来，很难再入睡。此外，还可有自动症样行为、抑郁症状、贪吃、肥胖、学习困难、性格改变及心理问题如自卑感较重、脾气古怪、执拗等。

四、实验室检查

（1）平均睡眠潜伏期试验（mean sleep latency test，MSLT）和多导睡眠描记法（polysomnography，PSG）是诊断发作性睡病的必备检查，表现平均睡眠潜伏期≤8 min，且 2 次以上出现睡眠开始时 REM 睡眠（sleep onset rapid eye movement period，SOREM）。MSLT 是目前公认的最为客观的评估方法[11]。

（2）HLA 分型中 HLA-DR2 和 HLA-DQB1* 0602 检测[12]。

（3）脑脊液食欲素的检测成为诊断发作性睡病-猝倒患者的主要有效手段,脑脊液食欲素水平减低,小于 110ng/L 或小于正常参考值的 1/3[13]。

（4）940 头颅核磁共振检查:用于可能存在继发性睡眠增多患者的检查。

五、诊断标准

根据 ICSD-2 诊断标准[14-15],发作性睡病可分为伴猝倒发作性睡病、无猝倒发作性睡病和继发性发作性睡病。伴猝倒发作性睡病:

（1）几乎每天发生的白天过度嗜睡,至少持续 3 个月。

（2）有明确的猝倒史,猝倒为由情感诱发的、突然发作的短暂性（小于 2 min）肌张力丧失。

（3）多次小睡潜伏期试验检测平均睡眠潜伏期≤8min,且经充足的睡眠（≥6 h）后,次日试验可见≥2 次 SOREMPs,或脑脊液中食欲素≤110ng/L 或为正常值的 1/3。

（4）白天过度嗜睡难以通过其他类型睡眠障碍、精神神经疾病、药物滥用或药物依赖来解释。

六、鉴别诊断

需与特发性过度嗜睡症如 Kleine-Levin 综合征、睡眠呼吸暂停综合征、肥胖、甲状腺功能低下、精神疾病、癫痫及继发性发作性睡病鉴别。需特别指出需与特发性嗜睡症鉴别。特发性嗜睡症表现睡眠深且长,白天小睡无精力恢复作用,无猝倒发作,有自发缓解病例,可能出现在感染或头部外伤后;PSG 检测示睡眠潜伏期短、正常 REM 潜伏期、夜间睡眠周期长;MSLT 示睡眠潜伏期小于 10min,小于 2 次 SOREM 发作[16]。

七、治疗

1.非药物治疗

加强体育锻炼、建立良好的夜间睡眠习惯、保证白天适当的小憩、避免情绪波动等,对减轻发作性睡病白天嗜睡症状非常重要。同时,对周围人群包括家长、老师等进行必要的健康宣教,有利于减少对患者造成不必要的心理创伤和不良的社会影响。

2.药物治疗

（1）白天过度嗜睡的药物治疗。传统中枢兴奋剂包括苯丙胺、哌甲酯能增加儿茶酚胺（多巴胺、5-羟色胺和去甲肾上腺素）的释放,减少它们的再摄取,同时增强食欲素对的上行网状激活系的兴奋作用,提高觉醒程度。对发作性睡病的日间过度睡眠有较好的疗效,能恢复正常的睡眠潜伏期。①哌甲酯:其半衰期短,作用迅速,疗效明显且持久,其作用呈剂量相关性,可使平均睡眠潜伏期延长。常用剂量为每日 10～30mg,分 2～3 次口服。常见不良反应有头痛、口干、胃部不适、多汗和排尿困难等。②苯丙胺:通常剂量 20mg/d 以上,分 3～5 次服用。可出现耐药性和药物依赖性。常见不良反应包括头痛、兴奋、焦虑、静坐不能、夜间睡眠障碍、心动过速、高血压、恶心和呕吐等。大剂量可能对单胺能神经元产生毒性作用。③莫达芬尼:半衰期时间长,作用持久。1998 年美国 FDA 批准用于治疗发作性睡病,现已广泛应用于欧美,是目前首选的一线治疗药物。其作用机制尚不清楚,可能与抑制多巴胺再摄取有关。推荐的口服剂量为 100～400mg/d。本品耐受性和安全性好,无潜在成瘾性。主要不良反应有恶心、神经变态反应和焦虑,加量过快可出现头痛。

（2）猝倒的药物治疗。丙咪嗪和氯丙咪嗪是传统的三环类抗抑郁药,是最早用于治疗发作性猝倒的药物。其疗效肯定,它通过抑制单胺的再摄取从而抑制异常 REM 的发生,改善猝倒症状。丙米嗪,常用剂量 25～200mg/d;氯丙咪嗪 10～50mg/d,睡前服用。不良反应明显,原因是因其具有抗胆碱能效应,可导致目干、视物模糊、心慌及性功能下降;抗组胺效应,易导致镇静及体位性低血压。

氟西汀、帕罗西汀为新型的抗抑郁药,为 5-羟色胺再摄取抑制剂,也用于治疗发作性睡病。其特点是不良反应轻,疗效弱于三环类抗抑郁药。常用剂量氟西汀 10～40 mg,帕罗西汀 20～50mg,晨服。

　　万法拉新具有抑制肾上腺能及 5-羟色胺再摄取的双重作用，具有抗猝倒和轻微的促醒作用。不良反应小，美国的部分睡眠中心已将该药作为治疗发作性睡病的一线药物。常用剂量 75 ~ 150 mg，晨服。

　　（3）其他。羟丁酸钠是一种传统的麻醉药，是唯一对嗜睡及猝倒均有较强疗效的药物，已于 2002 年获美国 FDA 批准，用于治疗发作性睡病。该药通过兴奋 GABA-B（氨基丁酸-B）受体发挥中枢神经系统抑制作用，显著提高慢波睡眠以及快速动眼睡眠的比例，改善夜间睡眠和猝倒[17]。

　　研究显示[18-19]，大约 90% 的伴有猝倒发作的发作性睡病病人均有 orexin 缺乏。因此，理论上讲 orexin 替代疗法是最有前景的治疗发作性睡病的方法。但是，目前此法仅在动物模型中取得明显疗效，还不能应用于临床，有待更长时间的研究和探讨。

　　发作性睡病是一种伴随终生的慢性神经系统疾病。正确识别本病，早期诊断、及时合理的治疗，对改善患儿的生长发育和身心健康，提高的孩子生活质量，具有非常深远的意义。

（丁昌红）

参考文献

[1] Wing Y K，Li R，Lam C W，et al.The prevalence of narcolepsy among Chinese in Hong-Kong [J].Ann Neurol，2002，51：578-584.

[2] Honda Y.Census of narcolepsy，cataplexy and sleep life among teen-agers in Fujisawa city[J].Sleep Res，1979，8：191.

[3] Nishino S，Okuro M.Emerging treatments fornarcolepsy and its related disorders[J]. Expert Opin Emerg Drugs，2010，15（1）：139-158.

[4] Nishino S.Clinical and neurobiological aspects of narcolepsy [J].Sleep Med，2007，8：373-399.

[5] Black J E，Brooks S N，Nishino S.Narcolepsy and sydromes of primary excessive daytime somnolence[J].Semin Neurol，2004，24：271-282.

[6] Rogers A E，Rosenberg R S.Test of memory in narcoleptics[J].Sleep，1990，13：42-52.

[7] serral L，Montagna P，Mignot E，et al.Cataplexy features in childhood narcolepsy [J].Mov Disord，2008，23：858-865.

[8] Overeem S，Reijntjies R，Huyser W，et al.Corticospinal excitability during laughter：implications for cataplexy and the comparison with REM sleep atonia[J].J Sleep Res，2004，13：257-264.

[9] Dahlitz M，Parkes J D.Sleep paralysis[J].Lancet，1993，341：406-407.

[10] Ohayon M M.Prevalence of hallucinations and their pathological associations in the general population[J].Psychiatry Res，2000，97：153-164.

[11] American Sleep Disorders Association.The clinical use of the multiple sleep lateney test[J].Sleep，1992，15：268-276.

[12] Hohjoh H，Terada N，Nakayama T，et al.Case-control study with narcoleptic patients and healthy controls who，like the patients，possess both HLA-DRB1*1501 and-DQB1*0602[J].Tissue Antigens，2001，57：230-235.

[13] Mignot E，Lammers G J，Ripley B，et al.The role of cerebrospinal fluid hypocretin measrement in the diagnosis of narcolepsy and other hypersomnias[J].Arch Neurol，2002，59：1553-1562.

[14] American Academy of Sleep Medicine.International Classification of Sleep Disorders：diagnostic and coding manual[M].2nd ed.Westchester，IL：American Academy of Sleep Medicine，2005：79-94.

[15] Dauvilliers Y，Arnulf I，Mignot E.Narcolepsy with cataplexy [J].Lancet，2007，369：499-511.

[16] Morgenthaler T I，Kapur V K，Brown T，et al.Practice parameters for the treatment of narcolepsy and other hypersomnia of central origin[J].Sleep，2007，30：1705-1711.

[17] Mignot E.An update on the pharmacotherapy of excessive day-time sleepiness and cataplexy [J].Sleep Med Rev，2004，8：333-338.

[18] Kroeger D，de Lecea L.The hypocretins and their role in narcolepsy[J].CNS Neurol Disord Drug Targets，2009，8（4）：271-280.

[19] Arias-Carrin O，Murillo-Rodriguez E.Guez E. Cell transplantation：a future therapy for narcolepsy? [J].CNS Neurol Disord Drug Targets，2009，8（4）：309-314.

第八节 线粒体脂肪酸氧化障碍的临床表现

脂肪是重要的能量来源，因其高能量密度而成为身体的主要能量储备。脂肪酸在心肌中优先于葡萄糖被使用，在持续运动时脂肪酸也是骨骼肌的主要能量来源。当长期禁食时，储存在脂肪细胞中的脂肪，被脂肪酶逐步水解为游离脂酸（free fatty acid，FFA）和甘油，脂肪酸在供氧充足的条件下，氧化分解生成 CO_2 和水，并释放出大量能量供机体利用，这个过程称为脂肪酸氧化，脂肪酸氧化在线粒体和过氧化酶体内完成。除了脑组织外大多数组织能从脂肪酸获得能量，而酮体的产生可以代替葡萄糖，成为脑组织及肌肉的重要能源。肝和肌肉是进行脂肪酸氧化最活跃的组织，其最主要的氧化形式是β-氧化，主要在线粒体内进行，又称线粒体脂肪酸β-氧化。过氧化酶体内的氧化为 ω-氧化。线粒体脂肪酸氧化在能量产生的过程中起着重要的作用，尤其是在空腹时通过线粒体脂肪酸氧化来提供能量的主要器官为肝脏、心肌和骨骼肌。

一、线粒体脂肪酸β-氧化过程

线粒体脂肪酸的β-氧化涉及以下三个过程：

1.脂肪酸进入线粒体

实验证明，长链脂肪酸不能直接透过线粒体内膜，它进入线粒体需肉碱（carnitine）的协助转运，中链和短链脂肪酸可不依赖于肉碱，独立进入线粒体。脂肪酸进行氧化前必须活化，脂肪酸活化后不仅含有高能硫酯键，而且增加了水溶性，从而提高了脂酸的代谢活性。长链脂肪酸活化在线粒体外进行，内质网及线粒体外膜上脂酰辅酶 A（coenzyme A，CoA）合成酶（acyl CoA synthetase）催化脂肪酸活化，生成脂酰 CoA。长链脂酰 CoA 利用肉碱为转运载体进入线粒体，中链和短链脂肪酸能直接透过线粒体内膜进入线粒体，并且在线粒体基质中被脂酰 CoA 合成酶活化，生成脂酰 CoA。

2.通过螺旋途径的β-氧化

脂酰 CoA 进入线粒体基质，成为脂肪酸β-氧化酶系的底物，在线粒体基质中进入β氧化要经过四步反应，即脱氢、加水、再脱氢和硫解，生成一分子乙酰 CoA 和一个少两个碳的新的脂酰 CoA。脂肪酸β-氧化也是脂肪酸的改造过程，机体所需的脂肪酸链的长短不同，通过β-氧化可将长链脂肪酸改造成长度适宜的脂肪酸，供机体代谢所需。脂肪酸β-氧化过程中生成的乙酰 CoA 是一种十分重要的中间化合物，乙酰 CoA 除能进入三羧酸循环氧化供能外，还是许多重要化合物合成的原料，如酮体、胆固醇和类固醇化合物。

3.电子转移

电子通过直接（从烟酰胺腺嘌呤二核苷酸到复合物Ⅰ）或通过两个转移蛋白（从黄素腺嘌呤二核苷酸到泛醌）被传递到呼吸链。β-氧化释放出的乙酰 CoA 可以在三羧酸循环中氧化，或在肝脏中用于合成酮体。脂肪酸氧化时释放出来的能量约有 40% 为机体利用，合成高能化合物，其余 60% 以热的形式释出，热效率为 40%，说明机体能很有效地利用脂肪酸氧化所提供的能量。

二、线粒体脂肪酸氧化障碍临床表现

脂肪酸氧化障碍（fatty acid oxidation disorder，FAOD）：脂肪酸氧化障碍在欧洲血统的人群中有很高的发病率，但在亚洲人群中发病率很低。现在许多国家已经建立了对这些疾病的新生儿筛查。脂肪酸氧化异常多数患者在缓解期无症状，以间歇性发作为特征。本病有三个特征性的临床表现：①急性低酮症性低血糖和肝性脑病，伴有肝肿大和肝功能障碍，很少出现黄疸。急性脑病时可因禁食或感染伴呕吐而快速进展，或由于一个轻微的疾病而发生意外死亡。②心肌病（通常是肥厚性心肌病），心律失常或传导异常[1]。③肌病表现，肌肉无力或伴随急性横纹肌溶解，可能在运动或感染后加重。一些缺陷仅出现其中一个临床症状，另一些可能三个症状都存在（表8-8-1），这取决于残余酶的活性和病人的年龄。因此，患者可能在婴儿期表现为低血糖，成年后表现横纹肌溶解症。也有许多FAOD患者从来没有症状，因为他们缺陷轻微或者是因为他们没有暴露于环境因素，如感染或长时间禁食，这些病人在新生儿期筛查时被发现，但目前尚不清楚有多少人会终生不出现症状。文献报道曾对39例脂肪酸氧化异常患者进行统计，发现30例均在2岁前发病，首发症状为急性脑病21例，肌张力低下、肌肉痛等骨骼肌症状23例，肝功能异常34例，低血糖14例，高氨血症18例。根据线粒体脂肪酸氧化的过程分为：脂肪酸转运缺陷、肉碱循环缺陷、β-氧化缺陷和电子传送缺陷，临床表现简述见表8-8-1。

表 8-8-1　遗传性线粒体脂肪酸氧化障碍

缺陷类型	临床表现				
	低血糖和急性肝功能不良	心肌病	急性横纹肌溶解	慢性肌无力	其他问题
CT	+				
CPT I	+	+		+	
CACT	+	+	+	+	RTA
CPT II	+	+		+	畸形
VLCAD	+				
MCAD	+	+	+	+	视网膜病，神经系统疾病
LCHAD/MTP	+	+	+	+	高胰岛素血症
SCHAD	+				
MAD	+	+		+	畸形

CT：肉碱转运酶；CPT Ⅰ：肉毒碱棕榈酰基转移酶Ⅰ；CACT：肉碱/酰基肉碱移位酶；CPTⅡ：肉毒碱棕榈酰基转移酶Ⅰ；VLCAD：极长链酰基辅酶A脱氢酶；MCAD：中链酰基辅酶A脱氢酶；LCHAD：长链3-羟酰辅酶A脱氢酶；MTP：线粒体三功能蛋白；SCHAD：短链3-羟酰辅酶A脱氢酶；MAD：多乙酰辅酶A脱氢酶；　RTA：肾小管性酸中毒。

（一）脂肪酸转运缺陷

脂肪酸跨越细胞膜的运输机制尚不清楚，此部分研究甚少[2]。文献报道了两个脂肪酸摄取障碍的男孩，伴有低血糖和高氨血症，表现复发性及爆发性肝功能衰竭，但潜在的缺陷仍然不明确[3]。

（二）肉碱循环缺陷

1.肉碱转运缺陷

肉碱转运（carnitine transport，CT）又称原发性肉碱缺陷，肉碱转运体（OCTN2基因）异常所致疾病，由于细胞膜上的肉碱转运障碍导致肉碱不能正常的转运到骨骼肌、心肌和肾脏。因此，血液中的肉碱不能转运到细胞中，肾脏回吸收受损，肉碱浓度降低。但是，肝脏中的肉碱仍然可能转运到细胞中。本病肉碱治疗有效，最常见的临床表现是心功能不全，年龄通常在1~7岁，逐渐出现进行性扩张性心肌病，超声心动图提示"心室壁增厚和收缩功能下降"，患者可因心功能的迅速恶化而死亡。心肌病者常伴骨骼肌无力，其他表现有低酮性低血糖发作和急性脑病发作或猝死，空腹或感染可迅速加重病情，常发生在2岁之前。肝活检表现为脂肪变性，误诊为瑞氏综合征的病例较多。血中肉碱浓度多在正常值的10%以下，口服肉碱可以明显改善症状。新生儿筛查发现本病要高于临床所见，也可以发现无症状的母亲。尽管血浆肉碱浓度非常低，部分患者在成年期依旧表现得很健康[4]。

2.肉毒碱棕榈酰基转移酶I缺陷

目前，肉毒碱棕榈酰基转移酶I（carnitine palmotoyl transferase I，CPT I）缺陷已经在肝脏和肾脏（CPT Ia）、肌肉和心脏（CPT Ib）及脑（CPT Ic）发现不同亚型，只有CPT Ia缺乏已被确认。首发症状一般在8~18个月，患者通常在2岁时出现低酮性低血糖，可由禁食或疾病引发，出现昏迷、惊厥，伴肝肿大、肝功能异常和偶发的胆汁淤积，持续数周后缓解。也有一过性脂血症和肾小管性酸中毒的报道，一些患者表现有心脏的问题或血肌酸激酶（creatine kinase，CK）升高。CPT I缺乏在加拿大和格陵兰岛的因纽特人中十分常见，这些患者中部分人在新生儿或幼年表现为低血糖，但大多数没有症状[5-6]。

3.肉碱-酰基肉碱转运酶缺陷

肉碱-酰基肉碱转运酶（carnitine-acylcarnitine translocase，CACT）缺陷在已报道过的30余名有这种疾病的患者中，大多数患儿在新生儿期发病，于3个月时死亡。临床表现包括有低血糖、高氨血症、心肌病、房室传导阻滞和室性心律失常等原因导致的昏迷。目前也有几例相对轻症的报道，表现为由禁食或感染导致的低血糖脑病[7-9]。

4.肉毒碱棕榈酰基转移酶 II 缺陷

肉毒碱棕榈酰基转移酶 II（carnitine palmotoyl transferase II，CPT II）基因位于 1 号染色体，属常染色体隐性遗传，男性多见。CPT II 缺陷有两种临床类型，一种是最常见的预后较好的轻微缺陷型，表现为反复发作的横纹肌溶解症，多在青少年和成年人起病，常由较长时间的运动所促发，尤其是寒冷或禁食后，儿童期发作多可由感染导致。患者可在运动中或运动后出现肌肉疼痛，在中度或严重的横纹肌溶解发作时，出现肌红蛋白尿，有时导致急性肾功能衰竭时需要透析治疗。急性发作时，血 CK 明显升高，在发作间期往往正常。发作间期的血 CK 增高，往往提示可能与慢性肌无力有关。另一种是较严重的婴儿型，此型在新生儿期发病往往都是致命的。由于低酮性低血糖和高氨血症，患者在出生后几天之内陷入昏迷伴有惊厥、肝脏增大、肌张力低下及呼吸障碍等。此型可有心肌病、心律失常和先天畸形，先天畸形主要为肾囊肿和神经细胞移行缺陷，通常在婴儿期或数年内死亡。除这两种类型外，文献还报道了中间类型的 CPT II 缺陷，表现为低血糖发作和肝功能异常，有时可伴心肌病和心律失常[10-12]。

（三）β-氧化缺陷

1.极长链酰基辅酶 A 脱氢酶缺陷

极长链酰基辅酶 A 脱氢酶（very long-chain acyl coenzyme A dehydrogenase，VLCAD）缺陷具有广泛的临床表型，轻症表现为青少年或成人，由运动诱发的横纹肌溶解症，或在儿童期出现低血糖脑病发作。随年龄增长，这些病人会发生由运动或疾病诱发的横纹肌溶解症或出现慢性肌无力症状。重症患者除了有轻症的表现之外，在婴儿早期表现为心肌病。新生儿筛查显示 VLCAD 缺陷在欧洲和美国是第二常见的脂肪酸氧化障碍，患病率在 1∶50 000 到 1∶100 000，远远高于临床检测的结果。毫无疑问，由于诊断技术和临床医生方面的原因，对于已出现症状的患者，特别是那些表现为横纹肌溶解症的成年人，很可能造成漏诊[13-16]。

2.长链 3-羟酰辅酶 A 脱氢酶和线粒体三功能蛋白缺陷

线粒体三功能蛋白（mitochondrial trifunctional protein，MTP）是由四个α-亚基和四个β-亚基组成，α-亚单位具有长链烯酰辅酶 A 水合酶和长链 3-羟酰辅酶 A 脱氢酶（long-chain 3-hydroxyacyl- CoA dehydrogenase，LCHAD）活性，β-亚单位具有长链酮脂酰辅酶 A 硫解酶活性。患者可仅有 LCHAD 活性缺乏或上述三种酶活性同时缺乏。LCHAD 活性缺乏的患者表现为急性低血糖发作，大多出现在生后 1~6 个月，常伴随肝功能异常、乳酸酸中毒及心肌病。其症状有发育迟滞、肌张力减退等，极少数患者出现的胆汁淤积或肝硬化。随后几年内，出现喂养困难、反复出现的体内代谢紊乱、横纹肌溶解症或偶发的甲状旁腺功能减退。大多数患者在童年期开始出现视网膜病变，尤其是在黄斑中心区域的颗粒状色素沉着；其次是伴随中央视力和暗适应恶化的脉络膜视网膜萎缩，有些病人发生白内障。周围神经病变是罕见的长期并发症。MTP 缺陷三种酶活性均缺乏。MTP 缺陷重型表现为新生儿期的低血糖、肝功能异常和心肌病变，本型治疗效果差，均在数月内死亡，其他病人表现类似 LCHAD 缺陷症。此外，MTP 缺陷的另一种表型为神经肌肉病，主要是运动诱发横纹肌溶解和周围神经病变，它可以发生在婴儿到成年的任何阶段。母亲是 LCHAD 或 MTP 缺陷症的杂合子，在怀孕过程中，可以出现 HELLP（hemolysis,elecated liver enzymes,and low platelets，HELLP）综合征（溶血、肝酶升高和血小板降低）和妊娠急性脂肪肝（acute fatty liver of pregnancy，AFLP）[17-21]。

3.中链酰基辅酶 A 脱氢酶缺陷

中链酰基辅酶 A 脱氢酶（medium chain acyl coenzyme A dehydrogenase，MCAD）缺陷在欧洲西北

部常见，英国、美国和澳大利亚的发病率为 1∶（12 000～20 000）[22-24]。MCAD 缺陷通常在 4 个月～4 岁出现急性低血糖脑病和肝功能障碍，病情会因长时间的禁食或伴呕吐的感染而加重或诱发。一些 MCAD 缺陷患者则表现为毫无预兆的猝死，在此之前，可有进食不好和嗜睡的病史。也有一些 MCAD 缺陷患者只有在暴露于一定条件的环境压力下才表现出临床症状，30%～50% 的患者无症状。在实行新生儿筛查和预防措施后，低血糖的发生已很罕见，患者不发展为心肌病或肌病，而且很少在成人发病。文献报道，超过 1 岁身体健康的 MCAD 缺陷患儿，可以禁食 12～14h 而不出现问题，无低血糖脑病，可能与游离脂肪酸、肉碱和 CoA 酯在体内的积累有关[22,24-25]。

4.中链 3-酮酯酰辅酶 A 硫解酶缺陷

文献报道过一例中链 3-酮酯酰辅酶 A 硫解酶（medium chain 3-ketoacyl CoA thiolase deficiency，MCKAT）缺陷患儿，生后 2d 即出现低血糖、高氨血症，酸中毒和肌红蛋白尿，13d 死亡[26]。

5.短链酰基辅酶 A 脱氢酶缺陷

多种症状已在短链酰基辅酶 A 脱氢酶（short-chain acyl-coenzyme A dehydrogenase，SCAD）缺陷中报道过，最常见的症状为发育迟缓。几乎所有的患者都是在筛查时或相对无症状的状态时诊断的。SCAD 缺陷的病理意义仍不清楚，它可能导致对疾病的易感性，更可能是一个症状相关的非疾病状态。这表明 SCAD 缺乏者应不包括在新生儿筛查方案中[27]。

6.短链 3-羟酰辅酶 A 脱氢酶缺陷

与其他 FAODs 相比，短链 3-羟酰辅酶 A 脱氢酶（short-chain 3-hydroxyacyl-CoA dehydrogenase，SCHAD）缺陷与高胰岛素血症导致的低血糖有关，这已在婴儿早期对二氮嗪治疗有反应的 5 个家系中报道。成纤维细胞 SCHAD 活性减低和检测 SCHAD 基因突变，对 SCHAD 缺陷诊断有帮助。SCHAD 的突变通过抑制谷氨酸脱氢酶（glutamate dehydrogenase，GDH）的结合，导致 GDH 活性增加和胰岛素的分泌，特别是对亮氨酸的反应。文献曾报道过一个 10 个月发病的 SCHAD 缺陷患者，出现无低血糖的急性脑病，该患者被证实 SCHAD 基因错义突变，成纤维细胞 SCHAD 活性残留 35%[28-30]。

7.酰基辅酶 A 脱氢酶 9 缺陷

酰基辅酶 A 脱氢酶 9（acyl-CoA dehydrogenase 9，ACAD9）与 VLCAD 是同源并且其脱氢酶在体外对长链酰基辅酶 A 酯有活性。持续禁食在几小时之内病情将恶化，出现低血糖和不适当的低酮体浓度。在婴儿期短时间的空腹可能会导致症状。伴呼吸链复合物 I 缺乏的 ACAD9 缺陷已在 5 个家系被鉴定，所有的患者都表现为肥厚性心肌病和乳酸血症[31-32]。

（四）电子转移的缺陷

1.多乙酰辅酶 A 脱氢酶缺陷

多乙酰辅酶 A 脱氢酶（multiple acyl-CoA dehydrogenase，MAD）缺陷又被称为戊二酸尿症 II 型，是电子转移黄素蛋白（electron transfer flavoprotein，ETF）或 ETF 辅酶 Q 氧化还原酶（ETF Q oxidordeuctase，ETFQO）缺陷所导致的。ETF 和 ETFQO 从多个脱氢酶联系的黄素腺嘌呤二核苷酸（flavin adenine dinucleotide，FAD）将电子传递至呼吸链。这些包括氨基酸酶和除 β-氧化相关的酰基-CoA 脱氢酶之外的胆碱代谢。MAD 缺陷临床程度轻重不一。严重者在生后几天内出现肌张力低下、肝大、低血糖、高氨血症和酸中毒，常伴有类似异戊酸血症的汗脚气味。一部分患者有先天性异常，包括大型囊性肾、尿道下裂、神经元移行异常和面部畸形，如耳位低、前额高及面中部发育不良等。这些畸形类似于 CPT II 缺陷，其发病机制尚不清楚。大多数在新生儿发病的 MAD 缺陷患者在生后一周内死亡，幸存者逐渐发展为心肌病，数月内死亡。轻型患者可以从婴儿到成人的任何阶段出现低血糖、肝功能障碍和肌无力，常常因感染而加重上述症状。心肌病在患有本病的婴幼儿常见，脑白质营养不良罕见。轻度受影响的患儿可有反复发作的呕吐。肌肉无力是青少年和成年中最常见的表现，它主要影响近端肌肉，并可能导致脊柱侧凸[33]。

2.维生素 B_2 运输障碍

维生素 B_2 转运蛋白被认为是主要的肠道维生素 B_2 转运体。维生素 B_2 转运蛋白的缺陷导致 Brown-Vialetto-van Laere 征，一种常染色体隐性遗传病，表现为婴儿期出现肌无力和呼吸衰竭，之后出现耳聋和脑桥延髓的麻痹；不伴耳聋者，则被称为 Fazio-Londe 病。血酰基肉碱和尿有机酸提示 MAD 缺乏，并且维生素 B_2 治疗会使临床症状和生化指标有所改善。新生儿 MAD 缺乏可引起一过性维生素 B_2 运输障碍，患者表现为出生后 24h 内出现低血糖、高氨血症和有机酸尿症，表现为典型的 MAD 缺陷的症状。维生素 B_2 治疗有效，以后症状不会重现。

（方方）

参考文献

[1] Bonnet D，Martin D，de Pascale L，et al.Arrhythmias and conduction defects as presenting symptoms of fatty acid oxida-tion disorders in children[J].Circulation，1999，100：2248-2253.

[2] Jia Z，Pei Z，Maiguel D，et al.The fatty acid transport pro-tein（ FATP ）family：very long chain acyl-CoA synthetases or solute carriers? [J].J Mol Neurosci，2007，33：25-31.

[3] Odaib A A，Shneider B L，Bennett M J，et al.A defect in the transport of long-chain fatty acids associated with acute liver failure[J].N Engl J Med，1998，339：1752-1757.

[4] Vijay S，Patterson A，Olpin S，et al.Carnitine transporter defec：diagnosis in asymptomatic adult women following analysis of acylcarnitines in their newborn infants[J].J Inherit Metab Dis，2006，29：627-630.

[5] Olpin S E，Allen J，Bonham J R，et al.Features of carnitine palmitoyltransferase type I deficiency[J].J Inherit Metab Dis，2001，24：35-42.

[6] Greenberg C R，Dilling L A，Thompson G R，et al.The paradox of the carnitine palmitoyltransferase type Ia P479L variant in Canadian Aboriginal populations[J].Mol Genet Metab，2009，96：201-207.

[7] Stanley C A，Hale D E，Berry G T，et al.Brief report：a deficiency of carnitine-acylcarnitine translocase in the inner mitochondrial membrane[J].N Engl J Med，1992，327：19-23.

[8] Pande S V，Brivet M，Slama A，et al.Carnitine-acylcarnitine translocase deficiency with severe hypoglycemia and auriculo ventricular block.Translocase assay in permeabilized fibroblasts[J].J Clin Invest，1993，91：1247-1252.

[9] Morris A A，Olpin S E，Brivet M，et al.A patient with carnitine-acylcarnitine translocase deficiency with a mild phenotype[J].J Pediatr，1998，132：514-516.

[10] Sufrie K R S，Karunanidhi A K，Mohsen W M，et al.Long chain acyl-CoA dehydrogenase deficiency：a new inborn of metabolism manifesting as congenital surfactant deficiency. [J].S Inherit Metab Dis，2011，34 Suppl. 3：S149.

[11] North K N，Hoppel C L，de Girolami U，et al.Lethal neonatal deficiency of carnitine palmitoyltransferase II associated with dysgenesis of the brain and kidneys[J].J Pediatr，1995，127：414-420.

[12] Demaugre F，Bonnefont J P，Colonna M，et al.Infantile form of carnitine palmitoyltransferase II deficiency with hepatomuscular symptoms and sudden death. Physiopathological approach to carnitine palmitoyltransferase II deficiencie s [J].J Clin Invest，1991，87：859-864.

[13] Andresen B S，Olpin S，Poorthuis B J，et al.Clear correlation of genotype with disease phenotype in very long-chain acyl-CoA dehydrogenase deficiency[J].Am J Hum Genet，1999，64：479-494.

[14] Ogilvie I，Pourfarzam M，Jackson S，et al.Very long-chain acyl coenzyme A dehydrogenase deficiency presenting with exercise-induced myoglobinuria[J].Neurology，1994，44：467-473.

[15] Brown-Harrison M C，Nada M A，Sprecher H，et al.Very long chain acyl-CoA dehydrogenase deficiency：successful treatment of acute cardiomyopathy[J].Biochem Mol Med，1996，58：59-65.

[16] Spiekerkoetter U，Haussmann U，Mueller M，et al.Tandem mass spectrometry screening for very long-chain acyl-CoA dehydrogenase deficiency：the value of second-tier enzyme testing[J].J Pediatr，2010，157：668-673.

[17] De Boer M E，Wanders R J，Morris A A，et al.Long-chain 3-hydroxyacyl-CoA dehydrogenase deficiency：clinical presentation and follow-up of 50 patients[J].Pediatrics，2002，109：99-104.

[18] Tyni T，Rapola J，Palotie A，et al.Hypoparathyroidism in a patient with long-chain 3-hydroxyacyl-coenzyme a dehydrogenase deficiency caused by the G1528C mutation[J].J Pediatr，1997，131：766-768.

[19] Tyni T，Kivela T，Lappi M，et al.Ophthalmologic findings in long-chain 3-hydroxyacyl-CoA dehydrogenase deficiency caused by the G1528C mutation：a new type of hereditary metabolic chorioretinopathy[J].Ophthalmology，1998，105：810-824.

[20] Spiekerkoetter U，Khuchua Z，Yue Z，et al.General mito-chondrial trifunctional protein（TFP）deficiency as a result of either alpha-or beta-subunit mutations exhibits similar pheno-types because mutations in either subunit alter TFP complex expression and subunit turnover[J].Pediatr Res，2004，55：190-196.

[21] Schaefer J，Jackson S，Dick D J，et al.Trifunctional enzyme deficiency：adult presentation of a usually fatal beta-oxidation defect[J].Ann Neurol，1996，40：597-602.

[22] Pourfarzam M，Morris A，Appleton M，et al.Neonatal screening for medium-chain acyl-CoA dehydrogenase deficiency[J].Lancet，2001，358：1063-1064.

[23] Andresen B S，Dobrowolski S F，O'Reilly L，et al.Medium-chain acyl-CoA dehydrogenase（MCAD）mutations identified by MS/MS-based prospective screening of newborns differ from those observed in patients with clinical symptoms：identification and characterization of a new，prevalent mutation that results in mild MCAD deficiency[J].Am J Hum Genet，2001，68：1408-1418.

[24] Wilcken B，Haas M，Joy P，et al.Outcome of neonatal screening for medium-chain acyl-CoA dehydrogenase deficiency in Australia：a cohort study[J].Lancet，2007，369：37-42.

[25] Mayell S J，Edwards L，Reynolds F E，et al.Late presenta-tion of medium-chain acyl-CoA dehydrogenase deficiency[J].J Inherit Metab Dis，2007，30：104.

[26] Kamijo T，Indo Y，Souri M，et al.Medium chain 3-ketoa-cyl-coenzyme a thiolase deficiency：a new disorder of mitochondrial fatty acid beta-oxidation[J].Pediatr Res，1997，42：569-576.

[27] Maldegem V B T，Duran M，Wanders R J，et al.Clinical，biochemical，and genetic heterogeneity in short-chain acyl-coenzyme A dehydrogenase deficiency[J].JAMA，2006，296：943-952.

[28] Clayton P T，Eaton S，Aynsley-Green A，et al.Hyperin-sulinism in short-chain L-3-hydroxyacyl-CoA dehydrogenase deficiency reveals the importance of beta-oxidation in insulin secretion[J].J Clin Invest，2001，108：457-465.

[29] Li C，Chen P，Palladino A，et al.Mechanism of hyperinsulinism in short-chain 3-hydroxyacyl-CoA dehydrogenase deficiency involves activation of glutamate dehydrogenase[J].J Biol Chem，2010，285：31806-31818.

[30] Bennett M J，Russell L K，Tokunaga C，et al.Reye-like syndrome resulting from novel missense mutations in mitochondrial medium-and short-chain l-3-hydroxy-acyl-CoA dehydrogenase[J].Mol Genet Metab，2006，89：74-79.

[31] Nouws J，Nijtmans L，Houten S M，et al.Acyl-CoA dehydrogenase 9 is required for the biogenesis of oxidative phosphorylation complex I[J].Cell Metab，2010，12：283-294.

[32] Haack T B，Danhauser K，Haberberger B，et al.Exome sequencing identifies ACAD9 mutations as a cause of complex deficiency[J].Nat Genet，2010，42：1131-1134.

[33] Olsen R K，Olpin S E，Andresen B S，et al.ETFDH mutations as a major cause of riboflavin-responsive multiple acyl-CoA dehydrogenation deficiency[J].Brain，2007，130：2045-2054.

第九节　常见线粒体脑肌病综合征临床表现及基因突变

线粒体是真核细胞重要的细胞器，是生物氧化与能量转换的场所，人体所需能量的90%在线粒体产生，所以人们称之为"能量加工厂"。线粒体不同于其他细胞器，它拥有自己的遗传物质即线粒体DNA（mtDNA），也是唯一在细胞核以外存在的遗传物质。线粒体病（mitochondrial disease，MD）是指原发于线粒体能量合成系统功能异常所引起的一组特定的疾病类型。其中最常见的原因是线粒体呼吸链（mitochondrial respiratory chain，MRC）功能障碍。即由于核基因（*nDNA*）或线粒体DNA（*mtDNA*）异常，影响了线粒体蛋白质的合成，导致线粒体呼吸链酶活性缺陷，ATP生成不足，影响体内正常能量代谢，从而造成全身多系统、多器官能量供应障碍，产生一系列的临床症状[1-2]。

线粒体病的临床表型复杂多样，可在任何年龄起病，一般来说，儿童期起病者以 *nDNA* 缺陷多见，而 *mtDNA* 突变的患者发病年龄多在青春期甚至在成年。目前，已公认的典型综合征有以下几种。

一、Leigh 综合征

Leigh 综合征（maternally inherited Leigh syndrome，MILS）又称为亚急性坏死性脑脊髓病（sub-acute necrotizing encephalopathy）是一种进行性神经退行性疾病，主要病理特点为基底节、被盖部灰质、脑干、小脑、脊髓后柱对称性局灶性坏死。1951 年，英国科学家 Leigh 首次报道，近年来国内外关于本症在病因、发病机制、临床诊断以及治疗方面有了新的认识。据估计发病率为 1：40 000 活产儿，男孩多于女孩。根据发病年龄可分为新生儿型、经典婴儿型、少年型及成人型，起病越早进展越快。①新生儿及婴儿型常常表现为呼吸异常如不规则的呼吸运动、呼吸暂停、叹息和过度换气；其次为眼部异常如眼震、视神经萎缩、视力丧失、视网膜色素变性、斜视、眼球的异常运动、眼外肌麻痹、眼睑下垂；常伴有肌张力减退、肌无力或痉挛性瘫痪及锥体束征，多数患儿存在喂养困难如厌食、吞咽或吸吮无力、呕吐、体重不增和生长缓慢，部分有癫痫发作。②迟发型（少年型和成人型）表现为精神运动发育迟滞或倒退、锥体外系表现如强直、运动减少、舞蹈、手足徐动、肌阵挛、震颤、肌张力不全及小脑共济失调等[3]。

本病除中枢神经系统受累外，常并发周围神经系统受累表现；其他非神经系统的异常包括内分泌异常（多毛、身材矮小）、耳聋、肾小管功能失调、腹泻和心肌病（肥厚或扩张性心肌病）、心律失常及周期性心动过速或过缓。

日本近期曾经报道 *SURF*1 突变导致的本病具有面部特征：前额突出、眼内斜、上颌骨发育不全、朝天鼻及体毛过多等。头颅 MRI 提示双侧基底节、丘脑、脑干、脑白质，或脊髓 T2 相对称性高信号，为较具有特征性的改变（图 8-9-1）。

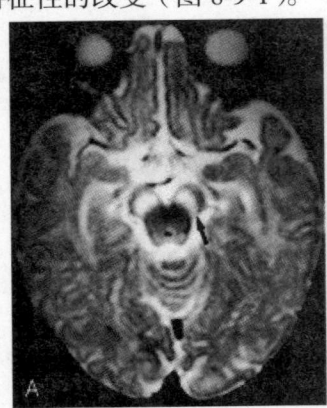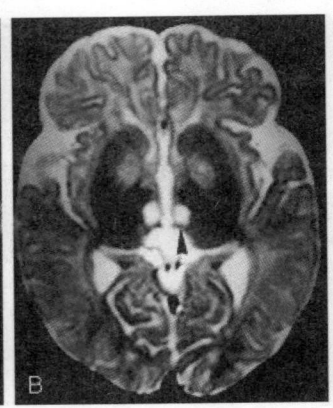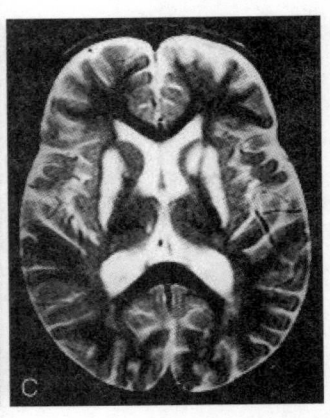

图 8-9-1　双侧对称性脑干、丘脑和基底节区长 T1 长 T2 信号

病因方面，迄今为止已发现多种酶缺陷可导致本病，如呼吸链酶复合体Ⅰ，Ⅱ，Ⅲ，Ⅳ，Ⅴ，丙酮酸脱氢酶，丙酮酸羧化酶，泛醌等，其中以复合体Ⅰ，Ⅳ缺陷最多见。本病遗传方式多样，既有母系遗传也有孟德尔遗传，约 18% 为母系遗传被称为母系遗传的 Leigh 综合征，由线粒体 DNA（*mtDNA*）点突变、缺失或自身耗竭所致。可以引起本病的 *mtDNA* 基因有：编码呼吸链酶复合体Ⅰ的 *MTND2*，*MTND3*，*MTND5*，*MTND6*；编码呼吸链酶复合体Ⅳ的 *MTCO3*；编码呼吸链酶复合体Ⅴ的 *MTATP6*；编码线粒体 tRNA 的 *MTTV*，*MTTK*，*MTTW*，*MTTL*1；编码丙酮酸脱氢酶的 *DLD*，*PDHA*1。其中由 *mtDNA* T8993G/C 突变所致 *MTATP6* 缺陷是引起本病的最常见类型，常为母系遗传的 Leigh 综合征；其他突变包括 *T*10158*C*，*T*10191*C*，*T*12706*C*，*G*13513*A*，*G*14459*A*，*mtDNA A3243G* 突变可导致 Leigh 综合征和线粒体性脑肌病伴乳酸性酸中毒及卒中样发作（mitochondrial encephalomyopathy，lactic acidosis and strokelike-episodes，MELAS）重叠。大部分 Leigh 综合征由核 DNA（*nDNA*）突变所致，如 *NDUFS*1，*NDUFS*3，*NDUFS*4，*NDUFS*7，*NDUFS*8，*NDUFA*2，*NDUFA*9，*NDUFA*10，*NDUFA*12，*C*8*ORF*38，*C*20*ORF*7，

*NDUFAF*2（装配子）突变可见于呼吸链酶复合体Ⅰ缺陷患者；*SDHA*，*BCS*1*L* 突变分别见于复合体Ⅱ和Ⅲ缺陷患者；而复合体Ⅳ缺陷所致 Leigh 综合征则是由于 *COX*10，*COX*15，*SCO*2，*SURF*1，*TACO*1 或其他装配基因突变所致，其中 *SURF*1 被认为是 Leigh 病最常见的 *nDNA* 基因缺陷。目前对于本病尚无根本的治疗方法，一般来说，发病越早，预后越差，婴幼儿期死亡率极高。

二、线粒体性脑肌病伴乳酸性酸中毒及卒中样发作

本病为线粒体脑肌病中最常见的一种类型，各个年龄均可发病，儿童多见，好发年龄为 5 ~ 15 岁。MELAS 临床表现非常广泛，典型 MELAS 表现为早期发育正常，典型表现为反复发作的头痛、恶心、呕吐、四肢乏力、运动不耐受，可伴有视听障碍、智能落后可有或无，在局灶性神经功能损害时出现急性脑病表现如惊厥、昏迷、卒中样发作，常伴发热，首诊常常诊断为脑炎或脑梗死，儿童偏瘫偏盲少见。其他症状包括恶性偏头痛、周期性脑病、共济失调、眼睑下垂、眼外肌麻痹和肌无力等，常伴心脏、肾脏、内分泌系统异常。外周血和脑脊液乳酸水平升高。

头颅 MRI 提示病变主要累及单侧或双侧大脑半球后部，即颞、顶、枕区近皮质区呈长 T1，长 T2 信号的梗死样改变（图 8-9-2），但不按血管支配区分布，为本病 MRI 特点。病灶具有反复出现和消退的动态变化特点，并与临床表现发作间歇期一致，慢性期出现皮质萎缩及小脑萎缩。头颅 CT 可出现对称性进行性基底节钙化，最常见于苍白球（图 8-9-3），是本病另一影像学特征。磁共振波谱（magnetic resonance sialography，MRS）可见病灶区典型的乳酸双峰，对于诊断 MELAS 敏感性高，较常规 MRI 更早期显示线粒体代谢障碍的病灶。肌活检光镜可见破碎红纤维（ragged red fibers，RRF）和酵母氨酸脱氢酶（saccharopine dehydrogenase，SDH）深染肌纤维（图 8-9-4，8-9-5），及环氧化酶（cyclooxygenase，COX）染色阴性纤维（图 8-9-6）。电镜下观察到线粒体内结晶样包涵体对确定诊断更有诊断意义（图 8-9-7）。

自 1990 年首先报道了 *mtDNA A*3243*G* 点突变引起 MELAS 后，国外研究发现 80% 的 MELAS 由 *A*3243*G* 突变引起，10% 由 *T*3271*C* 引起，其他突变占 10%。*A*3243*G* 位于 *tRNA* 编码区，是由 *mtDNA* 亮氨酸 *tRNA* 基因上 3243 位点

由正常的 A 碱基突变为 G 碱基，致转录终止，阻碍 16S 和 12S rRNA 的正确表达，影响了线粒体蛋白质的合成，导致呼吸链酶复合体Ⅰ和Ⅳ缺陷，从而产生一系列临床症状。*mtDNA A*3243*G* 点突变主要以母系遗传为主，由于线粒体分布存在组织特异性，研究发现外周血 *mtDNA A*3243*G* 突变随着年龄的增长，血中的突变会消失。而在其他组织如尿液、毛囊、皮肤和口腔黏膜的研究，发现尿液中脱落的上皮细胞和毛囊中 *A*3243*G* 突变比例高于外周血，而且不会随着年龄的增长而消失。并具有易采集和存储的优点，还可以用于无症状家庭成员的筛查和遗传咨询。虽然目前认为外周血标本不是 *A*3243*G* 突变最敏感的组织，但国内研究认为外周血标本仍是目前儿童 MELAS 主要无创性诊断手段，母亲外周血 *A*3243*G* 突变若阴性则不能排除假阴性的可能。其他致病突变包括 *T*3271*C*，*A*3252*G*，*G*3244*A*，*G*1642*A*，*G*12147*C*，*T*9957*C*，*A*12779，*A*13045*C*，*G*13513*A*，*A*13514，*A*3260*G* 等[4-12]。

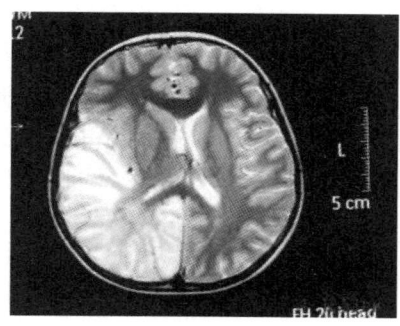

图 8-9-2　头颅 MRI（T2）显示
右侧顶枕部脑梗死信号伴占位效应

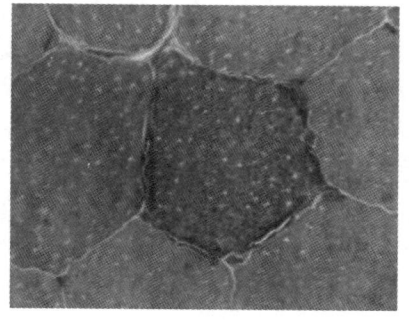

图 8-9-3　头颅 CT 显示
双侧基底节区对称性苍白球钙化

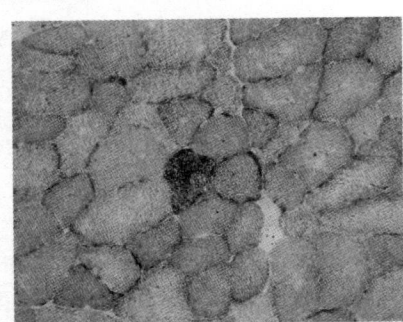
图 8-9-4　肌肉活检（1）
肌束内出现 RRF（肌活检光镜染色×400）

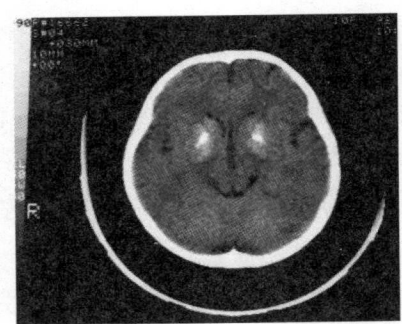
图 8-9-5　肌肉活检（2）
肌束内出现深染的肌纤维（SDH 染色×400）

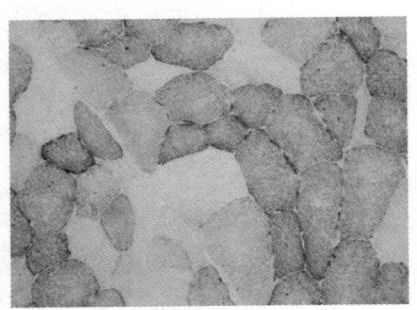
图 8-9-6　肌肉活检（3）
肌束内出现 COX 阴性纤维(COX 染色×400)

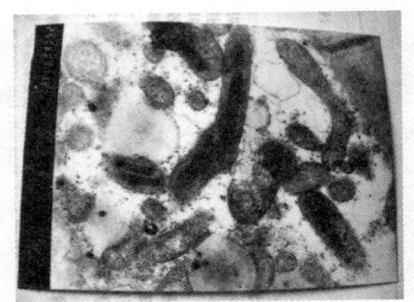
图 8-9-7　肌肉活检（4）
可见异型线粒体堆积及结晶样包涵体铅铀双染色×20 000

三、肌阵挛性癫痫伴破碎红肌纤维病

肌阵挛性癫痫伴破碎红肌纤维病（myoclonic epilepsy associated with ragged red fibers，MERRF）为一种进行性神经退行性变，儿童期或成年早期起病，几乎所有患者的首发症状为肌阵挛发作。肌阵挛发作、癫痫和肌活检有破碎红肌纤维为本病的三大特征。此外常见症状包括肌病、共济失调、视神经萎缩和听力下降。非神经系统症状可出现心动过速或脂肪瘤。本病的临床表型常与 MELAS 重叠，两者鉴别较为困难。

头颅 MRI 无特异改变，乳酸增高，线粒体酶活性测定多提示呼吸链酶复合体 I 和 IV 功能缺陷。

MERRF 多为母系遗传，80%～90%MERRF 患者的致病突变为 $mtDNA\ A8344G$，$T8356C$，$G8363A$，$G8361A$，其他突变位点包括 $G611A$，$G3255A$，$A8296G$，$G8361A$，$G12147A$[13-15]。

四、线粒体缺失综合征

线粒体缺失综合征：包括 Kearns-Sayre 综合征（Kearns-Sayre syndrome，KSS）、进行性眼外肌麻痹（progressive external ophthalmoplegia，PEO）和 Pearson 综合征均与 $mtDNA$ 缺失与重复有关，统称为线粒体缺失综合征（mitochondrial DNA deletion syndromes）。虽然这三个综合征基因突变相同，但临床表现各有不同，文献总结了 67 例线粒体缺失综合征，其临床表现如下：Person 综合征发生在 5 岁以下，婴儿起病为主，也被称为婴儿致命性的线粒体病，常以铁幼粒细胞性贫血、全血细胞减低、肝病、胰腺分泌和肾小管功能障碍为主要表现，与 $mtDNA$ 大片段缺失有关，幸存者可以演变为 KSS。Kane 曾报道 1 例男婴，4 个月时诊断"Person 综合征"；4 岁时诊断"范可尼综合征"；5 岁时诊断"阿狄森病"；9 岁时诊断"KSS"。PEO 既是一种症状也是一种常见的线粒体肌病，任何年龄均可发病，成人较儿童多见，病变仅累肌肉，表现为进行性眼外肌麻痹、眼睑下垂和四肢近端肌无力。KSS 症状与 PEO 有重叠，被认为是一种较严重的 PEO[16-17]。

KSS 于 1958 年 Kearns 和 Sayre 首先报道，是一种以累及中枢和肌肉为主，多系统受损的线粒体脑肌病，因本病罕见，发病率尚无确切统计。20 世纪 80 年代发现 KSS 与 $mtDNA$ 大片段缺失有关，个别

为 *mtDNA* 点突变致病。虽与 *mtDNA* 突变有关，但 KSS 多为散发，个别为线粒体母系遗传、常染色体显性或隐性遗传。

本病临床诊断标准为：20 岁以前起病，进行性眼外肌麻痹（PEO）和视网膜色素变性，并至少出现下列症状之一：心脏传导阻滞、小脑共济失调、脑脊液蛋白增高（＞1000mg/L）可临床诊断 KSS。本病常以眼睑下垂及眼外肌麻痹为首发，行新斯的明实验阳性或可疑，易误诊为"重症肌无力"，但治疗无效，且进行性加重为与重症肌无力鉴别要点。进一步出现小脑共济失调或心脏传导阻滞时，应考虑 KSS 可能，需行血和脑脊液乳酸测定、脑脊液检查和头颅 MRI 等。对于眼睑下垂和眼外肌麻痹病人应常规进行眼底检查，眼底出现视网膜色素变性为 KSS 眼部另一主要表现，也是诊断 KSS 必备条件之一。典型的色素改变为"椒盐状"（salt and pepper）或骨样色素改变（图 8-9-8），可有脉络膜毛细血管萎缩，这种改变随年龄会变得越来越典型，但也有作者认为视网膜色素变性并不一定出现在每个病人中。

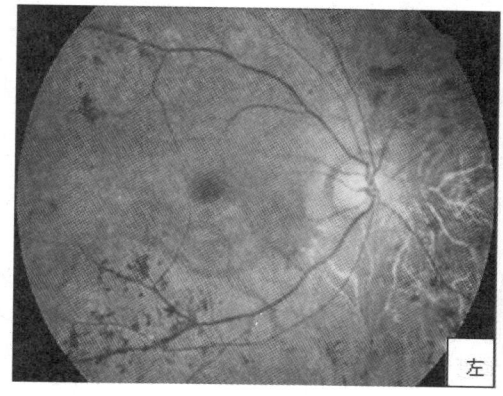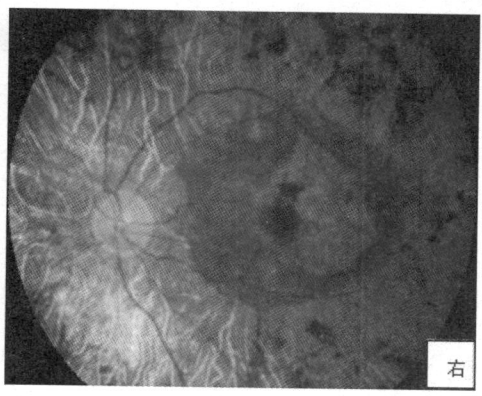

图 8-9-8　KSS 患儿视网膜色素变性眼底

本病除眼外肌受累外，还可累及面肌、咽喉肌、躯干和四肢，表现肌无力和运动不耐受，肌无力以近端为主。心肌受累也是本病特征之一，心脏传导阻滞最常见，可从无到有，从轻至重发展而来，Ⅲ度房室传导阻滞是决定本病预后的关键。还可表现为心肌病、心功能衰竭、晕厥和心脏猝死等，占 KSS 患者的 57%。故每 6～12 个月监测心电图和心脏超声、早期发现心脏受累非常必要，心脏传导阻滞和心肌病引起心功能衰竭，病死率达 20%，当出现Ⅲ度房室传导阻滞安装心脏起搏器可降低病死率[18-20]。

其他症状包括感音性神经耳聋、视力障碍、进行性痴呆及内分泌系统受累等。本病多并发内分泌系统障碍，如性发育迟滞、身材矮小、糖尿病、甲状腺功能及甲状旁腺功能减退等。因此应相应进行生长因子、甲状腺和甲状旁腺、性腺功能等检查，以便提早发现异常给予对症治疗。文献报道本病也可累及肾小管引起范可尼综合征，当范可尼综合征患者出现难以解释的临床症状时，应常规进行线粒体 DNA 分析。

头颅 MRI 表现为皮层下白质受累并累及一个或以上脑干、丘脑和基底节时，应首先考虑 KSS。本病易累及皮质下白质、深部灰质核团和脑干，常见到弓形纤维、小脑白质受累及脑萎缩改变。另外、头颅 CT 可见基底节区钙化，MRS 可见乳酸峰，但 MRI 正常不能排除 KSS。

肌肉病理检查对 KSS/PEO 可提供诊断依据，一般将破碎红肌纤维（ragged red fibers，RRFs）作为线粒体脑肌病的病理诊断标准之一。光镜下 RRFs 在 Gomori 染色中被红染、SDH 染色中呈深染。以及可见 COX 阴性纤维，表明细胞色素氧化酶活性缺失，不同 COX 活性的纤维间隔排列，COX 染色呈"马赛克"样排列（图 8-9-9）。电镜下可见异常线粒体和脂滴堆积等改变[21-23]。

1988 年 Lestienne 和 Ponsot 首先在 KSS 病人的肌肉标本中发现 5kb mtDNA 缺失，以后国外出现许多类似研究，发现 KSS 最常见的缺失位于 8470～13446 之间 4977bp 的缺失，也称普通缺失（common deletion）。在进行 *mtDNA* 基因突变分析时应特别注意标本的选取，由于线粒体分布存在组织异质性，即不同的组织线粒体分布数量不同，KSS 应选取骨骼肌进行基因分析阳性率更高。由于 *mtDNA* 突变有累积效应，应用长度-PCR（Long-PCR）的方法对普通缺失或多点缺失进行检测，会出现假阴性结果。

而 Southern 印迹法（Southern-blot）优于 PCR，是首选的方法。KSS 与 PEO 的发病机制相似，其临床症状取决于 *mtDNA* 缺失在不同组织中的分布，缺失的片段多合成复合体 I，IV，V[24-25]。

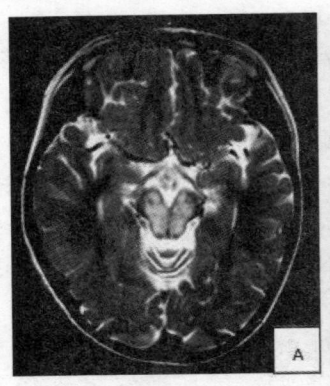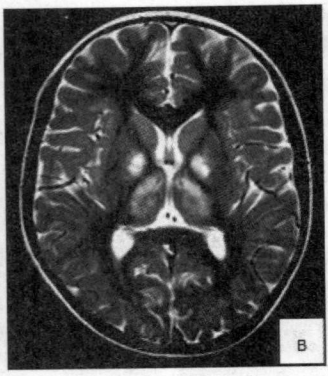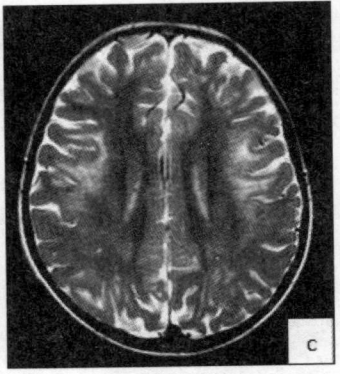

图 8-9-9　KSS 患者双侧中脑、丘脑和苍白球、皮质下白质及 U 型纤维长 T2 信号

五、Leber 遗传性视神经病

Leber 遗传性视神经病（leber hereditary optic neuropathy，LHON）为母系遗传的线粒体病，呈急性或亚急性起病，病前体健，以双眼无痛性中央视力减退为主要表现，可伴色觉障碍（视网膜神经节 P 细胞丧失），文献报道双侧同时发病占 25%，双眼先后发病者占 75%，间隔平均 8 周。男性多于女性，但女性患病者病情往往较重。1988 年 Wallace 首次报道此病与线粒体基因位点突变 *G11778A* 有关，后陆续发现 10 多个位点，其中 *G11778A*，*T14884C*，*G3460A* 致病突变被认为是原发性的，占 95% 以上，*G11778A* 也是国内 LHON 患者最常见的致病突变，且 3 个突变位点均导致复合体 I 功能缺陷，故 LHON 为复合体 I 缺陷常见表型之一。

六、视网膜色素变性共济失调性周围神经病

视网膜色素变性共济失调性周围神经病（neuropathy weakness，ataxia and retinitis pigmentosa，NARP）的主要临床表现为色素性视网膜炎、共济失调、发育落后、惊厥、痴呆、近端肢体无力和感觉神经病，与 LS 具有相同的发病机制，在一个家族中可同时存在。本病主要与呼吸链酶复合体 V 功能缺陷相关，其中以 *mtDNA T8993G/C* 致病突变最常见。Akagi 等还发现 *mtDNA T9176G* 突变导致复合体 V（ATP 合成酶）缺陷，患者的遗传异质性决定了临床症状的严重性，当 *mtDNA T8993G/C* 突变率 < 70% 临床表型为女性携带者或症状较轻的女患者；突变率为 70% ~ 90% 时表现为 NARP；突变率 > 90% 时，则以 Leigh 病为临床表型。

七、线粒体神经消化道脑肌病

线粒体神经消化道脑肌病（mitochondrial neurogastrointestinal encephalopathy，MNGIE）又称多发性神经病、眼肌麻痹、白质脑病、假性肠麻痹，通常在 20 岁之前发病，临床表现有肌病、严重胃肠蠕动不良如腹泻、恶心、呕吐、假性肠梗阻和胃轻瘫、多发性神经病、恶病质和脑白质营养不良。

实验室检查示高乳酸血症和丙酮酸升高，白细胞的胸腺嘧啶磷酸化酶活性小于正常值的 5%，MRI 可见广泛脑白质营养不良，肌电图为神经源性或神经源性及肌源性损害共存。肌活检可见 RRF 和 COX 阴性肌纤维，部分患者出现 SDH 深染纤维，周围神经活检可见轴索变性和脱髓鞘。本病预后不良，平均死亡年龄为 38 岁。胸腺嘧啶脱氧核苷磷酸化酶（thymidine phosphorylase，TP）为 MNGIE 的致病基因，该基因突变可通过改变核苷酸代谢而导致线粒体 DNA 复制紊乱而使 *mtDNA* 发生丢失、缺失突变和点突变。

八、Alpers-Huttenloche 综合征

Alpers-Huttenloche 综合征（Alpers-Huttenloche syndrome，AHS）又称 Alpers 综合征是一种常染色

体隐性遗传的肝脑综合征，本病少见，文献报道发病年龄为 1 个月～25 岁，以 2～4 岁好发。本病无特效治疗方法，常在 3 岁以内死亡。典型的临床特征为难治性癫痫、进行性肝功能异常、皮质盲和精神运动倒退。MRI 示皮质萎缩变薄，髓鞘化延迟，以枕叶皮质受累为主。婴幼儿使用丙戊酸后发生急性肝功能衰竭，应注意本病可能。研究者观察了同患 Alpers 综合征的使用和未使用丙戊酸的同胞患者，应用丙戊酸的患者很快出现肝功能衰竭，并且迅速进展至死亡，未使用丙戊酸的患者则死于癫痫持续状态，但二者肝脏尸检均显示结节形成。研究结果表明肝硬化和肝功能衰竭，是 Alpers 综合征的显著临床特征之一，丙戊酸能加速肝功能衰竭的病程。Alpers 综合征以婴幼儿多见，目前研究证实，Alpers 综合征与 POLG1，MPV17，DGOUK 基因突变有关，POLG 基因位于 15q25，编码线粒体 DNA 多聚酶 γ，POLG1 基因突变后线粒体 DNA 多聚酶 γ 和线粒体呼吸链复合体 Ⅰ，Ⅱ/Ⅲ，Ⅳ 活性降低，同时，肝脏中线粒体呼吸链复合体 Ⅰ 和 Ⅳ 活性降低[26-27]。

（方方）

参考文献

[1] Patrick F C.Mitochondrial disorders overview[J].Gene Reviews，2008，11：1-20.

[2] 梁承玮，王桂芬.遗传性线粒体病的诊断与治疗[J].实用儿科杂志，2008，23（8）：634-640.

[3] 孙芳，戚豫，王丽.Leigh 综合征的临床和分子遗传学研究进展[J].中国当代儿科杂志，2005（02-20）：186-204.

[4] Maassen J A，Janssen G M，Hart L M.Molecular mechanisms of mitochondrial diabetes（MIDD）[J].Ann Med，2005，37：213-221.

[5] Manwaring N，Michael M J，Wang J J，et al.Population prevalence of the MELAS A3243G mutation[J].Mitochondrion，2007，7：230-233.

[6] CDonnell M T，Schaefer A M，Blakely E L，et al.Noninvasive diagnosis of the 3243A-G mitochondrial DNA mutation using urinary epithelial cells[J].Eur J Hum Genet，2004，12：778-781.

[7] Hanske S，Pancrudo J，Kaufmann P，et al.Varying lpads of the mitochondrial DNA A3243G mutation in different tissues：implications for diagnossis[J].A m J Med Genet，2004，130：134-137.

[8] 方方，马祎楠，王晓慧.线粒体脑肌病伴乳酸血症和卒中样发作综合征的临床特征及遗传学研究[J].中国循证儿科杂志，2008，3（20）：169-208.

[9] 马祎楠，方方，杨艳玲，等.MELAS 综合征无创性基因突变分析方法研究[J].中华医学杂志，2008，88（46）：3250-3253.

[10] 马祎楠，方方，曹延延，等.42 个携带线粒体基因组 A3243G 突变核心家系临床表型分析[J].中华医学杂志，2010，90（45）：3184-3187.

[11] Ma Y，Fang F，Yang Y，et al.The study of mitochondrial A3243G mutation in different samples[J].Mitochondrion.2009，9：139-143.

[12] Ma Y，Fang F，Cao Y，et al.Clinical features of mitochondrial DNA A3243G mutation in 47 Chinese families [J].J of Neurological Sciences，2010，29（1）：17-21.

[13] Michelangelo M，Lucia P，Massimiliano F.MERRF syndrome without ragged-red fibers：the need for molecular diagnosis[J].Biochemical and Biophysical Research Communications，2007，354：1058-1060.

[14] Servidei S. Mitochondrial encephalomyopathies：gene mutation[J].Neuromuscul Disord，2001，11：774-779.

[15] Shoffner J M.Mitochondrial myopathy diagnosis[J].Neurol Clin，2000，18：105-123.

[16] Welzing L，von Kleist-Retzow J C，Kribs A，et al. Rapid development of life-threatening complete atrioventricular block in Kearns-Sayre syndrome[J].Eur J Pediatr，2009，168：757-759.

[17] Ashizawa T，Subramony S H.What is Kearns-Sayre syndrome after all? [J].Arch Neurol，2001，58：1053-1054.

[18]Bau V，Deschauer M，Zierz S，et al.Chronic progressive external ophthalmoplegia-symptom or syndrome? [J].Klin Monbl Augenheilkd，2009，226（10）：822-828.

[19] Enezi M A，Saleh H A，Nasser M.Mitochondrial disorders with significant ophthalmic manifestations[J].Middle East Afr J Ophthalmol，2008，15（2）：81-86.

[20] Kane J M，Rossi J，Tsao S，et al.Metabolic cardiomyopathy and mitochondrial disorders in the pediatric intensive care unit [J].J Pediatr，2007，151（5）：538-541.

[21] Chawla S，Coku J，Forbes T，et al. Kearns-Sayre syndrome presenting as complete heart block[J]. Pediatr Cardiol，2008，29：659-662.

[22] Gobu P，Karthikeyan B，Arun P，et al.Kearns Sayre Syndrome（KSS）—a rare cause for cardiac pacing[J].Indian Pacing and Electrophysiology，2010，10（12）：547-550.

[23] Gregoratos G，Abrams J，Epstein A E.ACC/AHA/NASPE 2002 guideline update for implantation of cardiac pacemakers and antiarrhythmia devices：a report of the ACC/AHA task force guidelines[J].Circulation，2002，106：2145-2151.

[24] 方方，丁昌红，肖静，等.儿童 Kearns-Sayre 综合征 8 例临床分析[J].中国循证儿科杂志，2011，6（6）：431-438.

[25] 吕秋，方方.线粒体病的诊断与治疗研究进展[J].中国循证儿科杂志，2011 Vol，6（6）：460-466.

[26] Schwabe M J，Doyyns W B，Burke B，et al.Valproate-induce liver failure in one of two siblings with Alpers disease[J].Pediatr Neurol，1997，16：337-343.

[27] McFarland R，Hudson G，Taylor R W，et al.Reversible valproate hepatotoxicity due to mutations in mitochondrial DNA polymerase gamma（POLG1）[J].Arch Dis Child，2008，93（2）：151-153.

第十节　嘧啶代谢异常疾病

一、总论

嘧啶核苷酸是生物学进程的基础，如合成核糖核酸（ribonucleic acid，RNA）、脱氧核糖核酸（deoxyribonucleic acid，DNA）、磷脂类、肝糖原、唾液酸化作用以及糖基化蛋白等[1]，RNA，DNA 是人类遗传信息储存、转录、翻译的重要物质基础。嘧啶碱基形成具有代谢活性的核苷酸，对中枢神经系统（central nervous system，CNS）的调控作用弥足重要，一些代谢改变会影响嘧啶的水平从而导致神经系统活动异常[2]。

嘧啶的新陈代谢分为两种生物合成途径和一种分解代谢途径。第一种生物合成途径是从前体物质开始的多阶段生物合成的从头合成途径，即嘧啶碱基的合成，合成的胞嘧啶、尿嘧啶、胸腺嘧啶通过添加 1-磷酸核糖形成胞嘧啶核苷、尿嘧啶核苷、胸腺嘧啶核苷，这些核苷酸磷酸化后形成一磷酸盐、二磷酸盐和三磷酸盐核苷酸；第二种合成方式是补救合成途径，即通过摄入的食物或分解代谢产物直接获得嘧啶碱基，正常情况下补救合成途径占优势。在人类嘧啶的降解分为三步：二氢嘧啶脱氢酶（dihydropyrimidine dehydrogenase，DPD）（enzyme commission1.3.1.2，EC 1.3.1.2）是起始的限速酶，催化胸腺嘧啶、尿嘧啶降解为 5，6-二氢胸腺嘧啶、5，6-二氢尿嘧啶；第二步是二氢嘧啶酶（dihydropyrimidinase，DHP）（EC 3.5.2.2）催化二氢嘧啶环打开，水解为 N-氨甲酰基-β-丙氨酸盐（β-脲基丙酸盐）和 N-氨甲酰基-β-氨基异丁酸盐（β-脲基异丁酸盐）；第三步是在β-脲基丙酸酶（β-ureidopropionase，β-UP）（EC 3.5.1.6）作用下 N-氨甲酰基-β-丙氨酸和 N-氨甲酰基-β-氨基异丁酸分解为β-丙氨酸，β-氨基异丁酸，NH_3，CO_2。

对于β-丙氨酸和β-氨基异丁酸的合成而言，嘧啶降解通路极其重要[3]。β-丙氨酸与 CNS 的主要抑制性递质甘氨酸和γ-氨基丁酸的结构类似。近来，已经证实存在于脊髓背根神经节中的 G 蛋白偶联受体是一种特殊的丙氨酸[4]。而且，β-氨基异丁酸被认为是部分甘氨酸受体激动剂[5]。因此，虽然目前这一类疾病的发病机制尚不明确，但是推断在嘧啶代谢障碍疾病患者中监测到的β-丙氨酸和β-氨基异丁酸的自身动态平衡出现的改变，与临床异常症状相关。

迄今为止，在世界范围内，已经有超过 75 名患者确诊为二氢嘧啶脱氢酶缺乏症（dihydropyrimidine dehydrogenase deficiency，DPDD）（MIM 274270）、28 位二氢嘧啶酶缺乏症（dihydropyrimidinase deficiency，DHPD）（MIM 222748）患者被诊断，20 名β-脲基丙酸酶缺乏症（β-ureidopropionase deficiency，β-UPD）（MIM 606673）患者的症状被描述。患者临床变现多样，症状累及多系统但集中于神经系统[6-8]。

二、二氢嘧啶脱氢酶缺乏症

二氢嘧啶脱氢酶缺乏症（dihydropyrimidine dehydrogenase deficiency，DPDD）（MIM 274270）是嘧啶降解通路的先天出生缺陷。是一种常染色体隐性遗传病。致病基因 *DPYD* 定位在染色体 1p22。DPD 活性在体内多个组织表达，其中肝脏中含量最高。

1.病因及发病机制

本病为常染色体隐性遗传病，致病基因 *DPYD* 定位在染色体 1p22[9]，基因全长约 950KB 编码序列 3KB，包含 23 个外显子，迄今已经报道的发现突变或基因多态性 118 种[9]。致病基因 DPYD 在生物种群以及进化中具有高度的保守性。目前发病机制尚未明确。

2.临床表现

在儿童 DPDD 患者临床表型变异很大[10]，包括：全面发育落后（运动发育落后、精神发育迟滞、生长迟缓）症状出现早、程度重，视神经发育不良和视觉障碍常见，惊厥、孤独症、小头畸形等神经系统异常亦有报道[9]。在北欧患者中惊厥发生率高。

目前有 2 例无症状患者的报道，虽与家族中先症者有相同的基因突变但临床表型差异巨大，因此基因变异型可能不是决定临床表型的唯一因素。

3.实验室检查

生化检测：血浆、尿、脑脊液等体液中尿嘧啶、胸腺嘧啶浓度增高[9]。基因分析：应用聚合酶链反应（polymerase chain reaction，PCR）扩增以及 DNA 测序方法对于生化代谢异常患者进行 *DPYD* 基因测序[9]，不仅对于患者的诊断有重要意义，而且可以对于携带者筛查甚至为产前诊断以及遗传咨询提供可靠依据。

4.诊断

以发育落后、惊厥等神经系统受累为主的临床表现结合体液代谢异常（血浆、尿、脑脊液等体液中尿嘧啶、胸腺嘧啶浓度增高）以及基因突变分析进行诊断。其中体液代谢异常是诊断线索。

5.治疗

本病目前无有效治疗方法。

自 1989 年以来，已经有大量文献报道了部分癌症患者在应用化疗药物 5-氟尿嘧啶后会出现非常严重的甚至是致死性不良反应。研究显示，相关不良反应的严重程度与 DPD 活性降低水平有关（酶活性完全缺失患者可表现为严重的脑病、乳酸酸中毒、植物神经功能紊乱、经典的维生素 B_1 缺乏症等症状，而酶活性部分缺失患者可仅有中性粒细胞减少等相对较轻的不良反应）[11]。因此，对准备应用化疗药物 5-氟尿嘧啶治疗的癌症患者进行血、尿中尿嘧啶、胸腺嘧啶浓度检测筛查是避免临床出现意外不良事件的有效手段。也有越来越多的研究关注 DPYD 突变与严重 5-氟尿嘧啶不良反应之间的关系，目前已经明确的相关突变有 11 种[12]。

三、二氢嘧啶酶缺乏症

二氢嘧啶酶缺乏症（dihydropyrimidinase deficiency，DHPD）（MIM 222748）是嘧啶降解通路的先天出生缺陷。是一种常染色体隐性遗传病[6]。致病基因 *DPYS* 定位在染色体 8q22。DHPD 在肝脏、肾脏中含量最高。

1.病因及发病机制

本病为常染色体隐性遗传病，致病基因 *DPYS* 定位在染色体 8q22，基因全长大于 80KB，编码序列 1.5KB，包含 10 个外显子，迄今已经报道的突变 21 种（错义突变 15 种、无义突变 2 种、2 个片段缺失、1 个插入突变、1 个剪切位点突变）[13]。

发病机制尚未明确，但是基因突变功能分析显示突变导致 DHP 的晶体结构发生改变，即二倍体中心区域以及底物结合部位酶的聚合反应降低并且蛋白质折叠能力降低，显示 *DHPD* 基因突变导致 *DHPD*

亚单位结构改变造成了继发的 *DHPD* 的功能缺陷。

2.临床表现

迄今为止文献报道 28 名患者，包括 5 名无症状患者[6,13]。以神经系统异常为主[13]。包括精神运动发育迟滞、肌张力减低、惊厥、孤独症、小头畸形等；胃肠道不适在 DHPD 患者中出现率高达 45%，包括喂养困难、周期性呕吐、胃食管反流、胃绒毛萎缩吸收障碍；一名患者有视神经发育不良、视觉障碍、视网膜色素变性、眼震、眼裂外观异常；生长迟缓、发育停滞也被描述。

北京儿童医院已经确诊了 2 例 DHPD，例 1 为 10 岁女童，仅有惊厥表现，临床诊断为癫痫（限局性发作泛化全身），智力测试提示智力发育边缘状态（发育商 75）；例 2 为 1 岁 6 个月女童，以惊厥来诊，诊断为癫痫（限局性发作），精神运动发育迟滞（发育商 56），双侧髋关节半脱位。两名患者均因进行了常规血尿串联质谱分析发现异常并进而行基因检测确诊。

3.实验室检查

生化检测：血浆、尿、脑脊液等体液标本中二氢胸腺嘧啶、二氢尿嘧啶异常增高[13]。基因分析：应用 PCR 扩增以及 DNA 测序方法对于生化代谢异常患者进行 *DPYS* 基因测序[13]，有助于患者确诊、携带者筛查并进行遗传咨询。

4.诊断

临床表现结合体液生化代谢异常以及基因突变分析。

5.治疗

目前无有效治疗方案。同样在应用化疗药物 5-氟尿嘧啶时会出现非常严重的不良反应[14]，因此提倡进行用药前筛查。

四、β-脲基丙酸酶缺乏症

β-脲基丙酸酶缺乏症（β-ureidopropionase deficiency，β-UPD）（MIM 606673）是嘧啶降解通路的先天出生缺陷。是一种常染色体隐性遗传病。致病基因 *UPB*1 定位在染色体 22q11.2[15]。β-UP 仅在肝脏和肾脏表达。

1.病因及发病机制

本病为常染色体隐性遗传病，致病基因 *UPB*1 定位在染色体 22q11.2，基因蛋白产物是由 384 个氨基酸构成的 β-UP，β-UP 基因全长约 20KB，包含 11 个外显子[15]。迄今在其第 1～第 10 号外显子上共发现 11 种突变，8 个错义突变、3 个剪接受体位点突变[16]。

研究发现，人类 β-脲基丙酸酶氨基酸序列与 D.黑腹果蝇的 β-UP（Drosophila melanogaster β-UP，DmβUP）有 63% 的相似性，其晶体结构也是迄今为止所知的与人类 β-UP 最为接近的结构[17]。应用 DmβUP 的晶体结构重组得到的同源性模型研究证实，虽然物种间 β-UP 晶体结构差异性很大，但是其功能上具有密切的相关性。上述突变造成了 DmβUP 蛋白水平的功能和结构变化，从而导致 DmβUP 活性下降[16]，使得 β-丙氨酸和 β-氨基异丁酸的合成出现障碍。推测可能与 β-UPD 临床症状产生具有相关性。

β-氨基异丁酸不仅仅是甘氨酸受体部分激动剂[5]，它同样可促进瘦素分泌并且加速脂肪酸氧化[18]，瘦素不仅具有神经保护作用并且能够提高认知能力和抗惊厥能力[19]。因此可以推论，β-UPD 患者稳定的 β-氨基异丁酸动态平衡被打乱后，瘦素分泌下降、脂肪酸氧化过程受累，导致精神运动发育迟滞以及肌张力减低的发生。尽管如此，β-UPD 患者的临床表现与 DPDD 以及 DHPD 并不相似，因此还是应该考虑更多的因素。

有人认为 β-UP 的缺乏导致 N-氨甲酰胺-β-丙氨酸作为底物不断蓄积，充当内源性神经毒素作用[20]，抑制线粒体能量代谢及其相伴的氧化应激过程。但是目前在神经病理学上尚未能发现 N-氨甲酰胺-β-丙氨酸作为神经毒素的直接证据[21]。

2.临床表现

目前观察到的临床特点是以神经系统症状为主[16]：头颅 MRI 异常、惊厥、生长迟缓、精神运动发育迟滞、小头畸形、肌张力异常、共济失调，以及视神经萎缩和视力障碍为主。

目前已经报道的16位β-UPD患者的临床资料显示：患者性别比率相当。多数诊断年龄在2岁以内（11/16），有两个成人患者是在其亲属被确诊后诊断。

最常见的临床表现是惊厥、精神运动发育迟滞、肌张力减低或增高（比率分别是60%，57%，53%）。头颅MRI检查异常发生率高达85%，分别为胼胝体发育不良、小脑蚓部发育不良、脑干发育不良、髓鞘化延迟、脑萎缩、皮质发育不良。

有10例患者有惊厥发作，其中8例为癫痫发作，4例为婴儿痉挛症，其中1例发作形式转变为限局性发作和强直-阵挛发作；2例为限局性发作；1例为限局性发作和强直-阵挛发作；1例为失张力发作；2例患儿仅在病程中有一过性惊厥发作。生长迟缓（4/15）、小头畸形（5/15）、孤独症（2/9）病例也有出现。3名病人有视神经萎缩和视力减低，1名患者有双侧小眼畸形并发视神经萎缩。2名患者神经系统症状进行性进展。颅面发育畸形1例，反复呼吸道感染、腹泻脱水夭折1例，并发肾病综合征1例，脊柱侧凸、尿道下裂、肠重复畸形1例。此组病例中临床表型变异非常大，特别是一位β-UPD患者的母亲，其基因变异与家族中先症者相同，却无临床异常表现。

在我国首例患者诊断后，北京儿童医院至今共发现了19例相关代谢筛查异常的患儿，目前已经有6例（其中例1已经在上述16例患者中被描述）患者经基因检测确诊。其中小头畸形患者4例，头围减小范围为2~3个标准差；全部6例患儿均有智力发育落后，程度为中重度（发育商低于50）；肌张力改变4例，2例增高，2例减低；仅有1例患儿病程中有一过性惊厥表现，就诊时脑电图正常；仅2例患儿有头颅MRI异常，分别为髓鞘化延迟和侧脑室周围白质软化；1例有视神经萎缩；这些与文献报道相符。

同时也该注意，在这些患儿中有1例患儿家族史中有一名同胞哥哥在8个月时夭折，1名患儿同时共患脊髓性肌萎缩症Ⅱ型（经基因检测确诊），1名患儿围产期有缺氧缺血脑病病史，1名患儿母系成员有耳聋。随着临床确诊病例的增加，临床表型的特点有望进一步明确。同时我们也有理由相信β-UPD的发病率可能远远高于目前的报道。

日本报道了通过新生儿筛查诊断了4例新生儿[16,22]，已确诊的这些患儿没有临床症状，目前经生化诊断为完全β-UPD，尚未得到分子生物学证实，而且家族中临床表型差异很大，因此应该注意遗传和环境因素的影响。

因此，当患者出现发育落后、神经系统异常（肌张力异常或共济失调）、肝脾增大、齿龈增生以及骨骼发育异常时应常规进行代谢筛查；如有不能用原发病解释或持续时间较长的血液、免疫、眼科或胃肠道症状时也建议进行代谢筛查[16]。

3.实验室检查

生化：完全β-UPD患者血浆和尿中N-氨甲酰基-β-丙氨酸和N-氨甲酰基-β-氨基异丁酸浓度明显增高；二氢尿嘧啶、二氢胸腺嘧啶浓度中等程度增高[16]。基因分析：应用PCR扩增以及DNA测序方法对于生化代谢异常患者进行 UBP1 基因测序[16]，不仅对于患者的诊断有重要意义，而且可以对于携带者筛查甚至为产前诊断以及遗传咨询提供可靠依据。

4.诊断

β-UPD诊断需临床与生化以及基因突变分析相结合。

5.治疗

目前尚未有切实有效的治疗方案。曾经有报道一名病人应用β-丙氨酸治疗1.5年，但临床症状未得到有效改善[23-24]。

β-UPD患者和 UBP1 基因杂合突变导致的尿嘧啶代谢异常但表型健康的个体在应用5-氟尿嘧啶时都可能会出现严重的不良反应，因此建议在用药前进行筛查确认。

（王旭）

参考文献

[1] Huang M， Graves L M.De novo synthesis of pyrimidine nucleotides： emerging interfaces with signal transduction pathways[J].Cell. Mol. Life Sci.，2003，60：321-336.

[2] Connolly G P，Simmonds H A，Duley J A.Pyrimidines and CNS regulation[J].Trends Pharmacol. Sci.，1996，17：106-107.

[3] Van Kuilenburg A B P，Stroomer A E M，van Lenthe H，et al.New insights in dihydropyrimidine dehydrogenase deficiency： a pivotal role for b-aminoisobutyric acid? [J]. Biochem. J.，2004，379：119-124.

[4] Shinohara T，Harada M，Ogi K，et al.Identification of a G protein-coupled receptor specifically responsive to beta-alanine[J].J. Biol. Chem.，2004，279：23559-23564.

[5] Schmieden V，Kuhse J，Betz H.A novel domain of the inhibitory glycine receptor determining antagonist efficacies： further evidence for partial agonism resulting from self-inhibition[J].Mol. Pharmacol.，1999，56：464-472.

[6] Hamajima N，Kouwaki M，Vreken P，et al.Dihydropyrimidinase deficiency： structural organization，chromosomal localization，and mutation analysis of the human dihydropyrimidinase gene[J].Am. J. Hum. Genet，1998，63：717-726.

[7] Bakker H D，Meinsma J R，Kayserili H，et al.Genotype and phenotype in patients with dihydropyrimidine dehydrogenase deficienc y [J].Hum. Genet，1999，10：41-49.

[8] Ohse M，Matsuo M，Ishida A，et al.Screening and diagnosis of beta-ureidopropionase deficiency by gas chromatographic/mass spectrometric analysis of urine[J].J. Mass Spectrom，2002，37：954-962.

[9] Dobritzsch D，Meinsma J R，Haasjes J，et al.Novel diseasecausing mutations in the dihydropyrimidine dehydrogenase gene interpreted by analysis of the three-dimensional protein structure[J].Biochem. J，2002，364：157-163.

[10] Andre B P，Patricia C J，Gennip H.Pitfalls in the diagnosis of patients with a partial dihydropyrimidine dehydrogenase deficiency[J].Clinical Chemistry，2000，46（1）：9-17.

[11] Van Kuilenburg A B P. Dihydropyrimidine dehydrogenase and the efficacy and toxicity of 5-fluorouracil[J].Eur. J. Cancer，2004，40：939-950.

[12] Morel A，Fey L，Soulie P，et al.Clinical relevance of different dihydropyrimidine dehydrogenase gene single nucleotide polymorphisms on 5-fluorouracil tolerance[J].Mol Cancer Ther，2006，5（11）：2895-2904.

[13] Dobritzsch D，Meijer J，Meinsma R，et al.Dihydropyrimidinase deficiency：phenotype，genotype and structural consequences in 17 patients. [J].Biochimica et Biophysica Acta，2010，1802：639-648.

[14] Meinsma J R，Zonnenberg B A，Zoetekouw L，et al.Dihydropyrimidinase deficiency and severe 5-fluorouracil toxicity[J].Clin. Cancer Res.，2003，9：4363-4367.

[15] Vreken P，Hamajima N，Meinsma J R，et al.cDNA cloning, genomic structure and chromosomal localization of the human BUP-1 gene encoding betaureidopropionase[J]. Biochim et Biophys Acta，1999，1447：251-257.

[16] Zhang C，Wang X，Raoul C，et al.M β -Ureidopropionase deficiency： phenotype，genotype and protein structural consequences in 16 Patients[J].Biochimica et Biophysica Acta，2012，1822：1096-1108.

[17] Lundgren S，Lohkamp B，Andersen B，et al.The crystal structure of beta-alanine synthase from drosophila melanogaster reveals a homooctameric helical turn-like assembly[J]. J. Mol. Biol.，2008，377：1544-1559.

[18] Begriche K，Massart J，Fromenty B.Effects of beta-aminoisobutyric acid on leptin production and lipid homeostasis： mechanisms and possible relevance for the prevention of obesity[J].Fundam. Clin. Pharmacol.，2010，24：269-282.

[19] Signore A P，Zhang F，Weng Z，et al.Leptin neuroprotection in the CNS： mechanisms and therapeutic potentials[J].J. Neurochem.，2008，106：1977-1990.

[20] Kolker S，Okun J G，Horster F，et al.3-ureidopropionate contributes to the neuropathology of 3-ureidopropionase deficiency and severe propionic aciduria： a hypothesis[J].J. Neurosci. Res，2001，66：666-673.

[21] Meinsma R，Beke E，Assmann B，et al. β -ureidopropionase deficiency：an inborn error of pyrimidine degradation associated with neurological abnormalities[J].Hum. Mol. Genet. 2004，13：2793-2801.

[22] Kuhara T，Ohse M，Inoue Y，et al.Five cases of β -ureidopropionase deficiency detected by GC/MS analysis of urine metabolome[J].J. Mass. Spectrom，2009，44：214-221.

[23] Assmann B，Gohlich G，Baethmann M，et al.Clinical findings and a therapeutic trial in the first patient with beta-ureidopropionase deficiency[J].Neuropediatrics，2006，37：20-25.

[24] Thomas H R，Ezzeldin H H，Guarcello V，et al.Genetic regulation of beta-ureidopropionase and its possible implication in altered uracil catabolism[J]. Pharmacogenet. Genomics，2008，18：25-35.

第十一节　肌酸缺乏综合征临床表现及诊治进展

　　肌酸缺乏综合征（creatine deficiency syndromes，CDS）是一组影响肌酸合成及转运的先天代谢性病，其影像学特点为质子磁共振波谱（proton magnetic resonance spectroscopy，H-MRS）成像显示脑肌酸缺乏。临床表现为智力缺损、语言发育迟缓、孤独症、癫痫发作、肌张力减退，以及运动障碍（主要是锥体外系）及行为问题。CDS 可能是相当多不明原因的精神发育迟滞儿童的致病原因。早期诊断，给予肌酸治疗，可以改善预后。影响肌酸合成或转运的三种相关酶缺陷，均可导致脑肌酸几乎完全缺乏。由于脑肌酸缺乏，使脑的能量储存和运输出现障碍，表现出中枢神经系统明显受累的临床症状。

　　L-精氨酸：甘氨酸脒基转移酶缺陷[L-arginine：glycineamidinotransferase（AGAT） deficiency]和胍基乙酸甲基转移酶缺陷 [Guanidinoacetatemethyltransferase（GAMT） deficiency]导致肌酸不能在肾脏、胰腺和肝脏合成，致病基因分别为 *GATM* 和 *GAMT*，为常染色体隐性遗传。而肌酸转运障碍，是由 SLC6A8 缺陷所致钠和氯依赖性肌酸转运体缺陷（sodium-and chloride-dependent creatine transporter，CRTR），使得肌酸合成后无法转运到大脑被利用，为 X 连锁遗传。

　　继发性肌酸代谢异常，主要与精氨酸和鸟氨酸代谢障碍有关，例如鸟氨酸氨基转移酶（ornithine aminotransferase，OAT）缺陷，精氨酸琥珀酸合成酶和精氨酸琥珀酸裂解酶缺陷，均可导致继发性肌酸代谢障碍。

一、肌酸的合成与转运

　　肌酸主要由肾脏、胰腺和肝脏合成，肌酸合成通过 2 个酶促反应完成：①L-精氨酸：甘氨酸脒基转移酶（L-arginine：glycineamidinotransferase，AGAT）催化精氨酸和甘氨酸，生成胍基乙酸。②S-腺苷-L-甲硫氨酸：N-胍基乙酸甲基转移酶（S-adenosyl-L-methionine：Nguanidinoacetatemethyltransferase，GAMT）催化胍基乙酸脒基团甲基化生成肌酸和 S-腺苷高半胱氨酸（图 8-11-1）。在肾脏和胰腺中 AGAT 活性较高，肝脏中 GAMT 酶活性较高，通过上述途径内源性合成的肌酸及来源于食物中的外源性肌酸通过血液运输到达各组织器官被利用，主要是肌肉和脑。通常内源性合成的肌酸占肌酸储存量的 50%。到达脑和肌肉后，由钠和氯依赖性肌酸转运体（sodium-and chloride-dependent creatine transporter，CRTR）介导进入细胞。细胞内部分肌酸在肌酸激酶（creatine kinase，CK）的催化下逆转化为一种高能量化合物磷酸肌酸。肌酸激酶共有 3 种细胞质亚型和 2 种线粒体亚型，3 种亚型分别为脑型 CK-BB，肌型 CK-MM 和 CK-MB 同工酶。肌酸和磷酸肌酸可通过非酶促反应转化为肌酐，主要通过尿液排泄。每日体内均有恒定的 1.5% 的肌酸被转化，肌酐每日排泄量与体内肌酸总量成正比。

二、发病机制

　　三种肌酸合成或转运相关的基因缺陷导致 CDS，这 3 种缺陷均可导致脑肌酸几乎完全缺乏（图 8-11-2），表现出中枢神经系统明显受累，提示肌酸在维持脑的正常功能中必不可少。肌酸除了具有能量储存和传输的功能，还可能是一种神经调节物质。虽然它在肌肉组织代谢中具有重要作用，但 CDS 患者骨骼肌中肌酸仅有轻度减少。心肌中的水平虽还未检测过，但是至今没有 CDS 患者出现心肌病的报道。营养状况能显著影响血浆肌酸水平，因此，其水平正常并不能排除 CDS 的可能。在肌酸合成缺陷的患者中尿肌酸排泄降低，但在 SLC6A8 缺陷患者中，肾小管细胞功能障碍和肾小管重吸收肌酸减少，尿肌酸可正常或升高，但尿肌酸/肌酐比升高；此外，细胞内肌酸和磷酸肌酸含量减少导致肌酐合成减少。因此，在 CDS 患者中，血浆肌酐和尿肌酐均降低。

　　胍基乙酸在 CDS 的第二步代谢反应中具有重要作用。GAMT 缺陷不能催化胍基乙酸胍基团甲基化生成肌酸，导致患者的组织和体液中胍基乙酸的异常堆积，其脑脊液中的含量可升至正常值的 100 倍以上。但在 AGAT 缺陷患者中，由于 AGAT 缺陷，不能催化胍基团生成胍基乙酸，使胍基乙酸浓度降低。SLC6A8 缺陷影响肌酸的转运，故胍基乙酸的浓度正常。

　　继发性（脑）肌酸缺乏可见于精氨酸琥珀酸裂解酶缺陷（精氨酸-琥珀酸尿），精氨酸琥珀酸合成酶缺陷（瓜氨酸血症 1 型），和鸟氨酸氨基转移酶（ornithine aminotransferase，OAT）缺陷。此外，肌酸代谢的继发性改变还可由甲基化异常引起，如钴胺素 C 缺乏。

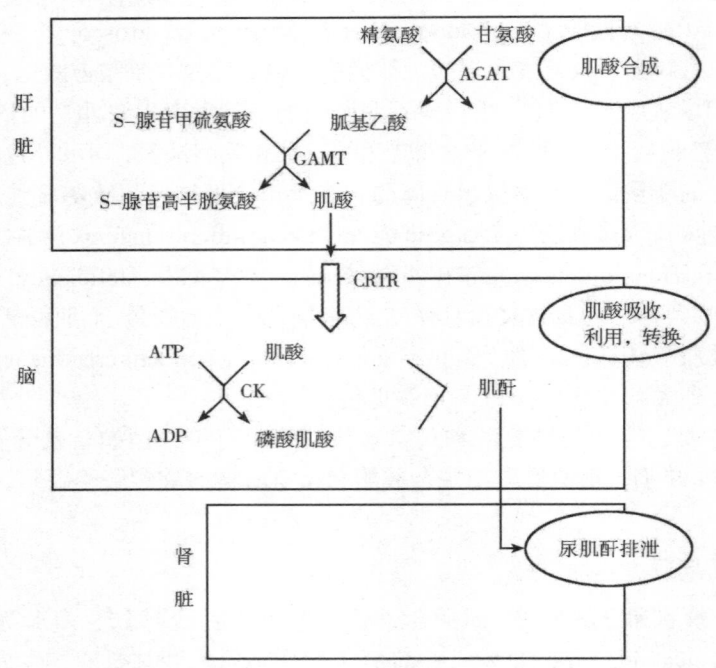

图 8-11-1　肌酸/磷酸肌酸代谢通路（主要存在于图中所标注的器官）
　　AGAT：甘氨酸脒基转移酶；GAMT：胍基乙酸甲基转移酶；CRTR：肌酸转运体（SLC6A8）；ADP：二磷酸腺苷；ATP：三磷酸腺苷；CK：肌酸激酶

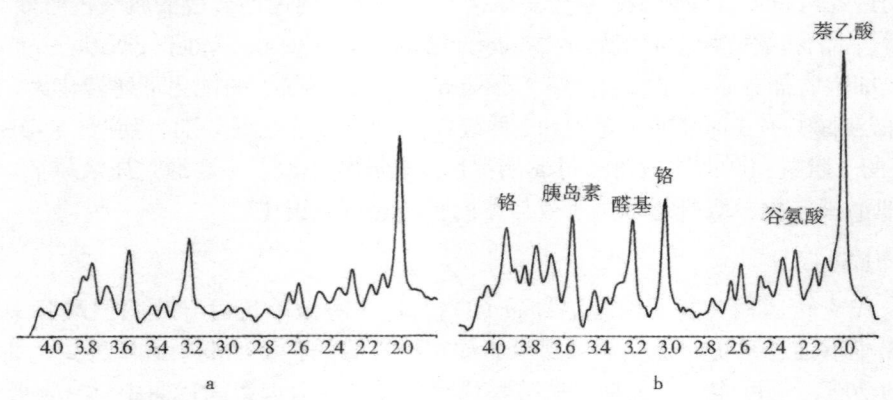

图 8-11-2　GAMT 缺陷致脑肌酸缺乏患者脑质子磁共振波谱
　　a：肌酸完全缺乏；b：口服 6 个月肌酸后，"肌酸波谱"部分正常

三、临床表现

　　CDS 临床表现有精神发育迟滞，语音发育迟缓和癫痫。精神发育迟滞的程度可轻可重，以并发多

动和孤独症为特征，运动障碍主要累及锥体外系[1]。

1.胍基乙酸甲基转移酶缺陷

首例胍基乙酸甲基转移酶（GAMT）缺陷病人于 1994 年被报道。该男婴生后大致正常，4 月龄时出现发育迟滞、肌张力减退、运动过多的椎体外系表现和点头发作。脑电图显示慢波的背景活动和多灶性棘慢波。头颅 MRI 显示双侧苍白球异常，呈 T1 相低信号和 T2 相高信号。

迄今为止，已有超过 50 例的报道，本病具有广泛的临床表现，从轻度到重度的精神发育迟滞、药物难治性癫痫，大部分重症患者常伴有锥体外系的运动障碍和基底节异常信号。也有临床表现类似 Leigh 样综合征和线粒体病的报道，或迟发型折刀样肌强直和肌张力异常运动障碍的报道[2-5]。

2. L-精氨酸：甘氨酸脒基转移酶缺陷

2001 年首次报道本病，目前有三个不同家系的报道。首例家系报道了 3 个兄弟姐妹，临床表现发育迟缓或智力障碍，语言发育延迟，孤独症行为，偶发癫痫和脑肌酸缺乏，在补充肌酸治疗后病情恢复。该家系中一人出生时即被确诊，在生后几周内开始服用肌酸治疗，随访至 18 月龄时，仍未出现临床症状。另一报道为 14 月龄具有中国血统的美国女孩，临床表现为精神运动发育迟缓，重度语言障碍，生长发育迟滞和孤独行为。2010 年报道一例 21 岁和 14 岁也门犹太家族的兄弟姐妹患有甘氨酸脒基转移酶（AGAT）缺陷，两人均表现为发育迟缓，易疲劳和体重增加缓慢，分别有重度和轻度智力障碍（智商 47 和 60），近端肌肉无力，CK 中度升高（500~600IU/L）和肌电图肌病样改变，肌肉活检可见管状聚集和线粒体编码的呼吸链酶活性降低[6-8]。

3. SLC6A8 缺陷

2001 年 Salimins 等首先报道了一例精神发育迟滞伴肌张力减低一男性患儿，脑 MRS 显示肌酸缺乏，血及尿液中肌酸增加及胍基乙酸正常，皮肤成纤维细胞中发现 SLC6A8 存在突变。自此，至少有 78 个家系总共约 170 位患者（包括男性患者/女性杂合子）已被确诊为该病。SLC6A8 缺陷主要临床表现为精神发育迟滞、语音发育迟缓、自闭行为和注意缺陷多动障碍；次要特征包括肌张力减退、关节过伸、运动障碍、身材矮小、脑萎缩、面部畸形和肠道症状。心律失常（包括多发性室性早搏）也可与 SLC6A8 缺陷并发出现。除此以外，本病常并发癫痫，包括从偶发药物敏感性癫痫到频发全面强直阵挛性癫痫和难治性额叶癫痫。

SLC6A8 缺陷家系中的女性杂合子可出现学习障碍、轻度精神发育迟滞，严重者表现出智力缺陷，行为障碍和难治性癫痫。SLC6A8 缺陷的患病率相对较高，可能占 X 连锁精神发育迟滞男性患者的 2%，男性散发智力障碍患者的 1.4%[9-18]。

四、实验室检查

1.脑 MRS

先天性肌酸代谢缺陷患者脑 H-MRS 成像显示肌酸信号明显降低，但是，仍需进行代谢筛查和分子遗传学分析。H-MRS 在儿童及婴儿中应用时需全身麻醉，一般不作为常规检查。即便它日渐成为检测精神发育迟滞和神经系统疾病的常用检查，H-MRS 仍不提倡作为首选筛查手段。

2.代谢筛查

进行尿液中胍基乙酸和肌酸/肌酐比值测定，可用于所有类型的 CDS 筛查。稳定同位素的气相色谱-质谱法（stable isotope gas chromatography-mass spectrometry，SID GC-MS）具有高度的灵敏性；液相色谱串联质谱法（liquid chromatography tandem mass spectrometry，LC-MS-MS）可快速多种化合物的测定。

GAMT 缺陷患者在尿、血浆、脑脊液、干血纸片样本中出现胍基乙酸浓度增高，肌酸和肌酐减低，应用干血纸片样本测定胍基乙酸可进行 GAMT 缺陷的新生儿筛查工作。AGAT 缺陷患者尿、血浆、脑脊液、干血纸片样本中出现胍基乙酸浓度降低，肌酸和肌酐减低。SLC6A8 缺陷患者胍基乙酸浓度正常，尿肌酸可正常或升高，但尿肌酸/肌酐比值升高。这种标志性变化对男性 SLC6A8 缺陷患者有重要的诊断价值，但对于女性杂合子，此项指标不够灵敏，有症状患者该比值仍能处于参考范围内，因此，尿肌酸/肌酐比升高不能作为女性 SLC6A8 缺陷杂合子筛查依据[19-20]。

尿液中上述化合物的含量在一天内无明显变化，随机尿样本即可用于 CDS 的筛查。此外，富含蛋白质的饮食可影响筛查试验出现假阳性结果，应值得关注[21]。

3.DNA 诊断

进行与 CDS 相关的 GAMT，GAMT 及 SLC6A8 基因突变分析可用于本病的基因诊断。GAMT 和 GAMT 的编码基因分别定位于常染色体 19p13.3 和 15q15.3，两种基因缺陷均属常染色体隐性遗传。SLC6A8 基因定位于 Xq28，属 X 性连锁遗传，患者主要为男性，由于 X 染色体失活模式不同，女性杂合子可有多种临床表型。需要注意的是，在新突变的患者家系中，没有 X 性连锁遗传的证据，因此，诊断散发型精神发育迟滞的男性患者和女性患者应常规行 SLC6A8 缺陷的筛查。已发现 GAMT 和 SLC6A8 基因有多种突变类型，包括：无义突变、错义突变、拼接错误、插入、缺失和移码突变，其基因型与表现型间无明显关联。已在 3 个不相关的家系中发现了 GAMT 基因的 3 种突变：无义突变、拼接错误和单核苷酸插入，多数病人可通过基因直接测序进行诊断。高通量测序可作为一种筛查工具直接检测基因，对于部分缺乏灵敏生化标志性指标的 AGAT 和 SLC6A8 缺陷，该项技术有助于诊断出更多的患者，尤其适用于 SLC6A8 缺陷的杂合子女性[15]。

4.功能试验和酶学诊断法

利用成纤维细胞和/或淋巴母细胞或表达系统进行功能试验和/或酶学诊断法有助于在功能范畴内确定诊断，特别是在检测到新突变致病性未知的情况下，更有指导意义[22-24]。

5.产前诊断

高危产妇可通过产前诊断和胚胎植入前遗传学诊断法测定 3 种肌酸缺乏综合征的致病突变。此外，在未检测到潜在致病突变时，还可通过高危产妇的羊水胍基乙酸测定进行 GAMT 缺陷的产前诊断[25]。

五、治疗与预后

1.胍基乙酸甲基转移酶缺陷

口服肌酸替代治疗可有效补充脑肌酸，约 70%的患者可恢复正常[26]。肌酸的用量为 300～400 mg/（kg·d），分 3～6 次服用。该方法单独应用可解除锥体外系症状，显著改善癫痫的发作。合并限制精氨酸饮食治疗可帮助减少胍基乙酸的积累，减少高浓度胍基乙酸神经毒性作用。一般精氨酸限制在 15～25 mg/（kg·d）摄入量，相当于蛋白质 0.4～0.7 g/（kg·d）摄入量，另外需补充无精氨酸的氨基酸混合剂以满足机体营养和氨基酸的需求。体外试验显示补充大剂量鸟氨酸可竞争性抑制 AGAT 活性，有助于减少胍基乙酸的合成，但临床报道在病人应用时未见成效，提示可能在限制精氨酸和补充鸟氨酸联合应用才能有效。据报道，此方法可显著改善成年重症患者的癫痫发作和智力水平，为防止必需氨基酸-精氨酸缺乏影响尿素循环，可给予苯甲酸钠防止氨的累积。

早期联合治疗可显著改善远期预后，最好从新生儿期开始。文献报道一先证者的同胞，新生儿期 GAMT 基因突变测定阳性，自生后 3 周未出现临床症状时即开始联合治疗，14 个月随访时神经系统发育正常，而先证者此时已出现临床症状。测定胍基乙酸技术简单、经济，应列为常规新生儿筛查项目。

2.L-精氨酸：甘氨酸胍基转移酶缺陷

口服补充肌酸 300～400 mg/（kg·d），可有效恢复脑肌酸库，提高异常的发育评分，早期诊断与治疗可显著改善预后。文献报道一个 16 个月伴有全面发育迟缓的 AGAT 缺陷患儿，在肌酸治疗 23 个月后，患儿发育评分可达正常水平。然而，在另一家庭中的两名患儿分别于 7 岁和 5 岁时开始治疗，在 13 岁和 11 岁时仍遗留中度智力缺陷。该家庭中的另一个孩子产前明确诊断，于生后 4 个月开始肌酸补充治疗，18 个月随访发育一切正常，其两个年长的兄弟姐妹在此年龄时均已出现精神发育迟滞。

3.SLC6A8 缺陷

口服补充肌酸治疗不适用于 SLC6A8 缺陷，本病的男性患者及女性杂合子应用肌酸治疗均无效。文献报道 1 例女性杂合子 SLC6A8 缺陷患者，表现为学习障碍，脑 MRS 提示肌酸浓度轻度下降，在应用水肌酸治疗 18 周后，神经心理测试仅有轻度提高。L-精氨酸和 L-甘氨酸是肌酸合成第一步反应的两个重要底物，基于补充脑内两种氨基酸含量，促进脑内肌酸合成的原理，应用这两种物质与肌酸联合大剂量补充疗法目前正在研究当中。文献报道单独补充 L-精氨酸治疗可观察到一男患者出现发育改善现象，但对于其他四名男患者未见到智商提高，附加补充 L-甘氨酸可提高治疗效果。曾有 1 例 *SLC6A8* 缺陷女患者在应用水肌酸、精氨酸和甘氨酸联合治疗后，著改善难治性癫痫的报道。此外，尚有一些通过修改载体多肽或分子改变转运，促进肌酸向脑内转运的不同策略正在研究当中。

（方方）

参考文献

[1] StOckler S, Schutz P W, Salomons G S.Cerebralcreatine deficiency syndromes: clinical aspects, treatment and pathophysiology[J].Subcell Biochem, 2007, 46: 149-166.

[2] Mercimek-Mahmutoglu S, Stockler-Ipsiroglu S, Adami A, et al.Clinical, biochemical and molecular features of guanidine acetate methyl transferase deficiency[J]. Neurology, 2006, 67: 480-484.

[3] Dhar S U, Scaglia F, Li F, et al.Expanded clinical and molecular spectrum of guanidine acetate methyl transferase（GAMT）deficiency[J].Mol Genet Metab, 2009, 96: 38-43.

[4] Morris A A, Appleton R E, Power B, et al.Guanidine acetate methyl transferase deficiency masquerading as a mitochondrial encephalopathy[J].J Inherit MetabDis, 2007, 30: 100.

[5] O'Rourke D J, Ryan S, Salomons G, et al.Guanidine acetate methyl transferase（GAMT）deficiency: late onset of movement disorder and preserved expressive language[J]. Dev Med Child Neurol, 2009, 51: 404-407.

[6] Battini R, Leuzzi V, Carducci C, et al.Creatine depletion in a new case with AGAT deficiency: clinical and genetic study in a large pedigree[J].Mol Genet Metab, 2002, 77: 326-331.

[7] Battini R, Alessandri M G, Leuzzi V, et al.Arginine: glycineamidinotransferase （AGAT） deficiency in a newborn: early treatment can prevent phenotypic expression of the disease[J].J Pediatr, 2006, 148: 828-830.

[8] Edvardson S, Korman S H, Livne A, et al. l-arginine: glycine amidino transferase （AGAT）deficiency: clinical presentation and response to treatment in two patients with a novel mutation[J].Mol Genet Metab, 2010, 101: 228-232.

[9] Betsalel O T, Rosenberg E H, Almeida L S, et al.Characterization of novel SLC6A8 variants with the use of splice-site analysis tools and implementation of a newly developed LOVD database[J].Eur J Hum Genet, 2011, 19: 56-63.

[10] Kleefstra T, Rosenberg E H, Salomons G S, et al.Progressive intestinal, neurological and psychiatric problems in two adult males with cerebral creatine deficiency caused by an SLC6A8 mutation[J].Clin Genet, 2005, 68: 379-381.

[11] Anselm I A, Coulter D L, Darras B T.Cardiac manifestations in a child with a novel mutation in creatine transporter gene SLC6A8[J].Neurology, 2008, 29（70）: 1642-1644.

[12] Fons C, Sempere A, Arias A, et al.Arginine supplementation in four patients with X-linked creatine transporter defect[J].J Inherit Metab Dis, 2008, 31: 724-728.

[13] Mancardi M M, Caruso U, Schiaffino M C, et al.Severe epilepsy in X-linked creatine transporter defect（CRTR-D)[J].Epilepsia, 2007, 48: 1211-1213.

[14] Mercimek-Mahmutoglu S, Connolly M B, Poskitt K, et al.Treatment of intractable epilepsy in a female with SLC6A8 deficiency[J].Mol Genet Metab, 2010, 101: 409-412.

[15] Kamp J M, Mancini G M, Pouwels P J, et al.Clinical features and X-inactivation in females heterozygous for creatine transporter defect[J].Clin Genet, 2011, 79: 264-272.

[16] Clark A J, Rosenberg E H, Almeida L S, et al.X-Linked creatine transporter（SLC6A8）mutations in about 1% of males with mental retardation of unknown etiology[J]. Hum Genet, 2006, 119: 604-610.

[17] Lion-Francois L, Cheillan D, Pitelet G, et al.High frequency of creatine deficiency syndromes in patients with unexplained mental retardation[J].Neurology, 2006, 67: 1713-1714.

[18] Arias A, Corbella M, Fons C, et al. Creatine transporter deficiency: prevalence among patients with mental retardation and pitfalls in metabolite screening[J].Clin Biochem, 2007, 40: 1328-1331.

[19] Carling R S，Hogg S L，Wood T C，et al.Simultaneous determination of guanidinoacetate，creatine and creatinine in urine and plasma by underivatized liquid chromatography-tandem mass spectrometry[J].Ann Clin Biochem，2008，45：575-584.

[20] Mercimek-Mahmutoglu S，Connolly M B，Poskitt K，et al.Treatment of intractable epilepsy in a female with SLC6A8 deficiency[J].Mol Genet Metab，2010，101：409-412.

[21] Arias A，Corbella M，Fons C，et al.Creatine transporter deficiency：prevalence among patients with mental retardation and pitfalls in metabolite screening[J].Clin Biochem，2007，40：1328-1331.

[22] Verhoeven N M，Schor D S，Roos B，et al.Diagnostic enzyme assay that uses stable-isotope-labeled substrates to detect l-arginine：glycineamidinotransferase deficiency[J]. Clin Chem，2003，49：803-805.

[23] Verhoeven N M，Roos B，Struys E A，et al.Enzyme assay for diagnosis of guanidine acetate methyl transferase deficiency[J].Clin Chem，2004，50：441-443.

[24] Rosenberg E H，Almeida L S，Kleefstra T，et al. High prevalence of SLC6A8 deficiency in X-linked mental retardation[J]. Am J Hum Genet，2004，75：97-105.

[25] Cheillan D，Salomons G S，Acquaviva C，et al.Prenatal diagnosis of guanidine acetate methyl transferase deficiency：increased guanidinoacetate concentrations in amniotic fluid[J].Clin Chem，2006，52：775-777.

[26] Mercimek-Mahmutoglu S，Muehl A，Salomons G S，et al.Screening for X-linked creatine transporter（SLC6A8）deficiency via simultaneous determination of urinary creatine to creatinine ratio by tandem mass-spectrometry[J].Mol Genet Metab，2009，96：273-275.

第十二节　抗 N-甲基-D-天冬氨酸受体脑炎临床特征及治疗

20 世纪 60 年代，Brierley 等和 Corsellis 等首先报道了选择性累及边缘性结构（海马、杏仁核、下丘脑等）的一类中枢神经系统炎性疾病，称为边缘性脑炎（limbic encephalitis，LE）[1]。由于最初的病例多伴有小细胞肺癌、乳腺癌以及淋巴瘤等，通常认为 LE 与肿瘤相关，或称之为副肿瘤性边缘性脑炎（paraneoplastic limbic encephalitis，PLE）[2]。2005 年，Vitaliani[3]等发现可能存在一种新的边缘叶副肿瘤性脑炎，其受累患者均为伴有良性畸胎瘤的年轻女性，患者体内存在一种主要表达于海马神经元细胞膜的不明抗原，这种脑炎症状严重，具有潜在致死性。2007 年 Dalmau 等[1]在此类患者体内发现了抗海马和前额叶神经元细胞膜的抗 NMDA 受体抗体，并提出了抗 N-甲基-D-天冬氨酸（N-methyl-D-aspartate，NMDA）脑炎受体脑炎的诊断。抗 NMDA 受体脑炎的具体发病率不详，Granerod[4]报道在英国该病约占脑炎病因的 4%，在急性免疫介导性脑炎中仅次于急性播散性脑脊髓膜炎位居第二。

一、发病机制

NMDA 受体是中枢神经系统内一类重要的兴奋性氨基酸-谷氨酸受体。NMDA 受体在调节神经元的存活、参与突触信号传导及可塑性形成等方面发挥重要作用。该受体的过度激活导致的细胞不良反应可能是癫痫、痴呆及卒中等的潜在发病机制[5]，而其活性降低则可导致精神分裂症样表现。NMDA 受体包括连接甘氨酸的 NR1 及连接谷氨酸的 NR2（A，B，C，D）亚单位，研究表明 NRI 亚单位是导致 NMDAR 脑炎的主要分子靶位[6]。

抗 NMDA 受体抗体脑炎发病机制尚未完全阐明，既往研究显示，因肿瘤抗原与神经系统细胞表达的抗原有相似性，攻击肿瘤抗原的抗体可以导致中枢神经系统炎症反应而致病[7]。非副肿瘤性患者因多数有前驱流感样症状，脑脊液内淋巴细胞增生，提示病原感染可能，但患者脑脊液、活体组织检查或尸检脑组织均无病原证据。故病原体可能参与了免疫激活或作为非特异性感染通过改变血脑屏障通透性而使免疫反应物质进入脑组织中。此外，一些患者在接种疫苗后患该病。亦有文献报道 1 例 3 岁的患儿染色体中发现了 6p21.32 微缺失，缺失部分包括编码人白细胞抗原（human leukocyte antigen，HLA）的基因，可能导致了其具有的自身免疫倾向[8]。

Dalmau 等[5]研究，从抗 NMDA 受体脑炎患者脑脊液或血清中分离出 IgG，并与大鼠的海马神经元共培养，发现神经元上 NMDA 受体的表达降低，而培养液中去除了患者的抗体后，NMDA 受体又得以恢复。NMDA 受体抗体可以选择性减少 NMDA 受体表面蛋白与抗原决定簇，而不影响其他谷氨酸受体或突触蛋白的定位及表达。体内试验将患者的抗体输入大鼠海马可降低其 NMDA 受体表达；注入啮齿类动物的前额区，可促进皮质运动反应系统的传入，提示了谷氨酸能通路被过度激活。研究表明，抗 NMDA 受体脑炎是一类由于神经元表面 NMDA 受体可逆性减少所致的神经元功能障碍性疾病，而非不可逆的退行性变。临床证据也表明抗 NMDA 受体抗体为该病的致病原，脑脊液或血清抗体滴度与临床表现相关。

二、临床特点

本病多见于年轻女性，男性少见。59%患者伴有畸胎瘤，大部分位于卵巢，偶尔也可发生于纵隔、睾丸。本病的临床表现具有一定特征性，多数患者病前有发热、头痛及非特异性类病毒感染样症状。约77%患者以精神症状为首发症状，包括焦虑、易激惹、怪异行为、妄想或偏执、幻视或幻听等，并以此首诊于精神科医生；部分患者出现短时记忆丧失。多数患者（约 2/3）发病 3 周内出现惊厥发作，以全身强直阵挛发作最常见；约 88%的患者出现意识水平降低，病情进展出现类似紧张型精神分裂症样状态，激惹兴奋与运动不能交替出现，对刺激反应减弱或矛盾反应（如对疼痛刺激无反应，抵制睁眼）；一些患者表现喃喃自语、模仿语言或缄默。在此阶段，多数患者出现运动障碍、自主神经功能紊乱及中枢性通气不足。口面部不自主运动是最常见的运动障碍，表现为怪相、强制性的下颌张开或闭合，严重者可导致口唇、舌体受伤或牙齿断裂，还可出现手足徐动或舞蹈样动作、四肢强直扭转等。约 69%患者出现自主神经功能紊乱包括心律失常、各种心动过速或心动过缓、瞳孔散大、呼吸急促、出汗、血压升高或降低等。约 66%患者出现中枢性通气不足，需要机械通气辅助呼吸[5]。患者常出现持续较长时间的睡眠障碍如失眠[9]。多数患者临床症状比较严重，有潜在致命的可能性[10]。

近期该病在儿童和青少年中逐渐被认识，但目前国内关于儿童抗 NMDA 受体脑炎的相关文献很少。有学者总结≤18 岁儿童和青少年抗 NMDA 受体脑炎患儿约占病例总数 40%，儿童患者在临床表现方面与成人相似。但由于儿童精神症状难于被发现，故儿童患者多以一侧肢体肌张力障碍、语言障碍或惊厥而就诊；儿童患者出现运动障碍约占 84%，严重者可出现发作性角弓反张、肌张力障碍性姿势异常和眼动危象。儿童患者常发生自主神经功能障碍，但多不严重，常见唾液分泌亢进和尿失禁，很少有患儿因心律失常而需安装心脏起搏器。中枢性通气不足在儿童患者中发生率低，报道约 23%患儿需机械通气呼吸支持。失眠亦为常见显著症状，严重患儿尽管使用多种镇静剂仍数天不睡[11]；另外有因吞咽功能障碍引起进食困难的儿童个例报道[12]。

三、实验室检查

本病血清学检查通常无特异性，肿瘤标志物亦无明显异常，极少数患者可有癌胚抗原（carcinoembryonic antigen，CEA）、癌抗原 125（cancer antigen 125，CA125）和抗 α - 胎球蛋白（anti-alpha-fetoprotein，AFP）水平升高。脑脊液检查一般无特异性，可出现非特异性炎性改变[5]，60%左右患者可见寡克隆区带[13]。血清和脑脊液相关病原学、风湿免疫性疾病、甲状腺自身抗体以及副肿瘤综合征的相关检查均阴性。本病特异性检查为血清和脑脊液抗 NMDA 受体抗体检测。伴有肿瘤的患者抗体滴度较无肿瘤者高，且与症状严重程度相关，症状改善后抗体滴度平行降低，而未改善者抗体滴度持续增高；如诊断延迟，或患者接受血浆置换或免疫球蛋白治疗后抗体可能仅在脑脊液中测得[5,13]。

头颅 MRI 检查多无特异性，约 55%的患者可有液体衰减反转恢复（fluid attenuated inversion recovery，FLAIR）或 T2W 信号异常，主要出现于颞叶中部、大脑皮质，部分患者可出现大脑皮质、脑膜或基底节轻度或暂时性强化。脑电图可见广泛或局限于额颞慢波或 δ 波，但无特异性。胸腹部、盆腔 CT 和超声检查用于查找肿瘤，以女性卵巢畸胎瘤最常见[5]。儿童患者肿瘤发生率低，≤18 岁患儿肿瘤发生率约占 31%，而≤14 岁发生率仅为 9%[14]。

四、诊断和鉴别诊断

对于抗 NMDA 受体脑炎目前尚无统一诊断标准；年龄小于 50 岁，尤其是儿童或少年，出现急性精神行为异常、异常姿势或运动（主要是口面部及四肢运动异常），惊厥发作，自主神经功能紊乱、通气障碍；常伴有脑脊液淋巴细胞增多或寡克隆区带阳性；脑电图罕见痫样放电，但常为慢波、无规律活动，多数与异常运动无关；头颅 MRI 正常或 FLAIR 增强相短暂异常信号；在排除其他疾病后均应考虑本病的可能。血或脑脊液中检出 NMDA 受体抗体则可确诊[2,13,15]。多数患者在神经症状出现 3 周～4 个月期间发现肿瘤。因潜在肿瘤的持续存在可导致病情反复恶化，所有患者均应检测并寻找潜在的肿瘤，特别是卵巢畸胎瘤或睾丸生殖细胞瘤。尤其对复发或仍残留症状的患者[13]。Florance 等[15]提出尽管儿童患者肿瘤发生率低于成人，仍建议至少在患病 2 年内定期进行腹部、盆腔超声或 MRI/CT 扫描。

抗 NMDA 受体脑炎的临床经过比较具有特征性，但早期仍然需要与单纯疱疹病毒性脑炎、其他自身免疫性脑炎及精神障碍等[16]进行鉴别。单纯疱疹病毒性脑炎起病更急，常有发热、局灶性神经功能缺损以及进行性意识水平下降，头颅 MRI 显示颞叶病变范围更广并可有出血性改变，脑脊液中可发现病毒学的相关证据。其他自身免疫性脑炎如抗神经元内抗体脑炎、桥本脑病等，在临床表现上难以与抗 NMDA 受体脑炎鉴别，需进行血清和脑脊液相关特异性抗体确诊；具有精神行为异常，尤其以此症状起病的患儿，须与精神障碍鉴别。

五、治疗及预后

该病尚未建立标准化治疗方案，治疗尚处于积累经验阶段，主要为免疫治疗和肿瘤切除。目前把皮质醇激素、静脉注射免疫球蛋白和血浆置换作为一线免疫治疗。有肿瘤患者经一线免疫治疗和肿瘤切除后，80%的症状有显著改善[13]。但上述免疫治疗对于 30%～40%患者疗效差。临床无缓解的患者需要使用二线免疫治疗如环磷酰胺或利妥昔单抗。关于利妥昔单抗治疗有效的报道越来越多，该药多与皮质醇激素、免疫球蛋白联合使用或在一线免疫治疗后使用[17]。同时还需对症治疗，如抗癫痫、抗精神病、机械辅助通气等[13]。

本病临床恢复慢，常需数月[9-10]。Iizuka 等[18]通过对抗 NMDA 受体脑炎患者头颅核磁的长期研究观察提出该病所致的脑损伤是可逆转的。文献报道报道约 75%的患者完全康复或仅遗留轻微残障，其中约 85%的患者存在额叶功能失调的表现，包括注意力涣散、计划性降低、冲动和行为失控；约 27%的患者有明显的睡眠障碍，如睡眠过度和睡眠颠倒。20%～25%的患者可能会复发[5,13]。有学者建议患者在病情稳定后仍需激素或免疫抑制剂治疗 1 年左右以防复发[13]。

抗 NMDA 受体脑炎作为一种新的免疫介导的脑炎，其发病机制尚未完全阐明。随着对该病的认识，儿童发病率比想象的高，并且该病在男童亦可见。临床表现与成人患者相似，但少见肿瘤，自主神经功能紊乱及低通气在儿童患者中发生率低，且程度轻[11]。所以对于出现急性行为改变、惊厥、意识水平下降、肌张力障碍或运动失调的患儿，应想到该疾病的可能，并尽快查找肿瘤以及检测抗 NMDA 受体抗体以尽早明确诊断；一旦明确诊断后应及时予以免疫治疗，如发现肿瘤即使良性也应尽早切除，多数患儿预后良好。

（王晓慧）

参考文献

[1] Dalmau J，Tfizfin E，Wu H Y，et a1.Paraneoplastic anti-N-Methyl-D-aspartate receptor encephalitis associated with ovarian teratoma[J].Ann Neurol，2007，61：25-36.

[2] 刘蕾，任连坤，焦劲松. 边缘性脑炎与相关抗体的研究现状[J].中华神经科杂志，2011，44：719-721.

[3] Vitaliani R，Mason W，Anees B，et a1.Paraneoplastic encephalitis，psychiatric symptoms，and hypoventilation in ovarian

teratoma[J]. Ann Neurol，2005，58：594-604.

[4] Granerod J，Ambrose H E，Davies N W，et a1.Causes of encephalitis and differences in their clinical presentations in England：a multi-center，population-based prospective study[J].Lancet Infect Dis，2010，10（12）：835-844.

[5] Dalmau J，Gleichman A J，Hughes E G，et a1.Anti-NMDA-receptor encephalitis：case series and analysis of the effects of antibodies[J].Lancet Neurol，2008，7：1091-1098.

[6] Waxman E A，Lynch D R.N-methyl-D-asparate receptor subtypes：multiple rides in excitotoxicity and neurological disease[J].Neurolscientist，2005，11：37-49.

[7] 周晶，秦新月.抗 NMDAR 抗体脑炎研究进展[J].中国实用神经疾病杂志，2011，14：84-86.

[8] Verhelst H，Verloo P，Dhondt K，et al.Anti-NMDA-receptor encephalitis in a 3 year old patient with chromosome 6p21.32 microdeletion including the HLA cluster [J].Eur J Paediatr Neurol，2011，15：163-166.

[9] Poloni C，Korff C M，Ricotti V，et al.Severe childhood encephalopathy with dyskinesia and prolonged cognitive disturbances：evidence for anti-N-methyl-D-aspartate receptor encephalitis[J].Developmental medicine and child neurology，2010，52：78-82.

[10] Hughes E G，Peng X，Gleichman A J，et al.Cellular and synaptic mechanisms of anti-NMDA-receptor encephalitis[J].J Neurosci，2010，30：5866-5875.

[11] Florance R N，Dalmau J.Update on anti-N-methyl-D-aspartate receptor encephalitis in children and adolescents[J].Curr Opin Pediatr，2010，22：739-744.

[12] Schimmel M，Bien C G，Vincent A，et a1.Successful treatment of anti-N-methyl-D-aspartate receptor encephalitis presenting with catatonia[J].Arch Dis Child.，2009，94：314-316.

[13] Dalmau J，Lancaster E，Martinez H E，et al.Clinical experience and laboratory investigations in patients with anti-NMDAR encephalitis[J].Lancet Neural，2011，10：63-74.

[14] Cyril G,Hina S,Monika E,et al.Early electro-clinical features may contribute to diagnosis of the anti-NMDA receptor encephalitis in children[J].Clin Neurophysiol，2013，124(12)：2354-2361.

[15] Florance N R，Davis R L，Lain C，et al.Anti-N-methyl-D-aspartate receptor (NMDAR) encephalitis in children and adolescents[J].Ann Neural,2009,66：11-18.

[16] 童晶晶，陈贵海.抗 N-甲基-D-天冬氨酸受体脑炎[J].中华神经科杂志，2011，44：504-506.

[17] Kashyape P，Taylor E，Ng J，et al.Successful treatment of two paediatric cases of anti-NMDA receptor encephalitis with cyclophosphamide：the need for early aggressive immunotherapy in tumour negative paediatric patients[J].Eur J Paediatr Neurol，2012，16：74-78.

[18] Iizuka T，Yoshii S，Kan S，et a1.Reversible brain atrophy in anti-NMDA receptor encephalitis：a long-term observational study[J].J Neurol，2010，257：1686-1691.

第十三节　注意缺陷多动障碍诊治进展

一、注意缺陷多动障碍

注意缺陷多动障碍（attention deficit hyperactivity disorder，ADHD），是一种儿童期常见的心理行为障碍，主要表现为与年龄不相符的注意力易分散、注意广度缩小、不分场合的过度活动和情绪冲动，并伴有认知障碍和学习困难，智力正常或接近正常[1]。目前学者普遍认为 ADHD 是一种影响终身的慢性疾病。该病的患病率一般报告为 3%~6%，我国多项研究显示现患率在 3%~10%[2]。

ADHD 病因及发病机制至今仍未明了，普遍的观点认为其致病因素并不是单一的，而是生物、心理、社会等多重因素共同作用的结果。

（一）关于 ADHD 的病因及危险因素

1.生物学因素

（1）遗传因素。对 ADHD 的家系研究显示，ADHD 患儿的一级亲属有 2~8 倍的危险率患 ADHD[3]，双生子研究发现 ADHD 的遗传率为 0.6%~0.9%，平均遗传率为 0.77%[4]，而领养家庭的亲属并没有较高的比率出现 ADHD 症状。一些研究显示，同卵双生子的同病率可达 65%，而异卵双生子仅为 30%，提示 ADHD 具有显著的遗传倾向[5]。而也有学者质疑其家族聚集性是基于基因还是共同家庭环境因素的影响[6]。其遗传方式目前也未能明确，多项研究显示多巴胺 D4 受体、多巴胺 D5 受体、多巴胺转运蛋白、5-羟色胺受体、转运体等多个基因可能是 ADHD 的易感基因，但并未得出一致性结论[7-9]。

（2）神经解剖因素。部分研究显示，ADHD 患儿存在脑结构异常[10-12]，如前额叶区、扣带回、胼胝体、基底核、小脑蚓部等区域体积减小。近年来，随着脑功能影像技术的发展，更多研究显示出 ADHD 患儿脑功能的异常，其异常主要集中在大脑背外侧前额叶、腹外侧前额叶、前扣带皮质背侧、纹状体等，主要影响到注意力、认知、执行功能、记忆、反应抑制、奖励/动机系统等，是 ADHD 核心缺陷的主要相关结构。

（3）神经生化因素。神经生化相关研究显示，ADHD 的发生与单胺类中枢神经递质有关，其中关系最为密切的为多巴胺（dopamine，DA）和去甲肾上腺素（norepinephrine，NE）。但目前研究尚不能以某一单一递质缺陷解释，亦可能是多递质系统的异常。对于药物治疗的相关研究显示，能够改善上述神经递质活性的治疗，可以显著改善 ADHD 注意缺陷、多动及冲动等核心症状[13-14]。DA 和 NE 是执行功能神经通路的主要神经递质，ADHD 患儿的主要问题并不是上述递质的绝对缺乏，而是在关键脑区的释放和再摄取异常，导致突触间隙递质释放量不足或在摄取过快，导致信息无法在执行功能网络中及时而有效地传递。

（4）其他生物学因素。如脑发育异常、孕产期异常、重金属暴露、母孕期物质滥用及烟酒暴露等，均为 ADHD 患病危险因素[15]。

2.心理社会因素

心理社会因素对 ADHD 的发生机预后有着不可忽视的作用。已有国外研究显示，严重的家庭不和、低社会阶层、大家庭、父母犯罪、母亲的精神障碍、不良养育环境等是 ADHD 患病的重要危险因素。ADHD 儿童父母较正常儿童父母存在更多精神问题，如歇斯底里、抑郁、物质依赖或精神病性症状。如父母表现出易怒、情绪及行为冲动等特点，不仅可以通过行为的示范作用直接影响孩子，也可通过不良养育方式间接影响孩子的行为。儿童生活于不和睦的家庭，精神处于紧张、担忧、不安的状态，导致神经兴奋性异常，易出现多动、冲动等表现，不良的家庭环境也使儿童难于集中注意力。对 ADHD 儿童的研究发现，其家庭亲密度、情感表达及组织性等方面均低于正常儿童，提示不和谐的家庭环境是导致儿童各种不良行为的重要因素。其他如家庭经济收入低、住房拥挤、学习环境差都对 ADHD 症状产生影响。近年来，社会发展迅速，包括父母、教师等在内的人群都面临巨大生活和工作压力，儿童不仅也面临越来越大的学习压力，也承载着父母及老师等压力的传递和影响，从而使精神长期处于紧张状态，都是 ADHD 的潜在危险因素。

（二）关于 ADHD 的神经心理机制

ADHD 的神经心理机制，近年来成为研究的热点，目前尚未得到一致的结论。

1.执行功能缺损理论

执行功能缺陷的理论最早由 Barkely 在 1997 年提出[16]，大量研究显示，ADHD 患儿存在认知缺陷，其认知缺陷的核心为执行功能障碍。大部分研究者认为，执行功能（executive function，EF）是指区分优先次序，整合、调整其他认知功能的大脑环路，它管理大脑的认知功能，提供"自我调节机制"[17]。与 ADHD 最有关联的执行功能包括：抑制功能、规则转换、工作记忆、计划与流畅性等。Barkely 认为抑制不能是最根本缺损，抑制能力缺陷和不适当的行为控制导致多动和冲动的症状。Brown 则将执行功能描述为大脑的管理系统[17]。他将执行功能分解为六个群组：工作的组织、排序及激活；任务的集中、维持及转移注意；调节警觉水平、维持努力及处理速度；管理挫折情绪以及调节情感；利用工作记忆及获取回忆；行动的监控及自我调节。这六个群组损害的表现可以解释 ADHD 患者的全部症状，如启动任务困难；无法将注意力集中于一件任务以及在一定时间内在该任务上维持注意力；调节警觉水平及维持努力的困难；情绪的不稳定性；记忆的慢性困难；抑制能力损害及不能有效监控等。他认为这些群组以一个整合的方式运作，相互依赖又相互作用，六个群组的症状往往同时出现，在得到有效治疗时也会同时得到改善。Castellanos 等的研究则认为[18]，导致 ADHD 有 4 个主要原因：反应抑制、厌恶延迟、时间知觉和工作记忆，而工作记忆尤为重要。他强调 ADHD 儿童视觉空间工作记忆存在缺陷，因而不能够维持和熟练地操作视觉空间信息。

2.认知能量模型

Sergeant 提出认知能量模型[19]。将认知过程分为三个水平，底层为编码、中央加工和反应结构。第二级由唤醒、激活和努力三个能量库组成，第三级为管理及执行功能系统。该模型认为 ADHD 患儿的主要缺陷为能量因素，认知能量不足导致不能抑制行为的症状。

3.延迟嫌恶及双通道理论

Sonuga-Barke 等提出以延迟嫌恶（delay aversion）为核心概念的理论[20]。该理论认为 ADHD 的核心症状都是因为个体想要逃离与躲避时间延迟所产生的不适感而出现的适应环境的功能性行为。当患儿面临工作或学习任务时，为减少时间延迟的嫌恶感，自发创造出一些与任务无关的活动，，从而改变对时间长度的知觉，而这些行为往往与任务要求不相符，因而被称之为注意力不集中和多动。

双通道理论则认为单一的抑制缺损理论或延迟嫌恶理论都不充分，而需要从抑制控制和动机机制 2 个通道来解释 ADHD 症状。该理论将 ADHD 区分为执行功能障碍的 ADHD 和延迟嫌恶动机风格的 ADHD，提示构成 ADHD 不同亚型的神经机制可能不同[21]。

二、ADHD 早期识别及治疗进展

ADHD 是儿童期最常见的行为障碍。是一种慢性神经精神疾病。全球范围的患病率报道，因年代、地区、诊断标准不统一有很大的差异，其范围儿童 6% ~ 12%，成人 1% ~ 6%[22-24]。约 70% 的儿童 ADHD 可持续到青春期，有 50%ADHD 症状可持续到成人[25-26]，仅有 10% 的患者可以有症状和功能的缓解[27]。ADHD 的核心症状包括注意力缺陷、多动和冲动，这些症状可以严重损害儿童健康发展、生活质量和社会功能[27-29]。不仅对患者个人，也对家庭和社会造成巨大危害。随着近年来发病率上升，患者数量众多，ADHD 已成为严重危害的公共卫生问题，有待全社会高度关注。

虽然 ADHD 如此常见，病人数量众多，却很难在早期被家长和医生识别，据作者临床观察，ADHD 儿童就诊时，其平均病程都在 3 ~ 5 年，作者见到最晚的是上初中才来就诊，病程已 6 ~ 7 年，孩子因学习跟不上，引起父母重视方来就诊，由于延误诊断，往往对孩子身心健康、社会功能等方面造成严重损害并且治疗效果也较差。这种现象值得儿科医生，尤其是儿保、神经及心理精神科医生的深思。

（一）对 ADHD 儿童进行早期识别和早期诊断，可以从以下三方面入手

1.根据年龄划分

根据目前 ADHD 诊断标准[《精神障碍诊断和统计手册》(第 4 版)，*DSM-IV*]，起病多在 7 岁以前，有些研究发现 7 岁前与 7 岁后发病的 ADHD 无差异性，约半数注意缺陷型儿童，在 7 岁后才显示出异常。以 7 岁划分只是人为标准。由于不同年龄、不同性别 ADHD 儿童可以有不同的表现，其差异可能在孩子出生前就有所不同，如在母孕期，胎动特别明显；在婴幼期孩子表现为难养气质或启动缓慢类型，如好动，脾气大，易怒，易兴奋，易哭闹，难安抚，反应性强或弱，喂养困难，睡眠少，不规律，特别难带，经常刚会走，就要跑，以跑代步，出现外伤、意外事故多见。目前我们仍无法确定 3 岁前 ADHD 的表现形式，原因有二，一些早年的研究表明，3 ~ 4 岁出现显著的注意力不集中和多动，仅有 48% 到学龄期或青少年期可以诊断，至少有半数不会持续到青少年期[30]；其次美国儿科学会（American Academy of Pediatrics, AAP）于 2011 年 10 月发布 ADHD 诊断、评估和治疗新临床指南。一项重要的变化为 ADHD 诊断、治疗年龄的扩展，由原指南（2000 年和 2001 年）6 ~ 12 岁扩展到 4 ~ 18 岁。对于 4 岁以下儿童，

尚不能确诊，可以观察随诊，进行早期行为干预。学龄前儿童进入托幼机构，更多被幼儿园老师发现异常情况。与正常儿童相比，他们精力旺盛，多动不宁，一刻不停，自控力差，干事无长性，情绪不稳定，伙伴关系差，自尊心低下。但多数家长并不重视，认为孩子小，大点就好了。进入学龄期，症状非但没有减轻，可以表现的更明显，更严重。对家长最大的挑战是除了经常被老师告状外，每天最困难的事就是督促做事拖拉、马虎的孩子写作业，经常要做到深夜，常出现一幅疲惫的家长催着疲惫的孩子挑灯夜战的景象。由于持续注意力不集中，孩子学习成绩不稳定，至小学 3~4 年级可以出现学习退步，至初中大部分成绩跟不上，与孩子的智力水平不相称。对于青春期的孩子，ADHD 的症状变得隐匿起来，但注意力缺陷仍是这个年龄的突出特征，表现为不能过滤无关刺激，易分心，注意力的选择和维持有困难，做事不能坚持，虎头蛇尾，不能按要求做事，经常半途而废，学业往往受挫，可以出现一门或多门功课不及格，甚至厌学，上课注意力更加不集中，与学习成绩差形成恶性循环。孩子情绪也更加不稳定，亲子关系恶化，此时就诊已太晚了。

2. 根据症状划分

ADHD 是一种行为障碍，其主要临床表现为三大核心症状——注意力不集中、多动和冲动。临床分为三个亚型：①注意力缺陷为主型；②多动冲动为主型；③混合型。可以简单按症状划分为有多动的和无多动的 ADHD。对于伴有多动的 ADHD 早期诊断相对容易，因为这类孩子往往有明显的，与年龄不相称的、难以控制的行为紊乱，而对于没有多动的 ADHD，早期诊断相对困难，ADHD 不一定就有多动行为，有多动行为的也不一定都是 ADHD。尤其要警惕母亲有分娩异常，语言发育迟缓，感觉统合统失调的儿童，对于有注意力缺陷的女孩，有学习问题的儿童更需要警惕。由于 ADHD 的性别差异，男孩患病远多于女孩，男女之比为（4~9）：1，加之女孩的 ADHD 往往以注意力缺陷为主。她们表面看上去安静，但是学习成绩不佳，即安静型的 ADHD，症状比较隐匿。女孩的 ADHD 不易被发现和诊断，因为老师可能无法发现和报告其注意分散的行为。造成女孩往往比男孩晚就诊 3 年左右，多因学习成绩退步方来诊。

而对于多动行为明显的儿童需要鉴别以下情况：正常儿童的活泼好动；长期不良环境引起的多动；精神发育迟滞；孤独障碍；抑郁障碍；抽动障碍等。ADHD 儿童的多动是过度的、盲目的、不恰当的，甚至是有破坏性的、不分场合的、难以控制的、与其年龄不相称的多动，与正常儿童的贪玩、淘气、好动是有本质上的区别。其他疾病伴发的多动往往具有原发病的表现。为了能早期诊断 ADHD，除了需要家庭、学校、医院密切配合外，老师（幼儿园、小学）的作用至关重要，他们可以对行为异常的儿童做出观察、比较和判断，将孩子的情况反馈给家长，也可以通过让老师填写 ADHD 筛查量表，如 Conners 教师问卷，将结果反馈给医生，通过病史，症状，相关检查也可以早期做出诊断。在诊断 ADHD 时，我们需要了解一下情况：

（1）孩子的异常行为是否在 7 岁之前出现？

（2）这些行为是否比其他同年龄、同性别的儿童发生的更频繁、更严重？

（3）这些行为是否持续 6 个月以上？

（4）这些行为是否在多场合，而不是一个地方发生？

（5）这些行为是否明显导致儿童的社会功能受损？

（6）孩子的智力是否正常？

3. 根据共患病划分

ADHD 是儿童期常见的神经精神疾病，其共患其他精神疾病的可能性较其他人群高 6 倍。单纯 ADHD 仅占 1/3，有 2/3 的 ADHD 共患其他精神障碍[31]。常见的如对立违抗障碍、品行障碍、焦虑障碍、心境障碍、抽动障碍、睡眠障碍、特定的学习障碍。由于共患病的存在，往往使得病情严重而复杂，而以某一共患病来就诊的患儿，需要考虑有无 ADHD，因为 ADHD 太常见了，使得我们更多时候要警惕它的存在。这样可以及早发现和诊断 ADHD。

（二）ADHD 的治疗

ADHD 如此常见，对儿童青少年身心健康发展危害如此之大，早期诊断和治疗却很困难，治疗过程则更困难，这与公众目前对 ADHD 还不了解，不认识，不重视有很大关系。治疗 ADHD 的关键，包括药物治疗，依从性、疗效及随访等，很大程度在于家长而不在于医生，虽然医生的作用也很大，但是却很有限。我们迫切需要做的是让广大公众和患儿家长了解 ADHD；重视 ADHD，要让家长知道 ADHD 是一种慢性危害极大的疾病，而不是孩子的坏习惯、坏毛病，也要让家长知道多动、分心不是孩子的错，而是疾病的表现。目前对于 ADHD 的治疗有了很多方法，治疗药物品种繁多，疗效也有了明显的提高，给患儿和家长带来了希望，这是可喜的一面，但是要改变家长对 ADHD 的科学认知，提高治疗的依从性，我们面临的工作任重而道远。

早在 1937 年，美国医生 Charles Bradley 首次用中枢兴奋剂苯丙胺治疗儿童行为问题和学习问题取得惊人效果，也开创了 ADHD 的治疗先河。从那时起，中枢兴奋剂类药物（包括哌甲酯、苯丙胺和匹莫林）一直是治疗 ADHD 的首选和最常用的药物。在许多临床试验和前瞻性社区研究报告显示，兴奋剂治疗能迅速改善 ADHD 患儿的核心症状，有 69%~81% 的患儿在短期内对兴奋剂治疗产生有效的反应[32-33]。二线药物包括可乐定（Clondine）、三环类抗抑郁剂等，也有一定的治疗效果，但不良反应较为明显，主要是心血管系统方面的，需要监测血压、脉搏和心电图。主要用于对兴奋剂效果不佳或有其他禁忌证的患儿。

1.药物治疗

目前治疗 ADHD 的药物种类多，大致可以分为中枢兴奋剂和非中枢兴奋剂两大类。中枢兴奋剂国外有 15 种之多，而我国仅有哌甲酯及其缓释剂（专注达）；非中枢兴奋剂有托莫西汀（择思达）、三环类抗抑郁剂、安非他酮、单胺氧化酶抑制剂、5-HT 再摄取抑制剂（5-HT serotonin reuptake inhibitor, SSRI）和 5-HT 及 NE 再摄取抑制剂（5-HT and NE serotonin reuptake inhibitor, SNRI）、中枢去甲肾上腺素调节药物（可乐定）等。

尽管国外有许多治疗 ADHD 的新药。长效兴奋剂（包括 adderall、metadate、ritalin LA、vyvanse 和 concerta 等）。新一代的中枢兴奋剂主要是长效制剂。一些国家，如加拿大治疗 ADHD 指南中，已将长效兴奋剂哌甲酯和安非他明作为一线用药，传统的短效制剂作用时间 4~6 h，中效制剂 6~8 h，长效制剂 10~14 h。迄今为止的研究结果显示，长效兴奋剂在诱导缓解方面优于短效兴奋剂[34]。且只需每日服用 1 次，增加了依从性，减少了多次服药的麻烦。

国内目前在临床中，应用广泛的长效制剂分别是中枢兴奋剂——哌甲酯缓释片（Concerta）和非中枢兴奋剂——盐酸托莫西汀（Atomoxitine）。两种药物是我国 ADHD 防治指南推荐的主要一线用药[35]。

（1）哌甲酯缓释片（Concerta）是长效的哌甲酯制剂，通过使用独特的口腔渗透系统中的释放泵，使胶囊中的哌甲酯缓慢释放，作用时间可达 12h。其作用机制是阻断突触前膜上的多巴胺转运体（dopamine transporter，DAT），减少突触间隙 DA 和 NE 的回吸收，促进 DA 和 NE 的释放，进而提高了突触间隙 DA 和 NE 的水平，增加了对突触后膜受体的作用。与速释哌甲酯相比，Concerta 具有效果好、维持时间长、作用平稳、不良反应轻及使用方便等优点。有一项服用 Concerta 12 个月治疗 ADHD 的研究显示：服用 Concerta 治疗 ADHD 患儿的效果明显优于使用速释哌甲酯者，家长/ 看护者更喜欢使用 Concerta，也提高了依从性。Concerta 常见的不良反应为食欲下降、入睡困难、腹痛、头痛和抽动等。

（2）盐酸托莫西汀（Atomoxitine），是第一个被美国 FDA 批准用于治疗 ADHD 的非兴奋型药物，治疗作用持续 24 h。其作用机制是可以有效减缓突触前膜 NE 的回吸收，增加突触间隙 NE 的浓度。7 项儿童青少年 ADHD 患者临床研究的荟萃分析，为双盲随机对照研究，805 例应用托莫西汀，558 例应用哌甲酯，接受 6 周治疗。结果显示托莫西汀治疗 ADHD 的疗效与哌甲酯相当（有效率分别为 49% 和 53%），两种药物对于注意缺陷的有效率无明显差异。择思达的治疗优势，对于 ADHD 共患病，包括焦虑、抑郁、对立违抗性障碍和抽动障碍等也有较好的疗效，服药后症状改善，生活质量显著提高，且不诱发抽动、无成瘾风险，未来有着良好、广泛的应用前景。常见不良反应为头痛、食欲下降、腹痛、恶心、发力等，往往是轻微的、一过性的、可以耐受的。长期用药未见严重不良事件的报告。

2.非药物治疗

由于 ADHD 是一种复杂的，多因素所引起的综合征。临床表现多样化，治疗的单一化，对于疾病的恢复往往难以达到显著、持久的效果。需要寻找综合的，多维的，多模式治疗。多维治疗（multimodal treatment）指的是同时进行几种不同的治疗方案来针对一种缺陷或一种障碍的综合治疗方案。对 ADHD 的多模式治疗研究是 ADHD 治疗领域里程碑式的，经典的多方位研究计划。其结果证实：药物治疗，行为治疗，联合治疗，一般的社区治疗均对 ADHD 的症状改善有作用，但作用的有区别，药物治疗和联合治疗优于行为治疗和一般社区治疗[36]。

（1）行为治疗。针对 ADHD 的心理行为问题进行心理治疗和行为训练，行为治疗是一种特异性的干预，经循证医学研究显示与兴奋剂同属 ADHD 的一线治疗。尤其对于轻症患儿，有良好的效果。医生、家长和教师对患儿的家庭和学校环境进行一系列的干预，提供更有序的活动，使儿童能更专心，避免精力分散。并应用学习原则，逐渐改善患儿的非功能或非适应性行为。常用的方法包括正性强化法、暂时隔离法、消退法、示范法等。

（2）父母培训。通过父母培训，教给家长如何管理子女行为的方法。解释 ADHD 儿童产生对抗行为的原因，指导如何关注、表扬儿童，如何纠正儿童的不良行为。使父母能更加理解患儿的需要，更好地对其行为做出适当反馈。父母培训可创造一种长期、持续、有利于康复的环境，使儿童能减少的对抗行为，逐渐展示他们具有良好行为的能力。

（3）社会能力训练。包括社交技能、认知技能和躯体技能训练。帮助 ADHD 儿童学会一些实际社会技巧、正确对待他人、解决好人际关系、相互学习、接受奖励或批评，处理挫折和恼怒等方法。该方法对 ADHD 的远期疗效较好。

（4）学校干预。这是 ADHD 儿童进入社会，融入集体的重要一环。学校老师可以通过课堂管理和策略，提高学生行为控制的能力。老师可根据 ADHD 患儿的具体情况，对不同类型 ADHD 儿童进行特殊干预，进行个别和团体辅导，并配合药物治疗，提高治疗效果。

（5）假期强化治疗。ADHD 的治疗，假期不能停，因为疾病和损害没有"假期"之分。假期除了坚持服药外，还可以进行强化行为训练，让孩子们在营地进行训练，娱乐和心理课程学习，能在短期内有效地培养孩子的良好生活和学习习惯，消除不良行为模式。临床实践证明，配合药物治疗效果良好且持久。

（6）其他方法。特殊教育项目，根据 ADHD 儿童发育延迟，行为较幼稚，学习有困难的特点，可以采取蹲班或安排接受 1~2 年的特殊教育，老师根据 ADHD 儿童的特点，制定合适的教育方案，采用特殊的教育方法，而教育内容与学生所在学校相同。

比较药物治疗和非药物治疗，哪种类型的治疗对 ADHD 更有效。通过 ADHD 儿童多模式治疗协作组的为期 14 个月的随机、多中心的临床试验，回答了这一问题。参加该研究的对象为 7~9 岁在校 1~4 年级儿童，符合 *DSM-IV* 中 ADHD 混合型的诊断标准。共入组 579 例，随机分为 4 组：单独药物治疗组，单独行为治疗组，药物行为联合治疗组，单独社区治疗组。在治疗的 3 个月、9 个月、14 个月进行随访和评估。结果显示 4 组的 ADHD 症状比治疗前均有改善，获得最佳疗效儿童的百分比：联合治疗组 68%，单独药物治疗组 56%，单独行为治疗组 34%，社区治疗组 25%，药物治疗明显优于行为治疗，联合治疗与单独药物治疗疗效相比差异不大，这个经典的临床试验也验证了 ADHD 的损害是神经递质的失衡，因此可以单独选用恰当药物治疗使之缓解。

总之，对 ADHD 儿童要采取多维的、综合的治疗模式。以药物治疗为主，配合行为治疗。目前，治疗过程中强调按中国《儿童注意缺陷多动障碍防治指南》规范化治疗；坚持长期治疗；连续药物治疗；

个体化治疗。既要对 ADHD 治疗，也要对共患病治疗；既要最大限度地改善症状，也要促进社会功能的提高。我们——家长、老师、医生及全社会一起来关注儿童多动症这个病及患多动症的儿童，才能让 ADHD 儿童及其家庭最大程度获益，减少疾病带来的各种危害。

（陆小彦　王爱华）

参考文献

[1] 郑毅.儿童注意缺陷多动障碍防治指南[M].北京：北京大学医学出版社，2007：1.

[2] 静进.儿童注意缺陷多动障碍诊疗进展[J].实用儿科临床杂志，2012：965-970.

[3] Banerjee T D，Middleton F，Faranone S V.Environmental risk factors for attention-deficit hyperacticity disorder[J].ActaPaediatr，2007，96（9）：1269-1274.

[4] 陶国泰，郑毅，宋维村.儿童少年精神医学[M].2 版.南京：江苏科学技术出版社，2008：207.

[5] 邹小兵，静进.发育行为儿科学[M].北京：人民卫生出版社，2005：237-238.

[6] Lydia M F.Attention-deficit hyperactivity disorder（ADHD）：Does new research support old concepts[J].Child Neurol，2008，23（7）：775-784.

[7] Bhadurin N，Das M，Sinha S，et al.Association of dopamine D4 receptor（DRD4）polymorphisms with attention deficit hyperactivity disorder in Indian population[J].Am J Med Genet B Neuropsychiatr Genet，2006，141（1）：61-66.

[8] Nyman E S，Ogdiemn，Loukola A，et al.ADHD candidate gene study in a population-based birth cohort association with DBH and DRD2[J].J Am Acad Child Adolesc Psychaitry，2007，46（12）：1614-1621.

[9] Lid，Sham P C，Owen M J，et al.Meta-analysis shows significant association between dopamine system genes and attention deficit hyperactivity disorder（ADHD）[J].Hum Mol Genet，2006，15（14）：2276-2284.

[10] Camona S，Vilarroya O，Bielsa A，et al.Global and reginal gray matter reductions in ADHD：a voxel–based morphometric study [J].Neurosci Lett，2005，389（2）：88-93.

[11] Wang J，Jiang T，Cao Q，et al.Characterizing anatomic differences in boys with attention -deficit hyperactivity disorder with the use of defomation-based morphometry[J].Am J Neuroradio，2007，28（3）：543-547.

[12] Emond V，Joyal C.Structural and functional neuroanatomy of attention-deficit hyperactivity disorder（ADHD）[J].Encephale，2009，35（2）：107-114.

[13] Noorbala A A，Akhondzadeh S.Attention-deficit hyperactivity disorder etiology and phamacotherapy[J].Arch Iran Med，2006，9（4）：374-380.

[14] Berridge C W，Devilbiss D M，Andrzejewski M E，et al.Methylphenidate preferentially increases catecholamine neurotran-smission with in the prefrontal cortex at low doses that enhance cognitive function [J].Biol Psychaitry，2006，60（10）：1111-1120.

[15] Braun J M，Kahn R S，FroehlichT，et al.Exposures to environmentaltoxicansand attention deficit hyperactivity disorder in U.S. children[J].Environ Health Perspect，2006，114（12）：1904-1909.

[16] Barkley R A.Behavioralinhibition，sustainedattention，and executive functions：constructing a unifying theory of ADHD[J].Psychological Bull，1997，121（1）：65-94.

[17] 布朗 T E.注意缺陷障碍[M].王玉凤 主译.北京：北京大学医学出版社，2007：19-50.

[18] CastellanosF X，Tannock R.Neuroscience of attention deficit/hyperactivity disorder.The search for endophenotypes[J].Nat Rev Neurosci，2002，3（8）：617-628.

[19] Sergeant J.The cognitive-engergeticmodle：anempirical approach to attention -deficit hyperactivity disorder[J].NeurosoiBiobeh Rev，2000，24（1）：7-12.

[20] Sonuga-Barke E J，Sergeant J A，Nigg J，et al.Executive dysfunction and delay aversion in attention deficit hyperactivity disorder.Nosologic and diagnostic implications[J].Child Adolesc Psychiatr Clin N Am，2008，17（2）：367-384.

[21] Sonuga-Barke E J.Psychological heterogeneity in AD/HD-a dual pathway model of behavior and cognition[J].Behavioural Brain Res，2002，130（1/2）：29-36.

[22] Faraone S V，Sergeant J，Gillberg C，et al.The worldwide prevalence of ADHD：is it an American condition? [J].World Psychiatry，2003，2（2）：104-113.

[23] Kessler R C，Adler L，Ames M，et al.The prevalence and effects of adult attention deficit/hyperactivity disorder on work performance in a nationally representative sample of workers[J].J Occup Environ Med，2005，47（6）：565-572.

[24] Biederman J，Faraone S V.Attention-deficit hyperactivity disorder[J].Lancet，2005，366（9481）：237-248.

[25] Langley K，Fowler T，Ford T，et al.Adolescent clinical outcomes for young people with attention-deficit hyperactivity disorder[J].Br J Psychiatry，2010，196（3）：235-240.

[26] Kessler R C，Adler L，Barkley R，et al. The prevalence and correlates of adult ADHD in the United States：results from the National Comorbidity Survey Replication[J]. Am J Psychiatry，2006，163（4）：716-723.

[27] Gigi H H，Nanda R，Jan K. To stop or not to stop? How long should medication treatment of attention-deficit hyperactivity disorder be extended?[J].European Neuropsychopharmacology，2011，（21）：584-599.

[28] Barkley R A. Global issues related to the impact of untreated attention-deficit/hyperactivity disorder from childhood to young adulthood[J].Postgrad Med，2008，120（3）：48-59.

[29] Adler L，Cohen J.Diagnosis and evaluation of adults with attention-deficit/hyperactivity disorder[J].Psychiatr Clin North Am，2004，27（2）：187-201.

[30] 苏林雁.儿童多动症[M].北京：人民军医出版社，2004：134-142.

[31] 王玉凤.注意缺陷障碍[M].北京：北京大学医学出版社，2007：171-172.

[32] Spencer T，Biederman J，Wilens T，et al.A large，double-blind，randomized clinical trial of methylphenidate in the treatment of adults with attention-deficit/hyperactivity disorder[J].Biol Psychiatry，2005，57（5）：456-463.

[33] Kemner J E，Starr H L，Ciccone P E，et al.Outcomes of OROS methylphenidate compared with atomoxetine in children with ADHD：a multicenter，randomized prospective study[J].Adv Ther，2005，22（5）：498-512.

[34] Hosenbocus S，Chahal R.A review of long-acting medications for ADHD in Canada[J].J Can Acad Child Adolesc Psychiatry，2009，18（4）：331-339.

[35] 郑毅.儿童注意缺陷多动障碍防治指南[M].北京：北京大学医学出版社，2007：66-67.

[36] Conners C K，Epstein J N，March J S，et al.Multimodal treatment of ADHD in the MTA：an alternative outcome analysis[J].J Am Acad Child Adolesc Psychiatry，2001，（2）：159-167.

第九章　内分泌系统疾病诊治进展

第一节　儿童糖尿病的诊治进展

一、儿童糖尿病的流行病学研究现状

糖尿病（diabetic mellitus，DM）是一种严重的代谢性疾病，是儿科内分泌最常见最重要的慢性疾病之一。随着人民生活水平的提高，全球儿童糖尿病发病率迅速增加，严重增加了社会和家庭的负担。了解儿童糖尿病的发病现状及积极采取相关防治策略具有重要临床意义。

（一）儿童和青少年 1 型糖尿病

1 型糖尿病（type 1 diabetic mellitus，T1DM）是儿童及青少年糖尿病的主要类型，全球 20 岁以下的糖尿病患儿大约 85% 为 1 型糖尿病。1 型糖尿病的症状和诊断明确，发病时必需住院抢救治疗并使用胰岛素，因此针对 1 型糖尿病的流行病学研究是大多是以发病率调查为主。从调查方法看，目前发病率的研究多数采用"捕获-再捕获"方法，其病例数据有 2 个不同来源，再通过公式计算而得出发病率。第一来源是主要来源，一般是以医院为基础的病例。第二来源在不同国家略有不同，如可能是青少年糖尿病基金会的会员记录、胰岛素使用记录、城市糖尿病登记、医疗保险登记、学校或幼儿园记录等。迄今为止大部分的 1 型糖尿病发病率数据来源于中高发病率地区，例如欧洲和北美地区，他们自从 19 世纪 80 年代就建立了完善的糖尿病登记系统和调查位点，来自亚洲、北美和非洲的数据较少。

1.1 型糖尿病发病率现况

1 型糖尿病的发病率在世界范围内变化很大，根据已报告的资料，发病率最高相差 350 倍。根据国际糖尿病联盟（International Diabetes Federation，IDF）发布的资料，按发病率从小于 4/10 万到大于 20/10 万，共划分为 6 个级别：非常低（< 4/10 万）、低[(4 ~ 8)/10 万]、中等[(8 ~ 12)/10 万]、较高[(12 ~ 16)/10 万]、高[(16 ~ 20)/10 万]和非常高（> 20/10 万）。大洋洲、北欧、北美洲的发病率处于高级别，其中 T1DM 发病率最高的是欧洲的芬兰（42.9/10 万），其周边国家瑞典（30.0/10 万）及挪威（20.8/10 万）同样处于非常高的级别。美国和加拿大也属于非常高级别，分别为 27.92/10 万和 35.08/10 万。澳大利亚和新西兰也处于非常高级别：1997 年至 2002 年为 20.9/10 万。中欧国家（如奥地利、瑞士）的发病率处于 16 ~ 20/10 万等级，南欧国家 1 型糖尿病发病率（如意大利、希腊）的级别相对较低。亚洲、中美洲、南美洲 T1DM 的发病率处于较低级别。亚洲发病率最高的是塞浦路斯为 11.9/10 万，其次为以色列（10.7/10 万）。其他亚洲国家和地区均处于低级别：日本 2.37/10 万，韩国 1.89/10 万，新加坡 2.46/10 万，泰国 1.65/10 万。我国 T1DM 的平均发病率低（0.59/10 万）；我国香港地区为 1.2 ~ 1.7/10 万，我国台湾地区为 3.75/10 万。中美洲的夏威夷发病率 7.61/10 万。南美洲 2 个中等发达的国家智利和阿根廷，其发病率分别为 6.58/10 万和（6.3 ~ 10.3）/10 万。而非洲 T1DM 的发病率及流行病学情况报道相对较少。根据现有资料显示非洲各地区发病率差异较大：（1.5 ~ 20）/10 万[1-2]。

绝大多数的发病率调查结果显示儿童期 1 型糖尿病有 2 个年龄发病高峰，分别是 5~7 岁和青春发育期。另外，低发病率地区（如亚洲、南美及南欧）女童发病率高，而大多数欧洲国家男童发病率高，但也有研究未发现两性别之间的差异。

2.1 型糖尿病发病率的变化趋势

纵观几十年来儿童及青少年 1 型糖尿病的发病情况,世界范围内 1 型糖尿病发病率多呈上升趋势。世界卫生组织 DIAMOND 项目的 1 型糖尿病发病率调查结果显示,1990~1999 年 57 个参与国家的发病率平均每年增长 2.8%,其中 1995~1999 增长率为 3.4%,高于 1990~1994 年 2.4%的增长率。另一项基于欧洲多中心的大型 1 型糖尿病发病率的调查结果表明,1989~2003 年每年发病率增幅为 3.4%~3.9%,其中最年幼儿童组(5 岁以下儿童)发病率增加最高。澳大利亚 2000~2006 年 1 型糖尿病 0~14 岁发病率平均年增长 2.8%。在美国科罗拉多州,T1DM 由 1978 年至 1988 年的 14.8/10 万增至 2002~2004 年间的 23.9/10 万。1990~2009 年新西兰奥克兰市儿童 1 型糖尿病发病率有上升趋势。亚洲国家的发病率研究较少,日本的流行病学调查相对完善,2006 年的发病率研究报道年增长 5.9%,1997~2003 年以色列儿童 1 型糖尿病发病率由 8.0/10 万增至 10.7/10 万,平均年增长率为 3.4%。我国全国性的儿童糖尿病发病调查较少。20 世纪 80 年代末期针对全国儿童 1 型糖尿病进行过发病率的调查显示,我国 1988~1996 年儿童 1 型糖尿病的发病率在逐年上升。对比欧洲各国区域性的发病率报道,北欧糖尿病发病率相对稳定,但是欧洲中部及东部大多数城市糖尿病发病率增长显著。如波兰的西里西亚地区平均年发病率增长为 9.3%,奥地利年增长率为 9.2%,罗马尼亚平均增长 8.4%,捷克平均增长 6.7%,斯洛伐克平均增长 5.1%。相反,传统的高发病率北欧国家,如芬兰、瑞典和挪威的发病率增长不大,仅仅为 2.7%、3.3% 和 1.3%。虽然全球各国相继报道 1 型糖尿病发病率增长趋势明显,但也有部分地区发病率调查未发现 1 型糖尿病的上升,如加拿大魁北克市、美国芝加哥市、西班牙的亚拉贡市等[3]。

此外,无论是高发病率国家(如芬兰、瑞典、美国、加拿大、澳大利亚)还是相对低发病率国家(如奥地利、波兰、丹麦、匈牙利)的调查都发现小于 5 岁年龄段患儿发病率增长最快,体现了儿童 1 型糖尿病流行的新趋势,即未来儿童 1 型糖尿病的发病有进一步低龄化的倾向。

3.影响 1 型糖尿病发病率的相关因素

1 型糖尿病发病是遗传因素和环境因素共同作用的结果,因此 1 型糖尿病发病率的变化要从遗传和环境两方面来解释。

(1)遗传因素。不同国家、地区的 1 型糖尿病发病率差异显著说明 1 型糖尿病的易感性很大程度上取决于遗传因素。白种人的发病率相对高,热带及亚热带地区的发病率也相对高。虽然 1 型糖尿病与某些基因标志的相关性有家族倾向性,但遗传方式依然不清。尽管有 10%的 1 型糖尿病存在家族聚集性,但是儿童糖尿病遗传方式依然不清。同卵双胎之一为 1 型糖尿病,另一患病危险率约为 36%;异卵同胞之一患 1 型糖尿病,其他孩子 20 岁之前患病危险率约为 4%,60 岁之前患病危险率约为 9.6%;一般有 1 型糖尿病家族史的家庭成员的危险性约为 0.5%,双胞胎中先出生者危险性更高。

(2)环境因素。短期内儿童 1 型糖尿病发病率的快速上升表明遗传对 T1DM 增加的作用远小于环境因素的影响,因此研究环境危险因素是近年来研究流行病学最重要的方面之一。①地理因素:对不同地球纬度国家的发病率调查发现 1 型发病率有随距赤道距离的增加而逐渐增加的趋势。如以色列、科威特位于北纬 30°~33°,其发病率呈低水平,而挪威、瑞典和芬兰分别位于北纬 60°、56° 和 65°,其发病率居非常高级别。我国大陆儿童 1 型糖尿病的发生呈现明显的南低北高的变化规律,如北纬 30°以南地区发病率较低,北纬 45°以北地区发病率较高,相差达四倍。②季节因素:最近一项发病率研究表明在许多地区(40%的调查国家)冬天和夏天的 1 型糖尿病发病率有显著差别(发病率最高的季节为冬天,最低的为夏天),这一结果在远离赤道,高发病率的国家和年长儿人群中更为明显。此外,关于 1 型糖尿病患儿出生季节的调查结果显示,春天及夏天出生的儿童发病率高,秋天出生的低。季节因素对发病率的影响支持出生前后病毒感染促发自身免疫反应的假说。③感染因素:感染是儿童 1 型糖尿病环境危险因素中的第一候选因素,目前对于感染因素影响作用的研究存在着争议。EURODIAB 多中心研究组分析了 900 名 1 型糖尿病患儿和 2302 名正常儿童的母孕期和新生儿期感染、儿童期普通感染、免疫的信息,发现儿童时期有医疗记录的感染与 1 型糖尿病发病相关。芬兰大型糖尿病高危人群前瞻性调查结果证实肠道病毒感染与儿童 1 型糖尿病的发病有关。相关的病例对照研究报道胎儿期及发病前病毒感染可增加 1 型糖尿病的发病风险。另有研究认为感染具有保护作用，能减少儿童 1 型糖尿病的发病。④出生体重和体重增长：在许多大型病例对照研究调查显示出生体重过重可增加儿童患 1 型糖尿病的风险，瑞典的研究认为宫内过度喂养导致的高出生体重是 1 型糖尿病的独立危险因素，挪威 1 型糖尿病发病率研究报道发病率的增长和出生体重的增长呈线性关系。但也有研究不支持这一结论。随着社会经济的发展及人民生活水平的提高，越来越多的学者将对 1 型糖尿病流行病学研究的注意力放在了与体重增长相关的因素上。近年来儿童及青少年的饮食习惯呈现高脂肪、高热量的趋势，再加上以"坐"为主的生活方式的影响（如交通工具以公交车、汽车为主，休闲娱乐以玩电脑、看电视为主），全球超重及肥胖儿童的人数大幅上升。有研究发现儿童期的体重过度增长是 T1DM 发病的危险因素，且儿童 1 型糖尿病发病率的增长与体重指数增长相关。"促发假说"认为肥胖和超重增加了胰岛素抵抗，加重了胰岛 β 细胞的负荷，加速了自身免疫攻击和细胞凋亡，从而推动了发病。有些研究认为"体重加速器学说"还与儿童 1 型糖尿病低龄化有关。⑤饮食因素：在饮食因素中报道最多的是牛奶喂养与 1 型糖尿病发病的关系。对于有 1 型糖尿病基因易感性的婴儿进行的观察性研究结果指出，1 型糖尿病与母乳喂养减少和过早喂养牛奶有关。芬兰的流行病学调查显示，非母乳喂养婴儿比母乳喂养婴儿患病风险高。立陶宛的一项研究也支持早期喂牛奶是患 1 型糖尿病的环境危险因素。但是也有研究不支持上述观点。在意大利撒丁岛的一项研究中显示，与对照组相比，更多患病儿童是母乳喂养，此项研究既不支持母乳喂养具有保护作用，也不支持牛奶喂养能增加发病风险的观点。Svensson 等的研究也显示母乳喂养并未降低 1 型糖尿病发生的危险性。因此婴儿出生后过牛奶喂养与 1 型糖尿病的发生之间关系的有待进一步研究。另有一些前瞻性的研究提示婴儿早期谷类或其他辅食的添加与 β 细胞自身抗体的产生及 1 型糖尿病发病相关。⑥疫苗接种：关于疫苗对 1 型糖尿病发病的流行病学研究少，疫苗对糖尿病发病的影响作用还有争议，但目前的报道结论是疫苗接种并不影响 1 型糖尿病的发病风险。⑦母亲妊娠年龄和分娩次序：研究中还发现分娩次序是影响儿童 1 型糖尿病发生的危险因素之一。EURODIAB 病例对照研究发现，产妇年龄大于 25 岁，子女未来患 1 型糖尿病的危险性显著增加。Bingley 等前瞻性的人群调查结果为孕母年龄每增加 5 岁则发病风险增长 25%，且患病风险随胎次的增长而减低，每胎间降低 15%，故作者认为母亲妊娠年龄不断上升可能是儿童 1 型糖尿病发病率上升的原因之一。挪威一项前瞻性的研究发现第一胎的妊娠年龄和糖尿病发病无关，而第四胎的妊娠年龄与发病率相关，每增长 5 岁则发病率增长 43.2%；当孕母年龄介于 20～24 岁之间时，1 型糖尿病的发病率随分娩次序的增长而下降，每胎间降低 17.9%。但 30 岁以上的孕母所生后代未呈现此相关性。

（二）儿童和青少年 2 型糖尿病

自从 1979 年首次报道美国 Pima 族印第安儿童发生 2 型糖尿病（type 2 diabetic mellitus，T2DM）以来，有关 2 型糖尿病的报道迅速增加。2 型糖尿病仅是成人疾病的观念正不断转变。近年来，由于社会经济的发展、饮食结构改变、体力活动减少肥胖儿童增多等多方面原因导致儿童 2 型糖尿病的发病率呈上升趋势。由于成人 2 型糖尿病并发心血管疾病、终末肾病、视力减退及肢体坏死等成为伤残及死亡的主要病因，因此儿童 2 型糖尿病的急剧增多引起医学界高度重视。

与 1 型糖尿病相比，有关儿童青少年 2 型糖尿病的流行病学研究很少，随着对 2 型糖尿病的不断关注及认识，世界各国相继进行了糖尿病及糖调节异常的流行病学调查。由于 2 型糖尿病的症状和诊断不像 1 型糖尿病那么明确，且考虑到成本效益问题，基于人群开展的儿童青少年 2 型糖尿病流行病学调查较少，而以住院临床病例为研究对象的调查开展较容易。但是住院病人属于特殊医疗关怀群体，必须住院的情况是有危及生命的情况如合并糖尿病酮症酸中毒或严重高血压、肝肾功能异常等。而无并发症者不住院的情况是占大多数，因此以医院为基础的针对 2 型糖尿病的发病率调查实际意义有限。针对 2 型糖尿病起病隐匿、早期症状不明显等特点，其患病率调查开展较多，且大部分的资料是来源于基于医院的临床病例和对肥胖儿童及青少年的 2 型糖尿病及糖调节异常的筛查。

1.2 型糖尿病的发病率调查

目前2型糖尿病的发病率调查结果来看，儿童2型糖尿病发病数量的升高趋势首先在发达国家表现出来。根据美国辛辛那提和俄亥俄州的资料，10~19岁儿童2型糖尿病的发病率由1982年的0.7/10万上升到1994年的7.2/10万，0~19岁儿童2型糖尿病在新诊断糖尿病患儿中的比例从1982年的2%增加到1994年的16%。美国蒙大拿州和怀俄明州对1999~2001年住院的小于20岁的糖尿病病例进行回顾性调查，1型糖尿病和2型糖尿病的发病率分别为每年5.8/10万和每年23.3/10万，2型糖尿病的发病率为1型糖尿病的4倍。2001~2006年在澳大利亚10~18岁的人群中，2型糖尿病登记发病率为每年2.5/10万，5年期间发病率增加11%。在对日本东京地区1976~1980年初中年龄段学生采用先行尿糖筛查而后行糖耐量试验的调查结果显示2型糖尿病发病率为每年7.3/10万，而1981~1985年增至每年12.1/10万，至1991~1995年增加到每年13.9/10万；同期小学年龄段的2型糖尿病发病率则由每年0.2/10万增至每年1.6/10万后增至每年2.0/10万。欧洲与北美、澳大利亚、日本的高发病率、高增长不同，来自英国、奥地利、瑞典的资料提示，儿童青少年2型糖尿病发病率低于1/10万。1999-2007年奥地利10~19岁儿童2型糖尿病的发病率为0.26/10万，8年中发病率虽有大幅度的增长，从1999年的0.14/10万升高至2007年的0.34/10万，但仍处于低发病率的级别。Ehtisham等根据2000年英国所有儿童糖尿病中心的登记结果进行的调查也显示类似的结果：16岁以下儿童2型糖尿病的发病率是0.21/10万，而2005年的发病率增长至0.35/10万。因此，欧洲儿童青少年T2DM的总发病率还是明显低于北美、澳大利亚和日本。随着对儿童2型糖尿病发病率的报道增多，发展中国家儿童2型糖尿病发病率也表现出上升趋势。泰国曼谷新诊断儿童青少年糖尿病人群中，2型糖尿病的比例从1986~1995年间的5%增加到1997~1999年的17.9%。中国内地目前还无基于普通人群的大范围儿童青少年2型糖尿病发生率的报道，但陆续出现了基于医院进行的发病情况的统计。天津市儿童医院统计资料显示，1991年2型糖尿病占糖尿病总数的2%，到2001年高达8.8%。浙江儿童医院2000至2010年新诊断糖尿病患儿503例，其中2型糖尿病31例（6.2%），2型糖尿病患儿数量上升4.2倍，占糖尿病的构成比从3.2%上升到7.5%。北京儿童医院糖尿病1995~2011年共登记192例新诊断2型糖尿病住院病例，与1型糖尿病的比例为1∶5.9，平均增长趋势高达每年27%，明显高于1型糖尿病每年14%的增长率[4-6]。

2.2 型糖尿病的患病率调查

在北美，患2型糖尿病的儿童占全部糖尿病儿童的8%~45%，有文献报道2001年北美10~19岁2型糖尿病的患病率约为0.42/1000。以1967~1976年与1987~1996年两个十年相比，北美Pima族印第安青少年的2型糖尿病患病率从增长4~6倍。与北美儿童青少年2型糖尿病患儿数量猛增，并有成为糖尿病主导类型的趋势不同，欧洲国家中德国、奥地利、法国、英国的资料提示，儿童2型糖尿病的患病比例仅占所有糖尿病病例的1%~2%，但患病数量上有明显增长。目前亚洲国家的患病率调查资料仍十分匮乏，在日本20岁以下的糖尿病患儿约占全部糖尿病儿童的10%。我国台湾地区采用日本的调查方法，于1992~1999年间对约286万6~18岁儿童青少年的2型糖尿病大型筛查研究显示，新诊断2型糖尿病发病率为6.5/10万，是1型糖尿病发病率的4.3倍，2型糖尿病在新诊断糖尿病中占54.2%，居各型糖尿病之首位。2004年，北京儿童医院对北京市19593例中小学进行空腹手指末梢血糖筛查，对血糖异常人群（≥5.6mmol/L）进行口服葡萄糖耐量实验（oral glucose tolerance test，OGTT）确定诊断及糖尿病分型，得出的2型糖尿病患病率为0.6/1000。2003~2004年上海市卢湾区12所中学的11~19岁10442名在校学生采用尿筛查并进行空腹血糖及OGTT检查的调查结果显示患病率为0.479/1000。因此，就目前的儿童青少年2型糖尿病患病率的调查同样显示了北美、澳大利亚和日本的患病率高于欧洲，亚洲地区包括中国在内呈现高发态势。

多数研究显示2型糖尿病多发于青少年期，且青春期女性患病率明显高于男性。美国的文献报道提示2型糖尿病患儿中10~14岁年龄组患病率最高，男女比在1∶（1.5~1.7）。日本等地调查均显示，2型糖尿病患病率总体趋势为青春期女性患病率明显高于男性，男性与女性比例波动于1∶（1.2~6.0）。

而有部分调查结果为 2 型糖尿病患儿中男性占多数。上海市卢湾区的 2 型糖尿病患儿男女比例为 1.4∶1，随年龄增大患病率呈增高趋势。基于北京儿童医院住院数据表明，1995～2011 年 192 例新诊断 2 型糖尿病患儿中男孩比例明显高于女孩（男女比例为 1.7∶1.0），其中 10～14 岁年龄段的患儿占 84.4%[7]。

3.2 型糖尿病的危险因素

2 型糖尿病是一种多因素疾病，其病因及发病机制尚未完全阐明，目前认为是遗传易感性和环境因素共同作用的结果。

（1）遗传因素。2 型糖尿病发病有强烈的遗传倾向，不同种族儿童 2 型糖尿病发病及患病相差悬殊，在少数族裔发病率高。众所周知，美国 Pima 族印第安人的 2 型糖尿病患病率在全世界最高，1996 年时 10～14 岁及 15～19 岁年龄组 2 型糖尿病患病率分别高达 2.23% 和 5.09%，而所有美国印第安人的患病率仅为 0.41%。在美国，儿童青少年 2 型糖尿病患者中 69%～75% 为非洲裔美国人，而他们仅占美国人口总数的 14.5%，而患有 2 型糖尿病的欧洲血统儿童还不到 5%，数量甚至低于欧洲本土的患病率。1994 年澳大利亚 7～18 岁土著儿童中 2 型糖尿病的患病率调查结果为 1.31%。此外，太平洋群岛、高加索、亚洲的印度和日本儿童亦为患 2 型糖尿病高发人群。同时研究人员还发现：儿童 2 型糖尿病主要发生于有色人种，1988～1995 年美国阿肯色州共发现儿童 2 型糖尿病 50 例，其中白人占 24%，非洲种族占 74%，其他种族占 2%，且女性多于男性。从以上的研究结果可得出，原居住于太平洋地区及环太平洋区域的种族是易患 T2DM 的种族。

儿童和青少年 2 型糖尿病具有明显的家族遗传倾向性，以往报道 74%～87% 的 T2DM 患儿有家族史，其 I 级、II 级亲属的 2 型糖尿病的发病率为 74%～100%，并且在几代中有多人患病，父母双方都患糖尿病的儿童比只有父母一方患糖尿病的有更高的患糖尿病危险性，父母均患 T2DM，子女中将有 50% 患病。有研究发现，同卵双生子 T2DM 的同患率为 100%，单卵双生的同患率为 70%～80%。

（2）环境因素。肥胖或超重是饮食结构变化、能量摄入过多、体力活动不足的后果，是 T2DM 发病的高危因素。众多国家及地区对儿童青少年 2 型糖尿病流行的相关因素研究均发现儿童 2 型糖尿病的增长与肥胖率升高趋势一致。对 2 型糖尿病的高危人群及种族的报道也提示儿童及青少年患有 2 型糖尿病的人数增加与肥胖人群数量的不断增加相关。2002 年，167 例美国肥胖儿童及青少年行口服糖耐量实验试验后，18% 青少年肥胖者患有空腹血糖受损，25% 青少年肥胖者患有糖耐量受损，4% 青少年肥胖者有轻度糖尿病表现。

与美国肥胖儿童调查结果不同，2003～2006 年欧洲一项大规模的儿童 2 型糖尿病及糖尿病前期的患病率研究显示，肥胖儿童的空腹血糖受损和糖耐量受损的检出率分别为 1%～3.7%，2.1%～4.5%，其 2 型糖尿病的检出率为 1%，但未涉及儿童糖尿病高发病率的地区（例如芬兰、撒丁岛等）。同期在意大利的撒丁岛的肥胖儿童数量也有所上升。在中国，医生对在浙江省儿童医院住院的 1301 例肥胖儿童进行口服糖耐量实验，但是未显示该群组患儿肥胖的程度，结果显示该组 2 型糖尿病的检出率为 2.23%，糖尿病前期包括糖耐量异常（impaired glucose tolerance，IGT）和空腹血糖调节受损（impaired fasting glucose，IFG），在肥胖儿童中检出率已达 19.60%，其中空腹血糖受损为 10.45%，糖耐量受损为 5.69%，稍低于美国的检出率，但高于欧洲的检出率。上述研究均表明，儿童及青少年肥胖人群中糖尿病前期及 2 型糖尿病患病率较高。

因此，肥胖（尤其是中心型肥胖）既是代谢综合征的重要组分之一，也是致胰岛素抵抗、2 型糖尿病和其他心血管疾病的独立危险因素。随着现代饮食结构的不合理及静坐生活方式的增加，肥胖已成为 21 世纪全球最常见的健康问题之一，亚洲地区肥胖的患病率较西方国家低，但倾向于发生中心型肥胖。

（3）其他危险因素。近年来越来越多的研究发现青春期多囊卵巢综合征（polycystic ovary syndrome，PCOS）患者存在糖代谢的紊乱，是青少年 T2DM 发病的危险因素之一。Palmert 等对 27 例青春期 PCOS 患者进行研究，结果发现 9 例患者存在糖代谢异常（发生率为 33.0%），其中 1 例 T2DM，8 例 IGT。

有报道提示患妊娠期糖尿病的母亲或妊娠期间的血糖偏高的母亲所生的后代易发生肥胖和 T2DM。

此外,关于低体重出生儿及宫内营养不良多项研究显示,胎儿营养不良及低出生体重与胰岛素抵抗及 2 型糖尿病患病风险增长相关。

(巩纯秀　孟曦)

二、儿童 1 型糖尿病的强化治疗

1 型糖尿病是儿童期常见的慢性疾病,世界各地 1 型糖尿病患儿在显著增多,50%T1DM 患者在 15 岁之前确诊。由于儿童带病生存的时间长于成人糖尿病患者,长期持续高血糖与微血管、大血管的并发症密切相关,因此治疗的目标是达到最佳的血糖控制,以延缓或防止血管并发症。儿童还必须保证正常的生长发育和生活质量,为了维持血糖接近正常,需要时时面对挑战。如何实现良好的血糖控制,使之可行并行之有效是我们探索的主题,强化治疗即为策略之一。

(一)强化治疗的必要性和实效性

强化治疗这一名词始于 DCCT 研究。自从 1993 年美国糖尿病控制与并发症研究(the diabetes control and complications trial,DCCT)证明强化治疗能减少糖尿病长期并发症之后,通过强化治疗长期降低血糖已被全世界推广。DCCT 试验及其后续的糖尿病干预和并发症流行病学研究(epidemiology of diabetes intervention and complications study,EDIC)一项长达 30 年的调查表明[8]:糖尿病患者增殖性视网膜病、肾病和心血管疾病等并发症的发病率在强化治疗组分别为 21%,9% 和 9%,而在对照组(未强化治疗组)则分别为 50%,25% 和 14%,证实通过强化治疗可以带来良好的血糖控制,从而减少或延缓 1 型糖尿病患者并发症的发生。因此糖尿病患者实行强化治疗很有必要。

DCCT(1983～1993 年)把糖尿病患者分成常规治疗组和强化治疗组。强化治疗的定义为:胰岛素注射每日≥3 次(multiple daily injection,MDI)或持续皮下输注胰岛素(continuous subcutaneous insulin infusion,CSII)治疗、每日自我监测血糖(self-monitoring blood glucose,SMBG)至少≥4 次,以及根据饮食、运动酌情调整胰岛素剂量,在安全的前提下使血糖长期尽可能达到或接近正常。而常规治疗组是接受每日 1～2 次胰岛素注射,对血糖控制目标无特殊要求。

在 1994 年 DCCT 结束后,1375 例参加 DCCT 的患者(占 1441 例患者的 96%)继续进入随后的 EDIC(1994～2005 年)研究[9],其中 688 例来自于 DCCT 常规治疗组,687 例来自于强化治疗组。在 EDIC 之初即对来自于常规治疗组的患者进行强化治疗的教育、糖化血红蛋白(HbA1c)每 3 个月检查 1 次、每年进行 1 次并发症的筛查。DCCT/EDIC 共随访 18.5 年,曾经的 DCCT 常规治疗组,HbA1c 的平均水平为 9.1%,只有 4.3% 的患者 HbA1c 值≤7.0%。他们在随后的 EDIC 中,经过强化治疗,平均 HbA1c 值降为 7.7%,其中有 13.1% 的患者 HbA1c 值≤7.0%。而在曾经的 DCCT 强化治疗组,平均 HbA1c 值为 7.4%,有 44.3% 的患者 HbA1c 值≤7.0%。DCCT 结束后,EDIC 的 12 年随访中,他们的 HbA1c 值的平均水平为 7.8%,有 18.8% 的患者 HbA1c 值≤7.0%,与先在 DCCT 常规治疗组后在 EDIC 研究中进行强化治疗的患者相比无明显差异。说明强化治疗不论早晚,只要有目标要求,都能够达到血糖控制目标。DCCT/EDIC 进一步为强化治疗所带来的益处提供客观依据。

DCCT/EDIC 强化治疗提出了 T1DM 病人所期待的效果。与以往的常规治疗相比,可减少 50% 的并发症,是糖尿病最有效的治疗。而且,"代谢记忆"可使强化治疗的效应进一步扩大。除了 DCCT/EDIC 研究,Braun[10]等对 105 例儿童青少年 1 型糖尿病患者应用地特胰岛素治疗的观察,发现用长效地特胰岛素(Detemir)作为基础胰岛素的基础-餐时 MDI 代替常规治疗后,HbA1c 显著下降,[(8.5 ± 0.8)%:(7.6 ± 0.6)%],夜间严重低血糖明显减少[7.6/(100 病人·年):4.8/1(00 病人·年)],且清晨空腹血糖更为平稳。Masao Toyoda 报告了血液透析的 2 型糖尿病患者,将 1 日 2 次常规胰岛素改为基础-餐时的强化治疗后[用甘精胰岛素(Glargine)作为基础胰岛素],每日胰岛素总量从(20.1 ± 15.2)IU/d 降为(18.1 ± 15.1)IU/d,空腹血糖显著降低,从(1.7 ± 0.6)g/L 降为(1.3 ± 0.3)g/L,而体块指数(body mass index,BMI)及 HbA1c 无明显变化。上述资料表明,相对于常规治疗,强化治疗可以带来良好的血糖控制、减少低血糖发生，并且减少胰岛素的用量。

（二）强化治疗的实施

强化治疗的胰岛素输注方式为 CSII 与 MDI。CSII 因其能模拟人体胰岛素的生理分泌，理论上是最理想的控制糖尿病的方法。它按照预设的胰岛素输注程序进行工作，包括基础胰岛素用量、餐前泵入大剂量，等等。自 20 世纪 80 年代开始在儿童青少年中使用胰岛素泵以来，胰岛素泵的治疗为糖尿病患儿提供了一个改善血糖控制效果的手段。与国外不同，出于经济方面的考虑，我国胰岛素泵的使用最早是在住院糖尿病患儿的急性代谢紊乱期的短期强化治疗，疗效明显优于传统的每日 2 次或多次皮下注射方法。随着社会经济的发展和人们意识的提高，越来越多的家长和患儿选择长期使用 CSII 治疗。目前从胰岛素常规注射改为胰岛素泵的最常见原因为：经常发生低血糖或严重低血糖、黎明现象、血糖控制不佳、期待更自如的生活及减少针头恐惧。另外，婴幼儿饮食相对不固定也不适应常规治疗，用胰岛素泵后对小婴幼儿尤其可以减少因注射而产生的焦虑、并且减少低血糖的反复发生。

虽然都是强化治疗的方法，但是两种方法还是否有差异的。Shalitin[11]等对用胰岛素泵 6 年的观察显示，T1DM 用胰岛素泵 6 年来，HbA1c 显著持久的位于较低水平，且在用胰岛素泵期间，严重低血糖的发生率也是明显降低的。且年龄越小、糖尿病病程越短，SMBG 越频繁，就能获得越低的 HbA1c。用泵期间达到目标血糖的人群是小年龄儿童最多，原因是小幼儿家长监管力度大而依从性良好。多个中心横断面的调查显示，相对于 MDI，胰岛素泵可以改善血糖控制，同时伴发更少的低血糖事件。近期的一些研究提示胰岛素泵与连续动态血糖监测（continue glucose monitoring system，CGMS）的联合应用进一步降低了 HbA1c 的血糖水平而没有增加低血糖的频率。Bergenstal[11]的一项多中心随机化研究显示血糖控制不佳的儿童 1 型糖尿病，在接受胰岛素泵与 CGM 的联合治疗后，有接近半数的儿童达到了美国糖尿病协会（American Diabetes Association，ADA）根据年龄分层的 HbA1c 目标值。胰岛素泵与 CGM 的联合使用优于分别两个独立系统的应用。Jakisch 等[12]的一项有关 CSII 与 MDI 为期 3 年的德国和奥地利多中心配对研究（共 434 例患者）比较了 MDI 与 CSII 在血糖控制、减少低血糖等方面的作用。结果显示 CSII 在对血糖控制及减少低血糖、糖尿病酮症酸中毒（diabetic ketoacidosis，DKA）发生率等方面优于 MDI，且胰岛素用量更少。

CSII 的短期研究结果是肯定的，但是长期效果仍需进一步的研究验证。多项研究表明，从 MDI 变为 CSII，最初几个月，HbA1c 快速下降，之后有个反弹，最终二者 HbA1c 基本相同。DCCT/EDIC 研究也证实了此点。Nimri[13]的一项回顾性配对研究中，HbA1c 值≥10% 的 T1DM 患者，从 MDI 改为 CSII 后，HbA1c 下降了 1.7%，而原来 HbA1c 值≤7% 组，HbA1c 下降不明显。他们发现对于血糖控制良好的患者，从 MDI 改为 CSII 主要是减少了低血糖的发生，增加了生活舒适度。而对于血糖控制不佳的 T1DM 患者，改为胰岛素泵后主要是改善了血糖。

除了关注疗效，临床医生还需要考虑到患者的费用效益。在美国，2007 年有 1740 亿美元用于糖尿患者的治疗，其中 580 亿美元是用于糖尿病并发症的治疗。胰岛素泵是良好的治疗手段，但如果缺乏医疗保险，对于大多数家庭而言负担不起。尽管胰岛素泵治疗的直接花费要多于 MDI，但在一些卫生经济学研究中提示，到了成人，CSII 的费用效益比率可能会比 MDI 更好。因为血糖控制良好，将减少并发症的发生从而减少看病费用。到目前为止，对于儿童青少年尚缺乏客观地指标评价应用胰岛素泵所带来的费用效益比。

CSII 的使用在技术上也有一定的要求。CSII 的安装、胰岛素基础率及餐前大剂量的设置和调节，等等，都需要糖尿病患儿或家长有一定的知识水平及具有主观能动性，愿意主动接受这一外在的、迷你的"生命支持装置"。胰岛素泵治疗的成功与否具有高选择性：高质量和高主观能动性的患者用 CSII 后容易达到目标血糖。总之，对于强化治疗的方法选择 MDI 还是 CSII，二者各有优势。

（三）强化治疗良好结果的根本，在于改善行为的综合管理

由于 DCCT 试验对于胰岛素治疗作用有一个明确的要求，使很多人误认为胰岛素的作用远远大于包括糖尿病教育在内的糖尿病治疗的其他方面。现在很多人存在一个错误的理念，即强化治疗等同于 MDI 或 CSII，而很少有人注意到糖尿病教育所起到的作用。而且随着胰岛素类似物及一系列输注装置的出现，患者和医生们很容易接受这种高端的药物或设备所带来的益处，从而更为关注胰岛素的治疗作用而忽视慢性疾病的教育、行为及心理支持所起到的作用。

在儿童青少年糖尿病的治疗中，不能单独过分地强调强化治疗中胰岛素的作用以及仪器注射装置的作用而忽略其他方面，如目标血糖的设定、糖尿病教育等，这是对强化治疗的曲解。反而在临床实践中，强化治疗的核心应该是强化目标血糖，即通过多次注射或者胰岛素泵治疗达到目标血糖。在 DCCT 中，糖尿病医生与患者接触极为密切，有时甚至胜似亲人。这种频繁的接触包括至少每月一次的面谈、每周一次的通话等，如果发现血糖异常，更要加强沟通以利于血糖控制，但当试验结束后，因为密切接触所带来的促进血糖控制的效应也随即消失了。

DCCT 共包括 195 例高度选择的儿童青少年 T1DM 患者，其中 92 例接受强化治疗。这 92 人试验前经过了严格筛选，并排除了依从性差的患者。这一点值得关注，即使这种高度选择的青少年患者，HbA1c 的平均值仅为 8.06%，低于目标值。DCCT 的患者具有高度选择性，很少有研究来评估非选择性儿童青少年 T1DM 长期治疗的疗效。在 2003 年，Wysocki 等[14]报道了 142 例年轻的糖尿病患者，随机分成常规治疗组（每日 2 次胰岛素注射）和强化治疗组，进行 18 个月的观察研究。两组患者都设定治疗目标并且尽全力给予健康支持，糖尿病患者每周至少与糖尿病医生通话一次汇报血糖控制情况，每月还需与糖尿病医生面对面地交谈。除每年 4 次常规检查外，还有糖尿病心理医生及营养师随时指导。结果两组中所有患者的 HbA1c 都明显改进，在基线期自律性最差的患者 HbA1c 改善最明显。

由此引出的问题是：在糖尿病强化治疗中究竟哪一环节最重要？是胰岛素治疗还是糖尿病教育和支持？笔者认为在自律性差的患者身上仅仅将胰岛素的治疗方法复杂化是达不到预期目的的，而加强糖尿病教育、改善患者行为及心理支持等方面的治疗反而能促进血糖控制。

尽管 DCCT 之后儿童青少年 T1DM 患者应用 MDI 及 CSII 大大增加了，但很多儿童仍然接受每日 2 次的非预混型胰岛素注射。实践经验及横断面的资料显示，随着注射次数的增加，HbA1c 并没有明显的改善。在 DCCT 之后美国 Joslin 糖尿病中心及 2 个意大利中心的研究资料显示，每日胰岛素注射次数与 HbA1c 无明显关系。其后一项来自美国佛罗里达的研究结果也是如此。而丹麦儿童青少年糖尿病中心的登记资料显示，每日 2 次胰岛素注射，血糖控制要优于每日 3～4 次血糖控制。当然这不除外因为血糖控制不佳而增加胰岛素注射次数的可能。最近来自 21 个国际多中心的 Hvidoere 儿童糖尿病研究显示，青少年每日 2 次非预混型的胰岛素注射，HbA1c 平均水平 7.9%，基础-餐时胰岛素注射组的 HbA1c 平均水平 8.2%，胰岛素泵治疗组 8.1%，三者相比前者最低。也有一些纵向研究观察从每日 2 次改为 MDI 的效果。Hvidoere 团队报告了儿童青少年糖尿病为期 3 年多中心的纵向观察[15]，在基线 MDI 的患者数为 42%，而试验结束时增加到 71%，每日 2 次常规注射人数从 58%降为 29%，HbA1c 从 8.7 变成 8.9%，并且单独分析了从每日 2 次改为 MDI 的亚组人群，HbA1c 无明显变化，而 BMI 及严重低血糖频率显著增加。北京儿童医院内分泌科（内部资料，尚未发表）：2004～2009 年长期门诊随诊的使用胰岛素泵达 1 年以上的患儿 28 例，其中男孩 12 例，女孩 16 例。比较了胰岛素泵治疗前后的 HbA1c 水平，显示两者差异无统计学意义（8.18 ± 1.38）%：（8.43 ± 1.51）% =0.40。

以上这些资料提示 CSII 及 MDI 在儿童青少年糖尿病治疗中的重要性但不是唯一的因素。所有的胰岛素治疗方式都存在潜在的不利因素，胰岛素泵也不例外。美国食品药物管理局记录显示，过去的十年中，随着胰岛素泵应用的增加，胰岛素泵所带来的不良事件成倍增加，而青少年的风险最高。

总之，强化治疗，强化是治疗理念和目标。方法可以多种多样，根据患者实际情况去选择方法是最实际的。我们建议强化治疗的基础首先建立在对患者的教育及目标设置上，对于儿童青少年患者而言，

糖尿病治疗一定以教育为中心，综合管理为主要内容，以患者认知度的提升为目的，而不是盲目夸大单纯药物治疗的作用。糖尿病最终是否获得理想治疗取决于"五驾马车"（包括：①药物治疗；②饮食控制；③积极运动；④血糖监测与定期复查；⑤糖尿病心理支持）的概念和行动运用成功与否。良好的血糖控制是通过每日严格的自我血糖监测，1 日多次胰岛素注射或胰岛素泵，规律监测 HbA1c，积极地锻炼，良好的饮食控制，定期复查，以及对糖尿病教育的良好依从性而获得的。强化治疗的目的是使血糖达到最理想状态，减少并发症，提高生活质量。

（吴迪　巩纯秀）

三、新生儿糖尿病的临床及分子生物学研究进展

2011 年，国际糖尿病联盟/国际儿童糖尿病联盟（International Diabetes Federation/International Society for Pediatric and Adolescent Diabetes，IDF/ISPAD）制定的儿童及青少年糖尿病统一指南中将新生儿糖尿病（neonatal diabetes mellitus，NDM）归为特殊类型糖尿病，为一组 β 细胞功能缺陷的异质性单基因遗传病。NDM 通常指生后 6 个月内发生的糖尿病，早在 2000 年，文献报道的活产婴儿中 NDM 发生率为 1：400 000~1：500 000，但是其将 NDM 限定为生后 6 周内发病、足月且至少需要胰岛素治疗 2 周的患儿。后来发现生后 6 个月发病的糖尿病均应考虑 NDM，最近，欧洲国家报道的 NDM 的发生率为 1：210 000~1：260 000，报道的发病率的增高与限定的发病年龄不同有关。最近意大利的一项研究表明，NDM 在活产婴儿中的发生率为 1：90 000[16]。NDM 根据临床转归不同，临床上分为两个亚型：暂时性新生儿糖尿病（transcient neonatal diabetes mellitus，TNDM）和永久性新生儿糖尿病（permanent neonatal diabetes mellitus，PNDM）。TNDM 是较早被认识到的新生儿糖尿病类型，占新生儿糖尿病的 50%~60%。平均在发病 12 周自然缓解，但大约 50% 病人最终会复发。复发后需要终身胰岛素维持治疗。与 PNDM 相比，TNDM 患儿具有糖尿病发病年龄较小（多于出生后 1 个月内诊断，诊断年龄中位数为出生后 6d）、通常伴有宫内发育迟缓（intrauterine growth retardation，IUGR）、较少发生糖尿病酮症酸中毒、所需胰岛素起始治疗剂量较低等特点，1 型糖尿病相关自身抗体均为阴性。PNDM 在发病后无缓解过程，往往需要终身维持治疗。相较于 TNDM，PNDM 患者的诊断年龄稍大，平均诊断年龄为 27d；在 PNDM 患者中，IUGR 的发生率相对较低，发病时往往伴有酮症酸中毒表现。但由于 TNDM 和 PNDM 在临床表现上存在很多的交叉重叠，故分型依据于后期随访是否有临床缓解期，以及进行分子诊断。

（一）TNDM 的分子生物学发病机制

研究表明，多数 TNDM 是由 6 号染色体长臂（6q24）异常所致，目前已发现的 6q24 异常包括以下 3 种：①6 号染色体的父源性单亲二体型（uniparental disomy 6，UPD6），即患儿一对染色体上的两个等位基因均来自父亲。②父源性 6 号染色体的异常复制。当家系中出现这种不平衡复制时，仅有来自父亲的异常复制才会导致 TNDM，提示这一缺陷可能存在于印迹区。③6q24 母系染色体的低甲基化。这些研究结果均表明，TNDM 可能是源于染色体 6q24 区域的某些父源性印迹基因的过度表达。目前，已发现两个位于这一染色体区域的父源性表达基因与 TNDM 的发病有关，分别是调控细胞周期停止和凋亡的基因 ZAC 以及基因 HYMAI，但这些遗传学异常与胰岛素分泌细胞功能异常之间的确切联系还有待进一步研究阐明。此外，也有少数 TNDM 病例是由编码胰岛 β 细胞 KATP 通道 Kir6.2 亚单位和 SUR1 亚单位的 KCNJ11 基因和 ABCC8 基因突变所致，还有极少数是 INS 基因和 HNF1β 基因突变所致。

（二）PNDM 的分子生物学发病机制

KATP 通道是将细胞膜活动与物质代谢联系在一起的重要通道，分布于胰岛 β 细胞、脑、骨骼肌、心肌、平滑肌、肾脏等多种组织细胞中。该通道是由两种亚单位形成的异构 8 聚体，包括 4 个内向整流的 Kir6.x（Kir 6.1 和 Kir 6.2）亚单位和 4 个磺脲类受体（sulphanylureas receptor，SUR）亚单位（SUR1，SUR2A，SUR2B 或 SUR2 的其他剪切变异体）。Kir6.x 组成 KATP 通道的中心孔道，SUR 是通道的整合部分，是必要的调节亚基，对通道调节剂敏感。胰岛 β 细胞膜上的 KATP 通道通过影响胰岛素的分泌调

节血糖。在生理情况下,血糖升高后,葡萄糖被转运入胰岛β细胞,在葡萄糖激酶(glucokinase,GCK)等关键酶作用下经过三羧酸循环,细胞内 ATP 浓度升高,刺激 KATP 通道关闭,细胞膜去极化,胞膜上电压依赖性 Ca^{2+} 通道开放,Ca^{2+} 内流,从而引起胰岛素分泌。当编码胰岛β细胞 KATP 通道的 Kir6.2 亚单位的 KCNJ11 基因或 SUR1 亚单位的 ABCC8 基因发生杂合子激活突变时,KATP 通道与细胞内 ATP 亲和力下降,KATP 通道无法正常关闭,细胞膜持续处于超极化状态,细胞外 Ca^{2+} 无法内流,从而导致β细胞内胰岛素无法正常释放。

KCNJ11 基因杂合子激活突变是 PNDM 的主要的致病原因。其突变导致的 PNDM,占 38%~60%;其次是由 ABCC8 基因突变导致的,占 20%~30%。部分 PNDM 患儿在糖尿病的同时伴有发育迟缓、肌无力、癫痫,称为 DEND 综合征[17]。也有部分患儿仅表现为发育迟缓和肌无力,而无癫痫表现,称为 intermediate DEND(iDEND)综合征。这是由于除分布于胰岛β细胞外,Kir6.2 亚单位在脑组织、心肌、骨骼肌中均有分布,SUR1 亚单位在神经细胞中也有分布,SUR2A 主要分布于心肌细胞和骨骼肌细胞上,SUR2B 亚单位则主要位于平滑肌细胞。正是由于这两种亚单位在不同组织的广泛分布,导致其编码基因突变后,临床上往往不仅表现为高血糖,而且同时伴有其他临床症状和体征。遗传学分析显示,PNDM 患者存在较明显的基因型-表型关系。单纯糖尿病、iDEND 和 DEND 综合征等临床表型均有与之相对应的较高频率突变位点[18]。对编码 Kir6.2 亚单位的 KCNJ11 基因的研究显示,大多数位于 ATP 结合区域的突变(如 R201H 等)仅导致单纯的糖尿病,而伴有 DEND 综合征的患儿其突变位点往往距 ATP 结合区较远(如 V59M)。对于基因型与表型关系的深入研究有助于通过 PNDM 患儿特异的临床症状和体征推断其可能的致病基因与致病位点。

胰岛素(Insulin,INS)基因突变是 PNDM 的又一常见致病基因。由 INS 基因突变所致者约占 12%,这些患者通常表现为酮症酸中毒或明显的高血糖,其临床表现与由 KCNJ11 和 ABCC8 基因突变所致的 PNDM 相似,但发病年龄略晚,平均发病年龄为 9 周,且有部分患者是在 6 月龄后才发病。分子生物学研究显示,PNDM 中 INS 基因的突变位点常位于前胰岛素原的关键区域,影响前胰岛素原的正常折叠。异常折叠的前胰岛素原分子可能引起蛋白质空间构象异常并在内质网中降解,进而导致β细胞凋亡。

另外有一些较少见的与 PNDM 相关的临床综合征。如表 9-1-1 所述。

GCK 基因是胰岛β细胞中糖代谢的关键调节因子,控制胰岛素分泌水平。GCK 基因杂合突变会导致青年发病的成年型糖尿病(maturity-onset diabetes of the young,MODY)2 的发生,且通常仅表现为轻微的高血糖;但 GCK 基因纯合突变则会导致 PNDM 的发生[19]。在挪威和意大利的两个糖尿病家系中发现了两个 PNDM 患儿,在出生后 1 d 即发病,其基因分析均显示为 GCK 基因的纯合错义突变,而其父母均为轻至中度糖耐量减低的 GCK 杂合突变携带。英国和法国研究也显示 GCK 纯合突变是 PNDM 的重要发病机制之一。

FOXP3 基因编码带有锌指结合区域的转录因子叉头因子(fox head gene,FKH)家族的 DNA 结合蛋白,这一区域的突变(如 P367L)常导致较为严重的临床综合征,也就是 IPEX(immunodeficiency polyendocrinopathy and enteropathy,x-linked syndrome,IPEX)综合征。IPEX 综合征为 X 染色体相关联的疾病。胰岛素启动因子 1(IPF1)基因是胰腺内分泌和外分泌发育的主要调控因子,也是胰岛素和生长抑素基因表达的调控因子之一,IPF1 异常可能导致胰腺功能发育不全。IPF1 基因的杂合突变是青年发病的成年型糖尿病(MODY)4 型的致病基因。

而新近研究发现,IPF1 基因的纯合突变会导致 PNDM[20]。PTF1A 转录因子是参与胰腺发育的重要基因之一,同时表达于小脑。新近研究发现这一基因突变会导致 NDM,同时伴有胰腺发育不全以及小脑发育不全引起的小头畸形,为常染色体隐性遗传病[21]。EIF2AK3(eukaryotic translation initiation factor 2-alpha kinase 3)基因突变可引起 Wolcott-Rallison 综合征。常染色体隐性遗传,表现为 NDM 伴有骨骺发育不良,同时与其他临床特征如肝大、精神发育迟缓、肾功能衰竭和早期死亡等有关[22]。

北京儿童医院共诊断 13 例 NDM,并对患儿的临床及随访资料进行了总结分析,随访时间最长者

11 年。其中 4 例 TNDM，8 例 PNDM，1 例因失访而未分型。1 例为 DEND 综合征，发现了 *KCNJ*11 基因中 V59M 杂合激活突变，1 例为 Wolcott-Rallison 综合征，突变基因为 *EIF2AK*3，其他的基因研究仍在继续进行。

表 9-1-1 新生儿糖尿病基因型和表现型的相关性

基因 临床综合征 遗传	PNDM TNDM	在近亲或孤立人口中的%	出生体重中位数（SD）	诊断的年龄中位数（范围）	胰腺的表现	其他的特点
6q24 ZAC/HYAMI 印迹的缺陷	TNDM	罕见	2100g （-2.7）	0.5 （0～4）	正常	巨舌症（23%）
Kir6.2 （*KCNJ*11）	PNDM TNDM （10%）	罕见	2580g （-1.73）	6 （0～260）	正常	发育延迟（20%） 癫痫症（6%） DKA（30%）
SUR1 （ABCC8）	PNDM TNDM （78%）	罕见	2600g （-1.7）	6 （0～17）	正常	发育延迟（20%）
HNF-1 显性（60%） 自发的	TNDM	罕见	1900g （-3.0）		萎缩	肾脏发育障碍
*EIF2AK*3 Wolcott-Rallison 综合征 隐性	PNDM	90%	3000g （-1.0）	13 （6～65）	外分泌异常（25%）	骨骺发育异常（90%） 骨量减少（50%） 急性肝功能衰竭（75%） 发育延迟（80%） 甲状腺功能减退（25%）
FOXP3 IPEX 综合征 X 连锁	PNDM	罕见	2860g （-1.2）	6 （0～30）	正常	只累及男孩 绒毛萎缩性慢性腹泻（95%） 存在胰腺和甲状腺自身抗体（75%） 甲状腺炎（20%） 湿疹（50%） 贫血（30%） 经常在青年时死亡
INS	PNDM	罕见	2600g （-1.7）	9 （0～26）	正常	无
GCK 隐性	PNDM	85%	2050g （-2.6）		正常	父母是杂合子且空腹血糖高
*IPF*1 隐性	PNDM	50%	2140g （-2.97）		发育不全	父母是杂合子，可能有早期发病的糖尿病
PTF1A 隐性	PNDM	100%	1390g （-3.8）		发育不全	严重神经功能障碍和小脑发育不全

（三）NDM 的治疗进展

目前多项临床研究结果显示，绝大多数由 *KCNJ*11 基因和 *ABCC*8 基因突变导致的 NDM 患者，可使用磺脲类口服降糖药物成功替代胰岛素进行治疗，而且疗效确切，未见明显不良反应。由于这类患者均存在 KATP 通道关闭障碍，而磺脲类降糖药物可以直接作用于 SUR，关闭 KATP 通道，从而使胰岛素得以正常释放；同时，由于 SUR 广泛分布于神经细胞、骨骼肌细胞等胰外组织，磺脲类药物对基因缺陷所导致的其他伴随症状如精神运动发育迟缓、癫痫等也有明显的改善作用。因此，磺脲类降糖药物比外源性胰岛素注射更加符合这类 NDM 患者的生理需要。

也有少数例外，如 Tammaro 等[23]新近报道，*KCNJ*11 基因 *L164P* 杂合或纯合突变所导致的 NDM 对磺脲类药物无反应，仍需使用胰岛素治疗，体外电生理学研究也证实存在这一位点突变的 KATP 通道不受磺脲类药物影响。对于由其他分子异常导致的 NDM，目前胰岛素仍是唯一的治疗选择。因此，临床上建议使用磺脲类口服降糖药物在分子诊断后进行。

（曹冰燕　巩纯秀）

四、肥胖儿童的糖调节异常及 2 型糖尿病的诊断治疗

近年来，由于社会经济的发展、饮食结构改变、体力活动的减少及肥胖儿童增多等多方面原因导致儿童 2 型糖尿病的发病率呈上升趋势。自从 1979 年首次报道美国 Pima 族印第安儿童发生 2 型糖尿病以来[24]，有关 2 型糖尿病的报道迅速增加。2 型糖尿病是成人疾病的观念已经转变。由于成人 2 型糖尿病并发心血管疾病、终末肾病、视力减退及肢体坏死等成为伤残及死亡的主要病因，因此儿童 2 型糖尿病的急剧增多引起医学界高度重视。为达到对儿童 2 型糖尿病的早期诊治及预防，对发生在儿童时期的糖代谢异常应该积极加以识别和控制。

（一）糖代谢异常

糖代谢异常指的是 2 型糖尿病（ type 2 diabetes mellitus，T2DM ）和葡萄糖调节受损（impaired glucose regulation，IGR ）。2 型糖尿病是指胰岛素抵抗为主伴胰岛素分泌不足，或胰岛素分泌不足为主，伴有或不伴有胰岛素抵抗所致的糖尿病。IGR 是处于正常糖耐量（normal glucose tolerance，NGT ）及 DM 之间的异常代谢时期，包括糖耐量受损（impaired glucose tolerance，IGT ）及空腹血糖受损（impaired fasting glucose，IFG ）。IGR 为血糖超过正常值，是正常糖代谢到糖尿病的过渡阶段，而 IFG 与 IGT 分别反映基础状态下及糖负荷后的血糖调节功能受损[25]。IGR 首次由美国糖尿病协会 1997 年提出，IGT 及 IFG 二者可单独或合并出现。1999 年世界卫生组织（WHO）采纳 IGT 及 IFG 这两个糖调节受损概念。2003 年 ADA 统称葡萄糖调节受损为糖尿病前期[26]。国际糖尿病联盟及美国糖尿病协会的研究证明，2 型糖尿病患儿在发病前几乎都要经历 IGR 阶段。

众多国家及地区对儿童、青少年 2 型糖尿病流行的相关因素研究均发现，儿童 2 型糖尿病的增长与肥胖率升高趋势一致。对 2 型糖尿病的高危人群及种族的报道也提示，儿童及青少年患有 2 型糖尿病的人数增加与肥胖人群数量的不断增加相关。2002 年，对美国 167 例肥胖儿童及青少年进行 OGTT 后提示 18%青少年肥胖者患有空腹血糖受损，25%青少年肥胖者患有糖耐量受损，4%青少年肥胖者有轻度糖尿病表现。类似的流行病学研究有很多，它们均表明，儿童及青少年肥胖人群中糖尿病前期及 2 型糖尿病患病率较高。因此，肥胖（尤其是腹型肥胖）既是代谢综合征的重要组成部分之一，也是致胰岛素抵抗和胰岛素相对缺乏而导致糖代谢异常的重要因素。随着现代饮食结构的不合理及静坐生活方式的增加，肥胖已成为 21 世纪全球最常见的健康问题之一，亚洲地区肥胖的患病率较西方国家低，但倾向于发生腹型肥胖。

（二）临床表现

2 型糖尿病多发于青少年期，但是随着发病人数日益增多，出现患病年龄越来越小的趋势，Pima 印第安儿童中最小的 T2DM 者仅 4 岁，北京儿童医院诊断的 T2DM 最小年龄是 8 岁。2 型糖尿病多见于青春期，即 10~14 岁占 73%，家族遗传史阳性者占 45%~80%，多见于双方家族患病且有多人患病者。

T2DM 比 T1DM 具更强的家族遗传倾向，如对单卵双胞胎长期追踪发现，患 T1DM 的双生一致率小于 50%，而患 T2DM 的一致率为 90%。从父母到子女的垂直传递率 T1DM 也明显低于 T2DM，如双亲中 1 位罹患 T1DM，其子女 T1DM 风险率仅为 2%～5%；而双亲中 1 位患 T2DM，子女患 T2DM 风险率为 40%，父母皆患 T2DM，子女患病风险高达 70%。近年来国内外的报道显示糖尿病受母亲家族史的影响高于父亲[27-28]，如 Bruce 等的研究显示糖尿病母亲的子代患病率多于父亲的子代（20.4% 对 8.3%），Papazafiropoulou 等研究也显示类似结果（27.7% 对 11.0%）。

所有种族都可能患 2 型糖尿病，但是以下人群更常见：非洲黑人、北美本地人、南美、亚洲、南亚（印第安半岛）、太平洋岛本地人。2 型糖尿病多见于肥胖儿童，北美和欧洲的青少年患 2 型糖尿病与体重指数（body mass index，BMI）大于 85%。但是，在日本，30%的 2 型糖尿病患儿没有肥胖症；在

印度，一半的 2 型糖尿病患儿体重是正常的；中国台湾 2 型糖尿病患儿中也有一半没有肥胖症，与 1 型糖尿病一样。

2 型糖尿病发病缓慢、隐匿，35%患者可无症状，25%有多尿、夜尿或尿路感染等，体重减轻不明显，因此易误诊及漏诊。病情严重时出现体重减轻、多饮、多尿甚至尿酮体阳性。1/3 或更多的患儿有典型的糖尿病症状和酮症/酮症酸中毒。有时若存在严重的脱水（高渗性高血糖昏迷、低血钾）则会是致命的。2 型糖尿病的发生是由于胰岛素分泌量不足以满足胰岛素抵抗所造成的需求量的增加。因此，2 型糖尿病经常和胰岛素抵抗综合征的其他特点同时存在，如高脂血症、高血压、黑棘皮、卵巢雄激素过多症、非酒精性脂肪肝。黑棘皮是在颈部、腋下、腹股沟及肘关节等处的皮肤粗糙、色素沉着、有小的突起、呈小刺儿样的密集，触摸皮肤时似有绒毛样感，无痛或痒的感觉。在 T2DM 中黑棘皮体征高达 90%，多见于颈背、腋下、皮褶或肘窝处。有黑棘皮体征的肥胖儿童往往伴有高胰岛素血症及胰岛素抵抗。一些青少年初诊断为 2 型糖尿病时（10%～15%）就有蛋白尿（微量的或大量的），随着病程延长发病率会增加。蛋白尿和局灶性节段性肾小球硬化也见于严重肥胖、没有糖尿病的青少年。20%～30%患者在诊断糖尿病时就有高血压，占糖尿病并发症（包括微血管和大血管）的 35%～75%。2 型糖尿病患者血脂障碍的标志是高三酰甘油血症和高密度脂蛋白的降低，20%～25%患者诊断糖尿病时有血脂紊乱，50%～65%患者病程中会出现血脂紊乱。25%～45%的 2 型糖尿病患者有脂肪肝，非酒精性脂肪性肝炎也常见，且与肝硬化的进展有关。

（三）诊断标准

1.血糖是一种连续的变量

用一个时间点的血糖水平作为疾病诊断的切割点显然是不合理的。因此，糖尿病和糖尿病前期血糖诊断标准的确立是一种相对水平，即此切割点以上的血糖状态引发的高血糖特征性病变开始出现具有统计学意义的升高。糖尿病诊断应尽可能依据静脉血浆血糖，而不是毛细血管血的血糖检测结果。

目前对糖尿病前期的诊断切点和标准仍有争议：2003 年，ADA 将正常空腹血糖切点由 6.1mmol/L 下调至 5.6mmol/L，WHO 和 IDF 并不认同 ADA 的标准，而且强调了口服糖耐量试验对于糖尿病的诊断价值[29]。IFG 下限切点下调，扩大了糖尿病的高危人群，对糖尿病及心血管并发症的防治可能具有意义。但目前对空腹血糖在≥5.6～6.0mmol/L 人群发生大血管病变的危险性是否明显增加尚缺乏充分的证据。我国 IFG 切点仍用 WHO 的标准，ISPAD 采用 ADA 的 5.6mol/L 作为儿童 IFG 的切点值。我们推荐使用。我国资料显示仅查空腹血糖，糖尿病的漏诊率较高，理想的调查是同时检查空腹及 OGTT 后 2h 血糖值。但人体的血糖浓度容易波动，且只代表某一个时间"点"上的血糖水平，而且不同的医院检测有时也会出现差别，特别对于血糖值处于临界点的人，很难明确诊断。而糖化血红蛋白（HbA1c）却不同，这项指标检测方法简便易行，结果稳定，不受进食时间及短期生活方式改变的影响，变异性小，检查不受时间限制，患者依从性好。近年来人们越来越倾向将糖化血红蛋白作为筛查糖尿病高危人群和诊断糖尿病的一种方法。2010 年，ADA 指南已将 HbA1c 值≥6.5%作为糖尿病诊断标准之一[30]。但 HbA1c 值＜6.5% 也不能除外糖尿病，需进一步行糖耐量检查。我国 HbA1c 检测方法的标准化程度不够，HbA1c 测定的仪器和质量控制尚不能符合目前糖尿病诊断标准的要求。期待在我国逐步完善糖化血红蛋白测定的规范化工作。

表 9-1-2　糖尿病的诊断标准

1.糖尿病的症状加上随机血浆葡萄糖浓度大于 11.1mmol/L（"随机"定义为：一天中的任意时刻，不考虑最后一餐的时间）

2.空腹血浆葡萄糖 7.0mmol/L（"空腹"定义为：至少 8h 没有能量摄入）

3.OGTT 试验中，2h 负荷葡萄糖 11.1mmol/L。（依据 WHO 描述的试验方法：应用葡萄糖负荷的方法，将相当于 75g 无水葡萄糖的糖负荷溶解到水中，或者按 1.75g/kg 计算，最大量 75g）

4.HbA1c 值为 6.5%，但是试验方法缺乏标准化，血糖和 HbA1c 的相关性存在个体变异，这些比试验的方便性更重要

（静脉全血的相应值为 10.0mmol/L，毛细血管全血的值为 11.1mmol/L。静脉和毛细血管的值均为 6.3mmol/L。

引自：国际糖尿病联盟/国际儿童糖尿病联盟）

2.糖调节异常包括糖耐量异常（IGT）、空腹血糖调节受损（IFG）

（1）IGT：2h 负荷后血浆葡萄糖 7.8～11.1mmol/L。

（2）IFG：血浆葡萄糖 5.6～6.9mmol/L。

对于一个无症状的患者进行 2 型糖尿病的临床诊断需要至少两个异常的、有诊断价值的、在单独两天测量的葡萄糖值。

3.下列情况不能立即诊断为 2 型糖尿病

（1）在急性感染、外伤、循环或其他应激情况下测定出的严重高血糖可能是暂时性的，不能因此而立即诊断为 DM。

（2）无症状者不能依据 1 次血糖结果诊断，必须还有另一日的血糖值达到诊断标准。

（3）有糖尿病症状无论是空腹或任何时候的血糖或 OGTT 结果若未达诊断标准，应定期复查，直到明确诊断。

（4）儿童 DM：通过临床实践，儿童 2 型糖尿病症状严重程度两极分化，一类因为家长的糖尿病警觉意识较强，很早发现糖尿病，症状不典型，一类病人发病急且凶险，发现时血糖极高，伴大量尿糖或尿酮症，伴高渗状态，这类病人诊断清楚，一般不需做 OGTT。对症状不典型早期就诊者则需测空腹血糖及/或 OGTT 进行诊断。

（四）鉴别诊断

儿童青少年糖尿病的诊断首先应该鉴别的是 1 型，还是 2 型糖尿病，单基因遗传病也需要鉴别。由于儿童 T2DM 的临床表现多样，仅从临床表现区分 T1DM 与 T2DM 已经显得越来越缺乏可靠性。原因有：

（1）酮症酸中毒不是 T1DM 特有的表现，T2DM 以酮症酸中毒起病不罕见，有相当数量的 2 型糖尿病儿科患者在诊断时表现为酮尿或酮症酸中毒，导致误诊为 1 型糖尿病。另一方面随着大众健康意识的增加和医疗诊断水平的提高，家族史阳性、无症状就诊的特殊类型糖尿病患者增多。而且无论 T1DM 还是 T2DM 患者都可能在早期就诊而不发生酮症酸中毒，因此酮症酸中毒不是分型的可靠指标。

（2）青春期的肥胖儿童增多，肥胖或超重患者也可患自身免疫性 T1DM。15%～25%新诊断的 1 型糖尿病（或单基因糖尿病）患儿可能有肥胖症，被误诊为 2 型糖尿病。

（3）1 型、2 型和青年期发病的成人型糖尿病（maturity-onset diabetes of the young，MODY）在发病时和诊断后 1 年余，胰岛素或 C 肽的检测会有相当大的重叠。这个重叠是由于 1 型糖尿病胰岛 β 细胞功能的恢复（蜜月期），还因为在检测 1 型和 2 型糖尿病时对葡萄糖毒性和脂毒性的程度损伤了胰岛素分泌功能。1 型糖尿病的肥胖青少年因合并肥胖引起的胰岛素抵抗，增加了 C 肽水平最初的残留量。因此，急性期进行 C 肽检测意义不大。

（4）2 型糖尿病家族史在一般人群中的随机阳性率可达 15%甚至更高，因此降低了家族史对 2 型糖尿病和 MODY 诊断的特异性。

（5）理论上，T1DM 患者大部分血浆中存在谷氨酸脱羧酶抗体 65（glutamate decarboxylase 65，GAD65）、胰岛细胞抗体 512（islet cell antibody 512，ICA-512）和酪氨酸磷酸酶抗体（anti tyrosine phosphatase antibody，IA-2）等。但是中国人 T1DM 的抗体检测阳性率也明显低于欧美国家的白种人，而部分 T2DM 患儿也可有胰岛的免疫损伤而出现部分抗体阳性。

（五）预防

全世界肥胖发生率均呈现出一种上升趋势。预防 2 型糖尿病要防止正常体重人群发展为肥胖，治疗 BMI 超过 85%（在非欧洲人群中这个数值可能更小）的人群。但是无论对儿童还是成年人群的治疗，均显示了改变生活方式和饮食习惯的难度。改变社会的现状，需要公众和政府措施的强化实施。

IGT 及 IFG 人群有很高的风险发展为 T2DM，因此要对这些人群进行预防。发展为 T2DM 的危险因素包括糖尿病家族式、BMI 较高、久坐的生活方式、高血压、血脂障碍、妊娠糖尿病的病史或大于胎龄儿、多囊性卵巢综合征。在 A Korner 的研究中，11156 个肥胖儿童中，有 12.6% 儿童有葡萄糖代谢异常（其中 5.99% IFG，5.51% IGT，1.07% T2DM），经过专门的治疗，尽管 BMI 降低的较少，但葡萄糖代谢状态明显好转（糖代谢异常的人数从 18.7% 降至 14.2%，70.6% 的 IGT 儿童糖耐量恢复正常）。

（六）高危人群的筛查

对高危人群进行 2 型糖尿病及糖尿病前期的筛选，具有依从性好、简便易行性和低成本高效益的优势。筛查具有 2 型糖尿病发病危险因素的儿童及青少年对于预防糖耐量受损和/或空腹血糖受损，早期发现、早诊断和早治疗糖尿病有极其重要的意义。因此，尽早筛检出糖调节受损高危患者，针对高危因素采取干预措施，是降低糖尿病发病的一个重要途径，具有重要的公共卫生学意义和临床意义。美国糖尿病协会（ADA）及国际糖尿病联盟（IDF）均推荐对超重或肥胖并伴有糖尿病发病危险因素（包括 1 级亲属糖尿病家族史、胰岛素抵抗表现等）的儿童及青少年进行 2 型糖尿病筛查。美国糖尿协会采用空腹血糖检查作为先行筛查方式，而国际糖尿病联盟则将口服糖耐量实验作为诊断性的筛查手段。高危人群中 2%～3% 人有糖耐量异常，在确诊糖尿病之前可能就有胰岛素抵抗，应该保持一种高度警惕性，为高危儿童提供建议来预防 2 型糖尿病。所有种族的研究均证实：对 BMI 大于 85%、有胰岛素抵抗综合征非高血糖特点的儿童和青少年实行高频率的检测，发现他们最终患 2 型糖尿病的风险是增加的。

有 2 型糖尿病和代谢综合征患病风险的儿童有：

（1）BMI 在第 85%～95%，同时有 2 型糖尿病、早期发生心血管疾病的家族史，或有胰岛素抵抗的标志（黑棘皮、血脂异常、高血压和多囊性卵巢综合征）。

（2）对于亚洲儿童来说，无论 BMI 是多少，只要有异常的低或高出生体重的出生史，或者有糖尿病家族史。

（3）BMI 大于 95%，无论有无家族史或相关的特点。

（七）治疗

儿童 2 型糖尿病的治疗取决于症状、高血糖严重程度、是否有酮症/酮症酸中毒。对有症状，尤其是呕吐、病情进展快者，则需要紧急的评估及恰当的治疗。对于无症状的糖尿病患儿，可先用饮食和运动治疗，观察 2～3 个月，若 HbA1c 值 < 7%，血糖空腹低于 1.3g/L，餐后低于 1.8g/L，可以继续生活方式干预，每 3 个月复查 1 次，监测 HbA1c 及血糖情况，若超过上述指标，则需加用二甲双胍治疗。若 3 个月后上述指标没有改善，HbA1c 值 > 7%，血糖空腹高于 1.3g/L，餐后高于 1.8g/L，则联合磺脲类或者换用胰岛素（甘精胰岛素）加美格列奈。同时需要进行相关并发症的筛查。若 3 个月后仍未改善，二甲双胍联合磺脲类者换用用胰岛素（甘精胰岛素）加美格列奈，而已经使用胰岛素者，则在此基础上加用小剂量的二甲双胍，或可加用罗格列酮。对起病时有轻微症状而没有酮症的患儿，则加用二甲双胍治疗。对有症状且合并有酮症或者酮症酸中毒，随机血糖大于 2.5g/L 时，需要胰岛素、饮食、运动以及二甲双胍。若餐前血糖在 0.9～1.3g/L，最高的餐后血糖小于 1.8g/L，则可以减停胰岛素，使用二甲双胍治疗。因此，如果有显著的高血糖和酮症，即使没有酮症酸中毒，为了稳定代谢，首选胰岛素治疗。对于并发酮症酸中毒者，其治疗的原则和方法同 1 型糖尿病。如果代谢稳定的话，可以直接选择药物二甲双胍。大多数国家只提倡二甲双胍和胰岛素应用于儿童/青少年糖尿病。某些国家批准用磺酰脲类，目前缺乏研究显示年长的青少年可通过其他口服药得到治疗。噻唑烷二酮类可以用于年龄大的青少年，但是 18 岁以下的患者不可以服用，并且不允许与胰岛素联合使用，因为它会增加液体潴留和心脏衰竭的风险。

1.胰岛素治疗

尽管存在高胰岛素血症和胰岛素抵抗，但相对小剂量的胰岛素增补量往往是有效的。如果服用口服药血糖控制得不好，可通过使用无峰值的长效胰岛素类似物达到满意的治疗。二甲双胍应该继续使用以改善胰岛素的敏感性。胰岛素配方中不建议用噻唑烷二酮类，因为会增加液体潴留的风险。

2.二甲双胍治疗

如果不需要胰岛素，首选的药物是二甲双胍。二甲双胍作用于肝脏、肌肉和脂肪组织中胰岛素受体，增加胰岛素的活动（增加胰岛素的敏感性，）尤其在肝脏中的作用明显。长期使用会使 HbA1c 降低 1%～2%。二甲双胍的肠道不良反应有暂时的腹痛、腹泻和恶心，可通过缓慢地逐渐增加药物剂量和使用缓释配方来减少不良反应。以下情况不能使用二甲双胍：肾功受损、肝脏疾病、心脏或呼吸系统功能不全、接受放射造影剂、嗜酒。当有胃肠道疾病时应该暂时停止服药。

药物起始剂量为每天 250mg，如果能耐受的话，3～4d 后增加到每天 2 次，每次 250mg，3～4 周内以这种方式逐渐增加药量，直至达到最大量：每次 1000mg，2 次/d。如果刚开始用的是胰岛素，转换为二甲双胍往往需要 2～6 周，通常是在代谢稳定状态下进行，一般是在诊断后 1～2 周。通过逐渐增加二甲双胍的剂量可以安全地度过过渡期。胰岛素每次可以减少 10%～20%，二甲双胍的增加量要到达去除胰岛素治疗的目的。在逐渐减少胰岛素的过程中，如果血糖值升高到受损的范围内，则应该以减慢减少的速度，直至血糖值达到稳定。

3.生活方式干预

饮食和锻炼等生活方式的改变对于增加胰岛素敏感性是非常必要的。建议所有的 2 型糖尿病患者都要进行这种治疗。饮食控制以维持标准体重、纠正已发生的代谢紊乱和减轻胰岛 β 细胞的负担为原则，肥胖儿童的减低体重量因人而异。运动方式和运动量的选择应该个体化，根据性别、年龄、体型、体力、运动习惯和爱好制定适当的运动方案。

4.减肥手术

有肥胖相关并发症（包括 2 型糖尿病）的青少年可考虑做减肥手术。传统外科手术是胃旁路术，但有显著的并发症，包括营养吸收不良甚至是死亡。新的技术有胃囊带术和迷走神经刺激器，它们更加安全。一项在成人 2 型糖尿病中的随机对照试验表明，胃囊带术与传统治疗比较，其缓解率达到 73%，包括体重减轻和 HbA1c 下降，而且没有严重并发症。尽管通过这项治疗成年人的发病率和死亡率降低了，但儿童很少采用这种疗法。

5.健康教育

不仅针对 2 型糖尿病患儿个体进行健康和心理教育，同时更要对患儿家庭成员进行糖尿病相关知识的普及。合理的生活方式对病情的控制尤为重要。

6.血糖监测

规律监测血糖，监测次数可以个体化，需要包括空腹和餐后血糖。达到初期稳定后，如果不再需要胰岛素或者胰岛素需要量减少时，血糖监测可以减为每天 2 次：空腹和进食最大餐量后的 2～3h。一旦发现有 IGT，需要频繁监测血糖以调整用药。高血糖症状（多尿、烦渴多饮、体重减轻，等等）明显的患者，应尽可能多的监测血糖。对胰岛素和口服降糖药治疗的 2 型糖尿病患儿，应注意监测低血糖的发生。

7.并发症的筛查和治疗

每次就诊时都应该测血压，其他并发症（例如：蛋白尿、视网膜病、血脂障碍和多囊卵巢综合征）在诊断糖尿病和每年年检时要尽可能的检查。确定有高血压或蛋白尿时应该用血管紧张素转换酶抑制剂，若耐受不了则使用血管紧张素Ⅱ受体拮抗剂，如果单种药物治疗无效时应该采用联合治疗。血脂治疗的目标值是：低密度脂蛋白 < 2.6mmol，三酰甘油 < 1.7mmol/L。为了控制血脂代谢应该改变生活方式、进行饮食干预。如果经过 3～6 个月的血糖和饮食控制，低密度脂蛋白和/或三酰甘油还是保持在高水平，则有必要采用药物治疗。尽管长期安全性还不确定，同成年人一样，儿童使用二甲双胍治疗也是安全、有效的，它是药物治疗的首选。但应该特别注意与肌肉和结缔组织有关的症状，因为有发生横纹肌溶解症的风险。

8.控制目标

保持正常生长发育，避免肥胖或超体重，加强锻炼、控制血糖在正常范围内，在避免低血糖的前提下，空腹血糖＜7.0mmol/L， HbA1c 值尽可能控制在 7.0%以下。同时要控制并发症。

（巩纯秀　魏丽亚）

参考文献

[1] Daneman D. State of the world's children with diabetes[J]. Pediatric Diabetes，2009，10:120-126.

[2] Harjutsalo V，Sjoberg L，Tuomilehto J.Time trends in the incidence of type 1 diabetes in finnish children[J]. Lancet，2008，371:1777-1782.

[3] Newhook L A，Grant M，Sloka S，et al. Very high and increasing incidence of type l diabetes mellitus in Newfoundland and Labrador，Canada[J]. Pediatr Diabetes，2008，9（3 part 2）:62-68.

[4] Jarosz-Chobot P，Polanska J，Szadkowska A，et al. Rapid increase in the incidence of type 1 diabetes in Polish children from 1989 to 2004，and predictions for 2010 to 2025[J]. Diabetologia，2011，54（3）:508-515.

[5] Svensson J，Lyngaae-Jørgensen A，Carstensen B，et al. Long-term trends in the incidence of type 1 diabetes in Denmark: the seasonal variation changes over time[J]. Pediatric Diabetes，2009，10: 248-254.

[6] Catanzariti L，Faulks K，Moon L，et al. Australia's national trends in the incidence of type 1 diabetes in 0-14-year-olds，2000-2006[J]. Diabet Med，2009，26（6）:596-601.

[7] Vehik K，Hamman R F，Lezotte D，et al. Childhood growth and age at diagnosis with type 1 diabetes in Colorado young people[J]. Diabet Med，2009，26:96l-967.

[8] DCCT/EDIC Research Group，Nathan D M，Zinman B，et al. Modern-day clinical course of type 1 diabetes mellitus after 30 year's duration: the diabetes control and complications trial/epidemiology of diabetes intervention and complications and pittsburgh epidemiology of diabetes complications experience(1983-2005)[J]. Arch Intern Med，2009，164(4):1307-1316.

[9] Braun D，Konrad D，Lang-Muritano M，et al. Improved glycemic control and lower frequency of severe hypoglycemia with insulin detemir: long-term experience in 105 children and adolescents with type 1 diabetes[J]. Pediatric Diabetes，2008，9（part Ⅱ）:382-387.

[10] Shalitin S，Gil M，Nimiri R，et al. Predictors of glycaemic control in patients with type 1 diabetes commencing continuous subcutaneous insulin infusion therapy[J]. Diabet Med，2010，27（3）:339-347.

[11] Bergnstal R M，Tamberlane W V，Ahmann A，et al. Effectiveness of sensor-augmented insulin pump therapy in type 1diabetes[J]. N Engl J Med，2010，363（4）:311-320.

[12] Jakisch B I，Wagner V M，Heidtmann B，et al. Comparison of continuous subcutaneous insulin infusion （CSII） and multiple daily injection （MDI） in paediatric type 1 diabetes: a multicenter matched-pair cohort analysis over 3 year[J]. Diabet Med，2008，25（1）:80-85.

[13] Nimiri R，Weitrob N，Benzaquen H，et al. Insulin pump therapy in youth with type 1 diabetes: a retrospective paired study[J]. Pediatric，2006，117（6）:2126-2131.

[14] Wysocki T，Harris M A，Wilkinson K，et al. Self-management competence as a predictor of outcomes of intensive therapy or usual care in youth with type 1diabetes[J]. Diabetes Care，2003，26（7）:2043-2047.

[15] Holl R W，Swift P G，Mortensen H B，et al. Insulin injection regimens and metabolic control in an international survey of adolescents with type 1 diabetes over 3 year: results from the Hvidoere Study Group[J]. Eur J Pediatr，2003，162（1）:22-29.

[16] Iafusco D，Massa O，Pasquino B，et al . The Early Diabetes Study Group of ISPED. Minimal incidence of neonatal/infancy onset diabetes in Italy is 1∶90 000 live births[J].Acta Diabetol，2012，49:405-408.

[17] Slingerland A S，Hattersley A T. Mutations in the Kir6.2 subunit of the KATP channel and permanent neonatal diabetes: new insights and new treatment[J]. Ann Med，2005，7:186-195.

[18] Hattersley A T，Ashcroft F M. Activating mutations in Kil6.2 and neonatal diabetes：new clin ical syndromes，new scientific insights and new therapy[J]. Diabetes，2005，54: 2503-2513.

[19] Rubio-Cabezas O，Aragonés A，Argente J，et al.Permanent neonatal diabetes caused by a homozygous nonsense mutation in the glucokinase gene[J]. Pediatr Diabetes，2008，9:245-249.

[20] Ashraf A，Abdullatif H，Hardin W，et al. Unusual case of neonatal diabetes mellitus due to congenital pancreas agenesis[J].Pediatr Diabetes，2005，6:239-243.

[21] Sellick G S，Barker K T，Stolte-Dijkstra I，et al.Mutations in PTF1A cause pancreatic and cerebellar agenesis[J].Nat Genet，2004，36:1301-1305.

[22] Durocher F，Faure R，Labrie Y，et al.A novel mutation in the EIF2AK3 gene with variable expressivity in two patients with Wolcott-Rallison syndrom e [J].Clin Genet，2006，70:34-38.

[23] Tammaro P，Flanagan S E，Zadek B，et al. A Kir6.2 mutation causing severe functional effects in vitro produces neonatal diabetes without the expected neurological complications[J]. Diabetologia，2008，51:802-810.

[24] Silink M.Unite for Diabetes：the campaign for a UN Resolution[J].Diabetes Voice，2006，51：27-30.

[25] Tai E S，Goh S Y，Lee J J，et al. Lowering the criterion for impaired fasting glucose: impact on disease prevalence and associated risk of diabetes and ischemic heart disease[J]. Diabetes Care，2004，27: 1654-1659.

[26] Tai E S，Goh S Y，Lee J J，et al. Lowering the criterion for impaired fasting glucose: impact on disease prevalence and associated risk of diabetes and ischemic heart disease[J]. Diabetes Care，2004，27: 1728-1734.

[27] 刘蓉，向红丁.2 型糖尿病家族史性别差异和对其诊断年龄的影响[J].实用预防医学，2005，12（6）:1304-1306.

[28] Aria I，Abid A，Malouche D，et al. Familial aggregation and excess maternal transmission of type 2 diabetes in Tunisial[J]. Postgrad Med J，2007，83（979）:348-351.

[29] 郑少雄. 糖尿病研究 2007 年回眸：诊断、分形、预防和治疗[J].国际内分泌代谢杂志,2008,28（2）：1-13.

[30] American Diabetes Association. Type 2 diabetes in children and adolescents: consensus conference report[J].Diabetes Care，2000，23: 381-389.

第二节　高胰岛素性低血糖症诊治进展

一、概述

高胰岛素血症性低血糖症（hyperinsulinism hypoglycemia，HH）是胰岛β细胞过量分泌胰岛素或分泌失调所致的以顽固的低血糖为主要临床表现的一组疾病。本病是新生儿和婴儿时期持续反复发作低血糖的主要病因。本病 1954 年由 Mac-Quarrie 首次描述。曾被称为婴儿持续性高胰岛素血症性低血糖症、胰岛细胞增殖症、婴儿特发性低血糖等。近年来随着对本病发病机制的不断深入研究，这些名称已被"高胰岛素血症性低血糖症"取代[1]。由于胰岛素的作用是促进葡萄糖进入骨骼肌、脂肪组织等胰岛素敏感部位，同时可以抑制糖原分解和糖异生，抑制脂肪酸释放和酮体生成，因此不恰当分泌物的胰岛素导致了葡萄糖过度消耗和酮体生成被抑制，使得循环中维持正常脑活动所需的能量来源（葡萄糖和酮体）减少。由于婴儿时期神经系统的快速发育，对葡萄糖的需求大，持续、反复发作的低血糖如不能得到及时有效的干预，极易造成永久性脑损害，发生癫痫、脑瘫，甚至死亡。高胰岛素血症性低血糖症可以是具有基因缺陷的先天性高胰岛素血症（congenital hyperinsulinism，CHI），也可以继发于某些风险因素如宫内发育迟缓、围生期窒息、RH 溶血等。某些综合征如 Beckwith-Wiedemann 综合征、先天性糖蛋白糖基化缺陷综合征（congenital disorders of glycosylation syndromes，CDG）等也与高胰岛素血症性低血糖症有关（表 9-2-1）[2]。

CHI 是一组单基因突变所致的高胰岛素血症性低血糖症。它是新生儿和婴幼儿时期最常见的低血糖原因。其特点为低血糖同时伴有低酮体、低脂血症及与血糖水平不相称的相对高胰岛素血症。其临床表现、组织病理、分子生物学及遗传学方面均具有高度异质性。西方国家估计发病率为 1/50000 活产婴儿（散发型）。在近亲结婚率高的人群中，估计发病率为 1/2500（家族型）[1-4]。国内尚缺乏统计资料。遗传方式可为隐性、显性或散发[1]。目前已发现 9 个基因位点与本病发病有关（*ABCC*8，*KCNJ*11，*GLUD*1，*GCK*，*HADH*，*SLC*16*A*1，*HNF*4α，*UCP*2，*HNF*1α），但仍有约 50%的患者未找到基因突变位点[1,3]。

本病主要有两种组织病理类型，即弥漫型和局灶型。该类疾病以药物治疗为首选。二氮嗪作为一线药物，当药物治疗无效时可考虑手术治疗。局灶型可用 Fluroine-18L-3， 4-dihydroxyphenylalanine（18F-DOPA-PET）定位病灶，切除病灶获得治愈。部分弥漫型患儿需行胰腺大部切除术。

二、先天性高胰岛素血症发病机制

胰岛β细胞膜上存在 ATP 敏感的钾离子通道。它通过在胰岛β细胞膜上的电活动对胰岛素的分泌产生重要影响。ATP 敏感性钾通道由 4 个磺酰脲受体 1（sulfonylurea receptor 1，SUR1）和 4 个内向整流钾通道蛋白（Kir6.2）八聚体复合物组成。Kir6.2 亚单位形成通道，SUR1 作为调控亚单位。生理状态下葡萄糖是刺激胰岛素分泌的始动因素。葡萄糖通过葡萄糖转运蛋白 2（glucose transporter 2，GLUT2）进入胰岛β细胞内，葡萄糖激酶,对其进行磷酸化，生成葡萄糖苷。其后代谢产生 ATP，使得细胞内 ATP/ADP 比值升高。ATP/ADP 的升高抑制 SUR1，从而关闭了 ATP 敏感的钾离子通道，则胰岛β细胞膜发生去极化而致电压依赖的钙离子通道开放，使细胞外钙离子内流，引发β细胞囊泡胞吐释放胰岛素到细胞外。

ADP 可在 Mg（MgADP）离子参与下拮抗 ATP 的作用，从而抑制胰岛素的释放。胰岛素的另一释放通路是谷氨酸通过谷氨酸脱氢酶(glutamate dehydrogenase 1，GLUD1)生成α酮戊二酸，引起 ATP/ADP 比值升高，导致钾离子通道关闭。胰岛素分泌过程中的任何导致钾离子通道关闭的相关基因突变均可能导致 CHI 发生。已发现 9 个基因位点突变与本病有关：胰岛β细胞钾离子通道基因 ABCC8（SUR1），KCNJ11（Kir6.2）、葡萄糖激酶基因（GCK）、谷氨酸脱羧酶基因（GLUD1）、短链丁酰基辅酶 A 脱氢酶基因（HADH）、肝细胞核因子 4α 亚基（HNF4α）基因、单羧酸转运蛋白 1 基因（SLC16A1）、解偶联蛋白 2（UCP2）和肝细胞核因子 1α 亚基（HNF1α）基因（表 9-2-2）。研究表明 40%～45% 的 CHI 与 ABCC8 和 KCNJ11 基因突变有关。其余 7 个基因突变占所有病例的 5%～10%。仍有 45%～55%CHI 病因不明[4]。

三、临床分类

表 9-2-1　高胰岛素血症性低血糖症的分类

分类	病因
暂时性	糖尿病母亲婴儿，宫内发育迟缓，围生期窒息，H 溶血等
先天性	ABCC8，KCNJ11，GCK，GLUD1，HADH，HNF4α，SLC16A1，UCP2，HNF1α基因突变
代谢性	酪氨酸血症1型，先天性糖基化糖蛋白异常1a型，1b型，1d型
餐后高胰岛素血症性低血糖症	胰岛素受体基因突变，患有肥胖症的成人行胃旁路手术后
综合征相关	Beckwith-Wiedemann综合征，Sotos综合征，Kabuki综合征，Usher综合征，13三体综合征等

引自 KAPOOR R R，JAMES C，HUSSAIN K. Advances in the diagnosis and management of hyperinsulinemic hypoglycemia[J]. Nat Clin Pract Endocrinol Metab，2009，5:101-112.

表 9-2-2　目前先天高胰岛素性低血糖症分类

分类	相关基因	蛋白	染色体位置	遗传形式	临床表现
KATP-HH	ABCC8	磺脲类受体1	11p15.1	AR和AD	严重低血糖，部分为巨大儿
	KCNJ11	内向整流钾通道蛋白			
GDH-HH	GLUD1	谷氨酸脱氢酶	10q23.3	AD	血氨升高
GCK-HH	GCK	葡萄糖激酶	7p15-13	AD	发病年龄各异，部分伴有餐后低血糖
HADH-HH	HADH	左旋3羟基丁酰辅酶A脱氢酶	4q22-26	AR	酰基肉碱谱异常
EI-HH	SLC16A1		1p13.2-p12	AD	乏氧运动后低血糖
HNF4α-HH	HNF4α	肝细胞核因子4α	20q12-13.1	AD	巨大儿
UCP2-HH	UCP2	解偶联蛋白	11q13	AR	尚缺乏足够资料
HNF1α-HH	HNF1α	肝细胞核因子1α	12q24.31	AR	尚缺乏足够资料

四、病因与临床表现

1.暂时性高胰岛素血症性低血糖症

新生儿暂时性高胰岛素血症性低血糖症：此类 HH 通常被定义为在数天或数周内自行缓解的 HH。通常与糖尿病母亲婴儿，宫内发育迟缓、围产期窒息、RH 溶血、母亲生产时使用静点葡萄糖、胎儿红细胞生成过多等因素有关。部分患儿低血糖症状可能持续数月，需要使用二氮嗪治疗控制血糖。其发病机制尚不明确，猜测可能为表观遗传改变所知[2]。

2.先天高胰岛素性低血糖症

CHI 是一组具有基因缺陷的 HH，在临床表现、组织病理、分子生物及基因遗传方面具有高度的异质性。CHI 的全部遗传基础尚未阐明。如前所述，目前已鉴别出 9 个基因突变可导致 CHI。其中以 KATP 通道基因（ABCC8 和 KCNJ11）突变多见。

（1）钾离子通道相关基因突变（KATP channel，MIM#256450）。钾离子通道有 2 个异源 8 聚体蛋白，SUR1 和 Kir6.2 蛋白，分别由 ABCC8 和 KCNJ11 基因编码。葡萄糖的代谢导致了细胞内 ATP/ADP 比值升高，ATP 结合到 Kir6.2 亚单位上，使通道关闭，β细胞膜去极化，最终发生胰岛素分泌。ABCC8 和 KCNJ11 基因突变使得钾离子通道发生两种异常。一种是基因突变使蛋白质的合成异常、成熟缺陷，导致钾离子通道不能正常装配，不能在细胞膜表面表达。另一种是钾离子通道虽然可以在细胞膜表面表达，但 MgADP 刺激通道活动的能力减弱或丧失，从而使胰岛β细胞膜持续去极化，导致胰岛素持续分泌。

钾离子通道基因突变以隐性遗传为主，少见常染色体显性突变报道。隐性突变是所有 CHI 类型中临床表现最严重的一种。显性突变可导致中度 CHI，部分药物治疗有效。目前已发现 ABCC8 基因突变多达 200 余个，KCNJ11 基因突变 30 余个。ABCC8 基因突变的发生率约为 KCNJ11 的 10 倍。在散发型患者中基因突变的位置分散，尚未发现热点突变区域。突变类型包括错义突变、无义突变、大片段缺失、剪切位点突变等。F1388del 和 c.3992-9G > A 在德系犹太人中检出频率较高，而芬兰人报道了 2 个建立者突变：V187D 和 E1507K。其他报道的突变发生频率均不高，不同人种中基因突变也不尽相同。芬兰人中的 E1507K 突变为显性遗传[1,5-6]。

钾离子通道基因突变患者通常出生时为巨大儿，多于新生儿期或婴儿早期发病。表现为严重的难以纠正的低血糖，往往需要静点葡萄糖维持血糖，且所需糖较多。

隐性突变患者通常药物治疗无效，需要胰腺大部切除术治疗。部分患者使用奥曲肽治疗有效。显性基因突变者二氮嗪治疗有效。Flanagan 等研究了 220 例二氮嗪治疗有效的 CHI 患者，发现约 15% 为钾离子通道基因突变[6]。

（2）GDH-HH（谷氨酸脱氢酶基因突变 glutamate dehydrogenase 1，GLUD1 MIM#606762）。线粒体上编码 GDH 的 GLUD1 基因功能获得性杂合突变可引起 GDH-HH，也称为高胰岛素血症伴高氨血症（HI/HA MIM#606762）。是 CHI 的第二大病因，呈常染色体显性遗传。已报道的 GLUD1 基因突变约 80% 为新生突变，20% 为显性遗传形式。目前发现的突变集中在 GLUD1 基因外显子 6，7，10，11，12。

谷氨酸脱氢酶的作用是参与亮氨酸介导的胰岛素分泌过程。GDH 为一种线粒体酶，在胰岛β细胞内高度表达。在摄入蛋白质后，亮氨酸通过变构激活，使得谷氨酸氧化脱氨，生成α酮戊二酸和 NH3。α酮戊二酸进入三羧酸循环，使胰岛β细胞内 ATP/ADP 升高。关闭钾通道引起胰岛素释放。GDH 可以被 GTP 变构抑制，被亮氨酸变构激活。编码 GDH 的 GLUD1 基因激活突变可造成 GTP 变构抑制作用下降，亮氨酸的变构激活作用不能被抑制，使 ATP 生成增加，通过钾通道关闭促进胰岛素释放。同时，肝内存在 GDH，GDH 活性增加可引起血氨生成增加，并破坏尿素循环，血中氨的排泄减少。同时由于肾脏 GDH 活性增加也促进肾脏产氨，导致血氨增加。

HI/HA 表现为反复发作的低血糖伴有持续血氨升高。患者出生体重正常，低血糖发生于空腹或在摄入富含蛋白质的饮食后。低血糖的程度较钾离子通道基因突变的 CHI 轻。低血糖的症状一般发生在婴儿期或幼儿期：由于减少了夜间喂养的次数，空腹时间延长；以及患者饮食结构开始调整，增加肉类、奶酪等富含蛋白质的食物时开始出现低血糖。部分病例报告成年期诊断患者。血氨持续升高，通常为正常值的 2 ~ 5 倍，不随饮食或血糖情况改变。但近年来也报道了部分血氨正常的 GDH-HH 患者，其发病机制尚未完全阐明。HI/HA 的高氨血症一般不会引起定向力障碍，头痛、昏迷等中枢神经系统症状。但既往的病例研究表明，此类型患者较其他类型 CHI 患者更易发生全身发作性癫痫、失神发作和学习困难。癫痫发作时血糖正常，这种癫痫和学习困难不能用低血糖脑损害解释，其机制尚不明确，可能是 GDH 激活突变直接影响了脑功能。这种高氨血症也不能被苯甲酸钠等药物控制。患者血、尿氨基酸分析通常正常，尿 α 酮戊二酸可升高，不伴血谷氨酸浓度升高。此型二氮嗪治疗效果好，通常 5 ~ 10mg/（kg·d）二氮嗪即可控制血糖[1,7]。

（3）GCK-HH（葡萄糖激酶基因突变 glucokinase，GCK　MIM#602485）。葡萄糖激酶仅在肝脏和胰岛β细胞特异性表达。它在糖酵解的第一步催化葡萄糖磷酸化生成 6-磷酸葡萄糖，是糖酵解的限速步骤。GCK 基因功能获得性突变使得酶的活动增加，与葡萄糖的结合能力增强，引起 ATP/ADP 比值升高，降低了胰岛素分泌的阈值。目前发现的突变几乎均位于葡萄糖激酶的"变构激活位点（allosteric activator site）"。一项多中心研究显示欧洲人中 GCK-HH 约占所有 CHI 的 1.2%。在非 ABCC8 和 KCNJ11 基因突变的 CHI 患者中 GCK-HH 约占 7%。

GCK-HH 患者多有低血糖家族史，呈常染色体显性遗传。发病年龄可从生后到成年期。低血糖程度轻重不一，甚至同一家族中携带同一基因突变的患者临床表现也不同。儿童期 GCK-HH 对药物治疗的反应各异。部分二氮嗪治疗有效，部分无效。这与酶活性的改变程度有关。部分患者低血糖严重程度与 KATP-HH 患者相同，二氮嗪治疗无效，需要行胰腺大部切除术。部分患儿因二氮嗪治疗无效需要使用奥曲肽治疗[1,8-9]。

（4）HNF4α -HH（肝细胞核因子 4A 基因突变，hepatocyte nuclear factor 4 alpha，HNF4α）。肝细胞核因子 4α（HNF4α）属于细胞核受体超家族成员，它在肝脏的发育、肝细胞分化成熟过程中起重要调控作用。在胰岛 β 细胞中，HNF4α的功能是与其他肝细胞核因子共同调控胰岛素分泌过程中相关基因的表达。肝细胞核因子 4α基因杂合功能丢失性突变导致暂时性和持续性 CHI，发病机制尚不明确。可能的机制为：①导致 Kir6.2 表达减少。②引起脂肪酸 β 氧化过程中的关键调控因子 PPARα 表达减少。

约 5%的二氮嗪治疗有效型患者为 HNF4α -HH。约 56%HNF4α -HH 出生时为巨大儿，新生儿期起病。此型患者临床表现轻重不一，可仅仅通过饮食控制，也可表现为口服二氮嗪治疗的持续性 HH。此型二氮嗪治疗有效[1,6,8,10]。

（5）HADH-HH（3 羟基丁酰辅酶 A 脱氢酶基因突变 3-hydroxyacyl-CoA dehydrogenase，HADA MIM#601609）。3-羟基丁酰辅酶 A 脱氢酶（HADH）在线粒体中参与脂肪酸β氧化，将 3-羟酰基辅酶 A（3-hydroxyacyl-CoA）转化为 3-酮脂酰 CoA（3-ketoacyl-CoA），引起低酮体性低血糖。HADH 为 GDH 的变构抑制剂，参与脂肪酸氧化过程。HADH 广泛存在于全身各组织中，但在胰岛 β 细胞中的活性最高。基因突变使 HADA 的表达减少，对 GDH 的抑制作用减弱，GDH 活性增加，引起胰岛素分泌增加[1,11]。

HADH-HH 极其罕见，为常染色体隐性遗传。到目前为止所有报道的 HADH 突变均为近亲结婚家庭，临床表现轻重不一，可为迟发型轻度低血糖，也可为生后严重低血糖。血 3-羟基丁酰肉碱及尿 3-羟基戊二酸升高。此型患者摄入高蛋白饮食可诱导低血糖发生，但缺乏脂肪酸氧化功能障碍的典型表现，如瑞氏综合征、肝功能异常、心肌病、骨骼肌疾病等。此型二氮嗪治疗有效[1,8]。

（6）运动诱发的高胰岛素血症（exercise-induced HH，EIHI）。EIHI 的特征为在给予丙酮酸负荷后或乏氧运动导致的胰岛素异常分泌引起低血糖。此型是由于溶质携带物家族 16 成员 1 基因突变（solute carrier family 16，member 1，SLC16A1）杂合功能获得性突变所致，为常染色体显性遗传。SLC16A1 编码单羧酸转运蛋白-1（monocarboxylate transporter 1，MCT1），广泛存在于人体各组织器官，特别是心脏中。但该基因通常不在胰岛 β 细胞内被转录翻译。生理情况下胰岛β细胞外的丙酮酸和乳酸盐浓度较低，不会刺激胰岛素分泌。*SLC16A1*激活突变诱导MCT1在胰岛β细胞表达，剧烈运动时丙酮酸盐和乳酸盐在细胞外堆积，MCT1促进丙酮酸被吸收，丙酮酸进入三羧酸循环，导致ATP/ADP比值增加，引起胰岛素分泌增加。患者通常在剧烈的乏氧运动30～45min出现低血糖症状。通过避免剧烈运动可控制病情发作[1,8]。

（7）UCP2-HH（解偶联蛋白2，uncoupling protein 2，UCP2）。*UCP2*基因功能缺失突变可导致CHI。生理状态下，胰岛β细胞中的UCP2诱导线粒体膜电位降低，氧化磷酸化过程解偶联，使ATP合成减少。*UCP2*功能缺失导致了ATP合成增加，引起胰岛素分泌增加。到目前为止，文献报到2例患者存在*UCP2*基因突变，1例表现为新生儿期低血糖，口服二氮嗪治疗1年后停药，低血糖未再发作。另1例患儿在生后8月因惊厥被诊断CHI，口服二氮嗪治疗2年，血糖控制理想，但失访[1,8]。

（8）HNF1α-HH(肝细胞核因子1α基因突变 hepatocyte nuclear factor 1 alpha，*HNF1α*)。*HNF1α*基因既往已被证实可引起青少年发病的成人型糖尿病3型。Stanescu D. E.等报道了2例携带*HNF1α*基因突变的CHI患者。2例患者父亲均携带同样基因突变[1,8]。

3.代谢性疾病所致HH

（1）先天性糖蛋白糖基化缺陷综合征（congenital disorders of glycosylation syndromes，CDG MIM#602579）。先天性糖蛋白糖基化缺陷是一组由常染色体隐性遗传引起的糖蛋白合成缺陷而导致的疾病，可累及多个脏器 如神经、造血、消化、肾脏、生殖系统等，从而引起各种临床表现。根据缺陷的酶以及缺陷部位已报道有I9型。其中Ia，Ib，Id型可伴有HH。引起HH的机制不明。

（2）酪氨酸血症I型（tyrosinemia type I MIM#276700）。酪氨酸血症I型是由于肝、肾组织中富马酰乙酰水杨酸水解酶（fumarylacetoacetase，FAH）缺陷，导致酪氨酸代谢障碍所致的一种遗传代谢性疾病。至今为止文献报道3例酪氨酸血症I型患者伴有HH，可通过口服二氮嗪控制血糖。发病机制不明[12]。

4.伴有高胰岛素血症性低血糖症的综合征

大量与发育有关的遗传综合征可伴有HH：如Beckwith-Wiedemann综合征，Sotos综合征，Kabuki综合征等。

其中最常见的为Beckwith-Wiedemann综合征（MIM#130650）。本病是染色体11p15.5嵌合父源单亲二倍体所致，与局灶型HH发病机制相同。高胰岛素血症由IGF-2过度表达引起，导致内脏器官的过度生长（肝、脾、胰腺、肾上腺等）。本病表现为巨大儿，巨舌、内脏巨大、腹壁肌肉阙如、脐膨出、泌尿系畸形、耳垂皱褶、偏侧肢体过度生长等。约50%患者存在HH，但通常为暂时性。在孕末及生后几年内快速生长，但成年后身高正常。少数患儿（5%）有持续性HH，需药物或手术治疗。诊断根据临床症状、体征。应行染色体检查[13-14]。

5.胰岛素瘤

年长儿如发生HH，应考虑胰岛素瘤可能。它可能是多发性内分泌肿瘤病1型（multiple endocrine neoplasm 1，MEN1）的一个部分，因此需要仔细询问家族遗传病史。CT，核磁可做出诊断。治疗需要手术切除病灶。如无手术条件，可选择二氮嗪治疗[4,15]。

五、病理类型

先天高胰岛素性低血糖症目前主要分为3大类型：局灶性、弥漫性、嵌合型。手术资料显示局灶型和弥漫型所占比例大致相当。典型的弥漫型CHI病理特征为胰岛β细胞细胞核增大，不同胰岛之间的细胞核大小不一，高尔基体中的胰岛素原增加。弥漫性CHI多数为钾离子通道基因*ABCC8*和*KCNJ11*基因突变。局灶型表现为胰腺某一区域腺瘤样增生，多数病例肉眼可见增生直径为2～10mm。局灶型与弥漫型具有不同的遗传病因。其一是遗传自父亲的*ABCC8*或*KCNJ11*单一杂合突变，其二是母源11p15.1～11p15.5区域等位基因丢失[2]。

六、诊断

维持正常血糖所需静点葡萄糖糖速通常较高，往往超过 8mg/（kg·min），部分患者可在 20mg/（kg·min）以上；空腹及餐后血糖水平 < 2.5 ~ 3.0mmol/L，伴有同期胰岛素、C 肽升高（血浆胰岛素值 > 2mIU/L，C 肽值 > 1.5nmol/L，血浆胰岛素原值 > 5pmol/L）；低血糖发作时，游离脂肪酸值 < 600μmol/L，β 羟丁酸值 < 1.5mmol/L，尿酮体阴性，IGFBP-1 降低；0.5mg 皮下注射胰高糖素可使血糖水平升高 2 ~ 3mmol/L；可能伴有血氨升高；尿有机酸分析检测到 3 羟基戊二酸升高和/或血酰基肉碱谱分析发现 3 羟基丁酰肉碱（C4）升高可帮助确诊 HADA-HH，但阴性也不能完全排除。部分患者需行亮氨酸负荷试验、蛋白负荷试验或运动实验。部分 GCK-HI 患者可出现餐后低血糖。存在餐后低血糖发作病史患者应行混合餐耐量实验。混合餐应包括患者认为可能会诱发低血糖的所有可疑食物，并至少监测血糖 5h。如怀疑运动诱发的高胰岛素血症，需要运动激发实验确诊。丙酮酸负荷实验也可证实 EIHI[4]。

1.症状

低血糖症状可以表现为喂养困难、嗜睡、易激惹、惊厥、昏迷等。轻者通过喂养即可改善，重者需要持续静脉点滴葡萄糖维持。部分患儿为巨大儿。有文献报道部分患者表现为心肌肥厚和肝脏肿大。

2.实验室检查

（1）出现低血糖时的同期胰岛素、C 肽、甲状腺功能、生长激素、皮质醇、促肾上腺皮质激素、胰高糖素、胰岛素自身抗体等。代谢学检测：血乳酸、血氨、血氨基酸、酰基肉碱谱、游离脂肪酸、血酮体、尿有机酸谱及代谢产物分析。

（2）各种功能试验。饥饿诱发试验，胰高血糖素刺激试验，口服蛋白负荷试验等。

蛋白负荷试验：含 1.5g/kg 蛋白食物，不含碳水化合物饮食（鸡蛋、肉类、奶酪），食入后，每半小时检测 1 次血糖、血浆胰岛素、血氨，共 3h 或血糖水平低于 2.8mmol/L 时停止。

运动实验：心率=220 – 年龄值，运动时间 10min 以上，检测胰岛素、血糖、乳酸。取血时间运动前 10min，运动后 5 min，10 min，15 min，20 min，25 min，30 min，40 min，50 min，60min。

（3）影像学检查。常规影像学方法如腹部超声，CT，MRI 对诊断、鉴别诊断 HH 和鉴别组织类型无辅助作用。原因是胰岛β细胞的异常发生于胎儿期，其生长并不破坏正常胰腺组织。确定组织类型的有效方法是 [18F]-fluoro-l-DOPA 核素扫描。[18F]-fluoro-l-DOPA 核素扫描是利用胰岛细胞能吸收左旋多巴，通过芳香族氨基酸脱羧酶将左旋多巴转化为多巴胺的原理，可以观测到核素聚集区从而鉴别病灶的组织类型。这一技术的特异性达到 100%，敏感性为 88% ~ 94%。PET 的局限性是仅能检测直径大于 1mm 的病灶，相当于 105 ~ 106 细胞[16-17]。

（4）对 ABCC8 和 KCNJ11 基因进行快速检测有助于指导诊断及帮助选择治疗方案。

七、治疗

治疗的目的是为了在正常的饮食下使血糖维持在正常范围内。

1.频繁喂养

对于 HI/HA 患者需限制蛋白质摄入；静点葡萄糖:维持血糖在 3.0mmol/L 以上。

2.药物治疗

（1）二氮嗪实验性治疗。二氮嗪是治疗 CHI 的首选药物。它与 ATP 敏感性钾通道的 SUR1 亚单位结合，使钾通道处于开放状态，抑制胰岛素的分泌。除钾离子通道基因突变所致的 CHI 以外，其他类型 CHI 均对二氮嗪敏感。二氮嗪用量为 5 ~ 25mg/（kg·d），分 2 ~ 3 次口服。

常见不良反应为钠水潴留、多毛。罕见中性粒细胞减少、血小板减少，高尿酸血症等。口服二氮嗪同时需口服氢氯噻嗪 7 ~ 10mg/（kg·d）[2]。

（2）奥曲肽。奥曲肽是生长抑素类似物，是胰岛素释放的潜在抑制剂。剂量 10 ~ 50μg/（kg·d）持续皮下注射或每 6 ~ 8h 皮下/肌肉注射 1 次。奥曲肽常见不良反应为呕吐、腹泻、腹胀。偶见胆汁淤积、胆结石、药物性肝炎。如发生胆汁淤积、胆结石，可使用熊去氧胆酸口服治疗。已有报道成功使用长效奥曲肽和兰曲肽治疗本病[18-20]。

（3）胰高糖素治疗。胰高糖素能促进肝糖原分解和糖异生作用，使血糖升高。胰高糖素剂量为 1mg/d 皮下或肌肉注射，有研究者使用 $5 \sim 10 \mu g /（kg \cdot h）$ 持续皮下输注。目前尚无长期使用胰高糖素治疗 CHI 的研究，仅限于低血糖昏迷时抢救或明确诊断及手术前联合葡萄糖静点维持血糖。胰高糖素的不良反应为呕吐、抑制胰酶和胃酸分泌。

（4）硝苯地平。为钙离子通道拮抗剂。推荐 $0.5 \sim 2.0mg/（kg \cdot d）$ 分 2 次口服。近年来有研究表明钙离子拮抗剂治疗先天高胰岛素性低血糖症可得到很好效果，但尚缺乏大样本研究。治疗效果尚待进一步观察[21-22]。

3.外科治疗

对于药物治疗无效者应选择手术治疗，手术前需行 ^{18}F-DOPA 核素扫苗确定病灶类型和位置。局灶型 CHI 可通过切除病灶使 CHI 得到治愈。有 $30\% \sim 70\%$ 的 *ABCC*8 和 *KCNJ*11 基因突变为局灶型病变。弥漫型 CHI 患者如药物治疗无效，需行胰腺大部切除术（$95\% \sim 98\%$）。约 1/3 弥漫型患者可通过手术治疗改善血糖。传统开腹手术并发症较多，存在一定复发可能。如胰腺组织被过多切除可能发生糖尿病；过多切除胰腺组织可能导致胰腺外分泌功能不足等。因此目前仍仅推荐对严重 CHI 患者使用胰腺大部切除手术[23-24]。

4.腹腔镜手术

腹腔镜手术是一种新的诊断和治疗方法。由于较传统手术快捷、损伤小，手术过程短，术后恢复快，这一方法受到了很多临床医师的欢迎。腹腔镜手术可用于探查局灶病变的位置并切除病灶。PET 联合腹腔镜手术对胰尾部位病灶的去处提供了强有力的支持。但这一方法对胰头部位的病灶效果欠佳。对弥漫型患者腹腔镜手术次全切除尚未大规模开展[25]。

5.其他治疗

2010 年美国 FDA 批准了卡哥鲁酸 （carglumic acid）用于治疗高氨血症，可能作为 HI/HA 的一种辅助治疗高氨血症方法。GLP-1 受体的拮抗剂，Exendin-（9-39）可有效控制血糖下降，正在美国 FDA 的预审阶段[26]。

八、预后

与患者病情严重程度，治疗开始早晚有关。目前文献统计约半数患者存在脑损伤。部分患者在儿童期或青春期可能演变为糖尿病，目前其机制尚不完全明确。

（苏畅　巩纯秀）

参考文献

[1] Flanagan S E，Kapoor R R，Hussain K. Genetics of congenital hyperinsulinemic hypoglycemia[J]. Semin Pediatr Surg，2011，20:13-17.

[2] Kapoor R R，James C，Hussain K. Advances in the diagnosis and management of hyperinsulinemic hypoglycemia[J]. Nat Clin Pract Endocrinol Metab，2009，5:101-112.

[3] James C，Kapoor R R，Ismail D，et al. The genetic basis of congenital hyperinsulinism[J]. J Med Genet，2009，46:289-299.

[4] Senniappan S，Shanti B，James C，et al. Hyperinsulinaemic hypoglycaemia: genetic mechanisms，diagnosis and management[J]. J Inherit Metab Dis，2012，35:589-601.

[5] Saint-Martin C，Arnoux J B，de Lonlay P，et al. KATP channel mutations in congenital hyperinsulinism[J]. Semin Pediatr Surg，2011，20:18-22.

[6] Flanagan S E，Kapoor R R，Mali G，et al. Diazoxide-responsive hyperinsulinemic hypoglycemia caused by HNF4 α gene

mutations[J]. Eur J Endocrinol，2010，162:987-992.

[7] Palladino A A，Stanley C A. The hyperinsulinism/hyperammonemia syndrome[J]. Rev Endocr Metab Disord，2010，11:171-178.

[8] Marquard J，Palladino A A，Stanley C A，et al. Rare forms of congenital hyperinsulinism[J]. Semin Pediatr Surg，2011，20:38-44.

[9] Osbak K K，Colclough K，Saint-Martin C，et.al.Update on mutations in glucokinase（GCK），which cause maturity-onset diabetes of the young，permanent neonatal diabetes，and hyperinsulinemic hypoglycemia[J].Hum Mutat 2009，30（11）:1512-1526.

[10] Kapoor R R，Flanagan S E，Fulton P，et al. Hyperinsulinism-hyperammonaemia syndrome: novel mutations in the GLUD1 gene and genotype-phenotype correlations[J]. Eur J Endocrinol，2009，161:731-735.

[11] Li C，Li M，Chen P，et al. Green tea polyphenols control dysregulated glutamate dehydrogenase in transgenic mice by hijacking the ADP activation site[J]. J Biol Chem，2011，286:34164-34174.

[12] Baumann U, Preece M A, Green A, et al. Hyperinsulinism in tyrosinaemia type I[J]. J Inherit Metab Dis, 2005, 28:131-135.

[13] Schiff D，Colle E，Wells D，et al.Metabolic aspects of the Beckwith-Wiedemann syndrome[J]. J Pediatr，1973，82(2):258-262.

[14] Matsuo T，Ihara K，Ochiai M，et al. Hyperinsulinemic hypoglycemia of infancy in Sotos syndrome[J]. Am J Med Genet A，2013，161A(1):34-37.

[15] Shin J G，Libutti S K.Insulinoma: pathophysiology，localization and management[J]. Future Oncol，2010，6:229-237.

[16] Mohnike W，Barthlen W，Mohnike K，et al.Positron emission tomography/computed tomography diagnostics by means of fluorine-18-L-dihydroxyphenylalanine in congenital hyperinsulinism[J]. Semin Pediatr Surg，2011，20(1):23-27.

[17] Masue M，Nishibori H，Fukuyama S，et al.Diagnostic accuracy of [18F]-fluoro-L-dihydroxyphenylalanine positron emission tomography scan for persistent congenital hyperinsulinism in Japan[J]. Clin Endocrinol (Oxf)，2011，75(3):342-346.

[18] Sang K H L，Arnoux J B，Mamoune A，et al.Successful treatment of congenital hyperinsulinism with long-acting release octreotide[J]. European Journal of Endocrinology，2012，166(2):333-339.

[19] Sang K H，Arnoux J B，Mamoune A，et al. Successful treatment of congenital hyperinsulinism with long-acting release octreotide[J]. Eur J Endocrinol，2012，166:333-339.

[20] Kuhnen P, Marquard J, Ernert A, et al.Long-term lanreotide treatment in six patients with congenital hyperinsulinism[J]. Horm Res Paediatr，2012，78(2):106-112.

[21] Koklu E，Ozkan K U，Sayar H，et al.Treatment of hyperinsulinemic hypoglycemia because of diffuse nesidioblastosis with nifedipine after surgical therapies in a newborn[J]. J Pediatr Endocrinol Metab 2013，26(11-12):1153-1156.

[22] Guseva N，Phillips D，Mordes J P.Successful treatment of persistent hyperinsulinemic hypoglycemia with nifedipine in an adult patient[J]. Endocr Pract，2010，16(1):107-111.

[23] Pierro A，Nah S A. Surgical management of congenital hyperinsulinism of infancy[J]. Semin Pediatr Surg，2011，20:50-53.

[24] Barthlen W. Surgery in congenital hyperinsulinism-tips and tricks not only for surgeons[J]. Semin Pediatr Surg，2011，20:56-59.

[25] Al-Shanafey S，Habib Z，Al-Nassar S.Laparoscopic pancreatectomy for persistent hyperinsulinemic hypoglycemia of infancy[J]. J Pediatr Surg，2009，44(1):134-138.

[26] Calabria A C，Li C，Gallagher P R，et al. GLP-1 receptor antagonist exendin-(9-39) elevates fasting blood glucose levels in congenital hyperinsulinism owing to inactivating mutations in the ATP-sensitive K^+ channel[J]. Diabetes，2012，61(10):2585-2591.

第三节　甲状腺激素不敏感综合征

甲状腺激素不敏感综合征（resistance to the thyroid hormone，RTH）是由于机体靶器官对甲状腺激素的反应性降低而引起的以血清甲状腺激素水平升高，TSH 不能被反馈抑制为特征的一组临床综合征。1967 年，Refetoff 等[1]首次报道表亲婚配夫妇所生的 6 个小孩中有 2 人血甲状腺激素水平升高，同时

TSH 正常或升高的病例，临床表现为甲状腺弥漫性肿大，骨骼发育延迟，身材矮小，点彩骨骺，耳聋，血清蛋白结合碘升高。此后陆续有文献报道类似病例。迄今为止，国外报道了 2000 多例 RTH 患者，涉及约 500 个家系[2]，突变点 124 个[3]。

一、病因和分子生物学发病机制

根据对 TH 不敏感的组织的不同可以分为全身性甲状腺激素不敏感型（generalized resistance to thyroid hormone，GRTH）、选择性垂体甲状腺激素不敏感型（selective pituitary resistance to thyroid hormone，SPRTH）、选择性周围细胞甲状腺激素不敏感型（selective periperal resistance thyroid hormone，PerRTH）。GRTH 由于甲状腺激素受体基因（thyroid hormone receptor，TR）严重缺失，导致垂体和周围靶细胞对 T3 均不敏感。这类患者具共同临床表现：甲状腺弥漫性肿大；聋哑；骨发育延迟、X 线骨骺照片具点彩骨骺；临床无甲状腺功能亢进症状，血 TSH 正常或升高。PRTH 患者可因垂体对甲状腺激素（thyroid hormone，TH）不敏感，及对垂体释放 TSH 的负反馈作用减弱或消失，TSH 过度释放，出现甲状腺增生性肿大，甲状腺激素合成增加，而高的甲状腺激素水平并不能抑制垂体 TSH 释放，故出现甲状腺功能亢进的表现。PerRTH 患者极少见。此型患者只有外周靶细胞对 TH 作用不敏感而垂体 TSH 细胞对 TH 的反应正常。多数具家族史，甲状腺肿大，血甲状腺激素升高，临床表现却为甲状腺功能减退症的表现，如乏力、怕冷、脉缓、感应性耳聋、智力发育延迟或精神障碍等。

近年来 RTH 发病主要与甲状腺激素受体β基因（thyroid hormone receptor beta，TRβ）突变有关已被逐步认识。1988 年 Usala 等首次证实 RTH 与 TRβ基因突变相关[4]。TR 属于核受体超家族，由 TRα和 TRβ基因编码。目前还没有研究显示编码 TRα的基因异常导致人类出现 RTH 患者的报道。对敲除 TRα基因大鼠研究显示该突变未引起 RTH 的发生[5]。TRβ基因突变以点突变最多见，多为错义突变，其次是碱基缺失或插入。点突变的主要类型是氨基酸的替换、无义突变和碱基缺失或插入等。TRβ基因位于 3p24.3，包含 10 个外显子和 9 个内含子，转录翻译成 461 个氨基酸。突变导致基因产物质量和（或）数量的改变，使受体结合配体的能力改变。突变受体对野生型受体基因有优势负性效应，即野生型受体的转录活性以及结合 T3 的作用受到不同程度的损害。

然而 TR 基因突变仅能解释部分 RTH 发病机制，此外尚存在其他新的相关基因及机制的可能。在 65 个 TH 不敏感综合征中，6 个家族的 TRβ1 和 TRβ2 均无异常，但临床表现与一般 TRβ突变者相似[6-7]。该类患者，是否存在辅助抑制子（NCoR，SMRT）基因突变导致 TR 与其解离障碍，或者辅助激活子（SCRS，CBP，TIFZ，甲状腺激素受体作用蛋白-1 TRIP1、甲状腺激素受体连接蛋白 100 TRAP100）等异常引起 TR 与辅助激活子结合障碍，目前尚不确定[8]。近年来出现 Th 转运蛋白体蛋白 MCT8（monocarboxylate transporter）基因突变导致的类似 RTH 临床表现的报道。MCT8 证实是甲状腺激素进入细胞内需要、特异、有活性的跨膜转运体。MCT8 基因位于 X 染色体，MCT8 的缺失或基因突变会引起血中 FT3，TT3 升高，FT4，TT4 降低，伴 TSH 正常或升高，女性发病表现为轻度的甲状腺功能异常，男性发病临床表现较为严重：精神运动迟滞、肌张力减退、旋转性眼震、听力损害、四肢瘫痪等。由于中枢神经系统中神经元不表达 DIOs，T4 向 T3 的转化取决于周围的星形胶质细胞对 T3 的需求量，MCT8 的基因突变或缺失可以引起 T4 向 T3 转化减少，从而导致 T3 对 TSH 的反馈性抑制减弱，引起 RTH[9]。已发现 45 个 RTH 家庭携带 MCT8 基因突变。

二、临床表现及诊断

RTH 临床表现多样，个体差异性大，可以从无明显症状到出现典型的临床表现，甚至甲状腺功能亢进和甲状腺功能减低表现可以同时出现在同一个患者。研究发现这类患者中以发现甲状腺肿大最为常见（66%~95%），心动过速次之（33%~75%）[10]。某些 RTH 病例常伴有自身免疫性甲状腺疾病（AITD）的发生[11-12]，临床表现与 RTH 无明显差异，实验室检查 TPO-Ab 和 TG-Ab 阳性。研究表明，可能与 RTH 患者长期 TSH 增高刺激淋巴细胞产生细胞因子-TNF-α，TNF-α反过来破坏甲状腺细胞，导致 AITD

的发生[13]。RTH 合并 Graves 病虽然较少但也有报道[12-13]，两者相同点：甲状腺激素水平升高、甲状腺碘摄取率增加、甲状腺肿大、心悸等。但胫骨前黏液水肿，促甲状腺激素免疫球蛋白水平升高等表现为 Graves 病所特有。

诊断遇到下列情况之一者，需考虑本综合征可能：甲状腺肿大，临床甲状腺功能异常表现不明显，而血清 TT3，TT4 和 FT3，FT4 多次明显升高者；甲状腺肿大，临床表现为甲减，血清 TT3，TT4 和 FT3，FT4 升高者；甲状腺肿大，临床表现为甲亢，但血清甲状腺素水平与血浆 TSH 水平两者同时升高而排除垂体肿瘤者；甲减病人即使应用较大药物剂量的甲状腺素制剂仍不显效者；甲状腺功能亢进病人采用多种治疗方法易复发，且可排除垂体 TSH 肿瘤者；家族中有本综合征患者都应注意本病可能。需要鉴别的疾病：①先天性甲状腺功能低下：表现为智力低下和骨骼愈合延迟等组织器官发育异常，但血清 T3，T4，FT3，FT4 降低，血 TSH 升高可鉴别。②甲状腺功能亢进症：有甲状腺功能亢进表现的 RTH 需与此病鉴别。甲状腺功能亢进患儿具高代谢症状，如心悸、兴奋等，血清 T3，T4，FT3，FT4 升高，且 TSH 分泌被抑制，而 RTH 患儿存在垂体对 T3，T4 抵抗，TSH 分泌不被抑制，血 TSH 检查正常或轻度升高。③垂体 TSH 瘤：RTH 患儿可出现血 TSH 升高，故需和垂体 TSH 瘤相鉴别。垂体 TSH 瘤患者具有血清 TSH 不能被 TRH 兴奋，亦不能被 T3 所抑制，同时也不能被地塞米松抑制的特点。影像学检查也有助于鉴别诊断。④血浆结合蛋白异常症：如家族中异常白蛋白高 T4 血症、遗传性甲状腺结合球蛋白（thyroid binding globulin，TBG）增多症可导致 T3，T4 升高，但这类患儿临床无甲亢症状，测 FT3，FT4 均正常可兹鉴别。RTH 临床表现变化多端，常因误诊而采取不适当的治疗措施。尤其对儿童患者如不能及早诊断、及时治疗，可造成不可逆的不良后果，故在临床工作中需仔细鉴别以利于治疗。

三、治疗

本病目前尚无根治手段，治疗应视患者临床表现而定。对于临床无症状的 RTH，一般不需药物治疗。对于有甲低症状的 RTH 患者，特别是婴幼儿起病的患者需要及早诊断和用大剂量的甲状腺激素治疗。对伴甲亢的 RTH 患者，TRIAC（三碘甲腺乙酸）是最有效的药物[14]。它能有效降低 TSH 和甲状腺素的水平，同时减轻甲状腺素对外周组织的效应。此外，L-T3 可以治疗任何类型的 RTH。对于不能较好控制的高代谢综合征及心动过速，可以应用β受体阻滞剂作为 RTH 的辅助用药。

溴隐亭可有效抑制垂体 TSH 细胞的分泌，并且对 TSH 的生物学活性有一定的影响。溴隐亭应用从小剂量开始，逐渐加量，监测患儿临床表现和甲状腺功能调整药物剂量。其他生长抑素及其类似物如奥曲肽对 TSH 的抑制仅有短期疗效。甲状腺素虽能抑制 TSH，但可能加重甲状腺毒症，故临床不选用。

对任何类型的 RTH 患者都应禁用抗甲状腺治疗，其中包括抗甲状腺药物、同位素碘和甲状腺切除术，这种治疗不仅无效，而且可能对儿童造成不可逆性损害。

（谷奕 巩纯秀）

参考文献

[1] Refetoff S，de Wind L T，de Groot L J. Familial syndrome combining deaf-mutism，stuppled epiphyses，goiter and abnormally high PBI: possible target organ refractoriness to thyroid hormone[J]. J Clin Endocrinol Metab，1967，27:279-294.

[2] Refetoff S. Resistance to thyroid hormone: one of several defects causing reduced sensitivity to thyroid hormone[J]. Nat Clin Pract Endocrinol Metab，2008，4:1.

[3] Refetoff S，Dumitrescu A M. Syndromes of reduced sensitivity to thyroid hormone: genetic defects in hormone receptors，cell transporters and deiodination[J]. Best Pract Res Clin Endocrinol Metab，2007，21:277-305.

[4] Usala S J，Bale A E，Gesundheit N，et al. Tight linkage between the syndrome of generalized thyroid hormone resistance and the human cerbA β gene[J]. Mol Endocrinol，1988，2:1217-1220.

[5] Tinnmikov A，Nordstrom K，Thoren P，et al. Retardation of post-natal development caused by a negatively acting thyroid

hormone receptor alphal[J]. EMBO J，2002，21:5079-5087.

[6] Sadow P，Reutrakul S，Weiss R E，et al. Resistnace to thyroid hormone in the absence of mutations in the thyroid hormone receptor genes[J]. Current Opinion in Endocrinology and Diabetes，2000，7:253-259.

[7] Refetoff S. Resistance to thyroid hormone[M]//Braverman L E，Utiger R E. Werner and Ingbar's the thyroid: a fundamental and clinical text. Philadelphia: Lippincott Williams and Wilkins，2005:1109-1129.

[8] Beck- Peccoz P，Mannavola D，Persani L，et al. Syndromes of thyroid hormone resistance due to mutations in the T3 β receptor: progress in our understanding[J].Current Opinion in Endoerinology & Diabetes，2000，7:281-287.

[9] Dumitrescu A M，Liao X H，Best T B，et al. A novel syndrome combining thyroid and neurological abnormalities is associated with mutations in a monocarboxylate transporter gene[J]. Am J Hum Genet，2004，74:168-175.

[10] Kaneshige M，Suzllki H，Kaneshige K，et al. A targeted dominant negative mutation of the thyroid hormone alpha lreceptor causes inereased mortality，infertility，and dwarfism in mice[J]. Proe Natl Aead Sei，2001，98:95-100.

[11] Sivakumar T，Chaidarun S.Resistance to Thyroid hormone in a patient with coexisting Graves' disease[J].Thyroid，2010，20: 213-216.

[12] Sato H. Clinical features of primary hyperthyroidism caused by Graves' disease admixed with resistance to thyroid hormone [J]. Endocrine Journal，2010，57 : 687-692.

[13] Weiss R E，Stein M A，Refetoff S. Behavioral effects of liothyronine（L-T3）in children with attention deficit hyperactivity disorder in the presence an absence of resistance to thyroid hormone[J]. Thyroid，1997，7:389-393.

[14] Guran T，Turan S，Bircan R，et al. 9 years follow-up of a patient with pituitary form of resistance to thyroid hormones （PRTH）: comparison of two treatment periods of D-thyroxine and triiodothyroacetic acid （TRIAC）[J]. J Pediatr Endocrinol Metab，2009，22:971-978

第四节　高促甲状腺素血症的诊断及处理原则

1961 年，美国 Guthrie 医生开创新生儿筛查已有 40 多年的历史，我国自 1981 年开始进行新生儿先天性甲状腺功能减低症的筛查，目前全国筛查覆盖率超过 60%[1]。大规模开展筛查以后，发现高促甲状腺激素（thyroid-stimulating，TSH）血症的发生有所增加，部分临床医生在临床中发现血 TSH 高于正常，即加用甲状腺素替代治疗的思维模式，而对于引起高 TSH 血症的原因、相关检查、治疗方案及转归情况并不重视，造成了临床的误诊误治。

一、病因

甲状腺疾病极为复杂，表现为 TSH 增高的并非仅仅先天性甲状腺功能低下症。误读筛查结果导致长期治疗的现象比较普遍，对早期无症状性时甲状腺疾病的诊断和鉴别重视不够。简单地归结为"亚临床甲状腺功能低下"是过度错误治疗的主要原因。"亚临床甲状腺功能低下"，顾名思义是临床甲状腺功能低下的前期，它的发展趋势是临床甲低。亚临床甲状腺功能低下的诊断是以 TSH 增高而 T3，T4 正常为生化诊断的，在这种诊断依据的前提下，如果针对亚临床甲低治疗，无疑是以 TSH 检测值为依据进行治疗，药量调节以 TSH 为靶标。必须指出：这个诊断依据定义下的疾病不仅仅包含将要发展成为临床甲低的病人，而且包含甲状腺素不敏感综合征的病人和 TSH 不敏感综合征的病人。这部分病人中不一定全部需要治疗，甚至有些治疗后出现医源性甲亢。陈潇潇等[2]研究发现近 20 万新生儿中具有高 TSH 生化特征的 1302 例新生儿，随访 2 年后仅 61 例没有恢复正常。而这 61 例并不能除外 TH 和 TSH 抵抗者。显然，如果按照 1302 例治疗，过度误治的病例至少增多了 20 倍。

根据甲状腺激素的作用原理，T3，T4 是调节能量和水、盐、物质代谢的激素，游离 T3，T4 更是生物活性物质，影响生长、发育，特别是婴幼儿期神经系统发育。TSH 只是调节甲状腺激素的物质，不直接影响神经系统和全身的生长发育。对于病因明确为甲状腺激素合成分泌不足的先天性甲低，甲状腺素低下促使 TSH 合成分泌，进而促进甲状腺激素的合成分泌，供机体各组织器官生长发育并维持生理代谢的需要。甲状腺激素不足时，TSH 可以快速反应性升高，成为临床治疗甲低的靶标。反之，TSH 增高不仅仅是由先天性甲状腺功能低下及亚临床甲低导致的，因此使用高 TSH 血症的概念更具有科学性。2011 指南描述"高 TSH 血症"为：患儿血 TSH 增高，而游离甲状腺素（FT4）水平在正常范围的状态。国内外文献中对高 TSH 血症更具有限制性的定义为特指 TSH 值在 5.6 ~ 20mIU/L 的范围[3]。无论新生儿还是儿童期的任何一个时间发现血 TSH 升高，首先要排除其他原因引起的血清 TSH 增高[4]：① 实验室 TSH 测定干扰。被检者存在抗 TSH 自身抗体可以引起血清 TSH 测定值假性增高。②低 T3 综合征的恢复期，血清 TSH 值可以增高至 20mIU/L，可能是机体对应激的一种调整。③中枢性甲减的 20% 病例表现为轻度 TSH 值增高（5 ~ 10 mIU/L）。④肾功能不全，10.5%的终末期肾病患者有 TSH 增高，可能与 TSH 清除减慢、过量碘摄入、结合于蛋白的甲状腺激素的丢失有关。⑤糖皮质激素缺乏可以导致轻度 TSH 增高。⑥生理适应，暴露于寒冷 9 个月，血清 TSH 值升高 30% ~ 50%。新生儿 TSH 在出生后有生理性增高，筛查的血标本应在婴儿生后充分哺乳 48 ~ 72h 后收集。低或极低出生体重儿由于下丘脑-垂体-甲状腺轴反馈建立延迟，可能出现 TSH 延迟升高，为防止新生儿筛查假阳性，可在生后 2 ~ 4 周或体重超过 2500g 时重新采血复查 TSH，FT4[5]。另外应该考虑测定 TSH 药盒的种类和方法不同。

　　Bongcrs-sehokking 和 Rovet 等[6]认为，对甲低利用较大剂量药物治疗后，除产生医源性甲亢外，会带来一些不良反应，高剂量虽可使 IQ 相对增高，语言能力增强，学习成绩较好，但注意力不集中问题和行为异常也大量出现。而我国学者的观察：1302 例高 TSH 血症患儿长期随访后确诊的亚临床甲状腺功能减退症早期没有进行治疗，患儿的智力发育同样能达到正常水平[7]，这个研究间接说明了仅凭高 TSH 而进行治疗依据不足。2002 年，Alberti[8]报道：1 例新生儿筛查时发现足跟血 TSH 值 > 15 mIU/L，因 T4 较接近正常上限，故未予左旋-T4 治疗。该患儿后经基因证实存在 TSHR 基因突变，目前就读大学，学习成绩优异。另报道 1 例患儿，存在复合杂合子 TSH 受体基因突变（P162A/C600R），于成人期发现 TSH 水平高于正常（TSH 值 31.5 ~ 46 mIU/L），该患儿从未接受替代治疗，学习成绩优异，获得博士学位。上述病例或许是个例的报道，但给我们的提示是：对于高 TSH 血症，应该特别注意鉴别诊断和随访，而不是盲目治疗。

二、诊断

　　Calaciura F[9]提出甲状腺形态异常、轻度甲状腺激素合成缺陷、抗甲状腺抗体、TSH 负反馈机制的紊乱、TSH 受体基因突变等均可导致高 TSH 血症的发生。其中负反馈机制的紊乱的甲状腺激素不敏感综合征(RTH)是由于机体靶器官对甲状腺激素的反应性降低而引起的以血清甲状腺激素水平升高,TSH 不能被反馈抑制为特征的一组临床综合征。

　　新生儿甲状腺超声检查非常重要。文献报道对 47 3182 名新生儿进行筛查，确诊甲状腺功能减退症 269 例，其中行甲状腺 B 超检查者为 127 例，甲状腺发育不良 70 例（甲状腺小；伴单发或多发性结节；囊肿；异位；甲状腺肿大等），占 55.1%，甲状腺正常 57 例，支持影像学对实施治疗的决策起主要的作用[9]。^{123}I 和 ^{99}Tc^{m} 由于放射性低常用于新生儿甲状腺核素显像，对于判断甲状腺的位置、大小、发育情况及摄取情况具有独到之处。除去影像学检查，在甲状腺疾病的诊断中，一些生化指标有助于鉴别诊断。如甲状腺球蛋白（Tg）测定：Tg 可反映甲状腺组织存在和活性，甲状腺发育不良患儿 Tg 水平明显低于正常对照。甲状腺摄碘缺乏而 Tg 升高者提示甲状腺存在，需考虑 TSH 受体突变、碘转运障碍或存在母源性 TRB-Ab，而非甲状腺发育不良[10]。自身免疫性甲状腺疾病的母亲产生的 TSH 受体阻滞抗体可通过胎盘影响胎儿甲状腺发育和功能，TRB-Ab 可引起暂时性甲低的发生，因此，抗甲状腺抗体的测定也是检测的项目之一。有条件的医院，也可以进行基因型的检查以协助分析病因指导治疗。

三、预后

　　高 TSH 血症患儿预后的多样性使得对于这部分患儿是否给予治疗及如何治疗存在很大争议。对于 TSH 始终维持在 6 ~ 10 mIU/L 的婴儿的处理一直存在争议，因为在出生头几个月内 TSH 可有生理性升高，对这种情况的婴儿，需密切随访甲状腺功能[2]。相似文献报道，小婴儿由于存在自身生理特点，早期特别是 1～2 月的小婴儿其血清 TSH 可以波动于 1.7～9.0mIU/L（高于正常参考值）[11]。美国儿科学会和我国内分泌保健学会发布指南建议提出，对可疑血 T4 正常 TSH 升高的患儿，随访 2～4 周，TSH 值 > 10mIU/L 时要给予 L-T4 治疗[3]。但是，我们可以肯定：TSH 持续上升、有甲状腺发育不良证据者，早期及时治疗有积极作用。但是对于单纯 TSH 上升，T4 正常，甲状腺影像学检查正常的患儿，更多的是应该强调随诊而进一步明确诊断而不是贸然治疗。正因为高 TSH 血症预后的不确定性，治疗的风险与收益没有良好的评价。治疗的初始剂量各家报道不尽相同。长期口服这类药物，是否带来什么益处也不明。

考虑到全国医疗条件不平衡性，为防止幼儿期甲状腺功能低下对精神神经功能的影响，可以采取不同的处理方法更为妥善：对于比较方便进行甲状腺素监测者，可以定期监测甲状腺功能，随诊观察，当有甲状腺功能低下的证据时再给予药物治疗。无方便条件进行甲状腺功能监测者，可给予较少的 L-T4 起始剂量试验性治疗。当然试验治疗也必须随诊，目的为防止医源性的甲亢损伤。高 TSH 血症患儿应用 L-T4 治疗期间，应严密观察甲状腺功能变化，及时评估当前甲状腺状态，在 3 岁之前不建议试验性停药[12]，试验性停药需复查甲状腺功能、甲状腺 B 超或甲状腺放射性核素显像，如发现 TSH 增高，伴有 FT4 降低者，应继续积极给予甲状腺素替代治疗。遗憾的是，临床中大量存在的现象是置治疗中 T4，FT4 增高于不顾，不注意鉴别诊断和检查处理的正确性，滥用高 TSH 的概念。这也是一种错误判断。

高 TSH 血症的诊治和转归研究目前文献报道很少，许多问题尚在探讨之中，需长期随访及进一步研究以证实。

（谷奕　巩纯秀）

参考文献

[1] 徐艳华, 秦玉峰, 赵正言. 中国新生儿先天性甲状腺功能低下症与苯丙酮尿症筛查 22 年回顾[J]. 中华儿科杂志, 2009, 47:18-22.

[2] 高燕明. 亚临床甲状腺功能减退症——几个热点问题研究[J]. 内科理论与实践, 2010, 5（2）:118-124.

[3] 中华医学会儿科学分会内分泌遗传代谢学组, 中华预防医学会儿童保健分会新生儿疾病筛查学组. 先天性甲状腺功能减低症诊疗共识[J]. 中华儿科杂志, 2011, 6（49）:421-424.

[4] 中华医学会儿科学分会. 中国甲状腺疾病诊治指南[J]. 中华儿科杂志, 2007, 46(11):967-971.

[5] Kugelman A, Riskin A, Bader D, et al. Pitfalls in screeing programs for congenital hypothyroidism in premature newborns[J]. Am J Perinatol, 2009, 26:383-385.

[6] Bongers-Schokking J J. Influence of timing and dose of thyroid hormone replacement on mental, psychomotor, and behavioral development in children with congenital hypothyroidism[J]. J Pediatr, 2005, 147（6）: 768-774.

[7] Alberti L, Proverbio M C, Costagliola S. Germline mutations of TSH receptor gene as cause of nonautoimmune subclinical hypothyroidism[J]. J Clin Endocrinol Metab, 2002, 87（6）:2549-2555.

[8] Calaciura F, Motta R M, Miscio G, et al. Subclinical hypothyroidism in early childhood: a frequent outcome of transient neonatal hyperthyrotropinemia[J]. J Clin Endocrinol Metab, 2002, 87（7）:3209-3214.

[9] 陈肖肖, 施玉华, 曹丽佩. 左旋甲状腺素钠治疗先天性甲状腺功能减退症的初始剂量研究[J]. 中华内分泌代谢杂志, 2010, 26（4）:273-277.

[10] Beltrão C B, Juliano A G, Chammas M C. Etiology of congenital hypothyroidism using thyroglobulin and ultrasound combination[J]. Endocr J, 2010, 57（7）:587-593.

[11] Rose S R, Brown R S. Update of newborn screening and therapy of congenital hypothroidism[J]. Pediatrics, 2006, 117:2290-2303.

[12] Parks J S, Lin M, Grosse S D. The impact of transient hypothyroidism on the increasing rate of congenital hypothyroidism in the United States[J]. Pediatrics, 2010, 125 Suppl. 2:S54-S63.

第五节 Silver-Russell 综合征的临床与遗传学研究

Silver-Russell 综合征(Silver-Russell syndrome , SRS)是一组临床和遗传异质性疾病。1953 年,Silver[1]等首先报道 2 例身材矮小、肢体不对称和尿中促性腺激素增高的病例,称之为"先天性半侧肢体肥大、身材矮小及尿促性腺激素增高综合征"。1954 年,Russell[2]又报道 5 例具有低出生体重、身材矮小的患儿,其中有 2 例患者有肢体不对称表现。同时 Russell 着重描述了这类患儿的颅面部畸形特征。尽管这两组研究所强调的临床特征不同,但是这类患者存在的共同临床表现提示他们可能属于同一综合征。随后不同研究者陆续报道了类似病例,现在该病已作为一个统一的畸形综合征被接受,同时认为尿促性腺激素增高并不是该综合征的特征性表现。西方国家 SRS 的发生率为 1/100 000~1/3 000[3],国内目前无相关流行病的资料。

一、SRS 的临床表现

Silver-Russell 综合征是一类以宫内及生后生长迟缓、特征性面容、两侧肢体不对称以及其他一些较不恒定的临床特征为表现的疾病。其特征性面容包括三角形脸、方颅、小而尖的下颌、边界清晰的人中、低耳位及口角下垂。患儿身材矮小,头围正常,表现为相对大头畸形,常因此怀疑脑积水行头颅 CT 检查,结果多为阴性。多达 80% 的患儿可有喂养困难及胃肠道异常,患儿家长常描述患儿缺乏饥饿感,不喜吮吸。这些患者的喂养困难表现在生后几年内逐渐得到改善,大部分学龄期 SRS 患者进食正常,但是食欲仍相对略差。儿童期早期患儿可有骨龄落后,但落后的程度随着青春期的到来而缩小。SRS 男性患儿可有生殖系统异常:如隐睾、腹股沟疝及尿道下裂。SRS 女性患儿曾被报道患有阴道脱垂、第一性征兼性、子宫发育不良、双角子宫及性腺功能减退。多数患儿存在一定程度的认知障碍。34% 的患者有全身发育落后,而那些非全身发育落后的患者中大运动发育落后常见,可能是患者婴儿期肌肉不发达及相对大头畸形共同作用的结果,患者独立行走的平均年龄为 20 月龄[4]。Wollmann[5]等对 386 位 SRS 患者进行回顾性研究得出,SRS 患者成年男子和女子的平均身高分别为 151.2 ± 7.8 cm,139.9 ± 9.0 cm,并总结了 143 位患儿的主要症状和体征发生频率(表 9-5-1)。

表 9-5-1　SRS 患儿(n=143)症状和体征频率

症状和体征	%	症状和体征	%
出生体重偏轻	94	小指短指	48
身材矮小	99	并指	19
肢体不对称	51	通贯手	25
相对大头畸形	64	牛奶咖啡斑	19
三角形脸	79	精神运动发育迟滞	37
口角下垂	46	肌肉发育障碍	45
牙齿不整齐	28	声音尖细	22
耳畸形	53	青春早发育	8
小指侧弯	68	性早熟	5

Bruce 等报道除两侧肢体不对称外,部分患者可见腰椎生理弯曲减少、脊柱强直、姿势性脊柱侧弯、小指指间关节固定性屈曲畸形、拇指发育不良、近端并指畸形、桡肱关节不稳定及肘部畸形等骨骼异常。SRS 患者很少有自发的生长追赶,多个研究显示[6-7]SRS 患者使用生长激素治疗效果令人满意,但是生长激素的疗效差异性很大,与治疗开始时的年龄及身高、出生时的身高、治疗第一年后的疗效、母亲的身高等多个因素相关,与其他特发性矮小患者相比,SRS 患者使用生长激素治疗的疗效要差。最近有研究显示:SRS 患者使用生长激素长期治疗后,其最终身高得到明显改善,达到终身高的-1.3SDS,且终身高与治疗开始时的身高呈负相关,与青春期开始时的身高呈正相关,同时生长激素治疗可能对患者的脊柱长度升高更有效。有报道称辅助生育技术使用增多与 SRS 发病有关,但是目前相关受累患者较少,

需要进一步的研究来证实。

SRS 的临床表现差异很大，且缺少统一的临床诊断标准，其诊断准确性常取决于临床医生的经验。另外，成人 SRS 患者的面部特征不典型使得临床诊断更困难，常引起漏诊、误诊，因此目前得到的本病的发病率及自然病程可能不准确。主要的诊断标准有：Price[8]等提出的标准：满足以下 5 条中的 3 条即可诊断：①出生体重低于均数-2SD；②身高处于同年龄、同性别正常健康儿童体格生长矮小；③典型的颅面畸形；④肢体不对称；⑤先天性指侧弯。Netchine[9]等提出的标准：以小于胎龄儿为前提，再满足以下 5 条中的 3 条即可诊断：①前额突出（3 岁以前）；②相对大头畸形；③生后生长受限；④肢体不对称；⑤喂养困难和/或 BMI < -2SDS。最近 Bartholdi[10]提出的 SRS 临床评分系统（表 9-5-2）将临床表现和体征进行量化。不同的诊断标准各有优劣，因此联合各诊断标准进行综合的评定能进一步的提高诊断的准确性[3,5-6]。

表 9-5-2　SRS 临床评分系统

项目	积分	项目	积分
出生时指标		面部特征	
体重偏轻	1	三角形脸	1
身长偏短	1	高前额/方颅	1
头颅相对偏大	1	其他：如小下颌、薄嘴唇、口角下垂、前囟晚闭合	1
生后成长状况		其他特征	
无追赶性生长；身高矮小	1	小指尖向内侧弯	1
正常头围	1	生殖器异常（如男孩隐睾，尿道下裂。女孩有阴道脱垂）	1
认知发育正常**	1	其他：如中间指节缩短，并趾，腹股沟疝，色素改变-牛奶咖啡斑	1
不对称性		最高积分	15*
面部/躯干/四肢	3		

*评分≥8 分者定义为 SRS

**定义为上普通学校

二、SRS 的遗传基础

虽然大部分 SRS 患者为散发病例，但部分 SRS 患者的家族性聚集以及患者细胞遗传学异常的发现提示遗传基础是 SRS 病因的重要组成部分。Duncan 等推测有多达 19% 的 SRS 患者有家族遗传背景。他们认为大部分家族性病例是临床表现伴有显著家族内差异的常染色体显性遗传。由于在这些 SRS 家族性病例中部分患者多个母系亲属或多或少有 SRS 的表现，并且没有发现男-男遗传病例，因此 X 连锁显性遗传方式不能除外。而表型正常的夫妻，近亲或非近亲结婚，都有多个后代受累的报道则提示 SRS 常染色体隐性遗传的可能。虽然很多报道显示 SRS 患者有多种染色体异常，但目前发现主要是第 7 及第 11 号染色体异常始终与完全符合 SRS 诊断标准的典型病例相关[11-12]。

1.7 号染色体异常

占 7% ~ 10% 的 SRS 患者有母源第 7 号染色体单亲二倍体(maternal uniparental disomy of chromosome 7，mUPD7) 现象，认为这部分患者可能是因为第 7 号染色体印记基因表达异常引起。7p11.2-p13 及 7q31-qter 是 2 个与此病相关的独立印记区域。

候选区域 7p11.2-p13 的重复在一些患者中已有报道：该区含有生长因子受体结合蛋白 10（growth factor receptor bound protein 10，GRB10）和一些涉及生长发育因子的基因。SRS 患者中还没有发现这些基因的突变。其中 GRB10 编码细胞质的衔接蛋白，与多个酪氨酸激酶受体相互作用。人类和老鼠的 GRB10/Grb10 印记表达具有组织和型别特异性。在小鼠中,同源基因 Grb10 主要是母源表达。母源 Grb10 的过度表达引起小鼠宫内生长受限。相反， Grb10 的表达缺失引起生长过度。因此 GRB10 被当作是 SRS 病因的重要的候选基因，但是还没有在 SRS 患者中发现 GRB10 编码区的病理性突变或者异常甲基化。在 4 个 SRS 患者中发现仅限于第 7 号染色体 q31-qter 的 mUPD7 提示 7q31-qter 与 SRS 病因可能有关，但是还没有在 7q31-qter 发现任何致病突变。尽管目前还没有在 7 号染色体上发现 SRS 的相关基因，但是母源第 7 号染色体单亲二倍体本身就是重要的变异，可以推测 SRS 病因中至少有一个与第 7 号染色体有关，其通过母源第 7 号染色体单亲二倍体而表达[13-17]。

2.11 号染色体异常

因为 38%～63%SRS 患者中发现父源染色体 11p15 的端粒印记控制区 1(imprinting control region 1, ICR1)有低甲基化，所以认为 SRS 患者最大的分子遗传亚型是染色体 11p15 的表观遗传学变异。除 ICR1 低甲基化外，尚有母源染色体 11p15 重复（< 1%）、母源染色体 11p15 单亲二倍体（< 1%）异常等。SRS 患儿 11p15 的甲基化缺失的准确机制依然未知。低甲基化检出率差异较大，可能与检测技术及入选的诊断标准不同有关。

染色体 11p15 区域与本病相关的最早证据是在生长受限并伴有 SRS 样体征的患者中发现有母源染色体 11p15 重复。父源性表达的基因（IGF2 及 KCNQ10T1）和母源性表达的基因（CDKN1C 及 H19）是位于染色体 11p15 印记簇与生长相关的印记基因。H19 及 IGF2 的表达由 ICR1 调控，而 CDKN1C 及 KCNQ10T1 则由着丝粒印记控制区 2（imprinting control regoin 2, ICR2）调节。H19 的母源表达和 IGF2 的父源表达取决于 ICR1 的甲基化情况。

正常母源染色体的 ICR1 处于非甲基化状态并与锌指蛋白（The zinc finger protein, CTCF）结合，从而阻断了 IGF2 的启动子和位于 H19 下游的增强子相互作用，该增强子只活化 H19 的转录，导致 IGF2 转录沉默。父源染色体 ICR1 处于甲基化状态并阻止与 CTCF 的结合，使得 H19 沉默，因而 IGF2 转录。

因此，任何 ICR1 的超甲基化或低甲基化状态都会引起 IGF2 表达异常。过去认为 SRS 患者的 11p15 着丝粒区 ICR2 没有单独的表型遗传变异，但是最近发现 1 个 SRS 患者有仅限于着丝粒 ICR2 的母源性基因重复，这提示 11p15 区的两个 ICR 在 SRS 的病因中可能也相互影响[18-23]。

目前发现多达 7% 的 SRS 患者的血淋巴细胞中除了 11p15 印记缺陷外尚伴有其他部位的低甲基化，其意义不清。而局限于 11p15 部位印记缺陷的 SRS 患者与有多部位低甲基化的 SRS 患者其临床表现并无差异。

三、SRS 的基因型与表现型的关系

目前多达 50% 的临床诊断为 SRS 的患者可以被分子诊断证实为染色体 11p15 的 ICR1 低甲基化或第 7 号染色体母源单亲二倍体。分子学研究的发现提示 SRS 存在不同的亚型，而关于 SRS 患者的基因型和表现型的关系一直是 SRS 研究的热点。

已有多个研究证实大部分有染色体 11p15 变异的 SRS 患者的临床表现比有 mUPD7 或未知变异的 SRS 患者严重且典型。总体来说：有 mUPD7 的 SRS 患者颅面畸形不典型，但是三角形脸多见；多数患儿有儿童期喂养困难、出汗过多，且这些症状较有染色体 11p15 的 ICR1 低甲基化的 SRS 患者略重；体格发育迟缓较轻，语言发育落后多见，并可通过语言训练改善；运动失调表现多见。

而有染色体 11p15 的 ICR1 低甲基化的患者严重的宫内生长受限及发育停滞、肢体不对称、方颅、相对大头畸形、先天畸形如先天性第五指侧弯、先天性指屈曲等多见，重度染色体 11p15 的 ICR1 低甲基化患者，可有关节挛缩（包括肘关节伸展受限）以及其他骨骼异常，ICR1 甲基化程度和临床表现严重程度相关。

Binder[24]等发现染色体 11p15 亚型患儿其 IGF-1 及 IGFBP-3 升高，以 IGFBP-3 更著，提示其 IGF-I 不敏感，而 mUPD7 亚型 IGFBP-3 水平与 SGA 患儿相似。在生长激素治疗中，mUPD7 亚型的疗效有比染色体 11p15 的 ICR1 低甲基化亚型更好的趋势。这提示 SRS 不同亚型的生长不足可能由不同的机制引起。

由于 SRS 临床和遗传具有异质性，染色体 11p15 的 ICR1 低甲基化亚型和 mUPD7 亚型并不都显示典型的 SRS 表现型，而且不同研究者记录的临床表现常有偏差，因此以临床表现来区分遗传学亚型是不可靠的。目前除了那些有典型 SRS 表现型并且符合诊断标准的患者外，有 SRS 样表现的患者也推荐检测已知的突变，比如，轻度宫内生长受限和出生后生长受限（≥-2SD）伴有方颅、三角形脸或者只

有肢体不对称的临床表现的患者。大群体生长迟缓病人的筛选有助于确定在这个异质性的群体中染色体11p15 的 ICR1 低甲基化和 mUPD7 的发病率，提高 SRS 的诊断的准确性。

对再孕个体而言，mUPD7 和染色体 11p15 的 ICR1 低甲基化再发风险较低。其中，因为目前研究发现 mUPD7 都是由染色体随机不分离引起，所以认为其再发风险最低。但是目前已有三个家系性染色体 11p15 的低甲基化患者的报道，提示其可能有较高的再发风险。

目前仍有至少 40% 的 SRS 患者基因型是未知的。还有研究发现了 SRS 患者染色体亚显微结果结构的不平衡现象，推测约达 1% 的 SRS 患者有这方面的异常。因此在除外 11p15 的 ICR1 低甲基化和 mUPD7 后，还应行染色体亚显微分型以探索进一步的分型。

总之，SRS 是一组临床和遗传异质性疾病，mUPD7 和染色体 11p15 的 ICR1 低甲基化的发现有助于提高诊断的准确性。而进一步对不同遗传学亚型的长期随访，进行详细的临床特征比较，有助于评估各型的临床表现、生长模式及治疗效果，对 SRS 的诊断策略、临床分型及评估、遗传咨询都有益处。

（巩纯秀　刘敏）

参考文献

[1] Silver H K, Kiyasu W, George J, et al. Syndrome of congenital hemihypertrophy, shortness of stature, and elevated urinary gonadotropins[J]. Pediatrics, 1953, 12（4）: 368-376.

[2] Russel A. A syndrome of intra-uterine dwarfism recognizable at birth with cranio-facial dysostosis, disproportionately short arms and other anomalies[J]. Proc R Soc Med, 1954, 47: 1040-1044.

[3] Wakeling E L. Silver Russell syndrome[J]. Arch Dis Child, 2011, 96: 1156-1161.

[4] Wakeling E L, Amero S A, Alders M, et al. Epigenotype-phenotype correlations in Silver-Russell syndrome[J]. Journal of medical genetics, 2010, 47（11）: 760-768.

[5] Wollmann H A, Kirchner T, Enders H, et al. Growth and symptoms in Silver-Russell syndrome: review on the basis of 386 patients[J]. Eur J Pediatr, 1995, 154（12）: 958-968.

[6] Ranke M B, Lindberg A. Height at start, first-year growth response and cause of shortness at birth are major determinants of adult height outcomes of short children born small for gestational age and Silver-Russell syndrome treated with growth hormone: analysis of data from KIGS[J]. Horm Res Paediatr, 2010, 74（4）: 259-266.

[7] Toumba M, Albanese A, Azcona C, et al. Effect of long-term growth hormone treatment on final height of children with Russell-Silver syndrome[J]. Horm Res Paediatr, 2010, 74（3）: 212-217.

[8] Price S M, Stanhope R, Garrett C, et al. The spectrum of Silver-Russell syndrome: a clinical and molecular genetic study and new diagnostic criteria[J]. J Med Genet, 1999, 36（11）: 837-842.

[9] Netchine I, Rossignol S, Dufourg M N, et al. 11p15 imprinting center region 1 loss of methylation is a common and specific cause of typical Russell-Silver syndrome: clinical scoring system and epigenetic-phenotypic correlations[J].J Clin Endocrinol Metab, 2007, 92（8）: 3148-3154.

[10] Bartholdi D, Krajewska-Walasek M, Ounap K, et al.Epigenetic mutations of the imprinted IGF2-H19 domain in Silver-Russell syndrome (SRS): results from a large cohort of patients with SRS and SRS-like phenotypes[J]. J Med Genet, 2009, 46:192-197.

[11] Eggermann T. Russell-Silver syndrome[J]. Am J Med Genet C Semin Med Genet, 2010, 154C（3）: 355-364.

[12] Eggermann T, Wollmann H A, Kuner R, et al. Molecular studies in 37 Silver-Russell syndrome patients: frequency and etiology of uniparental disomy[J]. Hum Genet, 1997, 100（3-4）: 415-419.

[13] Kotzot D, Schmitt S, Bernasconi F, et al. Uniparental disomy 7 in Silver-Russell syndrome and primordial growth retardation[J]. Hum Mol Genet, 1995, 4（4）: 583-587.

[14] Preece M A, Price S M, Davies V, et al. Maternal uniparental disomy 7 in Silver-Russell syndrome[J]. J Med Genet, 1997, 34（1）: 6-9.

[15] Eggermann T，Gonzalez D，Spengler S，et al. Broad clinical spectrum in Silver-Russell syndrome and consequences for genetic testing in growth retardation[J]. Pediatrics，2009，123（5）：929-931.

[16] Kotzot D，Balmer D，Baumer A，et al. Maternal uniparental disomy 7-review and further delineation of the phenotype[J]. Eur J Pediatr，2000，159（4）：247-256.

[17] Monk D，Wakeling E L，Proud V，et al. Duplication of 7p11.2-p13，including GRB10，in Silver-Russell syndrome[J]. Am J Hum Genet，2000，66（1）：36-46.

[18] Bruce S，Hannula-Jouppi K，Peltonen J，et al. Clinically distinct epigenetic subgroups in Silver-Russell syndrome: the degree of H19 hypomethylation associates with phenotype severity and genital and skeletal anomalies[J]. J Clin Endocrinol Metab，2009，94（2）：579-587.

[19] Monk D，Bentley L，Hitchins M，et al. Chromosome 7p disruptions in Silver-Russell syndrome: delineating an imprinted candidate gene region[J]. Hum Genet，2002，111（4-5）：376-387.

[20] Abu-Amero S，Monk D，Frost J，et al. The genetic aetiology of Silver-Russell syndrome[J]. J Med Genet，2008，45（4）：193-199.

[21] Zeschnigk M，Albrecht B，Buiting K，et al. IGF2/H19 hypomethylation in Silver-Russell syndrome and isolated hemihypoplasia[J]. Eur J Hum Genet，2008，16（3）：328-334.

[22] Binder G，Seidel A K，Martin D D，et al. The endocrine phenotype in Silver-Russell syndrome is defined by the underlying epigenetic alteration[J]. J Clin Endocrinol Metab，2008，93（4）：1402-1407.

[23] Eggermann T，Gonzalez D，Spengler S，et al. Broad clinical spectrum in Silver-Russell syndrome and consequences for genetic testing in growth retardation[J]. Pediatrics，2009，46（2）：21-37.

[24] Binder G，Begemann M，Eggermann T，et al. Silver-Russell syndrome[J]. Best Pract Res Clin Endocrinol Metab，2011，25（1）：153-160.

第六节　先天性肾上腺皮质增生症的少见类型

肾上腺是人体重要的内分泌器官，其产生的肾上腺皮质激素是维持人类正常生命活动的重要激素，主要包括糖皮质激素、盐皮质激素和性激素。这三类激素共同的前体物质为胆固醇，在肾上腺组织的不同类型的细胞和细胞器中，在一系列的酶及特殊的转运蛋白作用下，生成相应种类的激素。由于某些特定酶或转运蛋白的缺陷，导致相应的酶的作用底物蓄积和生成产物的减少，其下游激素产生减少，而出现不同的临床表现。

由于皮质激素不足，反馈作用于下丘脑垂体肾上腺轴，ACTH分泌增加，使肾上腺皮质增生以代偿肾上腺皮质功能的不足，故此类疾病称之为先天性肾上腺皮质增生症（congenital adrenal hyperplasia，CAH）。

21-羟化酶是CAH的常见类型，占CAH病例的90%以上。随着内分泌诊疗水平的提高和临床检验技术的发展，少见类型的酶或转运蛋白的缺陷，也逐渐被内分泌医生所认识，使CAH患儿的诊断定位更加准确，诊疗技术已经做到了基因水平的诊断。

21-羟化酶缺陷型的CAH是儿科常见的肾上腺皮质功能不全的病因，其诊断和治疗已经被临床医生很好地掌握。其在类固醇合成过程中的作用位置标注在图9-6-1中，以利于我们对于酶的缺陷和临床表现的对应关系的理解。

本文主要介绍少见类型的CAH，包括类固醇生成急性调节蛋白（steroidogenic acute regulatory protein，StAR）、3β-羟类固醇脱氢酶（3β-hydroxysteroid dehydrogenase，3β-HSD）、11β-羟化酶（11β-hydroxylase，11β-OH）和17α-羟化酶/17，20裂链酶（17α-hydroxylase/17，20 lyase，17α-OH）的缺陷发生的CAH类型。

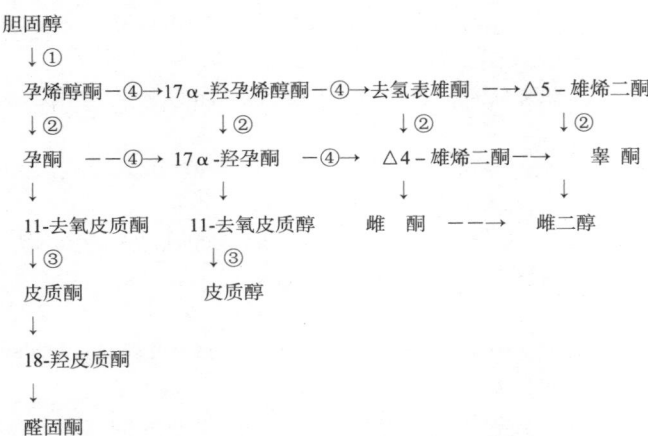

图 9-6-1　类固醇激素合成过程示意图

注：①为 StAR 作用位点；②3β羟类固醇脱氢酶；③11β羟化酶；④17 羟化酶/17，20 裂链酶。

一、*StAR* 基因突变与类脂性先天性肾上腺皮质增生症

（一）*StAR* 基因

StAR 基因位于 8p11.2，全长 8 kb，包含 7 个外显子和 6 个内含子，编码 285 个氨基酸蛋白，相对分子质量为 30 000。StAR 对调控胆固醇由胞浆转入线粒体内发挥重要作用，经过这一过程才能使胆固醇转换为孕酮，进入类固醇激素合成过程，因而是合成类固醇激素的起始和限速步骤。StAR 蛋白可在 ACTH 的刺激下在肾上腺和性腺细胞的线粒体膜上快速生成，并促进胆固醇由胞浆进入线粒体内。StAR 失活可致使类固醇激素生成严重受阻，胆固醇堆积于肾上腺皮质细胞胞浆内，并对其产生毒性作用而致病[4-5]。

（二）临床表现

通常在生后最初几个月内即出现症状，出现肾上腺皮质功能减退，失盐表现，不论染色体性别为男性或女性，都表现为女性外生殖器皮肤色素沉着明显。由于肾上腺类固醇激素合成的明显下降，患儿通常起病早，如不能早期诊断并及时治疗，易导致患儿死亡。经典的 LCAH 的染色体为 46，XY 的男性患者表现为女性表型，在婴儿早期有严重的失盐表现，患者在随后的生活中有进行性高促性腺激素性腺功能低下。46，XX 女性患者有自发第二性征发育和规律的周期性阴道出血，而且是无排卵的周期。直到 2006 年才有非经典型 LCAH 病例报告，46，XY 患儿有轻微男性化表现，外生殖器可以为男性外观，StAR 保存有部分活力，皮肤色素沉着，有轻微的性发育异常，患儿可出现肾上腺皮质功能不全，类似 Addison 病的表现[6]。

LCAH 患者虽有严重的失盐表现，但可不经治疗存活至数月。相比其他类型有失盐表现的先天性肾上腺皮质增生症患者，LCAH 患者发病时间可相对偏晚。对此人们提出了 LCAH 发病机制的 2 次打击模型。人体内类固醇激素生成细胞存在 2 种激素生成途径：依赖 StAR 的主要途径和不依赖 StAR 的次要途径。首次打击由于 StAR 失活使类固醇激素生成主要途径受损，但仍可通过次要途径生成少量激素，故 LCAH 患儿新生儿期仍可有少量类固醇激素生成使其不至发病，然而随着低剂量激素水平引起 ACTH、促性腺激素分泌激素及血管紧张素Ⅱ的分泌增加，引起肾上腺细胞胆固醇摄入增加，但不能转化为孕酮，胆固醇在细胞内堆积并破坏细胞的结构和功能，也破坏了类固醇激素生成的次要途径，才导致患者发病[5]。

（三）先天性肾上腺类脂组织增生的诊断

由于 StAR 是参与类固醇激素合成的起始步骤，故其功能个缺陷导致所有类固醇激素合成不能进行，所有代谢过程的底物和产物均降低。由于肾素血管紧张素醛固酮系统对醛固酮有调控作用，肾素水平升

高。影像学检查可以发现肾上腺明显增生的依据。

临床上进行先天性肾上腺类脂组织增生（congenital lipoid adrenal hyperplasia，CLAH）的诊断时，必须与其他有糖皮质激素和盐皮质激素缺乏的疾病进行鉴别诊断。21-羟化酶缺乏症与 LCAH 的鉴别较为容易，21-羟化酶缺乏症患者 17-羟孕酮（17-OHP）水平较高且染色体核型为 46，XY 的患者表现为男性性早熟而非女性化。LCAH 最易与 3β 羟类固醇脱氢酶缺乏症相混淆，因为二者均有血清糖皮质激素、盐皮质激素和性激素及 17-OHP 水平降低，临床表现上二者的鉴别在于，染色体核型为 46，XY 的 3β 羟类固醇脱氢酶缺乏症患者表现为男性外生殖器性发育不良或女性化，如尿道下裂等，而 46，XY 的 LCAH 患者均呈现完全女性化外生殖器。实验室检查中 3β 羟类固醇脱氢酶缺乏症患者具有血和尿中 1-7 羟孕烯醇酮、DHEAS 水平升高及 ACTH 兴奋试验 DHEAS（去氢异雄酮）dehydroepiandrosterone-sulfate 对 ACTH 刺激有反应等特点，而 LCAH 患者具有 17-羟孕烯醇酮、DHEAS 水平低，ACTH 兴奋试验 DHEAS 对 ACTH 的刺激完全无反应等特点。

（四）遗传学与发病机制研究

StAR 基因突变已经在许多国家有报告，日本和韩国有很多的病例报告[7]。其中 *R188C* 位点的突变在加拿大、约旦、印度、巴基斯坦和泰国均有报告。*StAR* 的突变包括错义突变、无义突变、移码突变和片段缺失，为纯合子突变或复合杂合子突变[8]。突变不仅发生在外显子，也有在内含子部分的突变，有报告在 *StAR* 上游大片段的缺失导致全部外显子丧失。*StAR* 突变主要为失活突变，有一例复合杂合子突变的病例包含了一个激活突变的位点，但机制不完全明确。*Q77X* 突变可使 *StAR* 基因所编码合成的蛋白提前中止，产生截短蛋白。移码突变 838*del*A，由于外显子 6 的 238 位密码子缺失一个 A，引起阅读框移码，并导致 StAR 蛋白羧基端延长。有研究表明，将带有 838*del*A 突变的 StAR 蛋白转染 COS-1 细胞后发现所产生的蛋白无促进类固醇激素生成作用。大部分 *StAR* 错义突变发生在羧基端的氨基酸序列，重要影响 *StAR* 与胆固醇的结合，表现为功能完全丧失。研究认为 *StAR* 具有 10%～20% 的活性就可以改变经典型 LCAH 的表型，有 50% 的残余活性的患者病情就比较轻微。*StAR* 的活性与临床表现有很好的相关性。韩国报告一例通过产前诊断确诊病例，其母孕期雌激素水平极低引起医生的关注，询问病史发现第一胎患儿已诊断 LCAH，故通过羊膜穿刺术对胎儿进行了基因检测为 *StAR* 基因 *Q258X* 突变，故产前诊断为 LCAH。该突变为韩国和日本人中多见的热点突变。近期的文献报告发现 LCAH 患儿母亲孕期雌激素水平的明显降低可能提示胎儿的肾上腺皮质功能不全，应当进行 *StAR* 基因的检查。

（五）治疗

由于 LCAH 导致肾上腺合成的各种类固醇激素均减少，所以应该对患儿的病情和激素水平进行评价后给以适当的激素替代治疗。对于经典型 LCAH 患儿应该在诊断后，即给以糖皮质激素和盐皮质激素的替代治疗。对于非经典型 LCAH 患儿如果没有明显失盐表现，可以不适用盐皮质激素。对于 46，XY 染色体的患儿，由于其外生殖器异常，应该在家长与患儿最终确定社会性别以后，在青春期发育的年龄进行性激素是替代治疗。如果患者社会性别选择为女性的 46，XY 染色体的患儿，应当积极查找残存的睾丸组织，并手术切除。

CAH 的患儿由于胚胎时期异常的性激素作用，不仅影响了患儿外生殖器的正常分化，同时也对生育能力造成影响。近期的文献报告了一例生后 4 个月开始治疗的 *StAR* 基因突变所致 LCAH 女性患者，在生育年龄经过克罗米芬诱导排卵而生育的报告，其后代健康，显示了早期适当的激素治疗，可以保留患者的生育能力[9]。

二、3β-羟类固醇脱氢酶缺陷型先天性肾上腺皮质增生症

肾上腺皮质激素的前体物质为胆固醇，从胆固醇到皮质醇的生物合成过程中，3β-羟类固醇脱氢酶（3β-hydroxysteroid dehydrogenase，3β-HSD）是一个非常重要的酶。3β-HSD 合成的产物为肾上腺合成的三种主要激素的合成过程提供底物。所以，3β-HSD 的缺陷将会累及肾上腺合成的三种激素，产

生相应的临床症状。

（一）3β-羟类固醇脱氢酶基因及生理作用

3β-HSD 可分为两种类型，Ⅰ型由 372 个氨基酸组成，Ⅱ型由 371 个氨基酸组成。两种基因编码的酶蛋白的相对分子质量约 46，二者有 93.5% 的同源性。Ⅰ型在性腺和肾上腺以外组织中表达，包括胎盘、皮肤、乳腺，Ⅱ型在肾上腺内和性腺中表达，在体外的动力学研究显示，Ⅰ型比Ⅱ型活力更强，因此可能补偿Ⅱ型 HSD 酶功能的不足。3β-HSD Ⅰ型和Ⅱ型分别由两个基因编码，均位于 1 号染色体 1p11-13，分别含有 4 个外显子和 3 个内含子[10]。

3β-HSD 有两种生理作用，即催化 3β-羟类固醇脱氢和 3-氧类固醇异构（即△5-△4 异构）反应。3β-HSD 催化 3β-羟类固醇脱氢：使孕烯醇酮转化为孕酮、17α-羟孕烯醇酮转化为 17α-羟孕酮、去氢表雄酮（dehydroepiandrosterone，DHEA）转化为△4-雄烯二酮。△-5 雄烯二酮酶缺陷会使孕烯醇酮，17α-羟孕烯醇酮、DHEA 大量堆积，皮质醇、醛固酮和睾酮合成受阻[11]。

在肾上腺和性腺，3β-HSD 催化生物活性较弱的△5-类固醇合成生物活性较强的△4-类固醇的生化反应。3β-HSD 缺陷使△5-孕烯醇酮不能转化为孕酮，17β-羟孕烯酮不能转化为△5-雄烯二酮及孕酮，以至皮质醇、醛固酮及雄激素合成均受阻，而 DHEA 可增加，尿中 17-酮类固醇排出量增多。严重突变的 3β-HSD 基因编码的酶蛋白无活性，故引起经典型 3β-HSD 缺陷症。3β-HSD 缺陷症所致 CAH 分失盐型和非失盐型两种临床类型[12]。

（二）临床表现

1. 经典型 3β-HSD 缺陷症

这种病症亦称为失盐型，由于盐、糖皮质类固醇产生不足，临床表现出失盐症状和慢性肾上腺皮质功能减退。多数 3β-HSD 缺陷症患者由于醛固酮分泌不足而有失盐表现，但有一些患者的潴钠能力可正常。由于 3β-HSD 的酶活性在肾上腺和性腺中均下降，酶活性不足使男性胚胎不能分泌足够雄激素。男性（46，XY）患者肾上腺外的 3β-HSD 可使 DHEA 在外周转化为活性较强的雄激素，仍然不足以使男性化完全，故表现为男性假两性畸形，可表现为出生时外生殖器难辨性别，有小阴茎、尿道下裂（通常为严重的会阴 - 阴囊型），以及阴唇阴囊皱襞部位融合，甚至可有泌尿生殖窦和盲端阴道，而睾丸常位于阴囊中。多数男性患者在青春期有男性乳腺发育，可能与 C-19 类固醇在外周转变为雌酮，使循环血中雌酮与雄激素浓度的比值升高有关[13]。

在女性患者中，表现为轻度男性化，这是因胎儿肾上腺分泌过量 DHEA，部分 DHEA 可通过肾上腺外途径转化为睾酮的结果，大量的 DHEA 在外周转化为活性较强的雄激素，进而产生轻至中度的男性化。女性外观可以正常，或轻微男性化，表现为阴蒂肥大，青春期痤疮，阴毛早现，生长增速，少数情况下还可见阴唇阴囊皱襞融合，外生殖器畸形。在成年期，可以有月经不规律，或者发生多囊卵巢[14]。

3β-HSD 缺陷的严重程度不可根据患者出生时外生殖器的异常情况来进行判断。通过比较酶的活力和临床表现提示基因型和表现型的严重程度之间有较好的相关性。

2. 非经典型 3β-HSD 缺陷症

非经典型 3β-HSD 缺陷症患者出生时无明显异常，在女性可表现为多毛、痤疮和月经稀发，可表现为多囊卵巢综合征。ACTH 兴奋试验有助于鉴别。目前，有关男性中的非经典型 3β-HSD 缺陷症所知甚少。

（三）实验室检查

血浆孕烯醇酮、17-羟孕烯醇酮和 DHEA 升高，血浆或尿中△5/△4 类固醇比值升高。对于临床有女性男性化，或有阴毛早现的儿童，怀疑为非经典型 3β-HSD 缺陷症必须要进行 ACTH 兴奋试验才能确诊。有研究表明 ACTH 兴奋试验中，3β-HSD 缺陷症患者的血浆 17-羟孕烯醇酮、17-羟孕烯醇酮和皮质醇的比值高于正常青春期均值的 2SD 就足够诊断了。ACTH 刺激试验 DHEA 和 DHEA/雄烯二酮的比值对于是否存在 3-HSD 缺陷没有确定意义。

由于外周 3β-HSD 的存在，有时可使得 3β-HSD 缺陷症的诊断变得复杂。3β-HSD 缺陷症患者的血浆 17-羟孕酮水平应该是降低的，但有些 3β-HSD 缺陷症患者的血浆 17-羟孕酮水平却非常高，与经典型 21 羟化酶缺陷症极其相似，这是由于 I 型 HSD 基因编码的肾上腺外的 I 型 3β-HSD 使高水平分泌的 17β-羟孕烯醇酮在外周转化为 17-羟孕酮所致。由于 17-羟孕酮作为 21 羟化酶 CAH 的新生儿筛查指标，有文献报告将 3β-HSD 缺陷 CAH 患儿误诊为 21 羟化酶缺陷 CAH，此患儿在出生后的基因检测未报告 21 羟化酶缺陷，而进一步临床化验检查和基因检测诊断为 3β-HSD 缺陷。

（四）遗传学研究

3β-HSD 缺陷症为常染色体隐性遗传性疾病，由 3β-HSD 的基因突变所致。3β-HSD 不属于 P450 细胞色素氧化酶系统，其作用需（NAD+）（烟酰胺腺嘌呤二核苷酸的氧化形式）作为辅因子。该酶不仅存在于肾上腺皮质和性腺，也存在于胎盘、肝脏和几乎所有的外周组织中，但各组织中的酶活性不同。3β-HSD 缺陷症所致 CAH 由 II 型 3β-HSD 基因突变所致。所有病例 I 型 HSD 的基因都是正常的。

II 型 3β-HSD 基因突变有无义突变、移码突变的纯合子突变或复合杂合子突变，复合杂合点突变等，包括密码子 171，273，318，密码子 186 和 187 之间插入突变、或密码子 248 和 249 联合突，错义突变发生在密码子 108，142，186 或 253，与失盐型 II 型 3β-HSD 缺乏所致 CAH 相关。非失盐型病例保留有部分酶的活性，其酶活力仅为野生型的 2%～11.9%，这么小的酶的活力足以产生足够的醛固酮，防止失盐的发生[13-15]。

（五）治疗

1.糖皮质激素替代治疗

糖皮质激素为各种类型 CAH 的主要治疗手段。在 3β-HSD 缺陷症，糖皮质激素治疗可通过抑制 ACTH 的过量分泌而减少雄激素的产生，患者过快的生长速度和超前的骨龄可逐渐回复正常。

2.盐皮质激素替代治疗

对于失盐型 3β-HSD 缺陷症、CYP21 酶缺陷症和胆固醇碳链酶缺陷症患者，除糖皮质激素外，还需要适当补充盐皮质激素进行替代治疗，同时要每日增加食盐的摄入量。

3.外科手术治疗

在类固醇激素替代治疗的基础上，由有经验的泌尿外科医生进行外生殖器的矫形手术。对于染色体为 46，XY 的患儿由于存在外生殖器的异常，患儿的社会性别的确定需要与家长进行充分的沟通，如果患儿年龄较大，也需要征求孩子自己的意愿，最终确定性别后，再行手术治疗。对于男性的性腺，如果没有降入阴囊的睾丸组织应当给予足够的关注，避免发生癌变。

三、17α-羟化酶/17，20 碳链裂解酶缺陷型先天性肾上腺皮质增生症

（一）17α-羟化酶/17，20 碳链裂解酶基因和功能

17α-羟化酶的作用是使孕烯醇酮和孕酮羟化为 17α-羟孕烯醇酮和 17α-羟孕酮，再在 17，20 碳链裂解酶作用下合成去氢表雄酮和△4-雄烯二酮，进入性激素的合成。CYP17A1 基因定位于 10q 24.3 编码 17α-羟化酶/17，20 碳链裂解酶（17α-hydroxylase/17，20-lyase，17-OH）两种酶，包含 8 个外显子，编码 508 个氨基酸的蛋白质，该基因在肾上腺和性腺均有表达。CYP17A1 基因突变所致 CAH 为常染色体隐性遗传疾病，其致病基因 CYP17A1 于 1986 年被克隆。Biglieri 报告了首例 17α-羟化酶/17，20 碳链裂解酶酶缺乏症（17-hydroxylation deficiency，17-OHD）。

CYP17A1 基因突变，使 17-OH 缺乏使孕烯醇酮及孕酮不能转化为 17-羟孕烯醇酮、去氢表雄酮和 17α-羟孕酮，累及皮质醇及性激素的正常合成，导致激素水平下降，反馈作用使 ACTH 分泌过多致双侧肾上腺皮质增生[15]。因 17α 羟化过程受阻，孕烯醇酮和孕酮等底物堆积，去氧皮质酮产生大量增加，促进了储钠排钾，血容量增多，出现低血钾、乏力、血压升高，进而抑制了肾素-血管紧张素系统[16]。

17-OH 功能的正常不仅需要与类固醇完整的结合能力，同时需要 P450 氧化还原酶正常的电子传递作用；17，20 碳链裂解酶的功能正常有赖于与 P450 氧化还原酶的相互作用的结合位点，还需要细胞色素 b5 的参与。

（二）临床表现

本病以高血压、低血钾，伴有性发育异常为特征。

性激素合成减少，女性则出现性幼稚，第二性征不发育、月经不规律和原发闭经，男性患者临床表现女性外阴，假两性畸形，阴道盲端、无阴毛和腋毛的生长、隐睾，腹腔内可发现原始性腺组织（睾丸）等。故本病以社会性别为女性者居多，常以第二性征不发育、原发闭经为主诉就诊。少数患者也可能有乳房和阴毛的发育。这可能与酶失活的程度相关。有学者认为 CYP17 的基因突变，如有 2% 的 17，20 裂解酶正常，就可以使患者有不规则的月经及第二性征的发育[17]。

束状带皮质醇合成减少，反馈性引起促肾上腺皮质激素升高。促使 17α-羟化酶的底物即去氧皮质酮大量增加，而 DOC 在机体代谢中有着强大的盐皮质激素作用，而对盐代谢的影响则表现为水钠潴留和低血钾，形成继发型高血压。同时抑制肾素活性，醛固酮合成下降。17-羟化酶缺乏症患者在检查中常发现存在有电解质紊乱及不同程度的血压升高，易被误诊为原发性醛固酮增多症。故临床上对于高血压、低血钾患者应关注其性腺及第二性征发育情况。

由于此两种酶缺乏而致皮质醇合成显著减少，ACTH 反应性分泌增加，双侧肾上腺增生。而由于该酶功能受累，使得酶的底物积聚，盐皮质激素产生通路中去氧皮质酮大量增加，该物质强大的理盐作用和部分理糖作用，前者足以代偿皮质醇的不足，患者极少出现肾上腺皮质功能严重不足的表现；而后者则表现为低肾素性高血压，低钾血症。

由于性激素的缺乏，骨骺不能及时愈合，所有患者骨龄显著落后，生长停止延长，患者通常身材高大。成年就诊的患者，由于雌激素水平低下，可以有骨质疏松。

腹腔内发育不良的男性性腺组织可以发生肿瘤。2010 年周颖报告 1 例 17-OHD 患者合并巨大精原细胞瘤病例。

激素及其中间产物的检测显示皮质醇、睾酮、肾素及醛固酮水平低下，也有醛固酮水平正常或升高的报告，血清促肾上腺皮质激素升高；血浆肾素活性也被显著抑制。作为 17-羟化酶底物的孕酮明显高于正常，其产物 17-羟孕酮却呈较低水平。肾上腺的 B 超或 CT 检查显示不同程度的肾上腺增生，以弥漫性和腺瘤样为主。

17β-OHD 型缺陷症的患儿通常社会性别表现为女性，故对于青春期年龄的女性没有症状的高血压，同时没有青春期发育应该注意与本病进行鉴别诊断。

（三）遗传学研究

通常染色体核型为 46，XY 的个体要发育成正常男性需要睾丸决定因子（testis-determing factor，TDF）和雄激素的参与。睾丸 Leydig 细胞在生成睾酮过程中起重要作用的酶是 CYP17A1。在胚胎发育的第 7 周，具有 Y 染色体胚胎的原始生殖嵴的髓质开始发育为形成睾丸。当 TDF 缺乏时，睾丸发育停留在早期阶段，不能形成阴茎及阴囊，外阴遂呈现幼女型。染色体核型为 46，XY 的 17-OHD 患者因仍有睾丸形成，其 Sertoli 细胞产生苗勒管抑制因子，因此无子宫、输卵管和阴道上段的发育。但外生殖器的发育因缺乏 TDF、双氢睾酮（dihydrotesterone，DHT）不能向男性方向发育，而保持为幼女型。同时因雌激素也缺乏，故没有女性第二性征的发育。研究显示 D487-F489del 是中国人的 17-OHD 最常见的突变类型能与"祖先效应"有关[18]。在 24 例巴西患者的病例研究中，该现象尤为突出。携带有 W406R 突变型患者均为西班牙裔，而另一高频率突变 R306C 的携带者则均有葡萄牙血统。6 个荷兰家系发现第 8 外显子 4 个碱基的重复序列突变；在 4 个日本家系发现第 1 外显子的 53 或 54 位的缺失突变。

（四）治疗

对本患者的治疗不仅是激素的替代治疗，而应该是综合治疗，包括内分泌、泌尿外科和心理学多方面。

糖皮质激素的替代治疗。目的是为了补充肾上腺分泌皮质醇的不足，抑制 ACTH 过多的释放，从而减少盐皮质激素的分泌，削弱其潴钠排钾作用，使血压下降并纠正低钾血症。激素剂量的掌握是治疗的关键，应以保证良好的疗效和最小的不良反应为准。在治疗过程中应注意糖皮质激素用量不宜过大，因为倘若治疗初期去氧皮质酮等具有储钠作用的类固醇激素水平突然大幅度下降，而醛固酮尚未及时恢复分泌，使得盐皮质激素明显不足，可引起过度的利尿排钠，而此类患者肾素-血管紧张素-醛固酮系统长期处于抑制状态，治疗初期尚未恢复对低血钠及低血容量等刺激的反应能力，故在过度的利尿排钠保钾的作用下，易出现低血压、低钠血症和高钾血症，危及生命。

患者社会性别的选择不仅是医学问题，而且涉及伦理问题。基因型为男性患者，其出生时外阴表现为女型，按女孩生活、抚养，突然社会性别的改变对患者而言心理上难以接受。且患者无男性外生殖器，睾丸位于腹股沟，患者如改变为男性，很难适应男性的社会角色。故从患者生理、心理角度考虑，均建议继续维持原有女性社会性别。对于患者社会性别和染色体性别的冲突，应由心理医生进行辅导。

隐睾恶变的发生率明显高于正常睾丸。所以，对于染色体性别为 46, XY 的患者，应当积极查找睾丸位置，及时采取适当的治理措施，避免睾丸组织恶变。必要时还可行女性外阴成形术提高患者生活质量。

对于确定社会性别为女性的患者，应予雌激素替代促进女性第二性征发育。同时，适量的性激素替代治疗还可促进骨骺闭合，使患者身高增长尽快停止，尽可能增加骨量，减少骨的继续丢失。

部分患儿需要需加用降压药控制血压，这可能与治疗开始前较长时间的高血压已经造成动脉硬化有关。不治疗的患者还可能由于长期的高血压造成肾功能不全[19]。

四、11β-羟化酶缺乏型先天性肾上腺皮质增生症

11β-羟化酶缺乏（11β-OHD）症的是第二个最常见的 CAH 类型，占所有病例的 5%～8%。活产婴儿发生率为 1：100 000～1：200 000，在北非血统人群中比较常见，特别是在摩洛哥裔的犹太人。11β-羟化酶的缺陷导致的 CAH，通常由于雄激素合成过多表现为男性化，合成盐皮质激素过多，使钠潴留和血容量增加，导致高血压。

（一）11β-羟化酶基因和功能

在人类中，有两个 11β-羟化酶同工酶，CYP11B1 和 CYP11B2。CYP11B1（也称为 11β羟化酶）和 CYP11B2（也被称为醛固酮合成酶），属于线粒体酶，两者有 93% 以上的同源性。CYP11B1 基因位于 8q22，含 9 个外显子，编码 503 个氨基酸残基。CYP11B1 功能在 17-羟基途径通过 11β-羟化作用使 11-去氧皮质醇变为皮质醇，17-脱氧途径催化 DOC 成为皮质酮。CYP11B2 不仅将 11β-羟化去氧皮质酮（DOC）转为皮质酮，而且还可以作为 18-羟化酶和 18-氧化酶在后续步骤中参与醛固酮的生成。以及血管紧张素 II 和钾离子主要调控的 CYP11B2 活性。

（二）11β-OHD 的遗传学研究

CYP11B1 基因突变是 11β-OH 缺陷所致 CAH 的致病基因，为常染色体隐性遗传。突变类型包括错义突变，无义突变，剪切，大/小片段的缺失，插入和复杂的重排。这些 CYP11B1 基因突变的分布在整个编码区，但趋于集中外显子第 2，第 6，第 7 和第 8 中。大多数的已知的突变的酶的活性完全消失，但疾病的临床表现差异很大。不同的基因最突变产生酶活性不同，11β-OH 体外活性测定小于 5% 时，该突变类型常与经典型 11β-OHD 有关；而在非经典 11β-OHD 患者中，测定其突变后 11β-OH 酶的体外活性常高于 10%。2012 年文献报告 1 例突尼斯女性男性化患儿的新生儿期被临床诊断 11β-OHD，为第 4 外显子移码突变和错义突变，分别为 c.652-653insT 和 650G＞T。其移码突变导致第 258 为密码

子成为终止密码，而产生一个剪切蛋白，使酶的活性丧失[20-23]。

（三）临床表现

11β-OH 缺陷症的主要临床表现为男性化和低肾素性高血压。11β羟化酶（11-βOH）缺乏导致 11-脱氧皮质酮（DOC）转化成皮质酮减少，而 11-去氧皮质醇合成皮质醇减少。皮质醇合成减少使促肾上腺皮质激素反馈性分泌增加，促进类固醇合成，但是由于酶的缺陷使反应通路受阻，导致酶所催化的反应底物增加。由于雄激素合成途径正常，因此，在 ACTH 增加的作用下，肾上腺合成的雄激素增加[24]。

（1）女性胚胎外生殖器在子宫内受肾上腺皮质过多雄激素的作用，导致生殖器异常（女性假两性畸形，或 46XX，DSD）。尽管有不同程度外部生殖器男性化，但女性生殖器结构内部是正常的则为女性。出生后，肾上腺产生过多的雄激素作用下，此类两性患儿均会有男性化表现。在两性患儿中分别表现为阴茎/阴蒂进行性增大，阴毛、腋毛出现，痤疮，声音粗，使第二性征过早出现，骨骼生长迅速。未经正规治疗的患儿，骨骺过早成熟，可导致成人身材矮小。孙首悦等报告 1 例成年期就诊的 11β-OHD 患者，社会性别为男性，内生殖器为女性，成年身高仅为 137cm，提示患儿由于没有及时就诊，可能因骨骺早期闭合导致成年期的身材矮小。在接受糖皮质激素替代治疗和降压治疗后，患者出现规律的月经。

（2）低肾素性高血压是常见的表现，但与 11β-OH 缺陷的男性化程度不成比例。尽管醛固酮的生产不足，体内的过多 DOC 蓄积，DOC 有部分的盐皮质激素作用，过多的 DOC 产生导致盐皮质激素过多的效应，使盐潴留和高血压。通常直到童年后期或青春期才发现血压升高，但是出现有文献记录在婴儿 3 个月的患儿，就有高血压的记录。此外，高血压与血生化值的变化，和临床盐皮质激素过量和男性化的程度没有很好的相关性。长期未控制的高血压可导致并发症的发生。孙首悦等报告 1 例延迟诊断的 11β-OHD 患者，在诊断前于 31 岁就已经因高血压而发生脑出血。另外在 11β-OH 缺陷患者有心肌病，视网膜静脉阻塞和眼睛失明的报道。

11β-OH 缺乏引起 DOC 蓄积，钠潴留和血容量增加抑制肾素生产，由于其类盐皮质激素的作用导致低血钾，进而继发盐皮质激素受抑制。醛固酮水平低继发于低血钾和低血浆肾素。由于 DOC 的理盐和理糖作用，患儿很少发生肾上腺危象[25]。

11β-OHD CAH 也分为经典型和非经典型。非经典型患者症状轻，如在儿童期发病，临床上仅表现为轻度男性化或阴毛初现等部分性早熟的改变。而非经典的成年女性患者也仅表现为轻度多毛、痤疮、月经失调或不孕，易与多囊卵巢综合征相混淆[26]。

（四）11β-OHD CAH 实验室检查

11β-OH 缺乏所致的皮质醇降低使促肾上腺皮质激素水平慢性升高，增加类固醇合成过程的中 11β-OH 近端底物的蓄积。故实验室检查可发现皮质醇水平的降低，ACTH 水平升高，DOC 升高，睾酮水平的升高提示了雄性激素的过量合成，前体物质孕酮、17α-羟孕酮（17-OHP）和 Δ4-雄烯二酮（Δ4-A）升高。在两性畸形的女婴血清 11-脱氧皮质醇和 DOC 升高提示存在 11B-OH 缺陷可能。四氢-11-脱氧皮质醇和四氢脱氧皮质酮是血清 11-脱氧皮质醇和 DOC 在尿中主要代谢产物，随尿中排出量显著增加。肾素水平降低，醛固酮水平应为降低，但有文献报告醛固酮水平可以是正常和升高的[27]。

（五）11β-OHD CAH 的治疗

治疗的目标是，替代缺乏的类固醇，同时尽量减少肾上腺中雄激素过多合成，防止男性化，改善过量雄激素对身高的不良影响，并尽量保护患儿生育能力。给予糖皮质激素替代治疗，使 ACTH 趋于正常化，进而去除促使 DOC 增加的驱动力，并在大多数情况下，使高血压得到缓解。糖皮质激素治疗使 DOC 减少，利尿和排钠作用使血浆容量下降，从而，使血浆肾素增加能够刺激醛固酮升高。口服氢化可的松是最佳选择，因为它等同于生理性糖皮质激素。经典的剂量是 $10 \sim 15mg/（m^2 \cdot d）$，分次服用。在应激情况下，糖皮质激素的剂量需要增加 2～3 倍，这一点要向患者充分解释。血清 DOC 水平是 11β-OHD 治疗中需要主要观察的类固醇指标。血浆肾素活性可作为一种治疗有效性的指标。在 11β-OHD

缺陷控制不佳的患者，血浆肾素被抑制，该指标的好转提示病情好转。有的患者诊断之前，高血压已经持续很长时间，由于长期高血压导致血管弹性下降，不能通过激素治疗使血压正常化，可能需要额外的降压药物治疗包括安体舒通、钙通道阻滞剂或阿米洛利等。

　　像其他类型 CAH 患儿一样，在骨龄接近青春期时开始治疗的患儿，治疗后 ACTH 水平降低，使性激素的合成减少，使其对性腺轴的抑制解除，导致中枢性性早熟，此类患儿可以在应用糖皮质激素治疗的同时加用促性腺激素释放激素（gonadotropin-releasing hormone agonists，GnRHa）治疗，如身高生长明显受损的患者，可以加用生长激素改善患者身高[28]。

　　外生殖器重建手术应该由有经验的外科医生进行。

（李文京）

参考文献

[1] Lin D，Sugawara T，Strauss J F，et al. Role of steroidogenic acute regulatory protein in adrenal and gonadal steroidogenesis[J]. Science，1995，267:1828-1831.

[2] Tee M K，Lin D，Sugawara T，et al.T3A transversion 11 bp from a splice acceptor site in the human gene for steroidogenic acute regulatory protein causes congenital lipoid adrenal hyperplasia[J]. Hum Mol Genet，1995，4:2299-2305.

[3] Kim C J，Lin L，Huang N，et al. Severe combined adrenal and gonadal deficiency caused by novel mutations in the cholesterol side chain cleavage enzyme[J]. J Clin Endocrinol Metab，2008，93:696-702.

[4] Sahakitrungruang T，Soccio R E，Lang-Muritano M，et al. Clinical，genetic，and functional characterization of four patients carrying partial loss-of-function mutations in the steroidogenic acute regulatory protein[J].J Clin Endocrinol Metab，2010，95（7）:3352-3359.

[5] Bose H S，Sugawara T，Strauss J F.The pathophysiology and genetics of congenital lipoid adrenal hyperplasia[J]. N Engl J Med，1996，335:1870-1878.

[6] Baker B Y，Lin L，Kim C J，et al. Nonclassic congenital lipoid adrenal hyperplasia: a new disorder of the steroidogenic acute regulatory protein with very late presentation and normal male genitalia[J]. J Clin Endocrinol Metab，2006，91:4781-4785.

[7] Ko H S，Lee S，Chae H，et al. Prenatal Diagnosis of congenital lipoid adrenal hyperplasia（CLAH） by molecular genetic testing in Korean siblings[J]. Yonsei Med J，2011，52（6）:1035-1038.

[8] Lekarev O，Mallet D，Yuen T，et al. Congenital lipoid adrenal hyperplasia（a rare form of adrenal insufficiency and ambiguous genitalia） caused by a novel mutation of the steroidogenic acute regulatory protein gene[J]. Eur J Pediatr，2012，171:787-793.

[9] Khoury K，Barbar E，Ainmelk Y，et al.Gonadal function, first cases of pregnancy, and child delivery in a woman with lipoid congenital adrenal hyperplasia[J].J Clin Endocrinol Metab，2009，94（4）:1333-1337.

[10] Thomas J L，Duaxd W L，Addlagatta A，et al. Structure/function aspects of human 3 β -hydroxysteroid dehydrogenase[J]. Molecular and Cellular Endocrinology，2004（215）:73-82.

[11] Simard J，Ricketts M L，Moisan A M，et al. A new insight into the molecular basis of 3-hydroxysteroid dehydrogenase deficiency [J]. Endocr Res，2000，26: 761-770.

[12] Jeandron D D，Sahakitrungruang T. A novel homozygous Q334X mutation in the HSD3B2 gene causing classic 3-hydroxysteroid dehydrogenase deficiency: an unexpected diagnosis after a positive newborn screen for 21-hydroxylase deficiency[J]. Horm Res Paediatr，2012，77:334-338.

[13] Pang S，Wang W，Rich B，et al.A novel nonstop mutation in the stop codon and a novel missense mutation in the type II 3-Hydroxysteroid dehydrogenase（3-HSD）gene causing，respectively，nonclassic and classic 3-HSD deficiency congenital adrenal hyperplasia[J]. J Clin Endocrinol Metab，2002，87（6）:2556-2563.

[14] Jeandron D D，Sahakitrungruang T. A novel homozygous Q334X mutation in the HSD3B2 gene causing classic 3-hydroxysteroid dehydrogenase deficiency: an unexpected diagnosis after a positive newborn screen for 21-hydroxylase deficiency[J]. Horm Res Paediatr，2012，77:334-338.

[15] Biglieri E G, Herron M A, Brust N, et al.17-hydroxylation deficiency in man[J]. J Clin Invest, 1966, 45：1946-1954.

[16] Auchus R J. Molecular modeling of human P450c17 (17α-hydroxylase/17, 20-lyase): insights into reaction mechanisms and effects ofmutations[J]. Mol Endocrinol, 1999, 13:1169-1182.

[17] Matsuzaki S, Yanase T, Murakami T, et al.Induction of endometrial cycles andovulation in a woman with combined 17α-hydroxylase/17, 20-lyase deficiency due to compound heterozygous mutations on the P45017α gene[J]. Fertil Steril, 2000, 73（6）: 1183-1186.

[18] 乔洁，刘炳丽，梁军，等.基因型明确的17α-羟化酶/17, 20碳链裂解酶症杂合子肾上腺皮质功能的研究[J].中华内分泌代谢杂志, 2010, 26（8）: 633-638.

[19] 陶红，陆召麟，张波，等.17α-羟化酶/17, 20碳链裂解酶缺陷症的临床特点及长期随诊资料分析[J].中华内科杂志, 2005, 44（6）:442-445.

[20] Zachmann M, Tassinari D, Prader A.Clinicaland biochemical variability of congenital adrenal hyperplasia due to 11β-hydroxylase deficiency. A study of 25 patients[J]. J Clin Endocrinol Metab, 1983, 56: 222-229.

[21] 韩俗，田浩明.先天性肾上腺增生症-11β-羟化酶缺乏症的分子遗传学研究进展[J]. 中华内分泌代谢, 2006, 22（6）: 596-599.

[22] Geley S, Kapelari K, Johrer K, et al. CYP11B1mutations causing congenital adrenal hyperplasia due to 11-hydroxylase deficiency[J].J Clin Endocrinol Metab, 1996, 81:2896-2901.

[23] Zhao L Q, Han S, Tian H M.Progress in molecular-genetic studies on congenital adrenal hyperplasia due to 11β-hydroxylase deficiency[J].World J Pediatr, 2008, 4：85-90.

[24] 孙首悦，张曼娜，杨军，等.11β-羟化酶缺陷症临床和基因型分析[J].中华医学杂志, 2011, 91：2999- 3002.

[25] Charfeddine B I, Riepe F G, Kahloul N, et al.Two novel CYP11B1 mutations in congenital adrenal hyperplasia due to steroid 11β-hydroxylase deficiency in a Tunisian family[J]. General and Comparative Endocrinology, 2012,（175）: 514-518.

[26] Nimkarn S, New M. Steroid 11β-hydroxylase deficiency congenital adrenal hyperplasia[J].Trends in Endocrinology and Metabolism, 2008, 19,（3）: 96-99.

[27] Rosler A, Leiberman E, Cohen T. High frequency of congenital adrenal hyperplasia（classic11β-hydroxylase deficiency）among Jews from Morocco[J]. American Journal of Medical Genetics, 1992, 42: 827-834.

[28] Quintos J B. Growth hormone therapy alone or in combination with gonadotropin-releasing hormone analog therapy to improve the height deficit in children with congenital adrenal hyperplasia[J]. J Clin Endocrinol Metab,2001,86：1511-1517.

第七节　儿童性发育障碍

　　一小部分新生儿无法凭外生殖器的外观来辨别出性别。过去他们被描述为性别模糊、阴阳人、真两性畸形或假两性畸形等。由于这些术语较为混乱，使得这部分儿童的管理一直存在争议。2006年在芝加哥举行的多学科会议，包括儿科医生、内分泌科医生、外科医生、遗传学家、心理学家和一些社会团体代表参加的，一致通过了应该摒弃任何可能会引起第三类性别的想法或是诊断名称，如阴阳人，真、假两性畸形等，并就此类疾病的规范诊断与管理达成了共识，引入了性发育障碍（disorders of sex development，DSD）这一命名。DSD是一组由性染色体、性腺及表型（生殖导管和尿生殖窦）解剖结构发育异常所导致的先天性疾病（表9-7-1）[1-3]。

　　性心理的发育过程非常复杂，而且受多种因素的影响，如性染色体上的基因、雄激素暴露以及社会环境。"性别认同"（Gender Identity）是指个体自我认定为男性或女性，其影响因素涉及产前和产后多种因素。"性别角色"（Gender Role）则指的是与性别有关的行为，如对玩具的偏好，它与产前暴露于雄激素相关（如：在先天性肾上腺皮质增生症的患儿中，许多女孩表现为男性化，并喜欢玩男孩的玩具）。"性取向"（Sexual Orientation）可以是异性、双性或同性恋。这些组分是可以相互独立存在的，例如在一个同性恋的DSD个体，并没有性别指派的错误以及相应的性别角色的异常。"性不满意"意味着对指派性别的不满意，这在DSD个体中是很常见的。

表 9-7-1　性分化异常疾病分类

性染色体 DSD
45，X Turner 综合征及其变异
47，XXY Klinefelter 综合征及其变异
45，X/46XY 混合性腺发育不全
46，XX/46，XY 嵌合体，卵睾

46，XY DSD		
睾丸发育异常 完全性睾丸发育不良 部分睾丸发育不良 睾丸退化症	雄激素合成或作用异常 雄激素合成缺陷 黄体生成素受体后缺陷 雄激素不敏感 5α-还原酶缺乏	抗苗勒管激素和受体的疾病： 定时缺陷 内分泌干扰物 泄殖腔外翻 尿道下裂

46，XX DSD		
	胎儿期雄激素过多	
卵巢发育异常 卵睾 睾丸 DSD（SRY+，SOX9 DUP） 性腺发育不良	先天性肾上腺皮质增生症 21 羟化酶缺乏 11 羟化酶缺乏 3β脱氢酶缺乏	非先天性肾上腺皮质增生症 芳香化酶缺乏症 POR 基因缺陷 产妇 黄体瘤

一、发病率和病因学

1.DSD 的发病率

DSD 的发病率为 1~2/10 000 个活产婴儿，但仅有 20% 的 DSD 病例能够明确诊断。50% 的 46，XY DSD 的病例可以确诊，在具有男性化表现的 46，XX DSD 个体中，多数为先天性肾上腺皮质增生症患者。

2.正常性分化

在人类胚胎早期，男性和女性具有共同的性腺始基，在一系列的基因和激素的调控下，分别向男性和女性方向分化。性别决定和分化是一个复杂的过程，按时间顺序可分为三段：①染色体性别的决定和分化。②性腺性别的决定和分化。③表型性别（生殖导管和尿生殖窦）的决定和分化。

胚胎发育 6 周时，原始生殖细胞起源于卵黄囊内胚层，通过肠系膜迁徙到生殖嵴，在 WT-1，SF-1，EmX-2，LHX9 和 Lim-1 基因的共同作用下分化为原始性腺。而后的分化取决于是否有 Y 染色体的存在。当有 Y 染色体时，原始性腺在 SRY 和 SOX9 基因的共同作用下分化为睾丸，睾丸支持细胞分泌的抗苗勒管激素（anti-mullerian duct hormone，AMH），以旁分泌的方式抑制苗勒管（副中肾管）向女性内生殖管道（输卵管、子宫、阴道的上部 2/3）的分化。同时睾丸间质细胞合成的睾酮，也以旁分泌的方式促进沃尔夫管（Wolffrian duct，中肾和中肾管）向男性内生殖管道（输精管，附睾，精囊腺）的分化。睾酮在尿生殖窦细胞 5α-还原酶的作用下转化为 DHT，在 DHT 的作用下，尿生殖窦分化为男性外生殖器，睾丸进一步下降至阴囊。在没有 Y 染色体的 SRY 基因的情况下，原始性腺嵴则自发地分化为卵巢，DAX1 和 WNT4 基因可能参与调控卵巢的分化。在 AMH 和睾酮缺失的情况下，苗勒管进一步分化成女性内生殖管道，沃尔夫管退化。同样，在没有 DHT 情况下，尿生殖窦分化为女性外生殖器。

上述任何的调控基因异常突变和激素作用的异常均可能导致 DSD[3-5]。

二、临床表现

1.病史及查体

大部分的 DSD 婴儿在出生时一般情况良好，但 CAH 患儿因有失盐表现，如不能及早确诊可能会有生命危险。所以对 DSD 患儿应进行全面的查体与评估，首先要除外有无可能危及生命的肾上腺危象，了解和记录患儿的一般情况，如有无脱水、血压和黄疸等。其次应详细检查外生殖器并记录，如阴茎的长度、直径、有无弯曲/索带的存在、阴囊或阴唇的形态及有无融合或褶皱、有无色素沉着、有无阴唇或腹股沟处的肿物（提示可能为睾丸隐匿在此处）、会阴泌尿生殖孔的数量及开口的位置以及任何一侧的性腺存在与否。再者还需注意有无其他畸形，如手指、脚趾和中线结构的缺陷。

出生时以下体征往往提示存在 DSD，如显著的生殖器模糊难辨认、男性外生殖器伴双侧隐睾、孤立的会阴型尿道下裂、隐睾伴任何程度的尿道下裂、女性阴蒂增大、阴唇后部融合。以后发生的表现包括：女性腹股沟疝、女性男性化、原发性闭经（完全型雄激素不敏感综合征）、男性乳房发育和青春发育延迟或不完全。

除临床查体外，还应详细了解患儿的家族史，包括有无不孕不育、流产、新生儿死亡史和母亲有无暴露于某些有毒物质的病史。

2.实验室检查

应尽可能及早安排患儿进行染色体核型检查，X 和 Y 染色体的特异性探针检测以及 *SRY* 基因的检测；血液和尿液生化（包括 17 -羟孕酮、睾丸激素、促性腺激素、AMH、电解质）和泌尿生殖系统的 B 超检查，生后数天或数周内反复监测睾酮，肾上腺皮质激素的这些检查的结果有助于得出初步诊断。进一步的检查包括：各种激素的测定，如人绒毛膜促性腺激素刺激试验和促肾上腺皮质激素激发试验；泌尿生殖系统的 MRI 检查以及外科诊断性手术，如通过腹腔镜来进行性腺活检等[6-8]。

三、DSD 的管理

有关 DSD 患者管理的争议主要集中于四类问题，即病因学诊断、性别指派、生殖器手术的指征和时机，以及披露的病人的医疗信息，其往往需要多学科治疗小组（包括遗传学家、新生儿科、内分泌科、妇科、精神科医生、外科医生和社会工作者）的参与。

1.管理原则

管理原则应包括以下几方面：①应尽可能避免在专家综合会诊前对患儿进行性别指派，以及使用男性或是女性这类代词，以免增加家长的焦虑。家长可以推迟为患儿进行出生登记，直至 42d。②应由儿科、外科（通常为泌尿外科）、内分泌科、新生儿科、护理学，心理学、遗传学和医学伦理学专家共同组成的多学科小组对 DSD 患儿进行评估和管理。③如有可能，则应尽快进行性别指派，通常但并不总是按核型进行性别指派。④与患儿家长进行开放式的交流，如有可能还应包括患儿本人，应当鼓励他们参与决策，而来源于本地的或是网络的相关信息可能对他们会有帮助。

2.性别指派

性别指派（Gender Assignment）是一个复杂的过程，心理和社会因素对其有着非常重要的影响。性别指派应在诊断过程完成后进行。在进行性别指派前必须对每个病人进行个性化的多学科评估，包括完整的临床、遗传、生化和精神病学的调查。整个过程中应向患者的父母进行充分的解释，应由 DSD 多学科治疗小组和家长共同参与决策过程。

在过去，表型外观及手术方面的考虑被认为是最重要的参考因素，也是导致按女性养育的最常见的原因。然而，随着人们认识到产前因素对脑发育和行为发育所产生的重要影响，使得性别指派较从前有所不同。除诊断外，还需考虑到染色体核型、性腺功能、表型，内生殖器（如子宫的存在）、生育和性行为的潜力、手术方式的选择、未来恶性肿瘤的风险、产前雄激素暴露所致大脑男性化等众多因素。

出生时的性别指派能有时得到令人满意的结果，例如，在完全型雄激素不敏感综合征的患儿，出生时就被确定为女性，类似的情况还有约 90%的核型为 46，XX 的 CAH 患儿，也是在婴儿期就被确定为女性。然而，还有些情况就不同了，例如，在部分型雄激素不敏感综合征、雄激素生物合成的缺陷以及性腺发育不全的患者中，约 25%的病例无论是按男性抚养，还是按女性抚养，结果均令人不满意。在有关 CYP21A2 缺乏所致的女性 CAH 病例的研究中可以发现，她们某些男性化的行为表现与产前暴露于雄激素的剂量相关，也就是说，产前暴露于雄激素促进了其性别角色的男性化，同时性取向也受到一定程度的影响。虽然心理和社会因素对性别认同都很起着重要的作用，但人们却对这方面知之甚少。

3.发生肿瘤的风险

DSD患者发生恶性肿瘤,特别是生殖细胞瘤和非精原细胞瘤的风险增加。但未来患癌症的风险有很明显的异质性,其中46,XY DSD患者的风险较高,可通过细胞学检查和一些肿瘤标志物的监测不断进行评估。预防性去势并不适用于所有患者,尤其是完全性雄激素不敏感综合征的患者。虽然已证明癌症的风险较以往所认为的要低得多,但个别情况下有些患者发生肿瘤风险增加的机制尚不明确,应注意个体化的随访和观察。

最后,不能忽视对DSD患者的心理社会支持,应给予终身的甚至是强制性的心理支持。这种支持应由一些具有专业知识人员,包括社会工作者、心理学家或精神科医生、儿童生活专家,伦理学家和护士来等承担,为DSD儿童的家庭提供支持和指导,帮助这些患儿从童年向青春期到成人过渡[2,6-9]。

（李豫川　巩纯秀）

参考文献

[1] Houk C P,Lee B.Consensus statement on terminology and management: disorders of sex development[J].Sex Dev,2008,2:172-180.

[2] Woodward M,Patwardhan N. Disorders of sex development[J]. SURGERY,2010,28（8）:396-401.

[3] Romao R L,Salle J L,Wherrett D K. Update on the management of disorders of sex development[J]. Pediatr Clin North Am,2012,59（4）:853-869.

[4] Paris F,Gaspari L,Philibert P,et al.Disorders of sex development: neonatal diagnosis and management[J].Endocr Dev,2012,22:56-71.

[5] Houk C P,Lee P A. Update on disorders of sex development[J]. Curr Opin Endocrinol Diabetes Obes,2012,19（1）:28-32.

[6] Oçal G.Current concepts in disorders of sexual development[J]. J Clin Res Pediatr Endocrinol,2011,3（3）:105-114.

[7] Cools M,Looijenga L H.Tumor risk and clinical follow-up in patients with disorders of sex developmen[J].Pediatr Endocrinol Rev,2011,9 Suppl. 1:S519-S524.

[8] Cohen-Kettenis P T. Psychosocial and psychosexual aspects of disorders of sex development[J].Best Pract Res Clin Endocrinol Metab,2010,24（2）:325-334.

[9] Sandberg D E,Gardner M,Cohen-Kettenis P T.Psychological aspects of the treatment of patients with disorders of sex development[J].Semin Reprod Med,2012,30（5）:443-452.

第十章 风湿免疫性疾病

第一节 儿童风湿性疾病相关的肺部病变

风湿性疾病包括一组异质的由免疫介导的炎症性疾病。风湿性疾病常与肺部病变相关联，能影响到肺的所有区域，但是不同疾病所涉及的肺部病变的程度和损害形式各异。对于风湿性疾病引起肺部病变的发病机制尚不很清楚。儿童风湿性疾病相关的肺部病变虽不及成人常见，但也是儿童肺部急慢性病变的原因之一。儿童风湿性疾病中，以儿童系统性红斑狼疮、幼年皮肌炎、混合性结缔组织病、硬皮病最易引起肺部病变，系统性血管炎也常常造成肺部损伤，最常见的系韦格纳肉芽肿及白塞病。对于成人而言，类风湿关节炎及强直性脊柱炎所致的肺部损害较为多见，但在儿童非常罕见，只有全身型幼年特发性关节炎合并巨噬细胞活化综合征时可以造成肺部损害。

一、系统性红斑狼疮

系统性红斑狼疮（systemic lupus erythematosus，SLE）是一种侵犯多系统和多脏器的自身免疫性疾病。临床表现多样，除发热、皮疹等共同表现外，因受累脏器不同而表现不同。常常先后或同时累及泌尿、神经、心血管、血液、呼吸等多个系统，病情严重者有潜在的致命性，如不积极治疗，儿童 SLE 的预后远比成人差。SLE 患儿体内存在多种自身抗体和其他免疫学改变，包括抗核抗体、抗双链 DNA 抗体、抗 RNP 抗体、抗 Smith（Sm）抗体、SS-A 以及 SS-B 抗体等。SLE 病人肺及胸膜的受累比任何其他结缔组织病都更为多见，其发生率为 38%～89%。对于 SLE 患者来说，呼吸道可以是最早所累及的部位或最主要的受损部位。

SLE 的肺部病变可以累及肺、胸膜及气道的任何部位，也可以累及肺部血管、肺泡、间质的各种组织。临床可以表现为急性狼疮性肺炎、慢性间质性肺炎、有或无胸腔积液的胸膜炎、膈肌功能障碍、肺不张，肺部血管性疾病可以表现为肺出血、血管炎及血栓栓塞，也可以有上气道功能障碍或闭塞性细支气管炎[1]。

1.间质性肺部病变

在 SLE 可以发生多种肺实质病变，包括从急性狼疮性肺炎综合征到慢性过程的弥漫性间质性疾病，以及二者之间的连续性的亚急性或复发性浸润。

急性狼疮性肺炎的临床特征是急性或亚急性发生的心动过速、呼吸急促、呼吸困难、发绀、咳嗽以及发热等。咯血症状不常见，没有杵状指的发生。胸部体检可以发现细小的啰音或粗糙的啰音，但胸膜炎体征少见。慢性弥漫性间质性疾病的临床特征是隐匿性发生的呼吸困难，常伴有咳嗽及胸膜炎性胸部不适。快而浅的呼吸，胸廓运动度的下降，肺底部叩诊呈浊音，以及肺底部的干性啰音或广泛的干性啰音等均可在体检中发现。发绀及杵状指并不常见，可发生肺心病但少见。急性狼疮性肺炎胸部 X 线表现为弥漫性的或斑片状的双侧肺浸润影，以肺底部最为突出，可伴有胸腔积液及心脏扩大。呈亚急性病程经过的患者可以表现为游走性的、复发性的及多形态的阴影。在慢性阶段，肺容积缩小，可见到持续存在的、弥漫性的、网状或网状结节性浸润。在疾病的晚期阶段可见到蜂窝肺样改变。胸腔积液、心脏扩大及肺心病征象也可见到。如果患者并发抗磷脂综合征，可以出现肺梗死，表现为倒楔形片状阴影。值得注意的是，SLE 患者长期应用糖皮质激素及免疫抑制剂治疗，可能并发各种感染，出现相应的表现。

肾上腺皮质激素在部分急性狼疮性肺炎的治疗中有效，同时也要加用免疫抑制剂，如硫唑嘌呤或环磷酰胺。

2.胸膜疾病

在 SLE 患者中胸膜病变较常见，包括胸膜粘连、胸膜肥厚以及胸腔积液。约有一半的 SLE 患者在其病程过程中发生胸膜炎，伴有或不伴有胸腔积液。胸腔积液通常为双侧，性质为渗出液。狼疮性胸膜炎及伴随的胸腔积液对非类固醇抗炎药及肾上腺皮质激素的治疗反应良好。

3.其他肺病

肺出血可以是 SLE 患者的主要表现或唯一表现，见于 1%～2%的患者。起病呈急性过程且可以复发，可以由于呼吸衰竭而死亡。肺泡内除了存在红细胞及吞噬了含铁血黄素的巨噬细胞外，可见到弥漫性的肺泡损伤。在反复发生肺出血后，可以形成肺泡隔纤维化。治疗应用肾上腺皮质激素及免疫抑制剂可以控制病情。SLE 的急性及慢性肺炎在晚期均可并发肺心病。肺血管血栓形成与肺血管性疾病可能有关，同时也与 SLE 合并抗磷脂综合征有关。SLE 所发生的肺部感染在临床上也较常见，而且是 SLE 患者死亡的重要原因之一。所以对于 SLE 患者在最初作出狼疮性肺炎的诊断时应当常规除外肺部感染。

二、幼年皮肌炎

幼年皮肌炎（juvenile dermatomyositis，JDM）是以横纹肌和皮肤的广泛的非感染性炎症为特征。本病的主要病理改变为广泛血管炎。可见小血管变性、栓塞、多发性梗死。血管改变可见于皮肤、肌肉、皮下组织、胃肠道、中枢神经系统、肺脏和内脏的包膜。临床表现主要为皮疹及进行性肌无力。典型的皮疹为上眼睑或上、下眼睑紫红色斑（heliotrope rash）伴轻度水肿。类似皮疹可逐渐蔓延及前额、鼻梁、上颌骨部位、颈部和上胸部"V"字区及四肢等处。另一类特征性皮肤改变称高春征（Gottron's sign）。此类皮疹见于掌指关节和指间关节伸面及趾关节伸面，也可出现在肘、膝和踝关节伸侧。皮疹呈红色或紫红色，为米粒至绿豆大多角形、扁平或尖顶丘疹，可融合成斑块，伴有细小鳞屑或出现皮肤萎缩及色素减退。另外约半数患儿在甲根皱襞可见僵直的毛细血管扩张，其上常见瘀点。JDM 的肌肉症状主要为对称性肌无力，伴有疼痛和压痛。本病通常累及横纹肌，任何部位的肌肉皆可受累，肢带肌、四肢近端及颈前屈肌往往先被累及。患儿表现为上楼困难、不能蹲下、穿衣困难等，进而发展为坐、立、行动和翻身困难。如侵犯呼吸肌时，可引起呼吸困难而危及生命。除皮肤和肌肉改变外，内脏如消化道、心脏、神经系统及肺脏均可受累[2]。

皮肌炎的肺部病变较多见，而且也是影响预后的主要因素。常见的肺部表现有弥漫性肺泡损伤、特发性肺纤维化、具有机化性肺炎的闭塞性细支气管炎、胸膜疾病、自发性气胸以及继发于咽部及食管功能障碍的吸入性肺炎、继发于呼吸肌功能障碍及低通气的坠积性肺炎及呼吸衰竭等[3-6]。

1.间质性肺病

已明确皮肌炎可发生间质性肺病，但对于其发病率和自然病史尚缺乏有关的流行病学资料。北京儿童医院 46 例幼年皮肌炎临床分析资料显示肺部受累者达 37%。活动时进行性的呼吸困难、非排痰性咳嗽以及肺底部的啰音是常见的症状。杵状指未见报道。肺部疾病可以先于原发病数月至数年出现，也可以发生在已确诊的皮肌炎患者。肌肉疾病的严重程度和持续时间与间质性肺病没有相关性。部分病人的肺部病情进展快速，以至于其肌肉疾病可以完全未被发现，在这种患者，也可发生雷诺现象、关节疼痛和关节炎。血清肌酶水平的高低和肺部病变之间无相关性。抗 Jo-1 抗体是皮肌炎患者发生间质性肺纤维化的标志。胸部 X 线表现呈弥漫性的网状或网状结节状的浸润，以肺底部最为明显，也可表现为以肺泡浸润影及间质性浸润混合存在的 X 线征象，这是肺受累的早期阶段。晚期患者的病变可进展到终末期的蜂窝肺。糖皮质激素和免疫抑制剂可使病情缓解。如果肺活检显示存在着活动性的炎症，则提示患者有着良好的治疗效果。具弥漫性肺泡损伤的患者预后一般很差。皮肌炎的发病率和死亡率与有无肺部疾病及疾病的严重程度相关，尤其与呼吸功能不全、反复吸入性肺炎及心脏受累相关性较大。

2.吸入性肺炎

对于皮肌炎患者，吸入性肺炎是一种常见的肺部并发症，并且是皮肌炎重要的死亡原因。由于软腭、咽部及食道上部的横纹肌肉的无力，患者的咳嗽反射受影响，容易发生吸入性肺炎。因此，对于吞咽困难及误吸的皮肌炎患者来说，气管保护十分重要。

3.呼吸衰竭

皮肌炎患者的严重呼吸衰竭并不多见，程度较轻的呼吸性功能减低较为常见。通气功能不全是由于吸气肌及呼气肌的功能不全同时出现造成的。由于肌肉无力，患者不能进行深呼吸，所以可以发生肺不张。胸部 X 线常常表现为膈肌位置的上移，伴有肺容积的缩小，同时在双肺底部出现盘状肺不张。随着疾病的进展，由于吸气肌功能不全而出现进行性的低氧血症。随着呼气肌功能不全的进展，结果是出现低通气及呼吸衰竭。

4.其他多种肺并发症

原发性肺动脉高压并不常见，可以发生自发性气胸及胸腔积液，但并不常见。在治疗过程中，可能发生机会性感染。

三、混合性结缔组织病

混合性结缔组织病（mixed connective tissue disease，MCTD）是一种具有系统性红斑狼疮、进行性系统性硬化症、干燥综合征以及皮肌炎/多发性肌炎等特征的综合征。自身抗体检查存在高滴度的抗核糖核酸蛋白质（ribonucleoprotein，RNP）抗体，一般认为是诊断混合性结缔组织病的绝对必要的条件。但是，抗-RNP 抗体还可见于众多的结缔组织性疾病，尤其是典型的硬皮病及 SLE。本病患者常有关节疼痛肿胀、肌痛、手肿胀、食管功能障碍、淋巴结肿大、易发生疲劳和雷诺现象等。几乎所有的混合性结缔组织病患者都有皮肤的损害，皮肤的表现包括雷诺现象、脱发、手肿胀、硬指、皮肤红斑、甲周毛细血管扩张、色素沉着异常、光变态反应以及血管炎等。混合性结缔组织病患者的内脏受累有肺、心脏、消化道、肾脏以及中枢神经系统，但以肺部受累最为常见，而且也是影响该病预后的主要因素。

混合性结缔组织病的胸膜肺受累表现多样，可以涉及胸膜、肺实质、肺间质、肺血管及膈肌。常见的表现有：伴有纤维化的弥漫性间质性肺炎，伴有或不伴有胸腔积液的胸膜炎、肺动脉高压及肺血管炎、肺出血、多发性肺囊肿、慢性吸入性肺炎及膈肌功能障碍[7]。

1.间质性肺病

MCTD 合并间质性肺病的早期常常无症状，即便已有肺受累也有 1/3 患者无症状。最常见的肺部表现为呼吸困难、胸膜炎性的胸痛、双肺底部啰音、P2 亢进以及咳嗽。患儿往往没有杵状指。3/4 的患者存在着 X 线胸片上肺部病变的表现或肺功能异常，以及静息状态下的低氧血症。混合性结缔组织病的原发病理学改变是一种增殖性的血管性疾病，其特征是肺动脉及小动脉内膜的增厚，并伴有中膜肌肉的肥厚，这种病变比间质纤维化更为突出。一般认为在混合性结缔组织病患者，间质性疾病较常见，但常常是亚临床型的，而且对于这些无症状的患者只有通过测定肺功能及进行影像学检查来做出诊断。所以，早期发现亚临床期病人并予以治疗有可能阻止疾病的进展。治疗以皮质类固醇和免疫抑制剂治疗为主，发生肺动脉高压时，给予相应的治疗。

2.伴有或不伴有胸腔积液的胸膜炎

约 1/3 患者可有胸膜炎、胸膜炎性胸痛，胸部 X 线检查可以有胸膜肥厚，双侧渗出性胸膜炎可以是混合性结缔组织病的始发表现。

3.肺动脉高压

本病可发生原发性肺动脉高压，而且是该病潜在的致命性的并发症。肺动脉高压的形成是隐匿性的，肺动脉高压是许多因素作用的结果。引起肺动脉高压的因素有肺小动脉的内膜增厚、肺小血管血栓形成、肺间质纤维化。对混合性结缔组织病并发肺高压时的治疗，除治疗原发病外，尚可以应用依前列醇，内皮素受体拮抗剂（如波生坦），磷酸二酯酶抑制剂（昔多芬）以及钙通道拮抗剂等。

4.慢性吸入性肺炎

混合性结缔组织病患者中，部分患者有食道运动功能障碍，而且常常发生吸入性肺炎。

四、全身型幼年类风湿关节炎

幼年类风湿关节炎（juvenile rheumatoid arthritis，JRA）是儿童时期常见的风湿性疾病，以慢性关节炎为其主要特征，并伴有全身多系统受累。JRA 是一种高度异质性疾病，不同类型 JRA 的起病方式、临床表现以及实验室检查等均不相同。根据起病最初 6 个月的临床表现将 JRA 分为全身型 JRA（systemic onset JRA，SOJRA）、多关节型 JRA（polyarticular onset JRA）和少关节型 JRA（oligoarthritis 或 pauciarticular onset JRA）。其中 SOJRA 起病多急骤，伴有明显的全身症状。典型的病人具有发热、皮疹及关节炎三联征。全身症状可以有肝脾淋巴结增大，浆膜腔积液等。SOJRA 全身表现明显者，容易并发巨噬细胞活化综合征，出现进行性肝功能障碍，脑病、肺部间质实质损害，血液系统受累等，可引起严重的后果，如果未经及时治疗，预后极差，死亡率极高，会因快速进展的 ARDS 及进行性脑病而死亡。

SOJRA 常见的胸膜肺病变为胸腔积液及胸膜炎，积液常为少量至中等量，也可为大量积液，严重者可见呼吸困难。经治疗后积液可以完全吸收，但反复胸腔积液可遗留少量胸膜粘连。SOJRA 可以伴有肺实质间质病变，反复病损可至弥漫性间质纤维化、闭塞性细支气管炎及肺血管病。如果 SOJRA 并发巨噬细胞活化综合征，则可出现急性肺损伤，即急性呼吸窘迫综合征（acute respiratory distress syndrome，ARDS），出现快速进展的呼吸困难、低氧血症及呼吸衰竭。甚至可以在短期出现肺出血。病情进展迅速，可以危及生命。JRA 并发肺部病变时的治疗，除常规的非类固醇抗炎药及缓解病情药物以外，常需加用糖皮质激素治疗，如为胸腔积液、ARDS 或急性肺出血等紧急情况，尚需要予甲泼尼龙冲击治疗，并发巨噬细胞活化综合征时，需加用环孢素 A 治疗[8-10]。

五、硬皮病

硬皮病（Scleroderma）又称系统性硬化症（systemic sclerosis，SSc），是一种少见的弥漫性结缔组织病，其特征是进行性的皮肤硬化。硬皮病的皮肤病变几乎总是和雷诺现象相伴随。根据皮肤受累范围本病可分为弥漫型及局限型。弥漫型者皮肤广泛硬化，影响肢体远端及近端，面、躯干皮损进展快，内脏受损出现早；局限型者对称性硬皮只涉及前臂远端及面，皮损进展慢，内脏受损出现较晚。本病除可造成皮肤损害外，常常引起内脏受累，受累器官以肺脏、心脏血管系统、肾脏及消化系统为多见。

硬皮病常引起肺部损害。在硬皮病受累器官的频率中，肺部损害仅排在皮肤、外周血管系统以及食管之后，列第四位，而且肺部损害常常是引起患者死亡的重要原因。硬皮病所造成的肺部病变可以涉及肺及胸膜的任何部位，可以表现为弥漫性间质纤维化、肺动脉高压、阻塞性肺病、自发性气胸、肺出血、胸膜炎及吸入性肺炎，其中以间质性肺部病变最常见。

硬皮病引起的间质性肺病确切的发生率尚不清楚。成人的资料显示，胸部 X 线检查有 14% ~ 67% 的硬皮病患者的肺呈间质性改变。常见的临床症状是劳累后气短、干咳，一般不引起胸痛。而咯血、胸膜炎以及发热则少见。体格检查可发现肺底部存在吸气末的啰音。但杵状指罕见，这是由于皮肤受损及指端血流减少之故。在疾病的早期，胸部平片可以是正常的。对于亚临床型患者，肺部 CT 扫描最常见的表现是下肺野出现稀疏的线条状阴影。在慢性疾病阶段，则以网状结节阴影为主，也可出现囊肿的形成，即蜂窝肺。可以出现胸腔积液、胸膜肥厚或二者均可发生。X 线上显示的肺部受累及程度不与皮肤疾病的范围相关，有时硬皮病患者肺部受累的表现可早于典型的硬皮病性皮肤病变。肺生理学上的异常包括限制性通气功能障碍及气体交换功能障碍。呼气流速可保持正常或者下降。肺的静态顺应性降低。一氧化碳弥散能力异常，这种改变可见于那些无肺容量受限或无 X 线影像学异常的患者。动脉血气分析显示在静息状态下的 p_a（O_2）可正常或下降，在运动时动脉血氧饱和度下降。硬皮病的治疗因病情及器官受累情况而不同，常用药物有：肾上腺皮质激素，免疫抑制剂（常用的有环磷酰胺、硫唑嘌呤、甲氨喋呤、环孢素 A 等）、D-青霉胺、秋水仙碱等。其他治疗还有血管活性药物及抗凝治疗。如果伴发肺动脉高压需给予相应的治疗[11-12]。

六、韦格纳肉芽肿

韦格纳肉芽肿（Wegener's granulomatosis，WG）是 1931 年由 Klinger 最早认识到，1936 年，韦格纳才对此病做了较全面的研究报道。韦格纳将此疾病定义为由呼吸道坏死性的肉芽肿、坏死性的血管炎以及肾小球肾炎所组成的三联征。

本病临床表现可以有鼻或口腔炎、痛或无痛性口腔溃疡、脓性或血性鼻分泌物、鼻腔出血及耳聋，严重者因病变侵蚀鼻咽部，导致鼻中隔发生溃疡甚至发生破坏，而形成"马鞍鼻"。95%的 WG 患者表现有肺部的病变，肺内病变最常见的是多个结节，但有时也表现为弥漫性的肺出血。肾脏的病变可引起肾功能衰竭、蛋白尿及血尿等表现。

大部分患者以上呼吸道病变为首发症状。通常表现是持续流涕，伴有鼻黏膜溃疡和结痂、鼻出血、唾液中带血丝。鼻窦炎可以是缓和的，严重的韦格纳肉芽肿鼻中隔穿孔，鼻骨破坏，出现鞍鼻。咽鼓管的阻塞能引发中耳炎，导致听力丧失。部分患者可因声门下狭窄出现声音嘶哑及呼吸喘鸣。肺部受累是 WG 的基本特征之一，总计 80%以上的患者将在整个病程中出现肺部病变。胸闷、气短、咳嗽、咯血以及胸膜炎是最常见的症状。大量肺泡性出血较少见，但一旦出现，则可发生呼吸困难和呼吸衰竭。查体可有叩浊、呼吸音降低以及湿啰音等体征。因为支气管内膜受累以及疤痕形成，患者在肺功能检测时可出现阻塞性通气功能障碍，也可出现限制性通气功能障碍以及弥散功能障碍。对韦格纳肉芽肿的 X 线检查主要是副鼻窦和胸部。副鼻窦主要是鼻窦炎改变，鼻腔内可见软组织肿胀或块影，邻近的骨质可有破坏。胸部 X 线表现主要为结节状病灶。结节大小不等，可自数毫米至数厘米，多在 2~3cm，呈圆形或椭圆形，边缘可光滑，亦可模糊。有 1/3~1/2 可发生坏死形成空洞，一般为中心型小空洞，壁厚，空洞内如有液平面可提示有细菌感染。病灶大多为多发，单发少见。小结节病灶的特点是较渗出和浸润性病变密度高，呈中等密度，且在肺内有融合成片的趋势。病变多为双肺同时发病，可发生于肺的任何部位，以中下肺野较多。其次，可出现斑片状阴影。为肺血管炎所引起的肺出血或梗死或合并感染的表现。这种征象比粟粒、结节和球形灶少见，但二者可同时存在。此外，病变在短期内变化明显，具有游走性，随病情变化病灶可完全吸收或在另一部位出现新的病灶。其他较少见的 X 线表现有少量的胸腔积液、液气胸、气管不规则狭窄、纵隔增宽等[13-14]。

治疗主要应用糖皮质激素及免疫抑制剂。免疫抑制剂以环磷酰胺为首选，其他药物如霉酚酸酯、硫唑嘌呤、氨甲喋呤、环孢素 A 等也可酌情选用。韦格纳肉芽肿通过治疗，尤其是糖皮质激素加环磷酰胺联合治疗和严密的随诊，能诱导和维持长期的缓解。近年来，韦格纳肉芽肿的早期诊断和及时治疗，提高了治疗效果。过去，未经治疗的韦格纳肉芽肿平均生存期是 5 个月，82%的患者一年内死亡，90%多的患者 2 年内死亡。目前大部分患者在正确治疗下能维持长期缓解。外科治疗可应用于突然眼球脱出、中耳炎引流、鼻泪管阻塞、副鼻窦引流、大气管内病变所致的大气道阻塞等。

七、白塞病

白塞病（Behcet's）是一种慢性复发性疾病，其特征是口腔及生殖器溃疡、虹膜睫状体炎、血栓性静脉炎以及一种由皮肤脉管炎、关节炎及脑膜脑炎所组成的多系统性疾病。

白塞病肺部受侵犯者较少见，而且绝大多数常见于成人年轻男性患者。大多数患者的肺部表现是咯血，其次是呼吸困难、胸膜炎性胸痛以及咳嗽。在病理学上，肺病变的主要表现是侵犯各种大小肺动脉、静脉及小叶间毛细血管的淋巴细胞性及坏死性的血管炎。也可发现内皮细胞的肿胀和增生。而且也可见静脉血栓形成及肺动脉瘤。如果动脉瘤引起支气管壁的腐蚀破坏，患者可以表现为大咯血甚至死亡。在白塞病，能引起咯血的另一个潜在原因是由于梗塞所致的肺动脉闭塞。患者 X 线胸片上常有异常，表现为短暂性的双肺浸润影和胸腔积液、肺门血管影增浓，以及圆形密度增高影。如进行血管造影常可发现肺动脉树的动脉瘤形成。治疗方面包括使用糖皮质激素及免疫抑制剂。

（李彩凤　张俊梅）

参考文献

[1] Memet B，Ginzler E M. Pulmonary manifestations of systemic lupus erythematosus[J]. Seminars in respiratory and critical care medicine，2007，28:441-450.

[2] Bohan A，Peter J B. Polymyositis and dermatomyositis（first of two parts）[J].New England Journal of Medicin，1975，292:344-347.

[3] 李彩凤，何晓琥，张俊梅，等. 幼年皮肌炎46例临床特征及治疗随访分析[J].中国实用儿科杂志，2007，22:560-562.

[4] Fathi M，Dastmalchi M，Rasmussen E，et al. Interstitial lung disease，a common manifestation of newly diagnosed polymyositis and dermatomyositis[J]. Ann Rheum Dis，2004，63:297-301.

[5] Won H J，Soon K D，Keun L C，et al. Two distinct clinical types of interstitial lung disease associated with polymyositis-dermatomyositis[J]. Respir Med，2007，10:1761-1769.

[6] Kang E H，Lee E B，Shin K C，et al. Interstitial lung disease in patients with polymyositis，dermatomyositis and amyopathic dermatomyositis[J]. Rheumatology（Oxford），2005，44:1282-1286.

[7] Mouthon L，Berezné A，Brauner M，et al. Interstitial lung disease in connective tissue disorders[J]. Rev Pneumol Clin，2005，61:211-219.

[8] Ravelli A，Magni M S，Pistorio A，et al. Preliminary diagnostic guidelines for macrophage activation syndrome complicating systemic juvenile idiopathic arthritis[J]. J Pediatr，2005，146: 582-604.

[9] 李彩凤，何晓琥.风湿性疾病的一种严重并发症——巨噬细胞活化综合征[J].中华儿科杂志，2006，44:824-827.

[10] 李彩凤，何晓琥.幼年特发性关节炎全身型并发巨噬细胞活化综合征24例临床分析[J]. 中华儿科杂志，2006，44:806-811.

[11] Subcommittee for scleroderma cerieria of the American Association of Diagnosis and Therapeutic Criteria Committee. Preliminary criteria for the classification of systemic sclerosis（scleroderma）[J].Arthritis Rheum，1980，23:581-590.

[12] Kim E A，Lee K S，Johkoh T，et al.Interstitial lung diseases associated with collagen vascular diseases: radiologic and histopathologic findings. [J] Radiographics，2002，22: 151-165.

[13] Leavitt R Y，Fauci A S，Bloch D A，et al. The American College of Rheumatology 1990 criteria for the classification of Wegener's granulomatosis[J].Arthritis Rheum，1990，33:1101-1107.

[14] Lohrmann C，Uhl M，Schaefer O.Serial high-resolution computed tomography imaging in patients with wegener granulomatosis: differentiation between active inflammatory and chronic fibrotic lesions[J].Cta Radiologica，2005，46:484-491.

第二节　儿童自身炎症性疾病的诊断及治疗新进展

自身炎症性疾病（auto-inflammatory disease，AIS）又名自身炎症发热综合征（auto-inflammatory fever syndromes，AIFS）或遗传性周期发热综合征（hereditary periodic fever syndrome，HPFS），是一组遗传性复发性非侵袭性炎症性疾病。本组疾病由炎症反应信号途径分子基因突变所致，以发热、皮疹、关节痛、关节炎、眼部病变为突出症状，可累及全身多脏器和多系统，并多伴有免疫异常及代谢障碍。本组疾病一般在儿童期起病，具有下列共同特征：①复发性和周期性发热；②发热持续时间大多相同，少则2~8d，多则2~4周，比一般的原因不明发热时间短；③多系统炎症（滑膜、浆膜及眼、皮肤等炎症表现）；④自限性；⑤实验检查中急性期反应物显著升高，但始终查不到感染性病原，迄今也未查到任何自身免疫疾病的特征；⑥在无症状间歇期患者可完全正常。儿童自身炎症性疾病主要包括以下九种：①肿瘤坏死因子受体相关的周期性发热综合征；②甲羟戊酸激酶相关的周期性发热综合征；③

Muckle-Wells 综合征；④家族性冷荨麻疹；⑤慢性婴儿神经皮肤综合征；⑥家族性地中海热；⑦BLAU
综合征；⑧化脓性无菌性关节炎伴脓皮病性坏死和痤疮；⑨慢性复发性多灶性骨髓炎[1-2]。

一、TRAPS

TRAPS 即肿瘤坏死因子受体相关的周期发热综合征（TNF-receptor associated periodic fever
syndrome，TRAPS）。TRAPS 首先于 1982 年在一爱尔兰/苏格兰家族中发现，1998 年又在澳大利亚确
诊 1 例来自苏格兰的家族病例，后又相继在其他各国发现[3]。

TRAPS 是一种常染色体显性遗传性疾病，致病基因 *TNFRSF1α*，目前为止已发现 *TNFRSF1α* 上有
82 个以上的单基因突变与 TRAPS 相关，绝大多数为替代突变。突变直接影响其编码蛋白的胞外区。

本病大多在婴儿期后至 20 岁前发病。临床特点是持续发热 1 周左右或数周，反复出现，体温多高
于 38℃，最高可达 41℃，但只有 50％病例初始即发热。肌痛见于所有的 TRAPS 患者，典型表现是累
及某一个肌群并在发作的过程中时轻时重，有触痛，呈离心性分布。当累及关节时经常出现滑膜炎和渗
出液，伴有短暂的受累肢体的挛缩。最常见和显著的皮肤表现是离心性的移行红斑，与肌痛受累区重叠。
这些皮损有触痛，皮温高，压之褪色，大小 1～28cm。虽然大多数都发生在 1 个区域，但是偶尔也可累
及 2 个区域。其他的较不特异的皮肤表现为荨麻疹和广泛的红色斑块和斑点。腹痛见于 92％的患者，
提示有腹腔内或腹壁肌肉的炎症。伴或不伴肠梗阻的呕吐和腹泻常见。82％的患者在发作时有结膜炎、
眼眶周水肿或眶周疼痛。胸痛可能为骨骼肌肉或胸膜受累所致，见于 57％的患者。发作时睾丸痛和阴
囊痛也有报道。严重的淋巴结病不多见，如出现亦多只见于 1 个解剖区域[4]。

在发作期间如中性粒细胞和 C 反应蛋白（C reactive protein，CRP）增高、出现以免疫球蛋白 A
（immunoglobulin A，IgA）为主的高免疫球蛋白血症、并证实血清中可溶性 1-TNF 受体水平下降，即
可诊断为 TRAPS。然而，有时这些数值也可正常。因可溶性 1-TNF 受体由肾排出，如并发肾脏淀粉样
变性，则血清 1-TNF 受体值可升高。此时需用 TRAPS 相关性突变的分子遗传学检查来证实。本病鉴
别诊断包括所有其他的周期性发热疾病，最后的确诊依靠基因突变分析。

目前，对症治疗仍选用激素，TNF 抑制剂作为该病的新疗法，现已应用注射用重组人 II 型肿瘤坏
死因子受体-抗体融合蛋白（益赛普），可缓解病情、缩短病程、减少发作，替代或减少激素的治疗需要
量，对肾脏淀粉样变性也有改善作用。英夫利昔单抗的治疗效果目前还不确定[5]。

TRAPS 病程为良性过程，预后的关键是有无淀粉样变性并发症，可发生在肾脏，肝脏也可发生，
严重时发展为肝功能衰竭。

二、MAPS

MAPS 即甲羟戊酸激酶相关的周期性发热综合征（mevalonate kinase associated periodic fever
syndrome，MAPS）。本病于 1984 年被首次报道，重型称甲羟戊酸尿症，轻型被称作高免疫球蛋白 D
（immunoglobulin D，IgD）周期性发热综合征（hyperimmunoglobulinemia D syndrome，HIDS）[6]。

高 IgD 周期性发热综合征是常染色体隐性遗传性疾病。1999 年证实 HIDS 相关基因甲羟戊酸激酶
（mevalonate kinase，MVK）基因位于 12q24，MVK 是指甲羟戊酸酶，是胆固醇代谢的关键酶之一，
也和类异戊二烯的生物合成有关，绝大多数 HIDS 病例在 V377 I 位的缬氨酸被异亮氨酸替代，其次为
I268T 突变。

HIDS 典型表现为反复发热、寒颤、头痛和腹痛、腹泻、呕吐及（或）肝脾肿大等腹部症状，以及
淋巴结肿大和斑丘状皮疹。80％的患者有对称性多关节炎，主要累及大关节，个别患者在口腔或阴道内
出现疼痛性溃疡。起病多在婴儿期，发热持续 3～7d，无热间歇期不一致（4～8 周）。

本病发作时急性时反应物明显升高。诊断除临床表现外，主要是持续性多克隆血清 IgD 水平升高，
但必须至少在 1 个月内重复测定 1 次。IgD 升高程度与病情和发热频度并不相关。此外，约 50％病例
的血清 IgA 也同时升高，甚至只有 IgA 升高而 IgD 正常者，约 1/4 病例 IgG 也升高。该病确诊需测定

MVK 活性和进行 MVK 基因分析。

治疗主要为对症处理，如秋水仙碱、免疫球蛋白、环孢素、萘普生、沙利度胺等药，但均不能预防发作，个别病例用激素有效。近年来用昔伐他汀治疗 HIDS，可缓解炎症，缩短发热时间，降低尿中甲羟戊酸，且未见任何不良反应，故很有应用前景。HIDS 急性期，血清 TNF-α 升高，故 TNF-α 拮抗剂可取得较好疗效。有报道依那西普和阿那白滞素对本病有效。最近亦有同种异体骨髓移植有效的个案报道。此病一般均持续终身，但发作随年龄增长而减少和减轻，可数月甚至数年不发作[7-9]。

三、Muckle-Wells 综合征

Muckle-Wells 综合征（Muckle-Wells syndrome，MWS）是一种罕见的遗传性周期发热疾病，于 1962 年被首次报道。本病呈常染色体显性遗传，致病基因为位于 1q44 的 CIAS1 基因。但有部分患儿未检测到 CIAS1 基因突变，称为变异型 MWS[10-11]。

本病常于婴幼儿期起病，首发症状为周期发作性非瘙痒性荨麻疹，皮疹可由寒冷诱发，伴低热、关节痛、结膜炎、头痛、乏力和腹痛等症状。至青少年期，出现进行性感音神经性耳聋症状。成年期不少患者可继发系统性淀粉样变，累及肾脏时预后不佳。其他常见临床表现包括：口腔、外阴溃疡、胱氨酸尿症、鱼鳞病和显微镜下血尿。部分患者可有特殊面容，表现为凸额、鞍鼻，还可出现身材矮小和弓形足。

本病在发作期出现血沉增快、白细胞和 CRP 明显升高，免疫球蛋白升高，血浆淀粉样蛋白 A 增加。皮肤组织病理为非特异性炎症改变。MWS 的诊断主要依据临床症状，包括周期复发性荨麻疹、关节炎或结膜炎、感音神经性耳聋，CIAS1 基因突变能进一步支持诊断。

对本病迄今仍无有效治疗，个别病例用秋水仙碱，有减轻症状及减少发作频率的作用。抗组胺药、激素效果均不佳。近年有报道阿那白滞素能有效控制病情。

四、家族性寒冷性荨麻疹

家族性寒冷性荨麻疹（familiar cold urticaria，FCU），又称家族性冷诱发自身炎症反应综合征（familiar cold autoinflammatory syndrome，FCAS）。FCU 是一种罕见的常染色体显性遗传性疾病，常有家族史，致病基因为位于 1q44 上的 CIAS1 基因[12]。

FCU 患者多于生后 6 个月内发病，症状发生于暴露寒冷环境后数小时内，主要临床症状包括发热、荨麻疹或荨麻疹样皮疹、关节痛、结膜炎，尚可出现头痛、肌肉酸痛、乏力等全身非特异性症状。重症患者可出现肾脏淀粉样变，常为致死原因。症状通常在 24h 内自行缓解，次日复发，持续终生。实验室检查异常有白细胞增多、血沉增快和 CRP 升高等。皮肤病理无特异性。

Hoffman 等曾提出 6 条支持 FCU 的诊断标准：①暴露于寒冷环境后出现反复间歇性发热、皮疹；②遗传特性为常染色体显性遗传；③发病年龄为生后 6 个月内；④症状大多在 24h 内自行缓解；⑤症状发生时有结膜炎表现；⑥没有耳聋、眼眶周水肿、淋巴结肿大和浆膜炎症状。确诊本病需行基因学检测。目前治疗主要是教育、保暖和适当运动。抗炎药、司坦唑酮、糖皮质激素对部分患者有效，抗组胺药无效，有报道称阿那白滞素（IL-1 受体拮抗剂）治疗本病有一定疗效[13]。

五、慢性婴儿神经皮肤关节综合征

慢性婴儿神经皮肤关节综合征（chronic infantile neurologic ccutaneous and articular syndrome，CINCA）又称新生儿期起病多系统炎性疾病（neonatal onset multisystem inflammatory disease，NOMID），是一种常染色体显性遗传性疾病，发病与 CIAS1 基因突变有关[14]。

本病生后就可开始发病，弛张热至少持续 2 周为该病的特点，约 50% 患儿为足月小样儿，皮疹、关节病和神经系统症状是其典型三联征。皮疹见于所有患者，多在出生时出现，为无瘙痒移行性荨麻疹，这些皮疹在一昼夜内就可变形。关节症状可为关节痛、关节肿胀、关节积液，严重病例可出现关节明显畸形。神经系统受累表现为头痛、癫痫、短暂偏瘫、腿部肌肉痉挛，可出现慢性脑（脊）膜炎、脑萎缩、

脑积水、视乳头水肿和感音神经性耳聋，部分患者随着病程延长可有智商下降。眼部受累可出现进行性视力下降，严重患者可出现失明。此外，患儿常有凸额塌鼻样特殊面容、身材矮小和声音嘶哑，亦可出现肝脾肿大和淋巴结肿大。少数患者可出现继发淀粉样变。

实验室检查可有白细胞和血小板升高、低色素性贫血。血沉（eryhrocyte sedimentation rate，ESR）增快和急性时相反应物水平升高。头颅影像学检查可见有脑室扩张、脑沟变浅。

诊断依靠典型的三联征，确诊需行基因学检测，但50%的患儿没有 CIAS1 基因的异常。北京儿童医院近年来临床诊断本病3例，待行基因检测进一步确定。非类固醇抗炎药能减轻疼痛，但对慢性炎症无效。糖皮质激素可以减轻发热和疼痛，但对皮肤、中枢神经系统和关节病变则无作用。慢作用抗风湿药和细胞毒药物效果不好。最近有报道称重组的人 IL-1 受体拮抗剂阿那白滞素对本病有一定疗效[15-16]。

六、家族性地中海热

家族性地中海热（familial Mediterranean fever，FMF）于1945年由 Siegal 首先报道，曾被称为良性阵发性腹膜炎。FMF 一般发生在地中海一带，特别是东岸的各民族中，在地中海以外地区为罕见病。本病是一种常染色体隐性遗传性疾病，其致病基因是定位于16p13 的 MEFV 基因，迄今已发现50余种突变，大多在外显子10，最常见的突变为 M694V 和 V726A[17]。

FMF 临床表现复杂多样，但以反复发作的高热伴浆膜炎为特征。通常先发生多浆膜炎，一般持续1~3d，然后发热，并出现短暂的、各种形式的皮疹，大多在下肢。多浆膜炎主要是腹膜炎（85%～95%）、胸膜炎（单侧，25%～80%）以及滑膜炎（非外伤性单关节炎，主要在膝、踝和手，50%~70%）。无热间歇期为1周至3个月或4个月。80%患者发病在10岁前，10%在20岁前。本病最严重的并发症是肾脏淀粉样变性，可致慢性肾衰竭。

本病发作时 CRP，纤维蛋白原和血清淀粉样蛋白质 A 均升高。如见蛋白尿，提示肾脏淀粉样变性可能。

在 FMF 好发地区，诊断主要依据临床表现，如家族史阳性并且秋水仙碱诊断治疗有效可进一步支持诊断。在非 FMF 好发地区，家族史阴性时临床诊断较为困难，此时需行 MEFV 基因测序明确诊断。

自1972年起秋水仙碱被用于治疗本病，可控制疾病发作及预防肾脏淀粉样变性及其所致的肾衰竭。根据 FMF 研究中心的建议，秋水仙碱的推荐维持剂量是 1mg/d。对秋水仙碱耐药或变态反应者可选用沙利度胺或肿瘤坏死因子拮抗剂益赛普。激素对 FMF 时的多浆膜炎及关节炎无效。FMF 的预后取决于淀粉样变性发生与否，系统性淀粉样变性可致不可逆性肾损伤，是 FMF 的主要死亡原因[18-19]。

七、BLAU 综合征

BLAU 综合征，即儿童肉芽肿性关节炎（granulomatous arthritis），是以肉芽肿性多关节炎、眼葡萄膜炎和皮疹三联征为特点的早期发病的慢性自身炎症性疾病。1985年，Edward Blau 首先报道了本病。此后以家族形式发病者命名为 Blau 综合征（Blau Syndrome，BS），散发病例命名为早发性结节病（early onset sarcoidosis，EOS）。本病患病率尚不清楚，目前全世界有约40个家系报道（包括散发和家族聚集性者）。儿童肉芽肿性关节炎是一种单基因常染色体显性遗传性疾病，无论 BS 还是 EOS，发病均与半胱天冬酶募集域基因15（caspase-recruitment domain 15，CARD15），即核苷酸寡聚域基因2（nucleotide-binding oligomerization，NOD2）突变有关[20]。

皮疹为本病早期最突出的临床表现，一般于生后数月出现，表现为躯干和四肢背面覆有鳞屑的紫红色或黄褐色的丘疹性红斑；关节炎为多关节伴有囊样改变的对称性滑膜炎，常累及双肘关节、双腕关节、双膝关节和双踝关节，近端指间关节早期受累常导致僵直小指；眼睛的肉芽肿性病变大多是双侧的全眼葡萄膜炎，临床表现可以多样，包括白内障、青光眼、视网膜剥离、带状睫状体病等。本病除典型的三联征外还可以表现为多发性大动脉炎、间质性肉芽肿性肾炎、肝脾肉芽肿病变等全身多个脏器受累。近期国外报道 BS 患者出现中枢神经系统受累的临床表现[21-22]。

BLAU 综合征实验室检查可有轻度贫血，血沉和血管紧张素转换酶可升高，胸片检查肺门淋巴结无肿大，关节片显示骨质疏松，但少见骨质破坏和关节间隙狭窄。

本病需要通过皮肤、滑液或结膜活组织检查以及基因检测来确诊。组织病理学改变可见到非干酪性改变的巨细胞肉芽肿。本病可选用固体类和非类固醇抗炎药物控制炎症，近年应用 TNF 拮抗剂取得一定的疗效。虹睫炎时可以局部或全身应用小剂量的糖皮质激素，发生白内障、青光眼及视网膜剥脱时需要外科手术治疗。

本病在国内未见任何报道。北京儿童医院于 2006 年认识到本病，目前诊断了 20 例散发病例及 1 例家族发病的病例，均行病理检查及基因检测。经积极的治疗，所有患儿的病情均得到控制，临床表现均有好转，有的临床表现已消失。

八、化脓性无菌性关节炎伴脓皮病性坏死和痤疮

化脓性无菌性关节炎伴脓皮病性坏死和痤疮（pyogenic arthritis，pyoderma gangrenosum and acne syndrome，PAPAS），即 PAPAS 综合征，属于常染色体显性遗传性疾病，由位于 15q22-24 的 PSTPIP1（脯氨酸/丝氨酸/苏氨酸磷脂酶反应蛋白 1），即 CD2BP1 基因突变引起[23]。

PAPAS 于 1997 年被首次描述，化脓性无菌性关节炎、囊肿性痤疮和化脓性坏疽是其常见的临床表现。关节炎通常在儿童期出现，常累及 1~3 个关节，反复发生，脓性和嗜中性物质可在受累关节大量聚集，最终导致不可逆的滑膜和软骨破坏。皮肤表现多在 10~20 岁时出现，为间断、反复发作的消耗性、侵袭件和溃疡性皮肤损害，多累及下肢皮肤。但这些患者皮肤和关节组织的培养都是无菌的。本病确诊需行基因检测。

皮质类固醇激素对本病有一定疗效。对皮质类固醇激素疗效较差的患者，注射用英夫利昔单抗（类克）和 IL-1 拮抗剂可以使病情得到持续缓解[24-26]。

九、慢性复发性多灶性骨髓炎

慢性复发性多灶性骨髓炎（chronic recurrent multifocal osteomyelitis，CRMO），即 Majeed 综合征，属于常染色体隐性遗传性疾病。本病由 LPIN2（脂质 2）基因突变所致[27]。

本病于 1989 年被首次提出，不同于孤立的 CRMO，除慢性复发性多灶性骨髓炎外还有先天性红细胞生成不良性贫血和炎症性皮肤病。此外与 CRMO 相比，Majeed 综合征的骨骼异常出现的年龄更早，发作频率更频繁、缓解间期更短，而且更可能持续终生。先天性红细胞生成不良性贫血特点是无论在外周血还是骨髓中红细胞体积都偏小，治疗上需要反复输血。炎症性皮肤病从 Sweet 综合征到慢性脓疱病的皮肤表现均可出现。反复间断的发热和生长不足也有报道[28]。

本病确诊除临床表现外需行基因学检测。非类固醇抗炎药有一定作用，短期口服皮质类固醇激素可快速控制疾病发作。秋水仙碱治疗无效。脾切除可缓解贫血。

（李彩凤　张俊梅）

参考文献

[1] Williamson L M，Hull D，Mehta R，et a1. Familial Hibernian fever[J]. Q J Med，1982，51: 469-480.

[2] Drenth J P，van der Meer J V M. Hereditory periodic fever[J]. N Engl J Med，2001，345:1748-1757.

[3] Hull K M，Drewe E，Aksentijevieh I，et a1. The TNF receptor-associated periodic syndrome （TRAPS）: emerging concepts of all autoinflammatory disorder[J]. Medicine （Baltimore），2002，81: 349.

[4] Minden K，Aganna E，McDermott M F，et a1. Tumour necrosis factor receptor associated periodic syndrome （TRAPS） with central nervous system involvement[J]. Ann Rheum Dis，2004，63:1356-1357.

[5] Nedjai B，Hitman G A，Guillinan N，et a1. Proinflmmatory action of the antiinflammatory drug infliximab in tumor necrosis receptor-associated periodic syndrome[J]. Arthritis Rheum，2009，60:619-625.

[6] Van der Meet J W M，Vossen J，Radl J，et a1.Hyperimmunoglobulinemia D and periodic fever，a new syndrome[J].Lancet，1984，1:1087-1090.

[7] Simon A，Drewe E，van der Meer J W，et al. Simvastin treatment for inflammatory attacks of the hyperimmunoglobulinemia D and periodic fever syndrome[J]. Clin Pharmacol Ther，2004，75:467-483.

[8] Takada K，Aksentijevich I，Mahadeban V，et al. Favourable preliminary experience with eternacept in two patients with the hyperimmunoglobulinemia D and periodic fever syndrome[J]. Arthritis Rheum，2003，48:2645-2651.

[9] Cailliez M G F，Rousset-Rouviere C，Bruno D，et a1. Anakinra is safe and effective in controlling hyperimmunoglobulinaemia D syndrome-associated febrile crisis[J]. J Inherit Metab Dis，2006，29:763.

[10] Muckle T J，Wells M. Urticaria，deafness，and amyloidosis: a new heredo-familial syndrome[J]. Q J Med，1962，31:235-248.

[11] Dalgic B，Egritas O，Sari S，et al. A variant Muckle-Wells syndrome with a novel mutation in CIAS1 gene responding to anakinra[J]. Pediatr Nephrol，2007，22: 1391-1394.

[12] Hoffman H M，Wanderer A A，Broide D H. Familial cold autoinflammatory syndrome: phenotype and genotype of an autosomal dominant periodic fever[J]. J Allergy Clin Immunol，2001，108: 615-620.

[13] Ross J B，Finlayson L A，Klotz P J，et al. Use of anakinra Kineret in the treatment of familial cold autoinflammatory syndrome with a 16-month follow-up[J]. J Cutan Med Surg，2008，12: 8-16.

[14] Gunduz Z，Dursun I，Aróstegui J I，et al. A fatal turkish case of CINCA-NOMID syndrome due to the novel Val-351-Leu CIAS1 gene mutation[J]. Rheumatol Int，2008，28: 379-383.

[15] Kashiwagi Y，Kawashima H，Nishimata S，et al. Extreme efficiency of anti-interleukin 1 agent （anakinra）in a Japanese case of CINCA syndrome[J]. Clin Rheumatol，2008，27: 277-279.

[16] Idorn L，Vissing N H，Jensen L，et al. Significant effect of IL-1 receptor antagonist treatment in two patients who had CINCA syndrome with constant symptoms for 13 years[J]. Ugeskr Laeger，2012，174:1537-1538.

[17] Ben-Chetrit E，Touitou I. Familial mediterranean fever in the world [J]. Arthritis Rheum，2009，61:1447-1453.

[18] Bhat A，Naguwa S M，Gershwin M E. Genetics and new treatment modalities for familial mediterranean fever [J]. Ann NY Acad Sci，2007，1110:201-208.

[19] Seyahi E，Ozdogan H，Celik S，et al. Treatment opitions in colchicine resistant familial mediterranean fever patients: thalidomide and etanercept as adjunctive agents [J]. Clin Exp Rheumatol，2006，24:99-103.

[20] Blau E B.Familial granulomatous arthritis，iritis，and rash[J]. J Pediatr，1985，107: 689-693.

[21] Nia A E，Nabavi M，Nasab M M，et al.Central nervous system involvement in Blau syndrome: a new feature of the syndrome? [J].J Rheumatol，2007，34:2504-2505.

[22] 李彩凤，何晓琥，张俊梅，等.中国儿童 BLAU 综合征临床表型和 CARD15 基因突变型及家系研究[G]. 中华医学会第五次全国儿科中青年学术交流大会论文汇编（上册），2008，7:694.

[23] Lindor N M，Arsenault T M，Solomon H，et al.A new autosomal dominant disorder of pyogenic sterile arthritis，pyoderma gangrenosum，and acne: PAPA syndrome[J]. Mayo Clin Proc，1997，72:611-615.

[24] Brenner M.Targeted treatment of pyoderma gangrenosum in PAPA （pyogenic arthritis， pyoderma gangrenosum and acne）syndrome with the recombinant human interleukin-1 receptor antagonist anakinra[J]. Br J Dermatol，2009，161:1199-1201.

[25] Dierselhuis M P.Anakinra for flares of pyogenic arthritis in PAPA syndrome[J]. Rheumatology （Oxford），2005，44:406-408.

[26] Stichweh D S，Punaro M，Pascual V. Dramatic improvement of pyoderma gangrenosum with infliximab in a patient with PAPA syndrome[J]. Pediatr Dermatol，2005，22:262-265.

[27] Fergmon P J，Chen S，Tayeh M K，et al. Homozygous mutations in LPIN2 are responsible for the syndrome of chronic recurrent multifocd osteomyefitis and congenital dyserythropoietic anaemia （Majeed syndrome）[J]. J Med Genet，2005，42:551-557.

[28] Majeed H A，Kalaawi M，Mohanty D，et al. Congenital dyserythropoietic anemia and chronic recurrent multifocal osteomyelitis in three related children and the association with Sweet syndrome in two siblings[J]. J Pediatr，1989，115:730-734.

第三节　儿童巨噬细胞活化综合征诊断及治疗新进展

巨噬细胞活化综合征（macrophage activation syndrome，MAS）是一种严重的有潜在生命危险的风湿性疾病的并发症，可以并发于各种风湿性疾病，但最常并发于幼年特发性关节炎全身型（systemic onset juvenile idiopathic arthritis，SOJIA）。1985年，Hadchouel等第一次报道了7例SOJIA患儿伴有急性出血、肝脏及神经系统异常表现等一组临床综合征，指出可能由药物和感染诱发，而且可能与巨噬细胞活化有关。1993年，Stephan等报道了4例患者，将此病命名为巨噬细胞活化综合征[1]。

巨噬细胞活化综合征临床表现主要以发热、肝脾淋巴结增大、全血细胞减少、肝功能急剧恶化、凝血功能异常以及中枢神经系统表现为特征，重者甚至发生急性肺损伤及多脏器功能衰竭。实验室检查有血沉降低，血清铁蛋白增高，转氨酶及肌酶增高，血脂增高，白蛋白、纤维蛋白原降低等。骨髓穿刺活检可见吞噬血细胞。本病急性发病，进展迅速，死亡率极高，是风湿科遇到的急重症之一。北京儿童医院于2003年首先在国内认识到本病，此后成功抢救了数十例病人。所以正确认识、早期诊断和及时治疗MAS，对于降低患者病死率及改善预后有着重要的意义。虽然国际上对MAS的研究一直是热点，但因SOJIA及MAS的复杂性，目前MAS在发病机制、诊断和治疗方面尚未形成统一认识[2-6]。

一、MAS发病相关基因研究进展

MAS是由于T细胞和分化良好的非肿瘤性巨噬细胞过度活化和增殖，导致炎性细胞因子，如肿瘤坏死因子-α（TNF-α），白细胞介素（IL）-1和IL-6过度释放，从而造成全身多系统免疫损伤。临床与嗜血细胞性淋巴组织细胞增生症（hemophagocytic lymphohistiocytosis，HLH）相似，是由多种基因缺陷导致NK细胞和CD8 T细胞的细胞溶解功能显著下降的一种疾病。穿孔素蛋白是细胞毒性T淋巴细胞、巨噬细胞及骨髓前体细胞表达的一种蛋白质，主要造成细胞溶解过程中细胞膜小孔，导致靶细胞溶解。穿孔素缺乏可导致持续性淋巴细胞活化，产生大量γ干扰素和粒细胞巨噬细胞集落因子，这些均是重要的巨噬细胞活化因子，导致巨噬细胞活化和增生。Grom等研究显示，SOJRA合并MAS患儿有NK细胞功能降低和（或）穿孔素蛋白表达减少。Vastert等研究发现，MAS患儿穿孔素基因 A91V 突变率明显高于SOJIA患儿，且 A91V 突变的SOJIA患儿合并MAS时穿孔素表达水平明显降低。这些发现均提示，穿孔素在MAS发病机制中可能起作用。另外一个研究重点是MUNC13-4。MUNC13-4 蛋白是溶解细胞分泌途径的重要效应分子，参与囊泡的引导和胞吐过程，从而影响穿孔素细胞内运送过程。有研究提示， MUNC13-4 基因是SOJIA患儿并发MAS的易感基因。Fall等在SOJIA和正常对照儿童研究中发现，有225个基因表达存在差别，其中部分基因是编码参与固有免疫应答成分的基因，包括对Toll样受体/IL-1受体触发炎性级联反应进行负调控的基因和巨噬细胞分化旁路途径的标志物基因。其他有溶细胞途径的基因为 SH2D1A 和 Rab27a 等。这些研究结果提示，SOJIA合并MAS与患儿体内多基因异常有关，其中部分原因是由于SOJIA本身异质性和复杂的多基因异常，也包括参与固有免疫应答基因异常[7-10]。

二、MAS诊断和治疗生物学标志物的研究进展

MAS是SOJIA一种威胁生命的并发症，早期诊断及快速和有效的治疗是抢救生命的关键。但至今为止，国际上仍无确定的MAS诊断标准。目前，我们在临床工作中主要参考Ravelli 2005年的初步诊疗方案（表10-3-1）。但是，依据上述诊断标准不能达到早期诊断的目的，因此，急需寻找一些敏感性和特异性均好的生物学标志物，以期能早期诊断MAS，并指导治疗。目前研究重点包括血清铁蛋白（serum ferritin，SF）、可溶性CD25（sCD25）、可溶性CD163（sCD163）、尿和血清的β2-微球蛋白[11]。

表 10-3-1　SOJRA 合并 MAS 的参考诊断指标（2005 年）

临床标准

 1.CNS 功能障碍（易激惹、定向力障碍、嗜睡、头痛、抽搐、昏迷）

 2.出血表现（紫癜、易出血、黏膜出血）

 3.肝脾增大（肋缘下≥3 cm）

实验室标准

 1.血小板数≤262×10^9/L

 2.谷草转氨酶数>59IU/L

 3.白细胞数≤ 4.0 × 10^9/L

 4.纤维蛋白原降低（≤2.5 g/L）

组织学标准

 骨穿有巨噬细胞吞噬血细胞的证据

 诊断原则：诊断 MAS 需要任何 2 个或以上的实验室标准，或 2 个以上的临床和/或实验室标准。骨髓中发现吞噬血细胞，仅仅是对于可疑病
   例才必须具备

 建议：上述诊断指标仅用于活动性 SOJRA 合并 MAS，实验室检查值仅作为参考

  SF 主要分布于肝、脾、骨髓组织中，并通过铁蛋白受体清除。在成人 Still's 病中，发现在该疾病活动期 SF 水平显著增高，疾病缓解后可下降。研究表明 SF 是敏感的实验室指标，能早期识别亚临床型 MAS。在 MAS 患者中，大部分患者早期即可出现 SF 增高，因为巨噬细胞是 SF 的重要来源，所以高 SF 血症是 MAS 的早期信号，对 MAS 疾病活动性及预后判断有很好的指导意义。SF 升高的原因可能因免疫反应刺激单核-巨噬细胞系统活性增强，使其对铁的摄取增强而释放障碍，即单核-巨噬细胞内贮藏铁转移障碍，幼红细胞无法利用铁生成血红蛋白，从而出现 SF 增高而血红蛋白降低。我们在临床工作及临床研究中也发现，SF 是监测 MAS 非常敏感的指标，当 SOJIA 患者的 SF 达到 4 000μg/L 时，应警惕发生 MAS 的可能。随着 MAS 好转，SF 会逐渐下降[12-14]。

  sCD25 和 sCD163 IL-2 受体复合物是由α，β，γ链组成的三聚体，其中α亚单位被称为 sCD25。可溶性 IL-2（sIL-2）受体存在于血清和血浆中，升高的 sIL-2 受体α链（sIL-2Rα/CD25）浓度与 T 和 B 淋巴细胞活化相关；sCD163 是迄今为止仅在单核细胞/巨噬细胞系统细胞膜上发现的一种跨膜分子，可特异识别血红蛋白结合珠蛋白复合体，是体内血红蛋白的特异清道夫受体。sCD25 和 sCD163 的血清水平反映了体内巨噬细胞和 T 细胞活化和增殖程度。研究发现 MAS 患者中 sCD25 和 sCD163 均明显高于未并发 MAS 的 SOJIA 患者，且高水平表达 sCD25 和 sCD163 的 SOJIA 患者几个月后均并发了 MAS。所以，sCD25 和 sCD163 有望成为 MAS 新的诊断标志物，对亚临床型 MAS 诊断有重要意义[15]。

  研究提示，尿β2-微球蛋白在 MAS 患者中明显升高，可作为 MAS 诊断的敏感性指标，同时患者血清β2-微球蛋白和 sIL-2 受体也有所升高，这些生物学标志物血清水平的升高提示，MAS 患者体内存在细胞免疫的过度活化。目前研究的局限在于病例数过少，需在 SOJIA 患儿和其他与自身炎症相关的发热性疾病患儿中进行大规模研究来共同定义这些生物标志物的诊断价值。

三、MAS 治疗新进展

  MAS 是急重症，有报道死亡率高达 20%～60%，早期诊断、积极治疗可极大地改善预后。MAS 的治疗目的是通过免疫抑制剂、免疫调节剂和（或）细胞毒药物遏制过度炎症反应，阻断炎症级联反应。目前，MAS 的治疗方案是参照"HLH 治疗指南 2004 年方案"。由于 MAS 的基础疾病、疾病阶段、疾病严重度、触发机制均不同，故治疗方案需个体化、阶段化，适时检测，不断调整[16-17]。

1.一般对症治疗

  维持电解质酸碱平衡；纠正凝血紊乱（低纤维蛋白原血症、血小板减少）；纠正多脏器功能衰竭状态；积极抗感染（尽可能找到感染源，如 Eb 病毒、水痘病毒等）。

2.激素

  静脉应用肾上腺皮质激素是治疗 MAS 的首选治疗方法，常需要大剂量甲泼尼龙冲击治疗。剂量为

30 mg/（kg·d），一般最大剂量为 1g/d，连用 3～5 d，改为口服。如果病情需要，可重复应用。有报道 MAS 患者单独应用激素和其他对症治疗后得到缓解。

3.环孢素 A

激素耐药或危重 MAS 患者需要应用环孢素 A 治疗。已有报道证实，重症 MAS 应用环孢素 A 治疗时，部分患者 12～24h 内可出现明显的临床及实验室改善。环孢素是新型 T 淋巴细胞调节剂，其确切的免疫学机制并不十分清楚，但与其对 T 淋巴细胞活化的早期抑制有关，也可能抑制编码细胞因子基因转录。环孢素 A 能抑制 IL-2 和 IFN-γ 的产生，抑制 T 细胞 IL-2 受体表达，还能够抑制巨噬细胞产生 TNF-α，IL-1，IL-6 等细胞因子。有报道认为，环孢素 A 能够抑制巨噬细胞表达一氧化氮合成酶及环氧化酶Ⅱ，使一氧化氮及前列腺素 E2 表达减少。此外，还能抑制细胞表面的共刺激分子，使树突状细胞激活 T 细胞的抗原呈递功能降低。总之，环孢素 A 能通过抑制巨噬细胞和 T 细胞而达到治疗 MAS 的有效作用，所以目前也有学者将其定为治疗 MAS 的一线药物。环孢素 A 常用剂量为 2～8 mg/（kg·d），急性期以静脉用药为佳，一旦病情控制，即改为口服治疗，应用本药需要监测血药浓度[18-19]。

4.依托泊苷

依托泊苷（etoposide，VP16）是一种有丝分裂抑制剂，属抗肿瘤药物，能诱导吞噬细胞凋亡。但 VP16 存在多种不良反应，如严重的骨髓抑制，恶性肿瘤性疾病的发生率增加。因其在肝脏中代谢，以原型药物和代谢产物由肾脏排除，故在肝肾功能不良者应减量应用。且环孢素可提高 VP16 血浆浓度。VP16 在儿童风湿性疾病中应用较少，仅在常规治疗难于控制时慎重应用。

5.抗胸腺球蛋白（anti-thymocyte globulin，ATG）

抗胸腺球蛋白（anti-thymocyte globulin，ATG）是一种兔源抗胸腺细胞多克隆抗体，主要通过补体依赖的细胞溶解作用耗竭 T 细胞（包括 CD4+ 和 CD8+），也可少量消耗单核细胞，作为 VP16 的替代用药。在 2004 年 HLH 治疗方案中尚无 ATG，但最近的病例报告研究均表明，ATG 对风湿病并发的 MAS 有效。Coca 等报道了 2 例表现为发热、全血细胞减少、多脏器衰竭、SF 和 sIL-2 明显升高的 MAS 患儿，常规应用激素、环孢素后，出现不良反应并且治疗无效，应用 ATG 后取得显著疗效，SF，CD163，sIL-2 水平明显下降。ATG 的有效作用进一步证实了 MAS 的发病机制是不可遏制的巨噬细胞的活化[20]。

6.免疫球蛋白

目前对 MAS 的疗效报道不一。Stéphan 等报道了 4 例 MAS 患者应用免疫球蛋白（intravenous infusion of immunoglobulin，IVIG）后无效。而也有报道称应用 IVIG 有效，或许对感染相关性反应性嗜血的效果较好。Seidel 等报道了 1 例 2 岁腺病毒感染的 MAS 患儿应用 IVIG 后明显有效。Tristano 等报道了 1 例 7 岁 SOJIA 患儿并发 MAS，在应用激素和血浆置换无效，应用了 2 次 IVIG 冲击后成功使得疾病缓解。以上研究提示，可能 IVIG 对病毒感染诱发的 MAS 有效[21-23]。

7.TNF-α拮抗剂

TNF-α（etanercept）在 MAS 的发病机制中起重要作用。有研究提示 SOJIA 合并 MAS 患儿应用依那西普后，病情获得缓解。但也有一些报道认为，TNF-α拮抗剂可诱发 MAS[24-27]。

8.IL-1 受体拮抗剂/IL-6 拮抗剂

IL-1 受体拮抗剂（anakinra）/IL-6 拮抗剂（tocilizumab）治疗 SOJIA 的疗效肯定，但目前这两种生物制剂在我国还未上市，期望在不久的将来，我们能够应用这两种生物制剂治疗 SOJIA 和 MAS 患儿，这也是我们更好地治疗 SOJIA 及 MAS 患儿的新希望。SOJIA 是一种高度异质性的疾病，MAS 常并发于 SOJIA。

无论是 SOJIA 还是 MAS，在发病机制、早期诊断及治疗方面均有许多问题不甚明了，有待进一步研究。

（李彩凤 张俊梅）

参考文献

[1] Hadchouel M，Prieur A M，Griscelli C，et al. Acute hemorrhagic，hepatic，and neurologic manifestations in juvenile rheumatoid arthritis :possible relationship to drugs or infection[J].J Pediatr，1985，106:561-566.

[2] Stepgan J L，Zeller J. Macropgage activation syndrome and rheumatic disease in childhood: a report of four new cases[J].Clin Exp Rheumatol，1993，11:451-456.

[3] Ravelli A. Macropgage activation syndrome[J]. Curr Opin Rheumatol，2002，14: 548-552.

[4] 李彩凤，何晓琥，邝伟英，等. 幼年特发性关节炎全身型并发巨噬细胞活化综合征 24 例临床分析[J]. 中华儿科杂志，2006，44:806-811.

[5] 李彩凤，何晓琥.风湿性疾病的一种严重并发症——巨噬细胞活化综合征[J].中华儿科杂志，2006，44:824-827.

[6] 何晓琥.重视对巨噬细胞活化综合征的认识[J].中华儿科杂志，2006，44:801-802.

[7] Grom A A，Villanueva J，Lee S，et al. NK cell dysfunction in patients with systemic onset juvenile rheumatoid arthritis and macrophage activation syndrome[J].J Pediatr，2003，142:292-296.

[8] Zhang K，Biroschak J，Glass D N，et al. Macrophage activation syndrome in patients with systemic juvenile idiopathic arthritis is associated with MUNC13-4 polymorphisms[J]. Arthritis Rheum，2008，58:2892-2896.

[9] Hazen M M，Woodward A L，Hofmann I，et al. Mutations of the hemophagocytic lymphohistiocytosis associated gene UNC13D in a patient with systemic juvenile idiopathic arthritis[J]. Arthritis Rheum，2008，58:567-570.

[10] Fall N，Barnes M，Thornton S，et al. Gene expression profiling of peripheral blood from patients with untreated new-onset systemic juvenile idiopathic arthritis reveals molecular heterogeneity that may predict macrophage activation syndrome[J]. Arthritis Rheum，2007，56:3793-3804.

[11] Ravelli A，Magni-Manzoni S，Pistorio A，et al. Preliminary diagnostic guidelines for macrophage activation syndrome complicating systemic juvenile idiopathic arthritis[J]. J Pediatr，2005，146:598-604.

[12] Fautrel B，Le Moel G，Saint-Marcoux B，et al. Diagnostic value of ferritin and glycosylated ferritin in adult onset Still's disease[J]. J Rheumatol，2001，28:322-329.

[13] Kumar M K，Suresh M K，Dalus D. Macrophage activation syndrome[J]. J Assoc Physicians India，2006，54:238-240.

[14] Kate J，Drenth J P，Kahn M F，et al. Iron saturation of serum fettirin in patients with adult onset Still's disease[J]. J Rheumatol，2001，28:2213-2215.

[15] Bleesing J，Prada A，Siegel D M，et al. The diagnostic significance of soluble CD163 and soluble interleukin-2 receptor alpha-chain in macrophage activation syndrome and untreated new-onset systemic juvenile idiopathic arthritis[J]. Arthritis Rheum，2007，56:965-971.

[16] Kounami S，Yoshiyama M，Nakayama K，et al. Macrophage activation syndrome in children with systemic-onset juvenile chronic arthritis[J]. Acta Haematol，2005，113:124-129.

[17] Henter J I，Horne A，Aricó M，et al. HLH-2004: diagnostic and therapeutic guidelines for hemophagocytic lymphohistiocytosis[J]. Pediatr Blood Cancer，2007，48:124-131.

[18] You C R，Kim H R，Yoon C H，et al. Macrophage activation syndrome in juvenile rheumatoid arthritis successfully treated with cyclosporine: a case report[J]. J Korean Med Sci，2006，21:1124-1127.

[19] Ravelli A，Viola S，de Benedetti F，et al. Dramatic efficacy of cyclosporine A in macrophage activation syndrome[J]. Clin Exp Rheumatol，2001，19:108.

[20] Coca A，Bundy K W，Marston B，et al. Macrophage activation syndrome: serological markers and treatment with anti-thymocyte globulin[J]. Clin Immunol，2009，132:10-18.

[21] Hot A，Madoux M H，Viard J P，et al. Successful treatment of cytomegalovirus-associated hemophagocytic syndrome by intravenous immunoglobulins[J]. Am J Hematol，2008，83:159-162.

[22] Seidel M G，Kastner U，Minkov M，et al. IVIG treatment of adenovirus infection-associated macrophage activation syndrome in a two-year-old boy: case report and review of the literature[J].Pediatr Hematol Oncol，2003，20:445-451.

[23] Tristano A G，Casanova-Escalona L，Torres A，et al. Macrophage activation syndrome in a patient with systemic onset rheumatoid arthritis: rescue with intravenous immunoglobulin therapy[J]. J Clin Rheumatol，2003，9:253-258.

[24] Makay B, Yilmaz S, Türkyilmaz Z, et al. Etanercept for therapy-resistant macrophage activation syndrome[J]. Pediatr Blood Cancer, 2008, 50:419-421.

[25] Eberhard B A, Ilowite N T. Response of systemic onset juvenile rheumatoid arthritis to etanercept: is the glass half full or half empty? [J]. J Rheumatol, 2005, 32:763-765.

[26] Ramanan A V, Schneider R. Macrophage activation syndrome following initiation of etanercept in a child with systemic onset juvenile rheumatoid arthritis[J]. J Rheumatol, 2003, 30:401-403.

[27] Sandhu C, Chesney A, Piliotis E, et al. Macrophage activation syndrome after etanercept treatment[J]. J Rheumato, 2007, 34:241-242.

第四节　糖皮质激素介导的骨质疏松症及维生素 D 的免疫调节作用

糖皮质激素因其强大的抗炎及免疫抑制作用被广泛应用于各种风湿性疾病, 如系统性红斑狼疮、幼年类风湿关节炎、幼年皮肌炎等。然而, 糖皮质激素又有许多不良反应, 如高血压、糖尿病、青光眼等, 其中糖皮质激素介导的骨质疏松症（glucocorticoid-induced osteoporosis, GIOP）是最严重的不良反应之一。1932 年, Cushing 等在报道 Cushing 综合征时就对糖皮质激素所致的骨质疏松症有了详细描述。GIOP 是临床上常见的一种继发性骨质疏松症, 随着皮质类固醇激素应用得日益广泛, GIOP 在临床上越来越常见。但是, 国外一项调查显示, 仅有 15% 的患者在长期接受激素治疗（3 个月以上）的过程中同时接受骨质疏松症的预防治疗, 这说明专科医生对 GIOP 的重视程度不够[1-2]。

骨的丢失是双向的, 在开始激素治疗的第一年, 快速的丢失 3%～5%, 其后大概每年减少 0.5%～1%, 有研究证明有 30% 的患者使用激素超过 6 个月就会出现骨质疏松。有多达 30% 长期服用激素的患者发生骨折。椎体骨折的发生率可增加 3～5 倍, 在开始激素治疗的 3 月后就可能发生[3-5]。

经典的 Wnt/β-链蛋白（β-catenin）信号通路调控成骨细胞的生成。首先 Wnt 与受体复合物结合, 受体复合物包括低密度脂蛋白受体相关蛋白（low-density lipoprotein receptor–related protein, LRP）如 LRP 5, LRP 6 以及卷曲蛋白 frizzled（FZ）家族。当 Wnt 与受体复合物结合时, 使细胞内散乱蛋白 disheveled（DSH）活化, 轴蛋白 axin 与 LPR 5 或 LRP 6 的胞质尾区结合。作为一种蛋白支架, axin 上结合着含有数个蛋白成分的降解复合体, 可调节细胞内 β-catenin 的水平, 它的关键组成是糖原合成酶激酶 3β（glycogen synthase kinase 3β, GSK3β）, Dsh 活化可抑制 GSK3β 的磷酸化。在正常情况下, GSK3β 可磷酸化 β-catenin, 磷酸化的 β-catenin 经泛素 – 蛋白酶体途径分解, 使细胞质内 β-catenin 蛋白量保持在低水平。当 Wnt 与 FZ /LRP 结合, 信号通过 Dsh 抑制 GSK 3β 活性, 抑制 β-catenin 的分解并在细胞内聚集, 促使 β-catenin 转移至细胞核内, 进而与 T 细胞因子（T cell factor, TCF）/淋巴增强因子（lymphoid enhancer binding factor, LEF）结合, 调节靶基因的表达, 促进成骨细胞的增殖。但是, 抑制因子 Dickkopf 1（Dkk 1）可结合 LRP 5 和 Dkk 1 受体 Kremen, 诱导快速的细胞内吞, 减少细胞膜上的 LRP5/6, 由此阻断了 Wnt 信号向胞内的传递, 抑制成骨细胞形成[6-7]。

除了上述以外, Wnt/β-catenin 信号通路还通过其他机制影响骨形成。间质干细胞表达脂肪细胞形成的转录因子 PPARγ 和成骨细胞形成的转录因子如 Runx2。Wnt/β-catenin 信号通路促进 Runx2 表达而抑制 PPARγ, 从而抑制脂肪细胞形成, 促进成骨细胞的分化、增殖及矿化。骨保护素（osteoprotegerin, OPG）抑制破骨细胞前体细胞的分化以及成熟破骨细胞形成骨吸收陷窝, 并诱导其凋亡, 其最终结果是 OPG 能抑制破骨细胞介导的骨吸收, 增加皮质骨和松质骨密度、面积和骨强度。NF-κB 配体的受体活化因子配基（receptor activator of NF-κB ligand, RANκL）是由成骨细胞/基质细胞合成的细胞因子, 与破骨细胞/破骨前体细胞上的 NF-κB 配体的受体活化因子（receptor activator of NF-κB, RANκ）结合介导破骨细胞发生、成熟, 引起骨吸收增加。而 Wnt/β-catenin 信号通路增加 OPG/RANκL 的比值从而抑制破骨细胞的产生。此外, 还可以抑制软骨细胞的形成[8-9]。

糖皮质激素（glucocorticoid，GC）可以通过多种途径影响骨代谢过程。GC通过成骨细胞表面的GC受体产生直接抑制作用，减少成骨前体细胞的产生，诱导成骨细胞凋亡，抑制破骨细胞凋亡。这就造成了骨形成降低，骨破坏增加。如激素可以活化GSK3β，增加抑制因子Dkk1来抑制Wnt/β-catenin信号通路减少成骨细胞生成。此外，激素可以促进间质细胞分化为脂肪细胞，减少成骨细胞生成，激素可以抑制OPG的产生，降低OPG/RANκL比值从而减少破骨细胞凋亡（图10-4-1）[10-13]。

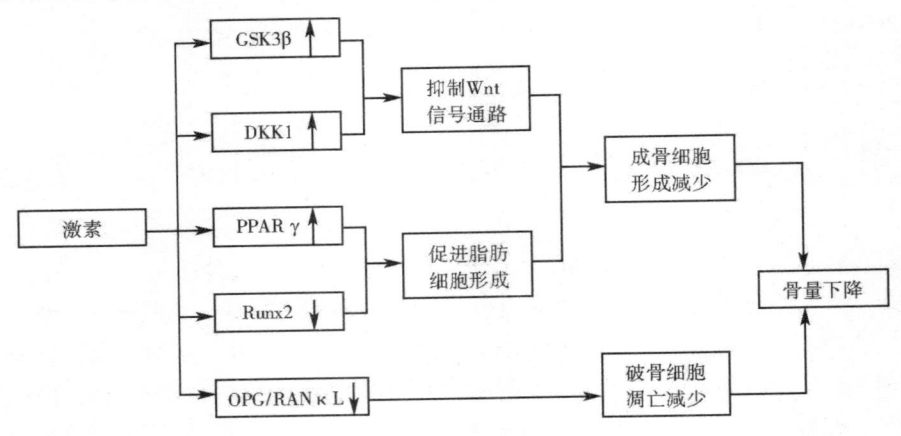

图 10-4-1　糖皮质激素对骨代谢的影响

除了上述直接作用外，糖皮质激素可以间接影响骨代谢。如激素可以减少胃肠道对钙的吸收，减少肾脏对钙的重吸收导致低钙血症影响。此外，激素可以导致肌炎致跌倒可能性增加从而导致骨折风险性增加。

以双能X线扫描（dual-energy X-ray absorptiometry，DXA）为标准是国际学术界公认的骨密度检查法，其测定值作为骨质疏松诊断的金标准。定量计算机断层（quantitative computerized tomography，QCT）近年来也应用于GIOP患者的骨密度测定对于GIOP患者，GC通过改变骨重建影响到骨的形态，所以DXA不能完全反映出该群体发生骨折的高风险性，而QCT则可以通过骨形态的扫描评估出更加准确的骨折相关风险。在成人选择骨密度值低于同性别、同种族健康人骨峰值等于或大于2.5个标准差即诊断骨质疏松。在儿童患者中，由于其骨代谢较为旺盛，所以可采用Z-Score（同种族、同性别、同年龄对照值）来作为诊断骨质疏松的标准。骨丢失主要是小梁骨，所以在开始治疗的几个月椎体及肋骨的骨丢失最显著。所以临床选择监测椎体及股骨的骨密度值。激素对骨骼的作用呈剂量和时间依赖性，研究证实骨丢失在激素治疗6~12个月时最为明显，因此对长期应用激素治疗的患者建议行基线骨密度检查，以后每6个月复查1次骨密度[14]。

针对GIOP的发病机制，故药物治疗主要为以下方面。第一类为抑制骨吸收药物双磷酸盐类（bisphosphonates，BPs），双磷酸盐类药物至今已发展成为成人防治骨质疏松的最有效的骨吸收抑制剂，在临床得到广泛应用。双磷酸盐类药物能抑制破骨细胞介导的骨吸收，有效增加骨密度，如阿仑磷酸钠和伊班磷酸盐[15-16]。在国外，有双磷酸盐用于儿童的临床试验并证实可以有效防治GIOP[17]。第二类为促进骨形成药物如甲状旁腺激素及他汀类药物。第三类为促进骨骼矿化类药物，钙剂和维生素D及其衍生物。

儿童因为生长发育问题不宜用甲状旁腺激素、雌激素等治疗，双磷酸盐等新药药物临床试验未在儿童中进行，故目前主要依靠钙和维生素D来防治GIOP。钙是人体骨骼组成的最重要的元素，其与骨骼的生长、发育密切相关，同时还参与人体许多重要的生理功能。人体中99%的钙存在于骨骼和牙齿中，钙摄入量不足可降低骨峰值和随衰老所致的骨量丢失，因此应用钙剂是骨质疏松预防和治疗最基本的选择。其次，1,25-二羟维生素D_3[1,25-（OH）$_2$-D_3]是维生素D_3的活性形式，具有调节钙磷代谢的作用。近年来，不断有研究证实1,25-（OH）$_2$-D_3还具有调节免疫系统的作用，并被认为可以作为一种新型的免疫调节剂，运用到多种免疫相关性疾病的治疗中。维生素D的许多生物学功能都是通过维生素 D 受体（vitamin D receptor，VDR）介导调节靶基因转录实现的。由于多种细胞内均存在 VDR，因此 1，25-（OH）$_2$-D$_3$ 对免疫系统的影响是多方面的，包括调节抗原递呈细胞的分化，淋巴细胞的增殖及细胞因子的分泌。1，25-（OH）$_2$-D$_3$ 可选择地抑制 Th1 细胞，尤其是 Th1 型细胞因子已经被证明是 1，25（OH）$_2$-D$_3$ 的直接目标，如 IL-2 和 IFN-γ。有学者通过研究发现 1，25（OH）$_2$-D$_3$ 可以上调 Th2 细胞和调节性 T 细胞活性，同时抑制 Th1 细胞。抗原呈递细胞（antigen-presenting cell，APC）主要有单核巨噬细胞和树突状细胞。APC 细胞核内也表达 VDR。1，25（OH）$_2$-D$_3$ 通过 VDR 介导，可以明显下调 MHC Ⅱ类分子和共刺激信号分子在单核细胞的表达，抑制其呈递抗原、激活 T 细胞免疫应答的能力；树突状细胞（dendritic cells，DCs）是专职的抗原呈递细胞，参与抗原的识别、加工处理与提呈，是启动 T 细胞介导免疫反应的首要环节。1，25（OH）$_2$-D$_3$ 能够影响 DCs 生命周期中所有的主要阶段，包括阻碍单核细胞分化成 DCs；阻止幼稚 DCs 向成熟 DCs 分化，导致 DCs 下调主要组织相容性复合体（multiple histocompatibility complex，MHC）-Ⅱ类分子和共刺激分子 CD40 的表达，减少 DCs 分泌 IL-12 和增加 IL-10 的产生，从而诱导出具有致耐受性表型和功能的 DCs。由于 1，25-二羟维生素 D$_3$ 的免疫调节作用，可以进一步研究维生素 D 与自身免疫性疾病的相关性，将为从基因水平认识自身免疫性疾病的发病机制提供重要的线索，并且可为疾病的治疗和预防提供新的途径[18-19]。

对于 GIOP 的预防和治疗，多项研究证实钙剂与维生素 D 制剂联合使用，优于单独使用钙剂。

总之，激素引起的骨质疏松症及骨折是严重危害长期服用激素患儿健康及影响生活质量的严重问题，且临床医生重视程度不高，所以需要定期监测患儿骨密度。因目前适用于儿童的药物少，随着人们对骨代谢机制的深入认识，以及新型骨质疏松治疗药物在儿童的临床试验的开展，相信在不久的将来，儿科医生会有更多的骨质疏松治疗药物选择，能够更好地增加患者骨密度，降低患儿骨折风险，改善患儿生活质量。

（李彩凤　李超）

参考文献

[1] Sadat A M. Osteoporosis prophylaxis in patients receiving chronic glucocorticoid therapy[J]. Ann Saudi Med，2009，29: 215-218.

[2] 叶华.风湿科医生对糖皮质激素性骨质疏松症认识的调查[J]. 中国骨质疏松杂志，2009，1: 56-59.

[3] Adachi J D. Two-year effects of alendronate on bone mineral density and vertebral fracture in patients receiving glucocorticoids: a randomized，double-blind，placebo-controlled extension trial[J]. Arthritis Rheum，2001，44:202-211.

[4] Gudbjornsson F，Juliusson V. Prevalence of long term steroid treatment and the frequency of decision making to prevent steroid induced osteoporosis in daily clinical practice[J]. Ann Rheum Dis，2002，61:32-36.

[5] Van Staa L，Cooper C.The epidemiology of corticosteroid-induced osteoporosis: a meta-analysis[J]. Osteoporos Int，2002，13: 777-787.

[6] Krishnan V，Bryant H U，Macdougald O A.Regulation of bone mass by Wnt signaling[J]. J Clin Invest，2006，116:1202-1209.

[7] Johnson M L.The high bone mass family-the role of Wnt/Lrp5 signaling in the regulation of bone mass[J]. J Musculoskelet Neuronal Interact，2004，4: 135-138.

[8] Baron R，Rawadi G.Wnt signaling and the regulation of bone mass[J]. Curr Osteoporos Rep，2007，5: 73-80.

[9] Den Uyl D，Bultink I E，Lems W F. Advances in glucocorticoid-induced osteoporosis[J]. Curr Rheumatol Rep，2011，13:233-240.

[10] Yun S I. Glucocorticoid induces apoptosis of osteoblast cells through the activation of glycogen synthase kinase 3 β [J]. J Bone Miner Metab，2009，27:140-148.

[11] Wang F S. Modulation of Dickkopf-1 attenuates glucocorticoid induction of osteoblast apoptosis，adipocytic differentiation，and bone mass loss[J]. Endocrinology，2008，149:1793-1801.

[12] Ohnaka K. Glucocorticoid suppresses the canonical Wnt signal in cultured human osteoblasts[J]. Biochem Biophys Res Commun, 2005, 329: 177-181.

[13] Kondo T. Dexamethasone promotes osteoclastogenesis by inhibiting osteoprotegerin through multiple levels[J]. J Cell Biochem, 2008, 103: 335-345.

[14] Natsui K. High-dose glucocorticoid treatment induces rapid loss of trabecular bone mineral density and lean body mass [J]. Osteoporos Int, 2006, 17:105-108.

[15] Hakala M. Once-monthly oral ibandronate provides significant improvement in bone mineral density in postmenopausal women treated with glucocorticoids for inflammatory rheumatic diseases: a 12-month, randomized, double-blind, placebo-controlled trial[J]. Scand J Rheumatol, 2012, 41:260-266.

[16] Grossman J M, Gordon R, Ranganath V K, et al.American College of Rheumatology 2010 recommendations for the prevention and treatment of glucocorticoid-induced osteoporosis[J]. Arthritis Care Res (Hoboken),2010,62(11): 1515-1526.

[17] Inoue Y. Efficacy of intravenous alendronate for the treatment of glucocorticoid-induced osteoporosis in children with autoimmune diseases[J]. Clin Rheumatol, 2008, 27:909-912.

[18] Van Etten E, Mathieu C. Immunoregulation by 1, 25-dihydroxyvitamin D3: basic concepts[J]. J Steroid Biochem MolBiol, 2005, 97（1-2）: 93-101.

[19] Ardizzone S, Cassinotti A, Trabattoni D, et al. Immunomodulatory effects of 1, 25-dihydroxyvitamin D3 on TH1/TH2 cytokines in inflammatory bowel disease: an in vitroStudy[J]. Int J Immunopathol Pharmacol, 2009, 22:63-71.

第五节 幼年特发性关节炎诊治新进展

幼年特发性关节炎（juvenile idiopathic arthritis，JIA）是儿童时期一种常见的风湿性疾病。以慢性关节炎为主要特征，并伴有全身多系统的受累。目前使用2001年国际风湿病学联盟儿科常委专家组在在加拿大埃得蒙顿会议讨论的分类标准[1]。

一、发病机制

尽管目前JIA的病因尚不明确，但是目前普遍认为本病是自身免疫性疾病，可能是由内源性和外源性抗原作用于具有遗传背景的易感个体产生或者触发自身免疫反应而导致自身组织损伤的结果。许多因素被认为与JIA的发病机制相关，并影响着疾病的病程，多数学者认为感染因子可能是导致疾病发生的促发因素。感染因子在JIA的发病过程中起了很重要的作用。感染性因子可引起一系列自身免疫反应，产生自身免疫源性抗原，特异性T淋巴细胞、多克隆淋巴细胞激活以及随后细胞免疫的启动，JIA的亚型全身型JIA的免疫系统存在异常（细胞因子如IL-1，IL-6，IL-18，中性粒细胞，单核细胞/巨噬细胞高于淋巴细胞），其另一个显著的特征就是与巨细胞活化综合征有很大的关系，全身型JIA比其他自身免疫性疾病更像一个自身炎症综合征，发病机制可能与其他性别存在显著不同。在这个过程中，感染因子的作用可能起着催化剂甚至关键性的作用，而自身免疫系统的异常可能是其直接原因。不同类型JIA的病因可能并不完全相同，但对JIA的病因及发病机制的不断研究会带来新的认识，从而能更好地诊断和治疗[2-3]。

二、诊断和鉴别诊断

1.全身型幼年特发性关节炎

全身型幼年特发性关节炎（systemic onset JIA，SOJIA）的定义是：每日发热，至少2周以上，伴有关节炎，同时伴随以下一项或更多症状：①短暂的、非固定的红斑样皮疹。②全身淋巴结肿大。③肝脾肿大。④浆膜炎。应排除其他类型的关节炎和感染性疾病、恶性疾病。

关于全身型JIA的诊断存在很多困惑，随着疾病和医学的发展，越来越多的新的疾病被发现，近年来更容易出现的倾向是比较多地强调排他性的原则，抗感染治疗无效排除感染性疾病，骨穿与影像学检查排除恶性疾病，即把一些病因不清的长期发热的疾病定性为全身型JIA，我们应该遵循的原则是首先要具备全身型疾病本身的基本特征，不明原因弛张高热超过2周，随发热隐现的多形性皮疹，关节症状，实验室检查包括白细胞明显增高，核左移，血沉、C反应蛋白的增高。皮疹及关节症状可能为一过性，由于早期应用激素类药物，可能阻断疾病的发展过程。持续发热时间长，合并感染因素，可能影响血象的变化，早期使用非类固醇抗炎药可能影响热型和关节症状的出现，所以诊断时需仔细分析完整病程，认真询问病史，以做出正确判断。

本病没有诊断的金标准，排他性的原则使全身型JIA的诊断变得扑朔迷离和难以把握。对于病史短、起病急的患儿需与感染性疾病鉴别，尤其应注意容易引起全身症状的病原，如支原体感染的肺外表现；另外病程早期使用广谱抗菌素，尤其多次更换抗菌素及联合用药的情况下，如果出现抗感染治疗有效数天后体温再次上升，新鲜皮疹出现，应关注药物变态反应。恶性疾病的鉴别一直是全身型JIA的难点与重点，骨髓穿刺仅是排除血液系统恶性肿瘤和其他肿瘤的骨髓转移的手段，骨髓象的正常不能作为排除恶性病的唯一依据。影像学检查和淋巴结病理检查也是必要的手段。一些少见疾病如以骨破坏起病的神经母细胞瘤，出现关节症状时及早行腹部超声或CT的检查，能尽快诊断少走弯路。淋巴结肿大虽然可以是全身型JIA的基本表现，但也是淋巴瘤的基本表现，对于以发热淋巴结肿大为突出或首发表现的患儿，应行淋巴结活检，而不要急于加用激素治疗。

期待早期诊断全身型JIA很难，一部分临床表现典型，且伴有关节炎表现的患儿能做到较早期诊断，尚有一部分早期做出全身型JIA的诊断，加用小剂量激素治疗效果非常显著的患儿可能本身就是感染促发的一过性全身炎症反应，而不是全身型JIA，这类患儿不需要免疫抑制剂的治疗，所以过早做出全身型JIA的诊断可能会导致治疗过度。对于加用激素治疗仍持续高热、症状不缓解或者继续进展，出现噬血细胞综合征表现的患儿，进一步的诊治就很难进行，既要挽救生命，又需要进一步明确诊断，往往导致在加大激素用量和减停激素再行骨穿和淋巴结活检之间纠结，反而延误了诊断时机。北京儿童医院收治大量经过初步治疗的不明原因发热患儿，因为激素不能控制病情而需要重新评估病情和诊断，所以只有在明确诊断的基础上作出的早期诊断才会更有临床应用的价值。随着对发病机制的研究，对自身炎症疾病的认识，全身型JIA可能独立于其他类型的JIA，而制定新的诊断依据和实验室检查标准，希望能做到早期诊断，早期治疗[4]。

2.多关节型幼年特发性关节炎

多关节型幼年特发性关节炎（polyarticular JIA）最初6个月5个以上关节受累，排除其他原因引起的关节炎。类风湿因子不作为诊断多关节型的依据，可以作为判断预后的指标，阳性组提示关节侵蚀度明显。一般全身症状轻微，低热或无发热，关节晨僵、强直的表现与成人类风湿性关节炎特点类似。

3.少关节型幼年特发性关节炎

少关节型幼年特发性关节炎（oligoarticular JIA）最初6个月1~4个关节受累，排除其他原因引起的关节炎。分为持续性少关节型JIA，整个疾病过程中关节受累数小于等于4个；扩展型少关节型JIA，病程6个月后关节受累数大于等于5个。单关节受累的病例更需要与感染性关节炎，尤其应与结核性关节炎鉴别，较少见的还有色素绒毛结节性滑膜炎可以单关节受累，穿刺液呈褐色，病理可以确诊。

4.银屑病性幼年特发性关节炎

银屑病性幼年特发性关节炎（psoriatic JIA），是1个或更多的关节炎合并银屑病，排除其他原因所致关节炎。

5.与附着点炎症相关的关节炎

与附着点炎症相关的关节炎（enthesitis related JIA，ERA），是关节炎合并附着点炎，骶髂关节炎，排除其他原因所致的关节炎。

6.未定类的幼年特发性关节炎

未定类的幼年特发性关节炎（undefined JIA），是不符合上述任何一项或符合上述2项以上类别的关节炎。

三、治疗

1. 非类固醇抗炎药

非类固醇抗炎药（NSAIDs）通过抑制环氧化酶（cyclooxygenase，COX），减少前列腺素的合成，从而起到抗炎、止痛、退热、消肿的作用，本类药物起效较快，耐受性好，不良反应较少，已用于治疗JIA几十年[5-7]。但该类药物只能缓解症状，不能缓解病情。此类药物不能叠加使用，以免加重不良反应。很难判断哪一种非类固醇抗炎药更有效，有一定的个体差异。一般情况，双氯芬酸侧重缓解关节症状，布洛芬更侧重降低体温。吲哚美辛两方面作用都比较强，但胃肠道反应和肝功能损害更常见。

2.缓解病情抗风湿药

缓解病情抗风湿药（disease modifying antirheumatic drugs，DMARDs）是治疗JIA的第二线药物，及早使用本组药物能防止或延缓关节出现骨质侵蚀病变，但它们起效慢，须数周至数月方能见效，也称慢作用药物。

（1）氨甲蝶呤（methotrexate，MTX）是最早应用于治疗JIA并取得成功的抗叶酸制剂。具有很强的免疫抑制和抗炎作用。目前仍广泛应用[8]。

（2）柳氮磺吡啶（salazosulfapyridine，SASP）口服后，在肠微生物作用下分解成氨基水杨酸和磺胺吡啶，氨基水杨酸具有抗炎和免疫抑制作用，是治疗强直性脊柱炎和溃疡性结肠炎的传统药物。除皮疹和胃肠道不良反应外，长期应用可能出现蛋白尿。对治疗过程中新出现的蛋白尿，需注意药物因素。

（3）来氟米特为人工合成的异恶唑免疫抑制剂，通过抑制嘧啶的全程生物合成，直接抑制T，B淋巴细胞及非免疫细胞的增殖。来氟米特最常见的不良反应是腹泻、肝转氨酶升高、脱发、皮疹、白细胞下降和瘙痒等。来氟米特有很长的半衰期，并可能引起不育。当应用于儿童和青少年，必须考虑这些特征。

（4）环磷酰胺（cyclophosphamid，CTX）。环磷酰胺可以用于难治型幼年特发性关节炎全身型，激素及氨甲蝶呤、环孢A治疗效果差，病情易反复或激素不敏感、激素依赖的患儿应用环磷酰胺300～500mg/（kg·次），每月一次，可以配合其他免疫抑制剂，但需要注意药物不良反应，尤其肝功损害和骨髓抑制。

（5）环孢素A 作为免疫抑制剂可以单独使用，也可以与氨甲蝶呤配合使用，在风湿疾病常用的剂量是2～5mg/d。在巨噬细胞活化综合征和重症全身型初始可以静脉应用5mg/d，需要监测药物血浓度。不良反应包括齿龈增生、多毛症、肾功能不全和高血压。

（6）生物制剂。目前国际上治疗JIA患者的3种抗TNF抑制剂分别为恩利（依那西普）、类克（英夫利西单抗）、修美乐（阿达木单抗）均已经在中国上市，国外报告这3种TNF拮抗剂治疗JIA临床疗效相近，主要在JIA多关节炎型方面的应用报道较多，一种TNF拮抗剂治疗无效时，另一种TNF拮抗剂仍可能有效；TNF拮抗剂相互转换无差异，起效迅速，有效缓解临床症状，可抑制患者的影像学进展，总体安全性明显优于非生物DMARDs，在治疗JIA的关节炎和葡萄膜炎方面显示了有效性，生物制剂治疗通常与传统非生物DMARDs药物，如MTX或来氟米特联合应用。国产注射用重组人Ⅱ型肿瘤坏死因子受体-抗体融合蛋白（益赛普），因为价格优势，在临床应用很广泛。JIA发病机制不明，近来研究显示全身型JIA是一种全身炎性疾病，发病机制有别于其他JIA亚型，存在固有免疫异常，如IL-1，IL-6，中性白细胞、单核/巨噬细胞等功能紊乱。IL-6是一种调节免疫反应和炎症反应的多效性细胞因子。一方面，炎症部位的多种细胞过量表达IL-6；另一方面，IL-6活化巨噬细胞、T细胞、B细胞、成纤维细胞等致炎性细胞，进而产生更多的致炎性细胞因子，使炎症反应持续且成瀑布样级联放大，形成恶性循环。因此，阻断IL-6的生物学作用成为防治上述慢性炎症反应的关键。Tolicizumab是第一个人源性的IL-6受体抗体。通过特异性识别结合IL-6受体而阻断IL-6生物学活性，发挥抑制类风湿关节炎炎症反应的作用[9-14]。

（7）沙利度胺（thalidomide）。沙利度胺又名反应停，是谷氨酸的一种合成衍生物。早期用于缓解成人孕期呕吐症状，因其有导致严重胎儿畸形的不良反应，目前临床上已禁用于治疗早孕时期呕吐的反应。最新进行的一些基础研究发现，其具有特异性免疫调节作用，能抑制单核细胞产生 TNF，还能协同刺激人 T 淋巴细胞，辅助 T 细胞应答，并可抑制血管的形成和黏附分子的活性。沙利度胺用于幼年特发性关节炎各型，可有效缓解关节症状和控制体温，但用于青春期女性患者时需监测妊娠试验，阴性者才可使用。

（8）糖皮质激素。在 JIA 全身型的治疗已经成为必须，在其他各型炎性反应较重时亦可以小剂量、短疗程使用。

（9）丙种球蛋白。对免疫的支持和调节作用，清除自身抗体的作用，使丙种球蛋白广泛应用于幼年特发性关节炎尤其全身型。在重症全身型，尤其合并感染制约大剂量激素应用时，丙种球蛋白既可以治疗原发病，又可以协同清除感染灶，防止感染扩散。

综上所述，随着 JIA 发病机制的深入研究及生物制剂的应用，对 JIA 的诊治技术有一定提高。但部分 JLA 患者仍不能及时诊断，生物制剂的远期安全性及在使用过程中感染的控制仍需要关注。因此，尚需要建立有效的早期诊断方法，以提高治疗效果，进一步改善预后[15]。

（韩彤昕）

参考文献

[1] Petty R E, Southwood T R, Manners P, et al. International League of Associations for Rheumatology classification of juvenile idiopathic arthritis: second revision[J]. J Rheumatol，2004，31: 390-392.

[2] Gaspari S，Marcovecchio M L，Breda L，et al.Growth in juvenile idiopathic arthritis:the role of inflammation[J].Clin Exp Rheumatol 2011，29:104-110.

[3] Prakken B，Albani S，Martini A. Review Juvenile idiopathic arthritis[J]. Lancet，2011，377:2138-4219.

[4] Gowdie P J，Tse S M.Juvenile idiopathic arthritis[J]. Pediatr Clin North Am，2012，59:301-327.

[5] 全国儿童风湿病协作组.儿童风湿病诊断及治疗专家共识（一）[J]. 临床儿科杂志，2010，28（10）：984-991.

[6] Beukelman T，Patkar N M，Saag K G，et al. American College of Rheumatology recommendations for the treatment of juvenile idiopathic arthritis: initiation and safety monitoring of therapeutic agents for the treatment of arthritis and systemic features.[J].Arthritis Care Res (Hoboken)，2011，63(4):465-482.

[7] Ringold S，Weiss P F，Beukelman T, et al. American College of Rheumatology recommendations for the treatment of juvenile idiopathic arthritis: recommendations for the medical therapy of children with systemic juvenile idiopathic arthritis and tuberculosis screening among children receiving biologic medications[J]. Arthritis Rheum，2013，65(10):2499-2512.

[8] Albers H M，Brinkman D M C，Kamphuis S S M，et al. Clinical course and prognostic value of disease activity in the first two years in different subtypes of juvenile idiopathic arthritis[J]. Arthritis Care Res，2010，62：204-212.

[9] 陶可，蔡月明.Tolicizumab 在类风湿性关节炎中的应用[J]. 国际病理科学与临床杂志，2011，31:350-356.

[10] Pain C E，McCann L J. Challenges in the management of juvenile idiopathic arthritis with etanercept[J]. Biologics，2009，3:127-139.

[11] Herlin T.Tocilizumab for the treatment of systemic juvenile idiopathic arthritis[J]. Expert Rev clin immunol，2012，8:517-525.

[12] Pharmacother A. Tocilizumab for the treatment of juvenile idiopathic arthritis[J]. Epub，2012，46:822-829.

[13] Hashkes P J，Uziel Y，Laxer R M. Review the safety profile of biologic therapies for juvenile idiopathic arthritis[J]. Nat Rev Rheumatol，2010，6:561-571.

[14] Giannini E H，Ilowite N T.Effects of long-term etanercept treatment on growth in children with selected categories of juvenile idiopathic arthritis[J]. Arthritis Rheum，2010，62:3259-3264.

[15] Rabinovich C E.Treatment of juvenile idiopathic arthritis-associated uveitis:challenges and update[J].Curr Opin Rheumatol，2011，23:432-436.

第六节 血清铁蛋白在幼年特发性关节炎全身型的意义

血清铁蛋白（serum ferritin，SF）是一种高分子的铁结合蛋白，由蛋白质外壳和铁核心两部分构成。铁核心外周由蛋白质亚基围绕，形成球形外壳，即去铁蛋白。血清铁蛋白是人体内含铁最丰富的一种棕色蛋白复合物，相对分子质量较大，约为 450 000，主要分布于肝、脾、骨髓组织等网状内皮系统中，也广泛存在于其他组织中，其主要作用是贮存铁并对铁给予调节，为骨髓合成血红蛋白提供铁，并按机体的需要向血清中释放。1937 年，Laufberge 首先分离出血清铁蛋白，1946 年，Grandck 证明铁蛋白有调节铁吸收的作用，并创立了黏膜阻滞学说，认为被吸收入新生肠黏膜的铁可诱导去铁蛋白合成，而去铁蛋白的含量又可调节肠黏膜对铁的吸收。当体内铁含量增加时，铁蛋白将铁以三价铁的形式储存，而当机体铁需要量增加，或游离铁含量减少时，铁蛋白又可以释放铁，由此完成对体内铁的调节。因此，SF 的测定最早应用于血液系统疾病，如缺铁性贫血。一般在铁缺乏的早期并不引起血红蛋白的显著减少，而是体内的贮存铁减少，SF 降低，称为隐性缺铁性贫血，因此，在缺铁性贫血的临床诊断中，SF 的测定是最有效的指标。近年来，随着对 SF 的深入研究，发现不仅是缺铁性贫血，在其他疾病中，如肝脏疾病、恶性肿瘤、糖尿病、心血管疾病等疾患[1-4]，SF 均会不同程度增高。而越来越多的学者发现，在自身免疫性疾病中，SF 也发挥着不可低估的作用，尤其是在幼年特发性关节炎全身型（systemic onset JIA，SOJIA）及成人 Still's 病中表现更为突出。

幼年特发性关节炎（juvenile idiopathic arthritis，JIA）是指 16 岁以下儿童不明原因关节肿胀，持续 6 周以上的一组风湿性疾病，以慢性关节炎为主要特征，并伴有全身多系统的受累，是造成小儿残疾和失明的首要原因。JIA 是儿童时期一种慢性自身免疫性疾病，侵袭关节及全身重要脏器，严重可致残，造成脏器功能不可逆损伤[5]。本病的发病机制目前并不完全明确，诊断缺乏特异性血清学表现。其中 S-JIA 是指 16 岁以下儿童，不明原因每日发热，持续 2 周以上，伴有典型的一过性或持续性的类风湿性关节炎（不仅有关节痛，且伴有关节肿胀或伴关节积液、局部发热、活动受限等症状）；同时伴有以下 1 项或更多症状：①短暂的、非固定的红斑样皮疹；②全身淋巴结肿大；③肝脾肿大；④浆膜炎。但要同时应除外下列情况：①银屑病性关节炎；②8 岁以上 HLA-B27 阳性的男性关节炎患儿；③家族史中一级亲属有 HLA-B27 相关的疾病（强直性脊柱炎、与附着点炎症相关的关节炎、急性前色素膜炎或骶髂关节炎）；④两次检测类风湿因子阳性的关节炎，两次间隔 3 个月以上[6]。SOJIA 主要以系统性表现为主，病初可不伴关节症状，临床症状没有特异性，诊断较为困难。同时，SOJIA 可能合并巨噬细胞活化综合征（macrophage-activation syndrome，MAS）[7-8]，临床表现主要以中枢神经系统损害、全血细胞减少、肝功能异常、凝血功能异常为特征，病情急剧恶化，危及患儿生命。既往 S-JIA 被称为 Still's 病，若成人发生类似 S-JIA 临床表现，则称为成人斯蒂尔病（adult-onset Still's disease，AOSD）。所以成人 Still's 病是全身型幼年类风湿关节炎在成人的表现，可并发噬血细胞综合征（hemophagocytic syndrome，HPS）[9]，出现类似 SOJIA 并发 MAS 的表现。SOJIA 和 AOSD 中，多项炎性指标增高，如中性粒细胞、血沉及 CRP 等，但多无特殊意义。而 SF 在 SOJIA 和 AOSD 的诊断及病情发展中越来越受到重视，越来越多的报道显示活动期患者 SF 水平明显增高。

近年来，很多学者都发现在活动期的 SOJIA 和 AOSD 患者，SF 水平显著升高[10-13]，且明显高于系统性红斑狼疮及感染等疾病；与 JIA 多关节型及少关节的患儿相比，S-JIA 活动期患儿的 SF 水平明显高于 CRP 及血沉处于相同水平的其他两型 JIA；同时 SF 水平与 SOJIA 的疾病活动性平行，疾病活动性越强，SF 水平越高，在 SOJIA 合并 MAS 及成人 Still's 病并发 HPS 时，SF 水平增加更加显著，而白细胞、CRP 及血沉反而降低；随着病情控制，SF 也随之下降，并随着疾病平稳，可降至正常，因此可作为监测病情活动和疗效观察的指标[14]。SF 对 SOJIA 和 AOSD 有很高的诊断价值[15]，比其他指标，如白细胞及中性粒细胞、CRP，血沉等更有特异性，所以更有诊断意义。越来越多的人认为，可以把 SF 增高作为 S-JIA 和 AOSD 的诊断标准之一。

SF 在 SOJIA 和 AOSD 活动期患者中显著升高的机制并不明确，有人认为是由于免疫反应，刺激单核-巨噬细胞系统性增强，使其对铁的摄取增强而释放障碍，即单核-巨噬细胞内贮藏铁转移障碍，幼红细胞无法利用铁生成血红蛋白，因而 SF 增高，而血红蛋白降低；有学者认为是由于肝脏损害，贮存于网状内皮系统，如肝脏中的 SF 释放增多所致[16]，但不能解释在肝功正常的患者 SF 同样增高；其他因素，如铁蛋白受体下降、细胞因子如 IL-1α，IL-1β，IL-6，IL-18[17]及α-TNF 的作用，及并发噬血细胞活化综合征等，均可造成 SF 在 SOJIA 和 AOSD 中升高。尽管机理并不完全明确，但 SF 水平与 SOJIA 和 AOSD 的活动性有密切的相关性却得到不少学者认同，并认为异常增高的 SF 可以作为活动期诊断参考依据，且较目前其他实验室指标更有特异性。

但目前，SF 对于 SOJIA 和 AOSD，其诊断的临界值定位尚有争议，有学者认为 SF 值高于 4 000μg/L 特异性较高，而有人认为以 1 000μg/L 作为临界值即有诊断意义。有国外有学者提出，SF 值五倍以上升高，结合糖基化铁蛋白值低于 20%诊断 AOSD 的敏感性及特异性均较高；国内研究显示诊断 AOSD，可选择 1 250μg/L 作为标准[18]；而 SOJIA 可参考 AOSD 界定标准，国内有研究认为，对于不明原因的发热患儿，当 SF 值达到 328.25μg/L 时就应想到 SOJIA 的可能；当 SF 值达 1 121.1μg/L 时，诊断为 SOJIA 的把握较大；而 SF 值=529.50μg/L 可能是一个比较好的诊断 SOJIA 的界限值；而在对 SOJIA 合并 MAS 的研究中，SF 值≥5 460μg/L 有诊断意义。故目前 SF 对于 SOJIA 的诊断界定值暂无定论，需不断在实践中摸索。

总之，SF 作为一个新兴的化验指标，在 SOJIA 的诊断、病情及预后判断等方面具有重要的意义。SOJIA 活动期，SF 明显高于正常，且活动性越强，SF 水平越高，在 SOJIA 合并 MAS 时，SF 增高更为显著。且 SF 相比于 CRP 及血沉等指标，特异性更强，意义更大。但 SF 对于 SOJIA 的诊断界定值尚未确定。

（周怡芳）

参考文献

[1] Forouhi N G, Harding A H, Allison M, et al. Elevated serum ferritin levels predict new-onset type 2 diabetes: results from the EPIC-Norfolk prospective study [J]. Diabetologia，2007，50: 949-956.

[2] Milman N, Pedersen L M.The serum ferritin concentration is a significant prognostic of survival in primary lung cancer[J].Oncol Rep，2002，9:193-198.

[3] Fautrel B，Le Moel G，Saint-Marcoux B，et al. Diagnostic value of ferritin and glycosylated ferritin in adult onset Still's disease[J].J Rheumatol，2001，28:322-329.

[4] Piperno A, Trombini P, Gelosa M, et al.Increased serum ferritin is common in men with essential hypertension[J].J Hypertens，2002，20:1513-1518.

[5] Ravelli A，Martini A.Jrvenile idiopathic arthritis[J].Lancet，2007，369:767-778.

[6] 何晓琥.幼年特发性关节炎[J].中华风湿病学杂志，2002，6:62.

[7] 李彩凤，何晓琥.风湿性疾病的一种严重并发症——巨噬细胞活化综合征[J].中华儿科杂志，2006，44:824-827.

[8] Ravelli A. Macrophage activation syndrome[J].Curt Opin Rheumatol，2002，14:548-552.

[9] 张奉春，杨慧君，佟胜全，等.血清铁蛋白在成人斯蒂尔中的临床意义[J].中华风湿病学杂志，2001，5: 125-126.

[10] Ramfrez C, Rubio C, Fernandez R A, et al.Clinical significance of increased serum ferritin levels[J].Med Clin Barc，2004，122:532-524.

[11] Meijvis S C A, Endeman H, Geers A B M, et al.Extremely high serum ferritin levels as diagnostic tool in adult-onset Still's disease[J].Neth J Med，2007，65:212-214.

[12] Hirayama Y，Sakomaki S，Tsuji Y，et al.Adult-onset Still's disease accompanied by hemophagocytic syndrome at onset[J]. R insho Ketsueki，2002，83: 97-101.

[13] 夏敏，曹兰芳.幼年特发性关节炎患儿血清铁蛋白的变化及临床意义[J].中国实验诊断学，2007，11:1162-1163.

[14] 徐美玉，金爱琴，吴尤佳，等.血清降钙素、铁蛋白在诊断 Still 病中的价值[J].实用儿科临床杂志，2004，19:396-397.

[15] 殷蕾，周纬，金燕樑，等.血清铁蛋白在幼年特发性关节炎全身型的诊断价值[J].中华风湿病学杂志，2009,13:563-565.

[16] Kate J，Drenth J P，Kahn M F，et al.Iron saturation of serum fettitin in patients with adult onset Still's disease[J].J Rheumatol，2001，28:2213-2215.

[17] Kawaguchi Y，Terajima H，Harigai M，et al. Interleurkin-18 as a novel diagnostic marker and indicator of disease severity in adult-onset Still's disease[J]. Arthritis Rheum，2001，44: 1716-1717.

[18] 连帆，杨岫岩，梁柳琴，等.血清铁蛋白水平对成人斯蒂尔病诊断的临床价值[J].中华风湿病学杂志，2005,9:338-341.

第七节　儿童风湿性疾病的非类固醇抗炎药应用

风湿性疾病是指一大类以侵犯关节及全身结缔组织系统为主的疾病。它涉及所有骨关节和肌肉及其他结缔组织的疼痛性疾病。

现代含义的儿童风湿性疾病是泛指影响骨、软骨、关节及其周围软组织、肌肉、滑囊、肌腱、筋膜等的一组疾病，其发病原因可以是由于感染性（如莱姆病）、免疫性（如幼年特发性关节炎、系统性红斑狼疮）、内分泌性（肢端肥大、甲状旁腺功能亢进）、代谢性（如痛风等结晶性关节炎）、遗传性（如黏多糖病、先天性软骨发育不全）、肿瘤性（如骨瘤、多发性骨髓瘤）、退化性（如骨性关节炎）以及地理环境（如大骨节病）等因素所引起。

目前儿童风湿性疾病的诊断有赖于特征性临床症状，如发热、关节炎、皮疹、乏力等，结合辅助相关疾病辅助检查特点及国际诊断标准或指南，可以做出相应临床诊断。部分分类不明，但具有儿童风湿性疾病特征的疾病，目前归类为未分化结缔组织病，其确诊有待于疾病后期的转归情况。

因为风湿病病因不明或不能去除病因，故治疗上常采取对症及控制疾病进展的两类药物。前者主要针对关节疼痛或肿胀、腰或脊柱疼痛、高热等采取对症治疗；后者则诱导疾病进入缓解状态，并保持关节、器官、组织的功能。

NSAIDs 是一类不含有固体结构的抗炎药，NSAIDs 自阿司匹林于 1898 年首次合成后，100 多年来已有百余种上千个品牌上市，该类药物具有抗炎、对急性和慢性疼痛有良好的镇痛作用以及解热作用；临床应用广泛，是治疗儿童风湿性疾病的常用药。

一、非类固醇抗炎药解热、镇痛、抗炎的作用机制

非类固醇抗炎药通过抑制环氧化酶（COX），阻断花生四烯酸合成前列腺素（PG），而产生抗炎、解热、镇痛等治疗作用（图 10-7-1）。20 世纪 90 年代对非类固醇抗炎药（NSAIDs）的研究有了新的突破，发现 COX 有两种同功异构体，即 COX-1 和 COX-2。

COX-1 存在于正常组织中，在生理状态下可刺激花生四烯酸产生血栓素 A，前列腺素 E2 （PGE2）和前列环素 I2（PGI2），起到保护胃肠道、肾脏、血小板和血管内皮细胞的作用，因此也称为结构酶。

COX-2 则是一种由细胞因子诱导而产生的 COX，在炎性刺激下生成，它介导花生四烯酸转化产生的 PGE 和 PGI， 是原炎性前列腺素，具有很强的致炎、致痛作用。COX-2 在正常生理状态下不表达，一旦受到致炎因子刺激后，可迅速大量表达，因此称诱导酶。

然而,随着对 COX 异构体理论的不断认识，人们逐渐发现初期的 COX 异构体理论存在偏差,COX-1 也参与了炎症反应，而 COX-2 也具有重要的生理功能。

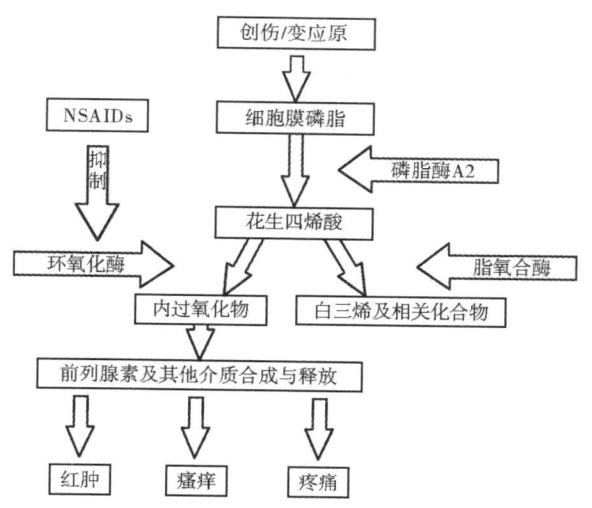

图 10-7-1 NSAIDs 解热、镇痛、抗炎的作用机制示意图

二、非类固醇抗炎药的种类

根据临床对 COX1 和 COX2 的选择性不同,将 NSAIDs 分为 4 类:①特异性抑制 COX1 的 NSAIDs:只针对 COX1 而对 COX2 无作用,现公认小剂量阿司匹林属此类。②非特异性抑制 COX 的 NSAIDs:传统 NSAIDs,非选择性抑制 COX1 和 COX2,如萘普生、双氯芬酸、布洛芬缓释剂等。它们既有较强的抗炎镇痛作用,也有较明显的胃肠道不良反应。③选择性抑制 COX 的 NSAIDs,如美洛昔康、尼美舒利、奈丁美酮和依托度酸,在治疗剂量时对 COX2 的抑制作用明显强于 COX1,用人全血法测定这类药物对 COX2 的选择性比对 COX1 大 20 倍以内。胃肠道的不良反应较少;但当大剂量时,也会抑制 COX1,并产生较明显的胃肠道不良反应;④特异性抑制 COX2 的 NSAIDs,目前主要是指塞来昔布和罗非昔布。这类药物在使用较大治疗剂量时,也主要是抑制 COX2,而几乎不抑制 COX1,体外实验显示,对 COX2 的抑制作用比对 COX1 大 100 倍以上。因此胃肠道的不良反应较少,但又引发了心血管和肾等新问题。

三、NSAIDs 的药理作用

1.解热作用

NSAIDs 通过抑制中枢前列腺素的合成发挥解热作用,这类药物只能使发热者的体温下降,而对正常体温没有影响。解热药仅是对症治疗,体内药物消除后体温将会再度升高,故对发热病人应着重病因治疗,仅高热时使用。普通婴幼儿发热,首选对乙酰氨基酚及布洛芬口服退热,对上述 NSAIDs 治疗不满意患儿,可试用其他给药途径。

布洛芬的婴幼儿或儿童剂型可治疗因普通感冒或流行性感冒引起的发热,也用于缓解轻-中度疼痛,如头痛、关节痛、骨痛、偏头痛、肌肉痛及神经痛等。

儿童用量:①根据《英国国家儿科处方集》抗风湿治疗:每日 30～40mg/kg,每日 3～4 次,1 日最大剂量不超过 2.4g。②用于缓解疼痛及退热治疗:3 个月以上且年龄小于 12 岁者一次按体重 5～10 mg/kg,必要时每 4～6h1 次,口服,全天最大剂量不超过 40 mg/kg。

乙酰氨基酚也具有解热作用,解热作用类似阿司匹林,但镇痛作用较弱,对血小板及凝血机制无影响,口服吸收迅速。用于中、重度发热及缓解轻至中度疼痛,如头痛、肌痛、关节痛等的对症治疗。用于治疗严重疼痛和发热时可经口服及直肠给药两种途径。

2.镇痛作用

NSAIDs 产生中等程度的镇痛作用,镇痛作用部位主要在外周。对各种创伤引起的剧烈疼痛和内脏平滑肌绞痛无效。对慢性疼痛如头痛、关节肌肉疼痛、牙痛等效果较好。在组织损伤或炎症时,局部产生和释放致痛物质，同时前列腺素的合成增加。前列腺素提高痛觉感受器对致痛物质的敏感性，对炎性疼痛起放大作用。同时 PGE1，PGE2 和 PGF2α是致痛物质，引起疼痛。NSAIDs 的镇痛机制是：①抑制前列腺素的合成。②抑制淋巴细胞活性和活化的 T 淋巴细胞的分化，减少对传入神经末梢的刺激。③直接作用于伤害性感受器，阻止致痛物质的形成和释放。

3.消炎作用

大多数的 NSAIDs 具有消炎作用。NSAIDs 通过抑制前列腺素的合成，抑制白细胞的聚集，减少缓激肽的形成，抑制血小板的凝集等作用发挥消炎作用。对控制风湿性和类风湿性关节炎的症状疗效肯定。

四、NSAIDs 的临床适应证

1.风湿热

风湿热（rheumatic fever）是上呼吸道 A 组乙型溶血性链球菌感染后引起的一种免疫性疾病，可累及关节、心脏、皮肤、神经系统、血管等。心肌炎的反复发作可导致风湿性心脏病。本病多见于青少年。前驱症状表现为发热、咽痛、颌下淋巴结肿大等上呼吸道感染，2～6 周后出现典型表现如游走性多发性大关节炎、心肌炎、皮下结节、环形红斑、舞蹈病等。

NSAIDs 用于治疗风湿热时，首选口服阿司匹林，儿童每日 50～100 mg/kg，分次服用，最大剂量小于成人剂量；疗程 2～4 周，以后逐渐减量。因贫血、胃肠系统疾病或其他原因不能耐受阿司匹林、吲哚美辛等消炎镇痛药的患儿，选用萘普生常可获得满意效果[1]。

2.幼年特发性关节炎

幼年特发性关节炎（juvenile idiopathic arthritis，JIA）是儿童时期常见的结缔组织病，以慢性关节炎为其主要特征，并伴有全身多系统受累。本病应在早期进行科学合理的综合治疗，否则可能造成小儿致残和失明。根据国际抗风湿病联盟关于 JIA 的分类标准，JIA 包括以下七型：全身型 JIA，少关节型 JIA，多关节型 JIA（类风湿因子 RF 阴性），多关节型 JIA（RF 阳性），银屑病性关节炎，与附着点炎症相关的关节炎，未分化关节炎[2]。

（1）JIA 基本治疗原则。根据关节炎具体分型不同，应尽早应用非类固醇抗炎药、缓解病情抗风湿药治疗，重症患儿根据病情可能需加用糖皮质激素、免疫抑制剂或生物制剂治疗以达到控制病情的活动度，减轻或消除关节疼痛和肿胀，预防关节症状的加重，避免出现不可修复的骨破坏，防止关节畸形和功能障碍。对于 NSAIDs 治疗 JIA 的选择因人而异，每个个体对 NSAIDs 的疗效反应并不一致，如果用药 4 周无效时，换用另一种 NSAIDs 可能会有效，但要避免两种 NSAIDs 同时应用，以免增加其不良反应。布洛芬为最常用的 NSAIDs，胃肠道不良反应轻微，较易耐受。萘普生也较常用，对减轻疼痛、缓解关节肿胀有较好的作用。吲哚美辛有较强的抗炎作用，可以选用于全身型 JIA，但由于其胃肠道不良反应较大而限制了其应用，选择栓剂可以减少胃肠道不良反应。和成人相比，儿童应用 NSAIDs 时的胃肠道不良反应相对较轻，所以通常选用传统的 NSAIDs 用于 JIA 的治疗，大部分患儿均可耐受。如果患儿胃肠道对 NSAIDs 难以耐受时，可以选用 COX2 抑制剂。由于儿童本身心血管的高危因素较成人少，所以除特殊情况外，NSAIDs 对于儿童的心血管不良反应并不需要特别关注。值得注意的是，个别儿童可能对 NSAIDs 产生变态反应，严重者表现为渗出性多形红斑，可有多脏器功能损害，眼结膜严重受累可能致盲，所以用时需询问变态反应史。JIA 通常需要加用改善病情抗风湿药，如氨甲蝶呤、来氟米特、柳氮磺胺嘧啶、羟氯喹等。某些类型的 JIA 需要加用免疫抑制剂治疗，如环孢素、环磷酰胺及硫唑嘌呤等[3]。

（2）NSAIDS 在治疗 JIA 中的应用。①全身型 JIA：轻者只需要口服 NSAIDs，若发热和关节炎未能为足量非类固醇抗炎药所控制时，可加服泼尼松每日 0.5～1mg/kg，一次顿服或分次服用。一旦病情得到控制时即逐渐减量而停药。②少关节型 JIA：少关节型 JIA 一般首选非类固醇抗炎药，可控制症状，但不能改善病程。不同的非类固醇抗炎药无疗效差异。③多关节型 JIA：此型一经确诊，除常规加用 NSAIDs 外，还需用缓解病情抗风湿药物（DMARDs）的治疗。对于单一 DMARDs 难于控制的患者，建议早期联合用药。④银屑病性关节炎：该病的治疗与少关节型的治疗相似；NSAIDs 有助于改善症状，如晨僵等，但不能改善疾病的长期转归。⑤与附着点炎相关的 JIA：附着点炎的患儿需加用非类固醇抗炎药缓解症状。⑥未分化 JIA：就医疗而言，关节炎的治疗方法与上文提到的方法相同[4-6]。

3.系统性红斑狼疮

系统性红斑狼疮是一种侵犯多系统和多脏器的全身结缔组织的自身免疫性疾病。血清中出现以抗核抗体为代表的多种自身抗体和多系统受累是 SLE 的两个主要临床特征。临床表现多样，除发热、皮疹等共同表现外，因受累脏器不同而表现不同，常常先后或同时累及泌尿、神经、心血管、血液、呼吸等多个系统，有潜在的致命性。相对成人而言，儿童患者临床表现更重，脏器损害出现更快，如不积极治疗，儿童 SLE 的预后远比成人严重。治疗 SLE 时，NSAIDs 应用原则如下：该类药物对 SLE 患儿的发热、乏力、皮疹、肌痛、关节痛和胸膜炎等轻症临床表现有效。但本类药物易致肝功能损害，同时还可引起肾小球滤过率降低，血清肌酐上升，诱发间质性肾炎，故合并肾脏损害者应慎用[7]。

4.幼年皮肌炎、多发性肌炎

幼年特发性炎性肌病（juvenile idiopathic inflammatory myositis，JIIMS）是一组少见而严重的儿童全身性自身免疫疾病，主要包括幼年皮肌炎（juvenile dermatomyositis，JDM）、幼年多发性肌炎（juvenile polymyositis，JPM）及幼年包涵体肌炎（juvenile inclusion body myositis，JIBM）。前者相对常见，后者罕见。

JDM/JPM 是一种免疫介导的、以横纹肌、皮肤和胃肠道等部位的急性和慢性非化脓性炎症为特征的多系统受累疾病。临床特点是以肢体近端肌、颈肌及吞咽肌炎性病变为主，表现为对称性肌无力、不同程度的肌萎缩。本病可累及多个系统和器官，亦有伴发肿瘤的可能。JPM 指无皮肤损害的肌炎，临床上有皮肤损害的肌炎被归类为 JDM。JDM 易合并肺部损伤，病情较重可致生命危险，是影响 JDM 预后的主要因素。个别病例全身症状重，病情进展迅速，经数周或数月急剧恶化甚至死亡。NSAIDs 用于缓解关节肿痛、活动障碍及控制发热症状，用法用量同关节炎[8-9]。

5.干燥综合征

干燥综合征（Sjogren's syndrome，SS）是一种自身免疫性外分泌腺体的慢性炎症性疾病。临床表现多样，但以相应腺体分泌减少为主要表现，如眼和口腔干燥为主要症状。许多患者的异常免疫反应还累及血液、肝、肾、肺等重要脏器，造成血细胞减少、小胆管炎、肾小管酸中毒、肺间质病变，病情严重者可危及生命。血清中可出现多种自身抗体。干燥综合征可单独存在，称为原发性干燥综合征（primary Sjogren's syndrome），此一类型在儿童时期较为少见，也可与其他自身免疫性疾病并存，如类风湿关节炎、系统性硬化症、系统性红斑狼疮等，称为继发性干燥综合征（secondary Sjogren's syndrome），儿童时期多继发于系统性红斑狼疮或混合结缔组织病。全身治疗主要用于有内脏损害如肾脏、神经系统受累以及血管炎者，可用肾上腺皮质激素，必要时可联合应用免疫抑制剂。除此之外 NSAIDs 通常对轻微的肌肉骨骼症状有效。

6.川崎病

皮肤黏膜淋巴结综合征（muco-cuta-neous lymph node syndrome，MCLS）又称川崎病（Kawasaki disease，KD），是一种以全身血管炎为主要病变的急性发热出疹性小儿疾病。1967 年日本川崎富医生首次报道。由于本病可发生严重心血管病变，引起人们重视。目前，认为川崎病是一种免疫介导的血管炎[10]。

主要临床症状包括持续性发热 5d 以上，抗生素治疗无效；双侧结膜充血，口唇潮红，有皲裂或出血；急性非化脓性一过性颈淋巴结肿胀；弥漫性充血性斑丘疹或多形红斑样或猩红热样皮疹；手足呈硬性水肿，特征性指趾端膜状脱皮。

其他症状还包括心脏损害、关节疼痛或肿胀、黄疸、阴部、肛周皮肤潮红和脱屑或无菌性脑脊髓膜炎的表现。血管瘤也可出现在冠状动脉以外的血管，如臀部、锁骨下和腋部血管。急性期治疗主要应用阿司匹林口服减轻全身炎症反应。症状好转可逐渐减量，6~8周减停。若合并冠状动脉损害，则应适当延长用药时间。

7.变应性紫癜

变应性紫癜是儿童时期最常见的血管炎之一。以非血小板减少性紫癜、关节炎或关节痛、腹痛、胃肠道出血及肾炎为主要临床表现。最早由 Schonlein 提出本病的三联症状：紫癜样皮疹、关节炎和尿沉渣异常。此后 Henoch 又提出除上述症状外，还可以出现腹痛和血便。因此综合上述这些症状，将该病称为亨诺-许兰紫癜（Henoch-Schonlein purpura，HSP）或亨诺-许兰综合征。

多数患儿在发病前 1~3 周有上呼吸道感染史，多以皮肤紫癜为首发症状，但也可早期表现为不规则发热、乏力、食欲减退、头痛、腹痛及关节疼痛等非特异性表现。

根据临床表现将 HSP 分为五型：①皮肤型：只有皮肤症状。②腹型：除皮肤症状外，还有腹部受累。③关节型：除皮肤紫癜外，还有关节症状。④肾型：有皮肤紫癜和肾脏受累。⑤混合型：除皮肤紫癜外，有腹部、关节或肾脏等多脏器受累。全身治疗的基础上可选用阿司匹林或潘生丁分次口服抗血小板凝集[11-12]。

8.白塞病及其药物治疗

白塞病是一种全身性、慢性的血管炎症性疾病，主要临床表现为复发性口腔溃疡、生殖器溃疡、眼炎及皮肤损害，也可累及血管、神经系统、消化道、关节、肺、肾、附睾等器官，全身各系统均可受累。白塞病中大血管和小血管均可受累，动脉和静脉也均可受累。但多种临床表现较少同时出现，有时须经历数年甚至更长的时间才相继出现。NSAIDs 用于疾病的全身治疗，对缓解发热、皮肤结节红斑、生殖器溃疡疼痛及关节炎症状有一定疗效，常用药物如布洛芬、萘普生等[13]。

五、NSAIDs 应用时的注意事项

NSAIDs 只起改善症状（镇痛、抗炎）的作用，并不治疗原发病，因此在用 NSAIDs 同时须治疗原发病。NSAIDs 最常见的不良反应为胃肠道的不良反应，严重者出现胃肠溃疡、出血，甚至穿孔。不同化学结构的 NSAIDs 胃肠严重不良反应有差异。选择性 COX2 抑制药的胃肠严重不良反应发生率低于传统（非选择性）NSAIDs。但儿童应用 NSAIDs 治疗风湿性疾病过程中，发生胃肠道不良反应的概率较成人低。所有 NSAIDs 均可导致血压升高、钠潴留、水肿等。对服用者应进行相关检测。所有 NSAIDs 在长期连续服用后都可能出现发生率不高但严重的心血管栓塞事件与剂量及疗程呈正相关。NSAIDs 与小剂量阿司匹林（保护心脏）同服会增加胃肠道出血，必须用 NSAIDs 者应加服质子泵抑制药（PPI）或米索前列醇，或选用对乙酰氨基酚。布洛芬不宜与服用小剂量阿司匹林者同用，因通过相互作用会降低阿司匹林的心脏保护作用。其他传统 NSAIDs 也可能有此现象。选择性 NSAIDs 不影响阿司匹林的抗凝作用。不宜同时服用一种以上的 NSAIDs，因会增加其不良反应。结合患者具体情况选用 NSAIDs，如并存病（如消化性溃疡史、出血史、高血压）、肝肾功能异常、心血管危险因子等。选药要个体化。任一种 NSAIDs 均应服用最低有效剂量，因为低剂量的安全性高。

六、合理选用药物及安全监测

每种 NSAIDs 其作用各有偏重，应依据病情、用药对象、药物的作用强度、起效时间及安全性进行合理选择。①类风湿关节炎炎症表现突出，受累关节多，多需长期用药。应选安全性高的药，如尼美舒利、美洛昔康及 COX2 特异性抑制剂如塞来昔布，或应用对胃肠道刺激小的前体药如洛索洛芬钠和非酸性药物萘丁美酮等。②但对于有心血管意外危险的患者要慎用 COX2 特异性抑制剂。③而有消化道溃疡、胃出血和穿孔史，或有这些潜在危险的人群，可选 COX2 特异性抑制剂，也可选用直肠给要如栓剂。④骨性关节炎一般炎症表现轻，关节受累少，可选择作用快、不良反应少的药物，如对乙酰氨基芬或外用药，并注意应用小剂量，同时避免长时间使用。也可同时合用胃黏膜保护药，以减轻药物对胃肠道的刺激。⑤老年人和儿童患者酌情减量[14-16]。

长期应用 NSAIDs 的患者监测药物的不良反应尤为重要。应在治疗前及治疗期间定期查血尿便常规和肝肾功能，定期测血压，一旦出现异常应立即停药，给予相应的治疗。

（王江 檀晓华）

参考文献

[1] Gerber M A，Baltimore R S，Eaton C B，et al. Prevention of rheumatic fever and diagnosis and treatment of acute Streptococcal pharyngitis[J]. Circulation，2009，119: 1541-1551.

[2] Petty R E，Southwood T R，Manners P，et al. International League of Associations for Rheumatology classification of juvenile idiopathic arthritis: second revision[J]. J Rheumatol，2004，31: 390-392.

[3] Kelley A，Ramanan A V. Recognition and management of macrophage activation syndrome in juvenile arthritis[J]. Curr Op Rheumatol，2007，19: 477-481.

[4] 李彩凤.应关注幼年特发性关节炎的正确用药[J].中华风湿病学杂志，2009，13:1-3.

[5] 李彩凤.巨噬细胞活化综合征诊治进展[J]. 中国实用儿科杂志，2010，25:237-240.

[6] Albers H M， Brinkman D M C，Kamphuis S S M，et al. Clinical course and prognostic value of disease activity in the first two years in different subtypes of juvenile idiopathic arthritis[J]. Arthritis Care Res，2010，62: 204-212.

[7] Petri M. Review of classification criteria for systemic lupus erythematosus[J]. Rheum Dis Clin North Am，2005，13: 245-254.

[8] Lucy R，Wedderburn M D，Lisa G，et al. Juvenile dermatomyositis: new developments in pathogenesis，assessment and treatment[J]. Best Practice & Research Clinical Rheumatolog，2009，23: 665-678.

[9] Sahil K，Mbbs A M， Reed M D. Immunopathogenesis of juvenile dermatomyositis[J]. MUSCLE & NERVE，2010，5: 581-592.

[10] Ozen S，Pistorio A, et al. EULAR/PRINTO/PRES criteria for Henoch‐Schonlein purpura，childhood polyarteritis nodosa，childhood Wegener granulomatosis and childhood Takayasu arteritis: Ankara 2008. Part II: Final classifi cation criteria[J]. Annals of the Rheumatic Diseases，2010，69: 798-806.

[11] Lenis M，Gonza'lez M D，Camila K J. Pediatric Henoch-Schonlein purpura[J]. International Journal of Dermatology，2009，48: 1157-1165.

[12] Ozen S，Pistorio A，Iusan M S，et al.Part II: Final classification criteria and childhood Takayasu arteritis: Ankara 2008，nodosa，childhood Wegener granulomatosis Schonlein purpura，childhood polyarteritis‐ EULAR/PRINTO/PRES criteria for Henoch[J]. Ann Rheum Di，2010，69: 798-806.

[13] Stiehm E R，Ochs H D，Winkelstein J A. Immunologic disorders in infants & children[M]. 5th ed.Philadelphia: Elsernier Saunders Press，2004:357-369.

[14] 诸福堂.实用儿科学[M]. 7 版.北京：人民卫生出版社，2005.

[15] 国家药典委员会编.中华人民共和国药典.临床用药须知（化学药和生物制品卷）[M].北京：人民卫生出版社，2005.

[16] Sweetma S C.马丁代尔药物大典[M].李大魁，金有豫，汤光，等译.35 版.北京：化学工业出版社，2009.

第八节 与附着点炎症相关的关节炎与 HLA-B27 相关性研究

与附着点炎症相关的关节炎（enthesitis related juvenile idiopathic arthritis，ERA），是一种常见的慢性炎症性关节病，主要影响脊柱关节及骶髂关节，导致疼痛和中轴骨骼僵硬，以及相关关节逐渐融合等症状，亦可同时伴发外周关节炎、附着点炎及关节外炎症等，从而造成器官功能障碍，活动受限和生活质量下降。资料显示该疾病在白种人中发病率大概是 1/1000~4/1000，且每年有大约 6/100 000 的人发病。在中国人中，其患病率为 0.2%~0.4%。此疾病好发于 10~30 岁男性。

与附着点炎症相关的关节炎，是指 16 岁以前起病，以骶髂关节和脊柱等关节的慢性炎症为特征的结缔组织病，是幼年特发性关节炎（juvenile idiopathic arthritis，JIA）的一个亚型。临床表现为腰背部疼痛和僵直，约半数患者四肢关节也可受累。本病主要见于青壮年，但也可于儿童或青春期起病[1-2]。

本病的病因至今未明。目前认为由于患者存在遗传易感因素，在某些环境因素触发下致病。一般认为本病的发病与 HLA-B27 有显著的相关性，国外报道其阳性率为 90%[3-5]。

幼年强直性脊柱炎男性多发，男女之比为（6~9）：1。以 8~15 岁儿童起病多见。全身症状可表现为低热、乏力、食欲低下、消瘦和发育障碍等非特异表现。儿童多以四肢关节炎为首发症状，但以下肢大关节如髋、膝、踝关节受累为多见，表现为关节肿、痛及活动受限，多伴肌腱附着点肿胀、压痛。

ERA 患儿病初脊柱不易受累，但是，部分患儿可能逐渐进展为具有成人强直性脊柱炎典型特点的骶髂关节炎和脊柱炎。骶髂关节病变可于起病时发生，但多数于起病数月至数年后才出现，典型症状为下腰部疼痛，初为间歇性，数月或数年后转为持续性，疼痛可放射至臀部，甚至大腿，查体骶髂关节压痛，"4"字征阳性。

随病情进展，腰椎受累时可致腰部活动受限，向前弯腰时腰部平直。严重者病变可波及胸椎和颈椎，使整个脊柱呈强直状态。当胸椎受累时胸廓扩展受限。测定腰部前屈活动的方法为 Schober 试验。其方法为在髂后上棘连线中点与垂直向上 10cm 处及向下 5cm 处各做一标志，测定腰部前屈时两点间的距离，正常人前屈时此两点间距可长达至 20cm 以上（即增加 5cm 以上）。测量髂后上棘连线中点与垂直向上 10cm 处点的活动范围，正常人两点间距离≥5cm。该病仍可伴有关节外表现，如反复发作的虹膜睫状体炎、足跟及足掌疼痛。尽管在 80%~90% 的 ERA 患儿可检测到 HLA-B27，并有助于明确诊断，但 ERA 目前尚无特异性实验室检查手段。血沉可轻度或显著增快，可伴轻度贫血。RF 阴性，变态反应（anaphylaxis，ANA）可阳性。超声可鉴别附着点炎症。早期骶髂关节炎 X 线有时很难确定。CT，MRI 分辨率高，层面无干扰，有利于发现骶髂关节轻微的变化，适于骶髂关节炎的早期诊断。

ERA 的治疗包括一般治疗和药物治疗：一般治疗是患儿宜睡木板床或硬床垫，避免睡高枕。加强功能锻炼及体育活动，以改善姿势和增强腰肌力量。药物治疗包括：①非类固醇抗炎药（NSAIDs）：萘普生、布洛芬、双氯芬酸等有良好的消炎解痛和减轻晨僵的作用，剂量同幼年类风湿关节炎。②缓解病情抗风湿药物（DMARDs）：第一，柳氮磺胺吡啶（sulfasalazine，SSZ）：为首选药物。剂量同幼年类风湿关节炎。起效较慢，一般在用药后数周至 3 个月见效；口服剂量：2~18 岁，起始剂量一次 5mg/kg，1 日 2 次，给药 1 周，然后一次 10mg/kg，1 日 2 次，给药 1 周，然后 1 次 20mg/kg，1 日 2 次，给药 1 周，维持剂量 1 次 15~25mg/kg，1 日 2 次。每日最大剂量 2g。用药期间应注意检查血象、肝功能等。第二，MTX：用 NSAIDs 及柳氮磺胺吡啶效果不明显时，可试用 MTX，口服剂量为一周 1 次，每次 10~15 mg/m²。剂量同幼年类风湿关节炎。③肾上腺皮质激素的用药指征：第一，对非类固醇抗炎药物不能控制症状或对柳氮磺胺吡啶产生变态反应者，可代以小剂量泼尼松口服（<10mg/d）；第二，对严重的外周关节炎可用激素进行关节腔内注射；第三，并发急性虹膜睫状体炎时需用激素局部及全身治疗。④已有研究表明，TNF-α拮抗剂英夫利西单抗和依纳西普对中轴关节受累的患儿有效。中轴关节受累时，在脊柱发生关节侵蚀和融合等不可逆性损害之前，应早期应用 TNF-α拮抗剂。TNF-α拮抗剂也可以改善外周关节炎和关节附着点炎[6-8]。

自 20 世纪 70 年代第一次发现 HLA-B27 与成人强制性脊柱炎（ankylosing spondylitis，AS）之间的强相关性以来，MHC I 编码的 HLA-B27 抗原仍是迄今所知的、与疾病相关中最强的 HLA 抗原。有研究表明 HLA-B27 在随机人群中阳性率为 3%~7%，而在成人强直性脊柱炎患者中则高达 90% 以上。然而 HLA-B27 具有高度多态性，它包括至少 30 个等位基因，分别命名为 *B*2701~*B*2730（其中 *B*2722 后来发现与 *B*2706 的序列相同而被删除），其亚型分布随人群不同具有不同流行情况，导致在不同人群中针对不同 HLA-B27 亚型与 AS 的关联研究结果不一致，各亚型具体在 AS 的致病中发挥的作用也不很清楚，许多亚型与 AS 的相关性尚有待进一步验证，因此，从亚型水平探讨 HLA-B27 与 AS 的相关性是国内外学者关注的重要研究内容[9]。

国内外研究表明 ERA 的发病机制可能与 HLA-B27 各亚型特异性抗原决定簇相关，即 HLA-B27 各亚型共有序列有关，而不是与各亚型特异序列有关。

我国一项 346 人多中心研究结果表明（成人 AS 患者发病率与 HLA-B27 相关性），无论是在 AS 患者还是健康对照组中，都以 B*2704 分布最广，B*2705 亚型居次，这也进一步证实了 B*2705 亚型的普遍存在，B*2705 基因突变及某些机制形成其他亚型不同的分布频率。另据，AS 家系发病率研究表明，在患病家族组中，其家族成员携带 HLA-B27 基因、抗原及其等位基因 B*2704 和 B*2705 的相对危险度分别为 143.83，52.60，48.61 和 9.87，表明 HLA-B27 基因和抗原的出现与家族具有明显的相关性。

但是，ERA 患者中 B*2704 的频率（69.2%）明显高于健康对照组（53.8%），该亚型与 ERA 发病危险度相关。同时，健康对照组中检出 B*2706，因此推测 B*2706 与 ERA 呈负相关，这可能是由于这种基因亚型缺乏共遗传易感基因或者和其他亚型相比具有不同的抗原肽结合特性。B*2704 和 B*2706 仅仅在重链 114 和 116 位两个氨基酸残基不同，然而由于这些位点氨基酸残基形成 F 袋，并位于抗原结构凹槽底部，所以均被认为会影响抗原肽的特异性和 T 淋巴细胞的识别。这也可能是这两种基因亚型与 ERA 相关性截然不同的原因[10-12]。

国外研究表明 B*2703 亚型普遍存在于西非黑人中，B*2702 在中东占主导地位。亚洲人种 AS 患者与 B*2705，B*2704，B*2707 关联。B*2706 被认为是一种 AS 的保护基因，该亚型在泰国人群中显示出极大的保护分数，印度尼西亚健康人的 B*2706 占 81%。我国 AS 患者中，也有 B*2713 亚型检出的个别病例，但由于样本数量少，仅为广大医疗工作者提供参考[13]。

关于 HLA-B27 基因及其亚型与人群患病的相对危险度研究表明：单发病人组 B*2703，B*2704，B*2705，B*2706，B27 基因及 B27 抗原阳性人群患病的相对危险度（RR）：分别为 3.89，42.57，23.55，1.94，950.63，157.54；在共患病家族患病人群中 B*2704，B*2705，B27 基因及抗原阳性者患病的相对危险度分别为 77.46，9.46，643.0，86.91，而 B2703 及 B2706 未检出。以上结果表明 HLA-B2704，2705，HLA-B27 基因及 HLA-B27 抗原与 AS 的发病呈强相关性。

综上所述，ERA 具有明显的家族聚集和遗传倾向，其发病与 HLA-B27 抗原，B27 基因及其等位基因 B*2704，B*2705 有明显的相关性。由于本病起病隐匿，所以提高对本病的警惕性，对先证者进行家系调查，从而早期对家系中其他 AS 患者及 AS 亚临床患者做出诊断，以达到早期诊断、早期治疗，减少致残极为重要[5, 14-15]。

迄今，人们已认识到 HLA-B27 的分子结构，不同 B27 等位基因的差别极其在结合抗原和 T 细胞识别中的作用；并以此说明不同等位基因与 ERA 的关系；在 B27 等位基因的种群分布及其与 ERA 的相关性方面做了大量工作，但这些结论尚不完全一致，ERA 的发病机制仍未完全明了。这些将在今后的 ERA 研究工作中得到解决。

（韩彤昕　檀晓华）

参考文献

[1] Tran T M，Dorris M L，Satumtira N，et al. Additional human beta2m curbs HLA-B27 misfolding and promotes arthritis and spondylitis without colitis in male HLA-B27 transgenic rats [J]. Rthritis Rheum，2006，54: 1317-1327.

[2] Petty R E，Southwood T R，Manners P, et al. International League of Associations for Rheumatology classification of juvenile idiopathic arthritis: second revision[J]. J Rheumatol，2004，31: 390-392.

[3] Colbert R A，Tran T M，Layh-Schmitt G.HLA-B27 misfolding and ankylosing spondylitis. [J].Mol Immunol，2014，57(1):44-51.

[4] Robinson P C，Brown M A. Genetics of ankylosing spondylitis [J]. Mol Immunol，2014，57(1):2-11.

[5] Díaz-Peña R，López-Vázquez A，López-Larrea C. Old and new HLA associations with ankylosing spondylitis [J].Tissue Antigens，2012，80(3):205-213.

[6] 全国儿童风湿病协作组. 儿童风湿病诊断及治疗专家共识（一）[J]. 临床儿科杂志，2010，28（10）：984-991.

[7] Weiss P F. Evaluation and Treatment of Enthesitis-Related Arthritis[J]. Curr Med Lit Rheumatol，2013，32(2):33-41.

[8] Weiss P F. Diagnosis and treatment of enthesitis-related arthritis[J]. Adolesc Health Med Ther，2012，32(3):67-74.

[9] Gu J，Huang J，Lia O Z，et a1.Association of chromosome 2q36.-36.3 and autosomal dominant transmission in ankylosing spondylitis：results of genetic studies across generations of Han Chinese families[J].J Med Genet，2009，46:657-662.

[10] Mou Y.HLA-B27 polymorphism in patients with juvenile and adult-onset ankylosing spondylitis in Southern China[J]. Tissue Antigens，2010，75:56-60.

[11] Zhang G.Genetic studies in familial ankylosing spondylitis susceptibility[J]. Arthritis Rheum，2004，50: 2246-2254.

[12] Hou T Y.Usefulness of human leucocyte antigen-B27 subtypes in predicting ankylosing spondylitis: Taiwan experience[J]. Intern Med J，2007，37: 749-752.

[13] Cauli A L，Shaw J, Giles J, et al. The arthritis-associated HLA-B*27:05 allele forms more cell surface B27 dimer and free heavy chain ligands for KIR3DL2 than HLA-B*27:09[J]. Rheumatology (Oxford)，2013, 52(11):1952-1962.

[14] Rudwaleit M，Rheumand E，Holek P, et a1.Adalimumab effectively reduces the rate of anterior uveitis flares in patients with active ankylosing spondylitis: results of a prospective open label study[J]. Ann Rheum Dis，2009，68:696-701.

[15] Brown M A. Progress in spondylarthritis. Progress in studies of the genetics of ankylosing spondylitis[J]. Arthritis Res Ther，2009，11: 254.

第九节　幼年皮肌炎的临床特点及治疗进展

　　幼年皮肌炎（juvenile dermatomyositis，JDM）是一种特发性的弥漫性血管炎样病变，为以进行性对称性近端肌无力伴特征性皮疹为特点的自身免疫性结缔组织病。病因尚不明确，目前认为可能是环境因素作用于遗传易感个体的自身免疫性疾病[1]，其中可能诱发感染的细菌（如溶血性链球菌）[2]以及病毒（如柯萨奇病毒、Eb 病毒）对其影响尤为重要。在过去，JDM 的预后较差，病死率占所有患儿的 1/3，另有 1/3 患儿留下终生残疾。近年来，随着对 JDM 认识的逐渐加深，治疗手段日益增多，JDM 的病死率下降至 2% ~ 3%，预后亦有显著改善。本文便对现幼年皮肌炎的临床特点及治疗方面新进展进行介绍。

一、流行病学

　　JDM 是一种少见病，根据美国研究数据发病率为 3.2/1 000 000，国内尚无流行病学调查资料。平均诊断年龄是 7.7 岁。除了两个亚洲人群的研究是以男性为主外，多数研究显示女性患者占多数，男女比例一般为 1：（1.3 ~ 2.8）[3]。

二、临床表现

　　幼年型皮肌炎起病隐匿，渐进性发展，呈亚急性或慢性经过。肌无力常常是就诊的主要原因，一般症状可有全身不适、食欲减退、易倦乏力、发热或体重下降[4]。

1.皮肤症状

　　皮肤方面的问题虽然不是患者就诊最常见的原因，但此症状常常是最先出现的。向阳性皮疹（heliotrope rash）呈紫红色，为围绕眼眶的红疹，伴或不伴眼睑的水肿。皮疹可逐渐蔓延及前额、鼻梁、上颌骨部位类似蝶形红斑，颜面尚可见毛细血管扩张。颈部和上胸部"V"字区、躯干部及四肢伸侧等处可出现弥漫性或局限性暗红色斑。皮疹轻重程度及持续时间不等，皮疹消退后可留有色素沉着。Gottron's 征是幼年皮肌炎另一特征性皮肤改变，常常出现在掌指关节和指间关节伸面及跖趾关节和趾关节伸面，也可出现在肘、膝和踝关节伸侧，呈红色伴有鳞屑的皮疹，是该病最常见的皮肤症状，其变应性超过 80%[5]。

　　其他非特异性的症状也可出现：如甲周皮疹、脂肪代谢障碍、皮肤溃疡等。钙质沉着为 JDM 另外一个非常有特点的表现，最早可发生于病后 6 个月，但多于疾病后期出现，与病情的严重性相关。在触诊过程中可发现皮下及肌肉筋膜处的钙化；查体时应首先关注肘部、膝部及臀部。损伤处会出现疼痛及溃疡，并渗出石灰样物质，可继发感染，致关节挛缩及功能障碍。这种钙化可分布很广，可以通过 X 线发现。

此外，该病可出现较多共有的全身系统症状，比如痒感、颊部红斑、对光产生变态反应、雷诺现象、指端硬肿、皮肤口腔溃疡、头皮的牛皮癣状皮炎或秃头症等。

2.肌肉症状

患者常表现为肌无力，通常呈进展性、对称性改变，最常累及肢带肌、四肢近端及颈前屈肌。患儿可以表现为肌痛，或者出现肌萎缩。大于 80% 的病人都是因为肌无力而就诊。最初患儿表现为穿衣困难，无法梳头、爬楼梯、下蹲等，进而发展为坐、立、行动和翻身困难。颈前屈肌无力时表现为平卧时不能将颈部前屈，涉及眼、舌、软腭、腹肌时可致眼睑下垂、斜视、吞咽困难、呛咳、音弱、腹胀等。肋间肌和膈肌受累时，可引起呼吸困难而危及生命。晚期肌肉萎缩，可致关节屈曲挛缩。虽然肌肉症状很常见，但是非系统性，比如无肌病性皮肌炎，就缺乏肌肉的相关表现。

3.其他

关节痛或关节炎、腹痛、发音困难、吞咽困难、呼吸困难在疾病早期少见。这些症状的存在提示重症皮肌炎。当出现钙质沉着时，需警惕心肌炎或心脏相关症状的出现，这些病人更容易发展为心脏功能异常。心肌炎可表现为室性心律失常，在某些严重的病例中可持续存在。脂肪营养不良常常在大孩子中出现，皮下脂肪组织的丢失是一个缓慢进展的过程，常影响躯干上部，临床上可伴有多毛症、肝肿大、黑棘皮症。少数患儿出现间质性肺浸润、肺纤维化，偶有肺出血、胸膜炎和自发性气胸。眼部症状可见视网膜绒毛状渗出、色素沉着、视乳头萎缩、水肿、出血或视神经纤维变性。这些变化系眼毛细血管受损所致[6]。

三、实验室检查

（1）血常规：急性期白细胞增多，晚期有贫血。

（2）急性期反应物：血沉增快，α2 和γ球蛋白增高，CRP 阳性。

（3）血清酶学检查：包括天冬氨酸转氨酶、丙氨酸转氨酶、乳酸脱氢酶、肌酸激酶、肌酸磷酸激酶、醛缩酶及肌红蛋白。一般认为肌酸激酶、肌酸磷酸激酶最为敏感。

（4）抗核抗体：ANA 可阳性，多为斑点型，少数患儿可测到特异性抗 Jo-1 抗体。

（5）X 线检查：骨关节周围有钙化，或弥漫性软组织及皮肤钙化，可行 X 线发现。

（6）肌电图：为侵入性检查，结果呈肌源性损害，表现为肌肉松弛时自发性纤颤电位、正锐波、插入激惹及高频放电。轻微收缩时呈短时限、低振幅、多相性电位。最大收缩时出现干扰相等。

（7）MRI：在肌炎时，四肢出现对称性的异常高密度区的 T2 波，其代表该处肌肉水肿和炎症改变。此项检查可显示肌肉异常部位及范围，有利于监测病情和指导肌活检部位[7]。

（8）肌肉活体组织检查：一般为三角肌或股四头肌、经肌电图或 MRI 证实的病变部位，活体组织检查标本可见到血管周围炎性细胞浸润，肌束周围有肌纤维萎缩和坏死，肌纤维再生现象。

四、诊断

目前，临床上 JDM 的诊断参照成年人皮肌炎的诊断标准，仍然沿用自 1975 年 Bohan 和 Peter 提出的标准：①对称性近端肌无力表现：肢带肌和颈前伸肌对称性无力，持续数周至数月，伴或不伴食道或呼吸道肌肉受累。②肌肉活检异常：可见到肌纤维变性、坏死，细胞吞噬、再生、嗜碱变性，核膜变大，核仁明显，筋膜周围结构萎缩，纤维大小不一，伴炎性渗出。③血清肌酶升高：血清骨骼肌肌酶升高，如肌酸激酶、醛缩酶、谷草转氨酶、谷丙转氨酶和乳酸脱氢酶。④肌电图示肌原性损害：肌电图有三联征改变：即时限短、小型的多相运动电位；纤颤电位，正弦波；插入性激惹和异常的高频放电。⑤典型的皮肤损害：第一，向阳性皮疹：眼睑呈淡紫色，眼眶周水肿；第二，Gottron 征：掌指关节及近端指间关节背面的红斑性鳞屑疹；第三，在双侧膝、肘、踝关节，面部、颈部和上半身出现的红斑性皮疹。具备第⑤条，再加三项或四项可确诊为皮肌炎；第⑤条，加上两项可能为皮肌炎；第⑤条，加上一项为可疑皮肌炎。此标准已沿用 30 余年，然而目前发现其对可疑性 JDM 的确诊尚存在不足[8-9]。

近年来，国际临床界已达成共识，认为 JDM 肌活检的病理特点包括四点：①肌内膜、肌束膜及外周血管炎症细胞浸润；②血管改变；③肌纤维改变，包括主要组织相容性复合物（major histocompatibility complex，MHC）I 类分子的高表达，束周或其他肌纤维萎缩、坏死、再生，以及新生肌球蛋白的出现；④肌内膜或肌束膜的纤维化[8-10]。由于以往的诊断标准中需要肌活检的结果，从而使得许多患儿在确诊时往往无法满足上述诊断标准。因此，依据目前临床诊治思路对诊断标准进行修订尤为重要。

2006 年欧洲儿童风湿病协会在儿童风湿病国际组织研究的基础上，对皮肌炎诊断标准提出了建议。认为除最基本的 3 项标准（近端肌无力、特征性皮损、血清肌酶升高）外，临床医师还可以参考如下诊断方法，见表 10-9-1，10-9-2[11-14]。

表 10-9-1　推荐的诊断标准的应用价值

推荐的诊断标准	应用价值	推荐的诊断标准	应用价值
肌肉 MRI	II	肌痛	IV
肌活检	II	肌肉 B 超	IV
肌电图	III	抗体	IV
钙质沉积	III	Von Willebrand 因子相关抗原	IV
甲床毛细血管扩张	III	手指溃疡	IV
发生困难	III	肌活检	V
呼吸困难	IV	血清中新蝶呤水平	V

注：将应用价值分为 I ~ VI六个等级，I：临床意义和价值性最大，VI：临床意义和价值性最小。

表 10-9-2　推荐的 JDM 诊断标准的使用率与发生率（%）

推荐诊断依据	使用率/%	发生率/%
近端肌无力	100	100
特异性皮疹	100	100
肌电图示肌源性改变	55.5	89.1
肌活检示典型肌炎	61.3	87.4
血清肌酶升高：肌酸激酶、醛缩酶、乳酸脱氢酶、门冬氨酸氨基转移酶	86.8	87.2
MRI 示炎症性肌病	58	70.6
其他：Von Willebrand 因子相关抗原、肌肉超声检查发现钙质沉着，血清中新蝶呤水平升高，吞咽或发生困难，肌痛，肌炎相关特异性抗体，皮肤活检，皮肤溃疡	35.3	—

注："—"表示无数据。

表 10-9-1 提示，肌肉 MRI 的诊断价值最大。但是，该检测的使用易受经济条件与地域因素的限制。由于肌活检病理有助于了解血管周围 T，B 细胞的浸润程度以及肌束案边缘萎缩情况，因此到目前为止，对于部分仅有肌无力而无其他症状的患儿，仍然推荐它作为诊断 JDM 的金标准[15]。肌电图、钙质沉着、甲床毛细血管扩张、发声困难的诊断价值次之。其中钙质沉积的发生率较低，而且易发生于疾病后期。表 10-9-2 则提示，JDM 的诊断建立在病史与体检的基础上。判断患儿皮疹、肌力的情况，再结合肌肉损伤的实验室指标等可明确诊断。值得一提的是，对于肌炎相关特异性抗体的研究，近来取得了一些新的进展。JDM 相关的自身抗体分为肌炎相关抗体和肌炎特异性自身抗体[16]。肌炎特异性自身抗体主要包括抗氨基酰 tRNA 合成酶（aminoacyl tRNA synthetase，ARS）抗体、抗信号识别颗粒（signal recognition particle，SRP）抗体和抗 Mi-2 抗体等三大类。新近发现的属于肌炎相关抗体的抗 p155/140 抗体在 JDM 患儿中的阳性率为 20% ~ 30%，与皮肤黏膜的病变及继发肿瘤具有显著相关性[17-18]。

五、治疗

近年来，由于针对 JDM 的治疗手段日益增加，使其预后与生存率均有显著改善，但其治疗方案仍有大部分仍是经验性的。原因主要是由于现今尚缺乏对治疗反应的一个规范而明确的评估方案，从而导致缺乏对治疗药物进行公认的一致性且有效性的准确评估和比较。近期，国际肌病预后评估与临床研究小组就成年人与幼年特发性肌病的临床研究提出了一套方案，并对其临床每一阶段都有明确的定义。然而这些方案对皮肌炎的进展性研究的意义仍未明确[19]。

由于 JDM 是一组异质性疾病，临床表现因人而异，治疗方案也应强调个体化的原则。目前认为其治疗方案可分三个阶段：初始治疗、维持治疗和长期治疗[20]。然而，这些治疗方案是儿科医师几十年的临床经验总结或仅仅建立在一些小规模的临床试验的基础上，至今尚缺乏大样本量的随机、双盲、安慰剂对照的前瞻性研究。

1.肾上腺皮质激素

为本病首选药物，早期足量使用皮质激素是治疗本病的关键。强的松开始剂量为 2mg/（kg·d），分次口服。对于发病急，全身症状重，肌无力明显，特别是咽下肌及呼吸肌受累者，或伴脏器受累者，可予甲基泼尼松龙冲击治疗：10～30mg/（kg·d），待症状好转后改为强的松口服，持续用药 2～3 个月。待肌力恢复，血清肌酶降至正常，可开始缓慢减量，每 2～4 周调整一次剂量。如出现病情反复，则需重复加大剂量。病情稳定后，可将强的松改为每日 1 次顿服。维持剂量以 5～10mg/d 为宜，总疗程不少于 2 年，有些病例需更长时间。合理应用大剂量皮质类固醇激素治疗可以有效的减少钙质沉着的发生。然而，大部分病人都会出现激素的不良反应[21]。

2.羟氯喹

剂量为 6mg/（kg·d），可与激素同用，缓解皮疹效果好，应用过程中需注意监测视野。

3.免疫抑制剂

新的研究数据显示，早期加用其他免疫抑制剂，比如 MTX，可以减少钙质沉着的发生率，缩短疾病活动期时间，有效地缓解病因，预防疾病复发。同时，加用免疫抑制剂可以减少激素用量。氨甲蝶呤 10～15mg/m²，每周 1 次，口服。危重病例可采用 0.5～1.0mg/kg，每周 1 次皮下注射。对于难治性病例可用环孢素 A。在一项小样本量的研究中发现当其与激素联用时，也可以有效的减少激素的用量。其按 5mg/（kg·d）给予，用药过程中需监测血浓度。对于难治性疾病有效的其他药物包括硫唑嘌呤、吗替麦考酚酯、环磷酰胺及他克莫司。

4.丙种球蛋白

常常用于激素抵抗型或激素依赖型疾病。对危重病例亦使用大剂量丙种球蛋白静脉注射。

5.生物制剂

如利妥昔单抗，每次 375mg/m²，每周 1 次，应用 4 周[22]。

6.肿瘤坏死因子拮抗剂的治疗

如英夫利昔单抗、依那西普。

六、预后

JDM 的预后通常较好。在 20 世纪 60 年代前，因为针对此病没有有效的治疗方法，所以预后很差，约有 1/3 的患儿死于该病，1/3 的患儿成为严重的残疾，剩下的 1/3 恢复良好没有并发症。在 20 世纪 60 年代早期开始应用激素治疗该病，死亡率将至 10% 以下。然而，许多患儿因该病遗留的后遗症而长期处于慢性疾病活动状态。激素应用过晚或应用不恰当是导致慢性病程及预后不佳的最重要原因[23-24]。

（邝伟英　李妍）

参考文献

[1] 白梅.多发性肌炎和皮肌炎的病因及发病机制研究进展[J].中国麻风皮肤病杂志，2010，26:715-717.

[2] 王红兵，李娜.红斑狼疮、皮肌炎患者咽部菌群调查及其链球菌抗体滴度研究[J].皮肤病与性病，2010，32:1-2.

[3] Chiu S，Yang Y，Wang L，et al.Ten -year experience of juvenile dermatomyositis:a retrospective study[J].J Microbiol Immunol Infect，2007，40:68 -73.

[4] 周纬，殷蕾，金燕樑，等.儿童多发性肌炎和皮肌炎临床分析[J].临床儿科杂志，2009，27:134 -137.

[5] 杨雅骊，温海，雷文知，等. 多发性肌炎和皮肌炎 70 例临床分析[J].中国麻风皮肤病杂志，2010，26:697-699.

[6] McCann L J，Juggins A D，Maillard S M，et a1.The juvenile dermatomyositis national registry and repositor（UK and Ireland）:clinical characteristics of children recruited within the first 5years[J].Rheumatology（Oxford），2006，45:1255-1260.

[7] 张科蓓，华佳，许建荣，等.皮肌炎的 MRI 诊断[J].实用放射学杂志，2009，25:837-839.

[8] 中华医学会风湿病学分会.多发性肌炎和皮肌炎诊断及治疗指南[J].中华风湿病学杂志，2010，14:828-831.

[9] Bohan A，Peter J B.Polymyositis and dermatomyositis（first of two parts）[J].N Engl J Med，1975，292:344-347.

[10] Miles L，Bove K E，Lovell D J，et al.Predictability of the clinical course of juvenile dermatomyositis based on initial muscle biopsy:a retrospective study of 72 patients[J].Arthritis Rheum，2007，57:1183-1191.

[11] 王国春，卢昕.解析特发性炎性肌病[J].诊断学理论与实践，2010，9:299-303.

[12] 周文静，曹兰芳.幼年皮肌炎诊治进展[J].国际儿科学杂志，2011，38:294-297.

[13] 刘林菁，杨森，张学军.幼年型皮肌炎研究进展[J].临床皮肤科杂志，2004，33:772-773.

[14] Brown V E，Pilkiugton C A，Feldman B M，et a1.An intemational consensus survey of the diagnostic criteria for juvenile dermatomyositis（JDM）[J].Rheumatology（Oxford），2006，45:990-993.

[15] Wedderbtim L R，Varsani H，Li C K C，et a1.International consensus on a proposed score system for muscle biopsy evaluation in patients with JDM，for potential use in clinical trials[J].Arthritis Rheum，2007，57:1192-1201.

[16] Khanna S，Reed A M.Immunopathogenesis of juvenile dermatomyositis[J].Muscle Nerve，2010，41:58l-592.

[17] Targoff I N，Mamyrova G，Trieu E P，et a1.A novel autoantibody to a 155-kd protein is associated with dermatomyositis[J].Arthritis Rheum，2006，54:3682-3689.

[18] Gunawardena H，Wedderburn L R，North J，et a1. Clinical associations of autoantibodies to a p155/140 kDa doublet pmtein in juvenile dermatomyositis[J].heumatology（Oxford），2008，47:324-328.

[19] Kim S，E1-Hallak M，Dedeoglu F，et a1.Complete and sustained remission of juvenile dermatomyositis resulting from aggressive treatment[J].Arthritis Rheum，2009，60:1825-1830.

[20] Wiendl H.Idiopathic inflammatory myopathies:current and future therapeutic options[J].Neurotherapeutics,2008,5:548-557.

[21] Seshadri R，Feldman B M，Ilowite N，et al.The role of aggressive corticosteroid therapy in patients with juvenile dermatomyositis: a propensity score analysis[J].Arthritis Rheum，2008，59:989-995.

[22] Cooper M A，Willingham D L，Brown D E，et a1.Rituximab for the treatment of juvenile dermatomyositis：a report of four pediatric patients[J].Arthritis Rheum，2007，56:3107-3111.

[23] Huher A，Feldman B M.Long-term outcomes in juvenile dermatomyositis:how did we get here and where are we going? [J].Curr Rheumatol Rep，2005，7:441-446.

[24] Ramanan A V，Feldman B M.Clinical outcome in juvenile dermatomyositis[J].Curr Opin Rheumatol，2002，14:658-662.

第十节 变应性紫癜的临床诊治新进展

200 多年前，Heberdon 首次描述了变应性紫癜（Henoch-Schonlein purpura，HSP）。变应性紫癜是一种常见的血管变应性出血性疾病，以免疫复合物在血管内沉积为主要表现。国外统计，HSP 在小儿的发病率为 13.5/10 万 ~ 18.0/10 万，是儿童中发病率最高的血管炎。常见发病年龄为 7~14 岁。男性发生率高于女性，有报道比例为（2 ~ 6）∶1。好发季节为冬末春初。其临床特征主要包括非血小板减少性皮肤紫癜，关节肿痛，腹部疼痛，消化道出血和肾炎。多数患者呈良性、自限性过程，经正确治疗于数周内痊愈。本病并发症多，复发率高。肾炎是 HSP 的主要症状之一，HSP 长期预后取决于肾脏损伤的严重程度。目前有关变应性紫癜的研究已成为近年来变应性疾病研究的热点之一。

一、病因

1.感染

HSP 的确切病因仍不清楚，诸多研究证明感染与 HSP 的发病关系密切，其在 HSP 的发病原因中居于首位，如溶血性链球菌[1]、肺炎支原体、柯萨奇病毒等。近几年的研究发现幽门螺杆菌（HP）、甲肝病毒、微小病毒 B19，Eb 病毒[2]也与 HSP 的发病密切相关。

（1）幽门螺杆菌。Nov A K 等研究发现，在急性发作 HSP 患者中抗 HP-IgG 明显高于健康对照组[3]。史学等对患儿 HP 检测的病例进行回顾性研究发现，感染 HP 的 HSP 的患儿病程长，易反复，多有腹型 HSP 表现特点，胃镜下多表现为重度炎症及溃疡[4]。有学者认为 HP 感染所致 HSP 可能的机制为 HP 感染使得血液氧自由基水平明显上升而损伤血管内皮细胞，同时肿瘤坏死因子（TNF）和白介素-6（IL-6）等前炎症因子水平升高导致血液中纤维蛋白原、中性粒细胞及 C 反应蛋白等浓度明显增加，引起血管内皮的持续炎症反应，亦能释放中性介质削弱胃黏膜屏障功能，增加机体与消化道内致病因素的接触机会，从而放大了免疫反应，使病情易反复发作[5]。

（2）甲型肝炎病毒（Hav）。Chemli 等报道 1 例 10 岁男孩确诊为胆汁淤积型甲型肝炎病毒感染 3d 后出现明显的紫癜样皮疹、腹痛、关节痛，符合美国风湿病协会制定的 HSP 诊断标准[6]。HSP 是 Hav 感染的肝外特殊表现，此二者有罕见的相关性，有待进一步研究了解。

（3）微小病毒 B19。人类微小病毒 B19 是 1975 年由 Cossart 等发现的，人类微小病毒 B19 引起 HSP 的发病机制目前尚未完全阐明。有研究发现人微小病毒 B19 能够特异地结合到红细胞受体（即红细胞 P 抗原）上，推测可能与红系祖细胞的亲嗜性有关。曹玉红等对 HSP 患者进行人类微小病毒检测，发现人类微小病毒 B19-DNA 阳性者达 25％，认为人类微小病毒 B19 感染与 HSP 发病有一定关系[7]。Cioc 等报道在 HSP 患者皮肤及肾小球毛细血管内皮细胞活检中发现了人类微小病毒 B19，并提出使用丙种球蛋白治疗疗效良好[8]。

（4）其他。近年陆续有报道指出接种甲、乙肝疫苗，风疹疫苗，流感疫苗，狂犬疫苗，麻疹-风疹联合减毒活疫苗，A 群脑膜炎球菌、C 群脑膜炎球菌结合疫苗等后患 HSP 的病例，其原因可能为疫苗是一种生物制品，作为一种异体蛋白接种到人体后，使具有敏感素质的机体产生较强的变态反应，引起一系列损伤，另外也可能与受种者个体体质和免疫状况差异有关。

2.食物

鱼、虾等异性蛋白。

3.药物

抗生素（青霉素、链霉素、红霉素、氯霉素）、磺胺类、异烟肼、解热镇痛药、氯噻嗪、碘、重金属等。

4.其他

如寒冷、花粉、尘螨、昆虫叮咬等。

5.遗传易感性

HSP 发病具有家族聚集倾向，提示遗传因素在该病病因学方面扮演了重要角色。早期研究对 HSP 的遗传易感性的研究主要聚焦于人类白细胞抗原基因。来自西班牙、意大利和土耳其的研究表明，HLA-DRB1* 01，HLA -DRB1* 11，HLA-DRB1* 14 等位基因与 HSP 的易感性相关。国内相关研究发现，变应性紫癜患儿 HLA-DRB1* 18 频率明显增高，因此推测 HLA-DRB1* 18 可能是小儿变应性紫癜的易感基因[9]。最近一项研究显示，HLA-B35 等位基因可以增加 HSP 患儿肾炎发生的风险。HSP 是一种与家族性地中海热基因相关的自身免疫性疾病。来自以色列和土耳其的研究显示，HSP 的发病率与定位于

16p13 的 *MEFV* 基因突变有相关性，HSP 患儿 *MEFV* 基因突变的发生率较一般人群显著增加。该基因突变后出现家族性地中海热。家族性地中海热的特点是中性粒细胞激活和中性粒细胞迁移到浆膜表面。秋水仙碱能抑制中性粒细胞活化和迁移。因此，秋水仙碱可能对 HSP 有治疗作用。

二、病理改变

本病主要的病理改变为全身性小血管炎，除小血管外，还可累及微动脉和微静脉。皮肤病理变化为真皮层的微血管和毛细血管周围可见中性粒细胞和嗜酸性粒细胞浸润、浆液和红细胞外渗致间质水肿。受累血管的周围还可有核的残余及肿胀的结缔组织，小血管的内膜增生，并出现透明变性及坏死，使血管腔变窄，甚至梗死，并可见坏死性小动脉炎。皮肤及胃肠道均可见上述改变，关节腔内多见浆液及白细胞渗出，但无出血，输尿管、膀胱及尿道黏膜可有出血，并常累及肾脏，紫癜性肾炎的病理变化轻重不等。Vila Cots 回顾性研究显示，紫癜性肾炎最常见的病理类型为弥散性系膜增生伴 IgA 沉积，不到 50% 的患儿伴有新月体形成。

紫癜性肾炎病理分级有国际儿童肾脏病研究会（International Study of Kidney Disease in Children，ISKDC）病理分类法和 WHO 病理分级，具体如下：ISKDC 病理分类法：Ⅰ型，微小病变；Ⅱ型，系膜增生；Ⅲ型，局灶性和弥散性增生或硬化，新月体形成 < 50%；Ⅳ型，局灶性和弥散性系膜增生或硬化，新月体形成 50% ~ 75%；Ⅴ型，局灶性和弥散性系膜增生或硬化，新月体形成 > 75%；Ⅵ型，膜性增生性病变。WHO 病理分级：Ⅰ级，包括微小病变，微小病变伴局灶节段性显著，局灶性增生性肾小球肾炎轻度；Ⅱ级，包括弥散性增生性肾小球肾炎轻度，弥散性增生性肾小球肾炎轻度伴局灶节段性显著；Ⅲ级，包括局灶性增生性肾小球肾炎中等度，弥散性增生性肾小球肾炎中等度；Ⅳ级，包括弥散性增生性肾小球肾炎重度，终末期肾。

三、临床分型及表现

本病的临床表现为：起病前 1 ~ 3 周常有上呼吸道感染。首症以皮肤紫癜最常见，紫癜特点为压之不褪色。少数病例在紫癜前先有关节痛、腹痛、腰痛或血尿、黑便等。

1. 皮疹型

临床最多见，以真皮层毛细血管和小动脉无菌性炎症为特征，血管壁可有灶性坏死及血小板血栓形成。大多以皮肤反复出现瘀点、瘀斑为主要表现，常见于下肢及臀部，对称分布、分批出现，瘀点大小不等，呈紫红色，可融合成片或略高出皮肤表面，呈出血性丘疹，可伴轻微痒感。严重者可融合成大血泡，中心呈出血性坏死。瘀点、瘀斑可在数日内逐渐消退，也可反复出现，少数病例可伴眼睑、口唇、手、足等局限性血管性水肿。重者可发生水疱、溃疡及局部坏死。个别病例可伴有荨麻疹及血管神经性水肿，后者多发生于头面部。

2. 腹型

腹型（Henoch 紫癜）主要表现为腹痛，位于脐周围或下腹部，常呈阵发性绞痛或持续性钝痛，可伴恶心、呕吐、腹泻、便血。由于浆液血性分泌物渗入肠壁，致黏膜下水肿、出血，引起肠不规则蠕动可致肠套叠。偶可发生肠穿孔、消化道出血，甚至会并发胆囊炎、胰腺炎等。

3. 关节型

关节型（Schonlein 紫癜）除皮肤紫癜外，尚有关节肿痛，有时局部有压痛。多见于膝、踝等大关节，有少数除下肢关节外还累及肘、腕、手指等关节，关节腔可有积液，但不化脓。疼痛反复发作，呈游走性，常易误诊为风湿病，可伴红、肿及活动障碍，在数月内消退，积液吸收后不留畸形。

4. 肾型

肾型又称为变应性紫癜性肾炎，多见于少年，最常见，占变应性紫癜的 12% ~ 65%，于紫癜出现后 1 ~ 8 周发生，除皮肤紫癜外，还兼有蛋白尿、血尿，甚至尿中出现管型。一般轻度的肾损害患者仅有血尿，而无蛋白尿，当出现蛋白尿时往往提示肾损害较重，少数病例尚有高血压、少尿和管型尿，常在紫癜出现后 1 周发生,偶有 7~8 周者。有时伴有水肿,可在数周内恢复,也有反复发作,迁延数月者。少数病变会累及整个肾而发展为慢性肾炎或肾病综合征,甚至发生尿毒症。

5.混合型和少见类型

以上各型临床表现中,如关节型与肾型同时存在则称为混合型。其他如病变累及中枢神经系统、呼吸系统等可出现相应症状,少数可累及心脏,如引起房室传导阻滞。

四、实验室检查

血小板记数正常或升高,这点可以与血小板减少性紫癜相鉴别。部分患儿白细胞总数增高达 $20.0×10^9$/L,伴核左移。出血时、凝血时及血块收缩等均正常。80%有消化道症状如腹痛患儿,伴大便潜血阳性者,可出现正色素性贫血,可能系消化道失血所致。血沉可增快,C 反应蛋白及抗链球菌溶血素可以阳性,咽培养可见β溶血性链球菌。抗核抗体及类风湿因子常阴性。约半数患者在急性期时其血清 IgA,IgM 升高。肾脏受累时可出现镜下血尿及肉眼血尿。有时严重蛋白尿可致低蛋白血症。对有消化道症状者可进行腹部 B 型超声波检查,有利于肠套叠的早期诊断。肾组织活检可确定肾炎病变性质,对治疗和预后的判定有指导意义。活检时可见肾小球系膜组织有 IgA 沉积。系膜上还有备解素、纤维素、补体 C3 沉积,这些改变与 IgA 肾病的改变相似,但二者的关系尚不清楚。皮肤活检有助于疑难病例的诊断。少数患者抗心脂抗体阳性。

五、诊断标准

2005 年欧洲风湿病防治委员会和欧洲儿童肾脏病防治委员会及美国风湿协会共同制订新的 HSP 诊断标准:①皮肤紫癜;②弥散性腹痛;③组织学检查示以 IgA 为主的免疫复合物沉积;④急性关节炎或关节痛;⑤肾脏受累。其中皮肤紫癜为必要条件,加上②③④⑤中的至少一条即可诊断为 HSP。

1990 年美国风湿病协会制订的 HSP 诊断标准:①皮肤可触性隆起型紫癜;②首次发病年龄＜20 岁;③弥漫性腹痛伴血性腹泻;④小血管壁活检发现中性粒细胞浸润。上述 4 条标准中,符合 2 条或 2 条以上即可诊断为 HSP。其诊断的敏感度和特异度分别为 87.1%和 87.7%[10-12]。

六、治疗

目前尚无特效疗法。主要采取支持和对症治疗,急性期卧床休息,要注意液量、营养及保持电解质平衡。有消化道出血者,如腹痛不重,仅大便潜血阳性者,可用流食;如有明显感染,应给予有效抗生素,注意寻找和避免接触变应原。如有荨麻疹或血管神经性水肿时,应用抗组织胺药物和钙剂;有腹痛时应用解痉挛药物;消化道出血时,可静脉滴注西咪替丁 20~40 mg/(kg·d)。单独皮肤或关节病变时,无须使用糖皮质激素。有严重消化道病变,如消化道出血时,可服强的松每日 1~2mg/kg,服用 7d 后逐渐减量,总疗程为 2~3 周[13]。对于严重肾脏病变患儿,有人主张用甲基强的松龙冲击疗法,每次 30mg/kg,于 1h 内静脉滴入,隔日或隔 2 日 1 次,6 次为 1 疗程,疗效有待进一步观察。对于肾型紫癜患儿,可应用免疫抑制剂。硫唑嘌呤每日 2~3mg/kg 或环磷酰胺每日 2~3mg/kg,服用数周或数月,用药期间,应严密监测血常规及其他不良反应[14]。雷公藤对肾型者疗效颇佳。大部分患者用药 1.5~2 个月后尿蛋白转阴。血尿于用药 1~3 个月后明显好转,2~6 个月后大部分消失。国内多采用雷公藤苷片每日 1~1.5mg/kg,分 2 次口服,疗程为 3 个月。用药期间应注意其药物不良反应,如胃肠道不良反应、肝功损害、骨髓移植、皮疹等,需要定期监测患儿血常规和肝功能等。有人主张应用尿激酶治疗紫癜性肾损害,可起到利尿、消肿作用。其作用是减少纤维蛋白在肾小球的沉积。用量为每次 1 万~2 万 IU,静脉注射,每日 1 次,连用 20d。此外,可应用抗血小板凝集药物如阿司匹林 3~5mg/(kg·d),或 25~50mg/d,每日 1 次口服;潘生丁 3~5 mg/(kg·d),分次服用。有报道对于重症紫癜肾炎可应用大剂量丙种球蛋白冲击疗法,疗效有待进一步观察。对于治疗紫癜肾表现为急进性肾炎者可应用血浆置换,通过去除血浆中的抗体、补体、免疫复合物及炎性介质达到疾病缓解[15]。

泼尼松能缓解紫癜性肾炎,但不能预防紫癜性肾炎的发展,也不能缩短病程和防止复发。迄今为止,还未发现有效的治疗方案可以改变 HSP 的自然病程。尽管预后差，关于重度肾炎的治疗目前缺乏详尽的研究[16]。除了皮质类固醇，还包括硫唑嘌呤、环磷酰胺、环孢素和麦考酚酸吗乙酯已被用于治疗重度肾炎。最近回顾性研究表明，糖皮质激素联合环磷酰胺治疗重度紫癜性肾炎患儿与单纯用糖皮质激素治疗组疗效无明显变化。据报道，少数患者采用血浆置换和利妥昔单抗治疗[17]严重的紫癜性肾炎，但这两种治疗方法均没有得到正式研究。因此，没有确凿的证据表明哪种治疗方案是治疗 HSP 严重并发症的最佳选择。

七、预后

一项对 223 例 HSP 患儿的临床资料分析发现，儿童变应性紫癜肾炎（Henoch-Schonlein purpura nephritis，HSPN）急性期肾衰竭少见，但肾脏病理改变相对严重。起病年龄>10 岁、紫癜反复超过 1 个月是 HSP 易发生肾脏损害的危险因素，肾外症状的严重性并非危险因素。同时指出大部分 HSPN 患儿在起病 3 ~ 6 个月出现尿检查异常，而 6 个月后才出现肾损害者较少见，提示 HSP 患儿至少要随访 6 个月[18]。

HSP 为一种良性的自限性疾病，如无严重肾损害，大多数 HSPN 患者预后良好，但有报道显示有一部分的成人有持续性血尿，少部分会发展成为慢性肾衰竭[19]。是否并发 HSPN 是决定 HSP 预后的关键因素。国外有报道认为蛋白尿量与肾功能损害程度相平行，可作为该病预后不良的标志。该报告还指出 HSPN 患者中，成年人的预后比儿童患者差。杨霁云等报道，多数 HSP 患儿存在肾脏组织学改变，故早期寻找肾损害的影响因素至关重要。若能早期的发现 HSP 患者出现肾损害，便可尽早给予肾功能保护性治疗，以降低肾损害的程度，亦有利于改善预后。

（邝伟英　李妍）

参考文献

[1] Kikuchi Y，Yoshizawa N，Oda T，et al. St reptococcal origin of a case of Henoch-Schonlein purpura nephritis[J]. Clin Nephrol，2006，65:124-128.

[2] Kim C J，Woo Y J，Kook H，et al. Henoch-Schonlein purpura nephritis associated with Epstein-Barr virus infection in twins[J]. Pediatr Nephrol，2004，19:247-248.

[3] NovÀk J，Csiki Z，Sebesi J，et al. Elevated level of Helicobacter pylori antibodies in Henoch-Schonlein purpura[J]. Orv Hetil，2003，144:263-267.

[4] 史学，李歆. 变应性紫癜与幽门螺杆菌关系的探讨[J]. 北京医学，2002，24:105-106.

[5] 陈凤琴，陈永胜，李文斌，等. 幽门螺杆菌感染与变应性紫癜相关性的研究[J]. 中国小儿血液，2005，10:52-53.

[6] Chemli J，Zouari N，Belkadhi A，et al. Hepatitis A infection and Henoch-Schonlein purpura : a rare association[J]. Arch Pediatr，2004，11 :1202-1204.

[7] 曹玉红，张国成，成胜权，等. 人类细小病毒 B19 感染与小儿风湿性疾病关系的探讨[J]. 中华儿科杂志，2001，39:662-664.

[8] Cioc A M，Sedmak D D，Nuovo G J，et al. Parvovirus B19 associated adult Henoch-Schonlein purpura[J]. J Cutan Pathol，2002，29 :602-607.

[9] 张交生，宋丽君.变应性紫癜病因及发病机制的最新研究进展[J]. 国际儿科学杂志，2006，33:264-266.

[10] 杨志国，朱保权.儿童变应性紫癜的诊治进展[J]. 医学综述，2011，17:861-863.

[11] 林雀卿，徐祖森.变应性紫癜的研究进展[J]. 华中医学杂志，2009，33:352-354.

[12] 王峥，董丽群.变应性紫癜治疗进展[J]. 实用儿科临床杂志，2009，24:1374-1377.

[13] Ronkainen J，Koskimies O，Ala-Houhala M，et al. Early prednisone therapy in Henoch-Schonlein purpura:a randomized，double-blind，placebo-controlled trial[J].J Pediatr，2006，149:241-247.

[14] Edstrom H S，Soderberg M P，Berg U B.Treatment of severe Henoch-Schonlein and immunoglobulin a nephritis. A single center experience[J].Pediatr Nephrol，2009，24:91-97.

[15] Shenoy M，Ognjanovic M V，Coulthard M G.Treating severe Henoch-Schonlein and IgA nephritis with plasmapheresis alone[J].Pediatr Nephrol，2007，22:1167-1171.

[16] 曾萍，曾华松. 变应性紫癜的诊断与治疗[J]. 实用儿科临床杂志，2010，25:625-628.

[17] Donnithorne K J，Atkinson T P，Hinze C H，et al.Rituximab therapy for severe refractory chronic Henoch-Schonlein purpura[J].J Pediatr，2009，155:136-139.

[18] 方湘玲，易著文，党西强，等. 儿童变应性紫癜 236 例临床分析[J].临床儿科杂志，2006，24:46-49.

[19] Ozen S，Ruperto N，Dillon M J，et al.EULAR/PReS endorsed consensus criteria for the classification of childhood vasculitides[J].Ann Rheum Dis，2006，65:936-941.

第十一节　生物制剂在儿童风湿病中的应用

近十几年来，随着儿童风湿性疾病的部分免疫病理生理机制的阐明，以及生物制药的发展，儿童风湿病的治疗有了突飞猛进的进展。生物制剂是通过生物工程方法制造的生物大分子，区别于传统的小分子化合物药物，其机制是通过靶向于免疫反应中的一个或多个环节来发挥治疗作用。生物制剂的问世，为靶向治疗风湿病开辟了先河，被称为 21 世纪以来风湿病治疗的里程碑。

一、生物制剂的种类和分类

根据生物制剂的作用机制，可分为以下几类：干扰细胞因子的作用，抑制细胞功能及细胞之间的相互作用，诱导免疫耐受及抑制凋亡的制剂。

生物制剂针对上述靶分子/细胞，设计多采用单克隆抗体或可溶性受体，其通用的命名方法如下[1]：
"-cept"指重组受体和人 IgG1Fc 段的融合蛋白，如依那西普（可溶性 TNF-α受体融合蛋白，etanercept）。"-mab"指单克隆抗体，"-ximab"指人鼠嵌合的单克隆抗体，如英夫利昔单抗（infliximab）；而"-umab"则指的是人源化单抗，如阿达木单抗（adalimumab）。

以下将根据生物制剂的作用机制详细介绍各类生物制剂及其在儿童风湿病中的应用进展。

二、干扰细胞因子作用的制剂

1. TNF 拮抗剂

TNF-α炎症因子在多个风湿免疫疾病发病过程中扮演至关重要的角色。TNF-α作为一种重要的促炎因子，参与了 JIA 炎症的发生发展。因此，TNF-α抑制剂一问世，便被尝试应用于幼年特发性关节炎（JIA）治疗的临床研究[2]。以 TNF-α为靶向的生物制剂包括：肿瘤坏死因子受体抗体融合蛋白——依那西普，人鼠嵌合肿瘤坏死因子单克隆抗体——英夫利昔单抗及完全人源化的肿瘤坏死因子单克隆抗体——阿达木单抗。这几种制剂均已经在中国上市。

（1）依那西普。依那西普（etanercept）由 Amgen-Wyeth 公司开发，为经皮下注射的重组人 TNF-α受体 p75 与人 IgGl 的 Fc 段融合物。该类药物作用比较温和，同时中和循环中可溶的 TNF-α和 TNF-β，阻断其与 TNF 结合，双重抑制 TNF 的作用，有更好的耐受性和非免疫原性。于 1998 年 11 月 2 日获得美国食品与药品监督管理局批准用于治疗疼痛性关节疾病，目前批准用于治疗类风湿性关节炎、强直性脊柱炎、银屑病、银屑病关节炎和幼年类风湿性关节炎。依那西普是我国第一个上市的 TNF-α拮抗剂，国产制剂为益赛普，分别于 2005 年和 2007 年获得我国食品药品监督管理局批准，用于类风湿性关节炎、强直性脊柱炎和银屑病的治疗。对于儿童患者，适用于依那西普治疗的对象为符合国际抗风湿病联盟（International Leagues Against Rheumatism，ILAR）2001 年 JIA 分类标准（即全身型 JIA，少关节型 JIA，类风湿因子阴性多关节型 JIA，类风湿因子阳性多关节型 JIA，银屑病性关节炎，附着点炎相关关节炎以及未分化 JIA），年龄为 4～18 岁，2～4 岁酌情考虑。患者经传统的标准治疗后反应不佳或不能耐受传统治疗、患者处于病情活动期均为治疗的适应证。除难治性、活动性多关节受累的 JIA 患者外，关症状明显的其他类型的 JIA 患者也可酌情考虑应用，包括附着点炎相关关节炎，伴有骶髂关节炎的任一型 JIA、持续少关节型 JIA 和全身型 JIA 关节炎症状明显者，可与 MTX 等其他药物联合使用[3]。

依那西普的半衰期为（102±20）h，推荐使用方法是成人每次 25mg，每周 2 次，儿童患者用量为 0.8mg/（kg·周），分 1～2 次皮下注射，也可考虑以下用法：每 2 周总剂量 1.6mg/kg，分 3 次皮下注射，国外文献表明，每周 1 次注射依那西普的疗效与 1 周总量分为 2 次注射的临床疗效无统计学差异，两种给药方法的药代动力学特征也相似，但每周总量不应超过 50mg。疗程按照标准剂量治疗至少 3 个月，如未达到 ACR Pedi 30（the American College of Rheumatology ACR Pediatric，美国风湿病学会小儿标准≥30%）缓解率，不建议停药，如连续治疗 6 月仍未实现疗效，则可判为治疗无效而停用。

北京儿童医院曾对 241 例应用依那西普的难治性幼年特发性关节炎患者进行研究，发现在应用 etanercept 治疗后 2 周，达到 ACR Pedi 30，ACR Pedi 50，ACR Pedi 70 效应的百分率分别为 48%，26% 和 13%。所有 JIA 患者 ESR、CRP 水平较治疗前显著降低，应用 etanercept 治疗后 2 周，ACR Pedi 30、ACR Pedi 50、ACR Pedi 70 的百分率分别为 48%，26% 和 13%。所有 JIA 患者 ESR，CRP 水平较治疗前显著降低。其中 4 例 JIA 患者，用药后 2 周内曾出现一过性皮疹，但未影响临床用药；1 例患者治疗后 1 年，因结核感染停止用药。

（2）英夫利昔单抗。英夫利昔单抗（infliximab）是一种人鼠嵌合的 TNF-α 单克隆抗体，商品名为类克。通过结合可溶性和膜结合型的具有生物学活性的 TNF-α 抑制 TNF-α 与其受体的结合，还可通过补体介导和抗体依赖细胞介导的细胞毒作用溶解产生 TNF-α 的细胞。也可以降低血清 IL-6，髓过氧化物酶和可溶性黏附分子，减轻炎症反应和组织破坏[4]。

由瑞士 Cilag AG 公司生产，1999 年 11 月 10 日首次获得美国 FDA 批准用于治疗类风湿性关节炎。该制剂为静脉滴注的 TNF 嵌合式单克隆抗体，其作用机制主要是与可溶性及细胞膜上的 TNF-α 结合，阻断其作用，达到消炎消肿止痛的目的。英夫利昔单抗在美国适应证为类风湿性关节炎、强直性脊柱炎、银屑病和溃疡性结肠炎。国内批准其适应证为类风湿性关节炎、强直性脊柱炎和克罗恩病。国外文献报道，英夫利昔单抗的治疗效果与其应用剂量有关，随着应用剂量的增加，患者 ACR20 缓解率提高，DAS28 评分（disease activity score in 28 joints，类风湿关节炎疾病活动度评分）也明显下降。英夫利昔单抗在儿童炎症性肠病（inflammatory bowel disease，IBD）中也有应用。有研究评价了英夫利昔单抗治疗中重度活动期克罗恩病（Crohn disease，CD）患儿的疗效，结果显示治疗 10 周时具有良好的临床反应率。

该药半衰期为 8.0～9.5d。用法为 3～5mg/kg，缓慢静点，在接受过第一剂注射后，第二及第三剂注射将分别于之后第二及第六周进行。然后，每 6～8 周接受 1 次注射。应用英夫利昔单抗治疗可达很好的临床疗效，并可抑制影像学上的疾病进展。但该药是静脉用药，可引起 1% 的患者发生严重变态反应。另外，反复静脉用药后可产生抗英夫利昔单抗抗体，而同时应用 MTX 可减少抗体产生。

北京儿童医院在难治性幼年特发性关节炎、多发性大动脉炎及银屑病性关节炎患儿中应用英夫利昔单抗治疗，在改善临床症状及炎性指标方面均取得显著疗效。应用英夫利昔单抗对于 Blau 综合征及其他自身炎症性疾病的治疗也取得满意疗效。

（3）阿达木单抗。阿达木单抗（adalimumab）是一个全人源重组人 IgGl 抗 TNF-α 单抗。与英夫利昔单抗相比，它不含有鼠源性成分，因而不存在种属免疫原性，较少引起自身免疫样综合征。作用机制为高亲和力地结合人 TNF-α，破坏 TNF-α 与受体结合，溶解表达 TNF-α 的细胞等。

阿达木单抗于 2002 年 12 月 31 日获得美国 FDA 批准用于治疗一种或多种抗风湿药物治疗欠佳的中重度活动性类风湿性关节炎。目前适用于类风湿性关节炎、强直性脊柱炎和银屑病关节炎和克罗恩病的治疗。在美国和欧盟批准应用于 6 个适应证，分别是类风湿关节炎、银屑病关节炎、强直性脊柱炎、克罗恩病、银屑病，以及幼年特发性关节炎。美国 FDA 已批准用于大于 4 岁的幼年特发性关节炎多关节型。2012 年 9 月 28 日，美国 FDA 公布批准扩大阿达木单抗注射液治疗适应证包括成人中型到重型的溃疡性结肠炎的治疗。

阿达木单抗吸收缓慢，到达峰浓度约需 130 h，半衰期为 16 d。常用剂量为每次 $24mg/m^2$，隔周 1 次皮下注射。每次最大剂量 40mg。可与氨甲蝶呤等药物联合使用或单独使用。英国儿科胃肠病学、肝病学和营养协会（European Society for Paediatric Gastroenterology，Hepatology and Nutrition，BSPGHAN）对来自 19 个中心的 72 例儿童炎性肠病患者采用阿达木单抗治疗后的疗效和安全性进行了研究：治疗缓解率达 61%，但不良反应率也达 21%，其中包括了 2 例（3%）死亡[5-6]。

（4）新型制剂。①赛妥珠单抗（certolizumab pegol，CZP）。CZP 由人源化抗 TNF-α 抗体的 Fab 抗原结合区与两个相对分子质量为 20 的聚乙二醇（polyethylene glycol，PEG）分子连接而成，PEG 不影响 CZP 与 TNF-α 的结合，但可增加其代谢半衰期，从而减少注射次数。因其无免疫球蛋白结晶片段（fragment crystallizable，Fc）结构，故不能形成免疫复合物或激活补体，不能启动抗体或补体依赖的细胞不良反应，不能杀死带有膜结合型 TNF-α 的细胞[7]。2008 年，Baker 报道了 CZP 治疗 Crohn 病Ⅲ期临床实验，结果显示临床症状的改善和缓解的持续时间不依赖于 C 反应蛋白的水平。且单用 CZP 组和同时使用免疫抑制剂组之间无统计学意义。早期使用 CZP 可能有更好的效果，对于英夫利昔单抗无效的患者对 CZP 仍然可能有效。Smolen JS 等通过对 691 名风湿性关节炎（rheumatic arthritis，RA）患者随机双盲对照多中心的研究发现 CZP 联合 MTX 较安慰剂联合 MTX 组显著改善活动性 RA 患者的症状和体征。并能抑制 X 线的进展。患者的总体耐受性良好，由于不良反应而停药者少，共有 5 例患者出现结核感染。②戈利木单抗（golimumab，GLM）。GLM 是一种针对 TNF-α 的人源化单克隆抗体，其双盲随机安慰剂对照Ⅱ期临床试验研究表明，在 GLM 联用氨甲蝶呤治疗活动性 RA 的 1 年中，患者 DAS20 可得到持续改善。患者外周血中 E 选择素、IL-18、血清淀粉样蛋白 A（serum amyloid protein A，SAA）、基质金属蛋白酶-9（matrix metalloproteinase 9，MMP-9）下降可预测 GLM 与 MTX 联合治疗 RA 的疗效。来自加拿大、瑞典、美国、韩国、奥地利以及波兰的研究人员共同对 GLM 在活动性类风湿性关节炎的效应以及安全性进行了 GO-FORWARDⅢ期临床研究，发现 GLM 使用于对 MTX 耐药的活动期 RA 患者，能显著改善其症状和体征[8]。德、美等国一项联合研究（GO-RAISE 研究）表明，在为期 24 周接受戈利木单抗治疗的强直性脊柱炎患者中，发现 GLM 对 AS 是有效的，具有很好的耐受性。这两种新型制剂与之前的几种制剂比并没有明显的优越性，只是增加了临床医生的选择，在儿童患者中的应用尚缺乏经验。

（5）TNF-α 拮抗剂的不良反应。与传统治疗药物一样，生物制剂也可谓是一把双刃剑。TNF-α 拮抗剂常见的不良反应有以下几种。①注射部位反应：生物制剂通常采用皮下或静脉给药，注射反应较为多见，但多为轻中度，仅少数患者不能耐受而需要停药。英夫利昔或阿达木单抗用药后有发生严重输注反应的报道，多数情况下可以加用皮质激素或抗组胺药，或调慢输注速度而控制。②结核感染：所有 TNF-α 拮抗剂均增加结核发生或再活动的风险，有报道称，RA 患者接受 TNF-α 拮抗剂治疗后容易继发感染性疾病，是基线水平的 2 倍。新近研究还发现，应用 TNF-α 拮抗剂治疗的类风湿性关节炎患者的结核病患病率大幅提高（是基线水平的 4 倍）。阿达木单抗也有引起结核的危险，但英夫利昔单抗引起结核的危险性在 3 种 TNF-α 拮抗剂中最高。考虑到中国是结核病重疫区，所以有必要做好结核病防治工作。使用 TNF-α 拮抗剂前常规进行结核菌素的纯蛋白衍生物（purified protein derivative，PPD）试验，并对 PPD 试验阳性患者进一步行结核感染 T 细胞斑点试验（TB-spot）检测，活动性结核病患者应首先接受标准抗结核治疗方案充分治疗后再评估是否能应用生物制剂，这样有助于减少结核病的发生。③其他感染：抑制 TNF-α 可加重常见细菌感染，也可诱发条件致病菌或机会菌如球孢子菌、李斯特菌、曲霉菌等感染或病毒如 Ebv，Cmv 感染及水痘，肝炎等感染。但国外研究表明，应用 TNF-α 拮抗剂治疗中发生的感染多较轻微，感染类型也是儿童期常见的，抗感染治疗能有效控制，严重感染发生率很低。④恶性肿瘤发生风险：TNF-α 在肿瘤发生中起着监视作用，其抑制剂可能会提高肿瘤发生的危险性。类风湿性关节炎患者患淋巴瘤、尤其是非霍奇金淋巴瘤的危险性较高，人们担心长时间的 TNF-α 应用会进一步增加罹患淋巴瘤的危险性。美国食品药品监督管理局主持的上市后监测数据收集到 1999～2008 年在儿科患者使用 TNF-α 拮抗剂过程中发生的 48 例恶性肿瘤，淋巴瘤占多数，但也有白血病、黑色素瘤、肾细胞癌等。⑤脱髓鞘样综合征：美国 FDA 不良反应报告系统曾报告，接受依那西普和英夫利昔单抗治疗患者中有少数人发生了神经脱髓鞘病和多发性硬化症。脱髓鞘样综合征、视神经炎、横断性脊髓炎、多发性硬化及帕金森病发生率不比一般人群高。然而，已有少数这些综合征的报告，用 etanercept 的比用 infliximab 的多见。停用 TNF-α 拮抗剂后全部症状改善或消失。到目前为止，大量体外和临床前研究证据都表明，TNF-α 在多发性硬化症的病理机制中起着重要作用。比如，TNF-α 在体外对少突胶质细胞有不良反应，而多发性硬化症患者的血清 TNF-α 增高，与疾病的进展有关。⑥充血性心力衰竭。类风湿性关节炎患者易患心脏疾病，可能与其体内特异性促炎因子如 TNF-α 等有关，而 TNF-α 已被证实为慢性心功能不全病情进展相关的最重要细胞因子之一。在慢性心功能不全患者的体内可以检测到显著高于健康人群的 TNF-α 水平，而其表达受心肌的调节。这些资料提示，抑制 TNF-α 可以改善充血性心力衰竭症状。但临床试验显示，依那西普不能改善用美国纽约心脏病学会心功能分级 II～IV 级患者的症状和体征。事实上，使用英夫利昔单抗治疗患者中因各种原因引起的死亡率和致充血性心力衰竭恶化的发生率反而增多。因此，TNF-α 拮抗剂应尽量避免或慎用于充血性心力衰竭控制不好的类风湿性关节炎患者。TNF-α 拮抗剂的其他不良反应有白细胞减少、中性粒细胞减少、全血细胞减少、局部反应、变态反应、心包积液、皮肤及全身性血管炎等[3]。

2. IL-1 拮抗剂

阿那白滞素（anakinra）是人重组白介素-1（IL-1）受体拮抗剂，通过与靶细胞表面 IL-1 受体结合，在受体水平阻断 IL-1 的生物效应，起到抗炎及发挥骨与软骨保护作用，是一种天然炎性细胞因子抑制剂。它是唯一被美国 FDA 批准用于治疗常规药物无效的顽固性类风湿性关节炎的抗 IL-1 受体拮抗剂。有数据显示：阿那白滞素的疗效次于英夫利昔单抗和依那西普，正是由于其低效性，阿那白滞素被用于治疗对 TNF 拮抗剂无效的类风湿性关节炎患者。其作用机制可能与 IL-1β 在体内低于 TNF-α 水平，或者阿那白滞素在血液中的半衰期较短有关。在国外对于阿那白滞素应用于幼年类风湿性关节炎的研究表明，治疗前、治疗后 3，6，9 个月，患者每日泼尼松用量均数逐渐减少，治疗前后，ESR，CRP，血红蛋白，血小板各项指标均有明显变化，发热、关节炎等明显好转[9]。

该药为短效制剂，推荐剂量是每天 1mg/kg，最大 100 mg，皮下注射。阿那白滞素主要不良反应是注射部位反应和感染，严重或反复感染及合并结核的患者需慎用。已发现的不良反应还包括变态反应、血常规改变、头痛、恶心、腹痛、腹泻及流感样症状等。使用过程中，应该注意监测血象，同时防止与 TNF 拮抗剂联用，避免增加感染的风险。

列洛西普（rilonacept）是一种长效的可溶性 IL-1 受体（融合蛋白），又叫 IL-1 陷阱。在一项治疗幼年特发性关节炎全身型的 I 期临床试验中，23 名患者接受每周一次 rilonacept 注射，2.2～4.4mg/kg（最大剂量 360mg）。12 名患者则应用 2 年无不良事件发生。有 6 名患者发生严重不良事件，包括发生巨噬细胞活化综合征（2 例）、关节炎复发（2 例）、肺纤维化（1 例）及贫血（1 例）。最常见的不良事件是注射部位的反应和呼吸道感染。没有死亡病例。

人抗白介素-1β 单克隆抗体（ilaris, canakinumab）是一种拮抗 IL-1β 的单克隆抗体。它不会和 IL-1 家族中的其他成员发生交叉反应，半衰期 30d，可以 8 周用药 1 次。在一项针对幼年特发性关节炎全身型的 II 期临床试验中，23 名患者接受了单剂 canakinumab 注射（0.5～9.0 mg /kg），发现最常见的不良事件是轻中度感染或消化道症状，3 例患者发生治疗相关严重不良事件，但尚无患者因不良事件退出试验。

3. IL-6 拮抗剂

人源型抗人白细胞介素-6（IL-6）受体抗体托珠单抗 tocilizumab（actemra，MRA）是一种免疫球蛋白 IgG1（γ1，κ）子类重组人源化抗-人白介素-6（IL-6）受体单抗。日本首先完成 tocilizumab 单一治疗研究后，多个国家已完成了 III 期联合治疗研究[10]。2010 年，美国 FDA 已批准 actemra（tocilizumab）用于治疗那些已对一种或多种肿瘤坏死因子拮抗剂应答不充分的成人中重度风湿性关节炎（RA）患者。它是首个获准治疗该病的 IL-6 受体抑制类单克隆抗体药物，可单独使用，也可以和氨甲蝶呤或其他缓解类抗风湿药联用。Tocilizumab 与 MTX 联合治疗可作为中、重度活动性类风湿性关节炎的一个有效的治疗方法，对 TNF 拮抗药难治的类风湿性关节炎患者能够达到快速持久的临床改善。此外，一项开放试验表明，tocilizumab 还可抑制关节破坏的进展。研究提示，tocilizumab 适用于处于活动性类风湿性关节炎所有疾病阶段的患者，包括早期未使用过 MTX 治疗及长期使用 DMARDs 和抗 TNF-α 治疗者。此外，其对系统性红斑狼疮疗效的临床试验也在进行中。一项国际性抗 IL-6 拮抗剂在全身型幼年特发性关节炎患者临床 III 期试验正在进行中[11]。

托珠单抗用法为静脉滴注给药，每次 8~12mg/kg，每 2 周 1 次。其最常见的不良反应是感染、胃肠道症状、皮疹和头疼。

4. IL-23 拮抗剂

Ustekinumab 是一种人 IL-12/23 单克隆抗体，也是近几年治疗自身免疫性疾病的研究方向[12]。动物实验表明，IL-23 缺乏的小鼠对实验性自身免疫性脑脊髓炎（experimental autoimmune encephalomyelitis，EAE）、胶原诱导关节炎（collagen-induced arthritis，CIA）、炎性肠病等自身免疫疾病有极好的耐受性。Ustekinumab 除了对中重症银屑病有效之外，对克罗恩病及银屑病性关节炎也有效。

5. 抗 IL-2 受体

达利珠单抗注射液（Daclizumab）是一种抗 IL-2 受体的人源化单克隆抗体。IL-2 受体位于免疫系统中激活的 T 细胞及其他细胞表面。目前对其研究尚在 I 期临床试验阶段。在一项幼年特发性关节炎相关的虹膜睫状体炎的研究中发现，3 例出现不良事件而退出试验，包括皮疹，另外 2 例出现不可控制的系统表现[13]。

三、抑制细胞功能及细胞之间的相互作用

1. 针对 B 细胞的制剂

抗 CD20 单抗可以去除患者的致病 B 淋巴细胞，改善病情。上市产品有 2 种：一种是鼠抗人抗体利妥昔单抗注射液（rituximab），另外一种是完全人源化抗体 ocrelizumab。

利妥昔单抗：是人/鼠嵌合的抗 CD20 单克隆抗体，包括人 IgG1 抗体稳定区 Fc 片段和鼠可变区的 Kappa 恒定区。主要作用于 B 细胞上的跨膜抗原 CD20，与之结合后引起免疫反应，促进 B 细胞的溶解，从而阻断 B 细胞在炎症反应过程中抗原呈递、信号传导及分泌炎症介质和趋化因子的功能，减轻炎症反应。适应证主要为复发或化疗抵抗性 B 淋胞型的非霍奇金病、类风湿性关节炎。2008 年，美国风湿学会推荐利妥昔单抗应用于对氨甲蝶呤及其他 DMARDs 治疗不敏感的重度类风湿性关节炎患者。利妥昔最初用于治疗惰性 CD20 阳性 B 细胞淋巴瘤和慢性淋巴细胞白血病，近年被批准治疗不适合使用 TNF-α 抑制剂或对其疗效不佳的中重度类风湿性关节炎患者，能延缓放射学进展，对类风湿因子/抗阳离子蛋白（cation protein，CCP）阳性患者疗效可能更佳。国外研究显示，患者随机接受氨甲蝶呤（每周 ≥10mg）、利妥昔单抗（1 000 mg，第 1 d，第 15 d 给药）、利妥昔单抗加环磷酰胺（750 mg，第 3 d，第 17 d 给药）、利妥昔单抗加氨甲蝶呤治疗 24 周，临床症状改善在所有接受利妥昔单抗治疗组均显著高于只接受氨甲蝶呤的治疗组[14]。该药可用于对 TNF-α 拮抗药无效的类风湿患者。此外利妥昔单抗的治疗系统性红斑狼疮的 I/II 期临床试验提示该药可使约 2/3 难治性重症 SLE 患者得到临床缓解，且耐受性好。目前该药用于治疗严重难治性 JIA 患儿只有个例报道。

利妥昔单抗用法为每次 750 mg/m²；每 2 周 1 次，给 2 次，或 375 mg/m²，每周 1 次，连用 4 次，每次最大剂量 1 000 mg。利妥昔单抗为鼠抗人抗体，主要不良反应为首次输液反应，见于首次输液后的 24 h 内，多表现为发热、寒战、恶心、呕吐、头痛、暂时性低血压或高血压、咳嗽、瘙痒等，减慢输液速度或暂时中断输液可以减少输液反应的发生率和程度。

人源化抗体 ocrelizumab 理论上能够避免这种变态反应的产生，其治疗类风湿性关节炎和 SLE 的 I/II

期临床试验已经完成，Ⅲ期临床试验正在进行当中，目前资料显示应用该药治疗安全有效。

此外，其他针对B细胞的生物制剂包括抗CD22单抗依帕珠单抗（epratuzumab），用于中重度SLE复发病例的治疗，显示了明显的临床疗效。抗BLyS（B淋巴细胞刺激因子）抗体贝利单抗（belimumab），抑制BLyS的人源化单克隆抗体，针对B细胞功能但不减少B细胞数量的选择性生物制剂，也已经应用到了SLE的治疗当中，临床试验结果显示这些治疗亦安全有效[15]。

2.针对T细胞的制剂

细胞毒性T淋巴细胞相关抗原4（cytotoxic T lymphocyte-associated antigen 4，CTLA4）表达在活化的T淋巴细胞表面，与CD80/CD86结合并阻断其与共刺激分子CD28的相互作用，对免疫反应起负向调节作用。CTLA4-Ig是一种将CTLA4的胞外区与IgG1的Fc段融合构建的可溶性蛋白，它可以模拟CTLA4阻断CD28而抑制T淋巴细胞的活化。其上市产品为阿巴西普（abatacept），2005年3月在美国首次上市。2005年11月，美国批准适应证为类风湿性关节炎。2008年，美国风湿学会指南中推荐阿巴西普用于对氨甲蝶呤及其他DMARDs治疗不敏感的中度以上类风湿性关节炎患者。

阿巴西普用法为10mg/kg，分别于第1，第15，第29d静脉给药，之后每28d给药1次，同时给予氨甲蝶呤对单用氨甲蝶呤无效的患者有一定疗效，并可应用于对TNF-a拮抗药无效的患者，长期随访显示阿巴西普能够抑制类风湿性关节结构的破坏[16]。

阿巴西普最频繁的不良反应是与输液相关的头痛、上呼吸道感染、恶心和鼻咽炎，最严重的不良反应是发生恶性肿瘤和严重感染。

四、其他类型的生物制剂

包括诱导免疫耐受的生物制剂及抑制凋亡制剂，但在儿童患者中尚无应用。简单介绍如下。

阿贝莫司钠（abetimus sodium，LJP-394）是拟用于治疗系统性红斑狼疮的新药。阿贝莫司钠属于B细胞耐受原，可与B细胞抗dsDNA抗体交联而诱导B细胞产生免疫耐受。在Ⅲ期临床试验中，阿贝莫司钠能降低部分狼疮性肾炎患者抗双链DNA（double-stranded DNA，dsDNA）抗体水平，但对肾炎复发无明显的保护作用[17]。因此，2009年终止了阿贝莫司钠的临床试验。抑制凋亡制剂也是生物制剂的研究方向之一，目前尚无相应药品问世。

总之，生物制剂的问世，为儿童风湿病的治疗提供了强有力的武器，也为儿童风湿病患者点亮了新的希望。但目前的大多数生物制剂都没有经过大规模临床试验的验证，缺乏长期疗效和安全性的随诊资料，有些尚处于实验室阶段。但无论怎样，生物制剂毕竟给风湿病治疗开辟了一条新途径，为患者提供了更多的选择，尤其是给那些传统免疫抑制治疗无效的患者带来了希望。

（邓江红）

参考文献

[1] Ilowite N T. Update on biologics in juvenile idiopathic arthritis[J]. Curr Opin Rheumatol，2008，20: 613-618.

[2] Prince F H，Twilt M，ten Cate R，et al. Long-term follow-up on effectiveness and safety of etanercept in juvenile idiopathic arthritis: the Dutch national register[J]. Ann Rheum Dis，2009，68: 635-641.

[3] 李彩凤，何晓琥. 依那西普治疗幼年特发性关节炎的专家共识[J].临床儿科杂志，2011，29: 587-591.

[4] Ungar W J，Costa V，Burnett H F.The use of biologic response modifiers in polyarticular-course juvenile idiopathic arthritis: a systematic review[J]. Semin Arthritis Rheum，2013，42: 597-618.

[5] Simonini G，Taddio A，Cattalini M，et al. Prevention of flare recurrences in childhood-refractory chronic uveitis: an open-label comparative study of adalimumab versus infliximab[J]. Arthritis Care Res（Hoboken），2011，63:612-618.

[6] Lovell D J，Ruperto N，Goodman S，et al. Adalimumab with or without methotrexate in juvenile rheumatoid arthritis[J]. N Engl J Med，2008，359:810-820.

[7] Keystone E C，Combe B，Smolen J，et al.Sustained efficacy of certolizumab pegol added to methotrexate in the treatment of rheumatoid arthritis: 2-year results from the RAPID 1 trial[J].Rheumatology（Oxford），2012，51:1628-1638.

[8] Genovese M C，Han C，Keystone E C，et al.Effect of golimumab on patient-reported outcomes in rheumatoid arthritis: results from the GO-FORWARD study[J].J Rheumatol，2012，39:1185-1191.

[9] Ilowite N，Porras O，Reiff A，et al. Anakinra in the treatment of polyarticular-course juvenile rheumatoid arthritis: safety and preliminary efficacy results of a randomized multicenter study[J]. Clin Rheumatol，2009，28:129-137.

[10] Yokota S，Imagawa T，Mori M，et al. Efficacy and safety of tocilizumab in patients with systemic-onset juvenile idiopathic arthritis: a randomised，double-blind，placebo-controlled，withdrawal phase III trial[J]. Lancet，2008，371:998-1006.

[11] Herlin T. Tocilizumab for the treatment of systemic juvenile idiopathic arthritis[J]. Expert Rev Clin Immunol，2012，8:517-525.

[12] Benson J M，Peritt D，Scallon B J，et al. Discovery and mechanism of ustekinumab: a human monoclonal antibody targeting interleukin-12 and interleukin-23 for treatment of immune-mediated disorders[J]. Mabs，2011，3:535-545.

[13] Sen H N，Levy-Clarke G，Faia L J，et al. High-dose daclizumab for the treatment of juvenile idiopathic arthritis-associated active anterior uveitis[J]. Am J Ophthalmol，2009，148:696-703.

[14] Alexeeva E I，Valieva S I，Bzarova T M，et al. Efficacy and safety of repeat courses of rituximab treatment in patients with severe refractory juvenile idiopathic arthritis[J]. Clin Rheumatol，2011，30:1163-1172.

[15] Tak P P，Mease P J，Genovese M C，et al. Safety and efficacy of ocrelizumab in patients with rheumatoid arthritis and an inadequate response to at least one tumor necrosis factor inhibitor: results of a forty-eight-week randomized，double-blind，placebo-controlled，parallel-group phase III trial[J]. Arthritis Rheum，2012，64:360-370.

[16] Guyot P，Taylor P C，Christensen R，et al. Indirect treatment comparison of abatacept with methotrexate versus other biologic agents for active rheumatoid arthritis despite methotrexate therapy in the United kingdom[J].J Rheumatol，2012，39:1198-1206.

[17] Horowitz D M，Furie R A. Abetimus sodium: a medication for the prevention of lupus nephritis flares[J]. Expert Opin Pharmacother，2009，10:1501-1507.

第十一章 儿科感染性疾病诊治进展

第一节 回顾 2009 年甲型 H1N1 流感

流感病毒感染引起的流行性感冒,简称流感,是一种常见的呼吸道传染病。病原体分为甲、乙、丙3型,其中甲型流感病毒极易变异,传播力强,往往造成爆发流行或大流行。临床表现有急性高热、乏力、肌肉酸痛和轻度呼吸道症状,婴幼儿和老人易并发肺炎。由于其变异快、传播力强,一直对人类社会造成广泛的威胁。我国在 2009 年 5 月 1 日将甲型 H1N1 流感纳入《中华人民共和国传染病防治法》规定的乙类传染病,并采取了甲类传染病的预防。

一、病毒学特点

流感病毒属于正黏病毒科,为单股负链 RNA 病毒,基因组约为 13.6 kb。典型病毒颗粒呈球状,直径 80~120nm,有囊膜。囊膜上有许多放射状排列的突起糖蛋白,分别是红细胞血凝素(hemagglutinin,HA)、神经酰胺酶(neuraminidase,NA)和基质蛋白 M2。病毒颗粒内为核衣壳,呈螺旋状对称,直径为 10 nm。HA,NA 均具有抗原性,两者的不同组合将流感病毒分为若干亚型,甲型流感病毒变异较快,每年发生一次。2009 年流行的 H1N1 病毒起源于北美猪病毒系的 6 个基因以及欧亚猪病毒系的 2 个基因的三重重组甲型猪流感病毒。新病毒株为 8 个流感基因片段(PB2,PB1,PA,HA,NP,NA,M,NS)的重组,既往未见报道。其中 6 个片段(PB2,PB1,PA,HA,NP,NS)来自禽、猪和人流感病毒三重重组的猪流感病毒,另 2 个片段(NA,M)起源于欧亚地区的猪流感病毒。其抗原性与经典猪甲型 H1N1 流感病毒,以北美为来源的三重重组的猪甲型 H1N1 流感病毒极其相似。尽管此病毒有别于其他人类及猪的甲型流感病毒,但这些病毒株仍有其抗原的同源性。在自然条件下,与乙型和丙型流感病毒只感染人不同,甲型 H1N1 流感病毒除感染人外,尚可感染猪、马、禽类。实验室常用鸡胚、人胚肾等来培养流感病毒。

流感病毒均对乙醇、碘伏、碘酊、甲醛等有机溶剂敏感;对热敏感,温度 56℃以上 30min 可灭活。

二、流行病学

1.流行特点

自 20 世纪以来,人类曾发生过 4 次流感大流行,即 1918~1919 年的"西班牙流感"、1957~1958年的"亚洲流感"、1968~1969 年的"香港流感"和 1977 年的"俄罗斯流感"。每次大的流行都给人类生命财产和经济发展带来灾难性的打击。而就 2009 年的甲型 H1N1 流感流行而言,其流行的特点为:①疫情扩散速度快。②人群普遍易感。③感染者绝大多数为轻症病例,以青少年为主,病死率低。④甲型 H1N1 流感疾病谱较宽,临床表现复杂,住院病例、重症病例及死亡病例甲型 H1N1 流感的患者绝大多数有基础疾病史或妊娠情况。⑤南北球疫情与季节性明显相关。

2012~2013 年全球流感季节较以往有所提前,流感发病呈现季节性甲型 H3N2 流感、甲型 H1N1流感共同流行的态势。WHO 全球流感监测网络监测结果显示,美国于 2012 年第 47 周进入流感季节,为 10 年来最早,流感疫情正处于高峰。欧盟和欧洲经济体第 48 周开始进入流感季节。亚洲温带地区第51 周进入流感季节。在美国 5 岁以下儿童和 65 岁以上老人仍是最容易遭受流感引发的极端并发症的人群。而在我国老年人此次的发病率有下降可能得益于疫苗的接种。而目前流感危重和死亡病例多发生于有慢性基础疾病人群。流感肺炎、病毒性心肌炎和中枢神经系统感染是导致流感患者死亡的主要原因。与2009年流行的流感类似[1]。

在H1N1流感病毒感染的病例中，绝大多数都是急性起病，大部分可自限，在儿童及青少年中的发病率较高。大于60岁的老年人发生相对较少，可能是由于其早期经历过流感，并存在一定的交叉抗体的保护。但死亡病例则多出现在那些大于65岁的老年患者中。住院及死亡的比率因国家不同而各有差异，但总体来说小于5岁患儿的住院比例明显升高，尤其是小于1岁的婴儿。目前认为重度肥胖、孕期妇女（尤其是第2次及第3次怀孕者）、小于5岁的儿童、65岁或以上老年人及青少年（小于18岁）、存有慢性肺脏、心脏、肝脏、血液系统、神经肌肉系统以及代谢性疾病的儿童、免疫功能抑制者（包括HIV感染和/或使用免疫抑制药物）等均是患病的高危因素[1-4]。

2.传播途径

甲型H1N1流感病毒既可通过飞沫经呼吸道传播，也可通过口腔、鼻腔、眼睛等处黏膜直接或间接接触传播，疫情的快速蔓延足以说明其具有极强的传播力，患者的病原携带时间与其传播能力密切相关。甲型H1N1流感轻症病例的病原携带时间以一过性携带为主，重症病例的病原携带时间明显长于轻症患者，提示甲型H1N1流感和季节性流感的病原携带规律类似，病情严重程度对病原携带时间有影响。

2009年H1N1病毒在人与人之间的传播的机制是与季节性流感相似的，但小颗粒气溶胶，大的液滴以及污染物在其中的作用并不确定。疾病二次传染的比率根据不同的设置和暴露人群，估计在4%到28%的范围内。在家庭内部的二次感染以大于50岁的最多，而儿童及成人相对较低[4]。

三、发病机制

关于病毒的复制，针对血凝素受体结合试验的研究表明，H1N1病毒能够很好的与哺乳动物宿主的α2，6-联合细胞受体以及α2，3-联合细胞受体相结合。在33°C条件下，H1N1病毒在人类支气管上皮可显示复制的增加，同时也具有在非人类灵长类动物的肺组织复制的增加，这些可以帮助解释为何H1N1病毒感染可引起严重的病毒性肺炎[5]。

关于免疫反应，常可看到机体在感染病毒后，炎性因子升高。季节性流感病毒与流行性H1N1病毒在人类细胞中诱发的促炎反应是类似的。在严重的病例中可看到白介素-15，白介素-8，特别是白介素-6的水平明显升高。在死亡的病例以及伴有ARDS的病例中，可发现白介素-6，白介素-10，白介素-15，G-CSF，白介素-1α，白介素-8以及肿瘤坏死因子α均可升高[1-2,6]。

四、病理改变

在H1N1病毒感染的死亡病例中，组织病理学检查结果表现出不同程度的弥漫性肺泡损伤，透明膜和室间隔水肿、气管炎和坏死性支气管炎。其他早期的改变包括肺血管充血，以及在某些情况下的肺泡出血。尚可见到噬血细胞、肺血栓栓塞和出血、心肌炎，并可检测到相关的病毒抗原。

五、临床表现

1.临床症状

以2009年甲型H1N1流感为例，其临床表现可从不发热、轻度上呼吸道症状到严重的呼吸系统疾病。大多数病例有典型流感样症状，如发热、咳嗽、头痛、鼻塞、咽痛、流涕、肌痛、乏力等。最新一项研究显示，最常见的症状顺序依次为发热（94%）、咳嗽（92%）、咽痛（66%）、腹泻（25%）、呕吐（25%）。其中，年轻人更易感，大部分感染甲型H1N1流感的患者年龄在18岁左右，只有5%的患者年龄超过50岁。临床特征类似季节性流感，大部分的患者临床症状为发热、咳嗽，这些症状与季节性流感类似。腹泻和呕吐发生率高。87%死亡病例和71%的重症肺炎患者在5～59岁，平均水平为17%和32%。墨西哥国立呼吸系统疾病研究所在2009年3月24日～4月24日收治的98名急性呼吸系统疾病患者中确诊18例甲型H1N1流感患者，半数患者在13～47岁，8人存在其他疾患，16人为首次入院。

所有患者均有发热、咳嗽、呼吸困难或窘迫、血清乳酸脱氢酶水平升高和双侧斑片状肺炎。其他实验室检查包括肌酸激酶升高（62%）和淋巴细胞减少（61%）。其他重要症状包括严重的、长期的慢性梗阻性肺疾病（chronic obstructive pulmonary disease，COPD）的急性发作或诱发哮喘发作，一些病例可见到神经系统表现（神志不清、抽搐、意识障碍、脑炎、感染后脑病、四肢瘫痪）和心肌炎，以及包括一些爆发性病例[1-2,4-7]。

而针对儿童的表现，从我们收治的甲型 H1N1 流感患儿的临床表现来看，与成人有所不同。最常见的症状为：发热、咳嗽、喘息。与国外报道的文献基本一致，但还有以下几个特点：①症状出现的比例较成人为高。②可伴有卡他症状、咽痛、腹泻等症状。③在儿童中，疾病对小年龄儿童食欲的影响比较明显。而头痛、畏寒、肌痛、关节酸痛等表现并不突出。轻症患儿多以呼吸道症状为主，而在重症及危重症患儿中，喘息及呼吸困难则更加明显。对于不同程度病例热型并无明显差异，以中高热为主。热程则以轻症病例最短，病情危重的患儿相对长，与疾病的严重程度成正相关。部分病例可引起中枢神经系统受累。重症患儿可出现不同程度的器官功能障碍，甚至功能衰竭，可留有不同程度的后遗症[4-8]。

2.实验室检查

根据卫生部发布的诊疗常规中实验室检查包括：①外周血常规：白细胞总数一般不高或降低。②病原学检查：第一，病毒核酸检测：以 RT-PCR（最好采用实时 RT-PCR）法检测呼吸道标本（咽拭子、口腔含漱液、鼻咽或气管抽取物、痰）中的甲型 H1N1 流感病毒核酸，结果可呈阳性。此方法仍为最好的检测手段，但仍有假阴性的可能，因此结果阴性并不能完全作为排除流感的标准，应重复采集，以及进行不同部位的标本检测。第二，病毒分离：呼吸道标本中可分离出甲型 H1N1 流感病毒。合并病毒性肺炎时肺组织中亦可分离出该病毒。③血清学检查：动态检测血清甲型 H1N1 流感病毒特异性中和抗体水平呈 4 倍或 4 倍以上升高。有研究表明，在儿童中，约 2/3 的患儿白细胞总数正常，淋巴分类为主的可占一半，而在以中性为主的病例中经治疗后淋巴比例亦有逐渐升高。显示此次病毒感染对于白细胞的影响并不十分明显。CRP 为一种急性炎性反应蛋白，在细菌感染的时候可明显升高，而病毒感染的时候往往正常。绝大多数病例的 CRP 正常，与病毒感染的变化相一致。而升高的可见于存在混合感染以及危重症 3 例。因此，CRP 的升高提示有可能为混合感染以及机体的炎性反应的严重程度。这对疾病的判断及治疗选择会提供很大的帮助。由于儿童免疫功能发育尚不完善，以及环境因素影响（如：居住条件、幼儿园等），容易出现混合感染。年长儿以并发肺炎支原体感染最多，可能与年龄特点，以及两种病原均为细胞内病原体有关。有国外研究表明，在甲型 H1N1 死亡病例肺部尸检中发现，其中约 29% 存在混合感染，病原以肺炎链球菌最多，MRSA 以及嗜血流感杆菌亦有发现[2,6,9-11]。

甲型 H1N1 流感病毒感染机体后可引起电解质的改变，以低钾血症为主。有研究发现，给健康人注射内毒素可以直接刺激 Na^+-Ka^+-ATP 酶活性而导致低钾血症出现，说明细菌感染伴发的低钾与细菌释放的内毒素有关，因此我们推测新型甲型 H1N1 流感伴发的低钾血症也可能与病毒感染过程中释放的某些物质激活宿主细胞膜 Na^+-Ka^+-ATP 酶有关，具体机制需要更为深入的实验研究。此外，亦可导致心肌酶的升高。有研究显示，引起心肌酶升高的比例占 62%，且以 AST，CK，LDH 升高为主，部分患儿可有 CK-MB 的升高，提示病毒感染后可累及心血管系统。针对部分患儿进行了 CD 系列的检查，此病毒感染后可对机体细胞免疫功能产生影响，尤以 CD4 比例下降明显。

在甲型 H1N1 流感的患者中进行了包括肺 CT 及胸片的检查。其中约有超过 2/3 的重症病例出现肺炎，可双肺同时受累，且多为间质浸润及大叶实变同时存在。而在重症及危重症病例中，肺炎出现的时间更早，个别可发展为 ARDS。而在儿童中，由于起病急，进展快，病情重，更易引起下呼吸道感染。出现重症的比例较其他群体更高。此外，因病毒性肺炎的不同时期的病理改变，以及感染后所致肺损伤的严重程度均可影响患儿的总体病程以及预后，必要时对于重症病例进行 CT 检查可以早期发现病变及判断病变的发展情况。

六、治疗

1.抗病毒治疗

H1N1 病毒对神经氨酸酶抑制剂奥司他韦和扎那米韦敏感，但几乎对金刚烷胺和金刚乙胺耐药。神经氨酸酶抑制剂治疗 H1N1 病毒感染非常重要。奥司他韦的活性代谢产物是强效的选择性的流感病毒神经氨酸酶抑制剂，可抑制甲型流感病毒的神经氨酸酶，从而抑制病毒的复制及致病性，抑制病毒从被感染的细胞中释放，从而减少病毒的传播，利于病毒的清除。有文献报道，最好在病程48h 内给予奥司他韦，但有部分研究表明，在 48h 后应用仍能有效的改善病情。常见的不良反应为消化道症状，但出现的比例相对较少，有关儿童用药的报道显示，并未发现明显的药物不良反应。因此，奥司他韦可作为治疗本病的首选用药。在存在并发症的患者以及重症病例可加大奥司他韦的用量及延长给药的时间。

近年来，有关于由于病毒神经氨酸酶 His275Tyr 的基因突变，导致了对奥司他韦的高水平耐药的病例报道，而此时可选择扎那米韦进行治疗。

扎那米韦或帕拉米韦的静脉注射可提供快速及高水平药物浓度从而得到治疗效果，尤其对于可能存在奥司他韦耐药的病毒株的治疗时是很有效的。针对抗病毒治疗，亦可考虑使用其他患者恢复期血清中和体内特异病原[12-13]。

2.对症治疗

除特异的抗病毒药物外，一般治疗及对症的支持治疗亦同等重要。患病儿童需注意休息，多饮水，积极退热。但需要注意的是，长期服用阿司匹林有可能在感染流感病毒后导致 Reye 综合征。对于重症病例，如：热峰高、发热持续时间长、肺部病变严重、短期内进展迅速的病例可选择应用糖皮质激素，如甲基强的松龙，静点抑制机体炎性反应；另外，对于危重患儿给予丙种球蛋白静点可增强免疫，中和体内特异病原。对于出现呼吸衰竭的重症患者应积极给予呼吸支持，并可考虑应用肺表面活性物质及体外膜肺的治疗[14-16]。

3.中药的治疗

其他的治疗手段也包括了中药的治疗。采取传统中医方法、当代科学精神、现代中医理念，合理地运用中药的治疗，中西医结合，同样可以达到满意的疗效。具体的中医辨证以及选用的药方可参照 2009 年甲型 H1N1 流感治疗指南。

七、预防

可以从以下两方面来进行预防[14-17]。

1.疫苗

对于病毒感染的最有效的防治方法，目前仍以疫苗为最佳选择。

公共健康专家们一致认为，为减轻流感大流行导致的负面影响，接种疫苗是最有效的方法。H1N1 病毒的疫苗已在全球 40 多个国家和地区使用和管理，作为世卫组织强烈建议进行疫苗接种，并要监测疫苗的安全性及监控疫苗对未来的影响。目前看来，H1N1 流感疫苗是安全有效的。

WHO 对于以下人员建议进行疫苗接种：

（1）孕妇；

（2）家庭接触者和婴幼儿的照顾者；

（3）婴幼儿；

（4）6 个月至 4 岁；

（5）5 ~ 18 岁儿童；

（6）成年人 19 ~ 24 岁；

（7）高风险的成年人 25 ~ 64 岁；

（8）大于 65 岁老年人；

（9）慢性疾病，包括慢性肺（包括哮喘）、心血管疾病（高血压除外）、肾病、肝功能及认知功能异常的患者，有神经系统、神经肌肉、血液或代谢性疾病的患者；

（10）健康护理和紧急医疗人员；

（11）有经常性的可能与流感病人身体接触的国家和地方的执法人员；

（12）现役部队人员。

2.展望

关于如何防止和处理有可能的未来流感大流行，可以采取以下几点措施：①首先要求的是快速和广泛的全球通信和数据共享。这样的监视需要包括人类、家畜和野生鸟类。②必须进一步寻找有效的干预策略，以减少传播。这必须包括实施有效的非药物干预，包括流行季节减少大型的公共活动以及外出佩戴口罩等。③监测流感病毒基因的变化。

人类预见大流行的能力还远远不够，而且我们的抗流感大流行医疗设备还很薄弱。因此，我们必须提高对流感流行的认识，优化应对流感大流行的能力。做到能够有效地预防，更好地识别和治疗疾病，更好地开展国际合作，特别是在有可能疾病大流行的情况下，做到快速检测，及时调查和总结临床特征，对易感人群采取针对性的预防治疗措施，大力推广流感疫苗的及时接种，从而保证公众健康。

（胡冰 刘钢）

参考文献

[1] Swerdlow D L，Finelli L.2009 H1N1 influenza pandemic: field and epidemiologic investigations in the United States at the start of the firstpandemic of the 21st century[J]. Bridges CB Clin Infect Dis，2011，52 Suppl. 1:S1-S3.

[2] Bautista E，Chotpitayasunondh T，Gao Z，et al. Clinical aspects of pandemic 2009 influenza A（H1N1）virus infection[J]. N Engl J Med，2010，362（18）:1708-1719.

[3] Yusibov V，Streatfield S J，Kushnir N.Clinical development of plant-produced recombinant pharmaceuticals: vaccines，antibodies and beyond[J]. Hum Vaccin，2011，7（3）:313-321.

[4] Jeffery K，Taubenberger M D， David M，et al. Influenza: The once and future pandemic[J]. Public Health Rep，2010，125 Suppl. 3: S16–S26.

[5] Bal L，Cao B，Wang C.Influenza A pandemic（H1N1）2009 virus infection[J]. Chinese Medical Journal，2011，124（20）: 3399-3402.

[6] Fukuyamal S，Kawaoka Y.The pathogenesis of influenza virus infections: the contributions of virus and host factors[J]. Curr Opin Immunol，2011，23（4）: 481-486.

[7]Gupta Y K， Padhy B M. Issues in pharmacotherapy of 2009 H1N1 influenza infection[J]. J Postgrad Med，2010，56（4）:321-327.

[8] Tullu M S. Oseltamivir[J]. J Postgrad Med，2009，55（3）: 225-230.

[9] Christman M C，Kedwaii A，Xu J，et al. Pandemic（H1N1）2009 virus revisited: an evolutionary retrospective[J]. Infect Genet Evol，2011，11（5）:803-811.

[10] Del Rio C， Guarner J.The 2009 Influenza A （H1N1）Pandemic: what have we learned in the past 6 months[J] . Trans Am Clin Climatol Assoc，2010，121: 128-140.

[11] Neumann G， Kawaoka Y. The first influenza pandemic of the new millennium[J]. Influenza Other Respi Viruses，2011，5（3）:157-166.

[12] Jamieson B，Jain R，Carleton B，et al. Use of oseltamivir in children[J]. Can Fam Physician，2009，55（12）: 1199-1201.

[13] Webster D，Mile Y，Garceau R，et al.Oseltamivir against influenza A（H1N1）[J].CMAJ，2011，183（7）: 420-422.

[14] Goel M K，Goel M，Qana P， et al.Pandemic Influenza A（H1N1）vaccine[J]. Update Yea，2011，29（1）:13-18.

[15] Gary L，Morefield. A rational system，the development of the vaccine formulation[J]. AAPS J，2011，13（2）:191-200.

[16] Del Rio C M D，Guarner J M D. The 2009 Influenza A（H1N1）pandemic: what have we learned in the past 6 months[J]. Trans Am Clin Climatol Assoc，2010，121: 128-140.

[17] Fukuyama1 S，Kawaoka Y.The pathogenesis of influenza virus infections: the contributions of virus and host factors[J]. Curr Opin Immunol，2011，23（4）：481-486.

第二节　肠道病毒感染

肠道病毒包括脊髓灰质炎病毒、埃可病毒、柯萨奇病毒（A型，B型），编号68~72的肠道病毒是人类最重要的病原。患病者通过上呼吸道和胃肠道释放病毒，经口或呼吸道传播给易感人群。大多数的肠道病毒感染无症状（达80%），最常见的症状性感染主要导致发热。在北半球，症状性感染多发生于夏秋季，也可以四季散发。而在热带地区则四季均可发病。症状性肠道病毒感染有许多临床表现，且可以与其他疾病相似，这导致不必要的抗生素经验性应用。另外特定的肠道病毒或特定血清型的肠道病毒并没有特定的临床表现，反之亦然。因此明确特定的血清型临床意义有限。临床上可累及呼吸系统、神经系统、心血管系统、眼及其他系统。另外，在新生儿可产生严重的全身感染。本节主要讨论除脊髓灰质炎病毒外的肠道病毒感染。

一、病原学特点

病原体肠道病毒包括脊髓灰质炎病毒、柯萨奇病毒和埃可病毒。1970年国际病毒命名委员会将这些病毒归属于微小核糖核酸病毒科的肠道病毒属。在上述已命名的3种肠道病毒的67个型别以后发现的肠道病毒，都按肠道病毒序数编号命名，即68，69，70，71，72型肠道病毒等。柯萨奇病毒分为A，B两大组，A组24个型，B组6个型。埃可病毒共34型，其中10型的性质有别于其他埃可病毒，故已将其另列一类，称呼吸道肠道病毒或呼肠病毒第1型；埃可28型后来发现具有不耐酸性，区别于其他肠道病毒，已划归为鼻病毒类；埃可1型和8型抗原相同，目前统称为1型；埃可34型已认为是柯萨奇病毒A组的一个抗原变种。肠道病毒呈球形，20面体立体外观，无包膜，直径27~30nm。衣壳由60个相同壳粒组成，它们排列为12个五聚体。每个壳粒由来自一个原始壳粒蛋白VP0的4种多肽（VP1，VP2，VP3，VP4）组成。VP1，VP2，VP3带有中和抗原和型特异性抗原点暴露于面，VP4位于衣壳内部。功能蛋白至少包括依赖RNA的RNA聚合酶和两种蛋白酶。肠道病毒基因组为单股正链RNA，长7.2~8.5kb。基因组两端为保守的非编码区，中间为连续开放读码框架，编码一个2100~2400氨基酸的多聚蛋白。VP1蛋白是病毒中和决定因子，直接决定病毒的抗原性，具有与病毒血清型完全对应的遗传多样性及较大的变异性。

二、流行病学

肠道病毒感染在世界上传播很广，可引起流行及散发病例，流行范围可大可小，严重程度也不同。

1.传染源

有症状的患者及无明显症状的轻型或隐性感染者都是重要的传染源，尤其以轻症和隐性感染者为主要传染源。在患病早期即可从其粪便中分离出病毒，病程第一周阳性率达高峰，以后逐渐下降，一般持续排病毒2周，个别甚至长达2~3月。皮肤病变处4~5d可从疱浆中分离出病毒，偶可从血液、胸腔积液、尿及骨髓中检出病毒。

2.传播途径

患者通过粪便和呼吸道分泌物释放病毒。可以通过人-人直接接触传播，也可因暴露于肠道病毒污染的环境间接传播。尤其在集体儿童机构中，应重视间接经手、衣物等传播，如肠道病毒70型引起的急性结膜炎可经泪液排病毒，经手物传播。肠道病毒也可经孕母传给胎儿引起胎儿感染。

3.易感者

小儿受感染较成人多，尤其以婴幼儿发病率高，1岁以下婴儿感染率较年长儿或成人高7倍。但也有以侵犯成人和年长儿为主的流行，如流行性肌痛、急性出血性结膜炎，以及急性心肌炎，流行时成人发病较多。与脊髓灰质炎少见于 6 月以下婴儿的特点不同,埃可与柯萨奇病毒在新生儿和小婴儿中并不少见。

三、发病机制

人类通过直接或间接接触从胃肠道或上呼吸道释放的病毒而感染。感染的病毒植入到咽部和远端小肠并且复制,志愿者的研究提示减毒的脊髓灰质炎病毒能在远端小肠有效复制。有关病毒进入的准确部位一直在研究。肠道病毒在进入人体 1～3d 在回肠淋巴组织复制。从扁桃体获得的病毒量明显少于集合淋巴结。咽部的病毒释放最长持续时间为 3～4 周,而粪便最长持续时间为 5～6 周[1-3]。

肠道病毒在黏膜下淋巴组织复制后,到达区域淋巴组织,可以导致暂时性轻度病毒血症。这导致病毒在网状内皮组织包括肝、脾和骨髓中感染和复制。最常见的结果是亚临床感染,这种情况下病毒复制受机体防御机制限制。少部分感染的病人,病毒在上述网状内皮组织中继续复制,出现持续的病毒血症,导致非特异性的发热等全身症状。

病毒血症导致病毒扩散至靶器官如中枢神经系统、心脏、皮肤,上述组织因为病毒不同程度的复制而出现不同程度的坏死和炎症。尽管小肠是最初病毒复制的部位,但在胃肠道常常见不到组织病理学病灶。实验动物感染肠道病毒后可以因为运动、着凉、营养不良、妊娠和免疫抑制而加重病情。

四、临床表现

1.中枢神经系统感染（脑膜炎和脑炎）

儿童大多数病毒性脑膜炎由 B 类肠道病毒（包括大多数的 B 组柯萨奇病毒和埃可病毒血清型）引起。A 组柯萨奇病毒引起的脑膜炎相对较少。历史上,B 组柯萨奇病毒 2-5 和埃可病毒 4,6,7,9,11,13,16,18,30 和 33 是引起脑膜炎最常见的血清型。有时一种血清型亦可以引起很广泛的爆发流行。特定的血清型,尤其是 B 组柯萨奇病毒和埃可病毒 30 比其他的肠道病毒血清型更易引起无菌性脑膜炎。小于 3 个月的婴儿最容易发现无菌性脑膜炎,因为这些病人一旦发热伴可疑神经系统症状就需要常规进行腰穿检查。但这些病人很少有典型的神经系统症状。年长儿无菌性脑膜炎严重程度不一。缓慢或急性起病,典型的前驱症状有发热、寒战。常以头痛为主诉,出现脑膜炎症状后,轻重程度不一。只有 1/3 的病人布氏征和克氏征阳性。也常出现咽峡炎及其他上呼吸道感染的症状。病程有时候和脊髓灰质炎一样呈双峰热。这些病人前驱症状表现为发热和肌痛,继而热退、症状消失数天,随后又出现急性发热伴有头痛及其他的脑膜炎症状。5%～10%的无菌性脑膜炎病人在病程早期出现热性惊厥、复杂性惊厥、嗜睡、昏迷和肢体活动障碍等并发症[4-5]。

肠道病毒脑炎占所有脑炎病例的 5%,而在已证实为病毒性脑炎的病例中占 11%～22%。许多血清型均可引起脑炎,但柯萨奇 A9,B2,B5 型,埃可病毒 6 和 9 型及肠道病毒 71 最常报道。一小部分病例是通过脑组织分离病毒证实的;而其他病例则是通过神经系统以外分离到病毒或通过血清学检查证实的。肠道病毒脑炎多发生于儿童,中枢神经系统的症状轻重差别很大,从轻微症状到伴有抽搐、瘫痪及昏迷的广泛脑炎均可见到。儿童局灶性的脑炎可表现为部分性抽搐、偏侧舞蹈症和急性小脑共济失调,有些病例症状和单纯疱疹病毒脑炎相似。肠道病毒 71 及极少的其他血清型可以引起严重的、常为致死性的脑干脑炎,继而出现心肺症状表现包括神经源性肺水肿。肠道病毒脑炎的脑脊液表现和肠道病毒脑膜炎相似。头颅 MRI 及脑电图显示广泛或局限性的信号,反映出不同严重程度大脑受累。尽管可能出现永久性的神经系统后遗症和极少的病例死亡,但多数新生儿期以后的柯萨奇和埃可病毒脑炎能完全康复[6-8]。

2.麻痹和其他神经系统并发症

散发性的迟缓性运动麻痹可与柯萨奇病毒和埃可病毒的一些血清型及肠道病毒 71 相关,而肠道病毒 71 在俄罗斯、东欧、泰国和中国台湾地区曾引起了脊髓灰质炎样病例的大爆发。柯萨奇 A7 和肠道病毒 71 均可引起迟缓性麻痹的爆发。在印度新德里,在一项超过 7 年时间的调整中发现,柯萨奇病毒

A9 在脊髓灰质炎样病例中占 3.1%。在散发的病例，最常见的血清型包括柯萨奇 A7，A9 和 B1 至 B5，以及埃可病毒 6 和 9 型。稍少见的血清型是柯萨奇 A4，A5 和 A10 及埃可 1 至 4，7，11，14，16 至 18 和 30。非脊髓灰质炎肠道病毒（除肠道病毒 71 外）引起麻痹性疾病比脊髓灰质炎病毒要轻。事实上，肌力减低比迟缓性麻痹更常见，而麻痹常常不是永久性的。在颅神经受累方面，偶尔会导致完全性的单侧动眼神经麻痹。有少数的病例报道柯萨奇病毒 A2，A5 和 A9 及埃可病毒 6 和 22 会引起格林巴利综合征。有报道一例横贯性脊髓炎的病人柯萨奇病毒 B4 的抗体滴度升高。也有报道系统性的柯萨奇病毒 B2 疾病可以出现瑞氏综合征的表现。但是肠道病毒感染和瑞氏综合征两者在病原学和流行病学关系尚不清楚。有 2 例儿童病例报道显示眼阵挛-肌阵挛，或"舞眼"综合征伴有现症的柯萨奇病毒 B3 感染。

3.手足口病

柯萨奇病毒 A16 是手足口病爆发的主要病因，许多其他的肠道病毒感染也可与手足口病相关，包括柯萨奇病毒 A4，A5，A6，A7，A9，A10，A24 和 B2 至 B5，埃可病毒 18 和肠道病毒 71。肠道病毒 71 在东亚、南亚出现大爆发，引起严重的中枢神经系统疾病和死亡。因其皮肤黏膜多有疱疹样改变，目前我国统一把它们列入手足口病防治指南[9]。

手足口病最常感染 10 岁以下的儿童，常蔓延到其他家庭成员。大多数病人出现咽痛和口腔溃疡，小年龄儿因溃疡疼痛而出现拒食。发热 38~39℃，持续 1~2d，基本上所有的病人均出现口腔（主要是颊黏膜和舌体）的疱疹。一些病灶融合形成大疱和溃疡。75% 的病人出现四肢皮疹。这些皮疹常出现在手和足的伸侧，有些时候出现在臀部和外生殖器。皮疹中央为水疱，外周有红晕。皮肤活检显示表皮下病变伴有淋巴细胞和多核细胞炎症反应及皮肤棘层松解。

手足口病的皮疹外观上与单纯疱疹或水痘带状疱疹的皮疹相似。手足口病的病人往往口腔黏膜有疱疹。相比较，口腔疱疹在水痘病人不常见，而且这些病人一般病情更重，皮肤病变更早、更广泛，且是向心性分布，可累及手心和足底。原发性疱疹性龈口炎的病人也可以表现更重，体温更高，伴有颈部淋巴结肿大，病变常局限于口腔而不累及肢体末端。疱疹性咽峡炎的病人也和手足口病相似，但前者疱疹在口咽后部，一般累及咽喉和软腭。

柯萨奇和埃可病毒能引起各种各样的皮疹，有些和黏膜疹相关。除手足口病外，临床上根据这些皮疹不足以确定病原。可以从手足口病病人的疱疹中分离到病毒，因此这些疱疹是病毒血症后病毒直接侵犯皮肤导致病变。根据皮疹的形态可以将肠道病毒引起的皮疹分为以下各组：①风疹样或麻疹样皮疹；②红疹样皮疹；③疱疹；④瘀点。同一种肠道病毒感染可以出现不同的皮疹，而同一病人亦可出现不同形态的皮疹。

《卫生部手足口病诊疗指南（2010 年版）》将手足口病分为普通病例和重症病例。普通病例表现为手、足、口、臀部皮疹，伴或不伴发热。重症病例分为重型和危重型。重型是指合并神经系统受累表现，如：精神差、嗜睡、易惊、谵妄；头痛、呕吐；肢体抖动、肌阵挛、眼球震颤、共济失调、眼球运动障碍；无力或急性弛缓性麻痹；惊厥。体征可见脑膜刺激征，腱反射减弱或消失。出现下列情况之一者为危重型：①频繁抽搐、昏迷、脑疝。②呼吸困难、发绀、血性泡沫痰、肺部啰音等。③休克等循环功能不全表现。详见本书中枢神经系统感染（脑炎和脑膜炎）及肠道病毒 71 感染爆发流行部分。

4.急性呼吸道疾病

儿童夏季上呼吸道感染中分离出来的病毒大多数是肠道病毒，肠道病毒引起上呼吸道的感染和其他病原如鼻病毒属和肺炎支原体引起的感染在临床上很难鉴别，除非并发有无菌性脑膜炎、皮疹或其他肠道病毒感染的临床特征[10]。

许多肠道病毒血清型和上呼吸道感染相关。目前最具特征的引起呼吸道感染的肠道病毒是柯萨奇病毒 A21 和 A24，除了出现发热的概率更大之外，其他和普通感冒很相似。大多数肠道病毒容易从粪便中分离出，而柯萨奇病毒 A21 更容易从咽拭子中分离得到。志愿者吸入少量病毒气溶胶后，可出现卡他症状和咽痛，而且也可出现支气管炎和肺炎。埃可病毒血清型 4，8，9，11，20，22 和 25 也是呼吸道感染病原中常见原因。埃可病毒 11 感染可出现咽痛、卡他症状和咳嗽，也可出现喉炎。柯萨奇病毒 B 组感染的症状包括鼻炎、喉气管支气管炎、支气管炎和肺炎。也有在儿童中报道间质性肺炎或支气管肺炎。尽管可以从婴幼儿严重肺炎的死亡病例中分离出一些肠道病毒，特别是埃可病毒 6，8，11 和 33 和肠道病毒 71，但严重的下呼吸道肠道病毒感染仍不是很常见。

疱疹性咽峡炎具有特征性的咽部及软腭的疱疹，伴有发热、咽痛，尤其是吞咽时咽痛明显。夏季疱疹性咽峡炎爆发流行一般感染 3 ~ 10 岁儿童，柯萨奇病毒 A 组（血清型 1-10，16 和 22）是从疱疹性咽峡炎分离的最常见的病毒。其他血清型包括柯萨奇病毒 B 组 1 ~ 5 型，埃可病毒 3，6，9，16，17，25 和肠道病毒 71。

疱疹性咽峡炎以发热、呕吐、肌痛和头痛急性起病。在疱疹出现前数小时至 1d，主要的症状是咽痛及吞咽时疼痛。咽部查体可见红斑和特征性黏膜疹，扁桃体可见轻度渗出。特征性黏膜疹起初表现为点状，24h 后发展为 2 ~ 4mm 的疱疹，继而中央出现溃疡，常常数量少，位于软腭和悬雍垂，扁桃体、咽喉或颊黏膜相对少见。发热在 2 ~ 4d 逐渐消退，但咽部溃疡可持续至 1 周。疱疹性咽峡炎的病人病情不重，只需对症治疗。

柯萨奇病毒 A10 感染的疱疹性咽峡炎被称为急性淋巴结性咽炎。急性淋巴结性咽炎病灶分布和疱疹性咽峡炎相同，但病灶特征为包含有淋巴细胞的微小结节，结节最终消失，不出现疱疹和溃疡。

疱疹咽峡炎最常与细菌性扁桃体炎或其他病毒引起的咽炎、疱疹性龈口炎、手足口病和溃疡性口炎相混淆。单纯疱疹病毒引起的龈口炎出现在口腔前部，尤其是口唇的内侧、颊黏膜和舌部。牙龈炎、全身中毒症状和颈部淋巴结肿大是原发性单纯疱疹病毒感染的特征，而疱疹性咽峡炎无上述表现。绝大多数手足口病同时在手足可见疱疹。溃疡性口炎的主要特征为反复的口唇、舌部及颊黏膜出现较大的溃疡，主要发生于年长儿。

5.流行性肌痛

流行性肌痛是急性肠道病毒感染骨骼肌引起的，特征为发热和急剧、痉挛性的胸部或上腹部的疼痛。流行性肌痛最早于 1872 年在挪威报道。到 1949 年，柯萨奇病毒 B 组被认为是流行性肌痛最重要的病原。其他病原感染，如埃可病毒 1，6，9，16 和 19 及柯萨奇病毒 A 组的 4，6，9 和 10 引起的感染，则较少发生肌痛。

在已发表的报道中，主要的流行来自欧洲。这些流行常常间歇爆发，可间隔 10 ~ 20 年，在人口密度小的地区比城市流行概率要高。发生肌痛的病人比柯萨奇和埃可病毒引起的其他疾病的病人年龄要大。多个家庭成员可能同时发病或数天内逐个顺序发病。尽管肌痛可能由于病毒血症后病毒直接侵犯胸廓和腹部肌肉，但缺乏病毒学直接证据证实。受累的肌肉有触痛，另外部分病人可见肌肉肿胀。

肌痛没有前驱症状，以痉挛性肌疼痛急性发病，典型区域为胸廓下缘或上腹部。也可出现发热、咽痛和头痛，但不出现咳嗽和卡他症状。一小部分病人（小于 10%）发生无菌性脑膜炎和睾丸炎。心包炎和肺炎很少。疼痛的程度不同，可表现为刺痛、紧缩痛或钳夹痛。病人被问及疼痛的定位常为手掌大小的部位，而非确定的一个手指的部位。最常见的部位是单侧或双侧的肋缘或偶尔是剑突下区域的疼痛。一般的病人病初为胸廓肌肉疼痛，尤其是肋间、斜方肌，偶尔是竖脊肌或胸大肌。剩下的一小部分最初疼痛在上腹部，尤其是季肋部。脐周痛和下腹部疼痛也可见到，尤其是儿童。因为儿童自诉疼痛定位不准确。一小部分病人疼痛既不是胸部也不是腹部，而是颈部或四肢。这些病人可以通过其他家庭成员的典型表现来诊断。无论疼痛的定位在哪里，一个病人常只有一处或两处的疼痛。

尽管疼痛定位和严重程度不一，但疼痛的标志是痉挛性和阵发性的。如果是轻微的疼痛，病人可能表现为被动体位。若是更严重的疼痛，病人将卧床不动。运动会导致疼痛加重，病人拒绝翻身。胸痛影响深呼吸，因而表现为呼吸浅快。胸部听诊无异常。大多数病人若按压受累的肌肉会产生疼痛。肿胀偶尔在仔细连续观察时才能被发现。

大多数病人病程 4 ~ 6d。儿童比成人病情轻。首次发作最重，接下来的发作逐渐减轻，伴随发热缓解。尽管受累肌肉刺痛的间歇会有钝痛，但发作间歇期病人可能表现得和正常人一样。约 1/4 的病人会反复发作，常在疼痛缓解 1d 或更长时间并能恢复上学后。这些病人复发的疼痛多半在同一侧。其余的病人可出现另外一侧疼痛。一些病人在症状缓解后 1 个月或更长时间后复发。

因为疼痛的严重程度、定位和其他特征的多种多样，所以流行肌痛常与其他疾病相混淆。胸痛可能像肺炎、肺梗死、心肌梗死和带状疱疹发疹前的阶段。流行性肌痛的腹部疼痛可能与各种原因引起的急腹症相似。胸部听诊正常但伴痉挛性的肌肉疼痛特征和疼痛反复的特点有助于排除肺炎。胸片无异常也有助于协助诊断。

6.心肌心包炎

因为肠道病毒感染很少单纯感染心包而不感染心外膜下层，故当肠道病毒累及心脏时称为心肌心包炎。在大年龄儿童，心肌心包炎的严重程度从无症状到难治性的心力衰竭和死亡均可出现。1965 年在芬兰曾爆发了 18 例柯萨奇 *B*5 的心肌心包炎。但流行性的心肌心包炎很少见，多数新生儿期以后报道的病例是散发的，这可能因为在肠道病毒感染流行的时候累及心脏相对少见[11]。

急性病毒性心肌心包炎中，肠道病毒感染占一半以上。目前有证据表明与心肌心包炎有关的肠道病毒包括所有柯萨奇病毒 B 组的血清型，柯萨奇病毒 A 组 4 和 16，埃可 9 和 22 型，这些病毒或病毒抗原可从心肌或心包积液中检测到。另外一些血清型在急性心肌心包炎的病例中可以找到感染的证据，但这些病原学依据不是来源于心肌或心包积液，而是发现血清特异性抗体滴度升高，这些血清型包括柯萨奇病毒 A 组中的 1，2，5，8 和 9 型和埃可病毒 1-4，6-8，11，14，19，25 和 30[12]。

柯萨奇病毒 B 组和其他肠道病毒在胃肠道或呼吸道复制增殖后通过病毒血症到达心脏。在大鼠的实验研究显示，病毒在心肌细胞的复制导致肌细胞散在坏死，继而炎症部位多形核白细胞、淋巴细胞、浆细胞和巨噬细胞局部浸润。慢性炎症反应可能持续数周到数月。

肠道病毒性心肌炎在各年龄段均可发病，尤其是青少年。2/3 的病例在出现心脏症状之前 1～14d 有上呼吸道感染病史。常见的起病症状包括呼吸困难、胸痛、发热和不适。心前区常常为钝痛，但也可和心绞痛相似。在 35%～80% 的病例中可出现心包摩擦音，常是一过性的。50% 的病例胸片提示心影增大（心包积液或心脏扩大）。约 20% 的病例有奔马律或其他充血性心衰的征象。

心电图异常包括 ST 段抬高、非特异性 ST 段或 T 波改变。更严重的心肌炎会出现 Q 波、室性快速性心律失常和各种程度的传导阻滞。心脏彩超可以确定急性心室扩大和心脏射血分数降低。血清心肌酶水平常常升高。其他全身性肠道病毒感染的表现有时和心肌心包炎同时出现，包括无菌性脑膜炎、胸肌痛、肝炎和睾丸炎。也有病例呈爆发过程，常因心律紊乱而猝死[13]。

7.肠道病毒 71 感染爆发流行

肠道病毒 71 和柯萨奇病毒 *A*16 很相近，二者都可以引起短尾猴脊髓炎性麻痹。肠道病毒 71 首次于 1969 年在加利福尼亚从患脑炎和无菌性脑膜炎的儿童中分离出，之后发现在全球均有感染，包括手足口病的大爆发，有时在儿童可以引起无菌性脑膜炎和严重的中枢神经系统并发症。肠道病毒 71 近几年在东亚地区多次出现爆发流行，有研究显示亚洲人常见的基因表型 HLA-A33 是引起肠道病毒 71 感染的易感基因，而这个基因表型在白人罕见。肠道病毒 71 是唯一引起流行性麻痹的非脊髓灰质炎肠道病毒，数年内有局部性的爆发，在单个季节里可以引起数百至数千人的区域性流行。在婴幼儿可引起致死性很高的脑干脑炎伴急速的心血管系统衰竭和肺水肿[14]。

《国家卫生部手足口病诊疗指南（2011 版）》根据发病机制和临床表现，将 *Ev*71 感染分为 5 期。

第 1 期（手足口出疹期）：主要表现为发热，手、足、口、臀等部位出疹（斑丘疹、丘疹、小疱疹），可伴有咳嗽、流涕、食欲不振等症状。部分病例仅表现为皮疹或疱疹性咽峡炎，个别病例可无皮疹。此期病例属于手足口病普通病例，绝大多数病例在此期痊愈。

第 2 期（神经系统受累期）：少数 *Ev*71 感染病例可出现中枢神经系统损害，多发生在病程 1～5d，表现为精神差、嗜睡、易惊、头痛、呕吐、烦躁、肢体抖动、急性肢体无力、颈项强直等脑膜炎、脑炎、脊髓灰质炎样综合征、脑脊髓炎症状体征。脑脊液检查为无菌性脑膜炎改变。脑脊髓 CT 扫描可无阳性发现，MRI 检查可见异常。此期病例属于手足口病重症病例重型，大多数病例可痊愈。

第 3 期（心肺功能衰竭前期）：多发生在病程 5d 内。目前认为可能与脑干炎症后植物神经功能失调或交感神经功能亢进有关，亦有认为 Ev71 感染后免疫性损伤是发病机制之一。本期病例表现为心率、呼吸增快，出冷汗、皮肤出现花纹、四肢发凉，血压升高，血糖升高，外周血白细胞升高，心脏射血分数可异常。此期病例属于手足口病重症病例危重型。及时发现上述表现并正确治疗，是降低病死率的关键。

第 4 期（心肺功能衰竭期）：病情继续发展，会出现心肺功能衰竭，可能与脑干脑炎所致神经源性肺水肿、循环功能衰竭有关。多发生在病程 5d 内，年龄以 0 ~ 3 岁为主。临床表现为心动过速（个别患儿心动过缓），呼吸急促，口唇发绀，咳粉红色泡沫痰或血性液体，持续血压降低或休克。亦有病例以严重脑功能衰竭为主要表现，肺水肿不明显，出现频繁抽搐、严重意识障碍及中枢性呼吸循环衰竭等。此期病例属于手足口病重症病例危重型，病死率较高。

第 5 期（恢复期）：体温逐渐恢复正常，对血管活性药物的依赖逐渐减少，神经系统受累症状和心肺功能逐渐恢复，少数可遗留神经系统后遗症状。

五、诊断

肠道病毒感染临床表现复杂，典型症状的出现有助于诊断，但不能仅凭此就下结论，流行病学资料及病毒学检查对诊断很重要。

肠道病毒感染的病原学诊断包括病毒培养分离，PCR 和血清学方法。由于病毒分离费时费力，在临床中应用较少。目前临床主要应用 PCR 和血清学方法。

RT-PCR 是检测临床标本肠道病毒 Rna 的一种快速、灵敏、特异的方法。大多数报道的 PCR 方法是扩增病毒基因高度保守段的 5′非翻译区，这样可以检测大多数的肠道病毒。特异性亚组引物可以鉴别脊髓灰质炎病毒和其他肠道病毒。对无菌性脑膜炎患者的脑脊液标本，PCR 技术检测肠道病毒 RNA 的检出率是 66% ~ 86%，而病毒分离率约 30%。脑脊液和其他标本 PCR 基因扩增已经取代细胞培养作为检测肠道病毒的主要方法。在确定或疑似肠道病毒脑膜炎病例，PCR 敏感性为 60% ~ 90%，通过 PCR 或细胞培养检测血清、上呼吸道分泌物、尿液和粪便可以增高病毒的检出率。而除脑脊液外的其他标本的经验很少。利用 PCR 可以从咽拭子、血清、尿液和粪便中检测肠道病毒 Rna，但尿液的敏感性比其他标本中要低。由于正常人的咽拭子及粪便中亦可带有肠道病毒，因此咽拭子和粪便检测阳性时应结合临床情况。目前，只有在小部分的急性心肌心包炎的病人的心内膜心肌活检中用 PCR 方法检测到肠道病毒 Rna。

疾病恢复期出现抗体或抗体效价 4 倍以上升高仍是血清学诊断的重要标准。微量中和试验在检测肠道病毒抗体中应用最广泛。型特异性免疫测定更有效，目前商业实验室可以提供检测常见的肠道病毒血清型抗体。

六、治疗及预后

大多数肠道病毒感染是自限性的，不需特殊治疗。轻症病例只需对症治疗，发热等症状可采用中西医结合方法治疗。但脑炎、急性心肌炎、新生儿感染和 B 细胞缺陷的病人例外。对于这些相对严重感染的治疗选择是有限的。静脉注射免疫球蛋白可以用于治疗 B 细胞缺陷的病人及心肌炎、脑炎的病人，但是疗效并没有得到随机对照研究的确认[15]。

目前尚没有被批准用于治疗严重肠道病毒感染的抗病毒药物，但是数种抗病毒药物在动物模型和早期临床试验中显示有效。最有希望的是与病毒衣壳蛋白相结合的药物，可以改变病毒的连接，从而脱壳。研究最多的衣壳结合药物是普来可那立（pleconaril），这种药物在体外低于 $0.1 \mu g/mL$ 的浓度即可抑制大多数肠道病毒的复制。普来可那立治疗肠道病毒脑膜炎安慰剂对照研究显示，该药可以缩短头痛和其他症状的病程及减轻症状的严重程度，在起病后 24h 内用药可以缩短病毒释放的时间。治疗持续肠道病毒感染的 B 细胞缺陷病人和潜在致死性感染如新生儿、各年龄段急性心肌炎病人时显示可能临床有效。目前普来可那立尚没有得到美国 FDA 的认证。因为普来可那立可以诱导细胞色素 P-450 3A 同工酶，因而可引起药物之间相互作用[16-18]。

重症病例多由肠道病毒 71 型（Ev71）感染引起，病情凶险，病死率高。《国家卫生部手足口病诊疗指南（2011 版）》关于 Ev71 感染的治疗包括以下要点。

Ev71 感染重症病例从第 2 期发展到第 3 期多在 1d 以内，偶尔在 2d 或以上。从第 3 期发展到第 4 期有时仅为数小时。因此，应当根据临床各期不同病理生理过程，采取相应救治措施。

第 1 期：无须住院治疗，以对症治疗为主。门诊医生要告知患儿家长细心观察，一旦出现 Ev71 感染重症病例的早期表现，应当立即就诊。

第 2 期：使用甘露醇等脱水利尿剂降低颅内高压；适当控制液体入量；对持续高热、有脊髓受累表现或病情进展较快的病例可酌情应用丙种球蛋白。密切观察体温、呼吸、心率、血压及四肢皮肤温度变化等可能发展为危重型的高危因素，尤其是 3 岁以内、病程 5d 以内的病例。

第 3 期：应收入 ICU 治疗。在第 2 期治疗基础上，阻断交感神经兴奋性，及时应用血管活性药物，如米力农、酚妥拉明等，同时给予氧疗和呼吸支持。酌情应用丙种球蛋白、糖皮质激素，不建议预防性应用抗菌药物。

第 4 期：在第 3 期治疗基础上，及早应用呼吸机，进行正压通气或高频通气。肺水肿和肺出血病例，应适当增加呼气末正压；不宜频繁吸痰。低血压休克患者可应用多巴胺、多巴酚丁胺、肾上腺素和去甲肾上腺素等。严重心肺功能衰竭病例，可考虑体外膜氧合治疗。

第 5 期：给予支持疗法，促进各脏器功能恢复；肢体功能障碍者给予康复治疗；个别病例需长期机械通气治疗以维持生命。

大多数肠道病毒感染为隐性感染，就诊患儿的临床表现一般也不严重，预后亦大多良好。小于 15% 的心肌心包炎患儿在急性期死于难治性心衰或难控制的心律失常，发展为长期心脏后遗症的风险在相对不严重的急性心肌炎的儿童中更高。1/3 的肠道病毒感染引起的急性心肌心包炎病例可出现扩张性心肌病，小于 10% 的病例因发展为扩张性心肌病而需要心脏移植。少部分中枢神经系统感染后可留有后遗症，但严格的大样本的儿童研究显示婴儿肠道病毒脑膜炎有比较好的长期预后[19]。

七、预防

暴露前应用免疫球蛋白可以减低麻痹型脊髓灰质炎的风险。同样应用免疫球蛋白亦可预防非脊髓灰质炎肠道病毒疾病，但是这种方法在临床实际中很少应用。在社区流行或住院肠道病毒感染的病人，需要实行简单的卫生措施如洗手和对潜在感染的粪便、分泌物高压灭菌。是否应穿戴隔离衣、口罩或进行病人隔离，目前尚无依据，除非在护理新生儿的时候应进行上述措施。孕妇、尤其是足月孕妇，建议避免接触有可疑肠道病毒感染的病人[20]。

（陈天明　刘钢）

参考文献

[1] Sabin A B. Behavior of chimpanzee-avirulent poliomyelitis viruses in experimentally infected human volunteers[J]. Am J Med Sci，1955，230:1.

[2] Iwasaki A，Welker R，Mueller S，et al. Immunofluorescence analysis of poliovirus receptor expression in Peyer's patches of humans，primates，and CD155 transgenic mice: implications for poliovirus infection[J]. J Infect Dis，2002，186:585.

[3] Ouzilou L，Caliot E，Pelletier I，et al. Poliovirus transcytosis through M-like cells[J]. J Gen Virol，2002，83:2177.

[4] Kupila L，Vuorinen T，Vainionpaa R，et al. Etiology of aseptic meningitis and encephalitis in an adult population[J].

Neurology，2006，66:75.

[5] Bernit E，de Lamballerie X，Zandotti C，et al. Prospective investigation of a large outbreak of meningitis due to echovirus 30 during summer 2000 in Marseilles，France[J]. Medicine，2004，83:245.

[6] Fowlkes A L，Honarmand S，Glaser C，et al. Enterovirus-associated encephalitis in the California encephalitis project，1998-2005[J]. J Infect Dis，2008，198:1685.

[7] Modlin J F，Dagan R，Berlin L E，et al. Focal encephalitis with enterovirus infections[J]. Pediatrics，1991，88:841.

[8] Chan K P，Goh K T，Chong C Y，et al. Epidemic hand，foot and mouth disease caused by enterovirus 71，Singapore[J]. Emerg Infect Dis，2003，9:78.

[9] Ho M，Chen E R，Hsu K H，et al. An epidemic of enterovirus 71 infection in Taiwan[J]. N Engl J Med，1999，41:929.

[10] Rotbart H A，McCracken G H，Whitley R J，et al. The clinical significance of enteroviruses in serious summer febrile illnesses of children[J]. Pediatr Infect Dis J，1999，18:869.

[11] Mahrholdt H，Wagner A，Deluigi C C，et al. Presentation，patterns of myocardial damage，and clinical course of viral myocarditis[J].Circulation，2006，114:1581.

[12] Kuhl U，Pauschinger M，Seeberg B，et al. Viral persistence in the myocardium is associated with progressive cardiac dysfunction[J]. Circulation，2005，112:1965.

[13] Feldman A M，McNamara D. Myocarditis[J]. N Engl J Med，2000，343:1388.

[14] Chang L，Chang I，Chen W，et al. HLA-A33 is associated with susceptibility to enterovirus 71 infection[J]. Pediatrics，2008，122（6）:1271-1276.

[15] Rotbart H A，Webster A D B. Treatment of potentially life-threatening enterovirus infections with pleconaril[J]. Clin Infect Dis，2001，32:228.

[16] Hayden F G，Herrington D T，Coats T L，et al. Efficacy and safety of oral pleconaril for treatment of picornavirus colds in adults: results of two double-blind，randomized，placebo-controlled trials[J]. Clin Infect Dis，2003，36:1523.

[17] Schiff G M，Sherwood J R. Clinical activity of pleconaril in an experimentally induced coxsackievirus A21 respiratory infection[J]. J Infect Di，2000，181:20.

[18] McCarthy R E Ⅲ，Boehmer J P，Hruban R H，et al. Long-term outcome of fulminant myocarditis as compared with acute（nonfulminant）myocarditis[J]. N Engl J Med，2000，342:690.

[19] Rotbart H A. Treatment of picornavirus infections[J]. Antivir Res，2002，53:83.

[20] Centers for Disease Control and Prevention. Increased detections and severe neonatal disease associated with coxsackievirus B1 infection-United States，2007[J]. MMWR Morb Mort Wkly Rep，2007，57:553.

第三节 革兰阴性菌耐药治疗进展

革兰阴性菌（Gram stain negative bacteria，G⁻）种类繁多，按照细菌形态分为球菌、球杆菌和杆菌，每种形态的细菌按照生长条件分为需氧菌和厌氧菌。革兰阴性（G⁻）杆菌在临床上分离率较高，可分为五类：肠杆菌科需氧或兼性厌氧菌（志贺菌属、克雷伯菌属、肠杆菌属）、弧菌科细菌（弧菌属、气单胞菌属）、绝对需氧菌（葡萄糖非发酵菌：铜绿假单胞菌、鲍曼不动杆菌）、绝对厌氧菌（拟杆菌、梭杆菌）以及其他（布鲁菌、军团菌、螺杆菌）等。肠杆菌科细菌大多数在正常情况下仅作为正常菌群寄居在人体结肠内，但同时也广泛存在于土壤、水、植物表面，在一定条件下，可作为条件致病菌引起正常人群发生肠道或肠道外感染。在非发酵菌中，不动杆菌在临床标本中的分离率仅次于铜绿假单胞菌。不动杆菌与铜绿假单胞菌广泛分布于自然和医院环境中，从正常人的皮肤、潮湿环境的物体及污染的医疗器械表面等都可以分离到病菌。在医院内可以经手、空气、通过污染的医疗器械等传播。随着医疗技术的飞速发展，各种侵袭性操作以及体内留置装置的增加，医院中各种免疫缺陷患者和粒细胞减少患者增多，革兰阴性杆菌的感染机会增多；肠杆菌属、不动杆菌及铜绿假单胞菌已经成为医院内感染的重要病原体，这些病原菌引起的社区获得性感染也屡有报道。

一、临床表现及诊断

临床上是否出现革兰阴性（G⁻）杆菌感染取决于人体的防御功能和病原菌的毒力。由肠杆菌科、不动杆菌等引起的感染性疾病，如泌尿系感染、肺炎、深部脓肿、脑膜炎及败血症等，其临床表现缺乏特异性，类似于其他细菌感染，鉴别诊断有赖于病原学检查，需结合病史、临床特征、查体及相关的影像学检查资料等，以便及早明确病变的部位和性质。同时针对性地获取临床标本进行病原体培养，获得药敏结果，对于革兰阴性（G⁻）杆菌感染的治疗非常重要。

二、革兰阴性菌耐药状况与耐药机制

由于近年来高效广谱抗菌药物的广泛使用，造成细菌的选择性压力，使常见的 G⁻杆菌的耐药性和耐药菌株型别不断增多，临床上出现了产超广谱β-内酰胺酶的肠杆菌科细菌，以及对所有β-内酰胺类和喹诺酮类抗菌药耐药的多重耐药铜绿假单胞菌和不动杆菌。患者因此住院天数延长和相关治疗费用增加，病死率增高，故尽早选择适当的抗菌药物应对耐药革兰阴性（G⁻）细菌感染是决定预后与病死率的重要因素。

β-内酰胺酶是指细菌产生的能水解β-内酰胺类抗菌药物的灭活酶，是革兰阴性（G⁻）对β-内酰胺类抗菌药物耐药的主要机制之一。超广谱β-内酰胺酶（extended-spectrum β-lactamases，ESBLs）是指细菌在持续的各种β-内酰胺类抗菌药物的选择压力下，被诱导产生活跃的及不断变异的β-内酰胺酶，扩展了其耐受头孢他啶、头孢噻肟、头孢吡肟等第 3 代及第 4 代头孢菌素，以及氨曲南等单环β-内酰胺类抗菌药物的能力，这些新的β-内酰胺酶被称为 ESBLs[1-2]。

多重耐药菌株是指对下列 5 类抗菌药中 1 类以上药物耐药者为多重耐药株，包括头孢菌素类、碳青霉烯类、β-内酰胺酶抑制剂复方、喹诺酮类和氨基糖苷类。泛耐药株是指对目前推荐用于铜绿假单胞菌和鲍曼不动杆菌感染经验治疗的药物全部耐药者，包括头孢吡肟、头孢他啶、亚胺培南、美罗培南、哌拉西林-三唑巴坦、环丙沙星、左氧氟杀星。多项研究显示滥用氟喹诺酮类药和β-内酰胺类是导致多重耐药铜绿假单胞菌医院感染的危险因素，使用三代头孢菌素或联用氨曲南、或碳青霉烯类、或氟喹诺酮类是导致多重耐药不动杆菌感染的危险因素。

多重耐药株中以产 ESBLs，AmpC 酶和金属酶为常见。目前世界各地已发现可由质粒介导的 ESBLs 基因型或亚型多达 100 余种，其中以 TEM，SHV 和 CTX-M 型最常见，呈全球分布。ESBLs 和质粒介导的 AmpC 酶，可以在同种或异种菌间进行传递，引起医院感染的爆发流行，使医院感染越发难控制。AmpC 酶可以水解头霉素类，不被克拉维酸等酶抑制剂抑制，但四代头孢菌素类的头孢吡肟对其有较好的治疗效果，而 ESBLs 对头霉素类敏感，对头孢吡肟部分耐药，可被酶抑制剂所抑制。这两种酶均可介导对一、二、三代头孢菌素类，广谱青霉素类和单环β-内酰胺类抗生素的耐药。无论是 ESBLs，还是高产 AmpC 酶或金属酶，虽然酶的性质有差别，但均可使产酶株成为多重耐药菌。同一种 G⁻杆菌细菌体内可有几种β-内酰胺酶型别同时出现，而产 ESBLs 细菌质粒上往往连锁携带了耐氯霉素、磺胺类、四环素、氨基糖苷类等药物耐药基因，致使 G⁻杆菌表现为多重耐药性和交叉耐药性。此外，G⁻杆菌还可产生氨基糖苷类钝化酶导致细菌对多种氨基糖苷类药物耐药；G⁻杆菌会发生拓扑异构酶突变，导致对喹诺酮类耐药；细菌外膜蛋白改变使抗生素进入细菌体内的量减少，细菌细胞膜上的外排泵可将β-内酰胺类、喹诺酮类，有时甚至氨基糖苷类抗菌药物排出，导致细菌耐药。多重耐药 G⁻杆菌株常为多种耐药机制并存，成为临床抗感染治疗的难题[3-5]。

三、治疗对策

对产 ESBLs 肠杆菌科细菌感染的轻至中度患者，首选复方β-内酰胺类/β-内酰胺酶抑制剂（药物包括阿莫西林/克拉维酸、氨苄西林/舒巴坦、哌拉西林/他唑巴坦、替卡西林/克拉维酸等）。次选氨基糖苷类与头霉素抗菌药物联合治疗（药物包括阿米卡星、妥布霉素、头孢西丁、头孢咪唑等）。疗效不佳者，换用碳青霉烯类抗菌药物（包括亚胺培南、美罗培南等）。对严重的产 ESBLs 肠杆菌科细菌感染，以及医院内发生产 ESBLs 肠杆菌科细菌感染时，首选碳青霉烯类抗菌药物或联合治疗方案。

对产 ESBLs 铜绿假单胞菌的抗菌药物治疗，可以选择复方β-内酰胺类/β-内酰胺酶抑制剂治疗（如哌拉西林/他唑巴坦、替卡西林/克拉维酸）、氨基糖苷类联合头霉素类抗菌药物（阿米卡星、妥布霉素、头孢西丁、头孢美唑等）或碳青霉烯类抗菌药物。

对产 ESBLs 不动杆菌感染，首选碳青霉烯类抗菌药物(推荐亚胺培南、美罗培南)，次选氨苄西林/舒巴坦、哌拉西林/他唑巴坦、替卡西林/克拉维酸。

针对多重耐药的铜绿假单胞菌和鲍曼不动杆菌，碳青霉烯类、阿米卡星、头孢他啶等是较佳的用药选择，随着对碳青霉烯耐药的鲍曼不动杆菌的出现，抗感染化疗面临严重的挑战，治疗多重耐药菌感染还缺乏有效的抗菌药物。氨苄西林/舒巴坦可用于治疗耐亚胺培南不动杆菌引起的感染，但通常与氨基糖苷类药物合用；多黏菌素类药物由于其可作用与于细菌细胞膜使细胞内的物质外漏，为慢性杀菌剂，抗菌作用强，不易产生耐药性，是多重耐药鲍曼不动杆菌感染最后的选择。有报道多黏菌素 B 与替加环素治疗多重耐药性铜绿假单胞菌感染成功的个例[1,3,5]。

多数学者推荐β-内酰胺类与氨基糖苷类联合治疗多重耐药的铜绿假单胞菌和鲍曼不动杆菌，临床上头孢吡肟与阿米卡星、多黏菌素 B 与下列一种或数种：碳青霉烯类、氨基糖苷类、喹诺酮类或β-内酰胺类组合。

体外研究表明，多重耐药的铜绿假单胞菌可以选择多种抗菌药物联合应用，如替卡西林加上妥布霉素、利福平，大环内脂类加上妥布霉素、甲氧苄啶、利福平，头孢菌素加上喹诺酮，多黏菌素 B 加上利福平，头孢他啶加上多黏菌素，多黏菌素 B 加上亚胺培南等。针对多重耐药的鲍曼不动杆菌感染，体外实验表明，多黏菌素 B 加上亚胺培南，多黏菌素 B 加上利福平、氨苄西林舒巴坦，多黏菌素 B 甲磺酸加上利福平，多黏菌素 B 加上利福平、亚胺培南，多黏菌素 B 加上亚胺培南、利福平，多黏菌素加上利福平治疗有效。目前还缺乏针对多重耐药菌感染治疗方案的大样本病例的比较与评价资料，建议应因地制宜，结合本地区病原菌耐药状况与患者情况确定具体治疗方案[2,4-5]。

针对耐药菌感染，值得我们医生注意的是不同标本分离出的同一种菌株对同一抗菌药物耐药率不同，治疗不同部位该菌株引起的感染，要考虑由于感染部位不同而产生的耐药性以及药物有效浓度的差异，应按照药敏结果合理、有效使用抗菌药物。此外，阳性的培养结果仍应结合临床资料分析，以排除标本污染的可能性，并应重复相关细菌学检验，直至感染控制或治愈。

除尽早选用有效抗菌药物外，注意洗手与环境消毒，尽可能保护患者，及时纠正引起本病的诱因，如尽早停用皮质激素、拔除静脉导管等、减少侵袭性操作、治疗原发病、提高患者免疫功能等都是治疗多重耐药 G⁻杆菌感染不容忽视的因素。

（刘钢）

参考文献

[1] Abandeh F I，Drew M E，Sopirlal M M. Carbapenem-hydrolyzing gram-negative bacteria: current options for treatment and review of drugs in developmentRecent[J]. Pat Antiinfect Drug Discov，2012，7（1）:19-27.

[2] Ghebremedhin B. Extended-spectrum of beta-lactamases（ESBL）: yesterday ESBL，and today ESBL，carbapenemase-producing and multiresistant bacteria[J]. Dtsch Med Wochenschr，2012，137（50）:2657-2662.

[3] Onwuezobe I A，Oshun P O，Odigwe C C. Antimicrobials for treating symptomatic non-typhoidal Salmonella infection[J]. Cochrane Database Syst Rev，2012，14: 11.

[4] Rennie R P. Current and future challenges in the development of antimicrobial agents[J]. Handb Exp Pharmacol，2012，211:45-65.

[5] Kaase M，Kern W V. What does ESBL mean? [J]. Dtsch Med Wochenschr，2012，137（40）:2010-2013.

第四节　婴幼儿隐性菌血症研究现状与进展

儿童隐性菌血症（occult bacteremia，OB）是指临床仅表现为发热（通常≥39℃），没有中毒症状及局部感染的临床或实验室证据，而血培养阳性[1]。这些OB患儿大都可以自愈，且由于外观良好常被临床忽视，如果不及时诊断和治疗，有10%~25%会发生严重细菌感染[2-3]，其中3%~6%发展为脑膜炎，还会出现肺炎、化脓性关节炎、骨髓炎、败血症甚至死亡。我国仅有几篇关于OB的病例报道，缺乏关于OB流行病学研究及相关资料。本节就儿童隐性菌血症的研究现状和进展进行综述。

一、定义

1973年，McGowan首次提出婴幼儿隐性菌血症的概念，OB又称意料外的菌血症（unsuspected bacteremia），这类菌血症是指临床表现仅为发热（通常≥39℃），没有中毒症状和局部感染的临床或实验室证据，而血培养阳性[2-3]。最初OB病例均为急诊或门诊对发热婴幼儿作非选择性血培养所得，患儿多数是所谓"步入"诊室，仅有轻微的病态而无可查出的感染病灶。OB不包含具有侵袭性疾病症状或体征的患儿，也不包括免疫抑制者、体内置有医疗装置者、具有明确感染征兆如肺炎和尿道感染者。

二、流行病学

肺炎链球菌结合疫苗（PCV-7）应用前，国外对不明原因发热且体温>39℃的3~36月龄的儿童研究表明，OB的发病率为2.8%~11.6%[1,5-8]。OB的发病情况与种族、地理、经济无关，但与年龄有关，12~18月龄儿童发病率最高，其次是18到24月龄和6到12月龄[9]。OB最常见的病原菌是肺炎链球菌（50%~90%）[1,10]，其次是B型流感嗜血杆菌（*Haemophilus influenzae type B*，*HiB*）（3%~25%）[6,8]，其他病原菌还包括沙门菌（4%）[11]、大肠杆菌、金黄色葡萄球菌、脑膜炎奈瑟菌[8,12]、A组链球菌[12]、B组链球菌[13]、金氏杆菌[14]等。肺炎链球菌引起的OB在各种侵袭性肺炎链球菌疾病中的比例可高达33.3%[4]。美国自2000年开始将*Pcv-7*纳入国家计划免疫之后，OB的发病率快速明显下降，该疫苗应用1年之后，2岁以下儿童的侵袭性肺炎链球菌性疾病的发病率降低了69%，*Pcv-7*应用3年后，<1岁、1~2岁、2~5岁儿童OB的发病率分别降低了93.7%，90.9%，84.1%[15]。2005年，Platt等[16]对美国马萨诸塞州的16个社区进行回顾性分析，结果表明应用*Pcv-7*后，*Pcv-7*疫苗血清型引起的OB发病率从36%降至14%，非*Pcv-7*疫苗血清型的OB发病率从34%增高至55%，出现了肺炎链球菌疫苗血清型替换现象。2005年，Matthew L. Stoll对2岁以下发热体温>39℃的患儿进行回顾性分析，该研究结果显示OB的发病率降低至0.91%[6]。2010年西班牙应用*Pcv-7*疫苗后，OB的发生率为0.58%，疫苗血清型和非疫苗血清型引起的OB比例分别为0.16%和0.42%。2009年，Avner等[10]的研究表明*Pcv-7*疫苗应用后，肺炎链球菌引起的OB的发病率降低到0.1%，OB的发病率不到0.25%，*Pcv-7*疫苗对其覆盖的血清型的有效率达到97%。

有研究报道在*HiB*疫苗应用之前，*HiB*引起的OB占所有OB中的比例为3%~25%[6]，自1987年*HiB*疫苗应用之后，*HiB*引起的OB的比例低于1.5%~2%，5岁以下儿童侵袭性*HiB*引起的疾病减少了87%~96%，发病率从41/100 000降到0.7/10 000~1.6/100 000，5岁以上的*HiB*发病率没有改变[17]，而未接种*Pcv-7*的肺炎链球菌引起的OB的比例可高达82.9%~90%[9-10]。

许多回顾性研究表明，在应用*HiB*和*Pcv-7*疫苗之后儿科急诊患儿中OB的患病率是0.25%~1%[6,18-20]，引起OB的常见病原菌比例也发生了变化，其中肺炎链球菌33%，大肠杆菌33%，金黄色葡萄球菌16%，沙门菌7%[18]，其他引起OB的细菌包括：脑膜炎奈瑟菌、A组链球菌、B组链球菌、卡他莫拉菌、金氏杆菌[14]等，其中金氏杆菌是一种不常见的革兰阴性球杆菌，通常分离自无菌组织和体液。值得注意的是，侵袭性B组链球菌所引起的感染疾病中有高达44%~47%病例临床诊断为OB。沙门菌感染病例多表现为 OB，发热是其主要表现，大多数沙门菌 OB 伴发肠胃炎[21]。金氏杆菌感染常发生在 6～36 个月的儿童，主要引起骨骼系统的感染（52.6%）和 OB（43.6%），偶尔会引起心内膜炎和肺炎[14]。

OB 临床结局因病原菌的种类不同而有所差异，HiB 和脑膜炎奈瑟菌所引起的 OB 比肺炎链球菌引起的 OB 更容易进展为脑膜炎，HiB 引起的 OB 中有 7%～13% 进展为脑膜炎，肺炎链球菌引起的 OB 中有 1%～4% 进展为脑膜炎，HiB 所致 OB 进展为脑膜炎的相对危险度为 85.6，脑膜炎奈瑟菌感染所致 OB 进展为脑膜炎的相对危险度 12.0[22]。

三、诊断方法

1.血培养

血培养是临床诊断 OB 的"金标准"[23]，在 20 世纪 80 年代获得病原菌血培养的结果平均需要 30 h，在血培养结果出来之前约有一半的病人出现菌血症的并发症。随着血培养方法的改进，现在最快的血培养结果仅需要 11.5～14 h[24]。然而，血培养结果依赖于抽血量、血中所含菌量、患者机体抵抗力、细菌种类及培养基营养成分等而改变，如果患者血液中的细菌数量较低，特别是在感染早期或使用抗菌药物治疗后，会导致血培养阴性，培养基营养成分的优劣直接与血培养检出细菌种类及阳性率有关，不同细菌要求的培养条件不同，因而血培养结果存在一定的局限性。目前有血培养改良方法，但这些改良方法只能鉴定限定菌群的细菌，而且不能缩短鉴定时间，所以在临床的应用有一定的限制性[10]。Serody[26] 等研究发现，因使用抗生素而导致中性粒细胞减少性发热的病人中，血培养并不能分离出病原菌，这可能会导致漏诊。血培养的假阳性率或假阴性率为 2%～3%[27]。仅依靠血培养进行 OB 诊断不能反映 OB 的真实发病情况，需要进一步的研究来完善 OB 的诊断标准。

2.其他实验室诊断

（1）有研究将白细胞计数（white blood cell count，WBC）作为 OB 的危险因素指标，发现白细胞计数 > 15 000/mm^3 预测 OB 的敏感性为 74%～71%，特异性为 54.5%～73%[18,28]，婴幼儿中性粒细胞的绝对值（ANC）≥1 000/mm^3 对隐性肺炎链球菌性菌血症的预测具有统计学意义，可以作为诊断 OB 的参考指标[29]，白细胞 > 9 000/mm^3 检测隐性菌血症的敏感性是 0.62，特异性是 0.78，也能作为诊断 OB 的参考指标[28]。2010 年，Seigel 等采用分析方法进行研究发现，即使病人体温和 WBC 正常时，也不能排除 OB 的诊断。

（2）血清降钙素原（PCT）和 C 反应蛋白检测结果较快，作为 OB 的预测指标，两者比 WBC 敏感度高、特异性强[30]。在局部感染、病毒感染、慢性非特异性炎症等疾病时，血 PCT 水平不升高或仅有轻度升高，只在细菌感染时才明显增加。Galetto-Lacour 等用前瞻性研究方法证明 PCT（> 0.5mg/mL）检测 OB 的灵敏性 77.1%～97%，特异性 30.3%～80.4%[30-33]。同时，PCT 检测值与体温高低、抗生素应用等无关[34]，而与细菌感染的严重程度相关，这都说明 PCT 对细菌感染引起的发热疾病是一项特异性快速实验诊断指标。以 215 个 3～36 月龄且体温 > 39℃儿童为研究对象，进行前瞻性评估 PCT 对 OB 的诊断价值，研究结果表明 PCT 联合 WBC 指标，作为检测 OB 的敏感性是 100%，特异性是 61.9%[35]。C 反应蛋白是一种机体急性时相蛋白，在各种感染与炎症反应时均会迅速上升，当 CRP 的含量低于 10 mg/mL 时，需用超敏 CRP（hs-CRP）来检测，hs-CRP 比 CRP 检测更敏感。将 PCT，hs-CRP 联合检测 OB，结果的敏感度为 97%，高于单项检测的敏感度，但是特异性为 61%[30]，可见二者联合检测可以提高对 OB 的鉴别能力，优于 PCT，hs-CRP 的单项检测。同时，监测二者的动态变化可以帮助了解治疗效果，判断预后及指导抗生素治疗。但上述实验室指标升高仅提示 OB 的可能性，不能明确诊断 OB。

（3）近年来，分子生物学的快速发展使其成为生物医学领域最有价值的诊断和研究手段之一，分子生物学技术在诊断隐性菌血症方面具有快速、方便、特异性高、准确率高等优点，不少发达国家已逐渐将基因诊断方法应用于 OB 病原菌监测与常规临床微生物诊断。

2011 年，Matsuda 等[36]的研究表明，在临床诊断血流感染的患者中，血培养阴性者再经细菌 16SrRNA

基因 PCR 扩增后杂交的方法进行检查，发现其中 10% 出现阳性，PCR 扩增后杂交方法除具有特异性强、灵敏度高、检测时间短等优点外，最大的优势是检测结果不受标本中存在的各种抗菌药物的干扰，适用于血培养阴性的病原菌诊断。

2005 年，郑季彦等研究表明细菌 16S rRNA 基因 PCR 联合基因芯片检测方法能提高临床检测菌血症的速度及准确性，该方法除能检出血培养中一般细菌外，也能检出需特殊培养的细菌如 L 型菌、厌氧菌等，同时可进一步减少假阳性，提高灵敏度，本研究方法从标本采集到 PCR 扩增只需 4～6 h，可为 OB 提供早期、敏感的病原学诊断依据，具有较大的临床应用前景。

2007 年，Octavio Ramilo 的研究证明，血白细胞产生的转录信号可以作为诊断感染疾病的方法[37]。每个感染物与免疫细胞表面的特异性模式识别受体结合，都代表了唯一的病原相关分子模式结合形式，参与感染的白细胞有独特的转录信号，这些信号有助于识别所感染的病原菌。生物信号有利于辨别细菌感染和病毒感染，甚至可以在疾病早期确认感染细菌的具体种类。这种技术有望作为儿科急诊快速诊断 OB 的方法，但是该方法依然处于发展和评估的初级阶段[38]。分子生物学技术在诊断 OB 具有显著优势，但尚需进一步的临床研究与评价。

四、治疗及预防

在应用 Pcv 和 HiB 疫苗之前，曾有几个关于抗生素治疗 OB 患儿的临床随机对照试验。在初诊时服用抗生素的儿童比未服用抗生素的儿童更可能退热，临床表现也有了很大改善，但是尚没有统计可以证明两者最终脑膜炎发病率及死亡率是否存在差别[39]。一项比较肌肉注射头孢曲松和口服阿莫西林疗效的研究表明，对于 OB 患儿，肌肉注射用头孢曲松的疗效好于口服阿莫西林，但是对于脑脊液细胞增高而没做脑脊液培养的患儿，两种药的疗效并无明显差别。1987 年，Jaffe 等[39]用前瞻性方法对 OB 患儿抗生素的应用进行了研究，结论认为口服阿莫西林能控制发热和改善临床表现，但是不能改变 OB 的死亡率，故不推荐对 OB 患儿常规口服阿莫西林的治疗方案。1993 年国外发表的不明原因发热治疗指南[40]指出，对于 OB 的患儿应进行血培养并使用头孢曲松，先血培养再抗菌治疗的方案被广泛接受。1994 年，Fleisher 等[41]通过临床试验证明肌肉注射头孢曲松比口服阿莫西林疗效好，能更明显地减少 OB 临床并发症，如较少局部感染、脑膜炎，较快退热。

Pcv 和 HiB 两种疫苗可以明显减少 OB 的发病率。肺炎链球菌引起儿童 OB 的血清型最常见的 6 种血清类型（4，6B，9V，18C，19F，23F），约占 OB 病因的 80%[42]，接种 Pcv-7 是预防肺炎链球菌引起的 OB 最有效、最直接的手段[18]。Keri L. Carstairs 等[19]对曾接种 Pcv-7 疫苗的不明原因发热患者与未接种疫苗患者的对照研究表明，前者肺炎链球菌性 OB 发病率几乎为 0，而后者肺炎链球菌性 OB 发病率为 2.4%，两者具有统计学差异。Pcv-7 的应用可明显降低肺炎和 OB 发病率，缩短患儿抗生素治疗时间和减轻家庭经济负担[43]。在广泛使用疫苗后的监测研究表明，虽然 Pcv-7 疫苗血清型引起的 OB 发病率明显下降，但是非疫苗血清型 OB 的发病率却相对升高，即出现了血清型替换，为此开发了 Pcv-10 和 Pcv-13 疫苗[44]。相对于 Pcv-7 疫苗覆盖的血清型，Pcv-10 增加了血清型 1，5，7F，Pcv-13 增加了血清型 1，3，5，6A，7F，19A。目前一种新的疫苗 Pcv-15（1，3，5，6A，7F，19A，22F，33F）正处于临床试验阶段[45]。

五、决策分析

对 OB 病人是否常规取血培养或应用广谱抗生素治疗仍有争议。①1989 年，Kramer 等[46]分析认为不进行血培养是比较好的处理方法。②美国人 Downs 等[47]和 Lieu 等[48]经过临床成本效益分析，认为进行血培养并应用广谱抗生素是比较好的方法。Downs 等认为当发病率＜1.4% 或疗效＜21% 时，不再建议用该治疗方案。③2001 年，Lee 等[49]通过临床成本效益分析认为，当白细胞计数＞15 000/μL，且发病率＞1.5% 时，进行 CBC、选择性血培养及应用广谱抗生素的治疗方案，能够使每 10 万例患者中少发生 48 例脑膜炎，挽救 86 个生命年（life-years），从而减少花费；当发病率＜1%，上述方法则不适用。

④2006 年，Madsen 等[50]认为临床医生应根据病人情况而采取不同治疗措施，因为，即使发病率很低的情况下，依然有一些不愿冒险的病人要求进行检查和治疗。⑤2009 年，Wilkinson 等用回顾性的方法研究了急诊室不明原因发热患儿中 OB 的发生率，结果是 0.25%。这说明临床上对不明原因发热的患儿进行血培养和使用广谱抗生素的成本效益比较来看，其效率较低[20]。

（刘钢 王媛媛）

参考文献

[1] Berezin E N，Iazzetti M A. Evaluation of the incidence of occult bacteremia among children with fever of unknown origin[J]. Braz J Infect Dis，2006，10（6）:396-399.

[2] Ishimine P. Fever without source in children 0 to 36 months of age[J]. Pediatr Clin North Am，2006，53（2）:167-194.

[3] Lacour A G，Gervaix A，Zamora S A，et al. Procalcitonin，IL-6，IL-8，IL-1 receptor antagonist and C-reactive protein as identificators of serious bacterial infections in children with fever without localising signs[J]. Eur J Pediatr，2001，160（2）:95-100.

[4] Sakata H. Invasive Streptococcus pneumoniae infections in children in Kamikawa and Soya subprefecture，Hokkaido，Japan，2000-2010，before the introduction of the 7-valent pneumococcal conjugate vaccine[J]. J Infect Chemother，2011，17（6）:799-802.

[5] Chancey R J，Jhaveri R. Fever without localizing signs in children: a review in the post-HiB and postpneumococcal era[J]. Minerva Pediatr，2009，61（5）:489-501.

[6] Stoll M L，Rubin L G. Incidence of occult bacteremia among highly febrile young children in the era of the pneumococcal conjugate vaccine: a study from a Children's Hospital Emergency Department and Urgent Care Center[J]. Arch Pediatr Adolesc Med，2004，158（7）:671-675.

[7] Dershewitz R A，Wigder H N，Wigder C M，et al. A comparative study of the prevalence，outcome，and prediction of bacteremia in children[J]. J Pediatr，1983，103（3）:352-358.

[8] Bass J W，Steele R W，Wittler R R，et al. Antimicrobial treatment of occult bacteremia: a multicenter cooperative study[J]. Pediatr Infect Dis J，1993，12（6）:466-473.

[9] Alpern E R，Alessandrini E A，Bell L M，et al. Occult bacteremia from a pediatric emergency department: current prevalence，time to detection，and outcome.[J]. Pediatrics，2000，106（3）:505-511.

[10] Avner J R，Baker M D. Occult bacteremia in the post-pneumococcal conjugate vaccine era: does the blood culture stop here?[J]. Acad Emerg Med，2009，16（3）:258-260.

[11] Ishimine P. Fever without source in children 0 to 36 months of age[J]. Pediatr Clin North Am，2006，53（2）:167-194.

[12] Klein J O. Management of the febrile child without a focus of infection in the era of universal pneumococcal immunization[J]. Pediatr Infect Dis J，2002，21（6）:584-588.

[13] Matsubara K，Nigami H，Harigaya H，et al. A case of group B streptococcal occult bacteremia[J]. Kansenshogaku Zasshi，2003，77（6）:461-464.

[14] Dubnov-Raz G，Ephros M，Garty B Z，et al. Invasive pediatric Kingella kingae infections: a nationwide collaborative study[J]. Pediatr Infect Dis J，2010，29（7）:639-643.

[15] Black S，Shinefield H，Baxter R，et al. Postlicensure surveillance for pneumococcal invasive disease after use of heptavalent pneumococcal conjugate vaccine in Northern California Kaiser Permanente[J]. Pediatr Infect Dis J，2004，23（6）:485-489.

[16] Huang S S，Platt R，Rifas-Shiman S L，et al. Post-PCV7 changes in colonizing pneumococcal serotypes in 16 Massachusetts communities，2001 and 2004[J]. Pediatrics，2005，116（3）:408-413.

[17] Horby P，Gilmour R，Wang H，et al. Progress towards eliminating HiB in Australia: an evaluation of Haemophilus influenzae type b prevention in Australia，1 July 1993 to 30 June 2000[J]. Commun Dis Intell，2003，27（3）:324-341.

[18] Herz A M，Greenhow T L，Alcantara J，et al. Changing epidemiology of outpatient bacteremia in 3- to 36-month-old children after the introduction of the heptavalent-conjugated pneumococcal vaccine[J]. Pediatr Infect Dis J，2006，25（4）:293-300.

[19] Carstairs K L，Tanen D A，Johnson A S，et al. Pneumococcal bacteremia in febrile infants presenting to the emergency department before and after the introduction of the heptavalent pneumococcal vaccine[J]. Ann Emerg Med，2007，49（6）:772-777.

[20] Wilkinson M，Bulloch B，Smith M. Prevalence of occult bacteremia in children aged 3 to 36 months presenting to the emergency department with fever in the postpneumococcal conjugate vaccine era[J]. Acad Emerg Med，2009，16（3）:220-225.

[21] Chiu C H，Chuang C H，Chiu S，et al. Salmonella enterica serotype Choleraesuis infections in pediatric patients[J]. Pediatrics，2006，117（6）:1193-1196.

[22] Shapiro E D，Aaron N H，Wald E R，et al. Risk factors for development of bacterial meningitis among children with occult bacteremia.[J]. J Pediatr，1986，109（1）:15-19.

[23] Shafazand S，Weinacker A B. Blood cultures in the critical care unit: improving utilization and yield[J]. Chest，2002，122（5）:1727-1736.

[24] Neuman M I，Harper M B. Time to positivity of blood cultures for children with Streptococcus pneumoniae bacteremia[J]. Clin Infect Dis，2001，33（8）:1324-1328.

[25] Chizuka A，Kami M，Kanda Y，et al. Value of surveillance blood culture for early diagnosis of occult bacteremia in patients on corticosteroid therapy following allogeneic hematopoietic stem cell transplantation.[J]. Bone Marrow Transplant，2005，35（6）:577-582.

[26] Serody J S，Berrey M M，Albritton K，et al. Utility of obtaining blood cultures in febrile neutropenic patients undergoing bone marrow transplantation[J]. Bone Marrow Transplant，2000，26（5）:533-538.

[27] Kocoglu M E，Bayram A，Balci I. Evaluation of negative results of BacT/Alert 3D automated blood culture system[J]. J Microbiol，2005，43（3）:257-259.

[28] Crocker P J，Quick G，Mccombs W. Occult bacteremia in the emergency department: diagnostic criteria for the young febrile child[J]. Ann Emerg Med，1985，14（12）:1172-1177.

[29] Kuppermann N，Fleisher G R，Jaffe D M. Predictors of occult pneumococcal bacteremia in young febrile children.[J]. Ann Emerg Med，1998，31（6）:679-687.

[30] Galetto-Lacour A，Zamora S A，Gervaix A. Bedside procalcitonin and C-reactive protein tests in children with fever without localizing signs of infection seen in a referral center[J]. Pediatrics，2003，112（5）:1054-1060.

[31] Maniaci V，Dauber A，Weiss S，et al. Procalcitonin in young febrile infants for the detection of serious bacterial infections[J]. Pediatrics，2008，122（4）:701-710.

[32] Tan T Q. Procalcitonin in young febrile infants for the detection of serious bacterial infections: is this the "holy grail"?[J]. Pediatrics，2008，122（5）:1117-1118.

[33] Marin R P，Ruiz A I，Vidal M S，et al. Accuracy of the procalcitonin test in the diagnosis of occult bacteremia in paediatrics: a systematic review and meta-analysis[J]. An Pediatr（Barc），2010，72（6）:403-412.

[34] Manzano S，Bailey B，Girodias J B，et al. Impact of procalcitonin on the management of children aged 1 to 36 months presenting with fever without source: a randomized controlled trial[J]. Am J Emerg Med，2010，28（6）:647-653.

[35] Guen C G，Delmas C，Launay E，et al. Contribution of procalcitonin to occult bacteraemia detection in children[J]. Scand J Infect Dis，2007，39（2）:157-159.

[36] Matsuda K，Iwaki K K，Garcia-Gomez J，et al. Bacterial identification by 16S rRNA gene PCR-hybridization as a supplement to negative culture results[J]. J Clin Microbiol，2011，49（5）:2031-2034.

[37] Ramilo O，Allman W，Chung W，et al. Gene expression patterns in blood leukocytes discriminate patients with acute infections[J]. Blood，2007，109（5）:2066-2077.

[38] Joffe M D，Alpern E R. Occult pneumococcal bacteremia: a review.[J]. Pediatr Emerg Care，2010，26（6）:448-457.

[39] Jaffe D M，Tanz R R，Davis A T，et al. Antibiotic administration to treat possible occult bacteremia in febrile children[J]. N Engl J Med，1987，317（19）:1175-1180.

[40] Baraff L J，Bass J W，Fleisher G R，et al. Practice guideline for the management of infants and children 0 to 36 months of age with fever without source[J]. Ann Emerg Med，1993，22（7）:1198-1210.

[41] Fleisher G R，Rosenberg N，Vinci R，et al. Intramuscular versus oral antibiotic therapy for the prevention of meningitis and other bacterial sequelae in young，febrile children at risk for occult bacteremia[J]. J Pediatr，1994，124（4）:504-512.

[42] Hausdorff W P. Which pneumococcal serogroups cause the most invasive disease: implications for conjugate vaccine formulation and use，part I[J]. Clin Infect Dis，2000，30（1）：100-121.

[43] Hausdorff W P，Bryant J，Paradiso P R，et al. Which pneumococcal serogroups cause the most invasive disease: implications for conjugate vaccine formulation and use，part I[J]. Clin Infect Dis，2000，30（1）:100-121.

[44] Bryant K A，Block S L，Baker S A，et al. Safety and immunogenicity of a 13-valent pneumococcal conjugate vaccine[J]. Pediatrics，2010，125（5）:866-875.

[45] Rodgers G L，Klugman K P. The future of pneumococcal disease prevention[J]. Vaccine，2011，29 Suppl. 3:S43-S48.

[46] Kramer M S，Lane D A，Mills E L. Should blood cultures be obtained in the evaluation of young febrile children without evident focus of bacterial infection? A decision analysis of diagnostic management strategies[J]. Pediatrics，1989，84（1）:18-27.

[47] Downs S M，Mcnutt R A，Margolis P A. Management of infants at risk for occult bacteremia: a decision analysis[J]. J Pediatr，1991，118（1）:11-20.

[48] Lieu T A，Schwartz J S，Jaffe D M，et al. Strategies for diagnosis and treatment of children at risk for occult bacteremia: clinical effectiveness and cost-effectiveness[J]. J Pediatr，1991，118（1）:21-29.

[49] Lee G M，Fleisher G R，Harper M B. Management of febrile children in the age of the conjugate pneumococcal vaccine: a cost-effectiveness analysis[J]. Pediatrics，2001，108（4）:835-844.

[50] Madsen K A，Bennett J E，Downs S M. The role of parental preferences in the management of fever without source among 3- to 36-month-old children: a decision analysis[J]. Pediatrics，2006，117（4）:1067-1076.

第五节 细菌性脑膜炎非抗生素治疗研究进展

细菌性脑膜炎是一种严重的感染性疾病，随着抗生素不断问世和免疫接种策略在发达国家顺利推行，一些国家细菌性脑膜炎的病死率已经降至10%左右[1-3]，但是随耐药菌的不断出现和临床新的抗菌药物研发速度的相对滞后，使所能选择的抗生素越来越少，仅用现有抗生素无法达到理想的治疗效果。目前，许多发展中国家由于疫苗尚未得到推广，细菌性脑膜炎的病死率仍高达10%~30%，一些非洲国家的农村儿童急性细菌性脑膜炎的总病死率更是高达35%，幸存者中有30%~50%发生永久性神经系统后遗症。这些均促进了针对细菌性脑膜炎非抗生素替代和辅助治疗研究的不断深入，本节将对近10年来细菌性脑膜炎相关的非抗生素治疗研究进展做回顾综述。

一、非传统抗菌药物

1.噬菌体

噬菌体（bacteriophage）是一类细菌依赖性的病毒，又称为细菌病毒，能在菌体内快速增殖并最终裂解细菌从而达到抗菌效果。噬菌体吸附于宿主菌后，即开始溶菌过程，小基因组噬菌体的多肽能够在不同阶段抑制宿主菌的胞壁质合成酶，从而抑制宿主菌胞壁质的合成，最终导致宿主菌溶解；双链DNA噬菌体则能通过溶壁酶的作用，溶解破坏宿主菌的细胞壁而裂解细菌。

19世纪初，就有学者注意到噬菌体有预防和治疗细菌性感染的作用。在波兰，临床使用噬菌体治疗金黄色葡萄球菌、铜绿假单胞菌、肺炎链球菌及大肠埃希菌感染的成功率达90%。已有证据表明噬菌体可通过血脑屏障。1998年，Barrrow等[4]成功应用溶菌性噬菌体治疗鸡和牛的实验性大肠埃希菌性脑膜炎。1999年，Stroj等[5]曾报道1例化脓性脑膜炎的新生儿，采用大量的抗生素治疗无效，予口服肺炎克雷伯菌特定的噬菌体5周后，脑脊液检查结果恢复正常。20世纪80年代，Smith等[6]评估了噬菌体在动物实验性感染中的作用，发现小鼠在感染了从脑膜炎婴儿中分离出来的一种能产生毒素的有包膜的大肠埃希菌后，采用噬菌体肌肉注射与多剂抗生素治疗具有相同疗效。2008年，Grandgirand等[7]在Wistar幼鼠肺炎链球菌性脑膜炎模型研究显示，经脑室内或腹腔内注射噬菌体溶解酶Cpl-1均能减少脑脊液中的肺炎链球菌数量。

噬菌体经过基因工程的改造能携带有毒的基因或蛋白,这些物质可导致细胞死亡而不造成细胞的溶解,避免了内毒素的释放。体内噬菌体能使耐药的病原体恢复对特定抗生素的敏感性,减少治疗中抗生素的有效剂量。目前需要设计良好的噬菌体及其产物,以及开展临床应用噬菌体治疗细菌性脑膜炎的评价研究。使用纯化的胞壁质溶解酶来杀菌的概念打破了特定病原菌的束缚,以噬菌体为基础的治疗是细菌性脑膜炎治疗中极有价值的新手段。

2.抗菌肽

抗菌肽(antibacterial peptide)又称抗微生物肽(antimicrobial peptide)或肽抗生素,具有广谱抗菌活性,对细菌有很强的杀伤作用,对某些耐药性病原菌的杀灭作用令人关注。抗菌肽直接破坏细胞膜的稳定性并产生穿孔或裂解,引起细胞内容物泄露,导致细胞死亡;某些抗菌肽可以穿越膜结构进入胞质,定位于细胞内相应位点,阻碍或抑制细胞组分的合成,发挥细胞内杀伤作用。

(1)杀菌通透性增强蛋白(bactericidal/permeability-increasing protein,BPI)是人嗜中性粒细胞抗菌蛋白的衍生物,能与革兰阴性菌脂多糖(lipopolysaccharide,LPS)结合,增加细胞外膜对抗菌药物的通透性,具有中和内毒素和杀灭细菌的生物学作用,在革兰阴性菌感染的治疗方面有良好的发展前景。重组 BPI Neuprex(rBPI21)的Ⅲ期临床试验结果证实对脑膜炎奈瑟菌败血症疗效肯定。

(2)阳离子抗菌肽因能抵抗多重耐药微生物,从而引起学者的注意。2009年,Liu 等[8]研究发现一种新的由两性分子肽自我组装形成的核壳结构纳米粒子对细菌、真菌有较广谱的抗微生物特性,金黄色葡萄球菌性脑膜炎的兔模型研究显示,核壳结构纳米粒子能通过血脑屏障,抑制脑内细菌生长,有希望成为治疗脑内感染的抗微生物药物。

3.抑制细菌附着

细菌附着到宿主细胞的表面启动了感染的病理生理过程,抑制、减少宿主组织与病原间的相互作用,是控制细菌感染性疾病的重要环节。

在世界范围内,90%以上的儿童细菌性脑膜炎由肺炎链球菌、脑膜炎奈瑟菌和嗜血流感杆菌引起。2009年,Orihuela 等[9]研究发现这三种细菌在人类和啮齿类动物脑微血管内皮细胞表面的共同受体层粘连蛋白受体(laminin receptor,LR)分子质量为 37/67ku 启动了细菌和血脑屏障的接触。许多不同病原体包括蛋白感染素等均能连接到 LR,从而决定了中枢神经系统的趋向性。诱变研究表明,肺炎链球菌 *CbpA*,脑膜炎奈瑟菌 *PilQ*,*PorA* 以及嗜血流感杆菌 *OmpP*2 是连接 LR 的细胞配器。竞争性连接试验发现在 LR 的羧基端有一个三种病原体共同的配器识别位点,提示阻断或干预细菌配器与 LR 的相互作用有可能预防和治疗细菌性脑膜炎。

许多细菌要通过Ⅳ型菌毛与宿主细胞黏附后开始感染机体,脑膜炎奈瑟菌只有在其Ⅳ型菌毛与脑内皮细胞附着后才能进一步通过血脑屏障。Coureuil 等[10]研究表明,极性复合物 Par3/Par6/PKC 在脑膜炎奈瑟菌Ⅳ型菌毛与人类大脑上皮细胞附着中的作用举足轻重,这种复合物形成了真核细胞极性和细胞间连接,使得细胞间连接中连接蛋白减少,导致了大脑-内皮表面胞间连接的开放。因此,抑制脑膜炎奈瑟菌的黏附,有助于减少脑膜炎奈瑟菌的入侵,但如何抑制黏附尚有待进一步研究。另一方面由于血脑屏障能够阻止抗感染药物到达大脑,研究药物通过血脑屏障的机制可能对治疗脑部感染或其他脑部疾病带来希望。

4. 干扰细菌侵入脑微血管内皮细胞

干扰细菌侵入脑微血管内皮细胞(brain microvascular endothelial cells,BMECs)侵入 BMECs 是大肠埃希菌所致脑膜炎发病机制中重要的步骤。大肠埃希菌侵入 BMECs 实质是宿主细胞肌动蛋白细胞支架的重排。Das 等[11]采用非选择性细胞溶质磷脂酶 A2(cytosolic phospholipase A2,cPLA2)抑制剂 4-bromophenacyl bromide(4-二溴苯乙酮)和选择性 *cPLA*2 抑制剂 arachidonyl trifluoromethyl ketone 以及 *cPLA*2 基因敲除小鼠的 BMECs,证实 *cPLA*2 与大肠杆菌侵入 BMECs 有关,而与单核细胞增多性李斯特菌侵入无关。cPLA2 活化导致了细胞内花生四烯酸的产生,其通过 COX(cydooxygenase)路径和

LOX（lipo-oxygenase）路径代谢为类似花生四烯酸物质，而COX和LOX抑制剂能明显抑制大肠埃希菌侵入BMECs。

5.脂多糖

革兰阴性细菌外膜的主要成分是脂多糖（lipopolysaccharide，LPS），LPS通过与哺乳动物Toll样受体4（TLR4）作用，促进了炎性细胞因子的产生与活化，LPS分子中的类脂A（Lipid A）是TLR4的识别位点，脑膜炎奈瑟菌的LPS中的六酰基链类脂A能与TLR4产生最佳结合作用。2009年Fransen等对从464位脑膜炎奈瑟菌患者中分离的脑膜炎奈瑟菌进行体外质谱分析研究发现，约9%的菌株由于lpxL1或lpxL2基因位点突变出现五酰基的类脂A。这项全国性成人脑膜炎奈瑟菌脑膜炎队列研究发现，lpxL1或lpxL2基因位点突变与临床表现密切相关，出现基因突变者皮疹减少和血小板计数升高，细胞因子产生以及凝血因子Ⅲ介导的凝血都有所减少，提示这种基因突变可能与脑膜炎奈瑟菌的临床过程相关，对LPS与机体TLR4相互作用环节进行干预有可能改变脑膜炎奈瑟菌性脑膜炎的临床经过和预后。

鉴于LPS对保持外膜稳定性的重要作用，能够引起生化级联反应、导致多器官功能障碍和死亡等，目前已将阻断LPS合成、阻止LPS与宿主细胞效应细胞相互作用，及中和其活性的中和蛋白等方面作为抗感染治疗的一个重要方面。

（1）阻断LPS的合成。LPS的生物合成有两条途径：一种是合成脂质A（即内毒素的疏水锚定端）的核心单位，另一种是合成多糖O抗原，在完成脂质A和多糖O抗原的独立合成后，两部分结合组成LPS分子。

脂质A为细菌生存和毒力所必需，与哺乳动物革兰阴性菌脓毒症的各种生物学效应有关。脂质A能通过一种蛋白激酶级联反应，诱导产生大量的核因子-κB（NF-κB）激活和细胞因子等。脂质A的调控是通过LPS捆绑蛋白及可溶性或膜结合糖磷脂酰基醇连接的蛋白（glycophosphatidylinositol protein）CD14介导的。近年来哺乳动物TLR-4也被认为是LPS/脂质A信号转导途径的一个关键组成部分。CD14本身不是信号分子，但与TLR蛋白共同作用，从而导致NF-κB激活和细胞因子的产生。抑制脂质A生物合成可能是有效的抗感染研究方向。

已有研究发现，某些化合物可以抑制锌金属酶LpxC[UDP-3-O-（r-3-羟基十四酰）-n-乙酰氨基葡糖脱乙酰酶]催化的脱乙酰步骤，从而干预类脂A的生物合成。某些制剂如：T-517和L-161，240等在体外有广泛的抗LpxC蛋白的活性，但并不能对所有细菌抑制LpxC酶的活性，显示抗菌活性。目前正在研究有选择性和针对革兰阴性菌类脂A的生物合成抑制剂，已发现加入一个更稳定的、多功能综合的异噁唑啉核心或γ-不变氨基酸羟肟酸的磺胺类衍生物能够抑制脂质A合成。近来发现，从超嗜热菌获得的LpxC的晶体结构中存在一个新的锌结合位点，这个活跃位点与由不饱和脂肪酸占领的疏水性通道相毗邻，该通道能与LpxC底物特异结合，适当的位置可被3-O不饱和脂肪酸取代，设计作用于疏水通道靶点的抑制剂可能会成为一种有潜力的广谱抗菌药物。

（2）在受体水平阻断LPS的药物。类脂A的类似物结构上与LPS的类脂A类似，但其激活受体的能力减弱或丧失。一种天然的类脂A前体-类脂Ⅳa和来自非致病菌如荚膜红细菌和球形红细菌的类脂A衍生物，能阻断毒力较强内毒素的活性，但仍有激动剂的效应。类脂A的类似物E5531和E5564在体外可以拮抗LPS的活性，在小鼠体内E5564抑制细胞因子生成的作用比E5531更有效，并且能长时间维持活性；予男性志愿者注射E5564，剂量分别为2 mg和3.5 mg，8 h后检测，E5564抑制LPS诱导的组织坏死因子（tissue necrosis factor，TNF）的活性呈剂量依赖性。

（3）LPS中和蛋白。开发LPS中和蛋白侧重于与LPS类脂A特征性结合区相结合的肽和蛋白，如：重组鲎抗脂多糖因子、BPI以及脂多糖结合蛋白（LPS-binding protein，LBP）等，是另一个有潜力的抗感染途径。鲎抗内毒素因子能中和来自不同种类的革兰阴性菌的内毒素，鲎抗内毒素因子衍生肽可清除组织中TNF-α作用，减少器官损伤，提高革兰阴性菌脓毒症实验动物的生存率。鲎抗脂多糖因子与LBP衍生肽H-14融合的杂交分子LL-10-H-14能明显抑制CD14和类脂A相互作用，阻止90%LPS诱导的小鼠巨噬细胞的 TNF-α 释放。

杀菌通透性增强蛋白（bactericidal permeability increasing protein，BPI）通过破坏细胞内外膜、中和细菌 LPS 以及对中性粒细胞的吞噬调理作用，发挥对革兰阴性菌的抗感染效应。BPI 与类脂 A 的亲和力极高，在机体内存在 LBP 情况下，仍然能发挥中和 LPS 作用。静脉注射 rBPI21 可降低某些革兰阴性菌感染动物的死亡率。脓毒症和肺炎的动物模型中单独使用 rBPI21 是有效的，与常规抗生素有协同作用。然而到目前为止还没有这种复合物成功治疗人类疾病的报道。

二、辅助性抗炎药物

细菌性脑膜炎转归与细菌感染造成的初次和二次脑损伤有关。二次脑损伤即继发性脑损伤，开始于抗生素治疗后的最初 2~4d，由于大量细菌产物释放造成炎症过程的加剧，导致初次脑损伤恶化。限制和减少二次脑损伤，改善疾病的转归，是细菌性脑膜炎辅助性治疗的重要方面。

1.糖皮质激素

地塞米松在化脓性脑膜炎治疗中的利弊一直存在争议。1957 至 1969 年，3 项对照研究提示糖皮质激素对小儿细菌性脑膜炎治疗无效。20 世纪 80 年代后期，发现应用糖皮质激素能调节炎症因子的产生和释放，减轻脑膜的炎性反应，降低血管源性水肿，减少诱导型一氧化氮合酶（inducible nitric oxide synthase，iNOS）的产物，降低颅内高压，从而减少脑膜炎后遗症的发生。动物实验证实应用地塞米松能明显降低脑脊液压力、减少脑脊液炎性细胞及脑脊液中乳酸盐浓度、TNF 活性和炎症指数。2008 年，Liu 等[12]通过肺炎链球菌性脑膜炎动物模型发现，应用抗生素治疗后，基质金属蛋白酶-9 的 mRNA 表达和活性增加，而经抗生素与地塞米松联合治疗后减少，提示地塞米松可能通过下调 MMP-9 的表达对细菌性脑膜炎产生有益的影响。

2005 年，范娟等对儿童脑膜炎应用糖皮质激素进行了系统评价，发现糖皮质激素能降低流感嗜血杆菌、肺炎链球菌及其他病原菌引起的脑膜炎的死亡率，显著减少严重听力损害发生率。2008 年，McGee 等[13]总结 15 篇细菌性脑膜炎糖皮质类激素治疗的 RCT 文献，其中 14 项研究中的患者接受了 2~4d 的地塞米松（一个研究为甲基强的松），发现儿童听力损伤发生了降低，尤其是中、重度感音神经性耳聋发生率减少；Meta 分析结果表明地塞米松能减少神经系统后遗症。成人细菌性脑膜炎尤其是肺炎链球菌性脑膜炎应用糖皮质激素可加速颈项强直、昏迷的恢复，并减少癫痫的发作，降低病死率。2009 年，Grimprel[14]进行的一项 Meta 分析表明，地塞米松能减少成人和儿童肺炎链球菌脑膜炎的病死率和后遗症发生率；法国儿童细菌性脑膜炎和肺炎链球菌耐药监测网的数据显示，头孢曲松和万古霉素按推荐剂量使用，地塞米松不会影响抗生素的杀菌作用；有研究报道，应用糖皮质激素可缩短热程。以调节炎症反应为目标，使用糖皮质激素作为抗生素的辅助治疗是有益的。目前多数国家建议细菌性脑膜炎在抗生素使用之前或第 1 次使用抗生素时用地塞米松 0.6mg/（kg·d），连续静脉滴注 4d。美国儿科学会感染性疾病委员会建议婴儿及儿童 B 型流感嗜血杆菌性脑膜炎和 >6 周龄的婴儿肺炎链球菌性脑膜炎可应用皮质激素。

2.蛋白水解酶抑制剂

基质金属蛋白酶（matrx metalloproteinases，MMPs）属于一个大的锌依赖肽内切酶家族，可以降解细胞外基质的所有成分。中性粒细胞、神经元、胶质细胞、血管平滑肌细胞和内皮细胞接受刺激后产生 MMPs。MMPs 可依据酶作用底物亲和力细分为胶原酶、明胶酶、基质裂解素、基质裂解蛋白、巨噬细胞金属弹力酶和膜型 MMPs 等。

许多证据表明 MMPs 参与了细菌性脑膜炎的病理生理过程，细菌性脑膜炎实验模型研究发现，MMPs 和活性氧促成了脑损伤。急性细菌性脑膜炎患者的脑脊液中 MMP-8 和 MMP-9 呈高水平表达，MMP-9 水平与急性细菌性脑膜炎患者的神经系统后遗症的发生相关。

在鼠细菌性脑膜炎模型中应用蛋白水解酶抑制剂能减轻早期脑膜炎的蛛网膜下腔炎症、脑水肿以及血脑屏障的通透性，在鼠脑膜炎奈瑟菌性脑膜炎模型中应用非选择性蛋白水解酶抑制剂巴马司他

（BB-94）可明显减轻血脑屏障的破坏和颅内压的升高，但对脑脊液细胞异常增多无明显改善。氧肟酸型蛋白水解酶抑制剂:GM6001螯合MMPs活性位点上的Zn^{2+}，在鼠脑膜炎模型中应用GM6001能阻止白细胞移动，抑制自身免疫性脑脊髓膜炎，防止脑水肿，并通过阻断可溶性TNF-α处理的进程和减低MMP-9在脑脊液中的浓度，减少多型核白细胞（polymorphonuclear leukocytes，PMNS）的神经毒性，减少内毒素诱发的死亡。BB-1101是以氧肟酸为基础的蛋白水解酶抑制剂和TNF转换酶，在肺炎链球菌性脑膜炎幼鼠模型中的应用研究表明，抗生素与BB-1101联合应用，使癫痫发生率、皮质损伤、海马回细胞凋亡、疾病严重程度及死亡率均有下降，并减少了学习困难后遗症的发生。2004年，Meli等[15]研究发现，在肺炎链球菌性脑膜炎新生鼠模型中应用水溶性的MMPs和TNF转换酶抑制剂TNF484，可减少癫痫发生率，对脑皮质有保护作用。

3.抗氧化剂

大量研究表明，氧化应激是细菌性脑膜炎脑损伤的重要原因之一，并在此基础上进行了大量抗氧化治疗的研究。但未发现一种理想的抗氧化剂可以同时减轻脑血管炎、大脑皮质神经元坏死和海马神经元凋亡等重要的病理改变；不能在降低死亡率的同时，减轻神经系统后遗症的严重程度。因此，寻找理想的抗氧化剂作为细菌性脑膜炎辅助治疗是重要的研究方向。

脑细胞膜富含不饱和脂肪酸，使中枢神经系统对氧损伤非常敏感。脑组织相对低水平的内源性抗氧化剂防御系统和脑组织内高浓度铁加速了活性氧中间体的产生。肺炎链球菌性脑膜炎可产生大量的活性氧自由基（reactive oxygen species，ROS）、活性氮自由基（reactive nitrogen species，RNS）和过氧化亚硝酸盐，通过脂质过氧化、多聚（ADP-核糖）聚合酶（poly ADP-Ribose Polymerases，PARP）激活、细胞能量耗竭、DNA链断裂、炎症因子产生和大量MMPs的激活，导致脑膜发生炎症反应，同时血脑屏障和大脑自我修复能力破坏，出现神经细胞死亡、耳蜗破坏。抗氧化剂可减弱细菌性脑膜炎的早期变化，如改善脑血流，降低颅内压及脑脊液中白细胞数目等。ROS和RNS已作为肺炎链球菌性脑膜炎辅助治疗的潜在靶位进行研究。

乙酰半胱氨酸（N-acetyl-1-cysteine，NAC）可干扰活性氧中间体生成，增加内源性抗氧化防御，在实验性肺炎链球菌性脑膜炎动物模型中，应用NAC能明显减少脑和耳蜗并发症，在其他疾病中大剂量应用未见严重不良反应，是最有希望成为脑膜炎辅助治疗的抗氧化剂。自由基清除剂α-苯基-叔-丁基-硝酮（α-phenyl-butyl nitrone，PBN）能减少活化氧中间体的产生，避免鼠和兔发生缺血性、外伤性和兴奋毒性而致脑损伤，并减少内毒素诱发的死亡。在感染初始阶段应用PBN治疗，能改善脑皮质灌注，并减少神经元损伤、缺血损伤和凋亡的进展。在感染后4h，以脂质过氧化抑制剂U74389F（21-aminosteroid）预处理，可以减少脑含水量、降低颅内压和脑脊液白细胞计数，但对区域性的脑血流无影响。在体外实验中，其抑制脂质过氧化的能力与甲基强的松龙相当。脂质过氧化抑制剂triylizadmesylate（TLM）能防止细胞过氧化，动物研究发现，TLM可降低脑脊液中肺炎链球菌的数量，减少动物死亡。NAC，TLM和去铁敏减轻皮质损伤程度的能力无差别，但均不能减轻海马回凋亡。

肺炎链球菌性脑膜炎鼠模型研究中，NAC，Mn(Ⅲ)tetrakis（4-benzoid acid）-porphyrin作为辅助性抗氧化治疗，能改善临床转归，减轻动物模型中肺炎链球菌性脑膜炎相关性听力损伤。Gerber等[16]在肺炎链球菌脑膜炎兔模型研究中发现，褪黑素作为抗氧化剂辅助治疗，可致齿状回细胞凋亡的密度较低，海马回结构中超氧化物歧化酶（superoxide dismutase，SOD）的活性较高，脑脊液中亚硝酸盐的浓度较低，减少了神经损伤。Spreer等[17]动物实验发现，褪黑素无论是在肺炎链球菌性脑膜炎还是大肠埃希菌性脑膜炎中均有抗炎作用，但不能减少神经损伤。

2009年，Braun[18]通过肺炎链球菌性脑膜炎鼠模型研究发现，iNOS基因灭活可使Caspase-3介导的神经损伤明显减少，iNOS基因敲除后出现对海马回的保护作用，说明NO在海马回Caspase-3的激活中起重要作用。在炎症反应瀑布扩展的条件下，超氧化物、过氧化物、羟自由基、强大的亚硝基阴离子能大量地与所有的细胞成分反应，使细胞的结构和功能发生变化，并最后导致细胞死亡。脑膜炎动物模型中，内皮 NOS 的缺乏与促炎症宿主因子脑部表达增加有关，也与脑膜炎导致的颅内并发症的加剧有关；缺乏 NOS 亚型鼠，较无 NOS 缺陷的野生型鼠脑内炎症介质水平低，血脑屏障破坏程度也相对较轻。

研究发现，尿酸对鼠肺炎链球菌性脑膜炎有一定的保护作用，腹腔内注射尿酸能减少脑脊液的白细胞计数，降低颅内压；而同时应用尿酸和氧嗪酰钾（尿酸酶抑制剂），可使血液中尿酸增加，脑脊液中白细胞计数和颅内压均进一步降低。在脑膜炎模型建立后 2~4h 给予尿酸，对细菌性脑膜炎有保护作用，尿酸的抗炎作用呈剂量相关性。

4.钙螯合剂

2002 年，Stringaris 等[19]体外研究发现，肺炎链球菌的外毒素——肺炎链球菌溶血素与肺炎链球菌性脑膜炎的神经细胞损伤有关。肺炎链球菌溶血素破坏细胞膜，形成跨膜空洞，导致大量细胞外 Ca^{2+} 内流，触发神经细胞死亡。2005 年，Beurg 等[20]研究证实，肺炎链球菌溶血素致耳蜗毛细胞解体死亡由 Ca^{2+} 内流激发。这 2 项研究应用钙选择性螯合剂 BAPTA-AM [1，2-bis（o-aminophenoxy）ethane N，N，N'，N'-tetraacetic acid tetra（acetomethoxy）ester]，均能提高神经细胞存活率。提示钙螯合剂的应用可能影响肺炎球菌性脑膜炎的预后。

5.二磷酸腺苷核糖酶抑制剂

氧化剂可能通过 DNA 的破坏和后继 PARP 激活过程过度消耗能量，进而导致细胞死亡，引起神经损伤。在一项肺炎链球菌脑膜炎鼠模型研究中，以 PARP 抑制剂 3-氨基苯甲酰胺（3-aminobenzamide，3-AB）作为辅助治疗，可改善临床转归及与听力损伤相关的形态学改变。另一项新生小猪细菌性脑膜炎研究发现，在诱导前 30min 给予 3-AB 能明显减弱脑膜炎诱发的炎症反应。由此可见，3-AB 有希望成为一种新型的有抗炎和神经保护作用的辅助治疗制剂。

6. Caspase 抑制剂

Caspase 是一个进化保守的家族，在神经细胞的程序化死亡中起重要作用。此酶可裂解包括 PARP、细胞骨架蛋白和 DNA 分散因子前体在内的一系列蛋白质。Caspase 有促炎性作用，产生 IL-1β，诱导神经元凋亡。在肺炎链球菌感染后的鼠脑内及急性细菌性脑膜炎患者的脑脊液中，均有 Caspase-1 表达的增加，且这种增加与临床转归相关。Caspase-3 肺炎链球菌脑膜炎的幼鼠的海马回中明显增加。由此提示 Caspase-3 是影响神经细胞凋亡的关键影响因素。

感染鼠模型用 Caspase 抑制剂 z-VAD-fmk 治疗时，IL-1β的增加趋势逆转，脑脊液中的白细胞计数减少。Caspase-1 缺陷感染鼠模型的颅内压、血脑屏障通透性和脑脊液白细胞数均明显低于感染野生鼠。敲除 Caspase-1 基因后，水解蛋白浓度的下降。这些研究提示 Caspase-1 的药理阻断剂可能提供一种特异性针对脑损伤的治疗方法。在肺炎链球菌脑膜炎的幼鼠模型中，海马组织中 Caspase-3 酶活性明显增加，给予 Caspase 抑制剂 Ac-DEVD-CHO 能减少凋亡和炎症反应。在肺炎链球菌性脑膜炎的幼鼠模型中，脑池内给予 Ac-DEVD-CHO，能显著减轻海马区齿状回的凋亡。在细菌性脑膜炎的幼鼠模型中，应用谷氨酸受体拮抗剂如犬尿酸（kynurenic acid），对神经损伤有适度的保护。2008 年，Irazuzta 等[21]在 B 组链球菌诱导的鼠脑膜炎模型中，持续系统地应用 Caspase 抑制剂 BAF[Bocaspartyl（OMe）-fluoromethyketone]，结果可抑制 Caspase-3 活性，从而减少神经系统后遗症。

7.调节 NF–κB

NF-κB 是一种转录因子，与肺炎链球菌性脑膜炎炎症因子的激活相关。典型的 NF-κB 是 P65 和 P50 亚基的异源二聚体。发生肺炎球菌性脑膜炎时，NF-κB 活性 P65 亚基的数目增加，而 NF-κB P50 亚基缺失小鼠有细菌清除障碍，炎症反应增强，死亡率增加，提示 NF-κB 的 P50 亚基有抗炎作用，NF-κB 的 P65 亚基抑制剂可能是一种有效的细菌性脑膜炎的辅助治疗策略。

8.Toll 样受体（toll like receptor，TLR）拮抗剂或抗体

动物研究证实，TLR2 和 TLR9 参与了细菌性脑膜炎的炎症形成过程。TLR2 介导宿主对革兰阳性菌细胞壁成分的反应，TLR2 缺陷的小鼠由于细菌清除力减低，炎症反应加强，易患肺炎链球菌性脑膜

炎。分别以 TLR2 缺陷的小鼠和野生型鼠建立肺炎链球菌性脑膜炎模型，TLR2 缺陷[TLR2（-/-）]的小鼠死亡率高，脑内细菌负载量、脑脊液中 TNF 活性高于野生型鼠。肺炎链球菌性脑膜炎小鼠脑 TLR2 mRNA 表达明显增加，对 TLR2 基因进行靶向干预后小鼠的疾病的严重程度增加，颅内并发症恶化，并且这种表现与脑脊液和血中细菌浓度的增加相关。TLR2（-/-）鼠脑中 TNF 基因和蛋白的表达较野生鼠增加，表明 TLR2 通过 TNF 的表达控制炎症反应。在肺炎链球菌性脑膜炎幼鼠模型脑室内注射 TLR2 激动剂 Pam（3）CysSK（4），触发了 TLR2 信号传递系统，呈剂量依赖性诱发神经炎症反应，但不诱导海马回凋亡。抗 TLR 激动剂（antagonists）或 TLR 抗体通过黏附细胞内 Ca^{2+}或黏附免疫激活活性的细菌产物，可能减少肺炎链球菌溶血素导致的神经毒性。可溶性的 TLR4 和能阻断 TLR4 功能的抗体（如阻断 LPS 结合或干扰核心受体 MD2 和 CD14），是将来有希望的治疗选择。

9.脑源性神经营养因子

细菌性脑膜脑炎患儿脑脊液中，脑源性神经营养因子（brain-derived neurotrophic factor，BDNF）水平明显高于病毒感染者。肺炎链球菌性脑膜炎鼠模型细菌定植后，BDNF 水平升高，而经抗生素治疗后，BDNFmRNA 的表达被抑制，BDNF 在细菌性脑膜炎的脑损伤中起神经保护作用，应用抗生素清除病原菌的同时，辅助给予 BDNF 可预防脑损伤。BDNF 能阻止 Caspase-3 的激活，减少凋亡诱导因子的转录，抑制谷氨酸的兴奋性毒性，增强了抗氧化酶的活性。在肺炎链球菌性脑膜炎的幼鼠模型脑池内注射 BDNF，可减少 Caspase-3 依赖性细胞死亡，以 BDNF 作为鼠的辅助治疗，明显减少了皮质坏死的扩展、Caspase-3 依赖性细胞死亡和非 Caspase-3 依赖性海马回细胞死亡，提示 BDNF 能有效减少细菌性脑膜炎中多种脑损伤。Li 等[22]经动物实验证实，应用外源性 BDNF 预防或治疗细菌性脑膜炎后，听力损伤有效，BDNF 能保护脑皮质和海马回大量神经元免于细菌性脑膜炎所致的炎症性损伤，外源性给予 BDNF 可能是降低细菌性脑膜炎死亡率和改善预后的新的有效方法。

10.白细胞迁移抑制

炎症反应时，外周血及组织中的大量白细胞在各种趋化物的作用下，能够迁移并趋化至炎症部位。发生细菌性脑膜炎时，脑脊时液白细胞计数异常增多，增加了脑脊液的流出阻力，导致了脑间质性脑水肿。白细胞迁移抑制剂如 CD18，选择蛋白为分子靶位抑制白细胞迁移，可降低血脑屏障的通透性，减少死亡率和海马回损伤，减少脑脊液蛋白量。在脑池内接种肺炎球菌后，静脉应用针对β2-整合蛋白的抗-CD18 单克隆抗体有利于减少血脑屏障通透性；而细胞黏附因子-1 的缺乏，对鼠血源性脑膜炎却未发现有益作用。用白细胞阻滞剂岩藻多糖治疗肺炎链球菌性脑膜炎，可减轻脑脊液白细胞异常增多，但也与血液中细菌负载量增加及病死率增加相关。这是因为到达炎症部位的中性粒细胞能吞噬、清除病原体发挥先天免疫和致炎性作用，而单核吞噬细胞还能启动获得性免疫，这些白细胞是机体抵御感染性病原体的重要防线。

11.抑制炎性细胞因子

脑池内注射 TNF-α和 IL-1β的抗体，可降低肺炎链球菌性脑膜炎的血脑屏障通透性。通过对 50 只长爪沙鼠肺炎链球菌性脑膜炎的研究发现，TNF-α抑制剂可以减少脑膜炎后听力丧失和耳蜗损伤，证明了 TNF-α抗体的使用价值。

12.抑制脑血管收缩

抑制脑血管收缩策略是调节可能与脑膜炎相关性脑缺血有关的血管活性因素。内皮素是有效的脑动脉血管收缩剂，并且在脑膜炎动物模型脑脊液中，内皮素呈增加趋势。在肺炎链球菌性脑膜炎的幼鼠模型中，腹腔内注射内皮素拮抗剂波生坦（bosentan）可恢复脑血流，减轻神经损伤。

13.小胶质细胞活性的调节

中枢神经系统中，小胶质细胞（microglia，MG）在神经元的生理活动中起支持、营养、保护和修复等重要功能。神经系统损伤后，MG 具有不同的形态和功能，并具有不同的免疫活性，影响免疫应答的程度和细胞素释放的水平，从而影响损伤局部的微环境。MG 在中枢神经系统损伤中起保护和损伤的双重作用，但何时起保护作用、何时起损害作用，对两者之间的界限，目前并不完全清楚。因此，研究 MG 的形态与神经系统损伤的关系，对损伤后的中枢神经保护、再生及功能恢复有重要意义[23]。

在细菌性脑膜炎的发病过程中，细菌及其代谢产物如肺炎链球菌细胞壁激活了脑内的 MG，激活的 MG 能持续产生多种细胞和化学因子 TNF-α，IL-6，IL-12，KC，MCP-1，MIP-1α，MIP-2。 TNF-α是炎症的重要调节物，对神经元、少突胶质细胞有害，关系到神经调节和内分泌活动；凋亡诱导因子（apoptosis-inducing factor，AIF）使线粒体破坏，造成大量的 DNA 和亚二倍体破坏，神经元凋亡。在中枢神经系统的细菌感染中，激活的 MG 不仅能通过合成细胞因子和化学因子支持白细胞的吸引和补充，功能性的白细胞也可以通过对 MG 的反馈来影响化学因子的释放。

有报道表明，酪氨酸激酶干扰剂 AG126 复合物能抑制 MG 的活性，有助于细菌性脑膜炎的治疗，尤其是在抗生素治疗细菌的溶解阶段，这种干扰剂能产生一个短暂的信号干扰，主要阻止了 MG 的活化，从而抑制了过多有害物质的释放。INF-γ通过多种途径可能成为决定 MG 激活后最终结局的决定性因素。

三、其他

优化重症病人的初始住院护理和治疗策略有利于改善病人的转归，已有证据表明，重症病人应进入 ICU 治疗，但尚无住院时护理水平与转归相关性的研究。目前没有确切证据表明，限制液量摄入对细菌性脑膜炎患者有益，相反，可能有害，但液体摄入过量也是应该避免的。维持脑血流灌注在细菌性脑膜炎的治疗中是非常关键的因素，需要检测动脉血压和颅内压。一项 654 例儿童细菌性脑膜炎患儿的对照研究表明，应用甘油治疗可减少严重神经系统后遗症[24]。应用抗惊厥药物控制惊厥、积极控制脑水肿、避免应用对血流动力有害的药物以及控制高热等，均有利于疾病恢复。

从以上介绍来看，噬菌体和抗菌肽是非传统抗菌药物中最有希望用于细菌性脑膜炎治疗的药物，可能在多重耐药菌的感染中替代传统抗生素，但还需开展广泛的临床研究，才能明确不同细菌性脑膜炎治疗中的作用，并解决大规模生产中的技术问题。在各种辅助治疗中，虽然大量动物实验发现许多药物能减轻脑损伤，但尚未进入临床研究阶段，其临床有效性未获证实，还需要大量研究深入探讨。地塞米松是目前唯一公认的细菌性脑膜炎的辅助治疗，但还存有争议。辅助治疗与抗菌药物的结合仍就是目前细菌性脑膜炎有效治疗的最佳选择。

（刘钢　刘耀惠）

<h2 align="center">参考文献</h2>

[1] Stephens D S, Greenwood B, Brandtzaeg P. Epidemic meningitis, meningococcaemia, and Neisseria meningitidis[J]. Lancet, 2007, 369（9580）:2196-2210.

[2] Mongelluzzo J, Mohamad Z, Ten H T R, et al. Corticosteroids and mortality in children with bacterial meningitis[J]. JAMA, 2008, 299（17）:2048-2055.

[3] Val M P, Guimbao J, Vergara A, et al.Descriptive epidemiology of non-meningococcal bacterial meningitis in the province of Saragossa（Spain）from 1999 to 2004[J]. Gac Sanit, 2007, 21（5）:390-396.

[4] Barrow P, Lovell M, Berchieri A Jr. Use of lytic bacteriophage for control of experimental Escherichia coli septicemia and meningitis in chickens and calves[J]. Clin Diagn Lab Immunol, 1998, 5（3）:294-298.

[5] Stroj L, Weber-Dabrowska B, Partyka K, et al.Successful treatment with bacteriophage in purulent cerebrospinal meningitis in a newborn[J]. Neurol Neurochir Pol, 1999, 33（3）:693-698.

[6] Smith H W, Huggins M B. Successful treatment of experimental Escherichia coli infections in mice using phage: its general superiority over antibiotics[J]. J Gen Microbiol, 1982, 128（2）:307-318.

[7] Grandgirard D, Loeffler J M, Fischetti V A, et al. Phage lytic enzyme Cpl-1 for antibacterial therapy in experimental pneumococcal meningitis[J]. J Infect Dis, 2008, 197（11）:1519-1522.

[8] Liu L，Xu K，Wang H，et al. Self-assembled cationic peptide nanoparticles as an efficient antimicrobial agent[J]. Nat Nanotechnol，2009，4（7）:457-463.

[9] Orihuela C J，Mahdavi J，Thornton J，et al. Laminin receptor initiates bacterial contact with the blood brain barrier in experimental meningitis models[J]. J Clin Invest，2009，119（6）:1638-1646.

[10] Coureuil M，Mikaty G，Miller F，et al. Meningococcal type Ⅳ pili recruit the polarity complex to cross the brain endothelium[J]. Science，2009，325（5936）:83-87.

[11] Das A，Asatryan L，Reddy M A，et al. Differential role of cytosolic phospholipase A2 in the invasion of brain microvascular endothelial cells by Escherichia coli and Listeria monocytogenes[J]. J Infect Dis，2001，184（6）:732-737.

[12] Liu X，Han Q，Sun R，et al. Dexamethasone regulation of matrix metalloproteinase expression in experimental pneumococcal meningitis[J]. Brain Res，2008，1207:237-243.

[13] McGee S，Hirschmann J. Use of corticosteroids in treating infectious diseases[J]. Arch Intern Med，2008，168（10）:1034-1046.

[14] Grimprel E. Corticosteroids in children with bacterial meningitis: indications and administration[J].Med Mal Infect，2009，39（7-8）:539-546.

[15] Meli D N，Loeffler J M，Baumann P，et al. In pneumococcal meningitis a novel water-soluble inhibitor of matrix metalloproteinases and TNF-alpha converting enzyme attenuates seizures and injury of the cerebral cortex[J]. J Neuroimmunol，2004，151（1-2）:6-11.

[16] Gerber J，Lotz M，Ebert S，et al. Melatonin is neuroprotective in experimental Streptococcus pneumoniae meningitis[J]. J Infect Dis，2005，191（5）:783-790.

[17] Spreer A，Gerber J，Baake D，et al. Anti-inflammatory but no neuroprotective effects of melatonin under clinical treatment conditions in rabbit models of bacterial meningitis[J].J Neurosci Res，2006，84（7）:1575-1579.

[18] Braun J. Inducible nitric oxide synthase mediates hippocampal caspase-3 activation in pneumococcal meningitis[J]. Int J Neurosci，2009，119（4）:455-459.

[19] Stringaris A K，Geisenhainer J，Bergmann F，et al. Neurotoxicity of pneumolysin，a major pneumococcal virulence factor，involves calcium influx and depends on activation of p38 mitogen-activated protein kinase[J]. Neurobiol Dis，2002，11（3）:355-368.

[20] Beurg M，Hafidi A，Skinner L，et al. The mechanism of pneumolysin-induced cochlear hair cell death in the rat[J]. J Physiol，2005，568（Part 1）:211-227.

[21] Irazuzta J，Pretzlaff R K，Zingarelli B. Caspases inhibition decreases neurological sequelae in meningitis[J]. Crit Care Med，2008，36（5）:1603-1606.

[22] Li L，Shui Q X，Li X. Neuroprotective effects of brain-derived neurotrophic factor（BDNF）on hearing in experimental pneumococcal meningitis[J]. J Child Neurol，2005，20（1）:51-56.

[23] 李钦云，赵玲玲. 由细菌性脑膜炎的治疗引发的哲学思考[J].实用全科医学，2005，3（2）:162-163.

[24] Peltola H，Roine I. Improving the outcomes in children with bacterial meningitis[J]. Curr Opin Infect Dis，2009，22（3）:250-255.

第六节 儿童结核病的诊治进展

　　结核病（tuberculosis）是由结核分枝杆菌（mycobacterium tuberculosis，M.tuberculosis，MBT）引起的传染性疾病，人体许多脏器可以发生结核病，以肺结核最常见。感染结核分支杆菌后约有 1/10 的人在一生中有发生结核病的危险，结核病严重危害人类健康，是我国重点控制的重大疾病之一，也是全球关注的公共卫生问题和社会问题。世界卫生组织（World Health Organization，WHO）已将结核病作为重点控制的传染病之一 。中国是 22 个结核病高负担国家之一，结核病人数仅次于印度而居世界第二位。我国的结核病主要在农村，农村病人又常因经济困难而影响甚至中断治疗，成为严重的社会问题。

一、结核病的诊断进展

1.γ-干扰素释放分析实验（interferon gamma release assay， IGRA）的临床诊断价值

由于结核菌素试验（purified protein derivative，PPD）实验受到卡介苗接种及部分非结核分支杆菌交叉免疫反应的影响，近年来出现的 γ-干扰素释放分析实验在结核感染评价方面具有重要价值，在新近感染判断和发病预测等方面均优于 PPD 实验，我国一些医院已将这一方法应用于临床，包括应用于儿童诊断。

IGRA 在结核分支杆菌（MtB）潜伏感染中的诊断价值：IGRA 的技术原理是采用卡介苗及非结核分支杆菌缺失的特异性蛋白早期分泌抗原靶蛋白6（ESAT-6）和融合蛋白早期的滤液蛋白-10 等作为抗原刺激物，刺激 MtB 感染者外周血单个核细胞中的结核病特异性活化 T 细胞分泌 γ-干扰素，通过定量或定性检验手段判断 MtB 潜伏感染。IGRA 包括干扰素体外释放酶联免疫法（QFT-G）和体外酶联免疫斑点实验（enzyme-linked immunosorbent spot，ELISPOT）两种检测方法，该方法不受卡介苗接种的影响，可以将 MtB 感染从其他非结核分枝杆菌中分离出来，诊断 MtB 潜伏感染的敏感度为 70%~80%，特异度为 88%~97%，与 PPD 实验比较，该方法的敏感度略低，但特异度较高。

QFT-G 和 ELISPOT 对免疫功能正常 MtB 感染者的诊断价值大致相同，但在细胞免疫功能抑制感染者的诊断方面，ELISPOT 可能优于 QFT-G。美国推荐对卡介苗接种人群使用 IGRA 进行感染调查，国内目前基本应用 ELISPOT 方法。

IGRA 用于筛查结核病集团感染中的新近感染：IGRA 有可能在诊断新近感染者方面有独特优势：①在结核病爆发时，IGRA 与接触者的暴露水平密切相关，能比较准确地反映新近发生的感染。②在新近感染评价方面，IGRA 较 PPD 实验净增值更有优势，PPD 实验对于 PPD 实验结果为 5-＜10mm 和 ≥10mm 人群的评价价值下降，而 IGRA 阳性率不受既往 PPD 水平的影响。③IGRA 结果可随时间推移发生阴转，感染者 IGRA 结果阳转的时间为 4~7 周，IGRA 阳性者在半年至 1 年内阴转，阴转率可达到 34.6%~53.0%。IGRA 阴转的机制可能为接触者采用化学药物预防性治疗后，干扰素释放的特异性抗原减少，从而出现阴转现象。有学者推测单核细胞 γ-干扰素的释放是对感染的效应性反应，IGRA 阳性很可能是新近或正在发生的感染，而 PPD 实验检测的 MtB 感染后细胞增殖反应则维持几年甚至几十年，提示 PPD 实验是诱导记忆 T 细胞介导的迟发型变态反应，主要反映既往感染，但目前对 IGRA 结果转阴和阳性是否提示 MtB 感染清除和重新感染尚未达成共识[1-2]。

目前认为 Elispot 的优点为：①比结素试验对无症状的结核病人诊断更敏感。②对于长期应用免疫抑制剂的病人不易出现假阴性。③特异性高。对有结核病接触史、胸片显示非特异性异常改变，Elispot 阳性者即可高度考虑有活动性结核病。

2.结核特异性抗体的检测

结核特异性抗体的检测是通过检测机体对结核菌的体液免疫应答状况，间接提示体内是否存在结核感染。

目前抗体的检测方法有 Elisa、胶体金试纸条法、斑点免疫金渗滤法等。临床上检测的结核抗体种类主要包括 IgG，IgM 和 IgA。比较公认的是：结核特异性 IgM 抗体被认为是结核病早期的特征性改变，常出现于结核病的初始阶段，可认为是结核病活动的指标之一。一般来说初次感染肺结核的病人，其结核特异性 IgM 抗体大约在第 1 个月内即呈现上升趋势，4 个月内逐渐消失。而结核特异性 IgG 抗体的临床意义认识不一，但仅仅通过检测结核特异性 IgG 抗体的阴性或阳性不能反映体内结核病活动性与否，以及机体对结核治疗的疗效好坏。

从理论而言，由于抗原-抗体之间高度特异性的反应，加上酶的催化效率极高，ELISA 具备有高敏感性和高特异性的优点。因此，ELISA 方法很快就被临床广泛地应用于包括结核病在内的许多疾病的血清或体液（胸腔积液、腹腔积液、心包液、脑脊液和关节液等）特异性抗体和抗原的检测。但在国内外众多的临床报告中，采用 ELISA 方法诊断结核病的敏感性和特异性不一，差异较大。究其原因，主

要与试验所采用的结核菌抗原成分特异性不高有关。

3.结核杆菌抗原检测

结核杆菌本身的成分非常复杂，由多种蛋白质、脂类、糖类和核酸成分组成。纯化的结核菌蛋白质抗原，如结核菌抗原5（38ku），抗原6（30ku），抗原60（16ku），Kp90等，较为常见的有Ag5（38ku）和Ag60。最常用的为脂阿拉伯甘露聚糖（lipoarabinomannan，LAM）。LAM是构成分支杆菌细胞壁的重要组成，LAM为一种抗原，能诱发宿主产生相应抗体，并激发迟发超敏反应，其免疫原性较强，特异性亦较强。LAM-IgG有试剂盒供应，操作方便，敏感性70%左右，特异性90%左右，适用于痰涂片结核菌阴性的肺结核病和肺外结核病的诊断，经20 min可出试验结果。结明试验（MycoDotTM）就是以一种纯化的LAM作为抗原，并将其固定在硝化纤维做的梳上，然后将带有抗原的梳浸泡在稀释的血清或全血中。结明试验诊断结核病的敏感性为71.9%，特异性为91.9%，与痰涂片阳性和PPD皮肤试验阳性的一致率分别为80.2%和61.6%，试验结果阳性多提示体内病灶可能有一定活动性。结明试验可用于诊断肺结核及肺外结核病，是目前诊断结核病灶是否有活动性的一种辅助检查方法。

鸡尾酒抗原（cocktail antigen）：为提高其诊断价值，现在主张联合采用多种结核特异性抗原，即所谓的鸡尾酒抗原来进行结核病的诊断，以期提高诊断的敏感性和特异性。如有一种免疫色谱层析抗结核菌抗体测试卡（ICT-TB卡）同时检测5种结核菌抗原的抗体，明显提高了结核诊断的特异性。

结核分支杆菌多种抗原蛋白芯片检测系统与鸡尾酒抗原的思路一致。国内有人以脂阿拉伯甘露糖、结核杆菌重组蛋白38ku蛋白、16ku蛋白固相于同一膜片上，再以蛋白芯片阅读仪自动扫描膜上颜色，建立多种结核抗原的蛋白芯片检测系统，多种抗原的蛋白芯片检测的灵敏度为88%，两项以上指标同时阳性时的特异性为100%。

4.结核病的非特异性免疫功能检测

如腺苷脱氨酶、乳酸脱氢酶、溶菌酶等免疫学指标测定。

腺苷脱氨酶（adenosine deaminase，ADA）是一种分解腺嘌呤核苷的酶，是由淋巴细胞或巨噬细胞释放出来的物质，在许多组织中广泛分布。在结核性胸（腹）膜炎时，胸水中的ADA明显增加；而在类风湿性关节炎、淋巴瘤、脓胸、肺炎并发胸腔积液、间皮瘤（mesothelioma）时，ADA也会升高。脑脊液中ADA活性增高主要见于结核感染，偶见于病毒感染，而隐球菌感染脑脊液ADA活性多正常。

二、儿童结核病的治疗进展

1.有关耐药结核的几个概念

全球结核杆菌耐药问题日趋严重，儿童耐药结核的发生率也在增加。2008年，WHO估计在全球结核病人中，3.6%为多重耐药结核杆菌感染（MDR）-TB（例如耐异烟肼和利福平）。在所有的结核病中，儿童病例有10%~15%，其中发展中国家有着高发病率。儿童耐药结核主要来自排结核菌的成人，不正规的抗结核治疗，使儿童易感染原发耐药结核菌，很少是因治疗后的获得性耐药。

单耐药结核（mono resistance tuberculosis）：结核病患者感染的结核杆菌对任何一种一线抗结核药物有抗药性。

多耐药结核（poly resistance tuberculosis）：结核病患者感染的结核杆菌对不包括异烟肼、利福平在内的2种以上一线抗结核药物有抗药性。

耐多药结核（multidrug resistant tuberculosis，称为MDR-TB）：20世纪90年代对多种抗结核药有抗药性结核出现，具体指对异烟肼和利福平一线治疗结核药物具有抗药性的结核。

广泛耐药结核（extensively drug resistant tuberculosis，简称XDR-TB）：XDR-TB是在2005年3月美国疾病控制中心首先发现的，指对异烟肼和利福平一线抗结核药物耐药，以及对6种二线抗结核药中的3种或3种以上抗结核药有抗药性的结核。在2006年10月第一届WHO全球XDR-TB特别工作组会议上，把XDR-TB定义为除耐多药结核（对异烟肼和利福平具抗药性）外，对全部氟喹诺酮类药物以及3种二线注射抗结核药物（阿米卡星、卷曲霉素、卡那霉素）中任一种具有抗药性的结核病。

近年来耐药结核特别是 MDR-TB，XDR-TB 日益引起全球的重视，因为它增加了全球控制结核病的难度。

2.耐药结核病的药物治疗

儿童结核病的治疗进展主要是针对耐药结核病的治疗研究，目前由于其他药物不良反应的问题，儿科针对耐药结核病的治疗，开始探讨利奈唑胺的疗效。

利奈唑胺为人工合成的唑烷酮类抗生素，2000 年获得美国 FDA 批准，主要用于治疗革兰阳性（G^+）球菌引起的感染。利奈唑胺为细菌蛋白质合成抑制剂，作用于细菌 50S 核糖体亚单位，并且最接近作用部位。与其他药物不同，利奈唑胺不影响肽基转移酶活性，只是作用于翻译系统的起始阶段，抑制 mRNA 与核糖体连接，阻止 70S 起始复合物的形成，从而抑制了细菌蛋白质的合成。利奈唑胺的作用部位和方式独特，因此在具有本质性或获得性耐药特征的阳性细菌中，都不易与其他抑制蛋白合成的抗菌药发生交叉耐药，在体外也不易诱导细菌耐药性的产生。研究表明，通常导致阳性细菌对作用于 50S 核糖体亚单位的抗菌药物产生耐药性的基因对利奈唑胺均无影响，包括存在修饰酶、主动外流机制以及细菌靶位修饰和保护作用的耐药[3-4]。

利奈唑胺已被证实对分支杆菌有效，包括偶发峰值杆菌、龟峰值杆菌和结核分支杆菌。目前多重耐药和泛耐药结核分枝杆菌菌株开始流行，急需新型有效药物。在此情况下，利奈唑胺可能是治疗 MDR 和 XDR 菌株的重要选择，尽管其不良反应限制了它的长期应用。早期在成人中开展的研究显示，含有利奈唑胺的治疗方案可迅速清除分支杆菌，但容易发生骨髓抑制和神经毒性。随后的研究显示，减少利奈唑胺剂量同样有效，而严重不良反应的发生率降低。

成人文献报道及我们在临床中也有应用利奈唑胺的治疗方案治疗儿科耐药结核病的成功病例。目前认为含有利奈唑胺的治疗方案在治疗儿童多重耐药感染、耐药结核杆菌感染和播散性非结核分支杆菌感染时可能是明智的选择，但需进行进一步的研究以确定利奈唑胺新的儿科适应证及评价其长期治疗的耐受性。

新的抗结核药物的研究近几年进展较大，硝基咪唑 OPC-77073 正在进行临床前试验；莫西沙星，硝基咪唑 PA-824，四胺 SQ-109 和硝基咪唑 OPC-67683 治疗结核病的作用正处于临床试验阶段。二芳基喹啉 TMC207 已进入二期临床试验。

3.支气管镜介入治疗

支气管结核（endobronchial tuberculosis，EBTB）是儿童结核病的较常见类型，大多数 EBTB 儿童气道内有肉芽组织和干酪性坏死物质阻塞，可使用激光、冷冻、电凝、支气管镜介导下球囊扩张等方法进行经气管镜介入治疗，以清除肉芽组织和干酪性坏死物质，开放气道，清除结核病变，目前国内一些单位已开展此项技术。

（1）激光治疗。激光能量密度高，在激光束直接照射下，几毫秒内可使生物组织局部温度升高，使蛋白质变性、凝固坏死或气化。坏死组织通过活检孔吸引或活检钳清除，间断用生理盐水冲洗。

（2）冷冻治疗技术是利用超低温破坏异常组织的一种方法。通过低温冷冻使局部组织的细胞内、外结晶、脱水，细胞内电解质的改变以及细胞膜蛋白的变性，导致细胞死亡，与此同时，血管内皮坏死、血栓形成，使组织缺血而加重细胞坏死。支气管镜下冷冻治疗肉芽及瘢痕组织导致的儿童下气道狭窄及阻塞有效、安全，有时需对患儿实施支气管镜下病变部位多次冷冻治疗。

（3）高频电凝治疗。作为支气管腔内病变治疗的有效手段，可弯曲支气管镜介导的高频电凝治疗已被广泛的应用于临床。它是利用高频射频源，产生高频电流，借助两个电极将电流输出，以高频电弧放电的形式将电能转化为热能，并利用在人体浅表组织所产生的高温高热，实现对组织切割和凝固。

对于仅有内膜干酪样坏死狭窄者主要以冷冻切除坏死并冷冻支气管壁，多次重复后逐渐实现内膜光滑痊愈；对于干酪坏死极多且易出血者，先氩气刀电凝止血去除表面坏死，再冷冻去除坏死组织、冷冻管壁促使管壁光滑愈合；治疗后残留狭窄者再予高压球囊扩张，使得气管支气管尽可能恢复管腔内径，恢复肺功能、解除呼吸困难症状。

4.侧脑室穿刺引流

结核性脑膜炎除抗结核药物病因治疗和糖皮质激素的应用外，颅内高压的处理包括以下综合治疗。因脑积水是颅内高压的重要原因，认识并及早控制脑积水常为治疗颅内高压的首要问题。目前神经外科已开展新式侧脑室引流术。

适应证：①颅内压急剧升高，用其他降颅压措施无效。②急性梗阻性脑积水，脑室扩大，严重的颅内压。③慢性脑积水急性发作或慢性进行性脑积水用其他降颅压措施无效。④结脑昏迷、严重脑水肿伴颅内高压或疑有脑疝形成时。

（刘金荣　赵顺英）

参考文献

[1] Diel R, Loddenkemper R, Meywald-Walter K, et al.Comparative performance of tuberculin skin test, QuantiFERON-TB-Gold in tube assay, and T-Spot[J].Chest, 2009, 135（4）:1010-1018.

[2] Song Q, Guo H, Zhong H, et al. Evaluation of a new interferon-gamma release assay and comparison to tuberculin skin test during a tuberculosis outbreak[J].Int J Infect Dis, 2012, 16（7）:522-526.

[3] Chang K C, Leung C C, Daley C L. Linezolid for multidrug-resistant tuberculosis[J]. Lancet Infect Dis, 2012, 12（7）:502-503.

[4] Xu H, Jiang R, Li L, et al.Linezolid in the treatment of MDR-TB: a retrospective clinical study[J]. Int J Tuberc Lung Dis, 2012, 16（3）:358-363.

第七节 侵袭性肺部真菌感染

侵袭性肺部真菌感染（invasive pulmonary aspergillosis, IPA）是指真菌侵入气管、支气管和肺组织引起的感染，不包括寄生和变态反应引起的肺部病变。

目前深部真菌感染的发病率在许多国家都呈上升趋势，据美国全国医院感染监测系统的资料，1990年住院患者深部真菌感染率是1980年的1.9倍，居各种病原体感染率上升的首位；深部真菌感染的住院患者病死率高达29%，无真菌感染病死率为17%。杜斌等对北京协和医院1953～1993年40年间共计3447例尸检病例回顾性分析，结果发现深部真菌感染85例，占2.5%，前20年发病率平均为1.5%，后20年为5.6%，明显增多。

IPA的诊断采用分级诊断模式，分确诊（proven）、临床诊断（probable）和拟诊（possible）3个级别。对于具有宿主高危因素和临床表现的患儿应高度怀疑其IPA的可能，为拟诊水平，而临床诊断需要同时满足3项标准，即宿主因素、临床表现以及微生物学证据，确诊需要肺组织病理学证据或肺组织培养的阳性结果[1-2]。

一、肺念珠菌病

（一）病因和发病机制

念珠菌属于隐球酵母科念珠菌属，是侵犯人类的主要病原菌，以白色念珠菌（*Candida albicans*），热带念珠菌（*C. tropicalis*）最为常见，致病力也最强。念珠菌为双相真菌，有芽生酵母（假菌丝-芽伸长不分隔）和菌丝，入侵组织后转化为菌丝相后致病力增强，表现为对宿主上皮黏附和入侵[3]。

（二）临床表现

通常根据病变部位和病情发展，分为支气管炎型和肺炎型。

1.支气管炎型

病变主要累及支气管及其周围组织，而未侵犯肺实质，症状较轻，主要表现咳嗽、咳痰。

2.肺炎型

感染多来自口腔或支气管蔓延至肺泡，引起肺实质急性、亚急性或慢性炎症性病变。按感染途径分为：①原发（吸入）性念珠菌肺炎：指发生并局限于肺部的侵袭性念珠菌感染。②继发性念珠菌肺炎：指念珠菌血源性播散引起的肺部病变。临床症状取决于发病过程、宿主状态和肺炎的范围等，多呈急性肺炎或伴有脓毒症表现，有发热、咳嗽、咳痰，痰可呈黏稠胶冻样，由念珠菌菌丝和细胞碎片组成，有时带血，可伴有喘息。体征往往很少。部分患者口咽部可见鹅口疮或散在白膜，重症患者出现口唇发绀、气促，肺部闻及干湿性啰音。

（三）影像学表现

支气管炎型影像学显示肺纹理增多，增粗且模糊，可伴有肺门淋巴结肿大。

肺炎型影像学显示两肺中下野弥漫性斑点、小片状和（或）大片状阴影，病变易于融合而成广泛实变，常累及 2 个以上肺叶，一般不侵犯肺尖，多伴有小结节病变或实变周围有结节病变，偶尔有空洞或胸腔积液。有些病变向周围发展而另一些病灶有消散现象。可伴有肺门淋巴结肿大。如为血型播散，肺内呈小结节或大小不等的融合结节或浸润，有些病例类似粟粒性肺结核。少数表现为肺间质病变。慢性病例由于肉芽肿形成，病灶可呈肿块样或呈大结节表现。

（四）病原菌检查

合格痰液或支气管肺泡灌等镜检和培养，可发现念珠菌。

血清（1，3）-β-D 葡聚糖测定（G 试验）：（1，3）-β-D 葡聚糖是真菌细胞壁的重要组成分之一，G 试验阳性提示侵袭性真菌感染，一般可在临床症状出现数天后表达阳性。该法操作简便，2 h 可出结果，有假阳性反应，造成假阳性的原因为：输注白蛋白或球蛋白、血液透析、使用多糖类药物、标本接触纱布或细菌污染、外科手术后早期[4-5]。

（五）诊断

肺组织活检发现念珠菌菌丝，可以确诊。因念珠菌是上呼吸道常见的正常定植菌，一次培养阳性，必须慎重判断。合格痰液 2 次或以上培养为同一菌种，结合患儿高危因素、临床和影像学表现以及治疗反应，可作为临床诊断。若 G 实验同时阳性或镜检见到多量假菌丝和孢子，更支持临床诊断。若 G 实验阳性，痰液培养阴性，除外假阳性后，结合高危因素、临床和影像学表现以及治疗反应，可作为临床诊断[6]。

（六）鉴别诊断

1.细菌性肺炎

侵袭性肺念珠菌病影像学表现除实变外，多合并结节病变，确诊依赖于痰液、支气管肺泡灌洗液或血液真菌检查。

2.肺结核

肺结核患儿可有密切结核病接触史，PPD 试验大多阳性，抗结核治疗有效。痰液、支气管肺泡灌洗液检查可发现结核杆菌。

（七）治疗

1.支气管念珠菌病

氟康唑：口服，重者静脉滴注，疗程持续至症状和体征、影像学表现消失或合格痰液标本真菌培养连续 2 次阴性。若鉴定为耐氟康唑的非白色念珠菌感染，可选用伏立康唑、伊曲康唑、二性霉素 B、棘白霉素。

2.肺念珠菌病

单纯肺念珠菌病，病情较轻可首选氟康唑，疗程视患儿免疫功能而定，至少维持至症状和体征、影像学表现消失。如病原菌为克柔念珠菌或其他耐药菌株感染，或患儿病情重，发生血行播散者，则可改为伊曲康唑或伏立康唑、棘白霉素、二性霉素 B[7]。

二、肺部隐球菌病

（一）病原学和发病机制

隐球菌属是一种腐物寄生性酵母菌，可以从土壤、鸽粪和水果中分离出来。鸽粪被认为是最重要的传染源。新生隐球菌是单态真菌，以酵母形式存在，细胞多呈圆形或卵圆形，不形成菌丝和孢子，出芽生殖，致病性隐球菌具有荚膜。

感染途径可能是：①吸入空气中的孢子，此为主要的途径。②创伤性皮肤接种。③摄入带菌的食物，经肠道播散至全身引起感染。目前已知隐球菌的毒力因素包括荚膜多糖、酚氧化酶系统等。

（二）临床表现

1.无症状型

仅在 X 线检查时偶然发现，见于免疫功能健全者。儿童极少见。

2.慢性型

起病隐匿，症状类似肺结核，包括咳嗽、胸痛、咳痰、血丝痰，常伴有低热、乏力、体重下降，很少有阳性体征。

3.急性型

表现为急性肺炎，有高热、呼吸困难，痰中可有大量菌体，可迅速进展导致呼吸衰竭。体检可有干、湿啰音。多见于 AIDS 和其他原因所致严重免疫抑制患者。

4.肺外隐球菌病表现

肺部隐球菌病若未控制，可经血行播散至全身，导致隐球菌脑膜炎或其他器官感染，称为播散性隐球菌病。儿童肺隐球菌病多与其他部位的隐菌病同时发生，有时当其他器官发生隐球菌病时，肺部病变已消散。隐球菌侵犯中枢神经系统最常见，症状也最重。此外，尚有皮肤黏膜隐球菌病、骨隐球菌病。近年来发现隐球菌可侵犯肝、脾和腹腔淋巴结，发生腹腔隐球菌病，引起肝、脾和腹腔淋巴结肿大。

（三）影像学表现

肺隐球菌感染可以引起的影像学特点：①胸膜下纤维结节，通常直径小于 1cm。②隐球菌结节或大的肉芽肿，直径可达 6 cm 或更大，常呈凝胶状，有时形成中心性坏死和空洞。③浸润阴影：表现为支气管周围和肺实质浸润阴影，常伴纵隔或肺门淋巴结肿大，与肺结核相似；可伴有肺内以及胸膜下结节。④两肺粟粒性播散。

（四）实验室检查

外周血白细胞计数升高，中性粒细胞占优势，血沉和 C 反应蛋白升高。部分患儿嗜酸细胞和 IgE 升高。

（五）病原学检查

取脑脊液、尿、痰液等标本，镜检和培养可发现隐球菌。

血清、支气管肺泡灌洗液（bronchoalveolar lavage fluid，BALF）查隐球菌荚膜多糖抗原：阳性有助于早期诊断。

（六）诊断

合格痰液或支气管肺泡灌洗液直接镜检或培养发现新生隐球菌或乳胶凝集法检测隐球菌荚膜多糖抗原呈阳性结果即可诊断。

（七）鉴别诊断

1.肺结核

肺隐球菌病多有养鸽子史和与鸽子密切接触史，抗结核治疗无效，外周血白细胞和 CRP 可明显升高；血清、支气管-肺泡灌洗液以及脑脊液隐球菌荚膜多糖抗原测定阳性、墨汁染色或真菌培养阳性。

2.细菌性肺炎

肺隐球菌病常咳嗽不剧烈，与发热不一致，可有嗜酸细胞和血清 IgE 升高。鉴别主要依靠痰液细菌或真菌培养以及抗生素的治疗反应。

3.恶性淋巴瘤

肺隐球菌病气管支气管旁淋巴结受累广泛，涉及前后组纵隔淋巴结，血清隐球菌荚膜多糖抗原测定可阳性，必要时可通过淋巴结活检鉴别。

（八）治疗

1.肺隐球菌病的治疗

（1）免疫功能正常宿主，有轻度症状，应用氟康唑治疗，疗程 6～12 个月。不能口服者，应用二性霉素 B 0.5～1.0 mg/（kg·d）静脉滴注。重症患者应用二性霉素 B 0.5～1.0 mg/（kg·d）（或相当剂量的含脂制剂）联合 5-氟胞嘧啶，热退或培养转阴后，改为氟康唑口服，可持续至 24 个月。

（2）合并隐球菌脑膜脑炎者，分期联合治疗，即初期治疗、维持治疗和抗复发治疗。初期一般为8～12 周，应用二性霉素 B 或脂质体与 5-胞嘧啶联合治疗，尽快使脑脊液转阴，转阴后口服氟康唑维持治疗 3～4 个月，有复发倾向者，氟康唑的疗程延长。也可应用二性霉素 B 或脂质体与 5-胞嘧啶连续治疗 6～10 周或二性霉素 B 或脂质体单药连续治疗 6～10 周。若能测定隐球菌荚膜多糖抗原，一般治疗至脑脊液抗原滴度 1：4 以下。伊曲康唑不易通过血脑屏障，由于其在脑脊液的浓度低，但在脑组织中有较高的浓度，实际治疗中效果次于氟康唑。在中枢神经隐球病的治疗中，主张与二性霉素 B 联用或转阴后的维持治疗。

2.播散性隐球菌病的治疗

根据受累器官，参考隐球菌脑膜脑炎或肺隐球菌病的治疗。

三、肺曲霉病

（一）病原体和发病机制

曲霉绝大多数为非致病菌，已报道引起人类致病的曲霉菌有以下几种：烟曲霉、黄曲霉、黑曲霉、土曲霉、构巢曲霉等，其中以烟曲霉最常见。曲霉菌的致病方式有以下几种：①原发性侵袭型：机体抵抗力正常，吸入大量的病原体，使机体感染，引起急性肺炎表现。此型病情凶险，不及时治疗常可死亡。②继发性侵袭型：机体患有严重疾病或长期应用大量抗生素、免疫抑制剂，此型较为常见。③变态反应型：因吸入大量曲霉孢子而引起变态反应。④寄生型：曲霉菌寄生在支气管扩张的空腔内和肺结核的空洞内[8-9]。

本病为外源性感染，主要是肺部吸入大量的曲霉菌孢子，侵入血流播散至全身各器官。其次是皮肤创伤性接种。

（二）临床类型

由于机体免疫状态和易感性不同，曲霉菌侵入肺部可以引起下列 3 种表现：①寄生型曲霉菌球；②变态反应型支气管肺曲霉病；③侵袭型肺曲霉病。可以是原发或继发[10]。

寄生型包括肺曲霉球、寄生性支气管曲霉病，以前者最常见。肺曲霉球通常发生于已经存在的肺空洞性病变内，霉菌在空腔内寄生，形成曲霉球。寄生型肺曲霉病仅有轻微组织炎症反应，但易造成病变周围血管损害。

咯血是本病的重要症状，少数可咯出咖啡色颗粒状物，常为曲霉菌球脱落的碎片，此时镜检可找到菌丝。可有慢性咳嗽[11]。

典型的X线表现为空洞中有致密团块状阴影，占据空洞的部分或大部分，空洞的其余部分则呈半月形或新月形气体阴影，由于菌丝不侵袭空洞壁，较小的团块状阴影可在空洞内移动，或随体位改变而移动。

侵袭性肺曲霉病：急性肺部曲霉病主要表现为长期发热、咳嗽、咳痰、咯血。慢性肺部曲霉病多表现为反复发热、咳嗽，咳痰可不明显，病程可长达数月甚至数年。急性肺部曲霉病胸部CT的典型表现：早期（0～5 d）为双肺弥漫性结节实变阴影或单发结节实变阴影，多位于胸膜下，周围可出现磨玻璃阴影（晕轮征，halo sign），5～10 d后结节实变阴影增大，肺实变区液化、坏死，出现空腔阴影，10～20 d可见病灶呈半月形透光区（空气新月征，air-crescent sign），进一步可变为完整的坏死空洞，多为单发性，或多发性，病灶大小不一。

慢性肺部曲霉病胸部CT表现多为单发或多发的肺部实变，伴有结节病变和胸膜肥厚或积液，有空洞形成，空洞性病变中见球形块影，类似曲霉球，但不同的是病灶周围有显著的肺组织炎症反应，随着时间推移则见慢性组织破坏，肺萎缩和纤维化以及单发或多发空洞，酷似慢性纤维空洞性肺结核[12-14]。

（三）病原学检查

取痰液、BALF等标本，直接镜检和培养可发现曲霉。

血清半乳糖甘露聚糖（galactomannan，GM）抗原检测：简称GM实验，半乳糖甘露聚糖仅存在于曲霉细胞壁中，曲霉发生侵袭性感染时，可从细胞壁释放进入血液，在血清中可检测出，GM实验阳性提示侵袭性曲霉感染[15]。

血清1，3-β-D-葡聚糖抗原检测：详见上节。

（四）诊断

侵袭性肺曲霉病现行的诊断模式为基于宿主因素、临床特征、微生物学及病理组织学检查三种核心因素的综合诊断，诊断分级为确诊（proven）、临床诊断（probable）、拟诊（possible）[16-18]。

肺组织活检发现曲霉菌丝，可以确诊。气管内吸引物或合格痰标本直接镜检发现菌丝，且培养连续2次分离到同种真菌；BALF经直接镜检发现菌丝，真菌培养阳性；血清GM连续2次阳性，可临床诊断为侵袭性肺曲霉病[19]。

（五）鉴别诊断

1.肺结核

本病影像学表现有淋巴结肿大，有结核病接触史，PPD检查阳性，痰液或胃液结核杆菌检查可阳性。

2.细菌性肺炎

起并较急，并发胸腔积液或液气胸较多，痰液细菌和血液细菌培养阳性，GM实验阴性。

（六）治疗

1.首选抗真菌药

伏立康唑静脉滴注或两性霉素B或含脂两性霉素B复合制剂，含脂两性霉素B疗效与普通两性霉素B相等，而肾毒性较小，但价格昂贵[20]。

2.其他抗真菌药

上述治疗效果不佳时可以使用卡泊芬净（3个月以上）或伊曲康唑静脉制剂，第1，第2 d每日2

次，每日 5mg/kg，6 个月 ~ 2 岁以下的患儿，可增加 2 倍剂量，以后改为每日 1 次，静脉用药不能超过 14 d。伊曲康唑口服液用于轻度曲霉病的治疗或其他抗真菌药物的序贯治疗，或免疫缺陷患儿的长期预防治疗。

所有治疗方案若有效，2 ~ 3 周后也可改为伏立康唑口服。

3.联合治疗

对于重症病例，可联合药物治疗，如伏立康唑加上卡泊芬净；或两性霉素 B 或含脂两性霉素 B 加上卡泊芬净。

（赵顺英）

参考文献

[1] 中华医学会儿科分会呼吸学组.儿童侵袭性肺部真菌诊断和治疗指南[J].中华儿科杂志，2009，2：96-98.

[2] 吴绍熙，郭宁如，廖万清. 现代真菌病诊断治疗学[M]. 北京：北京医科大学中国协和医科大学联合出版社，1997：68-70.

[3] Schwesinger G，Junghans D，Schroder G，et al. Candidosis and aspergillosis as autopsy findings from 1994 to 2003[J]. Mycoses，2005，48:176-1780.

[4] Manno G，Scaramuccia A，Rossi R，et al. Trends in antifungal use and species distribution among Candida isolates in a large paediatric hospital[J]. Int J Antimicrob Agents，2004，24:627-628.

[5] Singhi S C，Reddy T C，Chakrabarti A. Candidemia in a pediatric intensive care unit[J].Pediatr Crit Care Med，2004，5:369-374.

[6] Yeo S F，Wong B. Current status of nonculture methods for diagnosis of invasive fungal infections[J]. Clin Microbiol Rev，2002，15:465-484.

[7] Pappas P G，Rex J H，Jack D. Guidelines for treatment of candidiasis[J].Clin infec Dis，2004，38: 161-189.

[8] Binder R E，Faling L J，Pugateh R D，et al. Chronic necrotising pulmonary aspergillosis: a discrete clinical entity[J]. Medicine，1982，61: 109-124.

[9] Ayman O，Soubani M D，Pranatharthi H，et al. The clinical spectrum of pulmonary aspergillosis[J].Chest，2002，121:1988-1999.

[10] Schiraldi G F，Gramegna G，De R C，et al.Chronic pulmonary aspergillosis: current classification and therapy[J]. Review Curr Opin Investing Drugs，2003，4:186-191.

[11] Karim M，Aalam M，Shah A A. Chronic invasive aspergillosis in apparently immmunocompetent hosts[J]. Clinic Infect Dis，1997，24:723-733.

[12] Clancy C J，Neguyen M H.Acute community acquired pneumonia due to aspergillosis in presumably immunocompetent hosts[J].Chest，1998，114: 629-634.

[13] Brown E，Freedman S，Arbeit R，et al. Invasive pulmonary aspergillosis aspergillosis in an apparently nonimmunocompromised host[J]. Am J Med，1998，69:624-627.

[14] Gefter W B. The spectum of pulmonary aspergillosis[J]. J Thorac Imag，1992，7: 56-74.

[15] Dawn S K，Caoili E M，et al. The radiologic spectrum of pulmonary aspergillus infections[J]. J Com Assist Tom，2002，26:159-173.

[16] Kuhiman J E，Fishman E K，Siegelman S S，et al. Invasive pulmonary aspergillosis in acute leukemia: characteristic findings on CT，the CT halo sign，and the role of CT in early diagnosis[J]. Radiology，1985，157:611-614.

[17] Sarosi G A. Cryptococal lung disease in patients without HIV infection[J]. Chest，1999，115:610-611.

[18] Zinck S E，Leung A N，Frost M，et al. Pulmonary cryptocccosis: CT and pathologic findings[J]. J Comput Assist Tomogr，2002，26: 330-334.

[19] Rozenbaum R，Gonealves A J R. Clinical epidemiology study of 171 cases of cryptococcosis[J].Clin Infect Dis，1994，18: 369-380.

[20] Saag M S, Graybill R J, Larsen R A, et al. Practice guidelines for the management of cryptococal disease[J]. Clin Infect Dis, 2000, 30:710-718.

第八节 儿童隐球菌病新进展

隐球菌病是隐球菌（cryptococcus）引起的一种亚急性或慢性真菌病，是一种全球性的侵袭性真菌病，有一定的发病率和病死率。预计全球每年有 100 万 HIV 相关性隐球菌脑膜炎患者，其中 620 000 死亡，即使联合高效抗逆转录病毒疗法（highly active antiretroviral therapy，HAART），HIV 相关性隐球菌脑膜炎患者 3 个月内的死亡率仍然高达 20%[1-2]。儿童隐球菌感染在小婴儿很少见，大于 5 岁的儿童感染率小于 5%，近些年，儿童隐球菌病的发病率有增多趋势。

一、病原学

隐球菌属于酵母菌属，有 37 种。其中大多数是无害的，主要有新型隐球菌（*C.neoformans*）和格特隐球菌（*C.gattii*）对人和动物致病。20 世纪 80 年代前，新型隐球菌分为 3 个变种：格鲁比变种、新生变种和格特变种。研究发现在生态生化及分子特征方面，格特变种同另两个变种有较大差异，2000 年格特变种被上升至种的概念，即新型隐球菌与格特隐球菌为 2 个不同的菌种[3]。然而，目前大多数临床实验室还不能常规鉴别这两个菌种。

隐球菌呈圆形或卵圆形，生长方式为芽生，细胞直径为 $4 \sim 20\mu m$，在体外为无荚膜或仅有小荚膜，进入人体内后很快形成厚荚膜，有荚膜的隐球菌菌体直径增大，致病力增强。荚膜的厚度为 $1 \sim 2\mu m$，是一种由黏多糖构成的特异可溶性半抗原，是主要的毒力因子。依据荚膜多糖抗原进一步进行血清学分类，新型隐球菌可分为 A 型，D 型和 A/D 型。A 型是最常见的致病原，D 型毒力相对较低。格特隐球菌分成 B 型和 C 型。两种病原有不同的地域分布，新型隐球菌呈全球性分布，并且在自然环境中多处可分离到病原，在鸽粪中分离率是最高的，其次腐烂的蔬菜和土壤。而格特隐球菌主要分布于热带及亚热带地区，如澳大利亚、新西兰、东南亚等国家及地区。以前认为格特隐球菌主要存在于桉树中，目前已发现除桉树以外的较多树种、树根周围的泥土、空气、水及鸟类粪便中也可分离到该菌。近些年在加拿大的温哥华地区及哥伦比亚发生了人和动物格特隐球菌的感染，随后美国的太平洋西北地区也出现发病者[4-6]。

在我国，临床分离的隐球菌 83% ~ 89% 为新生隐球菌，17% ~ 19% 为格特隐球菌，血清型分布是：A 型为主，D 型少见，有少量的 AD 型，缺乏 C 型。

二、流行病学

环境中的隐球菌主要通过呼吸道进入人体引起疾病，少部分通过皮肤或消化道侵入。新型隐球菌感染主要发生在免疫功能低下者导致的机会性感染：如 HIV 患者、白血病、其他肿瘤和应用糖皮质激素患者，其中 A 型是免疫功能低下患者隐球菌感染的主要类型。而格特菌主要感染免疫功能正常者，所致感染多形成肉芽肿病变，需要较长的治疗周期，病死率高于新生隐球菌感染。

三、发病机制

当机体抵抗力下降，隐球菌易于侵入宿主体内，导致隐球菌病[7]。除 AIDS 外，儿童易患隐球菌感染的危险因素包括：实体器官移植、结缔组织病、原发性免疫缺陷（如高 IgM 综合征、重症联合免疫缺陷综合征）、一些恶性肿瘤（急性成淋巴细胞性白血病、肉瘤）等。但在实际的临床工作中，许多隐球菌病患儿并无基础疾病及免疫力是正常的。

隐球菌感染多呈亚急性或慢性起病过程，也可急性发病。因隐球菌感染多为呼吸道吸入孢子所致，因此肺部常常是感染的首发部位。隐球菌孢子被吸入肺部后，沉积于肺部，并在巨噬细胞及组织中复制，在肺内形成病灶，可经血行播散至全身各个系统，特别是中枢神经系统。几乎所有的器官、组织都可受到隐球菌的侵害：包括皮肤、肠道、尿道、眼睛、心肌、肝脾、骨和关节等，但是肺和中枢神经系统是最主要的靶器官[8]。

四、临床特征

病原菌感染的部位、感染的严重程度以及机体的健康状态决定了患儿临床表现轻重不一，可从无临床症状或仅咳嗽，到肺炎、脑膜炎、播散性隐球菌病甚至死亡[9]。

1.肺隐球菌病

肺隐球菌病为隐球菌感染引起的亚急性或慢性内脏真菌病。肺部隐球菌病可单独存在，或与其他部位感染并存。与成人肺隐球菌病相比，儿童单独肺部感染者少见，常并发于中枢神经系统感染，或为全身播散性隐球菌病的一部分。文献报道隐球菌脑膜炎的发生率高于肺隐球菌病，但笔者报道的9例儿童隐球菌病者中[10]，4例表现为播散性隐球菌病，中枢神经系统受累5例，肺CT检查异常者达8例，仅4例患儿表现有呼吸道症状，经抗真菌治疗后，肺部病变随之好转。笔者认为肺隐球菌病并非发生率低，主要是由于肺隐球菌病无特异性临床症状、体征，影像学无特异性，加上病原学检查阳性率非常低，使之诊断率低。儿童肺隐球菌病的临床表现复杂多样[11]，极易误诊为肺结核病，常见表现为咳嗽、干咳为主，伴发热、乏力、盗汗等，部分患儿可出现胸痛、咯血。其肺部影像学表现多样，通常分为单发或多发结节块状影、片状浸润影和弥漫混合病变等三种类型[12-13]。儿童肺隐球菌病以多发结节为主，结节大小不均匀，多为圆形或类圆形，边界光滑。结节主要分布在肺外带及胸膜下，可伴有肺门及纵隔淋巴结肿大。肺隐球菌病确诊主要依靠组织病理检查、培养阳性，如符合下列两项标准之一，则可以做出肺隐球菌病的诊断：①肺部影像学检查见明显异常病灶，且病理组织隐球菌阳性。②隐球菌脑膜炎患者肺部影像学有明显异常病灶，且经抗真菌治疗后明显缩小或消失。痰、咽拭子或支气管肺泡灌洗液的标本涂片或培养阳性，及血清隐球菌荚膜多糖抗原乳胶凝集试验阳性有临床疑似诊断价值。

2.隐球菌脑膜炎

隐球菌脑膜炎（简称隐脑），是隐球菌感染所引起的亚急性或慢性脑膜炎。隐球菌孢子对中枢神经系统有亲嗜性，通过呼吸道侵入并经血循环到达颅内，可累及脑膜、脑实质和脊髓，主要病理改变为脑膜炎、脑膜脑炎、肉芽肿、囊肿和血管炎等，其中脑膜炎最常见。隐脑临床表现复杂，无特异性，早期极易被误诊，绝大多数误诊为结核性脑膜炎，常常经抗结核治疗无效后才考虑隐球菌感染；也可误诊为病毒性脑膜炎、肿瘤等。隐脑可发生于任何年龄，以20~40岁人群居多，好发于男性，多见于免疫功能低下者。儿童感染者相对少见，但近些年患病率呈上升趋势。儿童隐脑好发年龄为5岁以上，2岁以下少见。多为亚急性或慢性起病过程，病程迁延，进展缓慢。但是应注意，一些患儿呈急性起病过程，与病毒性脑炎相似。多以头痛起病，病初可自行缓解或呈现反复发作，与其他颅内感染相比，隐脑患儿中剧烈头痛更为常见，可伴有恶心、呕吐、眩晕。与成人相比，儿童患者多伴有发热，为低-中度发热，部分为高热。部分患儿有意识改变，或出现精神和神经症状，表现为精神错乱、定向力障碍、行为改变、嗜睡等。随着病情进展可出现颅神经损害（听觉、视觉障碍），运动、感觉障碍，共济失调，抽搐等临床表现。视力障碍是另一常见的临床表现，表现为视力下降、复视，甚至失明，眼底检查可见视乳头水肿。脑脊液改变与结脑相似，外观多为无色清亮，有大量隐球菌时可为黏稠样；压力常增高，白细胞多在（10~500）×10^6/L左右，以淋巴细胞为主；蛋白含量增高，可超过2g/L，糖常低于2mmol/L，严重者可降到0；氯化物也可降低。脑脊液涂片墨汁染色可找到隐球菌或检测到隐球菌荚膜多糖抗原。

3.腹部隐球菌病

腹部隐球菌病可能为隐球菌孢子通过消化道侵入或通过血行播散所致。单独发病者少见，国内外有个案报道，多为播散性隐球菌病的并发表现。肝脏受侵时，表现为不典型肝脓肿或肝囊肿样改变，常为多发，肝门淋巴结肿大或肉芽肿可引起梗阻性黄疸，肝功能损害，也可导致胰腺和胃肠道的病变。本病的另一个特征为淋巴结的侵犯。表现为腹腔淋巴结融合成团块状，并有低密度坏死。易误诊为淋巴瘤。

应及时进行隐球菌方面的检查，尤其是淋巴结活检。

4.播散性隐球菌病

隐球菌经血行播散导致 2 个或 2 个以上器官感染，则称为播散性隐球菌病，该病起病隐匿，病程长，临床表现多样，易误诊，治疗困难，预后较差。凡遇不明原因发热并持续时间较长；全身淋巴结肿大尤以腹腔淋巴结肿大为主；多脏器受累；抗菌素、抗结核治疗均无效，应想到播散性隐球菌病的可能。

五、实验室检查

1.病原检查

（1）涂片。脑脊液墨汁染色为经典的隐球菌检测方法，形态特征显示好，简便易行，用于快速诊断，但阳性率较低，常常需多次检查。将脑脊液经离心沉淀后再行墨汁染色，阳性率大大提高。痰涂片阳性率低，且应注意排除污染及正常人群的隐球菌寄居情况。支气管肺泡灌洗涂片检查有助于诊断。

（2）培养。是诊断隐球菌病的金标准，血、脑脊液、骨髓及其他组织液、病理组织都可培养，但是，常常因为菌量过少或活力不佳而出现假阴性，对标本进行离心后培养可以提高阳性率。

2.血清学检测

隐球菌抗原检测：检测血清、胸腔积液、脑脊液和支气管肺泡灌洗液标本中的隐球菌荚膜抗原，具有特异性强，快速、灵敏的特点，可大大提高检出率，是早期诊断的主要方法。隐球菌脑膜炎患者脑脊液抗原的阳性率达 92%，血清的阳性率为 75%，肺部感染者血清抗原阳性率为 20%~50%。抗原滴度的升降可预示临床疗效和预后。目前，检测方法主要有乳胶凝集试验、酶联免疫吸附试验等。

3.分子生物学诊断

PCR 技术可快速、特异性的检出隐球菌，具有较高的准确性及敏感性，尤其在发病早期其阳性检出率明显优于直接涂片墨汁染色和真菌培养；但由于对 PCR 反应系统要求非常严格，应避免假阳性结果的出现。

4.组织病理学检查

具有确诊意义。肺隐球菌病病灶一般位于肺野外带，支气管镜肺活检阳性率不到 10%。怀疑肺隐球菌病时，可通过 B 超或 CT 引导下经皮肺穿刺，阳性率可达 90%以上。淋巴结活检是确定隐球菌感染另一重要手段，当出现全身淋巴结肿大尤其腹腔淋巴结肿大，不能除外隐球菌感染时，及时淋巴结活检，确定诊断。

六、诊断

当有下列表现应考虑隐球菌病：①不明原因的长期发热伴血沉增快，C 反应蛋白增高，抗生素及抗结核治疗无效。②咳嗽、咳痰、胸痛、气促等呼吸系统症状。③肝、脾肿大及肝功能损害；全身淋巴结肿大，尤其以腹腔淋巴结肿大为主者，特别是考虑有免疫功能异常的患儿，应及时进行隐球菌方面的检查。应与结核病、淋巴瘤等疾病鉴别。

七、隐球菌病治疗

隐球菌病的抗真菌药物治疗方案具有一些最好的特点，然而如何调控宿主的免疫缺陷及免疫重建的问题研究的较少，宿主免疫状态的调控，感染部位的局限、抗真菌药物的毒性，基础疾病等仍是影响隐球菌病治疗成功与否关键。随着人们对隐球菌感染不断的认识，2010 年，美国感染病学会更新了《隐球菌病临床实践指南》[14]，我国也发布了《隐球菌诊治专家共识》[15]，为进一步规范球菌病的诊治提供了科学依据。

1.肺隐球菌病

免疫正常的患儿中，无症状而肺部标本隐球菌培养成阳性的，必须严密观察或采用氟康唑 6~12mg/（kg·d），治疗 3~6 个月。免疫抑制的肺隐球菌病患儿，为防止感染进一步发展至中枢神经系统或发生播散性隐球菌病，需要用氟康唑 6~12mg/kg，治疗 6~12 个月。不能耐受氟康唑的患者，可选用伊曲康唑替代，疗程 6~12 个月。

免疫抑制伴弥散性感染或严重肺炎者治疗同隐球菌中枢神经系统感染。如果不能应用口服唑类药物，或肺隐球菌病较重或呈进行性加重时，推荐使用两性霉素 B 0.4~0.7mg/（kg·d）[16]。对于肺部病灶局限、而内科治疗效果不佳的患者，可考虑手术治疗。

隐球菌脑膜炎：治疗过程包括诱导治疗、巩固治疗、维持治疗 3 个阶段

（1）抗真菌治疗：①HIV 阳性的隐脑患儿。第一，诱导治疗：两性霉素 B 1mg/（kg·d）联合氟胞嘧啶 100 mg/（kg·d），分 4 次口服，2 周。第二，巩固治疗：氟康唑 10~12 mg/（kg·d），口服 8 周；对两性霉素 B 不能耐受的者两性霉素 B 脂质体 5 mg/（kg·d）。第三，维持治疗：氟康唑 6 mg/（kg·d）。②非 HIV、非器官移植的隐脑患儿。第一，诱导治疗：两性霉素 B1 mg/（kg·d）联合氟胞嘧啶 100mg/（kg·d）分 4 次口服≥4 周；存在中枢神经系统并发症的患儿诱导治疗可延长至 6 周，对两性霉素 B 不能耐受者，可用两性霉素 B 脂质体 5mg/（kg·d）替代。未使用 5-FC 或使用中断者，使用两性霉素 B 或两性霉素 B 脂质体≥6 周。早期诊断的隐脑对 2 周抗真菌治疗效果良好，并且基础疾病或免疫抑制状态得以很好控制，诱导治疗可以 2 周。第二，巩固治疗：氟康唑 12 mg/（kg·d）口服巩固治疗 8 周。第三，维持治疗：氟康唑 6 mg/（kg·d）口服 6~12 月。

2010 年，我国《隐球菌感染诊治专家共识》中有关隐球菌脑膜炎的治疗时间有所不同：诱导治疗至少 8 周，巩固治疗至少 12 周。

两种方案在诱导治疗的时间和维持治疗的剂量上存在一定差异，可能与我国两性霉素 B 的使用方法以及剂量有关，从小剂量开始，达到有效维持剂量需要一段时间。

（2）降颅压治疗：颅内压增高是隐脑常见的并发症之一，是影响预后的重要危险因素，与死亡率、致残率密切相关。采取有效的措施降低颅压对隐脑患者的预后至关重要。目前，对如何有效控制颅内压仍然没有明确的最佳治疗方案，常用的降颅压药物有：甘露醇、甘油果糖、呋塞米等。当药物控制颅内压效果不能理想时，其他常用措施有腰穿、脑脊液置管及侧脑室引流等。美国感染病学会推荐：当患者在急性诱导期，颅内压≥2.5kPa，并伴有颅高压的症状时，应行腰穿、脑脊液（cerebrospinal fluid，CSF）引流等使 CSF 压力下降 50%或降至正常；如果患者颅压持续升高≥2.5kPa，应考虑每日行腰穿或持续引流、侧脑室穿刺减压，直至颅内压力降至正常，并使症状稳定 2d 以上。脑室引流需在有效抗真菌治疗的前提下，其他手段治疗无效时方才考虑。

2.播散性隐球菌病

治疗同隐球菌脑膜炎。

隐球菌病是严重威胁儿童生命健康的真菌感染性疾病，临床表现缺乏特异性，易误诊、漏诊而延误正确的诊断和治疗，治疗药物作用缓慢、疗程长、不良反应大、价格昂贵，常常导致患儿及其家长难以承受。早期的病原学检测对隐球菌病的诊断和治疗十分重要，儿科感染医生对该病要有充分的认识。

（李绍英　刘钢）

参考文献

[1] Park B J，Wannemuehler K A，Marston B J，et al.Estimation of the current global burden of cryptococcal meningitisamong persons living with HIV/AIDS[J]. AIDS，2009，23: 525-530.

[2] Dromer F，Mathoulin-Pelissier S，Launay O，et al. Determinants of disease presentation and outcome during cryptococcosis: the CryptoA/D study[J]. PLos Med，2007，4:21.

[3] Kwon-Chung K J，Boekhout T，Fell J W, et al. Proposal to conserve the name Cryptococcus gattii against C. hondurianus and C. bacillisporus（basidiomycota，hymenomycetes，tremellomycetidae）[J]. Taxon，2002，51:804-806.

[4] Galanis E，Macdougall L. Epidemiology of Cryptococcus gattii，British Columbia，Canada，1999-2007[J]. Emerging Infect

Dis，2010，16：251-257.

[5] Kidd S E，Hagen F，Tscharke R L，et al. A rare genotype of cryptococcus gattii caused the cryptococcosis outbreak on Vancouver Island（British Columbia，Canada）[J].PNAS，2004，101：17258-17263.

[6] Kozubowski L，Heitman J. Profiling a killer, the development of Cryptococcus neoformans[J]. FEMS Microbiol Rev，2012，36:78-94.

[7] Brown S M，Campbell L T，Lodge J K，et al. Cryptococcus neoformans，a fungus under stress[J]. Curr Opin Microbiol，2007，10: 320-325.

[8] Sabiiti W， May R C. Mechanisms of infection by the human fungal pathogen Cryptococcus neoformans[J].Future Microbiol，2012，7:1297-1313.

[9] Severo C B，Xavier M O，Gazzoni A F，et al. Cryptococcosis in children[J].Paediatr Respir Rev，2009，10:166-171.

[10] 李绍英，刘钢.隐球菌病9例临床特征及治疗分析[J].中国实用儿科杂志，2007，22：297-298.

[11] 赵顺英，彭云，焦安夏，等.对14例免疫功能基本正常儿童肺隐球菌病的再认识[J].中国实用儿科杂志，2007，22:923-925.

[12] 徐涛，何健，徐霁，等. 隐匿性原发肺隐球菌病的临床及CT表现[J].中国临床研究，2010，23:147-149.

[13] Chang W C，Tzao C，Hsu H H，et al.Pulmonary cryptecoccosis：comparison of clinical and radiographic characteristics in immuneocompetent and immuno- compromised patients[J].Chest，2006，129:333-340.

[14] Perfect J R，Dismukes W E，Dwmer F,et al. Clinical practice guidelines for the management of cryptoeoecal disease: 2010 update by the infectious diseases society of America[J]. Clin Infeet Dis，2010，50: 291-322.

[15] 翁心华、朱利，温海，等.隐球菌感染诊治专家共识[J].中国真菌学杂志，2010，5：65-68.

[16] Larsen R A，Bauer M，Pitisuttithum P，et al.Correlation of susceptibility of cryptococcus neoformans to amphotericin B with clinical outcome[J].Antimicrob Agents Chemother，2011，55（12）：5624-5630.

第九节 中枢神经系统感染免疫发病机制研究

免疫系统在机体内发挥免疫防御作用的过程是复杂而严谨的,在识别和清除外来抗原的同时亦伴随相应的调节机制，既要避免对自身抗原的应答（自身免疫耐受），也要将免疫应答对宿主组织的病理损伤控制在最小范围，还要维持自稳状态。在此过程中，调节性T细胞（regulatory T cells，Tregs）扮演着不可或缺的角色[1]。CD4+CD25+Tregs是一类存在于动物和人类体内的具有抑制功能的天然Tregs，以调节自身T细胞反应为主要功能，在防止自身免疫性疾病的发生、维持自身免疫耐受等方面发挥着不可替代的作用[2]。本节就CD4+ CD25+ Tregs及其相关趋化因子研究进展及二者与中枢疾病的关系进行综述。

一、CD4+CD25+Tregs 特性

早在20世纪70年代就有有学者发现某些CD4+T细胞可以抑制免疫应答造成的病理损伤[3-4]。但当时这群细胞和其分泌的细胞因子由于缺乏让人信服的证据而被搁置。1995年，Sakaguchi1等发现可以利用T细胞表面的IL-2受体（CD25分子）对这群细胞进行鉴定与纯化，将占小鼠外周CD4单阳性T细胞5%~10%的CD4+CD25+T细胞去除后产生各种自身免疫病,而将CD4,CD25双阳性T细胞和CD4单阳性T细胞共同过继转移，则能预防自身免疫病发生[5]。这一现象引起了人们对CD4+CD25+Tregs的广泛兴趣[6]。

研究发现Tregs是一类增殖能力低、具有免疫抑制功能的细胞亚群：CD4+CD25+Tregs，Th3，Tr1等。根据其来源、特异性及效应机制，Treg可划分为天然性调节性T细胞（natural Tregs，nTreg）和诱导性调节性T细胞（adaptive or induced Tregs，iTreg）[1-2,7]。CD4+CD25+Treg属于前者，而Th3和Tr1属于后者[8]。nTreg在胸腺发育成熟，当未成熟T细胞进行阴性选择和阳性选择时，有一部分CD4+T细胞通过TCR-MHC Ⅱ与自身抗原肽亲和力结合而被部分活化，表达CD25，叉头翼状转录因子（Foxp3）

并获得其他一些特质发育成 CD4$^+$CD25$^+$Foxp3$^+$nTreg[1, 9]。CD25$^-$的"普通"CD4$^+$T 细胞可以在外周被诱导表达 Foxp3$^+$，进而获得免疫抑制功能，成为 iTreg，它是由成熟 T 细胞在不同外周组织中接触特异性抗原或免疫抑制因子的作用下活化而形成的[1, 6]。

　　CD4$^+$CD25$^+$Tregs 的免疫抑制作用主要是抑制自身反应性 T 细胞以维持自身免疫平衡。因此，可以认为 CD4$^+$CD25$^+$Tregs 是一类特定 CD4$^+$T 细胞亚群，属于"职业抑制性 T 细胞"[6, 8]。大于 98% 的 CD25 高表达的 CD4$^+$CD25 high Tregs 表达 CD45RO，而缺乏 CD45RA 的表达，因为此组细胞以接触依赖性的方式抑制活化的 CD4$^+$CD25$^-$的效应性 T 细胞增殖和细胞因子分泌，CD4$^+$CD25 high Tregs 细胞对 TCR 刺激表现无能和耐受性；与之相反，CD25 低表达的 CD4$^+$细胞为 CD45RO 表达各异的异质群体，他们并没有无能和抑制特性[10]。文献报道依表达 CD25，CD45RA 的不同可将 CD4$^+$T 细胞分为六群，分别为 CD25^{++}CD45RA$^+$（Ⅰ群），CD25^{+++}CD45RA$^-$（Ⅱ群），CD25^{++}CD45RA$^-$（Ⅲ群），CD25$^+$CD45RA$^-$（Ⅳ群），CD25$^-$CD45RA$^-$（Ⅴ群）和 CD25$^-$CD45RA$^+$（Ⅵ群）。并且这六群细胞表达 Foxp3 的水平不同，其中前三群为 Foxp3$^+$细胞，且 Foxp3 表达与 CD25 表达呈比例关系，有一致性，这些 Foxp3$^+$细胞依 Foxp3 和 CD45RA 表达的不同，分为截然不同的三群，即 Foxp3 low CD45RA$^+$（与 CD25^{++}的Ⅰ群一致），Foxp3 high CD45RA$^-$（与 CD25^{+++}的Ⅱ群一致）和 Foxp3 low CD45RA$^-$（与 CD25^{++}的Ⅲ群一致）；Ⅳ群细胞为独立的 Foxp3$^-$CD25$^+$细胞群，但是依表达 CD25，CD45RA 的不同，很难将其与Ⅴ群区分，因而在对 Foxp3$^+$细胞亚群进行功能检测时，将Ⅳ群和Ⅴ群合并分析[11]。结合细胞表型和功能进一步将 Foxp3$^+$细胞三个亚群定义为 Foxp3 low CD45RA$^+$的静息 Treg（resting Treg cells，rTreg cells）和 Foxp3 high CD45RA$^-$的活化 Treg（activated Treg cells，aTreg cells），二者体外研究均有抑制活性；Foxp3 low CD45RA$^-$的分泌细胞因子非抑制性 T 细胞（cytokine-secreting nonsuppressive T cells）[11]。三个亚群所占的比例在脐血、成年个体与免疫系统疾病患者存在差异。终末分化的 aTreg cells 迅速死亡，而 rTreg cells 在体内、体外均增殖并转化为 aTreg cells。总之，区分不同的 FoxP3$^+$细胞亚群，使人们能够分析 Treg 正常分化和正常与疾病状态的关联，并可以通过操控特定的细胞亚群，控制免疫反应[11]。

　　CD4$^+$CD25$^+$Treg 细胞具有免疫无能性和免疫抑制性两大功能特征。当经 TCR 介导信号刺激并有高浓度外源 IL-2 存在的情况下，CD4$^+$CD25$^+$Treg 此细胞可活化并增殖，但其增殖程度较 CD4$^+$CD25$^-$T 细胞弱很多。CD4$^+$CD25$^+$Treg 活化后不扩增，具有免疫无能和免疫抑制两大功能，可以分泌 IL-10 和转化生长因子 β（transforming growth factor beta，TGF-β）等具有一定免疫抑制功能的细胞因子，但是它们的免疫调节作用是细胞因子非依赖性的，可能通过和效应细胞直接接触发挥免疫调节作用，并且这种作用为抗原非特异性，不具有 MHC 限制性[2, 12]。

　　在创伤及败血症等病理条件下，观察到外周血 Treg 细胞增多，提示这些细胞在调节免疫反应中可能发挥重要作用[13-14]。另外，有证据表明 Treg 可以到达组织或体液调节局部免疫，特异的炎症趋化因子参与了细胞的转移，其他的机制例如：促进增殖与产生、受损细胞的死亡及免疫功能的转变，也可能引起免疫抑制细胞的增多[15]。

二、趋化因子 CCL17，CCL22 和 CD4$^+$CD25$^+$Tregs

　　趋化因子家族是一类由免疫或非免疫细胞分泌的一级结构相似的小分子蛋白，具有多种生物活性，在炎症和免疫反应中有重要作用，相对分子质量为 8~10。根据其氨基酸序列上前两个半胱氨酸的相对位置不同，可以分为 4 类：①CXC 趋化因子（CX2CL），前两个半胱氨酸之间有一个非保守氨基酸相隔。②CC 趋化因子（CCL），前两个半胱氨酸相邻。③C 趋化因子（CL），只有第 2 和第 4 个为半胱氨酸。④CX3C 趋化因子（CX3CL），前两个半胱氨酸被其他 3 个非保守氨基酸隔开。目前已发现 28 种 CCL，16 种 CX2CL，2 种 CL 和 1 种 CX3CL，其相应的 G2 蛋白偶联受体有：10 种 CXC 趋化因子受体（CXCR）、6 种 CC 趋化因子受体（CCR）、1 种 C 趋化因子受体（CR）和 1 种 CX3C 趋化因子受体（CX3CR）[16]。

　　趋化因子决定了不同功能 T 细胞亚群的局部迁移。虽然已提出啮齿类动物和人 CD4$^+$CD25$^+$Tregs 控制外周免疫耐受，但其免疫抑制和迁移的分子基础还未明确。Iellem A 等[17]研究人类血液中的

CD4$^+$CD25$^+$Tregs 的趋化反应和趋化因子受体表达，发现这些 Tregs 细胞的选择性表达趋化因子受体 CCR4 和 CCR8。并且呈现为一个血源性 CD4$^+$T 细胞亚群，当 CCR4 和 CCR8 配体释放时，发生在特定的 Tregs 细胞的迁移。这些配体包括趋化因子 CCL17（胸腺和活化调节趋化因子，thymus and activation-regulated chemokine，TARC），CCL22（巨噬细胞来源的趋化因子，macrophage-derived chemokine，MDC），CCL1（I-309）和 vMIP-I（病毒巨噬细胞炎性蛋白 I，viral macrophage inflammatory protein I）[6,17]。并且随着迁移细胞中 Treg 细胞的增多，CCL1 和 CCL22 趋化的血源性 CD4$^+$T 细胞的 alloproliferative 反应减弱。更重要的是成熟的树突状细胞通过分泌 CCR4 的配体 CCL17 和 CCL22 在循环中的 CD4$^+$T 细胞优先吸引 Tregs 细胞。这些结果表明，趋化因子受体 CCR4 和/或 CCR8 引导 Tregs 细胞迁移至抗原提呈的二级淋巴组织和炎症局部减轻 T 细胞活化[17]。CCR4 的配体 CCL17 和 CCL22 在 CD4$^+$CD25$^+$Tregs 迁移中起重要作用[18]。

研究发现，趋化因子及其受体参与体内许多重要的生理和病理效应，并与炎症、肿瘤、自身免疫性疾病、变态反应等疾病相关[16]。已有多项研究证实在趋化因子 CCL17 和 CCL22 对 Tregs 细胞的趋化参与和多种疾病相关[6]。霍奇金淋巴瘤中高表达 CCL17 和 CCL22，可优先趋化表达趋化因子受体 CCR4 的 Th2 和 Tregs 细胞，从而产生抑制肿瘤的免疫微环境[19]。乳腺肿瘤患者中也可见大量 Tregs 细胞浸润，主要原因是其表达大量 CCR4，从而迁移至 CCR4 配体处，通过募集作用聚集在肿瘤局部[20]。胃肠道肿瘤患者中可局部表达 CCL17 和 CCL22，与 Tregs 细胞呈正相关，提示肿瘤局部大量的 Tregs 细胞浸润与 CCL17 和 CCL22 表达增加有关[21]。哮喘患者肺泡灌洗液中 Tregs 细胞明显减少，通过研究发现，在哮喘炎症局部，缺乏趋化因子受体的产生，从而导致 Tregs 细胞无法趋化至气道发挥作用，CCR4/ CCL22 趋化信号通路功能异常导致 Tregs 细胞趋化活性减弱参与哮喘发病[6,22]。虽然趋化因子在 Tregs 细胞发生发育和功能发挥等方面的作用还有待研究，但是以上结果充分表明趋化因子及其受体在控制 Tregs 细胞数量中起关键作用。

三、Treg 细胞及其相关趋化因子 CCL17，CCL22 与中枢神经系统疾病

已有研究表明 Treg 细胞在中枢神经系统免疫调节中其重要作用。近年来，Tregs 细胞在多发性硬化发病中的作用越来越受到关注。Viglietta 等[23]对复发缓解型多发性硬化患者和健康对照的外周血中 Tregs 细胞数量和功能进行研究，发现两组 Tregs 细胞数量没有明显差异，但多发性硬化患者 Tregs 功能明显降低。Haas J 等[24]通过对淋巴瘤性脑膜炎、癌性脑膜炎、多发性硬化、中枢神经系统感染和非感染性疾病共计 101 例炎症性、非炎症性神经系统疾病研究发现，肿瘤性脑膜炎患者 CSF 中的 Tregs 细胞和 Tregs 细胞特异的趋化活动显著升高。脑脊液局部 Tregs 细胞的聚集并不伴有传统 T 细胞的增多，而与此同时 Tregs 细胞吸引特异性趋化因子 CCL17 和 CCL22 浓度升高，并伴有不典型脑脊液细胞的数目。说明肿瘤性脑膜炎患者 CSF 中的 Tregs 细胞是进入脑脊液的，这表明 Treg 细胞的存在导致蛛网膜下腔内产生一个可能有利于恶性细胞生存和生长的微环境。此项研究中的 Treg 细胞定义为 CD25 high Foxp3$^+$细胞占 CD4$^+$T 细胞的比例，故考虑为 aTreg cells 亚群。CSF 中 Tregs 细胞的百分数变化，表明特定病理条件下获得性免疫的抑制机制与中枢神经系统的免疫抑制有关[15,24-25]。上述 Haas J 等[24]进行的研究包含 26 例中枢神经系统感染患者（未提供年龄、病毒感染 14 例，细菌感染 12 例），脑脊液中 Tregs 细胞的百分数与非感染性疾病比较无统计学差异，但 CD4$^+$T 细胞显著增多，趋化活性温和升高，CD4$^+$细胞中的特殊细胞群趋化显著增多，且脑脊液中趋化因子 CCL17 和 CCL22 浓度升高，而外周血中中趋化因子 CCL17 和 CCL22 浓度不高。

大脑曾被认为是免疫豁免器官，正常情况下免疫系统的细胞和分子不能进入大脑，因此不会影响其功能。但越来越多的研究发现，神经系统和免疫系统存在一些共同的分子将这两个独立的系统联系起来，趋化因子及其受体就是其中的代表。Treg 是具有免疫抑制活性的免疫细胞，能抑制不同刺激诱发的 T 细胞增殖反应，可以限制免疫反应过度引起的组织损伤，在平衡效应细胞在感染部位和免疫诱导部位的转运中起重要作用。在多项研究中均报道中枢神经系统炎症性疾病患者的 CSF 中 CD4$^+$CD25$^+$ Treg 增多，

且脑膜炎患者外周血 CD4$^+$CD25$^+$细胞水平高于精神疾病和慢性炎症性神经疾病患者。Tomazic J 等发现在森林脑炎患者疾病后期 CSF 中 T 淋巴细胞 CD25 表达增加，且 CD4$^+$CD25$^+$细胞的百分比低的恢复早，预后好，说明中枢神经系统免疫状况影响急性脑炎预后，Tregs 细胞可能在中枢神经系统 CSF 局部的免疫调节中发挥重要作用，但其表达时机及其水平是否影响中枢神经系统感染患儿预后尚待进一步深入研究。

　　综上所述，Treg 细胞参与多种中枢神经系统疾病的免疫调节，趋化因子 CCL17 和 CCL22/CCR4 通路在 Tregs 细胞向脑脊液迁移中起重要作用，进而可影响中枢神经系统疾病局部免疫的调节，二者均有希望成为干预治疗的靶点。但 Treg 细胞和趋化因子受体 CCR4 与其配体 CCL17 和 CCL22 在不同中枢神经系统感染中的作用尚待进一步研究。

（刘钢　刘耀惠）

参考文献

[1] 曹雪涛. 免疫学前沿进展[M]. 北京：人民卫生出版社，2009：137.

[2] Bluestone J A，Abbas A K. Natural versus adaptive regulatory T cells[J]. Nat Rev Immunol，2003，3（3）：253-257.

[3] Aguet M，Andersson L C，Andersson R，et al. Induction of specific immune unresponsiveness with purified mixed leukocyte culture-activated T lymphoblasts as autoimmunogen II. An analysis of the effects measured at the cellular and serological levels[J]. J Exp Med，1978，147（1）：50-61.

[4] Hall B M，Jelbart M E，Gurley K E，et al.Specific unresponsiveness in rats with prolonged cardiac allograft survival after treatment with cyclosporine. Mediation of specific suppression by T helper/inducer cells[J]. J Exp Med，1985，162（5）：1683-1694.

[5] Sakaguchi S，Sakaguchi N，Asano M，et al. Immunologic self-tolerance maintained by activated T cells expressing IL-2 receptor alpha-chains（CD25）.Breakdown of a single mechanism of self-tolerance causes various autoimmune diseases[J]. J Immunol，1995，155（3）：1151-1164.

[6] 魏巍，韩捷. CD4$^+$CD25$^+$调节细胞趋化因子受体与类风湿关节炎[J].中国老年学杂志，2012，（12）：2655-2657.

[7] Roncarolo M G，Levings M K. The role of different subsets of T regulatory cells in controlling autoimmunity[J]. Curr Opin Immunol，2000，12（6）：676-683.

[8] 肖斌，朱永红，邹全明. 树突状细胞在调节性 T 细胞产生中的作用[J].中国免疫学杂志，2007（01）：85-88.

[9] Sakaguchi S，Hori S，Fukui Y，et al. Thymic generation and selection of CD25$^+$CD4$^+$ regulatory T cells: implications of their broad repertoire and high self-reactivity for the maintenance of immunological self-tolerance[J]. Novartis Found Symp，2003，252: 6-16.

[10] Baecher-Allan C，Brown J A，Freeman G J，et al. CD4$^+$CD25$^+$ regulatory cells from human peripheral blood express very high levels of CD25 ex vivo[J]. Novartis Found Symp，2003，252: 67-88.

[11] Miyara M，Yoshioka Y，Kitoh A，et al. Functional delineation and differentiation dynamics of human CD4$^+$T cells expressing the FoxP3 transcription factor[J]. Immunity，2009，30（6）：899-911.

[12] Jonuleit H，Schmitt E，Stassen M，et al. Identification and functional characterization of human CD4$^+$CD25$^+$T cells with regulatory properties isolated from peripheral blood[J]. J Exp Med，2001，193（11）：1285-1294.

[13] Venet F，Chung C S，Monneret G，et al. Regulatory T cell populations in sepsis and trauma[J]. J Leukoc Biol，2008，83（3）：523-535.

[14] Murphy T J，Ni C，Zang Y，et al. CD4$^+$CD25$^+$regulatory T cells control innate immune reactivity after injury[J]. J Immunol，2005，174（5）：2957-2963.

[15] Wang Z，Hong J，Sun W，et al. Role of IFN-gamma in induction of Foxp3 and conversion of CD4$^+$ CD25$^-$ T cells to CD4$^+$ Tregs[J]. J Clin Invest，2006，116（9）：2434-2441.

[16] 孙朝晖，魏菊.CC 趋化因子受体 4 及其抑制剂研究进展[J].国际药学研究杂志，2010，01: 29-31.

[17] Iellem A，Mariani M，Lang R，et al. Unique chemotactic response profile and specific expression of chemokine receptors

CCR4 and CCR8 by CD4+CD25+regulatory T cells[J]. J Exp Med，2001，194（6）：847-853.

[18] Kang S，Xie J，Ma S，et al. Targeted knock down of CCL22 and CCL17 by siRNA during DC differentiation and maturation affects the recruitment of T subsets[J]. Immunobiology，2010，215（2）：153-162.

[19] Di S A，de Angelis B，Rooney C M，et al. T lymphocytes coexpressing CCR4 and a chimeric antigen receptor targeting CD30 have improved homing and antitumor activity in a Hodgkin tumor model[J]. Blood，2009，113（25）：6392-6402.

[20] Gobert M，Treilleux I，Bendriss-Vermare N，et al. Regulatory T cells recruited through CCL22/CCR4 are outcome[J].Cancer Res，2009，69（5）：2000-2009.

[21] Mizukami Y，Kono K，Kawaguchi Y，et al. CCL17 and CCL22 chemokines within tumor microenvironment are related to accumulation of Foxp3+ regulatory T cells in gastric cancer[J]. Int J Cancer，2008，122（10）：2286-2293.

[22] Nguyen K D，Vanichsarn C，Fohner A，et al. Selective deregulation in chemokine signaling pathways of CD4+CD25hiCD127lo/- regulatory T cells in human allergic asthma[J]. J Allergy Clin Immunol，2009，123（4）：933-910.

[23] Viglietta V，Baecher-Allan C，Weiner H L，et al. Loss of functional suppression by CD4+CD25+ regulatory T cells in patients with multiple sclerosis[J]. J Exp Med，2004，199（7）：971-979.

[24] Haas J，Schopp L，Storch-Hagenlocher B，et al. Specific recruitment of regulatory T cells into the CSF in lymphomatous and carcinomatous meningitis[J]. Blood，2008，111（2）：761-766.

[25] Feger U，Luther C，Poeschel S，et al. Increased frequency of CD4+ CD25+ regulatory T cells in the cerebrospinal fluid but not in the blood of multiple sclerosis patients[J]. Clin Exp Immunol，2007，147（3）：412-418.

第十节　降钙素原在儿科发热性疾病诊断及指导抗生素应用的研究进展

发热是儿科医生最常见到的症状之一，也是使患儿就诊的主要原因之一。引起发热症状的除了感染性疾病（包括细菌感染、病毒感染、寄生虫感染等）外，还常见于其他非感染性系统性疾病，如系统性红斑狼疮、风湿性/类风湿性关节炎、炎症性肠病、恶性肿瘤及中性粒细胞减少/缺乏等。临床上鉴别感染性与非感染性热病非常重要，因为前者需要及时、正确地使用抗生素，而后者可能仅需要强有力的免疫抑制剂。长期以来，儿科临床面临着两个难以解决的矛盾，一是抗生素的滥用，二是严重感染早期临床症状尚不明显时，不能及时准确地应用抗生素。两者的后果都是非常严重的。前者造成体内菌群紊乱和耐药菌株的形成；后者易引起病情恶化，失去抢救的最佳时机。

近年来，已有一些生物标记物成功地应用于不同疾病领域药物的选择，如 D-二聚体用于指导肺栓塞用药、心钠钛用于指导急性心功能衰竭用药及肌钙蛋白用于指导心肌梗死用药等[1-2]。然而，用于准确及时诊断细菌感染的生物学指标仍是一个挑战。在过去的 10 年间，用来鉴别感染性与非感染性热病的生物标记物就已经成为国内外学者的研究热点。但是，目前常用的微生物学方法常导致延误诊断及治疗（如病原培养），敏感性差（如血培养），缺乏特异性（如痰培养），一些检测手段因具有侵袭性而无法普及到临床应用（如各种组织活检）。在炎性指标中，动态血沉已经使用了近 90 年，C 反应蛋白也有 30 年的历史了，但是临床医生逐渐发现 CRP，白细胞计数等生物标记物在鉴别感染性与非感染性发热方面缺乏特异性和敏感性，因此，临床医师迫切需要有一种早期可靠的快速诊断方法。

血清降钙素原（procalcitonin，PCT）是 1992 年发现的人类降钙素的前体物质，含 116 个氨基酸的蛋白质，不受体内激素水平的影响，PCT 在健康人血清中水平极低，几乎检测不到。全身细菌感染时，内毒素或细胞因子抑制 PCT 分解成降钙素释放入血，使血中 PCT 升高。

近年来国内外学者对血清降钙素原进行了研究，特别是在儿科临床方面，证实 PCT 是一种早期诊断细菌感染的特异性生物学指标，包括各种人群及不同的基础疾病患者。血清 PCT 水平升高的程度及持续时间与细菌感染的严重程度和预后密切相关。部分肿瘤患者、病毒或真菌感染患者的血清 PCT 水平亦会有所升高，但其数值均远远低于细菌感染患者。监测血清 PCT 水平可用于指导抗生素的使用。大量临床研究证实，PCT 的监测可有效地减少呼吸道感染患者抗生素的使用率、疗程及其所带来的不良反应，而不会影响其他临床结局[3-5]。

作为早期、特异的诊断指标，PCT 广泛应用于重症细菌感染患儿，并取得了很好的效果，但同时存在一些缺陷，本文就综合分析其在儿科发热性疾病诊断及指导抗生素应用方面的研究进展。

一、PCT 的生物学特性

PCT 是降钙素的前肽，是一种无激素活性的糖蛋白，由 116 个氨基酸组成，相对分子质量为 12 897，可通过特异性蛋白酶裂解为 3 部分：①位于氨基末端含 57 个氨基酸的多肽片段- 氨基前降钙素（amino-PCT）。②中间部分含 33 个氨基酸的多肽片段——未成熟降钙素。③位于羧基末端含 21 个氨基酸的多肽片段——降钙素多肽片段-I（CCP- I）。正常情况下，血管内可有少量的 amino-PCT，CCP-I 及降钙素/ CCP-I 结合肽。现尚无一种方法可将这些多肽片段完全作为单独的成分检测出来。这些多肽片段生物学活性尚不清楚。研究证实，血清 PCT 水平在细菌感染后 4h 内即出现升高，6h 后达高峰，8 ~ 24h 达到稳态水平，血清 PCT 的半衰期为 24h，而且不受肾功能的影响。在生理情况下，PCT 是通过甲状腺的 C 细胞产生的，在严重细菌感染时血 PCT 水平明显增高，此时 PCT 主要由甲状腺外组织产生。有作者提出神经内分泌细胞、肺、肝脏和白细胞可能是产生 PCT 的部位。故在严重细菌感染时，即使甲状腺全部切除的病人也不会影响其 PCT 血浓度的升高[6]。

研究表明，诱导人体血清 PCT 水平显著升高的主要原因是细菌内毒素，当全身性细菌感染时，诱导全身各组织释放多种类型降钙素基因-I（CALA-I）表达和 PCT。在病毒感染中，血清 PCT 的上调作用被释放的 γ-干扰素、细胞因子等减弱，即使是严重的病毒感染，血清 PCT 也不升高或仅有轻度升高。因此血清 PCT 水平能鉴别细菌感染和病毒感染，且最能及时反映细菌感染及感染的严重程度，是敏感性、特异性最佳指标之一。随着抗生素应用并控制感染后，血清 PCT 水平迅速下降，因此，它是全身细菌感染或败血症时重要的观察指标之一，可用于指导治疗及判断预后[7-8]。

有学者认为，PCT 不仅仅是急性细菌感染的早期诊断指标，而且在急性炎症反应中也有其病理生理作用，可能是一种炎症反应介质。Nylen 等[9]报道人血清中的 PCT 注射到患败血症的大鼠体内，就会增加其病死率。血液中的白细胞、内皮细胞、血管平滑肌细胞、肝细胞和 Kupffer 细胞可作为 PCT 的潜在靶细胞。如果预先注入抗- PCT 血清，则存活率会增加。为了更好地了解 PCT 在败血症中的作用，Whang 等[10]将大肠埃希菌注入大鼠体内，研究 PCT 在体内的变化及其与前炎症介质、IL-1β 和 TNF-α 的关系。试验表明，其他细胞因子在败血症时有短暂增加，且增加幅度不高，仅为基础量的 2 倍左右；而 PCT 在细菌注入后 12 h 增加 100 倍左右，并且 24h 内持续增加。将 TNF-α（400mg/ L）注入健康动物体内，诱导 PCT 产生的量较对照组高 25 倍。将 PCT 注入健康动物及患败血症的动物体内，在健康动物体内，IL-1β，TNF- α 的水平未见明显增加；而在败血症动物体内，IL-1β 仅在注入 PCT 3h 左右稍有增加，TNF-α 水平无明显变化。由此可见，PCT 不能启动或增加 IL-1β，TNF-α 的表达；而在败血症时，机体释放 TNF-α，IL-6 以及脂多糖（LPS），上述细胞因子均可诱导 PCT 大量、持续增加。故他们认为，PCT 可能是继发性炎症介质，能够放大败血症反应，但不能启动它[11-13]。

二、PCT 在细菌性与非细菌性炎性反应性疾病鉴别中的临床意义

大量临床研究表明，在细菌引起的全身性炎性反应时，血清 PCT 浓度会出现明显增高；但在病毒感染、自身免疫性疾病、恶性疾病等炎性反应时，血清 PCT 浓度仅维持低水平，提示血清 PCT 浓度可以用于细菌性或非细菌性炎症的鉴别诊断。

1.自身免疫性和非感染性炎症性疾病

由于大多数自身免疫性和非感染性炎症性疾病患者都可表现为长期发热，而本类疾病患者，尤其是在进行免疫抑制剂治疗过程中易于并发细菌感染，导致鉴别诊断困难。

长期以来，国内外医生应用 ESR 作为自身免疫性疾病与细菌感染的鉴别指标，但是，近 20 年来 ESR 受到越来越多的质疑。有研究证实，ESR 不能用于鉴别活动性自身免疫性疾病和细菌感染，唯一可靠的是用于暂时性动脉炎的诊断，低水平的 ESR 可以排除此病诊断。

自发现 CRP 这一急性炎症相关蛋白以来，国内外学者认为 CRP 是早期诊断、鉴别细菌感染与炎症性疾病的敏感指标，并广泛应用。但是实际上，在鉴别感染爆发和潜在自身免疫性疾病恶化方面缺乏敏感性。系统性红斑狼疮患者的 CRP 会轻至中度升高，但临床医生无法据此判断此类患者的发热究竟是由 SLE 引起的，还是由于并发感染导致的。

PCT 是鉴别自身免疫性疾病和细菌感染性疾病的可靠指标。大量研究证实，多数全身或局部细菌感染患者血清中的 PCT 水平会显著升高。在鉴别诊断方面，PCT 与其他生物学指标相比更具特异性。对一组 Wegener 肉芽肿患者的研究中发现，PCT 水平升高时提示患者并发细菌感染，对照组（未合并细菌感染的患者）的 PCT 水平均正常；而这些患者的 CRP 水平不能用于鉴别诊断是否存在细菌感染。各种系统性自身免疫性患者并发细菌感染时均表现为 PCT 升高，而没有细菌感染的患者的 PCT 水平均正常。也有研究表明，风湿性关节炎患者的血清 PCT 处于正常水平，而败血症患者的血清 PCT 明显升高[14-16]。

内分泌疾病中的嗜铬细胞瘤常表现为高热，可有 IL-6，白细胞总数，纤维蛋白原（FIB）和 CRP 的升高，但是，根据这些实验室指标无法鉴别本病与细菌感染（如脓肿）。急性肾上腺功能不全患者常常表现为发热，临床上很难判断这种发热是由本病的全身炎症性反应引起的还是由于感染引起的；由于感染为本病主要诱发因素之一，所以及时有效地经验性使用抗生素可大大降低患者的死亡率。研究证实，内分泌疾病患者的血清 PCT 水平均在正常范围[17-19]。

2.恶性疾病

在不明原因发热的病因中，恶性疾病占 7% ~ 20%。恶性疾病引起发热的病理生理还不十分清楚，但推测与细胞因子介导有关，主要包括 IL-1，IL-6，TNF-α 和干扰素。恶性疾病常导致患者出现中性粒细胞减少或缺乏，尤其是接受化疗的患者。为规范抗生素的使用，鉴别此类患者的发热是由原发病引起还是并发细菌感染导致就显得十分重要。对 CRP 在这方面的应用价值已进行了广泛研究，结果显示 CRP 在鉴别诊断方面并不可靠。最近的一项系统性回顾性研究证实 PCT 在鉴别中性粒细胞减少患者的发热原因中是一个有价值的指标，表现为患者在并发细菌感染后血清 PCT 明显升高。另外一项目的相同的研究显示，与 CRP，IL-8，IL-6，新蝶呤（neopterin）相比，PCT 水平升高可排除革兰阴性菌感染，其他指标用于鉴别是否为细菌感染引起的发热意义不大[20-22]。

三、PCT 在其他感染性疾病中的应用

国外报道，在细菌性脑膜炎患者中 PCT 浓度升高明显，而在病毒性脑膜炎患者中的 PCT 浓度维持低水平，其诊断敏感性与特异性明显，故 PCT 在鉴别诊断儿童细菌性脑膜炎与非细菌性脑膜炎时是非常敏感、特异的指标。国内一项研究显示，化脑组患者血清 PCT，CRP，IL-6 均明显高于病毒性脑炎组，PCT+ CRP+IL-6 联合检测灵敏度、准确度分别为 98%，93%，灵敏度、准确度均高于血清 PCT，CRP，IL-6，PCT 联合 CRP，PCT 联合 IL-6，CRP 联合 IL-6 等单独或联合检测。临床上对于不典型起病、或经过不正规治疗的病例，早期诊断往往比较困难，血清 PCT，CRP，IL-6 单一或二联检测方法的灵敏度和准确度均较差，故建议多项生物标记物联合检测，以指导临床采取及时有效治疗，且又可判断疗效和感染是否控制[23-28]。

有研究显示，肺结核和细菌性社区获得性肺炎患者血清 PCT 浓度有显著的差别，它的高敏感度及阴性预测值对于从细菌性社区获得性肺炎中区分和排除肺结核起到一个重要的补充作用。

支原体肺炎是儿童常见的急性下呼吸道感染性疾病，近年来，重症支原体肺炎患者日益增多，亦可表现为大叶性肺部实变，CRP，ESR 明显升高，与细菌性肺炎的鉴别诊断存在困难。有研究表明，支原体肺炎组在支原体感染急性期血清 PCT 正常或仅轻度升高（通常小于 0.5 ng/mL），而细菌性肺炎急性

期时血清 PCT 明显升高（通常大于 2ng/mL），在感染控制至恢复期时血清 PCT 水平随之降低[29-36]。

由于 PCT 对鉴别细菌及病毒感染有帮助，故临床若遇到手术后或外伤的病人、可能在院内感染致败血症的病人、免疫系统受损的病人，需动态监测血清 PCT 水平，若血 PCT 突然增高或持续高浓度，要提高警惕，认真寻找感染灶，及时应用抗生素。

四、PCT 在指导抗生素应用及疗程中的意义

血清 PCT 值可用于鉴别细菌与非细菌感染性疾病，因此，这有利于指导抗生素的正确使用，避免抗生素滥用。众所周知大部分呼吸道感染的病原为病毒，但是 75%的上和下呼吸道感染患者在首诊时使用过抗生素治疗。目前临床上由于抗生素的滥用导致耐药菌株，尤为多重耐药菌株的产生，使感染性疾病的治疗困难重重；反之，严重细菌感染后早期临床症状不典型，不能及时有效地使用抗生素，又容易导致病情恶化，失去治疗的最佳时机[37-40]。

近年来，进行了大量随机-对照研究用于评估 PCT 在抗生素应用和/或判断抗生素疗程（抗生素管理）中的使用价值。

研究结果表明，指导抗生素应用的临床法则取决于血清 PCT 的分界值范围。对于有中度风险的呼吸道感染患者，推荐使用和终止抗生素使用的标准包括 4 种不同的 PCT 分界值范围：①推荐使用抗生素的 PCT 分界值为 $> 0.5\mu g/L$，或 $> 0.25\mu g/L$。②不使用抗生素或及时终止抗生素应用的 PCT 分界值为 $< 0.1\mu g/L$ 或 $< 0.25\mu g/L$。抗生素治疗或观察患者（未使用抗生素）6~24h 后，其临床症状未得到及时改善时建议重新检测 PCT 以指导进一步治疗。如果 PCT 水平较前升高并开始应用抗生素，那么建议每 1~2d 检测血清 PCT（这取决于患者病情严重程度）；终止使用抗生素的 PCT 分界值同前或显著下降达原来的 80%~90%。

为确保安全，下列情况可重新定义特异性标准，如威胁生命的疾病或需要立即入住 ICU 的患者。对于住在 ICU 病房的高风险患者关键是何时终止抗生素的使用：结论是当患者临床症状明显好转时并且 PCT 水平恢复到正常值，或至少下降 80%~90%[41-43]。

2007 年，Stolz 等发表了第一个用来评价 PCT 在指导抗生素应用中的价值的干预性研究。研究对象包括不同类型和严重程度的呼吸道感染患者，结果显示 PCT 检测组患者抗生素的使用率低于对照组（分别是 44%，83%），特别是支气管炎患者，而所有患者的临床结局均相同。随后又有两项研究来评估 PCT 在指导何时停用抗生素中的价值，研究对象为社区获得性肺炎患者，结果表明 PCT 检测组抗生素的疗程减少 65%。最近，又相继有来自丹麦、中国、瑞典等国家的研究取得了相似的结果[44-49]。

总之，PCT 在鉴别细菌及非细菌感染性疾病中有其独特的优势，不仅检测过程简单、方便，而且检测结果准确、可靠，在指导抗生素使用及疗程中均有可靠的价值，这些观点已得到国内外学者的认同。现在，国内大多数医院已将 PCT 的检测应用于临床。但 PCT 在临床应用中也存在一定局限性。在局部感染时 PCT 不升高或仅轻度升高。虽然受到很多临床与检验界学者的密切关注，但在不同的病理情况下，其确切的产生机制还不甚明了，其病理、生理特点还不完全清楚，有待于进一步的研究。但 PCT 可能成为一项快捷、有效的常规实验指标，帮助临床诊断、鉴别诊断、疗效观察与指导用药，以使患者能够早日恢复。但对于一些起病不典型或经过不正规治疗的感染性疾病，单单依靠 PCT 检测不能做出可靠的诊断和指导用药。

PCT 是一种改进的实验室指标，已在很多医院开展应用。随着免疫学和分子生物学技术的发展，它的检测方法也在不断更新与完善。对感染性疾病的诊断具有高度的灵敏度和特异性，同时也可用于对治疗结果的评价。

随着其在临床应用得越来越多，相应的质量控制和质量保证工作也将逐渐受到重视。PCT 的检测在相关疾病的诊断和预后判断等方面可能还会发挥更大的作用。

（胡惠丽 刘钢）

参考文献

[1] Lee T H，Goldman L.Evaluation of the patient with acute chest pain[J]. N Engl J Med，2000，342:1187-1195.

[2] Agnelli G，Becattini C.Acute pulmonary embolism[J]. N Engl J Med，2010，363:266-274.

[3] Becker K L，Snider R，Nylen E S. Procalcitonin assay in systemic inflammation，infection，and sepsis: clinical utility and limitations[J]. Crit Care Med，2008，36: 941-952.

[4] Briel M，Schuetz P，Mueller B，et al. Procalcitonin-guided antibiotic usevsa standard approach for acute respiratory tract infections in primary care[J]. Arch Intern Med，2008，168: 2000-2007.

[5] Chirouze C，Schuhmacher H，Rabaud C，et al. Low serum procalcitonin level accurately predicts the absence of bacteremia in adult patients with acute fever[J].Clin Infect Dis，2002，35: 156-161.

[6] 张瑾，赵诸慧. 感染患儿血前降钙素水平的变化[J]. 国外医学儿科学分册，2000，27（1）: 7.

[7] Delevaux I，Andre M，Colombier M，et al. Can procalcitonin measurement help in differentiating between bacterial infection and other kinds of inflammatory processes? [J].Ann Rheum Dis，2003，62: 337-340.

[8] Van Rossum A M，Wulkan R W，Oudesluys-Murphy A M. Procalcitonin as an early marker of infection in neonates and children[J].Lancet Infect Dis，2004，4: 620-630.

[9] Nylen E S，Whang P M，Snider R H Jr，et al. Mortality is increased by procacitonin and decreased by anti serum reactive to procalcitonin in experimental sepsis [J]. Crit Care Med，1998，26: 1001.

[10] Whang K T，Vath S D，Becker K L，et al. Procalcitonin and proinflammatory cytokine interactions in sepsis[J]. Shock，2000，14（1）: 73.

[11] Prat C，Sancho J M，Dominguez J，et al. Evaluation of procalcitonin，neopterin，C-reactive protein，IL-6 andI L-8 as a diagnostic marker of infection in patients with febrile neutropenia[J].Leuk Lymphoma，2008，49: 1752-1761.

[12] Sakr Y，Sponholz C，Tuche F，et al. The role of procalcitoninin febrile neutropenic patients: review of the literature[J]. Infection，2008，36: 396-407.

[13] Uzzan B，Cohen R，Nicolas P，et al. Procalcitonin as a diagnostic test for sepsis incritically ill adults and after surgery or trauma: a systematic review and meta-analysis[J]. Crit Care Med，2006，34:1996-2003.

[14] Smetana G W，Shmerling R H. Does this patient have temporal arteritis? [J].JAMA，2002，287:92-101.

[15] Brunkhorst R，Eberhardt O K，Haubitz M，et al. Procalcitonin for discrimination between activity of systemic autoimmune disease and systemic bacterial infection[J]. Intens Care Med，2000，26 Suppl. 2:S199-S201.

[16] Gaitonde S，Samols D，Kushner I. C-reactive protein and systemic lupus erythematosus[J]. Arthritis Rheum，2008，59: 181-120.

[17] Schwenger V，Sis J，Breitbart A，et al. CRP levels in autoimmune disease can be specified by measurement of procalcitonin[J]. Infection，1998，26:274-276.

[18] Scire C A，Cavagna L，Perotti C，et al. Diagnostic value of procalcitonin measurement in febrile patients with systemic autoimmune diseases[J]. Clin Exp Rheumatol，2006，24:123-128.

[19] Kuuliala A，Takala A，Siitonen S，et al. Cellular and humoral markers of systemic inflammation in acute reactive arthritis and early rheumatoid arthritis[J].Scand J Rheumatol，2004，33:13-18.

[20] Bleeker-Rovers C P，Vos F J，de Kleijn E M，et al. A prospective multicenter study on fever of unknown origin: the yield of a structured diagnostic protocol[J].Medicine（Baltimore），2007，86:26-38.

[21] Kallio R，Surcel H M，Bloigu A，et al. C-reactive protein，procalcitonin and interleukin-8 in the primary diagnosis of infections in cancer patients[J]. Eur J Cancer，2000，36: 889-894.

[22] Kallio R，Bloigu A，Surcel H M，et al. C-reactive protein and erythrocyte sedimentation rate in differential diagnosis between infections and neoplastic fever in patients with solid tumours and lymphomas[J]. Support Care Cancer，2001，9:124-128.

[23] Kevin T，Whang P M，Steinwald J C，et al. Serum calcitonin precursors in sepsis and systemic inflammation[J]. JCE M，1998，83（9）:3296.

[24] Dandona P，Nix D，Wilson M F，et al. Procalcitonin increase after endotoxin injection in normal subjects[J]. J Clin Endocrinol Metab，1994，79: 1605-1608.

[25] Meisner M，Schmidt J，Huttner H，et al. The natural elimination rate of procalcitonin in patients with normal and impaired renal function[J]. Intensive Care Med，2000，26 Suppl. 2：S212-S216.

[26] Jorgensen P F，Wang J，Solberg R，et al. Procalcitonin does not influence the surface expression of inflammatory receptors on whole blood leukocytes[J]. Intens Care Med，2001，27: 430.

[27] Karzai W，Oberhoff er M ，Meier-Hellmann A，et al. PCT—a new indicator of the systemic response to severe infeection[J]. Infection，1997，25（6）: 329.

[28] Summah H，Qu J．Biomarkers：a definite plus in pneumonia[J]. Mediators Inflamm，2009：675-753.

[29] Olshaker J S，Jerrard D A. The erythrocyte sedimentation rate[J]. J Emerg Med，1997，15: 869-874.

[30] Gendrel D ，Raymond J ，Assicot M ，et al.Measurement of procalcitoninlevels in children whith bacterial or viralmeningitis[J].Clin Infect Dis，2005，24（6）: 1240 -1242.

[31] Kang Y A，Kwon S Y，Yoon H I，et al. Role of C-reactive protein and procalcitonin in differentiation of tuberculosis from bacterial community acquired pneumonia[J]. Korean J Intern Med，2009，24（4）: 337-342.

[32] Evans A T，Husain S，Durairaj L，et al.Azithromycin for acute bronchitis: a randomised，double-blind，controlled trial[J]. Lancet，2002，359:1648-1654.

[33] Kristoffersen K B，Sogaard O S，Wejse C，et al. Antibiotic treatment interruption of suspected lower respiratory tract infections based on a single procalcitonin measurement at hospital admission—a randomized trial[J]. Clin Microbiol Infect，2009，15:481-487.

[34] Long W，Deng X，Tang J，et al. The value of serum procalcitonin in treatment of community acquired pneumonia in outpatient[J]. Chinese Journal of Interal Medicine，2009，48:216-219.

[35] Long W，Deng X，Zhang Y，et al. Procalcitonin—guidance for reduction of antibiotic use in low-risk outpatients with community acquired pneumonia[J]. Respirology，2011，16:819-824.

[36] Schuetz P，Christ-Crain M，Muller B.Procalcitonin and other biomarkers to improve assessment and antibiotic stewardship in infections—hope for hype? [J]. Swiss Med Wkly，2009，139:318-326.

[37] Stolz D，Christ-Crain M，Bingisser R，et al. Antibiotic treatment of exacerbations of COPD: a randomized，controlled trial comparing procalcitonin-guidance with standard therapy[J].Chest，2007，131:9-19.

[38] Christ-Crain M，Stolz D，Bingisser R，et al. Effect of procalcitonin-guided treatment on antibiotic use and outcome in lowerrespiratory tract infections: cluster-randomised，single-blinded intervention trial[J]. Lancet，2004，363:600-607.

[39] Christ-Crain M，Stolz D，Bingisser R，et al.Procalcitonin guidance of antibiotic therapy in community-acquired pneumonia: a randomized trial[J]. Am J Respir Crit Care Med，2006，174:84-93.

[40] Briel M，Schuetz P，Mueller B，et al. Procalcitonin-guided antibiotic use vs a standard approach for acute respiratory tract infections in primarycare[J]. Arch Intern Med，2008，168:2000-2007.

[41] Sudhoff T，Giagounidis A，Karthaus M. Serum and plasma parameters in clinica levaluation of neutropenic fever[J]. Antibiot Chemother，2000，50:10-19.

[42] Sakr Y，Sponholz C，Tuche F，et al. The role of procalcitonin in febrile neutropenic patients: review of the literature[J]. Infection，2008，36: 396-407.

[43] Prat C，Sancho J M，Dominguez J，et al. Evaluation of procalcitonin，neopterin，C-reactive protein，IL-6 and IL-8 as a diagnostic marker of infection in patients with febrile neutropenia[J]. Leuk Lymphoma，2008，49: 1752-1761.

[44] Christ-Crain M，Muller B.Procalcitonin in bacterial infections—hype，hope，more or less? [J]. Swiss Med Wkly，2005，135:451-460.

[45] Christ-Crain M，Muller B.Biomarkers in respiratory tract infections: diagnostic guides to antibiotic prescription，prognostic markers and mediators[J]. Eur Respir J，2007，30:556-573.

[46] Linscheid P，Seboek D，Zulewski H，et al.Autocrine/paracrine role of inflammation-mediated calcitonin gene-related peptide and adrenomedullin expression in human adipose tissue[J]. Endocrinology，2005，146:2699-2708.

[47] Schuetz P，Batschwaroff M，Dusemund F，et al.Effectiveness of a procalcitonin algorithm to guide antibiotic therapy in respiratory tract infections outside of study conditions: a post-study survey[J]. Eur J Clin Microbiol Infect Dis，2010，29:269-277.

[48] Gendrel D，Assicot M，Raymond J，et al. Procalcitonin as a marker f or the early diagnosis of neonatal infection[J]. J Pediatr，1996，128（4）：570.

[49] Assicot M，Gendrel D，Carsin H，et al. High serum procalcitonin concentrations in patients with sepsis and infection[J]. Lancet，1993，341: 515-518.

第十一节 儿科门诊 β-内酰胺类抗生素的合理应用

β-内酰胺类抗生素包括青霉素类、头孢菌素类、碳青霉烯类和氨曲南等，是儿科临床上应用最多、最广泛的药物之一，其中各类头孢菌素和口服青霉素类药物是儿科门诊应用最多的药物之一。大量儿科处方调查发现，各种不合理应用也以此类药物居多，具体表现在：①给药时间不合理。此类抗菌药物的使用尤其是静脉输注者多数为 1 次/d，不符合 β-内酰胺类抗生素时间依赖型抗菌药物药动学和药效学的特点。②药物剂量偏小，首次剂量不足。③抗菌药物的使用起点高。如临床诊断为上呼吸道感染而使用限制级抗菌药物。④静脉给药比例偏高，使用抗菌药物多为限制级药物等。

凭经验选用抗菌药物仍然是大多数医院门诊临床最初和通行的治疗模式。儿科门诊患儿以上呼吸道感染和腹泻患者居多，其中，上呼吸道感染 80%以上为病毒所致，腹泻患者中约有 60%为轮状病毒和产毒肠杆菌感染，针对病毒性呼吸道感染和腹泻使用抗菌药既不能缩短病程，亦不能减轻症状，不仅易造成患者的正常菌群失调，导致耐药菌株和二重感染的发生，且加重患者的经济负担。国家卫计委已明确要求门诊"抗菌药物使用率控制在 50%以内"。其次，临床对于病毒感染后继发细菌感染、各类细菌性呼吸道、消化道感染与菌血症等需要合理选择抗菌药物。近年来，世界各国的细菌耐药监测结果显示，细菌耐药情况日趋严重。在我国整体细菌耐药情况比较严重的背景下，儿童分离致病菌的细菌耐药情况同样非常严峻，各种细菌，特别是革兰阴性菌对 β-内酰胺类抗生素耐药率增长明显，这导致增加临床治疗的复杂性，还由于新药研发速度的相对滞后，临床医生已面临抗生素的临床使用寿命越来越短，选用抗生素时面临的选择范围压力也越来越大。研究表明，抗生素药物的不合理应用是病原菌产生耐药性的主要原因，如何正确合理地应用 β-内酰胺类抗生素，选择最恰当的给药方案，在清除致病菌的同时，减少细菌耐药性以及药物相关的不良反应，同时节约宝贵的医疗资源，这已成为当前抗感染治疗领域重要的研究课题。已经发现，抗生素类药物治疗失败的原因可能包括初次给药的剂量不足，有效药物浓度不能维持足够长的时间，或药物的渗透动力学参数与杀菌机制不匹配等。由于临床应用抗生素类药物的靶点是人体内的致病菌，只有充分地了解和认识药物-人体-致病菌的相互作用，才是确定科学给药方案的前提[1-3]。

药物动力学（pharmacodynamic，PD）与药效动力学（pharmacokinetic，PK）是决定三要素相互关系的重要依据，也是抗感染药物治疗学的研究热点。抗菌药物依据其抗菌作用与血药浓度或作用时间的相关性，大致分为浓度依赖性和时间依赖性两种（表 11-11-1）。另外大量体外和体内实验表明，β-内酰胺类抗菌药物的杀菌动力学特征主要为时间依赖性，其抗菌作用与细菌接触时间密切相关，而与峰浓度关系较小，主要评价药效的参数为 T 大于平均抑制浓度（mean inhibitory concentration，MIC，c_{mi}）时间，当药物浓度达到较高水平后，再增加浓度，并不能增加杀菌作用。动物感染模型研究表明，$T>c_{mi}$ 是 β-内酰胺类抗菌药物临床疗效最相关的参数，当抑制浓度大于 c_{mi} 的 4~8 倍时，β-内酰胺类抗生素的杀菌活性不再提高，但当浓度为 c_{mi} 的 4~8 倍时，β-内酰胺类抗菌药物的杀菌活性表现为部分浓度依赖性。多项研究表明，在治疗某些感染，特别是那些 c_{mi} 接近折点的细菌时，β-内酰胺类抗菌药物具有浓度依赖性的杀菌活性。β-内酰胺抗菌药物发挥杀菌活性需要一定药物浓度并维持较长时间，$T>T_{mic}$ 反映了细菌与抗菌药物接触时间对药物效果的影响，能较好地预测其临床疗效。研究表明青霉素、头孢类 $T>T_{mic}$ 的期望值应该分别达到给药间隔的 50% ~75%能取得较好的临床疗效。根据 PK/PD 能够优化 β-内酰胺类抗菌药物给药方案，使 $T>T_{mic}$ 最大化，从而提高疗效。临床上针对感染重症和复杂增加给药剂量、缩短给药间隔和延长输注时间是提高 β-内酰胺类抗菌药物 $T>T_{mic}$ 的三种策略。针对儿科门诊患者，在病情需要时在不增加药物不良反应的前提下增加给药次数，加大每日剂量，能够增加疗效。已经证明，青霉素类及头孢类抗菌药物浓度达到 c_{mi}4~5 倍时具有良好的抗菌活性，但药物浓度在 24 h 内超过 c_{mi} 时间的百分比达到 60%~75% 才能发挥持续的杀菌作用，否则细菌又会很快繁殖。例如，加大药物日剂量可明显提高阿莫西林对于青霉素不敏感的肺炎链球菌具有浓度依赖性的杀菌活性，提高浓度最大值（concentration maximum，c_{max}）表现很好的杀菌效果。其次，增加给药次数，选用半衰期长的药物，必要时延长静脉输注时间等方法均可增加药物浓度在 24 h 内超过 T_{mic} 时间的百分比，而持续静脉用药一般能确保 $T>T_{mic}$ 为 100%。在严重感染或免疫抑制患者要求全部给药间歇期 β-内酰胺类抗生素药物浓度须超过 8 倍 c_{mi}，即使患者住院治疗每 6~8h 给药 1 次的用药方案也很难达到上述要求，在严重感染或免疫抑制患者应增加 β-内酰胺类抗生素药物剂量，达到该浓度。此外，总的给药剂量不变，增加给药次数可以提高血清最低药物浓度水平，有时也可以减少每次给药药量。由于 β-内酰胺类抗菌药物半衰期较短，使用原则上采用少量多次，即 3~4 个半衰期给药 1 次，日用总剂量分 3~4 次给予[4-5]。

表 11-11-1　抗生素分类

抗生素分类	PK/PD 参数	药物
时间依赖型（短 PAE）	$T>T_{mic}$	青霉素类、头孢菌素类、氨曲南、碳青霉烯类、大环内酯类
时间依赖型（长 PAE）	AUC24/c_{mi}	氟康唑、阿齐霉素
浓度依赖型	AUC24/c_{mi} or Cmax/c_{mi}	氨基糖苷类、氟喹诺酮类、甲硝唑、两性霉素 B

阿莫西林是美国儿科呼吸学会与感染学会等联合推荐门诊治疗呼吸道感染的首选药物，其口服具有理想的药代动力学和耐受性，对常见病原菌如肺炎链球菌、溶血性链球菌、流感嗜血杆菌，敏感的金黄色葡萄球菌所致的各类呼吸道感染和软组织感染等效果肯定。阿莫西林胃肠道吸收良好，可以达到较高的血清浓度，其较长的血清半衰期也可以使其在儿童使用时减少给药频次，而且口感和耐受性良好。

目前，阿莫西林的有效治疗推荐的剂量与肺炎链球菌株对抗菌药物耐药性直接相关。最初阿莫西林儿童注册临床试验中，阿莫西林对绝大多数的分离菌株都高度敏感，“标准”治疗剂量[40~45 mg/（kg·d），分 3 次]均能获得治疗成功。随着 20 世纪 90 年代肺炎链球菌对青霉素耐药的普遍发生，发现高剂量阿莫西林[80~90 mg/（kg·d）]，每日给药 2 次，可以成功治疗急性中耳炎。阿莫西林在中耳液的半衰期是 4~6 h，而血清的半衰期为 1 h，为中耳炎每日给药 2 次提供了证据支持。肺炎链球菌相对耐药（c_{mi}=2.0 μg/mL）的肺部感染患儿采用高每日剂量[90 mg/（kg·d）]分 3 次给药可以使 90% 儿童获得临床和微生物治愈，而相同日剂量分 2 次给药，治愈率只有 65%。但是，对完全敏感的细菌，剂量 90 mg/(kg·d)分 2 次给药可能与治疗中耳炎的效果相同。随着 7-化合价的肺炎链球菌疫苗在降低侵袭性肺炎感染的成功使用，青霉素耐药性也有所降低。这一点表明阿莫西林的合理剂量在疫苗前时代是可以减少的。

然而，随着肺炎球菌抗生素耐药血清型 19A 细菌的出现，大多数专家认为，当怀疑肺炎链球菌感染时，首选口服高剂量的阿莫西林，分 3 次给药。实践证明大多数第二代或第三代口服头孢菌素仅对目前 60%~70% 的肺炎链球菌分离菌株有足够活性。门诊治疗还可选用头孢曲松，体外试验对 >95% 的肺炎链球菌有活性。头孢曲松和头孢噻肟对青霉素耐药菌株的体外活性明显强于青霉素 G。头孢曲松对肺炎链球菌肺炎菌株的 c_{mi}<4.08 μg/mL 时尚无抗微生物治疗失败报道[5-7]。

口服阿莫西林对因 β-内酰胺酶阴性菌引起的中重度感染是有效的。对于产 β-内酰胺酶菌株引起的下呼吸道感染，阿莫西林克拉维酸或第二代头孢菌素，或头孢地尼、头孢克肟等第三代头孢菌素等口服治疗有效。

各类头孢菌素，如头孢泊肟、头孢丙烯等口服剂型都可以用于对青霉素产生变态反应的患儿、可能产 β-内酰胺酶的病原菌的抗感染治疗。除头孢曲松外可以每日 1 次给药外，一般的头孢类药物应按照时间依赖性抗菌药物的特点，根据药物的半衰期，以及可能病原菌对药物的耐药性，日用总剂量分 2~3 次给予。剂量过小或单次给药不能保证抗菌药物达到有效血浓度，导致治疗失败，诱导细菌耐药性。

正确认识 PK/PD 理论有助于儿科门诊合理选择应用 β-内酰胺类抗菌药物，避免药物用量与用法不当，提高疗临床疗效、减少细菌耐药性。此外，药物剂型选择、依从性等因素可能会影响药物合理应用。

（刘钢）

参考文献

[1] Munckhof W J，Carney J，Neilson G，et al. Continuous infusion of ticarcillin-clavulanate for home treatment of serious infections: clinical efficacy，safety，pharmacokinetics and pharmacodynamics[J].Int J Antimicrob Agents，2005，25（6）:514-522.

[2] Mouton J W，Vinks A A. Continuous infusion of beta-lactams[J].Curr Opin Crit Care，2007，13（5）:598-606.

[3] Jaruratanasirikul S，Sriwiriyajan S，Punyo J.Comparison of the pharmacodynamicsof meropenem in patients with ventilator-associated pneumonia following adminstration by 3-hour infusion or bolus injection [J]. Antimicrob Agents Chemother，2005，49（4）:1337-1339.

[4] Smith D L，Bauer S M，Nicolau D P. Stability of meropenem in polyviny chloride bags and an elastomeric infusion device[J]. Am J Health Syst Pharm，2004，61（16）:1682-1685.

[5] Pichichero M E，Reed M D. Variations in amoxicillin pharmacokinetic/pharmacodynamic parameters may explain treatment failures in acute otitis media[J].Paediatr Drugs，2009，11（4）:243-249.

[6] Jacobs M R. Combating resistance: application of the emerging science of pharmacokinetics and pharmacodynamics[J].Int J Antimicrob Agents，2007，Suppl.2:S122-S126.

[7] Zhao X，Drlica K. A unified anti-mutant dosing strategy[J]. J Antimicrob Chermother，2008，62:434-436.

第十二章　危重症诊治进展

第一节　2010年美国心脏协会儿童心肺复苏指南要点

2010年10月，美国心脏协会（American heart association,AHA）正式发表了最新版儿童基础生命支持（pediatric basic life support,PBLS）和高级生命支持（pediatric advance life support,PALS）指南（简称2010版），在对大量文献进行系统回顾与评价的基础上，对2005年的PBLS和PALS指南（简称2005版）作了修订。更新的内容主要集中在2个方面，即如何尽快实现自主循环恢复（restoration of spontaneous circulation,ROSC）和做好复苏后稳定，具体包括：①基本生命支持程序由A-B-C (airway breathing circulation,A-B-C)改为C-A-B(circulation airway breathing,C-A-B)。②体外除颤仪的使用和除颤。③用药新进展。④自主循环恢复后吸入氧浓度的改变等[1,2]。本节简要介绍2010版指南中涉及上述内容的更新及心肺复苏（cardiopulmonary resuscitation,CPR）技术在我国儿科领域的推广和实践。

一、基本生命支持由A-B-C改为C-A-B的原因

多种病理生理学过程均可导致心搏骤停，最常见的三种机制为：①窒息。②心肌缺血。③心律失常。由窒息导致者，发生心搏骤停前有呼吸衰竭导致的急性缺氧和二氧化碳潴留，最常见于严重呼吸道疾病，如肺炎、急性呼吸窘迫综合征、气道梗阻和慢性阻塞性肺疾病等。由心肌缺血引起者，成人以冠状动脉疾病最常见，儿童则多见于低血容量、脓毒症或心肌功能受损引起的休克，心搏骤停前有心肌灌注不足。心律失常引起者，心搏骤停前有室颤（ventricular fibrillation,VF）或室速（ventricular tachycardiac,VT），成人更为多见。近期的两项研究表明，住院儿童心搏骤停的直接原因中，心律失常占10%，窒息和心肌缺血分别占67%和61%（大部分两者兼有）。院外心搏骤停同样大部分由窒息或心肌缺血引起，5% ~ 20%为心律失常所致[3,4]。

多数成人心搏骤停由心脏原因引起，初始节律为VF或无脉性VT者存活率最高。对这些患者来说，最关键的复苏步骤是及早胸外按压和尽快除颤复律。因此，2010版指南将成人心肺复苏的操作顺序由2005版的A-B-C[即首先开放气道（A），随后予2次人工呼吸（B），再进行胸外按压（C）]，修改为C-A-B，即首先进行胸外按压，再打开气道，人工通气。

与成人相比，儿童心搏骤停多由继发于各种原因的呼吸衰竭或休克导致的严重缺氧或窒息引起，因冠状动脉疾病突发室颤引起者极为少见。临床资料和研究均证实了同时进行人工呼吸和胸外按压的重要性，因此欧洲心肺复苏协会2010版指南中仍保留了A-B-C的顺序[5]。但许多目击者面对儿童心搏骤停患者时，因不愿进行人工呼吸或不知如何开始CPR而持观望态度，导致许多患儿未能尽快接受目击者的CPR。采取与成人一致的复苏操作顺序，不但有助教学，使接受培训的学员容易掌握，而且有助目击者尽早开始CPR。况且理论上说，采用C-A-B方法，单人复苏时30次胸外按压仅使人工呼吸延迟18s，双人复苏时人工呼吸延迟的时间更短。因此2010版指南将儿童和婴儿CPR操作顺序更新为C-A-B，与成人一致。若单人进行复苏，首先予30次胸外按压；若双人进行复苏，首先予15次胸外按压，其后再打开气道，给予2次人工呼吸。新生儿例外，应按新生儿复苏指南进行CPR。已有研究表明，与A-B-C复苏程序比较，接受培训的学员更容易掌握2010版指南中的C-A-B顺序[6,7]。

一定量的心肌血液灌注是自主循环恢复的前提。将复苏操作顺序由A-B-C改为C-A-B，及早开始

胸外按压，可尽快使心肌获得血液灌注，促进自主循环恢复(restoration of spontaneous circulation,ROSC)。在未开始 CPR 时，循环血流停止。在 CPR 期间，通过胸廓按压挤压心脏可驱使血液流动。对儿童而言，引起血液流动的主要机制是按压心脏。心输出量取决于每搏输出量和心率。按压力量（深度）是每搏输出量的主要决定因素，心率则取决于按压频率。影响每搏输出量的另一因素是心脏前负荷，因此，在发生心搏骤停前有休克（如低血容量或脓毒性休克）者可能需补充血容量，以保证胸外心脏按压时获得足够的心输出量。有效的 CPR 过程中心输出量可达正常窦性心律时的 10%～25%。

CPR 期间，心肌血液灌注取决于血液由主动脉进入冠状动脉的"驱动压"，或称冠状动脉灌注压，即舒张期主动脉和右心房之间的压力差。如果成人 CPR 期间冠状动脉灌注压低于 1.995 kPa，自主循环恢复的可能性大幅降低。动物实验的资料提示，若将冠状动脉灌注压提高至 3.325 kPa 以上可改善预后。

更需指出的是，即使短暂的停止心脏按压（例如两次人工呼吸时停止按压 4 s），也可使主动脉舒张压和冠状动脉灌注压明显降低，进而导致心肌灌注不足。因此，2010 版指南在将复苏操作顺序由 A-B-C 改为 C-A-B 的同时，简化了评估程序，更加强调高质量的胸外按压。简化评估程序主要是在判断有无自主呼吸时取消"看、听、感觉"三个步骤，不再特别强调检查脉搏的重要性，尽量缩短评估时间，以便及早开始胸外按压。强调高质量胸外按压主要包括："快速"和"用力"按压；每次按压后使胸壁完全回弹；尽量较少按压中断；避免过度通气。推荐按压频率至少应达 100 次/min，按压深度使胸廓下陷最少达前后径的 1/3。放射影像学研究表明：婴儿胸廓压缩应达 4 cm，儿童应达 5 cm，才能使胸外按压时心脏产生足够的排出量来保证最低的有效灌注[8-10]。

二、体外除颤仪的使用和除颤

除颤是指在室颤导致心搏骤停时，为成功复苏用电击终止室颤。除颤的目的是恢复有序的、可触及脉搏的心电节律和心肌收缩。心脏导管检查过程中诱发的室颤，经快速、积极除颤后，成功率和存活率接近 100%。有目击者在场的成人室颤在 3 min 内接受自动除颤器除颤者长期存活率在 70% 以上。一般说来，除颤每延迟 1 min，病死率增加 5%～10%。高质量的 CPR 可挽救生命，改善预后。由于儿童心搏骤停常由进行性窒息或休克（或两者同时存在）引起，初始治疗选择应是积极 CPR 而非除颤。尽管在最近的 PALS 指南中不再像成人那样强调识别心律，但必须要考虑到越来越多的证据显示室颤在儿童心搏骤停并非罕见，且预后要好于其他原因的心搏骤停。因此，必须早期识别心律失常并采取适当治疗。

由于越来越认识到"可电击复律"的心律失常在儿童并非罕见，对儿童除颤的剂量越来越引起关注。美国心脏病协会国家心肺复苏登记处数据库的资料显示[11]，1 005 例儿童院内心搏骤停中，27% 在复苏过程中的某一时刻出现过室颤(VF)或室速(VT)，其中 10% 为 VF/VT 引起心搏骤停，15% 为继发性 VF/VT（即 VF/VT 出现在复苏过程中），其余 2%VF/VT 的出现时间不能确定。初始心律为 VF/VT 者，存活出院率高于继发性 VF/VT 者（存活率分别为 35% 和 11%）。尽量缩短除颤和按压之间的停顿时间可以最大限度的改善除颤预后，故 2010 版指南强调除颤前应持续胸外按压，除颤后立即继续 CPR，2 min 后再评估心律是否恢复。1 岁以内婴儿最好使用手动除颤仪，1～8 岁的儿童优先选用有能量调节功能的自动体外除颤仪（automated external defibrillator,AED），若无此类型除颤器，也可选用不能调节能量的 AED。除颤仪有单相或双相波形，在 VF/VT 儿童中观察到，首次单相能量 2 J/kg 只能使 18%～50% 的患儿终止室颤，而相同能量的双相电流除颤则有效率达 48%，提示双相电流的电击效果可能优于单相电流[12]。

目前尚不清楚婴儿和儿童除颤的最小有效能量和最大安全能量。目前的推荐剂量为 2～4 J/kg，这一剂量是基于一项短时间室颤的动物实验和一项单中心回顾性研究，在此研究中院内发生的短时间室颤除颤成功率为 91%（52/57）。但现有资料提示较高的剂量可能更有效而且安全。最近以小猪为模型的动物实验和儿童院外发生室颤的资料提示，2 J/kg 的剂量常无效。Tibballs 等也报道首次给 VF/VT 儿童双相电流 2 J/kg 除颤电流量可能不足，3～5 J/kg 似乎更为合适。Rossano 等报告除颤能量大于 4 J/kg（最大 9 J/kg）可有效终止儿童和未成年动物的室颤，且不良反应轻微[13-15]。因此，2010 版指南推荐：初次除颤时剂量为 2～4 J/kg，但为教学方便，可采用首次 2 J/kg 的剂量。对顽固性 VF，应提高除颤剂量，第 2 次及以后除颤应至少达 4 J/kg，但最高不超过 10 J/kg 或成人剂量。

三、复苏用药新进展

2010 版指南中推荐的常用复苏药物适应证、剂量如表 12-1-1 所示。

表 12-1-1　儿童复苏常用药物

药物名称	适应证和剂量	备注
腺苷 （adenosine）	适应证：室上速 剂量和用法：首次 0.1 mg/kg，快速静脉或骨髓内推注，最大剂量 6 mg；第二剂 0.2 mg/kg，快速静脉或骨髓内推注，最大剂量 12 mg	用药过程中监护心电和血压 需快速注射
胺碘酮 （amiodarone）	适应证：①脉的室上速、室速 剂量和用法：负荷量 5 mg/kg，最大 300 mg，20～60 min 内静脉或骨髓内注射，无效可重复，每日最大剂量 15 mg/kg（或总量 2.2 g） ②无脉性心搏骤停（室颤或无脉性室速） 剂量和用法：5 mg/kg，最大 300 mg，静脉或骨髓内注射。无效可重复，每日最大剂量 15 mg/kg（或总量 2.2 g）	用药过程中监护心电和血压 推注过程中若出现 QT 间期延长或传导阻滞时减慢注射速度；若 ORS 间期较基础值增加 50% 以上或出现血压降低时停止注射 在下列情况下强烈推荐首先征求心脏科专家意见：①有脉的室上速、室速的治疗；②与其他延长 QT 间期的药物合用
硫酸阿托品 （atropine sulfate）	适应证：有症状的心动过缓 剂量和用法：静脉或骨髓内注射：0.02 mg/kg；单次最小剂量 0.1 mg，单次最大剂量儿童 0.5 mg，青少年 1 mg；无效可重复一次，总剂量最大儿童 1 mg，青少年 2 mg 气管插管内给药：0.04～0.06 mg/kg	剂量小于 0.1 mg 时，由于其中枢作用可导致反常性心率下降；有机磷中毒者需用较大剂量
氯化钙 (calcium chloride)	适应证：低钙血症、高钾血症、高镁血症、钙通道阻滞剂过量 剂量和用法：20 mg/kg（0.2 mL/kg），单次最大剂量 2 g；必要时重复	必须缓慢注射
肾上腺素 （epinephrine）	适应证：心搏骤停、有症状的心动过缓 剂量和用法：1∶10 000,0.1 mL/kg（0.01 mg/kg），单次最大剂量 1 mg，静脉或骨髓内注射，3～5 min 一次	
葡萄糖 （dextrose，glucose）	适应证：低血糖 剂量和用法：0.5～1.0 g/kg，静脉或骨髓内输注 新生儿：质量浓度 100g/L 葡萄糖 5～10 mL/kg 婴幼儿和儿童：质量浓度 250g/L 葡萄糖 2～4 mL/kg 青少年：质量浓度 500g/L 葡萄糖 1～2 mL/kg	需监测血糖
利多卡因 （lidocaine）	适应证：室颤或无脉性室速、有脉搏的宽 QRS 波心动过速 剂量和用法：静脉或骨髓内注射：1 mg/kg，随后以维持量 25～50 g/(kg·min) 静脉或骨髓内持续输入，若无效 15 min 后可重复注射，气管插管内给药：2～3 mg/kg	
硫酸镁 （magnesium sulfate）	适应证：尖端扭转型室速、低镁血症 剂量和用法：20～50 mg/kg，10～20 min 内静脉或骨髓内注射	最大剂量 2 g 尖端扭转型室速需加快注射速度
纳洛酮 （naloxone）	适应证：逆转阿片类麻醉药作用 剂量和用法：小于 5 岁或体重小于 20 kg,0.1 mg/kg；等于或大于 5 岁或体重大于 20 kg,2 mg,静脉、骨髓内或气管插管内给药	需完全逆转麻醉剂过量所致毒性反应：0.1 mg/kg，静脉、骨髓内或气管插管内，必要时每 2 min 重复一次，最大剂量 2 mg 需部分逆转麻醉剂作用（例如：治疗性应用阿片类药物过程中解除呼吸抑制）：1～5 g/kg，静脉、骨髓内给药，根据效果调节剂量
普鲁卡因胺 （procainamide）	适应证：室上速、房扑、有脉室速 剂量和用法：负荷量 15 mg/kg，30～60 min 内静脉或骨髓内注射	用药过程中监护心电和血压 与其他延长 QT 间期的药物合用时征求心脏科专家意见
碳酸氢钠 （sodium bicarbonate）	适应证：严重代谢性酸中毒、高钾血症 剂量和用法：1 mmol/kg，缓慢静脉或骨髓内注射	须保证有效通气

2010 版指南中对药物使用的更新主要是肾上腺素、钙剂和依托咪酯。

在 CPR 期间，肾上腺素的 α 受体兴奋作用可增强全身血管阻力，提高舒张压，增加冠状动脉灌注压和冠脉血流，提高 ROSC 的可能性，还可通过收缩周围血管使血流更多流向脑组织，从而增加脑血流量；其 β 作用可改善心肌收缩功能，增加心率，此外还可使骨骼肌血管床的平滑肌和支气管平滑肌舒张，这一作用的重要性不如前者。此外，肾上腺素还可增加室颤波幅，变细小室颤为粗大室颤，提高除颤成功率。前瞻性和回顾性研究均提示，大剂量肾上腺素（0.05 ~ 0.20 mg/kg）不能提高成人和儿童心脏骤停的生存率，并可能与较重的神经系统后遗症有关。一项对住院儿童心脏骤停的随机双盲对照研究显示，在初始标准剂量肾上腺素无效后，与继续使用标准剂量相比，使用大剂量肾上腺素者 24 h 生存率更低（1/27 对 6/23，$P > 0.05$）。因此，不推荐在 CPR 时常规使用大剂量肾上腺素。

由于已有充分证据显示 CPR 过程中常规使用钙剂可增加死亡率，因此 2010 版指南推荐：在儿童心肺复苏时，除非已证实确有低钙血症、钙通道阻滞剂过量、高镁血症或高钾血症，否则不常规应用钙剂。

依托咪酯（etomidate）为咪唑类衍生物，是一种催眠性静脉全麻药，安全性好，是麻醉诱导常用药物之一。复苏时使用可使气管插管更容易，且对血流动力学影响极小。但依托咪酯可抑制肾上腺皮质功能，在成人和儿童脓毒性休克中具有潜在危害，因此，2010 版指南不推荐对存在脓毒性休克的儿童常规使用。

自主循环恢复后，常有心肌功能障碍和血管功能不稳定，全身血管阻力和肺血管阻力常增高。这种不稳定状态常随时间改变而变化，早期多呈高动力状态，随后即转为心脏抑制。因此对心肺复苏后确认或怀疑有心血管功能障碍者，应该给予血管活性药物调节心血管功能。2010 版指南中推荐的复苏后稳定心血管功能的常用药如表 12-1-2 所示。

表 12-1-2　复苏后心血管稳定常用药物

药物名称	适应证和剂量	备注
氨力农 （amrinone）	适应证：心肌功能障碍伴全身或肺血管阻力增高 剂量和用法：负荷量 0.75 ~ 1.00 mg/kg，5 min 内静脉或骨髓内注射，必要时可重复 1 次。随后予维持量 5 ~ 10 μg/（kg·min），持续静脉或骨髓内滴注	因具有血管扩张作用，使用时可能需增加液量
米力农 （milrinone）	适应证：心肌功能障碍伴全身或肺血管阻力增高 剂量和用法：负荷量 50 μg/kg，10 ~ 60 min 内静脉或骨髓内注射，随后予维持量 0.25 ~ 0.75 μg/（kg·min），持续静脉或骨髓内滴注	因具有血管扩张作用，使用时可能需增加液量
多巴酚丁胺 （dobutamine）	适应证：复苏后心肌功能障碍 剂量和用法：2 ~ 20 μg/（kg·min）持续静脉或骨髓内滴注	
多巴胺 （dopamine）	适应证：液体复苏无效、血管阻力低的休克 剂量和用法：2 ~ 20 μg/（kg·min）持续静脉或骨髓内滴注	小于 5 μg/（kg·min）时可改善肾脏血流灌注，但目前资料不能证实其效果 大于 20 μg/（kg·min）可使血管阻力过度增高
肾上腺素 （epinephrine）	适应证：复苏后心肌功能抑制伴血管阻力降低 剂量和用法：0.1 ~ 1.0 μg/（kg·min）持续静脉或骨髓内滴注	在明显心血管不稳定和失代偿休克者，优于多巴胺
异丙肾上腺素 （isoproterenol）	适应证：全身血管阻力降低且液体复苏无效的休克 剂量和用法：0.1 ~ 2.0 μg/（kg·min）持续静脉或骨髓内滴注	在明显心血管不稳定和失代偿休克者，优于多巴胺
硝普钠 （sodium nitroprusside）	适应证：心肌功能障碍导致的低血压 剂量和用法：初始剂量 0.5 ~ 1.0 μg/（kg·min），根据病情调节剂量，最大 8 μg/（kg·min）	可与正性肌力药物合用，通过降低周围血管阻力增加心输出量 因具有血管扩张作用，使用时可能需增加液量

四、自主循环恢复后吸入氧浓度的改变

儿童复苏后高氧血症与预后的关系尚未见报道。但一项成人的研究显示[16]，4 459 例心肺复苏患者中，全部患者复苏后 $p_a(O_2)$ 中位数值为 30.723 kPa，最终 54% 死亡。虽然没有证据支持高氧血症导致危害的明确阈值，但将 $p_a(O_2)$ 按升序排列后，$p_a(O_2)$ 和死亡率呈明显线性相关。多参数分析显示，$p_a(O_2)$ 每升高 13.3 kPa，死亡风险增加 24%。该资料提示复苏后高氧血症和住院死亡率之间呈剂量依赖性的线

性关系。尽管尚无儿童的相关研究，但已能充分说明高氧的危害。

虽然尚无充分证据用以指导儿童心脏骤停复苏通气时的吸氧浓度，在 CPR 时给予体积分数 100% 氧是合理的。一旦实现 ROSC，应监测血氧饱和度，逐渐调节吸入氧浓度，使动脉血氧饱和度维持在大于等于 94%，但小于 100%。这样既可保证足够氧供，又可防止发生高氧血症。因为动脉血氧饱和度 100% 所对应的 $p_a(O_2)$ 在 10.64 ~ 66.50 kPa，所以应将血氧饱和度维持在 94% 而不是 100%，以避免高氧的危害。需要注意的是，足够的氧供应不仅要求足够的血氧饱和度，还要有足够的血红蛋白和心搏输出量。因此，2010 版指南推荐：一旦自主循环恢复，应监测动脉血氧饱和度。应以最低的吸入氧浓度维持动脉血氧饱和度在 94% 及以上，但小于 100%，若动脉血氧饱和度达到 100%，应逐渐降低吸入氧浓度直至停止吸氧。

五、亚低温疗法与脑保护

复苏的主要目的之一是保护脑功能。2010 版指南强调要避免造成继发性脑损害的危险因素，具体措施包括：①避免常规使用过度通气。②采用治疗性低体温。③控制惊厥。④纠正低血糖或电解质紊乱等代谢异常。

治疗性低体温在 CPR 后对神经系统的保护作用在成人和新生儿的研究中已被证实。2005 版指南据此推荐：若儿童在心肺复苏后处于昏迷状态，应考虑将体温降至 32 ~ 34 ℃，持续 12 ~ 24 h。此后有 2 项研究证实在儿童 CPR 后接受治疗性低体温也有一定益处，但尚缺乏前瞻性双盲对照研究证实其效果和安全性。因此 2010 版指南推荐：尽管尚无前瞻性双盲对照研究证实治疗性低体温在儿童的作用，基于在成人获得的证据，治疗性低体温（32 ~ 34℃）对院外有目击者的 VF 所致心跳骤停复苏后仍处于昏迷状态的青少年、心肺复苏后处于昏迷状态的婴儿和儿童可能有益[17,18]。

实现治疗性低体温及复温的理想方法和持续时间尚不能确定。Kobr 等[19]认为，实现引导性治疗性低体温的方法不能作为存活率的预测指标，关键是适当的应用这些方法以在成功复苏后促进器官功能康复。不幸的是，治疗性低体温常伴有严重甚至是致命性并发症。其不良反应包括免疫抑制、胰岛素抵抗、胃肠道活动性降低、肝和胰腺功能异常、代谢性酸中毒、机体自我调节稳定功能失效和药物作用的改变，从而引起心肌电活动不稳定、心输出量下降、冠状动脉灌注压升高、心肌低灌注和缺血、全身血管阻力增高及左室舒张功能障碍，最终可导致心力衰竭、心律失常、肾衰竭、肝功能衰竭和弥散性血管内凝血以及低磷血症、低钾血症和低镁血症等电解质异常。在参考大量文献并结合自己的研究结果后，Kobr 等提出了诱导性治疗性低体温的治疗流程：成功复苏后，在 2 ~ 4 h 内进行诱导性降温，体温降低的速度为 12℃/h，达到预定温度后维持 20 ~ 24 h，随后开始复温。复温过程持续 24 ~ 48 h，复温速度为每 8 h 升高 0.5 ℃。治疗过程中应严密监测体温和生命体征，并特别注意有无并发症的表现，及时给予相应处理。

六、心肺复苏技术在我国儿科的推广和实践

1960 年 6 月，Kouwenhoven 等人首次在美国医学会杂志（The Journal of the American medical association,JAMA）上报道了心脏按压技术，对 20 例突然发生心跳骤停的住院病人实施了心脏按压，结果 14 例存活。2 个月后在马里兰医学协会年度会议上 Kouwenhoven 和 Jude 演示了心外按压技术，Safar 提出了口对口人工呼吸，在这次会上这两项技术被联合称为心肺复苏术，标志着 CPR 技术的诞生。1966 年提出标准化 CPR。20 世纪 80 年代，美国心脏协会和美国儿科学会（American academy of pediatrics,AAP）联合建立了 PBLS 和 PALS 培训课程。1988 年出版了第一版培训教材，并于同年进行了首次培训，1992 年全美心肺复苏大会上做了推荐。其后分别于 1994 和 1997 年进行了 2 次修改。2000 年，由多位国际儿科专家以循证医学为依据，在原教材的基础上进行较大幅度修订后，作为儿童急救指南推荐给全世界儿科工作者，之后每 5 年进行一次修改再版。伴随着研究的深入和指南的发行及培训工作的开展，儿童心肺复苏的成功率有了很大提高。院内心脏骤停复苏初始成功率高达 2/3，超过 25% 的

病人存活出院。院外心脏骤停者30%恢复自主循环，24%被送入医院时存活，12%存活出院。

与国外相比，我国儿科CPR技术的应用和研究有很大差距。医务人员，特别是基层医务人员对CPR技术的了解和掌握也很差。许树耘等2005年对122家基层医院的165名医生进行调查，结果医生对不同问题的回答正确率为3.4%~69.6%。王胜利2011年对某市社区全科医师对心肺复苏新知识掌握情况调查结果显示，社区医师对不同问题的回答正确率为13%~68%。这说明我国医护人员，特别是基层医护人员尚不能很好的掌握CPR技术。同时，我国对儿童心肺复苏的研究和实际抢救效果也有很大差距，有关儿童心肺复苏的研究文章很少。曾健生等2005年报告北京儿童医院儿科重症监护病房(pediatric intensive care unit, PICU)1998年4月至2004年8月258例CPR结果，131例（50.8%）初步复苏成功，36例（14.0%）治愈出院。李璧如等报告上海交通大学医学院附属儿童医学中心，2000年1月至2009年12月221例院外心搏骤停的复苏结果，恢复自主循环77例（34.84%），出院时存活21例（9.50%）。均明显低于国外水平[20,21]。

鉴于上述情况，在我国儿科急救医学奠基人樊寻梅教授的领导下，上海交通大学医学院附属儿童医学中心和北京儿童医院分别于1999年、2001年开始有计划、规范化地进行PALS培训。鉴于我国尚无PBLS的专门培训，在PALS的课程中加入了PBLS的培训内容。目前国内以北京、上海为中心基地，先后在北京、上海、重庆、湖南（长沙）、湖北（武汉）、河南（郑州）、广东（广州、东莞）、新疆（乌鲁木齐、石河子）、内蒙古（呼和浩特、包头、赤峰）、四川（成都、雅安）、宁夏（银川）、辽宁（沈阳）、吉林（长春、延边）、贵州（贵阳、遵义）、云南（昆明）、青海（西宁）、山东（临沂）、浙江（宁波）、安徽（合肥、阜阳）、广西（柳州）等地举办了培训班。接受培训的总人数7 000余人次，其中北京儿童医院共举办PALS培训班120余期，接受培训的学员超过6 000人次。但我国现有儿科注册医师6万余人，儿科注册护士人数不详，如按医护比1：1计算，则接受PALS培训者仅占儿科医护人数的5%左右，并且主要来自大中城市的二三级医院，来自偏远地区和一级或社区的医疗保健机构医护人员极少。因此需要更多的人员参与到培训的队伍中来，以提高我国儿科医护人员的心肺复苏水平，提高复苏成功率，改善存活患者的生存质量。

（高恒妙　钱素云）

参考文献

[1] Berg M D，Schexnayder S M，Chameides L，et al.Part 13:Pediatric basic life support[C]//2010 American heart association guidelines for cardiopulmonary resuscitation emergency cardiovascular care .Circulation，2010(122)：S862-S875.

[2] Kleinman M E，Chameides L，Schexnayder S M，et al.Part 14:Pediatric advanced life support[C]//2010 American heart association guidelines for cardiopulmonary resuscitation and emergency cardiovascular care.Circulation，2010(122)：S876-S908.

[3] Field J M，Hazinski M F，Sayre M R，et al.Part 1:Executive summary[C]// 2010 American heart association guidelines for cardiopulmonary resuscitation and emergency cardiovascular care. Circulation，2010(122)：S640-S656.

[4] Kitamura T，Iwami T，Kawamura T，et al.Conventional and chest-compression-only cardiopulmonary resuscitation by bystanders for children who have out-of-hospital cardiac arrests: a prospective ，nationwide,population-based cohort study[J].Lancet，2010(375)：1347-1354.

[5] Biarenta D，Binghamb R，Eichc C，et al.Section 6: Paediatric life support[C]//European resuscitation council guidelines for resuscitation 2010. Resuscitation，2010(81)：1364-1388.

[6] Dawkins S，Deakin C D，Baker K，et al.A prospective infant manikin-based observational study of telephone-cardiopulmonary resuscitation[J]. Resuscitation，2008，76(1)：63-68.

[7] Lubrano R，Messi G，Elli M.How the newly introduced compression，airway and breathing sequence affects the training in pediatric cardiopulmonary resuscitation[J].Am J Emerg Med，2011(24)：371-372.

[8] Sutton R M，Niles D，Nysaether J，et al. Quantitative analysis of CPR quality during in-hospital resuscitation of older children and adolescents[J].Pediatrics，2009(124)：494-499.

[9] Abella B S，Alvarado J P，Myklebust H，et al.Quality of cardiopulmonary resuscitation during in hospital cardiac arrest[J].JAMA，2005(293)：305-310.

[10] Wik L，Naess P A，Ilebekk A，et al.Effects of various degrees of compression and active decompression on haemodynamics，end-tidal CO$_2$，and ventilation during cardiopulmonary resuscitation of pigs[J].Resuscitation，1996(31)：45-57.

[11] Samson R A，Nadkarni V M，Meaney P A，et al. Outcomes of in-hospital ventricular fibrillation in children[J].N Engl J Med，2006(354)：2328.

[12] Tibballs J，Carter B，Kiraly N J，et al.External and internal biphasic direct current shock doses for pediatric ventricular fibrillation and pulseless ventricular tachycardia[J].Pediatr Crit Care Med，2010.

[13] Berg M D，Samson R A，Meyer R J，et al.Pediatric defibrillation doses often fail to terminate prolonged out-of hospital ventricular fibrillation in children[J].Resuscitation，2005(67)：63-67.

[14] Berg R A，Samson R A，Berg M D，et al. Better outcome after pediatric defibrillation dosage than adult dosage in a swine model of pediatric ventricular fibrillation[J].J Am Coll Cardiol，2005(45)：786.

[15] Rossano J W，Quan L，Kenney M A，et al.Energy doses for treatment of out-of-hospital pediatric ventricular fibrillation[J].Resuscitation，2006(70)：80-89.

[16] Kilgannon J H，Jones A E，Parrillo J E，et al.Relationship between supranormal oxygen tension and outcome after resuscitation from cardiac arrest[J].Circulation，2011 Jun 14，123(23)：2717-2722.

[17] Doherty D R，Parshuram C S，Gaboury I，et al.Hypothermia therapy after pediatric cardiac arrest[J].Circulation，2009(119)：1492-1500.

[18] Fink E L，Clark R S，Kochanek P M，et al.A tertiary care center's experience with therapeutic hypothermia after pediatric cardiac arrest[J].Pediatr Crit Care Med，2010(11)：66-74.

[19] Kobr J，Pizingerova K，Sasek L，et al.Induced therapeutic hypothermia following cardiac arrest in children[J].Bratisl Lek Listy，2011，112(2):92-96.

[20] 曾健生，钱素云，陈贤楠，等.儿童重症监护病房心肺复苏的回顾性分析[J].中华急诊医学杂志，2005，14(6)：488-490.

[21] 李璧如，王莹，钱娟，等. 儿科院外心跳停止的流行病学特点与预后[J].中国小儿急救医学,2010，17(3)：223-226.

第二节　脓毒症及严重脓毒症诊治进展

脓毒症是指感染引起的全身性炎症反应综合征（systematic inflammatory response syndrome,SIRS），可进一步发展为严重脓毒症及脓毒性休克，甚至发生多脏器功能不全综合征（multiple organ dysfunction syndrome,MODS）或多脏器功能衰竭（multiple organ failure,MOF）。无论是发达国家还是发展中国家，脓毒症和严重脓毒症均为导致婴儿和儿童死亡的重要原因之一。该病的诊治已成为儿科重症医学面临的挑战之一。

一、流行病学

脓毒症及严重脓毒症诊治的流行病学[1-4]。

（一）发病率和病死率

据报道，脓毒症/严重脓毒症在 PICU 的发病率分别为 17%和 6%。澳大利亚一项为期 4 年的关于脓毒症流行病学的大样本（3 122 515 例病人）研究报道，维多利亚所有医院脓毒症总的现患率为 1.1%，病死率为 18.4%；在脓毒症患者中，23.8%的患者接受了 ICU(intensive care unit)的治疗，这些病人的病死率为 28.9%；39%的脓毒症患者发展为严重脓毒症，其院内病死率为 31.3%，50%的严重脓毒症患者需 ICU 治疗。美国流行病学资料报道，儿童严重脓毒症病死率为 10.3%（既往健康儿童和有基础病患儿的病死率分别为 7.8%和12.8%），甚至有的高达 48%。在中国，小儿脓毒症也有较高的发病率和病死率，2008 年北京儿童医院 PICU 脓毒症和严重脓毒症的现患率分别为 26.2%和 19.1%，严重脓毒症的病死率为 30.8%[5]。

（二）疾病经济负担

1995 年美国所有死亡孩子中，约 7%的儿童罹患严重脓毒症，该比例远高于当年死于癌症的儿童；其中感染性心内膜炎和中枢神经系统感染的院内病死率最高（分别为 21.1%和 17.1%），泌尿系感染者病死率最低（3.6%）；严重脓毒症患儿的平均住院日长达 31 d，人均费用高达 40 600 美元；其中极低出生体重儿的平均住院日更高达 74 d，人均费用约为 75 000 美元；而 1～19 岁的儿童平均住院日为 19 d，人均费用 19 000 美元。就全美而言，儿童严重脓毒症的花费约为全年 17 亿美元。1999 年，美国儿童严重脓毒症的发病率进一步增加，对年龄和性别进行校正后发现其发病率增加了 11%，这可能与美国的极低出生体重儿显著增多有关；总病死率降至 9%，但既往健康儿童的严重脓毒症病死率并无改变；平均住院日缩短了 1 d，但人均费用增加了 4 300 美元，估计国家用于严重脓毒症患儿的治疗费用达全年 23 亿美元。

（三）发病和不良预后的高危因素

在美国，约有一半的严重脓毒症患儿为小婴儿，其中约 50%的婴儿为极低或低出生体重儿[6]。感染的部位也与年龄相关，小婴儿多见于原发败血症，而年长儿则更多见于呼吸道感染。10 岁以下男孩发生严重脓毒症的概率显著高于女孩，尤其是小婴儿更为明显。患儿的基础疾病也对脓毒症的流行病学造成了一定的影响。有报道，美国约 49%伴有基础病的患儿发生严重脓毒症，如小婴儿的慢性肺疾病和先天性心脏病是最常见基础病，1～9 岁儿童以神经肌肉病多见，癌症则是青少年发生脓毒症的常见病。此外，脓毒症和严重脓毒症的发病率、病死率可能还与季节相关；在冬季，严重脓毒症的发病率和病死率显著高于秋季，尤其是源于呼吸系统疾病的脓毒症表现更为突出；不同的地理环境还会对脓毒症发病率的季节性变化造成影响。

影响严重脓毒症患者预后的危险因素包括：①是否为低/极低出生体重儿。②性别。③年龄。④感染原或感染部位。⑤有无潜在疾病。⑥有无器官功能障碍等。北京儿童医院报道脓毒症/严重脓毒症患儿的原发病依次为支气管肺炎（47%）、中枢神经系统感染（11.7%）、感染性腹泻病（9.3%）等，两种或两种以上原发病并存者占 14.2%；而严重脓毒症患儿的受累脏器依次为呼吸系统（73.1%）、神经系统（44.2%）和心血管系统（35.6%）；儿童危重病评分低、毛细血管再充盈时间延长、呼吸功能障碍和低蛋白血症可能是死亡危险因素。

二、2008 版儿童严重脓毒症与脓毒性休克治疗国际指南

2006～2007 年，国际专家小组运用循证医学方法，总结脓毒症研究新成果，评价证据质量和确定推荐强度，对 2004 年儿童严重脓毒症与脓毒性休克治疗国际指南[7]（简称 2004 版指南）进行了修订和增补，并于 2008 年发表（简称 2008 版指南）。

2008 版指南的儿科部分共对 16 个临床问题做了 3 项推荐，8 项建议。"推荐（1）"是指干预措施的预期效果明显大于不良反应或没有不良反应；"建议（2）"是指干预措施的预期效果和不良作用的分界不十分明确。用分级标准评价推荐强度和证据质量。与 2004 版指南不同的是，分级标准从高到低分为 A～D 四个级别决定推荐力度。

（一）抗生素

2008 版新指南中儿童抗生素应用有了推荐分级，更强调早期应用抗生素的重要性，说明了儿科循证医学的进展。推荐在诊断严重脓毒症的 1 h 内，已经获取适当培养后，尽早开始静脉应用抗生素（分级：1 D）。国内还有不少医院特别是基层医院仍不能及时送病原学检查，应用抗生素后送检使培养阳性率降低，以致很难根据培养结果和药敏针对性地选择抗生素治疗。

（二）机械通气（无推荐等级）

由于小婴儿和新生儿功能残气量较低，患有严重脓毒症时可能需要更早进行气管插管。成人机械通气时的肺保护策略在儿童同样适用。

（三）液体复苏

建议液体复苏以 20 mL/kg 的晶状体液不少于 5 ~ 10 min 输入开始，同时监测心输出量指标，包括心率、尿量、毛细血管再充盈时间及意识水平（分级：2C），并及时进行输液量的调整。儿童液体复苏和输注血管活性药物所需的静脉通道比成人更难建立。在美国心脏协会和美国儿科协会制定的 PALS 指南中，鼓励对建立静脉通道困难者早期建立骨髓内通道。骨髓输液已用于国内部分大医院的儿童 ICU，但在全国尚未普遍应用，目前正在每年举办的 PALS 培训班中推广。

许多研究表明，输注晶状体或胶体液积极进行液体复苏对脓毒性休克儿童的存活相当重要。但三项随机对照研究显示，登革热休克患儿使用晶体液和胶体液复苏，其病死率并无明显差异。

小儿血压通常低于成人，收缩血管和增加心率可阻止血压进一步降低。因而，血压本身并不是评估液体复苏充分、补液终止的可靠指标。在液体过多的儿童中，肝肿大是衡量液体复苏是否足量的有用指标。由于存在液体严重不足，第一个小时的补液量通常需要 40 ~ 60 mL/kg 或更多。当临床有心脏灌注改善征象时，虽血液动力学还没明显改变，输液速度也应减慢。

（四）血管升压药/正性肌力药

用于对扩容治疗反应欠佳的休克患儿。建议低血压儿童液体复苏时首选血管活性药物多巴胺（分级：2C）。在复苏初期阶段，即使低血容量没被纠正，也需要升压药以维持灌注压。严重脓毒症患儿可表现为低心排量高血管阻力、高心排量低血管阻力或低心排量低血管阻力。在脓毒症的不同阶段或治疗的不同阶段，可以由一种血液动力学状态转向另一种状态，故应根据患儿的临床状态选择升压药或正性肌力药。建议对多巴胺治疗效果欠佳的休克患儿选用肾上腺素或去甲肾上腺素。对于低心排量和高血管阻力的休克（液体复苏之后仍有肢端凉、毛细血管再充盈时间延长、尿量少）可给予多巴酚丁胺（分级：2C）。

如患儿应用液体复苏和血管收缩药后仍存在低心排量和高血管阻力，选择血管舒张药或许能逆转休克。即使给予肾上腺素和血管舒张药后血压正常但仍有低心排量和高血管阻力时，可考虑应用磷酸二酯酶抑制剂。对给予去甲肾上腺素后血管阻力仍低的患儿，应用血管加压素可能有益。但迄今为止儿童脓毒症使用血管加压素的疗效仍无确切证据。

（五）治疗终点

建议脓毒性休克复苏的治疗终点是心率恢复正常，毛细血管再充盈时间小于等于 2 s，脉搏正常，肢体暖，尿量大于 1 mL/(kg·h)，且意识状态恢复（分级：2C）。在寒冷环境里，毛细血管再充盈时间不甚可靠。社区医院脓毒性休克患儿在未转到上级医院之前，初期复苏了解并应用治疗终点目标如纠正低血压和恢复毛细血管再充盈时间与生存率密切相关。

（六）儿童脓毒性休克的治疗方法

2008 版指南列出了概括儿童脓毒性休克治疗方法的流程图（如图 12-2-1 所示）。

（七）类固醇激素

建议儿茶酚胺抵抗和可疑存在或被证明存在肾上腺功能不全的患儿应用氢化可的松（分级：2C）。在儿科严重脓毒症患者中，肾上腺功能不全与预后不良密切相关。肾上腺功能不全还没有严格的定义，但脓毒性休克患者随机血清氢化可的松浓度小于 496 nmol/L 时可认为绝对肾上腺功能不全。ACTH 刺激试验在 30 ~ 60 min 的氢化可的松浓度增加大于等于 248 nmol/L 可认为相对肾上腺功能不全。相对肾上腺功能不全的脓毒性休克患儿是否应用激素治疗还有争议。一项回顾性研究显示，严重脓毒症患儿中任何激素的应用均与病死率增加有关。鉴于在儿科领域的证据不足以及有潜在风险，在未达肾上腺皮质功能不全最低诊断标准的患儿中，不应使用激素。进一步开展有关脓毒性休克患儿激素应用的随机对照研究十分必要。

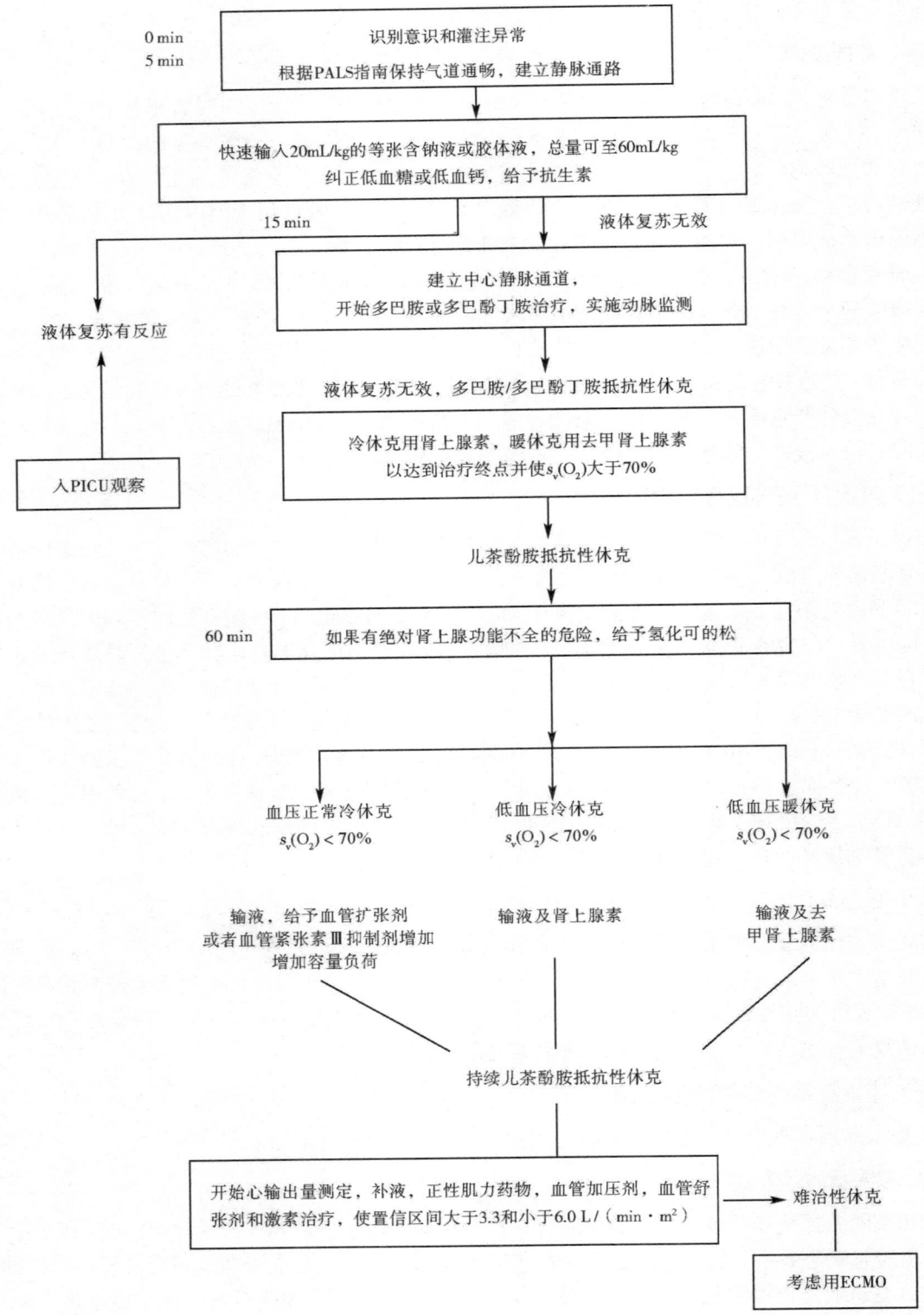

图 12-2-1　儿童脓毒性休克治疗方法流程图

（八）蛋白 C 和活化蛋白 C

推荐：反对儿童患者应用重组人活化蛋白 C（recombinant human activated protein C,rhAPC）（分级：1B）。一项关于儿童严重脓毒症应用 rhAPC 的随机对照研究试验被数据监督委员会叫停，因纳入的 399 名患者未发现明显疗效，28 d 病死率安慰剂组为 18%，rhAPC 组为 17%，主要截肢术安慰剂组为 3%，rhAPC 组为 2%。由于增加了出血风险而且缺乏有效的证据，不推荐儿童使用 rhAPC。

（九）深静脉血栓的预防

建议对青春期后严重脓毒症患者采取深静脉血栓预防方案（2C）。多数儿童深静脉血栓的发生与中心静脉置管有关。儿童常用股静脉置管，股静脉置管时，与置管相关的深静脉血栓发生率为 25%。肝素涂层导管可以降低导管相关性深静脉血栓的发生率，重症脓毒症患儿应尽量选用肝素涂层导管。在预防导管相关性深静脉血栓方面，普通肝素和低分子肝素孰优孰劣还没有相关资料证实。

（十）应急性溃疡的预防（无推荐等级）

研究表明，儿童严重胃肠道出血的发生率与成人相似。凝血功能障碍和机械通气是诱发消化道出血的重要原因。应急性溃疡预防策略常用于机械通气的患儿，通常使用 H_2-受体阻滞剂，其作用尚不十分清楚。

（十一）肾脏替代治疗（无推荐等级）

持续静静脉血液滤过(continuous veno-venous hemofiltration,CVVH)可能对无尿、少尿以及液体超负荷的儿童有效，但无大规模临床随机对照研究对 CVVH 和间歇透析进行比较。一项对 113 个患儿的回顾性研究表明，行 CVVH 前液体超负荷较轻的患儿存活率更高，在那些有 3 个或更多器官受损的患儿中尤为突出。对于无尿和严重少尿患儿，CVVH 和其他肾脏替代治疗需要在液体明显超负荷之前进行。

（十二）控制血糖（无推荐等级）

依赖静脉输液的小婴儿有发生低血糖的潜在危险。葡萄糖的输注速度应为 $4 \sim 6$ mg/(kg·min)或者持续输入 100 g/L 葡萄糖氯化钠液。相关研究表明，低血糖会增加病死率和延长住院时间。在成人，推荐维持血糖在 9.825 mmol/L 以下。但儿童应更为谨慎，最佳控制血糖值还不清楚。只有在频繁监测血糖以避免发生低血糖的情况下才能应用胰岛素持续治疗。

（十三）镇静镇痛

推荐：当脓毒症患儿需要机械通气时，使用镇静剂治疗以达到镇静目的（分级：1D）。适当的镇静镇痛是机械通气患儿的标准化治疗。国内儿科 ICU 的镇痛镇静治疗与国外相比处于滞后状态，对儿童疼痛的忽视是一个普遍存在的问题。推广镇静镇痛评估方法，进一步规范镇静镇痛治疗，体现人文关怀等应作为儿科相关专业培训的重要内容之一。

（十四）血制品（无推荐等级）

目前还不清楚严重脓毒症的危重患儿最合适的血红蛋白值。一项多中心临床试验报道，输血指征分别设定在血红蛋白为 70 g/L 和 95 g/L 的两组患儿预后相似。少量输血是否安全或者对脓毒症休克早期复苏是否合适目前均不清楚。

（十五）静脉注射丙种球蛋白

建议在重症脓毒症患儿中，可考虑适当给予免疫球蛋白(分级：2C)。已有报道，给予静脉用多克隆免疫球蛋白可以降低患儿病死率。该治疗有望成为新生儿脓毒症和脓毒性休克的辅助性治疗。又有一项关于多克隆免疫球蛋白在儿童脓毒症综合征应用的随机对照研究表明，免疫球蛋白显著降低了病死率和住院时间，并减少其他并发症尤其是弥散性血管内凝血(disseminated intravascular coagulation,DIC)的发生。

（十六）体外膜肺

建议体外膜肺（extra-corporeal membrane oxygenation, ECMO）仅适用于难治性脓毒性休克和/或传统治疗难以控制的呼吸衰竭（分级：2 C）。ECMO 已用于治疗脓毒性休克患儿，但其负面影响还不太清楚。新生儿和儿童脓毒症并发难治性休克和呼吸衰竭者应用 ECMO 后存活率分别为 80% 和 50%。长期随访发现，脓毒症患儿使用 ECMO 的预后并不比非脓毒症患儿差。

总之，2008 版新指南重点强调：更多应用物理检查判断治疗终点（2 C）；低血压时首选血管活性药物为多巴胺（2 C）；类固醇激素仅用于可疑存在或存在肾上腺功能不全的患儿（2 C）；反对儿童应用活化蛋白 CrhAPC（1 B）。尽管本指南的儿科部分为临床医师治疗儿童重症脓毒症提供了重要信息，但读者仍需参考更多资料，并根据患者个体特点不断寻求最适当的治疗。

三、肠道细菌/内毒素移位与脓毒症

细菌定植是指细菌在人体与外界相通的部位如消化道、呼吸道、泌尿生殖道等处的黏膜表面持续存在并生长，但未引起宿主反应或发生不良损害，显微镜下可见细菌黏附在细胞上或在滞留的黏液分泌物中生长。细菌感染则指细菌在体内或局部组织大量生长繁殖，其毒素或代谢产物等引起机体受损，出现局部或全身感染症状。当局部出现足量条件菌、且具有一定的黏附能力和适宜的生存环境时，即发生细菌定植。定植细菌的致病力、部位、数量、宿主免疫功能等进一步决定了定植是否会发展为感染以及宿主是否会发病。

（一）胃肠功能障碍与细菌/内毒素移位

脓毒症时多种促炎细胞因子导致的炎症反应可损害胃肠黏膜屏障功能，胃肠动力减弱导致小肠内细菌过度繁殖，引起细菌/内毒素移位，是脓毒症患者发生迟发型败血症和多脏器功能不全综合征（MODS）的关键因素。由于缺乏可靠的诊断技术，目前对危重病人细菌移位的发生率尚无确切数据，Tsujimoto 等[8]检索 1960 ~ 2007 年的 PubMed 和 EMBASE 数据库，选取符合条件的 585 篇文献进行分析，结果发现 16 篇文献中报告的发病率从 0 ~ 82% 不等，其原发病包括创伤、肠梗阻、择期手术病人和血液系统恶性肿瘤等。

危重症病人的肠黏膜细胞代谢紊乱是造成肠黏膜屏障损坏的重要因素。瓜氨酸是一种非蛋白质氨基酸，其前体物质是谷氨酰胺，仅由肠黏膜细胞产生，并且几乎不存在于任何食物中，因此血清瓜氨酸水平可视为肠黏膜细胞功能的标志物。已有多项研究证实，危重患者血清瓜氨酸水平可降低 60%，提示危重患者肠黏膜细胞存在损害和功能障碍，导致肠黏膜的屏障功能受损，从而使细菌和内毒素通过受损的肠黏膜进入淋巴系统和血液，导致细菌移位[9]。

危重患者的胃肠道动力异常在不同部位表现有所不同：①食管的有效蠕动减少，下端括约肌松弛。②胃底蠕动减少，张力增加。③胃窦部动力减低。④幽门括约肌张力增高，导致胃排空时间延长。⑤十二指肠和小肠移行性复合运动波减少或消失，致使小肠内食物潴留[10]。胃肠道的动力异常，不仅影响食物的消化和吸收，也使细菌在局部过度繁殖，引起细菌移位。

胃肠道是机体最大的细菌库，胃肠道内的细菌可通过多种机制实现移位。当免疫系统受抑制、黏膜屏障功能不全或细菌谱发生变化时，至少有两种机制加速了细菌移位：①细菌通过其自身产生的 Hek 蛋白黏附于肠上皮细胞或细胞间连接处的糖胺聚糖类化合物，侵入上皮细胞。②细菌产生的内毒素可使局部肠黏膜屏障损害、抑制胆汁流动、增加黏膜的通透性，促使细菌移位。

（二）细菌/内毒素移位的分子水平机制

目前对细菌/内毒素移位的分子水平机制[11-12]尚不明确，但已知两种分子水平机制在细菌移位中起重要作用。一个是细胞膜 Toll 样受体（toll-like receptor,TLR）系统，共计 13 种。除 TLR3 外，其他 TLR 均通过细胞间衔接蛋白 MyD88 (myeloid differentiation primary response protein 88,MyD88)激活 NF- κ B 和丝裂素活化蛋白激酶，抑制平滑肌的功能。另一个是病原相关性分子模式。胃肠道既是体内最大的细菌库，也是体内最大的病原相关性分子模式的储藏地。当胃肠道内的病原相关性分子模式通过移位进入血液循环或其他器官时，就会通过免疫活性细胞的 TLR 表达引起全身炎症反应综合征和器官功能障碍。TLR 参与调节病原相关性分子模式导致的全身反应，在一定程度上，是病原相关性分子模式的移位通过 TLR 引起了全身炎症反应，而不是内毒素，因此，在发生细菌移位时，脓毒症的发生至少部分与病原相关性分子模式相关。

一氧化氮（NO）是第一个被认识到在内毒素引起的肠动力紊乱中起重要作用的分子，褪黑素能逆转 NO 引起的肠动力异常。前列腺素是另一种在术后和脓毒症引起的麻痹性肠梗阻发病机制中起重要作用的物质，不同的环氧化物酶（COX）抑制剂对手术造成的麻痹性肠梗阻有不同的改善作用，提示 COX-1 和 COX-2 均参与其中。此外，P 物质、降钙素基因相关肽、γ-氨基丁酸、血小板激活因子等多种细胞因子均在其中发挥了不同的作用。

（三）细菌/内毒素移位的预防

对脓毒症患者尽早开始营养支持，特别是肠内营养支持，是预防细菌/内毒素移位最经济、有效的方法。美国肠内外营养协会 2009 年发布的危重患儿营养支持指南中，强调了尽早开始营养支持在危重患儿中的作用，推荐在危重患儿进入 PICU 后早期开始肠内或肠外营养支持。近年的研究和临床实践证实，尽早开始肠内外营养，在营养液中加入免疫性营养素如谷氨酰胺等，可改善肠黏膜细胞代谢，减轻肠黏膜细胞损害，降低细菌/内毒素移位的发生率，改善病人预后。肠内营养能够更好的维持肠黏膜屏障功能，减少细菌/内毒素移位和迟发型败血症。大量研究证实，在成人危重症患者的营养支持方案中加入谷氨酰胺可改善肠黏膜屏障功能，有助降低细菌移位。但近年有多项荟萃分析显示，胃肠外营养液中加入谷氨酰胺并不能降低早产儿和严重胃肠疾病患儿的感染率和病死率，也不能降低手术后病人的感染率。因此目前不推荐谷氨酰胺作为儿童胃肠外营养的常规治疗。

选择性肠道清洁治疗是预防发生细菌/内毒素移位的另一常用方法，目前尚无选择性肠道清洁治疗在儿科危重症应用的系统研究。Sawa 等报告将选择性肠道清洁治疗和肠内营养应用于重症胰腺炎病人，结果提示虽然二者不能明显影响重症胰腺炎病人的预后，但确有可能降低其并发症和死亡率，值得进一步研究。

益生菌有可能改善肠道菌群的组成，抑制致病菌的过度繁殖，从而减少细菌/内毒素移位，改善预后。但有报告显示，将益生菌应用于急性胰腺炎病人的治疗，结果却显示使用益生菌后肠黏膜通透性增强，细菌移位增加。因此，益生菌的实际应用价值及其使用方法、剂量仍需进一步研究。

其他如改善胃肠动力、抗炎治疗、特异性抗细胞因子治疗等有可能减轻肠黏膜屏障的损害，改善屏障功能，减少细菌/内毒素移位，改善病人预后。但这些方法尚缺乏足够的证据证实其安全性和有效性。

四、脓毒性脑病诊治进展

脓毒性脑病诊治进展[13-15]。Bright 首次提出脓毒性脑病（septic encephalopathy,SE）的概念。2003 年 Wilson 称此为脓毒症相关性脑病，指由脓毒症引起的弥散性脑功能障碍，而多数患者脑功能障碍是可逆的。也有报道将 SE 称为脓毒症介导脑病和脓毒症相关性谵妄。由于对该病的认识和诊断标准不一，发病率报道从 9% ~ 71% 差异很大。并发 SE 时，脓毒症患者死亡率也明显增高。

SE 是严重脓毒症患者最常见的神经系统并发症之一，也是重症监护病房最常见的脑病之一。其临床表现多样，缺乏特异性。1993 年 Bleck 第一次明确提出 SE 的临床特点，包括精神活动延迟，注意力、定向力受损，随着疾病进展可能出现意识改变如谵妄和昏迷，血流动力学改变，但很少出现扑翼样震颤、震颤及肌阵挛。一些研究表明，SE 患者可以出现长期认知功能损害，包括记忆、注意力、专注力和/或广泛的认知功能缺失，抑郁样症状和焦虑样行为。

SE 患者血液生化检查无特异性改变，很少有患者在头颅 CT 或 MRI 检查发现异常。有报道称，重症病例脑部核磁检查可以发现其结构上的异常，此类检查更多是作为原发于颅脑疾病排除性诊断的手段。多数患者脑脊液检查也正常，重症患者可见蛋白数量升高，可能与血脑屏障通透性改变有关。脑脊液细菌学检查呈阴性。关于脑脊液压力报道不一，有学者认为脑脊液压力增高。

目前公认脑电图对 SE 诊断很有价值。SE 患者早期脑电图可表现正常，随着疾病进展可能出现可逆性弥漫性慢波，如θ波、δ波和三相波，病情危重时则为抑制波。有研究表明，SE 的体感诱发电位变化先于临床症状出现。

（一）发病机制

SE 的发病机制至今未完全清楚，随着研究的深入，目前认为是由多种因素导致的一种复杂综合征。这些因素包括脑血流量减少、血脑屏障改变、脑水肿、炎症反应等。SE 既见于革兰阳性菌感染患者，也见于革兰阴性菌感染或者真菌血症患者，有时也可能没有确切的致病原，这提示并非感染微生物本身而是其他因素导致了 SE 的发病。临床观察发现脑功能障碍可先于其他脏器功能障碍（比如肾衰）发生。SE 的发病主要与以下因素有关。

1. 脑血管功能障碍

脓毒症时，血管内皮可有不同程度的损伤，可引起微血管血栓形成、毛细血管通透性增加、血管扩张及低血压等，从而导致组织缺氧和器官损害，脑血管同样发生这些病变。动物实验发现，猪腹膜炎脓毒症后 8 h，脑皮层血管周围明显水肿，星型胶质足突肿胀、破裂、与血管内皮细胞脱离。上述变化将限制氧、营养物质及细胞代谢物在脑和血液之间的运输，破坏脑内环境稳定。正常情况下，星型胶质足突可从血管内摄取营养以适应神经突触代谢的需要。脓毒症时，足突破坏导致胶质与神经元间的代谢失衡，降低神经元突触的活性，诱发脑病发生。Terborg 等报道，脓毒症及感染性休克患者脑血流量及血管对 CO_2 的舒缩反应均显著降低，故认为脑血流自主调节功能受损及全身血压下降可直接影响脑循环，可能也是诱发 SE 发生的原因之一。

2. 血脑屏障

血脑屏障是颅内的一个重要解剖部位，它可以通过调节脑部毛细血管的血流来精确维持颅内微环境的稳定，使神经元细胞达到最佳工作状态。血脑屏障是位于星形胶质细胞足突、周细胞和内皮细胞之间的一个复杂的网络结构。内皮细胞之间的紧密连接限制了血浆内成分在血脑表面的自由渗透，血脑屏障膜上有特殊的转运机制来调节脑对物质的摄取和排出，比如营养成分、毒素和代谢产物等。脓毒症时内皮细胞受损，引起血脑屏障和大脑微血管的改变，影响营养物质转运和代谢产物清除，导致各种递质释放入大脑，引起神经精神症状。血脑屏障损伤最主要的是导致神经毒性物质容易通过，使正常情况下严格控制的物质向中枢神经系统的转运增多，其中包括芳香族氨基酸浓度增加。研究表明这种氨基酸比例失调在 SE 发病机制中起重要作用。

3. 促炎细胞因子

"细胞因子风暴"和细胞因子介导的炎症反应被认为是脓毒症的标志。血脑屏障对细胞因子相对不通透，但在 SE 时其完整性受损，细胞因子可以透过血脑屏障作用于中枢神经系统。按照分子结构和生理作用的不同，细胞因子家族被分为白介素（interleukin,IL）、肿瘤坏死因子（tumor necrosis factors, TNF）、干扰素（interferon,IFN）、趋化因子和生长及细胞刺激因子。IL-1β,TNF-α 和 IL-6（均由活化的巨噬细胞释放）是强有力的促炎细胞因子，而由 T 细胞产生释放的 IL-4 和 IL-10，则有抗炎作用。在脓毒症人类和老鼠中均可观察到 TNF 的显著升高。研究提示，无论是直接作用或是通过氧化应激，循环中细胞因子的增加与脓毒症患者的神经毒性作用相关。细胞因子实际上也拥有一些和经典神经递质相似的功能，如调节神经元钙离子通道，激活细胞内第二信息系统和刺激 MAP 激酶(mitogen-activated protein)途径。另一方面，细胞因子还可能影响神经递质的浓度和利用。

炎症因子还可直接损伤线粒体膜，线粒体跨膜电位变化，使脑利用氧的能力下降，从而加重其缺氧性损伤。TNF-α 可能介导了血脑屏障的开放和星形胶质细胞水通道蛋白表达上调，继发局部脑水肿。

4.NO 的毒性作用

内毒素和细胞因子可诱导神经细胞合成诱导型一氧化氮合酶（inducible nitric oxide synthase,iNOS），iNOS 以还原型烟酰胺腺嘌呤二核苷酸磷酸（nicotinamide adenine dinucleotide phosphate,NADPH）、氧、精氨酸等为底物合成 NO 及过氧化物，这些产物在杀伤入侵微生物的同时也致宿主细胞损伤。过多的 NO 可降低细胞色素 C 与氧的亲和力，从而抑制线粒体呼吸链功能；NO 与过氧化物结合形成超氧亚硝基阴离子，而后者可影响糖酵解酶和呼吸酶的功能，干扰脑细胞能量代谢。近来众多研究认为，NO 还可通过 p53 基因促进脑细胞凋亡，同时可通过损伤 DNA 影响基因表达，引起线粒体功能失调、神经元 pH 值等直接或间接促使神经元凋亡，影响脑功能。然而，目前尚未确定 NO 产生和脑功能障碍的直接关系。

5.抗坏血酸代谢障碍

SE 也与抗坏血酸代谢障碍有关。抗坏血酸是一种水溶性异己酮糖酸，是中枢神经系统中最重要的抗氧化剂。在体内和体外的大量实验结果证明，抗坏血酸可快速与自由基反应，首先失去一个电子生成半脱氢抗坏血酸，继而失电子生成稳定的脱氢抗坏血酸，从而起到抗自由基的作用。脓毒症时，由于脑细胞内 NADPH 被 iNOS 消耗合成 NO 和一些氧化剂，NADPH 的消耗使得脱氢抗坏血酸不能转化成抗坏血酸，同时氧化剂的产生使抗坏血酸更多消耗，转化成脱氢抗坏血酸，脱氢抗坏血酸在脑细胞内集聚可直接造成神经细胞的损害。研究证实，SE 患者的血与脑脊液中抗坏血酸浓度较正常人显著降低，且脑脊液抗坏血酸浓度与脑病的严重程度呈负相关，提示 SE 与氧化剂清除障碍、氧化刺激损伤有关。

6.医源性损伤

脓毒症时，因多器官功能衰竭及细胞色素 P450 活性受抑，镇静剂尤其是苯二氮䓬类和麻醉药易发生积累，致中枢神经系统功能障碍；不恰当补液和补充电解质也可引发水电解质平衡紊乱；某些扩容剂如羟乙基淀粉等可引起内出血和低钙等并发症，可致医源性脑损伤。

（二）治疗进展

炎症反应是 SE 中的关键事件，同时观察到减轻炎症反应可以缓解病情。减轻炎症反应或许可以阻止 SE 后持续性脑损害，目前所面临的最大挑战是如何保护处于不利环境中的易发生死亡的脑细胞，并确定可能的 SE 早期标志物以及治疗干预的潜在目标。

治疗脓毒症脑病目前没有特效药物，主要是针对原发病的治疗，出现脑病时予对症及生命支持治疗。SE 患者预后与全身性疾病和其他器官的衰竭程度有关，有人提出对于脓毒症相关性脑病不存在特异性治疗，患者的预后结果依赖于对脓毒症本身及时、正确、合理的治疗。

有学者认为用支链氨基酸溶液治疗 SE，可纠正患者血浆中氨基酸比例失衡，并使脑病临床表现消退，促进正常神经递质合成的恢复。但这些患者同时也接受了其他干预治疗，所以这种结果很难解释。也有研究显示，阻断 SE 发病机制中的各个关键细胞、分子靶点，如早期运用一氧化氮合成酶抑制剂，下调星形胶质细胞水通道蛋白表达，可有效治疗 SE。总之，保持足够的脑灌注压，避免缺氧和高碳酸血症的发生，纠正氨基酸紊乱，抗氧化治疗及减轻脑水肿等综合治疗可能使 SE 患者受益。

五、血液净化在严重脓毒症中的应用

持续血液净化（continuous blood purification,CBP）又称连续性肾脏替代治疗（continuous renal replacement therapy,CRRT），可通过滤过、吸附和透析等方式清除血液中炎症介质、降低组织炎症介质水平、改善重要脏器功能，已越来越多的用于严重脓毒症的治疗。

（一）治疗原理

脓毒症时，由于炎症介质瀑布式大量释放，血浆和组织局部存在大量细胞因子，其浓度与脓毒症严重程度及组织器官功能损伤有关。CBP 的主要原理为弥散、对流以及吸附。弥散主要清除小分子物质，如水、电解质、肌酐、尿素氮等；对流可清除中分子物质如细胞因子、炎性介质；吸附主要针对不能通过对流清除的大分子物质如内毒素（LPS）、体内形成三聚体的肿瘤坏死因子（TNF）、体内与清蛋白结合的白介素10（IL-10）等，特异性吸附可通过选择性（如多黏菌素B）、特异性（如抗体等）方法清除内毒素。通过弥散（透析技术）、对流（滤过技术）和吸附等不同技术的组合，可实现对大、中、小分子的有效清除。从而有效调节致炎和抗炎介质浓度，下调炎性反应，阻断脓毒症向多器官功能衰竭发展，改善血流动力学状态、减少正性肌力药物用量，该治疗措施的实施有望提高严重脓毒症患者存活率，尤其在脓毒症相关性急性肾损伤治疗时有重要价值。

（二）常用治疗模式

CBP治疗模式有多种，包括连续性动脉-静脉血液透析(continuous arteriovenous haemodialysis，CAVHD)、连续性动脉-静脉血液透析滤过（continuous arteriovenous hemodiafiltration，CAVHDF）、连续性静脉-静脉血液滤过（continuous venovenous hemofiltration，CVVH）、连续性静脉-静脉血液透析滤过（continuous venovenous hemodiafiltration，CVVHDF）、缓慢连续性超滤（slow continuous ultrafiltration，SCUF）、连续性高流量透析（continuous high flux dialysis，CHFD）、高容量血液滤过（high volume hemofiltration，HVHF）等。目前CVVH和CVVHDF是治疗脓毒症的常用模式[16]。

CVVH治疗时，血液通过高通透性膜制成的滤器，在压力的作用下，血液内大量的水分和大部分中小分子溶质（超滤液）均被滤出，再通过输液装置补充与细胞外液成分相似的电解质溶液（置换液），模拟肾脏功能。血液滤过为等渗性脱水，实施过程中患儿血流动力学相对稳定。

CVVHDF是将持续血液透析和持续血液滤过相结合的模式。它在血液透析通过弥散方法排除大量小分子物质基础上，采用高通透性的透析滤过膜，通过对流的方法排除大量含中小分子物质的体液，并同时输入置换液，是集血液透析与血液滤过优点于一身的CBP方法。

（三）治疗指征及时机

目前国际上普遍认同CBP对并发急性肾损伤脓毒症（septic acute kidney injury, Septic AKI）患者的治疗作用。2012年3月发布的肾脏疾病改善全球成果(kidney disease: improving global outcomes,KDIGO) 提供的急性肾损伤临床使用指南推荐，在RIFLE分层诊断标准(risk-injury-failure-loss-endstage,RIFLE)的损伤阶段，或急性肾损伤网络(acute kidney injury network, AKIN)的2期就开始CBP治疗。但尚不足以肯定其在无急性肾损伤脓毒症患者中的疗效。严重脓毒症患儿液体明显超负荷或有威胁生命的电解质、酸碱失衡时，可考虑开始CBP治疗。

（钱素云　高恒妙　王荃）

参考文献

[1] Watson R S，Carcillo J A.Scope and epidemiology of pediatric sepsis[J].Pediatr Crit Care Med，2005，6(3 Suppl)：S3-S5.

[2] Leclerc F，Leteurtre S，Duhamel A，et al.Cumulative influence of organ dysfunctions and septic state on mortality of critically ill children[J].Am J Respir Crit Care Med，2005，171(4)：348-353.

[3] Vincent J L，Sakr Y，Sprung C L，et al. Spesis in European intensive care units：results of the SOAP study[J].Crit Care Med，2006，34(2)：344-353.

[4] Sundararajan V，MacIsaac C M，Presneill J J，et al. Epidemiology of sepsis in Victoria，Australia[J].Crit Care Med ,2005，33(1):71-80.

[5] 刘娟，钱素云.小儿脓毒症和严重脓毒症发病情况单中心调查[J].临床儿科杂志，2010，28(1)：26-29.

[6] Watson R S，Carcillo J A，Linde-Zwirble W T，et al.The epidemiology of severe sepsis in children in the United States[J].Am J Respir Crit Care Med ,2003，167(8)：695-701.

[7] Dellinger R P，Levy M M，Carlet J M，et al.Surviving Sepsis Campaign: international guidelines for management of severe sepsis and septic shock:2008[J].Crit Care Med，2008，36(1)：296-327.

[8] Tsujimoto H，Ono S，Mochizuki H.Role of Translocation of Pathogen-Associated Molecular Patterns in Sepsis[J].Dig Surg，2009(26)：100-109.

[9] Peters J H C，Beishuizen A，Keur M B，et al. Assessment of Small Bowel Function in Critical Illness: Potential Role of Citrulline Metabolism[J].Intensive Care Med，2011(26)：105-110.

[10] Ukleja A.Altered GI Motility in Critically Ill Patients: Current Understanding of Pathophysiology，Clinical Impact，and Diagnostic Approach[J]. Nutr Clin Pract，2010(25)：16-25.

[11] De Winter B Y，de Man J G. Interplay between inflammation，immune system and neuronal pathways: Effect on gastrointestinal motility[J].World J Gastroenterol，2010，16(44)：5523-5535.

[12] Buchholz B M，Bauer A J.Membrane TLR signaling mechanisms in the gastrointestinal tract during sepsis[J].Neurogastroenterol Motil.2010，22，232-245.

[13] 杨新利，钱素云.脓毒性脑病发病机制研究进展[J].国外医学（儿科学分册）.2005，32(3)：168-170.

[14] 张红燕.脓毒症脑病的研究进展[J].医学理论与实践，2012，25(3)：276-278.

[15] Alexander J，Brorson R J，Jessy J.Alexander.Septic encephalopathy: Inflammation in man and mouse[J].Neurochemistry International，2011(58)：472-476.

[16] 中国医师协会重症医学医师分会儿科专业委员会等.连续血液净化治疗儿童严重脓毒症的专家共识[J].中华儿科杂志，2012，50(9)：678-681.

第三节　急性肺损伤和急性呼吸窘迫综合征诊治进展

一、急性肺损伤和急性呼吸窘迫综合征诊断标准更新

急性肺损伤(acute lung injury，ALI)/急性呼吸窘迫综合征(acute respiratory distress syndrome, ARDS)是指在严重感染、休克、创伤及烧伤等非心源性疾病过程中，肺毛细血管内皮细胞和肺泡上皮细胞损伤造成弥漫性肺间质和肺泡水肿，导致的急性低氧性呼吸功能不全或衰竭。以肺容积减少、肺顺应性降低、严重的通气/血流比例失调为病理生理特征，临床上表现为进行性低氧血症和呼吸窘迫，肺部影像学上表现为非均一性的渗出病变。

尽管已经确认 ARDS 的病理生理过程是弥漫性肺泡损伤导致严重低氧血症，但其诊断标准却经历了不断发展完善的过程。

（一）早期的成人呼吸窘迫综合征概念

1967 年，Ashbaugh 等观察 12 例危重患者在原发病的治疗过程中均出现类似的急性呼吸衰竭表现[1]：①严重呼吸困难。②呼吸急促。③低氧血症。④肺顺应性下降。⑤胸片早期为双肺斑片状浸润影，随病情进展，浸润阴影进一步扩大。最后 9 例患者死亡，其中 7 例尸检发现肺重量明显增加，肺变硬，切面类似肝脏。光镜检查显示肺毛细血管充血、扩张，广泛肺泡萎陷，并有大量中性粒细胞浸润，肺泡内有透明膜形成。部分尸检标本有明显的间质纤维化。肺部充血、不张，间质及肺泡出血及水肿，肺透明膜形成。患者的低氧血症不能被吸氧等传统治疗手段纠正，但呼气末正压能够部分纠正低氧血症。

根据患者的上述临床表现、病理结果和治疗反应，Ashbaugh 将其归结为"成人呼吸窘迫综合征（ARDS）"。诊断标准主要着重于临床症状的描述[2]：①突发呼吸困难、气促、发绀且吸氧不能纠正。②胸片显示弥漫性肺泡浸润影而心脏形态大小正常。③肺泡-动脉氧分压差增大。无具体的数值指标。

（二）Murray 肺损伤评分

为了更准确地做出诊断，许多学者分别制订了不同的 ARDS 诊断标准。1988 年 Murray 等[3]提出肺损伤程度评分法，根据氧合指数$[p_a(O_2)/fi(O_2)]$、呼气末正压（ positive end expiratory pressure,PEEP ）、X 线胸片中受累象限数及肺顺应性变化，对 ARDS 的肺损伤程度进行量化分析（如表 12-3-1 所示），并率先提出急性肺损伤（ALI）概念，将 ARDS 定义为 ALI 的严重阶段。最后得分为总分除以计分项目数，

0 分为无肺损伤，0.1 ~ 2.5 为 ALI，大于 2.5 为 ARDS。该评分标准强调肺损伤从轻到重的连续发展过程，对肺损伤做量化评价，在临床上获得广泛应用，对重症医学产生了深远影响。

表 12-3-1　Murray ALI 评分标准

胸片浸润影（象限数）	分值	低氧血症 $[p_a(O_2)/f_i(O_2)]$/kPa	分值	机械通气时呼吸系统顺应性/(mL/kPa)	分值	机械通气时呼气末正压/kPa	分值
无	0	大于等于 40.00	0	大于 815.78	0	小于等于 0.39	0
1	1	30.00 ~ 39.86	1	611.83 ~ 805.58	1	0.49 ~ 0.59	1
2	2	23.33 ~ 29.86	2	407.89 ~ 601.63	2	0.68 ~ 0.78	2
3	3	13.33 ~ 23.20	3	203.94 ~ 397.69	3	0.88 ~ 1.08	3
4	4	小于 13.33	4	小于等于 193.75	4	大于等于 1.18	4

但由于其肺顺应性和 PEEP 未考虑儿科因素，因此仅适用于成人。1997 年 Newth 等[4]将其改良为适用于儿科患者的 ALI 评分标准（如表 12-3-2）所示。

表 12-3-2　改良 ALI 评分标准

胸片浸润影（象限数）	分值	氧合指数 $[p_a(O_2)/f_i(O_2)]$/kPa	分值	机械通气时呼吸系统顺应性/[mL/（kPa·kg）]	分值	机械通气时呼气末正压/kPa	分值
无	0	大于等于 40.00	0	大于 8.67	0	小于等于 0.39	0
1	1	30.00 ~ 39.86	1	7.64 ~ 8.67	1	0.49 ~ 0.59	1
2	2	23.33 ~ 29.86	2	5.61 ~ 7.54	2	0.69 ~ 0.78	2
3	3	13.33 ~ 23.20	3	3.6 ~ 5.51	3	0.88 ~ 1.08	3
4	4	大于 13.33	4	小于 3.6	4	大于等于 1.18	4

（三）AECC 标准

至 20 世纪 90 年代，由于存在多种 ARDS 诊断标准，不同国家和地区所使用的标准不一致，这导致不同研究所得出的发病率和治疗效果等差异很大，并且缺乏对比性。因此客观上要求统一诊断标准，规范 ARDS 的诊断。

1992 年由欧洲及北美的危重病专家和呼吸病专家召开了 ARDS 欧美联席会议（American-European consensus conference，AECC）。会议认为 ARDS 不仅发生在成人，儿童亦可发生，因此"成人呼吸窘迫综合征"这一名称并不适合，并根据 ARDS 的急性起病特点，决定将 ARDS 中的"A"由成人（adult）改为急性（acute），称为"急性呼吸窘迫综合征"。

同时认为 ALI 和 ARDS 是这种综合征的两个发展阶段，早期表现为 ALI，而 ARDS 为最严重的阶段。经讨论提出一个新的 ALI/ARDS 诊断标准（如表 12-3-3）[5]。

表 12-3-3　AECC ALI/ARDS 诊断标准

指标	ALI	ARDS
起病情况	急性起病	急性起病
胸片	后前位胸片提示双侧肺浸润影	后前位胸片提示双侧肺浸润影
$p_a(O_2)/f_i(O_2)$	小于等于 40.00kPa（无论 PEEP 值多少）	小于等于 26.66 kPa（无论 PEEP 值多少）
PAWP	小于等于 2.40 kPa 或临床上有左心房高压的证据	小于等于 2.40 kPa 或临床上无左心房高压的证据

注：肺动脉楔压(pulmonary artery wedge pressure，PAWP)

AECC 关于 ARDS 的诊断标准得到广泛接受，其不但为 ARDS 流行病学调查提供了统一标准，也利于不同临床研究结果进行比较，并且使多中心协作研究得以实行。目前无论成人还是儿童均采用该标准。

（四）柏林标准

尽管 AECC 的 ARDS 诊断标准被广泛应用，但该标准仍有一些缺点，在使用过程中也存在一些争议。主要争议集中在以下几个方面：①关于急性起病的时限，标准中无明确规定，但从一些研究提示急性起病是指原发病起病后 1 周内出现 ARDS。②胸片上双肺浸润影的存在对 ARDS 的特异性不够，其判断受个人临床经验的影响，不同医师阅片结果往往会出现差异。③由于气道压力及容量复苏影响，ARDS 可以与左房压增高并存。④PEEP 水平会影响 $p_a(O_2)/f_i(O_2)$ 值。另外，对一些大规模多中心研究结果分析，发现根据 AECC 标准诊断的 ARDS 患者之间存在较大的不一致性，这可能对一些研究结果产生影响。因此有学者提出应对 ARDS 的诊断标准进行重新修订[6]。

2011 年在德国柏林，由欧洲危重病学会发起，联合美国胸科学会、美国危重病学会，成立了一个全球性专家小组，共同修订了 ARDS 标准，提出了 ARDS 新定义，称为 ARDS 柏林标准（Berlin standard，BD）（如表 12-3-4）[7]。与 1992 年 AECC 标准对比，ARDS 柏林标准的重要特征是取消 ALI 诊断，将 ARDS 分为轻度、中度和重度进行诊断，但与 AECC 标准有良好的兼容性。

为了检验新标准的可靠性和有效度，专家小组柏林标准的 ARDS 分度对经 AECC 标准诊断的 3670 例 ARDS 进行系统分析发现，ARDS 病死率轻度为 27%（置信度 95% 的置信区间为 24%~30%），中度为 32%（置信度 95% 的置信区间为 29%~34%），重度为 45%（置信度 95% 的置信区间为 42%~48%）。三者比较差异有统计学意义（$P < 0.001$）。与 AECC 标准进行对比发现，柏林标准对预测 ARDS 病死率具有更高的有效度。

虽然柏林标准制订后就得到广泛认可，但尚未经过临床实践的检验。对其是否适合儿科使用也有待于临床应用研究而定。

表 12-3-4　ARDS 柏林标准

项目	标准
起病时间	起病 1 周内具有明确的危险因素或在 1 周内出现新的或突然加重的呼吸系统症状
肺水肿原因	呼吸衰竭不能完全用心力衰竭或液体过负荷解释
	如无相关危险因素，需行客观检查（如多普勒超声心动图）以排除静水压增高型肺水肿
胸部 X 线片 ᵃ	两肺透光度减低影，不能用渗出、小叶/肺不张或结节影来解释
氧合状况 ᵇ	
轻度	在 CPAP 与 PEEP 比值≥0.49 时，26.66 kPa < $p_a(O_2)/f_i(O_2)$ ≤ 40.00 kPa
中度	在 CPAP 与 PEEP 比值≥0.49 时，13.33 kPa < $p_a(O_2)/f_i(O_2)$ ≤ 26.66 kPa
重度	在 CPAP 与 PEEP 比值≥0.49 时，$p_a(O_2)/f_i(O_2)$ ≤ 13.33 kPa

注：CPAP：持续呼吸道正压(continuous positive airway pressure,CPAP)；a：胸部 X 片或胸部 CT 扫描；b：若海拔高于 1 000 m，可以用以下校正公式：$[p_a(O_2)/f_i(O_2)]$ × 当地大气压/760；c：轻度 ARDS 患者，可用无创 CPAP

二、肺复张策略在 ARDS 中的应用

充分复张 ARDS 患者塌陷的肺泡是纠正低氧血症和保证 PEEP 效应的重要手段。为限制气道平台压而被迫采取的小潮气量通气策略往往不利于 ARDS 塌陷肺泡的膨胀，而 PEEP 维持复张的效应依赖于吸气期肺泡的膨胀程度。肺复张策略包括肺复张手法（recruitment maneuver,RM）及开放肺技术（open lung concept,OLC）。方法有多种，其共同缺点是由于肺部疾病分布不均匀，有可能引起正常肺泡过度扩张，产生新的气压伤，并可能引起低血压等。肺复张策略的应用目前争议较多，尚未证实该方法能改善 ARDS 患者的长期疗效，因此不推荐常规用于治疗儿童 ARDS 患者。

（一）肺复张手法

肺复张手法是指在限定时间内，通过短暂重复应用高呼气末正压（PEEP）或高持续气道正压（CPAP），维持高于潮气量的压力或容量，使尽可能多的肺单位实现生理膨胀。肺复张手法通常在实施肺保护性通气策略的基础上进行。实施肺复张的方法包括[8]：①高持续气道正压法：如设 CPAP 为 3.92 kPa，持续时间一般是 30~40 s 不等。②间歇叹气法：如通过容量或压力调节将叹气设定增大，通过单位时间内限定的叹气次数，实现肺复张的目的。

一项 RCT 研究显示,与常规潮气量通气比较,采用肺复张手法合并小潮气量通气,可明显改善 ARDS 患者的预后。然而，ARDS 研究网对肺复张手法的研究显示，该方法并不能改善氧合，试验也因此而中

断。肺复张手法的效应受多种因素影响。实施肺复张手法的压力和时间设定对肺复张的效应有明显影响，不同肺复张手法效应也不尽相同。另外，ARDS 病因不同，对肺复张手法的反应也不同，一般认为，肺外源性的 ARDS 对肺复张手法的反应优于肺内源性的 ARDS，ARDS 病程也影响肺复张手法的效应，早期 ARDS 肺复张效果相对较好。

（二）开放肺技术

开放肺技术是指为了完全打开肺泡、联合逐步抬高吸气峰压(peak inspiratory pressure,PIP) 及 PEEP 的方法。根据开放肺技术首倡者 Lachmann 的定义，"肺开放"是指气体交换达到最佳水平，肺内分流小于 10％，吸纯氧下 $p_a(O_2)$ 大于 60kPa。该技术通常在吸气相的需要足够开放压即气道峰压，维持足够时间，以便能够打开肺泡；在呼气相应用足够 PEEP 或内源性 PEEP，阻止肺泡萎陷。

值得注意的是，肺复张过程中可能影响患者的循环状态，实施过程中应密切监测。

三、糖皮质激素在 ARDS 中的应用现状

ARDS 是全身炎症反应综合征在肺部的特殊表现。糖皮质激素作为强有力的抗炎药物，在 ARDS 中的应用由来已久[9-11]，但对其应用时机、剂量和疗程等说法不一，对糖皮质激素疗效的评价也始终褒贬不一。

（一）应用基础

已有大量基础和临床研究证实，糖皮质激素在 ARDS 治疗中具有抗炎、抗纤维化、提高机体应激能力等作用。

1.抗炎作用

糖皮质激素(glucocorticoid)通过其受体介导的基因效应影响基因转录，改变炎症介质相关蛋白的表达，从而影响炎症细胞和分子的生成，减轻炎症反应，抑制炎症的进一步扩散和放大。通过保护肺泡毛细血管膜的完整性，降低其通透性、减少渗出、减轻肺泡和间质水肿、减少肺透明膜形成所致的气体弥散障碍。通过增加肺表面活性物质降低肺表面张力，减少肺泡萎缩所致的肺内分流。抑制肺泡上皮细胞、巨噬细胞和肺毛细血管内皮细胞凋亡。降低各种促炎细胞因子水平，特别是通过抑制肺泡上皮细胞核内核转录因子 NF-kB 活性，减少 TNF-a,IL-1,IL-6,TXA2 等促炎细胞因子表达，抑制磷脂酶 A2,环氧化酶和一氧化氮合酶，以减轻对肺组织的损伤等，因此糖皮质激素在细胞和分子水平发挥着抗炎作用。

2.抗纤维化

糖皮质激素通过减少 T 细胞、单核-巨噬细胞数目并抑制肺泡巨噬细胞分泌促纤维化细胞因子，抑制毛细血管和成纤维细胞的增生，抑制纤维原细胞的生长、胶原蛋白沉积、黏多糖的合成及肉芽组织增生，延缓肺纤维化的进程。

3.提高机体应激能力

下丘脑-垂体-肾上腺轴（hypothalamus-pituitary-adrenal cortex,HPA 轴）对 ARDS 发生和转归起着重要的调节作用。HPA 轴的活化可调节应激和全身、局部炎症反应，若活化障碍可导致炎症失衡、循环系统不稳定、血管通透性增加，并且持续的炎症刺激和损伤可能导致肺损伤后的过度纤维增生。在严重应激状态下，不恰当的 HPA 轴反应表现为肾上腺皮质功能不全和外周糖皮质激素抵抗。Sibbald 等在 1977 年首次报道脓毒性休克患者存在肾上腺皮质对外源性 ACTH 刺激试验的低反应性，称之为相对肾上腺皮质功能不全（relative adrenal insufficiency,RAI），即严重感染患者中，其皮质醇水平普遍升高，但是相对于其感染应激的状态仍不足。对于 ARDS 并发相对肾上腺功能不全患者，可出现对应激刺激的抵抗力明显降低，血流动力学不稳定。因此在这类患者中，适当补充外源性糖皮质激素，可提高血管对儿茶酚胺的敏感性，改善和纠正休克。

（二）应用时机

20 世纪 80 年代，对大剂量糖皮质激素能否预防高危患者（如严重脓毒症）发生 ARDS 做过许多研

究。有四项随机对照（RCTs）研究显示：大剂量糖皮质激素短疗程（24~48 h）应用与安慰剂比较,病死率、发生 ARDS 机会和感染并发症均增加，故目前对高危患者已不建议使用大、小剂量糖皮质激素预防 ARDS 发生。

ARDS 早期是指 ARDS 发生后 14 d 以内，此期是过度炎症反应阶段，从理论上讲糖皮质激素的抗炎作用应该对早期 ARDS 患者有益。但几项前瞻性多中心随机双盲安慰剂对照研究结果因应用剂量和疗程的不同所得结论也各不相同。Bernard 等在 ARDS 早期应用大剂量甲基强的松龙短疗程治疗 ARDS 患者，发现 45 d 病死率和 ARDS 恢复机率与安慰剂组比较均无统计学差异，因此认为大剂量激素并不能改善 ARDS 预后。而 Meduri 等应用小剂量激素[甲基强的松龙初始剂量 1mg/(kg·d)，静脉注射]、较长疗程（28 d）、逐渐减量法治疗早期（ARDS 确诊后 3 d 内）严重 ARDS 患者与安慰剂组对照，结果显示，激素组多项指标改善，包括肺损伤评分和 MODS 评分降低、机械通气时间和住 ICU 时间缩短、ICU 病死率和感染发生率降低。

ARDS 后期是指 ARDS 确诊后病程 7 d 及以上，此类患者经过积极治疗，原有感染往往较病程初期得到控制，肺组织纤维母细胞增生、肺泡萎陷、胶原沉积、纤维化等导致的肺顺应性下降、低氧血症等病理生理改变成为主要矛盾。此时应用糖皮质激素效果如何呢？1998 年 Meduri 等报道，与安慰剂组相比，激素治疗组可降低 ICU 病死率和住院相关病死率、改善氧合、肺损伤评分和 MODS 评分，并且未增加感染并发症。而 2006 年 ARDS 协作组进行的多中心随机对照研究显示，在 ARDS 病程大于 2 周后应用激素增加了 60 d 和 180 d 患者病死率。

综合目前的临床研究和循证医学依据，美国危重病医学协会推荐:对于早期严重 ARDS[$p_a(O_2)/f_i(O_2)$ <26.66kPa]以及病程少于 14 d 未控制的 ARDS 患者，可考虑应用适量糖皮质激素治疗。但对于 ALI 或非重症 ARDS[$p_a(O_2)/f_i(O_2)$ > 26.66kPa]患者，糖皮质激素的治疗效果尚不明确。

1.剂量与疗程

有关糖皮质激素治疗 ARDS 的剂量和疗程也一直存在争议。20 世纪 80 年代，多个前瞻性随机双盲对照临床研究中，大剂量激素冲击治疗的结果显示，激素非但不能控制 ARDS 的发生发展，而且病死率和感染风险增加、应激性溃疡等不良反应明显高于对照组。由于大剂量糖皮质激素在 ARDS 治疗中的失败，研究者们开始关注小剂量糖皮质激素在治疗 ARDS 中疗效。目前糖皮质激素在 ARDS 中的应用倾向于较小剂量[甲基强的松龙初始剂量 1~2 mg/(kg·d)]、较长疗程（平均 25~32 d）。

2.不良反应

糖皮质激素也有不利于疾病治疗的不良反应，如免疫抑制加重感染，影响糖和水电解质代谢等。ARDS 患者多通过人工气道接受机械通气治疗，此类患者上气道的防御功能和温湿功能丧失，患者的咳嗽排痰功能受限，气道清除功能下降，且部分患者留置中心静脉导管、导尿管以及有创操作等，患者处于院内感染的高危状态，在激素应用过程中极易并发医院内获得性感染。常见并发感染部位是肺脏，其次为泌尿系统和消化系统等。此外，糖皮质激素可引起血糖升高、消化道出血、高血压、肌无力等不良反应。因此，对 ARDS 患者行糖皮质激素治疗时应注意相关并发症的监测。

综上所述，目前主张对于病程小于 14 d 的严重或未控制的 ARDS 患者可考虑使用中小剂量、较长疗程糖皮质激素，有可能改善氧合和肺顺应性、较早逆转休克、缩短机械通气时间和住院时间。但目前有关糖皮质激素治疗 ARDS 患者的合适时机、适宜剂量、具体疗程及适宜人群等问题仍存有争议，儿童相关随机对照试验极少，激素在儿童 ARDS 中的治疗效果有待更大样本量的临床研究进一步证实。

（曾健生　钱素云）

参考文献

[1] Ashbaugh D G，Bigelow D B，Petty T L，et al.Acute respiratory distress in adults[J]. Lancet，1967(2)：319-323.

[2] Petty T L，Ashbaugh D G.The adult respiratory distress syndrome-clinical features，factors influencing prognosis and principles of management[J].Chest，1971，60(3)：233-239.

[3] Murray J F，Matthay M A，Luce J M，et al.An expanded definition of the adult respiratory distress syndrome[J].Am Rev Respir Dis，1988(138)：720-723.

[4] Newth C J，Stretton M，Deakers T W，et al.Assessment of pulmonary function in the early phase of ARDS in pediatric patients[J].Pediatric Pulmonology，1997,23(3)：169-175.

[5] Bernard G R，Artigas A，Brigham K L，et al.The American–European Consensus Conference on ARDS. Definitions，mechanisms，relevant outcomes，and clinical trial coordination[C].Intensive Care Med，1994，20(2)：225-232.

[6] Phua J，Stewart T E，Ferguson N D.Acute respiratory distress syndrome 40 years later: Time to revisit its definition[J]. Crit Care Med ,2008,36(10)：2912-2921.

[7] The ARDS Definition Task Force.Acute respiratory distress syndrome: the Berlin definition[C].JAMA，2012，307(23)：2526-2533.

[8] 喻文亮，孙波.急性呼吸窘迫综合征中的肺复张策略[J].中华急诊医学杂志,2005，14(9)：787-789.

[9] Thompson B T.Corticosteroids for ARDS[J].Minerva Anestesion，2010，76：441-447.

[10] Cole T J，Solomon N M，van Driel R，et a1.Altered epithelial cell proportions in the fetal lung of glucocorticoid receptor null mice[J].Am J Bespir Cell Mol Biol，2004，30(5)：613-619.

[11] Khilnani G C，Hadda V.Corticosteroids and ARDS:A review of treatment and prevention evidence[J].Lung India，2011，28(2)：114-119.

第四节　机械通气方法与评价

呼吸机治疗为当代临床医学中最重要的技术手段之一，是抢救各种危重病，特别是呼吸衰竭患者最有效的治疗措施之一。呼吸机按通气频率的高低可分为常频通气（conventional mandatory ventilation,CMV）和高频通气（high frequency ventilation,HFV）。常频通气一般以较大的潮气量使肺间歇性扩张，容易引起肺损伤，而高频通气是以比解剖死腔还小的潮气量及极快的频率进行通气，能够使气体更好的弥散，从而迅速降低 CO_2，改善氧合，肺损伤相对较小。近年来随着医生对于高频通气认识的深入，使其在临床的应用日益广泛。此外，一氧化氮吸入、俯卧位通气和镇静镇痛治疗等辅助治疗方法的应用也在一定程度上提高了机械通气患者的救治成功率。

一、高频通气在儿科的应用现状与评价

HFV 定义为通气频率达到或超过正常频率 4 倍的辅助通气。美国食品与药品管理局将高频通气定义为频率大于 150 次/min 或至少 2.5Hz（1Hz 对应 60 次/min）的通气方式。高频通气可分为高频喷射通气（high frequency jet ventilation,HFJV），高频阻断通气（high frequency flow interruption ventilation,HFFIV），高频正压通气（high frequency positive pressure ventilation,HFPPV），高频震荡通气（high frequency oscillatory ventilation,HFOV），其中 HFOV 是 20 世纪 80 年代发展起来的一种新型机械通气方式，现已成为发达国家 NICU 及 PICU 中不可缺少的治疗方法。临床以 HFOV 应用及研究最多。

（一）作用原理

HFOV 是通过基础气流产生持续气道内正压，电驱动隔膜振动产生震荡波，使气体在气道内不断振动的一种通气模式。与常频机械通气不同，HFOV 通过持续的气流维持一定的平均气道压（mean airway pressure,MAP,其量符号为 p_{ma}），增加肺容积，改善氧合；通过高频率的震荡维持通气，排出 CO_2。高频通气时潮气量一般小于解剖死腔量，其气体交换通过多种机制完成。

1.肺泡直接通气

高频通气时虽然潮气量较小，小于生理死腔量，亦有少量距离气道近的肺泡能够直接接受富含氧的气体，进行气体交换。

2.不对称的气体流速分布

高频通气时气体进入气道呈抛物线状，中间流速快而周边流速慢，最终中间气体流入气道而周边气体流出气道，有利于气体交换。

3.增强弥散

高频率的震荡通气使得气体在气道内形成湍流，气体弥散加快，达到气体交换的目的。

4.时间常数不同的肺泡间气体交换

由于肺泡间顺应性及阻力不同，相邻肺泡通气的时间常数不同，肺泡充盈和排空速率不同，引起肺泡间气体交换。

（二）HFOV 与常频通气比较的优点

1.更有效的改善氧合

HFOV 以相对较高而稳定的平均气道压维持较高的肺容积，使肺内气体分布更均匀，有利于改善氧合。

2.减轻肺损伤

尽管采用 HFOV 时近端的平均气道压力较常频通气时略高，但是肺泡压力一般为近端平均气道压力的 1/5 ~ 1/10，远较采用常频通气时的肺泡内压力低，加之采用 HFOV 时，频率快，潮气量小，肺泡内压力低，压力变化幅度小，能避免肺过度扩张，因此 HFOV 对肺的损伤作用亦明显减少。

3.改善通气

HFOV 下活塞往复运动，吸气及呼气均为主动运动，能更有效的改善气体交换，促进 CO_2 排出。

（三）HFOV 参数调节

HFOV 主要参数有基础气流、平均气道压（p_{ma}）、振幅（ΔP）、频率（f）、吸入氧浓度[$f_i(O_2)$]、吸气时间比例（I%），其中影响氧合的参数主要是平均气道压和吸入氧浓度；影响 $p(CO_2)$ 的主要参数是频率、振幅和吸气时间比例。

1.平均气道压

将平均气道压调至较常频通气时高 0.20 ~ 0.39 kPa，然后根据氧合情况增加平均气道压直至氧饱和度升至 90% 以上或达到临床要求，应观察到很好的胸廓震荡，应用 HFOV 1h 后应常规摄胸片，胸片显示膈达第 8 ~ 10 后肋为最佳肺容量。平均气道压调节幅度一般每次 0.098 ~ 0.196 kPa。

2.吸入氧浓度

一般与疾病严重程度有关，初调值设置可与常频通气相同或稍高，以后根据氧合情况进行调节，如降至 60% 以下可以开始下调平均气道压。

3.频率

一般根据患儿年龄选择，新生儿初调为 12 ~ 15Hz，儿童稍低，可为 8 ~ 10Hz，成人 6 ~ 8Hz。频率高低与通气效果直接相关，与通气量成反比，因此与常频通气不同，在 $p_a(CO_2)$ 升高时应降低频率，使活塞有更多的时间移动，有助于气流的进出，增加通气。

4.振幅

初始设置为 4（不同品牌的呼吸机显示不同）。振幅以观察到胸壁震荡延续至患儿骨盆处为适宜。调节幅度一般每次 0.490 kPa（或 5% ~ 10%）。振幅增加，活塞移动的幅度增加，震荡容量增加，从而增加通气量，改善通气。

由于振幅在通过气管导管时会有大幅度的削弱，因此虽然振幅较高，但实际肺泡压力并不高，波动范围极小，可以最大程度维持肺泡稳定，减少肺损伤。

5.吸气时间比例

初调 33%，一般在治疗过程中无需调节，如振幅已经调节到较高程度且频率也已经下调仍有 CO_2

潴留，可调为 50%。

6.基础气流

20 ~ 30 L/min 。

（四）适应证和禁忌证

HFOV 适用于严重新生儿呼吸衰竭，如呼吸窘迫综合征（respiratory distress syndrome,RDS）、肺炎、胎粪吸入综合征（meconium aspiration syndrome ,MAS）、先天性肺发育不良、先天性膈疝等，ARDS、肺出血、持续性肺气漏，需高吸气峰压才能清除 CO_2 的肺部疾病，持续性肺动脉高压等。

HFOV 的禁忌证包括：呼吸道阻力大、颅内压升高和血流动力学不稳定。

（五）临床应用现状

HFOV 在新生儿中应用最早也最为广泛，有些医院将 HFOV 作为治疗新生儿呼吸衰竭首选的通气方式。1994 年 Arnold 发表了 HFOV 在儿童患儿中的应用结果，之后有许多关于儿童应用 HFOV 的研究，对 53 例应用常频通气失败的患儿，应用 HFOV 后存活率达 64%，其中弥漫性肺泡病变患儿存活率为 56%，小气道病变患儿存活率为 88%，显示了 HFOV 在儿童应用中的优势。循证医学研究也显示，HFOV 能够降低婴儿及儿童病死率、缩短机械通气时间。近年在儿童患者中的应用亦逐渐增多。

1.气漏

肺泡内空气外逸形成，可以形成气胸、肺间质气肿、纵隔气肿、皮下气肿等。常见于重症肺炎、新生儿呼吸窘迫综合征、胎粪吸入综合征、机械通气不当等。无论何种气漏，常常需要较高的呼吸机参数以提供较高的潮气量，而潮气量增加又有可能增加气体的漏出，或导致新的气漏形成。应用 HFOV 时肺泡压力相对较低，气体交换是在低气量和低气道压力下进行，高频率的胸廓振动和主动呼气过程，也有利于胸腔内气体的排出。由于压力变化幅度小，肺泡损伤部位易修复。

2.新生儿呼吸窘迫综合征

HFOV 通过其恰当的肺复张策略使肺泡重新扩张，并通过相对稳定的平均气道压阻止肺泡萎陷，使肺内气体分布均匀，改善通气/血流比值，改善氧合，同时气漏发生减少，肺水肿、渗出及炎症改变均减轻。与肺泡表面活性物质联合应用时，由于闭塞的小气道及肺泡开放，有利于肺泡表面活性物质在小气道及肺泡的分布，较高的振荡频率亦可加快肺泡表面活性物质的分布，具有协同作用。研究显示 HFOV 联合肺泡表面活性物质治疗可以降低病死率，缩短机械通气时间，减少肺泡表面活性物质的重复应用。

3.ARDS

ARDS 是在严重感染、休克、创伤及烧伤等非心源性疾病过程中，肺毛细血管内皮细胞和肺泡上皮细胞损伤造成弥漫性肺间质及肺泡水肿，导致急性低氧性呼吸功能不全或衰竭。目前已认识到在治疗 ARDS 时应采用小潮气量低通气的原则进行机械通气，而 HFOV 的通气策略就是采用小潮气量，通过较高的平均气道压避免肺泡的过度扩张及萎陷。有研究显示，应用 HFOV 较常频通气更能够降低炎症因子的释放，减轻肺损伤。

4.胎粪吸入综合征

由于胎儿在宫内或分娩过程中吸入被胎粪污染的羊水而出现新生儿呼吸困难，容易并发气漏或肺不张，常频通气有时效果欠佳。HFOV 维持一定的平均气道压，有利于改善氧合；高频率的震荡气流有利于胎粪颗粒的排出；HFOV 联合肺泡表面活性物质应用能够获得更好的疗效。在开始应用 HFOV 时频率设置可相对低一些，由于胎粪吸入早期主要是阻塞性病变，容易致 CO_2 潴留，低频率有利于 CO_2 排出，且可以减慢胎粪颗粒进入支气管。

5.肺出血

肺出血时大量血性液体充盈肺泡及细小支气管内，即影响了气体进入有效的交换区，又影响了气体的弥散过程，使 $p_a(O_2)$ 降低，$p_a(CO_2)$ 升高。HFOV 时压力相对恒定，能够维持最佳肺容量，有利于气体均匀分布，改善通气血流比值，改善氧合；较高而恒定的平均气道压有压迫止血作用；震荡气流有利于气道纤毛摆动并减少在呼吸道黏液层附着，促进血性分泌物排出，保持气道通畅。

6.新生儿持续肺动脉高压

由于多种原因引起新生儿生后肺动脉压力下降障碍，肺循环压超过体循环压力，引起右向左分流，临床表现为持续紫绀，低氧血症，常频通气效果欠佳。HFOV 较高而恒定的平均气道压使肺泡能够充分扩张，改善氧合，改善通气/血流，降低肺动脉压力。HFOV 与 NO 吸入共同应用时效果更佳，多中心随机对照研究显示，HFOV 联合 NO 吸入优于单纯应用 HFOV 或常频机械通气+NO 吸入，这可能是因 NO 需要扩张良好的肺泡来发挥作用。

7.先天性膈疝

先天性膈疝是新生儿期危重症之一，由于肺组织受压可造成肺泡及肺血管发育不良，临床表现发绀及呼吸窘迫，生后即需要机械通气。很多研究显示常频机械通气可加重肺损伤。多中心研究及一些回顾性研究显示，应用 HFOV 可以改善氧合，降低 $p_a(CO_2)$，增加存活率，减少 ECMO 的应用。

（六）注意事项

1.避免呼吸机管路脱开

HFOV 治疗时通过一定的平均气道压维持肺泡张开，一旦管路脱开则压力突然下降，会导致肺萎陷，影响通气，即便再次连接管路，肺再次复张需要较长时间，影响通气效果。因此在应用 HFOV 时应尽量避免管路脱开，需进行吸痰操作时应采用密闭式气道吸引装置，保证在吸引过程中气道内存在持续气流。如需要脱开呼吸机进行气道内吸引，应尽量缩短呼吸机断开时间，吸引完毕连接呼吸机时可采用肺复张策略。

2.选用偏大号气管导管

因为振荡压力会随着插管长度而衰减，小号气管导管压力衰减更多。根据患儿年龄，选用偏大号气管导管。

3.气道湿化

HFOV 时震荡气体流速高、流量大，易导致气道干燥，痰液难以排出，因此气道的加温、加湿非常重要。

4.缓慢增加平均气道压

如需高平均气道压持续扩张肺泡时，时间维持 10～20 s，且不能在短时间内忽然增加压力过快（至少用 10～20min 时间），否则会因胸腔压力突然改变使血流动力学恶化。

5.监测通气效果

HFOV 时应定期观察胸廓运动，监测血气分析。胸壁振动消失或减弱应注意是否气道阻塞；若仅有一侧胸壁振动应注意气管插管是否过深进入一侧主支气管或是否发生气胸。应用 HFOV 时应常规拍摄 X 线胸片了解肺容积，肺充分复张时肺下界应位于第 8 至第 10 肋。

6.镇静

清醒的患儿难以耐受 HFOV，而且自主呼吸会影响通气效果，因此 HFOV 治疗过程中可适当给予镇静镇痛药物，镇静过程中应每天评估镇静深度并实施唤醒。

7.监测血气

开始 HFOV 治疗后 1h 应监测血气分析，之后根据临床情况随时监测血气，每一次变更参数后 1h 均应复查血气分析。为避免反复动脉穿刺，可应用经皮氧饱和度和经皮二氧化碳监测。在 HFOV 治疗过程中，可接受轻度高碳酸血症，$p(CO_2)$可维持在 4.41～5.39 kPa，如有并发症，也可允许 $p(CO_2)$更高，但 pH 值应大于 7.25。

（七）HFOV 的撤离

HFOV 的撤机是指从 HFOV 转向常频通气的过程。撤机时必须考虑患者的原发病治疗情况，氧合和通气的状况，以及预估撤机后可能发生的问题。应用 HFOV 时如病情稳定应先降低吸入氧浓度，然后再降低平均气道压（MAP）。根据血气逐步调低平均气道压，每 2~3h 下降 0.098~0.196 kPa。如下降 MAP 太快造成肺不张时需增加 MAP 并需回复至略高于撤机前水平。视 $p_a(CO_2)$ 水平，以每次 0.49 kPa 逐渐减低振幅。频率一般不用改变。转为常频通气时应注意：

（1）气胸和/或肺间质气肿已经好转或妥善处理。

（2）呼吸机参数：平均气道压 0.98~1.96 kPa（婴幼儿）、1.74~2.45 kPa（大体重儿童），$f_i(O_2)$ 50% 以下，ΔP 1.96~2.94 kPa 以下，仍能维持较好的肺膨胀和氧合。

（3）血气分析结果大致正常。

（4）吸痰操作不会造成氧饱和度比较大的波动。

综上所述，虽然目前已有研究显示 HFOV 在新生儿及儿童呼吸衰竭患儿中具有良好的疗效及安全性，但关于 HFOV 的适应证、最佳应用时机、最佳参数调节等方面仍需大样本的临床随机对照研究。

二、一氧化氮吸入疗法治疗 ARDS

ARDS 的治疗手段众多，一氧化氮（nitric oxide,NO）吸入于 20 世纪后期开始进入 ARDS 临床治疗领域。

（一）NO 特性

NO 是机体内重要的化合物，对人体器官及组织有很重要的生理作用。1980 年，美国科学家 Furchgott 和 Zawadzki 在一项研究中发现了一种小分子物质，这种物质具有使血管平滑肌松弛的作用。1987 年被 Palmer 等命名为血管内皮细胞舒张因子，后来实验证实为 NO。

NO 是一种非胆碱能、非肾上腺素能神经递质，广泛分布于生物体内各组织中，对心脑血管、神经、免疫调节等方面有着十分重要的生物学作用。NO 是一种生物信使分子，极不稳定，分子小，结构简单，常温下为气体，溶于水，具有脂溶性，可快速透过生物膜扩散，生物半衰期仅 3~5s，其生成依赖于一氧化氮合酶。

NO 以弥散方式通过细胞膜，能迅速渗入气道及肺部血管平滑肌细胞中，并与细胞内可溶性鸟苷酸环化酶结构中的亚铁血红素结合，促使该酶活化，提高细胞环磷鸟苷的水平，从而加强蛋白激酶的活性，促使钙转运泵的磷酸化，使细胞内钙离子被隔离至肌浆网中，成为结合钙离子，降低胞内游离钙离子的浓度，使细胞收缩能力下降；NO 还能活化胞膜上的 Na^+-K^+-ATP 酶，促使气道及血管平滑细胞超级化，使气道及血管平滑肌松弛，从而舒张气道及肺血管[1]。

（二）治疗机制

其治疗机制与 NO 的特性及 ARDS 的病理生理有关。使用 NO 吸入治疗之后，NO 进入通气良好的区域，弥散入肺循环，产生扩张气道和肺循环的作用，从而降低肺血管阻力（pulmonary vascular resistance，PVR）和肺动脉压（pulmonary artery pressure，PAP），增加该肺区血流，改善通气较好的肺泡的通气/血流比例，同时减轻右心后负荷，改善右心功能。而通气较差的肺泡几乎无 NO 进入，因而无血流量增加，其结果是重新分配经肺部的血流量。原通气较差的肺泡的血流量被窃血至通气较好的肺泡周围，整个肺部的通气/血流比例趋于合理，氧合效率提高，从而降低所需吸入氧气浓度，提高动脉血氧分压，逆转低氧血症，达到治疗 ARDS 的目的。吸入 NO 由肺泡弥散进入体循环后，立即与红细胞内血红蛋白结合，形成亚硝酸基血红蛋白而失活。亚硝酸基血红蛋白在有氧条件下，被氧化成高铁血红蛋白，后者最终转化为硝酸盐排出体外。因此，NO 无全身血管扩张作用，是一种选择性肺血管扩张剂[2]。

（三）适应证

临床上应用 NO 治疗 ARDS 的适应证包括[1,3]：①严重的 ARDS 患者在通气良好时 $p_a(O_2)$ 仍小于 12 kPa[$fi(O_2) = 1.0$]。②患者对吸入 NO 有反应[$p_a(O_2)/fi(O_2)$ 升高超过 20%]。③显著右心衰者，MPAP 值大于 3.19kPa，肺血管阻力大。对 NO 无反应者建议反复行反应性测试直至阳性反应，大部分患者可起到有效作用。需要长期吸入 NO 时建议使用最小剂量以避免出现并发症。

（四）临床研究

1991 年 Falke 等首次将 NO 用于 ARDS 患者的治疗，在机械通气条件下吸入 NO（体积分数为 $18×10^{-6}$ 和 $36×10^{-6}$）后，平均肺动脉压明显降低，右心射血分数增加，血氧分压增加，肺内分流降低，而此时体循环压无明显改变。提示 NO 能选择性降低肺动脉压，从而改善肺部气体交换。以后有多个研究评价吸入不同浓度 NO 对肺部氧合和肺动脉压的影响，均发现吸入 NO 数分钟后 $p(O_2)/fi(O_2)$ 明显升高，而肺动脉阻力和平均肺动脉压明显降低。并且有研究发现，NO 体积分数为（1~20）$×10^{-6}$ 时肺部氧合改善，而高于 $20×10^{-6}$ 时肺部氧合反而下降。随后进行了多个前瞻性对照研究以观察 NO 吸入对 ARDS 预后的影响，结果均令人失望。多个荟萃分析显示 NO 吸入并没有降低 ARDS 的 28 d 病死率和总病死率，也没有缩短机械通气时间。NO 吸入改善氧合的时间维持很短，通常在使用后的 24h 内。NO 吸入增加肾衰竭的危险[4-8]。

对于 NO 吸入能够改善 ARDS 的肺部氧合，但为什么没能降低 ARDS 的病死率呢？原因可能是多方面的，一个基本的原因是 ARDS 真正死于低氧血症的很少，多器官功能不全是 ARDS 死亡的最常见原因。短时间改善氧合对患者存活无明显影响。而且吸入 NO 改善肺部氧合的同时，也会改变肺血管阻力，而后者的意义可能更重要。吸入 NO 后肺部对其敏感性会增高，但多数对照研究没有使用剂量-效应曲线来修正每天最佳治疗浓度，而是使用相同浓度的 NO。这可能使患者吸入相对过高浓度的 NO，从而产生一系列的不良反应[1]。

（五）治疗中存在的问题

1.高铁血红蛋白（methemoglobinemia ,MetHb）血症

NO 的不良反应之一是 MetHb 血症，因 NO 与 Hb 反应的速度大于 MetHb 还原速度，可能产生 MetHb 血症。当 MetHb 超过一定浓度时会降低血红蛋白的携氧能力。

2.出血

由于 NO 能抑制血小板的激活和聚集，出血问题亦受关注。但荟萃分析显示，NO 吸入浓度低于体积分数 $80×10^{-6}$ 时，并未增加出血、高铁血红蛋白血症的危险。

3.肺血管对 NO 的高反应性问题

临床应用中发现，在 NO 吸入开始治疗的 5 d 内，肺血管对 NO 的反应性随着时间推移而升高，即此期间为高反应期。但随着 NO 使用时间延长敏感性可能降低，提示 NO 治疗时不宜间断使用，而且应在 5~6 d 后停用才稳妥。这与以往出现 NO 反跳现象可能有一定关系。应用 NO 治疗应适时尽早撤药，但不宜突然停止吸入，以免氧指标及肺动脉压反跳恶化。

4.NO 贮存问题

NO 贮存需要专门设备和技术，成本相对高，一定程度上增加了患者的住院费用。

过去的 20 多年，NO 从一种有毒气体转变为重症医学中研究最多的气体之一，初期的研究显示其对 ARDS 患者的治疗作用，但随机对照研究证实，NO 吸入并没有明显改善 ARDS 患者的预后，并且有潜在的危险性。因此 NO 吸入不能作为治疗 ARDS 常规方法推荐。对于顽固性低氧的 ARDS 患者，NO 吸入可作为抢救性治疗的选择。

三、俯卧位通气的适应证及管理

机械通气是 ALI 和 ARDS 的重要治疗方法。随着人们对 ALI/ARDS 病理、病理生理改变及呼吸机

相关性肺损伤认识的深入，机械通气策略发生了显著的转变。俯卧位通气作为一种辅助治疗手段，开始逐渐受到重视。

（一）理论基础

ALI/ARDS 患者肺部表现为弥漫性肺间质水肿，但是肺内的病变并不是均匀一致的。以重力依赖区（在仰卧位时靠近背部的肺区）最重，通气功能极差，而在非重力依赖区（仰卧位时靠近胸部的肺区）的肺泡通气功能基本正常，介于两者之间的部分通气相对正常。基于以上病理特点，俯卧位通气改善氧合的可能机制主要为：①背侧通气改善，肺内通气重分布，通气与血流灌注比值更加匹配。②血流及水肿的重分布。③功能残气量增加。④减少心脏的压迫。另外，俯卧位时局部膈肌运动改变及俯卧位更利于肺内分泌物的引流，可能也是改善氧合的原因之一[9,10]。

（二）适应证

俯卧位通气适用于氧合功能障碍的患者，指征为氧合指数小于 26.66kPa，Murray 评分大于 2.5，$f_i(O_2)$ 大于 60%、肺毛细血管嵌顿压小于 2.40kPa。当患者被确诊 ARDS 时，应立即施行俯卧位通气，以达到最佳的治疗效果。一般病变早期俯卧位通气效果好，当病理改变进入显著纤维化时，即便再应用俯卧位也不会明显改善氧合，因此，临床上一旦 ARDS 病人需要较高吸入氧浓度和/或 PEEP 水平过高时，或者传统方法的机械通气不能改善病人氧合时，应尽早考虑应用俯卧位通气。

研究发现，并不是所有的 ARDS 患者对俯卧位通气有反应，辨别出哪种患者对俯卧位通气治疗反应性较好对临床治疗有重要意义。根据病因将 ARDS 分为肺源性（ARDSp）和肺外源性（ARDSexp），ARDSp 是指病因直接来源于肺本身的病变，如肺炎、吸入性因素所致等；ARDSexp 是指病因间接来源于其他因素，如败血症、胰腺炎等。由于 ARDSp 和 ARDSexp 早期的病理生理学不同，所以它们对俯卧位通气的反应也不同。ARDSp 是以肺部的炎性渗出和实变为主要病变特征的，ARDSexp 是以肺间质和肺泡的水肿、压迫性肺不张为主要病变特征。压迫性肺不张对肺复张治疗方法的反应更好，所以俯卧位通气对改善 ARDSexp 的氧合更有效[9]。

（三）禁忌证

无绝对禁忌证，但以下情况不宜进行俯卧位通气：①并发有严重低血压。②休克、室性或室上性心律失常等血流动力学不稳定的状况。③颅脑外伤（升高颅内压）。④存在颜面部创伤。⑤有未处理的不稳定骨折。⑥近期有过腹部手术、结肠造口术、脊柱损伤、骨科手术等[11,12]。

（四）管理

俯卧位通气虽然方法简单，但由于患者病情危重，若没有特殊的翻身床，增加了实际操作的难度。操作前应首先对患者情况进行全面评估，包括原发病、意识状态、血流动力学和氧合状态、局部伤口和皮肤情况，排除俯卧位通气治疗的禁忌证。清醒患者应向其说明翻身的必要性、翻身的程序以及可能出现的不适感，取得患者的理解、合作。

一旦患者位于俯卧位，必须给予一些常规护理措施以减少潜在的并发症。合适的部位支撑和身体呈一直线以预防皮肤受损并减少神经、关节并发症和眼部损伤。枕头或泡沫支撑物用以避免颈椎过伸或过屈。应避免全身重量集中于骨隆起部位和腹部悬空时的背部弓起。为防止足下垂发生可能要求进行大腿支撑以避免肢体旋转或跟腱挛缩，可以在胫前放置枕头使膝关节放松并使足踝保持 90°。

为保证治疗效果，减少患者不适，需充分镇静与适当约束。可以采取适当的肢体约束和药物镇静，根据具体情况适当给予镇静和（或）肌松剂，但必须加强监测和护理，保障患者安全。

实施俯卧位通气前后要充分吸除气管内分泌物，由于体位引流作用，俯卧位通气时呼吸道分泌物会增加，给吸痰操作带来困难。所以保持呼吸道通畅甚为重要。可于俯卧位时充分拍背，或使用振动排痰机，使痰液松动，促使气体分布均匀，加强气体交换，同时注意气道湿化和雾化，定时开放呼吸机湿化雾化装置，促进痰液排出。

维持俯卧位的时间长短不一，从 30 min 至 20 h 不等，平均在 6~12 h。医务人员需根据患者对治疗的反应来决定是否和何时恢复仰卧位。患者恢复仰卧位后的反应有助于轮换计划的制定。如果患者恢复仰卧位后保持反应良好，则可予侧卧位治疗 6~12 h 或至氧合开始下降，此时可再次换成俯卧位。对那些恢复仰卧位后很快就失去氧合优势的患者，在给予必要的护理治疗后，尽快恢复俯卧位。按序轮换体位是必需的，可以减少相关并发症。

尽管有很多研究显示严重低氧血症患者采用俯卧位显著改善了氧合功能，但最近一些研究显示 ARDS 患者进行俯卧位通气并不能提高存活率[10,13]。

四、机械通气中的镇静镇痛治疗策略

危重患儿疾病本身常引发应激反应，机械通气及频繁的检查和吸痰、取血等治疗操作使意识清楚的患儿处于焦虑、恐惧和疼痛状态，上述不良刺激会导致过度应激反应，直接影响危重患儿的预后。镇静镇痛治疗已成为 ICU 患者，尤其是机械通气患者综合治疗中不可缺少的部分。由于小儿不会表达或不能确切表达，致使掌握镇静镇痛程度较为困难。如何使危重患儿在舒适无痛状态下接受治疗，一直是医务人员面临的挑战之一。

（一）镇静镇痛的必要性

过度应激反应是包括血流动力学、神经、代谢、内分泌等多系统参与的综合性反应，可导致心率加快、血压升高、氧耗量增加、体重下降、血凝增高及机械通气时人机对抗等，直接影响治疗效果。适宜镇静镇痛可减少患儿的痛苦和躁动，有利于机械通气时人机合拍，改善氧合，减少氧耗，减轻应激反应，从而改善患儿预后。

（二）中西方对焦虑和疼痛认识的差异

已有研究证明,对伤害性刺激的感受系统并不是出生后才建立的,在出生前的 6 个月内已逐步形成。因此，新生儿包括早产儿出生时就能感知伤害性刺激信号，并引发多种生理学和行为学反应。疼痛对新生儿可造成一系列近期和远期不良影响。近期影响包括代谢增加、心血管功能不稳定、灌注减少、呼吸、免疫功能改变、耗氧增加、病情恢复慢等；远期影响有发育迟缓、中枢神经系统的永久损伤以及情感紊乱；反复疼痛刺激可损害新生儿神经细胞的发育，引起一系列行为改变如焦虑、注意力不集中、活动过度或紊乱等，这些对患儿以后的社会交流、行为和自我调节能力发育造成不良影响。 因此，在新生儿期实施镇静镇痛治疗是非常必要的。有研究发现，在儿科 ICU 接受了过多侵入性检查和治疗的儿童，在受伤后产生的应激反应格外强烈，而且对治疗也表现出夸大的恐惧反应。国外有调查表明，离开 ICU 的病人中，约 50% 对其在 ICU 中的经历留有痛苦的记忆，约 70% 以上的患者住 ICU 期间存在着焦虑和躁动。重症患儿过度应激反应会使病情恶化并增加病死率。

基于以上认识，发达国家非常重视临床舒适性医疗策略，镇静镇痛治疗早已成为儿科 ICU 综合治疗中不可或缺的部分。舒适性医疗策略包括药物治疗和非药物治疗两部分。在镇静和镇痛药物治疗之前，应尽量明确使患者产生焦虑躁动及疼痛等症状的原因，采用各种非药物手段包括：环境、心理、物理疗法等祛除或减轻一切可能的影响因素。疼痛和焦虑评估也是 ICU 医生或护士的常规工作之一。

而国内传统观念认为，新生儿和小婴儿神经系统发育不健全，不能感觉和记忆疼痛，不懂得合作，烦躁、哭闹不可避免，不必使用镇静镇痛治疗。故国内儿科 ICU 的镇痛镇静治疗处于相对滞后状态，对儿童疼痛的忽视是普遍存在的问题。主要原因有：①医护人员对疼痛相关知识缺乏。②对焦虑和疼痛的评估方法了解甚少，很少对患儿进行焦虑、疼痛评分和监测。③过多顾虑镇静、镇痛剂的不良反应。

（三）镇静镇痛的目的

重症患儿镇静镇痛治疗的主要目的[14]是：①使身体不适和疼痛最小化，尽量消除或减轻患者的疼痛及躯体不适感，减少不良刺激及交感神经系统过度兴奋。②控制焦虑，使心理性创伤最小化，帮助和改善患者睡眠，诱导遗忘，减少或消除患者在治疗期间病痛的记忆。③控制行为和/或运动使各种操作安全完成，减轻或消除患者焦虑、躁动甚至谵妄，防止患者的无意识行为，例如挣扎干扰治疗，减少意外脱管，保护患者的生命安全。④降低患者的代谢速率，减少氧消耗和氧需求，使机体组织氧耗的需求变化尽可能适应受到损害的氧输送状态，并减轻各器官的代谢负担。⑤促进患儿痊愈，从而安全撤除医疗监护。

（四）镇静评估

1.Ramsay 评分

如表 12-4-1 所示。该量表的优势是可在床边操作、易于反复评估，已广泛用于成人及儿童危重患者镇静评估及镇静操作过程中评估。研究认为 Ramsay 镇静评分与其他临床评估量表相关性好，目前已成为衡量其他评估手段是否准确有效的标准。

表 12-4-1　Ramsay 评分

分值	状态	临床症状
1	清醒	焦虑、躁动不安
2	清醒	合作、定向力好
3	嗜睡	只对指令有反应
4	睡眠	轻叩其眉间反应敏捷或压眶反应活跃
5	睡眠	轻叩其眉间反应迟钝或压眶反应迟钝
6	深睡或麻醉	轻叩其眉间或大的听觉刺激均无反应

2.Comfort 评分

1992 年由 Ambuel Comfort 设计提出，由 8 个项目组成，每 1 个项目 1~5 分，共 40 分，是一种镇静镇痛的综合评分方法，经儿科临床检证有较高的可靠性。主要用于评估机械通气患儿的应激水平。已有研究证实，Comfort 评分对各年龄段及各个神经发育阶段的患儿均适用。是目前美国 PICU 应用最广泛的评分方法。荷兰 Erasmus MC-Sophia 儿童医院 Dijk 等对 Comfort 量表进行修改后推出了 Comfort B 量表，该量表不仅能够评估患儿意识水平，而且能够测量包括躁动、面部表情、肌张力等在内的指标。这些指标均能够反映接受镇静治疗患儿在 ICU 的耐受性，且适用于对 ICU 接受机械通气、无法用语言表达的患者进行镇静评估。

3.镇静深度的客观评估

大量研究证实，脑电波形变化与镇静深度相关。在轻度麻醉状态下，α 波形占优势，β 波形减弱，而 δ 和 θ 波形在睡眠时及深度麻醉时开始出现。当出现过度镇静时，可见持续 δ 电活动。已有多个评价系统应用脑皮层电活动分析及对脑电图信号进行处理来评估镇静深度；以脑电双频指数（bispectral index,BIS）、中潜听觉诱发电位（Mid-latency auditory evoked potentials ,MLAEPs）、病人状态指数（patient state index, PSI）、脑状态监护仪（cerebral state monitor,CSM）等最常用。所有这些方法均对病人意识状态提供了持续和量化的监测。

（五）疼痛评估

疼痛是一种主观感受，目前尚缺乏公认的客观评分标准。目前常用以下三类方法。

1.自我评估

视觉模拟评分法（visual analogue scale, VAS）：在纸上划一条直线，通常以 10cm 或 100mm 标记（如图 12-4-1），线的一端为没有疼痛，另一端为剧痛，让患儿根据疼痛强度标定相应的位置。此方法适用于学龄期神志清楚、可以配合的儿童。但该方法易受患儿语言发育程度、认知水平等因素影响，在患儿不能对问题做出反应时难以进行。

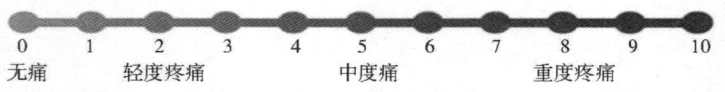

图 12-4-1　视觉模拟评分法

2.面部表情评估

脸谱疼痛评分法适用于婴幼儿（如图 12-4-2）；改良面部表情评分法适用于学龄儿童和青少年（如图 12-4-3）。

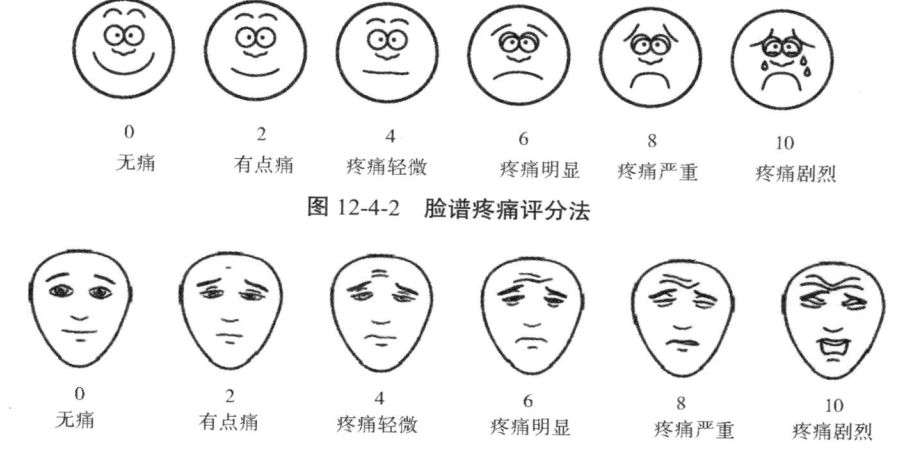

0	2	4	6	8	10
无痛	有点痛	疼痛轻微	疼痛明显	疼痛严重	疼痛剧烈

图 12-4-2　脸谱疼痛评分法

0	2	4	6	8	10
无痛	有点痛	疼痛轻微	疼痛明显	疼痛严重	疼痛剧烈

图 12-4-3　改良面部表情评分法

3.行为学（包括生理学）评估

此类方法不需要患儿主动参与，根据疼痛相关行为学表现或根据患儿照顾者所提供的疼痛相关行为叙述进行评估。适用于婴幼儿或有交流困难的患儿。根据血压、哭闹程度、运动、烦躁情况及语言或形体语言进行疼痛评估，每个指标分为 0,1,2 三级，若各项积分之和达到或超过 6，就需要镇痛治疗。其他还有哭泣、氧饱和度需求、生命体征改善、表情、缺乏睡眠（CRIES）评分等。

临床所需达到的镇静镇痛深度和维持时间，应以根据患儿基础疾病、心肺脑的功能状态、疼痛和应激的严重程度决定。多数学者认为，"睡眠但容易唤醒状态"可能是 ICU 患者比较理想的镇静深度。

客观疼痛评分法（objective pain scale ,OPS），如表 12-4-2 所示。

表 12-4-2　客观疼痛评分法

观察指标	标准	分数
血压	升高小于 10%术前	0
	升高 10%～20%术前	1
	升高 20%～30%术前	2
哭闹	无	0
	哭对疼爱有反应	1
	哭对疼爱无反应	2
运动	安静	0
	不停地动	1
	折腾（乱蹦乱跳）	2
烦躁	睡眠或安静	0
	轻度烦躁	1
	歇斯底里	2
语言或形体语言	睡眠或述无痛	0
	轻度疼，不能定位	1
	中度疼，能定位（指或说）	2

（六）ICU 常用镇静镇痛技术

1.非药物治疗[15]

非药物治疗包括改善病房环境、看卡通片、听音乐、与双亲交流、计数及催眠等。

2.持续镇静

咪达唑仑是儿童机械通气患者持续镇静的首选药物,对健康儿童极少引起心血管不良反应,但当患儿血流动力学不稳定时,使用负荷量后可能出现收缩压降低。近年越来越多的 PICU 使用异丙酚镇静,应注意儿童患者应用异丙酚后可能出现神经系统并发症,包括视锥细胞外系反应、肌阵挛和惊厥大发作等。美国 FDA 警告丙泊酚禁用于儿童长时间镇静。

3.持续静脉输注阿片类药物

持续静脉输注阿片类药物是 ICU 最常用的镇痛镇静方法,阿片类药物包括吗啡、芬太尼、舒芬太尼等。首选吗啡,其临床作用与剂量有关,小剂量镇痛,大剂量同时有镇痛、镇静及催眠作用。阿片类药物不影响记忆,若需要记忆剥夺,则需与咪唑安定等合用。需根据镇痛效果的评估不断调整用药剂量。

(七)镇静镇痛的风险及防范

1.常见意外

重症患儿使用镇静或镇痛剂有一定危险,如引起低通气、窒息、气管梗阻和心肺功能障碍等,以呼吸抑制、气管梗阻、窒息最常见。首发异常 80% 表现在呼吸系统,因此经皮肤氧饱和度监测是一项简便有效的方法。

2.镇静不足和过度

镇静不足会导致焦虑、躁狂。若机械通气患者焦虑不安,大多是因呼吸机与患者之间不协调引起。在加强镇静镇痛前,应首先优化通气方式。大部分完全控制通气患者只需轻度镇静就能较好的耐受呼吸支持。在机械通气的基础上,保留患者的自主呼吸能更有效的改善肺部气体交换。非完全控制通气不应过分抑制呼吸运动,应根据需要谨慎、个体化用药。相反,对于呼吸困难者可用阿片类药物减弱过强的呼吸运动,以加强患者与呼吸机之间的配合。危重患者的镇静程度可经常变化,需结合不同情况和治疗要求调整。镇静过度会引起患者意识障碍延长,机械通气持续时间延长并导致通气相关性肺炎,因而住 ICU 的时间延长,费用增加。长时间深度镇静存在药物蓄积和过量危险。Hynes 等认为每日间断镇静药物输注是机械通气患者镇静镇痛的最优化策略。

3.耐药性和药物依赖

耐药性和药物依赖是长时间镇痛镇静患儿治疗中面临的两个主要问题。耐药性即随用药时间延长,为维持同样效果需不断增加药量。耐药性与受体发生细胞水平的变化有关。当大剂量给药或持续给药时,耐药性产生更快。

药物依赖指减量过快或突然停药时患者出现戒断综合征的表现。苯二氮卓类和阿片类药物的戒断综合征表现相似,如乏力、震颤、呼吸急促、心动过速、高热、呕吐、腹泻,新生儿和婴儿还有高声尖叫等。为明确药物依赖性,首先需迅速识别撤药症状,并需与具有相似临床表现的疾病进行鉴别,如中枢神经系统感染、精神疾病、代谢异常、缺氧、心动过速等。

缓慢减药是预防药物依赖的关键。若患儿接受镇静镇痛剂治疗时间短于 5 d,可迅速减量,每 6～8h 减 10%～15%。若用药时间较长,减药时间需持续 2～4 周。戒断综合征的特殊治疗主要取决于所用药物。阿片类药物所致戒断综合征常用美沙酮。

(八)监测

机械通气患儿接受镇静镇痛治疗有一定风险,监测和反复评估是安全有效用药的保证。儿科 ICU 具备儿童的监测、抢救设备和训练有素的医务人员,可以避免镇静镇痛的危险发生,且一旦发生可给予恰当治疗,在儿科 ICU 实施有效的镇静镇痛是安全的也是必要的。

(曾健生　张欣　王颖　钱素云)

参考文献

[1] Aranda M，Pearl R G.Inhaled nitric oxide and pulmonary vasoreactivity[J].Clin Monit，2000(16)：393-401.

[2] Gerlach H，Keh D，Semmerow A，et al. Dose-response characteristics during long-term inhalation of nitric oxide in patients with severe acute respiratory distress syndrome[J].Am J Respir Crit Care Med，2003(167)：1008-1015.

[3] Afshari A，Brok J，Møller A M，et al.Inhaled nitric oxide for acute respiratory distress syndrome（ARDS）and acute lung injury in children and adults[J]. Anesth Analg，2011(112)：1411-1421.

[4] Adhikari N K，Burns K E，Friedrich J O，et al. Effect of nitric oxide on oxygenation and mortality in acute lung injury: systematic review and meta-analysis[J]. BMJ，2007(334)：779.

[5] Ibrahim T S，El-Mohamady H S. Inhaled nitric oxide and prone position: how far they can improve oxygenation in pediatric patients with acute respiratory distress syndrome? [J].Med Sci，2007(7)：390-395.

[6] Taylor R W，Zimmerman J L，Dellinger R P，et al. Inhaled nitric oxide in ARDS Study group. Low-dose inhaled nitric oxide in patients with acute lung injury: a randomized controlled trial[J].JAMA，2004(291)：1603-1609.

[7] Dobyns E L，Anas N G，Fortenberry J D，et al. Interactive effects of high-frequency oscillatory ventilation and inhaled nitric oxide in acute hypoxemic respiratory failure in pediatrics[J].Crit Care Med，2002(30)：2425-2429.

[8] Sokol J，Jacobs S E，Bohn D. Inhaled nitric oxide for acute hypoxic respiratory failure in children and adults: a metaanalysis[J]. Anesth Analg，2003(97)：989-998.

[9] Dickinson S，Park P K，Napolitano L M. Prone-positioning therapy in ARDS[J]. Crit Care Clin, 2011，27（3）：511-523.

[10] Roche-Campo F，Aguirre-Bermeo H，Mancebo J.Prone positioning in acute respiratory distress syndrome（ARDS）: when and how? [J].Presse Med，2011，40（12 Part 2）：e585～e594.

[11] Romero C M，Cornejo R A，Galvez L R，et al. Extended prone position ventilation in severe acute respiratory distress syndrome: a pilot feasibility study[J].Crit Care，2009，24（1）：81-88.

[12] Fernandez R，Trenchs X，Klamburg J，et al. Prone positioning in acute respiratory distress syndrome: a multicenter randomized clinical trial[J].Intensive Care Med，2008，34（8）：1487-1491.

[13] Fessler H E，Talmor D S. Should prone positioning be routinely used for lung protection during mechanical ventilation? [J].Respir Care，2010，55（1）：88-99.

[14] 钱素云.重视并规范重症患儿的镇静镇痛治疗[J].中华儿科杂志，2012 年，50（9）：645-648.

[15] Johnston C C，Rennick J E，Filion F，et al. Maternal touch and talk for invasive procedures in infants and toddlers in the pediatric intensive care unit [J].Pediatr Nurs，2012，27(2)：144-153.

第五节　急性中毒诊治进展

一、流行病学

急性中毒的流行病学见文献[1-6]。

急性中毒是引起儿童伤害的重要原因之一。在儿童的各年龄段均可发生，不仅严重威胁儿童的生命健康，甚至导致儿童过早死亡，造成人群期望寿命缩短。世界卫生组织（World Health Organization，WHO）第 56 次世界卫生大会的报告指出，每年大约有 5 万名从出生到 14 岁的儿童死于意外中毒。儿童急性中毒是急诊科和儿童重症监护病房（PICU）常见急重症之一。从 2000 年至今，欧洲儿童急性中毒的发生率一直在增长，并被认为是儿童住院最重要的原因之一。罗马尼亚 2006～2007 年 PICU 中毒病例占总住院病例的 2.24%。突尼斯 1998～2007 年在三级医院 PICU 中，严重急性中毒病例占总住院病例的 3%。国内上海儿童医学中心 2000～2002 年 PICU 中毒病例占同期收治患儿总数 3.27%。北京儿童医院 2008～2010 年 PICU 中毒病例占同期收治患儿的 4.9%。

2005 年世界卫生组织网站公布 50 个国家和地区 15 岁以下儿童死亡数据，1～4 岁儿童意外伤害和中毒病死率较低的国家有意大利、英国、新加坡、瑞典和荷兰，其中意大利最低，2001 年为 3.74/10 万。5～14 岁儿童意外伤害和中毒病死率较低的国家有挪威、英国、新加坡、荷兰和瑞典，其中瑞典最低，2001 年为 2.91/10 万。中国农村 1～4 岁儿童意外伤害和中毒病死率 32.01/10 万，居世界第 4 位；中国城市 1～4 岁儿童意外伤害和中毒病死率 12.79/10 万，居世界第 26 位。中国城市 5～14 岁儿童意外伤害和中毒病死率 10.85/10 万，居世界第 20 位。

美国 2008 年中毒控制中心协会关于国家中毒数据系统第 26 届年会报道中指出，急性中毒患者中 1～2 岁者占 33.49%，女性略多于男性；95.58% 的毒物接触发生在家中；经消化道摄入者占 77.7%。大多数发达国家儿童中毒以家庭化学制剂以及药物(如阿司匹林、镇静药物、抗精神药物等)中毒为主。

全国伤害监测系统(National Injury Surveil-lance System,NISS）2006 至 2008 年监测数据分析提示，在伤害原因中中毒居第 6 位，中毒类型依次为酒精中毒、药物中毒、农药中毒、一氧化碳中毒。药物中毒和农药中毒 0～4 岁年龄组最高；有毒食物中毒 5～14 岁组最高；一氧化碳中毒 5～14 岁组明显高于其他年龄组。男性多于女性。我国农村儿童中毒发生率明显高于城市。

有研究分析了 1994～2006 年我国国内发表的 62 篇有关儿童急性中毒的流行病学文献资料。文献来自国内 23 个省份，报告了 9 335 病例。结果显示：我国儿童急性中毒男女比例为 1.46∶1，患儿年龄集中在 1～3 岁组（占 36.03%），4～6 岁组（占 34.51%）。城乡比例为 1∶1.95。中毒毒物以农药、药物、灭鼠药为主（占 73.03%）。中毒途径以消化道为主，主要是误服误食。中毒死亡率 4.38%。国内文献报道中毒的病死率在 4%～5%。2008～2010 年北京儿童医院 PICU 中毒死亡率为 3.94%。

毒性物质的分类在国内外尚无统一标准。国际上通常分为除草剂和杀虫剂、有毒气体（如一氧化碳和一氧化氮）、化学品（如酸性或碱性化学品）、临床药品、其他未知毒物等 5 大类。国内一般分为化学品、药物、农药、食物、有毒动植物、混合毒物等 6 大类。

二、发病相关因素

（一）自身因素

儿童心理处于发育成长期，他们无知好奇，缺少分辨能力，喜欢用口探索多姿多彩的世界，同时无防范中毒伤害的经验和能力，易将有害物质当成食品或饮料误服，造成致命的中毒。

北京儿童医院 PICU 急性中毒病例中非意外中毒占 17.3%，主要发生在学龄期和青春期。因为此阶段的儿童处于神经内分泌调节功能不稳定期，一旦学习、生活中遇到挫折或与家人发生争执时不能正确面对，易发生轻生自杀行为。

（二）社会家庭因素

国外研究显示，儿童意外伤害与贫穷、缺少对儿童的看护及整个社会的支持不足密切相关，而这些因素又互相关联。

家庭是影响儿童中毒发生的另一重要因素。儿童意外中毒与父母文化程度、年龄、家庭关系、失业等密切关联。父母自杀或父母患精神类疾病时，更容易出现儿童意外中毒。在欧洲这种情况被称为"家庭疾病"或"被忽视和虐待儿童"综合征。有报道家居安全教育和完善的安全设备对预防儿童急性中毒非常重要，但对儿童中毒发生率的影响仍不清楚。

我国农村地区儿童意外伤害和中毒的病死率在世界 50 个国家范围内处于高水平。农村儿童发生中毒的概率高于城市儿童，主要因素是农村地区对儿童意外中毒的防治宣传力度不够、父母文化水平低、安全意识薄弱、经济来源差、监护人忽视对孩子的看护与教育。国内有研究报道，影响农村儿童中毒事件发生的危险因素为学校无健康教育课程、父母或监护人缺少中毒知识、热水器安装在洗澡房内、缺乏儿科医生指导用药、喷洒农药后不消毒工作服、隔辈老人作为监护人、洗澡房内无通风装置等。

（三）毒物、药品管理因素

儿童每天都处于大量有毒物质暴露的环境中，生活中的各种有毒化学品和药品随处可见[7-8]，例如家用清洁剂、杀虫剂、擦鞋油、各种精神类药物等，误服即可造成中毒。即使正常口服药，用量不当也可能造成中毒。对各类药物或毒物的有效管理是减少儿童中毒发生的重要因素。

近年来，美国联邦政府调查发现多数儿科门诊药品不良事件的主要原因是家长用药错误，50%以上的家长使用药杯计量液体药品时会发生药物过量。这些发现具有重大的公共健康和政策影响，说明家长利用自己掌握的用药常识给患儿服药，没有严格按照儿童用药剂量和医嘱等，可出现用药过量导致的中毒反应。家长要认真看药品说明书，用药前向药师或医师详细咨询；使用药品注射器取量液体药品；每次用药前在光线明亮处检查剂量；每天多次服用药物可按照时间顺序用图表或标签标识；对年长儿童要教授安全用药常识；药物过量时及时就医。

此外还存在医源性药物中毒、假药的使用等。国外报道应警惕二甘醇作为非法药物添加剂造成儿童药物中毒。

针对药物或毒物，应有相应的包装法规，盛放药物的瓶子使用安全瓶盖，严格管理农药等对儿童中毒的预防有重要作用。

儿童中毒与家庭因素关系密切，目前国内缺乏对父母或监护人文化程度、家庭关系、父母亲安全意识等方面的调查。今后应重视儿童流行病学资料的全面收集，可对儿童中毒的防治提供参考。

三、诊治进展

影响急性中毒预后的主要因素除了毒物本身的毒性外，还与摄入的剂量、就诊时间、是否早期使用特效解毒剂和早期采取血液净化治疗相关。因此需强调时间就是生命的观念，同样的救治措施在不同时间段内采用所得到的救治效果和结局可有所不同，要把握好救治的时效性，即在发生某种毒物急性中毒救治时间窗内采取相应救治措施，使患者在单位时间内达到最佳临床救治效果。急性中毒救治的时效性贯穿在从现场急救到急诊室的整个过程，也包括快速清除毒物的各种方式和药物的使用[9-10]。

（一）疑似病例的临床资料收集

儿童中毒常起病隐匿、家属提供病史不详、毒物接触史不明确、临床缺乏特异性或与其他疾病表现相似而易致误诊。疑似中毒的情况：起病急，病情进展快；病前无感染征象；集体同时或先后发病；病因不清，诊断困难，其他疾病无法解释患儿的症状或体征；周围环境有导致中毒可能；有自杀动机或自杀史；家长曾训斥患儿。对于疑似中毒者，应仔细询问病史，逐一询问相关目击者。详细询问病前饮食、家中所存的毒物及药物情况、了解中毒时间、途径、症状等。

全面体格检查，仔细评估生命体征对于儿童急性中毒的救治至关重要。体检时首先按照儿科高级生命支持的方法评估呼吸道状况、呼吸及循环情况，及时发现威胁生命的危急情况并做相应抢救处理。

（二）毒物鉴定

尽快收集疑似中毒患儿的呕吐物、排泄物、残存毒物、血标本进行毒物鉴定，多能快速确定毒物的特性及名称。毒物检测在20世纪80年代以前对体内或体液中化学毒物的检测方法主要有浸渍纸色谱法、气相色谱法、薄层扫描法、微量结晶法、薄层层析法、比色法、紫外分光光度法和红外光谱法等。这些方法存在分离不完全、测量误差大、灵敏度不高、操作繁琐或样品需要量大、预处理繁琐等缺陷。近年来快速发展的基因学方法、DNA芯片、PCR（polymerase chain reaction)生物芯片、细胞芯片等技术以及微流检测仪等是兼有快速、方便、敏感及准确的监测技术和设备。

（三）中毒严重度评分

各种化学物由于其理化特性不一，对人体损害的靶器官也不尽相同。对中毒患者脏器功能损害的动态监测和正确评估不但有利于对急性中毒患者的抢救救治，且对推断中毒的毒物种类可提供有益的帮助。1994年起，国际上开始通用中毒严重度评分（poisoning severity score,PSS）对中毒患者进行评估，PSS由欧洲中毒中心和毒理学家协会（European asso-ciation of poisons centres and clinical toxicologists,EAPCCT）于1990提出，并经过多次验证和修改，于1994年定稿。该评分系统详细制定了各系统症状和体征的评分标准，并根据该标准选择最严重的指标作为中毒严重度的分级依据，分为0（正常），1（轻度），2（中度），3（重度），4（死亡）。该评分系统只考虑中毒引起的症状和体征，不考虑毒物的种类和剂量，因此适用于各类毒物引起的中毒，记分方法简单、直观，经过国际上多中心验证、修正，已经被广泛接受和采用。

（四）治疗进展

由于中毒种类的多样化和复杂化，更多的治疗措施和手段被应用。

1.解毒药物

至今为止，有明确解毒剂治疗的毒物仅几十种。但目前国内临床医务人员在使用解毒药物过程中仍不同程度地存在以下问题：①使用时机不当。②剂量选择不准确。③针对的毒物有误。④联合抗毒应用不够。临床上可因解毒药物使用不当导致患者死亡，特别是在有机磷农药中毒的救治中更为突出。因此，如何及时合理使用解毒药物，应引起临床医生的高度关注。此外，部分解毒药物因平时用量小，在许多医院不能及时获得，也是延误治疗时机的因素之一，应引起相关部门重视。

根据解毒剂（包括耦合剂）作用机制，目前已逐步应用于临床的解毒剂有如下几类：①降低毒物生物利用度：活性炭、硫酸镁、普鲁士蓝、钙盐。②使毒物在机体细胞内重新分布：羟钴胺素、地高辛抗体（Fab）。③促使毒物原型排出：乙二胺四乙酸(EDTA)，二巯丙醇，二巯基丁二酸(DMSA)，去铁胺。④使激活的代谢减慢：如乙醇，4-甲基吡嗪。⑤使灭活的代谢加快：N-乙酰基半胱氨酸，硫代硫酸钠。⑥使毒物从它的受体移开：如纳洛酮、安易醒、阿托品、β-阻滞剂、拟β-受体激动剂。⑦使毒物-受体联接短路：如胰高血糖素。⑧应用于一氧化碳、氰化物、硫化氢、光气、二氧化碳中毒等的高压氧。

2.重视生命支持技术在中毒紧急抢救中的应用

急性中毒更具突发性、群体性、快速性和高度致命性等特点。对于重症中毒，仍然是临床救治的难点，患者死亡率高。对严重中毒发生呼吸心跳骤停者立即进行心肺复苏；对严重上气道梗阻、喉痉挛、呼吸肌麻痹、肺水肿发生呼吸衰竭者以及昏迷患儿，需要保持呼吸道通畅，及时给予经鼻持续气道正压通气或行气管内插管和机械通气。

3.血液净化治疗

自1955年Schreiner首次报道用血液透析治疗水杨酸中毒患者以来，血液净化已经过50多年的发展。该疗法可有效清除患者体内有毒物质，促进已吸收毒物从体内排出，已成为急性中毒救治的重要手段，明显降低重症中毒患者的病死率[11]。

急性中毒后3h内是进行血液净化的最佳时机，此时血液中毒物（药物）浓度达到最高峰，在12h后再进行治疗则效果较差。因此对于昏迷状态的中毒患儿，即使服用毒物（药物）的种类及剂量不明，为了争取时间，也应尽早进行血液净化治疗。临床上血液净化用于中毒救治的时机可根据Winchester制定的标准：①无论处于何种治疗环境，全身状态进行性恶化时。②呼吸抑制、低体温、低血压等，有脑干功能低下表现。③肺炎或脓毒症，或伴有昏迷，或表现为阻塞性肺疾病并发症，存在高危性基础疾病时。④肝、心、肾衰竭等，药物或毒物的通常排泄路径障碍时。⑤已知的代谢产物发挥毒性作用，或有延迟发生毒性作用的药物或毒物时。⑥有可能比肝脏、肾脏的代谢及排泄更快速度清除的药物或毒物时。

4.百草枯（parqual,PQ）中毒

PQ中毒[12]至今尚无特效解毒剂，也没有特效螯合剂可以结合血液组织中的PQ，所以治疗总体效果不理想。可采取的措施主要有减少吸收和促进排出；抑制炎症反应，减轻PQ诱导的组织损伤和过氧化作用。

尽早血液净化治疗能有效清除患者体内的百草枯，改善内环境，避免或减少组织器官的损害，但实施血液净化之前，进入患者肺组织及重要器官的 PQ 已达致死量时，血液净化并不能有效改善患者的预后。激素和免疫抑制剂糖皮质激素在 PQ 中毒治疗中具有重要作用，可维持肺泡上皮细胞的完整性及肺表面活性物质的活性；抑制炎性细胞活性及细胞因子的释放，抑制粒细胞和巨噬细胞释放氧自由基，从而抑制肺损伤和肺纤维化；通过减少粒细胞聚集到炎症损伤区，降低胶原活性和抑制肺泡 II 型上皮细胞的增殖，改善呼吸功能，抑制肺组织重构，较好地稳定肺功能；糖皮质激素还可减少细胞摄取 PQ，并促进 PQ 的排出。常用甲泼尼龙、氢化可的松或地塞米松冲击治疗。近年有研究显示，糖皮质激素联合环磷酰胺可减轻肺水肿和阻断肺纤维化，改善呼吸功能和提高中、重度 PQ 中毒患者的存活率。

目前对使用抗氧化剂降低 PQ 的毒性仍存在争议。

一般认为供氧可使氧自由基生成增多而加重组织损伤，故不主张氧疗。当肺损伤严重，$p_a(O_2)$小于 5.33kPa 或发生 ARDS 时，可予适当氧疗，必要时建立人工气道，进行正压机械通气。PQ 中毒晚期已发生肺纤维化的患者，肺移植是唯一可行的治疗方法。

应用 PQ 抗体拮抗剂普萘洛尔（心得安）、PQ 抗体、抗转化生长因子-B 抗体、放射治疗、一氧化氮吸入、胃肠道注入乙醇等方法的疗效有待进一步研究。

总之，临床医生处理急性中毒患儿不要仅仅停留在催吐、洗胃、导泻、补液、利尿的传统治疗方法上，需要尽快明确中毒物质，及时使用解毒药物或方法，更新中毒救治的观念，积极利用先进技术，早诊断、早治疗。加强各级医疗保健机构的转运协调能力，一旦发生意外中毒，能及时转运至有救治条件的医院，才能有效降低中毒的病死率和避免严重的并发症。

（蒋迎佳　钱素云）

参考文献

[1] 蒋炜，吴春眉，邓晓，等.2006～2008 年全国伤害监测中毒病例分布特征分析[J].中华流行病学杂志，2010，31(9)：1009-1012.

[2] Bronstein A C，Spyker D A，Cantilena L R J，et al.2008Annual report of the American association of poison control centers' national poison data system（NPDS）:26th Annual Report[C].Clin Toxicol（Phila），2009，47(10)：911-1084.

[3] 李玮，陈兴，侯天文，等.我国儿童急性中毒临床流行病学现状:1994 年至 2006 年发表论文的荟萃分析[J].实用医技，2008，15（26）：3503-3505.

[4] 陆一鸣，盛慧球.我国急性中毒的现状分析及其专业发展特点[J].中华急诊医学，2010，19（4）：341-343.

[5] 蒋迎佳，钱素云.PICU 中儿童中毒病例相关因素分析及干预[J].实用儿科临床，2012，27（6）：418-420.

[6] 杨莉，李海，李春灵，等.农村地区儿童意外中毒病例-对照研究[J].中国公共卫生，2007，23（11）：1293-1295.

[7] Yin H S，Mendelsohn A L，Wolf M S，et al. Parent's medication administration errors: role of Dosing instruments and healthliteracy[J]. Arch Pediatr Adolesc Med.2010，164(2)：181-186.

[8] Moreno M A，Furtner F，Frederick P.Rivara.Medication safety for children[J]. Arch Pediatr Adolesc Med.2010，164(2)：208.

[9] 喻文亮.不明原因中毒的诊断步骤与初期救治[J].中国小儿急救医学，2010，17(4)：304-307.

[10] 钱素云.小儿急性中毒的特点和诊治进展[J].中国小儿急救医学，2010，17(4)：289-291.

[11] 许煊，陈贤楠.血液净化在急性中毒治疗中的作用[J].中国小儿急救医学，2010，17（4）：308-311.

[12] 付丹，何颜霞.百草枯中毒[J].中国小儿急救医学，2010，17(4)：296-299.

第十三章　遗传病的诊治进展

第一节　遗传病的概念和表观遗传学

临床医生是基因诊断和基因治疗的直接实施者，要求对疾病基因和分析方法有一定程度的了解。可以说，谁对掌握该领域的知识更全面，理解更深刻，谁就能够在治疗上更有针对性，对预后判断更精确，对高危人群风险预测和家庭成员的遗传咨询更准确。

首先应该清楚以下三个概念：

1.遗传病

遗传病（hereditary disease）是通过亲代传递给下一代的表现相似的疾病。判断依据：①先证者的亲属较一般群体高。②同卵双生子发病一致率较异卵双生子高。③隐性病患者中父母近亲结婚者多。④共同生活的非近亲者不发病。⑤到一定年龄，在无诱因情况下逐渐发病。⑥家族及群体内发病特征符合遗传规律。⑦同样的遗传性疾病有时也见于动物。

2.先天性疾病

先天性疾病（congenital disease），即出生就有的疾病。其中有的是遗传的、有的是胚胎发育过程中受环境因素影响而产生的（狭义），也有遗传因素与环境因素相互作用而形成的。狭义指主要由环境因素造成的畸形，有以下特征：①有生育次序，如马蹄内翻足多见于第一胎。②胎儿环境异常，如臀位分娩——先天性髋关节脱位。③孕期明确的致畸因子。④随季节、地理、经济条件而发病率明显改变。

3.家族性疾病

家族性疾病（familial disease）是指具有家庭聚集性倾向的疾病。在同一个家系中有多个成员患病，如果同胞先后发病的年龄比较一致，提示与遗传因素密切相关；如果同处于某种环境且有蔓延现象，随环境改变而逐渐变化，提示与环境因素相关。如结核病可出现家族聚集现象。可通过以下方法加以判定：①亲属患病率调查。②比较血缘亲属与配偶发病率。③寄养子分析。④双生子法。⑤伴随性状分析。⑥疾病组分分析。⑦种族差异比较等。

一、遗传与变异、遗传病的分类

遗传研究是通过遗传变异和遗传病的调查而得以实现的，因此遗传和变异可以看作是一个事物的两个方面。基因携带着遗传信息，按一定的方式从上代往下代遗传，经过表达，可形成一定的遗传性状或遗传病。遗传方式多种多样，可分孟德尔式和非孟德尔式，其中孟德尔式又分为单基因和多基因遗传。已知单基因病超过 1 万种，分别按下列方式遗传：

（一）单基因遗传

单基因遗传是与一对基因有关的遗传性状或遗传病。分为以下几种：

1.常染色体病

基因位于常染色体上，表现与性别无关的遗传病，总共超过 7 835 种，还有 2 380 种未明，但与常染色体相关，其中大部分是隐性遗传病。

（1）常染色体隐性遗传(autosomal recessive inheritance ,AR)。即（致病）基因位于常染色体上，在杂合状态(heterozygous)下不表现症状，只有致病基因处于纯合状态(homozygous)时才发病，简称常隐(AR)。代表是糖原贮积病等许多先天（酶）代谢缺乏症。

（2）常染色体显性遗传(Autosomal dominant inheritance ,AD)。当位于常染色体上的一对基因中有一个带有致病变异时（杂合状态），疾病就表现出来，这种遗传方式称为常染色体显性遗传，简称常显(AD)。根据表现程度等方面的差别又分为：①完全显性(complete dominance)和不完全显性(incomplete dominance)：当致病基因处于杂合状态与纯合状态时表现出相同程度的显性性状或遗传病者称为完全显性，如先天性肌强直症(congenital myotonia，Thomsen 型)；反之，杂合子(heterozygote)与纯合子(homozygote)表现不同，杂合子症状轻而纯合子表现严重，称为不完全显性，如软骨发育不全(achondroplasia)，又称胎儿型软骨营养障碍(chondrodystrophia fetalis)，软骨营养障碍性侏儒(chondrodystrophic dwarfism)等。②外显率(penetrance)：一种显性基因在杂合状态下是否全部表现出来，受机体内外环境的影响，可用外显率衡量，一定数量的杂合子在一定环境中形成相应表型或表现出疾病的百分比，即外显率。③共显性(codominance)：一对常染色体上的基因，彼此间无显隐性关系，即在杂合状态时两种基因都表现。如 ABO 血型，基因型 IAIB 的个体既能产生 A 抗原，又能产生 B 抗原，表现为 AB 型。④显性负效应(dominant-negative effect)，是指一条等位基因突变后不仅自身无功能，还能抑制或阻断同一细胞内的另一条等位基因的作用。这种作用被称为显性负效应，常发生在突变型蛋白和相关蛋白形成无功能的二聚体（或四聚体，如乳糖操纵子）的情形。一对等位基因的其中一个不发生突变，而另一个发生了突变，未突变的基因是显性基因，但其产物发挥作用时需要形成一个四聚体，突变基因编码的突变产物也很有可能会参与到那个四聚体的合成，从而导致四聚体不能发挥正常的功能。只要四聚体中有一个是突变基因编码的，该四聚体就会失去功能。因此即使该细胞中有一个显性基因（未突变基因），隐性基因（突变基因）反而决定了表型（因为突变体参与四聚体合成的概率很大），这就是显性负效应。

2.性连锁遗传

性连锁遗传一般指基因在 X 或 Y 染色体上的性状或遗传病，共有 600 余种，分为以下几种类型：

（1）性连锁隐性遗传，又称为 X 连锁隐性遗传(X-linked recessive inheritance，XR)，占性连锁遗传的大多数，即位于 X 染色体，只有在男性（仅有一个 X 染色体）或纯合状态下的女性才表现的疾病。如甲型血友病和 X 连锁智力低下，主要患者均为男性，女性患者十分罕见。

（2）X 连锁显性遗传(X-linked dominance inheritance，XD)，指基因位于 X 染色体上，杂合状态，即在女性的两条 X 染色体之一存在变异时就表现的性状或遗传病。女性多发，但症状较男性患者为轻。

（3）Y 染色体遗传(Y-linked inheritance)，也叫全男性遗传，只有 37 种性状或病种，是基因位于 Y 染色体上，通过父-子-孙顺序传递的，无女性患者，如外耳道多毛综合征。

（二）多基因遗传

多基因遗传由多对基因控制，每个基因都有一定表型效应（微效），与环境密切相关的性状或疾病。这类病种都是常见病，发病率通常在 1‰以上。多基因遗传的变异在群体中是连续的，个体间只有量的差异，称为数量性状（quantitative character），如身高、体重、血压等。

1.遗传度

遗传度（heritability）指多基因病中遗传因素和环境因素共同影响发病，其中遗传因素方差在总的表型方差中所占的比例称为遗传度，也叫作遗传力。通常用百分率表示。

2.遗传易感性或易患性

遗传易感性或易患性指疾病的遗传背景在疾病发生中起一定作用，是个体本身决定的，即内因。相对地，环境等诱发疾病的因素，为外因。

3.多基因遗传的特点

（1）发病率：人群发病率高于 1‰。在一级亲属（父母、子女、同胞）中的发病率约为群体患病率的平方根。

（2）遗传异质性：即同样表现有不同遗传方式，由不同基因决定。

（3）不典型的孟德尔遗传方式：有遗传倾向，但常不以 1/2 或 1/4 的比例在同胞中发病，患者同胞中的发病率约为 1%。是多个基因以不同方式遗传而积累造成的。

（三）非孟德尔遗传

非孟德尔遗传(non-Mendelian inheritance)指基因不在染色体上，或不按经典孟德尔三定律（分离律、交换律和自由组合律）遗传的少数疾病表现。包括以下几种：

1.线粒体遗传

线粒体遗传(mitochondrial inheritance)即母系遗传(maternal inheritance)，也称之为细胞质遗传：是指致病基因位于细胞核外的线粒体基因组上，无成对的等位基因，有数量和阈值效应的遗传现象。如线粒体肌病和脑肌病。

2.基因组印迹或遗传印迹、亲代印迹

基因组印迹(genomic imprinting)指来自父母双方的一对等位基因功能不相等，取决于亲本来源。常染色体中由于甲基化的差异，常常只有一条染色体有活性，而父亲来源的染色体有活性与母亲来源的染色体有活性，表现常常不同。

3.单亲二体

单亲二体(uniparental disomy，UPD)指一对染色体或等位基因均来自父亲或母亲的现象，随来源亲代的不同，常常有不同表现，也是基因组印迹的一种特殊表现和证据。如 PraderWilli 综合征是母亲来源的 15q1113 的 UPD；而 Angelman 综合征是父亲来源的 15q1113 的 UPD。

（四）染色体畸变

1.染色体数量变异

染色体数量变异包括整倍体和非整倍体变异。整倍体有单倍体，即人只有 23 条而不是 23 对染色体；而多倍体即染色体数为 23 的 3 倍、4 倍或更多，常见于肿瘤组织中或自发流产的胎儿。非整倍体包括唐氏综合征（Down syndrome，DS）等某一常染色体数目异常和 X0（Turner's syndrome，特纳氏综合征）等性染色体数目异常。

2.染色体结构变异

染色体结构变异，也叫作染色体畸变，即染色体在体内外因素作用下，发生断裂和愈合的过程中的异常改变，分以下几种：

（1）缺失(del)：指染色体部分丢失，主要有末端和中间缺失两种。

（2）倒位(inv)：指一条染色体发生两处断裂，中间部分颠倒顺序再连接。

（3）易位(t)：某个染色体断片位置移到另一处或另一个染色体的新位置上。

（4）插入(ins)：两处断裂产生的中间一段染色体转移到同一染色体或另一个染色体的一个断裂处并重新连接。

（5）重复(dup)：染色体中增加的额外染色体成分，是染色体个别区带或片段的重复。

二、基因突变

脱氧核糖核酸(deoxyribonucleic acid,DNA)是遗传物质的主要携带者。少数物种（如病毒）以核糖核酸(ribonucleic acid,RNA)为遗传信息携带者；不排除个别生物靠蛋白颗粒（如 prion 粒子）传递遗传信息。基因(gene)是构成完整的功能信息的基本遗传物质单位。基因座(locus)是指基因在染色体上占据的位置。每个基因都有自己特定的位置，基因之间的排列顺序是较固定的。在同源染色体上占据相同位置的基因都称为等位基因(allele)。在人常染色体上每个基因一般都有两个等位基因。基因组(genome)是指一个生命个体所包含的全部遗传物质。人类基因组即我们一个体细胞的全套 DNA，共有 3 万 ~ 4 万个基因，除了线粒体中独立复制的环形 DNA 外，都位于细胞核的染色体上。人类基因在染色体上的分布情况是，在染色体上有基因成簇存在的区域，也有大片的区域只有"无用 DNA"存在，即不编码蛋白质的 DNA

重复序列(repetitive sequence)。它们是一些序列简单（甚至只有两个核苷酸为重复单位）但头尾衔接重复多次的 DNA 序列。

如何用如此少的基因来解释人类的复杂系统呢？它证明人类基因比其他物种的基因能做更多的工作。近期的研究发现，与以往"一个基因，一个蛋白质"的定论不同，一个基因不是编码一种蛋白质，而是平均编码三种不同的蛋白质。

基因突变(gene mutation)是指 DNA 中核苷酸的排列顺序或组成发生的变化。DNA 通过复制而传递遗传信息，通过转录表达功能。

尽管 DNA 在代谢上是相当稳定的，其半保留复制保证了它在分子结构上的稳定性和延续性，但这不是绝对的。DNA 在复制时，受内外环境的影响，会发生错误。当这些错误不能被修复或修复过程出现错误时，就会发生突变。在正常情况下，DNA 复制过程中也会发生频率极低的突变，称为自发突变。一般自发突变的比率为 10^{-6}，即 100 万次细胞分裂中，就有一次突变发生。

（一）按基因突变性质划分的种类

突变可分为长度变化和点突变(point mutation)，后者又分为两种：转换和颠换。

1.转换

转换(transition)指 DNA 上发生的单个碱基的置换(single base substitution)，包括一种嘌呤被另一种嘌呤所置换；或一种嘧啶被另一种嘧啶所置换。例如：嘌呤 A 被嘌呤 G 置换，或嘧啶 C 被嘧啶 T 置换。

2.颠换

颠换(transversion)指一种嘌呤被另一种嘧啶所置换；或一种嘧啶被另一种嘌呤所置换。例如：嘌呤 A 被嘧啶 T 置换，或嘌呤 G 被嘧啶 C 置换。理论上说，转换较颠换更容易发生，实际上也是如此。

3.缺失

缺失(deletion)是常见的 DNA 长度突变之一，指 DNA 链被删除一个或多个碱基对(base pair,bp)，常引起严重的表型改变。

4.插入

插入(insertion)是另一种长度变异，指 DNA 链中插入一对或几对碱基，许多诱变剂和化疗药物，由于是扁平状的杂环分子，可共价插入 DNA 碱基之间，导致复制时额外碱基对的插入。

（二）按基因突变结果划分的种类

不同基因突变会造成不同的后果。根据突变发生在基因的位置和突变的性质，会使遗传密码的阅读和蛋白质翻译发生变化，可分为以下几种：

1.错义突变

错义突变(missense mutation)是指 DNA 中核苷酸发生置换后，改变了遗传密码，使一种氨基酸变成另一种氨基酸，影响到所合成蛋白质的结构和功能。此类突变一般都是点突变，即单碱基置换所造成。

2.无义突变

无义突变(nonsense mutation)，当 DNA 突变后，使原来编码某一氨基酸的密码子变成终止密码子时（ATC,ATT 或 ACT，相当于 mRNA 的 UAG,UAA 和 UGA），多肽链停止合成，提前释放出不完整的蛋白质，造成功能丧失。一般由点突变和长度变异造成。相反的，由于原来编码终止密码子的部位发生突变而使该终止的多肽链继续延长的突变称为延长突变。

3.同义突变

同义突变(synonymous mutation)指由于遗传密码是兼并的,决定一种氨基酸的密码子常常不止一个，因此 DNA 中有些碱基置换只造成三联密码子中第三个核苷酸发生改变，不改变氨基酸，称为同义突变。常由点突变引起，是编码区 DNA 多态性（polymorphism）的主要原因。

4.移码突变

移码突变(frameshift mutation)即 DNA 链中插入或缺失一个或多个碱基对后，使读码格式发生改变，自突变点 3'方向以后的一系列密码都改变，造成肽链大范围错误。移码突变都是由 DNA 长度变异引起的，但插入或缺失的碱基对数目如果是 3 或 3 的倍数，则不会发生移码突变，只会造成肽链中氨基酸的增加或短缺，而不会发生大段的错误。

其他不引起肽链变化和蛋白功能损害的 DNA 突变还有回复突变(reverse mutation)以及抑制基因突变(suppressor mutation)。此外还有发生在编码 tRNA 和 rRNA 基因上的突变，也会干扰蛋白质的翻译。还有的突变发生在 mRNA 成熟过程中内含子与外显子剪切点上，使拼接发生错误，称为剪接突变等。

（三）DNA 多态性及其意义

遗传多态性(genetic polymorphism)是指一个基因位点上存在一种以上的等位基因，每种等位基因的频率不少于 1%。在外观表现上、生理生化水平上、氨基酸顺序上和 DNA 顺序上的正常范围的变化都属于多态性。其中最根本的是 DNA 顺序上一个位点上多个正常状态，称为 DNA 多态性(DNA polymorphism)，决定了其他几种水平的多态性。

1.DNA 长度多态性

DNA 长度多态性主要指一些非编码区重复序列的长短变化，其中有一些与疾病发生有关，如一些(CAG)n，大多数均表现正常且功能未明。

2.DNA 位点多态性

DNA 位点多态性主要包括影响到限制酶切位点的 RFLP（位点的多态性），以及更加广泛的单核苷酸多态性(single nucleotide polymorphism,SNP)位点，决定了我们个体和种族的差异表现，但都属于正常范围。

3.单核苷酸多态性

单核苷酸多态性(single nucleotide polymorphism,SNP)，即一个碱基位置上有两种以上核苷酸形式（如 A 或 G）存在，形成双等位型标志物（bialleleic markers），是最常见的 DNA 的多态性形式。迄今发现人类基因组上的 SNP 数目多达几百万，平均每 500～1 000 个核苷酸对就有一个 SNP。由于每个 SNP 点多由两种状态（如 A 或 G）组成，可以 "+" 和 " - " 两种状态表示，适合自动化识别和计算机信号处理，可通过自动测序和 DNA 芯片杂交来检测。这些多态性是与疾病的发生、遗传易感性或环境反应性（如药物耐受）相关的，也是新一代遗传标记。

4.拷贝数目变异

拷贝数目变异（copy-number variant,CNV），也称拷贝数目多态（copy-number polymorphism, CNP），是指超出正常等位基因数目的 DNA 剂量的多态性。一些人丢失了大量的基因，而另一些人则拥有额外、延长的基因拷贝。

它包括染色体数目的变异、各种短的串联重复序列(variable number of tandem repeats,VNTRs)，如小卫星 DNA(minisatellites DNA)、微卫星 DNA (microsatellites DNA)以及小片段的插入、缺失、重复等(一般小于 1 kbp)以及一种大小介于 1 kbp 至 3 Mbp 的 DNA 亚显微高度重复变异(submicroscopic structural variation)。这种多态被称作拷贝数目变异(copy-number variant,CNV)，或拷贝数目多态(copy-number polymorphism，CNP)。由于其发生的频率远远高于染色体结构变异，这类变异在基因组中分布普遍而且密度较大，在整个基因组中覆盖的核苷酸总数大大超过 SNP 的总数。研究者们认为，CNV 可能和表型变异紧密关联，且被越来越多病种证实。

三、影响基因突变的因素

基因突变除了自发产生外，还可被一些诱变因子诱发产生。这些诱变因子包括物理的、化学的和生物的三类。

1.物理诱变因素

物理诱变因素主要指各种射线诱发 DNA 突变的作用。包括 X 线、其他放射线（α,β,γ 射线）、紫外线和可见光。

2.化学物质的诱变因素

化学物质的诱变因素包括天然的化学物质，更多的是合成的化学品或药物，人体的正常代谢被破坏所产生的异常代谢产物也会引起 DNA 结构改变。如 5-溴脱氧尿嘧啶、氮芥、环氧乙烷、亚硝酸等通过饮食、呼吸或皮肤接触侵入人体，均能使 DNA 错误配对、阻碍复制和使碱基氧化脱氨，从而破坏 DNA 复制的稳定性[1-2]。

3.生物因子的诱变效应

人类和哺乳动物可被各种病毒感染，其中 DNA 病毒和反转录病毒（Retrovirus）可对人 DNA 发生以下作用：

（1）可以插入宿主 DNA 引起突变。

（2）可以发生转座(transposition)，改变宿主基因结构和功能。

（3）促使染色体发生畸变：如 SV-40,腺病毒和疱疹病毒等有诱变作用；另一些反转录病毒还会诱变 DNA 而使人类细胞发生癌变。

四、现代分子遗传学关于基因的概念

（一）基因的概念

DNA 分子中含有特定遗传信息的核苷酸序列，是遗传物质的最小功能单位。合成有功能的蛋白质或 RNA 所必需的全部 DNA 序列（除了部分病毒，它们的遗传物质是 RNA），即一个基因不仅包括编码蛋白质或 RNA 的核苷酸序列，还包括为保证转录所必需的调控序列。

从分子水平来说，基因有三个基本特性：

1.基因可自体复制

1953 年 Watson-Crick 提出了 DNA 双螺旋结构模型。说明了半保留复制机制，两股 DNA 彼此分开，以每一股为模板，按碱基配对的规则，各自配上一股新的 DNA，复制便告完成。

2.基因决定性状

生物体的表（现）型(phenotype)是指有机体可见的或可计算的外在性质，而基因型（genotype）是指控制这些表型的遗传因子。生物体的表型是通过产生许多特殊的蛋白质来实现的，而 DNA 的核苷酸序列能决定组成它所对应蛋白质的氨基酸序列。这种关系叫作遗传密码。

3.基因突变

基因通常是一个稳定的遗传单位，但它也可能发生可遗传的变异，这种变异叫基因突变(gene mutation)。突变以后的基因以新的形式稳定遗传。携带突变基因的生物体叫突变体(mutant)，携带正常基因的生物体叫野生型(wild type)。

（二）基因的功能类别

根据是否具有转录和翻译功能可以把基因分为三类：

1.编码蛋白质的基因

编码蛋白质的基因，其最终产物为蛋白质。

（1）结构基因(structure gene)：编码酶和结构蛋白的基因。结构基因的突变可导致特定蛋白质（或酶）一级结构的改变或影响蛋白质（或酶）量的改变。

（2）调节基因(regulatory gene)：指某些可调节控制结构基因表达的基因。调控基因的突变可以影响一个或多个结构基因的功能，或导致一个或多个蛋白质（或酶）量的改变。

2.编码 RNA 的基因

编码 RNA 的基因，其最终产物是 tRNA 和 rRNA 。

3.不转录的基因

不转录的基因，不产生任何产物，对基因表达起调节控制作用。

（1）启动基因（启动子，启动区）：转录时 RNA 多聚酶与 DNA 结合的部位。

（2）操纵基因：位于结构基因（一个或多个）的前端，与阻遏蛋白或激活蛋白结合，控制结构基因活动的 DNA 区段。操纵基因是操纵结构基因的基因。

（三）基因的几种特殊形式

1.重复基因

重复基因指在基因组中有多份复制的基因，往往是生命活动中最基本、最重要的基因。

2.重叠基因

重叠基因指两个或两个以上的基因共有一段 DNA 序列，或是指一段 DNA 序列为两个或两个以上基因的组成部分。

3.断裂基因

断裂基因指基因的编码序列在 DNA 分子上是不连续排列的，而是被不编码的序列所隔开。

（1）外显子(exon)：编码的序列称为外显子，对应于 mRNA 序列的区域，是一个基因表达为多肽链的部分。

（2）内含子(intron)：不编码的间隔序列称为内含子，内含子只转录，在前 mRNA(pre-mRNA)时被剪切掉。

（3）真核生物的基因大多数是不连续基因(interrupted 或 discontinuous gene)或断裂基因(split gene)。

4.跳跃基因

跳跃基因(jumping gene)指可在 DNA 分子间进行转移的 DNA 片段，也称为转座遗传因子(transposable genetic element)，转座元件或转座基因(transposable element，TE)，可动基因(mobile gene)。

5.假基因

假基因即与正常功能基因顺序基本相同却不具有控制蛋白质合成的功能的基因。在真核生物中普遍存在，形成的主要原因是小的碱基对缺失或插入以致不能正常编码。

断裂基因、重复基因、重叠基因、跳跃基因等概念的提出使人们对基因本质的认识得到新的发展。人类对基因的认识，对生命现象的认识，经历了一个从个体水平到细胞水平，再到分子水平的过程。基因概念的每一步发展都意味着遗传学乃至整个生物学的一次革命和突破，其内容的每次丰富和充实都凝聚着科学家们的无数心血。

五、表观遗传学

20 世纪中叶，一个重要的遗传学派——米丘林学派统治前苏联和我国遗传学界长达数十年，曾经阻碍了我国进入现代分子遗传学研究前列的脚步。该学派的核心思想是"获得性遗传"，即是"后天获得性状遗传"的简称，指生物在个体生活过程中，受外界环境条件的影响，产生带有适应意义和一定方向的性状变化，并能够遗传给后代的现象。

该理论最早由拉马克提出，其后 100 年，当达尔文的进化论被普遍接受后，就不再被认为是正确的。虽然后天出现的性状对生存有利，但只有那些引起了基因变化的性状，才能遗传。例如被太阳晒黑，由于没有引起基因改变，这种获得性状是不能被遗传的。

但对事物的认识和理论的发展是不以人的意志为转移的，20 世纪 60 年代出现的中心法则到了 20 世纪 70 年代，被逆转录现象所补充，即 RNA 可以逆转录成为遗传物质，逆转录病毒侵袭成为后天获得的改变可遗传的可信的实验证据。

（一）表观遗传学简介

那么表观遗传学（epigenetics）又是一个什么概念呢？

表观遗传学是与遗传学相对应的概念。遗传学是研究基因序列改变所致变化的学科，而表观遗传学则是指基于非基因序列改变所致基因表达水平变化。简单来说，DNA 序列改变会致病；DNA 序列不改变也会致病。早在 1939 年，英国发育生物学家 Conrad Hal Waddington 率先创造了 epigenetics 这一术语，他认为生物体从基因到基因表型之间存在一种控制，这种控制机制就是"表观遗传学"。

奥利维亚和伊莎贝拉是一对同卵双胞胎，拥有完全一致的遗传信息。2005 年 6 月，1 岁的奥利维亚患上了急性白血病，因为是同卵双胞胎，医生连忙对伊莎贝拉也进行了检查，结果一切正常。奥利维亚最终恢复健康，但医学专家们却遇到了一个困惑多年的难题：既然是同卵双胞胎，为何奥利维亚不断生病，而伊莎贝拉却非常健康呢？这是经典遗传学无法解释的现象。

2009 年，西班牙和美国的科学家用全基因组关联分析（genome wide association study，GWAS）水平分析了一对一方正常、一方患有红斑狼疮的同卵双胞胎的基因组。发现虽然他们全部 DNA 序列一样，但双方个体对遗传信息的"表观修饰"存在大量差异——DNA 甲基化水平显著不同。

事实上，很多例子证明了"表观修饰"的存在：

2001 年，科学家们采用遗传背景完全相同的小鼠作为实验对象，来观察其皮毛的颜色。结果发现，皮毛颜色的不同竟取决于它们从母鼠中继承的"agouti 基因"甲基化程度高低。

同样是 2009 年，来自拉什大学医学中心和塔夫茨大学医学院的科学家对一些小鼠的遗传基因进行人为突变，使其智力出现缺陷。当这些小鼠被置于丰富环境中进行刺激、并频繁与各物体接触两周后，它们原有的记忆力缺陷得到了恢复。它们的后代也出现了和母亲同样的基因缺陷，但没有接触复杂丰富的环境并受刺激的新生小鼠丝毫没有记忆力缺陷的迹象。这种发生在小鼠身上、把对环境的感应遗传下去的现象，在理论上被称为"表观遗传学"。

"表观遗传学是指在基因组序列不变的情况下，可以决定基因表达与否、并可稳定遗传下去的调控密码。"

近些年来，越来越多的研究证明，某些甲基化是可以遗传的。日本科学家在小鼠中发现，一种称为 stella 的蛋白质能够有效保护卵子中某些基因的甲基化修饰，并传给下一代。研究人员还得出结论，基因的甲基化或者去甲基化，和环境的改变息息相关。也就是说，虽然遗传信息没有改变，但环境的改变、丰富的经历、甚至不良的习惯，都有可能遗传给后代。2010 年 10 月 19 日 Nature（《自然》杂志）发表了在线虫上连续三代传递的甲基化标记 H3K4me3 (histone H3 lysine 4 trimethylation complex)可以使其寿命延长 30%，也证实了这一论点。

基于一部分 DNA 甲基化在肿瘤形成的早期变化影响肿瘤早期转化和肿瘤的转移的发现，2004 年，美国 FDA 首次批准的一种 DNA 甲基化抑制剂——氮杂胞苷，能通过去甲基化作用，提高"正面"基因的主导地位，延长重症骨髓增生异常综合征患者生命。

表观遗传学与许多疾病发生密切相关，如早发性精神分裂、老年性痴呆、系统性红斑狼疮、肿瘤的小 RNA 调控、骨髓异常增生、肿瘤化疗反应性，甚至中医证型也开始在急性髓系白血病(acute myeloid leukemia，AML)患者骨髓细胞中探讨 ID4 基因启动子区甲基化状态。

所谓表观，是指环境因素通过改变基因，虽然大多情况下不是 DNA 序列的改变，而是基因（甲基化）状态的改变。即基因是否开启转录，是否沉默(gene silencing)。这方面例子也很多，如射线、营养状况、维生素如叶酸摄入、化学品甚至感染，都会发挥表观遗传学作用。

上述表观遗传学的机制，即决定基因处于开启，还是沉默的状态，主要取决于哺乳动物基因组 DNA 的甲基化修饰(methylation)。在甲基转移酶(methyltransferase，MT)的催化下，DNA 的 CG 两个核苷酸的胞嘧啶被选择性地添加甲基，形成 5-甲基胞嘧啶，这常见于基因的 5′-CpG-3′序列。大多数脊椎动物基因组 DNA 都有少量的甲基化胞嘧啶，主要集中在基因 5′端的非编码区，并成簇存在。甲基化位点可随

DNA 的复制而遗传，因为 DNA 复制后，甲基化酶可将新合成的未甲基化的位点进行甲基化。DNA 的甲基化可引起基因的失活(inactivation)，或沉默(silencing)。

在人类基因组上，几乎每条基因都有调控区，在基因前方 5′端，即结构基因启动子的核心序列和转录起始点，往往存在富含碱基 C 和 G 的片段，如 CGCGCGC，称之为 CpG 岛（p 指连接 CG 两个核苷酸的磷酸基）。基因组中 60%~90% 的 CpG 都被甲基化。DNA 甲基化可使 DNA 该被水解或解开超螺旋时不被水解或解旋而启动基因的复制和转录，使基因组中相应区域染色质结构变化，如高度螺旋化，凝缩成团，失去转录活性，从而使基因"关闭"，专业术语为失活(inactivation)。甲基化往往发生在胞嘧啶 C 上，除了上述失活作用外，甲基化的 C 还会脱氨基后变成胸腺嘧啶 T，从而使配对复制和转录出现序列上的错误，使本来应该合成 G 的位置产生了 C。许多肿瘤发生与此相关，抑癌基因 p53 就是一个典型的例证。统计表明 50% 实体瘤病人出现 p53 基因突变，其中 24% 是 CpG 甲基化后脱氨引起的 C→T 突变[3-4]。

如果在细胞分裂过程中不被纠正，会诱发遗传病或癌症。上述发表在 *Nature* 的文章等许多证据表明生物体甲基化的方式是稳定的，可遗传的。但也有在世代交替中发生变化的，这引出了一个概念，即遗传印迹(genetic imprinting)，也称作基因组印迹(genomic imprinting)和亲代印迹(parental imprinting)。

（二）遗传印迹(genetic imprinting)

众所周知，我们人体的遗传物质是脱氧核糖核酸 DNA，DNA 链由成对的碱基按一定顺序排列组成基因。人类全部基因即人基因组有大约 3.5 万个结构基因，总长 3×10^9 bp(base pairs,碱基对)，分布在 23 对染色体上：每对常染色体之间 DNA 含量相等。含有特定基因的 DNA 片段在有关染色体上占有一定的位置，这个位置叫作该基因的基因座位 (gene locus)。凡是在同源染色体上占据相同座位的基因都称为等位基因(allele)。

按照孟德尔学说，在体细胞中每个基因都有一对分别来自父母的等位基因，而减数分裂后生殖细胞只含有一对等位基因中的一个，而且是随机产生的。因此在世代间的传递过程中，无论正常表型或遗传性疾病，都离不开常染色体隐性、常染色体显性、性连锁显性和性连锁隐性等几种方式，都是可以为经典的孟德尔学说很好地解释的。

1.印迹现象的发现

Hungtington 舞蹈病是一种按常染色体显性遗传方式遗传的致残性神经系统疾病。发病的平均年龄为 40 岁，但发病年龄差异甚大，最小在 4 岁，最大在 65 岁。多在 5~20 年内死亡。在对该病做流行病学调查时发现，一部分患者的发病年龄和严重程度与他们受累双亲的性别相关。20 岁前发病的病例多是从父亲遗传而来，而多数晚发病例则传自他们的母亲且病情较轻。研究表明这种情形并不能从母亲因素，如细胞质遗传、X-连锁和宫内因子找到解释，似乎有关遗传物质在通过父母传递时被印上了"较好"和"较不好"的烙印。

基因组印迹的典型病种是 Prader-Willi 和 Angelman 综合征，两者染色体变异似乎完全相同但临床表现完全不同。一种是 Prader-Willi 综合征，有肌张力低、智力低下、身材矮小以及因摄食过多而引起的肥胖等"三低一多"的表现，患者一对 15 号染色体中的一条在 15qll-q13 存在缺失，所有患者发生缺失的那条染色体都是来自父亲。后来又发现了没有缺失的病例，但观察到其 15q11-q13 区域的一对等位片段全部来自母亲一方，即在该部位形成了母亲来源的单亲二倍体(uniparental disomy，UPD)。

在另一种以癫痫和运动障碍为主要表现的 Angelman 综合征中，情形截然相反，该病也有 15q11-q13 的缺失，但全部发生在来自母亲的那条染色体上，UPD 都是来源于父亲的。这说明同一染色体区域同样的变异，仅仅由于异常片段的来源亲代的性别不同，会有完全不同的疾病表型（表 13-1-1）。这种父母染色体在遗传给后代时表现有差别的现象被称为基因组印迹。

表 13-1-1　两种体现基因组印迹的典型病种

	Prader-Willi 综合征	Angelman 综合征
主要表现	三低一多(肌张力低、智力低下、身材矮小，因过度摄食而引起的肥胖)	癫痫和运动障碍为主
染色体改变 1：缺失	15q11-q13 杂合缺失，缺失全部来自父亲的染色体	15q11-q13 杂合缺失，缺失全部发生在来自母亲的染色体
染色体改变 2：单亲二体*	15q11-q13 两条染色单体全部来自母亲	15q11-q13 两条染色单体全部来自父亲

注*：单亲二体(uniparental disomy，UPD)：一对同源染色体来自同一亲本的现象。又分为 a. 患儿的两条染色体来自母亲(父亲)的两条染色体；b. 患儿的两条染色体来自母亲(父亲)的两条染色体中的一条，形成全等单亲二体(uniparental isodisomy)等两种情形。

2.基因组印迹的概念和实验证据

基因组印迹(genomic imprinting)，又叫遗传印迹或亲代印迹，是一种非孟德尔遗传现象或学说，主要是指一对同源染色体或等位基因之间存在着功能上的差异，或者活性的差别，取决于其来源亲代是父亲或是母亲。这一概念是 20 世纪 80 年代末，因染色体上具备了足够多的分子标志(molecular marker)而发现的。1990 年在英国曼彻斯特召开了首届关于基因组印迹的研讨会，明确了它在某些遗传病的产生和临床表现、肿瘤的遗传和增殖分化以及在胚胎早期发育中的重要作用。

来自人类的实验证据首推对异常的三倍体胚胎的观察：这种比正常的二倍体胚胎多一套父亲或母亲配子(精子或卵子)染色体的胚胎如果多出的一套来自母亲，胚胎发育迟缓，胎盘小、呈纤维状；如多出的一套来自父亲则导致滋养层增生和畸胎。这两种异常三倍体虽然染色体数目相同，但表现完全不同。研究葡萄胎和畸胎瘤时还发现它们分别是父源和母源的单亲二倍体，即葡萄胎由含 X 染色体的精子复制自己成 46，XX 发育而成，而畸胎瘤是卵子自我复制的产物，核型也是 46，XX。这说明哺乳动物正常发育需要父母双方的遗传物质，而来自父母的染色体在功能上是有差别的、互补的和彼此不可替代的。

最早的来自小鼠的实验是 Johnson 现象：一个微小缺失 THP(17 号染色体近侧部位的亚微缺失)，如由母方传递而来，个体不能存活；如由父方而来，则个体正常存活。此外，小鼠胚胎的核移植实验、人工单亲二倍体、转基因表达以及从小鼠体内分离出的一些基因，都证明了基因组印迹的存在，而且还显示出这种机制在进化过程中的选择优势。

3.基因组印迹的临床表现

迄今，基因组印迹至少参与了十余种各不相关的遗传病和综合征。它们的共同特点是：男女性别比例大致相同，但更容易从某一性别传递；这一性别的后代发病较早，而且病情较严重。有些病，如先天性强直性肌营养不良(myotonic dystrophy)，10%～20%的家系呈现母系传递方式，易被误认为线粒体遗传。有些先天性缺陷还呈现不完全的外显率和有起伏的表现度，有的还具有多因子遗传的特点(附表 13-1-2)[5-9]。更引人注目的是，基因组印迹所涉及的病种都与胚胎早期生长和个体发育有关，因此推测还有不少出生缺陷与基因组印迹相关联。

表 13-1-2　基因组印迹参与的疾病和基因

疾病名称	染色体定位	疾病名称	染色体定位
Huntington 舞蹈病	4p16	小脑共济失调	11q13-q21
脊肌萎缩症	5q11.2-q13.3	视网膜母细胞瘤、成骨肉瘤	13q13.3
脊髓小脑共济失调	6p12-pter	Prader-Willi 和 Angelman 综合征	15q11-q13
胰岛素依赖型糖尿病	6p12-pter	神经纤维瘤病 I 型	17q
囊性纤维病	7q22-qter	先天性强直性肌营养不良、恶性高热	19cen-q13.32
脐疝-巨舌-巨体综合征(Beckwith-Wiedemann)	11p15.5-pter	神经纤维瘤病 II 型	22q11.12-qter
胚胎性横纹肌瘤	11p15.5-pter	脆性 X 综合征	Xq27.3
Wilms 瘤、胰岛素样生长因子、成年型糖尿病	11p13-p15.5	散发性结肠癌	14；18

判断印迹相关疾病，除了无法以经典的孟德尔学说解释外，以下几点可以考虑：①发病年龄及严重程度因传递方的性别而明显不同，即除先证者外的其他患者出现在母亲或父亲的家族与患者疾病表现密

切相关。②遗传多为显性，但有不完全的外显率(penetrance)和表现度(expressivity)，因此常不连续遗传，但有明确的家族史或遗传倾向。但要注意与隐性表现相区别。③多与胚胎发育和早期生长相关，如发生在肿瘤上则多为胚胎性或家族性肿瘤。

基因组印迹在遗传性疾病中占多大比例?从对小鼠实验的结果和从人类先天性疾病的资料综合来看，印迹基因(imprintedgene)有 6 个较集中的区域，共涉及 19 条常染色体及 X 染色体。而大多数以孟德尔方式遗传的缺陷是不发生印迹的。目前对这一敏感问题，有人正试图发现一种从整个人类基因组中筛选印迹基因的有效方法，以弄清印迹基因的比例。

4.基因组印迹的机制和意义

基因组印迹为什么会发生?我们注意到基因组印迹仅仅出现在哺乳动物中，这提示印迹在有性繁殖，特别是高等动物的两性生殖中起作用，限制着无性生殖，这对进化是有利的。

基因组印迹的机制目前普遍认为是 DNA 中 CpG(胞嘧啶磷酸鸟苷)岛中的脱氧胞苷的甲基化(methylation)。甲基化是一种最基本的基因调控机制，起着抑制转录的作用。基因组印迹有 4 个基本条件：对印迹基因的修饰必须在受精前；要有使基因在转录时"沉默"的能力；要在体细胞有丝分裂过程中保持稳定；在减数分裂时能够随性别而发生转换(即在某一性别发生印迹而在另一性别不发生印迹)。定点的甲基化(site-specific methylation)在甲基化酶(methylase)和甲基转移酶(methyltransferase)的作用下，能满足上述条件，被证明是高等动物的印迹机制。

基因组印迹的发现使我们联想到 X 染色体失活(X-chromosome inactivation)。X 染色体失活也是通过甲基化完成的。是否可以认为 X 染色体失活是一种发生在 X 染色体上的印迹现象?在雌性小鼠发育的某阶段，观察到了失活的 X 染色体全部来自父方的现象。这种印迹作用可能是正常胚胎形成所必需的，能降低胎鼠中父本基因产物和母体之间的排异反应。

基因组印迹还使我们加深了对肿瘤发生(tumorigenesis)的理解。按照 Knudson 提出的"二次打击"理论，肿瘤发生需要细胞经历两次突变(mutation)。但实际上许多肿瘤的发生并不存在第二次突变。如在视网膜母细胞瘤(retinoblastoma，Rb)发生时，Rb 基因在一对 13 号染色体上同时失活，没有所谓的"二次打击"现象。现在有证据表明 Rb 基因有甲基化，而且从父亲传来的等位基因与从母亲传来的等位基因的甲基化程度明显不同，即存在基因组印迹。我们知道 Rb 基因是一种抑癌基因(tumor suppressor gene)，它的完整对抑制肿瘤发生有很大意义。但最近发现 Rb 等位基因的活性与其亲代来源有关，母源的 Rb 基因活性较高，而父源的 Rb 基因活性较低。在也受 Rb 基因支配的骨肉瘤中，发现 90%的散发病例母源的 Rb 等位基因丢失。基因组印迹作用使父源的 Rb 基因等于受到一次打击。这一机制也解释了肿瘤学中的一种普遍现象，即杂合性丢失(loss of heterozygosity)现象。

总之，基因组印迹的发现将使我们进一步地认识遗传现象，特别是对于那些不符合经典孟德尔遗传规律的机制，如嵌合(mosaic)、非随机失活(nonrandom inactivation)、母系遗传(maternal inheritance)以及在人类基因组中占很大比例的重复序列(repeat sequence)的高度多态性，它们的一些新功能因而得以明了。由于基因组印迹在研究染色体相互作用上的优势，势必帮助了解更多的遗传病，尤其是多因子病和遗传倾向明显的常见病，如原因未明的智力低下。印迹基因可能就是致病基因，至少与之相邻，用这一原理还可以开辟基因定位新途径。

（戚豫）

参考文献

[1] Zawia N H，Lahiri D K，Cardozo P F. Epigenetics,oxidative stress,and Alzheimer disease[J]. Free Radical Biology and Medicine，2009，46(9)：1241-1249.

[2] Aizawa S， Sensui N， Yamamuro Y.Induction of cholinergic differentiation by 5-azacytidine in NG108-15 neuronal

cells[J].Neuroreport，2009，20(2)：157-160.

[3] Chatagnon A，Perriaud B S，Lachuer L，et al.Specific association between the methyl-CpG-binding domain protein 2 and the hypermethylated region of the human telomerase reverse transcriptase promoter in cancer cells[J].Carcinogenesis，2009，30(1)：28-34.

[4] Petrovich M，Veprintsev D B. Effects of CpG methylation on recognition of DNA by the tumour suppressor p53[J].Journal of Molecular Biology，2009，386(1)：72-80.

[5] Augustine C K，Yoo J S，Potti A，et al. Genomic and molecular profiling predicts response to temozolomide in melanoma[J].Clinical cancer research，2009，15(2)：502-510.

[6] Manipalviratn S，DeCherney A，Segars J.Imprinting disorders and assisted reproductive technology[J].Fertility and Sterility，2009，91(2)：305-315.

[7] McCabe D C，Caudill M A.DNA methylation，genomic silencing and links to nutrition and cancer[J].Nutrition Reviews，2005，63(6)：183-195.

[8] 张晨，方贻儒，谢斌，等. DNA 甲基转移酶 3B 基因在早发性精神分裂症发生过程中的作用研究[J].中华医学遗传学杂志，2010，27(06)：697-699.

[9] 朱小华，李锋，陈国梁.SLE 患者基因组 DNA 甲基化水平的检测[J]. 中华皮肤科杂志，2009，42(10)：705-707.

第二节 染色体研究的新天地

染色体是细胞核内的基本物质，是基因的载体，其将遗传信息传递到子代细胞。传统的细胞遗传学是研究染色体的学科。在 20 世纪 80 年代末至 90 年代初开始的以原位杂交为基础的荧光原位杂交技术的发展和广泛临床应用把细胞遗传学推上一个新的台阶，这一技术对人类基因定位、人类基因组计划以及近代医学遗传学的整体发展功不可没。近几年基因芯片杂交技术正在把细胞遗传学推向一个更高阶段，将逐步填补传统的细胞遗传学和分子遗传学之间巨大鸿沟，并揭示大量导致人类发育缺陷的基因组变异。尽管如此，有两个关键的理由使经典细胞遗传学具有不可替代性：①不是所有芯片的检测结果可以提供明确的异常，需要荧光原位杂交技术(fluorescence in situ hybridization,FISH)等方法的进一步证实。②芯片不能检测"平衡"的改变。

一、染色体简介

（一）染色体的形态和数目

染色体在细胞周期中以不同的形态存在，从间期到分裂中期，持续经历凝缩和舒展的周期性变化。在细胞分裂中期染色质通过多级螺旋化凝缩达到高峰，轮廓结构非常清楚，形成光学显微镜可以看到的染色体。

一个完整的染色体包括一个着丝粒(centromere)、染色体臂和端粒(telomere)。着丝粒是染色体经染色后不着色或着色很浅的狭窄部位，也称为主缢痕(primary constriction)。每一条中期染色体由二个染色体单体(chromatid)组成，在着丝粒点相互连接。着丝粒把染色体分成二个臂，一个短臂，用 p 表示；一个长臂，用 q 表示，二个臂的末端称为端粒。染色体用染料染色后，二个臂均着色。由于着丝粒位置恒定，染色体按其位置分为中着丝粒染色体：着丝粒位于染色体中央，短臂和长臂大致相等；亚中着丝粒染色体：着丝粒近于染色体一端，短臂短于长臂；近端着丝粒染色体：着丝粒靠近染色体末端，短臂很短，长臂长。在近端着丝粒染色体的短臂末端有圆形或略呈长形的突出体称为随体(satellite)，随体是识别某些特定染色体的重要标志。随体由随体柄将其与短臂连接，随体柄与核仁形成有关，称核仁组织区(nucleolus organizer region，NOR)。某些染色体的一个或二个臂上还有变窄、浅染的部位称为次缢痕(secondary constriction)，随体柄也可称作次缢痕。

正常人类体细胞为二倍体(diploid)，用 2n 表示。有 23 对、46 条染色体，其中 22 对为常染色体

675

(euchromosome)，一对为性染色体(sex chromosome)。

（二）染色体的化学组成、结构和特点

染色体的化学组成主要是 DNA，组蛋白，非组蛋白和少量 RNA 等。

染色体在间期细胞核内被称为染色质(chromatin)。染色质是 DNA 和蛋白质的复合体，被分为常染色质(euchromatin)和异染色质(heterochromatin)。常染色质浅染，含有具转录活性的基因，是基因转录活跃部位；随细胞周期形态发生变化，在间期核中呈现松散解旋状态，随着细胞进入分裂期逐步盘绕、折叠，在中期凝缩达到高峰。异染色质深染，又分为结构性异染色质(constitutive heterochromatin) 和兼性异染色质(facultative heterochromatin)。结构性异染色质在所有细胞中同源染色体的相同位置都形成永久性异染色质，主要分布于着丝粒及周围、端粒、次缢痕和某些染色体区段，在整个细胞周期中总是处于致密状态，压缩程度变化很小，在间期聚集成多个染色中心，所含的 DNA 主要是一些简单的高度重复序列，DNA 重复序列长短和碱基序列并非高度保守，没有转录活性，因此，在这些染色体区常常存在结构变异，临床意义不大。兼性异染色质：在不同细胞类型或在个体的不同发育时期由常染色质凝固形成的异染色质区，其处于固缩状态时所包含的基因失去转录活性，当其处于疏松状态时，可以变为常染色质基因而有活性，即恢复转录功能，女性失活的一条 X 染色体就是一类特殊的兼性异染色质，Y 染色体长臂也有这样的区段。

染色体臂是染色体的主体。每条染色单体含一条 DNA 链，形成染色体的骨架。DNA 链为直径 2nm 双螺旋的线性结构，将全基因组 DNA 拉直大约 2m 长。在细胞核中，DNA 与蛋白质形成复合体，高度折叠形成有组织的结构，其结构单位称作核小体。

每个核小体包括核心颗粒和连接丝两个部分：①核心颗粒：由各二个复制的每 4 种组蛋白 H2A，H2B，H3 和 H4 组成的 8 聚体蛋白核心及在核心外围盘绕约 1.75 圈，链长约 146 个碱基对的 DNA 结合形成的球形结构。②连接丝：主要包括组蛋白 H1，一些非组蛋白和一个长短不一的 20~80 个碱基的 DNA 链。一些不参与核小体的非组蛋白也协助核小体的形成。核小体的直径约 10nm。相邻的核小体由连接丝连接形成串珠结构，此结构为染色体的一级结构，DNA 长度被压缩到 1/7；一级结构进一步螺旋化，每 6 个核小体以组蛋白 H1 为中心形成一个螺旋，螺距 11nm，外径约 30nm，这是染色体的二级结构，DNA 长度再被压缩到 1/6；120 个螺旋管进一步螺旋化，形成直径 400 nm，高 30 nm 的超螺旋管，为染色体的三级结构，DNA 长度进一步被压缩到 1/40；超螺旋管进一步盘绕、折叠构成染色单体，长度又压缩到 1/5；经过高度压缩人类细胞中约 2 m 长 DNA 链容纳于直径 6 μm 细胞核中，DNA 分子长度压缩到 1/8 400。两条染色单体组成一条染色体。用光镜显微镜可分辨的最小染色体片段包含 $10^5 \sim 10^6$ 个碱基对，数十条基因。螺旋的紧张度随细胞周期而发生动态变化。

着丝粒连接染色体的二个臂，是由长约 171 个碱基的 DNA 重复序列和几种不同蛋白质成分构成的。这些 DNA 重复序列是在遗传重复、交换的均质化过程中随机得到的，占每一条染色体 DNA 的 3%~5%。着丝粒是细胞有丝分裂和减数分裂时染色体与由微管蛋白组成的纺锤丝相连接的部位，与细胞分裂时染色体的运动密切相关。失去着丝粒的染色体片段通常不能在细胞分裂后期向细胞的两极移动而丢失。

端粒(telomere) 是位于染色体两个末端的特殊结构，由 DNA 和蛋白质组成。DNA 碱基组成是 TTAGGG 的 6 核苷酸重复序列，长度可达 10~15kbp。重复序列的长短与端粒酶的活性有关。其重要功能是保持染色体的结构完整，丢失端粒使染色体不稳定，并可能与其他染色体断端发生染色体之间的重组，甚至降解。此外，端粒在衰老过程和肿瘤发生中起重要作用。

次缢痕一般具有组成核仁物质的特殊功能，在细胞分裂时紧密联系着一个球形的核仁，还具有转录18S，5.8S，28S rRNA 的功能。

（三）细胞周期、有丝分裂和减数分裂

细胞周期是指细胞从前一次分裂结束开始到下一次分裂结束为止这样一个周期。整个细胞周期分为

二个阶段：间期（interphase）和有丝分裂（mitosis）期。间期是二次细胞分裂之间的一段间隔时间，它进行染色体的倍增，即 DNA 的复制；有丝分裂期将复制后的 DNA 平均分配到二个子细胞。

一个细胞经过有丝分裂形成二个子细胞的过程称为细胞增值，它是一个重要的生命特征。在每次进行分裂的过程中，每条染色体通过自我复制，形成一条与自身形态结构完全相同、携带遗传物质相同的染色体然后平分入二个子细胞。通过有丝分裂保证细胞增值过程中始终保持染色体数目、形态恒定，这是遗传性具有相对稳定性的细胞学基础。

减数分裂(meiosis)是指生殖细胞，精子或卵子发生过程中进行的一种特殊有丝分裂，只发生在精细胞、卵细胞成熟期，又称成熟分裂(maturation division)。生殖细胞成熟过程中，DNA 复制一次，细胞连续二次分裂形成四个子细胞，它们都只含有单倍体染色体(或染色体数目减少一半)故称减数分裂。

在连续二次分裂过程中每次只完成染色体复制和着丝粒分裂其中的一个步骤：第一次减数分裂时，染色体进行复制，但着丝粒不分裂；第二次分裂中染色体不复制，但着丝粒分裂，因此，二次分裂形成的 4 个细胞染色体数目由 2N 变为 N。

减数分裂有重要的遗传学意义：①生殖细胞经过减数分裂形成染色体单倍体的精子和卵子，卵子受精后恢复二倍体，维持物种染色体的数目恒定。②第一次减数分裂中，同源染色体配对、分离，减数分裂后，同源染色体分别进入不同的生殖细胞，同源染色体等位基因彼此分离，同时进入不同的细胞。这是孟德尔第一遗传定律——分离律的细胞学基础。③不同对的非同源染色体在经过第二次减数分裂后，是否进入同一个细胞完全随机，在随机组合中，人的 23 对染色体经过减数分裂能够形成 2^{23} 种染色体组成不同的生殖细胞。这是孟德尔第一遗传定律——自由组合律的细胞学基础。④在第一次减数分裂前期，同源染色体的非姐妹染色单体之间可能发生一些染色体片段的交叉互换，其结果使得父源、母源原本在一条染色体连锁的一些等位基因发生改变，产生新的连锁关系。这是生物遗传多样性，不断进化的动力基础。

二、细胞遗传学研究方法和染色体核型命名

细胞遗传学是研究染色体的科学。染色体核型分析是经典的研究方法。把染色体在光学显微镜下放大 1 000 倍，通过不同的染色方法使染色体显现。

（一）染色体的制备

制备染色体需要具有分裂能力的细胞，通常从血细胞中获得。血液淋巴细胞有两大优势：容易获得和经过刺激进入到有丝分裂。通过在 1 640 细胞培养基中加入植物血凝素（phytohemagglutinin，PHA）刺激淋巴细胞进行分裂增殖，培养 68～72 h 后加入秋水仙碱阻止细胞分裂并同步化后收获细胞，再经低渗、固定、胰酶消化和 Giemsa 染色显带（最常用的显带方法）后即可在显微镜下观察染色体。

我们把一个细胞的全部染色体按大小和形态特征，有序地配对排列称为核型(karyotype)。根据核型对染色体的数目和结构进行分析的方法称之为核型分析(karyotype analysis)。对染色体核型的命名要按照人类细胞遗传学国际命名委员会（international standing committee on human cytogenetic nomenclature，ISCN)所规定的人类细胞遗传学国际命名体制（an international system for human cytogenetic nomenclature，1978，ISHCN）进行。完整的核型书写包括：染色体的总数和性染色体组成；如有异常则加在其后。

正常男性核型：46，XY；正常女性核型：46，XX。

（二）人类细胞遗传学国际命名体制

ISCN 先后在丹佛（1960 年）、伦敦（1963 年）、芝加哥（1966 年）、巴黎（1970 年）召开国际会议统一了细胞遗传学命名原则，于 1978 年第一次出版了人类细胞遗传学国际命名体制（ISHCN），规定了正常及异常核型的命名原则。此后，ISCN 专家委员会分别在 1981,1985,1990,1995 年召开会议进一步修改出新的版本。1981 年出版人类高分辨带命名体制；1991 年出版了肿瘤细胞遗传学命名体制；1995 年

发表了分子遗传学命名原则和格式；2005 年对分子遗传学以及肿瘤和比较基因组杂交等重要命名格式做了进一步修改和规范。

1.染色体分组

根据染色体的形态、相对长度、臂比率、着丝粒位置和有无随体将染色体分为 7 个组，组别、染色体序号和各染色体特点见表 13-2-1。

表 13-2-1　染色体分组和特点

组别	染色体序号	特点
A	1~3	大，1，3 号中着丝粒型，2 号亚中着丝粒型
B	4，5	大，亚中着丝粒型
C	6~12，X	中等大小，亚中着丝粒型
D	13~15	中等大小，近端着丝粒型，有随体
E	16~18	较短，16 号中着丝粒型，17，18 号亚中着丝粒型
F	19，20	短，中着丝粒型
G	21，22，Y	最短，近端着丝粒型，有随体；Y 染色体无随体

2.辨认染色体结构的标志

用特殊的染色体显带技术使染色体呈现出深浅不同、明暗相间的条带，不同编号的染色体所出现的条带数目、形态和排列不同。这种染色体带的排列称为带型。带型分析常用下面一些染色体结构标志。

（1）界标(landmark)。每一条染色体具有稳定和显著形态学特征是辨认每一条染色体的标志。着丝粒的位置、染色体的长、短臂及特征性的条带。

（2）区(region)。相邻二个界标之间的染色体区域，每个区可以包含几个条带，从着丝粒向二个臂的末端，以序号命名不同的区。

（3）带(band)。每个区显带后染色体呈现明暗或深浅相间的条带，从着丝粒向二个臂的末端，以序号命名不同的带。

（4）亚带(sub-band)。用高分辨显带技术，可将有些带分为亚带。

3.用染色体显带方法命名某个区带

命名要按以下顺序进行：染色体号；臂的符号（p 或 q）；区号；位于该区内的带号；带号后一小数点分隔出带号。如 10p23.2 表示第 10 号染色体短臂 2 区 3 带 2 亚带。一些常用染色体命名符号和编写术语见表 13-2-2 。

（三）荧光原位杂交

荧光原位杂交技术(fluorescence in situ hybridization，FISH)是一种非放射性原位杂交方法，用特殊荧光素标记 DNA 探针，在细胞、染色体或组织切片上进行 DNA 杂交来检测细胞内 DNA 或 RNA 特定序列是否存在或异常。

FISH 是 20 世纪 90 年代细胞遗传学最重要的技术进展，它在用光镜下可识别的染色体结构（即细胞水平）与分子（即基因或 DNA）之间架起一座桥梁。使用荧光标记特异的基因或染色体片段作为探针，不仅可以与滴在玻璃片上的染色体 DNA 杂交，而且还能与固定的非分裂细胞的间期核直接进行杂交，即 FISH 技术将染色体分析从细胞分裂中早期扩展到间期。

近年 FISH 更多用于定位或证实经过微阵列分析（microarray analysis）发现的基因组不平衡改变。

除单色 FISH 外，多色 FISH（M-FISH）以及与其相似的采用光谱技术实现在可见光范围内的全光谱扫描形成光谱染色体核型（spectral karyotyping，SKY）也得到了快速发展，它们具有更高的分辨率和敏感性，而且，在一个反应中能同时显示多个位点的变化。M-FISH 利用五种荧光素组合标记，在DAPI 复染的背景下，使用一系列有精确发射光谱的滤光块，与成像系统结合形成 24 种（22 条常染色体和 2 条性染色体）特异的荧光图像，使每一条染色体以不同颜色的荧光表现出来；SKY 以光谱成像和傅里叶光谱学原理为基础，利用五种光谱学不同的荧光素组合标记探针，与染色体杂交后通过独特的有专利技术的光谱干涉成像原理来捕获图像中每一条染色体，使其显以不同的颜色，与 M-FISH 相似可以检测微小和复杂的染色体改变。

表 13-2-2　常用染色体命名符号和编写术语

符号	意义和解释	符号	意义和解释
→	从……到……用于繁式命名体系	ins	插入
,	用于区分染色体数目、性染色体和染色体异常	inv	倒位
.	表示亚带	M I	第一次减数分裂
:	断裂，用于繁式命名体系	M II	第二次减数分裂
;	涉及一条以上染色体结构重排中，分开个染色体和断点	mal	男性
::	断裂与重接，用于繁式命名体系	mar	标记染色体
+	增加	mat	来自母亲
-	丢失	mos	嵌合体
/	分开各克隆细胞系	p	短臂
?	对某一染色体或结构的描述有疑问	pat	来自父亲
ace	无着丝粒片段	ph	费城染色体
add	额外未知起源的物质	prx	近侧端
b	断裂	psu	假性
cen	着丝粒	q	长臂
chi	异源嵌合体	r	环状染色体
del	缺失	rcp	相互易位
de novo	新生性	rea	重排染色体
der	衍生染色体	rec	重组染色体
dic	双着丝粒染色体	rob	罗伯逊易位
dir	正向	s	随体
dis	远侧端	sce	姐妹染色体互换
dup	重复	stk	随体柄
fem	女性	t	易位
fra	脆性位点	tan	串联易位
h	异染色质次缢痕	tel	端粒
i	等臂染色体	ter	末端

（四）亚显微镜下的端粒分析（submicroscopic telometic analysis）

染色体亚端粒区是基因丰富区，这个区内的很小的重排往往对个体产生很严重的影响。靶向亚端粒的 FISH 探针能够鉴定常规染色体显带分析不能发现的微小改变。

（五）比较基因组杂交(comparative genomic hybridization，CGH)技术

CGH 是于 1992 年由 Kallioniemi 在 FISH 的基础上建立的。在 CGH 创立初期，它主要应用于肿瘤基因组学的研究。基本方法是用两种不同荧光素分别标记的待测 DNA(test DNA)和参照 DNA(reference DNA)，将二者等量混合后，在滴有正常中期染色体分裂相的玻璃片上进行原位杂交，在荧光显微镜下采集染色体核型，计算机软件分析、测定分裂相中每条染色体上的荧光密度，根据两种荧光的比率，计算待测 DNA 和参照 DNA 的相对复制数。可以鉴定一些小的不平衡的改变（ 10 Mbp 级 ），对鉴定染色体的间位异常优于亚端粒 FISH。

近年来，随着分子生物学技术的进步，经典的中期染色体 CGH 技术也有了很大的发展，出现了微阵列 CGH（ array-CGH ），在了解人类基因组的组织结构、基因定位和遗传病的诊断等方面发挥着越来越重要的作用。

三、微阵列分析

近半个世纪的经典细胞遗传学在诊断中的地位受到了微阵列分析方法极大撼动。2010 年，来自几个国家的 32 位遗传学家共同署名在美国遗传学杂志上发表了"染色体微阵列是用于发育障碍或先天异常患儿的第一级临床诊断检测"的文章，美国医学遗传学会（ The American College of Medical Genetics ）推荐"细胞遗传微阵列分析作为对有多发异常个体的第一线检测方法，应用于非综合征的发育迟缓或智力障碍和孤独症谱疾病的患者，而非只用于比较明确的遗传综合征的诊断"。

目前有两种基本的微阵列分析方法，分别以 CGH 和单核苷酸多态性（single nucleotide polymorphism,SNP）为基础。微阵列 CGH（array CGH）基本原理与中期 CGH 相同，仅把玻璃片上作为 DNA 分子杂交靶的中期染色体用芯片代替作为底物。芯片可以包含全部基因组 DNA,cDNA 或已知染色体定位的基因组克隆，如 BACs 以及寡核苷酸链等，提高了 CGH 检出 DNA 复制数异常的分辨率，最大分辨率已达到几十个 kbp。SNP 芯片可以检测等位基因的数目，对检测单亲二倍体异常具有明显的优势。

微阵列分析不能检测出平衡改变的染色体异常。检出的异常需要另一种方法进行鉴定，如 FISH 可以看到异常染色体的结构；对于更小的片段改变则需要用 QF-PCR 或 MLPA 来证实缺失或获得。

四、多重连接依赖的探针扩增技术

多重连接依赖的探针扩增（multiplex ligation-dependent probe amplification，MLPA），MLPA 技术 是 2002 年 Schouten 等开发的一个实验方法，它是基于 PCR 反应来检测基因组 DNA 的复制数异常。基本方法简述如下：每一个 MLPA 探针由两个部分组成，一部分是短的、合成的寡核苷酸链，包含 3′端 21～30 个核苷酸组成的靶特异序列和 5′端的 19 个核苷酸组成的探针共同 PCR 引物序列；另一部分在磷酸化的 5′端含与短探针靶序列相邻的 25～43 个核苷酸靶特异序列、探针共同 PCR 引物序列和位于它们中间作为填充序列的 M13 衍生片段。通过与基因组 DNA 杂交，使二段探针中与靶序列配对的碱基经过一个连接反应相互连接，再以发生连接的探针为模板，以共同的 PCR 引物进行扩增。在一个 MLPA 反应中最多可以同时检测 45 个基因组序列，每一个扩增片段相差 6～9 bp，PCR 产物大小 120～480 bp。带有荧光标记的 PCR 产物经过毛细管电泳进行特异基因序列的数据分析，根据峰阈或峰的高低与对照比较判断基因组基因剂量的改变（图 13-2-1）。

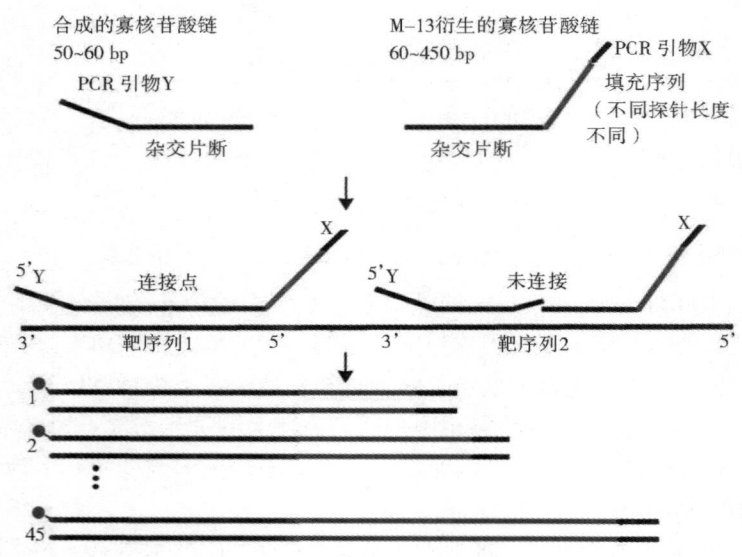

图 13-2-1　MLPA 实验原理示意图

MLPA 的优点在于扩增的模板不是基因组 DNA，而是探针；操作简单；仅需要少量的基因组 DNA（20～100ng）就可以在一个基于 PCR 的反应中同时检测 45 个基因组序列。缺点：由于 MLPA 是基于一个 PCR 反应的定量实验，扩增效率影响结果，故一个 MLPA 实验结果还需要以其他的方法验证。MLPA 方法简单、高效，比较适合于一般的临床诊断和大样本的筛查实验。在染色体病方面主要应用于染色体德亚端粒重排、微缺失综合征的诊断以及不明原因的原发性智力低下病因学检测。

MLPA 通过毛细管电泳鉴定扩增产物，每一个扩增产物的峰域反映靶序列相对的复制数。用 geneMarker 软件分析样本中靶序列的复制数(蓝色峰)与对照样本(红色峰)比较后决定样本复制数的改变。当样本的峰域值小于对照峰域值的 25%～50% 时判定为缺失，当样本的峰域值大于对照峰域值的 25%～50% 时判定为重复。

五、二代测序技术

二代测序技术具有强大的测序能力，其对突变分析有显著的优势，如全基因组的外显子测序等。在细胞遗传学的领域，用二代测序技术进行孕早中期的无创性产前诊断 21-三体胎儿已有了一些经验和应用[1-4]。

六、染色体异常与染色体病

染色体异常（chromosomal abnormalitis）包括染色体数目和结构的改变，是引起染色体病（chromosome disorder）的原因。染色体异常可以累及常染色体也可以累及性染色体；可以累及一条也可以累及多条染色体；异常范围可以是一条完整染色体的丢失或增多，也可以是一条染色体上的片段缺失或重复。染色体异常不等同于染色体病，只有当染色体异常引起表型异常才称为染色体病。

染色体异常引起异常表型的遗传病理学机制包括：①基因剂量影响：无论染色体部分的缺失或重复，以及整条染色体的增加和减少均使得细胞的染色体物质的量发生改变，减少或增加。②直接影响位于发生染色体断裂点的一个基因的功能。③基因座改变使基因在新的"染色体环境"功能不适合。④染色体亲缘起源改变和基因组印记影响。⑤前 4 项的综合影响。

染色体病是遗传病中的一个重要组成部分。

（一）染色体数目异常

染色体数目异常包括整倍体和非整倍体（aneuploid）改变，具有临床意义的染色体异常主要为非整倍体改变。非整倍体指染色体数目的改变不是染色体组的整倍数，其中增加一条染色体（三体）或减少一条染色体（单体）最常见。

单体（monosomy）指某一对同源染色体丢失一条染色体。通常情况下常染色体单体都是致死性的。比较多见的并能够存活的单体是 X 染色体单体，患儿临床表现为 Turner 综合征。

三体（trisomy）指某一对同源染色体多一条染色体。在活产婴儿中最常见的常染色体三体是唐氏综合征（21-三体综合征），其次为 18 和 13 三体综合征。性染色体三体有 47,XXX；47,XXY；47,XYY。多体（polysomy）指一对同源染色体超过三条，一般仅见于性染色体，如 48,XXXX；48,XXXY；48,XXYY。

唐氏综合征（Down syndrome，DS），又称 21-三体综合征（trisomy 21 syndrome）。1959 年，DS 被第一个证实了是由于染色体异常所导致的疾病。DS 是最常见的染色体病，发病率在活婴中大约 1/800，随着母亲年龄增大，娩出患儿的风险明显增高。发生在生殖细胞减数分裂期的不分离是产生 DS 的主要原因，母源不分离占 85%～90%，其中发生于减数分裂Ⅰ期 75%，减数分裂Ⅱ期 25%；父源不分离占 3%～5%，其中发生于减数分裂Ⅰ期 25%，减数分裂Ⅱ期 75%。此外，双亲的生殖腺嵌合体或受精卵（合子）早期卵裂过程中的有丝分裂错误以及双亲之一携带罗氏易位均可生育 DS 患儿。

DS 有一系列的生理特征和发育损害，有特殊的面容，智能和体格发育障碍是本综合征最突出和最严重的表现。约 1/2 患有先天性心脏病；胃肠道畸形和男性患儿伴小阴茎等也较常见。

2000 年科学家们完成了 21 号染色体全部 DNA 测序，仅有 225 个蛋白编码位点，相对基因分布较稀少，可能解释三体状态能够生存的原因。基因型与表型关系复杂，21q22 可能是 DS 的关键区，尚未分离出哪一个基因与某一单一表型相对应。

根据细胞遗传分类有三种 DS 形式：①标准型（图 13-2-2）：占全部唐氏综合征患儿的 95%，核型：47,XN+21，（N 为 X/Y）。几乎都是新生的（de novo），与父母核型无关。②罗伯逊易位型（图 13-2-3，图 13-2-4）：占 4%，21 与另一个近端着丝粒染色体发生罗伯逊易位，核型有多种，常见为 D/G 和 G/G 易位型，以 14/21 染色体易位最常见，核型：46,XN+rob(14q;21q)。③嵌合体：占 1%，核型：46,XN/47,XN+21，根据受精卵发生有丝分裂不分离的早晚，体细胞中三体占的比例不同[5]。

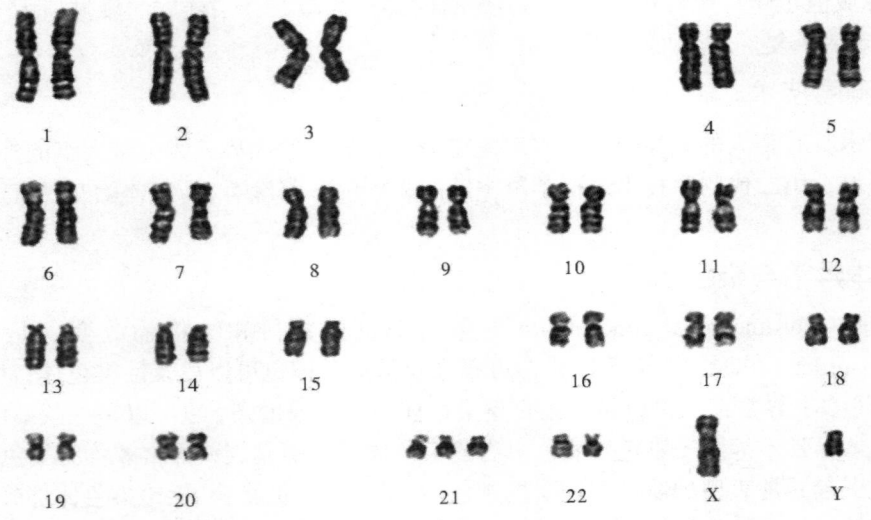

图 13-2-2　标准型 21–三体染色体核型

图 13-2-2 为标准型 21-三体染色体核型。47,XY，+21。

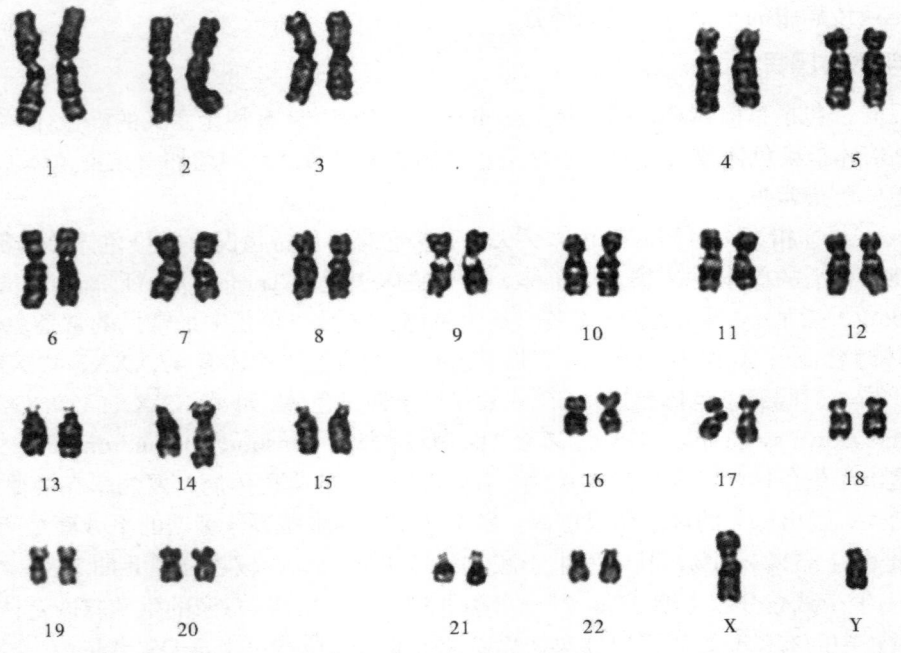

图 13-2-3　罗伯逊易位型（D/G）21–三体染色体核型

图 13-2-3 为罗伯逊易位型(D/G)21-三体染色体核型，46，XY，+rob(14;21)（q10;q10）。

（二）染色体结构异常

当染色体发生断裂或重组后可以导致结构重排。重排可有多种方式，其发生率小于染色体的非整倍体改变。染色体发生自发性断裂的频率较低，可能与电离辐射、一些病毒感染和化学物质污染等因素有关。结构异常也可以嵌合体形式存在。

图 13-2-4 为罗伯逊易位（G/G）21-三体，罗氏易位 21q21q 源自父母之一方，核型：46，XX，i(21q)。

发生结构重排的染色体根据是否产生临床表现，即具有表型效应简单地分为染色体平衡和不平衡改变。平衡的染色体重排保留相对完整的染色体物质，无表型影响。而非平衡的重排则有染色体物质的丢失和增加，使基因剂量发生改变而影响表型。另外，无论平衡或不平衡的改变，如染色体的断裂位点累及了编码功能基因，或由于断裂或重接改变了位于基因模块的基因排列顺序（基因相对位置）也可能影响表型。

染色体结构异常有多种形式。当仅累及一条染色体时，该条染色体可能发生部分缺失或重排，重排包括重复、臂间或臂内倒位、形成环状染色体或等臂染色体等。如果累及两条或多条染色体时可能发生一条染色体的部分节段插入另一条染色体，更常见的两条或多条染色体间易位或交换。

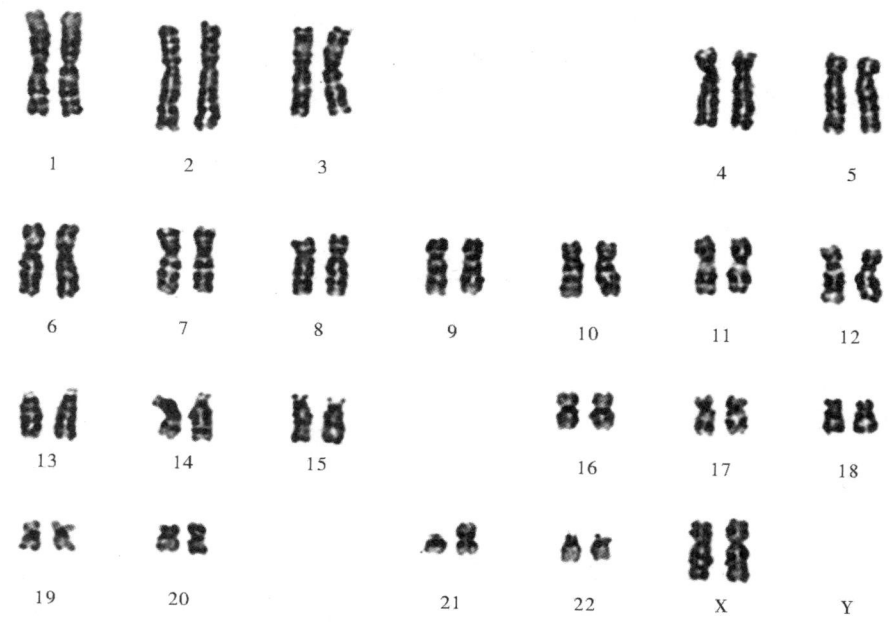

图 13-2-4 罗伯逊易位（G/G）21-三体

1.易位

易位（translocation）是两条或多条染色体之间发生的片段交换所引起的染色体重排。相互易位（reciprocal translocation）较多见，指两条染色体同时发生断裂后片段相互交换、重接形成两条新的衍生染色体。如在染色体断点上没有重要功能基因，没有造成染色体的增加或减少，则对个体表型不产生影响，称为平衡易位。

罗伯逊易位（Robertsonian translocation）是整臂易位的特殊类型，只发生于近端着丝粒染色体之间（染色体 D 组和 G 组的 13,14,15,21 和 22 号染色体），携带者染色体数目45 条。两条近端着丝粒染色体分别在着丝粒处发生断裂，两条长臂借断端连接形成一条衍生染色体，两条染色体短臂连接形成一个很小的染色体，后者在细胞分裂时丢失。由于近端着丝粒染色体短臂的分子构成主要是一些重复 DNA 序列，没有重要编码基因，故其丢失并不引起表型异常。

复杂易位（complex translocation）是三条或更多的染色体发生断裂、断裂的染色体片段发生易位和重接形成多种衍生染色体。由于异常的复杂性临床表型很难预测。

2.倒位

当一条染色体发生两处断裂，形成 3 个节段，中段顺序颠倒，然后再连接形成倒位(inversion, inv)染色体。根据两个断裂点与着丝粒的位置关系分为臂内倒位（paracentric inversion）和臂间倒位（pericentric inversion）。臂内倒位指两个断点发生在着丝粒的一侧，即同一个臂上，长臂或短臂内。臂间倒位指两个断点发生在着丝粒的两侧，即一个断点位于短臂，另一断点位于长臂。臂间倒位比较常见。由于倒位一般不导致遗传物质的丢失或增加，因此，通常被看作"平衡"的改变。然而，如果倒位断点正好位于一个有功能的基因上就可能影响这个基因的功能。此外，如果改变了位于基因模块的基因排列顺序，也将影响其功能。

染色体相互易位和倒位是常见的染色体结构改变，携带者本身往往没有任何表型的异常。主要影响生育，可能是流产、胎停育或生育畸形儿的原因。

3.缺失

缺失(deletion，del)指染色体的部分丢失。当染色体发生断裂后，如果没有发生重接，将形成两个片段：一个片段无着丝粒，另一个片段有着丝粒。无着丝粒片段在细胞分裂时不能与纺锤丝相连而无法向细胞二极移动，经过一次细胞分裂随即丢失。缺失是最常见的染色体结构异常。

早期的缺失综合征是指在光学显微镜下可见的显带染色体的缺失，如 5 号染色体短臂末端缺失（5p-）引起的猫叫综合征(cri du chat syndrome)；4 号染色体短臂末端缺失（4p-）引起的 Wolf-Hirschhorn 综合征等。由于 FISH 结合高分辨染色体核型分析（分子/细胞遗传学方法）鉴定了一些微缺失综合征，近年单纯的分子诊断方法 CGH 和 aCGH 的应用可以诊断小至几个或一个基因的缺失。

常见的微缺失综合征的临床表现和累及的染色体区段见表 13-2-3。

表 13-2-3 常见微缺失综合征

综合征	主要特征	累及染色体区
1p36 单体	严重精神运动发育落后，小头，惊厥，面部异常，视觉损害，先心病，肥胖	1p36
2q23 间位缺失	低位畸形耳，手指、脚趾异常，先天性心脏病	2q23q24.3
Pitt- Rogers- Danks 综合征(WHS 轻度变异型)	出生前和出生后生长落后，发育迟缓，智力低下，小头，特征面容，特殊掌纹，惊厥	4p16.3
William's 综合征	特征面容，主动脉瓣上狭窄，生长发育不良	7q11.23 (弹性蛋白位点)
Langer-Giedion 综合征	外生性骨疣，异常面容，球状鼻，发育落后	8q24.1
Potocki-Shaffer 综合征	多发性外生性骨疣，小的颅面部异常，智力低下	11p11.2
WAGR 综合	Wilms' 瘤，无虹膜，泌尿生殖系统发育不良，智力低下	11p13
视网膜母细胞瘤/智力低下	视网膜母细胞瘤，智力低下	13q14
14q 末端缺失	肌张力低下，小头，眼裂狭小，球状鼻，长人中，嘴角上翘，轻度发育延迟	14q32.31-qter
Prader-Willi 综合征	肌张力低下，发育落后，肥胖，性腺发育不良	15q12
Angelman 综合征	惊厥，异常动作，智力低下	15q12 UBE3A/E6-AP 基因突变
15q21.1-q21.3 间位缺失	智力低下，生长落后，鼻鸟嘴样伴鼻翼发育不良的，薄上唇	15q21.1-q21.3
α-Thalassemia/智力低下	α地中海贫血，智力低下	16p13.3
Rubinstein-Taybi 综合征	小头，特殊面部特征，智力低下	16p13.3
Smith-Magenis 综合征	特殊面部特征，智力低下	17p11.2
Miller-Dieker 综合征 (Lissencephaly 综合征)	无脑回，特殊面部特征	17p13.3
Charcot-Marie-Tooth(CMT)病ⅠA/ Hereditary susceptibility to pressure palsies(HSPP)	外周神经病	CMT: dup17p12 HSPP: del17p12
19q13 微缺失	Diamond-Blackfan 贫血，智力低下，骨骼畸形	19q13.2
Alagille's 综合征	特殊面容，生长落后，肺动脉狭窄，肝内胆道闭锁	20p11.2 Notched 基因
DiGeorge 综合征	颚裂，先天性心脏病，DiGeorge 序列征：胸腺、甲状旁腺缺如或发育不良，精神、情绪障碍	22q11
Kallmann's 综合征	鱼鳞病，无嗅觉	Xp22.3
X 连锁进行性混合性耳聋	混合性传导、感应性耳聋，非典型性 Mondini 样发育不良	Xq21

4.重复

重复(duplication，dup)主要指染色体上某个区带或片段的重复。主要来源于相互易位产生的衍生染色体或发生在减数分裂Ⅰ期的同源染色体间的非对等交换。重复可以是正向或反向重复（倒位重复）。一般来讲，重复对表型的影响小于缺失。

5.环染色体

当一条染色体的两个臂的末端同时发生断裂时，两个末端可以发生融合形成环形结构的染色体；在两个末端常有染色体片段缺失。通常由于缺失基因组片段出现异常表型，不同染色体形成的环表型不同。

6.等臂染色体

在细胞有丝分裂后期或减数分裂Ⅱ期，着丝粒发生横裂，分离后的染色体长臂或短臂经过再复制形成两条形态不同的等长臂或等短臂染色体。由于大部分等臂染色体是致死性的，临床上能够见到的等臂所致染色体病是X染色体等长臂引起的Turner综合征。

7.标记染色体

标记染色体(marker chromosome)又称小的额外标记染色体(small supernumerary marker chromosomes,sSMCs)或额外结构异常染色体(extra structurally abnormal chromosomes,ESAC)，简称标记染色体，是指形态上可辨认但来源和特征通常不能被传统细胞遗传学的染色体显带技术所识别的结构异常的多余染色体，其大小通常等于或小于同一个中期染色体核型中的20号染色体。可以存在于正常的二倍体核型或染色体数目或结构异常的基础上。新生儿的发生率（2~7）/10 000。携带者近2/3表型正常，1/3有异常表型。标记染色体对表型的影响很大程度依赖基因剂量（相当于部分三体）和衍生于哪条染色体。所以选择适当的诊断方法明确基因剂量和染色体起源非常重要。用传统细胞遗传学的方法确定其来源困难，需要依靠分子细胞遗传学的方法进一步明确其特性[6]。

8.染色体亚端粒重排

亚端粒，又称端粒相关重复区(telomere-associated repeat region)，位于端粒的近着丝粒端，被端粒的退化重复序列(degenerate telomere repeats)分为远端和近端两部分。远端区的序列重复小于2kbp，在许多非同源染色体之间序列相同；近端区为长的序列重复，长度在10~40kbp，只有极少数的同源染色体之间序列相同。因此，在减数分裂过程中，非同源染色体亚端粒区之间序列的高度相似性可能引起亚端粒的异位重排，最终导致亚端粒的缺失或重复。由于亚端粒区基因特别丰富，这些区域染色体的极微小缺失或重复均可能引起严重的后果。在近几年的研究中发现，染色体亚端粒区的重排是导致原发性智力障碍的又一主要原因，5%~10%的原发性智力障碍与其相关，由于发生重排片段太小，不能用常规的细胞遗传学方法发现，近几年随FISH的应用以及新出现的分子细胞遗传学技术MLPA和array-CGH，大大提高了染色体亚端粒区的重排的检出率。

运动、智力发育迟缓或智力障碍是染色体亚端粒缺失或重复共有表现。其他还有：出生和发育史异常、低出生体重、肌张力低下、先天性心脏病、尿道下裂和隐睾及头面部的多种畸形等。

9.复制数改变

细胞染色体分析应用于临床40多年的经验使细胞遗传学家对在染色体显带这个水平的遗传变异有了非常清晰和明确的认识。21世纪发展并迅速成长的芯片技术揭示了新的"变异"，基因组变异的范围从几个碱基到百万个碱基，需要逐步阐明这些变异是正常变异、异常或临床意义不明确。

显微镜下能够识别的染色体片段大小为5~10 Mbp，小于5Mbp的DNA片段需要分子技术，FISH用于探测已知的染色体异常；芯片技术进入到了全基因组时代，可以在一个反应中进行全基因组扫描，对于阐述检测到了很多以前不知道的"变异"的临床意义是对细胞遗传学家重大的挑战。

芯片目前还不能作为一个独立技术，因为不能阐明导致基因缺失或获得的分子机制，同时也不能显示异常重排染色体的结构和类型。

基因拷贝数变异（copy number variation,CNV）是基因组的良性变异，存在于正常的人群中。正常个体含CNV的平均数由于使用不同芯片（BAC，高密度的寡核苷酸、SNP）检测结果有差异，基因组20%的序列报道过存在CNV。每一个个体携带CNV的数目可能由于种族背景差异而不同，数量从1 kbp到几Mbp。当对一个有异常表型的患儿检测出CNV时，需要进一步对患儿的父母进行相同的检测，鉴别是新生性或遗传性，如是遗传性的基因组改变与疾病表型相关的可能性减少；新生性则改变更可能与疾病表型有关。相对而言遗传性的重复改变良性变异较常见[7-8]。

（潘虹）

参考文献

[1] Jorde L B，Carey J C，Bamshad M J. Medical Genetics. 4th ed[J].MOSBY ELSEVIER，2009：100-127.

[2] Koolen D A, Nillesen W M, Versteeg M H, et al. Screening for subtelomeric rearrangements in 210 patients with unexplained mental retardation using multiplex ligation dependent probe amplification (MLPA) [J].J Med Genet, 2004, 41(12): 892-899.

[3] Miller D T，Adam M P，Aradhya S，et al.Consensus statement: chromosomal microarray is a first-tier clinical diagnostic test for individuals with developmental disabilities or congenital anomalies[J].Am J Hum Genet，2010，86(5)：749-764.

[4] Cooper G M，Coe B P，Girirajan S，et al. A copy number variation morbidity map of developmental delay[J]. Nat Genet. 2011，43(9)：838-846.

[5] 潘虹，于丽，马京梅，等. 435 例先天缺陷儿细胞遗传学分析[J].中华围产医学，2012，15(9)：564-566.

[6] 潘虹. 额外小标记染色体的特点、产前诊断和遗传咨询[J].中华围产医学，2012，15(10)：588-591.

[7] 潘虹，吴希如. 比较基因组杂交技术及其在医学遗传学中的应用[J].中华儿科，2006，44(2)：150-152.

[8] 李美蓉，王小竹，杨艳玲，等. 用 MLPA 方法对原发性智力低下患儿进行亚端粒重排的分析研究[J].中华医学，2009，89(40)：2839-2842.

第三节　核外遗传物质——线粒体

线粒体（mitochondrion）是真核生物存活所必需的细胞器，它通过呼吸链氧化磷酸化系统合成三磷酸腺苷(adenosine triphosphate,ATP)，为细胞的代谢通路、信号转导和凋亡提供能量支持。线粒体控制着几条代谢通路，包括三羧酸循环（krebs cycle）、β氧化和脂肪及胆固醇的合成。动物体内 80%以上的动力来源于线粒体，所以，线粒体又被称为细胞的动力工厂。由于线粒体的重要作用，如果线粒体发生异常，则会引起严重的疾病。本节即对线粒体的生物学、线粒体基因突变以及线粒体病进行介绍。

一、线粒体的生物学基础

（一）线粒体的结构

线粒体是双重膜细胞器，分为外膜、内膜、膜间隙和基质腔。虽然传统上认为线粒体是微小的、独立的细胞器，但是它构成了一个复杂的分支网络系统。外膜是一层平滑而连续的膜，它是线粒体的边界膜；内膜贴附于外膜的内侧，向线粒体内室弯曲突出形成嵴。内膜含有三类不同功能的蛋白质：①呼吸链的酶复合体，执行氧化还原反应。②ATP 合成酶复合体，在线粒体基质内合成 ATP，膜部为质子通道。③特异性转运蛋白质，调节代谢物进、出基质。膜间隙，它的基本成分于胞液相同，其中存在与内膜疏松结合的细胞色素 C。这些细胞色素 C 可以参与细胞凋亡的信号传导，对凋亡的调控具有关键性作用，提示线粒体也与细胞凋亡相关。基质，是充满内室的液态物质，内含数百种酶，包括丙酮酸与脂肪酸氧化的酶，三羧酸循环全部的酶等。

不同种类组织中的线粒体数量主要由该组织对于能量依赖的程度决定。由于神经元、心肌细胞和骨骼细胞对于能量变化最为敏感、依赖程度最大，因此他们中的线粒体数量最多。线粒体拥有自己的遗传物质（mtDNA），每个细胞通常具有一百至数百个线粒体，而每个线粒体内又含有 2～10 个复制的 mtDNA，故每个细胞可具有数千个 mtDNA。人类的 mtDNA 是闭环双链 DNA，长度大约 16 569bp，mtDNA 非常紧凑，没有内含子。除替位环（displacement loop，D-环，D-loop）外，只有 87bp 不参与基因的编码。D-环（D-loop）是长约 1kbp 的非编码区，包括：mtDNA 重链复制的起点（OH）、轻、重链的转录启动子（PH 和 PL）以及 4 个高度保守序列，与 mtDNA 的复制、转录密切相关。此外，mtDNA 不与组蛋白结合，缺乏 5-甲基胞嘧啶。根据双链中的 G 和 C 含量的不同，将 G 含量高的链称为重

（heavy，H）链，C 含量高的链称为轻 (light,L) 链。在 mtDNA 中包含 13 个蛋白基因、22 个 tRNA 基因和 2 个 rRNA（基因 16S rRNA 和 12S rRNA）。13 种蛋白质是组成呼吸链与 ATP 酶复合体的成分，具体编码复合体 I 的 7 个亚单位：ND1,ND2,ND3,ND4,ND4L,ND5 和 ND6；复合体Ⅲ 的 1 个亚单位：cyb；复合体Ⅳ 的 3 个亚单位：COI,COII 和 COⅢ；复合体 V 的 2 个亚单位：ATP 酶 6 和 ATP 酶 8。虽然线粒体拥有自己的蛋白质合成系统，但是 mtDNA 自身复制、修复、转录和翻译需要的酶仍然完全依赖于核基因。

（二）线粒体 DNA 的复制和转录

mtDNA 可以连续的复制，它的复制是独立的，不依赖于细胞核的分裂。核基因编码的线粒体聚合酶 γ（POLG）、胸苷激酶 2 和脱氧鸟苷激酶调控 mtDNA 的复制。复制时，由重链的复制起始点开始，单方向进行，直到新合成的重链越过轻链的起始点后，轻链才开始复制，同样是单一方向。mtDNA 的转录启动子位于 D-Loop 区，双向同时进行。

转录为多顺反子，即在同一链上的所有编码区被转录，然后经修饰后形成成熟的 RNA。mtDNA 的转录是双向同步进行的，即在线粒体 DNA 的 H 链和 L 链上各有一个启动子（PH 和 PL），从各自的启动子开始全长对称转录合成前体 RNA。mtDNA 转录产物是为组成线粒体核糖核蛋白体的两种 rRNA、参与蛋白质合成的 22 种 tRNA 和翻译成多肽的 13 种 mRNA。研究表明，线粒体 RNA 聚合酶(POLRMT)需要有转录因子 A(mitochondrial transcription factor A, TFAM)和转录因子 B1(mitochondrial transcription factor B1, TFB1M) 或转录因子 B2（ mitochondrial transcription factor B2,TFB2M ）的参与才可以启动转录，其中 TFAM 可以改变 L 链启动子的结构使得其可以被 POLRMT 识别。

线粒体 mRNA 的转录是在线粒体的核糖核蛋白体上完成的。由于 mtDNA 上的基因排列紧密，mRNA 几乎不需要转录后修饰就可以直接作为蛋白质合成的模板，因此 mRNA 的合成与蛋白质的翻译相互偶联。线粒体内蛋白质的合成是从甲酰蛋氨酸开始，且它的遗传密码与核基因有所不同，比如 UGA 编码色氨酸而非终止密码子；线粒体内的终止密码子为 AGA 和 AGG,而它们在核基因中却编码 Arg。mtDNA 编码的蛋白质全部为疏水片段，都留在线粒体中参与呼吸链与 ATP 合酶亚基的组成。

（三）mtDNA 的修复

由于线粒体 DNA 不编码任何修复酶基因，长期以来人们认为线粒体缺乏 DNA 修复机制。碱基切除修复（base excision repair，BER）是修复由活性氧所致的 DNA 损伤的主要机制。近年来在线粒体提取物中检测到了一定量的修复因子，其中大多数是参与清除 mtDNA 中单个突变碱基的碱基切除修复途径的酶，例如 DNA 聚合酶 γ（poly γ）、DNA 糖基化酶、AP 核酸内切酶和 DNA 连接酶等，它们均由核基因编码。

DNA 聚合酶 γ（Poly γ）：它是存在于人线粒体中唯一的 DNA 聚合酶，由核基因编码，完整的 Poly γ 包含两个亚基，一个较大的催化亚基 Poly γ A(140 ku) 和一个较小的调节亚基 Poly γ B(55 ku)。大亚基除了主要的聚合酶作用外，还有 3'-5'核酸外切酶的作用，在碱基切除修复中去除 5'脱氧核糖核酸(dRP)。小亚基 Poly γ B 有增加大亚基持续合成的能力，在碱基切除修复中起到增强催化亚基的作用，通过识别 RNA 引物激发 mtDNA 的合成。

DNA 糖基化酶：DNA 糖基化酶包括尿嘧啶 DNA 糖基化酶，8－氧鸟嘌呤 DNA 糖基化酶，胸腺嘧啶乙二醇 DNA 糖基化酶,3-甲基腺嘌呤 DNA 糖基化酶等。它们分别识别不同损伤类型的碱基,在 EBR 中发挥不同的作用。

AP 核酸内切酶：AP 主要由 DNA 糖基化酶切除损失的碱基后产生,此外碱基和脱氧核糖之间的 N-糖键自发的不稳定发生断裂也可形成 AP 位点。人的一种主要 AP 核酸内切酶由 APEI 基因所编码。

DNA 连接酶：为了完成碱基切除修复途径，有缺口的 DNA 必须通过连接酶连接起来。DNA 连接酶Ⅲ通过选择翻译的起始位点生成的蛋白质可以定位到线粒体中。细胞培养及动物实验证实了 DNA 连接酶Ⅲ对于 mtDNA 的维护是必需的，但与 nDNA 不同的是，它的这种修复作用不依赖于 XRCC1，具体机制尚不十分清楚。

人们曾经认为哺乳动物线粒体中没有重组发生或者极少发生，然而一系列证据支持哺乳动物线粒体中存在 DNA 重组的说法。比如顺铂诱导产生的链间的十字交叉在核中可以通过同源重组的途径修复，在线粒体中也可被修复。线粒体转录因子 TFMA 是唯一已知的存在于哺乳动物线粒体中的转录因子。尽管报道人的 TFAM 并不是很丰富，但它足够覆盖 mtDNA 的全部区域。这提示人的 mtDNA 并不裸露，对诸如活性氧之类的反应物的攻击有一定的防护能力。TFAM 优先与十字型结构的 DNA 和顺铂修饰的 DNA 结合，而这样的 DNA 分子往往是重组修复潜在的作用底物。

（四）线粒体 DNA 的传递

mtDNA 是通过母系遗传方式遗传的。大多数学者认为从理论上父系的 mtDNA 不能通过精子进入卵子，因此胚胎中仅有母系 mtDNA 存在。到目前为止，有 1 例报道证实父亲将位于 mtDNA 复合物 Ⅰ 基因上的一个 2bp 的缺失传递给了下一代。但是，检测通过精子胞内注射的新生儿，其父系 mtDNA 的百分比在 0.001% 以下。目前也发现一些关于卵子中可以选择性的降解精子的证据。另外，在散发的线粒体肌病患者中也未发现父系的线粒体。当父亲还存在其他的变异使父系线粒体可以复制，这些父系 mtDNA 就能够保留在合子中，最终在成熟个体中存活下来，这种 mtDNA 遗传方式称父系渗漏（paternal leakage），但是这是极为少见的。因此，即使父系遗传存在，在遗传咨询中，mtDNA 的母系遗传还是普遍接受的。

（五）mtDNA 的同质性和异质性

每个细胞中可能有上千个 mtDNA 分子，在大多数情况下，他们的序列都是一致的，我们称为同质性（homoplasmy）。但是，当体细胞发生 mtDNA 突变并随着年龄的增长而逐渐累积到一定程度时，可能会对该种组织产生一定的作用。体细胞 mtDNA 突变的最常见的原因就是来源于呼吸链本身的自由基。细胞中野生型 mtDNA 和突变型 mtDNA 以某种比例共存称为异质性（heteroplasmy），这也是最常见的线粒体病的原因。异质性这个概念对于理解突变 mtDNA 和线粒体病患者临床表现多样性的关系非常重要。

线粒体在细胞有丝分裂过程中一随机分离的方式进入子代细胞，母体突变的 mtDNA 随机分离进入子细胞后，突变的 mtDNA 在子细胞的线粒体中所占的百分比会发生改变，这一现象是通过卵母细胞的"遗传瓶颈"实现的。卵母细胞中有 150 000 个 mtDNA，在卵子细胞形成时仅有少量的 mtDNA(大约 100 个)，这个 mtDNA 锐减的过程称为"遗传瓶颈"，是造成不同组织、不同细胞突变 mtDNA 所占比例不同的主要原因。

（六）线粒体的转运

线粒体有一个复杂的系统转运核基因编码的呼吸链相关蛋白，这些蛋白可能有一个 N 端的氨基酸序列，它可被线粒体外膜的受体识别，受体帮助这些蛋白转运至线粒体内并且转运至正确的位置。受体的识别非常重要，它是蛋白转运至正常位置并且发挥作用的基础。当线粒体转运系统发生异常也会引起线粒体病，例如 Mohr-Tranebjaerg 综合征，是由于线粒体内膜转位酶是 DDP/TIMM8A 基因变异所致，患者常有感觉神经性耳聋，儿童期发病，成年后出现影响脑及视神经的进行性神经病变[1-3]。

二、线粒体 DNA 的突变

线粒体 DNA(mtDNA) 上的变异非常多，mtDNA 的突变率一般为 nDNA 的 10 倍（表 13-3-1）。其原因主要是：①mtDNA 所处的环境，线粒体不但产生能量同时也生产大量的高超氧化物，这些使得 mtDNA 更易受到损伤。②虽然 mtDNA 存在修复机制，但是非常有限。由于缺乏类似 nDNA 所具有的多种不同的 DNA 损伤修复机制，mtDNA 发生损伤后，突变难以修复。③mtDNA 缺乏像 nDNA 与组蛋白的结合而形成的保护，也使得 mtDNA 易被损伤。

表 13-3-1　线粒体基因组上的常见突变及相关疾病

疾病	突变	突变所在基因
慢性进行性眼外肌麻痹（CPEO）	3243	*tRNALeu（UUR）*
	3243	*tRNALeu（UUR）*
	11084	*ND4*
线粒体脑肌病伴高乳酸血症和卒中样发作(MELAS）	3271	*tRNALeu（UUR）*
	13513	*ND5*
	3460	*ND1*
肌阵挛性癫痫伴破碎红肌纤维病（MERRF）	8344	*tRNALys*
	8356	*tRNALys*
Keams-Sayre 综合征（KSS）	Del/Dup	
	8344	*tRNALys*
	3243	*tRNALeu（UUR）*
	8993	*ATPase 6*
	13513	*ND5*
	8344	*tRNALys*
	1624	*RNR1*
亚急性坏死性脑病（Leigh）	10158	*ND3*
	10191	*ND3*
	10197	*ND3*
	14459	*ND6*
	14487	*ND6*
	11777	*ND4*
Leber 遗传性视神经病（LHON）	11778	*ND4*
	14484	*ND6*
	3460	*ND1*
视网膜色素变性共济失调性周围神经病(NARP)	8993	*ATPase 6*
Pearson 综合征	Del/Dup	
糖尿病伴耳聋	3243	*tRNALeu（UUR）*
心肌病	3243	*tRNALeu（UUR）*
	4269	*tRNAIle*
	4317	*tRNAIle*
	3260	*tRNALeu（UUR）*
耳聋	1555	*RNR1*
	7445	*COI*

mtDNA 上的这些变异一部分是多态位点，一部分是致病的突变。mtDNA 上的多态位点在同种族人群中存在人与人之间的差异，而在不同种族的人群中的差异更大。这些多态位点根据特定的模式可以组成单倍体型（haplotype），单倍体型不但可能影响线粒体的功能，例如衰老的速度、疾病的易感性以及对于 mtDNA 突变的修饰作用；而且 mtDNA 单倍体型可以用于人类群体遗传学的研究，例如研究某个种族的起源和人类全球化的迁徙。因此单倍体型是一个非常重要，也是非常有用的研究工具。

由于线粒体病临床表型多样、突变点种类繁多和突变携带者众多，因此对于线粒体突变发生率和人群携带比例的流行病学研究非常困难，而且由于上述特点，必然导致实际的人群携带线粒体突变比例要高于目前研究得到的结果。例如，研究发现 mtDNA A3243G 突变在芬兰北部的人群发生率是 16.3/10 万；在肥大性心肌病患者中的发生率是 14%；在眼外肌麻痹患者中的发生率是 13%；在母系遗传性耳聋患者中的发生率是 13%；在特发性脑卒中患者中的发生率是 6.9%。mtDNA 上的突变与核基因相似，也可以分为点突变和 mtDNA 重排。

（一）mtDNA 的缺失

mtDNA 缺失是最早发现的线粒体基因组上的突变，也是最早发现与疾病相关的突变。缺失可以发生在 mtDNA 环的任何部位，缺失的大小可以从 1 个碱基到几千个碱基。最常见的缺失是大于 5 kbp 的缺失，跨越细胞色素 b 基因和编码细胞色素氧化酶 II 亚基基因，包括 tRNA 基因和编码蛋白的基因。

mtDNA 缺失可以是单一的缺失，也可以是多个缺失，这些缺失的长度可以不等。单一缺失在人群中的发生率大约为 1.2/10 万。缺失是以异质性的形式存在的，不同组织中缺失的 mtDNA 分子比例不一致，而且会随着时间变化而变化。单一缺失是最常见的 mtDNA 缺失突变，他可以发生于卵子中，从而传递给后代，但是后代中有多个携带 mtDNA 缺失的病例非常少见，携带缺失突变的妇女将突变传递给后代的概率大约为 4%。

在一些患者体内可以发现 mtDNA 的重复，但是这些重复本身是不致病的，它可能是产生 mtDNA 缺失的中间体。大的 mtDNA 缺失可以引起一些特定的综合征，例如慢性进行性眼外肌麻痹(Chronic progressive external ophthalmoplegia，CPEO)、Keams-Sayre 综合征和 Pearson 综合征；而一些小的 mtDNA 缺失，包括发生在细胞色素氧化酶系统和呼吸链复合物 I 上的微小缺失都可以引起一系列的临床症状。值得注意的是这些缺失的造成病理生理学表现可能与临床表现并不相同。

（二）mtDNA 的点突变

1988 年 Wallace 首次报道线粒体 DNA 点突变可以引起线粒体病，目前已经发现了 300 多种与线粒体病相关的 mtDNA 的点突变。根据点突变的性质可以分为同义突变、错义突变和无义突变等；根据突变所在的基因和功能可以分为蛋白编码基因的突变和影响线粒体中蛋白质合成的突变，前者是在线粒体 13 个蛋白质编码基因中的突变，突变大多为错义突变和无义突变；后者是发生在 tRNA 基因和 rRNA 基因上，改变其序列的突变，它们并不直接影响蛋白中氨基酸的构成，但是会影响线粒体内蛋白质的合成效率、降解速率以及蛋白质的修饰和加工，从而使线粒体呼吸链中的酶复合物功能受损，引起临床症状。这些突变可以引起的临床表型非常广泛，例如线粒体脑肌病伴高乳酸血症和卒中样发作（mitochondrial myopathy，encephalopathy，lactic acidosis，and stroke-like episodes，MELAS）、肌阵挛性癫痫伴破碎红肌纤维病（myoclonic epilepsy associated with ragged red fibers，MERRF）、Leber 遗传性视神经病（Leber hereditary optic neuropathy，LHON）和 Leigh 综合征。Leigh 综合征又称亚急性坏死性脑病（sub-acute necrotizing encephalopathy）等。突变也可以引起一些单一的临床症状，例如糖尿病、心肌病、传导性耳聋和肌红蛋白尿等，但是随着疾病的进展和年龄的增长，患者也可能出现其他的临床症状。

（三）mtDNA 突变的致病机制

mtDNA 突变所引起的临床症状十分复杂，同一家系中携带同一突变的患者临床症状也不相同，有的致死，有的却没有任何的临床症状，目前机制尚未完全清楚，据研究主要与下列因素相关：①mtDNA 突变异质性，即突变的 mtDNA 和正常的 mtDNA 共存于细胞。衡量 mtDNA 突变体异质性程度的重要指标之一是突变负荷，突变负荷指发生突变的 mtDNA 占全体 mtDNA 的百分比。突变负荷往往决定 mtDNA 疾病发生及其临床表型。②突变阈值效应，突变型与野生型 mtDNA 的比例以及该种组织对线粒体 ATP 供应的依赖程度决定了其是否发病；突变 mtDNA 需要达到一定比例，才足以引起组织器官功能改变，即阈值效应。当异质性 mtDNA 的突变负荷较低时，突变型 mtDNA 的作用可能被掩盖，由野生型 mtDNA 发挥补偿作用。③遗传背景的影响，遗传背景的影响一直受到关注，核基因的修饰以及 mtDNA 单倍体型和 mtDNA 复合突变的作用使同样的突变在不同个体中的发病与否、病情的轻重有所差别。遗传背景在疾病的发生过程中所起的作用，既有促进疾病的发生作用，也有抑制疾病的发生作用。④环境因素的影响，包括药物、营养条件、感染等都会对临床表型产生影响[4-5]。

三、线粒体病

由于线粒体结构或复制数的改变而引起线粒体功能障碍所引发的疾病统称为线粒体病（mitochondrial disease）。线粒体病患者的主要临床特点就是氧化磷酸化功能缺陷和由此引发的一系列复杂多样的临床表现。线粒体病是一种年轻的疾病，从发现至今仅仅50多年的时间，然而人们对它的认识却是突飞猛进。1962年Luft等人首先提出了线粒体病这一概念，发现1例非甲状腺功能异常所致的高代谢患者的骨骼肌细胞中线粒体的形态学发生改变，并伴有氧化磷酸化解偶联的现象，明确了线粒体功能异常可以导致疾病的发生。随后线粒体DNA的发现和人类线粒体基因组全序列的解读为线粒体医学领域奠定了基础。1988年Wallace等人发现了mtDNA点突变可以导致一种母系遗传性视神经病（LHON），从而将人们对线粒体病的认识从生化水平引领到了分子水平。

早在1977年Shapira等人就提出了线粒体脑肌病的概念并一直沿用至今。但是随着研究的深入，人们也面临着巨大的挑战，其一就是线粒体病患者复杂多变的临床表型。病变既可以同时累及多个组织器官表现为各种综合征，如MELAS,MERFF或Leigh综合征等。也可仅以累及单一器官为主，表现类似某些常见病，如糖尿病、心肌病或脑卒中等。

因此线粒体病的诊断标准并不统一，多根据患者的临床表型结合实验室检查和影像学资料并排除其他疾病之后综合判定。肌肉组织化学检查和呼吸链酶活性的测定对于线粒体病的诊断也没有足够的敏感性和特异性。有研究显示携带有mtDNA A3243G突变的患者肌肉活检和酶活性均可正常。有的患者虽然肝脏或心肌组织中的酶活性缺陷，但是在骨骼肌中却是正常。

线粒体病的发病率远比我们想象的高，流行病学研究显示线粒体病在人群中最小发病风险为1/5000，是造成儿童神经代谢病和遗传性神经系统疾病的主要原因。线粒体病为进展性病程，目前仍不可治愈。因此早期诊断、早期治疗对于延缓患者病情发展、缓解症状以及相关的遗传咨询都非常重要。

（一）线粒体病的分类

线粒体病有多种分类方法，目前最常用的分类方法有两种，一是根据疾病的临床表型分类；二是根据引起线粒体病的突变基因的不同分类：

1.线粒体病临床表现分类

线粒体病根据其临床表现可以分为三大类：①线粒体肌病（mitochondrial myopathy）：病变以侵犯骨骼肌为主。多在20岁时起病，也有儿童及中年起病，男女均受累。临床特征为骨骼肌极度不能耐受疲劳，轻度活动即感疲乏，常伴肌肉酸痛及压痛，肌萎缩少见。②线粒体脑病（mitochondrial encephalopathy）：病变以侵犯中枢神经系统为主,主要包括Leber遗传性视神经病（Leber hereditary optic neuropathy, LHON）、Leigh综合征（又称亚急性坏死性脑病, subacute necrotizing encephalopathy）、Alpers病（又称为原发性进行性灰质萎缩病, progressive infantile poliodystrophy）等。③线粒体脑肌病（mitochondrial encephalomyopathy）：病变除侵犯骨骼肌外，尚侵犯中枢神经系统，主要包括线粒体脑肌病伴高乳酸血症和卒中样发作（mitochondrial myopathy, encephalopathy, lactic acidosis, and stroke-like episodes, MELAS）、肌阵挛性癫痫伴破碎红肌纤维病（myoclonic epilepsy associated with ragged red fibers, MERRF）、慢性进行性眼外肌麻痹（chronic progressive external ophthalmoplegia, CPEO）和Keams-Sayre综合征（KSS）等。

2.根据引起线粒体病的突变基因的不同分类

根据引起线粒体病的突变基因的不同可以分为三大类:①mtDNA突变引起的线粒体病,包括mtDNA上的点突变和缺失。②核DNA突变引起的线粒体病。由于呼吸链是由mtDNA和核DNA（nuclear DNA, nDNA）共同编码，因此mtDNA和nDNA突变均可致病，而且70%~75%的儿童原发性线粒体病是由于核基因突变所引起的。这些核基因包括参与组成五个复合酶体的结构基因，复合酶体组装过程中的辅助蛋白质、转运这些蛋白质跨越线粒体内外膜的转运蛋白以及和氧化磷酸化耦合相关的蛋白质等。③核基因组与mtDNA间信息交流缺陷而造成的线粒体病，二个基因组之间的信息交流对于线粒体的数目和mtDNA的复制和修复有直接的调控作用，可以影响mtDNA的复制数，从而引起相应的临床症状。目前已经发现大约170条核基因的突变与线粒体病相关，尚有许多致病的核基因仍不清楚。

（二）线粒体病的特点与一般临床表现

1.线粒体病的特点

由于线粒体在人体内分布广泛，且 mtDNA 具有其自身的特点，通常线粒体病有以下特点：①累及三个以上的组织器官，而以耗能高的器官表现明显，如肌肉、肝脏、神经系统等。②发病年龄范围广泛，可随年龄的不同而有不同的临床表现。③一般来说，mtDNA 突变比例与发病年龄和表型的严重程度相关，突变比例越高发病年龄越早，病情越严重。④常伴有特征性的组织化学异常和生化指标的异常。

2.线粒体病的临床表现

线粒体病的突出特点为多系统病变，临床表现复杂多样。其临床表现可归为下列几方面：①中枢神经系统的表现：癫痫、认知障碍、共济失调、偏头痛、脑卒中样发作、复视、语言障碍、感觉神经性耳聋等。②肌肉疾病：肌无力、肌病、肌张力低下等。③眼部疾病：眼外肌麻痹、眼球活动受限、眼睑下垂，以及皮层盲、色素性视网膜病、视神经病等导致的视力丧失。④系统性损害：身材矮小、糖尿病、心脏症状、胃肠道症状、肝脏衰竭等。上述临床表现在不同的年龄和不同的疾病类型呈现不同的组合。在不同的年龄段，疾病具有不同的临床特点，在相同的年龄段，各种线粒体基因突变导致的组织病变也各不相同。

（三）mtDNA 缺陷导致的线粒体病

1.线粒体脑肌病伴高乳酸血症和卒中样发作

线粒体脑肌病伴高乳酸血症和卒中样发作（mitochondrial encephalopathy, lactic acidosis, and stroke-like episodes,MELAS）是一种累及多器官系统的疾病。临床表现复杂多样，反复发作。发病年龄平均 10 岁，一般在 2～40 岁，大多数患者早期发育正常。后来出现发作性头痛、呕吐、偏瘫、偏盲、偏身感觉障碍等脑卒中样发作，多伴有身材矮小、智能减退、神经性耳聋。血乳酸增高，CSF 多正常，头颅 CT 或 MRI 显示分布在顶叶、颞叶及枕叶的多发性脑梗死，但是病灶与脑部血供分布不一致，另外还可伴有基底节钙化、脑萎缩、脑室扩大等；氢质子磁共振波谱（magnetic resonance spectroscopy, MRS）可见病灶区典型的乳酸盐峰，N-乙酰天门冬氨酸盐/肌酸值正常或略降低，肌活检可见破碎性红纤维（RRF）。现已报道了 31 个 MELAS 综合征相关的 mtDNA 突变，约80%的 MELAS 患者携带有 mtDNA A3243G 突变。该突变位于 *MT-TL*1 基因，影响 tRNALeu 的立体构象从而干扰 tRNALeu 的氨酰化、加工、转录后修饰以及蛋白质的合成。其他致病突变还包括 *MT-TL*1 基因 T3271C 突变，*MT-TV* 基因 G1642A 突变，*MT-CO*3 基因 T9957C 和 *MT-ND*5 基因上 A12779G，A13045C，G13513A 和 A13514G 突变等。

2.肌阵挛性癫痫伴破碎红肌纤维病

肌阵挛性癫痫伴破碎红肌纤维病（myoclonic epilepsy associated with ragged red fibers, MERRF）是一种进行性神经退行性疾病，中枢神经系统出现选择性的神经细胞变性、胶质细胞增生和神经传导通路脱髓鞘。多见于儿童，几乎所有病人的首发症状为肌阵挛，肌阵挛、癫痫和肌肉活检有破碎红纤维为本病的三大特征。此外常见症状还包括肌病、中枢神经系统症状、大脑共济失调、视神经萎缩、听力下降。非神经系统症状可出现心动过速和脂肪瘤。血乳酸可增高，CSF 多正常。MRI 主要表现为大脑和小脑萎缩。MERRF 已报道的突变有 8 个位点，包括 611G→A，3255G→A，8296A→G，8344A→G，8356T→C，8361G→A，8363G→A 和 12147G→A，其中最常见的致病突变为 *MT-TK* 基因上的 A8344G。高突变比例的 A8344G 可使线粒体内的蛋白质合成下降，赖氨酸含量高的蛋白质尤为明显，线粒体耗氧量和呼吸链的功能均下降。有时，可能出现 MERRF 与 MELAS 表型并存，形成了 MERRF 和 MELAS 重叠综合征。

3. Leigh 综合征

Leigh 综合征，又称急性坏死性脑病（subacute necrotizing encephalopathy），是一种进行性神经退行

性疾病，病变的主要特征为脑干、间脑或基底节区出现局部双侧对称性海绵样损害，Leigh 综合征的平均发病年龄为 1.5 岁，可分为婴儿型和迟发型，大部分患者为婴儿型。表现为精神运动发育迟缓、肌张力低下、共济失调、不自主运动、呼吸节律异常及惊厥、喂养困难等。病情进展快，多在发病几年内死亡。脑脊液和血乳酸高，脑脊液更明显，肌肉活检正常。MRI 检查表现为对称性的纹状体以及脑干出现长 T1 和 T2 信号的病灶。15%～20%的 Leigh 综合征是由 mtDNA 突变引起，常见的突变点有 T8993C/G，T10158C 和 T10191C；80%左右的 Leigh 综合征的是由核基因突变所致，最常见的基因是 SURF1。

4.Leber 遗传性视神经病

Leber 遗传性视神经病（Leber hereditary optic neuropathy,LHON）是最常见 mtDNA 突变导致的线粒体病，发病率大约为 11.82/100 000。突变为器官特异性疾病，主要侵袭视网膜胶质层细胞，临床上呈急性或亚急性起病，患者年龄范围为 5～80 岁，青中年多发，其中 80%～90%为男性。临床表现为双眼同时或先后相继受累，病变主要累及视盘黄斑束纤维。初期常表现为视盘炎、眼底呈以缺血为主的视神经变性导致视神经退行性变、急性或亚急性中心视力下降等，常伴有色觉障碍并伴发周围神经的退化、心脏传导阻滞和多发性硬化等症状。95%的患者是由 mtDNA 上的 G11778A，G3460A 和 T14484C 引起，这三个突变分别位于 MTND4，MTND1 和 MTND6 基因上。其中 G11778A 最常见，占 56%；其次是 G3460A，占 31%；最后是 T14484，占 6.3%。除了上述的三个主要突变，还有次要突变位点和单倍体型，它们影响主要突变的表达，从而影响疾病的表型，例如 T14484 突变位点出现于线粒体 J 单倍体型时，LHON 的发病率提高了 8 倍；mtDNA 次级突变 T4216C 和 G13708A 等突变也会增加有 11778 和 14484 突变患者的 LHON 的发病风险。

5.慢性进行性眼外肌麻痹和 KSS 综合征

慢性进行性眼外肌麻痹（chronic progressive external ophthalmoplegia，CPEO）是成人中最为常见的线粒体疾病之一。其特点为进展性眼肌麻痹导致上睑下垂和眼运动障碍。上睑下垂常为首发症状，可以单侧出现继而累及双侧。任何年龄均可发病，多在 20 岁以前。可伴有四肢近端肌无力。在某些患者中检测到了 mtDNA 的点突变（A3243G，G12316A）。

KSS 综合征（Kearns-Sayre syndrome,KSS）是一种散发性的线粒体病，也主要在 20 岁以前发病，当患者具有眼外肌瘫痪、视网膜色素变性和心脏传导阻滞时，称为完全型 KSS；当患者仅有眼外肌瘫痪或伴有其他一项时，称为不全型 KSS。患者也常常表现为其他神经系统症状，如大脑共济失调、认知受损和耳聋；非神经系统症状包括心肌病、完全传导阻滞、身材矮小、内分泌系统疾病和吞咽困难。实验室检查可发现乳酸血症；头 CT 显示基底节钙化(5%)；MRI 检查表现为脑萎缩和双侧皮层下白质广泛的长 T2 信号，脑干、苍白球、丘脑和小脑高信号损害；肌肉病理检查发现 RRF(98%)；眼底检查可见椒盐状改变但视野正常。也有学者将 20 岁前发病、伴视网膜色素变性的 CPEO 称为 KSS，认为 KSS 是 CPEO 较为严重的一型。还有学者认为 KSS 至少具有下列三个特征的一个：①心脏传导阻滞。②脑脊液蛋白超过 1.0g/L。③小脑共济失调。

大部分 KSS 和 CPEO 与 mtDNA 的单一大片段缺失(2～8kbp)有关，占 80%。常见缺失从 8 482 到 13 459，共 4 977bp，在缺失的两端还有 13bp 的同向重复。其次有些病人在 10 204～13 761，或 10 208～13 765 出现 3 558bp 缺失。缺失常常出现在重链或轻链复制的启动子、12S 或 16S rRNA 基因、重链复制的开始部位。部分与点突变有关。目前已报道的点突变超过十余种，常见的突变包括：3254C→T，4274T→C，5703G→A 和 12315G→A。

6.Pearson 综合征

Pearson 综合征（Pearson syndrome）是一种罕见的婴儿期疾病，以铁粒幼细胞性贫血和胰腺外分泌失常为特点，患儿常早期死亡。存活下来的患儿血液系统症状有所改善，但开始表现为 KSS 症状。这些患儿的所有组织中往往携带有 mtDNA 大片段缺失且突变率较高。

7.视网膜色素变性共济失调性周围神经病

视网膜色素变性共济失调性周围神经病（neuropathy ataxia and retinitis pigmentosa，NARP），发病年龄从青少年期到成年早期，临床特点为感觉性周围神经病、视网膜色素变性和小脑共济失调，这三大临床表现有时不全部出现，其他症状还包括发育落后、痴呆、惊厥、近端肢体无力。血液乳酸水平正常；肌活检一般无 RRF。该综合征已在多个家系中报道且与 *MT-ATP*6 基因的 T8993G 突变相关。患者的遗传异质性决定了临床症状的严重性：女性携带者或症状较轻的女患者突变率小于 70%；突变率为 70% ~ 90% 时，表现为 NARP；突变率超过 90% 时，表现为 Leigh 综合征。因此，常可见到 NARP 和 LS 在同一家系中并存。

（四）核 DNA 突变引起的线粒体病

氧化磷酸化系统中 72 个亚基都是由 nDNA 编码的，目前的研究显示与线粒体疾病相关的核基因约有 1 013 条。但是核基因突变的研究相对较少，这从某种程度上也说明了核基因上的这些突变的危害，受影响的胎儿往往在发育早期就流产了。虽然偶有迟发型病例的发现，但已报道的 nDNA 突变通常发生在新生儿期或婴幼儿期。目前已经明确了一些疾病是由于编码线粒体蛋白质的核基因突变所引起的。这些突变所涉及到的蛋白质参与了 Krebs 柠檬酸循环、β 氧化和尿素循环。参与 mtDNA 的复制，维持 mtDNA 稳态或者编码呼吸链蛋白质的核基因发生突变通常会引发与 mtDNA 原发突变相同的临床表型。而其他的突变往往引发不同的临床表型，如进展性神经退行性疾病。

1.细胞色素氧化酶缺陷

细胞色素氧化酶（cytochrome oxidase,COX）缺陷是儿科常见的线粒体病生化和组化上的表型，它可能是最为常见的呼吸链功能缺陷，而且具有遗传异质性。已有一些 mtDNA COX 基因上突变的报道，这些突变可以导致一系列的临床表型，包括单纯性肌病，MELAS，铁粒幼细胞贫血，脑肌病和运动神经元疾病样表型。但是还没有在编码的 COX 亚基的核基因上发现突变。

在参与 COX 组装和维持其稳定的核基因上已发现了多种突变，包括 SCO2,SURF1,COX10,COX15 和 LRPPRC。他们会导致常染色体隐性遗传的 COX 缺乏综合征，通常于出生早期发病，表现为 Leigh 综合征，肌病或脑肌病、乳酸中毒，呈进展性或早期死亡。肌肉活检显示严重的 COX 缺乏后可经酶学分析证实。

BSCIL 基因突变可导致复合体Ⅲ组装缺陷，该基因突变较为罕见，表现为 Leigh 综合征或生长发育停滞-氨基酸尿症-胆汁淤积-铁中毒-乳酸酸中毒-早期死亡综合征（GRACILE）。还有研究报道复合体Ⅴ缺陷的患者是由于 ATP12 组装蛋白基因突变所致。

2.泛癸利酮缺陷

泛癸利酮是呼吸链中必不可少的脂溶性辅酶，它参与线粒体中呼吸链的质子和电子的传递，成为产生 ATP 的关键分子。它从复合物Ⅰ和Ⅱ中接受电子，也是复合物Ⅲ的辅酶。泛癸利酮缺陷患者的临床表型多样，患者可表现为线粒体脑肌病、线粒体肌病、共济失调和反复的肌红蛋白尿，并伴有惊厥、智力发育迟滞和视锥细胞束征。肌活检可以发现 RRF 和肌肉细胞内脂肪贮积，或者没有任何的特异性改变。肌肉泛癸利酮水平检测发现是正常人的 26% ~ 35%。目前该病的机制不清，也未发现核基因上的突变位点。泛癸利酮治疗有效。

（五）核基因组与 mtDNA 间信息交流缺陷而造成的线粒体病

mtDNA 的稳定、复制和修复有赖于 nDNA，因为 nDNA 编码一系列的蛋白质参与 mtDNA 的复制、转录、翻译和修复。如果 mtDNA 的稳定、复制和修复所需蛋白的 nDNA 突变，能够导致线粒体不同长度的片段缺失和不同程度的数量减少，导致多种 mtDNA 的缺失或损耗。mtDNA 这种改变导致多种呼吸链复合物功能缺陷，线粒体动力学受到影响（表 13-3-2）。

1.腺嘌呤易位因子 1（ANT1）

ANT 即 ADP/ATP 易位因子是线粒体内膜中含量最为丰富的蛋白质，以同源二聚体的形式存在，是 ADP 与 ATP 出入线粒体基质的通道。因此 ANT 可以调控胞质和线粒体中腺嘌呤的浓度。ANT1 为 ANT 的一个亚型，在骨骼肌、心肌和脑组织中特异性表达。ANT1 基因的突变可导致成人型常染色体显性 CPEO 并伴有骨骼肌中破碎红纤维和骨骼肌中多种 mtDNA 的缺失突变。

表 13-3-2　核基因突变影响的线粒体功能以及相关临床表型

核基因	对 mtDNA 的影响	临床表型
腺嘌呤易位因子 1（ANT1）	多发缺失（deletion）	慢性进行性眼外肌麻痹（CPEO）
Twinkle 蛋白	多发缺失（deletion）	慢性进行性眼外肌麻痹（CPEO）
线粒体 DNA 聚合酶γ（POLG）	多发缺失（deletion） 线粒体缺乏（depletion）	慢性进行性眼外肌麻痹（CPEO）
脱氧鸟苷激酶（deoxyguanosine kinase）	线粒体缺乏（depletion）	早发的肝脑综合征
胸腺嘧啶激酶（thymidine kinase）	线粒体缺乏（depletion）	早发型肌病

2.Twinkle 蛋白

Twinkle 是由 C10orf2 基因编码的六聚体 5′-3′ 的 DNA 解旋酶，可以解开 mtDNA 的复制叉。抑制 Twinkle 蛋白可导致 mtDNA 快速减少，而过度表达则导致 mtDNA 的累积，表明了 Twinkle 在调控 mtDNA 复制数上发挥着重要作用。Twinkle 与线粒体转录因子 A 和线粒体单链 DNA 结合蛋白共定位，他们一起维持 mtDNA 的稳定。导致常染色体显性的进展性眼外肌麻痹的突变定位于或接近于全酶的亚基相互作用位点。

C10orf2 基因突变的典型临床表型包括进行性眼肌麻痹。也有报道它还与肌病、心肌病、轴索神经病、糖尿病、耳聋和骨质疏松相关，肌肉活检显示肌病伴破碎红纤维的改变。有报道称一携带有 Twinkle 突变的病人表现为 SANDO（sensory ataxia，neuropathy，dysarthria，and ophthalmoplegia）。

3.线粒体 DNA 聚合酶γ的突变

线粒体 DNA 聚合酶γ（POLG）是一个异源二聚体，由一个 140ku 的 α 亚基和一个 41ku 的 β 亚基组成。它位于线粒体内膜与 mtDNA 的复制密切相关。α 亚基为催化亚基，具有聚合酶和外切酶活性。β 亚基促进 DNA 的结合以及 DNA 的合成。POLG 的突变与一系列的临床表型相关，如帕金森病、Alper 综合征、SANDO 综合征、眼外肌麻痹、男性不育、性早衰和白内障等。

人类 POLG 基因含有一 10-CAG 重复，编码多聚谷氨酸盐。此处微卫星的改变，比如重复次数少于或多于 10 次的与男性不育相关。POLG 突变还可引发 Alpers 综合征，它是一种临床表型以癫痫、皮质盲、微结节型肝硬化和偶发精神运动倒退为特点的常染色体隐性疾病。虽然也有成人病例的报道但是发病年龄通常在生后的几周或几年内。在常染色体显性或隐性 PEO 病人中都发现了 POLG 基因的突变。许多病例临床表型复杂，可以表现为 PEO 或神经病、共济失调、智力倒退、精神疾病、耳聋和白内障。肌肉活检显示破碎红纤维、COX 阴性纤维、多重呼吸链功能缺陷和 Southern 印迹显示多重 mtDNA 缺失。

4.脱氧鸟苷激酶和胸腺嘧啶激酶的突变

mtDNA 缺乏综合征通常发生于新生儿或婴幼儿期，表现为肌病、肝功能障碍、乳酸中毒和罕见的 Toni Fanconi 综合征。其他报道中描述病人表现为肌病和进展性脑肌病。研究发现患者的呼吸链功能缺陷和存在不同程度的 mtDNA 缺乏。一些患者的组织中仅存有 1% 的 mtDNA，这样的患者通常于出生后几周死亡。发病年龄越晚 mtDNA 缺乏的程度越轻。脱氧鸟苷激酶基因的突变通常导致早发的肝脑综合征，而胸腺嘧啶激酶基因突变则导致晚发型肌病。

虽然 mtDNA 缺乏综合征患儿出生后即存在 mtDNA 严重不足，但是他们在出生之前的发育却是正常的。一项培养 mtDNA 缺乏综合征患儿纤维母细胞的研究显示，患儿的线粒体只有在 S 期进行复制，而正常对照细胞中线粒体的复制是独立于细胞周期的。S 期时患儿细胞呈指数性增殖能够维持 mtDNA 的正常水平，但是这种增殖会在静止期下降。对于这种现象的解释归结于 mtDNA 利用胞液中脱氧核苷酸的能力，这些脱氧核苷酸产生于 nDNA 复制过程中，然而原料不足以支持患儿 mtDNA 在其他细胞周期进行复制。胎儿可以正常发育是因为细胞高效率增殖可以维持 mtDNA 的复制，而出生之后，当细胞增殖能力下降到不能维持正常 mtDNA 水平时就会导致随后的生化代谢失调。这也说明了出生后及时补充核苷酸（dGMP 和 dAMP）可以达到预防 mtDNA 缺乏综合征的目的。这种方法的有效性已经体外验证，但尚未应用到患者身上。mtDNA 缺乏综合征是一种遗传异质性疾病，可导致婴幼儿致死性缺乏综合征的其他基因也已被发现。胸腺嘧啶磷酸化酶突变所引发的线粒体神经消化道脑肌病（mitochondrial neurogastrointestinal encephalomyopathy，MNGIE）也可导致 mtDNA 缺乏，但没有婴儿型那样严重。MNGIE 与血液中高胸腺嘧啶相关，这在某种程度上干扰了线粒体核苷酸池。ANT1 和 POLG 基因的突变可以导致 mtDNA 缺乏，但多以中等程度的缺乏综合征形式存在[6-8]。

（六）mtDNA 和肿瘤

近来研究发现肿瘤亦与线粒体的突变相关。肿瘤细胞具有异常快速的分裂增殖能力，因此能量需求很高。多种肿瘤以及肿瘤细胞系中发现了 mtDNA 突变，这些突变可能是通过细胞生成能量的改变和调节凋亡而导致肿瘤。另外，还有研究表明在一些因素的作用下，如细胞内线粒体受损伤崩解时 mtDNA 可游离出线粒体膜外，而细胞内核酸降解酶活性下降，游离于细胞质中的 mtDNA 分子不能有效清除，mtDNA 可能像致癌病毒那样通过核膜，随机整合到核 DNA 中，抑制抗癌基因或激活原癌基因，引起细胞增殖分化失控，导致癌症发生。

在人类的多种肿瘤中发现了多种 mtDNA 的变异，这些异常包括缺失突变、点突变、插入以及复制数的改变。

1.缺失突变

Pang 等人于 1994 年首次报道了在人类皮肤鳞状细胞癌中存在有 mtDNA 的大片段（4 977bp）缺失突变。随后，研究人员在人类的多种肿瘤中都发现了 mtDNA 的大片段缺失，如乳腺癌、子宫内膜癌、食管癌、胃癌、头颈部癌、肝细胞癌、肺癌、口腔癌、肾细胞癌、皮肤癌和甲状腺癌。研究表明其恶性肿瘤组织中 mtDNA 缺失突变的程度明显低于肿瘤与正常组织的交界区，这一现象说明 mtDNA 大片段缺失的发生可能先于细胞转化或于肿瘤形成早期。大片段缺失会促进细胞凋亡，这可能是一种选择机制，只有那些不含或含有少量大片段缺失突变的肿瘤细胞才能继续生长下去。

2.点突变

Polyak 等人于 1998 年在 10 个人类大肠癌细胞系中首先发现了 mtDNA 点突变。此外，研究显示 64% 的膀胱癌，46% 的头颈部肿瘤和 43% 的肺癌都携带有 mtDNA 点突变。大部分 mtDNA 点突变为同质性，好发于 D-loop 区。一些点突变位于 mtDNA 非保守区，且正常人群也可携带。瘤细胞中的这种突变不能引起线粒体功能的改变，往往被认为是瘤细胞对新环境的适应性反应。另一些突变位于 mtDNA 的保守位点或是线粒体 mRNA 基因的错义、无义或移码突变以及与线粒体病相关的 tRNA 基因的点突变（T1659C，A3243G 和 G5650A），这些严重的突变很有可能导致瘤细胞中线粒体功能受损。

3.线粒体复制数的改变

人类多种肿瘤组织中均可检测到 mtDNA 复制数的改变。以相应的非瘤组织作为对照，瘤组织中的 mtDNA 复制数可以增加也可以下降。mtDNA 复制数增加可见于肾嗜酸细胞瘤、涎腺嗜酸细胞瘤、头颈部肿瘤、乳头状甲状腺癌、大肠癌、子宫内膜癌、卵巢癌和前列腺癌。而在大多数肾细胞癌、肝细胞癌、胃癌和乳腺癌中，mtDNA 复制数常常下降。这说明了 mtDNA 复制数的改变与肿瘤的类型相关。

一方面肿瘤的无限制生长需要大量能量，而另一方面肿瘤组织中可能还会含有突变的 mtDNA 导致线粒体功能受损，因此，mtDNA 代偿性扩增用于满足肿瘤组织对能量的需要使得 mtDNA 复制数增加。而另一方面，在肝细胞癌和乳腺癌中，携带的点突变位于 mtDNA 复制起点附近干扰了 mtDNA 的复制使得 mtDNA 复制数下降。此外，某些基因的 mRNA 表达改变影响了线粒体的生成，如过氧化物酶扩增激活受体 γ 共活化因子-1 α（PGC-1 α）和线粒体单链 DNA 结合蛋白（mtSSB）就与肝细胞癌组织中的低 mtDNA 复制数相关。Singh 等人的研究显示，63%的乳腺癌组织中可见 DNA 聚合酶 γ（POLG）基因的突变，该基因的突变可导致 mtDNA 复制数下降。

四、线粒体病的诊断和治疗

（一）线粒体病的诊断

目前线粒体病的诊断标准并不统一，多根据患者的临床表型结合实验室检查和影像学资料并排除其他疾病之后综合判定。肌肉组织化学检查和呼吸链酶活性的测定对于线粒体病的诊断也没有足够的敏感性和特异性。有研究显示携带 mtDNA A3243G 突变的患者肌肉活检和酶活性均可正常，而且有的患者虽然肝脏或心肌组织中的酶活性缺陷，但是在骨骼肌中却是正常。目前主要从下面几个方面进行诊断：

1.临床表现和体征

线粒体病的突出特点为多系统病变，临床表现复杂多样。当患者出现其他疾病不能解释的进展性的神经肌肉和/或非神经肌肉症状，累及了多种器官或组织时，就应该考虑有无线粒体病的可能。

2.一般实验室检查

一般实验室检查主要包括血液乳酸检测、脑脊液检测、神经影像学、神经生理学、听力测定、心脏检查、眼科学检查等，这些检查对临床表型的诊断极为重要。静脉血静态乳酸升高是许多线粒体病的伴随表现，约80%以上的患者血清乳酸水平均增高。血乳酸/丙酮酸耐量试验(最小运动量试验)对诊断很有帮助：患者蹬脚踏车 15min，功率限制在 15W，在运动前、运动后即刻、5min 后分别取血 2.5mL，测定血液乳酸和丙酮酸的浓度。运动前乳酸、丙酮酸浓度高于正常值，或运动后 5min 仍不能恢复正常水平均为异常。乳酸/丙酮酸比值在运动前小于 7，或大于 17；运动后小于 7，或大于 22，更有诊断意义。影像学检查虽然不是特异的，但对线粒体病的临床诊断具有重要辅助作用。如 MELAS 患者可见颞、顶、枕叶多发的脑梗死样异常信号； Leigh 病等可见对称性双侧基底节、丘脑、脑干部位的异常信号。

3.病理学检查

肌肉病理对帮助诊断线粒体疾病的价值很大。光镜检查的特征性病理改变是破碎性红纤维（RRF），即在改良的 Gomori 三色(MGT)可见肌膜下出现不规则的红色边缘，经电镜证实为堆积的线粒体膜。RRF 多数出现在 I 型纤维，如超过 4%则对诊断本病有重要意义。当出现 RRF 时，提示患者的线粒体蛋白合成受到了影响，如 MERRF；而与 mtDNA 结构基因点突变相关的疾病则不伴有 RRF，如 LHON。其他有帮助的组化染色包括油红 O 染色显示脂肪堆积、PAS 染色显示糖原堆积、琥珀酸脱氢酶及细胞色素 c 氧化酶的特异染色显示其缺陷。电子显微镜检查可见肌膜下或肌原纤维间大量异常线粒体堆积，线粒体内出现嗜锇小体及类结晶样包涵体，对本病的诊断具有重要价值。

4.呼吸链酶活性检测

从新鲜肌肉分离线粒体或培养皮肤的成纤维细胞，测定呼吸链酶复合体活性，对线粒体病的诊断也有重要价值，并对基因检测有重要的指导作用。nDNA 突变引起隐性遗传病的患儿通常能够检测到严重的复合物活性下降。相反，mtDNA 缺陷的患者酶活性可以从正常到复合物 I,复合物 III,复合物 IV 和复合物 V 中一个或多个复合物联合缺陷等多种情况。但是，酶活性检测会受到受检组织的状态、酶底物和电子受体状态的干扰，而且人群中酶活性受到年龄和环境因素的诸多影响，因此酶活性检测并不是判定线粒体病的金标准。

5.基因诊断

由于线粒体病的表型多样，因此线粒体病的基因诊断非常重要。根据检测目的的不同，需要选择合适的检测方法。

（1）大片段缺失：Southern 杂交是检测 mtDNA 大片段缺失最准确诊断方法，但是杂交需要的标本量大，且操作复杂。利用实时定量 PCR 技术也可以检测缺失，方法简单，但是没有 Southern 杂交的方法准确。

（2）已知的 mtDNA 和 nDNA 点突变：①PCR-限制性内切酶分析法：此方法利用突变位点产生新

的限制性内切酶酶切位点，将包含此突变位点的一段 mtDNA 基因进行扩增，然后酶切所得 PCR 产物，由突变 mtDNA 模板所得 PCR 产物将被切成两个片段。②ARMS-qPCR 系统，即结合能特异检测含已知突变位点的扩增受阻突变系统(amplification refractory mutation system，ARMS)及荧光定量 PCR (real-time quantitative PCR，qPCR)技术。该法通过设计两个 5′端引物，一个与正常 DNA 互补，一个与突变 DNA 互补，分别加入这两种引物及 3′端引物进行两个平行 PCR，需有与突变 DNA 完互补的引物才可延伸并得到 PCR 扩增产物。如果错配位于引物的 3′端则导致 PCR 不能延伸，则称为 ARMS。将 5′端引物用荧光标记，在 Real-time PCR 仪上进行扩增，在每个循环的特定阶段对反应体系的荧光强度进行检测，实时的记录荧光强度的改变，比较内标，从而对样品的浓度进行精确的定量。利用该系统进行基因突变检测时不仅能检出突变的纯合子，而且能检出杂合子个体，方法准确、简便。目前认为该方法是最佳的检测线粒体点突变的方法。

（3）未知的 mtDNA 和 nDNA 点突变。过去对于未发现与已知突变相关，临床又高度怀疑线粒体病的患者我们束手无策。近来各种新测序技术不断诞生，以 Roche 公司的 454 技术、Illumina 公司的 Solexa 技术和 ABI 公司的 SOLiD 技术为主的第二代测序技术，以及最新出品的第三代 Ion Torrent 技术可以同时对上百条基因进行准确的测序，可以同时进行线粒体全基因组序列测定、确定异质性突变的比例和分析影响与线粒体代谢相关的核基因。Vasta 等人应用靶序列捕捉与 Illumina 测序相结合，检测了 2 个线粒体病患者的线粒体基因组和 362 条相关核基因，高通量的测序技术对线粒体病的基因诊断产生了革命性的作用。

值得注意的是不同组织间野生和突变型 mtDNA 的比例相差很悬殊，肌肉、脑、肝、肾所含的突变 mtDNA 比例较高，而外周血中突变型 mtDNA 的比例较少，尿沉淀标本作为非侵入性检查手段，对一些特殊的 mtDNA 突变点的检测及预后的判断具有很好的应用价值。骨骼肌是最常受累的组织且骨骼肌基因突变的杂合程度和其他有丝分裂期后的受累组织如大脑是平行的，因此目前认为骨骼肌是检测 mtDNA 分子诊断的最好标本[9-10]。

（二）线粒体病的治疗

尽管已进行了数年的临床试验，但到目前为止仍无确切的有效治疗，临床上一般采用药物或支持性疗法来缓解症状和减缓疾病的进展。目前的治疗包括代谢治疗，基因治疗和对症治疗。

1.代谢治疗

因为线粒体疾病最根本的缺陷在于 ATP 产生不足，所以改善能量代谢的维生素、药物、ATP 和抗氧化剂都有助于症状的缓解。目前比较推荐的就是"鸡尾酒疗法"，包括大剂量 ATP、泛癸利酮、肉碱、B 族维生素、维生素 C、维生素 E 以及肌酸。另外，生活习惯也需要注意：避免空腹，少吃多餐。铁在一定条件下会产生自由基，因此，过多的铁理论上是有害的。对线粒体病患者来说，没有必要补充铁剂，尽量少吃富含铁的食物，如红色肉类、动物内脏等。另外，酒精、香烟可以加快线粒体疾病的进程。味精也可能会引发线粒体疾病患者出现偏头痛。因此患者在日常生活中应当避免这些有害的物质的摄入。

2.基因治疗

基因治疗也在探索阶段，因为突变的 mtDNA 通过母亲遗传给后代，对卵细胞进行纠正可谓最根本的治疗。将 mtDNA 突变细胞的核 DNA 提取出来，转导进入含有野生型 mtDNA 而没有核 DNA 的另一个细胞中，使它们产生一个新的正常的卵细胞。这特别适用于母亲已确诊患 mtDNA 突变疾病，需要生育时的体外受精操作。对于那些已经获得 mtDNA 突变的基因治疗大致存在三种途径：①降低 mtDNA 突变率，通过各种方法使线粒体内突变 mtDNA 降解或停止复制，同时促使野生型 mtDNA 复制数上调。②异位表达野生型 mtDNA，将野生型 mtDNA 的功能基因导入细胞核内，核内表达的产物进入线粒体替代缺陷的功能。③直接纠正 mtDNA 的突变，将野生型 DNA 转染入线粒体内，弥补或纠正突变型 mtDNA 的缺陷。但这些方法目前尚处于实验研究阶段。

3.对症治疗

由于线粒体病目前尚缺乏非常有效的治疗，所以对症治疗对患者更重要。感染或精神刺激均可导致能量消耗的增加而诱发疾病，所以应当防止感染的发生，有一些药物可以导致线粒体或能量代谢的异常应当防止应用，例如：丙戊酸钠肝脏不良反应明显，线粒体病患者慎用。癫痫的控制、血糖的控制、酸中毒的治疗、心脏损害的处理、胃肠症状的处理、肺部感染的控制等对于患者均可能是挽救生命的治疗。还有一些改善生活质量的治疗，如眼外肌麻痹患者的整形手术，听力丧失患者的助听器配置或耳蜗植入术等。

（三）线粒体病的预防

近几年产前诊断技术和植入前诊断技术发展迅速，当 mtDNA 或 nDNA 基因突变是明确的，临床常用绒毛膜细胞或羊水细胞活检行产前诊断。植入前诊断是指在胚胎 8 细胞阶段进行单个细胞 mtDNA 突变遗传分析，评估突变率的大小。但是植入前诊断应用于线粒体疾病是有局限性的，因为所有卵细胞都可能带有突变的 mtDNA，最理想的结果是选中含 mtDNA 突变率最低的胚胎植入子宫。另外，细胞核移植将携带 mtDNA 突变的卵母细胞的细胞核移植到去除细胞核的捐赠卵细胞内，从而保留了来自双亲的细胞核遗传物质，而突变的线粒体基因被去除。最近的研究认为，卵细胞的细胞核移植时，低于 2% 的供体 mtDNA 被带入受体细胞，证明了这种方法对 mtDNA 突变引起的线粒体病预防有良好的应用前景。使用 M2 期细胞核进行细胞间移植，这个方法已在短尾猴上获得成功，但是该方法还有伦理学上的限制。

五、结语

线粒体一直是人们关注的焦点，随着研究的深入，越来越多的疾病被证实与线粒体有关。人们对线粒体病的研究从生化到分子，从线粒体基因组单个突变到整个线粒体基因组，而目前人们又将目光对准了相关的核基因。历史上每一次技术的变革都会伴随科研领域的巨大进步。随着新一代测序技术的出现，医学研究领域必将发生翻天覆地的改变，而线粒体病的研究也将向着个体化的方向而迈进。

（马祎楠）

参考文献

[1] Kemp J P，Smith P M，Pyle A，et al.Nuclear factors involved in mitochondrial translation cause a subgroup of combind respiratory chain deficiency[J].Brain，2011(134)：183-195.

[2] McFarland R，Taylor R W，Turnbull D M.A neurological perspective on mitochondrial disease[J].Lancet Neurol，2010(9)：829-840.

[3] Haas R H，Parikh S，Falk M J，et al.The in-depth evaluation of suspected mitochondrial disease[J].Mol Genet Metab，2008(94)：16-37.

[4] Stumpf J D，Copeland W C. Mitochondrial DNA replication and disease: insights from DNA polymerase γ mutations[J].Cell Mol Life Sci.，2011(68)：219-233.

[5] Wallace D C. Mitochondrial DNA mutations in disease and aging[J].Environ Mol Mutagen，2010(51)：440-450.

[6] Tuppen H A，Blakely E L，Turnbull D M，et al. Mitochondrial DNA mutations and human disease[J].Biochim Biophys Acta，2010(1797)：113-128.

[7] Kerr D S.Treatment of mitochondrial electron transport chain disorders: a review of clinical trials over the past decade[J].Mol Genet Metab，2010(99)：246-255.

[8] Diaz F，Kotarsky H，Fellman V，et al.Mitochondrial disorders caused by mutations in respiratory chain assembly factors[J].Semin Fetal Neonatal Med.，2011(16)：197-204.

[9] Wong L J.Diagnostic challenges of mitochondrial DNA disorders[J].Mitochondrion，2007(7)：45-52.

[10] Schapira A H.Mitochondrial diseases[J].Lancet，2012，379(9828)：1825-1834.

第四节 组学技术、第二代测序技术与复杂病研究

一、复杂病的基因研究进展

人类基因组计划开展以来，分子生物学技术和医学遗传学的结合发挥出巨大潜力，数以百计的先天遗传病被基因定位和克隆，越来越多的疾病的分子机制得以阐明。对多基因病的研究也得到了前所未有的重视和投入，各种病因复杂的常见病如糖尿病、原发性高血压、肥胖和哮喘都有希望在未来几年找到它们的相关基因。这些分子遗传学的发展看似离我们临床医师有一定距离，但由于发展极快，正深化着我们对疾病的认识，并将很快进入诊断和治疗实践。因此有必要对这一领域有所了解。

许多疾病的易感性是有家族聚集倾向的，如冠状动脉粥样硬化、原发性高血压、糖尿病、支气管哮喘、癫痫、肿瘤，甚至传染病。这些常见病极少是由单基因缺陷引起的，往往有一系列基因参与和环境因素作用累积所致，因此称之为多因子病或复杂性疾病。该类病发病率高，其遗传及表型异质性大，显示基因分散的特点，是目前遗传学研究的难点和基因组学（genomics）研究的热点。下面对几种常见病的分子遗传学研究进展做一些简单的介绍。

（一）复杂病的遗传特点和研究方法

1.家系特点

复杂病的遗传既不符合孟德尔遗传方式，又有明显的遗传倾向。其一级亲属患病风险率低于常染色体隐性方式的25%，高于一般人群发病率，通常是群体发病率的平方根。虽然病种之间、家系之间各不相同，但都在5%~15%（表13-4-1）。

表13-4-1 常见复杂病一级亲属患病风险率和双生子发病一致率

病种	一级亲属风险率/%	群体发病率/%	同卵双生一致率/%	双卵双生一致率/%
冠状动脉硬化	8(男)，3(女)			
高血压	10~15	4.42		
糖尿病	5~10	5	84	37
哮喘	5~17	1~4	67	34
癫痫	5~10	0.5	72	15
躁狂抑郁症	10~15	0.76	77	19
精神分裂症	15	1	80	13
牛皮癣	10~15			
甲状腺病	10			
常隐单基因病	25	<0.1	100	25
非遗传病	=群体发病率	=群体发病率	=群体发病率	

2.双生子法

双生子法即同卵双生和双卵双生的一致性比较，也称之为发病一致率，说明了多因子病中遗传因素的比重：

发病一致率=(某病一致发病的双生子对)÷(某病一致发病的双生子对+某病不一致发病的双生子对)×100%

同卵双生发病一致率越高，而且与双卵双生一致率差异越大，表明该病遗传因素比重越大。

3.遗传异质性

在复杂病的研究中，经常遇到具有相同或相似的临床表现但遗传基础和遗传方式不同的一组病被当作一种病，这就是遗传异质性问题，要仔细鉴别，详细分类。如长QT综合征近来被证实至少有两种遗传方式(常染色体显性和常染色体隐性)，至少有5种基因决定。

4.疾病组分分析

复杂病因其病因复杂，涉及多个环节，往往需要找到与发病相关的成分单独进行遗传研究，这称为疾病组分分析，也叫亚临床标记分析。例如动脉硬化可引发心脏病、[脑]卒中和外周血管疾病，共有血浆脂蛋白、凝血系统、血液细胞成分和动脉壁等多个作用环节，至少涉及 200 个基因，其中血浆脂蛋白受下列物质影响（表 13-4-2）。

还有一类伴随表现，常见的有血型和白细胞表面抗原，这些有助于复杂病的遗传研究。如十二指肠溃疡多见于 O 型血；溃疡性结肠炎与强直性脊柱炎（常显）并发。伴随表现可能是因为基因间的连锁，即两种病，或一种病和一种性状的基因位于同一染色体距离很近的遗传座位而不发生染色体交换，如视网膜母细胞瘤和酯酶 D 基因同位于 13 号染色体长臂；也可能是一种相关，两种表现出现在同一个体，可能是因果关系，也可能不是。如十二指肠溃疡多见于 O 型血，可能是与 O 型血分泌的 H 物质保护肠黏膜能力不如 A 型抗原有关。对伴随现象的机制研究有时能使其中一些成为疾病组分。

表 13-4-2　血浆脂蛋白相关影响因子

种类	蛋白	作用
载脂蛋白	ApoAI	HDL 结构蛋白，LCAT 活化
	ApoAII	HDL 结构蛋白
	ApoAIV	不明
	ApoB100	VLDL 装配和分泌，LDL 受体的配体
	ApoB48	乳糜微粒的装配和分泌
	ApoC1	不明
	ApoCII	脂蛋白酯酶活化
	ApocIII	脂蛋白酯酶灭活
	ApoE	乳糜颗粒残体和 LDL 受体的配体
酶	依赖 AMP 的蛋白激酶	抑制 HMGCOA 还原酶、乙酰 CoA 羟化酶和激素敏感的酯酶
	胆固醇 7α 水解酶	胆固醇变胆酸
	胆固醇酯水解酶	胞内胆固醇酯水解酶
	内皮细胞脂蛋白酯酶	富三酰甘油的乳糜微粒和 VLDV 的酯解
	脂肪酸合成酶	脂肪酸合成
	脂肪酸 CoA-胆固醇酰-CoA 转移酶	细胞胆固醇酯化
	肝三酰甘油酶	乳糜残体和 HDL 水解
	激素敏感酯酶	脂肪和肌肉细胞内三酰甘油的水解
	HMGCoA 还原酶	胆固醇合成的限速酶
	磷脂酰胆碱胆固醇酰基转移酶	胞浆胆固醇酯化
	磷脂酸磷脂水解酶	磷脂合成
	5-、12-、25-酯氧合酶	花生四烯酸氧合及 LDL 氧化
转脂蛋白	乙酰 CoA 羧化酶	脂肪酸合成
	胆固醇酯转化蛋白	HDL 向 VLDL 的胆固醇转移
	肝脂肪酸结合蛋白	胞内脂肪酸转运
	小肠脂肪酸结合蛋白	胞内脂肪酸转运
受体	ApoE	乳糜残余物清除
	低密度脂蛋白	LDL 和乳糜残余物清除
	游走细胞受体	巨噬细胞清除被氧化的 LDL

5.地区及种族差异性

遗传分析中除了要区别血缘和非血缘亲属（养子女和养父母）外，考虑种族和地区差异也是很重要的。有些差异代表了遗传作用，如北美华人中食管癌发病率为当地其他种族的 34 倍，而有的是地区差异而非种族关系，如食管癌发病率在我国沿海和内地有显著差异。其他是环境因素作用结果，如我国山东两个相邻的县胃癌发病率的差异与饮食习惯（食用葱蒜）相关。需要指出的是，此时种族不同一般意义上的种族划分，而是指起源相同的高加索人、高加索巴斯克人（西班牙和法国南部）、黑人、亚洲蒙古人、美洲印第安人和澳大利亚人等六个血清种族。

6.统计学特征

此外遗传统计中偏态分布或双峰分布往往表示存在主效作用基因（major gene），而更多见的正态分布多为多基因遗传。

7.复杂病研究方法

分候选基因法和基因组扫描法[1]。

（二）原发性高血压

1.群体和家系调查

原发性高血压是一种常见遗传病，其发病率在种族间有差异。白种人为5%～7%，黄种人最低，黑人最高，达20%～30%。我国不同民族间发病率差异很大，从2%到15%，由低到高依次为藏、维吾尔、汉、蒙古、朝鲜和哈萨克族。除了个别家系外，高血压属于多基因遗传。一般认为最主要的原因是存在肾素-血管紧张素-醛固酮系统的异常，但不确定是原发还是继发的异常。最初在高血压患者中发现其血浆血管紧张素原(angiotensinogen,AGT)增高，临床用AGT直接注射可提高血压，而给予AGT抗体会使血压下降。自发性高血压的动物模型(spontaneously hypertensive rat，SHR)更证明肾素、血管紧张素原和血管紧张素转化酶(angiotensin converting enzyme，ACE)与血压升高有关。研究发现，作为肾素唯一的天然底物，血管紧张素原的氨基端被切掉，形成血管紧张素前体I，在ACE作用下，前体I进一步被切割转化成为八肽的血管紧张素II，作用于肾上腺、血管和交感神经的血管紧张素受体，发挥保持水钠平衡、维持血管弹性和调节血压等细胞效应。

$$肾素 \quad ACE$$
$$\downarrow \qquad \downarrow$$
$$AGT \rightarrow AT\,I \rightarrow AT\,II \rightarrow 受体 \rightarrow 细胞$$

这一系统被称为肾素血管紧张素系统(renin-angiotensin system,RAS)，除了循环系统存在RAS外，各种组织如血管壁、心肌、脑、肾、卵巢、肾上腺及颌下腺都存在独立的RAS。自体分泌又作用在自身组织，同时又受到血循环RAS的调节（表13-4-3），。

表13-4-3 RAS对血压调节与突变的影响

环节	染色体	突变	高血压人群结果
肾素	1q21		基因内部RFLP相关
AGT	1q42-43	M235T，T174M	某等位基因频率变化
ACE	17q23	插入/缺失多态性	种族间差异大
醛固酮合成酶	8q21-22	11β羟化酶5′调节区	可抑制性醛固酮增多症
11β羟化酶到醛固酮合成酶		重复突变	可抑制性醛固酮增多症

2.动物模型

许多复杂病具有天然的动物模型，如家族性肥胖的小鼠，或自发产生经人工纯化的近交系，如听源性惊厥大鼠。但近年来越来越多的是各种转基因动物，如用重组DNA技术结合细胞融合敲除(knock-out)一个或几个基因的全人工"制造"的小鼠等，不仅对单基因病，而且为复杂病的阐明提供了捷径。高血压动物模型:在血浆肾素水平低的小鼠身上转入肾素基因，该基因在肾上腺过表达，使激素水平提高，血压爆发性上升。临床也发现成人多囊肾病人对肾素升高反应最为强烈，并可用ACE拮抗剂预防高血压出现。但对人群的大规模分子流行病学调查并未发现RAS系统或其中某一环节对高血压发病有显著性意义，说明其机制并不单一。

自发性高血压大鼠作为人的易发休克高血压模型，成为基因定位首选对象。在大鼠10号染色体找到一个紧邻大鼠ACE基因的位点，以及在大鼠18号和X染色体发现的位点，都证明与高血压发病相关。

3.高血压相关基因

除了 *ACE-AGT* 基因外，其他高血压相关基因见（表 13-4-4 ）。

表 13-4-4　高血压相关基因

基因	染色体	突变	效果
胰岛素	11p15	等位基因频率变化	胰岛素抵抗高血压
胰岛素受体	19p13	等位基因频率变化	胰岛素抵抗高血压
低密度脂蛋白受体	19q13.2	等位基因频率变化	
SA	16p13.1-12.3		与高血压高度相关
ApoB		多态性(4154)→基因型改变(K/E, K/E)K,	平均舒张压递减
Na 敏感通道β亚基		T6182C 点突变	Liddle 病
非 Na⁺-K⁺ATP 酶的 Na 锂离子拮抗转运通道			红细胞钠-锂交换异常
结合珠蛋白(heptoglobin)		等位基因频率变化	
脂蛋白脂酶(LDL)	8	表型连锁	
低密度脂蛋白受体(LDLR)			
极低密度脂蛋白受体(VLDLR)			
肾上腺素能受体(ADRs)			
凝血因子 VII353			
内皮素、内皮素修饰酶和内皮素 A 受体			
内皮素释放因子——一氧化氮(NO)和一氧化氮合酶			
激肽释放酶-激肽(KSS)			盐敏感高血压
心钠素(ANP)、心钠素受体及代谢调节因子			盐敏感高血压
T 细胞生长因子(TGF-β)			
神经肽 Y(NPY)			
癌基因 *C-myc*，*C-fos*			平滑肌细胞增殖、心肌肥厚
热休克蛋白-70(HSP-70)			
MNS			
HLA(human leucocyte antigen system)			

注： *SA* 是一种产物未明的基因，主要在肾近曲小管表达，在高血压动物模型肾脏中表达超过正常 10 倍以上，是近年来受到高度重视的高血压相关基因 [2]。

（三）糖尿病

糖尿病是最常见的有环境因子参与的复杂病，其发病率在我国直线上升，在西方国家高达 5%以上。糖尿病有二种主要类型：胰岛素依赖型(insulin-dependent diabetes mellitus,IDDM)即 1 型和非胰岛素依赖型（non-insulin dependent diabetes mellitus,NIDDM）即 2 型。1 型是胰腺分泌胰岛素的 β 细胞免疫损伤所致，症状明显；2 型症状相对较轻，但更常见。

1.IDDM

通过人群相关性分析和受累亲属对这两种遗传调查，已确定 IDDM 致病基因位于染色体 6p21 的 MHC Ⅱ类抗原所在区域，目前发现至少三种基因型 *HLA DQA*1，*DQB*1 和 *DRB*1 与 IDDM 相关。DQ β 链第 57 位氨基酸尤其关键：野生型为天门冬氨酸；如变为不带电荷的中性氨基酸，则易感 IDDM。进一步的三维结构模拟显示，第 57 位氨基酸残基对于 HLA DQ β 链的结构和功能十分关键，它位于一个 α 螺旋的末端，靠近一个蛋白结合区和一个 T-细胞抗原受体区。又因其与 α 链第 79 位的精氨酸残基在空间结构上相距很近，带负电的天门冬氨酸可与之形成一个盐桥。这种结构会因为中性氨基酸的取代而受到完全破坏，从而丧失功能。由此我们得知 T-细胞受体(T cell receptor ,TCR)及与之同源的免疫球蛋白超家族可能成为 IDDM 的又一个候选基因区。其中 *TCRβ* 基因位于 7 号染色体，它的某些多态性位点与 IDDM 发病相关;免疫球蛋白重链恒定区的位点开关区(switch region)也存在类似现象。而 TCR α 链上未发现与 IDDM 相关的位点。

此外，胰岛素基因、胰岛素样生长因子 Ⅱ (insulin-like growth factor Ⅱ ,IGF2)也被证明以一种特殊方式与 IDDM 相关。通过对一种自发的非肥胖型糖尿病小鼠模型(NOD 小鼠)的连锁分析，还发现以下候选基因（表 13-4-5 ）。

表 13-4-5　IDDM 候选基因

基因	小鼠	人
idd-3	3 号染色体	1 或 4 号染色体
idd-4	11 号染色体	17 号染色体
idd-5	5 号染色体	白细胞介素-1 受体基因

2.NIDDM

双生子法等遗传流行病学研究均证实遗传因素在 NIDDM 中的作用比 IDDM 中的更显著，然而 NIDDM 的遗传方式迄今悬而未决，致病基因也未确定。

相关分析方法：围绕着各种与糖尿病相关的基因，许多作者对不同人群得出了不同的结果，都可以作为候选基因（表 13-4-6 ）。

表 13-4-6　NIDDM 候选基因

基因	染色体	北美印第安人	墨西哥人	南非某些部落	芬兰人	意大利人	中国人	日本人	欧洲高加索人	美国高加索人
HLA	6p	+	−	+	+	−	−	−	−	−
Rh 因子	1p36-34	−	+	−	−	+	−	−	−	−
结合珠蛋白	16q22	−	+	−	−	+	−	−	−	−
胰岛素受体	19p13	−	+	−	−	−	−	−	−	−
ApoAI	11q	−	−	−	−	−	−	−	−	−
ApoB	2p	−	−	−	−	−	−	+	−	−
葡萄糖转运蛋白	1p33	−	−	−	−	−	−	−	+	+

胰岛素和胰岛素受体基因受到普遍重视，已确认一些胰岛素和前体的基因突变影响到胰岛素活性。人群调查表明，这些突变大多是杂和的，可以使发生 NIDDM 的风险率增加。由于频率低，显然不是导致 NIDDM 的主要原因。胰岛素基因转录起点之前存在着一个高度可变区，是以 14 或 15bp 为单位的重复序列。重复次数从 40 至 170 不等，其变化可能与 NIDDM,IDDM,动脉粥样硬化和高三酰甘油血症有关。还有几种表现严重的胰岛素抵抗的综合征，如 leprechaunism 和 Rabson-Mendenhall 综合征可能与胰岛素受体基因上的一些突变有关，并且已证明影响到受体胞外部分的突变，呈隐性遗传，而其胞内酪氨酸激酶部分的突变则呈显性遗传。上述遗传因子有的可能有一定程度的连锁关系，可能影响糖尿病严重程度。如青年发病的成人糖尿病(MODY)是一种常显表现，其激素水平和代谢特点表明有遗传异质性。一般人群发病率为 0.2%，在某些隔离人群可高达 18%，连锁分析表明了 MODY 与葡萄糖激酶的紧密连锁，最近还在 MODY 病人身上发现大量该酶的基因突变。

糖尿病与线粒体基因突变近年来时有报道，见表 13-4-7。

表 13-4-7　mtDNA 突变与糖尿病

突变	表现
tRNA$^{Leu(UUR)}$ nt3243$^{A\rightarrow G}$	耳聋、MELAS
ND1$^{Ala\rightarrow Val}$ nt3316$^{G\rightarrow A}$	NIDDM
tRNA^{Glu} nt14709$^{T\rightarrow C}$	成人发生的线粒体肌病
呼吸链大部分缺失 10.4kbp(nt4 398～14 822)	母系遗传的糖尿病、耳聋
缺失 6.1kbp(nt9 438～15 576)	肾小管病、脑萎缩、先天再障
缺失 6.3kbp(nt9 238～15 576)	IDDM 伴 Pearson 综合征
重复 26Kbp=16.6kbp+10kbp(nt8 718～15 239)	近曲小管病，产生 ATPase-Cytb 嵌合蛋白

糖尿病的母系遗传倾向，在排除了妊娠糖尿病对胎儿的损害后，发现线粒体功能在许多糖尿病患者

受到不同程度的损害，推测氧化磷酸化可能在胰腺的 β 细胞分泌胰岛素的过程中起着十分关键的作用。

目前，运用随机分布在全部人类基因组上的标志基因进行受累亲属对（affected pedigree members，APM）分析，也发现 IDDM 至少有 10 种（IDDM1，IDDM2，IDDM3，IDDM4，IDDM5，IDDM6，IDDM7，IDDM8，IDDM9，IDDM10），涉及 6p,6q,11p,11q,18 和 X 染色体的相关基因，NIDDM 至少有 2～3 种（NIDDM1，NIDDM2，NIDDM3），涉及 2 和 12 号染色体上的相关基因，这也进一步说明糖尿病为多基因遗传。

3.基因组印迹与糖尿病

基因组印迹是 20 世纪 90 年代后发现的一种非孟得尔遗传现象，指分别来自父母的一对染色体或等位基因活性不同，对子代的影响不均等。对疾病表现往往体现在男女患者的后代的患病风险率不同、后代发病年龄和严重程度与传递者性别相关等。糖尿病作为第一个被证实与基因组印迹相关的常见病，受到特别的重视。糖尿病不仅有这些迹象，而且证实某些位点(胰岛素和胰岛素样生长因子 II，染色体 11p15)等位基因间存在着被认为是基因组印迹机制的脱氧胞苷(mCpG)不等的甲基化[3]。

（四）支气管哮喘（哮喘）

1.哮喘

哮喘是一种以呼吸道高反应性和慢性呼吸道炎症为特征的变应性疾病，以儿童多见，发病率为 1%～5%，近年来有上升趋势。虽然哮喘是由环境和基因共同作用的结果，但遗传因素日益为人们重视。哮喘有明显的家族聚集性，据报道，哮喘患者中有家族史者高达 55%，而一般人群为 2%～4%。此外哮喘发病率有地区差异，如大洋洲较欧洲高，我国北方较南方高，但南方个别地区如福建省诏安县是我国哮喘最高发的地区，占全部人口的 5.6%。哮喘的遗传方式复杂，一般认为是多基因遗传，也有人认为内源性哮喘属常染色体隐性遗传，而支气管的高反应性（包括亚临床状态）是通过常染色体显性方式遗传的。

由于哮喘的反复发作被认为是 T 淋巴细胞及某些基质细胞（如呼吸道上皮细胞）释放细胞因子的调控异常，肥大细胞和嗜酸细胞释放炎性介质，诱发多种细胞浸润进一步释放介质，最终导致上皮损伤和呼吸道重塑的过程，哮喘候选基因的寻找就围绕上述各环节展开。

2.哮喘候选基因

众所周知变应原进入体内首先就会诱导浆细胞产生 IgE（迟发型为 IgG4），而血清总 IgE 水平及其调控与哮喘发生密切相关,首选的哮喘候选基因选择了 IgE 高亲和力受体 β 链(基因位于染色体 11q13),研究中发现，一些患者中有 181 位异亮氨酸→亮氨酸的改变，使该受体的亲和力有所变化。与此同时更多的研究集中在位于染色体 5q31～q33 的一个基因簇，包含白细胞介素-4（IL-4）,IL-5,IL-3,IL-9,IL-12,IL-13,单核细胞-巨嗜细胞集落刺激因子（GM-CSF）和成纤维生长因子（FGFA）等，与血清总免疫球蛋白 E（immunoglobulin E,IgE）的调控有关。在不同种族的哮喘患者中都发现了一些突变，如 IL-4 的 590C→T；IL-3 的 68T→C；IL-9 的 351A→C，都能使 IgE 水平升高，因而提高了呼吸道反应性。迄今为止发现的哮喘的候选基因还有多种，见表 13-4-8。

3.对哮喘患者和家系的全基因组扫描

这种用各个染色体上遗传标记进行哮喘研究的第一个收获就是发现哮喘与人第 5 号染色体长臂（5q）高度连锁。在荷兰、美国、非洲和我国哮喘人群中，均证实两个标记 D5S436 和 D5S568 与呼吸道高反应性有关。第二个与 IgE 反应性及呼吸道高反应性连锁的染色体区是 11q13，多数作者肯定 D11S527 和 D11S533 等标记与哮喘连锁，但对于英国和日本的哮喘人群，结果是否定的。日本人群的资料还证明，哮喘与 7q35 连锁，T 细胞受体 β 链位于该染色体区。此外，Daniels 等人用全部染色体上的 300 个微卫星标记对 80 个哮喘家系的全基因扫描的结果表明，哮喘还与染色体 11q13,4,6,7,13 和 16 连锁；同时"哮喘遗传学研究合作组"（CSGA）宣布用了 360 个微卫星标记研究了 140 个哮喘家系，发现哮喘与染色体 12q,13q 和 14q 连锁。

以上资料表明哮喘是典型的复杂病，有众多环节参与，而每个环节（基因）在不同家系或个体上的重要性各不相同，也可能以多个微效基因累加的方式构成哮喘的遗传易感性。

表 13-4-8　哮喘的候选基因

基因	在哮喘患者中的改变	染色体定位
HLA DQ	DQB1*0523,QW2	6p21
DP	DPB1*301,DPB1*401	6p21
DP	DRB1/2.2,DRB1/2.12	6p21
肿瘤坏死因子 TNF α	308G→A,L$_{Talp1a}$NcoI*1	6p21
NFκB	激活	11q12、14
β2 肾上腺素能受体	16Arg→Gly,27Glu→Gln	5q31
Ig 重链	G1m,G2m,G3m	14q32
5-脂氧合酶（5-LO）	在翻译起始部位缺失/增加锌指结构连接位点	
α抗胰蛋白酶	呼吸道高反应性—MS 型 内源性哮喘—MZ,SZ 型	
血小板活化因子乙酸水解酶 PAF	994G→A	
内皮素 1（EDN1）和内皮素受体 A（EDNRA）		4
白三烯		
c-fos		

（五）癫痫综合征

癫痫综合征是一类由先天和后天因素引起的脑细胞反复多次的过度放电而引起的突然而短暂的脑功能紊乱，有某些共同的症状和体征，是一群具有明显遗传异质性的疾病的集合体。按国际抗癫痫联盟1989 年的分类，共四大类，至少 35 种。

1.家系研究

表明原发性癫痫病亲属患病率较一般人群高 4～5 倍。双生子分析显示，癫痫发生一致率在同卵双生为 60.2%，而双卵双生仅为 13.2%。如果统计临床病儿的脑电图改变，则癫痫患儿同胞的异常比例升高。这都表明癫痫具有显著的遗传倾向。

对单纯性高热惊厥和症状性癫痫亲属的调查也显示，癫痫发作阈值普遍降低，脑电图（electroencephalogram，EEG）异常增多，表明存在遗传易感性（表 13-4-9）。

表 13-4-9　癫痫的双生子分析

病症	同卵双生发病一致率/%	双卵双生发病一致率/%
小儿失神性癫痫	100	
特发性全身强直阵挛性癫痫	100	
EEG 棘慢波	74	27
总计	60.2	13.2

2.癫痫的遗传方式

一般认为有年龄依赖外显率的常染色体显性遗传和多基因遗传等。从性别比例来看男略多于女，不符合任何孟德尔方式。

3.癫痫基因

通过对单一类型的癫痫的家系连锁分析已发现一些癫痫基因（表 13-4-10）。

4.癫痫候选基因

通过对癫痫发生的神经生理基础，即脑内神经元兴奋性改变的研究，发现许多有关神经递质及它们的受体、离子通道、酶和调节因子，甚至原癌基因和核内即刻早期基因，都可能成为影响癫痫发生的基因，都可以称之为癫痫候选基因（表 13-4-11）。

表 13-4-10 部分癫痫综合征致病基因

基因		染色体
少年肌阵挛（JME）	*EJM*1	6p
良性家族性新生儿惊厥(BFNC)	*EBN*1	20q
良性家族性新生儿惊厥(BFNC)	*EBN*2	8q
Baltic 进行性肌阵挛癫痫(PME)	*EPM*1	21q22.3
少年型神经元蜡样脂质沉积症(NCL)	*CLN*3	16
儿童失神性癫痫 （CAE）		6p
伴破碎样红纤维的肌阵挛癫痫(MERRF)		mtDNA

表 13-4-11 癫痫候选基因性质和染色体定位

与癫痫发病有关的蛋白质	染色体定位	与癫痫发病有关的蛋白质	染色体定位
Ca^{++} 依赖钾通道	8q	β肾上腺素受体	
Na$^+$-K$^+$-ATP 酶α1,α2 和β亚单位	1	生长素释放抑素	5
α3 亚单位	19	VIP 神经肽	6
α4 亚单位	13	CCK 神经肽(八肽胆囊收缩素)	3
Ecto-ATP 酶	?	原脑啡肽	8
Ca^{++}-ATP 酶	16	与 BFNC 连锁的标志基因 *CMM6,RMR6*	20
Na$^+$通道蛋白	12	热休克蛋白(HSP)	6,14,21
钙调蛋白激酶	6	原癌基因 *c-fos*	14q21～q31
蛋白激酶α	17	c-jun	?
β	16	N-甲基-D-天门冬氨酸(NMDA)受体 NR1	9q
γ	19	NR2A	16
cAMP 依赖的蛋白激酶	?	NR2B	12p
γ-氨基丁酸(GABA)转氨酶		胆碱乙酰化酶	
GABA-安定受体 A α1	5	酪氨酸羟化酶	
α2	4	芳香族氨基酸脱羧酶	
α3	X	色氨酸羟化酶	
多巴胺羟化酶	9	5-羟色氨酸脱羧酶	
谷氨酸脱羧酶(GAD) 人脑 GAD65	10p11.23	单胺氧化酶	
人脑 GAD67	2q31		

目前寻找癫痫基因的工作正是按上述位点，结合家系连锁分析和相关位点分析，以及偶然发现的染色体异常位点等多种渠道进行。其中大的家系是最关键和最有帮助的，只要有表现单一，发病成员在 20～30 个以上的三代以上的家系数个，就可以保证做到基因定位。

（六）精神疾病

精神疾病的遗传研究存在一定困难，原因是这一类病有较大的遗传异质性，一种病有多种亚型，有不同遗传方式，在一个家系内部也有不一致性，如躁狂抑郁症的单相型(仅表现忧郁)和双相型可在一个家系中共存。而且由于种种原因，往往多个作者对一种病的研究结果差异很大。除家系分析、人群相关性研究和双生子法外，精神疾病的遗传研究还常常做寄养子分析。寄养子分析是一种旨在排除环境效应而设计的调查方式，即分析出世后不久就离开亲生父母而寄养在其他家庭的患儿的亲生父母与寄养父母的发病率，并对比正常寄养子的亲生父母和寄养父母的发病率；分别统计寄养在有病家庭的正常儿童和寄养在正常家庭的有病儿童的发病率。如果差异很大，说明遗传因素起主要作用。但有人认为寄养情况往往是因为某家庭中父母有病态心理或行为问题而刻意寻找没有此问题的寄养父母，长期下来会形成强烈的非随机的"环境选择"而干扰研究的客观性。

1.情感性精神病

情感性精神病(affective psychosis)又称为躁狂抑郁症，也就是严重的情感障碍(affective illness)。 表现可从极度忧郁变为躁狂，有认知、判断、睡眠、摄食、精神运动和性障碍，多发于青壮年。国内发病率仅 0.76%，国外 1%，更有报道高达 5%。家系分析、双生子法和寄养子分析都表明与遗传因素密切相关。由于精神疾病的复杂性，至今对其遗传方式不甚了解，也没有证据支持单一主效基因模型。美国有一个自 18 世纪以来一直保持着大家庭结构的 Amish 群体，对该群体的 32 个家系的连锁分析表明，情感性精神病的遗传方式为常染色体显性遗传，而且与染色体 11p15 的 H-ras 癌基因和胰岛素基因连锁(优势对数计分 Lod 值分别大于 3 和 2)。此染色体区域与酪氨酸羟化酶基因接近，该酶是催化儿茶酚胺的合成的限速酶，控制着这一类神经递质的量，因而是重要的候选基因。但这一结论在最近受到了来自美国非 Amish 人群和冰岛人群调查结果的强力挑战。此外，关于与 HLA(6p)、葡萄糖-6-磷酸脱氢酶(G6PD,Xq28)或酯酰辅酶 A 脱氢酶(ACAD,Xq28),Xg 血型(Xp22.3-pter)和与红绿色盲基因(Xq27.3-qter)的连锁都有过报道，说明存在明显的遗传异质性。

2.精神分裂症

精神分裂症的发病率约为 1%。由于没有统一的定义、症状界限和医学生物学测量指标，遗传研究一直仅限于肯定遗传倾向和多基因遗传方式。基于不同人群的连锁研究更是各执一词，共有以下 9 种候选基因(表 13-4-12)。

表 13-4-12　精神分裂症的候选基因

染色体	突变	基因产物	人群
3q13.3	点突变(甘→丝氨酸)外显子 9,39C→G	多巴胺 D3 受体 GABAA 受体β亚基	
5q11.2-q13.3	易位、三体		加拿大
11p15		酪氨酸羟化酶	
11q22-q23	结构异常、易位	多巴胺 D2 受体	
12p13	(CA)n 多态性	NT-3(神经营养因子 3)	
21q21	APP713Ala→VaL	APP	
22q13.3	连锁	ARSA	
Xp22	连锁		
YP11	连锁		

还有作者指出，人类基因组内的一些三核苷酸重复序列的数目变化，即所谓动态突变(dynamic mutation)与精神分裂症及情感性精神病的早发有关。

尽管结论不统一，但分子生物学近十年的发展表明，基因手段对于阐明精神疾病病因、建立诊断新指标和预测高危人群将起到越来越重要的作用。随着人类基因组作图计划的接近完成，有望分离到与精神疾病相关的表达序列标签(expressed tagged site,ETS)，找到一些统一的基因指标，以帮助诊断[4]。

总之，复杂病的发病是内因外因共同作用的结果：一部分病人存在一种或几种致病突变(或多态性)，此为内因或遗传易感性；在一定生活条件、饮食和药物等环境外因诱导下发病。事实上遗传易感性是由致病基因位点的普通多态性提供的，如果能找到这些致病基因位点，就可以在人群中开展筛查，从而发现少见的从患者身上传递的等位基因，由这些特殊性找到普遍性。这样就能够发现易感人群或在家系中发现易感个体，做到症状前诊断，从而预防或延缓这些常见病的发生[5]。

二、组学和组学技术

（一）组学是时代的产物

组学 (omics)这一概念的出现是与人类全基因测序，即人类基因组作图计划(human genome mapping project,HGMP)的完成密切相关的。自 1990 年起，美国、英国、法国、德国、日本和我国共六国科学家共同参与了这一预算达 30 亿美元的人类基因组作图计划。按照这个计划的设想，在 2005 年，要把人体内约 10 万个基因的密码全部解开，同时绘制出人类基因的谱图。换句话说，就是要揭开组成人体每个细胞中都包含的 30 亿 bp 对的秘密。人类基因组计划是与曼哈顿原子弹计划和阿波罗计划并称的 20 世纪三大科学计划之一，其意义对于生命科学和遗传学堪称前所未有（表 13-4-13）。

表 13-4-13　基因及基因组研究大事记

表 13-4-13　基因及基因组研究大事记

时间	完成人	成果
1860 至 1870 年	奥地利学者孟德尔	根据豌豆杂交实验提出遗传因子概念，并总结出孟德尔遗传定律
1909 年	约翰逊	首次提出"基因"代表孟德尔的遗传因子
1944 年	3 位美国科学家	分离出细菌的 DNA，并发现 DNA 是携带生命遗传物质的分子
1953 年	沃森/克里克	提出了 DNA 分子的双螺旋模型
1969 年	美国	成功分离出第一个基因
1990 年	美国	国际人类基因组计划（HGMP）启动
1998 年	文特尔	组建塞莱拉遗传公司，与 HGMP 展开竞争
1998 年	美国	线虫，首次完整绘出多细胞动物的基因组图谱
1999 年	杨焕明	中国获准加入人类基因组计划，1%计划
1999 年 12 月 1 日	HGMP	首次完整破译出人体第 22 对染色体的遗传密码
2000 年	塞莱拉公司	破译出一名实验者的完整遗传密码
2000 年 4 月	中国科学家	完成了 1%人类基因组的工作框架图
2000 年 5 月 8 日	德、日等国	基本完成了人体第 21 对染色体的测序工作
2000 年 6 月 26 日	HGMP	人类基因组工作草图
2000 年 12 月 14 日	日、美、英	首次绘出一种植物，拟南芥基因组的完整图谱
2001 年 2 月 12 日	HGMP&Selera	联合公布人类基因组图谱及初步分析结果，完成 5 名个体序列分析
2003 年 4 月 23 日	HGMP&Selera	将双螺旋结构发表 50 年纪念日作为人全基因组完成日期，历经 13 年，耗 30 亿美元
2007 年 2 月	Elumina/ABI/454	分别推出 Solexa/Solid/454，6h~3d 内可测完 1 人，平均费用 2 万美元

　　人类基因组计划已在 2003 年宣布完成，确定了人类约 3.5 万个基因序列，远少于 10 万个基因的预估。随后科学家提议启动人类基因组后计划(post-HGMP)，除了研究基因组结构与功能以外，首先以人类致病基因组和药物敏感基因组为研究的重点。研究致病和药物敏感性基因组不仅具有极其重要的理论价值，而且亦有十分重要的实际意义和社会经济效益，可以成为寻找疾病相关基因，进行疾病诊断、预防和药物筛选的基础。此后发现上述计划都有赖于全部基因功能的阐明，随即提出功能基因组(functional genomics)研究。此后一系列与"功能"有关的"组学"计划被提出来，主要包括基因组学(genomics)、蛋白组学(proteinomics)、代谢组学(metabolomics)、转录组学(transcriptomics)、RNA 组学(RNomics)、免疫组学(immunomics)、脂类组学(lipidomics)、糖组学(glycomics)和糖蛋白组学(glycoproteinomics)等，每个词都以 omics 结尾，表示研究涵盖同类所有物质。如基因组学就是研究某一物种的全部基因，即该生物的基因组(genome)的学科分支。

（二）组学分支与概念

1.基因组学(genomics)

　　基因组学是研究生物体全基因组 DNA 的序列和属性的学科，还包含不同的领域，即研究基因组成结构、复制和表达位点的结构基因组学(structural genomics)、表达产物性质和过程的功能基因组学(functional genomics)和不同物种序列联系和进化的比较基因组学(comparative genomics)。基因组学是人类基因组计划的直接产物，是其他组学的基础和出发点。如果不限于人类基因组，基因组学的诞生之日更早：早在 1977 年，长度只有 5 368bp 的噬菌体ΦX174 的基因组测序完成；1995 年一年内，号称能自我复制的最小的微生物的生殖支原体(*Mycoplasma Genitalium*)的长度为 580 070bp 和嗜血流感杆菌 (*Haemophilus influenzae*)的 1.8Mbp(megabase basepair,兆碱基对)的基因组测序完成。迄今为止至少 1000 个物种的基因组已被测序，而且物种测序正以每年上千种的速度增长着。

　　结构基因组学重点放在研究生物基因组的组成、组内各基因的精确结构、相互关系及表达调控;而功能基因组学则注重于从各种突变异常出发，研究基因表达什么产物、发挥怎样的生物学作用以及基因组表达调控的过程和机制。采用的手段包括基因表达的系统分析(serial analysis of gene expression，SAGE)、cDNA 微阵列(cDNA microarray)和 DNA 芯片(DNA chip)，等等。

2.蛋白组学

蛋白组学(proteinomics)，也称为蛋白质组学，是研究对象为一个（物种的）基因组所表达的全套蛋白质。研究内容包括蛋白质的表达水平、翻译后的修饰、蛋白与蛋白相互作用等，由此获得蛋白质水平上的关于疾病发生、细胞代谢等过程的整体而全面的认识。蛋白组学主要依靠已经成熟的氨基酸序列分析、色谱质谱等多肽研究方法：先用一个自动系统来提取全部蛋白质，然后用色谱仪进行部分分离，将每区段中的蛋白质裂解，再用质谱仪分析，并在蛋白质数据库中通过特征分析来认识产生的多肽。为了同时研究多个蛋白以及它们之间的相互作用，还新发展了双向电泳 (2D-electrophoreisi)、蛋白质芯片、抗体芯片和免疫共沉淀等技术。

3.代谢组学

顾名思义，代谢组学(metabolomics)就是研究人体全部代谢产物的学科。其思路和技术全面继承了蛋白组学，只是将小分子代谢产物也纳入其中。基因组学和蛋白质组学分别从基因和蛋白质层面探寻生命的活动，而生命活动是发生在代谢物层面的，如细胞信号释放(cell signaling)、能量传递、细胞间通信等都是受代谢物调控的。代谢组(metabolome)是细胞或组织在某一时间内或某一疾病状态下所有代谢物的集合，更多地反映了细胞所处的环境，与细胞的营养状态，药物和环境污染物的作用，以及其他外界因素的影响密切相关。简单地说，"基因组学和蛋白质组学告诉你什么可能会发生，而代谢组学则告诉你什么确实发生了。"实践中代谢组学主要采用液相色谱-质谱联用技术，分析体液的速度很快，费用也在可接受的范围，对疾病诊断、预后判断有确实可靠的指导意义。需要进一步指出的是，代谢组学与中医学理论和实践有相似性，如果把它们有机地结合起来研究,将可能有力地推动中医理论的现代化进程。

4.转录组学和 RNA 组学

转录组学(transcriptomics)和 RNA 组学(RNomics)都强调在整体水平上研究细胞中基因转录的情况及转录调控规律，是以全部的 RNA 为研究对象，研究它们的基因表达，从整体水平阐明 RNA 的生物学意义。在此意义上两个概念没有区别。主要研究方法也都是核酸表达芯片(RNA expression array，又分 cDNA 芯片和寡聚核苷酸芯片)、SAGE(serial analysis of gene expression，基因表达的系统分析)和昂贵的 MPSS(massively parallel signature sequencing,大规模平行信号测序)。只有研究那些遗传物质是 RNA 的病毒的基因组时，两者才有所区别。研究对象包括 mRNA,tRNA,rRNA 和一系列非编码 RNA，如 snRNA 和 snoRNA（负责核仁的加工和修饰）、各种小 RNA(microRNA,miRNA,shRNA,siRNA)等等。特别是后者，即著名的 RNA 干扰技术(RNA interfere,RNAi)——通过人工合成一段小干扰 RNA(siRNA)并将其转染至细胞，能够诱导 RNA 沉默、调节细胞生长发育、基因转录和蛋白翻译。miRNA 是单链 RNA，通常具有发夹结构(hairpin loop)；而 siRNA 是双链 RNA，能与细胞内特异的 mRNA 靶序列完全互补结合，致其降解，阻断其翻译过程。

5.免疫组学

免疫组学(immunomics)最初的概念是研究所有 Ig 抗体和 TCR 可变区。随着人类基因组计划的完成，其新定义是研究免疫相关的全套分子、靶分子及其功能。免疫相关机制和疾病往往是复杂性疾病，用单一的抗体和抗原难以解释。机体自身的免疫水平、遗传背景、众多病原体等感染因素都要求我们用大规模手段进行从内因到外因的全面综合的分析。免疫基因组学和蛋白质组学以及生物信息学的发展，极大地促进了免疫相关分子的研究。这种将人体免疫系统作为一个整体，运用先进手段和技术的系统免疫学(systematic immunology)将为疾病诊断、治疗和预防带来革命性进展。而各种新药的研发也由此获益，针对性更强，避免了传统筛选方法所存在的大海捞针式的弊病。

6.脂类组学、糖组学和糖蛋白学

越来越多的代谢相关病和自身免疫病证据表明，多种脂类、糖类、糖蛋白分子起着举足轻重的作用，而这种作用往往不是以单一一种脂质分子决定的。因此有必要将一类分子合并研究，并探讨之间的比例分配和相互作用。而这些组学的出现也部分归因于技术手段的成熟，如基质辅助激光解析-飞行时间-质谱(MALDI-TOF-MS)、电喷雾电离-质谱技术(ESI-MS)、磁共振(MRI)和荧光共振能量转移(FRET)等等针对不溶于水，而溶于乙醚、氯仿和丙酮等有机溶剂开发出的质谱技术。

糖组学(glycomics)或糖蛋白学，是从分析一个生物体或细胞全部含寡糖的分子，破解糖链所含信息入手，研究糖链的分子结构、表达调控、功能多样性以及与疾病关系。其中最难对付的是细胞表面携带着的小到几个，大到数千个糖分子的糖蛋白，也叫糖肽。研究表明几乎所有细胞表面都带有这种聚糖，是细胞间信号转导、相互作用的重要组成部分和调节因子，参与病毒感染、肿瘤转移、细胞分化和免疫反应等大部分病理生理过程。近年来发展的化学捕获技术和糖捕获技术结合起来，凝集素(lectin)亲和层析加反向或双向液相色谱等，对糖蛋白有很好的分离效果。而始于研究 DNA 的芯片(chip)，或者说微阵列(micro array)技术也在糖组学研究中得以发展，目前单糖、多糖和寡糖微阵列都已有产品。

类似的组学还有毒素组学、氨基酸有机酸组学等。

三、第二代测序技术简介

如果说人类基因组计划为生物学医学研究带来了革命，使我们全面认识了自己，是一个划时代的发现(discovery)的话，那么，第二代测序技术(next generation sequencing,NGS)则是一项同样伟大的发明。它使得我们能将这些伟大发现加以运用，指导我们的临床实践，使我们能真正迈进个体化医学的时代。

如前所述，人类基因组计划前后花了 13 年时间，共 6 个国家十数万名一流科学家参与，耗资 30 亿美元（还不包括企业和个人投入），只完成了 5 个人类个体的全部基因的测序。当然，每个人含有 30 亿 bp；每人又被测了不止一次。但平均下来，每个 bp 仍要花费 0.1 ~ 0.2 美元。如果当时哪一个富人想出资买自己的"基因全书"，则要掏 3 亿~6 亿美元的腰包——而这仅仅够"裸"数据(raw data)的钱，还不包括解读基因全书的费用。而解读的花费更高，准确地说，无法衡量。

这一过程所用的 DNA 序列分析技术称为 Sanger 双脱氧末端终止法，20 世纪六七十年代，英国人 Sanger 因此和蛋白质序列测定法两次获得诺贝尔奖，贡献很大。技术原理是先合成再（电泳）测序，而且是逐条 DNA 进行。合成的片段越长越好。当然，片段长，除了难度更大，错误也越多，为纠正错误所付出的花费也越多。到了 21 世纪，这种测序有了商业服务，平均 0.5 美元左右一个 bp。

2005 ~ 2006 年期间，先后几家公司几乎同时发明了第二代测序技术，也称为下一代测序技术(next generation sequencing,NGS)，包括 Illumina 公司的 Solexa,Roche 公司的 454 系列以及 ABI 公司的 SOLiD 系统等，使测序费用大幅降低到 0.6 ~ 1.0 美元/Mbp。它们共同的特点是每条读出的 DNA 序列只有 35 ~ 250，采用的原理都是在基因芯片(array)上完成，对数十万、上百万条 DNA 序列边合成边测序，且同时进行，然后以功能强大的计算机进行序列拼接。随着计算机功能越来越强，实验要求变得比较简单，DNA 样品用量又少，品质要求又低，陈年的 DNA 碎片、血凝块、唾液、发根，甚至尿液、不带细胞成分的血浆和血清都可以用作全基因组的分析。而一台设备完成一个人的全序列分析，多则 3 d，少则 5 ~ 6 h，费用为 2000 ~ 3000 美元/人份。

这使得很多雄心勃勃的研究者们动心了。随即，一种被称为全基因组关联分析(genome-wide association study,GWAS)的研究策略被提出来，是指在数百到数千病人群组（对照人群数目也要相差无几），包含每个人的全基因组范围内找出存在的序列变异，即单核苷酸多态性(single nucleotide polymorphism，SNP)，从中筛再选出与疾病相关的 SNP。这种平均一个课题花费数百万到数千万美元的策略一经推出，果然取得了很大的成效，许多长期难以突破的疾病的致病基因得到明确——特别是为我们前面提到的复杂病，提供了许多研究线索和切入点。有人因此惊呼：常见复杂病、多基因病和肿瘤等顽疾的治疗就要面临全面突破了！

2005 年，第一项 GWAS 研究：具有年龄相关性的黄斑变性——*Science*[6]。

2007 年，冠心病——*N Engl J Med*，*Science*[7]。

2006，2007 年，肥胖——三篇发表在 *Science* 上[8-10]。

2007 年，2 型糖尿病——*Science*[11]。

2007 年，三酰甘油水平——*Science*[12]。

2007 年，精神分裂症——*Science*。

事实真的如预想那么美妙吗？

这期间许多事实证明，由于人群混杂、多重比较造成了不少假阳性。GWAS 策略不仅要求疾病诊断到位(a fine diagnosis)；表现型均一，即不出现单一群体分层和人群混杂(population stratification)；病人和对照组数量够大；专业的生物信息学家和强大的计算能力，而且由于样本数量、关联强度和 OR 值的要求，一般耗资巨大。

但是得益于以纳米孔(nanopore)、离子激流测序仪(ion-torrent)和焦磷酸测序(pyrosequencing)为代表的更新的一代测序技术的迅猛发展，除了测序速度增加和费用降低均按摩尔定律在变化，其更多的优点也逐渐为人们所重视：如其精确的定量能力，让我们能够分析出仅仅占母亲外周血血浆中游离的 DNA 中 1/10 的胎儿 DNA 是否含有三条 21 号染色体？基因除了序列变化，甲基化修饰程度如何？基因的拷贝数变异在发病中是否有意义[13-14]。

由于全基因组测序的费用已经能够为部分人接受，因此大部分遗传病和部分肿瘤患者的症状前和产前诊断、个体化的用药指导，在不远的将来会成为现实。看来，这种技术的发明不仅会改变现行的医疗模式和诊治水平，还有可能造成观念和伦理方面的巨大冲击。我们作为医生，有责任为此做好知识和观念上的准备。

（戚豫）

参考文献

[1] Cox T M，Sinclair J.Molecular Biology in Medicine[J].Blackwell Sci.，1997(1)：129-148.

[2] 梁承宇，黄尚志. 高血压遗传机理研究[J].基础医学与临床，1997，17(6)：411-416.

[3] 张庆，曾瑞萍，杜传书.线粒体 DNA 突变与母系遗传糖尿病[J].国外医学遗传学分册，1997，20(3)：24-8.

[4] 徐鹤定，王祖承，大原健士郎，等.精神分裂症分子生物学遗传的研究现状[J].国外医学精神病学分册，1996，23(2)：65-71.

[5] 吴希如，陈清棠. 神经系统疾病的分子生物学基础[M].北京：北京医科大学中国协和医科大学联合出版社，1995.

[6] Klein R J，Zeiss C，Chew E Y，et al. Complement factor H polymorphism in age-related macular gegeneration[J].Science，2005，308(5720)：385-389.

[7] Samani N J，Erdmann J，Hall A S，et al. Genomewide associationanalysis of coronary artery disease[J].N Engl J Med，2007，357(5)：443-453.

[8] Herbert A，Gerry N P，McQueen M B，et al. A common geneticvariant is associated with adult and childhood obesity[J].Science，2006，312(5771)：279-283.

[9] Rosskopf D，Bornhorst A，Rimmbach C，et al. Comment on "A common genetic variant is associatedwith adult and childhood obesity" [J].Science，2007，315(5809)：187.

[10] Frayling T M，Timpson N J，Weedon M N，et al. A common variant in the FTO gene is associated with body mass index and predisposes to childhood and adult obesity[J]. Science，2007，316(5826)：889-894.

[11] Saxena R，Voight B F，Lyssenko V，et al. Genome-wide association analysis identifies loci for type 2 diabetes and triglyceride levels[J].Science，2007，316(5829)：1331-1336.

[12] Ubeda M，Rukstalis J M，Habener J F. Inhibition of cyclindependent kinase 5 activity protects pancreatic beta cells from glucotoxicity[J].J Biol Chem，2006，281(39)：28858-28864.

[13] Foley A C,Mercola M.Heart induction by Wnt antagonists depends on the homeodomain transcription factor Hex[J].Genes Dev，2005，19(3)：387-396.

[14] Samani N J，Erdmann J，Hall A S，et al.Genomewide association analysis of coronary artery disease[J].N Engl J Med，2007，357(5)：443-453.

第五节 跨越从临床到分子的鸿沟，单基因病基因诊断

自 20 世纪 80 年代中期，由于分子生物学的迅速发展，人们对于遗传病的诊断从传统的表型诊断逐渐步入了基因诊断时代，这可以说是诊断学领域的一次革命。由于基因诊断可以直接检测分子结构水平或表达水平是否异常，从而明确疾病的病因和遗传模式，因此相对于传统的表型诊断，基因诊断具有高特异性、高灵敏性、早期诊断性和应用广泛性等特点，因而逐步得到运用和普及。基因诊断能够帮助我们确切阐明疾病的发病机制，并且产生疾病新的病因学分类方法。例如，目前对于白血病的分类就提出了遗传学分类的方法。另外，基因诊断不仅能够进行疾病诊断，还能进行症状前诊断、携带者诊断和产前诊断，帮助遗传病的预防。目前，基因诊断不仅仅应用于遗传病的诊断，还用于感染性疾病、药物代谢和病理学等领域。本节即阐述基因诊断的技术和应用。

一、基因诊断技术

随着人类基因组计划的完成，越来越多的新基因被克隆出来，同时研究者也需要利用有效基因检测技术检测基因序列、多态、微卫星以及复制数，例如：聚合酶链反应（polymerase chain reaction,PCR）技术、Southern 杂交技术和测序技术等，可以说检测技术的发展促进了基因诊断的发展，同时基因诊断的发展基本反映了分子生物学领域技术的发展。

（一）杂交技术

1976 年，美籍华裔科学家 KAN Y W 采用液相 DNA 分子杂交技术，在世界上首次完成了对 α 地中海贫血的基因诊断。从此，基于分子杂交原理的基因诊断技术迅速发展，先后建立 Southern 印迹杂交法、 Northern 印迹杂交法、原位杂交、斑点杂交及寡核苷酸探针杂交等，该技术灵敏可靠，特异、重复性好，取材不受组织和分化阶段限制，可以取外周血、各种组织以及胎儿羊水、绒毛进行诊断。但是其操作技术较为复杂，需要样本量，而且必须使用放射性核素标记的探针，有放射性标记污染。

1.Southern 印迹杂交法

自 1975 年英国科学家 E.M.Southern 创立 Southern 杂交技术以来，该技术已成为检测特定 DNA 片段的经典杂交方法之一。Southern 印迹杂交法的原理是将基因组 DNA 用限制性酶水解成无数片段，经凝胶电泳后，用碱处理使之变性为单链，将单链 DNA 转移至硝酸纤维素膜或尼龙膜上，经标记的探针与之杂交，可使特异条带显影。此法快速、准确、灵敏，目前已经广泛地应用于医学、病毒学、转基因动植物鉴定以及 DNA 指纹分析等方面的研究。目前，Southern 印迹杂交除传统的使用放射性核素标记标记探针外，还可用非放射性核素标记探针，其中最常用的是使用地高辛标记探针。Southern 杂交技术主要用来检测基因组片段缺失和插入，带谱可表现为 DNA 片段消失和 DNA 片段长度改变。另外还可以通过片段密度进行定量（例如，线粒体大片段缺失的定量）。

2.寡核苷酸探针杂交

寡核苷酸探针杂交(allele-specific oligonucleotide,ASO)是针对突变部位和性质已完全清楚的基因点突变检测方法， 其原理是用等位基因寡核苷酸制成两种探针，并用放射性核素标记。一种探针与正常基因序列完全一致，能与正常基因序列稳定杂交，但不能与突变基因杂交；另一种探针与突变基因序列一致，能与突变基因稳定杂交，但不能与正常基因杂交。根据杂交的结果可以把突变基因检测出来，正常人的 DNA 序列只能与正常序列的 ASO 探针杂交，突变纯合子只能与突变序列的 ASO 探针杂交，而突变杂合子可以与两种 ASO 探针杂交。

ASO 分子杂交只能检测已知的突变，由于一个突变需要一对 ASO 探针，因此对于具有热点突变、突变种类不多的遗传病检测效率较高。而对于没有热点突变、新突变较多的遗传病，就不适用这种方法。

近来还有一种新的与 ASO 分子杂交"相反"的方法，成为反向点杂交（reverse dot blot，RDB）。其原理是将突变序列和正常序列的探针固定在膜上，用 PCR 产物进行杂交，这种方法可以一次检测多种突变，大大增加了检测的效率。但是，该方法仍然是只能检测已知的突变。

（二）PCR 技术

20 世纪 80 年代，PCR 技术（polymerase chain reaction,即聚合酶链式反应）的应用无疑大大加快了基因诊断的进程，它是一种模拟天然 DNA 复制过程的体外扩增法，应用耐热的聚合酶使位于两个寡核苷酸引物之间的特定 DNA 片段在体外扩增。它使基因突变分析技术有了长足的发展，另外一些以 PCR 技术为基础的各种检测方法层出不穷，PCR 技术应用于遗传病的诊断主要有以下几个方面：

1.PCR 扩增直接用于基因诊断

PCR 扩增直接用于基因诊断：①主要用于基因缺失或插入的 PCR，这种方法也称为裂口 PCR(GAP-PCR)，可以在缺失或插入片段的两端设计一对 PCR 引物，同时在缺失或插入片段的内部设计一对引物作对照，根据扩增条带的大小判定是否出现缺失或插入。②检测已知的基因点突变，可以用特异位点 PCR，改变上游或者下游引物的 3′端，一条引物的 3′端针对正常的碱基，另一条根据物的 3′端针对突变的碱基，由于只有引物 3′端与模版配对才能够进行 PCR 的延伸，因此可以根据特异性扩增条带是否出现做出诊断。正常人仅在 3′端有正常的碱基的管中扩增，纯合突变的患者仅在 3′端有突变的碱基的管中扩增，而杂合突变的患者在 2 个管中均可扩增。

2.PCR 产物的限制性片段长度多态性分析

PCR 产物的限制性片段长度多态性分析(PCR-RFLPs)也是检测突变的较为简便的方法。用 PCR 方法将包含待测多态性位点的 DNA 片段扩增出来，然后用识别该位点的限制酶来酶解，根据限制酶片段长度多态性分析做出诊断。它比原来 RFLPs 方法更简便，灵敏度高，DNA 用量少。但是，这种方法有两个缺陷，第一当突变点周围的碱基发生变异时，会对内切酶的识别造成影响，造成实验结果错误；第二就是酶切不完全，当酶切不完全时，不能区分突变的杂合状态。

3.RT-PCR 技术

RT-PCR 技术是在逆转录酶作用下，以 RNA 为模板，合成与 RNA 相互补的 DNA 链(cDNA)，然后再以 cDNA 为模板，进行 PCR。由于在生物合成中，始终遵循着从 DNA 到 RNA 再到蛋白的法则，因此直接分析 RNA 无疑更接近疾病的遗传学病因。首先在分析遗传病致病基因时，我们一般将注意力放在基因的外显子上，那么在 PCR 扩增时我们要逐一对外显子进行扩增，特别是对于有几十个外显子的基因，无疑比较麻烦。而 RT-PCR 可以将外显子连接起来，仅进行几个 PCR 反应就可以完成。其次，我们对于内含子的突变、启动子的突变以及外显子的同义突变利用 DNA 外显子直接测序的方法没有办法直接分析，而 RT-PCR 可以看到上述突变对于基因的影响。但是，RT-PCR 技术也有它的局限性：①取材的限制，由于基因不是在所有的组织内表达。例如，苯丙酮尿症的致病基因苯丙氨酸羟化酶基因仅在肝脏组织中表达，只有取新鲜的肝脏组织才能利用该方法进行诊断，但是肝活检并不被很多人接受。②DNA 转录后会有很多转录剪接体，只会为后续的测序分析造成困扰，一般我们选择最长的剪接体进行分析。③由于 RNA 分析最重要的就是防止 RNA 酶对 RNA 的降解，但是 RNA 酶广泛存在，不仅存在于外环境中，在组织内部也存在，因此不仅需要无 RNA 酶的容器，还需要-70℃保存标本，防止内源性 RNA 酶的释放，这无疑为临床取材造成了限制。

4.Real-time PCR 技术

20 世纪 90 年代中期出现的 Real-time PCR 技术，即在反应体系中加入荧光分子，通过荧光信号的按比例增加来反映 DNA 量的增加，实现了 PCR 产物的实时检测，并为核酸定量带来了革命性的飞跃。其基本原理就是在 PCR 反应过程中，通过特异性的 DNA 结合染料或探针，能对 PCR 反应过程进行动态的监测并据此绘制动态变化图，即生长曲线。在 PCR 反应混合液中，靶序列的起始浓度越大，要求获得扩增产物的特定产量的 PCR 循环数就越少。在 real-time PCR 中，模板定量有两种策略：相对定量和绝对定量。相对定量指的是在一定样本中待测样本相对于另一参照样本的量的变化。绝对定量指的是用已知浓度的标准样品来推算待测样本的绝对复制数。Real-time PCR 技术自面世以来，得到了迅速的发展，被广泛应用于诸如细胞生物学、分子生物学的各个领域，如可用于基因的点突变及多态性分析。Real-time PCR 技术一经出现，便被广泛应用于医学领域，并使一些疾病的诊断发生了巨大的变革。在遗传疾病方面，real-time PCR 已被应用于诊断 X 连锁遗传病、地中海贫血、线粒体病等。例如，由于线粒体基因是多复制的，而且突变多以异质性存在，检测突变异质性与临床诊断和预后有一定的关系，因此线粒体病的基因诊断需要给出突变线粒体的比例。目前检测线粒体点突变比例最好的方法就是结合能特异检测含已知突变位点的 ARMS 系统(amplification refractory mutation system,ARMS)及荧光定量 PCR (real-time quantitative PCR,qPCR)技术。该法通过设计两个 5′ 端引物，一个与正常 DNA 互补，一个与突变 DNA 互补，分别加入这两种引物及 3′ 端引物进行两个平行 PCR，需有与突变 DNA 完互补的引物才可延伸并得到 PCR 扩增产物。如果错配位于引物的 3′ 端则导致 PCR 不能延伸，则称为 ARMS。将 5′ 端引物用荧光标记，在 Real-time PCR 仪上进行扩增，在每个循环的特定阶段对反应体系的荧光强度进行检测，实时的记录荧光强度的改变，比较内标，从而对样品的浓度进行精确的定量。利用该系统进行基因突变检测时不仅能检出突变的纯合子，而且能检出杂合子个体，方法准确、简便。

（三）测序技术

在众多分子诊断技术中，测序技术是分析基因突变最直观、最准确的方法之一。DNA 测序技术自问世以来，就在生命科学的发展中起着至关重要的作用。从早期 Frederick Sanger 的手工测序，以及基于 Sanger 法开发的第一代自动化测序仪，到目前的下一代测序平台，这一领域已经发生了巨大的变化。如今以 Roche 公司 454 GS 系列的焦磷酸测序技术、以 Illumina 公司的 Solexa 的单分子阵列原位扩增测序技术，以及以 ABI 公司的 SOLID 测序仪的支持寡核苷酸链接和检测的测序技术为代表的第二代测序平台，已经成为目前科研的主流；第三代测序技术已成功推向市场，这些测序平台成为遗传学研究研究中最重要的工具。下面介绍目前常用测序技术的原理及应用。

1.第一代测序技术

目前我们应用的第一代测序技术是以 Sanger 原理开发的，利用 DNA 聚合酶 I 的聚合反应，在反应体系中引入一定比列的由不同颜色荧光标记的 2′,3′ – 双脱氧核苷三磷酸（ddNTP）作为终止剂，由于 DNA 多聚酶不能区分 dNTP 和 ddNTP，因此 ddNTP 可以掺入新生单链中， 而 ddNTP 的核糖基 3′ 碳原子上连接的是氢原子而不是羟基，因而能与下一个核苷酸聚合延伸，合成的新链在此终止，终止点由反应中相应的双脱氧核苷酸三磷酸而定。即根据核苷酸在某一固定的点起始， 随机在某一特定碱基处终止，形成一系列以某一特定脱氧核糖核苷酸（A,T,C,G）为末端的长度各异的、具有 4 种不同发射波长的荧光染料标记的寡聚脱氧核糖核苷酸混合物，然后通过高分辨率的毛细管电泳分离后，利用激光对分离的 DNA 片段携带的荧光信号进行激发，然后检测并记录不同发射波长的信号，经计算机处理，最后得到 DNA 序列信息读出 DNA 的顺序。目前的第一代测序仪可以在一次运行中分析 16 ~ 384 个样本。它在人类基因组计划 DNA 测序的后期阶段起到了关键的作用， 加速了人类基因组计划的完成。这一代测序仪的原始数据的准确率高、读序列长（一般 500 ~ 800bp）、使用方便、测序结果容易分析，是目前国内外单基因病诊断最常用的分析手段。但是第一代测序也有一定的局限性：①它依赖于电泳分离技术，很难再进一步提升其分析速度和并行化程度，很难再降低它的测序成本。②前期的 PCR 反应要求的条件比较高，需要 PCR 条带特异性高，没有杂带和拖尾。③对测序序列本身要求也高，例如 GC 含量不能太高，连续的碱基堆积无法测出（例如 polyT）。④第一代测序不能检测基因的微量改变，比如在实体肿瘤中，基因组具有很大的异质性即野生型与突变型基因同时存在。ABI3730XL 就有可能检测不到肿瘤中那些比例低的突变，而这些突变往往在肿瘤的进展和侵袭密切相关。⑤需要对需要测序的序列逐一进行 PCR 扩增，无疑不适合候选基因的遗传病检测。例如耳聋，目前已证实有 40 多条基因与耳聋相关，利用第一代测序技术对这 40 条基因进行外显子测序无疑是一项巨大的工程，而目前出现的新一代测序技术则可以很容易地完成。

2.第二代测序技术

第二代测序技术也称新一代或下一代测序技术（next-generation sequencing,NGS）。目前已经市场化的 NGS 主要包括：Roche 公司的 454 技术、Illumina 公司的 Solexa 技术以及 ABI 公司的 SOLiD 技术。它们都采用了大规模矩阵结构的微阵列分析技术——阵列上的 DNA 样本可以被同时并行分析。此外，测序是利用 DNA 聚合酶或连接酶以及引物对模板进行一系列的延伸，通过显微设备观察并记录连续测序循环中的光学信号实现的。例如，Illumina 公司的 Solexa 技术是以单分子阵列原位扩增为基础，应用边合成边测序的原理获得序列信息的。首先，待测样本 DNA 经超声波随机打断成 200bp 左右大小的片段，在片段的两端连接上接头序列（adapter）通过含有接头序列的引物进行 PCR 富集。然后将样本加到特定的芯片（flow cell）上，该 flow cell 上已经固定有与接头序列相同/互补的序列，那么样本就根据碱基互补的原则找到自己的位置，以 PCR 桥的方式进行扩增反应，经过大约 30 个循环后，在 flow cell 表面就形成了许许多多个 DNA 单分子克隆簇（cluster），然后进行序列分析。

NGS 的优点是：①NGS 在大规模并行模式下应用的是边合成边测序（sequencing-by-synthesis,SBS）的原理。与 Sanger 不同，每种技术提供的数据都来自单一的 DNA 分子，因此可以对 DNA 进行定量。这个特点对于检测那些突变比例低的分子非常重要。②就目前的情况来看，每种 NGS 测序仪运行一次所产生的数据量都远远高于 ABI3730XL，而成本费用较之低。③这些 NGS 技术由不同的层面组成，包括样本制备、测序、成像、基因组比对和数据整合。NGS 最大的优势就是可以很廉价地获得海量的数据。它的出现彻底颠覆了我们以前在基础研究、应用研究和临床研究中利用的科学方法。比如即使我们事先并不了解某一基因的情况，NGS 也可以通过外显子测序而找到突变。目前，NGS 已逐步应用于临床遗传病的诊断，技术人员将与某种疾病相关的所有基因做成一个试剂盒，进行批量检测，例如线粒体病、智力低下、癌症、肌肉病和耳聋等，它可以帮助我们快速地、更全面地分析疾病的基因，找到致病突变。但是 NGS 也增加了基因检测的盲目性，可能检测大量的疾病无关基因；而且有时会出现假阳性结果，阳性结果通常需要其他方法的验证。

3.第三代测序技术

第二代高通量测序技术主要依赖 PCR 对待测模板进行扩增，所以很难避免 PCR 带来的碱基错配、优势片段扩增所造成的扩增不平衡，而第三代高通量测序技术不需要 PCR 扩增，克服了 PCR 对测序的影响，而且可以很好地解决重复片段的测序问题。例如 Ion torrent 测序技术通过检测 DNA 链延伸时产生的氢离子实现边合成边测序，首先通过微乳液 PCR 制备测序模板，然后将制备得到的微球模板置于一种半导体芯片上，加入含有 DNA 聚合酶的测序反应液，并循环加入 4 种脱氧核糖核苷酸（dNTP），通过高灵敏的 pH 敏感电极测定与模板互补的 dNTP 被掺入时释放的 H^+，从而实现对模板序列的测定。Ion torrent 测序反应无需多酶体系，反应过程简单，也无需特殊修饰 dNTP 和昂贵的光学设备，极大地降低了测序成本、提高了测序速度；另外，由于 Ion torrent 测序技术利用了半导体芯片，使其能达到极高的测序通量。但是 Ion torrent 测序的读序长度长度较短，一般在 200bp 左右。目前，基因公司制作了多种疾病的检测芯片，相信不久后就会用于临床。

4.焦磷酸测序

焦磷酸测序技术(pyrosequencing)是由 Nyren 等人于 1987 年发展起来的一种新型的酶联级联测序技术。焦磷酸测序技术的原理是：引物与模板 DNA 退火后，在 DNA 聚合酶(DNA polymerase)、ATP 硫酸化酶(ATPsulfurylase)、荧光素酶（luciferase）和三磷酸腺苷双磷酸酶（apyrase）4 种酶的协同作用下，完成循环测序反应，达到实时测定 DNA 序列的目的。在每一轮测序反应中，当 dNTP 与 DNA 模板的碱基配对，则会在 DNA 聚合酶的作用下，添加到测序引物的 3' 末端，同时释放出一个分子的焦磷酸(PPi)。在 ATP 硫酸化酶的作用下，生成的 PPi 可以和 APS 结合形成 ATP；在荧光素酶的催化下，生成的 ATP 又可以和荧光素结合产生可见光。通过检测装置及软件处理可获得一个特异的检测峰，峰值的高低则和相匹配的碱基数成正比。焦磷酸测序法适于对已知的短序列的测序分析，其可重复性好，速度快，它可以直接测定引物后面的碱基序列，定量性能好，结果准确。焦磷酸测序可以用于分析多态性和人群基因频率等；另外，它可以检测癌组织中的基因突变情况，由于肿瘤中的突变大多是异质性的突变，常用的第一代测序无法检测到20%以下的突变，而焦磷酸测序可以检测到5%以下的突变。

（四）其他技术

近年来涌现出一系列的结合性技术，应用最广的就是将基因分子杂交和PCR技术结合，既可以检测突变，又可以起到半定量的作用，其中最具代表性的就是MLPA技术和array CGH技术。

1.MLPA技术

多重连接依赖式探针扩增技术（multiplex ligation-dependent probe amplification，MLPA）是荷兰学者Schoute等于2002年研发的一种高灵敏度的基因序列相对定量技术，由于MLPA技术具有污染少、快捷、自动化、结果可靠等优点，迅速用于临床诊断和研究。MLPA的基本原理包括探针和靶序列DNA进行杂交，之后通过连接、PCR扩增，产物通过毛细管电泳分离及数据收集，分析软件对收集的数据进行分析最后得出结论。每个MLPA探针包括两个荧光标记的寡核苷酸片段，一个是化学合成的寡聚核苷酸片段，长40~50bp；另一个是经M13噬菌体衍生法制备而成的寡聚核苷酸链，长80~440 bp，每个探针都包括一段引物序列和一段特异性序列。在MLPA反应中，首先将模板DNA高温变性至双链完全解链，然后降至适当温度使探针与靶序列杂交，之后使用连接酶连接两部分探针。在实验中，只有两个寡核苷酸片段与靶序列完全杂交，即靶序列与探针特异性序列完全互补，连接酶才能将两段探针连接成一条完整的核酸单链；反之，若其中一个寡核苷酸片段与靶序列不完全杂交，即不完全互补，甚至只有一个碱基不互补，也会使该探针杂交不完全而使连接反应无法进行。连接反应完成后，由于两个寡核苷酸片段的5′端都有一个共同序列，因此可用一对通用引物扩增连接好的探针片段。探针在共同序列和与靶序列互补的序列间有不同长度的填充片段，片段长度不同使连接后的MLPA探针长度不同，故其扩增片段长度亦不同，这样使每个探针的扩增产物的长度都是唯一的，范围在130~480bp。最后，通过毛细管电泳分离扩增产物，再经软件分析得出结论。只有当连接反应完成，才能进行随后的PCR扩增并收集到相应探针的扩增峰，如果检测的靶序列发生点突变或缺失、扩增突变，那么相应探针的扩增峰便会缺失、降低或增加，因此，根据扩增峰的改变就可判断靶序列是否有复制数的异常或点突变存在。目前，MLPA技术已经广泛用于临床诊断，主要用于检测缺失和重复突变、基因复制数变化、点突变和基因甲基化的检测，例如DMD基因的外显子缺失和重复检测、*SMN*1基因的外显子的缺失检测以及*SMN*2基因复制数对于SMA预后的预测、染色体亚端粒的基因重排以及肿瘤基因的甲基化状态检测等。同样MLPA技术也有它的局限性：①不能用于单个细胞的检测。②对于模板DNA的纯度和浓度要求较高，需要纯化处理。③MLPA只能用于检测已知的基因缺失、重复和点突变，不能检测未知的突变。④不能检测染色体的平衡易位。⑤受到模板单核苷酸多肽性（SNP）的影响，会出现假阳性结果。例如，与探针3′端最末位点相互补模板DNA的碱基存在SNP，即使未有片段缺失，连接反应也无法进行，从而造成缺失的假象。

2.Array CGH

微阵列比较基因组杂交技术(array-based comparative genomic hybridization，Array CGHa)是一种将消减杂交和荧光原位杂交(FISH)相结合的分子细胞遗传学技术，可在全部染色体区带上检测基因组DNA复制数增减变化并定位。利用CGH技术检测基因，不仅可以检测已知的缺失和重复突变，还可以未知和突变以及内含子区域的突变进行深入的分析，但是该方法不能检测点突变和微小的缺失和重复[1-4]。

二、遗传病的分析方法和遗传检测手段选择

目前，从遗传病DNA遗传检测的手段方面考虑，主要有两种方法，即直接诊断和间接诊断。从突变的种类方面来考虑，主要有点突变、大片段突变和动态突变，我们通常就是根据突变的类型、遗传病

的性质和致病基因的突变特点选择最佳的检测方法,下面简单概述如何选择遗传病的分析方法和检测手段。

(一)直接诊断

直接诊断是针对致病基因突变本身进行遗传学分析,原来直接诊断的方法主要针对致病基因明确、基因诊断谱相对清楚的遗传病,但是随着新一代测序的出现,直接诊断也可以用于那些致病基因不明确或未知突变信息的遗传病。它的优点是直接检测到突变,结果明确可靠,准确性高;而且不需要家系资料的收集,仅有病人即可进行诊断。目前,遗传病的直接诊断是最可靠、最方便、应用最广的手段。利用目前的诊断技术可以检测多种突变类型。

1.点突变

点突变纸质 DNA 序列中的单个碱基的变换,从点突变对于基因功能的影响来说,可以分为同义突变、错义突变、无义突变、移码突变、启动子突变和剪接位点突变等,这些突变可能对基因的功能造成影响,也可能影响不大。其中那些不引起明显表型变化的突变称为沉默突变(silent mutation),沉默突变一般包括同义突变和错义突变,但是错义突变并未对蛋白的功能造成影响。值得注意的是,有些突变虽然是同义突变,但是可能会对 mRNA 的剪接造成影响,从而致病。例如经典型苯丙酮尿症的致病基因 *PAH*(苯丙氨酸羟化酶)基因中有一个中国人群中常见的致病突变 c.1197C→T,这个突变是一个同义突变 p.V399V,一直以来人们以为这个突变是一个同义突变,不引起氨基酸的变化,不影响蛋白的功能。在 2001 年发现这个突变会导致 *PAH* 基因第 11 外显子的跳跃,从而证实它是一个剪接突变,而不是一个沉默突变。还有的突变,从表面上看它是一个错义突变,但是它实际上却造成剪接错误,同样在 *PAH* 基因上的另一个突变 c.611A→G 最初认为是一个错义突变 p.Y204C,但是后来证实该突变产生了新的剪接位点,影响了 RNA 的剪接,而后被更名为 EX6-96A→G。因此,遗传病的诊断中,不能对新发现的变异盲目下结论,需要广泛的文献阅读,甚至进一步的基因功能研究。

另外,在基因组中还有一类广泛存在的变异,它们不直接影响基因的功能,在患者和正常人群中都存在,称为单核苷酸多态性(single nucleotide polymorphism, SNP),它是体现人群中个体差异的 DNA 序列变化中最常见的形式。SNP 可出现在基因内含子区、外显子区和调控区的任何地方,虽然它们单个可能并不致病,但是会对个体的疾病易感性或某种药物治疗的反应性产生影响,特别是当几个 SNP 组成单倍体型时,会增加这个风险,甚至致病。

目前,多种技术都可以检测点突变,PCR 产物的限制性片段长度多态性分析(PCR restriction fragment length polymorphism, PCR-RFLPs)、ASO 技术、Taqman 探针 real-time PCR 技术和 PCR-测序技术等都是临床检测最常用的技术,它们的优缺点总结如表 13-5-1,其中 PCR-一代测序目前认为是最准确的检测方法。

表 13-5-1　点突变常用检测技术评价

技术名称	功能	耗时	缺点
PCR-RFLPs	单个已知突变;大于 5%的异质性突变	6 h	①突变点周围的碱基发生变异时,无法判定;②会出现酶切不完全,影响结果
ASO	单个已知突变;50%的异质突变	24 h	①步骤多;②影响因素多
real-time PCR	单个已知突变;1%的异质突变	3 h	①PCR 条件严格;(2)受突变点周围 SNP 的影响
一代测序	500~600bp 上已知\未知突变;20%的异质突变	6 h	①PCR 条件比较严格;②对测序序列本身要求较高;③不能检测基因的微量改变
二代、三代测序	所有外显子上已知\未知突变;1%~5%的异质性突变	3 d	①数据量大,分析复杂;②结果需进一步验证;③花费高
焦磷酸测序	80bp 上已知\未知突变;5%的异质性突变	6 h	①条件严格;②花费较高

由于这些方法都有一些缺陷,因此很多机构会选择 2 种以上的方法对结果进行验证,以求准确,特别是对于产前诊断的病人。我们通常根据疾病的特点选择方法,对于仅有几个确切突变位点致病的疾病可以选择 PCR-RFLPs,ASO 技术和 Taqman 探针 real-time PCR 技术;对于致病基因不大,但是致病突变

数量多或者没有热点突变的疾病可以选择 PCR-一代测序技术；对于致病候选基因众多或者致病基因较大可以选择 PCR-二三代测序技术；对于肿瘤或线粒体病的这类异质性突变、需要对突变定量的疾病则可以选择 Taqman 探针 real-time PCR 技术。另外，实验室也可以研发自己的检测方法，经过严格的对照和评价，应用于临床诊断。

2.大片段突变

大片段突变包括大片段缺失、插入、重复以及重排等。缺失是指大片段的 DNA 的丢失，缺失范围从十几到数万个碱基对，其原因可能是 DNA 分子重组的结果。缺失可以造成编码基因功能 DNA 序列的丢失，或者造成基因编码序列的重排，从而影响蛋白的功能，引起临床症状。插入是大片段的 DNA 插入到基因组的某些位置，插入的范围从十几到数万个碱基对，如果插入是在编码基因，那么该基因的序列将会发生重排，使基因编码区产生错误，产生新的蛋白或错误蛋白。重复是指染色体某些区段的 DNA 序列重复，重复可以造成基因复制数增加后基因产物计量增加，从而导致细胞功能紊乱。DNA 重排是基因大的排列顺序的改变，会产生新的融合基因，而导致基因功能的异常。

用于检测大片段基因缺失或插入最经典的方法就是 southern blot 技术，它得出的实验结果可靠，但是费时费力，还需要使用放射性核素，很难应用于临床诊断。目前临床应用较多的是直接 PCR 法、多重连接依赖式探针扩增技术（MLPA）和微阵列比较基因组杂交技术(Array CGH)。一般对于致病基因明确、基因片段缺失位置和大小明确的遗传病可以采用直接 PCR 的方法进行检测；对于致病基因明确、基因片段缺失位置和大小不明确或缺失的位置很多的遗传病可以采用多重连接依赖式探针扩增技术（MLPA）和微阵列比较基因组杂交技术(Array CGH)；对于致病基因和基因片段缺失位置、大小都不明确的遗传病可以选择微阵列比较基因组杂交技术。

3.动态突变

动态突变是指 DNA 中的重复序列复制数发生不稳定的持续扩增为特征的一类突变。一般正常等位基因的重复复制数较低，而突变等位基因的复制数明显增加。这种突变是不稳定的，可能随着世代的传递而累积，当重复序列的复制数超过某个正常范围时，便会引起疾病。另外，还可以出现正常等位和疾病之间的中间状态，它的重复复制数亦在正常复制数和异常复制数之间。最早发现的动态突变为 CCG/CGG 和 CAG/CTG 三核苷酸重复扩增序列，但随后发现其他类型的三核苷酸序列和 5~6bp 的微卫星重复，以及 12,33,42bp 对的小卫星重复也可以出现复制数的扩增。动态突变可产生在基因组内不同的位置,位置的不同决定了不同动态突变类型的不同致病机制和表型特征,它可能造成基因功能的丢失、疾病相关基因功能的获得和异常 RNA 的产生。目前已发现许多疾病是由于动态突变所致，其中大多是由于三核苷酸重复扩增引起。其中遗传性神经变性病较多，常见的有 Huntington 舞蹈病(HD)、Friedreich 共济失调(FRDA)、脊髓小脑性共济失调（SCA)和脆性 X 综合征等。

检测动态突变的分子遗传学方法包括直接 PCR 扩增法和 Southern blot 检测法。常规的 PCR 方法是在基因重复序列的两端设计引物，PCR 扩增后通过凝胶电泳检测片段长度，然后通过 PCR 片段长度计算序列的重复复制数。这种方法简单易行，所需 DNA 量较少，特别适用于大规模的筛查。但是这种方法只适用于较少重复（大约几十个重复）序列扩增导致的遗传病，对于上百个重复序列扩增导致的遗传病 PCR 扩增比较困难，因此常规的 PCR 法就不能扩增。目前，各种改良的 PCR 方法正在探索之中，例如，目前各公司出品的脆性 X 综合征诊断试剂盒，是利用三引物 PCR(TP-PCR)的方法检测 X 综合征诊断的致病基因 *FMR1* 基因的 CGG 重复序列，多个反向引物与 *FMR1* 基因的 CGG 重复序列区杂交，多个反向引物结合多个位置，PCR 扩增后得到大小不同片段的扩增子，然后经毛细管电泳分析，可出现 PCR 产物的梯度图；根据梯度图形的特征判定重复的程度。目前有些单位已经采用该方法进行脆性 X 综合征的诊断。Southern blot 被认为是诊断动态突变重复序列扩增的金标准。该方法既能检测上百个重复序列的扩增，也能区分基因的前突变和全突变，但是 Southern blot 费时费力，需要较多量的 DNA，而且不能明确三核苷酸具体的重复数。

（二）间接诊断

间接诊断是由于不能直接检测致病基因的突变情况，而是通过连锁分析提供遗传病致病信息的一种方法。连锁分析是根据生殖细胞在减数分裂过程中同源染色体间发生交换和重组原理，基于遗传标记与致病基因在染色体上的连锁，在家系中利用同一条染色体上不同位点(或表型)之间的共分离状态来判断位点之间的连锁关系，分析子代获得的某种遗传标记与疾病之间的关系，间接推断受检子代是否获得带有致病基因的染色体，从而对疾病做出诊断。遗传标记是基因组中的 DNA 多态性标记，目前已经有许多基因的遗传多态性标志物被应用，例如：限制性片段长度多态性(restriction fragment length polymorphism，RFLP)、短串联重复顺序 (short tandem repeats,STR)和单核苷酸多态性（single nucleotide polymorphism,SNP）。

在临床基因检测中，连锁分析主要应用于以下情况：①诊断明确，直接检测已知的致病基因未发现突变，可在致病基因周围寻找多态标记，进行连锁分析。②致病基因还未被克隆，目前的研究仅提供了染色体定位信息或一些与致病基因相连锁的多态位点信息。③已明确的致病基因太大，而且突变位点的分布分散、没有热点突变、直接检测困难的遗传病。

在致病基因不明确的时候，可以利用连锁分析来解决某些疾病的诊断问题，但是应用连锁分析也有一些限制和缺陷：①该方法要有足够多的家系成员标本，否则无法得出有效的连锁信息。②用于连锁分析的遗传标志要选择杂合度高的标志，如果遗传标记的遗传信息量不足，连锁分析也无法得到确切结果。③若致病基因与多态位点之间发生了染色体交换，将影响上述连锁相导致诊断错误。因此，用多态连锁分析方法诊断时，常同时采用多个多态位点，其位点与基因连锁越紧密，结果越可靠，因不易出现因染色体交换产生的误诊，所以多态位点的杂合率越高，应用价值越大。④临床诊断错误导致连锁分析无效，造成诊断错误，例如，患者并不是一个 Duchenne 肌营养不良（Duchenne muscular dystrophy,DMD）患者，而进行 DMD 基因的连锁分析，那么将会得到错误的结果，这可能是在临床遗传病诊断中，我们最容易忽视的问题[5-9]。

三、遗传病的诊断流程

目前，诊断人类遗传病通常采用下面流程：

（1）临床症状与体征检查：各类遗传病，不论是染色体病或是基因病，都有自己的一系列特殊的临床表现和发病的经过，通过仔细的询问病史、体格检查以及结合一些一般的实验室检查 (如血常规、尿常规、血液生化、乳酸、丙酮酸、放射线、超声波、心电图、肌电图、脑电图、磁共振、肌肉活检、眼底检查和 CT 等)，可以对疾病做出初步的诊断，甚至确诊。

（2）家系调查:由于家系成员间的遗传关系是遗传病的本质特征之一，因此家系调查是遗传病诊断操作过程中的核心内容。对遗传病患者的亲属进行调查，了解有无同类病患者，以及母亲有无流产史等。应用这种方法，不仅有利于遗传病的诊断，而且对于明确遗传病的遗传方式、发病规律很有帮助。在进行家系调查时，应根据调查结果，绘出详细、准确的家系图，以便进行正确的分析和判断。

（3）特殊的生化检查：一些先天性代谢病，由于基因的突变可造成某种特定酶的缺陷或某些蛋白质缺失或异常，进而引起一些物质在体内大量蓄积，而另一些物质由于不能形成而缺乏。根据这个特点，临床上可利用酶分析的方法或其他生物化学的方法，对一些代谢病进行分析和做出诊断。例如，黏多糖贮积症 I H 型（OMIM 607014）的病因是 α -L-艾杜糖苷酸酶（alpha-L-iduronidase，IDUA）缺乏，检测患者的白细胞或成纤维细胞中的 IDUA 酶活性可用于本病的确诊和分型。

（4）遗传病信息的获得：当我们在临床工作中高度怀疑患者是某种遗传病的时候，为了对疾病确诊，往往需要进一步的遗传学诊断。那么该如何检测呢？虽然我们在实验室已经建立了常见遗传病的诊断流程，但是由于遗传学的不断快速发展，即使常见遗传病也有许多新的见解；而对于那些少见的遗传病我们更需要获得必要的信息。我们可以从 PubMed,OMIM 和 GeneTests 等遗传学专业网站上获得某种遗传病的临床诊断、致病基因、基因突变谱、检测方法和治疗等非常有用的信息。例如 6-丙酮酰四氢蝶呤合成酶(6-pyruvoyl tetrohydropterin synthase,PTS) 缺乏所致四氢生物蝶呤缺乏症(tetrahydrobiopterin deficiency,BH4D)是一种亚洲人群最常见的非经典型苯丙酮尿症，以往我们通常检测 PTS 基因的 6 个外显子及相邻内含子区的突变情况，但是近年来发现，在 PTS 第 2 外显子上游 291 位的突变（c.84-291A→G）也是亚洲人群常见的致病位点。因此，我们需要经常地更新我们的对于遗传病的认识，确定最佳的基因检测方法。

（5）标本的收集：根据所确定的基因检测方法进行标本的采集，注意在标本采集前一定请病患者或患者的监护人签署知情同意书，"知情同意"在遗传诊断的实际操作中是非常重要的。标本主要是为了提取 DNA 或 mRNA，DNA 可以长期保存；而 mRNA 容易降解，则需要从新鲜组织中提取并尽快用于诊断。DNA 或 mRNA 的主要来源是外周血、尿液、唾液、发囊、羊水、绒毛、肌肉、皮肤以及组织蜡片等，要注意不同组织提取 DNA 或 mRNA 的方法不同。

（6）基因检测：根据确定的实验方法，利用上述标本进行基因检测，在检测过程当中应避免实验操作中引起的错误，例如，样品的误标、样品的污染、加样错误、仪器污染等都会给遗传检测带来非常严重的后果；实验需要在经批准的、符合要求的遗传检验实验室完成；实验者要经过一定的考核和训练才能从事基因检测；试验中需要加入阳性对照、阴性对照和空白对照等样品，做好室内质控和室间质评。

（7）实验结果的分析及解释：在基因检测结果的解释中一定要充分地认识到遗传检测的局限性：①几乎所有的遗传检测技术的敏感性都不能达到100%，另外目前技术的限制和目前我们对于基因的认识使我们不能对整条基因（包括内含子、非翻译区和启动子等）进行全面的检测，因此阴性结果不能完全排除患某种疾病的可能性。②DNA 多态性对于分析结果的影响，在基因检测中可能发现一些不能确定其致病性的变异，另外某些单个 DNA 多态可能不致病，但是几个多态联合就有可能致病。③认识一些其他因素对于结果的影响，例如不完全外显、环境因素、嵌合体、甲基化、X 染色体的失活等。

四、遗传病诊断举例

我们来看一个临床常见遗传病 Duchenne 肌营养不良(Duchenne muscular dystrophy，DMD)的诊断方法，DMD 的基因诊断非常复杂，几乎包含了所有的诊断技术。

DMD 又称假性肥大型肌营养不良，是常见的致死性 X 连锁隐性遗传病之一，活产男婴的发生率为1/3 500。肢体近端骨骼肌进行性萎缩、无力和腓肠肌假性肥大是典型的临床症状。患者通常于 4～5 岁时表现双下肢运动乏力，出现明显的 Gower 征，且进行性加重，常于 8～12 岁丧失行走能力，20 岁左右因呼吸、心力衰竭死亡。另外，约 2.5% 的女性携带者因 X 染色体的"莱昂化"而表现出临床症状(莱昂化是指女性两条 X 染色体中，有一条随机在胚胎早期发生失活)。如果女性杂合子正常基因所在的 X 染色体失活而导致功能异常的细胞占优势，个体就会患病。但是，由于组织中还有一些细胞是正常的，因此相对于男性患者症状较轻。虽然近年来在治疗方法上有所突破，但是本病至今没有有效的治疗方法，因此高效、准确的 DMD 致病基因诊断、携带者检测和产前诊断及正确的遗传咨询是预防本病的关键。

（一）DMD 基因情况

DMD 是由抗肌萎缩蛋白(dystrophin)基因(亦称 DMD 基因)突变所致的肌源性损伤。基因编码的抗肌萎缩蛋白与其他肌浆蛋白形成复合体，与膜蛋白一起形成细胞骨架，并与细胞外蛋白结构连接。DMD 基因定位于 Xp21，是目前已知人类最大的基因，在基因组序列上跨越 2 500 bp，占 X 染色体全长的 1%。该基因 99% 的序列由内含子组成，编码区包括 79 个外显子，cDNA 全长 14 kbp。DMD 基因大而复杂，约有 30% 的患者是由新发突变所引起的，即非遗传所致。DMD 突变类型多样，主要有缺失型和非缺失型，DMD 基因最常见的突变是一个或多个外显子的大片段缺失，占总突变类型的 65%～75%；重复突变为 5%～10%，25% 为点突变或微缺失，通常导致无义突变和移码突变。基因突变的热点区为外显子44～53，小热点区位于基因 5′ 端，包括外显子 1～20。

（二）DMD 基因检测方法

从 DMD 基因检测目的上考虑，目前的检测方法可分为二类：第一类主要检测 DMD 基因的缺失和重复，主要包括：多重 PCR，Southern 杂交、逆转录 PCR，MLPA 技术和微阵列比较基因组杂交技术等；第二类主要检测 DMD 基因的微小缺失和重复以及点突变。主要包括外显子直接测序法、单链构象多态性分析（single strand conformation polymorphism，SSCP）、连锁分析、蛋白截断分析(protein truncation test，PTT)和芯片等。

1.多重 PCR

多重 PCR（multiple polymerase chain reaction）方法是目前国内各中心最常应用的方法，在缺失的热点区域设计引物，排除 PCR 反应失败的原因后，未成功扩增的区域提示缺失。该方法可使患者 DMD 基因缺失的检测率达到 90%以上，但是未能涵盖整个 DMD 基因，也不能检测出重复突变和缺失的携带者。而且，多重 PCR 体系敏感，容易造成假阳性结果。

2. MLPA 技术

MLPA 是对于缺失和重复突变最有效的检测技术。MLPA 操作方法简单，所需仪器少（仅需 PCR 仪和毛细管电泳），耗时短（仅需 24 h），重复性好，结果可信。MLPA 可以同时进行 DMD 基因 79 个外显子缺失/重复突变的筛查，涉及 DMD 基因所有外显子，不单纯是缺失热点区，这样就避免遗漏新发生缺失或重复突变的区域。而且即使在无先证者或发生新突变时，也能对样品做出产前诊断。另外，由于 MLPA 技术是半定量技术，该方法还可以对女性携带者进行检测。但是 MLPA 无法检测微小缺失、重复以及点突变，MLPA 也是目前国际各中心广泛应用的技术。

3.微阵列比较基因组杂交技术

微阵列比较基因组杂交技术（Array comparative genomic hybridization，Array CGH）是一种将消减杂交和荧光原位杂交(FISH)相结合的分子细胞遗传学技术，可在全部染色体区带上检测基因组 DNA 复制数增减变化并定位。利用 CGH 技术检测 DMD 基因，不仅可以检测缺失和重复突变，还可以对内含子区域的突变进行深入的分析。研究发现可能有 7%的 DMD 患者无法找到致病突变，因此推测可能在内含子区域发生重排，利用 CGH 可以检测，而这一点 MLPA 是无法完成的。但是该方法需要专门的仪器和软件，因此花费较高，尚未普及。

4.连锁分析

DMD 基因两端及基因内部含有短串联重复序列(short tandem repeat，STR)，也称微卫星序列，具有较高的多态性，可以作为遗传标记进行连锁分析。利用多态性连锁分析方法可检测携带 DMD 而未知突变类型的家系，对胎儿进行间接的诊断，而且扩大了基因检测范围，使结果准确可靠。一般通过上述方法在未发现缺失及重复时使用该方法，一般选取 7 个以上的 STR 进行分析，利用多个 STR 组成的单体型在家系内进行分析。但是该方法存在一定的局限性，首先由于 DMD 基因巨大，有发生重组的可能性，所以应该增加用于连锁分析的分子标记密度，特别是使用 DMD 基因内部多态性标记可以大大提高诊断准确度；其次该方法要有先证者和父母的标本资料，否则无法进行连锁分析。

5.外显子直接测序法

对于 DMD 未发现缺失和重复的病例，DNA 外显子及相邻内含子直接测序或以 mRNA 逆转录后的 cDNA 测序是最直接、最可靠的方法。对 79 个外显子和相邻内含子区设计引物后，进行 PCR 扩增，然后进行测序。该方法可以发现错义突变、剪接突变、截短突变、微小缺失和重复等多种小的变异。研究显示：对 106 例未发现缺失和重复的 DMD 患者进行外显子测序，在 93.4%患者中发现致病突变。

目前，各实验室对于 DMD 的检测多采用几种方法互补应用，例如在北京儿童医院一般先利用 MLPA 技术筛查 DMD 79 个外显子的缺失和重复；如未发现缺失和重复，则进行 DMD 外显子测序寻找微小缺失、重复以及点突变；如再无法找到突变，则应患者要求在家系内进行连锁分析。这三种方法的联合应用可以提高诊断率。近来各种新测序技术不断诞生，以 Roche 公司的 454 技术、Illumina 公司的 Solexa

技术和 ABI 公司的 SOLiD 技术为主的第二代测序技术，以及最新出品的第三代 Ion Torrent 测序技术可以同时对上百条基因进行准确的测序，不但节省了时间，也大大降低了测序成本，这也为 DMD 基因检测带来了新的希望。

（三）DMD 基因检测需注意的问题

1.DMD 患儿母亲外周血中未发现 DMD 基因突变

DMD 病例中，新生突变多见，这是 DMD 的一个特点，表现为散发性、无家族史。由于 DMD 基因中存在高度重复结构，因此该基因在减数分裂和有丝分裂过程中易发生差错，突变不仅在两条 X 染色体间发生，也可在一条 X 染色体内发生。因此，临床分析中男、女性都可发生。即使缺失型患儿母亲的外周血分析结果显示为不缺失，也不能排除生殖腺嵌合。当母亲基因为生殖腺嵌合时，再次生育 DMD 病例的风险高，因此在临床实践中对散发病例再次妊娠都应进行产前诊断。

2.DMD 女性携带者的检测

DMD 是 X 连锁隐性遗传病，女性携带者生育男性患儿风险为 50%，如能确定女性携带者身份，在其首次妊娠时就可提供产前诊断。但是，一般的 PCR 方法不能检测女性携带者的情况，可利用 MLPA 技术。另外，对于重复性突变和先证者已故的病例，可用 MLPA 进行基因剂量分析以检测缺失/重复突变型携带者。

结合文献和我们的实际工作，我们制定了 DMD 诊断的流程（图 13-5-1）：①利用 MLPA 技术筛查 DMD 基因的缺失和重复。②PCR 直接扩增外显子验证 MLPA 结果。③未发现缺失和重复的病例，DMD 外显子直接测序确定基因突变情况。④间接诊断，家系调查，收集家系信息及标本，进行连锁分析[10-12]。

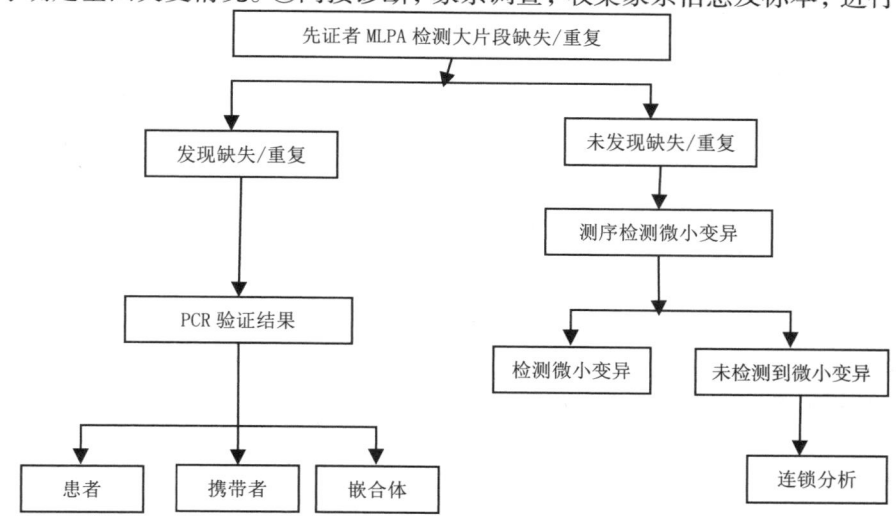

图 13-5-1　DMD 诊断的流程图

参考文献

[1] Strom C M. Mutation detection，interpretation，and applications in the clinical laboratory setting[J].Mutat Res，2005，573(1-2)：160-167.

[2] Bustamante-Aragonés A，de Alba M R，Perlado S，et al.Non-invasive prenatal diagnosis of single-gene disorders from maternal blood[J].Gene，2012，504(1)：144-149.

[3] Wang J，Zhan H，Li F，et al.Targeted array CGH as a valuable molecular diagnostic approach:experience in the diagnosis of mitochondrial and metabolic disorders[J]. Mol Genet Metab，2012，106(2)：221-230.

[4] Bai R K，Wong L J.Detection and quantification of heteroplasmic mutant mitochondrial DNA by real-time amplification

refractory mutation system quantitative PCR analysis: a single-step approach[J].Clin Chem，2004，50(6)：996-1001.

[5] Gullapalli R R，Desai K V，Santana-Santos L，et al.Next generation sequencing in clinical medicine: Challenges and lessons for pathology and biomedical informatics[J].Pathol Inform，2012，(40)：2153-2159.

[6] Merriman B，Ion Torrent R&D Team，Rothberg J M.Progress in Ion Torrent semiconductor chip based sequencing[J].Electrophoresis，2012，33(23):3397-3417.

[7] Marsh S.Pyrosequencing applications[J].Methods Mol Biol，2007(373):15-24.

[8] Chao H K，Hsiao K J，Su T S. A silent mutation induces exon skipping in the phenylalaruine hydroxylase gene in phenylketonuria[J].Hum Genet，2001(108)：14-19.

[9] Chiu Y H，Chang Y C，Chang Y H，et al.Mutation spectrum of and founder effects affecting the PTS gene in East Asian populations[J].J Hum Genet，2012，57(2)：145-152.

[10] Stockley T L，Akber S，Bulgin N，et al. Strategy for comprehensive molecular testing for Duchenne and Becker muscular dystrophies[J].Genet Test，2006(10)：229-243.

[11] Abbs S，Tuffery-Giraud S，Bakker E，et al. Best practice guidelines on molecular diagnostics in Duchenne/Becker muscular dystrophies[J].Neuromuscul Disord，2010(20):422-427.

[12] Gatta V，Scarciolla O，Gaspari A R，et al. Identification of deletions and duplications of the DMD gene in affected males and carrier females by multiple ligation probe amplification (MLPA) [J].Hum Genet，2005(117)：92-98.

第六节　产前诊断和无创取材

产前诊断(prenatal diagnosis)是现代医学科学的重大进步，对减少出生缺陷、提高人口素质具有重要意义。实验室检测技术，特别是细胞、分子遗传学技术的发展使越来越多的胎儿疾病可以进行产前诊断。

产前诊断是指利用各种诊断技术对胎儿疾病做出宫内诊断。胎儿遗传病的诊断是其重要组成部分，包括染色体畸变、单基因病和代谢性疾病等。

产前诊断包含二个层面：产前筛查和产前诊断。筛查针对群体，本身不是诊断，通过群体筛查可以得到高风险病例，就个体而言可能被遗漏。对筛查得到的高风险病例需要进一步进行诊断。在我国开展最广泛的产前筛查是唐氏筛查，此外，有地域特点的单基因遗传病，如广东和广西等地开展了地中海贫血携带者的筛查等。

一、产前筛查

在新生儿出生缺陷疾病中，染色体疾病是较为高发和后果严重的一类，其中发病率最高的为唐氏综合征（21-三体综合征）。由于导致患儿严重智力和身体残疾又终生无法治愈，给家庭和社会造成了严重的精神和经济负担，所以，预防患病胎儿出生是最有效的方法。

传统的唐氏筛查技术是通过在不同的孕周抽取孕妇的外周血，采用多项联合检测母体血清标志物的方法，结合孕妇的预产期、生育时的年龄和取血时的孕周及体重等计算出胎儿患病风险值。通过筛查可以提示胎儿患染色体病的风险，主要是 21 和 18 三体综合征；患神经管缺陷的风险。常使用的母体血清标志物有：①甲型胎儿蛋白(AFP)，是一种糖蛋白，结构与清蛋白相似，功能尚不明确，由孕初卵黄囊到孕后期的胎儿胃肠道和肝产生，分泌入胎儿血清。②绒毛促性腺激素(HCG)，有α,β二个亚单位组成，其中β亚单位有激素活性，来源于合体滋养细胞的分泌。③游离雌素三醇（uE3），来源于胎肝内硫酸脱氢表雄酮转化为 16α羟表雄酮，然后在胎盘中转化成 uE3。④抑制素 A（inhibin-A），是一种二聚糖蛋白，早期来源于黄体，随后源于胎盘，有人认为其水平与 HCG 高度相关。⑤妊娠相关蛋白 A（PAPP-A），是一种大分子糖蛋白，来源于胎盘和蜕膜。将以上 5 种母体血清标志物，根据其时效特点进行不同组合，配合 B 超检查，制定早孕、中孕、早孕联合中孕的筛查方案。在我国由于实验条件和经济承受能力的限制，主要使用孕中期的二联（AFP+HCG）或三联（AFP+HCG+ uE3）筛查，筛查时间在孕中期满 15 周至 22 周止。一些经济发达地区开展了早孕筛查，通过 B 超在孕 12 周测量颈部透明层厚度（nuchal translucency，NT），同时测母血清 HCG +PAPP-A 或加 uE3 来增加检出率。受技术原理的限制，在控制假阳性率在 5%及以下时，检出率为 65%到 90%。这个结果意味着一方面可能漏诊一部分患病的胎儿，同时有一部分正常胎儿的父母要承受不必要的心理压力以及还需进行下一步的诊断[1-2]。

二、产前诊断

1.适应证

产前诊断是一项高风险的临床工作，有严格的临床适应证。最大的群体来自高龄妊娠（分娩时年龄大于等于 35 岁）。女性随年龄增大，卵细胞在成熟过程中容易发生染色体不分离现象，引起遗传性染色体病，主要为三体综合征，包括常染色体的 21,18,13 三体以及性染色体的 XXX 和 XXY 等三体综合征。其中 21-三体综合征（Down syndrome）最多见，发生率随母亲年龄的增大而增加。其他适应证还包括：夫妇一方为染色体"平衡改变"携带者，如易位或倒位；不良孕产史，如有 2 次以上自然流产、早产、死胎史，畸形儿，运动、智力发育迟缓患儿及染色体异常患儿分娩史；孕妇为性连锁遗传病的基因突变携带者，胎儿性别与是否患病有关；有家族遗传史或遗传病儿分娩史及遗传病基因携带者；妊娠早期接受过较大剂量的物理、化学毒剂如电离辐射、机械压迫、药物、化学试剂、化学物质等；病原微生物感染（病毒、细菌、支原体、弓形虫等）；孕期大量酗酒，吸烟的孕妇和适龄生育孕妇在产前筛查后诊断为胎儿异常高风险的孕妇。

在这一系列的适应证中，通过产前诊断主要能够诊断的遗传性疾病是一部分染色体病和单基因病，相对而言，染色体病在一般人群发病率更高，而单基因病就单一病种相对少见，往往需要提供特殊的家族史及先证者情况

2.取材方法

产前诊断技术的发展依赖取材和实验技术。取材方法分为侵入性和非侵入性二类。侵入性取材方法主要有绒毛取样（chorionic villus sampling，CVS）、羊膜腔穿刺（amniocentesis）和脐带穿刺（cordocentesis）；非侵入性技术主要有超声波检查和抽取母血分离与胎儿相关的成分。

（1）侵入性取材：一直以来，侵入性取材是主要的产前诊断取材方法。①羊膜腔穿：是目前采用的最主要侵入性取材方法，从 1970 后开始广泛应用，历史最长并且安全性最高。穿刺时间一般选在孕 16 周到满 22 周进行。明确诊断后，放弃胎儿需要引产。②绒毛取样：孕 10 ~ 12 周是最佳操作时间段，20 世纪 80 年代中后期开始普及应用，成为孕早期产前诊断的主要取材方法，最大的优点是取样时间早，一旦明确诊断，需要选择性流产而不是引产，对孕妇影响小。③脐带穿刺，在 20 世纪 60 年代，脐带穿刺开始在胎儿镜下进行，20 世纪 80 年代后开始在超声引导下脐带穿刺，由于后者更方便，迅速取代前者。一般在妊娠 18 周后至分娩前均可进行操作，相对羊水穿刺难度较大，手术相关并发症较多，但由于可以直接获取胎儿血液扩大了产前诊断的检测范围并在一定范围内推动了宫内治疗的发展。

利用上述 3 种取材技术所获得的材料，可以进行胎儿染色体核型分析和一些单基因病、代谢病、宫内感染及其他一些胎儿疾病的分子、细胞遗传学分析和代谢物分析，诊断胎儿疾病和判断胎儿预后。

侵入性产前诊断的方法是有创性的操作，可能产生胎儿丢失、羊水溢漏、感染、出血等风险，另外，技术操作要求较高，需要一定的经验和资质（如北京市要求操作人员通过考试持证上岗）。所以，在实施这些操作时，必须正确地向家属解释可能发生的风险，并获得家属知情同意[3-4]。

（2）非侵入性产前诊断包括超声检查和通过母血获取胎儿细胞或核酸等（本节阐述后者）。①胎儿细胞：20 世纪 60 年代末发现了孕妇血液中存在胎儿细胞，包括滋养层细胞、淋巴细胞、粒细胞和胎儿有核红细胞，其中有核红细胞被认为是用于产前诊断最好的材料。其具有以下一些特征：在孕早期胎儿血液循环中比例较高，故推测可能进入母体循环的数量也相对较多；有核红细胞在正常成人外周血中比较罕见（一些临床上有出血的情况除外）；细胞分裂快，在孕妇血液循环中寿命很短，它的存在仅反应本次妊娠胎儿的情况，不受前一次妊娠的影响；含有可以用于分离的特殊标记（如表面抗原）易于识别和富集；含有胎儿全部的核基因组 DNA。胎儿细胞与母血细胞比例约 1∶(105 ~ 107)，由于含量很少，

需要通过分离和富集方法收集这些细胞，有以下一些方法可以选择，如密度梯度离心、荧光激活细胞分离法、磁性激活细胞分类、流式细胞技术、免疫磁珠和抗体结合法、单细胞显微操作法以及细胞培养富集法等。由于细胞量的问题，目前也仅停留于研究水平，没有用于临床。②孕妇外周血中胎儿游离 DNA：1997 年，香港中文大学卢煜明教授等人在著名杂志 Lancet 发表"母血浆中存在胎儿游离 DNA"的文章，研究者通过抽取孕母外周静脉血并分离血浆来提取 DNA，用 PCR 扩增法扩增 Y 染色体特异的 DNA 序列，证明孕男性胎儿的母亲的血浆中存在胎儿游离 DNA（cell free fetal DNA，cffDNA）。

在正常的怀孕过程中，cffDNA 几乎全部来源于胎盘的滋养层细胞，孕妇外周血中的 cffDNA 从孕 4 周左右就可以检出，孕 7 周建立胎儿胎盘循环后一定的比例稳定地存在于母体外周血中。cffDNA 在外周血浆中是以 75～205bp 的小片段形式存在的，有文献指出，绝大部分的 cffDNA 都是包裹在核小体外部，在外周血浆中的性质比较稳定。血浆游离 DNA 含量很低，一般来说，每毫升血浆中含 10ng 左右的游离 DNA，cffDNA 占血浆中全部游离 DNA 的 5%～30%，其比例随着孕周的增大而缓慢上升。半衰期很短，仅为 16.3min，在正常分娩 2 h 后，母体外周血中已检测不到。cffDNA 快速降解的这种特性使其可以作为无创产前诊断的最优检测材料。2010 年卢煜明等人又在 Science Translational Medicine 杂志发表文章，第一次证明母外周血浆中存在的胎儿 cffDNA 是全基因组序列，使得人们从理论上可以利用母体外周血浆进行针对胎儿的几乎全部染色体基因组进行分析。③利用母外周血检测常见的胎儿唐氏综合征：正常个体的染色体数目为 2 倍体，即每一条染色体都是 2 体。那么染色体数目正常的胎儿和正常的母亲 21 号染色体均为 2 体，而唐氏综合征的胎儿其 21 号染色体为 3 体。假定母亲外周血中 cffDNA 的含量为 20%，母体自身游离 DNA 为 80%，为了简便计算，设定共有 10 份 DNA。对于怀有正常胎儿的孕妇来说，其外周血浆的 21 号染色体游离 DNA 就是 10 份，2 份来源于胎儿，8 份来源于母亲；对于怀有唐氏综合征胎儿的孕妇来说，其外周血浆的 21 号染色体游离 DNA 就有了 11 份，3 份来源于胎儿，8 份来源于母亲。那么怀有唐氏综合征胎儿和正常胎儿的母体外周血浆 21 号染色体游离 DNA 比例就是 11：10。以此类推，当 cffDNA 的含量为 5%时，怀有唐氏综合征胎儿和正常胎儿的母体外周血浆 21 号染色体游离 DNA 比例就是 10.25：10.00。因此，不需要进行胎儿来源和母体来源游离 DNA 的分离，怀有唐氏综合征胎儿的孕妇外周血浆 21 号染色体游离 DNA 的总含量发生了很小比例的升高，为了识别这样细小的差别，需要建立一个灵敏度极高的分子检测技术平台。随着第二代测序技术的发展，目前每张测序芯片可以轻易地同时测定超过 15 亿条 DNA 序列，产出 300Gb 的原始数据，相当于 1 个人类基因组的 100 倍。当我们用新一代测序技术来分析母体外周血浆中的游离 DNA 信息的时候，无创非整倍体产前诊断便可以从理论变成现实。

目前，利用第二代测序技术平台，每个样本可以测定千万条以上的血浆游离 DNA 序列，把这些序列通过生物信息比对的方法准确地定位到标准的人类基因组参考图谱上，每条序列都有唯一的一个包含了染色体、基因、核酸起始点等多种综合信息的对应位置，提取出相对应的染色体信息后，可以计算出在这个样本中测定的每一条序列被分配到每条染色体的比例数值。由于测序量大，使得每个染色体的比例数值都在一个非常固定的范围内，一般来说变异系数小于 1%。

根据文献报道，目前该技术对于胎儿染色体 21,18 和 13 三体检出率达到 98%以上，假阳性率小于 0.5%。是目前最有效的筛查方法。

2012 年 12 月，美国妇产科学会发布了推荐适应这个筛查方法的适应证，包括：分娩年龄 35 岁及以上；超声发现胎儿非整倍体风险增大；曾经生育过三体患儿；双亲之一携带平衡的罗宾逊易位使 13 或 21-三体胎儿风险增加；早期或中期或贯序非整倍体高风险。最终的产前诊断仍然需要侵入性的取材，依靠染色体核型分析的结果。

总之，这是一项全新的高通量检测母体血液中包含胎儿 DNA 信息的方法。随着技术的进一步提高，有望拓展到 DNA 片段性缺失、重复等结构性异常和单基因突变的检测[5]。

（潘虹）

参考文献

[1] 陆国辉，徐湘民.临床遗传咨询[M].北京：北京大学医学出版社，2007.

[2] 郎景和，边旭明，向阳.妇产科遗传学[M].北京：人民卫生出版社，2005.

[3] Greely H T.Get ready for the flood of fetal gene screening[J].Nature,2011，469(7330)：289-291.

[4] Bianchi D W. From prenatal genomic diagnosis to fetal personalized medicine: progress and challenges[J].Nat Med，2012，18(7)：1041-1051.

[5] Committee opinion no.545: noninvasive prenatal testing for fetal aneuploidy[C]. Obstet Gynecol，2012，120(6)：1532-1534.

第十四章　小儿外科疾病的诊治进展

第一节　悬吊腹腔镜治疗胸骨后疝的新进展

胸骨后疝是 1760 年由 Morgangri 首先报告的。腹腔脏器经胸肋三角突入胸腔心膈角区，称为先天性胸骨后膈疝（Morgagni hernia），又称胸骨后疝(retrosternal hernia)、胸骨旁疝(parasternal hernia)、前外侧疝(anterolateral hernia)或 Morgangri 裂孔疝[1]。本病较少见，文献报道占膈疝的 3%[2]。

一、病因及病理生理

由于膈肌起自剑突和第 7~10 肋骨,内面的两组肌肉在交界处有一潜在的孔隙,称为 Morgagni 孔(又称胸肋三角)[2,3]。乳腺内动脉由此通过，向下演变成腹壁内动脉。在胚胎发育过程中，若形成膈肌的两组肌囊发生障碍，未完全愈合，或形成仅有两层黏膜及少量结缔组织的薄弱区，在日后胸腹腔压力差的作用下，腹腔内部分脏器即可由此突入胸腔形成疝[4]。由于心包膈面的加强作用，左侧胸肋三角较右侧相对强韧，因此右侧胸骨后疝多发，约占 80%，多数情况下胸骨后疝有疝囊，其内容物多为大网膜和结肠，右侧胸骨后疝肝脏疝入亦非常多见，文献报道最常见的依次为结肠、网膜、胃、肝和小肠。

二、临床表现

多数胸骨后疝患者无特异性临床症状，常为体检或某种原因 X 线检查时偶然发现。少数病人有上腹部或胸骨后反复发作性不适感、隐痛，并伴有腹胀或呕吐等症状。小儿通常是因仰卧位、哭闹或腹压增加而发作，严重者出现阵发性呼吸困难、呼吸急促、青紫等表现；当立位、安静、腹腔压力减小时，上述症状消失或减轻。如果疝入胸腔内的肠管发生嵌顿，则出现呕吐、腹胀、停止排气、排便等急性肠梗阻表现。本病缺乏典型的临床特征，常常延误诊断和治疗。

三、实验室检查

X 线平片显示膈上胸骨后心膈角区有半圆形阴影或含有液气平面，钡剂灌肠可见结肠疝入胸腔内，人工气腹 X 线检查对诊断肝脏疝入胸腔有重要意义。

四、疾病治疗

一旦确定诊断，应尽早择期行手术还纳腹腔脏器、修补缺损，若发生疝内容物嵌顿须急诊手术。

1.传统手术

传统手术一般经腹进行，多采用旁正中切口或患侧肋缘下斜切口，进腹后在胸骨后均能清楚地显露疝环及疝内容物，先轻柔地将疝内容还纳、除去多余疝囊，后暴露疝环周围组织，并将疝环边缘与胸骨后组织严密缝合。也有人采用经胸切口[5]。

2.微创手术

1995 年有人报道用胸腔镜方法治疗胸骨后疝[6]。随后有文献开始报道用腹腔镜治疗胸骨后疝，后逐渐应用于儿童的胸骨后疝治疗[7,8]。随着最新的悬吊免气腹腹腔镜开始应用，北京儿童医院从 2007 年开始应用最新的悬吊无气腹腹腔镜治疗胸骨后疝。

悬吊式腹腔镜手术（图 14-1-1），顾名思义就是将腹壁经特殊器械悬吊后进行腹腔镜手术，而不是建立 CO_2 气腹后进行腹腔镜手术。随着医学发展，微创手术不再是新兴学科。近些年腹腔镜已广泛应用于外科、妇科手术，腔镜设备也在不断更新。1961 年两位美国医生最早尝试了低气腹，1991 年日本的永井秀雄医生开创了真正无气腹技术[9]，首先应用于妇产科，1993 年传入中国，现在无气腹腹腔镜技术已日趋成熟，比有气腹时腹腔镜技术显现出更多的优越性[10]。不但避免了气腹建立时盲目穿刺的并发症、CO_2 气腹及腹腔内压力产生的并发症外，还降低了手术操作难度。

手术器械：一种免气腹腹腔镜手术悬吊装置，采用外部提拉的方式提起腹壁，设置一个直角型支架，其立杆活动固定，横杆上设置多个挂钩，设置一根挂链，上端链环悬挂在一个挂钩上，下端链环联接在一门型框横腔镜相梁的平衡点上，门型框的两垂直爪末端活动固定柯氏针。只要将需要吊起的腹壁位置处插入柯氏针并穿出，并将露在腹壁外部的柯氏针两端伸入门型框的两垂直爪末端活动压紧，通过提拉挂链调整提拉腹壁的高度。可免去采用二氧化碳气体充填对腹壁的气密性要求，使得在腹腔镜手术中对手术器械的要求大大降低，同时在不采用二氧化碳作为腹壁充填气体时，对麻醉的要求也有所降低[11]。

手术方法：仰卧位，脐部小切口置入腹腔镜，可见疝环与疝内容物。悬吊上腹壁，于疝孔旁行 2cm 切口，分离粘连，将疝内容拖回腹腔。可清楚地看见疝环，并可用电刀分离粘连。用 7mm×17mm 涤纶线在胸腔镜的直视下，在小切口中直接缝合疝环（图 14-1-2）。

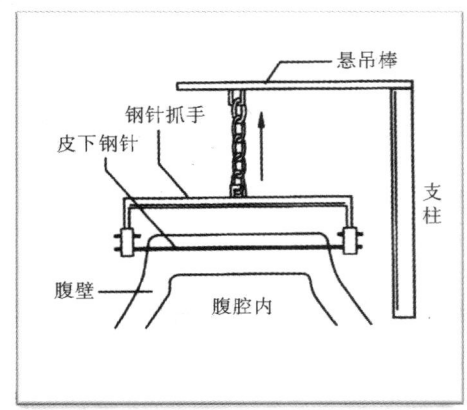

图 14-1-1　悬吊式腹腔镜手术示意图

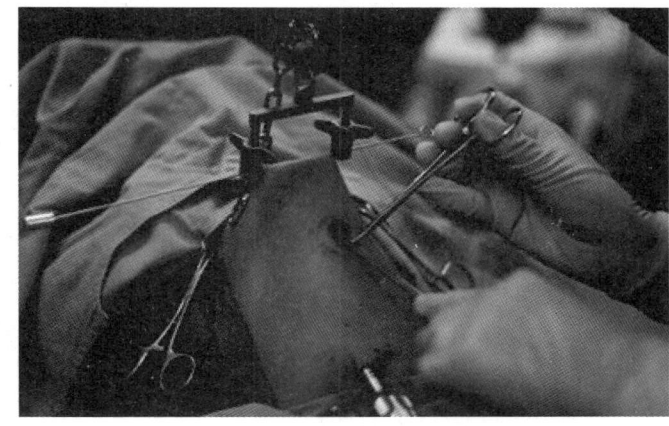

图 14-1-2　悬吊免气腹腹腔镜治疗胸骨后疝

由此可见，悬吊免气腹腹腔镜治疗胸骨后疝，一方面和传统腹腔镜相同，能很清楚地显露疝环及疝内容物，直接缝合疝环，没有加大手术的难度。另一方面与传统的腹腔镜相比，有以下几方面的优越性：

（1）采用经脐单孔切口，术后脐部伤口愈合良好，腹部几乎没有伤口痕迹。

（2）避免了由于气腹造成的皮下气肿的并发症，减少了手术打击，降低了术后疼痛。

（3）幼儿及儿童与成人不同，气腹腹部膨胀过度可影响呼吸，无气腹减少了由于术中气腹对呼吸的影响，利于术中麻醉呼吸的管理。

（4）可随意通过悬吊的高低控制疝环的紧张度，避免了由于气腹不足造成的暴露困难。

总之，免气腹腹腔镜治疗胸骨后疝，用开腹的操作达到微创的效果，简单、安全、可行。

（张娜　曾骐）

参考文献

[1] Thomas T V.Subcostostemal diaphragmatic hernia[J].Thor Cardio Surg，1972(63)：279–283.

[2] Wolloch Y，Grunebaum M，Glanz I，et al.Symptomatic retrostenal (Morgagni) hernia[J].Am J Surg，1974(127)：601-605.

[3] Harris J G，Super T R，Kimura K K. Foramen of Morgagni hernia in identical twins: Is this an inheritable defect? [J].J Fed Surg，1993(28)：177-178.

[4] Comer T P，Clagett O T. Surgical treatment of hernia of the foramen of Morgagni[J]. J Thorac Cardiovasc Surg，1966(52)：461-468.

[5] Lima M，Domini M，Libri M，et al.Laparoscpic repair of Morgagni-Larrey hernia in a child[J].J Pediatr Surg，2000(35)：1266-1268.

[6] Stanley R，de biak P K，Lojszczyk-Szczepaniak A，et al.Diagnostics of canine peritoneal-pericardial diaphragmatic hernia (PPDH) [J].Medycyna Wet，2009 (65)：181-183.

[7] Spattini G，Rossi F，Vignoli M，et al. Use of ultrasound to diagnose diaphragmatic rupture in dogs and cats[J].Vet Rad Ultrasound，2003(44)：226-230.

[8] Choi J，Kim H，Kim M，et al.Imaging diagnosis—Positive contrast peritoneographic features of true diaphragmatic hernia[J]. Vet Rad Ultrasound，2009(50)：185-187.

[9] Dancewicz M，Kowalewski J，Pepilinski J. Przepuklina przeponowa Morgagniego — trudny problem diagnostyczny[J].Pol Merk Lek，2006(121)：90-93.

[10] Koper S，Mucha M，Silmanowicz P，et al.Selective abdominal angiography as a diagnostic method for diaphragmatic hernia in the dog: An experimental study[J].Vet Radiol Ultrasound，1982(23)：50-55.

[11] Lew M，Jalynski M，Kasprowicz A，et al.Leczenie przepuklin brzusznych，zewnetrznych z zastosowaniem siatki chirurgicznej u psow[J].Medycyna Wet，2006(62)：1148-1151.

第二节　微创胸骨沉降治疗鸡胸畸形的进展

鸡胸（pectus carinatum）是指胸骨向前隆起的畸形。发病率排漏斗胸之后，为胸壁畸形中第二常见病。多数学者认为是肋骨和肋软骨过度生长造成的，胸骨的畸形是继发于肋骨畸形的。与漏斗胸畸形一样与遗传相关[1]。影响呼吸、循环的胸壁畸形，如漏斗胸、鸡胸、胸肌裂等，除了畸形造成的精神负担和性格影响以外，畸形本身对呼吸和循环功能的损害也需要手术纠正。

一、发病原因

鸡胸的发病率低于漏斗胸，Shamberger 报道 910 例胸壁畸形，鸡胸占 16.7%。首都医科大学附属北京儿童医院自 1982 年 2 月到 1997 年 2 月收治鸡胸 102 例，男 82 例、女 20 例，男女比 4：1。28 例有胸壁畸形的家族史，提示和遗传基因有关。21 例伴有其他肌肉、骨骼异常疾病，包括脊柱侧弯、神经纤维瘤病、Marfan's 综合征、膈膨升、Poland's 综合征等。与漏斗胸一样病因至今尚不十分清楚。多数学者认为是下部肋软骨发育过快，相对胸骨发育慢而被向下挤压形成漏斗胸，向上挤压形成鸡胸[2]。

二、病理生理

少数小儿的鸡胸是先天性的，而后天性鸡胸多是佝偻病造成的。婴幼儿期的小儿骨骼由软骨构成，如果此时忽视了维生素 D、钙的供给或供给不足，钙磷吸收发生障碍，出现骨软化症，胸部肋骨与胸骨相连处内陷，使胸骨前凸，形成鸡胸。患儿除了鸡胸外，往往还伴有其他畸形，如方颅、"X" 形腿、"O" 形腿等。

鸡胸的患者胸肋骨向前突，使胸廓前后径加大，胸廓容积缩小，肺发育受限；肺组织的弹性减退，导致呼吸幅度减弱，运动耐受力差，抵抗力低下，部分患者出现气促、乏力，易患气管炎或肺炎等，甚至严重影响心肺功能。

三、临床表现

1.症状

大多数鸡胸的患儿出生后及婴幼儿期间因腹大且较胖，不易被发现。随年龄增长，一般在学龄期腹部肌肉加强，腹大消失，而被发现。多数患儿在幼儿期常有不同程度的呼吸道症状，体质较同龄儿差。部分患者出现气促、乏力，甚至影响心肺功能。

2.体征

胸壁前凸畸形形态多样，分类不一。有学者把鸡胸分为三型：①胸骨弓状前凸型、非对称型和胸骨柄前凸型[3]。最常见的是胸骨弓状前凸型：胸骨体呈弓状前凸，两侧肋软骨对称性向后、向下呈沟状塌陷，双肋缘外翻。②非对称型：胸骨和两侧肋软骨前凸程度不平衡，表现为一侧较高、一侧低平，往往同时伴有胸骨向高的一侧旋转。③较少见的胸骨柄前凸型：因胸骨柄与胸骨体畸形愈合而前凸，胸骨体中下部逐渐下陷其远端反转向前，形成上凸下凹的畸形。

四、实验室检查

（1）X线：胸部X线显示胸骨下部和相邻肋软骨明显下陷，脊柱与胸骨间距增加。脊柱X线观察脊柱有无侧弯等。

（2）CT扫描：用CT扫描能更准确地评价鸡胸的突起程度、对称性、心肺功能受影响的情况和并发其他问题。如并发肺囊性腺瘤样畸形、隔离肺畸形、膈膨升等。

（3）心电图：偶见窦性心律不齐，不完全右束支传导阻滞。

（4）心、肺功能检查：极严重者心肺功能下降。

（5）血生化：部分患者有轻度贫血和血清碱性磷酸酶增高。

五、鉴别诊断

鸡胸和漏斗胸一样可以是某些疾病的表现之一。如马凡氏综合征、神经纤维瘤病、黏多糖病及一些骨骼发育障碍的疾病。要引起外科医生的注意。同时鸡胸也可并发其他先天性疾患，如先天性脊柱侧弯、先天性心脏病、先天肺囊性病、先天膈疝等。手术前也要注意这些疾病的诊断。

六、疾病治疗

鸡胸分为先天和后天性。后天者多为营养障碍所致，多见于幼儿期，系佝偻病的一种表现。鸡胸过早手术由于骨质较软，有复发可能，而且后天性鸡胸在发育过程中偶有自行纠正的能力。因此对于3岁以下的鸡胸患儿，应积极给予抗佝偻病治疗，包括饮食疗法、维生素D治疗法，必要时需同时补钙。一般轻度鸡胸随体格生长会逐渐消失，加强体格锻炼，如扩胸、俯卧撑等运动，可促进畸形的改善。而3岁后的患儿，多为佝偻病后遗症，使用钙剂和维生素D治疗效果不佳，加用特制的支具压迫凸起的胸部并维持一定的时间，同样可达到辅助矫正畸形的目的。

到青少年时期，因骨质逐渐变硬，支具往往达不到矫形的目的。而且大年龄的患者常有自卑感，缺乏自信，影响心理健康，同时在行走、坐立时，为掩盖凸起的胸部，造成驼背，不愿游泳和参加户外活动。异常的姿势及缺乏锻炼反而会加重畸形。因此对大年龄的患者和对心肺有影响者，可以手术治疗。

1.传统手术

由于鸡胸对心肺功能的影响小于漏斗胸，而且小年龄的鸡胸可以通过支具进行矫正，因此鸡胸的手术矫正的发展晚于漏斗胸。过去的几十年间基本采用胸骨沉降术及其改良的方法。胸骨沉降术一般行胸壁凸起处的纵或横行切口8～15cm，游离肌肉，暴露畸形胸骨及肋软骨，切开并游离畸形肋软骨膜，中段切断肋软骨，充分松解、沉降胸肋骨，沉降后切除过长的肋软骨，端端缝合，矫正畸形；若沉降不满意，可对胸骨近端行不全截骨。该术式除了正中较大的切口、游离肌肉、切断肋软骨和胸骨等缺点外，最大的缺点是切除过长的肋软骨后减小了胸腔的容积。

2.微创手术

1998年Nuss首先介绍了无骨切除矫正治疗小儿漏斗胸的方法[1]。Nuss手术除了切口小而隐蔽、手术时间短、出血少、恢复快、不需游离胸壁肌肉皮瓣，不需肋软骨或胸骨切除等优点外，最突出的是能长期保持胸部伸展性、扩张性、柔韧性和弹性。由于Nuss手术是一种微创、易于掌握的技术，从而快速地被各国外科医生所接受，现在已经成为治疗漏斗胸的标准和首选术式。而根据Nuss手术原理改良的微创胸骨沉降术，由于该方法固定架在皮下，固定器固定在肋骨上，几乎没有损伤胸腔脏器和大血管的可能。先游离肋骨骨膜，在骨膜下穿钢丝也有效避免了损伤肋间血管的可能。术后近期效果均优秀，Abramson 报道取出固定架后优良率为 90%，证明该术式是可行的。另外，更重要的是下压胸肋骨后，下压的肋骨部分向两侧伸展，增加了胸腔的容积。同时具有没有大的正中切口、不游离双侧肌肉、不截胸骨和肋软骨等优点。

因此，对于小儿鸡胸的治疗，3~10 岁的可以用支具治疗，10 岁以上可以手术治疗。10~16 岁的青少年胸、肋骨的弹性好，所需要的压力小，手术操作简单、对手术耐受力、术后恢复及效果均较青春后期及成人好。另外，微创胸骨沉降术，操作简单、创伤小，因此支具治疗无效者均应考虑手术纠正[4]。

3.手术指征

手术指征包括以下 2 个或 2 个以上标准：

（1）CT Haller 指数小于 2.30。

（2）肺功能 EKG 和超声心动检查提示限制性或阻塞性呼吸道病变等异常。

（3）畸形进展或并发明显症状。

（4）外观的畸形使患者不能忍受。

4.术前准备

因鸡胸微创胸肋骨沉降手术的微创性，无需特殊加强营养等术前准备。术后亦不需大量补充营养。大年龄患儿可适当做一些心理指导，减轻对手术的恐惧以及自卑的心理。可指导患儿练习有效咳嗽、咳痰和腹式呼吸。术前 8 h 禁食、水，防止因麻醉或手术过程中呕吐引起吸入性肺炎和窒息。保持病室环境清洁安静，保证患儿睡眠。

除了制订完善的术后止痛计划外，术前的心理准备是十分必要的。手术医生应当与患者和患者家属进行充分交流，了解患儿的心理状况。根据不同患儿的年龄和心理特点，讲解手术的必要性、简要过程和术后效果。结合本科室以往病例的情况，借助图片、照片、文字的宣传材料进行。鼓励患者战胜疼痛，做好应对围手术期及取出支撑架前可能出现的各种问题的准备。

5.手术过程

患者仰卧，双上肢外展，暴露前胸及侧胸壁。气管内插管，全身麻醉，标记手术切口，以及预计放置支架位置。选择合适支撑架，将支架弯成期望的胸壁形状。分离侧胸壁肌肉，暴露双侧各两根肋骨，分离骨膜后穿钢丝，将固定器固定于肋骨上。胸壁皮下建立隧道，将支架带过隧道，并将支架两端分别置入固定器中，用钢丝固定。关闭手术切口前充分膨肺，防止肋骨后穿钢丝时穿破胸膜造成气胸。

一般术后 5~7 d 出院，出院前复查胸片。固定架在体内保留 1 年半到 2 年。定期复诊评估胸壁的矫形效果，取固定架前尽量不要进行对抗性运动。

6.手术效果评估

（1）胸部 X 线片胸骨的改变。

（2）胸廓外观的效果。

（3）患儿和家属的满意程度。

（4）胸廓的饱满程度、伸展性和弹性。

7.注意事项

（1）术前注意事项：除血常规、尿常规、心电图等手术前常规检查外，患者可以做心、肺功能的检查来评价鸡胸对心、肺功能的影响，及术前、术后心、肺功能的改变。CT 可以更清楚地表示畸形的严重程度，心脏、肺受压程度等其他问题，并可发现是否并发其他的畸形，如先心病、脊柱侧弯、神经纤维瘤病、马凡综合征、黏多糖病等。判断是否同期手术及术后可能的并发症。全面正确的诊断，有助于判断是否应该手术和选择合适的手术年龄和方法。

（2）术后注意事项。①术后当天禁食，镇静，平卧，心电监测，雾化吸痰。清醒时每小时进行深呼吸锻炼。②术后第一天可以进食，根据引流量拔除胸腔闭式引流并可在搀扶下起床活动，活动时保持上身平直。③加强呼吸道理疗，防治呼吸道感染。必要时可静脉应用抗生素抗感染。可配合祛痰药物。④术后几天内病人需保持镇静，以防撑架移位。保持背部伸直，避免弯腰、扭髋。⑤一周内不屈曲、不转动胸腰、不滚翻，保持平卧。起床时最好有人协助。⑥体温正常，伤口愈合好，一般 5～7d 病人不需帮助能行走时，就可以出院。出院前拍胸片复查。⑦术后使用硬膜外阻滞或静脉镇痛泵止痛。Nuss 手术由于肋软骨和胸骨未做处理，术后止痛特别重要，应制订完善的术后止痛计划。⑧如有呕吐，可禁食减压静脉支持；如便秘可使用缓泻剂。便秘的原因可能与使用麻醉剂止痛有关。

（3）出院注意事项。①注意姿势、体位；不滚翻，少屈曲；平时站立、行走要保持胸背挺直。伤口完全愈合后方可沐浴。②睡觉尽量平卧。避免碰撞伤口及周围，以免造成钢板、缝线排斥，早拔钢板影响远期效果。不进行胸及上腹部磁共振。③避免外伤、剧烈运动使支架移动、影响手术效果或损伤血管及周围组织。一般 2～4 周可以正常上学或工作。④一月内病人保持背部伸直的良好姿势，免持重物（包括较重的书包），经常进行正常行走，不滚翻。一个月复查后可以进行常规的活动。⑤术后两个月内不弯腰搬重物，不滚翻，不猛地扭动上身。⑥术后三个月内尽量不要进行剧烈运动。避免与其他人身体接触性运动。三个月之后可恢复正常运动。⑦支架在体内保留两年以上。定期复诊评估胸壁的矫形效果，取支架前尽量不要进行对抗性运动。⑧如有外伤、呼吸困难，立即复诊，拍胸部正侧位 X 线片。⑨如伤口周围局部突起等，立即复诊，拍胸部正侧位 X 线片。⑩通常在术后一年半左右，患者的胸壁巩固后可在全麻下去除植入物。取出钢板后 2d 内运动稍加限制，以后完全正常，而后每年随访一次，以评估胸壁的矫正效果。

8.手术并发症

手术并发症与 Nuss 手术的并发症相似，微创胸骨沉降术最可能的并发症是气胸、固定架移位和伤口感染。

（1）气胸：Nuss 术后可发生气胸，文献报道发生率 1.7%～59.6%，一般是缝合切口时肺膨胀不彻底，或因小患者胸壁薄，气体由伤口进入造成。防止的方法是：关闭切口时彻底膨肺；小患者伤口加油纱加压覆盖。

（2）支撑架移位：微创胸骨沉降术最容易发生的是固定架脱出，固定架脱出移位是导致再次手术的最常见原因，文献报道发生率 1.2%～29.9%。术后一周内不屈曲，不猛地转动胸腰，不滚翻，保持平卧，起床时最好有人协助。出院后注意姿势、体位；不滚翻，少屈曲；平时站立、行走要保持胸背挺直，上身不做快速、猛烈地扭动，可以防止固定架脱出移位。

（3）伤口感染：因为固定架位于切口下，尤其在胸壁薄的儿童患者，一旦伤口感染很可能要取出固定架。这就要求术中尽量减少切口处组织的损伤，缝合切口前彻底止血，尽量将肌肉包裹固定器，必要时应用抗生素预防感染。

术后晚上睡觉尽量平卧。取固定架前尽量不要进行对抗性运动，避免碰撞伤口及周围，以防造成钢板、缝线排斥、早拔钢板影响远期效果。鸡胸术后也有可能因卧床或因疼痛不愿意咳痰而导致肺炎、肺不张。

一般仅延长住院时间，并不影响预后。术后第一天，就可以在搀扶下起床活动，加强呼吸道管理，雾化吸痰，清醒后进行深呼吸锻炼。必要时静脉应用抗生素防治呼吸道感染。

9.疾病预后

2008 年 3 月至 2012 年 7 月，首都医科大学附属北京儿童医院胸外科探索用微创 Nuss 手术的原理治疗鸡胸，已成功完成手术 190 余例，术后效果以及随访效果良好[5]。

10.预防

国内外研究表明本病确切病因尚不明确，主要原因是胸肋骨先天发育异常所致，无特别预防方法。

但对于缺钙造成佝偻病并引起前胸壁畸形的患儿，需积极进行正规的抗佝偻病治疗、加强营养、适当的户外活动等治疗，必要时加以支具进行矫正。如胸壁畸形仍继续进展，为了防止胸廓的进一步变形及心肺功能的损害，减少患者心理的影响，可考虑行微创鸡胸胸肋骨沉降手术。

（张娜 曾骐）

参考文献

[1] Nuss D，Kelly R E Jr. Croitoru D P，et al. A 10-year review of a minimally invasive technique for the correction of pectus excavatum[J].J Pediatr Surg，1998(33)：545-552.

[2] Daniel P C，Robert E K，Micheal J，et al.Experience and modification update for the minimally invasive Nuss technique for pectus excavatum repair in 303 patients[J].J Pediatr Surg，2002(37)：437-445.

[3] Abramson H，D'Agostino J，Wuscovi S .A 5-year experience with a minimally invasive technique for pectus carinatum repair[J].J Pediatr Surg ，2009(44)：118-124.

[4] 曾骐，贺延儒，李士惠.小儿鸡胸的分型及外科治疗[J].中华胸心血管外科，1999，15（4）：225-227.

[5] 曾骐，郭卫红，张娜，等.鸡胸的微创外科治疗[J].中华胸心血管外科，2010，26(2)：113-115.

第三节　先天性脊柱侧弯并发胸廓功能不全的诊疗现状及研究进展

胸廓功能不全综合征（thoracic insufficiency syndrome，TIS）系指胸廓由于发育受限导致容量下降，以至不能支持正常的呼吸功能及肺脏的发育所引起的一种病理状态[1]。先天性脊柱侧弯由于脊柱弯曲或并发肋骨融合导致单侧或全胸廓容量下降、发育受限，严重者可引起此病。Boffa 等[2]在 1984 年曾有过描述。本病需对患儿的病史、体征、影像学及实验室检查结果综合分析做出诊断，目前此病的治疗仍存在一定困难。

一、TIS 的发生机制

1.正常胸廓及肺脏的发育

正常的胸廓为进行呼吸运动的一个动态的容器，在结构上它包括了脊柱、肋骨、胸骨及底部的膈。胸廓除支持、保护的功能外，主要功能是参与呼吸运动。一般分为以膈的运动主导的原发呼吸运动和以肋间肌肉运动主导的辅助呼吸运动。胸廓有两个重要的特性：胸廓有着正常的、固定的容积；并可以在一定范围内改变容积。这些都是进行呼吸运动的基础。胸廓正常容积取决于胸椎的高度以及肋骨围笼的宽度和深度。胸廓改变其容量的能力，即胸廓功能，取决于肋骨之间的相对独立从而能够相对活动，肋间肌肉的存在以及胸廓的对称性。此外，胸廓的另一个重要作用是，通过脊椎及肋骨从新生儿期到青春期对称的生长，支持肺脏的生长[3]。

胸椎的纵向生长扩大了胸廓的容积。它的生长速度主要取决于年龄[4]：从出生到 5 岁，胸椎的生长速度为每年 1.4 cm；6 ~ 10 岁为每年 0.6 cm；11 ~ 15 岁为每年 1.2 cm。对胸廓发育不良的病例而言，如脊椎胸廓结构不良综合征（Jarcho-Levin 综合征），胸椎变成了一个单节段、短小的椎体，一般只有正常人胸椎的 1/4 高，这种病人早年就存在较高的呼吸道并发症的致死因素。即使能活到成年，仍然有着严重的症状，如限制性肺部疾病，其平均肺活量只有正常人的 27%[5]。

肋骨围笼的生长扩大了胸廓的宽度和深度。出生时，肋骨基本为水平的，肋骨长度的增长增加了胸廓的直径。此时胸廓容量只相当于成人的 6.7%[4]。到了 2 岁时，肋骨的方向发生了变化，肋骨的外侧逐渐向下倾斜。胸廓此时的容量增长同时取决于肋骨长度的增长和肋骨的倾斜角度[6]。但肋骨过度向下方倾斜会使胸廓平坦，减小了矢状面深度，从而减小胸廓容量。在发育过程中，5 岁儿童的胸廓容量为成人的 30%，10 岁儿童为成人的 50%。进入青春期后，生长加快，胸廓的容积也会在 10 岁的基础上翻倍，胸廓的形状也随之定型。

在肺脏的发育中，85%的肺泡生后就已经成型[7]，剩下的也基本会在2岁前发育完成[8]。关于肺泡确切的发育完成时间目前还存在争议，Langston[9]认为2岁发育完成，Dunhill等[10]认为在8岁，Emery等[11]认为发育停止于10岁，但以上的分界方式都以年龄为限。由于确切计数肺脏标本的肺泡数量本身就存在困难，所以也很难确切定义肺泡发育完成的时间。肺脏在肺泡发育完成后仍然增大体积。在伸长应力作用下肺脏能够代偿性生长。通过在实验性肺切除的动物实验中[12]，以及随访年龄自30个月到5岁的行治疗性部分肺切除术的小儿中发现[13,14]，肺泡也存在代偿性生长的现象。

2.TIS中胸廓的发育及胸廓容量下降分型

TIS概括了胸廓功能不全的两个特性：

（1）不能维持正常的呼吸运动。脊柱侧弯患者凹侧与凸侧胸廓容量及运动幅度均减小，因此要维持正常的呼吸运动只能由主要呼吸运动即膈的运动来代偿。这也是小年龄患儿出现单侧胸廓容量下降但没有明显临床症状的原因之一。但这种代偿机制是有限的，随患儿的生长，呼吸功能的障碍就会逐渐显现，一般患儿在青春期就会出现运动耐量下降等症状。以后，这种呼吸功能不全的症状会逐渐加重，成人期患者会出现明显缺氧、呼吸困难，甚至需要供氧治疗，患者会出现反复的呼吸系统感染，而呼吸道感染又会造成肺组织的纤维化，从而造成恶性循环。患者的死亡率也随之上升。

（2）胸廓不能维持正常的肺泡发育。由于肺泡的发育主要在两岁以内完成，而在这段时间，由于并肋畸形凹侧胸廓容量下降，限制了肺泡的分化和肺脏的发育。而肺部感染又会使本来有限的肺组织纤维化。从而造成肺活量的下降、肺顺应性下降和呼吸道阻力的上升。使得单侧膈加快呼吸频率的代偿作用的效果逐渐下降[1,3]。McCarthy等[15]报道一例女性先天性脊柱侧弯患者，在7个月时行脊柱后路融合术以减小脊柱侧弯进展，但其胸廓的发育随之受限，患儿儿童期无明显呼吸道症状，至21岁时出现呼吸功能不全，25岁时因肺炎并发症去世。肺活量只能达到预计值的28%，其胸椎的高度只相当于1岁幼儿的高度[16]。

Cambpell将胸廓容量下降分为以下几类：Ⅰ型为肋骨阙如并发脊柱侧弯，表现为单侧胸腔发育不全，同侧肺塌陷导致肺容量下降。Ⅱ型为并肋并发脊柱侧弯，同样表现为单侧胸廓发育不全。Ⅲa型为胸腔短缩型，表现为全胸廓发育不良，胸廓高度减小使得肺脏纵向受压，全胸腔容量下降；Ⅲb型表现为胸腔横向受压，表现为全胸廓发育不良，肋骨畸形使得肺侧方受到压缩，导致全胸廓容量下降。

二、TIS的诊断及检查方法

TIS的诊断应该从以下六个方面进行综合分析判断：病史、体格检查、X光平片、CT检查、肺功能检查和实验室检查。

1.病史

TIS患者由于胸廓发育受到限制，导致呼吸运动及肺脏发育受到限制。患儿一般有运动耐量受限的表现，家长常诉患儿玩耍时易疲劳或不能与同龄儿共同玩耍。随着患儿年龄的增长，其病情亦逐渐加重，青春期患儿出现明显的运动受限，并有反复的呼吸道感染史。严重者需要进行吸氧治疗。患儿成年后，症状可加重至出现呼吸功能不全症状，需插管辅助通气呼吸。在这里需要指出的是，小年龄患儿在此病的早期由于可以通过膈的辅助呼吸进行代偿，故没有明显的呼吸系统异常的症状[17]。

2.体格检查

先天性脊柱侧弯并发TIS的患者除具有脊柱侧弯的体征外，早期可由于膈代偿呼吸而出现呼吸频率升高。对于双侧胸廓发育受限的患者，可测量其胸围，测得值较正常儿童明显减小。由于并肋畸形的存在，导致单侧胸廓发育受限的患儿，可通过拇指偏移试验[1]来进行衡量。即检查者位于患者背后，以双手置于患者胸廓后方：拇指置于患者背部脊柱两侧，余指置于患者腋前线，手掌靠于患者背部。嘱患者深呼吸，测量双手拇指距脊柱正中线侧向偏移的距离。无偏移记为+0，小于等于0.5 cm记为+1；0.5～1 cm记为+2；大于1 cm记为+3。偏移的距离越大，说明辅助呼吸代偿的作用越明显。

3.X 线平片

先天性脊柱侧弯的患者并发单侧并肋畸形，在脊柱的 X 光片上可以明确看出，测量 Cobb′s 角，除了反映脊柱侧弯的程度，也可反映胸廓畸形的程度。随年龄增长，Cobb′s 角进行性增加反映凹侧胸廓的高度不断下降。在脊柱 X 光平片上能测得椎体的旋转，但不如 CT 或 MRI 检查冠状面图像那样能够精确计算出角度数值（椎体的旋转导致脊柱的扭转，扭转的脊柱使得连于脊柱上的肋骨也出现扭转，从而使得双侧胸廓对称性下降）。对于 TIS 的患者容积下降的胸廓评估，Campbell 介绍了一种方法：将全脊柱正位 X 线平片横放于灯箱之上，凹侧向上，从而形成一个"假卧位片"。取凹侧最靠近头侧的肋骨中央至膈的距离作为凹侧半侧胸廓高度，并以相同的方法取凸侧半胸廓高度，以凹侧半胸廓高度除以凸侧半胸廓高度，得出的数值以百分位表示。此值即为凹侧肺脏的可发育空间。正常人此值接近 100%，而在 TIS 的患者，此值都有明显的降低，一般都低于 80%，并随着患儿病情的进展进一步降低(图 14-3-1)[18]。此外，还可以在脊柱的正位 X 光片上，根据脊柱的椎弓根偏移率以判定脊柱的侧弯情况，具体方法是取脊柱侧弯的起始两椎体，连接两椎体同侧的椎弓根画一直线。两直线在侧弯最重的位置之间的距离为 A，偏凹侧直线到侧弯最重椎体凸侧椎弓根的距离为 B，B 除以 A 即为椎弓根偏移率。此值对正常人而言，一般在在 1.5 以内，TIS 的患者椎弓根偏移率会明显升高。在脊柱侧位片上，可观察脊柱矢状面改变，胸椎前凸会减少胸廓前后径线长度，从而减小胸廓的容积[19-21]。

4.计算机 X 线断层摄影术检查

TIS 畸形为一种三维结构的畸形，计算机 X 线断层摄影术（computerized tomography，CT）检查中能够更好地反映这种畸形情况，对此病的诊断，以及评价手术效果有着重要作用[22]。

在 TIS 患者的 CT 平扫水平面图像中，我们可以看到右侧的肋骨塌陷，倒向左侧，从而变得扁平，失去正常肋骨的弓形外观；胸骨亦随之偏离中线，偏向左侧胸廓。右侧肺脏的空间受到明显挤压。而椎体转向右侧从而进一步挤压凹侧肺脏，使得其空间进一步减小。整个胸廓如同被来自右侧的风吹倒而偏向左侧，称之为风吹样改变（图 14-3-2）[1]。

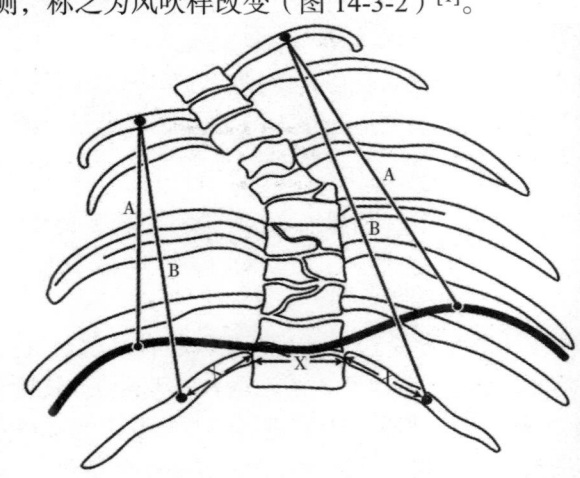

图 14-3-1　肺可容空间示意图

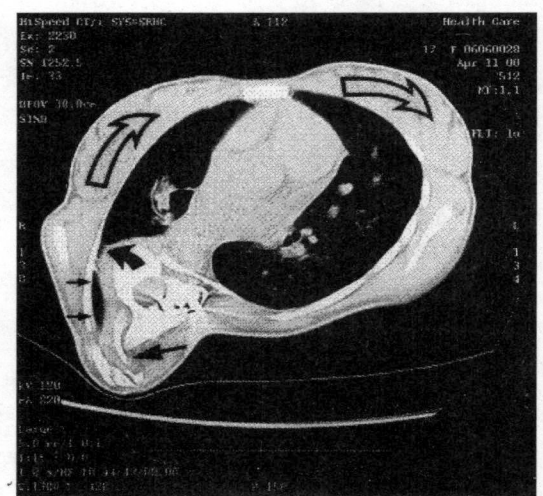

图 14-3-2　TIS 患者 CT 水平面示"吹风样"改变

TIS 患者胸廓发育畸形，失去原有的对称性外观，在 CT 检查的冠状面图像中可以清晰地看到，后位胸廓对称比例能够反映出胸廓非对称性的程度。在 CT 冠状面，取胸椎两侧肋骨头连一直线，直线向两侧交于两侧胸内壁，各衡量两端脊柱到胸廓内壁的距离，较长的一段 A 除以较短的一段 B 即为后位胸廓对称比例。正常人的这一比例近乎为 1，但随着椎体旋转和肋骨逐渐平坦，此值会逐渐增加。胸骨旋转度，即取椎体通过棘突与椎体前缘平面垂直的直线与胸骨至椎体前缘直线的夹角。此角度的增加也反映了胸廓对称性的下降。椎体旋转度，取椎体通过棘突与椎体前缘平面垂直的直线与胸廓最后方肋骨之间直线的垂线的夹角角度，反映了胸廓对称性下降过程中椎体旋转的情况（图 14-3-3）[3]。

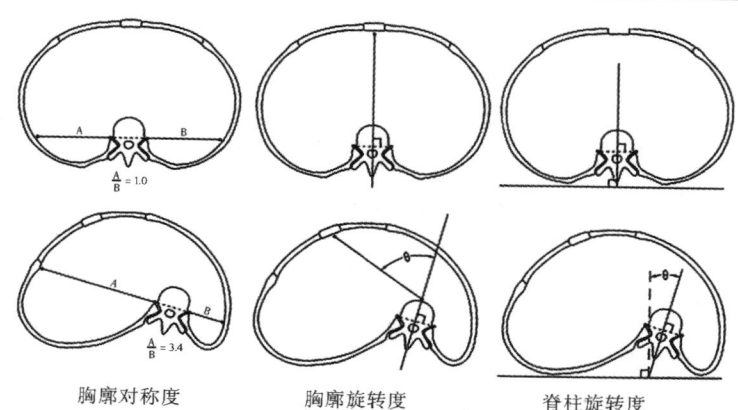

胸廓对称度　　　　　　　　胸廓旋转度　　　　　　　　脊柱旋转度

图 14-3-3　胸廓对称性下降过程中椎体旋转示意图

CT 检查除了反映胸廓及椎体等畸形情况外，还能使用相应软件实现肺脏的三维重建并测量肺脏实质容量[16]。由于肺功能检查仅能测得双肺的总容量而不能比较左右两肺容量的差异，而这种基于 CT 数据的肺实质三维重建容量测定的方法能够测得双肺各自的容量大小，并比较两肺的容量比，从而为临床上对 TIS 引起的肺容量下降情况做出参考。更重要的是，常规肺功能检查需要患儿配合，因此在婴幼儿以及大年龄的智力受损患儿的肺功能测定上，肺功能检查并不适用，而 CT 三维重建肺实质容量测定，则可在患儿自主呼吸状态下完成检查。脊柱侧弯的小儿常规要行脊柱 CT 检查，因此行肺实质 CT 三维重建亦不会明显加重就诊费用。但此检查法仍有缺点及局限性：首先，CT 检查时患儿（尤其是小年龄患儿）处于自主呼吸状态，这样测得的肺容量可能存在一些不可知的误差，因此在可重复性和可信性上受到影响。其次，此检查法仅能反映肺实质的容量，并不能像肺功能检查那样全面反映肺脏的容量及功能情况。但是，随着 CT 等各种影像学技术的发展，此种检查法由于无创伤、方便、适用面广泛等优点，能够辅助肺功能检查，为临床评估患者肺脏容量、功能以及手术后肺脏恢复提供较为精确的参考[23-25]。

5.肺功能检查

肺功能检查能从肺脏通气换气等功能的角度上评价肺脏发育受限情况，所以在诊断 TIS 以及评价病情上有着重要意义。

对大年龄的能够合作的儿童（大于 5 岁），可以进行常规肺功能试验[26]。对 TIS 患者，由于胸廓容积受限导致肺的发育受限，故在肺功能检查时表现为限制性改变，肺总量、肺活量、残气量及功能残气量均下降。而最有临床意义的表现为肺活量下降，这是因为肺活量的下降与有功能的肺组织的减少量呈对应比例。一般认为其低于预测值 80% 即为下降。此外，TIS 患者除肺脏发育受限导致肺活量下降外，由于反复的感染以及纤维化，导致肺的顺应性降低，故其呼吸道的阻力有所升高。在肺功能检查中可发现 1s 用力呼气量与用力肺活量的百分比的显著下降，低于 70% 或较正常预计值减少 8% 以上。流速-容量曲线的特征性改变为呼气相降支向容量轴的凹陷，凹陷愈明显者呼吸道阻塞愈重。因此 TIS 患者的肺功能结果还有阻塞性改变的特征，所以大年龄 TIS 患者（进入青春期）肺功能可表现为混合性改变。

对小年龄的婴幼儿（小于 3 岁），由于其不能主动配合治疗，难以配合进行常规肺功能检查。可在药物镇静下利用非配合性婴幼儿肺功能检查，以及脉冲震荡检查测定其肺功能[27]。在婴幼儿肺功能检查时，由于测试技术的限制及婴幼儿的不配合，一般只能测定潮气量和功能残气量，此两项数值与肺活量之间有着对应关系，故可间接评价肺活量的改变。在脊柱侧弯的婴幼儿，由于肺脏的发育没有完成，肺脏也未遭受过多的反复呼吸道感染呼吸道及肺组织纤维化的侵袭，故其呼吸道压力一般无明显变化。在肺功能检查上只表现为单纯的限制性改变，甚至正常。

除常规肺功能检查及婴幼儿肺功能检查以外，肺灌注扫描在区别双侧肺脏的通气换气功能的差异上有着一定作用。由于先天性脊柱侧弯并发 TIS 的患儿，一侧肺脏由于发育受限致功能受限，而肺灌注扫描能够测得单侧肺脏在整个肺通气换气中所占的比例，因此能够定量地评价患侧肺脏功能下降的程度。

肺灌注扫描理论上可以适用于任何年龄患儿，因此可弥补常规肺功能检查和婴幼儿肺功能检查的不足。但此检查需要特殊的仪器，且目前仅能测得双侧肺脏通气换气区别的比例，因此在临床应用上受到了一定的制约[28]。

虽然肺功能的检查可帮助诊断，但检查结果也会受一些因素的影响。首先，患儿的营养状况对肺功能存在一定影响，严重营养不良患儿的肺功能较营养状况正常的儿童下降。TIS 患儿由于生长发育落后，同时也有营养状况不佳的情况，因此，其肺功能下降同时，还受胸廓受限肺发育不良和全身营养不良两方面的因素的影响。因此，营养不良的 TIS 患儿术前改善其营养状况再行手术，对其术后的恢复和肺功能的改善都有着很大的帮助。其次，呼吸系统本身的疾病或呼吸系统畸形等因素也会影响肺功能的结果。一般认为，无先天性呼吸系统畸形的患儿在近期（小于 1 个月）无上呼吸道感染、肺炎等呼吸系统疾病，其测得的肺功能结果才有参考价值。最后，3 ~ 5 岁患儿由于年龄小不能配合行常规肺功能检查，而又不适于做专为婴幼儿设计的婴幼儿肺功能检查，故难以测定其肺功能；大年龄存在智力障碍或患精神疾病的患儿由于不能配合，也不适于常规肺功能检查。因此肺功能检查本身的适应人群也不能覆盖所有患儿。对此类患儿的肺容量测定，肺部 CT 三维重建测量肺容量检查法提供了一种新的有效的途径。

总的来说，肺功能检查对于 TIS 的诊断和病情的评估有着重要作用。但对肺功能的结果不能孤立地分析，仍要结合临床患儿病史及体格检查等多方面因素来综合评判。

6.实验室检查

TIS 患者由于正常的呼吸运动受到限制，当其代偿机制不能满足机体需求时，会出现机体的氧合障碍，表现为血氧下降。血气分析及末梢动脉 Pulse 检查可以提供帮助。

综上所述，TIS 的诊断应从以上几个方面综合考虑。但诊断方法目前没有一个广泛适用的金标准。Campbell 介绍其诊断 TIS 的经验时提及，由分别为小儿矫形骨科、小儿普外科以及小儿呼吸科 3 位医师共同讨论，并从以上六个方面依严重程度每项予 0 ~ 10 分的评分。这样，每一个方面由三位医师评分，评分之和可得到 0 ~ 30 分，将六个方面的得分取平均值。平均分大于 20 分可诊断 TIS，并可随分数的高低，评价 TIS 的严重程度。20 ~ 23 分，轻度；24 ~ 27 分，中度；28 ~ 30 分，重度。Campbell 介绍的诊断方法在诊断 TIS 是比较全面和可靠的。但其方法过于繁琐，并且一些检查难以开展，如常规肺功能在小于 5 岁患儿中无法进行，使得其临床应用受到了一些限制。随着对 TIS 认识的加深，可能设计一种更加简洁方便的诊断体系，从而更好地指导临床诊断和治疗。

三、TIS 的治疗

由于 TIS 的基本病理改变是基于胸廓容积的受限，并发融合肋骨的先天性脊柱侧弯以及其他的早发性脊柱侧弯均可能造成 TIS。一些胸段脊柱侧弯在早期行后路脊柱融合术的患者，由于导致胸椎进一步生长受限，减小了胸廓的高度，也会导致 TIS。肺脏的发育主要在 8 岁以前，肺泡的分化更是在 2 岁以前就会结束。因此 TIS 患儿早期采取治疗措施扩大胸廓容积就能明显改善预后。

基于上述想法，Campbell 等[1]于 1987 年在治疗一例先天性脊柱侧弯连枷胸的婴儿时，使用斯氏针和硅胶板等改善单侧胸廓容积减小的问题。

为进一步治疗这类患儿，Campbell 等在 1989 年发明了一种特制的纵向可撑开钛制肋骨假体（vertical expandable prosthetic titanium rib，VEPTR），通过纵向撑开并固定一侧的肋骨来改善并提高单侧的胸廓容积，从而为肺脏的生长提供了空间，改善了预后。同时头尾两侧肋骨在撑开的作用下将力传导至脊柱，也能在一定程度上间接改善脊柱侧弯的情况（图 14-3-4）[29,30]。

需要补充的是，手术前对病人的一般情况评估也很有意义。TIS 患儿由于长期生长受限，营养状况普遍不佳，皮下组织及脂肪少，肌肉不发达。术后恢复较慢。此外由于皮下组织及皮肤薄，植入物缺少覆盖，易在术后压伤皮肤。因此，在术前先要评估患儿营养状况，检查其心脏功能能否接受手术，适当改善营养状况后再行手术。

Campbell 等[31]报道，在 27 例 TIS 患者，平均年龄 3.2 岁（0.6 ~ 12.5 岁），所有患儿均存在先天性

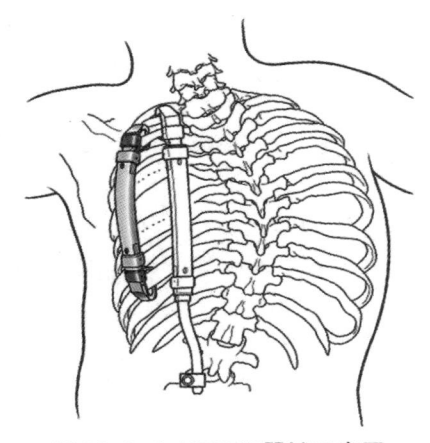

图14-3-4　VEPTR器械示意图

脊柱侧弯进展性加重，Cobb 角在术前每年平均增加 15°。术后平均随访 5.7 年（2~12 年）。Cobb 角从术前平均 74° 降至最后一次随访平均 49°。胸椎高度每年平均增加 0.71cm。肺活量较术前有了明显提高。因此，Campbell 等认为在治疗先天性脊柱侧弯存在并肋的 TIS 病人中，使用 VEPTR 胸廓成型术能够解决患者胸廓容积减小问题，并能间接改善脊柱侧弯问题，是一种有效的治疗方式。

John H.T. Waldhausen 等[32]报告，22 位病人共植入 36 件 VEPTR 器械。其中 2 例为 Jeune 综合征患者，19 例存在脊柱侧弯，1 例存在胸壁肿瘤并予切除。绝大多数存在二氧化碳潴留，限制性肺疾病或呼吸衰竭。11 位病人存在多段并肋，予以手术切除分离。术后大多数病人进行过再撑开术。所有病人都在术中行脊髓检测。7 例患儿术后出现 VEPTR 器械的松动和移位，需要再调整，并有 3 例去除内固定器械；5 例患儿由于随着患儿生长造成器械不匹配而去除；1 例出现感染并予手术调整。3 例二氧化碳潴留的病人中有 2 例在术后恢复正常。因此，John 和他的同事认为，使用 VEPTR 是治疗 TIS 病人的一种新颖安全的方法，在存在二氧化碳潴留的小年龄病人的治疗中很有益处。

Motoyama 等[33]报告，10 名存在进展性脊柱侧弯的 TIS 患者，在行 VEPTR 胸廓成形术前行肺功能检查，测定其肺活量、最大呼气流量曲线、呼吸系统顺应性等指标，并在术后每 6 个月行肺功能检查，随访最长至 33 个月。结果显示：术前患儿的 FVC 基线存在中度至重度下降（69%预计值），提示存在严重限制性缺陷。1 名患儿存在呼吸道梗阻。术前肺顺应性基线显著降低。术后即刻，患儿肺容量及肺功能并没有显著的改善。但随着时间推移，FVC 显著提高，每年约 26.8%。与正常同年龄儿童增长量接近。故他们认为使用 VEPTR 植入胸廓，扩大胸腔的治疗方法有效，为此类病人肺的发育提供了足够的空间，改善了肺功能。

Emans 等[34]报告了 31 例病人，在术前所有病人均存在进展性脊柱、胸廓畸形加重或半侧胸廓受限加重。其中 26 例存在先天性椎体畸形和并肋，这其中的 2 例为 Jarcho-Levin 综合征患者；4 例为脊柱侧弯并发并肋：3 例为并肋并为食管气管瘘修补术后，1 例为胸壁肿瘤切除术后；1 例为先天性胸廓发育不良。4 例病人曾行脊柱后路融合术，但畸形仍有加重。术前平均年龄 4.2 岁。所有病人行 VEPTR 器械植入胸廓成形术的术后，30 例畸形得到控制。平均随访时间为 2.6 年，CT 检查示术后胸椎平均增长 2.3cm，曾行脊柱后路融合术的 4 例患儿其平均年胸椎生长长度较未融合患儿小（0.49 ± 0.5cm）。Cobb 角由术前 55°（30°~92°）降为术后 39°（12°~65°）。末次随访为 43°（12°~80°）。CT 测量肺容积从术前的 369cm³（32~1 254 cm³）增加至术后 394cm³（76~1 317 cm³）。末次随访测量肺容量为 736cm³（266~1 840 cm³），较术前有显著变化。2 例术前行气管切开器械通气的患儿末次随访时已经可脱离呼吸机。3 例病人术前需间断吸氧，2 例术后不再需要。8 例患儿术前用力肺活量为预测值的 72.9%（34%~107%），第一秒用力肺活量为 71.6%（34%~107%），术后随访中用力肺活量平均增加了 0.6%，第一秒用力肺活量平均增加了 5.7%。他们的结论是：TIS 患儿可以采用 VEPTR 系统植入扩大胸墙来达到治疗目的；在畸形加重以前应早期手术干预。

关于 VEPTR 手术治疗 TIS 的效果，除脊柱平片及 CT 等影像学检查显示出的脊柱和胸廓畸形的改善以及肺功能等检查反映出的呼吸功能的改善以外，患儿以及患儿家长的主观感受也有重要的参考价值。Michael G 等[35]报道，采用儿童健康问卷量表（child Health questionaire，CHQ），在患儿行 VEPTR 胸廓成形手术前后对患儿及其家长进行问卷调查，分别在患儿总体健康程度、身体运动功能、自信心、心理健康、患儿家长抚育负担等多个方面对患儿及其家长进行评估，从而比较患儿生活质量改善的情况。手术前 10 个月有 45 名患儿接收问卷调查，平均年龄 8.2 ± 2.6 岁；手术后 6 个月有 37 名患儿接受问卷调查，平均年龄 10.4 ± 2.4 岁。结果显示 TIS 患儿生活质量明显差于健康儿童，由于疾病的影响，患儿自身情感生活以及患儿家长的日常生活均受到限制；对手术前后患儿而言，除胸廓发育不良亚组的患儿的自尊指标有显著性提高外，其余 CHQ 各项指标无明显变化；手术后发生并发症的患儿与未发生并发症的患儿的 CHQ 结果无显著性差异。Michael G 同时指出，由于样本量小以及随访时间短等因素，今后还需要进一步收集病历及分析。但健康问卷量表评估患儿生活质量的改善，为 VEPTR 胸廓成形术的术后效果提供了一种有意义的途径。

关于此种手术的并发症，各家报道不一。并发症主要为 VEPTR 器械移位甚至脱出，感染及臂丛神经损伤。Campbell 于 2007 年总结其 1989～2003 年间手术治疗的 201 例患者，在平均 6 年的随访时间内，27% 的患者出现了器械的移位，并有 6% 的患儿发生装置断裂。每例手术感染的平均发生率为 3.3%。这与非融合手术生长棒系统器械手术的并发症发生率接近[36,37]。John H.T.等报告，22 例病人有 7 例因器械移位而再次调整；1 例出现感染。Emans 报道，31 位病人中 2 例出现深部感染，2 例出现一过性臂丛神经损伤；VEPTR 器械在肋骨的固定钩移位 8 例；无器械断裂发生。

先天性脊柱侧弯患儿的治疗目前在外科学还是一个难题，在并发 TIS 时，治疗存在一定困难。以往的传统观点认为，小年龄脊柱侧弯患者应采用早期性脊柱后路融合术以中止脊柱侧弯的进展的治疗方法，但这可能会导致脊柱生长受限和胸廓生长受限，从而引起 TIS 的出现。采用 VEPTR 行胸廓成型术以改善胸廓发育受限，并间接改善脊柱侧弯的发展是一种新的治疗方法和理念。初步的临床应用证实其在改善 TIS 患儿肺的发育、控制脊柱侧弯方面均有一定效果。但其常见的一些并发症说明，VEPTR 方法还需要继续改进。总的来说，使用 VEPTR 胸廓成型术为治疗 TIS 提供了一种行之有效的方法。

（曾骐　曹隽）

参考文献

[1] Campbell R M，Smith M D，Mayes T C，et al.The characteristics of thoracic insufficiency syndrome associated with fused ribs and congenital scoliosis[J].J Bone Joint Surg (Am)，2003，85：399-408.

[2] Boffa P，Stovin P，Shneerson J.Lung developmental abnormalities in severe scoliosis[J]. Thorax，1984，39：681-682.

[3] Campbell R M Jr，Smith M D.Thoracic insufficiency syndrome and exotic scoliosis[J].J Bone Joint Surg (Am)，2007，89(Suppl 1)：108-122.

[4] Dimeglio A，Bonnel F.Le rachis en croissance [M].Paris:Springer，1990.

[5] Ramirez N.Personal communication.[S.1.]：[s.n.],2005.

[6] Openshaw P，Edwards S，Helms P.Changes in ribs cage geometry during childhood[J].Thorax，1984，39：624-627.

[7] Burri P H. Structural aspects of prenatal and postnatal development and growth of the lung[C]// McDonald J A，editor.Lung growth and development.New York: Dekker，1997：1-36.

[8] Murray J F.The normal lung: the basis for diagnosis and treatment of pulmonary diseases[M].2nd ed. Philadelphia:Saunders，1986.

[9] Langston C，Kida K，Reed M，et al. Human lung growth in late gestation and in the neonate[J].Am Rev Respir Dis，1984，129：607-613.

[10] Dunnill M S. Postnatal growth of the lung[J].Thorax，1962，17：328-333.

[11] Emery J L，Wilcock P E.The postnatal development of the lung[J].Acta Anat，1966，65：10-29.

[12] Cagle P T，Thurlbeck W M. Postpneumonectomy compensatory lung growth[J].Am Rev Respir Dis，1988，257：L179-189.

[13] Laros C D，Westermann C J. Dilation，compensatory growth，or both after pneumonectomy during childhood and adolescence. A thirty-year follow-up study[J].J Thorac Cardiovasc Surg，1987，93：507-605.

[14] Werner H A，Pirie G E，Nadel H R，et al. Lung volumes，mechanics and perfusion after pulmonary resection in infancy[J].J Thorac Cardiovasc Surg，1993，105：737-742.

[15] McCarthy R，Campbell R，Hall J. Infantile and juvenile idiopathic scoliosis[C]// Drummond D，editor.Spine:state-of-the-art reviews.Volume14.Philadelphia:Hanley and Belfus，2000：169.

[16] Gollogly S，Smith J T，White S K，et al. The volume of lung parenchyma as a function of age: a review of 1050 normal CT scans of the chest with three-dimensional volumetric reconstruction of the pulmonary system[C].2008，8(4)：639-644.

[17] Hurtado A，Fray W W. Studies of total pulmonary capacity and its subdivisions: correlation with physical and radiological measurements[J].J Clin Invest，1933：12807-823.

[18] Pierce R J，Brown D J，Holmes M，et al. Estimation of lung volume from chest radiographs using shape information[J].Thorax，1979，34：726-734.

[19] Barrett W A，Clayton P D，Lambson C R，et al.Computerized roentgenographic determination of total lung capicity[J].Am Rev Respir Dis，1976，113：239-244.

[20] Loyd H M，String S T，Dubols A B. Radiographic and plethysmographic determination of total lung capacity[J].Radiology，1966，86：7-14.

[21] Glenn W V，Greene R.Rapid computer-aided radiographic calculation of total lungcapacity (TLC) [J].Radiology，1975，117：269-273.

[22] Kauczor H U，Heussel C P，Fischer B，et al.Assessment of lung volumes using helical CT at inspiration and expiration:comparison with pulmonary function tests[J].AJR Am J Roentgenol，1998，171(4)：1091-1095.

[23] Schlesinger A E，Edgar K A，Boxer L A. Volume of the spleen in children as measured on CT scans:normal standards as a function of body weight[J].AJR Am J Roentgenol，1993，160：1107-1109.

[24] Gollogly S，Smith J T，Campbell R M.Determining lung volume with three-dimensional reconstructions of CT scan data: A pilot study to evaluate the effects of expansion thoracoplasty on children with severe spinal deformities[J].J Pediatr Orthop，2004，24(3)：323-328.

[25] Adam C J，Cargill S C，Askin G N.Computed Tomographic-Based Volumetric Reconstruction of the Pulmonary System in scoliosis: trends in lung volume and lung volume asymmetry with spinal curve severity[J].J Pediatr Orthop，2007，27(6)：677-681.

[26] Ly P D，Lanteri C J，Hayden M J. Pediatric Respiratory Medicine[M].St. Louis，Missouri: Mosby Inc，1999：194-205.

[27] Stocks J. Lung function testing in infants[J].Pediatr Pulmonal Suppl，1999，18:14-20.

[28] Redding G，Song K，Inscore S，et al. Lung function asymmetry in children with congenital and infantile scoliosis[J].Spine，2008：639-644.

[29] Campbell R M Jr，Smith M D，Hell-Vocke A K. Expansion thoracoplasty : the surgical technique of opening-wedge thoracostomy: surgical technique[J].J Bone Joint Surg (Am)，2004，86(S 1)：51-64.

[30] Campbell R M Jr，Hell-Vocke A K. Growth of the thoracic spine in congenital scoliosis after expansion thoracoplasty[J].J Bone Joint Surg (Am)，2003，85：409-420.

[31] Campbell R M Jr，Smith M D，Mayes T C，et al. The effect of opening wedge thoracostomy on thoracic insufficiency syndrome associated with fused ribs and congenital scoliosis[J].J Bone Joint Surg(Am)，2004，86：1659-1674.

[32] Waldhausen J H T，Redding G J，Song K M.Vertical expandable prosthetic titanium rib for thoracic insufficiency syndrome A new method to treat an old problem[J].J Pediatr Surg，2007，42(1)：76-80.

[33] Motoyama E K，Deeney V F，Fine G F，et al. Effects on lung function of multiple expansion thoracoplasty in children with thoracic insufficiency syndrome: A longitudinal study[J]. Spine，2006，31(3)：284-290.

[34] Emans J B，Caubet J F，Ordonez C L，et al. The treatment of spine and chest wall deformities with fused ribs by expansion thoracostomy and insertion of vertical expandable prosthetic titanium rib: growth of thoracic spine and improvement of lung volumes[J].Spine，2005，30：58-68.

[35] Vitale M G，Matsumoto H，Roye D P Jr，et al.Health-Related Quality of Life in Children With Thoracic Insufficieny Syndrome[J].J Pediatr Orthop，2008，28(2)：239-243.

[36] Klemme W R，Denis F，Winter R B，et al. Spinal instrumentation without fusion for progressive scoliosis in young children[J].J Pediatr Orthop，1997，17：734-742.

[37] Tello C A.Harrigton instrumentation without arthrodesis and consective distraction program for young children with severe spinal deformites. Experience and technical details[J].Orthop Clin North Am，1994，25：333-351.

第四节　发育性髋关节脱位的筛查计划与治疗进展

发育性髋关节脱位，最初的名称是先天性髋脱位（congenital dislocation of hip,CDH）。本质上，它是髋关节发育过程中一大类疾病的总称,在不同年龄段有不同的表现。在新生儿中表现为髋关节不稳定，股骨头可发生部分外移（半脱位）或全部外移（脱位），通过手法能够复位，但是，随着年龄增长，脱位的程度将逐渐加重，而且通过改变髋关节的位置也不能实现复位，可见这种髋关节问题随生长有一个发展变化的过程。于是，在 20 世纪 80 年代，越来越多的学者采用"发育性髋关节脱位""发育性髋关节发育不良"或"发育性髋关节发育异常"来描述本病，特别是出生时正常，以后逐渐发展为髋关节发育不良或脱位的病例。

1992 年，北美小儿矫形外科学会将 CDH 正式更名为 DDH（developmental dysplasia of the hip，发育性髋关节脱位，发育性髋关节发育不良），它包括以下几种情况：①脱位：关节完全移位，原始关节面无接触。②半脱位：关节有移位，但是保留部分关节面接触。③发育不良：髋臼发育缺陷。

一、DDH 的自然史

1.新生儿髋关节不稳定

不稳定髋有多少可以自发复位,有多少将发展成脱位、半脱位或发育不良仍然是一个有争议的问题。对于不稳定髋的认识，传统概念是 Ortolani 或 Barlow 试验阳性，当今定义为临床检查阴性而超声检查有异常发现者。

Barlow 发现,对于出生时 Barlow 试验阳性者，第 1 周有 60%自发矫正，2 个月内有 88% 自发矫正。但是不稳定髋检出率为每 60 个新生儿中有 1 个，相对于一般人群而言，该比例过高，因此其自发矫正率也很高[1]。

2.新生儿期以后出现的发育不良、半脱位和脱位

发育不良是一种 X 线片上的发现，表现为髋臼倾斜度增大，臼窝变小，Shenton 线连续。半脱位指的是股骨头与髋臼只有部分关节面接触，X 线片上表现为股骨头与泪点距离增宽，CE 角（Wiberg central-edgeangle）减小，Shenton 线中断。脱位则是那些股骨头与髋臼没有接触者。半脱位和脱位者均存在发育不良改变。

单纯髋臼发育不良随时间推移将出现疼痛和退行性改变，随病情进展可变成半脱位。Cooperman 观察了发育不良的病例（无半脱位，Shenton 线连续，CE 角小于 20°），随诊 22 年以后均出现了骨性关节炎。另有 22 例髋原始治疗后复位良好的髋关节（CE 角正常），经过 13～15 年随访，5 例髋出现骨性关节炎，与继发半脱位或残留髋臼发育不良有关。因此，只有 X 线表现完全正常者，才有可能终生拥有正常的髋关节功能。

3.半脱位者

半脱位者总是发展成有症状的关节退变，表现为单髋或双髋疼痛逐渐加重，一旦疼痛出现，常在几个月内呈几何级数样进展。Wedge 发现严重的半脱位在第二个十年出现症状，中度半脱位在第三、第四个十年出现疼痛，轻度半脱位在第五、第六个十年出现症状。

4.完全脱位的髋关节

完全脱位的髋关节出现症状时间比半脱位者晚得多，而且在有些患者中，可以终生没有疼痛。对 54 个成人未治髋脱位的观察发现，60%有明显的疼痛和功能障碍，40%没有疼痛，但步态异常并有一定程度的功能障碍。形成良好的假臼是导致疼痛和功能障碍的最重要的根源。Crauford 报告了 10 个未治的全脱位病例，2 例在 50 岁左右时仅有下腰痛，3 例 55 岁者仅在行走超过 500m 路程后出现疼痛。

5.未治髋脱位

未治髋脱位其他退变和功能问题有：单侧脱位者，肢体不等长，同侧膝外翻，步态异常，灵活性差，姿势性脊柱侧凸；双侧脱位者，由于腰椎前凸加大出现明显的后背疼痛。

二、流行病学特点

由于对本病认识的差别，所采用的检查手段不同，检查者临床技能的差异以及所研究人群的不同，使所报告的 DDH 发病率各不相同。多数情况下，新生儿髋关节不稳定的发生率在 0.1% ~ 3.4%，真正的髋脱位发生率为 1.0‰ ~ 1.5‰。存在着明显的地域和种族差异；臀位产发病率比正常高 5 倍；女性为男性的 4 倍，有家族史的是没有家族史的 7 倍；左髋受累多于右髋。

髋关节脱位的危险因素有：家族史、臀位产、羊水过少、斜颈、跖内收、女性，持续存在的下肢皮纹不对称，伸髋位绑扎者（"蜡烛包"）。

三、病因学

（1）胎位：虽然臀位产的比例仅为 2% ~ 3%，但是 16% 的 DDH 为臀位产。可见臀位是 DDH 的一个高危因素。Artz 报告臀位产女婴髋关节不稳定的发生率为 7.1%。

（2）实验发现，将新生幼兔伸膝位捆绑后髋脱位的发生率高，如果切断腘绳肌腱，则不发生髋脱位，说明腘绳肌对屈曲髋关节的牵拉是一种导致脱位的因素。

（3）第一胎产次及孕期羊水过少者，DDH 发生率也较高，提示宫内挤压影响了髋关节的发育。这种情况下，并发其他姿势异常的发生率增加，也是一个佐证。斜颈患儿，同时并发 DDH 的比例在 14% ~ 20%，DDH 与跖内收的并发率在 1.5% ~ 10.0%。

（4）左髋受累多于右侧，因为最常见的宫内体位是：左髋内收抵于骶骨处，这样就增加了左髋发生脱位的风险。

（5）产后体位：将新生儿在伸髋位绑扎者（"蜡烛包"），DDH 发生率比普通人群增高，而屈髋外展位者，DDH 发生率较低。

（6）家族遗传：约 30% 的患儿有家族史。

四、临床表现

1.新生儿期

大腿皮肤皱褶增多，虽然是单侧脱位的常见体征，但也可以是一种正常变异，所以仅此征象并不能明确是否存在髋关节脱位。外展受限：是最可靠的脱位征象。将患者仰卧于硬面检查床上，同时外展双髋，单侧脱位者，与健侧相比外展减少。髋关节不稳定时，股骨头进出髋臼可造成关节弹响。如已经发生脱位，则表现双腿不等长或双臀不对称。

（1）新生儿中 DDH 诊断依据是：Ortolani 或 Barlow 征，或髋关节 B 超异常。不稳定髋关节经过几个月之后即可自发稳定，也可变成发育不良或脱位。

进行髋关节检查时首先使患儿放松，将其置于硬面的检查床上，动作要轻柔，逐侧检查。

（2）Barlow 征（弹出征）：患者仰卧，检查者握持双膝部，轻轻内收髋关节并向后推，有股骨头滑出髋臼的感觉时即为阳性。当释放应力后有回弹感。

（3）Ortolani 试验（弹入征）：也称为外展试验。平卧位，屈膝、屈髋呈 90°，检查者两手握膝同时向外展，正常膝可外展触及台面，脱位时外展受限，不能触及台面，称为外展试验阳性。有时外展至 75° 左右，股骨头可弹跳回到髋臼内，称为 Ortolani 弹跳。股骨头进入髋臼时出现弹入感即为 Ortolani 征阳性。应重复几次以证实这种发现，而将髋关节内收时则有股骨头脱出感。

2.婴儿期

当患者 2 ~ 3 个月大时，可出现其他体征。需牢记在新生儿期由不稳定进展到脱位是一个逐渐的过程，有些几周内即变得不可复，而有的在 5 ~ 6 个月大时仍然可复。如果髋关节不再可复，将出现相应的特殊体征：外展受限，大腿短缩，大粗隆上移，大腿皮纹不对称以及活塞髋。

Galeazzi 征（或 Allis 征）：检查有无大腿短缩，将双侧膝关节屈曲 90°，双侧足尖比齐，然后比较两侧膝部高度，观察有无不对称。双膝不在同一水平即为阳性。

对于双侧脱位，由于双侧无不对称表现，所以检查者要格外小心。Klisic 试验有助于识别。检查者将中指置于大粗隆处，将食指置于髂前上棘处，该两点的连线应指向肚脐，如果存在髋关节脱位，由于大粗隆上移，该连线则指向肚脐下方，位于肚脐与耻骨之间。

由于上述检查常常带有一定的主观性，所以对可疑病例，应进行影像学检查。

3.行走期儿童

单侧脱位者，临床征象明显。患侧肢体短缩、跛行，患侧负重时骨盆下降，身体向患侧倾斜，即外展肌跛行或 Trendelenburg 步态。

Trendelenburg 征：单足站立，抬起另一足时，身体倾斜向患侧，即为阳性。

双侧脱位者呈双侧跛行步态，即"鸭步"，具有特征性。有些患者可以代偿得很好，仅仅表现为静止期骨盆下降。腰椎前凸加大很常见，而且多数是就诊的主诉。双膝在同一水平；外展活动度双侧一致，但受限。通常脱位的髋关节存在着过度内旋和外旋。

五、影像学检查

1.超声

新生儿髋关节主要由软骨构成，X 线片很难显影。而超声则可以很好地显示软组织解剖以及头臼关系。技术进步使显像更清楚，动态技术弥补了静态影像的不足[2]。

（1）静态超声检查法：Graf 首先将超声运用到婴儿髋关节的检查。他通过尸体髋关节进行了 X 线、关节造影及超声的比较研究。玻璃软骨回声弱，关节囊和肌肉回声中等，盂唇及股骨头颈交界区为强回声。提出了外侧影像技术（将探头置于大粗隆处）。

根据髋关节的超声结构定义了三条线：基线，即髂骨线，贯穿髋臼的骨性和软骨部分；斜线，沿髋臼软骨边缘走行；第三条线为顶线，沿骨性髋臼顶走行。顶线和基线相交形成 α 角，斜线和基线相交形成 β 角（见图 14-4-1）。α 角越小提示骨性髋臼越浅，β 角越小提示软骨性髋臼越好。换言之，如果股骨头半脱位的活，则 α 角减小，β 角增加。

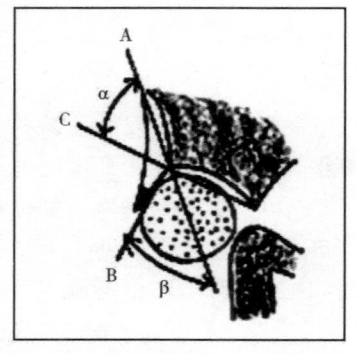

图14-4-1 Graf方法中的 α 角和 β 角

Graf 分类：Ⅰ类髋：正常；Ⅱ类髋：不成熟或轻微异常；Ⅲ类髋：半脱位；Ⅳ类髋：脱位。Ⅰ类髋无需随诊，Ⅲ，Ⅳ类髋通常需要治疗，Ⅱ类髋的异常程度及是否需要治疗尚不清楚。

（2）动态超声检查法：Harcke 动态超声检查技术，又称为多平面测定法、即时超声检查法，可在三维平面评估婴儿的髋关节的稳定性、髋臼的形态学。动态超声检查法为四步法：冠状中立位、冠状屈曲位、横向屈曲位、横向中立位。该技术有待于在 DDH 筛查和诊断中推广。

超声检查只适用于 6 个月以下婴儿。

2.X 线检查

X 线检查常用的方法是拍双髋关节正位片，可直接观察到股骨头和髋臼的关系，缺点是有射线伤害。适用于 6 个月以上的婴儿。

六、治疗

1.新生儿期的治疗

治疗新生儿 DDH 的首选方法是 Pavlik 挽具。指征是存在髋脱位，通过 Ortolani 试验可以复位者。

对于 Barlow 试验阳性者也应进行治疗。对于临床检查正常而超声有异常发现者，应密切观察，6 周后再行超声检查，仍然有异常者应该进行治疗，特别是 Graf Ⅲ或Ⅳ类髋。

Pavlik 挽具的佩戴：首先在患者乳头线下安置胸带，穿戴足套，髋关节置于 120°屈曲位，以吊带连接，切记不要强力外展。随患者生长应做适当调整，避免过度屈髋。而屈髋不足（小于 90°）将引起脱位。

对患者家长进行宣教，密切随诊，将使挽具治疗非常收效。每周回访，通常 3~4 周后就需调整或更换挽具。

使用挽具 3 周后对髋关节进行重复超声检查，通常头臼关系得以维持，6 周后去除挽具进行超声检查，如果显示关节位置关系良好，而且临床检查正常，则应停止使用挽具，进行临床随诊。患者 3~4 个月大时，拍照骨盆 X 线片，如果髋关节正常，则 1 岁时拍片复查。由于有迟发性不对称性髋闭合，股骨头外翻，覆盖减少的可能，故应逐年复查直到骨发育成熟。Tucci 报道，在挽具成功治疗的病例中，有 20%在 8~15 岁出现了髋臼发育不良。

如果使用挽具 3~4 周后髋关节仍脱位，则应停用挽具，在麻醉下进行髋关节检查。关节造影会提示不稳定的原因，需采用闭合或切开复位。如果髋关节可复位，则继续使用挽具直到髋关节稳定。

2.婴儿期（1~6个月）的治疗

（1）Pavlik 挽具：1~6 个月发现者一般表现为髋关节不稳定或脱位。对该年龄段患儿，Pavlik 挽具仍是首选的治疗方法。应将髋关节屈曲超过 90°，并使股骨头髋指向 Y 形软骨。每周复查，进行临床和超声评价。如果 3~4 周后未达到复位，则停用挽具。如果获得复位并稳定，则应继续使用 6 周，改用外展架，总疗程 6 个月左右。

停用挽具后，应拍片观察复位和髋臼发育情况。复位后臼顶弧度出现标志着髋臼塑形的开始。

（2）Pavlik 挽具存在的问题与并发症：除缺血坏死之外，使用 Pavlik 挽具还有以下问题和并发症：髋关节复位失败，股神经麻痹和所谓 Pavlik 病。Jones 报告了 Pavlik 病，即脱位髋关节长期固定在屈曲，外展位会加重发育不良，而需要切开复位。表现为髋臼后外侧扁平，因此认为如果 3~4 周未达到复位则应停用挽具。

（3）其他夹板和支具：用以治疗 DDH 的夹板和支具多种多样，共同要求是能维持髋关节处利于复位的体位，而且不能严格限制活动，不能采用强力被迫体位，应避免过大外展和强力内旋，否则可引起股骨头缺血坏死。常用的装置有 Ilfeld 夹板和 Von Rosen 夹板。

3.7个月至18个月的婴幼儿治疗

7 个月至 18 个月的婴幼儿：需要采用闭合复位和石膏或支具固定。

4.18个月以上患者治疗

18 个月以上患者则需要住院并采用不同的手术治疗，切开复位，石膏固定。年龄越大，手术越大，费用越高，风险越大，效果越差，并发症越多。

所以对于 DDH，早发现、早治疗是改善疗效的关键。新生儿筛查是早发现的重要手段。

七、DDH 筛查方法

不同年龄阶段筛查方法不尽一样[3]。

1.新生儿 DDH 筛查方法

（1）了解孩子是否有患 DDH 的高危因素：有家族史、臀位产、羊水过少、女婴、产后采用"蜡烛包"（"襁褓包"）等。

（2）观察：大腿、腹股沟和臀部的皮纹是否对称，如有不对称（数量、位置和长度）现象，应当注意进一步检查；臀部是否一侧增宽；双侧下肢是否等长；一侧下肢是否总处于外旋位置；一侧肢体是否活动较少。

（3）Ortolani 试验：也称为外展试验，属于弹入试验。

（4）Barlow 征：也称为弹出试验。

2.婴儿期 DDH 筛查方法

（1）观察：大腿、腹股沟和臀部的皮纹是否对称，如有不对称（数量、位置和长度）现象，应当注意进一步检查；臀部是否一侧增宽；双侧下肢是否等长；一侧下肢是否总处于外旋位置；一侧肢体是否活动较少。

（2）Galeazzi 征： 也称为 Allis 征，注意该方法只对单侧脱位病例有效。

（3）Klisic 试验：有助于识别是否存在双侧髋关节脱位。

3.学步期儿童筛查方法

（1）步态异常：单侧脱位为跛行，双侧脱位为鸭步。

（2）Trendelenburg 试验：阳性。

（3）站姿：观察孩子是否有腰椎前突，臀部后翘的现象。

八、北京市 DDH 筛查计划

社区儿童保健医生在儿童健康体检中发现孩子有发育性髋关节发育不良可疑征象时，会为筛查可疑儿童填写"北京市儿童发育性髋关节脱位筛查转诊单"，家长需持转诊单、按相关转诊要求到儿童发育性髋关节发育不良定点医院进行确诊。定点诊断医院的接诊医生会对孩子做进一步检查，并将诊断结果及相关诊疗建议告知家长，同时将"北京市儿童发育性髋关节脱位筛查转诊单（接诊医生填写部分）"填写完整交家长后，再交回社区儿童保健医生。

（孙琳）

参考文献

[1] 孙琳.加强新生儿 DDH 筛查工作的质量控制[J].山东医药，2011，51（24）：3.

[2] Bowen J R.发育性髋关节发育不良[M].潘少川，译.北京：人民卫生出版社，2009.

[3] Woolacott N F.Ultrasonography in screening for developmental dysplasia of the hip in newborns: systematic review[J].BMJ，2005，330(7505)：1413.

第五节　小儿神经性膀胱诊治新进展

膀胱和尿道的功能是以一定的容量储尿并通过合适的形式将尿液有效的排空。这是一个十分复杂的生理过程，有赖于完整的膀胱逼尿肌和尿道括约肌功能、盆底肌的作用以及它们之间的协调活动才能完成正常的贮尿和排尿功能。而上述各部分功能的实现及协调，都是在神经系统的良好控制下达到的。由于神经损害而造成的膀胱和尿道贮尿和排空功能障碍，称为神经性膀胱尿道功能障碍，即神经性膀胱。

小儿神经性膀胱最多见的病因是脊髓发育不良，包括脊膜膨出、脊髓脊膜膨出、脊髓脊膜膨出并发脂肪瘤、腰骶椎发育不全、隐性脊柱裂等。由于膀胱尿道功能障碍常常引起肾及输尿管积水、膀胱输尿管反流、尿路感染、慢性肾功能不全以及肾衰竭，最终导致小儿死亡。

一、神经性膀胱的分类

根据尿动力学检查逼尿肌活动和尿道括约肌功能的关系，提出了神经性膀胱的分类。

逼尿肌的功能分为反射正常、亢进、低下(或无反射)三类。所谓逼尿肌反射正常是指逼尿肌在膀胱充盈期无异常的收缩，因而没有膀胱内压明显增高。而反射亢进则是指在膀胱充盈期内出现神经性的逼尿肌无抑制性收缩，而且这种收缩能使膀胱内压升高到 1.47 kPa 以上。逼尿肌反射低下或无反射则是指在充盈期膀胱充盈到相当大容量(明显超过同年龄组正常儿童的膀胱容量)时，仅有轻微的逼尿肌收缩或根本没有逼尿肌收缩。

尿道括约肌的功能分为协同正常、协同失调及去神经三种情况。协同正常是指在膀胱逼尿肌收缩时，尿道内括约肌和外括约肌都能与之协同松弛，使尿液顺利排出。同时亦表示在逼尿肌舒张时，尿道括约肌能够协同收缩，以关闭膀胱出口和尿道，使尿液得以贮存。协同失调则是指逼尿肌收缩时，尿道内括约肌或外括约肌不能相应松弛，导致排空障碍。在神经性膀胱患儿中，常见到的是逼尿肌尿道外括约肌协同失调。尿道外括约肌去神经是由于下运动神经元损害所致的尿道外括约肌完全或部分性功能丧失，无论在贮尿期还是在排尿期，括约肌呈现既不松弛也不收缩的固定状态。依据尿动力学检查对神经性膀胱进行分类，有利于找出与上尿路损害有关的危险因素，选择制定正确的治疗方案[1-3]。

二、临床表现、体征与实验室检查

1.神经性膀胱的临床症状

神经性膀胱的临床表现主要有尿失禁或尿潴留、脊柱及表面皮肤受损、神经性肛肠功能障碍、下肢畸形及步态异常。

白天尿湿裤子和（或）夜间尿床是大多数神经性膀胱患儿就诊的原因。患儿可表现为各种类型的尿失禁，如充盈性尿失禁、急迫性尿失禁、压力性尿失禁、真性尿失禁，以及上述类型共同作用的混合性尿失禁。

尿潴留也是神经性膀胱患儿的常见症状，与逼尿肌反射低下或无反射、膀胱感觉减退或丧失有关。患儿表现为排尿费力、尿流无力、耻骨上膀胱胀满并有大量残余尿。

神经性膀胱的患儿常伴有神经性肛肠功能障碍，表现为便秘、排便困难和肛门污粪（大便失禁）。可伴有双下肢、足部不对称畸形和步态异常。神经性膀胱的患儿易伴发尿路感染及膀胱输尿管反流，表现为一些非特异性症状，包括发热、嗜睡、无力、厌食、恶心、呕吐及膀胱刺激症状，包括尿频、尿急、尿痛。还可有腰痛、腹痛、腹部包块、生长障碍及高血压等，晚期病例则可出现肾衰竭的各种表现。

2.神经性膀胱的体征

对神经性膀胱的患儿除做系统的全身检查外，要重点检查患儿的会阴部、背部、下肢及腹部体征。常发现患儿有尿湿裤子、会阴部潮湿及肛门污粪；严重者可有会阴部湿疹，全身有刺鼻的尿臊和粪臭味。有排便困难和便秘者常能扪及肛管直肠内积存有较多粪便。尿潴留患儿在腹部检查时可发现耻骨上包块。腰部或腹部包块者可提示患儿有肾积水和膀胱输尿管反流。患儿背部检查可见脊突消失、脊膜膨出或手术瘢痕、局部多毛、色素沉着、皮肤凹陷及窦道等体征。

骶髓反射和会阴部皮肤浅感觉减退或丧失亦是神经性膀胱患儿常见的体征之一。骶髓反射包括球海绵体肌反射、肛门外括约肌张力和肛门皮肤反射。

神经性膀胱的患儿还可表现为双下肢，特别是小腿粗细和长度的不等，部分肌肉萎缩，腱反射亢进、减弱或消失，Babinski 征可能阳性。足部非对称性畸形，如高弓足、仰趾足、马蹄内翻足、爪形足等以及步态异常，如跛行等。

3.神经性膀胱的实验室检查

凡疑有神经性膀胱的患儿，均应行血常规检查、尿液分析、尿细菌培养和药物敏感实验，以便确定患儿是否并发尿路感染、肾脏损害及指导抗生素的应用。除尿液分析外，进行有关的血生化检查，包括血尿素氮、肌酐、内生肌酐清除率及血钾、钠、氯和二氧化碳结合力检查，这些检查有助于发现肾功能损害的程度。

影像学检查包括通过肾脏 B 超、静脉尿路造影了解肾、输尿管有无扩张积水。排尿性膀胱尿道造影常见膀胱壁粗糙增厚、憩室和小梁形成、呈松塔样改变。膀胱输尿管反流，可有明显增加的残余尿量。腰骶髓磁共振成像（magnetic resonance imaging，MRI）检查可为神经性膀胱的诊断提供直接依据。

尿动力学检查主要采用各种仪器和方法再现贮尿和排尿的自然活动，通过对尿流率、膀胱容量、膀胱内压力、尿道压力及尿道括约肌肌电图的测定和膀胱尿道影像观察,来系统了解膀胱和尿道贮尿和排尿活动的全过程,用以评价膀胱和尿道括约肌功能。其用于下尿路梗阻性疾病、神经性膀胱、尿失禁及功能性排尿异常的诊断,为临床提供膀胱、尿道括约肌的功能及排尿方式的有关资料。由于尿动力学在临床诊断治疗方面的重要性,如今已成为神经性膀胱诊断和指导治疗上不可缺少的检查手段之一。

常与神经性膀胱并发存在的神经性肛肠功能障碍、下肢畸形则主要依靠临床表现进行诊断,必要时可进行肛肠动力学检查、肛肠造影及下肢肌电图测定[4,5]。

三、神经性膀胱的诊断

综合上述特点,神经性膀胱的诊断不难确定。但更为重要的是及时发现神经性膀胱患儿与上尿路损害有关的危险因素,这对于神经性膀胱治疗方法的选择和预后都有重要意义。通过尿流动力学检查发现:低膀胱顺应性、膀胱功能性容量减小、高逼尿肌漏尿点压力以及逼尿肌尿道括约肌协同失调是造成上尿路损害的尿动力学危险因素[6]。

四、神经性膀胱的治疗

至今,神经性膀胱的治疗仍无一种简便、统一的方法,常需进行综合治疗。由于尿路感染、梗阻和膀胱输尿管反流引起的肾衰竭是本病患儿死亡的主要原因,故其治疗原则是:①保护肾功能,避免上尿路功能损害。②防止尿路感染。③改善异常的膀胱尿道功能,达到低压、高容量及可控的要求,避免长期留置尿管。根据每个患儿的不同病情选择不同的治疗方案,但其根本的治疗原则是一致的[7]。

(一)导尿术在神经性膀胱治疗中的应用

以导尿管引流尿液是神经性膀胱患儿尿液排空障碍常用的治疗方法之一,优点是操作简便、经济及效果好;缺点是传统的留置导尿常引起尿路感染甚至威胁上尿路的功能。研究证明,留置导尿24 h尿路感染率可达50%,3 d则近100%。近年来推荐应用清洁间歇性导尿术解决神经性膀胱患儿的排空问题。

清洁间歇性导尿术(clean intermittent catheterization,CIC)适用于需要长期在家导尿或缺乏无菌性导尿术操作人员和设备的患儿。每次导尿前需用肥皂和清水洗净双手和外阴部,需用少许润滑剂如液状石蜡润滑。导尿可由患儿自己或家长完成。导尿操作先由医护人员示范,教会患儿家长或患儿,反复练习后自行操作。男孩操作很简单,女孩则需借助镜子于坐位自行导尿。导管可使用普通导尿管,每次用后及时洗净,用水煮沸10min后晾干,再置于干净容器内以备下次循环使用。一般应用此法的患儿70%尿培养无细菌生长,即使有尿路感染者症状亦很轻微。CIC目前在神经性膀胱的治疗、改善症状(尿失禁和尿潴留)以及避免上尿路损害等方面都有重要的意义,长期乃至终生每天4~6次的导尿也能满足患儿学习和生活、为社会所接受的基本要求。神经性膀胱如有逼尿肌尿道括约肌协同失调和(或)膀胱出口梗阻应尽早开始清洁间歇导尿治疗。有报道新生儿期开始清洁间歇性导尿治疗,随访到14岁上尿路仍正常,膀胱壁光滑无增厚,顺应性良好[8-11]。

(二)神经性膀胱的药物治疗

神经性膀胱的药物治疗是以膀胱尿道的神经支配、神经受体分布及药物对膀胱尿道平滑肌或横纹肌的作用为基础的。由于目前对于膀胱尿道的解剖生理知识有了更深入的了解,加上尿动力学仪器及检查方法提高了神经性膀胱的诊断水平,加上新的有效药物的发现,使我们现在有可能更合理、更有效地进行药物治疗,在用药上按照下述几种情况进行选择:

1.逼尿肌反射亢进

逼尿肌反射亢进可选用下列药物:①抗胆碱能制剂,如羟丁宁、托特罗定、普鲁苯辛。②直接松弛平滑肌并有抗胆碱作用的制剂,如得去平。③平滑肌松弛剂,如黄酮哌酯。④多突触抑制剂,如胼双二乙胺三嗪[12]。

2.逼尿肌无反射或反射低下

逼尿肌无反射或反射低下选用拟胆碱药：如氨基甲酰甲基胆碱(氯贝胆碱)以兴奋胆碱能受体，增强逼尿肌收缩力。但需联合应用酚苄明来减低膀胱出口阻力，利于膀胱排空[13]。

3.外括约肌协同失调或痉挛

治疗的目的是降低外括约肌的张力。可使用多突触抑制剂，如安定及肼双二乙胺三嗪。

4.内括约肌协同失调或痉挛

治疗的目的是松弛膀胱颈和后尿道平滑肌，使尿道阻力下降。可选用 α-肾上腺素能阻滞剂：酚苄明、哌唑嗪[14,15]。

5. 内括约肌功能不全

治疗的目的是使膀胱颈和后尿道平滑肌收缩力增强，提高尿道阻力。可选用：①α-肾上腺素能药物：麻黄碱、去甲麻黄碱、丙咪嗪。②β-肾上腺素能受体阻滞剂，如心得安。

目前针对小儿神经性膀胱的药物治疗还多以抗胆碱能药物为主[16]。

（三）神经性膀胱的外科治疗

目前，神经性膀胱的外科治疗效果仍不理想。针对神经性膀胱的外科治疗方法很多，基本是以改善膀胱尿道的贮尿和排空功能为主。而每种手术或处理方法通常是针对某一种或数种膀胱尿道功能障碍所设计的，因而均有其适用范围和局限性。必须根据每个患儿的具体病情做出正确选择，方能取得较为满意的疗效。外科治疗的适应证为药物、导尿等保守治疗无效或效果较差者，以及出现了需要手术治疗的并发症等。

1.改善贮尿功能

（1）膀胱扩大+可控性尿流改道术：适用于低膀胱顺应性、膀胱安全容量（充盈期逼尿肌压力小于 3.92 kPa 时的膀胱容量）缩小的患儿。由于间歇性导尿技术的应用及药物和手术疗法的进步，永久性尿流改道在神经性膀胱的患儿目前已较少应用。但为了保护和挽救受损害的上尿路、控制尿路感染和改变药物无法控制的尿动力学危险因素，解决难以克服的尿失禁等，施行永久性的尿流改道和重建仍然是神经性膀胱治疗必要的和最终的手段。

膀胱扩大术包括膀胱自体扩大术（膀胱壁肌层纵形切开术），回肠、回盲肠膀胱扩大术，胃膀胱扩大术及结肠膀胱扩大术。主要机制是扩大膀胱容量，减少逼尿肌无抑制性收缩，降低了膀胱内压力，改善了膀胱顺应性。为便于导尿，还可在膀胱扩大术的同时，利用阑尾或肠管行可控性尿流输出道手术，符合了可控性尿流改道手术的低内压、高容量及可控的要求。

因肠管膀胱扩大术的各种设计中，肠管本身的收缩能力不足导致膀胱不能有效排空，术后需要长期清洁间歇性导尿。同时因有肠黏膜易于引起尿路感染、结石，尿中黏液多，尿路梗阻和水电解质紊乱及酸碱平衡失调，并有黏膜恶变的风险。

（2）增加出口阻力：适用于尿道括约肌功能不全或功能完全丧失的患儿，表现为压力性尿失禁或完全性尿失禁，经药物治疗无效或不能有效地提高尿道阻力维持排尿控制者。如同时有逼尿肌反射亢进、膀胱安全容量小及低顺应性膀胱，则应同时行膀胱扩大术。

此类手术包括：①单纯性膀胱颈悬吊术。②尿道延长、膀胱颈紧缩及膀胱颈悬吊术，如Young-Dees-Leadbetter 手术。③人工尿道括约肌置入[17]。

2.改善排空功能

旨在增强膀胱逼尿肌的收缩能力，减少膀胱残余尿量，包括电刺激治疗、腹直肌转位术等。但随着操作简便的清洁间歇性导尿越来越被大多数医生和患儿及其家长所接受，复杂而有创伤性的且疗效不确定的手术治疗已逐渐为清洁间歇性导尿取代。

（1）电刺激治疗：是应用一种可以限制电流扩散到电极周围的起搏器植入到膀胱或脊髓圆锥刺激逼尿肌收缩的方法，适用于逼尿肌反射低下或无反射的神经性膀胱的治疗。但应用者较少，有待长期观察。

（2）腹直肌转位术：治疗的主要原理是将腹直肌转位于膀胱侧后方，利用其收缩向前挤压及腹肌牵拉前鞘向后压迫作用来增强排尿能力。同时膀胱位置前移改变了膀胱尿道后角，而有利于排尿。

（四）神经性膀胱的功能再训练

在现代神经性膀胱的治疗中，排尿功能再训练与康复的地位越来越重要了。配合药物治疗，术后利用生物反馈技术进行膀胱功能训练以提高患儿的生活质量，有时亦作为主要的治疗措施[18]。

五、神经性膀胱的长期随访和并发症的处理

神经损害和由此造成的下尿路功能障碍从新生儿到青春期均可以发生或加重，以生长发育迅速的婴幼儿期最明显，其次是青春期。除神经外科随诊内容以外，小儿泌尿外科的随诊非常重要。应每3个月测定残余尿量，每年复查超声、静脉尿路造影或肾核素扫描、排尿性膀胱尿道造影和尿动力学检查。

膀胱顺应性低下和出口梗阻可继发膀胱输尿管反流。脊髓发育不良的新生儿约5%有膀胱输尿管反流，如不进行清洁间歇导尿等适当干预，到5岁时膀胱输尿管反流发生率可达30%～40%。能自主排尿、没有膀胱出口梗阻而且残余尿量正常时，Ⅰ～Ⅲ度膀胱输尿管反流，口服预防量抗生素治疗即可。Ⅳ～Ⅴ度反流，需清洁间歇性导尿治疗。膀胱不能自行排空的患儿，无论反流程度如何，均需清洁间歇导尿排空膀胱和口服抗生素。逼尿肌张力增高需加服抗胆碱药，以减低膀胱内压。经过上述治疗后，30%～50%反流可以消失。对于严重反流，上述治疗无效或家长经训练仍不能正确进行清洁间歇导尿，可做膀胱造瘘引流。防反流手术指征包括：①恰当的治疗后仍有反复尿路感染。②肾输尿管积水加重。③严重反流并发输尿管口解剖异常，如输尿管开口于憩室内或憩室旁。④持续存在到青春期的反流。⑤施行增加膀胱出口阻力治疗尿失禁的手术同时或之前，需做防反流手术。在清洁间歇导尿等适当治疗的前提下，防反流手术成功率可达95%[19,20]。

（田军）

参考文献

[1] Bauer S B. Neuropathology of the lower urinary tract// Clinical pediatric urology .Belman A B，King L R，Kramer S A，et al [M].Philadelphia: W.B.Saunders，2002：371-408.

[2] Hayashi Y，Yamataka A，Kaneyama K，et al. Review of 86 patients with myelodysplasia and neurogenic bladder who underwent sigmoidocolocystoplasty and were followed more than 10 years[J].J Urol，2006，176(4 Pt 2)：1806-1809.

[3] Danzer E，Schwarz U，Wehrli S，et al.Retinoic acid induced myelomeningocele in fetal rats: Characterization by histopathological analysis and magnetic resonance imaging[J]. Experimental Neurology，2010(194)：467-475.

[4] Morrisroe S N，O'Connor R C，Nanigian D K，et al. Vesicostomy revisited: the best treatment for the hostile bladder in myelodysplastic children? [J].BJU Int，2010，96(3)：397-400.

[5] Mingin G C，Baskin L S. Surgical management of the neurogenic bladder and bowel[J].Int Braz J Urol，2003，29(1)：53-61.

[6] Nijman R J M.Urodynamic studies of the lower urinary tract[M]// Gearhart J P，Rink R C,Mouriquand P D E.Pediatric urology.Philadelphia: W.B.Saunders，2001：187-197.

[7] Madersbacher H. Neurogenic bladder dysfunction in patients with myelomeningocele[J].Curr Opin Urol，2009，12(6)：469-472.

[8] Danzer E，Kiddoo D A，Redden R A，et al.Structural and functional characterization of bladder smooth muscle in fetal rats with retinoic acid-induced myelomeningocele[J].Am J Physiol Renal Physiol，2009(292)：197-206.

[9] Akbar M，Abel R，Seyler T M, et al.Repeated botulinum—A toxin injections in the treatment of myelodysplastic children and patients with spinal cord injuries with neurogenic bladder dysfunction[J].BJU Int，2007，100(3)：639-645.

[10] Daher P，Zeidan S，Riachy E，et al. Bladder augmentation and/or continent urinary diversion: 10-year experience[J].Eur J Pediatr Surg，2007，17(2)：119-123.

[11] Castellan M，Gosalbez R，Labbie A，et al. Bladder neck sling for treatment of neurogenic incontinence in children with augmentation cystoplasty: long-term followup[J].J Urol，2010，173(6)：2128-2131.

[12] Canon S，Alpert S，Koff S A. Nocturnal bladder emptying for reversing urinary tract deterioration due to neurogenic bladder[J].Curr Urol Rep，2007，8(1)：60-65.

[13] Blok B F，Karsenty G，Corcos J. Urological surveillance and management of patients with neurogenic bladder: Results of a survey among practicing urologists in Canada[J].Can J Urol,2010，13(5)：3239-3243.

[14] Elliott S P，Villar R，Duncan B. Bacteriuria management and urological evaluation of patients with spina bifida and neurogenic bladder: a multicenter survey[J].J Urol，2005，173(1)：217-220.

[15] McGuire E J. Management of the dysfunctional and neurogenic bladder: myths and reality[J]. Curr Urol Rep，2006，7(6)：429-430.

[16] Diokno A，Ingber M.Oxybutynin in detrusor overactivity[J].Urol Clin North Am,2009，33(4)：439-445.

[17] Ku J H.The management of neurogenic bladder and quality of life in spinal cord injury[J].BJU Int，2006，98(4)：739-745.

[18] Ginsberg D A. Management of the neurogenic bladder in the female patient[J].Curr Urol Rep，2008，7(5)：423-428.

[19] Kiddoo D A，Canning D A，Snyder H M Ⅲ，et al. Urethral dilation as treatment for neurogenic bladder[J].J Urol，2006，176(4 Pt 2)：1831-1834.

[20] Tarcan T，Onol F F，Ilker Y，et al. The timing of primary neurosurgical repair significantly affects neurogenic bladder prognosis in children with myelomeningocele[J].J Urol，2006，176(3)：1161-1165.

第六节　小儿排尿异常的研究进展

与尿失禁有关的疾病是儿童生长阶段中最令人厌烦的事。大多数儿童发育成熟时，相应的疾病随之消失，在发现患儿与同龄儿童在排尿上有差别后，经常尿失禁就成为问题了。当发现患儿持续尿湿裤子时，其症状可能已发展成一种特殊的临床综合征。以往对于排尿异常的阐述通常不够系统和全面，这些患儿的下尿路既没有神经性损害，又没有器质性病变。随着对于膀胱尿道生理学认识的深化和尿流动力学等特殊检查方法的应用，一些下尿路功能性疾病逐渐为人们所了解。这类疾病发病原因通常是神经系统成熟的延迟或发育退化，有较高的自愈率和相对良性的发展过程。本节旨在对儿童功能性排尿异常进行分类并给予治疗建议。

一、历史回顾

夜间遗尿在古代医学书籍中就有记载，几百年来在病因和治疗方法上亦有众多阐述。但令人奇怪的是对于白天尿失禁却没得到足够重视。在 20 世纪初，Beer 发表了第一篇有关儿童慢性尿潴留伴白天尿失禁的研究文章。在 20 世纪 70 年代之前，很少有关儿童排尿障碍的研究文章。由于当时儿童尿动力学检查非常繁琐且不易操作，检查结果不易重复，缺乏临床运用价值。直到 1972 年 Hinman 和 Baumann 以及 1977 年 Allen 关于"非神经源性神经性膀胱"的研究发表之后，排尿异常才引起广泛的重视。如今，随着尿动力学检查仪器的完善，为深入研究儿童排尿异常性疾病提供了有力的手段[1]。

二、定义

排尿异常是非神经性疾病，患儿的特殊排尿方式有异于同年龄组正常儿童，并且通常造成一种或一种以上类型的尿失禁。

以前的儿科泌尿外科教材习惯将夜间遗尿与排尿异常当作两种不同的病症来讨论。但是遗尿与排尿异常的症状在相当程度上是相互重叠的，应放在一起加以讨论。临床上常常见到一个夜间遗尿的儿童，白天也可以尿湿裤子或者是白天尿湿裤子的小儿，夜间又有遗尿的现象。两种病症均是不随意尿失禁发生在不适当的场合。对于发病原因的深入理解，有助于制定更为有效的治疗。自从 20 世纪 70 年代以来，各种有关儿童排尿异常的定义和名词使人们对于疾病理解更为混乱。1997 年，国际小儿尿控学会制定出了关于儿童下尿路功能障碍的定义和标准化[2,3]。

三、正常膀胱控制的机制

只有了解了儿童生长发育过程中逐渐成熟的膀胱控制，才能更好地理解异常的膀胱排空。1995 年以前，普遍认为婴儿排尿是一种脊髓反射，和大脑无关。当膀胱达到某一张力阈时，这种原始的脊髓排尿反射就会发生。传入信号到达脊髓，使控制膀胱和尿道的副交感神经传出纤维兴奋，并且抑制了交感和阴部储尿反射通路，使逼尿肌收缩和尿道外括约肌松弛。Goellner 观察到 1 岁以内的正常婴儿 1 d 排尿达 20 次。同样，Holmdahl 也发现婴儿在 1 岁以内平均 1 h 就排尿一次的现象。

目前对膀胱控制的认识为：①婴幼儿在排尿时大脑是会感觉到的。随婴儿发育，脊髓排尿反射逐渐被脑干排尿中枢抑制或调节。②婴幼儿睡眠中很少排尿。③早产儿的逼尿肌与括约肌间协调性成熟较慢。④膀胱输尿管反流的患儿有相当比例存在逼尿肌括约肌的不协调，因此抗反流手术宜等到 2~3 岁后再进行。而早一点开始做如厕训练，可以帮助改变逼尿肌与括约肌间的不协调，进而来改善膀胱输尿管反流[4,5]。

随着婴儿生长发育，膀胱容量和排尿量增加，排尿次数减少。大约 2 岁时，虽然排尿还未完全控制，但膀胱胀满的意识已经形成，可出现"生理性"急迫性尿失禁。在 2~4 岁期间，膀胱胀满的随意控制形成。4 岁之后，大多数儿童获得了如成人的排尿方式。Brazelton 对 1 170 个儿童的调查发现，26%的父母说孩子是在生后 24 个月时白天不再尿失禁，而到 27 个月时这一比例达到 52.5%，30 个月时为 85.3%，到了 3 岁时 98%的儿童白天不再尿湿裤子。

当然获得膀胱的控制时间个体是会有差异的。但总的来说，获得排便和排尿控制的先后顺序是：①夜间排便的控制。②白天排便的控制。③白天排尿的控制。④夜间排尿的控制[6]。

四、排尿异常的分类

排尿异常可以根据疾病对上尿路的影响进行分类，以下 12 种类型各自有其特点。

轻度功能异常性疾病：白天尿频综合征、大笑尿失禁、压力性尿失禁、排尿后滴沥和夜间遗尿。

中度功能异常性疾病：懒惰膀胱综合征、膀胱过度活动症和排尿异常综合征。

重度功能异常性疾病：Hinman 综合征、Ochoa 综合征、婴儿暂时性尿动力学异常和逼尿肌肌源性衰竭。

中度和重度疾病均足以引起上尿路损害。膀胱出口功能性梗阻可以引起膀胱输尿管反流或继发的输尿管膀胱连接部梗阻，这在 Hinman 综合征和 Ochoa 综合征、婴儿暂时性尿动力学异常以及某些尿道外括约肌松弛障碍性疾病中似乎是很常见的。前六种疾病很少引起上尿路改变，但它们产生的症状影响了患儿自我和社会形象的健康发展，是引起患儿及家长焦虑的主要原因[6-10]。

五、诊断

排尿异常常见的表现是无解剖和神经性畸形的尿失禁。尿失禁可以发生在白天或夜间，也可同时发生，可以伴/不伴有大便潴留或便秘。医生在尽可能轻松的环境中询问患儿和家长，常常可以获得有价值的信息。尽管许多排尿异常性疾病临床表现有相互重叠的地方，但每一种疾病具有的典型特征足以使其与其他疾病区分开。对患儿与家长进行指导，要有足够的耐心让患儿家长了解孩子产生症状的原因和明白自己在治疗过程中所起的作用，对于治疗的效果很重要。

（一）轻度功能异常性疾病

1.白天尿频综合征

本症的特点是患儿突然出现白天尿急，20~30min 就排尿一次，无烧灼感、排尿困难或尿失禁。常见于 3~8 岁的儿童。通常无夜尿或遗尿，无尿路感染。本症的上尿路和膀胱影像学检查无显著改变，尿动力学检查正常。因此除了尿常规化验，可不必行其他侵入性和昂贵的检查。似乎在每年春季和秋季尿频发作频率有增高的趋势，但原因不明，有时患儿的尿频发生可与某一行为或心理因素有联系。抗胆碱能药物治疗一般无效，尿频症状时常会突然消失。即使不治疗，症状将持续 2 天到 16 个月(平均 2.5 个月)自动消失。心理安慰是治疗的主要手段。本症复发率很低，约为 3%[11]。

2.大笑尿失禁

本症是膀胱逼尿肌出现大量无抑制收缩并导致排尿，进而造成急迫性尿失禁。常见于青春期女孩，尿失禁的发生大多由大笑引起，但有时用力时也可产生。诊断主要依靠病史。尿常规化验正常，上尿路无改变，尿动力学检查可显示膀胱无抑制收缩。尽管症状有时可持续至成年，但本症绝大多数可自愈。患儿因令人尴尬的尿失禁产生自卑，不愿与人交往。治疗包括抗胆碱能药物，有时还可加用拟交感药。Reinberg 对有大笑尿失禁的患儿使用哌甲酯 (Ritalin) 治疗取得满意疗效。另一治疗措施是在患儿出现大笑尿失禁时，采用无损伤、无痛的低压电流刺激其手背从而抑制排尿反射的发生。5 例患儿采用电刺激治疗 1 年，尿失禁发生频率平均减少 89%[12-14]。

3.压力性尿失禁

最常见于成年女性，儿童很少见，处于青春发育期的女孩可见到，而且这些女孩通常是运动员。一项对 159 名平均年龄 19.9 岁的大学女运动员的调查显示，在运动中压力性尿失禁的发生率为 28%，40% 的女孩在高中当跳跃或奔跑时就出现尿失禁，17% 失禁症状可追溯到初中时代。发生尿失禁比例前三位的运动是体操 67%，篮球 66% 和网球 50%。研究人员发现尿失禁与足弓柔韧性减低关系密切，足弓柔韧性减低使作用在足底的冲击力传导致盆底的力量发生了改变。

影像学和尿动力学检查显示上尿路和膀胱无异常。在运动时采用便携式尿动力学检查可发现尿道括约肌功能不全的发生率较高。尿失禁程度很轻时，可通过在运动前排空膀胱的办法控制失禁的发生，有时还须加用拟交感药物治疗[15]。

4.排尿后滴沥（阴道排尿）

患儿因尿湿裤子就诊，但症状只发生在女孩排尿后。患儿排尿后站起时，返入阴道内的尿液流出。这种尿返流入阴道的现象在排尿性膀胱尿道造影时也经常见到。患儿常有镜下血尿或白细胞尿，可以引起外阴烧灼感、瘙痒和脱皮等。常见于年龄很小或很胖的女孩，前者是因为患儿瘦小，排尿时团缩在厕所的马桶上，双脚无支撑，这种体位易使尿液倒流入阴道内。本症可被误诊为真菌性阴道炎导致药物治疗无效。让家长理解小儿排尿时正确的体位，对于监督指导孩子应如何排尿是最好的解决办法。

肥胖的女孩尿液倒流入阴道是另一种原因，可能是由于绷紧的外裤或内裤限制了大腿的展开，尿线出尿道口后呈水平状外流。因此，排尿时指导她们将裤子褪得低些，让大腿尽量外展，这种姿势可使尿线垂直排出[16,17]。

5.夜间遗尿（尿床）

遗尿是指在不适当的时间或社会不接受的场合出现的非自主的排尿现象。一般来说，遗尿通常是指夜间遗尿。遗尿症是儿童常见的泌尿系统疾病，是尿失禁的一种特殊类型。现在已逐渐了解遗尿的原因可归为三大类：大脑觉醒中枢迟钝，夜间多尿以及夜间膀胱容积较小。

（1）大脑觉醒中枢迟钝：在夜间膀胱涨尿时，感觉神经信号传至脊髓再上至大脑，大脑若"感觉"到尿意，就会唤醒睡着的儿童起床排尿。若大脑感觉不到尿意，脊髓的反射中枢自行决定排尿反射，则成为夜间遗尿。

（2）夜间多尿：膀胱涨尿的原因也可能是夜间尿液产生过多所致。研究指出尿床儿童的抗利尿激素(AVP)在沉睡时没有显著上升，而造成夜间多尿症。

（3）膀胱功能性容积（functional bladder capacity，FBC）较小：有一些儿童白天的 FBC 正常，但夜间 FBC 却变小。对夜间连续膀胱压力监测可以发现到膀胱容积变小，或逼尿肌不稳定收缩增加的现象。至于白天与夜间 FBC 皆小时，则会出现较为显著的尿频、尿急，甚至有尿流率减低等现象。

多数患儿临床表现为单纯性夜间遗尿，从偶有夜晚尿床到一周数次甚至每晚都尿床不等。少数患儿表现为白天或日夜均遗尿，白天尿频、湿裤、尿急和（或）夜间尿床，可伴有行为异常和污粪。遗尿症有很高的自愈率，特别是单纯夜间遗尿者。B超、IVP(排泄性尿路造影)、VCUG(排尿膀胱尿道造影片)检查泌尿系统无异常发现（但很少有必要做此类检查）。尿流动力学检查部分患儿可有逼尿肌不稳定收缩。尿液分析浓缩能力正常，尿内无菌（伴尿路感染者除外）[18,19]。

（二）中度功能异常性疾病

1.懒惰膀胱综合征

懒惰膀胱综合征（大容量低张膀胱、逼尿肌反射低下）由Deluca于1962年首先报告，表现是患儿间隔8~12 h才想排尿，并在两次排尿之间出现尿失禁。患儿常常在清晨起床时不排尿，仅是在上午或更晚些时候才排尿。常伴有尿路感染和便秘。患儿用力排尿，但尿线细且无力，不能排空膀胱。上尿路有时扩张，膀胱大且壁光滑。尿动力学显示膀胱容积大且张力低，残余尿量多，无流出道梗阻。便秘的治疗对于大多数排尿异常来说都很重要。在治疗排尿障碍之前，先口服几天缓泻剂聚乙二醇(polyethylene glycol，Mizalax)或磷酸钠(Fleet)排空远端结肠坚硬的大便，再给予大便软化剂和30g纤维食物治疗顽固性便秘。训练膀胱排空，一次排尿要尽量多尿几次。清洁间歇性导尿是下一步治疗手段，从每6 h导尿一次开始，几个月后患儿通常可恢复自主排尿且无尿失禁。此时，通过排尿后导尿测量膀胱残余尿量，膀胱残余尿量应该逐渐减少。最近发现α1-肾上腺受体阻滞剂在治疗包括懒惰膀胱综合征在内的膀胱排空障碍性疾病方面，取得了令人鼓舞的疗效[11-13]。

2.膀胱过度活动症

膀胱过度活动症（不稳定膀胱、尿急综合征、高活动性膀胱、持续性婴儿膀胱和高张性逼尿肌），作为小儿排尿异常最常见的原因之一，多见于5~7岁的儿童。Ruarte和Quesada发现，383名年龄在3~14岁的儿童尿失禁中，本症占57.4%，其中男童占38.9%，女童占60.1%。儿童膀胱过度活动症是由于在膀胱获得成熟的过程中，大脑皮层对于逼尿肌无抑制收缩的抑制作用发育延迟造成的。大脑皮层对于皮层下中枢的控制正常建立在3~5岁，进而协调骶髓排尿中枢达到随意控制排尿。

临床症状包括尿急、急迫性尿失禁以及夜间遗尿，并常伴有便秘。无抑制或过度活动的逼尿肌收缩发生在膀胱灌注的早期，患儿需通过增强盆底反应以对抗可能的排尿，表现为文森特体位（Vincent curtsey）：病儿蹲坐位，屈膝用一足跟抵住会阴部以阻止漏尿，或交叉双腿夹住会阴部以抑制尿失禁的发生。这种对外尿道被动的压迫可以暂时使逼尿肌松弛，从而缓解逼尿肌的无抑制性收缩。另外，由于逼尿肌高张状态，还造成患儿功能性膀胱容量减小。盆底肌肉为对抗尿失禁的发生而长期频繁收缩可导致便秘的发生。小儿如出现逼尿肌尿道括约肌协同失调，即当逼尿肌出现无抑制收缩时，尿道括约肌同时也收缩，造成膀胱内压力增高。异常的排尿动力学改变引起反复泌尿系感染和膀胱输尿管反流。膀胱过度活动症的小儿，33%~50%会出现膀胱输尿管反流和明显的上尿路扩张。

治疗包括行为治疗、电刺激治疗和药物治疗。目前，通过电脑游戏进行盆底肌肉生物反馈训练膀胱功能，可以使患儿提高治疗的积极性和合作性，从而获得满意效果。在骶3平面和耻骨前，经皮肤表面电刺激治疗逼尿肌过度活动的有效性亦有满意报告。药物治疗：长期以来临床上使用普鲁本辛及其他抗胆碱能类药物治疗膀胱过度活动症，作用机制是部分性阻断了副交感传出纤维对逼尿肌的神经支配作用，并可扩大膀胱功能性容积，其他抗胆碱能药物有奥西布宁（oxybutynin，Ditropan）和托特罗定（tolterodine，Detrol）等[8-13]。

3.排尿异常综合征

本综合征包括了肠道和（或）膀胱功能性异常性疾病，如不稳定性膀胱、便秘和懒惰性膀胱。排尿异常对于上尿路的影响不应忽视。一组143例膀胱输尿管反流的小儿中，并发膀胱和肠道功能障碍的有66例（43%），其中排尿异常的小儿82%有泌尿系感染，需要行输尿管再植手术，而排尿正常的小儿仅18%需做抗反流手术。而且反流矫正后，排尿异常的患儿发生尿路感染的机会是排尿正常小儿的4倍。输尿管再植手术失败的病例也仅发生于排尿异常和膀胱高压的小儿。反复尿路感染即使无输尿管反流，还要注意有无排尿异常存在。

（三）重度功能异常性疾病

1.Hinman 综合征

1972 年 Hinman 和 Baumann 观察到，两个年龄分别为 8 岁和 10 岁的男童临床表现为排尿异常伴有上尿路损害，均有心理障碍，但无尿路解剖性梗阻和神经缺陷。为强调无神经病变，将该病称为"非神经性神经性膀胱"。1986 年改为 Hinman 综合征。

（1）病因：Hinman 认为该病"是功能性疾病并且是具有某些特定人格类型的儿童在一个令人不快的家庭环境中发展而来的一种不良习惯，本症是可逆性的。"CT 和 MRI 检查无神经损害依据。表现为无抑制的逼尿肌反射和过度代偿的尿道外括约肌/盆底肌收缩，即患儿必须尽力收缩尿道外括约肌和盆底肌肉以避免尿湿裤子。尽管起先这种努力有效，但最终还是因膀胱高压导致尿失禁、间断尿流、大量残余尿、尿路感染和尿路结构改变。与排尿异常有关的情感因素包括紧张、害怕、压抑、恐惧、与如厕训练有关的创伤（如担心掉下便池等）、来自父母过度的压力以及性虐待等[20]。

（2）诊断：大多数患儿表现为与慢性尿潴留有关的尿失禁。Hinman 综合征的典型特征：①常见于儿童期和青春期男童，但女孩亦不少见。②白天和夜间尿失禁，伴有大便潴留和污粪。③尿路感染。④影像学检查可见膀胱成小梁改变，膀胱输尿管连接部梗阻或反流，上尿路扩张和肾功能损害，可有高血压。⑤无神经系统损害和膀胱出口梗阻。⑥外科手术治疗效果差。⑦可能存在心理障碍，但心理障碍不是诊断的必要条件。⑧膀胱功能训练和药物治疗可以改善病情。

肾脏和膀胱超声检查可见不同程度的单侧或双侧肾积水，可伴有或无输尿管扩张、膀胱壁增厚。肾核素扫描可发现和监测肾瘢痕的发生。膀胱尿道摄影显示膀胱成小梁改变或膀胱扩大、排空障碍，男孩尿道外括约肌过度活动可致后尿道扩张。尿动力学检查视疾病持续的时间以及严重程度可有各种表现，尿流率检查常见间断尿流、低尿流率和排尿时间延长。膀胱测压取决疾病的程度，从早期膀胱无抑制收缩到晚期的逼尿肌肌源性衰竭、无张力膀胱等。起初，逼尿肌尿道括约肌协同失调导致逼尿肌反射亢进，随时间发展逼尿肌失代偿，可出现许多膀胱功能性异常的表现。有些逼尿肌低张或无张力，而尿道括约肌可以有/无过度活动。Griffiths 和 Scholtmeijer 对 143 例儿童的逼尿肌括约肌协同失调的研究发现膀胱和尿道的活动有许多形式，并强调持续尿道括约肌过度活动的小儿更易并发上尿路损害。MRI 无神经损害的表现。疾病早期心理问题可能不明显。病史采集要着重询问患儿家庭的社会心理和经济状况。父母失业、酗酒、离异、性虐待以及过分保护都会对患儿的心理造成不良影响。但与此相反，有些患儿可以表现得很快乐，似乎是希望利用生病来获得大人们的重视。

（3）治疗：治疗强调多种形式和因人而异，目的是恢复平衡排尿和避免上尿路损害。有些患儿心理因素对于发病和治疗的影响很大，而有些则不太明显。Hinman 认为本症是心理因素引起，因此强调心理暗示和催眠术对治疗的重要性。Allen 则强调膀胱重新功能训练，可用或不用清洁间歇性导尿，同时对于那些有显著心理障碍或症状持续到青春期的患儿借助心理治疗。另外，生物反馈疗法目前也取得了良好的疗效。药物治疗依据尿动力学检查结果，包括单独或联合使用抗胆碱能药物和 α-肾上腺受体阻滞剂。最近，临床采用注射肉毒杆菌毒素 A（botulinum-A toxin）的办法试图造成横纹肌麻痹治疗尿道括约肌过度活动。毒素选择性与细胞表面的特异性受体结合，从而抑制了神经肌肉连接处乙酰胆碱的突触前释放，且不引起周围神经损害。该方法早已广泛运用于眼科病人眼肌阵挛和斜视的治疗以及脊髓损伤引起的逼尿肌括约肌协同失调。同时，治疗方案还应强调因人而异的原则。对于某些敏感的患儿，不能耐受清洁间歇性导尿而导致肾功能进一步恶化，而心理治疗也会延误针对尿路的特殊治疗。因此保证患儿得到全面的、合理的治疗至关重要。密切随访、适时评估治疗效果。当发现上尿路持续恶化时，将依据患儿年龄、身体状况行暂时性尿流改道[18-21]。

2.Ochoa（泌尿面部）综合征

1979 年由 Ochoa 首先描述了一组症状类似 Hinman 综合征的排尿异常性疾病。该症为常染色体隐性遗传疾病，发病率很低，至今只有 200 余例报道。临床症状类似 Hinman 综合征的表现，其典型特征是在患儿试图微笑时，面部开始扭曲变为愁眉苦脸，很像哭泣似的表情，因此在患儿很小时（一般在 2 岁左右）就可引起家长注意并就诊。膀胱功能训练是主要治疗措施，并结合抗胆碱能药物和抗菌剂的使用，使用 α 1-肾上腺受体阻滞剂可缓解尿道外括约肌痉挛。有些病例需要清洁间歇性导尿或暂时性膀胱造口。如 Hinman 综合征一样，便秘的治疗也不应忽视[22]。

3.婴儿暂时性尿动力学异常

1992 年 Sillén 等发现存在重度输尿管反流的婴儿常伴有非常高的排尿压力。并且膀胱容量小、逼尿肌反射亢进的婴儿重度膀胱输尿管反流的自愈率很高（Ⅴ级反流自愈率为 27%，Ⅲ～Ⅳ级为 40%）。无神经性损害和下尿路解剖性梗阻。研究发现人类尿道外括约肌在妊娠 20～21 周时是由未分化横纹肌形成的环形结构。后来随着分化开始，外括约肌变为成人的马蹄形或 Ω 形结构。因此在婴儿期膀胱内暂时性高压可能就与外括约肌的环形结构有关。临床观察到膀胱内压力逐渐转变为正常、输尿管反流减轻或自愈，恰好与尿道外括约肌由环形转变为裂隙状和 Ω 形的时间相吻合，由此推论出尿道外括约肌由环形向裂隙状和 Ω 形的转变减低了尿流阻力和膀胱内压力。Chandra 等对尿路感染和/或膀胱输尿管反流的 15 例婴儿随访发现，尿动力学检查 14 例逼尿肌反射亢进消失，排尿压力减低。故将这样一组因异常排尿引起的婴儿期暂时性尿路感染和输尿管反流，但又有很高自愈可能的疾病称为婴儿暂时性尿动力学异常。Yeung 等对 42 例存在 Ⅲ～Ⅴ级原发输尿管反流的婴儿与正常婴儿比较后发现，24 例（57%）有尿动力学结果异常，包括不稳定性膀胱伴小的排尿量、逼尿肌括约肌协同失调、膀胱出口功能性梗阻以及逼尿肌收缩力减低等[23]。

4.逼尿肌肌源性衰竭

逼尿肌肌源性衰竭发生在膀胱失代偿的终末期。经常见于神经性膀胱，还可见于在婴儿期就开始治疗的后尿道瓣膜，经过长时间逼尿肌状态在青春期时出现肌源性衰竭。在非神经性排尿异常性疾病中多见于 Hinman 综合征和 Ochoa 综合征。部分患儿已能获得平衡排尿，但有较多残余尿，易发生尿路感染。在逼尿肌失代偿之前因反射亢进造成的肾积水通常不再变化。治疗是清洁间歇性导尿或给予 α 1-肾上腺受体阻滞剂[24]。

六、尿床的治疗

目前并无药物可以明显改善大脑的觉醒中枢，多数医生也不愿意投药改变大脑的功能。夜间多尿症的治疗比较简单，用抗利尿激素即可，而功能性膀胱容量减小则需要进一步的尿动力学检查，才能对症下药。

1.抗利尿激素

抗利尿激素（desmopressin，DDAVP，minirin）为原发性单一尿床者的首选药物，配合夜间限水 80%～90% 的症状可以改善。通常从睡前给予 0.2 mg 开始，然后依照情况可增加至 0.4～0.6 mg。作用时间持续 8～12 h，不会影响白天排尿。通常必须治疗 3 个月后再评估，若是效果不错，则继续使用或逐渐停药。若是效果不佳，则必须考虑增加剂量或是联合使用其他药物或方式来治疗。主要不良反应是轻微的头痛、恶心或腹部疼痛。而治疗时若没有水分的限制，可能会导致水分留在身体内，而产生体重的增加、低钠血症，严重甚至会产生痉挛现象。因此在睡前 2 h 严格限制水分的摄取。

2.丙米嗪

丙米嗪（imipramine）自从 1960 年代就用于改善尿床。一般认为 imipramine 具有抗胆碱作用，可以减少膀胱的不稳定收缩，进而增加膀胱的容量。也有研究指出 imipramine 可以改善睡眠相关机能或是减少尿液的产生，因而减少夜间遗尿。Imipramine 通常于睡前 1 h 口服，原则上每天最大剂量是每千克体重不超过 1.5mg。6～8 岁使用 25 mg，9～12 岁使用 50mg，大于 12 岁则使用 75mg。Imipramine 可能的不良反应包括焦虑、失眠、口干、便秘、行为改变和心毒性等。

3.抗胆碱能药物

抗胆碱能药物（oxybutynin，tolterodine）可以降低逼尿肌的活性，减少膀胱的不自主收缩，增加膀胱的容量。因此有尿频、尿急者适合使用这类药物　。目前这类药物最常使用的是 oxybutynin，1.25～2.5mg，每天两次使用。Oxybutynin 可能会引起口干、便秘、头晕和视力模糊等不良反应。由于口干会让患儿不舒服进而喝更多的水，而便秘会让膀胱不自主收缩的机会增加，这两者可能会令排尿控制更加困难。新药 tolterodine 在小儿的效果与 oxybutynin 相当，而不良反应较少。Tolterodine 一般使用剂量为 2 mg，每天早晚各一次口服。

闹铃行为疗法在欧美有相当的疗效，此法对尿床的治愈率很高。此外，心理治疗、膀胱训练及条件反射疗法亦有效[11-14]。

（田军）

参考文献

[1] Homsy Y L，Austin P F.Dysfunctional voiding disorders and nocturnal enuresis[M]//Belman A B，King L R,Kramer S A,et al.Clinical pediatric urology. Philadelphia:Saunders W B，2002：409-424.

[2] Djurhuus J C, Ritlig S. Current trends，diagnosis and treatment of enuresis[J].Eur Urol，1998，33(S 3)：30-33.

[3] Fan Y，Lin A，Wu H，et al.Psychological profile of female patients with dysfunctional voiding[J].Urology,2008,71：625-629.

[4] Glassberg K I，Combs A J，Horowitz M.Nonneurogenic voiding disorders in children and adolescents: Clinical and videourodynamic findings in 4 specific conditions[J].J Urol，2010，184：2123-2127.

[5] Chase J，Austin P，Hoebeke P，et al.International children's continence society[J]//The management of dysfunctional voiding in children: A report from the standardisation committee of the international children's continence society.J Urol,2010,183：1296-1302.

[6] Yeung C K，Sihoe J D，Bour S B.Voiding dysfunction in children: Non-neurogenic and neurogenic[M]//Campbell-Walsh Urology. Philadelphia: WB Saunders，2007：3604-3655.

[7] Yucel S，Ates M，Erdogru T，et al. Dysfunctional elimination syndrome in three generations of one family: Might it be hereditary? [J].Urology，2004，64：1231.e15-17.

[8] Bael A，Lax H，de Jong T P，et al.European bladder dysfunction study (European union BMH1-CT94-1006). The relevance of urodynamic studies for urge syndrome and dysfunctional voiding: A multicenter controlled trial in children[J].J Urol，2008，180：1486-1493.

[9] Fitzgerald M P，Thom D H，Wassel-Fyr C，et al.Childhood urinary symptoms predict adult overactive bladder symptoms[J].J Urol，2006，175：989-993.

[10] Fowler C J，Christmas T J，Chapple C R，et al.Abnormal electromyographic activity of the urethral sphincter，voiding dysfunction，and polycystic ovaries: A new syndrome? [J].Br Med J，1988，297：1436-1438.

[11] Akbal C，Genc Y，Burgu B，et al. Dysfunctional voiding and incontinence scoring system: Quantitative evaluation of incontinence symptoms in pediatric population[J].J Urol，2005，173：969-973.

[12] Afshar K，Mirbagheri A，Scott H，et al. Development of a symptom score for dysfunctional elimination syndrome[J].J Urol，2009，182(Suppl 4)：939-943.

[13] Nevéus T，von Gontard A，et al. The standardization of terminology of lower urinary tract function in children and adolescents: Report from the Standardisation Committee of the International Children's Continence Society[J].J Urol，2006，176：314-324.

[14] Kibar Y，Demir E，Irkilata C，et al. Effect of biofeedback treatment on spinning top urethra in children with voiding dysfunction[J].Urology，2007，70：781-784.

[15] Kibar Y，Ors O，Demir E，et al. Results of biofeedback treatment on reflux resolution rates in children with dysfunctional voiding and vesicoureteral reflux[J]. Urology，2007，70：563-566.

[16] Kutlu O，Koksal I T，Guntekin E，et al.Role of spinning top urethra in dysfunctional voiding[J].Scand J Urol Nephrol,2010，44：32-37.

[17] Allen H A，Austin J C，Boyt M A，et al. Evaluation of constipation by abdominal radiographs correlated with treatment outcome in children with dysfunctional elimination[J]. Urology，2007，69：966-969.

[18] Kibar Y，Piskin M，Irkilata H C，et al.Management of abnormal postvoid residual urine in children with dysfunctional voiding[J].Urology，2010，75：1472-1475.

[19] Kaye J D，Palmer L S.Animated biofeedback yields more rapid results than nonanimated biofeedback in the treatment of dysfunctional voiding in girls[J].J Urol，2008，180：300-305.

[20] Thom M，Campigotto M，Vemulakonda V，et al.Management of lower urinary tract dysfunction：A stepwise approach[J].J Pediatr Urol，2011.

[21] Killinger K A，Kangas J R，Wolfert C，et al. Secondary changes in bowel function after successful treatment of voiding symptoms with neuromodulation[J]. Neurourol Urodyn，2011，30：133-137.

[22] Khoury A，Bagli D J.Reflux and megaureter. Philadelphia: WB Saunders[J].Campbell-Walsh Urology，2007，4：3423-3481.

[23] Tilanus M，Klijn A，Dik P，et al.Urodynamic findings and functional or anatomical obstructions in children who developed bladder diverticula after reimplantation of the ureter[J].Neurourol Urodyn，2009，28：241-245.

[24] Kaufman M R，DeMarco R T，Pope J C Ⅳ，et al. High yield of urodynamics performed for refractory nonneurogenic dysfunctional voiding in the pediatric population[J].J Urol，2006，176：1835-1837.

第七节　先天性巨结肠的手术进展

先天性巨结肠是常见的胃肠道先天性疾病，其发病率约为1/5 000。早期表现为新生儿肠梗阻，晚期为慢性便秘。生后胎便排出延迟，伴有腹胀和呕吐，应怀疑此病[1,2]。

Harald Hirschsprung 是哥本哈根路易斯女王儿童医院的一名高级儿科医生，他发现两名儿童结肠扩张明显，死于严重的小肠结肠炎和感染性休克，于1886年首次报道了该病，故后人也用他的名字来命名本病[3,4]。先天性巨结肠病因不清，直至20世纪40年代晚期，Swenson 认识到先天性巨结肠的病因是远端结肠无神经节细胞导致的功能性梗阻，从而建议切除此区域，而不再关注于近端扩张的结肠，并第一次进行了先天性巨结肠纠正手术[3,5]。先天性巨结肠的治疗才真正走上了正轨。

一、先天性巨结肠手术方式的演变

20世纪40年代，对先天性巨结肠认识不足，无法早期诊断，明确诊断时患儿常表现为严重的营养不良或小肠结肠炎，需进行二期或三期手术[2,6]。一般手术分为：第一期，活检确定无神经节细胞的范围后行肠造瘘；第二期，3个月或1年后，切除无神经节细胞的肠管、结肠肛门吻合，同时关闭造瘘口，亦可延迟到或三期手术关闭[3]。当时的根治手术主要有三种:Swenson,Duhamel,Soave，这三种术式均需经腹、肛门联合手术。1948年，Swenson 在腹腔内游离结肠和直肠，切除巨结肠后残端缝合，将远端结肠和直肠从肛门翻转拖出，再将近端结肠从直肠前壁切口拖出，于肛门外吻合结肠、直肠[5]。Swenson 手术技术要求非常高，可能损失邻近的神经血管组织，应用不广泛。1956年，Duhamel 首次描述了他的先天性巨结肠的手术方法，直肠后切除，保留部分无神经节细胞的直肠前壁与有神经节细胞的近端结肠进行吻合。1964年，Soave 提出了直肠内的手术方式，这个手术要剥除直肠的黏膜和黏膜下层，从无神经节细胞的肌鞘中拖出正常的有神经节细胞的肠管[7]。随后，出现了很多改良术式，但没有一个术式能得到完全的功能恢复。Marty 等[8]报道32%的患儿仍有便失禁，其中12.6%有严重的症状（比较Soave: 21%,Duahmel: 67%）。

20世纪80年代，基于对先天性巨结肠的不断认识和诊断，使一些外科医生在一部分婴儿开始实行一期根治拖出术[6]。另外，随着新生儿护理、麻醉和重症监护的进步，使小儿外科医生可以安全的一期手术来治疗先天性巨结肠[3]。现在许多小儿外科医生倾向于一期手术，其预后优于分期手术[2]。2009年，Keckler 等[9]做了一份调查，调查719名外科医生，收到270人回复，其中85.6%的外科医生选择一期根治手术治疗先天性巨结肠。一期手术安全、花费低，并且避免了肠造瘘，尤其是肠造瘘的并发症，例如造瘘口黏膜脱垂、造瘘口狭窄、伤口感染[10,11]。但是肠造瘘在一些特殊情况下仍然是需要的，例如伴有危及生命的其他畸形、严重的小肠结肠炎、近端肠管严重扩张、慢性小肠梗阻急性发作保守治疗无效时、患儿一般情况差难以耐受大手术的打击等，这些情况也被视为一期根治手术的禁忌证[3,6]。

1964 年，Soave 首先提出了直肠内的手术方式[7]。这种手术保留了无神经节细胞的肌鞘，重要的感觉神经纤维和内括约肌的完整性得以保存，长期预后好。但这种术式需由腹部切口完成腹部操作，不符合微创的理念。微创技术的应用是小儿外科疾病的治疗趋势，已用于儿科手术的许多方面[12]。经肛门直肠内拖出术和腹腔镜协助是先天性巨结肠微创理念的最新发展。Keckler 等[9]做了一份调查，发现微创手术达到了 80%，其中腹腔镜协助 42.3%，仅经肛门手术 37.7%。

1998 年，De la Torre-Mondragon 和 Ortega-Salgado 提出经肛门直肠内拖出术治疗先天性巨结肠[2]。这种术式是先天性巨结肠治疗的主要进展，得到小儿外科医生的广泛应用[13]。这种术式在全世界许多外科中心，迅速取代了传统的手术[6]。这种术式不需开腹或腹腔镜辅助，只通过肛门手术。因仅在肛门操作，腹腔内污染和粘连的风险小，不损伤盆腔结构，并且外观好看[14]。但是，经肛门游离直肠和结肠可能影响肛门括约肌，从而影响肛门长期功能，尤其是导致污粪、便秘和失禁[15]。El-Sawaf 等[14]发现经腹拖出术后的排便控制要优于经肛门直肠内拖出术，但经肛门直肠内拖出术后的排便形式和小肠结肠炎发生率优于经腹拖出术。但 Kim 等[16]进行了多中心研究发现，经肛门直肠内拖出术并发症少，小肠结肠炎发作次数少。与以前的研究相比，经肛门直肠内拖出术并没有较高的大便失禁率。

二、预后

经肛门直肠内拖出术的预后不同，与手术技术有密切的关系。手术成功的关键有几点：①确定手术切口。手术自齿状线上的黏膜切口开始，齿状线上的距离取决于医生，并应视患儿的大小而定，但是切口必须在齿状线上足够高，以保证不损伤移行上皮，以免感觉丢失，导致患儿长期失禁。②保留肌鞘的长度。肌鞘的长度也是影响手术的重要因素，短肌鞘可以降低直肠狭窄和小肠结肠炎的发生率[13,17]。肌鞘 10~15cm 与肌鞘小于 2cm 比，肌鞘短，住院时间明显减少，且较少患儿需要术后扩肛[9]。③使用缝线牵引肛门而不使用牵引器，以免损失内括约肌[6]。④切除肠管时需紧贴肠壁，以避免损伤邻近的结构[17]。

不是所有的患儿均可通过经肛门直肠内拖出术完成，术前需确定患儿是否适合经肛门直肠内拖出术。Pratap 等[13]认为小肠结肠炎影响手术，如患儿有小肠结肠炎，应给与抗生素和洗肠治疗，好转后再行手术。我们认为：大年龄组患儿、长段型或全结肠型巨结肠不适合单纯经肛门手术，大年龄组患儿肠管粗、系膜增厚，单纯经肛门拖出手术困难，风险高。长段型巨结肠患儿，游离切除结肠多，剩余结肠短，单纯经肛门拖下易压迫肠系膜血管，大多需结肠翻转后拖下，即升结肠转位拖出吻合术，因此需经腹手术。全结肠型巨结肠游离切除肠管多，切除范围确定困难，单纯经肛门风险大，建议经腹手术。Vu 等[18]认为，术前行钡灌肠检查，如果移行区位于直肠和乙状结肠之间，那么可以仅通过肛门手术。

总之，大多数先天性巨结肠在新生儿期可获得诊断[19]。新生儿期行一期经肛门直肠内拖出术被认为更有益，因为无神经节细胞肠管以上的结肠扩张轻、小肠结肠炎发生少、结肠系膜少，切除肠管容易，手术时间和术中失血明显少于大年龄组。新生儿经肛门直肠内拖出术的禁忌证：新生儿有小肠结肠炎、全结肠型巨结肠或伴有影响长期预后的疾病，例如先天性心脏病等[19]。

经肛门直肠内拖出术仅适合部分先天性巨结肠，不能满足所有先天性巨结肠患儿微创的需求，而腹腔镜此时应运而生。

三、腹腔镜在先天性巨结肠的应用

腹腔镜已经从术中活检进展到完成整个腹部和盆腔的操作[20]。腹腔镜活检提供了微创的方式来确定无神经节细胞的范围，新生儿无神经节细胞有时延伸至脾曲或全结肠无神经节细胞，而术前未明确诊断时，此时更有优势[3]。1994 年，Smith 等首次描述了腹腔镜 Duhamel 拖出术。自此，不同的腹腔镜技术开始广泛应用。其中，Georgeson 提出的技术应用最广泛[17]。1995 年，Georgeson 等首次在腹腔镜辅助下行直肠内结肠拖出术，手术后的 12 例儿童预后疗效良好[21]。腹腔镜手术相对于传统腹部手术有重要的优势：①手术视野清晰，清晰地显示盆腔结构，减少对其他盆腔结构的损伤。②能在组织学上确定移行区，清晰地确定切除范围。③保持腹腔内结肠的完整性，避免细菌污染腹腔。④确保拖出吻合时结肠系膜无张力以及肠管无扭转、避免肠系膜撕裂和出血。⑤腹腔镜肠管功能损伤小、术后肠蠕动早期恢复、术后疼痛轻，能早期进食，住院时间短。⑥腹腔镜伤口小，外观更美观[3,12,17,20,22]。Shireen 等比较了开腹 Duhamel 拖出术和腹腔镜协助 Duhamel 拖出术，发现两组结果相似。Nguyen 等统计了 200 例腹腔镜辅助直肠内拖出术的患儿，发现术后并发症明显低。长期随访排便功能也非常满意，79%的患儿每天排便 1~4 次。Ishikawa 等也发现腹腔镜辅助手术的并发症较少，长期预后与开腹拖出术相似[23]。腹腔镜手术适合无一期手术禁忌证的患儿，但对年龄大于 5 岁的或诊断较晚的成年人，近端结肠由于慢性梗阻扩张明显，不适合一期腹腔镜辅助下手术[12]。

四、全结肠型巨结肠的手术治疗

全结肠型巨结肠是先天性巨结肠罕见但严重的一类型，占总患儿的 5%~15%。比短段型或常见型先天性巨结肠死亡率高，需要更复杂的手术治疗。由于外科手术的进步、早期诊断以及小肠结肠炎的治疗尤其是术后护理技术的提高，全结肠的死亡率明显降低[24]。Ieiri 等报道自 1978~2002 年，全结肠型巨结肠的死亡率从 40.9%降到了 15.8%[25]。Marquez 等报道全结肠型巨结肠总的死亡率甚至降至 1.9%。全结肠型巨结肠的治疗包括最初降低结肠压力的回肠造瘘术，使患儿能恢复营养状态以及纠正电解质紊乱等，从而二期能耐受根治手术[24]。1953 年，Sandegard 首次成功治疗长段型巨结肠。1955 年，Swenson 和 Fisher 建议全结肠切除、回肠直肠吻合治疗全结肠型巨结肠。半世纪以前，Swenson,Duhamel,Soave 以及其改良术式均曾用于全结肠型巨结肠的治疗。1968 年，Martin 将正常小肠远端从直肠后缘、齿状线上方 1cm 拖出，小肠与直肠间后壁缝合、前壁钳夹，再将小肠与左半结肠做侧侧吻合。近年来，我们多采用 Soave 术式治疗全结肠型巨结肠，拖下的小肠随着时间的推移可能会结肠化，效果可以。Shen 等发现 Soave 手术治疗的全结肠型巨结肠相对于 Martin 手术，手术并发症少。但是，前者需要更长的时间恢复正常的排便。

（陈亚军　彭春辉）

参考文献

[1] Al-Jazaeri A，Al-Shanafey S，Zamakhshary M，et al.The impact of variation in access to care on the management of hirschsprung disease[J].Pediatr Surg，2012，47(5)：952-955.

[2] Hussam S.One-stage transanal endorectal pull- through procedure for hirschsprung's disease in neonates[J].Annals of Pediatr Surg，2009，5(1)：21-26.

[3] Ramanath N，Keith E.Hirschsprung disease[J].Semi pediatr surg，2008，17：266-275.

[4] Pini-Prato A，Gentilino V，Giunta C，et al.Hirschsprung's disease: 13 years' experience in 112 patients from a single institution[J].Pediatr Surg Int，2008，24(2)：175-182.

[5] Swenson O，Bill A H. Resection of rectum and rectosigmoid with preservation of the sphincter for benign spastic lesions producing megacolon; an experimental study[J].Surg，1948，24(2): 212-220.

[6] Ammar S A，Ibrahim I A.One-stage transanal endorectal pull-through for treatment of hirschsprung's disease in adolescents and adults[J].Gastrointest Surg，2011，15(12)：2246-2250.

[7] Terri L，Takahiko S，Michael E，et al. Gastrointestinal function after surgical correction of hirschsprung's disease: Long-term follow-up in 135 patients[J].Pediatr Surg，1995，30(5)：655–658.

[8] Marty T L，Seo T，Matlak M E，et al. Gastrointestinal function after surgical correction of Hirschsprung's disease: long-term follow-up in 135 patients[J].Pediatr Surg,1995，30(5)：655-658.

[9] Keckler S J，Yang J C，Fraser J D，et al. Contemporary practice patterns in the surgical management of hirschsprung's disease[J].Pediatr Surg，2009，44(6)：1257-1260.

[10] Al-Jazaeri A，Al-Shanafey S，Zamakhshary M，et al. The impact of variation in access to care on the management of hirschsprung disease[J]. Pediatr Surg，2012，47(5)：952-955.

[11] Langer J C，Fitzgerald P G，Winthrop A L，et al. One-stage versus two-stage Soave pull-through for hirschsprung's disease in the first year of life[J].Pediatr Surg，1996，31(1)：33-36.

[12] Ahmad M. Laparoscopic-assisted transanal endorectal pull-through for hirschsprung's disease: experience with 15 cases[J].Annals of Pediatr Surg，2009，5(3)：181-186.

[13] Pratap A，Gupta D K，Shakya V C，et al.Analysis of problems，complications，avoidance and management with transanal pull-through for hirschsprung disease[J].Pediatr Surg，2007，42(11)：1869-1876.

[14] El-Sawaf M I，Drongowski R A，Chamberlain J N，et al.Are the long-term results of the transanal pull-through equal to those of the transabdominal pull-through? A comparison of the 2 approaches for hirschsprung disease[J].Pediatr Surg，2007，42(1)：41-47.

[15] Romero P，Kroiss M，Chmelnik M，et al.Outcome of transanal endorectal vs. transabdominal pull-through in patients with hirschsprung's disease[J]. Langenbecks Arch Surg，2011，396(7)：1027-1033.

[16] Kim A C，Langer J C，Pastor A C，et al. Endorectal pull-through for hirschsprung's disease--a multicenter，long-term comparison of results: transanal vs transabdominal approach[J].Pediatr Surg，2010，45(6)：1213-1220.

[17] Nguyen T，Bui D，Tran A，et al. Early and late outcomes of primary laparoscopic endorectal colon pull-through leaving a short rectal seromuscular sleeve for hirschsprung disease[J]. Pediatr Surg，2009，44：2153–2155.

[18] Phạm-Anh V,Hồ-Hữu T,Phạm-Nhu H.Transanal one-stage endorectal pull-through for hirschsprung disease: experiences with 51 newborn patients[J].Pediatr Surg Int，2010，26(6)：589-592.

[19] Rouzrokh M，Khaleghnejad A T，Mohejerzadeh L，et al. What is the most common complication after one-stage transanal pull-through in infants with hirschsprung's disease?[J]. Pediatr Surg Int，2010，26(10)：967-970.

[20] Nah SA，de Coppi P，Kiely E M，et al.Duhamel pull-through for hirschsprung disease: a comparison of open and laparoscopic techniques[J].Pediatr Surg，2012，47(2)：308-312.

[21] Keith E，Michael M，William D.Primary laparoscopicpull-through for hirschsprung'sdisease in infants and children[J].Pediatr Surg，1995，30(7)：1017-1022.

[22] Keith E，Roger D，Andre H，et al.Primary laparoscopic-assisted endorectal colon pull-through for hirschsprung's disease[J].Annals of surg，1999，229(5)：678-683.

[23] Ishikawa N，Kubota A，Kawahara H，et al. Transanal mucosectomy for endorectal pull-through in hirschsprung's disease: comparison of abdominal，extraanal and transanal approaches[J]. Pediatr Surg Int，2008，24(10)：1127-1129.

[24] Shen C，Song Z，Zheng S，et al.A comparison of the effectiveness of the Soave and Martin procedures for the treatment of total colonic aganglionosis[J]. Pediatr Surg，2009，44(12)：2355-2358.

[25] Travassos D V，vander Zee D C. Is complete resection of the aganglionic bowel in extensive total aganglionosis up to the middle ileum always necessary?[J].Pediatr Surg，2011，46(11)：2054-2059.

第八节　先天性和感染性肛门直肠疾病治疗进展

一、先天性肛门直肠畸形治疗进展

先天性肛门直肠畸形是小儿最常见的消化道畸形，现确切病因不明，发病率约 1/5 000，男性略高于女性[1]。

先天性肛门直肠畸形常伴发其他系统畸形，发生率 50%～60%。畸形末端位置越高，伴发畸形种类就越多，包括某些致命性畸形，如心血管畸形等。故在治疗肛门直肠畸形之前，需要先判断患儿有无其他系统伴发畸形，特别是致命性畸形。对其他系统畸形的早期判断有助于制定治疗方案、判断预后以及决定是否需要其他专业医师介入[2]。

排除了有潜在致命性的严重伴发畸形后，结合会阴部检查及 X 线片等实验室检查，可判断先天性肛门直肠畸形的类型，根据不同的类型制定手术方案。2005 年提出的 Krinkenbeck 分类法，是根据瘘管位置的不同进行分类，并增加了罕见畸形，此种分类较 Winspread 分类法更加实用，可为临床术式选择提供指导。

（一）会阴部检查可见明确瘘口者

若瘘口位于会阴部，可在新生儿期行会阴肛门成形术或先行瘘口扩张以暂时维持排便，再择期行会阴肛门成形术。若瘘口位于前庭部，瘘口较大能维持排便者，可在 4～6 个月施行手术；不能维持排便者可先行瘘口扩张，再于 4～6 个月行前矢状入路的会阴肛门成形术，但为避免切口感染，建议做好术前肠道准备，术后禁食并应用肠外营养。对于经验不足的外科医生，建议在治疗直肠前庭瘘时先行结肠造瘘术，因为此种瘘管具有潜在的控制排便的功能，故最大限度保留瘘管是非常必要的。如果经验不足，对解剖结构不够熟悉，会增加术后伤口裂开和感染的发生率，导致瘘管结构破坏；而保护性结肠造瘘可大大减少术后伤口裂开和感染的发生，从而保护了瘘管的功能，以获得更好的远期肛门功能[3,4]。

（二）会阴部检查未见瘘口者

可于婴儿出生后 24 h 行倒立侧位 X 线片检查，同时仔细询问有无经尿道或阴道排出胎粪的情况以协助诊断。无论上述情况如何，均建议先行结肠造瘘术，因男性患儿直肠尿道瘘中直肠与尿道之间没有间隙，分离过程容易损伤直肠或尿道，若有保护性结肠造瘘，有利于伤口的愈合，以获得更好的手术效果。女性患儿直肠阴道瘘极少见，处理方式同前。

会阴部检查：女性患儿只有单一开口者，可诊断为一穴肛，应先行结肠造瘘术，后根据共同通道长短及伴发畸形情况决定具体术式。

（三）手术术式和步骤

1.结肠造瘘术

本手术为新生儿期中高位畸形的第一期手术。在结肠造瘘的位置应选在降结肠，而一穴肛的患儿应选择近端结肠或回肠末端造瘘，以保证结肠拖出和阴道重建的顺利进行，否则手术对远端结肠的过度牵拉容易造成张力过高，影响远端结肠的血供。在结肠造瘘的方式上，应选择双口分开结肠造瘘术并将近端瘘口置于外侧，以便于护理。

2.会阴肛门成形术

适用于直肠会阴瘘（皮肤瘘），又称瘘口后切肛门成形术，本术式简单、易行，关键在于正中纵行切断括约肌复合体的前半环，无需移动瘘口前壁，从而避免了损伤尿道或阴道。

3.前矢状入路会阴肛门成形术

适用于直肠前庭瘘，其手术要点如下：①经瘘口向直肠腔内填塞无菌绷带，以阻止肠内容物外溢干扰手术及污染伤口。②瘘口皮肤黏膜交界处缝 4～6 根牵引线，避免钳夹瘘口组织加重组织损伤。③用针形电刀游离瘘口和直肠，可减少出血并保持良好的手术视野。④在电刺激仪引导下于外括约肌收缩中心纵形切开皮肤 1.0 cm，将直肠经括约肌中心穿出。⑤利用两侧的耻尾肌重建会阴体，缝合时勿留死腔。本术式因完整地保留了瘘口，故成形之肛门一般较小，所以术后正规的扩肛尤为重要[4]。

此术式的优点：①可完整地保留瘘口，最大限度地保存内括约肌及齿状线区域分布的高度特化的神经终末组织，为获得最好的排便功能创造了条件。②会阴部瘘口位置常位于括约肌结构的前方，较后矢状入路术野暴露更清晰，操作更方便，更易于做到精细解剖。③较后矢状入路操作更简单，无需切开会阴部皮肤，外形更美观。

4.后矢状入路肛门直肠成形术

后矢状入路肛门直肠成形术常应用于中高位肛门直肠畸形，作为结肠造瘘术后的二期手术。此术式的合理性是基于重要的神经或血管不会横过中线这一理论。故肛门外括约肌群一定要保证从正中线切开，随时用电刺激仪来了解切口有无偏离中线，否则修复后拖出的直肠会偏离括约肌中心，不同程度地影响术后肛门的控制功能。切开肛提肌及外括约肌复合体后，在深部常可见到隆起的直肠盲端。如直肠盲端位于腹膜反折以上时，则切口内难以找到直肠，应果断经腹腔镜或开腹辅助手术。此术式的主要优点是操作在直视下进行并符合生理、解剖关系，组织损伤小[5-7]。

5.腹腔镜辅助肛门直肠成形术

腹腔镜辅助肛门成形术(laproscopically assisted anorectoplasty,LAARP)由Georgeson等在2000年首次报告，可用于中高位肛门直肠畸形和泄殖腔畸形的辅助治疗。腹腔镜下可清楚了解盆腔病变情况，易于游离直肠及瘘管，并可行瘘管结扎。刺激会阴部确定外括约肌位置，沿外括约肌中线将其切开，在腹腔镜的引导下，穿过外括约肌和耻骨直肠肌中心做出一个隧道并扩张，将直肠从隧道中穿出，在会阴部成形新的肛门。

此手术的优点是手术打击小，术后恢复快；有利于处理直肠泌尿系瘘；能将直肠从盆底拖出的隧道准确定位于括约肌复合体中心，减少对周围肌肉的损伤。但是这一术式的开展时间尚短，远期的排便控制功能尚有待于观察。

6.一穴肛的处理

一穴肛主要发生在女婴，其修复手术是小儿外科最具挑战性的手术之一，修复这一畸形的目的有三：控制排便、控制排尿和保持性功能。进行一穴肛修复手术前，需先进行内镜检查以确定共同通道的长度。根据共同通道的长度以3 cm为界分为两组[5]。

共同通道短于3 cm者占大多数，亦建议先行结肠造瘘术，后再采用后矢状入路行尿道、阴道、直肠的分离和重建。目前多采用泌尿生殖道整体游离的手术方法治疗一穴肛，即在后矢状入路将直肠与阴道分离后，整体游离阴道和尿道，切断支持阴道及膀胱的纤维性无血管结构（即尿道膀胱悬韧带），然后游离阴道外侧和背侧。此操作保留了尿道及阴道的良好血供，且将尿道口置于可见位置，以便需要时做清洁间歇性导尿。在共同通道中线劈开，形成二侧瓣，与皮肤缝合形成新的阴唇。再将阴道边缘拉至皮肤，缝合建立良好的入口。此手术可简化手术难度，缩短手术时间，术后效果较好。

共同通道超过3 cm者多伴发其他畸形，如阴道积水、双阴道及泌尿系畸形等，需要开腹或腹腔镜探查，并需要其他专业医生共同做出手术决策。若共同通道过长，无法行泌尿生殖道整体移位法来修复畸形时，需根据患儿伴发其他畸形情况决定具体术式，可能需行阴道转变术或阴道替代术等。

复杂泄殖腔畸形患儿的治疗仍然是一个难点，为减少患儿心理和生理上的痛苦，目前主张早期一次性完成尿道、阴道和肛门成形术。

二、感染性肛门直肠疾病的治疗进展

（一）肛周脓肿及肛瘘

肛周脓肿常见于小婴儿，多于满月前后发病，男性患病率明显高于女性，其可能病因有：①婴儿早期肠道黏膜SIgA分泌不足，导致局部免疫力低下。②肠道生理功能发育不全，易出现腹泻，粪尿浸渍后易引起感染。③婴儿肛管短，括约肌松弛，皮肤黏膜娇嫩，易被擦伤而引起感染。④男性婴儿雄性激素作用下可导致上皮隐窝深，腺体分泌旺盛，易引起肛周脓肿。肛周脓肿大部分为致瘘性肛周脓肿，可自行破溃或因切开引流后伤口不愈而形成肛瘘。小儿肛周脓肿及肛瘘，绝大多数需手术治疗。

1.肛周脓肿的治疗

处于炎症浸润期尚未形成脓肿者，可行非手术治疗，包括坐浴（温水、硼酸、黄连素、高锰酸钾溶液）、局部理疗、局部应用抗生素及积极防治腹泻等可能引起肛周脓肿的因素。若出现全身症状，如发热，可全身应用抗生素。

当脓肿已经形成时，脓肿切开引流是治疗的主要方法。做放射状切口，放置引流条保持引流通畅。经过治疗后肛周脓肿自行破溃或切开引流后伤口愈合不佳者，最终形成肛瘘。

2.肛瘘的治疗

肛瘘的手术治疗方法多样，多建议年龄6个月以上后手术。小儿肛瘘多为简单瘘，多采用挂线术或瘘管切开术即可，基本上不影响肛门括约肌功能，其中女性患儿的感染性直肠前庭瘘是肛瘘的一种特殊类型，切忌挂线或切开手术。

（1）挂线术：为小儿肛瘘最古老也是最常用的术式，具有安全、简便、易行的优点。但本术式伤口愈合较慢，患儿痛苦较大，所以当所需挂线涉及的组织较多时，可只挂可能引起肛门失禁的主要括约肌组织，余组织锐性切开，从而缩短所需的切挂时间，以减轻患者的痛苦，并且不会影响挂线的效果。

（2）瘘管切开术：适用于内口低、瘘管位于外括约肌以下的肛瘘。此术式患儿痛苦小，伤口愈合快，但可能引起肛门功能受损。

（3）瘘管切除术：又称切除缝合术，适用于低位肛瘘，既去除病灶、又一次完成解剖重建，但术前必须明确瘘管与周围组织关系。

（4）直肠黏膜瓣内口闭合术：作为一种保留括约肌的微创手术。其核心技术是切除内口及其周围约1 cm左右的全层直肠组织，然后游离其上方的直肠瓣，并下移修复内口处缺损。治疗前侧瘘管还可结合括约肌折叠重建。本术式优点是清除了感染灶，闭合了内口，不切断括约肌，伤口小；可重复治疗，从而明显提高肛瘘的治愈率；能显著缩短肛瘘的治疗时间；降低肛门不适和肛门畸形的发生率。但肛门失禁发生率并未降低，且对术者的技术要求较高[8]。

（5）经括约肌间瘘管结扎术：其核心技术是术前对瘘管走行的准确判断及术前对内口的明确，先沿括约肌间找到瘘管，然后缝扎瘘管闭合内口，切除括约肌间段瘘管，最后用刮刀刮除剩余瘘管坏死组织。该术式的主要优点：处理了内口及感染的肛腺组织，未损伤括约肌，不影响肛门功能，切口小，术后愈合时间短[9,10]。

（6）瘘管清创和注射肛瘘填充物：该方法最大的优势在于操作简单，易于学习推广，低侵入性，且没有肛门失禁之虞，失败病例重复治疗亦不会对肛门功能产生太大影响。目前报道的肛瘘填充物有：纤维蛋白胶、猪小肠黏膜制成生物栓、异体脱细胞真皮基质(ADM)、脂肪来源的干细胞填充物等，其中应用最成熟最为广泛的要数纤维蛋白胶[11,12]。

（二）感染性直肠前庭瘘

感染性直肠前庭瘘是女童常见的肛门直肠疾病，亚洲国家较西方国家多见[13]。多数患儿仅在排气或排稀便时前庭部瘘口有气体或极少量稀便漏出，对患儿生长发育无影响。家长及患儿的心理需求常是手术的主要指征。因生活不便要求治疗者非常罕见。主要的手术方式有经直肠和经会阴入路经的瘘管切除修补术。少数患儿因感染严重或前次手术损伤，使得瘘口大并伴有不同程度的会阴体及括约肌的损伤者，需行会阴成形术。手术年龄的选择以6个月以上为宜，2~5岁为最佳手术年龄，因此时患儿会阴部已有一定发育，便于术中解剖和手术操作[14-20]。各术式要点如下。

1.经直肠瘘切除修补术

适用于瘘口比较隐蔽，位于舟状窝，瘘口与阴道口间隔清楚，瘘口直径2~4 mm，仅偶有稀便和气体排出。要保证手术的成功，需注意以下几点：①向直肠腔内填塞无菌绷带，以防肠内容物在手术操作过程中污染切口。②分离瘘管时，用电刀锐性分离，勿用血管钳钝性分离，这样可减少出血，并保持良好的手术视野。③经直肠切口向上游离直肠壁时，一定要在直肠阴道间隔平面分离，不能仅游离直肠黏膜。④游离直肠壁要充分，以保证直肠切口在无张力条件下缝合。

2.经会阴瘘切除修补术

适用于瘘口较大(直径≥5 mm)或瘘口在舟状窝外的会阴及大阴唇瘘。手术要点有：①直肠和阴道间隔之间分离一定要充分，才能保证瘘管切除后，直肠缺损在无张力情况下缝合。②直肠壁瘘口组织切除要完全，若瘘口疤痕组织和瘘管上皮残留将影响其伤口愈合。③直肠壁要内翻缝合，因瘘管内口位置靠近肛门口，切除瘘管。直肠壁内翻缝合后，可经肛门口在直肠内打结。④纵行闭合直肠和阴道间腔隙，要从内至外顺序间断缝合，不可残留死腔，以免造成积液引发感染。

3.会阴成形术

适用于瘘口大并伴有不同程度的会阴体及括约肌的损伤者。患儿取截石位，络合碘绷带填塞直肠。在瘘外口3,6,9,12点位置各缝一根牵引线，自瘘口下缘向肛门方向纵行切开皮肤，止于肛门口前缘5～8 mm 保留皮肤完整。用电刀切开皮下组织并切断部分外括约肌皮下层和浅层，显露直肠前壁，在瘘口和阴道口之间向下弧形切口，游离瘘管，同时分离直肠阴道间隔3.0～4.0 cm，充分暴露瘘口上方之直肠前壁，彻底切除瘘管组织，其直肠前壁缺损用5～0 号可吸收线间断缝合，用丝线缝合两侧软组织及耻尾肌，逐层对合缝合，要求严密，闭合直肠前壁和阴道后壁间的腔隙，用5～0 号可吸收线间断缝合皮肤重建会阴体。保留部分肛门前皮肤及肌层可有效防止会阴体因感染裂开。

（陈亚军　沈秋龙）

参考文献

[1] Risto J.Congenital anorectal malformations: anything new?[J].Pediatr Gastroenterol Nutr，2009，48(2)：79-82.

[2] Holschneider A,Hutson J,Pena A,et al. Preliminary report on the international conference for the development of standards for the treatment of anorectal malformations[J]. Pediatr Surg，2005，40(10)：1521-1526.

[3] 陈亚军，张轶男，张中喜，等.保留肛门内括约肌的无肛前庭及会阴瘘的手术治疗[J].中华小儿外科杂志，2006，27(1)：49-50.

[4] 陈亚军，王燕霞，魏临淇，等.前矢状入路手术治疗无肛前庭瘘[J].中华小儿外科杂志，2003，24：381-382.

[5] Levitt M A，Pena A. Outcomes from the correction of anorectal malformations[J].Curr Opin Pediatr,2005,17(3)：394-401.

[6] Pena A，Levitt M A，Hong A，et al. Surgical management of cloacal malformation: a review of 339 patients[J].Pediatr Surg，2004，39(3)：470-479.

[7] Levitt M A，Pena A.Anorectal malformations[J].Orphanet J Rare Dis，2007，2：33.

[8] Rojanasakul A，Pattanaamn J，Sahakitrungruang C，et al. Total anal sphincter saving technique for fistula-in-ano the ligation of intersphincteric fistula tract[J].Med Assoc Thai，2007，90：581-585.

[9] Shanwani M S，Azmi M N，NilAmri M K.Ligation of the intersphincteric fistula tract(LIFT): A sphincter-saving technique for fistula-in-ano[J].Dis Colon Rectum，2010，53：39-42.

[10] Joshua B，Husein M，Stanley M，et al.Ligation of the intersphincteric fistula tract:An efiective new technique for complex fistulas[J].Dis Colon Rectum，2010，53：43-46.

[11] Johnson E K，Gaw J U，Amrstrong D N. Efficacy of anal fistula plug VS fibrin glue in closure of anorectal fistula[J].Dis Colon Rectum，2006，49：371-376.

[12] Garcia-Olmo D，Herreros D，Pascual I，et al.Expanded adipose—derived stem cells for the treatment of complex perianal fistula:a phase II clinical trial[J].Dis Colon Rectum，2009，52：79-86.

[13] Banu T，Hannan M J，Hoque M，et al.Anovestibular fistula with normal anus[J].Pediatr Surg，2008，43：526-529.

[14] Li L，Zhang T，Zhou C，et al. Rectovestibular fistula with normal anus: a simple resection or an extensive perineal dissection? [J].Pediatr Surg，2010，45：519–524.

[15] Zhang T C，Pang W B，Chen Y J，et al.Recto-vestibular disruption defect resulted from the malpractice in the treatment of the acquired recto-vestibular fistula in infants[J]. World J Gastroenterol，2007，13(13)：1980-1982.

[16] 邱晓红，吴平，张金哲.后天性直肠前庭瘘及会阴裂的手术选择[J].中华小儿外科，2002，23(6)：567-568.

[17] 陈亚军，魏临琪，王永红，等.经直肠手术治疗女童后天性直肠前庭瘘91例[J].实用儿科临床杂志，2003，5:393-394.

[18] Chen Y，Zhang T，Zhang J.Transanal approach in repairing acquired rectovestibular fistula in females[J]. World J Gastroenterol，2004，10(15)：2299-2300.

[19] 陈亚军，牛忠英，张金哲.经会阴儿童后天性直肠前庭瘘的手术治疗[J].实用儿科临床杂志，2001，16(4)：242-243.

[20] 李乐，余家康，朱德力，等.肛门正常的直肠前庭瘘病因及治疗方法多中心回顾性分析[J].实用儿科临床杂志，2012，27(16)：1288-1289.

第九节 先天性胆道闭锁研究进展

胆道闭锁（biliary atresia，BA）是一种发生于新生儿的肝外胆道进行性、特发性纤维化闭锁疾病，表现为梗阻性黄疸，活产儿总体发病率 1/10 000～1/20 000，是最常见的需外科干预的新生儿黄疸及儿童肝移植疾病[1]。20 世纪 50 年代，日本学者 Morio Kasai 发明肝门空肠 Roux-en-Y 吻合术（Kasai 术）治疗 BA。本手术为 BA 保守性手术，将肝门部纤维块及肝外闭锁的胆道切除，在纤维块断面边缘行肝门空肠 Roux-en-Y 吻合术。本术式可重建胆汁引流，其理论根据为切除肝门部纤维块后，肝门残存的与肝内胆道系统相通的胆管得到暴露，从而重新建立胆汁引流，病理结果证实切除纤维块中残存有开放的胆管[2]。

Kasai 术不能治愈 BA，术后仍有 70% 患儿疾病过程继续进展，逐渐发生肝纤维化、门脉高压、肝硬化。因 BA 而最终肝移植的儿童，占肝移植儿童的 40%～50%。如未经手术治疗，50%～80% 患儿死于 1 岁，90%～100% 患儿死于 3 岁[3,4]。

一、分型

以往根据近端胆道梗阻水平，BA 分为以下 3 型：Ⅰ型（5%）闭锁水平在胆总管，闭锁近端常有囊肿结构；Ⅱ型（2%）闭锁水平在肝总管；Ⅲ型（超过 90%）为肝外胆道全部闭锁，肝门部为纤维化实性结构。以往将 Ⅰ，Ⅱ 型作为可治型，Ⅲ型为不可治型。

现有学者提出新的分型：①BA 不伴其他畸形（围生期型），约占 70%，生后无黄疸，8 周内逐渐出现黄疸、大便变白。②BA 伴偏侧畸形（胚胎型），也叫 BA 脾畸形综合征（biliary atresia splenic malformation，BASM），占 10%～15%，畸形包括内脏转位、无或多脾、旋转不良、腹腔血管畸形等，预后较差[5]。③BA 伴其他畸形，占 10%～15%，包括胆总管囊肿、肾脏和/或心脏畸形。

二、病因

BA 病因目前尚未完全明确，可能是多因素的，遗传因素可能是发病的先决条件，而参与发病的因素可能包括感染、中毒[6]、免疫反应[7,8]等多方面因素。

1.病毒感染

许多学者赞同病毒感染作为始动因素激发免疫反应，广泛得到关注的病毒有呼肠孤病毒、轮状病毒、巨细胞病毒、人类疱疹病毒、人类乳头瘤病毒等。这一假说提出围生期肝胆系统受到嗜胆道病毒感染，造成胆道上皮损伤、凋亡、坏死，即使病毒清除，胆道上皮的炎症和免疫损伤将持续；受损的胆道上皮会表达"自身"抗原，造成 T 细胞介导的自身免疫反应；另外，病毒蛋白与胆道上皮蛋白有分子相似性，导致 T 细胞介导交叉免疫反应；以上结果造成病毒感染引发持续的炎症和自身免疫损伤。然而至今未能有确切病毒感染引起 BA 的明确结论。

2.中毒

某种毒素介导的免疫反应可能是发病机制之一，但迄今为止未能查明任何一种毒素与 BA 的发生有明确关联。

3.免疫反应

BA 患儿肝脏病理可见门管区单个核细胞浸润，这提示原发免疫反应在胆道发生闭锁过程中的重要作用。免疫反应介导的胆道炎症损伤具体机制目前仍未明确，而免疫反应的始动因素也存在争议。目前认为，某种始动因素如病毒感染、毒素等，造成胆道上皮损伤，胆道上皮细胞表达出某种新抗原或改变的抗原，经由抗原提呈细胞或胆道上皮自身提呈给初始 T 淋巴细胞 Th0，Th0 接受抗原刺激后分化途径有两条：①由 Th1 引起破坏性免疫炎症反应，释放白细胞介素（interleukin，IL）-2，干扰素（inerferon，

INF）- γ，募集细胞毒 T 细胞（cytotoxic T lymphocyte，CTL），INF- γ 可激活肝巨噬细胞分泌 TNF- α（肿瘤坏死因子- α),IL-1 等细胞因子，造成胆道上皮损伤、纤维化，以致最终闭塞。②Th2 细胞则释放 IL-4,IL-10,IL-13 激活 B 淋巴细胞产生抗体，经体液免疫反应损伤胆道上皮细胞。此外，母体微嵌合状态可能是 BA 发病机制之一。有研究显示，在男性 BA 患儿肝脏内证实有含 XX 染色体的母体细胞的存在，这种含 XX 染色体的细胞同时表达 CD8$^+$或者细胞角蛋白，提示母体细胞可能是具有免疫功能的细胞，也可能参与了胆道上皮的发育，故移植物抗宿主反应（graft versus-host reaction；GVHR）或宿主抗移植物反应（host versus graft reaction, HVGR）可能是发病机制，提出了同种免疫反应的假说。

4.遗传因素

基因异常可能是一小部分 BASM 患儿的病因，如研究显示 CFC1 基因变异，Inversin 基因变异可能和 BASM 的发生有关。此外，在 BASM 以外的 BA 患儿，基因可能不是直接致病因素，但作为疾病易感性因素存在[5]。

三、临床表现

大多数 BA 患儿为足月产，出生体重正常，生后健康，生长发育良好。生后 8 周内逐渐出现角膜、全身皮肤黄染，大便变白，尿色加深并可染尿布，肝脏增大质地变硬，脾肿大。实验室检查发现血清结合胆红素升高（超过 20mg/L），血清转氨酶轻中度升高，GGT 以不成比例的高度升高。如果出生后不久就进行实验室检查，可能发现结合胆红素轻度升高，总胆红素不高，结合胆红素占总胆红素比例不超过 20%，这时需要密切随访观察以排除 BA。

四、诊断

BA 的诊断基于一系列影像、实验室检查及肝活检，以排除其他原因引起的胆汁淤积。对婴儿应尽快尽早进行评估（3 ~ 4 d 评估完成），因手术介入治疗的成功率随着手术时年龄的增长逐渐下降[9]。因时间的紧迫，部分超过 8 周高度怀疑 BA 的患儿无需完善每一项检查，可积极手术探查。

1.腹部超声

超声的主要用途是除外其他解剖原因引起的胆汁淤积，如胆总管囊肿等。超声的一些征象常常可以支持 BA 的诊断，包括胆囊大小和形状的异常、三角征、胆囊收缩、胆总管不可见等。其中三角征指紧贴肝门区三角形高回声，高度提示 BA。BA 确诊需行胆道造影，多于术中进行，如术中确诊 BA 则行 Kasai 手术[10,11]。

2.肝胆核素显像

不提倡先用 3 ~ 5 d 苯巴比妥后再行此检查，这样会导致延迟诊断。核素示踪剂不分泌入肠道提示 BA，但不除外其他诊断。但如果核素示踪剂明确从肝脏分泌进入肠道，说明胆道通畅，BA 可能性很小。如果患儿年龄小于 6 周而核素示踪剂在肠道内显影，应该在 1 ~ 2 周内复查，因为 BA 在新生儿期可能迅速进展[12]。

3.肝脏活检

可明确病理改变。BA 肝脏病理改变包括门管区增宽伴小胆管增生，门管区水肿，纤维化和炎症，毛细胆管和小胆管内胆栓形成。过早行肝脏活检可能造成非特异的假阴性结果，必要时 2 ~ 3 周后可重复。肝脏活检不能区分 BA 和其他一些原因引起的胆道梗阻，如胆总管囊肿或腔外压迫等，因此任何提示胆道梗阻证据都需要进行胆道影像成像或确切胆道造影。有时候胆道影像成像可不显影，因胆道树已经闭锁[13]。

4.胆道造影

如果以上检查支持 BA，则应手术探查。术中胆道造影是诊断 BA 的金标准，应同时观察远端和近端的通畅情况，如果远端或近端不显影，则应行 Kasai 手术[14]。其他造影方式还有经皮胆囊穿刺造影或 ERCP，但前者要求患儿必须有可识别的胆囊，两者均操作难度大。

五、BA 肝纤维化的机制

（1）在肝纤维化过程中，起主要纤维化作用的是肌成纤维细胞，而肌成纤维细胞主要由肝星状细胞（hepatic stellate cell，HSC）激活后转变而成。此外肌成纤维细胞还有多个来源[15]：①门管区成纤维细胞，也可转变为肌成纤维细胞，对胆道纤维化起重要作用。② HSC 来源的肌成纤维细胞与门管区成纤维细胞来源的肌成纤维细胞表答不同的分子标志，前者为层粘连蛋白，而后者为 Fibulin-2，Thy-1；有学者提出前者可能在早期纤维化过程中起更重要的作用，而后者主要参与晚期纤维化；在急性和慢性胆汁淤积过程中纤维化过程可能不同。③骨髓细胞也可称为肝脏肌成纤维细胞的来源而参与肝纤维化过程。④胆道上皮细胞、肝细胞通过上皮间质转化转变为肌成纤维细胞，在胆道纤维化过程中起到的作用已越来越被重视。

（2）淤胆损伤可能是 BA 病变的共同通路。在 BA 病变过程中，任何可能的病因最终将导致胆汁淤积，结合先天易感因素，胆汁酸产生肝细胞毒性作用，直接或间接激活 HSC，HSC 表型转变为肌成纤维细胞，成为肝内纤维组织的最重要来源[16]。胆汁酸的毒性即清洁剂作用，毒性大小取决于分子极性，疏水性越强则细胞毒性越强。胆汁酸的细胞膜清洁剂毒性可引起肝细胞的凋亡、坏死，细胞碎片可被 HSC,肝巨噬细胞吞噬，HSC,肝巨噬细胞被激活后，进一步引起氧化应激反应，释放可溶性细胞因子如肿瘤坏死因子-α（Tumor Necrosis Factor-α，TNF-α）等，以上因素也可激活 HSC 转变为肌成纤维细胞，获得增值、产生/溶解纤维、收缩、移动等能力，最终导致肝纤维化。

（3）多种可溶性细胞因子被认为是促纤维化因子，其中转化生长因子-β (transforming growth factor-β,TGF-β）是公认强力致纤维化的细胞因子[17]，TGF-β 是 HSC 激活最重要的细胞因子；BA 肝脏的 TGF-β 大部分由胆道上皮产生，尤其是胆管反应的胆道上皮细胞，此外还可由 HSC,肝细胞产生。TGF-β 以非活化形式广泛存在于肝脏基质中，可被纤溶酶、氧化应激条件激活；纤溶酶受纤溶酶原激活剂 (tissue-/urine plasminogen activator,t-PA/u-PA)激活，纤溶酶原激活剂则受 HSC 分泌的纤溶酶原激活剂抑制物-1(plasminogen activator inhibitor-1,PAI-1) 抑制，被胰岛素样生长因子结合蛋白-5(insulin-like growth factor binding protein-5,IGFBP-5)激活。在肝脏 TGF-β 通过调节 HSC 表达基质金属蛋白酶(matrix metalloproteinase,MMP)，PAI-1,金属蛋白酶组织抑制剂(tissue inhibitor of metalloproteinase,TIMP)等，使细胞外基质成分表达增多，产生纤维化。MMPs 是一类依赖金属锌离子蛋白水解酶，在细胞外基质转换中起关键作用；研究显示在 BA 患儿肝脏 MMP-2,血清 MMP-1,MMP-3 水平显著提高，并与纤维化的程度正相关，提示 MMP 在 BA 患儿肝纤维化进程中起促进作用。HSC 对多种趋化因子有反应，其中趋化反应最强的是巨噬细胞趋化蛋白-1（macrophage chemoattractant protein-1,MCP-1）；研究表明牛磺酸胆汁酸盐可引起肝细胞上调 MCP-1 表达，主要是位于瘢痕组织边缘的肝细胞，部分 MCP-1 还可来自反应性增生的胆道上皮细胞，MCP-1 将激活、募集 HSC，引起纤维化过程[18]。现已有证据表明在 BA 肝脏瘢痕组织边缘和增生的胆道上皮细胞内 MCP-1 表达增加，血清 MCP-1 水平升高，且与纤维化程度正相关。

六、手术

推荐所有的 BA 患儿均进行一次 Kasai 手术（1B 级证据），手术应在 BA 诊断建立后尽快施行，最好在患儿年龄 60 d 之前施行[19-21]。Kasai 手术年龄越小，则手术的效果越好（黄疸消退及长期自肝生存的可能性更高）。手术方式为 Kasai 手术，手术成功后肝门残存小胆管将引流胆汁，失败则无法引流胆汁，患儿不退黄。如术后 3 个月仍有持续黄疸，应考虑肝移植。一般不推荐重做 Kasai 手术，因为第一次引流失败后很难再次引流成功。但如果患儿第一次 Kasai 手术引流成功，突然再次出现梗阻或反复胆管炎，但无慢性肝病证据，则可尝试重做 Kasai 手术。Kasai 术后即使胆汁引流通畅、黄疸消退，许多病人肝脏病变仍然持续进展[22]，至少 50% Kasai 术后的患儿因原发引流失败和/或生长发育受限而需要肝移植。即便如此，仍推荐首先进行 Kasai 手术，术后患儿可能保留自肝存活，或可推迟肝移植的时间，以降低肝移植手术的难度。

1.Kasai 术后管理

（1）主要包括利胆、抗炎、营养支持、脂溶性维生素补充、预防胆管炎、控制门脉高压及其并发症等[23]。

（2）推荐对 BA 的婴儿和儿童 Kasai 术后口服熊去氧胆酸（UCDA）治疗（2C 级证据）。为避免潜在的毒性，如果总胆红素水平升高至 150 mg/L 以上则暂停 UCDA 治疗。

（3）糖皮质激素是否可改善 BA 患儿预后尚无最终结论，激素应用方案及应用效果尚未统一。等待前瞻性随机安慰剂对照试验的结论。

（4）胆汁淤积导致吸收不良、肝脏慢性炎症、缺乏胆囊可能是造成患儿营养不良的几个因素，为维持正常生长发育，应给予 BA 患儿高热量饮食及其他营养素补充。患儿补充热量应为正常儿童 150%，可在饮食中添加多聚糖或中链三酰甘油，后者利于胆汁淤积患儿吸收且富含能量。如果体重增长在正常水平之下，除以上措施外还应予以鼻饲以维持生长发育。蛋白质需求在婴儿期为 3 ~ 4 g/(kg·d)，儿童期为 2 ~ 3 g/(kg·d)。对 BA 患儿应该进行积极的营养管理，因为无论进行肝移植与否，营养不良将使预后不良[24]。

（5）BA 黄疸的患儿存在脂溶性维生素缺乏的风险，应予以补充治疗并监测有无脂溶性维生素缺乏发生。所有黄疸的 BA 患儿均应加强补充，黄疸消退后可常规补充。研究显示无论 Kasai 手术后引流是否通畅，是否进行常规补充脂溶性维生素，患儿都会发生脂溶性维生素缺乏，因此应从术后 1 月开始对脂溶性维生素水平经常监测以调整补充方案[25]。

（6）Kasai 手术后的逆行性胆管炎是术后常见并发症，发生率 40% ~ 90%，术后 2 年内约有 50% 患儿发生胆管炎，其中超过半数发生于术后 6 个月内，约 90% 发生于术后 1 年内。发生原因可能是术后解剖结构改变，细菌在 Roux 支定殖。反复多次发生胆管炎将加速肝脏病变，促进肝脏纤维化。为降低胆管炎发生的风险，推荐给所有患儿预防性口服抗生素至 1 岁（2B 级证据）。研究显示预防应用抗生素可使胆管炎风险减低一半。甲氧苄氨嘧啶 4 mg/(kg·d)或磺胺甲恶唑 20 mg/(kg·d)分 2 次口服、新霉素 25 mg/(kg·d)分 4 次口服等效。

（7）慢性肝胆炎症性病变将导致肝纤维化，最终将引起门脉高压。门脉高压并发症主要为静脉曲张破裂出血及腹水。静脉曲张破裂出血可进行硬化剂注射或套扎，最终将曲张的血管全部处理。静脉曲张的监测方案有两种，一种为对于临床体征或超声下表现出静脉曲张的病人行定期胃镜检查，另一种在第一次出血后才对病人进行定期胃镜检查。顽固的静脉曲张破裂出血是肝移植的指征。腹水影响呼吸功能时，可穿刺放液、利尿、应用 β 受体阻断剂、限水、限盐或以上方式联合应用。一少部分患儿在 Kasai 手术后自肝生存超过 20 年，但他们大多有慢性肝病伴肝硬化、门脉高压[26]。

2.肝移植

Kasai 手术后患儿黄疸持续 3 个月不褪则应做肝移植评估。其他早期肝移植的指征还包括强力营养支持治疗下仍然生长发育迟缓。目前至少 60% ~ 80% 的 BA 患儿最终将需要肝移植治疗。肝移植的具体指征如下[27]：

（1）原发 Kasai 手术引流失败。

（2）经鼻饲喂养后仍不能控制的生长发育受限（小于 2 岁患儿的常见指征）。

（3）门脉高压并发症（反复静脉曲张破裂出血，难治性腹水影响呼吸，肝肺综合征，门脉高压性肺动脉高压）。

（4）进行性肝功能障碍。

（5）进行性黄疸。

（6）难治性凝血功能障碍。

七、预后

根据目前文献资料，总体来说，经过 Kasai 手术和/或肝移植，90% BA 患儿可生存至成年，5 年自肝生存率 30% ~ 55%，10 年自肝生存率 30% ~ 40%，20 年自肝生存率 20% ~ 40%[1-3]。

　　Kasai 手术的两个最重要的预后影响因素为手术时年龄和手术者的技巧。许多研究报道手术年龄小于 60 d 效果较好，而大于 90 d 效果较差。应用大便比色卡筛查可提早发现 BA，及时进行手术，改善患儿预后。在所有变量中，Kasai 手术后胆红素水平的变化是提示预后最有效的生物指标，术后 3 个月胆红素水平可以提示自肝生存率。术后 3 个月胆红素水平 < 20 mg/L，2 年自肝生存率可达 84%；术后 3 个月胆红素水平 ≥ 60 mg/L，2 年自肝生存率仅 16%。

（陈亚军　王增萌）

参考文献

[1] Hartley J L，Davenport M，Kelly D A.Biliary atresia[J].Lancet，2009，374：1704-1713.

[2] Bassett M D，Murray K F.Biliary atresia[J].J Clin Gastroenterol，2008，42(6)：720-729.

[3] Mieli-Vergani G，Vergani.Biliary atresia[J].Semin Immunopathol，2009，31：371-381.

[4] Hsiao C H，Chang M H，Chen H L，et al. Universal screening forbiliary atresia using an infant stool color card in Taiwan[J].Hepatology，2008，47：1233-1240.

[5] Davenport M，Tizzard S A，Underhill J，et al.The biliary atresia splenic malformationsyndrome: a 28-year single-center retrospective study[J].J Pediatr，2006，149：393-400.

[6] Haber B A，Erlichman J，Loomes K M.Recent advances in biliary atresia: prospects for novel therapies[J].Expert Opin Investig Drugs，2008，17(12)：1911-1924.

[7] Ohi R.Surgery for biliary atresia[J].Liver，2001，21(3)：175-182.

[8] Roy P，Chatterjee U，Ganguli M, et al. A histopathological study of liver and biliary remnants with clinical outcome in cases of extrahepatic biliary atresia[J].India J Patho Micro，2010，53(1)：101-105.

[9] Baerg J，Zuppan C，Klooster M.Biliary Atresia-A Fifteen-Year Review of Clinical and Pathologic Factors Associated With Liver Transplantation[J].J Pediatr Surg，2004，39(6)：800-803.

[10] Ogasawara Y，Yamataka A，Tsukamoto K, et al.The intussusception antireflux valve is ineffective for preventing cholangitis in biliary atresia: a prospective study[J].J Pediatr Surg，2003，38：1826-1829.

[11] Sokol R J，Mack C，Narkewicz M R，et al. Pathogenesis and outcome of biliary atresia: current concepts[J].J Pediatr Gastroenterol Nutr，2003，37(1)：4-21.

[12] Sokol R J.Biliary atresia screening: why，when，and how?[J].Pediatri，2009: 123：e951-952.

[13] Chardot C，Carton M，Spire-Bendelac N，et al.Is the Kasai operation still indicated in children older than 3 months diagnosed with biliary atresia? [J].J Pediatr，2001，138：224-228.

[14] Sokol R J，Shepherd R W，Superina R，et al. Screening and outcomes in biliary atresia:summary of a national institutes of health workshop[J].Hepatol，2007，46(2): 566-581.

[15] Muraji T，Suskind D L，Irie N.Biliary atresia: A new immunological insight into etiopathogenesis[J].Expert Rev Gastroenterol Hepatol，2009，3：599–606.

[16] Fabris L，Cadamuro M，Guido M，et al.Analysis of liver repair mechanisms in alagille syndrome and biliary atresia reveals a role for Notch signaling[J].Am J Pathol，2007，171(2)：641-653.

[17] Muraji T.Biliary atresia: new lessons learned from the past[J].J Pediatr Gastroenterol Nutr，2011，53(6)：586-587.

[18] Edom P T，Meurer L，da Silveira T R，et al. Immunolocalization of VEGF A and its receptors，VEGFR1 and VEGFR2，in the liver from patients with biliary atresia[J].Appl Immunohistochem Mol Morphol，2011，19(4)：360-368.

[19] Serinet M O，Wildhaber B E，Broué P，et al.Impact of age at Kasai operation on its results in late childhood and adolescence: a rational basis for biliary atresia screening[J]. Pediatr，2009，123：1280.

[20] Humphrey T M，Stringer M D.Biliary atresia: US diagnosis[J].Radiol，2007，244:845.

[21] Lee M S，Kim M J，Lee M J，et al. Biliary atresia: color doppler US findings in neonates and infants[J].Radiol，2009，252：282.

[22] Takamizawa S，Zaima A，Muraji T，et al. Can biliary atresia be diagnosed by ultrasonography alone?[J].J Pediatr Surg，2007，42：2093.

[23] Mittal V，Saxena A K，Sodhi K S，et al. Role of abdominal sonography in the preoperative diagnosis of extrahepatic biliary atresia in infants younger than 90 days[J].AJR Am J Roentgenol，2011，196：W438.

[24] Shinkai M，Ohhama Y，Take H，et al.Long-term outcome of children with biliary atresia who were not transplanted after the Kasai operation: >20-year experience at a children's hospital[J].J Pediatr Gastroenterol Nutr，2009，48：443.

[25] Lien T H,Chang M，Wu J，et al.Effects of the infant stool color card screening program on 5-year outcome of biliary atresia in Taiwan[J].Hepatol，2011，53：202.

[26] Wong K K，Chung P H，Chan I H，et al.Performing Kasai portoenterostomy beyond 60 days of life is not necessarily associated with a worse outcome[J].J Pediatr Gastroenterol Nutr，2010，51：631.

[27] Superina R，Magee J C，Brandt M L，et al. The anatomic pattern of biliary atresia identified at time of Kasai hepatoportoenterostomy and early postoperative clearance of jaundice are significant predictors of transplant-free survival[J].Ann Surg，2011，254：577.

第十节　小肠移植研究与应用新进展

一、引言

小肠是维持人体营养、生存的重要器官，由于创伤、血管病变、肠管病变或是先天性畸形导致某些患者丧失该器官或是小肠的功能，造成不可逆转的肠功能障碍，而不能维持机体所需的最低营养量及水电解质的平衡。

小肠衰竭（intestinal failure）是指丧失正常营养支持能力并需要全胃肠外营养（total parenteral nutrition,TPN）支持的病人。

导致小肠功能衰竭的疾病多种多样，在婴儿主要包括腹裂畸形、肠扭转、坏死性小肠结肠炎、假性肠梗阻、肠道闭锁、神经节细胞缺失症及先天性巨结肠等；在成人，以血管性疾病常见，如缺血性或出血性肠系膜梗死，此外还包括克罗恩病、创伤、肠扭转及手术并发症等。长期肠外营养的患者中，有15%~20%的患者因严重并发症，即出现静脉通路的缺乏、致命的感染和 TPN 诱发的胆汁郁积性肝病等。肠外营养不能继续，最终需要选择进行小肠移植[1]。

目前，国际先进的小肠移植中心移植术后病人的 1 年和 2 年生存率可分别达 90% 和 80%[2]。小肠衰竭的病人在 1 年内有接近 70% 的死亡率，唯一的生存希望是进行同种异体小肠移植[3]。

最早的小肠移植的临床尝试是与肝移植、肾移植同时展开的，然而小肠移植的效果却很差。小肠富含大量的淋巴组织，是人体最大的淋巴库，含有大量的免疫活性细胞，而且肠腔内存在大量微生物，移植后造成排斥反应发生率很高[4]。

急慢性免疫排斥反应是引起移植小肠功能丧失的主要原因，移植后病人长期免疫抑制剂的使用也会导致多种并发症和不良反应的发生[5]。同其他实体器官移植一样，小肠移植的发展也是建筑在反复的基础实验和临床尝试基础之上的，其中包括外科技术的改进、免疫学机理的研究，免疫抑制剂使用的改良、感染的防治、移植术后肠功能恢复。

目前全世界共有 73 个中心在进行小肠移植的临床实践，每年有超过 200 例小肠移植手术。全球的小肠移植登记中心(intestinal transplant registry,ITR）资料显示,截至 2009 年 5 月 31 日,全球共完成 2 291 例次小肠移植，5 年存活率接近 60%，最长生存时间超过 15 年[6]。

现代小肠移植的概念已不仅仅局限于传统意义上的单独小肠移植，而是包括 3 类：①单独小肠移。②肝小肠联合移植。③腹腔多器官簇移植（见图 14-10-1[7]）。

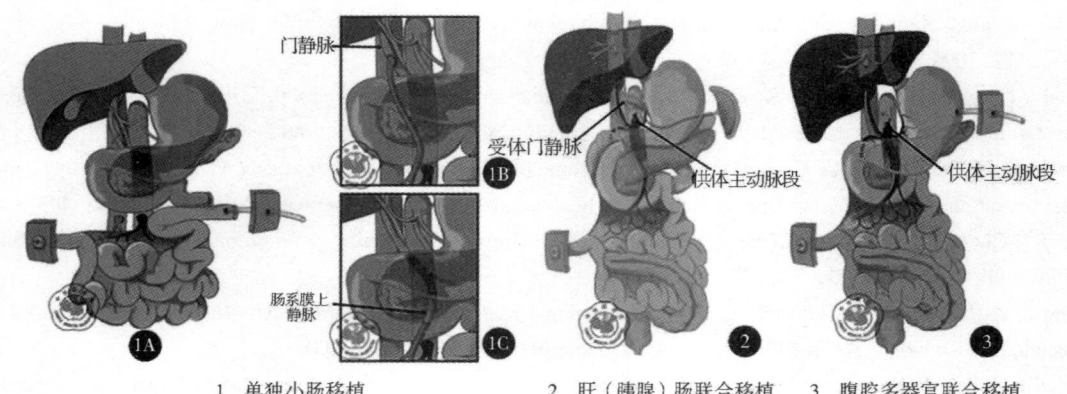

門静脉
受体门静脉
供体主动脉段
供体主动脉段
肠系膜上静脉

1 单独小肠移植　　　2 肝（胰腺）肠联合移植　　　3 腹腔多器官联合移植

图 14-10-1　小肠移植类型

　　包括腹腔多器官簇移植在内的小肠移植命名和分类一直比较混乱，为避免命名上的混乱，2009 年 9 月在意大利 Bologna 举行的第 11 届国际小肠移植大会上，ITR 首先将小肠移植的分类进行了明确定义：①单独小肠移植：移植物中必须包含小肠，但不包含肝脏和胃。②肝小肠联合移植：移植物中包含小肠和肝脏，但不包含胃。③腹腔多器官簇移植：移植物中包含小肠和胃，可以包含肝脏，称为全腹腔多器官簇移植（移植器官包括肝、胃、十二指肠、胰腺和小肠）；也可以不包含肝脏，称为改良腹腔多器官簇移植（移植器官包括胃、十二指肠、胰腺和小肠）。根据这一新的分类，小肠、胰腺和十二指肠（有时甚至包括肾脏）的整块器官簇移植亦可被定义在单独小肠移植中，肝脏、胰腺、十二指肠及小肠的整块器官簇移植则亦可被定义在肝小肠联合移植中事实上，包含肾移植物的腹腔多器官簇移植不并少见。此外，还有少数中心的腹腔多器官簇移植包括脾脏。

　　图 14-10-2 显示以 1990 年和 2000 年为界的 3 个时期，单纯小肠移植、肝肠联合移植、多器官移植三者构成比变化。1990 年以前单纯小肠移植占多数；1990～2000 年之间，肝肠联合移植升为主要地位；到 2000 年后，单纯小肠移植又重新占据主导地位。

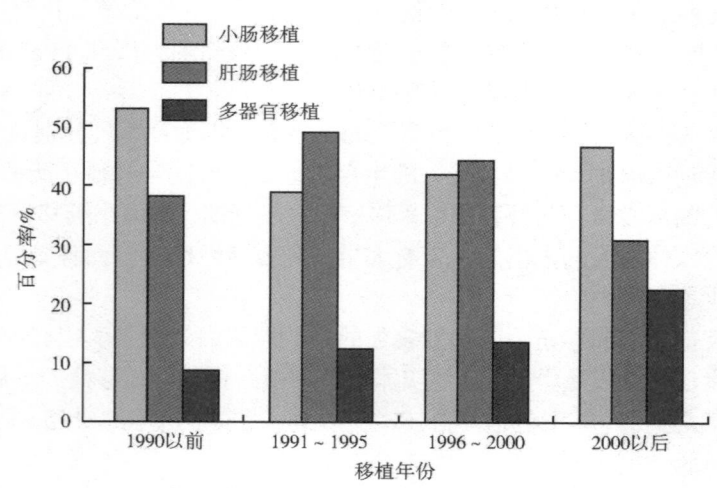

图 14-10-2　各时期小肠移植类型构成比变化

二、小肠移植的适应证和手术时机

　　目前国际认可的小肠移植的指证是："不能耐受 TPN 或同时并有 TPN 严重并发症的不可逆转的肠衰竭病人，小肠移植是最理想的治疗选择。"临床上出现以下情况应考虑实施小肠移植：中心静脉通路的丧失、感染引起的致命性的多系统器官衰竭、持续且进行性加重的黄疸。其中 TPN 诱发的胆汁郁积性肝病是最为严重的并发症，持续性黄疸会很快发展为终末期肝病，并会相继出现肾脏和胰腺功能衰竭的"多米诺"效应[8,9]。

第11届国际小肠移植大会对肠衰竭的肠康复药物的内科治疗和非移植外科手术治疗（残存小肠的延长，系列横断成型手术）、肠外营养导致肝脏病变风险评估进行充分讨论。

目前，一方面根据美国的小肠移植适应证标准进入器官资源共享网络，等待小肠移植的病人在等待期间的病死率远高于肾、心、肝、肺其他大器官移植；另一方面，小肠移植疗效显著提高，小肠移植术后生活质量和价效比优于家庭肠外营养，术前病情状态稳定的病人移植疗效显著好于病情不稳定的病人。因此，小肠移植的适应证应放宽，肠衰竭治疗的天平开始由家庭肠外营养向小肠移植倾斜，一旦病人不能摆脱全肠外营养维持生存，应尽早进行小肠移植[10]。小肠移植也将最终从挽救生命的治疗措施发展为显著提高病人生活质量的治疗措施。

三、小肠移植的关键外科技术改进

小肠移植的供体小肠多来自于血流动力稳定，ABO血型相符的脑死亡的供者。排除条件包括严重的腹腔脏器缺血、肝功能明显升高（ALT,AST指标>500），血清乳酸盐及乳酸明显升高（超过5）或者需要大剂量血管加压药支持。

供体可应用全身或肠内抗生素，同时可应用单克隆抗淋巴细胞抗体或体外供体肠管放射性照射预防GVHD的发生，然而这些预处理对防止GVHD和免疫排斥反应发生的作用尚不明确[11,12]。

手术方式由手术医师根据患者个体情况，如既往疾病的类型、手术史、供体的类型、体积大小及腹腔脏器空间大小等，设计合适的手术方案。

单纯小肠移植用于没有终末期肝病的小肠衰竭的病人；肝肠联合移植用于有TPN诱导的终末期肝病的小肠衰竭的病人；多器官联合移植用于病变侵犯多个脏器的病人[13]。由Grant首先提出的肝肠联合移植方案已经调整为连同十二指肠一起移植以保证肝门的完整性，同时以便于供体的获取和移植时结合受体大小的供体剪裁[14]。对于先天性巨结肠或假性肠梗阻的患儿移植肠管还应包括部分结肠，可以增加移植后肠管的吸收能力[15]。

小肠移植的技术难点是多方面的，主要决定于小肠衰竭综合征的严重程度。终末期肝病的病人常常表现出严重的门静脉高压、凝血障碍、消化道出血和感染，而且常由于以往的腹部手术使得移植手术难度加大。单纯的小肠移植需要暴露下腹部的肠系膜上动脉或肾上腹主动脉作为动脉入口，同时暴露肠系膜上静脉、上腔静脉或门静脉作为静脉出口。间置一段供体的髂血管特别是髂静脉可以提高手术的可操作性，改善静脉的回流。但是上述各种方法在术后肠功能以及临床结果方面并没有显著性的差异。对于联合移植的病人则还需要切除受体的原始肝脏并暴露下腹部。供体的胸主动脉与受体的肾上动脉或髂上动脉吻合作为动脉引流，而供体的肝静脉则与肝上腔静脉吻合作为静脉引流。肠道的吻合如常规进行，只是留下远端的肠造瘘口以便术后内镜监测和取活检[16]。以往大部分文献建议采用门静脉引流，因其符合解剖和生理需要且可降低菌血症的发生率，体静脉引流则会导致代谢和免疫的损害。但最近有研究表明，门静脉系统引流并无明显优势[17]，而且因受体腹腔粘连严重、门静脉系统暴露不佳等情况下多选择体静脉引流。

外科并发症在小肠移植术后很常见，发生率约占50%。主要包括切口感染或裂开、移植血管血栓、出血、移植肠扭转、肠梗阻、小肠穿孔、吻合口瘘、肠造口脱垂以及乳糜性腹水等。由于移植肠的缺血再灌注损伤，导致肠屏障功能障碍、细菌易位，甚至腹膜炎，60%~77%患者需要再次手术治疗[18]。随着移植肠血管吻合、消化道重建、腹腔关闭等关键技术的进步，移植后的外科并发症发生率明显下降，一旦发生外科并发症需要严密观察并积极手术治疗[19]。

四、小肠移植免疫抑制方案的进展

回顾小肠移植的发展历史，每次重大的免疫抑制方案改进都成为小肠移植发展史上划时代的里程碑。早在 1959 年，来自美国明尼苏达大学的 Lillehei 施行了首例犬自体全小肠移植，开创了小肠移植的先河。由于当时缺乏强有效的免疫抑制剂，人体小肠移植结果令人沮丧。随着环孢素的应用，1988 年德国 Deltz 成功进行了世界上首例人体单独小肠移植[20]，但在环孢素时代，受者的存活率仅 0～28%，移植物存活率 0～11%[21]。20 世纪 90 年代早期、中期，他克莫司 FK506 的引入开创了临床小肠移植的新纪元。这个时期术后早期需要达到 2～2.5 g/L 药物浓度的大剂量 FK506 控制排斥反应的发生，而这个剂量具有较强的肾毒性[22,23]。尽管早期的病人及移植物的存活率都很高，但在移植后 5～10 年间的晚期排斥反应、感染和药物毒性会导致病人死亡或移植物的丧失。在其他器官移植长期免疫移植剂最小化治疗后出现的稳定的生存平台似乎不可能在小肠移植中获得，因此药物的联合治疗，包括硫唑嘌呤、环胞素(CsA)、霉酚酸酯（MMF）、雷帕霉素（Rapamycin）以及 IL-2 拮抗剂，也被尝试用于获得免疫耐受、药物毒性最小化和感染的控制，但却收效甚微。近来对受体术前应用抗淋巴细胞单克隆抗体的无类固醇治疗方案较好地控制了排斥反应、感染和药物毒性的发生，提高了移植肠管的存活率，同时也可早期应用 FK506 最小化治疗，术后早期的 FK506 血药浓度仅要求 10～15 ng/mL。不过这种治疗方案的稳定性还有待于进一步观察[24,25]。

目前约有 60%患儿会出现移植后急性排斥反应，其中 1/3 排斥反应比较严重。小肠高免疫源性来自于大量的肠道相关淋巴组织，其中供体的树突状细胞（DC）引起受体相关免疫排斥反应，而巨噬细胞也起到关键作用，因为清除供体和受体的巨噬细胞可以明显缓解实验动物的排斥反应，因此多克隆抗淋巴细胞球蛋白（OKT3）供体预处理被多个中心采用，但是由抗药的细胞毒性 T 细胞介导的免疫反应仍会反复发生。近来，使用兔抗人胸腺细胞球蛋白（rATG）进行受体多克隆淋巴细胞清除被广为接受，这种处理可以加速供体特异性 T 细胞的凋亡，并减少对高剂量免疫抑制剂的依赖。最新研究表明，rATG 诱导后的无排斥反应期与供体特异性炎性 CD154 阳性 T 细胞减少有关[26]。一般来说，FK506 可以作为单一维持用药，只当出现活检证实的排斥反应时才使用类固醇激素。不过，由于慢性排斥反应逐渐成为晚期供体丢失的原因，低剂量激素维持又被重新应用于治疗方案。

移植小肠评价的金标准有赖于一系列的内镜监测和移植物活检[27,28]。移植肠管病理学的临床症状和体征都是非特异性的。腹泻、肠梗阻、血便等症状都是内镜检查的指征，同时机会性感染（EBV，CMV）、肠道细菌的感染以及吸收功能的研究也是必要的。小肠急性排斥反应表现为小肠黏膜隐窝上皮细胞的破坏并伴有混合的淋巴细胞浸润。内镜检查常常发现散在的黏膜红斑、肠上皮脆性增加和溃疡，严重时可有肠上皮的脱落。慢性排斥反应表现为移植肠管全层增厚，同时伴有血管病变和黏膜缺血。一些学者也对小肠移植排斥反应的标记物进行了探索性研究，同时对其发生机理也做了深入探讨[29,30]。

在受体的外周血中存在供体的淋巴细胞的"嵌合现象"存在于一些病人中，而这些病人从不发生 GVHD 反应[31]。这说明供体和受体淋巴细胞的接触是移植肠管产生免疫耐受的重要机制，这也促使在进行器官移植时同时注入供体的骨髓的方法。在小肠移植中此方法并不能减少排斥反应的发生，但却使 GVHD 反应的发生率从 5%降为 0%。近来有研究表明抗淋巴细胞抗体治疗可以促使形成稳定的"嵌合现象"，并可较早实施有效的免疫移植剂最小化治疗[32]。

五、感染的防治

小肠移植术后最为常见的感染是细菌感染。Fujimoto 等[33]报道小肠移植术后细菌感染的发生率高达 90%，主要发生在呼吸道、尿道以及各类管道周围。细菌的大量繁殖、肠屏障功能的变化、缺血再灌注损伤、急性排斥反应以及免疫抑制剂的应用使受体免疫防御机能受损均可发生细菌易位[34]。最常发生易位的细菌有大肠杆菌、凝固酶阴性葡萄球菌、肺炎克雷伯菌、粪肠球菌、屎肠球菌、阴沟肠杆菌[35]。Kusne 等报道小肠移植术后真菌感染的发生率高达 40%~59%，主要致病菌为白假丝酵母菌[36]。应用免疫抑制剂引起的感染常常是病毒性的， 其中巨细胞病毒（CMV）与 EB 病毒（EB virus，EBV）是移植术后导致感染的常见病毒[37-41]。

小肠移植后感染率高的原因有:①免疫抑制剂降低了机体的免疫功能。②可能存在着隐匿的供肠对宿主的反应。③肠黏膜屏障被破坏而有细菌移位。④移植的小肠本身即含有大量的细菌，有别于其他移植器官。

降低感染发生率的措施有：①适当控制免疫抑制剂用量[42]。②术后应用抗病毒药物 3～6 个月，预防巨细胞病毒感染。③及早给予肠内营养及对肠黏膜有特殊营养作用的营养物质。④有条件时，对供肠进行选择性肠道去污。

另外，提高供肠质量也是不容忽视的问题。小肠移植对供肠有非常严格的时间限制，小肠移植物极不耐受缺血性损伤，冷缺血时间越短越好，最好控制在 9h 以内，缺血时间长，可导致小肠移植物缺血-再灌注损伤加重，进而影响移植小肠黏膜屏障功能的恢复，易导致细菌易位的发生，感染风险加大。

六、围手术期营养支持和促进移植肠功能恢复

在小肠移植围手术期，病人需经历术前肠功能衰竭、术后移植肠功能恢复、手术创伤对全身和重要器官功能影响、手术并发症、感染、排斥反应以及抗排斥和抗感染药物对生理功能的影响等复杂的病理生理变化。病人在移植术后，移植小肠经历了缺血、再灌注损伤、去神经、淋巴回流中断，以及肠蠕动功能、激素分泌功能、免疫功能、营养素和水电解质的吸收功能、黏膜屏障功能等的变化，其功能恢复是一个漫长和渐进的过程。因此，在此期间的营养支持目的首先是维持病人术前和术后的营养状态，以帮助病人平稳地度过机体受到严重影响的围手术期；其次是促进移植肠的功能恢复，维护移植肠黏膜屏障功能，减少细菌移位的发生，尽快摆脱 TPN 支持，并通过移植肠摄取营养物质以维持生存，最终口服正常饮食，实现小肠移植的最终目标。移植术前的准备阶段，应避免给予过高的能量和氮量，以免发生肝功能障碍。防止发生水、电解质、酸碱失衡和糖代谢异常。在移植肠功能恢复前，TPN 支持是维持病人营养需求的主要手段。随着移植肠功能的恢复，在病人肠道能耐受(无严重腹胀、腹泻)、营养状态维持良好的前提下，逐渐增加 EN 液的量，相应减少 PN 液的量，并由短肽类预消化的 EN 制剂转换成含膳食纤维的完整蛋白 EN 制剂。一旦术后肠蠕动功能恢复，并确信无吻合口漏的发生，便可开始经口进食。在营养状态维持良好的前提下，逐渐增加口服饮食量，减少 EN 量。术后早期给予前列腺素 E，以改善移植物的微循环。肠道内给予 Gln，PN 液中添加甘氨酰谷氨酰二肽，以促进移植肠功能的恢复。在移植术后早期可给予生长激素，促进移植肠黏膜绒毛的增生和功能恢复。移植术后早期，由于移植肠去神经，蠕动较快，再加上吸收功能尚未完全恢复，移植肠的肠液量较多，液体丢失量大，可口服膳食纤维和盐酸地芬诺酯和洛哌丁胺，以减少经移植肠丢失的液体量，并增加肠液的稠度。

七、我国小肠移植的现状

我国临床小肠移植较国际上起步略晚，南京军区总医院于 1994 年成功完成了国内首例成人单独小肠移植，开创了我国小肠移植的新纪元。中国于 2005 年成为国际小肠移植登记中心之一。根据第 11 届国际小肠移植大会上，李元新会议发言提到至 2009 年为止，我国共有 8 个中心完成 25 例单独小肠移植，其中南京军区南京总医院完成 14 例（包括 1994 年完成的国内首例单独小肠移植），第四军医大学西京医院完成 4 例（包括 1999 年完成的国内首例亲体小肠移植），天津医科大学总医院完成 2 例以及中山大学附属第一医院、哈尔滨医科大学第一临床医学院、西安交通大学第一附属医院、杭州市第一人民医院、内蒙古医学院附属医院各完成 1 例。

我国单独小肠移植技术的进步还包括外科技术、排斥反应的监测、感染的防治和移植术后营养支持等关键技术的改进。目前，南京军区南京总医院采用的免疫诱导策略是 ATG 加 Campath1H，免疫抑制方案采用免疫抑制剂加雷公藤，降低了移植后半年内急性排斥反应的发生率。

小肠移植在我国尚处于起步阶段，远未成为临床常规治疗措施，小肠移植的发展与我国器官移植第二大国地位很不相称。我国小肠移植的广泛开展不仅有赖于国内一大批有志之士的投入，而且应直接采用目前国际上最先进的技术和理念，以尽快缩短我国与世界小肠移植先进国家间的差距。

（李小松　桂佳育）

参考文献

[1] Braun F，Platz K P，Faendrich F，et al. Management ofvenous access ：problems before and after intestinal transplantation：case reports[J].Transplant Proc，2004，36（2）：392-393.

[2] Abu-Elmagd K，Costa G，Bond G J，et al. Five hundred intestinal transplantations at a singlecenter：major advance with new challenges[J].Ann Surg，2009，250（4）：567-581.

[3] 李小松，邱晓虹，王大勇，等.小肠移植的现状与展望[J].实用儿科临床杂志，2008，23（11）：871-873.

[4] 林正卿，余结霞，何球.移植免疫医学基础免疫学[M].上海：上海医科大学出版社，1992.

[5] 李元新. 小肠移植免疫抑制方案的发展历史、现状和展望[J/CD].中华移植杂志，2011，5（4）：271-276.

[6] 李元新.小肠移植的现状和进展——来自第11届国际小肠移植大会的报告[J].器官移植，2010，1（1）：58-60.

[7] 李亭，贺志军. 腹部多器官联合移植[J/CD].中华临床医师杂志（电子版），2013，7（1）：27-29.

[8] Kato T，Tzakis A G，Selvaggi G，et al. Intestinal and multivisceral transplantation in children[J].Ann Surg，2006，243：756-766.

[9] Middleton S J，Jamieson N V.The current status of small bowel transplantation in the UK and internationally[J].Gut，2005，54：1650-1657.

[10] Berg C L，Steffick D E，Edwards E B，et al.Liver and intestine transplantation in the United States 1998-2007[J]. Am J Transplant，2009，9（Part 2）：907-931.

[11] 李元新.小肠移植的关键外科技术[J].器官移植，2012，5（3）：121-126.

[12] Abu-Elmagd K，Reyes J，Bond G，et al.Clinical intestinal transplantation：a decade of experience at a single center[J].Ann Surg，2001，234（3）：404-417.

[13] 沈璟，李幼生.小肠移植手术方式及免疫抑制方案的进展[J].器官移植，2011，7（2）：237-239.

[14] Loinaz C，Rodriguez M M，Kato T，et al. Intestinal and multivisceral transplantation in children with severe gastrointestinal dysmotility[J].J Pediatr Surg，2005，40：1598-1604.

[15] Kato T，Selvaggi G，Gaynor J，et al.Inclusion of donor colon and ileocecal valve in intestinal transplantation[J].Transplantation，2008，86（2）：293-297.

[16] Liu J，Fishbein T M，Bromberg J S，et al.Orthotopic small bowel transplantation in mice[J].Transplantation，2005，79：973-976.

[17] Berney T，Kato T，Nishida S，et al.Portalversussystemic drainage of small bowel allografts：comparative assessment of survival function，rejection，and bacterial translocation[J]. Am Coll Surg，2002，195（6）：804-813.

[18] Hansen K，Horslen S.Liver andintestinal transplantationinchildren[J].Paediatr Child Health，20（1）：13-19.

[19] 李元新，李宁，李幼生，等.小肠移植外科技术的改进[J].中华消化外科杂志，2008，7（1）：69-70.

[20] Deltz E，Schroeder P，Gundlach M，et al.Successful clinical small bowel transplantation [J].Transplant Proc，1990，22（6）：2501.

[21] Asfar S，Atkinson P，Ghent C，et al.Small bowel transplantation: a life-saving option for selected patients with intestinal failure[J]. Dig Dis Sci，1996，41（5）：875-883.

[22] Li X，Chen Y，Tian L，et al.Increased iNOS-expressing macrophage in long-term surviving rat small-bowel grafts[J].Am J Surg,2007,194：248-254.

[23] Chen Y，Li X，Tian L，et al.Inhibition of sonic hedgehog signaling reduces chronic rejection and prolongs allograft survival in a rat orthotopic small bowel transplantation model[J].Transplantation，2007，83：1351-1357.

[24] Mannon R B.Therapeutic targets in the treatment of allgraft fibrosis[J].Am J Transplant，2006（6）：867-875.

[25] Csencsits K，Wood S C，Lu G，et al.Transforming growth factor beta-induced connective tissue growth factor and chronic allograft rejection[J].Am J Transplant，2006，6：959-966.

[26] 王小平，刘子栋，方玉松，等. RATG 对 CD4$^+$细胞和 CD8$^+$细胞共刺激分子基因表达和细胞因子分泌的影响[J].中华器官移植杂志,2008，9：526-530.

[27] Agarwal A，Pescovitz M D. Immunosuppression in pediatric solid organ transplantation[J]. Semin Pediatri Surg，2006，15：142-152.

[28] 李元新，李宁，李幼生，等.小肠移植术后内镜引导下移植肠黏膜活检的时机及诊断价值[J].中华器官移植杂志，2010，31(10)：584-588.

[29] 李小松，朱伟伟，邱晓虹，等. 序贯疗法改善大鼠小肠移植慢性排斥反应的实验研究[J].首都医科大学学报，2010，31(2)：201-205.

[30] Wu T，Abu-Elmagd K，Bond G，et al.A schema for histologic grading of small intestine allograft acute rejection[J].Transplantation，2003，75：1241-1248.

[31] Gaynor J J，Kato T，Selvaggi G，et al. The importance of analyzing graft and patient survival by cause of failure：A example using pediatric small intestine transplantation[J]. Transplantation，2006，81：1133-1140.

[32] O'keefe S J，Emerling M，Koritsky D，et al.Nutrition and quality of life following small intestinal transplantation[J].Am J Gastroenterol，2007，102：1093-1100.

[33] Fujimoto Y，Uemoto S，Inomata Y，et al.Living-relatedsmall bowel transplant：management of rejection and in-fection[J].TransplantProc，1998，30（1）：149.

[34] Cicalese L，Sileri P，Green M，et al. Bacterial translo-cation inclinical intestinal transplantation[J].Transplantation，2001，71(10)：1414-1417.

[35] Cucchetti A，Siniscalchi A，Bagni A，et al.Bacterialtranslocation in adult small bowel [J].transplantation，[s.n.].

[36] Kusne S，Furukawa H，Abu-Elmagd K，et al.Infectious complications after small bowel transplantation in adults:anupdate[J].Transplant Proc，1996，28(5)：2761-2762.

[37] Foster P F，Sankary H N，McChesney L，et al.Cytomeg-alovirus infection inthe composite liver/intestinal/pancre-as allograft[J].TransplantProc，1996，28(5)：2742-2743.

[38] Fryer J P. Intestinal transplantation： current status[J].Gastroenterol Clin North Am，2007，36（1）：145-159.

[39] LaRoccoM T，Burgert S J.Infection in the bonemarrowtransplant recipient androle of themicrobiology laboratoryinclinical transplantation[J].ClinMicrobiolRev，1997，10（2）：277-297.

[40] Abu-Elmagd K，Reyes J，Bond G，et al . Clinical intes-tinal transplantation：a decade of experience at a singlecenter[J].AnnSurg，2001，234（3）：404-416.

[41] Bueno J，Green M，Kocoshis S，et al.Cytomegalovirusinfection after intestinal transplanttation in children[J].Clin InfectDis，1997，25（5）：1078-1083.

[42] Fryer J P.Intestinal transplantation：anupdate[J].CurrOpinGastroentero，2005，21（2）：162-168.

第十一节 小儿脑积水的治疗进展

脑积水是由脑脊液的形成、流动和吸收障碍引起的脑室系统或蛛网膜下腔扩大以及颅内脑脊液的过量聚积。先天性脑积水发生率为 0.9‰~1.8‰。由于脑积水的病因较为复杂多样，传统的外科治疗方法因其适用范围小且存在较多的术后并发症，而且有些并发症对于患者还是灾难性的。所以随着时代的发展，治疗方法逐步更新。对待不同病因造成的脑积水，其治疗方案也是不同的。但总体上仍以外科手术治疗为主。本文对小儿脑积水的治疗历史和现状进行回顾和探讨，同时对不同病因造成的脑积水的治疗结果进行归纳，并对其今后的发展趋势予以展望。

一、小儿脑积水的概述

脑积水是由脑脊液的形成、流动和吸收障碍引起的脑室系统或蛛网膜下腔扩大以及颅内脑脊液的过量聚积。目前尚无一种理想的分类方法能完整而又系统地显示脑积水的病因、发病机制、病理生理等特点。就临床应用较多的分类方法如下：根据发病机制：①分为梗阻性脑积水和交通性脑积水。梗阻性脑积水：因脑脊液循环通路上的脑室系统某一通道发生完全性或部分性狭窄或闭锁所致，使脑脊液全部或部分不能流至脑池或蛛网膜下腔，出现梗阻部位以上的脑室系统扩大。例如先天性畸形、颅内占位性病变、炎症粘连等因素所致。②交通性脑积水：一般指脑脊液循环通路在脑室系统无梗阻，脑室与蛛网膜下腔相互沟通，或脑脊液仅能流向脊髓蛛网膜下腔而不能到达脑表面蛛网膜下腔或脑蛛网膜颗粒。可由脑脊液分泌过多、脑脊液吸收障碍、脑池发育不良或静脉闭塞所致。

二、病因

引起脑积水的病因多种多样，且有些病因尚未完全查明。目前大致可分为先天性脑积水和后天获得性脑积水。

1.先天性脑积水病因

（1）Chiari 畸形 Ⅱ 型伴或脊髓脊膜膨出（多数情况下同时并发）。

（2）Chiari 畸形 Ⅰ 型：因第四脑室出口梗阻所致脑积水。

（3）原发性中脑导水管狭窄（常发生于婴幼儿，极少出现在青少年）。

（4）Dandy-Walker 畸形：其在脑积水中发生率为 2.4%。

（5）罕见的 X 染色体相关性疾病。

2.后天获得性脑积水病因

（1）感染后脑积水。

（2）颅内出血后脑积水。

（3）肿物继发性脑积水。

（4）术后继发脑积水。

（5）神经类肉瘤病。

（6）脊髓肿瘤相关的脑积水。

三、脑积水治疗的历史回顾

内科治疗对于脑积水起到了暂时缓解的作用。乙酰唑胺可有缓解作用。据报道一例 1 岁内的小儿，诊断为先天性脑积水，其生命体征平稳，肾功能正常，无颅内高压症状（窒息、嗜睡、呕吐）。认为使用乙酰唑胺及速尿，间断监测电解质及头颅 CT 或超声检查，约有 50%的患儿脑积水将得到满意的控制。如监测过程中脑室进行性扩大则需外科手术治疗。

脑积水的治疗主要是手术治疗。除少数病例因肿瘤阻塞脑脊液通路需行肿瘤切除术，脑积水手术方法都是针对脑脊液的循环而设计。脑室大小恢复正常不是治疗的最终目的，治疗目的在于神经功能恢复。自 20 世纪以来，脑积水的手术方法已相继提出有 20 多种。治疗方法主要包括：

1.减少脑脊液分泌的手术

1918 年由 Dandy 首次施行脉络丛切除术用于治疗交通性脑积水。可减少但不能完全停止脑脊液分泌。开颅手术死亡率较高。1922 年 Dandy 改用内镜行脉络丛电灼术，由于手术损伤小，且能减少脑脊液形成，至今仍有应用。

2.去除阻塞病因的手术

这类手术有切除颅内占位病变、切除局限于第四脑室中孔处的粘连膜、切开中脑导水管的瓣膜等。与简单的分流术相比，死亡率高而且成功率较低。仅在存在肿瘤的脑积水病人中使用。

3.第三脑室造瘘术

经脑室内窥镜第三脑室造瘘术是目前广泛被采用的治疗方法。

4.分流术

分流术即另建脑脊液循环通路，使脑脊液流向可被吸收处。分流术又可分为颅内分流术和颅外分流术两种。颅内分流术有 1920 年 Dandy 的中脑导水管内置管术；1939 年 Torkildsen 的侧脑室-枕大池分流术等。由于这些手术方法仅适用于脑室系统阻塞的病例，手术指征受到一定的限制。目前广泛应用于临床的是属于颅外分流术这一类的手术。此类手术方法较多，分流部位各不相同包括：①脑室-头皮下 Omaya 囊置入术：主要对新生儿，需定期抽吸脑脊液（cerebrospinal fluid,CSF）待日后行脑室-腹腔分流术，但只能起到暂时作用。还有部分因血液疾病需要经常性脑室内注射的病人也会使用此种方法。②

脑室-颅内静脉窦分流术：1907 年 Payr 用颞浅静脉或大隐静脉将侧脑室与矢状窦相连接，使脑脊液引流到矢状窦。术后患儿于数月内死亡，但尸检未见血液逆流。③脑室-颈静脉分流术：1949 年 Nulson 和 Spitz 用单流向导管为婴儿做侧脑室-颈内静脉分流，取得良好效果。④脑室-心房分流术：1955 年 Rober 和 Pudenz 进行了一系列的动物实验，确定将脑脊液分流到血液循环系统的可行性，并研制出带活瓣的分流导管，用于脑室-心房分流术，取得了良好效果，并被广泛采用。⑤脑室-腹腔分流术：1898 年 Ferguson 首次将腰段蛛网膜下腔的脑脊液分流到腹部，以后又改为脑室-腹腔分流术，取得较好效果且被广泛采用。⑥脊髓蛛网膜下腔-输尿管分流术：由 Heile 于 1925 年行首例手术，但损伤了一侧肾脏且有可能发生逆行性感染，未被采用。

四、小儿脑积水的治疗现状

（1）对于脑积水的外科治疗，除治疗原发病外，目前广泛被采用的治疗方法是分流术和经脑室内窥镜第三脑室造瘘术（endoscopic third ventriculostomy,ETV）。然而对于婴幼儿脑积水，特别是年龄小于 2 岁或存在中脑导水管狭窄的患儿，应用脑室镜行三脑室造瘘术是有一定限制的。因此对于这些脑积水患儿的外科治疗措施大多数应用分流术，其中以脑室腹腔分流术为主。然而脑积水分流术后产生并发症屡见不鲜。有报道显示分流术后第一年失败率为 30%，每个治疗过程发生感染的概率为 5%~8%，但是术后随着时间的推移，对于每个病人累计感染发生率高达 20%。而且分流术失败后再次分流手术的失败率会更高[1-7]。

（2）CSF 分流手术因其手术技术成熟且手术打击小使用范围广，是目前治疗脑积水外科手术当中最常用的手术方法。而且随着新材料和新技术的发展，在分流装置上出现多种改进技术。如：肿瘤过滤器、抗虹吸装置、水平-垂直阀门、可在体外编程调控压力的可调压阀及开关装置。为减少分流装置置入体内增加感染概率，目前还出现了带有亲水涂层分流管和可缓慢释放抗生素的分流管材料。即便如此，分流手术仍有许多缺点和并发症。分流手术的失败分为无菌性的和感染性的。无菌性的包括梗阻、过度引流、引流不足和隐性分流失败（包括随生长发育延长分流管），这是一种时间依赖性事件，分流功能失常经常被解释为意外事件。外科医生虽然倾向于再次手术，但如何正确定义功能异常目前存在着不同的观点和分歧，需要进一步的分析。然而有些分流功能异常的病例是不需要进行外科手术的干预。比如过度分流就能通过调整压力阀来解决。另一方面，隐性分流失败（例如分流管损坏但无临床症状的病人）是可以被接受的，因为这些病人有可能已经不需要依赖分流管了。但这需要一些更严谨的方法判断。

（3）分流感染因研究的目的不同而有不同的定义：肯定的标准是细菌学的证据；存在临床表现同时伴有阳性培养结果或存在脑脊液细胞数增多经常是临床研究中判断感染的标准。然而细菌培养存在假阳性或假阴性的可能。简单地排除细菌培养阴性的病例则低估了问题的存在性。研究临床资料应遵循临床的诊断标准，这决定了进一步手术及预后。再次手术的前提是这种感染不能被药物治愈，一般手术需要拆除分流管，这就需要考虑多重因素在术前进行认真分析。根据感染的不同部位如切口（皮肤和真皮层）、切口下层（皮下组织）及组织器官。对感染性脑积水病人进行不同的分类治疗。CSF 分流手术感染是否存在，依然强调了临床判断的重要性。诊断手术部位组织器官感染需要外科医生或上级主治医师来判断。虽然再次手术后一个月内发生多认为是与手术相关，但是此后感染仍然可以在相当长的一段周期中发生，因为有极少数病例在手术后几年内仍可发生感染。生存分析法中就将加入迟发感染的因素。不同类型分流手术的感染发生的概率应该分别计算出来并分类说明，如：手术（手术后感染的例数）、病人（病人数及感染病人的例数）、手术医生（特定医生所做手术例数及发生感染的例数）及医院内感染并计算出准确的发生率。但有时对于由医生和医院两因素计算感染的发生率有一定的困难，因为病人可能是被不同的医生和在不同的医院进行治疗[8-11]。

（4）CSF 分流术后出现的非分流依赖被认为是拆除或结扎分流管后患者无临床症状，但这不表示脑积水被治愈了。这包括病人在分流手术后接受了成功的 ETV 手术治疗，尽管如此还有一部分病人仍需要分流装置，除此以外的病人就不再需要分流装置了。对于那些需要更新可调压分流泵的病人或者计划拆除分流管的病人需要格外小心谨慎。病人是否真正不再需要分流并不容易判断，因为即使移除分流装置几年后仍有一些迟发性损伤的不良报道出现。有人报道分流失败后未采取进一步的治疗，然而18年患者无症状，这就证明该病人已经不依赖分流管了[12]。

ETV手术使用逐渐增多，与分流手术相比，因其无需终身携带分流管，且感染概率相对较低，所以逐渐受到重视。其手术总的成功率约为56%（非肿瘤性导水管狭窄为60%～94%）。婴儿中成功率较低，原因是婴儿的蛛网膜下腔尚未发育成熟。如有以下病情时将严重影响ETV手术的成功率，这些情况包括：①颅内肿瘤。②分流术后。③曾经存在蛛网膜下腔出血。④曾进行全脑放疗以及在ETV手术中发现三脑室底有明显粘连时。以上这些因素都是ETV手术的禁忌证。当然，存在交通性脑积水也是ETV手术的禁忌证。适应证为：可用于治疗梗阻性脑积水，也是处理分流管感染的方法之一。ETV也可用于分流术后发生硬膜下血肿以及裂隙脑室综合征的治疗。

（5）内窥镜治疗脑积水的并发症包括术后造瘘口梗阻、颅内感染和手术相关并发症。内窥镜下第三脑室底造瘘术后造瘘口梗阻被分为原发性的梗阻（术中未能形成有效造瘘口）和继发性（原始造瘘口被阻塞）两种可能。分流手术与内窥镜手术对照研究，如果内窥镜手术失败后依然需要分流手术治疗，但这种内窥镜手术失败并不包括再次行内窥镜手术治疗的病例。虽然有越来越多的相关文献报道，但是对于ETV手术治疗的长时间大样本的研究资料尚很少。对于内窥镜下第三脑室底造瘘术与脑积水分流手术的对比研究，重要的影响因子如年龄、脑积水的病因尚需要应用先进的统计学方法加以分析[13-18]。

（张建　张迪）

参考文献

[1] Beems T，Grotenhuis J A.Is the success rate of endoscopic third ventriculostomy age-dependent? An analysis of the results of endoscopic third ventriculostomy in young children[J].Childs Nerv Syst，2002，18：605-608.

[2] Koch D，Wagner W.Endoscopic third ventriculostomy in infants of less than 1 year of age:which factors influence the outcome[J].Childs Nerv Syst，2004，20：405-411.

[3] Siomin V，Cinalli G，Grotenhuis A，et al.Endoscopic third ventriculostomy in patients with cerebrospinal fluid infection and/or hemorrhage[J].J Neurosurg，2002，97：519-524.

[4] Di Rocco C，Marchese E，Velardi F.A survey of the first complication of newly implanted CSF shunt devices for the treatment of nontumoral hydrocephalus[J].Childs Nerv Syst，1994，10：321-327.

[5] Drake J M，Kestle J.Rationale and methodology of the multicenter pediatric cerebrospinal fluid shunt design trial: Pediatric Hydrocephalus Treatment Evaluation Group[J].Childs Nerv Syst，1996，2：434-447.

[6] Epstein F.How to keep shunts functioning，or "the impossible dream"[J].Clin Neurosurg，1985，32：608-631.

[7] McGirt M J，Leveque J C，Wellons J C，et al. Cerebrospinal fluid shunt survival and etiology of failures:a seven-year institutional experience[J].Pediatr Neurosurg，2002，36：248-255.

[8] Kulkarni A V,Drake J M,Lamberti-Pasculli M.Cerebrospinal fluid shunt infection:a prospective study of risk factors[J].J Neurosurg，2001，94：195-201.

[9] Vinchon M，Dhellemmes P.Cerebrospinal fluid shunt infection:risk factors and longterm follow-up[J].Childs Nerv Syst，2006，22：692-697.

[10] Managram A J，Horna I P，Silver L C，et al.Hospital Infection Control Practices Advisory Committee:Guidelines for prevention of surgical infection[J].Infect Control Hosp Epidemiol，1999，20：247-280.

[11] Smith E R，Butler W E，Barker F G Ⅱ.In-hospital mortality rates after ventriculoperitoneal shunt procedures in the United States，1998 to 2000:relation to hospital and surgeon volume of care[J].J Neurosurg，2004，100(Suppl 2)：90-97.

[12] Talamonti G，D'Aliberti G，Collice M.Myelomeningocele:long-term neurosurgical treatment and follow-up in 202 patients[J].J Neurosurg，2007，107(Suppl 5)：368-386.

[13] Di Rocco C, Massimi L, Tamburrini G.Shunts vs endoscopic third ventriculostomy in infants:are there different types and/or rates of complication? A review[J].Childs Nerv Syst，2006，22：1572-1589.

[14] O'Brien D F, Javadpour M, Collins D R, et al.Endoscopic third ventriculostomy:an outcome analysis of primary cases and procedures performed after ventriculoperitoneal shunt malfunction[J].J Neurosurg，2005，103(Suppl 5)：393-400.

[15] Ogiwara H，Dipatri A J Jr，Alden T D，et al. Endoscopic third ventriculostomy for obstructive hydrocephalus in children younger than 6 months of age[J].Childs Nerv Syst,2010，26：343-347.

[16] Fukuhara T，Vorster S J，Luciano M G.Risk factors for failure of endoscopic third ventriculostomy for obstructive hydrocephalus[J].Neurosurgery，2000，46：1100-1111.

[17] Nftel R P，Reed G T，Kulkarni A V, et al.Ebaluating the Children's Hospital of Alabama endoscopic third ventriiculostomy experience using the Endoscopic Third Ventrculostomy Success Score:an external validation study[J].J Neurosurg Pediatr，2011，8：494-501.

[18] Kulkarni A V, Drake J M, Kestle J R, et al.Canadian Pediatric Neurosurgery Study Group:Endoscopic third ventriculostomy vs cerebrospinal fluid shunt in the treatment of hydrocephalus in children: a propensity score-adjusted analysis[J].Neurosurgery，2010，67：588-593.

第十二节　小儿肝母细胞瘤诊治新进展

一、病因和流行病学

肝母细胞瘤是小儿最常见的肝脏原发性恶性肿瘤，发病原因尚不明了。美国的统计资料表明[1]，20岁以下人群中每年仅发生 100~150 例。年发病率每百万儿童 1.6 例，其中约 60% 为肝母细胞瘤，33% 是肝细胞癌，其他为各种少见的肉瘤。另外，肝脏是其他肿瘤转移的常见部位。肝母细胞瘤是一种胚胎性肿瘤，理论上主要发生在 3 岁以内儿童。分析北京儿童医院 1956~1992 年收治的 116 例肝母细胞瘤[2]。发病年龄多在 3 岁以下，1 岁以内的婴幼儿占全部病例的 70%~75%；男性患者约是女性患者 2 倍，绝大多数病例肿瘤发生于肝右叶。肝母细胞瘤可并发 Beckwith-Wedemann 综合征、Gardner 综合征、半身肥大以及家族性腺瘤样息肉综合征。最近又有发现与极低出生体重有关。原因不明。在一些肝母细胞瘤发现染色体 11p15.5 和 lp36 的杂合性丢失，拥有 20,2 和 18 三倍体。家族性腺瘤样息肉病家族中肝母细胞瘤发生危险增高。该瘤基因位于 5 号染包体长臂。该基因突变在无此综合征的肝母细胞瘤病人中也常见，提示它可能在肿瘤形成中起重要作用[3]。

二、病理

肝母细胞瘤大多表现为单个较大的团块状肿瘤。少数为大结节状，肿瘤表面往往可见血管扩张。肿瘤切面的颜色依胆汁或脂肪的出现而不同。出血和坏死的区域呈棕黑色、黄褐色。可有液化性囊状区，也可见灰白色钙化灶。经过化疗的肿瘤往往质地变硬、坏死和钙化增多。化疗时间长者甚至大部分发生钙化——切面很多呈灰白色沙砾样，肿瘤中等硬。多数肿瘤有由纤维组织构成的假包膜，镜下见肿瘤主要由胚胎性肝上皮组织，间或有软骨、骨样和胚胎性间叶组织构成，髓外造血是肝母细胞瘤的典型特征。并可有钙化。根据细胞形态学特点，病理学上一般将肝母细胞瘤分为未分化型、胚胎型、胎儿型及混合型 4 种类型，其中胎儿型最为多见。预后较好，未分化型往往有间变，预后较差。肿瘤可直接浸润邻近的间质组织，并可浸润周围的脏器如大网膜、横结肠，甚至右侧肾上腺。肿瘤首先在肝内转移，表现为肿瘤周围或较远处肝组织内有时可见散在的肿瘤结节,肝外转移最多见于肝门淋巴结或经肝静脉转移至肺。中枢神经及骨骼转移少见。

三、临床表现

肝母细胞瘤早期症状不明显，故早期发现有一定困难。多数病例（北京儿童医院资料占 90% 以上）以右上腹或右侧腹部肿物就诊，一般是在家长为孩子洗澡或换衣服时偶然发现。也有因其他原因就诊时经过医生检查或 B 超发现。早期症状除有时轻度贫血外。一般情况均良好。肿物可在短时期内生长迅速，很快达脐下或超越过中线。不少病例肿物几乎占据全腹，常伴有面色苍白、食欲缺乏、消瘦及贫血等症状。多为晚期表现。少数患儿以腹痛为主要表现，偶有上消化道大量出血者。黄疸者罕见，一旦出现黄疸，往往伴有严重的肝功能异常，肿瘤范围大，或是已经发生肝内转移。小婴儿可伴有腹泻。晚期病人常有发热、明显消瘦、贫血、腹水、腹壁静脉怒张、下肢水肿等。一些患儿因肿物巨大压迫胸腔而呼吸困难。体格检查多数病例于右侧肋缘下触及体积较大的肿物，表面较光滑，边界清楚，少数病例肿物表面凹凸不平，为大结节团块状，肿物中等硬度，随呼吸可略上下移动。个别患儿由于肿瘤源于肝边缘或发生于肝左叶，移动度略大些。晚期病例由于肿物巨大则固定不活动。另一重要特点是以手指触诊时于肿物与肋缘之间触及不到肝脏。

肝母细胞瘤临床可表现明显的骨质疏松，受轻微外力即可发生病理性骨折，少数患儿因骨折而就诊。另外，肝母细胞瘤还可产生并释放促性腺激素，引起睾丸间质细胞的增生并分泌雄性激素，个别病例因性早熟而就诊，这部分病人绒毛膜促性腺激素（human chorionic gonadotrophin,HCG）多升高。偶见肿瘤自发性破溃出血，少量出血仅有腹痛、恶心或呕吐。大量出血时发病急骤，除有剧烈腹痛、恶心或呕吐外，一般情况危重，面色苍白，呼吸急促，脉速，全腹压痛伴有肌紧张，严重者可休克。曾有报告肝母细胞瘤因创伤导致肿瘤发生破裂而就诊，可能在诊断时发生误诊。此时有一个方法鉴别，就是肝损伤的程度常常与创伤程度不符。

四、诊断和鉴别诊断

早期症状隐匿，故早期诊断有一定的困难。当出现典型体征时，根据患儿年龄、临床表现及腹部肿物的特点，诊断一般多无困难。腹部 X 线透视可见右侧膈肌升高，膈肌活动受限，部分病例腹部 X 线平片可见肿瘤内有钙化，但这可能并没有什么特别价值。关于肿瘤的诊断、鉴别诊断以及有关肿瘤切除危险因素的评估，还需要精细的影像学和实验室检查。

1.影像学检查

（1）首选方便实用的 B 型超声检查。B 超显示肝脏增大，肿物区常呈低回声或回声不均，可确定肿瘤在肝内的位置、大小，以及其与重要血管的关系、肝门血管的侵犯情况等，有利于指导制定手术方案。肿物内有液化区，则提示为肿瘤内坏死或出血的表现。超声检查可以根据医生诊断的需要改变扫描方向、推挤或按压肿瘤，从而得到声像学以外的信息，这在肿瘤的鉴别诊断时尤其重要。超声检查简单方便，无射线辐射，可多次重复。

（2）CT 扫描。CT 机的功能已经十分先进，尤其通过增强（对比）扫描和三维重建技术。可以十分逼真地显示肿瘤的范围、内部质地（密度）、周围比邻关系、肝门侵犯情况等，可以给手术医生提供直观的图像做参考。如果仅为诊断目的，现在已经很少需要肝动脉造影。肝肿瘤的 CT 诊断详见其他的相关资料。

（3）PET 技术。PET 技术可以显示肿瘤活性，因此，主要用于肝肿瘤的鉴别诊断、肝内占位病变性质的判断以及肝肿瘤治疗以后可疑复发灶的诊断等。

2.实验室检查

测定血清甲胎蛋白水平对肝母细胞瘤的诊断有十分重要的意义。90%以上的肝母细胞瘤血清甲胎蛋白升高，多为数十倍、数百倍升高，且很少假阳性。测定血清甲胎蛋白是肝母细胞瘤的常规检查，用于手术前诊断、手术后随访和疗效评价。对肝母细胞瘤早期做出诊断，越来越受到医师们的重视。对于肝大、腹痛、腹胀不适，甚至需要排除恶性肿瘤的婴幼儿筛查性测定甲胎蛋白水平，可能较早发现早期肝母细胞瘤患儿。血清甲胎蛋白的数值与肿瘤的病情有正关系，进展的肿瘤甲胎蛋白数值很高，完全切除肿瘤后，甲胎蛋白水平转为阴性，复发或转移的病人甲胎蛋白又复升高。因此，血清甲胎蛋白水平测定也作为判断肿瘤是否彻底切除以及完整切除后肿瘤有无复发和转移的可靠依据。值得注意的是，对小婴儿甲胎蛋白的判读要慎重。正常情况下，出生时甲胎蛋白的水平是增高的，一个月后逐渐降低，但降低到正常范围以内的时间（月龄）并不一致，有早有晚。但一个规律就是逐步降低。所以，有时需要动态观察。

恶性肿瘤病人贫血常见，血小板增多（超过 $100 \times 10^9/L$）常见于肝母细胞瘤。多数病例各项肝功能检查正常，唯血清碱性磷酸酶值增高，在肝母细胞瘤比较常见。血清铁蛋白也多见升高。

3.活体组织检查

对儿童肝脏恶性肿瘤，临床诊断并不困难。结合临床表现、影像学资料和甲胎蛋白，临床诊断的正确率至少 90%，但无法明确病理组织学分型。国外对一些肿瘤细胞组织需常规进行活检诊断，其优点是可得到明确的病理诊断，不会误诊，并且可以根据病理进行治疗和判断预后，但毕竟多做一次手术。从我们的经验看，肝母细胞瘤临床诊断率高，手术前化疗可能造成肿瘤坏死和钙化，但一般还可以做出病理分型。所以，现阶段我们很少进行诊断性活检。

活检的方法包括开腹活检、腹腔镜下活检以及穿刺针活检。肝脏血液供应十分丰富，容易出血，各种方法的活检均应注意确切止血。可根据肿瘤部位、大小以及可否手术进行选择。

4.肝母细胞瘤的鉴别诊断

（1）肝细胞性肝癌：与肝母细胞瘤在临床症状上很相似，在鉴别诊断上，年龄是非常重要的因素，肝母细胞瘤常见于 3 岁以下小婴儿，肝细胞性肝癌则较常见于 12~15 岁左右较大儿童。不过有些病例也不完全是这样，确切诊断需靠病理切片。

（2）肝间质错构瘤：与肝母细胞瘤一样，多见于 3 岁以下小婴儿，但右季肋部包块多为囊实相间，较光滑，有时即使肿物很大，但患儿营养及发育状态良好，血清甲胎蛋白阴性。

（3）肝脏转移瘤：由于肝脏有全身动脉系统和门静脉双重血供给，许多恶性肿瘤可经血运转移至肝脏。神经母细胞瘤常转移至肝脏，有时原发瘤很小，甚至各种检查手段也未查找到原发瘤，但是转移瘤已很明显，检测尿 3-甲氧-4-羟苦杏仁酸（VMA）水平及血清甲胎蛋白往往可以鉴别，神经母细胞瘤的甲胎蛋白不增高。特别是新生儿的肝脏巨大肿瘤，但首先必须除外神经母细胞瘤肝转移。许多其他部位的恶性肿瘤也可经血行转移至肝脏，但在转移至肝脏以前，其他部位的肿瘤常已做出明确的诊断。转移瘤的影像学特点是一般呈弥漫、散在、多发、小圆结节，这一点可与肝脏原发恶性肿瘤鉴别。

（4）肝血管瘤：主要是海绵状血管瘤及婴儿型血管内皮瘤[4]。多发生于 2 岁以下婴幼儿，常为单发性，两叶均可累及。主要体征是上腹部包块，约半数病例伴随有皮肤血管瘤。由于血管瘤中有多数动静脉瘘，常导致高排量充血性心力衰竭。因此，肝肿大、皮肤血管瘤、充血性心力衰竭是本病的特点。部分病人并发有血小板减少。

（5）胆总管囊肿：虽为右侧腹部肿物并伴有腹痛，但多有黄疸、发热等，常常有反复发作的病史，患儿一般情况较好。B 超可见囊性肿物，可与肝母细胞瘤相鉴别。

（6）右侧肾母细胞瘤：检查腹部有右侧腹肿物，质地偏硬、光滑、活动差。B 型超声、CT 及静脉肾盂造影可明确显示为右肾肿物。一般诊断不难，但有时也要综合其他指标分析。我们曾遇一病人，很大体积的肿瘤发自右肾上极，只侵犯肾脏很小部分，很大一部分瘤体侵入肝脏右后叶，术中很难判断是肝肿瘤侵犯肾脏，还是肾肿瘤侵犯肝脏。唯一的判断指标是甲胎蛋白在正常范围内。

（7）肝炎：多为 5 岁以上小儿。肝脏肿大，但无局限性占位。血清甲胎蛋白测定及甲胎蛋白和丙氨酸转氨酶(alanine aminotransferase,ALT）双项对比也可与肝炎相鉴别。

五、综合治疗

1.外科手术

对于小儿原发性肝脏恶性肿瘤，迄今为止，手术完整切除肿瘤仍是最重要的治疗手段[5]。

（1）术前准备：对于小儿特别是婴幼儿，肝叶切除手术是大手术。首先，术前必须全面了解患儿的全身情况及肝脏的储备能力。应该详细检查心、肺、肝、肾功能及水、电解质情况，凝血功能五项；做心电图；准备足够的血液以备术中大出血时输血。其次，要评价患儿营养状况。积极纠治蛋白质能量营养不良。每日应给予高蛋白、高糖类、高维生素饮食。必要时要经口输注营养液或经胃肠道外营养补充剂纠正蛋白质和能量。促使机体达到正氮平衡。有利于手术后恢复。血浆蛋白过低者还可以输注血浆或清蛋白。贫血患儿应适量成分输血（悬浮红细胞），一般要求血红蛋白升至 100g/L。方可进行手术。可手术前一周始每日口服维生素 B_1,维生素 C 及维生素 K,小婴儿可于手术前注射维生素 K,时间为 3 d。必要时手术开始前预防性使用抗生素。

（2）手术方式：根据肿瘤所在位置、大小。通常实施的手术方式为有半肝切除、右三叶切除、左半肝切除、左三叶切除以及不规则肝叶（肿瘤）切除术等术式。儿童肝肿瘤的特点是相对体积大，侵犯肝段多。对肝门及肝内血管和胆管的影响较大. 但剩余肝组织一般无硬化、条件好。儿童肝肿瘤切除手术在参照规则性肝叶切除的基础上尽量保留未被肿瘤侵犯的肝组织，以保存正常的肝功能。

（3）术后处理：肝叶部分切除后，依肝切除量、失血量及手术损伤程度，患儿都有不同程度的代谢紊乱。对患儿各脏器的生理功能有不同程度的影响。术后应密切观察病情，根据病情的变化随时给予恰当的处置，尽快使患儿度过危险期。有条件的医院，患儿术后应在外科监护室进行监测及治疗。术后应密切监测患儿的呼吸、脉搏、血压及尿量。严格掌握出入量，保证水、电解质平衡。术后应给予足够的氨基酸、葡萄糖、维生素、微量元素等，合理使用抗生素，并给予止血药物及保肝药物。腹腔引流管要保证通畅，注意观察引流物性状和量的变化，防止出血和胆瘘。

（4）术后并发症：肝脏是人体主要的解毒器官，血供丰富。同时也是最大的消化器官，分泌并输送胆汁。手术后最严重的并发症有出血、急性肝昏迷、胆道损伤。出血是肝肿瘤手术中的主要危险，但手术后出血并不多见。如果手术中肝切除面处理确切和牢固，一般不会在发生出血。偶尔发生的出血往往是因为手术中血压低。出血点不明显，手术后血压升高，出血点开始出血加剧。表现为腹腔引流管内出血逐渐增加，如果使用止血剂无效，需要再开腹止血。肝叶切除术发生大出血、无法止血而只能以干纱布压迫止血的病例，特别是在术后 5 ~ 7 d 逐渐缓缓撤出纱布时，要警惕血凝块随纱布一起撤出而发生大出血。肝叶切除后 2 ~ 4 d 患儿出现精神不振，巩膜、皮肤黄染，皮肤出现出血斑点或胃肠道出血等症状，这是急性肝昏迷的表现。肝肿瘤切除手术后检查肝功能各项指标会有不同程度的异常。在肝昏迷时，这些指标往往迅速地不断恶化。发生肝昏迷的患儿，常伴有尿量减少，血压趋向降低，呼吸加深、加快；对急性肝昏迷的患儿虽经积极抢救，但多属转归不良。胆道损伤是比较复杂的并发症，主要的病因包括肿瘤侵犯肝门、手术中损伤肝外胆道、肿瘤侵犯肝内胆管等造成手术中损伤。另外，也有在肝脏切除断面时小胆管处理不全、结扎脱落、坏死等。手术后早期出现黄疸、发热、白色粪便等要警惕胆道损伤的可能。如果症状明显，宜早处理。由于肿瘤侵犯造成解剖结构变化，亦可表现手术后局部粘连、充血等。胆道损伤的修复往往比较困难，死亡率较高。

2.化疗

手术前化疗可以使肿瘤有不同程度的缩小。有资料显示手术前化疗可使 75%原本不能切除的肿瘤转变为可以切除，从而提高手术切除率[6]。而且，肿瘤的缩小也减少了手术的危险性。若能最后手术的话，治愈率现在可达到 60%以上。即使已经发生肺转移者，化疗也可以治愈相当一部分病人。当然有时还要结合切除术。肝母细胞瘤对化疗的反应因人因瘤而异，敏感者肿瘤很快缩小，血清甲胎球蛋白（alpha-fetoprotein,AFP）降低。根据肿瘤大小、肝门侵犯情况以及有无转移等制定手术前化疗方案，肿瘤巨大者及肝门受侵犯、有远方转移者需要充分的手术前化疗。根据我们的经验，绝大部分肝母细胞瘤对化疗敏感。一般手术前化疗 3 ~ 6 个月即应该进行手术。手术前化疗时间不能太长。否则容易产生耐药，一旦产生耐药，肿瘤就会快速生长，从而失去手术机会。发生肺转移者，争取能在手术前消灭转移灶。

目前，肝母细胞瘤在手术后常规化疗。早期病例，手术后化疗使生存率超过 90% 。现在还不清楚，哪一种早期肿瘤，也许是单纯胎儿组织型，可以只做手术而不化疗。没有转移的肝母细胞瘤完全切除后化疗 6 ~ 12 个月，有转移者在肝肿瘤完全切除后化疗 12 ~ 24 个月。肿瘤未能完全切除者，化疗后还有再次手术切除的机会。肝母细胞瘤手术后化疗有一个重要的参考指标就是 AFP。理论上，对于 AFP 升高的肝母细胞瘤，手术及化疗后 AFP 正常就说明已经没有肿瘤存活。如果 AFP 高出正常范围，就说明仍有肿瘤残留。

肝母细胞瘤的化疗主要使用含顺铂和多柔比星的药物组合。一般常以 2~3 种药物联合使用。目前常用的化疗药物有氟尿嘧啶、长春新碱、环磷酰胺、多柔比星、顺铂等。多柔比星的毒性作用较大，主要是能引起不可逆的心肌损害，导致充血性心力衰竭，有的发生在用药当时，有的则发生在用药后很长时间。多柔比星的毒性作用具有累积效应，一般认为，多柔比星的累积中毒剂量为 450~550mg/m²。表柔比星毒性低于多柔比星，对于年龄较小患儿建议使用。顺铂和氟尿嘧啶不良反应稍小。

化疗期间定期检查腹部 B 超、胸透和甲胎蛋白，以监测肿瘤有无复发及转移。

3.放射治疗

由于肝母细胞瘤对化疗敏感，手术切除预后较好。加之放射性肝损伤之虞，普通放射治疗不作为肝母细胞瘤治疗的手段。但无法切除、化疗耐药或无法化疗的病例，或可选放疗为姑息治疗。如部位危险、无法切除、瘤灶很小的病例，也可尝试伽马刀治疗。

4.其他治疗

可提高机体免疫功能，用以消灭体内残留肿瘤细胞。常用的制剂有淋巴转移因子、短小棒状杆菌菌苗、卡介苗、白细胞介素-2 等。

5.肝移植

肝肿瘤对机体功能的影响较大，肿瘤不能切除，化疗就容易耐药，最后进展至死亡。如果目前的常规治疗无法切除的病例，只能进行肝移植[7]。成人肝肿瘤的肝移植逐渐增多，并取得了一定经验。但其适应证、复发、远期预后、花费等方面仍有很多争论。儿童肝肿瘤的肝移植经验尚少。

六、切除术技术要点

1.可切除性评估

肝脏肿瘤是否可以切除，实施手术前首先要进行准确的评估。这其中也包括对手术危险性的评估。不同历史时期、不同条件的医院、不同的医生可能有不同的评价。例如，在未开展手术前化疗的时期认为不能切除的肿瘤。在实施术前化疗后，肿瘤缩小，就可能变为可以切除。当然，实施手术所具有的设备条件、开展肝肿瘤切除的经验等都对评估有重要影响，随着技术的进步，不可切除的肝肿瘤越来越少。近几年，相继采用了超声吸引器（cavitron ultrasonic surgical aspirator,CUSA）、微波手术刀等开展不阻断肝门的肝肿瘤切除手术，已经很少有不可切除的病例。理论上，肿瘤不可切除的唯一指标是残留肝组织不足以维持正常生命的需要。

肿瘤是否可以切除，需要反复研究影像学资料，三维重建 CT 增强扫描十分有帮助。施术者应该能够根据这些图像在自己脑海中再现肿瘤及周围比邻的关系，并依此判断具体的危险所在，以设计手术方案。主要考虑的因素包括病人一般情况和肝脏功能储备，肿瘤的位置和大小，是否侵犯肝门大血管，剩余肝脏组织是否可以维持生命，手术出现危险的风险大小，有无相应的对策等。肝肿瘤手术的最大危险是肝门大血管的损伤，一旦损伤无法及时修补，就会造成术中死亡。事实上，肝肿瘤手术病例的死亡主要是发生在手术中。第一肝门的损伤相对比较容易处理，第二肝门和第三肝门的损伤往往来势凶猛，短时间内大量出血可以造成心跳骤停和不可逆休克。有时出血虽然控制，在中心血管破裂的刹那间，由于中心血管的负压吸引作用，造成气体进入，发生循环系统气体栓塞，也可致命。

2.手术前化疗的选择

近年来的经验证明，手术前化疗的确可以使肿瘤缩小，增加了手术切除率。然而，并不是所有的肝肿瘤都必须进行术前化疗。有人认为，大约 50% 的肝母细胞瘤在诊断时可以切除。由于各国家和地区的卫生条件不同，病人就诊时间也有差别，对于肝肿瘤可切除性的判断标准不客观、不统一，所以，这个比例尚没有普遍意义。我国的普遍情况是就诊较晚，肿瘤往往较大。可以直接手术切除的病例不多。

手术前化疗的优点是化疗使肿瘤缩小，使得手术切除更容易、更安全，并且减少了原本要切除的肝组织。但反对延迟手术的理由是术前化疗造成了对机体的不良反应，降低了机体的免疫力，化疗推迟了将要进行的手术，并对手术后肝组织的再生可能产生不良影响，治疗期间也有发生转移的危险。有报告认为，手术前化疗和不化疗直接手术两种治疗方法的治愈率相当，术前化疗者的手术死亡率并未见减少，甚至更高。这些结果都是小样本的经验，还需要根据具体情况制定尽可能合理的方案。

3.手术步骤和方法

肝肿瘤切除手术一般患者取平卧位，为便于充分暴露肝脏，可于肝水平背部垫高。切口依肿瘤部位和大小决定，肿瘤位置较低者，可做上腹部的大横切口；肿瘤位置较高者，做过中线的肋缘下弧形切口，必要时可延长手术切口至两侧腋前线。第二肝门侵犯严重者，必要时加做胸骨劈开或胸腹联合切口。开腹后首先探查肿瘤的部位、大小，与周围脏器的关系，有无浸润周围脏器及浸润的程度，以判断肿瘤是否有可能切除。如肿瘤有可能切除，分离、切断镰状韧带、冠状韧带、三角韧带，游离肝脏。右半肝切除尚需切断、结扎肝肾韧带，左半肝切除还需切断、结扎肝胃韧带。此时，整个肝脏即可托出腹腔外，肝上、膈下间隙可以填塞纱垫以利托起肝脏。在实施肝叶切除手术的整个过程中，需十分仔细、小心，动作要轻柔、稳定，切勿用力牵拉、撕扯，以免伤及周围大血管和脏器等。

无论实施何种手术方式，必须解剖分离第一肝门。在肝门处，先剪开 Glisson 包膜，可以分辨、解剖左、右肝动脉和肝管、门静脉。若不易显露，可先切除胆囊，沿胆囊颈管分离寻找胆总管和总肝管。剪开 Glisson 包膜后，将所切除侧的肝动脉、肝管及门静脉属支一一分离、结扎、切断。然后，将肝脏轻轻向上翻转，显露下腔静脉远端的右侧壁，将肝短静脉逐个钳夹、切断、结扎。然后，将肝脏轻轻往下牵拉，显露第二肝门，即显露出肝静脉，沿肝中静脉走向切开肝被膜 1~2cm，钝性分离肝实质，再将所要切除侧的肝静脉分离、切断、结扎。在解剖、分离肝静脉时，要注意肝静脉的畸形，有时肝中静脉往往与肝左静脉合为一支，分离中要特别注意。分离中为了避免肝静脉被撕裂，发生无法控制的大出血或空气栓塞，常常是在肝实质内显露并缝合、结扎切除侧的肝静脉。最后，阻断肝门处血流切肝。一般以橡皮条束扎第一肝门，即可暂时阻断肝脏血流，通常常温下可阻断 30min。在 30min 之内多可完成切肝手术。若切肝手术未实施完毕，应松解阻断，使肝脏得到血流灌注，灌注血流 10min 左右可再次阻断肝脏血流，至肝叶切除手术完成。笔者等曾用自制的无损伤血管阻断钳，常温下在腹主动脉裂孔处钳夹腹主动脉达 40min，切除常规操作下难以切除的肝肿瘤，术中失血明显减少，术后恢复顺利，肝、肾功能检查结果均正常。

切肝时，沿切除线切开肝被膜及少许肝实质后，最好以刀柄或手指由前向后钝性分离，将手指所触及的肝内血管、胆管一一给予钳夹、切断、结扎。如行肿瘤切除，可以手指伸入假包膜与肝实质之间，以手指钝性分离，将手指触及的肝内血管、胆管一一钳夹、切断、结扎。肝叶切除或肿瘤切除后，残面以干纱布或温生理盐水纱布压迫止血。断面所有的出血点及小胆管均须结扎。无出血后，将创面沿边缘间断褥式缝合。如能以网膜覆盖，再加用网膜覆盖创面，残肝下方置胶管，另自腹部做切口引出腹腔外。

通常情况下，肝肿瘤切除手术需要阻断第一肝门。比较公认的肝脏安全热缺血时间为 15~20min，由于儿童的肝脏储备功能较好，热缺血时间不超过 30min 一般不会出现明显的肝脏损伤。如果肿瘤侵犯第二肝门，甚至第三肝门，有时需要全肝血流阻断。近年来，由于无血切肝技术的发展，已经越来越多地采用不阻断肝门的肝叶切除手术。

近年来，手术前化疗使肝母细胞瘤的切除率提高，各种切肝技术使手术切除率上升、手术死亡率降低。目前，北京儿童医院肝母细胞瘤的手术切除率达 90%以上，在很大程度上是由于小儿的条件优于成人：①与成人不同，小儿一般无心血管系统疾病，心脏功能良好，耐受打击能力强。即使术中因翻转或牵拉肝脏使心跳骤停，此时立即将肝脏还纳入腹腔，在膈下直接给予心脏按压，已停搏的心脏多可复苏。这种情况现在已少见。②肝母细胞瘤患儿不像患肝癌的成人，多伴有肝硬化，增加了治疗的困难。③小儿腹腔相对较成人腹腔浅，肝脏易于托出腹腔外，有利于手术操作。④多数肿瘤具有一较清晰的假包膜，易于剥离。

但是，肝叶切除手术对小儿，特别是小婴儿患者，手术死亡率通常在 10% ~ 25%，统计北京儿童医院 1980 ~ 1991 年肝叶切除手术死亡率为 13.2%（9/68）。1995 ~ 2000 年统计的肝肿瘤切除术手术死亡率仅为 5%。手术死亡病例均为有三叶切除或右半肝切除者，与文献报道肝右叶切除手术死亡率显著高于肝左叶切除相一致。手术死亡原因主要是：①术中大出血，且均为切肝时大出血。由于肿瘤广泛浸润血管壁，肿瘤切除后，血管壁上大小不等之筛状小孔出血凶猛，无法结扎止血，只能以干纱布压迫创面止血。在切肝时常温下阻断第一肝门，甚至全肝血流阻断，能明显减少出血。其次为分离组织时的渗血、出血。为减少渗血. 每次分离、切断组织中血管均要结扎牢固。在切断、结扎肝短静脉及分离、结扎相应的肝静脉时。为避免撕破静脉造成大出血. 须尽可能切开肝组织。在肝实质内切断、结扎。②手术操作过程中过度牵拉肝脏可使下腔静脉成锐角，回心血量骤减。导致心跳骤停。术中除应注意操作轻柔外，在分离肿瘤过程中还应注意勿过度牵拉肝脏。特别是 1 岁以下小婴儿，心脏充盈量很小。当术中发现患儿呼吸变浅急促、心率减慢、心音低钝时，应立即停止手术操作，将肝脏还纳入腹腔，并经颈静脉快速输血或输液，待心音有力，呼吸恢复正常，血压升至正常再进行手术操作。固少见的情况是下腔静脉受浸润，分离肿瘤时下腔静脉撕裂，造成空气栓塞死亡。

为了减少手术死亡率，提高手术切除率，对于肿瘤过大及或对周围组织、脏器浸润严重者，术前经静脉或经股动脉插管至肝固有动脉给予化疗，待肿瘤明显缩小后，及时实施外科手术，切除肿瘤。因瘤体缩小后，增加了手术切除的可能性。北京儿童医院曾接收 1 例经股动脉插管至肝固有动脉化疗，同时行栓塞治疗，肿瘤明显缩小，但未及时手术，肝内又出现新的转移病灶的病例。

4.肝门阻断

前面介绍了传统的规则性肝叶切除手术步骤，儿童肝肿瘤体积较大，往往超过半肝的范围，而病变一侧往往还残存一部分正常肝组织，因此，手术常常是超过半肝范围的不规则切除。近几年的主要改进是小阻断肝门进行肝肿瘤切除。由于不阻断肝门，肝脏可以避免缺血性损伤以及缺血再灌注损伤，从而保全肝脏功能。在不阻断肝门情况下，手术者可以不受肝脏热缺血安全时间的限制，手术操作可以更加细致、更加有条不紊地进行。从而减少肝脏损伤和危险。不阻断肝门的肝肿瘤切除手术，前提条件是无血切割技术。最先应用的是超声刀或称超声吸引器（CUSA），之后我们又使用微波刀。对于较大肿瘤往往结合使用 CUSA 和微波刀。LUSA 的原理是利用超声波将含水量较高的肝组织击碎，而将含水量较少、纤维含量较多的血管和胆管组织保留下来。对 CUSA 分离出的血管和胆管组织，可以结扎后切断，为节省时间，多用钛夹夹闭后切断。CUSA 的使用有效地控制了肝切割而的出血，但对于极细小的毛细血管和胆管，仍然可能被击碎而出血，所以，CUSA 切割面上总是有一些渗血。如果 CUSA 的功率大，切割速度就快，但击碎的血管直径就大，渗血就多。同理，如果 CUSA 的功率小，切割速度就慢，击碎的血管直径就小，渗血就少。近几年使用较多的另一个肝脏切割工具是微波刀，它的原理是利用微波同化作用将肝切割面的肝组织、毛细血管和胆管、细小的血管和胆管组织凝固，从而达到止血的目的。使用微波刀的切割面，就像电烙铁烧灼一样，形成一层焦痂，没有渗血。

不阻断肝门进行肝肿瘤切除手术，发生大血管出血的危险并没有减少，甚至更大。任何肝肿瘤切除手术都要时刻准备好大出血的应对措施。因此，在切肝前一定首先分离出第一肝门血管（肝十二指肠韧带），并预置血管阻断带。然后，于肝下、肾静脉上水平分离出下腔静脉，预置血管阻断带。最后，于膈下、肝静脉水平上分离出膈下下腔静脉，并预置血管阻断带。这样。一旦有急性大出血，就可以收紧血管阻断带、阻断三个入肝血流，从而使肝脏和相连血管处于"无血"状态，避免大出血并给修补创造条件。

5.手术中大出血的预防及处理

大出血是肝切除手术中最大的危险。强调"预防为主"的原则，时刻做好控制大出血的准备。手术前做好危险性评估，手术中对可能出血部位的入肝血流做好阻断准备，预置血管阻断带。较大的手术，做好全肝血流阻断的准备,预置三个血管阻断带。儿童肝脏相对比较游离,肿瘤体积比较大,所以手术中翻动、牵拉幅度较大。一旦损伤,伤口往往容易造成撕扯发生大出血。一旦出现急性大出血,要保持镇定、不可忙乱。先试用手指压迫出血部位(手指柔软、感觉灵敏),切勿匆忙钳夹、胡乱填塞压迫,以免造成更大的损伤。然后,迅速拉紧预置的血管阻断带,阻断血流,吸净出血,仔细察看出血部位情况,设法予以修补。

七、预后

手术死亡率各家报告的数字不一。然而,肝母细胞瘤若完整切除并经化疗、生物疗法等综合治疗措施,2 年生存率可达 65%以上。统计北京儿童医院治疗的病例,2 年生存率可达 85%以上,尤以 1 岁以下婴幼儿 2 年生存率更高,特别是胎儿型肝母细胞瘤,预后很好。在北京儿童医院随访病例中有很多长期生存者,其中有些在读大学,也不乏结婚生子者。因此,肝母细胞瘤是预后相对较好的一个肿瘤。对于未能完整切除或复发的病例,经数个疗程化疗后肿瘤缩小后及时行第 2 次手术切除残余肿瘤或复发瘤,有获长期生存的报道。随着小儿麻醉及外科手术操作技术的不断改善及治疗技术的日益革新,该肿瘤的疗效将会有很大提高。

AFP 水平在肝母细胞瘤的预后价值:AFP 水平与肝母细胞瘤直接相关,理论上,如果没有肿瘤细胞,AFP 就正常,有肿瘤细胞生长,AFP 就升高。所以,手术后一个多月,AFP 逐渐恢复正常。如手术后 AFP 不能降低至正常、AFP 降低后又复升高,往往预示肿瘤残留、复发,预后不良。我们曾遇到几例手术后 AFP 又逐渐升高的病例,但一直找不到复发灶,遂停止化疗,最后于胃大弯胃结肠韧带内发现肿瘤。

(韩炜　王焕民)

参考文献

[1] Bhattacharya S,Lobo F D,Pai P K,et al. Hepatic neoplasms in childhood - a clinic pathologic study[J]. Pediatr Surg Int,1998,14(1-2):51-54.

[2] 林进汉,李家驹.小儿肝母细胞瘤的诊治回顾分析[J].肝胆胰外科,1999(04):179-180.

[3] Tomlinson G E,Kappler R.Genetics and epigenetics of hepatoblastoma[J].Pediatr Blood Cancer,2012,59(5):785-792.

[4] Daller J A,Bueno J,Gutierrez J,et al. Hepatic hemangioendothelioma:clinical experience and management strategy[J].J Pediatr Surg,1999,34(1):98-105.

[5] Meyers R L,Czauderna P,Otte J B.Surgical treatment of hepatoblastoma[J].Pediatr Blood Cancer,2012,59(5):800-808.

[6] Von Schweinitz D.Hepatoblastoma: recent developments in research and treatment[J].Semin Pediatr Surg,2012,21(1):21-30.

[7] Kim T,Kim D Y,Kim K M,et al.Pediatric liver transplantation for hepatoblastoma: a single center experience[J].Transplant Proc,2012,44(2):523-525.

第十三节　神经母细胞瘤的研究进展

神经母细胞瘤(neuroblastoma,NB)是起源于节后交感神经系统的胚胎性恶性肿瘤,是最常见的外周神经系统恶性肿瘤,沿交感神经节链从颈部一直到盆腔及肾上腺髓质均可发生,绝大多数来源于肾上腺。本肿瘤具有高度恶性,在小儿恶性肿瘤中居第三位,占小儿肿瘤的 8%～10%,占所有小儿恶性肿瘤病死率的 15%。据估计我国每年新发病例 3 000 人,96%的患儿发病年龄在 10 岁以前,男性略多于女性。

一、诊断

1.NB 诊断标准

根据中国抗癌协会小儿专业委员会制定。

（1）确诊相关检查：①肿块活检（单项可确诊）。②单侧髂后骨髓涂片检测到 NB 细胞。③24 h 尿 VMA 或 HVA 定量超过 2 倍正常值（必要时留置导尿）。④NB 影像学依据。以上检查②～④三项中两项阳性即可确诊 NB，但尽量不根据③④两项诊断。

（2）分期相关检查：①胸部 CT 增强，正侧位胸片。②腹部及盆腔 CT 增强，B 超。③眼球 B 超（有条件时），眼底检查。④全身骨扫描。⑤单侧髂后骨髓涂片（有条件可行多耐药基因检测）。⑥3 期、4 期病人头颅 MRI 增强检查。

（3）危险因素检查（有条件时）：①DNA 指数。②染色体 1p 缺失检查。③N-myc 基因扩增倍数检测。④病理分型（shimada 分型-FH,UFH）

2.病理及分型

（1）病理表现：NB 是由胚胎时期交感神经嵴细胞（neural crest cell）异常发育而形成的，因此具有母细胞的特点，可以表现胚胎发育不同分化阶段的特征，重现胚胎组织的发育过程。因此，临床上可以看到分化差或未分化的 NB,分化程度相对较高的节细胞 NB 以及分化成熟的神经节细胞瘤。

在大体病理上，位于肾上腺或后纵隔的 NB 多表现为边界比较清楚的实性肿块，呈多叶状、无完整的包膜、血运丰富，可有坏死液化区和黄白色钙化区域，尤其是化疗后病例。其他腹腔或盆腔腹膜后的肿瘤则常为多个连续的肿块或无明显界限的浸润性包块。剖面观察，肿瘤呈多结节结构，深红色至灰褐色，可有片状出血，有时出现坏死液化形成的囊腔，典型的钙化灶表现为黄白色颗粒状或斑点状结节。分化较好的节细胞 NB 和良性的节细胞神经瘤总是边界清楚，有光滑而致密的包膜，质地较硬，剖面较一致，为灰白色。

在微观病理上，神经母细胞源性肿瘤具有三种基本的组织成分：①NB 成分（the neuroblastomatous component），主要由不同分化程度的神经母细胞组成，表现为小圆形细胞，核染色深，胞浆少，核分裂多见。神经母细胞可由神经纤维包绕（不伴有雪旺氏细胞的神经纤维），瘤细胞由纤维组织分隔，排列成团巢状，形成菊花形团或玫瑰花环样结构（homer wright rosettes）。②神经节细胞瘤成分(the ganglioneuroblastomatous component)，可见束状排列的伴有雪旺氏细胞的神经纤维，成熟的神经节细胞以及纤维组织。伴有雪旺氏细胞的神经纤维提示分化的成熟，是必不可少的成分。③过渡型成分 (the intermediate component)，可见不同数量的神经母细胞，成熟或不典型的神经节细胞，平行排列的神经纤维以及向雪旺氏细胞分化的细胞。NB 中神经母细胞留样细胞成分占 50% 以上，节细胞性 NB 由局灶性分布的 NB 样细胞成分和占主要部分的神经节细胞瘤成分组成。而神经节细胞瘤则由单一的神经节细胞成分构成。过渡性成分仅见于 NB 和节细胞 NB 中[1]。

（2）NB 病理分型：目前国内广泛采用的是 Joshi 修正方案[2]，将神经母细胞源性肿瘤分为：①神经母细胞瘤(neuroblastoma)。第一，未分化型神经母细胞瘤（undifferentiated neuroblastoma），肿瘤细胞均为未分化的小圆形细胞，核深染，胞浆少，核分裂多见。肿瘤内几乎没有或很少见神经纤维。瘤细胞弥漫密集排列，很难找到菊形团。免疫组化 NSE 染色阳性，电镜下若观察到神经内分泌颗粒可协助诊断。第二，分化差的神经母细胞瘤（poorly differentiated neublastoma），肿瘤细胞比未分化型略大，核染色质丰富，染色深，可见小的不清楚的核仁，含极少量的胞浆，肿瘤细胞弥漫或成团排列，可见菊形团，HE 染色可见含量不等的神经纤维。第三，分化型神经母细胞瘤（differentiated neuroblastoma），至少有 5%的肿瘤细胞具有向神经节细胞分化的特征，细胞核增大，核仁出现，胞浆含量增大，细胞出现突起。分化型细胞弥漫或灶状分布。②节细胞神经母细胞瘤 (ganglioneuroblastoma)。肿瘤组织中神经节细胞瘤成分超过 50%，又可分为：第一，结节型节细胞性神经母细胞瘤（ganglioneuroblastoma nodular），剖面上可见到由 NB 成分组成的一个或多个大小不等的结节，可由假包膜包绕。镜下可见分化程度不同的神经母细胞簇状或巢状排列，周围是神经节细胞瘤的成分。一般情况下，NB成分结节总面积小于整个肿瘤组织的50%。第二，混杂型节细胞性神经母细胞瘤（ganglioneuroblastoma intermixed），镜下可见 NB 的成分呈大小不等的巢状分布，边界清晰，但无假包膜分隔，与神经节细胞瘤的成分混杂在一起。肿瘤细胞分化程度不同。第三，边界型节细胞性神经母细胞瘤（ganglioneuroblastoma boderline），NB 的成分散在，肿瘤细胞分化程度中等。③神经节细胞瘤（ganglioneuroma）。肿瘤组织均为分化成熟的细胞成分，包括成熟的神经节细胞，成熟的雪旺氏细胞以及纤维组织，未见核分裂像。少数不成熟成分存在不影响预后。由于 NB 的细胞形态与其他的儿童实体瘤如横纹肌肉瘤、外周性原始神经外胚层瘤和骨外尤文氏瘤并无二致，都是由小圆形蓝染细胞组成，因此常常需要免疫组织化学、细胞遗传学、分子生物学等方法以协助明确诊断。免疫组化常用的细胞标志有神经元特异性烯醇化酶（neuron-specific enolase,NSE）、突触素（synatophysin）、神经节苷脂 GD2、神经细胞黏附分子（neural cell adhesion molecule,NCAM）、神经纤维蛋白（neurofilament protein）、嗜铬素（chromogranin A）、外周素（peripherin）、微管相关蛋白（microtubule-associated protein,MAP）等。其中 NSE 最常用，肿瘤细胞及神经纤维对其成阳性反应。但 NSE 数值的意义并不严格，有些神经母细胞瘤 NSE 的数值并不升高；有些卵巢肿瘤等非 NB 患儿 NSE 也可有轻度升高；因此术后随诊中 NSE 轻度升高不能简单地判断为复发前兆，还需要结合其他资料综合判断。S-100 蛋白抗体用以标记雪旺氏细胞及其前体细胞。外周素是一种中间纤维蛋白，神经细胞源性肿瘤的胞浆呈阳性反应，而其他小细胞性恶性肿瘤中呈阴性反应。

由 Shimada 及同事设计的 NB 病理组织学分类系统[3]综合运用分化程度、纺锤体-核碎裂指数及有无雪旺氏基质来决定预后良好还是不良（表 14-13-1）。

表 14-13-1 Shimada 病理及预后分类法

	预后良好组织类型	预后不良组织类型
基质缺乏		
基质丰富	分化好，混合性	结节状
<18 月	MKI 值 < 200/5000	MKI 值 < 100/500
18 ~ 60 月	MKI 值 > 100/5000，分化	MKI 值 > 100/5000，未分化
>5 岁	无	都是

根据间质的分化程度将神经母细胞瘤分为间质丰富型和少量间质型。间质丰富型又可分为结节型、混杂型和分化型，其中混杂型和分化型属于预后好的组织学类型，少量间质型再根据病人年龄、分化型肿瘤细胞所占比例以及 MKI（随机选取视野计数 5000 个肿瘤细胞中核分裂核碎裂细胞数）进行分类。预后好的组织学类型和预后差的组织学类型其生存率有显著差别。这种预后判断的分类方法适用于任何未经治疗的原发性肿瘤，但需要有足够的组织学材料，因此需在强烈的可疑诊断后立即手术，明确病理类型，又可协助指导制定治疗计划。对大多数病例，第一次手术并不能完全切除肿瘤，而只能是一个活检手术。当然，若肿瘤局限可以切除，仍提倡一次完全切除。

3.儿茶酚胺代谢产物

儿茶酚胺分解的主要程序为：酪氨酸在酪氨酸羟化酶作用下形成多巴，后者可以在多巴脱羧酶作用下形成多巴胺，多巴和多巴胺在单胺氧化酶及儿茶酚-O-甲基转移酶作用下形成高香草酸（homovanillicacid,HVA），多巴胺在多巴胺 β-羟化酶作用下形成去甲肾上腺素，后者在苯基乙醇胺 N-甲基转移酶基础下形成肾上腺素，去甲肾上腺素和肾上腺素在单胺氧化酶和儿茶酚-O-甲基转移酶作用下形成香草扁桃酸（vanillylmandelic,VMA）。NB 细胞可合成去甲肾上腺素，但后者往往在肿瘤细胞中被分解，并以"甲氧基-羟基-苯基-乙二醇（methyl-hydroxy-phenyl-glycol,MHPG）"的形式释放到循环系统中，MHPG 无升压作用，最终转化为 VMA 由尿排出；5%肿瘤 NB 细胞只合成儿茶酚乙胺（Dopamine），最终可以高香草酸形式从尿中排出，少量以儿茶酚乙胺形式排出[4]。实验室检查时可采用 24 h 尿双相色谱法做定性检验 VMA 和 HVA 的定量；鉴于收集尿液的误差，可随机采尿测定肌酐、VMA 和 HVA 的相对量，此法简单可靠，但须增加检查项目和额外计算，以每毫克肌酐含有 VMA 或 HVA 多少微克表示（μg/mg）。目前普遍认为24 h尿VMA或HVA定量超过2倍正常值即为阳性，支持诊断NB，但有学者认为只要VMA高于正常值即可支持NB诊断。

4.神经特异性烯醇化酶（NSE）

NSE是由中枢及周围神经系统内分泌细胞产生的糖酵解酶类，也是中枢神经系统损伤的敏感性和特异性生化标志，在患有神经内分泌分化的恶性肿瘤的病人中其水平增高。目前NSE被公认为NB最好的肿瘤标志物之一[5]，对于NB的诊断、治疗及肿瘤复发的监测都有很高的临床价值。有文献报道[6]NSE与肿瘤分期、疗效和复发有关，有可能反映肿瘤负荷，提示其可作为监测NB的疗效与复发的辅助性指标。1983年Ishiguro等[7]通过连续监测血清NSE，认为NSE与NB的疾病进程相关。Zeltzer于1983年及1986年测定转移性NB各期患者的血清NSE，发现NSE超过100μg/L者预后不佳。另外，国外报道NSE与分期有一定程度的相关[8]，多在1~2期与3~4期之间比较，3，4期之间多无统计学差异。血液成分血小板和红细胞中也有一定量的烯醇化酶同工酶，因与NSE有部分交叉反应免疫活性，故在测定血清时应避免溶血。NSE正常值为0~13μg/L。

5.转移

早期转移是本病的特征之一，75%的病人诊断NB时已有转移瘤灶。早期血行转移最常见的部位是骨髓、椎骨、肝和皮肤，晚期可转移至脑和肺。发生转移的早晚与原发肿瘤的大小无关，甚至有少数病例以转移表现为首发症状，但无法找到原发灶。

早期文献曾根据临床病理特点将转移分为两型：①右侧肾上腺的NB大多经淋巴转移至肝，称为Pepper型。②左侧肾上腺的NB多经血行转移至骨或颅内，称为Hutchinson型。其实，这种分型并不完全准确，两型可以同时出现或混淆在一起。

（1）骨髓是NB最常见的转移部位，且发生较早，初诊的病人大约50%发生骨髓转移。临床表现有贫血、发热、肢体痛等，常常与白血病混淆。

（2）骨转移多见于1岁以上，尤其多见较大年龄儿童，常见骨转移部位为骨盆、四肢长骨和颅骨，表现为腰腿痛、关节痛、跛行，少数病例甚至出现病理性骨折。颅骨转移较晚，表现为局部骨性隆起，伴有骨质破坏。眶骨转移时出现眼球突起、眼内出血、眼周肿胀和大片青紫瘀斑，称为"熊猫眼"或"浣熊眼"征。

（3）淋巴结转移表现为淋巴结肿大、融合、生长成包块，以锁骨上淋巴结转移为多。

（4）肝转移多见于1岁以下婴儿，尤其特殊4期病人。50%新生儿病例发现时已有转移灶，其中65%有肝转移，原因究于胎儿的血循环特点，瘤栓可随血流迁至肝脏，容易形成转移灶。

（5）皮肤转移大多发生于新生儿和小婴儿，表现为特征性的"蓝莓饼"外观。

（6）脑转移多出现在病程的终末期，可表现为头晕头痛、恶心呕吐、四肢无力、嗜睡、昏迷、抽搐等。椎管转移和肺转移极为少见。

神经母细胞瘤分期如表14-13-2所示。

表14-13-2　神经母细胞瘤国际分期

分期	特征
1	肿瘤局限，肉眼下完全切除，伴有或不伴显微镜下残留，代表性的同侧淋巴结阴性（连带于瘤体上被一并切除的淋巴结可以阳性）
2A	肿瘤局限，肉眼下未完全切除，同侧非连带性代表性淋巴结阴性
2B	肿瘤局限，肉眼下完全/不完全切除，同侧非连带性淋巴结阳性，对侧肿大淋巴结阴性
3	不能切除的单侧肿瘤且浸润过中线，伴有/不伴区域淋巴结受累，或单侧局限性肿瘤伴有对侧区域淋巴结受累，或中线肿瘤向两侧浸润不能切除或有淋巴结受累
4	任何原发肿瘤扩散至远方淋巴结、骨、骨髓、肝、皮肤和/或其他脏器
4S	局限性肿瘤（即1期、2A/2B期），只扩散至皮肤、肝和/或骨髓，年龄小于1岁

（一）危险度分级

美国的儿童肿瘤组织总结了20余年的经验，根据国际分期和年龄以及肿瘤生物学指标进行危险度评价，以此为基础制定治疗计划。表 14-13-3 为危险度评价方法。

表 14-13-3 神经母细胞瘤危险度评价

INSS 分期	年龄/月	N-myc	Shimada 分类	DNA 倍体	危险度
1	0～21	任何	任何	任何	低
2A/2B	小于 1	任何	任何	任何	低
	1～21	无扩增	任何	—	低
	1～21	扩增	良好	—	低
	1～21	扩增	不良	—	高
3	小于 1	无扩增	任何	任何	中
	小于 1	扩增	任何	任何	高
	1～21	无扩增	良好	—	中
	1～21	无扩增	不良	—	高
	1～21	扩增	任何	—	高
4	小于 1	无扩增	任何	任何	中
	小于 1	扩增	任何	任何	高
	1～21	任何	任何	—	高
4S	小于 1	无扩增	良好	大于 1	低
	小于 1	无扩增	任何	等于 1	中
	小于 1	无扩增	不良	任何	中
	小于 1	扩增	任何	任何	高

但对于无 N-myc 资料者，可以参照以下标准划分危险度分级：低危组为小于或等于 18 月的 1 期患者；中危组为大于 18 月 1 期、2 期，所有 4S 期，年龄小于或等于 8 月的 3 期、4 期；高危组为年龄大于 18 月的所有 3 期；极高危组：年龄大于 18 月的所有 4 期。

（二）特殊类型神经母细胞瘤

1. 中枢神经系统 NB (central neuroblastoma)

颅内的 NB 少见。国外文献报告，原发大脑半球内的 NB 26%发生在 2 岁前，见诸报告的原发大脑 NB 已超过 80 例。北京宣武医院资料中包括嗅神经母细胞瘤在内的大脑神经母细胞瘤已有 17 例。有报告病人的尿液和脑脊液中儿茶酚胺数量增加。中枢神经系统 NB 预后不良，约 40%的病例术后复发，可经脑脊液转移或发生颅外转移。嗅神经母细胞瘤（olfactory neuroblastoma），又称嗅感觉神经上皮瘤（olfactory esthesioneuroepithelioma），比较少见，多为青壮年发病，肿瘤位于鼻腔顶部或上鼻甲，瘤体根部附着在筛板或是筛窦的黏膜上，部分肿瘤位于颅前窝底，组织学分为两型，即嗅神经上皮瘤和嗅神经母细胞瘤。生物学表现恶性程度较高，约 12%的病例术后在邻近组织内侵袭生长或破坏颅底侵入颅内，部分病例还可经血行或淋巴转移，侵犯颈部淋巴结、肺和骨甚至腹部内脏。

2. 多部位神经母细胞瘤 (multifocal neuroblastoma)

同时发生多部位 NB 十分少见，但随着诊断手段的不断改善以及筛查的开展，其发生率逐渐升高。截至 2000 年，英文文献的病例报告超过 60 例。由于 NB 可以出现早期转移，所以多部位 NB 的诊断首先要排除原发肿瘤伴有转移灶的可能。多部位 NB 发病涉及颈、胸和腹部的中线两侧，肿瘤数量在 2 个以上，组织类型多为节细胞 NB 或分化型 NB。有学者通过研究多部位 NB 的增殖指数、端粒酶活性、N-MYC,NTRK1,Ha-ras p21 和 DNA 含量等证实，大多数多部位 NB 具有良好的生物学特性。

3. 原位神经母细胞瘤 (neuroblastoma in situ)

Beckwith 和 Perrin 于 1963 年报道了 13 例原位 NB，均为死于其他疾病且年龄小于 3 个月的患儿。肿瘤最大直径为 0.7～9.9 mm，组织学表现为成片的神经母细胞。在形态学和细胞学上与典型 NB 相同，只是体积微小且无转移。这种原位 NB 的检出率比临床发现的新生儿 NB 高出约 40 倍，且在 3 个月以上婴儿未见原位 NB。该研究提示大多数原位 NB 在婴幼儿早期自行消退，极少发展成为真正的 NB。但也有人认为原位 NB 不是真正的肿瘤，而只是不成熟神经母细胞异常聚集。然而，对胚胎肾上腺的观察发现，在 14～18 孕周，神经母细胞结节聚集极似原位 NB，之后分散为小的结节并分化成为嗜铬细胞。而且，发育各阶段神经母细胞的胞核直径小于新生儿原位 NB 的细胞核。因此支持原位 NB 为肿瘤，而不仅是胚胎残留。少数 NB 能自然分化成神经节细胞瘤(ganglioneuroma)，这一自然退化过程是 NB 的另一个特征。自然退化多发生在新生儿及婴儿期，对于国际分期中的特殊四期病人，据推测不用化疗时可有 50% 自然退化[9]。

4.先天性神经母细胞瘤 (congenital neuroblastoma)

小儿自母体娩出即已存在的肿瘤，即为先天性 NB，往往在产前检查时发现。Fenart 等 1983 年首先用超声波发现胎儿 NB，到 1997 年 Acharya 等统计文献报告共约 55 例，一般均在 32 孕周后发现。先天性 NB 均表现为良好的预后倾向。但学者 Kerbl 通过观察先天性 NB 不断增大且预后不良的研究，提出在缺乏预示性指标的情况下，对不断增长的肿瘤简单观望以等待可能的自然退化是不合理的。

5.家族性神经母细胞瘤 (familial neuroblastoma)

家族性神经母细胞瘤是一种罕见的病例[10]，可涉及双胞胎、父母子女等，遗传方式为常染色体显性遗传。Kushner 总结了来自 23 个家庭的 55 例病人，其特点是多发，发病年龄小于 18 个月，与同胞患者相距 12 个月之内发病。

6.带有色素的神经母细胞瘤 (pigmented neuroblastoma)

带有色素或黑色素细胞的 NB 十分罕见。肉眼可以见不到色素沉着，但镜下神经母细胞或神经节细胞内可见到色素，超微结构显示其为神经黑色素，是儿茶酚胺的代谢产物。

7.眼震挛、肌震挛型神经母细胞瘤

眼震挛、肌震挛型神经母细胞瘤实际上是一种伴癌综合征（paraneoplastic syndrome）。该种类型又称"眼舞蹈、足舞蹈"综合征。有小脑共济失调、不自主运动和眼球震颤是眼阵挛-肌阵挛综合征的典型表现，该症被认为是由肿瘤与中枢神经系统髓鞘之间免疫学交叉反应引起。有人认为眼阵挛-肌阵挛综合征并发 NB 的机会比 NB 并发眼阵挛-肌阵挛综合征的机会大。所以肿瘤切除后，神经系统症状能否减轻或缓解也存在不同意见。

8.腹泻型神经母细胞瘤

NB 组织中可以合成并分泌过量的血管活性肠肽(vasoactive intestinal peptide,VIP)，从而引起难以控制的水样泻、水电解质失衡等内环境紊乱。临床上会表现为顽固的脱水和电解质紊乱，出现严重的低钾和酸中毒，无力、食欲低下，甚至心律紊乱。更为严重的是，由于腹泻对常规止泻药物无效，水电解质紊乱不易纠正，往往需要经中心静脉大量连续补充高浓度含钾溶液，但纠正后的血钾浓度又较难维持，所以治疗中需随时监测，及时调节治疗方案。有些病例经过化疗或手术，随肿瘤负荷的减小，腹泻和水电解质紊乱可以减轻或缓解。但部分病例症状可持续到术后，难以控制。

9.囊性神经母细胞瘤

在一些新生儿以及小婴儿有时会发现原发于肾上腺部位的囊肿性 NB。该类肿瘤体积一般不大，界限清楚，张力较高，呈球形，多为暗红色。剖开后发现其内容为黏稠的血性液体样物，白色纤维性囊壁较厚韧，与化疗后肿瘤组织内坏死和液化形成的大小不一的囊腔不同。显微镜下主要是大量的出血和坏死，但所见 NB 细胞形态多为分化较差。绝大部分肿瘤可以一期切除，周围侵犯和远方转移罕见。一般预后较好。

10.神经母细胞瘤重复癌

NB 可以伴发一些先天性畸形，这可能与其胚胎分化发育过程中调控紊乱的发病机制有关。但 NB 同时出现肾母细胞瘤，虽然也可以同样的理论诠释其可能的机制，但却是十分罕见的现象。北京儿童医院曾收治 NB 并发肾母细胞瘤的患者，另外，外文文献也有本病的个案报道[11]。

（三）病因

胚胎早期，原始神经嵴产生交感神经原细胞（sympathogonia），后者移行至各部位分化为神经母细

胞和肾上腺的嗜铬细胞，以后成熟为正常的交感神经节和肾上腺髓质，如若分化不完全，则有可能形成肿瘤。大多数 NB 病因不明确，有报道婴儿期 NB 发病与其父母长期或怀孕期间接触特殊药物和化学物质相关，如苯巴比妥、乙内酰脲和乙醇等，还有报道长期服用安定镇静、抗精神病和消炎止痛类药物的父母生于 NB 患儿发生率较高。其他认为与 NB 发病相关的化学物质包括：金属、电离辐射、染发剂等，但上述物质致瘤作用尚未被肯定。家族型 NB 遗传倾向的典型表现为双侧或多个原发肿瘤，Kushner 等人回顾性分析提示：家族型 NB 平均发病年龄为出生后 9 个月，明显较 NB 平均发病年龄低。但家族型 NB 临床上很少表现为染色体显性遗传，孪生子发病的罕见病例也并非同时起病，提示除了遗传因素外，尚有其他因素影响 NB 发生。NB 细胞基因研究曾证实，80%病例表现异常，最常见的是染色体短臂缺失或再排列，其中有特征性的为 1 号染色体短臂远端部分的杂合子丢失（LOH），Brodeur 于 1977 年曾报道近二倍体伴有有丝分裂相得 NB 中的 LOH 发生率高达 70%~80%，推测其可能为 NB 发病原因之一。1 号染色体短臂 LOH 主要定位于 1p32~1p36，以 1p36.1 和 1p36.2 的 LOH 发生概率最高，该区基因编码区的杂合子丢失被认为是 NB 抑癌基因发生基因序列或基因编码变化，甚至完全丢失，导致细胞异常增殖而发生肿瘤。近年来亦有有关 NB 瘤细胞 11 号染色体长臂（11q）和 14 号染色体长臂（14q）杂合子丢失的报道，发生率可达 30%，提示除了 1p36 抑癌基因外，尚有其他染色体异常与 NB 发生密切相关。另外，染色体外双粒染色质小体（extrachromosomal double minute chromatin bodies,DM）多次被报道于 NB 瘤细胞 17 号染色体发现。NB 并发畸形考虑与 NB 的胚胎发育异常相关，但报道所涉及先天性巨结肠、肾母细胞瘤、尤文氏瘤及尿道下裂等，其发生概率和遗传倾向均不确定。随着分子生物学、神经生物学、胚胎发育学的研究深入和技术发展，NB 发生机制将逐渐揭示，相关学说及理论对于 NB 临床表现的解释和治疗随访的指导意义也十分重大。

（四）其他

铁蛋白 SF 是一种贮存铁的蛋白，与铁代谢和储存密切相关，许多恶性肿瘤可合成和分泌铁蛋白，因此 SF 可作为一种恶性肿瘤标志物，但其特异性不强，升高可见于炎症、肝脏疾病、各种贫血、血色病及恶性疾病，包括白血病、恶性淋巴瘤等。恶性肿瘤 SF 增高往往预示预后不良，可能由于肿瘤铁蛋白对淋巴细胞及中性粒细胞功能的毒性作用所致。LDH 是糖酵解途径中一种重要的酶，肿瘤组织的糖酵解高于正常组织，因而参与糖酵解的重要酶类——LDH 也增高。由于肿瘤细胞坏死、代谢转换率加速、细胞膜通透性改变等原因，致使癌组织的酶释放至血液，因此血清 LDH 活性增高，可作为代表全身肿瘤细胞负荷的一项重要指标。但 LDH 分布于肾、心肌、肝、肺等多种组织、器官中，当这些组织发生病变时血清 LDH 均可升高，因此其特异性不高。包括 NSE,VMA 在内的上述几种瘤标志物特异性均不强，若在 NB 早期诊断仅依靠各项单项标志物，必然会引起部分患者漏诊，故为避免单一检测的局限性，联合检测的敏感性和特异性较高，但仍应结合影像学、病理检查方能进一步提高确诊率，指导治疗。

二、治疗

1.综合治疗

根据危险度分级制定不同的综合治疗计划。①低危组：手术及术后密切随访（每月 1 次）。②中危组：化疗前或化疗中（第 4、第 5 疗程左右）进行择期手术，术后化疗至非常良好的部分缓解（Very Good Partial Remision,VGPR）后 4 疗程（总疗程不超过 12 个疗程），必要时进行第二次手术。化疗结束后给予全顺维甲酸 160 mg/m²，每月 15 d，共 6 月。③高危组级极高危组：化疗四五个疗程后择期手术，术后化疗至 VGPR 后 4 疗程（总疗程不超过 12 个疗程），化疗结束后给予 ABMT 1 次。停化疗后给予全顺维甲酸 160 mg/m²，每月 14 d，共 6 月。其中大于 2 岁的患儿在治疗全部结束后可予瘤窝放射治疗，剂量为扩大野放疗 21.6 Gy，缩小放疗野 14.4 Gy。

2.治疗趋势

对于预后良好类患者：①对于无症状的 4S 期仅作密切观察或低强度治疗。②治疗方案可以以非常良好的部分缓解（VGPR）为治疗终点。③减弱治疗总强度。

对于预后不良类患者：①局部放疗以减少局部复发率。②化疗结束后全顺维甲酸 160 mg/m²，每月 14 d，共 6 月。③造血干细胞支持下超剂量化疗。④抗 GD2 抗体靶向治疗。⑤化疗强度的增加和新药的使用（如羟基喜树碱等）。

（1）手术。神经母细胞瘤的外科切除一般为大型手术，所以术前应充分准备，掌握详尽的影像学资料并制定切实可行的手术方案，充分考虑手术的危险及对策，包括大血管损伤急性失血、主要脏器的损失或衰竭等等，故应充分考察患儿耐受情况及病历资料，反复权衡手术利弊，慎重决定。NB 外科手术的目标是将肿瘤完全或接近完全切除[12]。对局限的低危险肿瘤，应争取完整切除瘤体和彻底清除周围淋巴脂肪组织。对肿瘤较大或已有转移者，可通过手术减轻肿瘤负荷、了解肿瘤的具体状态并获取组织标本，明确病理分型。一般经化疗后再进行二次探查手术，肿瘤多可完全切除。手术操作的指导原则：争取完整、完全地切除肿瘤，同时尽力保护重要的脏器和结构不受损伤。化疗和手术后仍有的残留病灶可以通过放疗进一步消除。术中保守操作为暴露并保护重要的结构后切除肿瘤，可有效的避免损伤。有研究显示[13]，完整切除晚期肿瘤原发灶可以有效控制局部肿瘤和改善总体生存率，但是切除的边缘可能是瘤体的假包膜，显微镜下仍可能有肿瘤残余。所以目前对于晚期 NB 的手术治疗尚有争议。

（2）化疗。标准化疗方案如下[14]：①中危组。药物用量：VCR 1.5 mg/m²，第 1 天；CTX 1.2 g/m²，第 1 天；CDDP 90 mg/m²，第 2 天；VP-16:160 mg/m²，第 3 天；Adr 30mg/m²，第 4 天；Cis-维甲酸 5.33 mg/(kg·d)（体重超过 12 kg 时予 160 mg/m²），第 1 天到第 14 天。标准化疗方案：VCR 加 CDDP 加 CTX 加 ADR 与 VCR 加 CDDP 加 CTX 加 VP-16 交替，达 VGPR 后 4 疗程，给予全顺维甲酸治疗。每结束 2 疗程化疗应进行疗效评估，每结束 4 疗程应行听力检查了解化疗副损伤。其中有骨髓转移的患儿需每两个疗程行骨髓涂片和/或 MRD 检查直至转阴性，所有治疗结束后定期 2 月随访一次。②高危组。药物用量：VCR 1.5 mg/m²，第 1 天到第 8 天；CTX 1.0 g/m²，第 1 天到第 2 天；CDDP 25 mg/m²，第 1 天到第 5 天；VP-16：100 mg/m²，第 1 天到第 5 天；ADR 30 mg/m²，第 1 天；异环磷酰胺 IFOS 1.5 g/m²，第 1 天到第 5 天；卡铂 550 mg/m²，第 2 天；Cis-维甲酸 5.33 mg/(kg·d)（体重超过 12kg 时予 160mg/m²），第 1 天到第 14 天。标准化疗方案：VCR 加 CDDP 加 VP-16 加 CTX 与 IFOS 加卡铂加 ADR 交替，于第 4 疗程完成后提前采集干细胞，达 VGPR 后 4 疗程行 ABMT，完成后予放疗和全顺维甲酸治疗。每结束 2 疗程化疗应进行疗效评估，每结束 4 疗程应行听力检查了解化疗副损伤。所有治疗结束后定期 2 月随访一次。其中有骨髓转移的患儿需每两个疗程行骨髓涂片和/或 MRD 检查直至转阴性，但采集干细胞时，应确保骨髓检查已转为阴性。③极高危组。药物用量：CTX1：400 mg/m²，第 1 天到第 5 天（体重低于 12 kg，给予 13.3 mg/kg）；CTX2：每 6 h 1 800 mg/m²，第 1 天到第 2 天（体重低于 12 kg，给予 60 mg/kg）；TOPO 1.2 mg/m²，第 1 天到第 5 天，25～50 mL DW/NS，30s 静脉注射；CDDP 50 mg/m²，第 1 天到第 4 天（体重低于 12 kg，给予 1.66 mg/kg）；VP-16：200 mg/m²，第 1 天到第 3 天（体重低于 12 kg，给予 6.67 mg/kg）；Mesna 420 mg/m²，间隔 4 h，每日 3 次，第 1 天到第 2 天；DOXO 25 mg/m²，第 1 天到第 3 天（体重低于 12 kg，给予 0.83 mg/kg）；VCR：不到 12 月，每日 3 次，每次 0.017 mg/kg；满 12 月且体重超过 12 kg，每次 0.67 mg/m²；满 12 月且体重低于 12kg，每日 3 次，每次 0.022 mg/kg；总剂量不超过 2 mg/72h 或 0.67 mg/d；Cis-维甲酸每日 5.33 mg/kg（体重超过 12 kg 时予 160 mg/m²），第 1 天到第 14 天。标准化疗方案：CTX1 加 TOPO 两次，CDDP 加 VP-16 与 CTX2 加 DOXO 加 VCR 加 MESNA 交替两次，CTX1 加 TOPO，CDDP 加 VP-16 与 CTX2 加 DOXO 加 VCR 加 MESNA 依次重复两次，于第 4 疗程完成后提前采集干细胞，达 VGPR 后 4 疗程行 ABMT，完成后予放疗和全顺维甲酸治疗。每结束 2 疗程化疗应进行疗效评估，每结束 4 疗程应行听力检查了解化疗副损伤。所有治疗结束后定期 2 月随访一次。其中有骨髓转移的患儿需每两个疗程行骨髓涂片和/或 MRD 检查直至转阴性，但采集干细胞时，应确保骨髓检查已转为阴性。

（3）放疗。NB对放射线辐射中度敏感。放射治疗作为一种局部性治疗方法，在NB使用较少，原因为NB早期时常常已发生转移，无法全面放射治疗，一般应用于超过2岁的患儿，在治疗全部结束后可予瘤窝放疗，剂量为扩大野放疗21.6 Gy，缩小放疗野14.4 Gy。另外对于手术无法切除的局部性肿瘤，采用放射治疗较为常见。例如术中可于局部残留边缘放置银夹作指示，术后进行放射治疗。另外有局限肿瘤侵犯主要器官和结构而无法切除的、对化疗不敏感或化疗过程中出现耐药的、已有远方转移但因局部症状需要进行姑息性治疗的NB均可考虑采用放射治疗。有研究发现4S期病例接受亚治疗量（400～800cGy）放射即可产生疗效。3期以上病例对化疗反应率高达70%以上，但生存率只有20%，如果化疗再辅助放疗可使生存率提高20%。放疗照射野一般应该包括原发灶和紧邻的淋巴结组，同时注意保护肝、肾、脊柱等脏器，努力避免或减轻晚期损伤。近年来放射治疗领域有很多改进，例如随螺旋CT和MR以及立体图像重建技术日益完善，三维适形放射治疗 (3 dimensional conformal radiation therapy) 技术取得显著效果。它是将放射线最大限度地集中在病变区域(靶区)，而尽量减少对周围正常的组织和器官的放射。此技术不但要求放射野的形状与病变(靶区) 的投影形状一致，而且要求调节放射野的输出剂量使之在靶区内诸点的剂量强度一致，还可同时结合近距离照射和高能重粒子治疗等方法以提高治疗效果。

（4）自体干细胞移植。自体外周血干细胞移植是预先从患者外周血中采集造血干细胞，在体外冷冻保存；然后对肿瘤患儿进行超大剂量化疗，后者可以大量杀灭体内肿瘤细胞，然后回输冷冻的自体外周血干细胞，恢复由于骨髓干细胞被严重杀伤而出现的造血及免疫功能，达到治疗肿瘤的目的[15]。由于NB为实体瘤，不同于白血病，其骨髓本身没有病变，转移的肿瘤细胞往往很少到外周血，因此在NB即使骨髓有转移在大剂量化疗后也可进行外周血造血干细胞的移植。美国儿童癌症研究组(Children's Cancer Group,CCG)资料显示在NB自体骨髓移植与异基因骨髓移植其远期疗效是一致的[16]。其原因是自体移植复发率高但移植相关并发症少，异基因移植复发率低但移植相关并发症多。目前采用以马法兰为主的以单纯化疗为主的预处理方案，不采用放疗，移植的不良反应可以控制在一定程度。自体外周血造血干细胞移植由于移植相关并发症少、不受造血干细胞来源限制、采集方便、移植后免疫重建早、肿瘤细胞污染的机会少等优点，近年来在实体瘤的治疗中被采用。研究证实[17]，自体外周血造血干细胞移植改善了晚期NB患者预后。

（5）其他。①肿瘤休眠疗法：肿瘤休眠这一概念的提出使人们对肿瘤的生物学行为有了更深入的认识，也是治疗肿瘤的新切入点，从而使肿瘤治疗模式发生改变，即从以往的杀伤模式向生物学控制模式的转变。肿瘤休眠疗法是最近提出的一种治疗恶性肿瘤的新方法，其宗旨在于保证肿瘤患者生活质量的同时尽力延长其生存时间[18]。当前，肿瘤休眠疗法包括以下数种：血管生成抑制剂、基因疗法、诱导分化剂、信号传导抑制剂、生物反应调节剂、环氧化酶-2(COX - 2) 抑制剂。②导向治疗：导向治疗是借助高度特异的亲肿瘤物质作为载体，以放射性核素、化疗药物、毒素等作为弹头，集中对肿瘤进行攻击而起到杀死肿瘤的作用。目前应用MIBG方法对NB进行治疗的方法得到较为广泛的认可，即用^{123}I 或 ^{131}I 作为载体附着MIBG，因其与去甲肾上腺素结构相似，可被NB所摄取，从而对肿瘤细胞定向攻击，达到减灭肿瘤细胞的作用。另外还有"化疗弹头"疗法，即借助细胞毒性药物分子上的特殊功能基团，如氨基、羟基、巯基等与单克隆抗体相连，以达到高选择性减灭肿瘤细胞的作用，不良反应较小。常用药物包括放线菌素D，表柔比星，长春新碱等。③诱导分化治疗：利用全顺式-维甲酸、神经生长因子、环单磷酸腺苷等药物可能诱导NB细胞分化为成熟细胞的特点，临床上选择性对于某些病例给予诱导分化治疗，可使肿瘤细胞负荷明显减少，主要应用于4S期、强烈化疗或者骨髓移植后的患儿。④免疫治疗：儿童NB免疫治疗是通过调动机体免疫机制加强肿瘤对于抗肿瘤药物的敏感性，同时刺激造血功能，促进骨髓恢复，增强机体对于化疗和放疗的耐受，稳定内环境。曾经有报道麻疹病毒株感染NBC1300株，克隆NS207株，引起细胞毒性T淋巴细胞活性增强，从而识别溶解被感染株和未感染株，另有两种 IFN 诱导酶被激活，从而大大阻止 NB 生长，提示病毒的感染可激活有效的抗瘤免疫。近期还有用细胞因子 IL-2,IL-12,IFN-γ 及 IFN-α 激发体内特异性和非特异性抗肿瘤免疫反应的研究。⑤基因治疗：在 DNA 和 RNA 水平上将外源性基因导入至肿瘤细胞，从而使其获得表达，产生特定生物学效应，达到治疗目的。如将编码某一敏感性的基因导入 NB 内，使 NB 细胞对于某种原本无毒或低毒的药物产生高度特异敏感性，从而导致肿瘤细胞死亡。

三、预后

NB 具有异质性（heterogeneity），大多数表现为高度恶性，转移早、死亡率高，绝大多数病人就诊时已有局部侵袭或远方转移，相应地预后大多不良，高危险组病例如果没有大剂量治疗的话，3 年无病生存率少于 20%。NB 总体 5 年生存率在 1960～1963 年是 24%，到 1985～1994 是 55%，这个改善可能与发现了较多的早期病例有关。因为婴儿时期发病的 5 年生存率为 83%，1～5 岁发病的为 55%，而 5 岁后发病的仅为 40%。而且，诊断较晚的高危险性病人即使经过手术、化疗和放疗，其 3 年生存率也不超过 20%，但随治疗水平的提高，通过干细胞移植和移植后使用维甲酸，3 年生存率可上升至 38%。在过去的 20 余年里，随分子生物学发展，研究发现 NB 存在很多染色体和基因异常。有些生物学指标可以用于预测后果，有些用于评价病变的危险程度从而指导治疗，这对于 NB 的治疗和预后都有指示作用。NB 治疗疗效评估参照表 14-13-4。

1.预后影响因素

目前明确的 NB 预后不良的因素：大于 1 岁，4 期，N-myc 扩增。新近研究证明：①无 N-myc 扩增、年龄在 365～547 d 的 4 期患儿可获得与少于 365 d 组相同的预后。②N-myc 扩增在 4S 期、2 期、3 期中同样具有重要的预后影响作用，N-myc 扩增者预后明显差。③手术后是否有小于 10% 的残留病灶对预后影响不明确。④1p 缺失是预后不良因素。根据预后因素将预后简单归纳为两大类：预后不良类和预后良好类，前者包括 4 期和伴有不良生物学特征（N-myc 扩增和/或 1p 缺失）的任何分期，后者包括不伴有不良生物学特征的非 4 期。

表 14-13-4　修订的国际标准神经母细胞瘤疗效评估标准

疗效	原发肿瘤	转移灶
CR，完全缓解	无	无，且儿茶酚胺水平正常
VGPR，非常良好的部分缓解	缩小 90%～99%	无，儿茶酚胺水平正常，骨扫描见残留灶
PR，部分缓解	缩小比例 > 50%	转移灶缩小比例 > 50%，骨及骨髓受累减少比例 > 50%
MR，混合缓解		无新病灶，原发和转移病灶缩小比例 < 50%，或现存病灶增大比例 ≤ 25%
SD，稳定		无新病灶，现存病灶增大比例 ≤ 25%
PD，恶化		出现新病灶，任何病灶增大比例 > 25%，骨髓检查转阳

（1）N-myc 基因扩增：近年来，NB 最重要的分子生物学发现是 N-myc 基因。N-myc 基因是位于 2 号染色体长臂 2p23 和 2p24 的一个原癌基因，在多数 NB 中有明显的扩增，尤其在晚期病例更常见，但 1 期、2 期和 4-s 期 NB 也可由 5%～10% 有该基因扩增，且往往进展迅速，预后不良。大量报道证实，N-myc 基因扩增的 NB 往往预后差。日本学者提出 10 倍以上 N-myc 基因扩增为临床预后不良和积极治疗的参考指标。在细胞内出现的染色体外双粒染色质小体(extrachromosomal double minute chromatin bodies，DM)、染色体同源染色区(choromosomally integrated homogeneously staining regions，HSR)均与 N-myc 基因的扩增有关，以上染色体异常与肿瘤生长密切相关，被视为预后不良的遗传学标记。

（2）DNA 倍数：DNA 指数是非常有用的预后评估指标，在婴儿 NB 治疗中与治疗反应有关。有研究发现具有超倍体(hyperdiploidy，即 DNA 指数大于 1)的婴儿 NB 对环磷酰胺和阿霉素的治疗反应较好。相反，DNA 指数是 1 的婴儿 NB 则对其反应不好，需要更强的治疗。在年龄较大的儿童，DNA 指数则没有这种预示作用。超倍体与其他的染色体和分子异常在预示不良后果时往往是相互影响的。

（3）其他：1 号染色体短臂的缺失是 NB 中最常见的染色体异常，提示预后不良。该区域内很可能存在肿瘤抑制基因(抑癌基因) 或者控制神经母细胞分化的基因。1 号染色体短臂的缺失多见于近似二倍体肿瘤和晚期肿瘤，缺失大多发生在染色体的 1p36 区。也有研究认为 1 号染色体短臂的杂合性丢失 (loss of heterozygosity) 与 *N-myc* 的扩增有关。另外，已经有报告 11 和 14 号染色体的等位基因丢失，说明在这些染色体上存在着其他的肿瘤抑制基因。NB 还有一个特征性的变化是经常有 1 号染色体俘获。

神经营养因子受体基因产物，*TrkA*，*TrkB* 和 *TrkC*，是编码神经生长因子(nerve growth factor，NGF) 受体的络氨酸激酶(tyrosine kinases)。值得注意的是，*TrkA* 的表达与 *N-myc* 基因的扩增有反向的相关关系，*TrkC* 基因的表达与 *TrkA* 有正向的相关。大多 1 岁以上的病人，*TrkA* 高表达与良好预后有关，尤其那些 1 期、2 期和 4S 期病例。相反，*TrkB* 的表达更多见于有 *N-myc* 扩增的肿瘤。

不良预后有关的生物学指标还有端粒酶 RNA 水平增高和肿瘤细胞表面糖蛋白 CD44 的缺乏，多药耐药(MDR，multidrug-resistant)蛋白 P-gp 和 MRP 在 NB 中表达的意义还有争议。而原癌基因是 *H-ras*，往往在分期较低的肿瘤表达，提示预后较好。

治疗过程中间断复查肿瘤学指标可提示肿瘤的发展情况及预后，近期文献提出，播散型 NB 患儿尿中 VMA/HVA 与肿瘤预后相关，比值越高，预后越好。

2.自然消退

尸检及因其他原因对于新生儿肾上腺进行检查时检出的原位NB患者数量为临床诊断NB数量的40倍，暗示这种未分化的肿瘤可能大多数在出生后几月内自然消失，而不发展为临床肿瘤。极少数病例却可以发生肿瘤休眠乃至自然退化（spontaneous regression）。NB 的自然退化率在人类肿瘤中是最高的[19-21]，这种复杂的临床表型背后一定存在着极其复杂的分子学背景，其实质是肿瘤细胞凋亡速率大于增殖速率，若增殖速率大于凋亡速率是表现恶性增生。

3.休眠

肿瘤休眠(tumor dormancy)期即无病期，为肿瘤细胞在宿主体内持续存在而又没有明显生长的一种状态，此概念最早由 Hadfield 于 1954 年提出，转移灶可在几个月到几年内保持临床无症状和不被发现也是肿瘤休眠的一种表现。

通过免疫组化的方法发现[22]，休眠的肿瘤结节内同时存在增殖细胞和凋亡细胞，提示肿瘤休眠并不是肿瘤细胞失去了增殖能力，而是其增殖与凋亡处于动态平衡，凋亡速率等于增殖速率，癌细胞团与机体免疫系统互相制约达平衡。

实验研究尚未揭示休眠的本质，但随着现代分子生物学的发展，已明确肿瘤的休眠可能与肿瘤血管生成受阻、癌基因与抑癌基因、宿主免疫状态、肿瘤细胞增殖周期及信号传导有重大关系，而人类基因组计划的实施也会逐渐将在分子水平上揭示肿瘤休眠的本质变为可能。

目前发现的肿瘤休眠可能的相关因素为：①温度。②年龄。③组织器官。④组织分化程度。⑤供血因素。⑥精神因素。⑦早期肿瘤比晚期肿瘤休眠率高。⑧良性肿瘤比恶性肿瘤休眠率高。⑨基因。⑩人体的免疫系统。

随着"癌症休眠理论"研究的逐渐深入，目前"长期带瘤生存"的观点已被广泛接受。"癌症休眠理论"为"长期带瘤生存"的临床应用提供了理论依据，促进了"饿死肿瘤疗法"的产生，使癌症永久休眠不再复苏的理论研究可能是攻克癌症的好方法。

（韩炜　王焕民）

参考文献

[1] 张金哲，王焕民，白继武.现代小儿肿瘤外科学[M].2 版.北京：科学出版社，2009.

[2] Joshi V V, Cantor A B, Alt-shuler G, et al.Age linked prognostic categorization based on a new histologic grading system of neuroblastomas[J].Cancer，1992，69：2197-2211.

[3] Shimada H，Ambros I M，Dehner L P，et al.The international neuroblastoma pathology classification（ the shimada

system)[J].Cancer，1999，86：364-372.

[4] 佘亚雄，应大明.小儿肿瘤学[M].上海:上海科学技术出版社出版，1997.

[5] Cooper E H，Pricthard J，Bailey C C，et al. Serum neuron-specific lase in children's cancer[J].Br J Cancer，1987，56：65-67.

[6] 郭广宏，王建柱，丁慧，等.ELISA 法检测肿瘤相关抗原神经元特异性烯醇化酶的方法学评价[J].标记免疫分析与临床，2009，16(4)：247-249.

[7] Bonner J A，Sloan J A，Rowland K M，et al.Significance of neuron-specific enolase levels before and during therapy for small cell lung cancer[J]. Clin Cancer Res，2000，6：597-601.

[8] 郑磊，孙晓非，甄子俊，等.神经母细胞瘤患者血清神经元特异性烯醇化酶水平变化的临床意义[J].新医学，2008，39（10）：644-646.

[9] 高静，刘亚平，郝玲.新生儿神经母细胞瘤自然消退 1 例[J].实用儿科临床，2007，22(23)：1816-1817.

[10] 施诚仁，王俊，王秋艳，等.儿童肿瘤外科学[M].北京：[出版者不详]，2006.

[11] 杨光，唐锁勤，王建文，等.肿瘤标志物联合检测在神经母细胞瘤诊治中的应用[J]. 实用儿科临床杂志，2007，22(3)：93-194.

[12] La Quaglia M P，Kushner B H，Su W，et al.The impact of gross total resection on local control and survival in highrisk neuroblastoma[J]. J Pediatr Surg，2004，39 (3)：412-417.

[13] Von Schweinitz D，Hero B，Berthold F.The impact of surgical radicality on outcome in childhood neuroblastoma[J].Eur J Pediatr Surg，2002，12 (6)：402-409.

[14] Stram D O，Matthay K K，O'Leary M，et al.Consolidation chemoradiotherapy and autologous bone marrow transplantation versus continued chemotherapy for metastatic neuroblastoma：a report of two concurrent Children's Cancer Group studies[J].J Clin Oncol，1996，14（9）：2417-2426.

[15] 冯晨，唐锁勤，黄东生，等.CEM 为预处理方案的自体外周血造血干细胞移植治疗晚期神经母细胞瘤相关毒性及疗效观察[J].中国当代儿科杂志，2004，6(6)：489-491.

[16] Berthold F，Boos J，Burdach S，et al.Myeloablative megatherapy with autologous stemcell rescue versus oral maintenance chemotherapy as consolidation treatment in patients with highrisk neuroblastoma: a randomised controlled trial[J].Lancet Oncol，2005，6 (9)：649-658.

[17] 唐锁勤，黄东生，王建文，等.大剂量化疗造血干细胞移植治疗Ⅳ期神经母细胞瘤的长期疗效研究[J].中国当代儿科杂志，2006,8(2):93-96.

[18] 宋长城，李柏，凌昌.全肿瘤休眠机制研究进展[J].现代肿瘤医学，2007，15(1):126-129.

[19] 毕红梅，何延兴，毕迅.神经母细胞瘤增殖、凋亡与休眠消退的相关性研究[J].河南肿瘤学杂志，2001，14(6)：397-398.

[20] Karrison T G.Dormancy of mammary carcinoma after mastectomy[J].J Nati Cancer Inst，1999，91(1)：80-85.

[21] Holmgren L，Jackson G，Arbiser J.P53 induces angiogenesis-restricted dormancy in a mouse fibrosarcoma[J].Oncogene，1998，17(7)：819-824.

[22] 毕讯，宋杏丽，张金哲.恶性肿瘤休眠的相关因素的研究[J].现代肿瘤医学，2008，16(5)：875-878.

第十四节　腹腔镜技术在小儿外科中的应用

　　腹腔镜技术应用于小儿外科已有 40 余年的历史,美国小儿外科医生 Steven Gans 首次利用腹腔镜技术诊断胆道闭锁及性腺发育异常标志着小儿腹腔镜技术的起步。随着腹腔镜光学技术的进步,腹腔镜这一微创外科学领域的先进技术得到越来越广泛的应用。尤其是 20 世纪 90 年代至今,腹腔镜手术逐渐体现出能够取代传统开腹手术的潜力。

一、腹腔镜技术在肝脏疾病中的应用

　　（1）新生儿及小年龄婴儿的先天性肝脏疾病的发病率呈逐年上升的趋势，梗阻性黄疸在其中占有很大的比例，如胆道闭锁、胆汁黏稠等疾病。与非器质性病变的新生儿肝炎的鉴别一直是临床医生工作中的难题。目前尚缺乏有效的非创伤性诊断手段，而且受限于治疗的顺应性及器械规格，成人外科中常用的磁共振检查和消化内镜逆行胰胆管造影技术在该年龄段患儿中的应用受到很大的局限。由于梗阻性黄疸病种的特殊性，需要在较短时间内做出准确诊断，争取肝功能受到不可逆性损伤之前疏通胆道。因此经胆囊的胆道造影检查就显得尤为重要，相较于传统的开腹经胆囊的胆道造影，腹腔镜胆囊造影具有切口小、手术操作简单、术后恢复快等优点，而且对于胆汁黏稠还可在手术中留置胆囊造瘘管，规律冲洗胆道。Hay 等[1]报道 33 例腹腔镜婴幼儿胆道造影，均获得成功，术后仅 1 例患儿并发肠粘连。Schier 等[2]报道单纯胆道冲洗常可使大部分患儿得到治愈。对于这部分病人腹腔镜手术更具优越性。

（2）先天性胆总管囊肿是小儿常见的胆道系统畸形，亚洲的发病率较高。肝门空肠 Roux-Y 吻合术是目前治疗该病的标准术式。目前腹腔镜手术已被认为是完成该术式较好的选择，这不仅因为相较于传统手术腹腔镜手术切口小，并且由于腹腔镜的放大作用，使术者能够更加清晰、准确地完成肝门部的解剖，李龙等[3]报道腹腔镜治疗 45 例胆总管囊肿的患儿，取得较好的手术效果。理论上讲腹腔镜手术同样适用于胆道闭锁，传统 Kasai 手术的要点是对于肝门区纤维块的解剖，由于胆道闭锁患儿肝门区的血管大多畸形，因此腹腔镜的放大作用可辅助术者对肝门区纤维块的解剖及重要血管的保护。但目前未见有腹腔镜治疗胆道闭锁大宗病例的报道，究其原因是由于腹腔镜手术操作较为复杂，中转开腹的风险较高，且传统手术对于胆道闭锁治疗的效果目前尚不满意，因此很难评价腹腔镜治疗胆道闭锁的效果，因此该项技术仍未得到广泛推广。

二、腹腔镜手术在肛门直肠畸形及先天性巨结肠中的应用

（1）肛门直肠畸形是小儿常见的消化道畸形，针对中高位无肛目前较为统一的观点是分期手术，即一期行肠造瘘，待患儿营养条件改善后二期行肛门成形术，然后择期行关瘘术。其中肛门成形术是分期手术治疗成功与否的关键，肛门成形术需完成三个重要步骤：①游离直肠末端，使之能无张力的置于肛穴处。②术中仔细辨认肛门外括约肌环，确保直肠末端穿过外括约肌环的中心。③确切地消除直肠与其相邻器官之间的异常窦道，如直肠尿道瘘、直肠膀胱瘘等。Pena 术即后矢状入路肛门成形术是治疗中高位肛门直肠畸形的经典术式，手术原则是在肛穴与尾骨间的矢状线上完成直肠末端的游离、肛门外括约肌的解剖及直肠瘘管的处理，该术式在国内外的一线儿科医疗中心均得到较为成熟的推广，术后效果较为满意。但该术式在处理中高位的直肠瘘管如直肠膀胱颈瘘等情况时较为局限，往往需在腹部取剖腹探查口，从腹腔端寻找直肠瘘管，手术打击较大。2000 年 Georgeson 等[4]提出腹腔镜辅助肛门直肠成形术，即利用腹腔镜完成直肠末端的游离、瘘管的处理，并在不切开外括约肌的情况下利用腹腔镜的放大作用和体外肛门电刺激仪配合找到外括约肌的中心位置，从而使游离的直肠通过外括约肌环的中心，完成肛门成形术。随着腹腔镜技术的不断进步，该术式得到广泛推广，明安晓等[5]对 34 例中高位无肛的患儿实施了该术式，术后取得了较为满意的效果。需注意的是腹腔镜辅助下处理中间位的直肠瘘管，如位于盆底肌肉内的直肠尿道瘘时较为困难，往往需要术者有丰富的临床经验及良好的腹腔镜操作技术。

（2）腹腔镜辅助下改良 Soave 术式是目前治疗先天性巨结肠长段型的较好选择。由于病变肠管长度较长，单纯经肛门操作难以完整切除病变肠管，因此传统手术在治疗长段型巨结肠时需开腹，松解病变的肠段。除手术切口较为难看以外，该术式对腹腔及盆腔脏器的打击较大。目前国内外多个儿童医疗中心均选择利用腹腔镜松解病变肠段，联合经典的 Soave 术治疗长段型先天性巨结肠，不仅节约了手术时间，而且术后伤口外观满意，受到家长的欢迎。手术过程中对肠系膜大血管的处理是手术成功与否的关键，如术中重要血管结扎不确切造成出血，不仅影响手术视野，而且由于肠系膜血管的回缩现象，使术者难以找到血管断端，是中转开腹的主要原因。

三、腹腔镜在小儿腹部创伤及急腹症中的应用

（1）在儿童创伤中有 10%～15% 的患儿会伤及腹部脏器，常见的腹部脏器损伤包括肝、脾、肾、肠管及膈肌，临床医生需要在最短的时间内对这部分儿童做出准确的诊断并尽可能地评估腹部脏器的损伤程度。实质性脏器如肝、脾的损伤通常表现为出血，而空腔脏器如肠管的损伤除出血之外还有感染的

表现。由于儿童及监护人往往不能提供准确的病史，且儿童查体多不配合，因此实验室检查尤其是影像学的检查就显得尤为重要。虽然目前随着影像学技术的不断进步，CT,磁共振等检查的显像效果得到很大提高，但仍有临床症状及体征与影像学检查不符合的情况存在。有学者提出将微创的腹腔镜检查列入诊断手段，Barbara 等认为针对血流动力学不稳定及确定有空腔脏器破裂的患儿，在纠正休克的同时应首选腹腔镜检查，这样能够较直观地了解腹腔内脏器损伤的情况，并可对需要手术干预的创伤部分进行腹腔内的修补与缝合；对血流动力学稳定的患儿首选 CT 检查。若患儿病情稳定则进行常规监测，若患儿病情始终不见好转并出现典型的外科体征，如腹腔大量积液、循环始终未见好转，应及时行腹腔镜探查以了解病因。虽然整体上讲真正需要外科手术干预的腹部创伤患儿所占比例较小，但儿童腹部创伤的危险性及隐蔽性仍决定了腹腔镜在检查与治疗上的重要作用[6]。

（2）阑尾炎是儿童最常见的急腹症。不同于成人阑尾炎，儿童阑尾炎的临床表现多样，且儿童不能准确表达症状，而且目前尚无诊断阑尾炎的标准化的实验室检查手段，这给临床医生在诊断时造成了较大的困难。儿童阑尾壁较成人薄，静脉回流亦差，不利于炎症的吸收，再加上诊断过程的延误，因此无论在国内还是国际上儿童阑尾炎的穿孔率均较高。近几年来，越来越多的临床医生选择腹腔镜手术作为治疗阑尾的首选术式，这不仅因为与传统手术相比腹腔镜手术创伤小、外观满意，而且在腹腔镜直视下能够更好地评估阑尾炎的严重程度，对于大多数单纯或穿孔时间不长的阑尾可做到一期切除；对于炎症已局限、阑尾脓肿形成的患儿，临床医生可根据自身临床经验，必要时冲洗腹腔脓液，右下腹阑尾脓肿处放置引流加速腹腔感染的吸收，待腹腔感染完全控制 3~6 个月后再行阑尾切除术。李龙等报道与传统开腹手术相比，腹腔镜阑尾手术后发生伤口感染、肠粘连的概率明显减低。

四、腹腔镜手术在梅克尔憩室和肠重复畸形中的应用

梅克尔憩室和肠重复畸形是临床上较难诊断的小儿肠道畸形。二者均可表现为症状不典型的腹痛、便血。无论是 B 超,CT,放射线核素等检查在诊断方面均不能达到满意的特异性及阳性率。既往临床医生多采用剖腹探查术完成疾病的诊断及治疗，目前越来越多的医生选择腹腔镜探查术，避免了开腹、关腹的繁琐且创伤较大的操作。术中将发现的病变肠管经脐部切口拖出腹腔外，必要时可扩大脐部切口，在腹腔外完成肠切除吻合，不仅切口美观，而且极大地避免了对正常肠管的损伤，术后发生肠粘连的概率明显降低。

五、腹腔镜手术在新生儿外科中的应用

新生儿腹腔镜技术目前已发展较为成熟。与大年龄的儿童相比，新生儿腹腔镜技术有其特殊性：①新生儿腹腔空间较小，术前需通过胃肠减压、留置导尿甚至结肠灌洗等手段尽量扩大腹腔空间，为腹腔镜手术提供便利。②新生儿以腹式呼吸为主，腹腔压力过高会影响呼吸运动，因此 CO_2 分压多控制在 1.33~1.60 kPa。③由于部分新生儿脐静脉尚未完全闭合，因此术中多采用脐下切口。④新生儿有单独专用的腹腔镜器械，规格多为 3~5 mm，且多为塑料材质，以防止由于重量过重在手术过程中出现脱落或移位等情况。新生儿常见的消化系统畸形如先天性肥厚性幽门梗阻、环形胰腺、十二指肠瓣膜、肠旋转不良等疾病，均可在腹腔镜辅助下完成。前提是要求术者对解剖结构有扎实的理解，并熟练掌握在腹腔镜下结扎、分离、缝合等技术。新生儿腹腔镜手术时间不宜过长，以免由于腹腔高压引起的呼吸抑制及循环系统障碍。由于新生儿腹壁肌肉薄、肌张力小，腹腔脏器对腹壁的压力相对较大，因此传统开腹手术后发生伤口裂开、切口疝的可能性均较大年龄儿童要高，而腹腔镜手术切口多为 3~5mm，术后伤口甚至可以仅用医用胶黏合而不需缝合，不仅有效避免了上述并发症，而且亦免除了术后患者体表终身留有明显手术瘢痕的遗憾。

六、腹腔镜手术治疗腹股沟斜疝及鞘膜积液

腹股沟斜疝和鞘膜积液是小儿最常见的外科疾病，1 岁以下患儿有自愈可能，随着年龄的增加自愈的可能性降低，而且有肠管嵌顿坏死的危险，1 岁以上的患儿多需手术治疗。腹腔镜手术是可供选择的

治疗手段之一。腹腔镜手术有以下优点：①能够在直视下找到腹股沟管的内环口，确切缝扎疝囊，真正做到高位阻断腹腔与腹股沟的通路。②在治疗患侧的同时亦能够探查对侧，必要时缝扎对侧内环口，减少了二次手术的发生。③术后阴囊血肿、水肿的发生率明显降低。目前对于该术式尚存争议，争议的中心在于传统手术并不需进入腹腔而仅在腹壁外腹股沟管区操作，虽然有损伤输精管及周围血管的可能，但不涉及腹腔脏器，而腹腔镜须通过腹腔通路，在理论上有损伤腹腔脏器的危险。尽管如此，随着腹腔镜技术的不断提高，在临床医生技术完善的基础上，对于该病尤其是传统手术失败复发的病例，腹腔镜手术仍然不失为理想的选择。

七、腹腔镜手术在小儿泌尿外科中的应用

（1）精索静脉曲张在男性患儿中并不少见，发病率为 10% 左右，大多数患儿症状较轻，部分患儿随年龄增长症状逐渐加重。其主要危害是影响睾丸的发育，乃至影响成年后的生育功能。传统手术多取腹股沟外上方横切口，于腹膜外结扎精索血管主干。目前腹腔镜精索血管高位结扎术是治疗小儿精索静脉曲张的标准术式，与传统手术相比腹腔镜手术的优点在于术后伤口直径约为 3mm，手术痕迹极不明显；由于腹腔镜在体内仅作简单的组织分离及血管结扎，避免了逐层缝合腹壁的操作，因此手术时间明显缩短；术中利用腹腔镜的放大作用能够清晰地辨认精索血管，减少了血管漏扎及误扎的发生；结扎近端后能够观察远端的精索血管，如果静脉仍然扩张，则同时结扎输精管周围的静脉或腹壁下静脉，有效地减少了术后复发或手术效果不满意的发生。由于该手术操作较为简单，因此通常作为小儿外科医生训练腹腔镜的入门级手术。

（2）隐睾是小儿泌尿外科的常见病种，发病率约为 1%，对于睾丸位置位于腹股沟管内环口以下，可在腹股沟管外环口附近触及的患儿，腹股沟区的手术仍是首选。但对于异位睾丸位置较高，位于内环口以上的患儿，或术前检查不确定是否有正常睾丸的患儿，腹腔镜手术则可以体现出优势。腹腔镜手术可在腹腔端游离精索、睾丸周围的粘连，然后在阴囊表面建立与腹腔的通道，将睾丸置于阴囊内。若一期手术不能完全将睾丸置于正常位置，可选择分期手术，如 Fowler-Stephens 术。

（3）肾盂输尿管梗阻是小儿常见的泌尿系统畸形，是引起肾积水的主要原因。传统手术是在患侧肋下取横切口，经腹膜后入路完成离断式肾盂成形。现代腹腔镜技术提供了腹腔通路和腹膜后通路两种途径完成肾盂成形术，根据术者的经验及技术，肾盂与输尿管的吻合可在腹腔镜直视下完成或提出体表外完成。与传统手术相比腹腔镜手术创伤小，不切断腹壁肌肉，防止了切口疝的发生。除此之外对于双侧肾积水的患儿既往的治疗原则是：总肾功能正常时先治疗梗阻严重侧，总肾功能不全时先治疗功能相对好的一侧，双侧条件相近时先治疗易治疗侧。腹腔镜技术提供了双侧同时治疗的选择。

小儿腹部外科手术技术经历了传统大切口手术、小切口手术、多孔腹腔镜手术、少孔腹腔镜手术，随着光学技术及操作器械的不断进步，单孔腹腔镜手术逐渐成为流行。单孔腹腔镜手术多选择体表的天然瘢痕部位（多为脐部），取 10～20 mm 切口，置入整套腹腔镜器械。单孔腹腔镜手术完成的前提是为术者提供良好的操作空间及手术视野，传统腹腔镜器械单一平行的操作活动自然不能达到要求，目前较为统一的观点是改良单孔腹腔镜的配套器械使之具有多关节、多自由度。已有大量国外文献报道单孔腹腔镜手术完成阑尾切除、胆囊切除、幽门环肌切开及小肠切除吻合，由于单孔腹腔镜成本较高、临床医师训练时间长，在我国尚未得到广泛开展。随着单孔腹腔镜技术的不断完善、器械改良的进步，这一代表现代微创手术的技术会得到更好、更广泛的应用。

（刘婷婷）

参考文献

[1] Hay S A, Soliman H E, Sherif H M, et a1. Neonatal jaundiee: the role of laparoscopy[J].J Pediatr Surg, 2000, 35: 1706-1709.

[2] Schier F，Waldschmidt J.Experience with laparoscopy for the evaluation of cholestasis in newborns[J].Surg Endosc，1990，4：13-14.

[3] 李龙，余奇志，刘钢，等. 经腹腔镜行先天性胆总管囊肿切除肝管空肠 ROUX-Y 吻合术的探讨[J]. 临床小儿外科杂志，2002，l(1)：54-61.

[4] Georgeson K E，Inge T H，Albanese C T.Laparoscopically assisted anorectal pull-through for high imperforate anus-a new technique[J].J Pediatr surg，2000，35(6)：927-931.

[5] 明安晓，李龙，刘树立，等. 腹腔镜辅助治疗中高位肛门直肠畸形疗效评价[J].中华小儿外科杂志，2011,32(7)：504-508.

[6] Gaines B A，Rutkoski J D.The role of laparoscopy in pediatric trauma[J].Seminars in Pediatric Surgery，2010，19：300-303.

第十五章 基础医学与临床

第一节 儿科影像学新进展

一、小儿影像学当前发展状况

不断进步的计算机技术和高级软件运算方法极大地促进了小儿影像学的图像收集、显示、解读、通讯、保存及检索等各方面的发展。当今数字时代下引领了小儿影像学发展的最前沿信息，可以更好地在临床应用中运用这些技术。我们简洁地回顾历史和讲述影像学的技术原理，之后就儿科影像学在呼吸系统和中枢神经系统的临床应用进行总结和展望。

（一）历史回顾

Wilhelm Konrad Roentgen 在 1895 年底获得了第一张实验性人类胸片并于 1896 年 1 月向世界宣布了他的发明。1896 年 2 月 Dartmouth 学院首次利用这项新技术投照出一位 14 岁男孩的尺骨与桡骨，这代表儿科放射学发展史的开始。几个月之后，加拿大多伦多儿童医院引进了一台 X 线设备。到 1899 年，波斯顿儿童医院已经可以应用这项技术获得射线照片。这项技术早期主要应用于骨骼系统，随着放射影像学设备的发明和快速进展，儿科学研究的应用与范围也在不断扩大。

在第一个 100 年中，儿科影像学图像绝大部分都是二维的，重点在于结构形态学。在最近的 20 年内，图像形态学和电脑硬软件的创新大大改革了儿科影像学，三维或四维图像开始应用于评估生理功能。

（二）新技术进展及其临床应用

1.磁共振成像（magnetic resonance imaging,MRI）

MRI 可在二维平面的冠状、失状、轴向、倾斜面成像并且无射线辐射，目前的三维立体磁共振成像和磁共振血管造影（magnetic resonance angiography,MRA）的结构和功能序列显著提高了儿童成像的需求。并行成像，超高速 3D 兼容可以实现各向同性亚毫米分辨率[1]。针对多参数成像，尤其是结构、血流灌注和功能等多模态 MRI 技术的联合运用，是中枢神经系统 MRI 的临床与基础应用研究的重要发展方向，将为我们今后对中枢神经系统疾病的早期诊断和鉴别诊断以及预后评估提供更为全面、准确的信息[2,3]。

MRI 新技术的快速发展以及日益成熟，功能磁共振成像（functional magnetic resonance imaging,fMRI）、扩散张量成像（diffusion tensor imaging, DTI）、氢质子核共振波谱（magnetic resonance spectroscopy, MRS）、磁敏感加权成像（susceptibility weighted imaging, SWI）、扩散加权成像（diffusion weighted imaging,DWI）、灌注加权成像（perfusion weighted imaging,PWI）等新技术不仅用于基础科研，也越来越多地用于临床精神性、神经性等疾病，而且已经能够更为敏感地发现在常规 MRI 中没有器质性改变的异常，为其病因、病理生理的改变提供全新的视角以及客观的影像学证据。脑功能磁共振成像、扩散张量成像、3D 全和分段的大脑融合图都是当前及未来需要的先进的可视化的脑磁共振成像技术。这些技术有助于脑肿瘤、癫痫症、先天性脑畸形、皮质发育不良、神经营养障碍的治疗计划和了解这些疾病的进程。纤维跟踪技术和 3D 核磁的纤维融合成像、脑部病变的容量分析、海马，以及内部听觉运河，耳蜗和半规管的 VR 分割等都是近年的新技术。

心脏 MR(magnetic resonance)成像技术越来越受到广泛应用，由于其操作复杂，时间长，受呼吸心跳运动影响大，如何优化和简化扫描序列和缩短成像时间一直备受关注。高空间分辨率前瞻性心脏呼吸门控(CRSG) 三维 MRI 可以确定左心室（LV）容积、质量及右心室（RV）容积。前瞻性 CRSG 是一种替代心脏心电触发、多层、多屏气电影成像的有价值的方法，可以简化心脏功能成像，特别是对于不能长时间屏气及受心电图信号干扰的病人，例如儿童。快速实时二维和节段三维电影技术与标准的临床方案在评价左室整体和局部参数方面具有可比性，显著缩短了成像时间[4]。电影三维平衡稳态自由进动序列 MRI 协议可用于评估心脏室壁运动，量化心室容量、射血分数和质量[5]。相位差成像可解决 3D 因推移梯度技术带来的缺点。目前增强 3D MRI 灌注序列可应用于评估心脏功能[6]。3D SSFP 和 3D 钆 MRA 是用 MRI 进行结构评估的中心序列。 对于心血管系统磁共振成像(CVMRI) 和心血管 CT (CVCT)，多平面和容积重建可作为补充方式使用。近年来关于儿童心脏 MRI 研究主要集中于先心病的研究。三维速率编码 MR 成像能准确评价肺动脉瓣血流，对于三尖瓣血流，其比二维速率编码 MR 成像更准确。采用三维速率编码评价右室舒张功能，有助于了解法洛四联症矫正术后病人的右室舒张功能情况。采用心血管 MRI 测量室间隔偏移程度，量化法洛四联症修补术后标志心室间相互作用的室间隔偏移，评估其与左心室射血分数、左室间隔增厚及左室纤维化的相关性；对于各种先心病，采用螺旋的加 SENSE 的相位对比 MR 序列能在一个短的屏气中获得高时间和空间分辨率的图像，测出来的每搏体积是准确可靠的[7]。

MRI 新技术的消化系统临床应用包括 MR 胰胆管造影，MR 肠道造影，MR 结肠照影。MRCP 在描述胰导管的解剖方面是安全和准确的，因此被应用于评估胰腺炎、胆总管的囊肿、 胆总管结石、原发性硬化性胆管炎、包块、创伤乃至肝移植前后的评估同样等。MRE 和 MRC 在对炎症性肠病患者，特别是年轻及儿童患者的长期随访过程中显示出较好的应用前景。新技术的应用不仅使其获得的影像信息更丰富，而且使更客观地评估病情活动性成为可能，这些对炎症性肠病诊治中临床决策的制定、药物疗效的观察都具有重要意义。新技术的应用使磁共振肠造影能多参数、多序列、多平面成像，提供肠壁厚度、信号强度、血管束直径等多种参数。

MRU 和 CTU 均是分辨率高、综合性的泌尿道成像方法，其中 MRU 具有没有辐射或碘化对比过敏等优势。分肾功能灌注检查也是研究的重点。MRU 表现出优越的形态学评价，同时可以测定分肾功能。

肌肉骨骼 MRI 检查，三维的 GRE 成像与脂肪抑制偶回波双翻转角扰相梯度回波稳态采集可以评价关节软骨形态，评估生长板和测量软骨和骨骺的体积和厚度的敏感性、特异性和准确性。偶回波稳态自由运动和平衡 SSFP 是评价软骨的 3D 序列。

2.多探测器计算机断层扫描（multi-detector row CT,MDCT）

最近，MDCT 的技术创新都集中在加强组织特性，提高时间分辨率，双能，双源和 128-320 通道系统，减少辐射剂量照射上[8,9]。目前的发展状况是最先进的多排螺旋 CT 扫描仪产生了前所未有的 3D 和 4D 数据集，扩大了儿科临床应用范畴。1s 扫描时间将有可能少或避免了儿科影像检查中镇静和麻醉的需要。3D 和 4D 成像也能与正电子发射断层扫描和电脑断层扫描（positron emission computed tomography,PET-CT）和锥束 CT（cone beam computerized tomography,CBCT）相结合运用。第二代双源 CT（SOMATOM definition flash），已达到 0.25 s/圈，0.25 s 心脏、0.6 s 全胸扫描，4D 动态扫描覆盖范围达 48cm。实现了快速扫描、微量辐射，以及灌注分析。第二代双能量成像，利用选择性能谱纯化技术（selective photon shield,SPS），使组织鉴别能力增强，辐射剂量降低，可多达十余种双能量临床应用。能谱 CT 利用单源系统瞬时同向双能采集和数据空间能谱解析技术，通过快速能量切换（在 0.5 ms 内实现 80 kVp 和 140 kVp 的高速切换）获得衰减数据，并通过对原始数据的分析，实现 40～140 kVp 范围内任意能量点单能谱图像提取，还可同时提供水、碘、钙基物质的分析工具[10]。从而引出了能量分辨率和化学分辨率的新概念，使能量成像进入一个崭新的领域，成为新 CT 研究的热点。但是，双能 CT 和能谱研究在儿科方面国内外均为空白，尚无详细报道。

CT 扫描的剂量问题一直是制约其发展的主要因素之一，同样也是儿科 CT 影像关注的中心。采用有效的降低患者辐射剂量的优化技术，是 MDCT 技术得到良好应用所必须解决的问题。目前采用的优化技术有：ECG 自动毫安技术、心脏滤线器、3D 自动毫安技术、短几何设计和电子收集器、四维实时剂量调节技术等。剂量和图像质量是一个有机体，必须达到和谐和统一。CT 诸新成像技术均很重视剂量优化，实现了前瞻性心电门控采集技术，甚至加入图像后处理来增加低剂量效果（ASiR）[11]。

儿童 CT 低剂量研究一直是热点。保持管电压不变，降低管电流是目前降低 CT 辐射剂量最常用的方法。CT 低剂量扫描在肺部的应用最为成熟，可用于诊断儿童肺内感染、气管异物、支气管窄以及先天性气管病变等疾病。

3.CT 图像后处理新进展

小儿影像有 5 个主要的重建技术：多平面重建、曲线平面重建、3D 容积再现、最大密度投影、最小密度投影。3DUS,MRI 和 CT 的图像资料可以用所有的技术来进行显示。依据操作者对结构概观或者结构分析的需要，以及特殊视图技术的优点，来选择不同的技术。

儿童 3D CT 重建的诊断价值得到广泛认可，主要用于治疗计划，如儿童颅面、颅底、先天性和后天性脊柱畸形等。现在已发展和报道了创伤性脑损伤的计算机辅助诊断 CAD 算法，实现了对评估是否存在硬膜下或硬膜外血肿、蛛网膜下腔出血、脑实质血肿、显著中线偏移（±5 mm）的 98% 的灵敏度和 99% 的阴性预测值[12]。使用自动化软件（Buitrago 颅面骨折自动分类）分类颌面部创伤并协助制定治疗方案和规划手术操作。

就目前 MDCT 技术的性质来说，CTA 检查已经成为儿童心血管成像方面的主要选择之一。主要在探讨低剂量前瞻性心电触发双源 CT（DSCT）血管成像在患有复杂先天性心脏病的婴儿及儿童具有一定的临床应用价值，并与经胸超声心动图比较。能够从心脏的形态学以及功能学两方面获得心脏的信息，提高了对病变诊断的正确性[13,14]。

CT 肠道造影检查在儿科学中最常应用于炎性肠病和消化道出血。它也可以运用于评价小肠包块。

CTU 可通过低剂量扫描模式和对比介质策略安全地应用于儿童患者。快速 CTU 检查时间使它成为儿童创伤和高镇静或高麻醉风险时主要的选择方法，并且测定整体和局部肾脏大小和皮质厚度也可以作为评估肾单位功能方法[15]。

MPR 和 3D 容积 CT 检查用于评估骨骼肌肉创伤的术前术后，发育不良，脊柱侧凸，胸壁畸形的、腿的长度差异等方面。先进的 CT 成像对肌腱异常评价也很有用。双源 128,256 和 320 的 MDCT 由于大范围扫描和更快速的扫描模式提供了潜在的在骨骼肌肉系统的 CT 应用范围，并减少辐射，并可以进行骨骼肌肉 CT 灌注和动态的运动成像。

二、儿科呼吸影像学新进展

儿童胸部解剖结构异常中各种诊断成像模式中，X 线平片由于低射线辐射，价格便宜和操作便捷等优点，是首选和最常用的检查方法。20 世纪 70 年代发展起来的 CT 成像技术，给医学影像学带来深刻的影响和革命性的进展。其临床应用范围及诊断效果明显提高。多探测器计算机断层扫描（MDCT），应用低辐射剂量扫描模式以获得最佳的儿童胸部影像，目前被认为是最有价值的诊断工具，可以准确地评估中央气道、心血管、纵隔和肺实质的异常。使用薄层扫描获取固有各向同性分辨率的图像数据可以进行调整及进行两维和三维（3D）的重建，可以获得与轴向图像具有相同的空间分辨率的图像，从而提高了诊断的准确性并为制定手术计划及病人管理提供更可信的数据[16,17]。

MDCT 的其他优点包括更广泛的覆盖面，更快的管旋转速度，降低了整体的成像时间，减少了年幼孩子的镇静需要；通过减少运动及呼吸伪影提高了图像质量；通过造影剂使用，改善了强化对比，可获得小血管成像的高质量诊断信息[18]。MDCT 使儿科 CT 检查得到改进和完善，降低了检查的难度，提高了图像的质量，为临床提供了更多的诊断信息。

其他非电离辐射成像技术，如超声和磁共振（MRI）成像，尤其是 MRI 对于胸壁、脊柱和脊柱旁区域、纵隔和心血管结构、区别肺门淋巴结和血管结构，显示膈肌、胸壁异常等方面具有一定优势，对碘过敏小儿尤为适宜。尽管存在固有的磁化率、运动伪影、低 PD 和空间分辨率低等问题，MRI 技术的进步有可能实现高清晰度儿童肺部和胸部磁共振成像,例如,导航 3D GRE 已被用于自由呼吸的肺成像。可以用 cine-MRI 动态观察中央气道,而屏气及自由呼吸 2D SSFP 和 2D 或 3D T1 快速 GRE 的序列可用于动态评估胸壁和膈肌肌力和肺容量。极化氦[³He]或氙[¹²⁹Xe]3D MRI 检查可直接计算通气量。MRI 也越来越多地应用到评价肺部疾病[19],如有研究报道 MRI 在评价非囊性纤维化儿童肺部疾病的严重程度上与高分辨 CT 扫描(high resolution CT,HRCT)是等效的,而 MRI 没有辐射,可以替代 HRCT 来诊断儿童慢性肺部疾病。MRI 在功能评估方面更体现出比 CT 更显著的优势。

(一)多排 CT 扫描方法的选择及适应证

多排 CT 的出现,建立和扩展了 CT 的应用,尤其是在小儿胸部影像学方面的临床应用,它可以在一定程度上消除呼吸气运动的影响而获取更多的诊断信息,尤其是微小病变的显示,如弥漫性间质性肺病的诊断。并在检测某些胸部病变时被视为"金标准"。

通过可供选择的后处理重建工具的应用,CT 图像可以被调整以利于进行审阅和解释,提高病变的显示率和诊断的准确性,尤其是在先天性病变,如肺动静脉畸形和肺隔离征,区分结节病变和胸膜或横膈的关系等有重要价值。

但是,电离辐射始终被认为是儿童 CT 成像最大的关注点[20],应在 CT 检查前做仔细的风险效益分析。为了尽量减少辐射剂量和随之而来的对儿童的潜在风险,要严格掌握 CT 检查的适应证,并且进一步优化扫描参数和定制 CT 扫描标准以适应每个病人的个性化需求仍然是放射科医生的责任。

常规肺部 CT 检查的适应证包括:①复杂肺部感染性病变及其并发症。②肺部局限性包块的特点、位置和范围。③转移病变。④弥漫性肺部病变。⑤移植后肺部并发症。CT 增强扫描是经血管注入水溶性有机碘剂后再行扫描的方法。目的是增加体内不同体素之间对射线的吸收的差别,提高病变组织与正常组织间的密度差,以显示平扫上未被显示或显示不清的病变。适用于显示肺部炎症,尤其是并发症和复杂性感染性病变、先天发育异常、肺血管病变、纵隔占位和纵隔肺门淋巴结,以及大血管和心脏心包病变。

高分辨 CT 扫描(high resolution CT,HRCT):是指在较短的时间内,取得良好空间分辨力 CT 图像的扫描技术。基本内容为薄层扫描、高分辨率骨算法重建和较小的 FOV。这种技术可提高 CT 图像的空间分辨率,是常规 CT 检查的一种补充。主要作用于显示肺内细微结构,如肺小叶气道、血管、小叶间隔、肺间质,并能观察到小病灶,病灶内和周围的轻微变化。高分辨 CT 扫描提供了一个非侵袭性检查手段,可以确定病变的特征和分布。主要包括两种扫描模式:①常规高分辨 CT:在保证低剂量扫描的前提下(80~100kVp,50mA,0.75s/0.5s),HRCT 采用高空间分辨骨算法,1mm 层厚,10~20mm 层间距,1500 HU 窗宽、-500HU 窗位,必要时在呼气相时选择相应层面扫描。如果不能进行呼吸控制扫描,可以采用体位变化的模式来进行呼吸气的扫描识别。②容积算法,采用高分辨的骨或肺算法进行 1mm 以内层厚的全肺容积的扫描,可以在一次屏气的状态下完成全扫描过程,但是射线剂量需要严格控制。

当前快速发展的多排螺旋 CT 可以进行气道、肺、胸壁病理解剖和功能的评估,包括吸气和呼气算法,评估结构形态,胸壁力学和呼吸灌注通气、体积的定量分析和空气滞留与可逆性肺的评估等。临床应用体现在气管支气管软化,主动脉弓异常,异物吸入,气管息肉,哮喘,囊性纤维化,先天性肺病变,肺移植前和后,胸腺发育不全综合征,先天性膈疝修补术后,和有或无肺动脉高压的慢性肺部疾病等各方面[21]。

64 排螺旋 CT 可以获得新生儿、婴儿、幼儿自由呼吸,年龄较大的儿童和青少年屏气的同向性和高分辨率数据。16 排或以上的多排螺旋 CT 扫描仪的肺功能 4D 成像技术已有报告。256 排和 320 排 MDCT 有更大的覆盖范围,使该技术适用于小儿气道的实时评估的同时减少辐射照射。计算机辅助诊断技术在儿科的肺结节检测,3D 呼吸道分割,识别异常通气道中将作为新兴可行的方法。

（二）MDCT 在儿科呼吸系统疾病中的临床应用

1.CT 图像显示及后处理

轴位 CT 图像包含所有用于诊断的必要信息。然而，在复杂的病例中，进一步的数据处理有助于对诊断的进一步明确，提高病变在解剖结构上的辨识。

多重二维重建。多平面重建（multi-planar reconstruction,MPR）是最基础、最广泛使用的处理工具。是在常规轴扫基础上对某些或全部扫描层面进行各方向的图像重建（冠状，轴位、矢状或任意的成角度的面）或沿轴线的感兴趣结构（图 15-1-1）。利用多层面重建，特别是曲面重建可将兴趣气管、血管完整展现，有利于区别腔内外改变，从而明确诊断。在进行低剂量扫描时，可以通过提高 MPR 层厚来提高图像质量或信噪比。

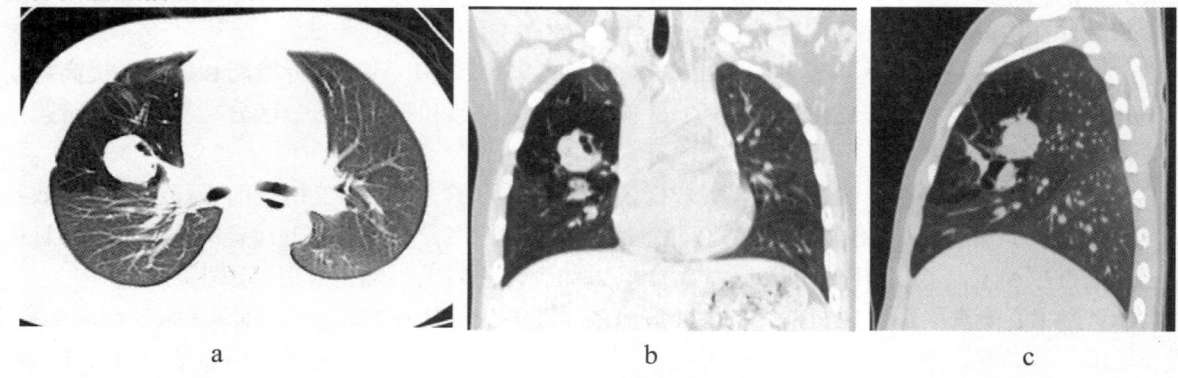

图 15-1-1　支气管闭锁

图 15-1-1，男，6 岁，支气管闭锁。多平面重建（MPR）分别在观察轴位（a）、冠状位（b）和矢状位（c）多个平面图像上观察病变。

多层面容积重建。①最大密度投影（maximum intensity projection,MaxIP）是一个绘制工具，可以提取，然后将其显示为一个血管造影图像。MaxIP 是在原始容积数据采集的基础上，选择其中的对比度增强的解剖结构的最高强度像素成像，这在突出周围血管、结节和血管及区分分散的实质结节与血管分支结构中非常有用（图 15-1-2）。②最小强度投影（minimum intensity projection,MinIP）与 MaxIP 相反，是通过提取信号最低强度像素成像，来显示中央气道结构及支气管树的分枝结构（图 15-1-3）。这种技术在评估（定量）肺部的空气潴留方面也有益（图 15-1-4）。③三维容积重建（volume rendering，VR）是一种表面重建技术，是将轴位容积数据通过色彩赋值标记数据中不同的组织类型后转换为三维显示。三维 VR 成像被广泛用于显示结构和血管解剖结构，特别是其相邻结构的空间关系（图 15-1-5），也可以将整个气管支气管树作为一个 3D CT 支气管像显示（图 15-1-6）。

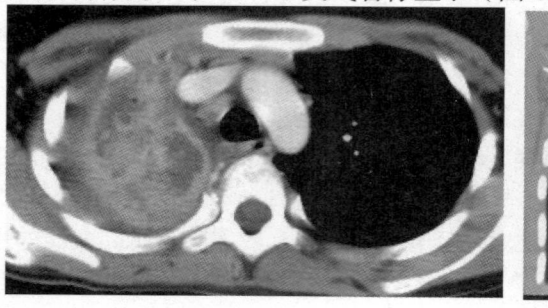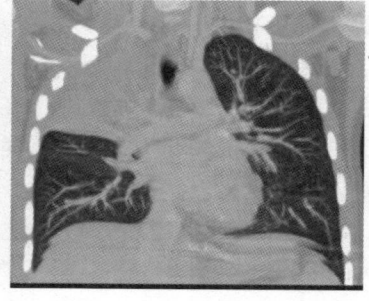

a.右上叶大片实变伴坏死；b.冠状位 MaxIP

图 15-1-2　女，10 岁坏死性支原体肺叶，CT 轴位图像显示

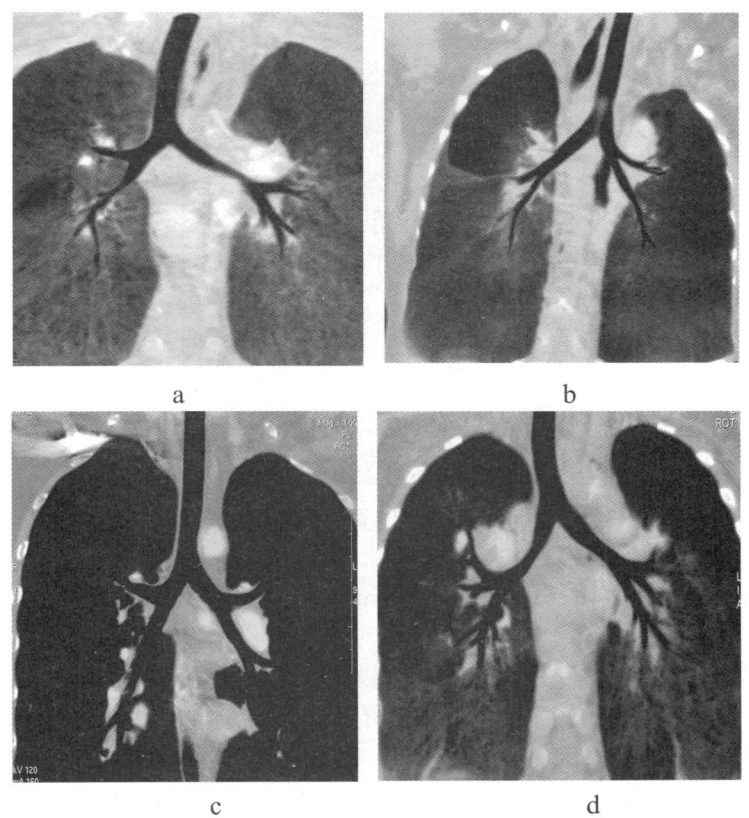

图 15-1-3　四个病人的最小强度投影（MinIP）冠状位图像

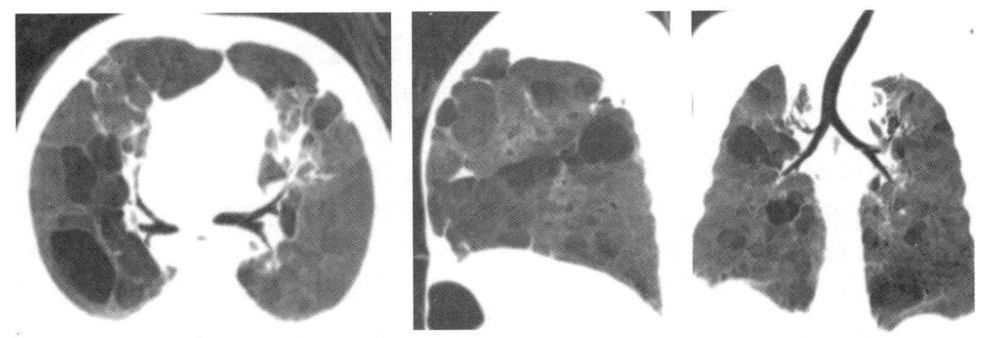

图 15-1-4　3 月男孩支气管肺发育不良，轴位、矢状位和冠状位 MinIP 图像

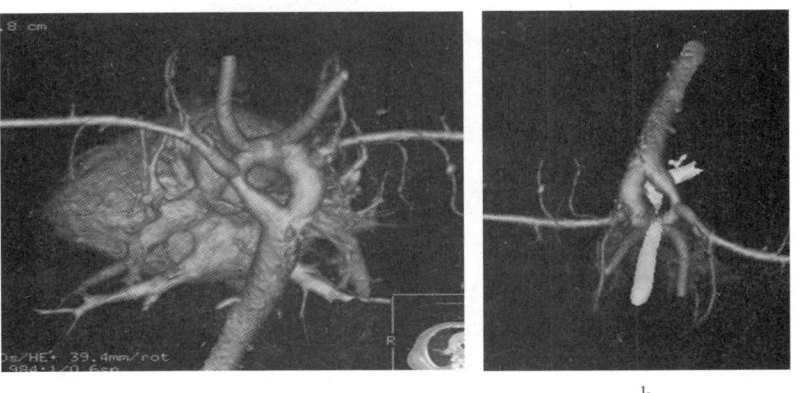

图 15-1-5　1 岁男孩双主动脉弓畸形

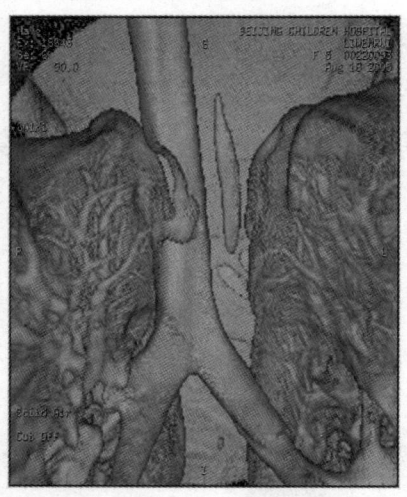

图 15-1-6　5 岁女孩气管黏液腺癌

2.MDCT 在儿科呼吸系统疾病中的临床应用

先天肺部异常。①先天性大叶性肺气肿（congenital lobar emphysema,CLO）是指肺叶的过度充气和过度膨胀，并并发内在/外在的支气管梗阻或支气管壁解剖和结构发育不良或阙如。本病多累及一叶，以左上叶最多见，其次分别为右中叶及右上叶，少数多叶受累或呈双侧分布。患儿由于肿块占位效应/对残余肺的压迫及由于肺叶过度通气造成的纵隔移位而出现持续性的呼吸窘迫。CLO 最初由于肺内残留的液体 X 线胸片可显示为一过性的不透光软组织密度影。影像学表现为过度充气的肺段并病变区内纤细、拉长、稀疏分布肺血管影及纵隔移位（图 15-1-7）。②先天性肺隔离症（congenital pulmonal sequestration）是发育不全无呼吸功能肺组织，与支气管及其分支无正常交通，接受体循环异常动脉供血，体或肺静脉引流。根据与正常肺有无共同脏层胸膜覆盖分为叶内型及叶外型。叶内型 60% 发生在左下叶后基底段，常位于下叶内脊柱旁沟水平。叶外型部位多与膈关系密切，可紧贴膈的上下面或位于膈肌内。CT 及三维重建可以帮助定位异常的血管和区别肺内型及和肺外型隔离肺。肺隔离症的 CT 表现取决于其内是否含气，当隔离的肺组织与邻近的肺组织相通气或发生感染后，多呈囊性改变。当隔离的肺组织未与支气管和邻近的肺通气时，表现为一个密度基本均匀的软组织密度块，增强 CT 结合重组技术可显示异常体循环供血动脉起自降主动脉及其分支。同时可显示回流静脉，叶内型多为肺静脉回流，而叶外型则通过体循环静脉[22]。

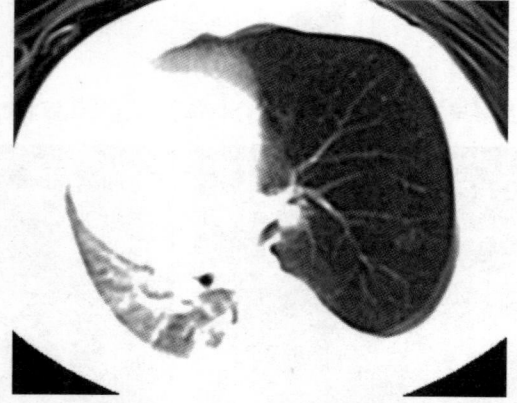

图 15-1-7　25 d 男孩先天性大叶性肺气肿

气管支气管异常。①气管支气管（tracheal bronchus）是一种较常见的气管支气管分支异常，是指段支气管由气管直接发出的先天异常（图 15-1-8），分为异位型及额外型。影像学表现：异位型指段支气管由气管直接发出，多见于右上叶尖支或尖后支，右主支气管发出的右上叶分支仅供右上叶其他段的通气。额外型指自气管发出一额外的段支气管，而右主支气管发出的右上叶支气管分支无异常。②先天性支气管闭锁(congenital bronchial atresia,CBA)是由于段或亚段水平支气管的局部闭锁引起的一种少见先天性畸形。左上叶尖后段为最常见好发部位。在受累肺段狭窄的远端可见空气滞留或过度膨胀。CT检查方法优于普通的胸片，可以观察受阻处及相邻肺段的低密度区、血管减少等征象[23,24]。先天性血管异常。①肺动脉吊带(pulmonary artery sling)是左肺动脉异常起源于右肺动脉，走行经气管和食管之间到达左肺门。因此，左肺动脉形成一个围绕远端气管和近端右主支气管的吊带，引起气道受压从而导致左肺过度膨胀。患儿常表现为喘鸣和窒息。CT增强及其后处理图像可以清晰显示主肺动脉及其分支的解剖结构以及气道狭窄或受压等(图15-1-9)。②单侧肺动脉中断：单侧肺动脉中断(Interruption of the pulmonary artery)或阙如为先天单侧肺动脉未发育所致，通常表现为肺动脉在肺门处形成盲端，多出现在右侧(图15-1-10)。受累的肺体积变小或发育不全但支气管解剖结构正常。相反，未受累的肺通常表现为过度膨胀。在MDCT重建图像上结果显示更明显，随患儿年龄增长病情逐渐加重[25]。

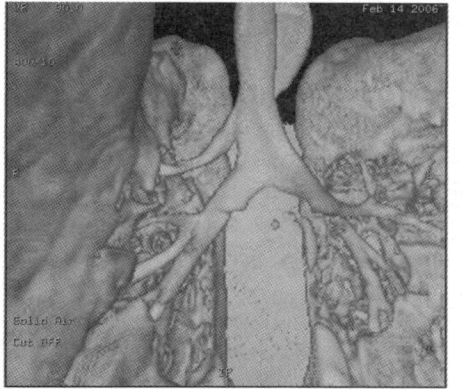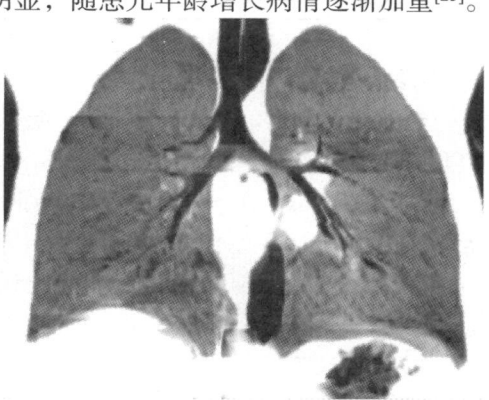

图 15-1-8　气管支气管，右主支气管发出的右上叶分支仅供右上叶其他段的通气

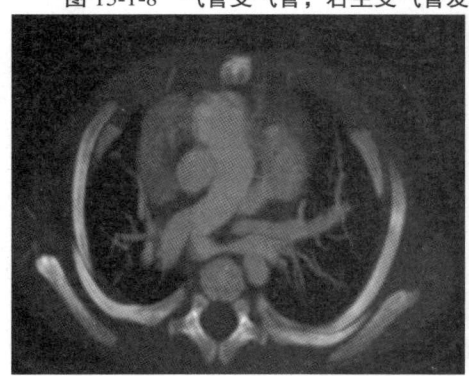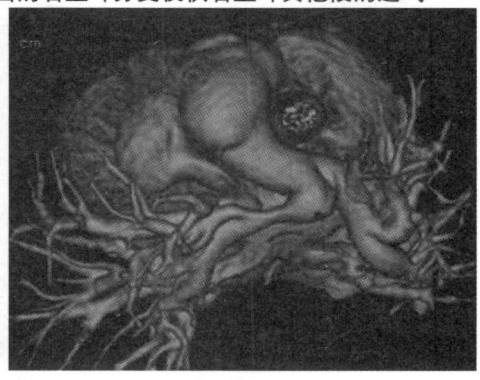

图 15-1-9　3个月男孩生后气促，肺动脉吊带

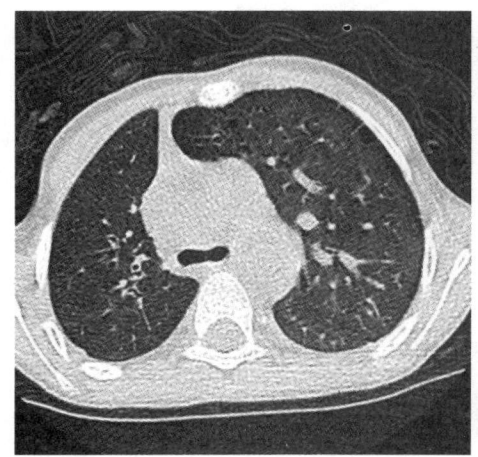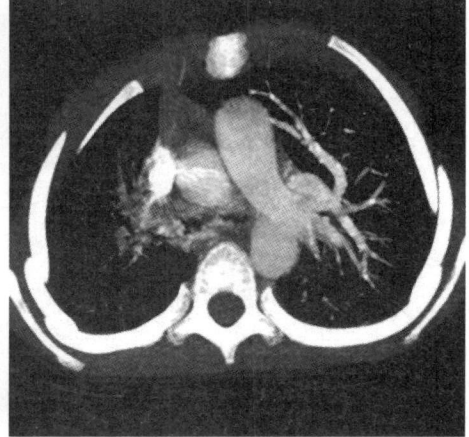

图 15-1-10　右侧肺动脉阙如，右肺小

弥漫性肺间质病变。①闭塞性毛细支气管炎（bronchiolitis obliterans,BO）是由黏膜下肉芽组织或纤维化组织造成的部分或完全的小于3mm以下的细支气管或肺泡小管的狭窄或闭塞，是气道上皮损伤继发的上皮再生和疤痕的结果。通常并发大气道的扩张和炎性管腔狭窄，肉芽增生，和/或纤维化。儿童感染后的BO通常为缩窄性毛细支气管炎。X线胸片可表现为正常或单侧透明肺。HRCT表现为由于灌注和磨玻璃样改变不均匀分布引起的马赛克征；支气管扩张和管壁增厚；以及吸气图像上血管减少和呼气图像上空气滞留征（图15-1-11，女，3岁，重症肺炎后喘息5月，肺功能：小气道阻塞性障碍。CT显示片状分布马赛克灌注征）。②郎格罕氏细胞组织细胞增生症（Langerhan·s cell histiocytosis，LCH）病因不明，多认为是一种免疫性疾病，是以Langerhans细胞（LC）异常增生为特点。肺部浸润可以孤立发生在肺部（原发）或在多器官累及肺部。在儿童，原发在肺部的LCH更为常见。HRCT主要表现为肺小结节和薄壁囊肿，双侧累及，上肺野较下肺野多见并病变较重，广泛薄/厚壁的囊泡病变，部分融合，不规则，结节呈小叶中心型和细支气管周围结节，一半病例可见大的囊肿和大疱(直径大于1cm)。结节和气囊形态奇特（图15-1-12，男，7岁，肺部活检证实郎格罕氏组织细胞增生症LCH，胸部CT显示双侧气胸，双肺多发形态怪异的薄壁的囊泡病变，部分融合，小叶中心和细支气管周围结节和小叶间隔增厚）。其他征象还有小叶间隔增厚，磨玻璃样和纵隔淋巴结肿大。胸腺可见钙化和囊性变。③肺泡蛋白沉积症 (pulmonary alveolar proteinosis,PAP)又称肺泡磷脂沉着症（pulmonary alveolar phospholipidosis）是一种原因不明的弥漫性病变，以肺泡和细支气管腔内充满大量不定形的非可溶性富磷脂蛋白物质为特征。致使肺的通气和换气功能受到严重影响导致呼吸困难。先天性肺泡蛋白沉积症是婴儿期特有的疾病，是常染色体隐性遗传的表面活性蛋白A,B或C及其他亚型的缺乏引起的。胸片显示双侧弥漫气腔病变，HRCT表现为蛋白样物质填充引起的双肺弥漫分布斑片状毛玻璃样模糊影以及小叶间隔增厚，形成特征性的"铺路石征"（图15-1-13）。

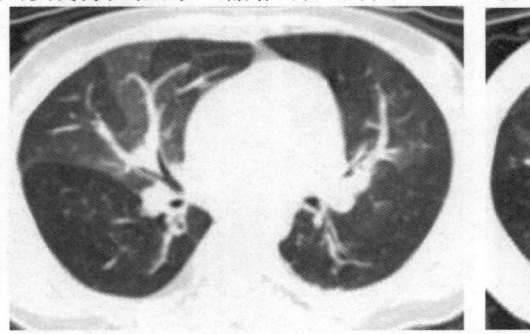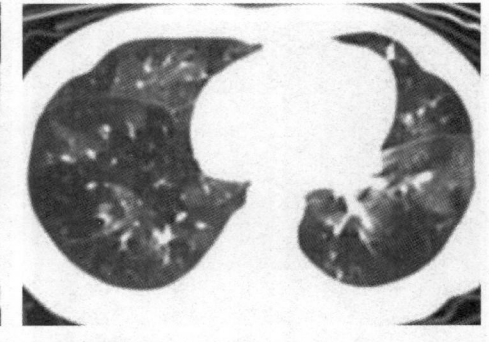

图 15-1-11　3岁女孩重症肺炎后喘息小气道阻塞性障碍

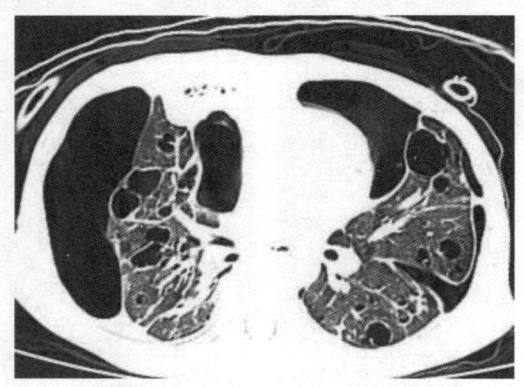

图 15-1-12　7岁男孩肺部活检证实郎格罕氏组织细胞增生症 LCH

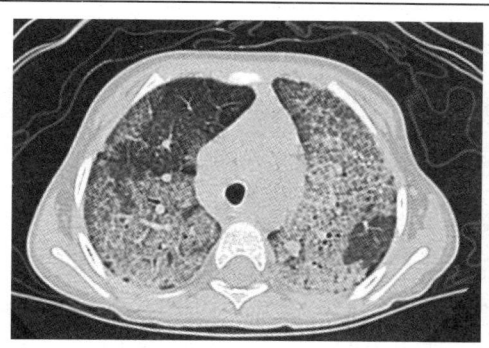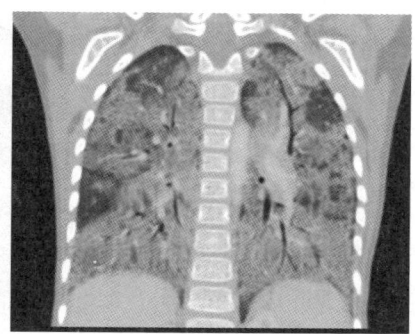

图 15-1-13　肺泡蛋白沉积症

三、HRCT 在儿童小气道疾病诊断中的应用

小气道疾病是指病理改变以累及肺小气道为主或同时伴有肺泡或间质改变的一组呼吸道疾病,也是慢性阻塞性肺部疾病的早期病理阶段,在儿童常见。在临床中由于这类疾病不具有特异性的临床或功能征象,疾病的临床严重程度和影像表现之间也没有真正的相关性,故小气道疾病的诊断是一个难点[26]。随着影像技术的飞速发展,HRCT 可以明确显示小气道疾病的形态学改变,基于影像改变的小气道功能评估也有了一些的进展,可用来评价气道结构改变与肺功能的相关性,观察治疗效果[27]。

(一)小气道疾病的常用检查方法

1.支气管灌洗

通过纤维支气管镜或气管插管对肺段进行灌洗并回收灌洗液,对灌洗液进行的研究,可以发现气道炎症性疾病、喘息性疾病、先天性疾病等不同肺部疾病的病原学、免疫病理学特点,进行诊断。支气管灌洗虽然有一定的价值,但操作复杂,有创,临床应用有一定的局限性。

2.肺功能检测(PFT)

可以根据小气道功能变化来判断小气道有无病变,在小气道疾病的诊断中有重要价值。但 PFT 是对整个肺及气道功能的测量,不能发现某一区域的潜在变化和气流阻塞,不能很好地评估气道损伤的程度。

3.胸片和 CT 等影像学检查

胸片空间分辨率高,可以整体反映肺部的情况,但由于前后重叠的关系对肺部细小病变的分辨率有一定的限制。应用螺旋 CT 可以从形态学上观察小气道的形态改变,为这组疾病的诊断提供有力的依据。HRCT 是 1~2mm 薄层扫描加高空间分辨率算法和靶扫描,减少了由于容积效应产生的重叠,显示肺部的解剖学细节。能观察到细小的不能被肺功能检查检出的小气道的形态学改变。HRCT 是一种无创的、精确的和具有可重复性的影像学检查方法,所以是目前观察肺间质病变、小气道病变的最佳方法。

(二)小气道 HRCT 解剖学基础

小气道通常指细支气管。细支气管壁含有 3 层:内膜层、平滑肌层及外膜,不含软骨和腺体。在解剖上细支气管可分成终末细支气管(其功能是气体传导)和呼吸性细支气管(包括肺泡管、肺泡囊,具有气体交换功能)。由 Miller 描述的次级肺小叶是肺的最小结构单位,由结缔组织间隔所包绕,其供气的小叶细支气管伴随同级肺动脉进入小叶核心,细支气管继续分成 3~12 支终末细支气管。按照小叶的大小,终末细支气管之间大约间隔 2 mm。终末细支气管一般位于支气管的第 16~23 级,内经约 0.6 mm,壁厚 0.05~0.10 mm。正常气道直径约为 1.5 mm,低于 HRCT 的显示能力,故不能在 CT 上显示。终末细支气管、伴行的同级小叶中心肺动脉和淋巴管合称为小叶核心结构,聚集成束位于次级肺小叶的中心。在小叶核心结构与小叶间隔之间,存在大量的肺泡、毛细血管和呼吸性细支气管。这就解释了 HRCT 上显示的细支气管异常呈小叶中心分布的特征[28]。

（三）小气道疾病的 HRCT 基本征象及病理基础

小气道疾病 HRCT 扫描即可直接显示。如细支气管的病变比较轻微而不能被直接显示时，有些间接征象可以提示存在小气道病变[29,30]。

1.直接征象

直接显示细支气管的病变，主要由细支气管炎的渗出性改变、细支气管壁增厚和扩张造成。

树芽征：由局限性或弥漫性分布的小叶中心结节和分支性细管状阴影组成，反映了细支气管壁异常增厚和细支气管扩张，腔内充满液体、黏液或脓液，同时伴有细支气管周围的炎症，其形态恰似春天树发芽时的表现（图 15-1-14）。当扫描层与细支气管长轴垂直时，扩张并充满液体的细支气管表现为边界清晰的小叶中心结节（图 15-1-15）。直径多为几毫米，距胸膜应大于 3 mm。树芽征是急性或慢性细支气管感染的特征性表现，也见于弥漫性泛细支气管炎、弥漫性吸入性肺炎和以细支气管腔充满肉芽组织为特征的闭塞性细支气管炎伴腔内息肉（BOOP）。树芽征在儿童最常见于各种病原造成的感染性细支气管炎、支气管播散性结核，囊性纤维化、过敏性曲霉菌性支气管肺炎、纤毛运动障碍综合征，偶见于闭塞性细支气管炎。树芽征需与小叶中心血管周围间质异常增厚相鉴别。树芽征伴随的气道疾病的其他征象如细支气管扩张充气、细支气管壁增厚和边缘不清的小叶中心结节有助于小气道疾病的诊断。

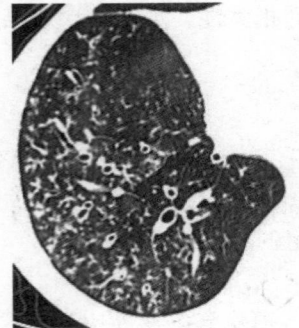 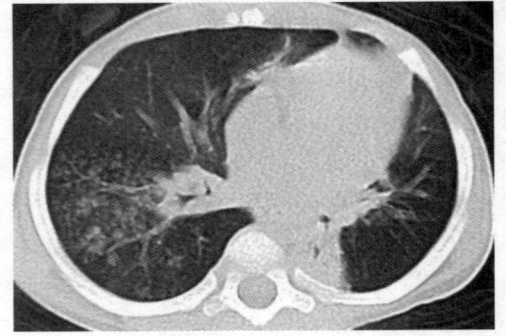

图 15-1-14　树芽征　　　　图 15-1-15　边界较清楚的小叶中心结节

边缘不清的小叶中心结节：细支气管疾病中的边缘不清的小叶中心结节反映了细支气管周围炎症，而细支气管腔内无分泌物充填（图 15-1-16）。该征象是非特异性的，有时也见于间质性疾病和血管性疾病。小叶中心结节呈散在斑片样分布时可见于许多疾病，如细支气管炎症，感染，尘肺，LCH，血管炎，肺动脉高压及结节病。当小叶中心结节分布呈弥漫性和不均匀分布时，常提示细支气管疾病和血管性疾病，如肺出血、肺水肿等。其鉴别主要靠其他征象，如肺水肿时会有胸膜渗出和中心动脉扩张。在儿童多见于囊性纤维化、支气管扩张、感染性细支气管炎、支气管播散性结核，也可以见于纤毛不动综合征，变应性肺炎，哮喘（继发感染时），LCH,LIP（免疫抑制时），BO。诊断关键在于结合临床表现。

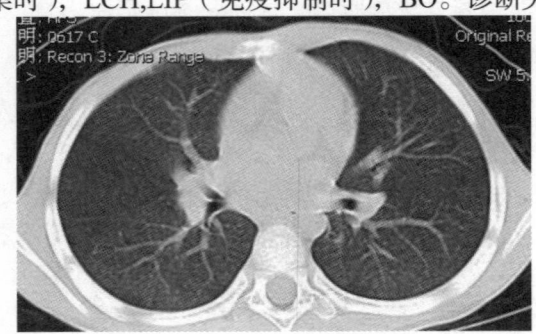

图 15-1-16　边缘模糊的小叶中心结节

局限磨玻璃密度影、气腔样实变：磨玻璃影是指肺密度增高，其内可见到细支气管和血管影，多因气腔的部分充盈、间质增厚、肺泡部分萎陷、正常呼气或毛细血管容量增加（图 15-1-17）。气腔实变是指肺密度增高，掩盖了细支气管和血管影。在小气道疾病时见于呼吸性细支气管炎伴间质性肺病和闭塞性细支气管炎伴机化性肺炎（BOOP）。呼吸性细支气管炎时磨玻璃影成双肺分布，弥漫性或斑片样分布，上肺为主或仅见于上肺。双肺广泛分布的磨玻璃影伴有边缘不清的小叶中心结节，常见于急性或亚急性变应性肺炎。双侧和（或）单侧斑片样分布的含支气管充气征的气腔实变是一个非特异性征象。结合小气道疾病的临床表现，该征象提示 BOOP，反映远端气腔为肉芽组织所充填。实变主要位于胸膜下区。如伴有小的小叶中心结节影，提示在细支气管腔内肉芽组织或细支气管周围实变。在感染性细支气管炎时，局限性实变反映了支气管肺炎的存在。

2.间接征象

（1）肺密度减低和马赛克灌注：肺密度减低伴有血管变细在细支气管炎时，反映了细支气管阻塞、局部气体潴留及局部缺氧引起的血管收缩、灌注减低（图 15-1-18）。因灌注减低导致的肺密度减低区域呈斑片样分布或广泛分布，边界不清或边界清晰锐利，呈地图样轮廓，代表次级肺小叶受累，相邻肺通气正常区域因血流再分配导致肺实质密度增高。异常的密度减低区和密度升高的正常区域混杂存在形成"马赛克"密度表现。异常低密度区中血管变细，而正常密度增高区域血管增粗，就形成了"马赛克"灌注。高密度区和低密度区的血管管径不同是鉴别马赛克密度与马赛克灌注的证据之一。马赛克密度是由于肺浸润性病变呈斑片样高密度改变，其高密度区与低密度区血管管径相同。马赛克灌注不仅见于细支气管病变，也见于血管阻塞性病变。肺动脉阻塞的低灌注形成肺低密度区，周围正常肺区的血流再分布可导致密度增高。能引起马赛克灌注的血管性疾病主要包括慢性血栓栓塞性疾病，少见于原发性肺动脉高压、肺静脉阻塞性疾病、多发性肺动脉炎。鉴别的关键在于呼气相 CT 是否存在空气潴留。在 HRCT 上显示的马赛克灌注伴呼气相空气潴留见于任何原因引起的闭塞性细支气管炎、变应性肺炎、支气管肺发育不良和哮喘。

（2）小叶性呼气相空气潴留。空气潴留是一个病理生理学概念，它是指过多的气体(空气)在呼气时仍在部分或全肺组织内存留。在 HRCT 上，空气潴留是指肺实质的异常低密度区，特别是在呼气相 HRCT 上，反映了部分小气道阻塞或局限性的肺顺应性异常。可见于哮喘、闭塞性息支气管炎、细支气管炎伴变应性肺炎和结节病。肺小叶空气潴留的诊断价值在于其范围和部位。如空气潴留累及超过肺下垂区域 25%、肺容积增大和空气潴留不限于下叶背段时为异常。呼气末 HRCT 的空气潴留可直观地显示气道病变的不均匀分布及病变的严重程度。空气潴留征比肺功能检查异常改变出现早，其敏感性明显高于肺功能检查，可用于评价肺功能正常的哮喘儿童的气道病变，评价儿童的小气道功能。

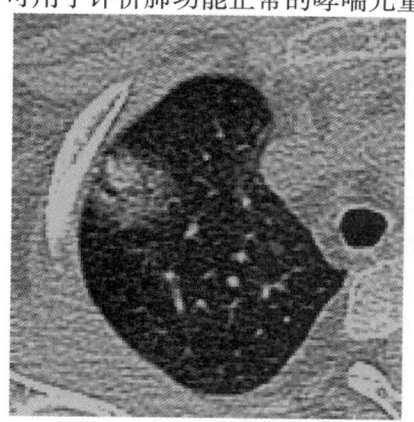 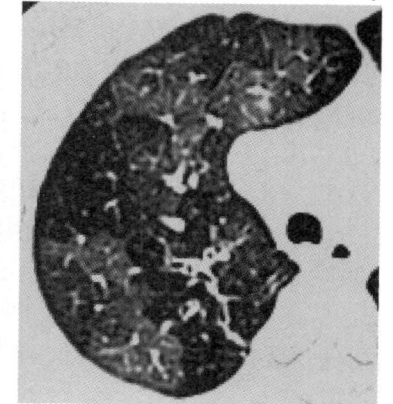

图 15-1-17　磨玻璃影　　　　　图 15-1-18　马赛克灌注

（四）与小气道疾病相关的 CT 扫描技术

1.通气控制 CT 扫描

目前对儿童、尤其是婴幼儿患者，CT 扫描仍面临很大挑战。由于婴幼儿体型小，呼吸频率快且不能配合呼吸，扫描过程极易出现运动伪影，且扫描时呼吸气相不同也会遗漏某些征象。针对这一现象，Long 等发明了无创且安全可靠的通气控制 CT 扫描方法。即应用简单的外界干预手段，诱导镇静患儿出现短暂的生理性呼吸暂停，在加压持续给氧下扫描得到吸气术图像，撤去压力扫描得到呼气末图像。由于扫描过程中患儿始终保持"屏气"状态，因此不会出现运动伪影，并且由于呼气末、吸气末肺组织的膨胀与回缩充分，显示小气道阻塞性病变更加清晰。具体方法是：予患儿口服水合氯醛(75～100 mg/kg)镇静后，用可控制流量的氧气面罩将患儿口鼻完全覆盖，并按压甲状软骨，以防止气体进入食管。持续给予 2.45 kPa 压力的氧气，此时正压通气可保证患儿 95%的肺组织膨胀，每次施压持续 4 s，暂停 3 s，连续 5 次即可诱发患儿出现生理性呼吸暂停。在施压过程中进行扫描，即可获得无运动伪影的吸气末图像；撤去氧气(即 0 kPa 压力)时扫描，即可获得无运动伪影的呼气末图像。

2.呼气相 CT

在 CT 上评价空气潴留最常使用的方法是用呼气末屏气扫描而得到的肺呼气末图像，较吸气末 CT 对空气潴留的检出率高出近一倍。6 岁以上儿童经过训练，多能配合控制呼吸，获得呼气末的 CT 图像。已证实呼气相 CT 上的空气潴留与肺功能 PFT 的结果有很好的相关性，提示其阻塞性生理改变。呼气相 CT 还可用来研究小气道的反应性。哮喘患者于呼气时扫描可显示由乙烯甲胆碱激发的空气潴留，于吸入羟甲异丁肾上腺素后表现扫描可显示部分可逆性，由此反映哮喘患者乙烯甲胆碱激发的支气管收缩主要发生在小气道。

3.CT 肺容积测量

CT 肺容积测量是根据在肺呼吸量监测下对某一特定的肺膨胀状态进行全肺扫描所得到的图像，用专用的肺提取软件，通过自动分割功能来进行准确的、可重复的肺容积测定。与传统的 PFT 不同，能对一侧肺甚至局部肺进行容积测定。

4.空气潴留的定量评估

空气潴留的范围可以根据 HRCT 异常表现占同层图像的百分比、进行半定量的评价。Stern 将空气潴留的范围分为四级：0 级，无空气潴留；1 级，1%～25%；2 级，26%～50%；3 级，5%～75%；4 级，76%～100%。已有作者利用哮喘儿童的呼吸末 CT 图像，来评估空气潴留的程度[31]。首先以视觉评估空气潴留的存在与否，再对上中下三个肺野分别选取 2 个可以清晰显示空气潴留的层面，用一张规格为 2 mm×2 mm 的方格纸覆盖于 CT 图像上，分别计数空气潴留及该层面肺所占格子数，计算出二者的比值。将其病变程度分为三级：1 级病变不到 5%，2 级病变 5%～25%，3 级病变超过 25%。通过对空气潴留面积进行半定量评估并与同期 PFT 进行对照发现，呼气末 HRCT 空气潴留评价哮喘患者小气道功能很有意义。该资料显示，大部分(76%)研究对象的肺功能检查正常，但肺 HRCT 空气潴留出现率为 87.5%。肺功能正常的哮喘儿童在肺呼气末 HRCT 上可观察到明显的空气潴留征，其空气潴留级别可达到 II 到 III 级。这说明在肺功能检查出现异常以前，已有相当数量的气道存在病变。空气潴留比肺功能的异常改变出现早，通过对其存在及程度的分析，能够在肺功能检查结果尚正常时，评价小气道病变的存在与否及严重程度，为进一步治疗及疗效观察提供帮助。

临床诊断儿童小气道病变比较困难。通过 HRCT 既可以显示反映细支气管壁增厚及周围炎症小气道病变的直接征象，如树芽征、边缘模糊不清的小叶中心结节；又可以显示由于小气道阻塞所产生的间接征象如肺密度减低，马赛克灌注和空气潴留。呼气相 CT 是检出小气道阻塞的最敏感的方法。通气控制 CT 扫描方法，可以获得婴幼儿无运动伪影的吸气末和呼气末图像[32]。可以协助临床医生有效的评估儿童小气道病变。

四、磁共振新技术在儿科中枢神经系统疾病诊断中的应用

磁共振成像设备由磁体系统、射频系统、梯度系统、信号采集及图像处理系统、控制系统及其附属设备构成。磁体的作用是产生均匀的静磁场，分为永磁型磁体、电磁型磁体及超导磁体。根据磁感应强度（单位 Tesla,T），将磁共振扫描仪分为低场机（0.5T 以下）、中场机（0.5～1.0T）和高场机（1.0～2.0T）。由于超导型磁体容易产生高磁场且磁场的稳定性和均匀性都较高，目前 1.5T 和 3.0T 以上的高场及超高场强的磁共振仪一般都采用超导磁体。

　　磁共振检查由于具有无射线损伤、任意角度、多方向、多参数成像等特点，广泛应用于儿科各系统检查，包括中枢神经系统、心血管系统、四肢关节、软组织、软骨、五官、腹部、盆腔等，成为临床不可或缺的一种重要影像检查手段，为临床提供丰富的影像诊断信息。

　　MRI 在儿科中枢神经系统应用最早而且最广泛，不仅可用于评估脑和脊髓的发育，而且因其软组织分辨率高，结合不断涌现的磁共振新技术的应用，使儿科中枢神经系统疾病的评估不再仅仅停留在形态学诊断上，部分已经进入到分子水平[33]。

　　中枢神经系统常规磁共振成像序列包括 T1WI（T1-weighted image）,T2WI（T2- weighted image）,水抑制成像（FLAIR），磁共振血管成像（magnetic resonance angiography，MRA）和造影剂对比增强 T1WI，作为中枢神经系统解剖结构及疾病诊断的基本成像序列，T1WI,T2WI,FLAIR 序列以其软组织分辨率高、可以从多角度成像的优势，对中枢神经系统进行解剖细节的显示和疾病的基本诊断并可评估脑白质髓鞘化的成熟程度，MRA 无需造影剂即可以显示脑动脉及脑静脉，增强扫描 T1WI 可以通过造影剂对比增强可良好显示脑膜病变、炎性、肿瘤性病变等对血脑屏障的破坏情况。常规 T1WI,T2WI,FLAIR 序列结合 MRA 及（或）增强扫描序列，能够良好显示并评估中枢神经系统各种发育畸形、肿瘤、脑血管病、代谢病等，几乎可用于中枢神经系统各种疾病的形态学的诊断，成为神经系统基本疾病的最佳影像学检查方法[34]。

　　随着临床对疾病认识水平的提高，对影像诊断的需求也随之提高，影像学不再满足于仅仅进行形态学的诊断，而对疾病的分子和代谢水平成像提出了新要求。高场磁共振的广泛应用于临床为此提供可能，不仅缩短了磁共振成像时间、提高了图像分辨率，还使得许多磁共振成像新技术得以应用于临床。本文将对几种常用的磁共振新技术的成像基本原理和临床应用进行总结，包括以及扩散加权成像（diffusion weighted imaging,DWI）、灌注加权成像（perfusion weighted imaging,PWI）、氢质子磁共振波谱（magnetic resonance spectroscopy,MRS）磁敏感加权成像（susceptibility weighted imaging,SWI）及脑功能磁共振成像（functional magnetic resonance imaging,fMRI）。这些成像方法使一些此前在常规 MRI 检查序列不易显示或者无法显示的病变得以显示，并可以在分子和代谢水平反映疾病的发生机制及进程，为临床诊断提供更多有价值的信息。

（一）扩散加权成像（DWI）及扩散张量成像

1.DWI 成像方法及图像特点

　　纯水中水分子在不停地随机扩散运动着，运动方向不确定。在人体中，水分子受到如细胞膜、大分子蛋白等许多天然屏障的阻碍，不能完全自由扩散，而表现为在各个空间方向上扩散运动的不一致，即各向异性。此外，扩散具有温度依赖性，随温度升高扩散增强。MR 可通过 DWI 序列研究体内水分子扩散运动情况，从而反映出一定的生理病理信息。在 DWI 上，扩散强的区域表现为低信号，扩散受限的区域表现为高信号。DWI 的信号强度不仅与受检组织的扩散程度有关，而且还与组织的 T2 值及质子密度相关。表观扩散系数（apparent diffusion coefficient,ADC）可用来定量评价扩散的情况，它不受质子密度及 T2 因素的影响。ADC 值增大，即 ADC 图上呈高信号，代表水分子扩散增强；反之，ADC 值降低，ADC 图则为低信号，代表水分子扩散受限。

2.扩散张量成像（DTI）

　　DTI 是一种描述水分子扩散方向特征的成像技术，是在 DWI 的基础上施加 6 个以上的非线性方向的梯度场来获得扩散张量图像,显示水分子弥散的各向异性特征，现在临床常用 16 个方向和 32 个方向。白质纤维束成像：使用 DTI 数据，利用专用软件建立扩散示踪图，来描述白质纤维束的走行形态。结合 DTI 儿童常用于脑发育情况、灰质异位、脑室旁白质软化症（periventricular leuko-malacia,PVL）、脑肿瘤等疾病的研究。

3.临床应用

　　（1）DWI 及 DTI 在正常发育中的作用：中枢神经系统的水分子弥散是一个正常的生理过程，反应脑结构的完整性。脑成熟的正常过程中，随着白质纤维的发育和髓鞘化，脑内水分子的弥散程度减少，而弥散的各向异性程度增加。新生儿和婴儿与成人相比，弥散系数高，而各向异性低。ADC 值对水含量更为敏感，而 FA 值早期与组织的微观结构有关，后期与髓鞘化程度和轴索方向有关。在脑白质髓鞘化开始前，各向异性指数有一个迅速的提升，弥散值下降，明显早于 T1WI 和 T2WI 的变化，随后出现各向异性指数渐进性的增加，反应脑白质髓鞘化过程。此外 ADC 和各向异性指数对不同脑区的脑成熟度变化敏感，持续至青少年时期。

（2）DWI 对疾病的诊断。DWI 可反映疾病的病理过程，其对细胞毒性水肿敏感，由于发生细胞毒性水肿的区域，细胞肿胀，细胞外间隙变小，细胞外间隙的水分子弥散受限，DWI 表现为高信号，ADC 图上表现为低信号（图 15-1-19）。许多病因都可以引起细胞毒性水肿，包括脑梗死、感染性病变、炎性脱髓鞘病变、外伤及遗传代谢病等[35]。

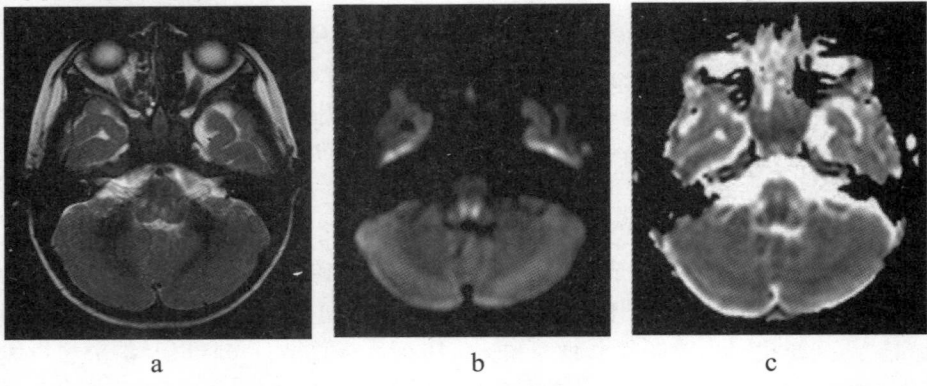

图 15-1-19　脑干脑炎

图 15-1-19 中，a，b，c 分别为横轴位 T2WI，DWI 及 ADC 图。男，19 月 发热、抽搐、昏迷，有手足口病接触史。延髓背侧可见对称性点状 T2WI 稍高信号，DWI 呈高信号，ADC 图呈低信号，细胞毒性水肿，水分子弥散受限。

常规 MRI 可用于诊断和鉴别多种脑内疾病，如血脑屏障破坏、炎性反应、水肿、出血。但常规 MRI 也有其不足。脑外伤时常规 MRI 往往低估弥漫性轴索损伤（diffuse axonal injury,DAI）的损伤范围，ADC 图和 FA 图可发现脑损伤区的弥散受限和各向异性下降，尤其对于显示脑白质病变更具优势，还有研究显示外周脑组织灰白质的 ADC 值与患儿的远期预后呈负相关（图 15-1-20）。

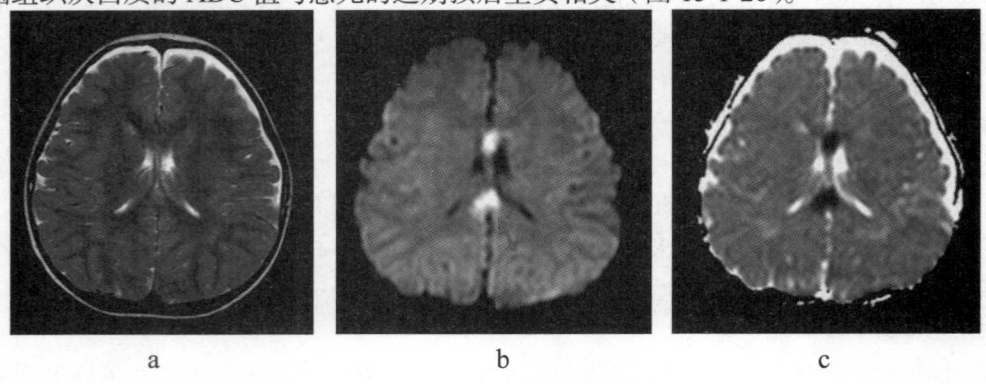

图 15-1-20　弥漫性轴索损伤

代谢病的诊断中，有些代谢病可表现为弥散受限，包括肾上腺脑白质营养不良（adrenoleukodystrophy，ALD）、Leigh 病、枫糖尿症、戊二酸尿症 I 型等，需结合每种病变的发病机制和影像学的特点并结合临床表现及实验室检查综合判断。如在 ALD 的评估当中病变为不同时期的脱髓鞘，多由双侧侧脑室三角区和后角周围颞、顶、枕脑白质区开始，可累及胼胝体压部，病变成蝶形分布，并逐渐向前部进展，累及顶、颞及额叶[36]。ADC 图和 FA 图可用于评估微观和宏观的脑白质结构损伤

（即脱髓鞘），中央区病变为陈旧性脱髓鞘，无弥散受限，ADC 图呈高信号，周围区为新鲜脱髓鞘病变，有弥散受限，ADC 图呈低信号。DTI 在评价白质内带状病理改变的分子弥散性和弥散的各向异性上具有很大优势。而 Leigh 病属于线粒体脑肌病的一种类型，为丙酮酸酶、细胞色素 C 氧化酶的缺陷[37]。病变主要侵犯基底核及大脑脚、导水管周围，以丘脑和壳核最为严重，多对称分布，可表现为弥散受限，此病变为细胞毒性水肿。

图 15-1-20 中，a，b，c 分别为横轴位 T2WI,DWI 及 ADC 图。男，2 岁，车祸伤 5 h。胼胝体膝部及压部 T2WI 见模糊稍高信号，DWI 呈明显高信号，ADC 图呈低信号，弥散明显受限。

DWI 是诊断炎性和感染性病变的重要手段。炎性脱髓鞘病变，如多发性硬化，新鲜脱髓鞘表现为弥散受限区，而陈旧性脱髓鞘病变则无弥散受限，ADEM 急性期病灶也可表现为弥散受限区，因此 DWI 能够反应疾病的病理过程。DWI 和 DTI 在鉴别脑脓肿、脑肿瘤和脑囊性病变的应用，脓液是一种含有很多炎性细胞、细菌、坏死组织以及蛋白分泌物的黏稠液体。黏稠度高使脓液的大体运动速度和其内水分子的弥散速度都减慢，而脑肿瘤坏死、囊变腔内的液体通常包含坏死肿瘤细胞的碎屑，少量的炎性细胞以及较为清亮的浆液成分，因此脑脓肿脓腔表现为弥散受限，DWI 呈高信号，ADC 图为低信号，而脑肿瘤囊性病变区及脑囊性病变则表现为 DWI 低信号，ADC 图高信号。但这也不是绝对的，如肿瘤内并发出血腔内也可表现为 DWI 高信号，因此 DWI 进行鉴别诊断时必须结合常规 MRI 图像。

DWI 在脑肿瘤和癫痫等儿科重要脑部疾病中的作用也备受关注，恶性肿瘤 ADC 值较良性肿瘤低，胶质瘤的级别和 ADC 值呈反比，可能是高级别肿瘤的细胞密度大、细胞构成比高，限制了水分子运动有关。此外有学者多 b 值 DWI 进行研究[38]，当 b 值在较大范围取值时，采用双指数衰减模型计算的高级别脑肿瘤的 ADCfast 和 ADCslow 显著低于低级别脑肿瘤，且组间差异具有统计学意义。

DWI 和 ADC 图已成功应用于成人超急性和急性脑梗死的诊断和评估中，可用于对儿童脑梗死时按血管供血区分布的病变的诊断，也可应用于新生儿脑缺氧缺血性脑损伤的诊断中，由于缺氧缺血性脑病是引起新生儿死亡和儿童残疾中的重要原因之一，早期准确诊断对于治疗方法的选择和预后有重要作用。根据不同的胎龄和低灌注的轻重损伤部位可明显不同，早产儿轻到中度缺氧表现为侧脑室旁白质软化，重度低灌注表现为深部核团受累；足月儿轻到中度低灌注表现为大脑前中、中后动脉分水岭区的弥散受限；重度低灌注表现为深部核团的损伤及弥散受限。新生儿急性缺氧缺血性脑病（HIE）时 DWI 可见表现为轻度异常，但在损伤的最初 24 h 和随后的第 3～10 d，可表现为 DWI 假阴性，可能会低估脑内病变。研究显示，最初的细胞毒性水肿的范围是缺血的核心病变，与迟发的继发性损伤区域具有一致性[39]。

（二）灌注加权成像(PWI)

1.PWI 的成像方法及基本原理

能够描述血流通过组织血管网的情况，通过测量血流动力学参数，来对组织的血流灌注状态进行评价。主要采用对比剂首次通过法和不使用外源性对比剂的动脉自旋标记法（arterial spin labeling,ASL）。脑 T2* 灌注技术,利用了顺磁性 Gd 对比剂会影响组织局部磁场并减少周围组织的 T2*。使用对 T2* 变化较敏感的序列进行快速扫描。使用后处理软件对图像进行兴趣区选取后，可以得到时间信号强度曲线，计算出局部脑血流 (regional cerebral bloodflow,rCBF)、局部脑血容量 (regional cerebral blood volume, rCBV)、平均通过时间(mean transit time, MTT)、到达时间 (arrive time,AT)、时间峰值 (time to peak, TTP) 等结果。

2.PWI 的临床应用

PWI 在儿科的应用与成人基本相同，最常应用于脑缺血和颅内肿瘤，还可应用于低氧缺血性脑病、溺水、中毒、代谢病、外伤、偏头疼和癫痫等可引起脑血流动力学改变或由脑血流动力学改变所致的疾病。在急性脑缺血的诊断中，与 DWI 相结合，PWI 可显示脑组织的低灌注区，可以发现濒死脑组织，DWI 信号异常范围显示的是梗死区，为不可恢复脑损伤，而 PWI 一般范围大于 DWI，PWI 与 DWI 之间的区域称为"半暗带"指还没有进展为不可逆脑损伤的区域，有利于抓住有效的治疗时间窗，尽可能挽救濒死期脑组织。PWI 可以弥补常规 MRI 不能显示的病理过程，以及对病变范围的低估。PWI 还可显示再灌注范围，再灌注一方面可以挽救低灌注尚未梗死的脑组织，另一方面也可造成继发性损伤。PWI 也可用于对 Moyamoya 病的诊断和随访，早期表现为基底节区血流增加，皮质灌注不足；晚期则可显示由颈内动脉远端梗阻所致的慢性低灌注。

PWI 可用于脑肿瘤的良恶性分级，一些成人脑肿瘤的研究显示 CBF 与肿瘤分级相关。但有研究显示毛细胞星形细胞瘤和髓母细胞瘤的脑血流在 PWI 上相近。此外，还用于无创性评估肿瘤血管发生，血管发生指肿瘤诱发新生血管的能力，与肿瘤的生长和播散有关。PWI 可通过肿瘤血流动力学改变来评估肿瘤血管发生情况，从而更好的了解肿瘤的生长、播散和血管化的进程。

（三）磁共振波谱技术（MRS）

1.磁共振波谱的成像方法及基本原理

磁共振波谱表现形式是将按时间域分布的函数转变成按频率域分布的谱线。自旋在外加强磁场中的共振频率主要由磁场强度和原子核的种类决定，但也受原子核所在环境的影响。因此，在外磁场不变的情况下，相同原子核在不同分子中，具有不同的共振频率，这就是"化学位移"现象，它是磁共振波谱学研究的基础。

MRS 的原理在接收 MR 信号以前的过程与 MRI 相同，与 MRI 不同的是 MRS 接收自由感应衰减（free induction decay,FID）信号，而非自旋回波或梯度回波信号。MRI 是将一定时域内采集到的信号用于产生一个断面解剖图像；而 MRS 不测量 FID 信号变化的快慢，而是将其通过快速傅里叶变换（fast Fourier transform,FFD）产生一个质子成分按照频率分布的函数，即磁共振波谱图，该波谱图显示了被测组织内的各个组成成分。具体横轴表示拉莫尔频率或者化学位移，纵轴代表信号强度或代谢物的浓度。

在波谱中，由化学位移产生的共振峰，反映特定的代谢改变，波谱峰下面积与特定频率原子核的共振数目成正比，并受组织 T1 和 T2 值的影响。因此，从确定部位组织中得出的波谱峰面积，反映在组织中特定代谢物的相对浓度。儿童临床最常应用的是脑部 1H-MRS，按照采样容积不同，可分为单体素、二维多体素或化学位移成像和三维 MRS 等三种。

2.MRS 的临床应用

MRS 是无创性评估脑内物质代谢的影像学方法。MRS 与 MRI 结合使影像学检查从形态学深入到组织代谢的水平，可以无创性地检测正常与病变脑组织中各代谢物的浓度变化，对脑内病变进行定性和定量分析，反映脑组织的病理生理状态，目前已广泛应用于临床疾病的诊断及鉴别诊断。

1H MRS 由 N-乙酰天门冬氨酸(N‐acetyl‐aspartate,NAA)、肌酸（creatine,Cr）、胆碱（choline，Cho）、肌醇(myo-inositol,mI)、乳酸(lactate,Lac)、脂质(lipid,Lip)、谷氨酸和谷氨酰胺（glutamate/glutamine,Glu/Gln）及丙氨酸（alanine,Ala）峰组成。能检测脂肪、氨基酸、酮体等生物重要代谢物质。

（1）NAA 是神经元生存与否和生存密度的标志物，仅仅存在于神经元内，不存在于胶质细胞中，其含量多少反映神经元的功能状态。因此在脑组织受到疾病损害时，其浓度下降，波峰降低，中枢神经系统肿瘤、炎症、脱髓鞘、脑梗死、大多数脑遗传代谢病等均可导致 NAA 峰下降。但也有疾病可以引起脑组织中 NAA 峰升高，如 Canavan 病中，由于天门冬氨酰酶缺乏，导致 NAA 在脑组织内积聚，进入血循环，通过尿液排出，发生 NAA 酸血症和 NAA 酸尿症，影响到中枢神经系统和骨骼肌，从而产生一系列病理改变及临床表现，组织病理学上表现为脑体积与重量明显增加，以两侧大脑半球为著。本病典型的发病年龄为婴儿早期，即出生后几个月内，偶见于新生儿和青少年，MRI 显示病变可累及全部大脑白质，呈两侧对称性、向心性进展。早期病变主要位于皮层下白质，弓状纤维受累，进展期累及深部白质，病变还可累及灰质结构。1H MRS 表现为 NAA 相对或绝对升高，伴随 Cho 和 Cr 的下降，常出现异常的乳酸峰。NAA 峰值升高对 Canavan 病诊断具有特异性。

（2）Cr 作为高能磷酸化合物的储备以及 ATP 和 ADP 的缓冲剂，对维持脑组织的能量代谢发挥着重要的作用。作为脑组织能量代谢的提示物，Cr 在低代谢状态下增加，而在高代谢状态下降低。Cr 峰在疾病状态下也相对比较稳定，因此常作为其他代谢物含量测定的参照物。

（3）Cho 峰反映脑内总胆碱的贮藏量，Cho 是细胞膜磷脂代谢的一个组成成分，参与细胞膜的合成与代谢，反映细胞膜的更新，而且还是乙酰胆碱和磷脂酰胆碱的前体。因此 Cho 的增加可能是细胞合成加快和/或细胞量增加的反映。Cho 峰是评价脑肿瘤的重要共振峰之一，在原发性和继发性脑肿瘤中几乎均升高，而且在恶性程度较高的肿瘤中常常显示明显增高的 Cho/Cr 比值。正常人脑内代谢物浓度随年龄、部位不同而有较大的差异。健康新生儿脑内 NAA 峰比 Cho 峰低，可能是神经元发育不成熟的表现，随着神经元的逐渐成熟，NAA 峰逐渐升高。

（4）Lac 的出现通常提示正常细胞内氧化呼吸抑制而糖酵解过程加强。无氧糖酵解过程加速被认为是肿瘤性病变生物学行为向恶性方向发展的特征。脑缺血梗死时，Lac 峰也会升高。线粒体广泛存在于生物体细胞内，它通过呼吸链酶系统、氧化磷酸化酶系统及三羧酸循环酶系统进行生物氧化，以脂肪酸、丙酮酸为底物，经呼吸链传导系统产生 ATP，是人体能量的主要来源，当线粒体基因或细胞核基因突变导致线粒体结构和功能异常所致的疾病，称线粒体病。病变以侵犯骨骼肌为主时，称为线粒体肌病，如同时累及中枢神经系统，则称为线粒体脑肌病，最常见的线粒体脑肌病为 MELAS 和 Leigh's 病。当发生线粒体脑肌病时，由于线粒体结构和功能异常，有氧代谢受损，机体通过无氧代谢产生能量，因此体内乳酸增多。Lac 峰出现可以作为线粒体脑肌病的一个特征性表现，用于评价患者脑缺氧的严重程度，但 Lac 峰不出现也不能否认线粒体脑肌病的存在。

（5）Lip 峰多见于含有坏死的脑肿瘤中，因此它的出现提示坏死性改变的存在，也是高度恶性脑肿瘤的指示物。在新生儿缺氧缺血性脑病 1H MRS 中，Lac 峰增高、Lac/Cr 之比对该病的诊断及预后判定方面有重要的价值，HIE，损伤区出现 Lac 峰的患儿预后较没有出现 Lac 峰的要差。

MRS 对脑肿瘤与非肿瘤性病变、脑内肿瘤与脑外肿瘤、脑肿瘤良恶性程度、肿瘤术后复发与坏死以及原发与转移瘤的鉴别等均有很大的临床应用价值，并可用于对肿瘤病灶活检的定位。对于感染性脑病、缺血性病变、脑白质病变以及遗传代谢性脑病等，MRS 均能提供补充的和有价值的诊断信息[40]。

（四）磁敏感加权成像（SWI）

1.磁敏感加权成像（SWI）

磁敏感加权成像（SWI）基于梯度回波序列，采用薄层、高分辨的 3D 采集方式加完全流动补偿，分别采集信号强度数据和相位数据，进行后处理，再将两者相叠加，而形成磁敏感加权像。物质的磁敏感性是物质的基本特性之一，可用磁化率表示，物质的磁化率越大，磁敏感性越大。某种物质的磁化率是指该物质进入外磁场后的磁化强度与外磁场的比率。反磁性物质的磁化率为负值，顺磁性物质的磁化率为正值，但一般较低，铁磁性物质的磁化率为正值，比较高。SWI 更着重强调组织间的磁敏感性差异，也就是说无论是顺磁性还是反磁性的物质，只要能改变局部磁场，导致周围空间相位的改变，就能产生信号的去相位，造成 T2 减小，即信号减低[41]。

2.磁敏感加权成像的临床应用

SWI 对小灶性出血检出十分敏感，表现为低信号，对静脉尤其是小静脉显示有明显优势（图 15-1-21）。可用于显示脑血管病、脑外伤、脑血管畸形、脑肿瘤、颅脑出血等病变区的出血，可发现常规 MRI 不容易显示的弥漫性轴索损伤时小血管撕裂造成小灶性出血，在 SWI 图上呈极低信号，且病变范围较常规 MRI 图像范围大；可显示脑血管畸形的供血及引流血管，对于海绵状血管瘤、发育性静脉异常以及 Sturge-Weber 综合征的病变检出上优于常规 MRI 序列。SWI 的缺点在于很难将小静脉与小出血灶及血栓进行区分，进行相位分析及增强扫描有助于鉴别。钙化及铁质沉积也表现为低信号，如神经退行性变有铁质沉积时亦可表现为低信号。铁质沉积主要为顺磁性的铁蛋白及转铁蛋白，相位图上表现为高信号，而钙盐为反磁性物质，在相位图上表现为低信号，可对二者进行鉴别。

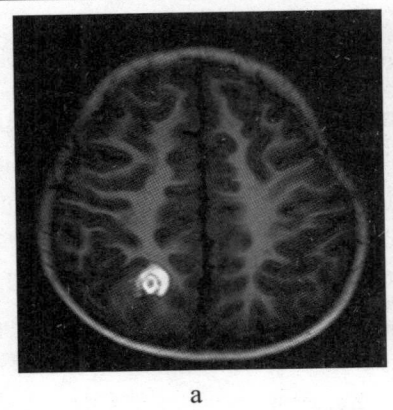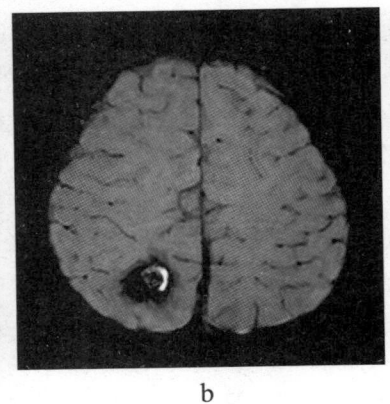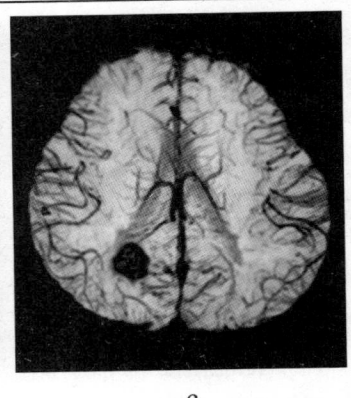

a   b   c

图 15-1-21　海绵状血管瘤

图 15-1-21 中，分图 a，b，c 分别为横轴位 T1WI,SWI 原始图像及 SWI 重建图。右顶叶可见团块状 T1WI 高信号影，为亚急性期为主的出血灶，周围未见明确水肿带。图 b 显示病变内部及周围可见片状极低信号影，提示为含铁血黄素沉着，图 c 显示多数细小血管，病变区未见明确异常血管团形成。

（五）脑功能成像（fMRI）

1. 血氧水平依赖（blood oxygenation level dependent,BOLD）成像的原理

脑功能成像的最常使用的方法是基于 BOLD 技术的脑功能成像。这是通过脑血流中脱氧血红蛋白含量变化，对脑皮质局部功能活动进行 MR 成像的一种脑功能影像检查手段，即所谓的 BOLD 成像。BOLD 效应是基于神经元活动对局部氧耗量和脑血流影响程度不匹配而导致局部磁场性质变化的。

当神经元兴奋时，电活动引起局部脑血流量增加，同时氧的消耗量也增加，但后者增加幅度较低，其效应是局部引流静脉血液氧含量增加，脱氧血红蛋白的比例减低，脱氧血红蛋白属顺磁性物质，可产生横向磁化弛豫时间（T2）缩短效应，使神经元活动区的 T2* 信号增强。

神经元活动引起的局部脑血流增加是短暂的，常规 MRI 扫描速度慢，难以用来研究神经电活动引起的血流变化，BOLD 需应用快速成像技术，主要包括快速小角度激发(fast low angle shot,FLASH)成像和回波平面成像(echo planar imaging,EPI)。通过 BOLD 技术得到功能成像的原始图像，再经过噪声抑止、图像配准、脑功能区的提取和标识等后处理步骤，识别大脑受到生理性功能刺激前后皮层相关区域的活动信息。

2.BOLD 脑功能成像的应用

由于 BOLD 的无创性以及技术的迅速发展，这一领域的研究已经从最初单纯研究单刺激或任务的大脑皮层功能定位，发展到目前的多刺激和（或）任务在脑内功能区或不同功能区之间的相互影响；从对感觉和运动等低级脑功能的研究，发展到对高级思维和心理活动等高级脑功能的研究。

BOLD 的临床应用是目前一个研究热点，如神经外科手术中，术前脑功能的定位对手术方案的制定具有重要参考价值；多种疾病如脑卒中、阿尔茨海默症、癫痫、药物成瘾等的 BOLD 研究对于疾病的预测及治疗均有很大意义。

其他如针灸的中枢神经系统机制、特殊人群（盲人和聋哑人等）大脑皮层功能区的功能重建等。近年来，BOLD 与 DTI 纤维束示踪成像相结合，是一个新的研究热点，对于神经外科手术计划的制定及术中监测意义重大。两者走向交叉，最终可无创地在活体、对人脑进行皮质功能和皮质下纤维结构相结合的研究，从而更好地解释神经系统疾病发病机制以及正常人脑功能和结构基础。

（彭芸　曾津津　程华）

参考文献

[1] Sorensen T S，Beerbaum P，Korperich H，et al.Three-dimensional，isotropic MRI: A unified approach to quantification and visualization in congenital heart disease[J].Int J Cardiovasc Imaging，2005，21：283-292.

[2] Manka C，Traber F，Gieske J，et al.Three-dimensional dynamic susceptibility-weighted perfusion MR imaging at 3.0 T: Feasibility and contrast agent dose[J].Radiology，2005，234：869-877.

[3] Yun T J，Cheon J E，Na D G，et al.Childhood moyamoya disease: Quantitative evaluation of perfusion MR imaging-correlation with clinical outcome after revascularization surgery[J].Radiology，2009，251：216-223.

[4] Greil G F，Germann S，Kozerke S，et al. Assessment of left ventricular volumes and mass with fast 3D cine steady-state free precession k-space broad-use linear acquisition speed-up technique (k-t BLAST) [J].JMagn Reson Imaging，2008，27：510-515.

[5] Mascarenhas N B，Muthupillai R，Cheong B，et al.Fast 3D cine steadystate free precession imaging with sensitivity encoding for assessment of left ventricular function in a single breath-hold[J].AJR Am J Roentgenol，2006，187：1235-1239.

[6] Pedersen H，Kelle S，Ringgard S，et al.Quantification of myocardial perfusion using free-breathing MRI and prospective slice tracking[J].Magn Reson Med，2009，61：734-738.

[7] Weigang E，Kari F A，Beyersdorf F，et al.Flow-sensitive four-dimensional magnetic resonance imaging: Flow patterns in ascending aortic aneurysms[J].Eur J Cardiothorac Surg，2008，34：11-16.

[8] Tabibian B，Roach C J，Hanson E H，et al. Clinical indications and utilization of 320-detector row CT in 2500 outpatients[J]. Comput Med Imaging Graph，2011，35(4)：266-274.

[9] Nakazono T，Jeudy J，White C S.Left and Right Ventricular Diverticula: Incidence and Imaging Findings on 256-Slice Multidetector Computed Tomography[J].Thorac Imaging，2011 ，21.

[10] Reid J，Gamberoni J，Dong F，et al.Optimization of kVp and mAs for pediatric low-dose simulated abdominal CT：is it best to base parameter selection on object circumference?[J]. JR Am J Roentgenol，2010，195(4)：1015-1020.

[11] Young C，Taylor A M，Owens C M.Paediatric cardiac computed tomography: a review of imaging techniques and radiation dose consideration[J].Eur Radiol，2011，21(3)：518-529.

[12] Evangelopoulos D S，Von Tobel M，Cholewa D，et al.Impact of Lodox Statscan on radiation dose and screening time in paediatric trauma patients[J].Eur J Pediatr Surg，2010，20(6)：382-386.

[13] Paul J F，Rohnean A，Sigal-Cinqualbre A.Multidetector CT for congenital heart patients: what a paediatric radiologist should know[J]. Pediatr Radiol，2010，40(6)：869-875.

[14] Siegel M J.Computed tomography of pediatric cardiovascular disease[J].Thorac Imaging，2010，25(3)：256-266.

[15] Nishimaru E，Ichikawa K，Okita I，et al. Tomoshige Y Development of a noise reduction filter algorithm for pediatric body images in multidetector CT[J].Digit Imaging，2010，23(6)：806-818.

[16] Lee E Y，Boiselle P M，Shamberger R C . Multidetector CT and 3D imaging: preoperative evaluation of thoracic vascular and tracheobronchial anomalies and abnormalities in pediatric patients[J].J Pediatr Surg，2010，45：811-821.

[17] Aziz Z A，Padley S P，Hansell D M.CT techniques for imaging the lung: recommendations for multislice and single slice computed tomography[J].Eur J Radiol，2004，52：119-136.

[18] Sundaram B，Chughtai A R，Kazerooni E A .Multi-detector high resolution computed tomography of the lungs[J].J Thorac Imaging，2010，25：125-141.

[19] Kauczor H U，Ley-Zaporozhan J，Ley S.Imaging of pulmonary pathologies: Focus on magnetic resonance imaging[J]. Proc Am Thorac Soc，2009，6:458-463.

[20] Kim J E，Newman B.Evaluation of a radiation dose reduction strategy for pediatric chest CT[J].AJR Am J Roentgenol，2010，194：1188-1193.

[21] Loeve M，Lequin M H，de Bruijne M.Cystic fibrosis: are volumetric ultra-low-dose CT scans sufficient for monitoring related lung disease? [J].Radiology，2009，253(1)：223-229.

[22] Toma P，Rizzo F，Stagnaro N.Multislice CT in congenital bronchopulmonary malformations in children[J].Radiol Med，2010，116：133-151.

[23] Papaioannou G，Young C，Owens C. Mulitdetector row CT for imaging the paediatric tracheobronchial tree[J].Pediatr Radiol，2007，37(6)：515-529.

[24] Boiselle P M，Lee K S，Ernst A.Multidetector CT of the central airway[J].J Thorac Imaging，2005，20:186-195.

[25] Siegel M J.Multiplanar and 3D multi-detector row CT of thoracic vessels and airways in the pediatric population[J].Radiology，2003，229：641-650.

[26] Bronchiolar disease: spectrum and radiological findings Masashi Takahashi,Kiyoshi Murata[D].European Journal of Radiology，2000，35：15–29.

[27] Franksa T J，Jeffrey R.The use and impact of HRCT in diffuse lung disease[J].Current Diagnostic Pathology，2004，10：279-290.

[28] 武宜，薛雁山.小气道疾病的 HRCT 影像特点.[J].国外医学临床放射学分册，2005，28(6)：397～401.

[29] Lucaya J，Strife J L.Pediatric Chest Imaging[M].Berlin,Heideberg: Spriger-Verlag，2008：77-121.

[30] DAVID P，NAIDICH W，RICHARD W，et al.气道影像学[M].王振光,梁宇霆,译.北京：人民军医出版社，2009.

[31] 张岩，张伟.儿童哮喘肺 HRCT 空气潴留与肺功能的相关性研究[J].中国医学影像学杂志，2010，l28(3)：242-247.

[32] 白凤森，袁新宇.通气控制高分辨率 CT 诊断婴幼小气道病变[J].中国医学影像技术，2012，l28(3)：405-408.

[33] Tortori-Donati P，Rossi A.Pediatric Neuroradiology[M].Berlin：Springer-Verlag，2005.

[34] 孙国强，曾津津，彭芸，等. 实用儿科放射诊断学[M].2 版.北京：人民军医出版社，2011.

[35] Babikian T，Tong K A，Galloway N R，et al.Diffusion-weighted imaging predicts cognition in pediatric brain injury[J].Pediatr Neurol，2009，41(6)：406-412.

[36] 陶晓娟、彭芸、曾津津、等.常规 MRI 和 DWI 对肾上腺脑白质营养不良演变过程的探讨[J].放射学实践，2008，23（12）：1301-1304.

[37] 邱峰、钱海蓉、姚生，等.MELAS 综合征和 Leigh 病患者的影像学观察[J].脑与神经杂志，2010，18(5)：373-377.

[38] 李玉华、陆建平、段秀杰、等.多 b 值 DWI 在儿童脑肿瘤中的初步研究[J].放射学实践，2012，27(2)：159-163.

[39] Christine P C，Christopher G Z，Alice C P.Neonatal hypoxic-ischemic encephalopathy：Multimodality imaging findings[J].Radiographics，2006：S159-161.

[40] Cakmakci H，Pekcevik Y，Yis U，et al.Diagnostic value of proton MR spectroscopy and diffusion-weighted MR imaging in childhood inherited neurometabolic brain diseases and review of the literature[J].Eur J Radiol，2010，74(3)：e161-171.PMID：19540689.

[41] Jaykumar R N，Wim V H，Frank D B，et al.High-resolution susceptibility-weighted imaging at 3 T with a 32-channel head coil: Technique and clinical applications[J].AJR，1995：1007-1014.

第二节　耐甲氧西林金黄色葡萄球菌的感染

一、概述

金黄色葡萄球菌（*Staphylococcus aureus,SA*，金葡菌）是定植在人皮肤表面的革兰阳性菌，是适应能力最强的人类病原体之一，存在于 25%～30% 健康人群的鼻前庭。金葡菌是一种条件致病菌，也是引起皮肤、软组织及骨感染的主要致病菌。它可以引起广泛的感染，从轻微的皮肤感染到术后伤口感染、中枢神经系统感染、呼吸道感染、尿路感染甚至败血症等[1]。

1961 年英国学者 Jevons 发现耐甲氧西林金黄色葡萄球菌（*Methicillin-resistant staphylococcus aureus,MRSA*），发现之初，*MRSA* 仅在医院内传播，是造成院内感染的重要病原菌之一，因此被称为医院获得性 *MRSA*((hospital-associated *MRSA*,HA-*MRSA*)。近年来，*MRSA* 感染的流行病学发生了明显变化，社区获得性 *MRSA*（community-associated *MRSA*,CA-*MRSA*)的发病增多，使得 *MRSA* 逐渐成为一个全球范围内严重的公共卫生问题[2]。*MRSA* 进化迅速并广泛流行，但是由于 *MRSA* 表现出极强的耐药性，针对 *MRSA* 的抗生素发展受到了许多因素的综合制约，给相关的临床治疗带来困难。

二、病原学

（一）生物学特征

葡萄球菌（*Staphylococcus*）呈球形或稍呈椭圆形，属于微球菌科，常常呈葡萄串状排列。细胞直径 0.5 ~ 1.7 μm。无鞭毛，无芽胞，一般不形成荚膜，革兰染色呈阳性，在自然界中分布广泛。温度 6 ~ 40℃，pH 值 4.5 ~ 9.8 均能生长，最适生长温度 37℃，最适 pH 值 7.4，耐酸、耐盐、耐干燥，是对外界抵御能力最强的无荚膜菌之一。菌落可因种的不同产生不同颜色色素，如金黄色、白色等。

葡萄球菌在普通琼脂培养基上生长良好，在有氧和 CO_2，温度 22℃时以及培养基中含有牛奶、奶油等情况下生长最好，在血琼脂平板上产生菌落大，且绝大多数在菌落周围有明显的全透明的溶血环（β溶血）。金黄色葡萄球菌为凝固酶阳性菌株，能分解甘露醇，致病能力最强。

（二）致病性

1.毒素

（1）溶血素（staphyolysin）：按抗原性不同，至少有 α，β，γ，δ，ε 5 种，对人类在致病过程中作用的主要是金葡菌产生的 α 溶血素，化学成分为蛋白质。α 溶血能使小血管收缩，导致局部缺血和坏死，并能引起平滑肌痉挛。α 溶血素还是一种外毒素，具有良好的抗原性，经甲醛处理可制成类毒素。

（2）杀白细胞素（leukocidin）：是金葡菌产生的细胞外毒素，对人或兔的多形核细胞和巨噬细胞有高度的特异性，可诱导坏死和凋亡使细胞死亡。此毒素有抗原性，产生的抗体能阻止葡萄球菌感染的复发。

（3）肠毒素（enterotoxin）：从临床分离的金葡菌，约 1/3 产生肠毒素，分 A,B,C1, C2, C3,D ,E 和 F 共 8 个血清型。肠毒素可引起急性胃肠炎即食物中毒，与产毒菌株污染了食品有关。肠毒素耐热，也不受胰蛋白酶的影响。

（4）表皮剥脱素（exfoliatin）：也称为表皮溶解毒素（epidermolytic toxin），主要是由噬菌体 II 群金葡菌产生的一种蛋白质，具有抗原性，引起人类的表皮剥脱性病变，主要发生在新生儿和婴幼儿，引起烫伤样皮肤综合征。

（5）中毒性休克综合征毒素 I（toxic shock syndrome toxin I，TSST- I）：由噬菌体 I 群金葡菌产生的一种蛋白质，可引起发热。感染产毒菌株后可引起机体多个器官系统的功能紊乱或毒性休克综合征（TSS）。

（6）红疹毒素：临床上可引起猩红热样皮疹。

2.酶

（1）血浆凝固酶（coagulase）：由致病菌株产生的，凝固酶具有耐高温的特性，但易被蛋白分解酶破坏。可使血液或血浆中的纤维蛋白沉积于菌体的表面，阻碍吞噬细胞和血清中杀菌物质的作用，同时使感染局限化和形成血栓。凝固酶具有免疫原性，刺激机体产生的抗体对凝固酶阳性的细菌感染有一定的保护作用。

（2）透明质酸酶：可溶解人体组织间质中的透明质酸，易于感染的扩散。

（3）其他：某些菌株还产生过氧化氢酶、耐热核酸酶、溶纤维蛋白酶、溶脂酶、磷酸酶等，能溶解纤维蛋白、脂肪及油脂等，易于病菌蔓延。

3.表面结合蛋白

（1）纤维连接蛋白结合蛋白：可与纤维连接蛋白结合，使金葡菌黏附于创伤组织。

（2）胶原结合蛋白：可与机体组织的胶原结合，使金葡菌黏附于创伤组织。

（3）层黏素受体：与内皮细胞、上皮细胞的基底膜内的层黏素结合，使金葡菌能够穿越组织屏障。

（4）骨涎蛋白受体：可与关节中的糖蛋白结合，产生软骨细胞蛋白酶，水解滑膜组织，产生骨与关节感染。

4.细胞抗原

（1）荚膜抗原：金葡菌的某些菌株有明显的荚膜，荚膜抗原能促进抗荚膜抗体的产生，还可使金葡菌的毒力增强。荚膜多糖具有调理吞噬作用及免疫调节作用。它可以使细菌免受多形核白细胞的调理吞噬、吸收和杀伤。

（2）细胞壁磷壁酸：葡萄球菌胞壁的基础成分是黏肽，并含有大量磷壁酸，构成菌体的表面抗原，能引起特异性抗体的形成。

（3）葡萄球菌蛋白 A：是存在于细菌胞壁的一种表面蛋白，与胞壁的黏肽相结合。它可与人及多种哺乳动物血清中 IgG 的 Fc 片段(fragment crystaliz-able)结合，是完全抗原。SPA 具有多种生物学作用，如吞噬反应中抑制 IgG 调理素的吞噬和杀菌作用，降低补体的调理作用。

（三）相关的定义

1.耐甲氧西林金黄色葡萄球菌

耐甲氧西林金黄色葡萄球菌指含有 *mecA* 基因或者耐苯唑西林 MIC 值≥2mg/L 的金黄色葡萄球菌的菌株，*MRSA* 目前对已经上市的所有 β -内酰胺类抗生素耐药，并可对氨基糖苷、氯霉素、林可霉素、四环素类、大环内酯类及喹诺酮类等常用抗生素产生多重耐药。

2.医院获得性 *MRSA*（HA-MRSA)

HA-*MRSA* 指在接触过医疗机构的个体间相互传播的 *MRSA* 菌株。HA-*MRSA* 感染可以在医院内发病，也可在社区内发病。社区发病（community-onset）需具备下列至少一项医疗机构相关性感染的危险因素：入院时存在侵入性检查或治疗；有 *MRSA* 定植或感染病史；在 1 年内有住院、手术、透析，或住在长期护理机构。医院发病（hospital-onset）是指患者入院 48 h 后，从正常无菌部位分离出 *MRSA*，不论这些患者是否有医院获得性感染的危险因素。

3.社区获得性 *MRSA*（CA-MRSA)

美国疾病控制与预防中心（CDC）定义为:从门诊、住院 48 h 内的患者中分离到的 *MRSA* 菌株。这些患者既往无 *MRSA* 感染和定植病史，无留置导管或经皮肤的医疗装置，无手术、血液透析病史，1 年内未曾住入医院、医疗保健机构及护理院等。

CA-*MRSA* 和 HA-*MRSA* 在微生物学、耐药及临床特点等方面有较大差异（见表 15-2-1），根据这些特点可将两者进行初步的区分，但是由于人员在医院和社区之间不断流动，CA-*MRSA* 和 HA-*MRSA* 的差异日渐缩小。

表 15-2-1　CA-*MRSA* 和 HA-*MRSA* 的区别

	HA-*MRSA*	CA-*MRSA*
感染人群	体弱、慢性病或重病患者	多为学生、运动员等健康年轻人
感染部位	无明显感染灶的菌血症、外科感染或侵入性导管相关感染、呼吸机相关肺炎	蜂窝织炎、皮肤脓肿，也有坏死性社区获得性肺炎、骨关节感染/感染性休克
传播	医疗机构内传播，家庭内很少传播	社区获得性，可以在家庭或运动队内传播
既往史	*MRSA* 感染、定植或近期外科手术、住院、使用抗菌药物及血液透析史，留置导管	无明显既往病史及接触医疗机构
感染菌株的毒力	很少社区传播，通常没有 *PVL* 基因	常发生社区传播，常有 *PVL* 基因，引起坏死性皮肤或肺部感染
药物敏感性	多重耐药	对多种非 β -内酰胺类抗生素敏感

三、流行病学

（一）发病率

目前在世界范围内，*MRSA* 的感染率呈上升趋势。据美国疾病控制与预防中心（Centers for Disease Control and Prevention,CDC)统计，世界每年约 10 万人感染 *MRSA*。最近的一项研究显示，在北美，44.6%的皮肤和软组织感染是由金黄色葡萄球菌引起的，而其中 35.9%是 *MRSA* 所致。美国每年有近 40 万例金葡菌感染住院患者，其中 MRSA 感染导致约 1.9 万例死亡，相当于艾滋病、结核病和病毒性肝炎死亡的总数[3]。目前我国尚缺乏长期、大型的关于 MRSA 的研究，但 MRSA 分离率及多重耐药均有增加趋。2009 年中国 CHINET 细菌耐药性监测显示[4]：金黄色葡萄球菌和肠球菌占临床分离革兰阳性菌的 62%，其中 MRSA 仍然是目前临床上的严重问题，金黄色葡萄球菌中 MRSA 的检出率为 52.7%。HA-MRSA 主要分布于医院，院内金葡菌感染的病人中有 80% 为金黄色葡萄球菌的带菌者。2008 年 Mohnarin 监测资料显示[5,6]，综合医院 MRSA 分离株占金葡菌的 67.6%,ICU 高达 84.8%。金黄色葡萄球菌居肺部感染革兰阳性球菌的首位[6]，其中 MRSA 分离率 26.3%。血液感染的细菌中金黄色葡萄球菌占 9%，其中 MRSA 的分离率为 66.2%。

（二）流行环节

1.传染源

病人和带菌者为主要传染源.近年来发现不少带菌者鼻咽部携带金葡菌与自身感染部位的金葡菌一致，说明带菌者可由自身携带的金葡菌引起感染。急性 MSSA,HA-MRSA 感染患者鼻前庭几乎都可检出金黄色葡萄球菌，但急性 CA-MRSA 感染者鼻前庭往往不带金黄色葡萄球菌。医护人员带菌率可达 50%~90%，免疫缺陷疾病患者中带菌率也高。

2.传播途径

金葡菌的主要入侵途径为损伤的皮肤和黏膜，人也可因摄入含有肠毒素的食物或吸入染菌尘埃而致病。医务人员和医疗机构传播是金葡菌感染的主要途径。染菌手直接接触易感者为传播的重要途径,空气传播等其他途径较为少见。

3.易感人群

（1）HA-MRSA 感染：发生于医疗机构中，特别常见于危重患者和长期住院患者。HA-MRSA 感染在儿科的危险因素包括：危重症、经过手术打击、多脏器功能不全的患者；免疫系统反应差；恶性肿瘤患者；实施侵袭性治疗（例如静脉导管、尿路导管、气管插管、胃造口术插管等）；近期使用广谱抗菌药物等。魏全珍等[7]调查显示，医护人员、陪护、患者之间可以通过接触互相传播 MRSA，如触碰毛巾、床单、康复设备等，这是造成病区 MRSA 感染散发或局部流行暴发的潜在危险因素。

（2）CA-MRSA 感染：多见于没有已知易感因素的年轻人，小学生、新生儿是 CA-MRSA 感染的高危人群。感染高危因素有：环境拥挤、个人卫生差；年龄 2 岁以下；罹患流感后 CA-MRSA 寄殖者或与之有密切接触者；近期使用抗菌药物等。此外，CA-MRSA 更易分离于患有皮肤病或糖尿病等基础疾病患者的皮肤感染[8]。

（三）流行克隆

利用基因技术进行的分子流行病学分型方法成为研究细菌遗传背景和传播流行的重要手段。最常用的分型方法有：脉冲场凝胶电泳分型（pulsed-field gel electrophoresis,PFGE），多位点序列分型（multilocus sequence typing,MLST），葡萄球菌蛋白 A(staphylococcal protein A,SPA)基因分型和葡萄球菌染色体 mec 基因盒(staphylococcal cassette chromosome mec,SCCmec)分型等。应根据现实情况的需要，选择两种或更多的有效方法来鉴别菌株，以提高分型率及结果的可靠性，为控制金葡菌感染提供翔实的流行病学资料。HA-MRSA 和 CA-MRSA 有着不同的流行克隆。HA-MRSA 常仅限于几个主要克隆在全球流行，而 CA-MRSA 流行的遗传背景呈多样性。

HA-MRSA 流行克隆 SCCmec 分型多为 Ⅰ，Ⅱ 或 Ⅲ 型，PVL 基因多数阴性，流行克隆在北美是 ST5 克隆，南美是 ST239 克隆，欧洲是 ST36,ST45 和 ST22 克隆，南亚、澳大利亚 ST22 克隆，中东和东亚洲地区是 ST239 克隆。CA-MRSA 多为 SCC mecⅣ或 Ⅴ 型(有报道尚有Ⅵ型)，PVL 基因多数阳性，每一克隆与其国家或地区特异性的遗传背景相关[9]，如在美国是 ST1 和 ST8 克隆，在欧洲是 ST80 和 ST8 克隆，在南亚、澳大利亚是 ST30 克隆，中东地区为 ST80，在东亚是 ST59 和 ST1 克隆。然而，随着世界各地人员的流动，这种情形目前已变得模糊。当今，主要的 PVL-阳性的 CA-MRSA 克隆已经散布全世界。 在刘颖超[10]等人对中国 7 个城市 134 例 16 岁以下儿童 MRSA 感染病例的调查中，共检测到 16 个 MLST 分型，其中最主要的是 ST59(44.8%)，ST239(16.4%)。

四、临床表现

金黄色葡萄球菌是人类化脓性感染中最常见的病原菌，可引起轻重不一的感染。从本质上讲，MRSA 和金葡菌应该引起相同类型的感染。HA-MRSA 是当今医院院内感染的重要菌群，一些 MRSA 特别是 CA-MRSA 菌株则会导致非常严重的、侵袭性的感染或综合征，这些都表明它们比金葡菌具有更强的致病力。

（一）皮肤及软组织感染

1.毛囊炎

毛囊炎可发生于全身各个部位，最常见于须区、头皮、胸部等部位，金葡菌感染引起的毛囊炎有 3%～25% 为 CA-MRSA 所致。初起表现为红色丘疹，顶端迅速化脓形成白色小脓疱，继而溃破，脓液流出，干燥结痂，常伴瘙痒和疼痛，但全身症状极少出现。

2.疖病

疖病通常由毛囊炎进展而来，可发生于任何有毛囊的皮肤部位，好发于皮脂腺丰富的区域，如面部、颈背部等。主要致病菌为凝固酶阳性的金黄色葡萄球菌，尤其是 CA-MRSA。局部表现为红、肿、热、痛，继而在中央出现组织坏死形成黄白色小脓栓，经数日逐渐愈合。痈由 2 个或 2 个以上疖融合而成，易向周围和深部进展。CA-MRSA 引起的疖病常多发，病灶中心坏死，可进展为脓肿及蜂窝织炎，且可暴发流行，需引起警惕。

3.脓疱病

脓疱病主要见于儿童，特别是皮肤的暴露部位，如面部和四肢等，具有接触性传染和自体接种的特性。特征是薄壁小水疱，迅速转为脓疱，继而破裂，遗留金黄色皮痂。搔抓可造成感染的播散。

4.蜂窝织炎

蜂窝织炎主要为急性发病，是皮下、筋膜下等蜂窝组织的一种急性弥漫性化脓性感染。临床表现为感染部位红、肿、热、痛，进展迅速，此外，还可表现为水疱，出血致瘀点、瘀斑等，常伴淋巴管炎及淋巴结肿大。如迅速扩散，剧烈疼痛并伴有全身中毒症状，应警惕深部感染吐坏死性筋膜炎的发生。

5.其他

另外，也可引起甲沟炎、外耳炎、睑腺炎、伤口感染、褥疮感染及肛周脓肿等。

（二）坏死性筋膜炎

坏死性筋膜炎罕见，为病情迅速进展的潜在致命性感染，死亡率很高。可发生于全身各部位，最常见的部位是四肢。患者常表现为初起即伴全身中毒症状，数小时后出现剧烈疼痛、局部皮下出血、溃疡形成、严重脓毒血症或全身性炎症反应综合征。

（三）手术部位感染

手术部位感染（surgical site infections,SSIs）是医院获得性感染的主要形式。金葡菌为最常见的致病菌，且常为 MRSA。表现为发热、手术部位及周围疼痛或触痛、肿胀等，常伴全身疾病而无其他感染灶。

（四）中毒性休克综合征

中毒性休克综合征（toxic shock syndrome,TSS）是一组以高热、脱屑性皮疹及休克为特征的多系统损害性皮肤综合征。主要表现为高热、低血压或直立性晕厥，皮肤出现猩红热样弥漫性红色点状丘疹，恢复期皮肤脱屑，伴有呕吐、腹泻等，常有多系统损害。此病儿童发病少见。

（五）烫伤样皮肤综合征

烫伤样皮肤综合征（staphylococcal scalded skin syndrome,SSSS）以新生儿及婴儿多见。本病是由在远隔部位的感染病灶中产生的可扩散的表皮剥脱性病变。主要致病菌为噬菌体Ⅱ型71型金葡菌。表现为突起发热、皮肤变软出现红斑，迅速蔓延全身，出现广泛性红斑，有触痛，形成水疱，伴渗液，呈烫伤样外观，Nikolsky征阳性，继而出现大片表皮脱落，口周、鼻周出现放射状皲裂，表皮剥脱后暴露浅红色皮肤表面，恢复期出现脱屑。

（六）败血症

金葡菌是败血症的常见致病菌。医院外感染的金葡菌败血症主要通过皮肤入侵，发病前多有各种皮肤病灶，少数患者的原发病灶为肺炎、骨髓炎等。临床起病急骤，寒战高热、严重毒血症症状，肝脾大、多形性皮疹。迁徙性损害是金葡菌败血症的重要特点，约在半数患者病程中出现，常见为多发性肺部浸润，甚至可形成脓肿，其次为皮下脓肿、化脓性脑膜炎等。

（七）肺炎及脓胸

儿童金黄色葡萄球菌肺炎多继发于呼吸道病毒感染后，发病以冬春季较多。起病急骤，寒战、高热、胸痛、呼吸困难，常伴有显著的全身毒血症状，体查时肺部可闻及呼吸音降低、两肺散在细湿啰音。X线显示片状阴影伴有空洞和液平，阴影的易变性是金葡菌肺炎的重要特征。新生儿、早产儿及营养低下的婴幼儿，症状不典型。发生脓胸时患者高热不退、气促、发绀加重，病变侧叩诊浊音，呼吸音减弱及语颤增强，纵隔向健侧移位，很快发生呼吸衰竭，甚至引起猝死。Francis[13]等报道了4例社区获得性坏死性肺炎，均由PVL基因阳性MRSA感染所致。坏死性肺炎早期可表现为流感样症状，CT可见渗出及空洞形成，亦可出现弥漫性肺出血、感染性休克和急性呼吸窘迫综合征，甚至死亡。血培养多阳性，尸检可呈双侧弥漫性坏死出血性肺炎。

（八）消化系统疾病

1.金黄色葡萄球菌食物中毒

金黄色葡萄球菌食物中毒起病急骤，常在进食含毒素食物后发病，表现为恶心、呕吐、上腹部疼痛和腹泻。体查可发现上腹部及脐周压痛，肠鸣音活跃。本病虽临床症状重，但呈自限性，预后好。

2.金黄色葡萄球菌性肠炎

金黄色葡萄球菌可见于部分健康人的大便中。一般经口进入肠道，或因长期应用大量抗生素致肠道菌群失调，二重感染。耐药的金黄色葡萄球菌在肠道中大量繁殖，侵袭肠壁引起炎性病变。腹泻为突出症状，伴腹痛和不同程度的全身中毒症状，甚至出现神经系统功能障碍和休克等。

（九）心内膜炎

金葡菌心内膜炎多继发于金葡菌败血症，或人工心脏瓣膜置换术等。常为急性起病，表现为急骤高热，全身中毒症状明显。病程进展可出现心脏杂音、心率失常及脑、肠系膜和四肢及肺等处栓塞。

（十）脑膜炎

金葡菌引起的脑膜炎在各种化脓性脑膜炎中较少见，但可引起严重后果。多见于2岁以下小儿。金葡菌脑膜炎常由败血症或心内膜炎引起，也可自远处病灶通过血行播散侵入，或由原发病灶直接蔓延。起病较缓，发热伴持续而剧烈的头痛、脑膜刺激症和脑功能障碍。病初常可见到瘀点或多型性皮疹，病情进展，可出现昏迷、颅内压升高的体征。新生儿常没有脑膜刺激表现，患儿出现情感变化或警觉状态是脑膜炎的重要提示之一。

（十一）尿路感染

肾脏常常是葡萄球菌菌血症或/和心内膜炎患者发生脓肿的部位，血源传播到肾可引起肾内或肾周围脓肿。

（十二）骨及关节感染

金葡菌可致急性化脓性骨髓炎，儿童较多见，男多于女。一般继发于外伤感染后，常累及股骨下端及胫骨上端。起病急骤，有寒战，继而高热，有明显的毒血症症状，局部疼痛、活动受限，继而出现局部红、肿、热。重者有昏迷与感染性休克。金葡菌是造成 2 岁以上儿童细菌性关节炎的最常见病原菌，金葡菌所致的关节炎一般起病急，有寒战高热等症状，病变关节迅速出现疼痛与功能障碍，关节腔内积液在膝部最为明显，可见髌上囊明显隆起，浮髌试验可为阳性。

（十三）其他

金葡菌尚可导致肝、脾脓肿及心包炎等。

五、实验室检查

根据感染者病情严重程度不同，需根据不同的感染类型和原发病进行病原学、血细胞、生化指标及影像学等的实验室检查。对于 *MRSA* 感染患者，对局限的脓性分泌物可直接做涂片镜检，根据细菌形态、排列和染色兴致做出初步判断。进一步的微生物学分析有助于提高合理利用抗生素的水平，提高治疗效果。

（一）培养基药物敏感试验

培养基药敏试验的标本可来自血液、脓液或组织。脓液和组织标本对病原学诊断敏感性最高。脓性引流液应立即送检，进行革兰氏染色后镜检、培养及药敏试验。对可疑的 *MRSA* 感染，标本最好来自组织或脓液，这些标本的培养更可能获得病原菌。

（二）免疫学检测

采用免疫学方法检测血清特异性抗原、抗体及细菌毒素，如酶联免疫吸附测定(enzyme-linked immuno sorbent assay,ELISA)、放射免疫法等。可做血清磷壁酸抗体、抗 α 溶血素抗体及抗杀白细胞素抗体等检测。磷壁酸抗体检测具有相当特异性，临床应用意义较大，不仅可以帮助诊断而且还可判断抗菌药物的疗效。

（三）耐药基因检测

1.纸片扩散法、苯唑西林盐平板筛选法和 E-test 法

临床与实验室标准学会（Clinical and laboratory standards institute,CLSI）推荐用于金黄色葡萄球菌甲氧西林耐药的标准检测方法有：纸片扩散法和琼脂筛选法、肉汤和琼脂稀释法[14,15]。头孢西丁纸片检测 *MRSA* 的敏感性和特异性高，终点容易判读，是首选的初筛方法。筛选琼脂平板筛选法是很好的检测 *MRSA* 的方法，可以作为其他试验的确诊试验。

2.分子生物学方法检测

核酸分子杂交技术，运用从 *MRSA* 菌株中克隆出来的抗药基因作为探针进行分析，能够比传统方法更快速准确地得到结果。

3.PCR 方法

通过直接检测细菌染色体上的 *mec* 基因来确定被检测细菌是否为耐甲氧西林菌株，不受药敏试验条件的制约，并且编码 PBP2a 的 *mec* 基因只存在于 *MRSA* 中，因而特异性很高。

4.其他

如质粒的限制性内切酶图谱法、染色体 DNA 限制性内切酶指纹分析的限制性片段长度多态性方法、对大分子质量的 DNA 片段的分离采用脉冲电场凝胶电泳方法等，也是对细菌基因进行检测，目前不作为临床常规检查方法。

目前推荐选择头孢西丁筛查试验进行 *MRSA* 的初筛试验，初筛阳性菌株可以选择以 PBP2a 乳胶凝

集试验或含 6mg/L 苯唑西林的琼脂平板进行确诊试验。

六、诊断及鉴别诊断

金黄色葡萄球菌感染相关疾病的诊断主要依靠各种不同部位感染的临床症状、体征、好发部位及结合流行病史，必要的实验室实验室检查和影像学检查、详细的询问病史有助于诊断。机体的年龄、免疫状况，有无原发病及诱因等对诊断具有参考价值。确诊有赖于从有关标本（血、脑脊液、痰液、尿、分泌物等）的涂片及培养中找到病原菌。

（1）在皮肤与软组织感染中，毛囊炎需与疖、痤疮相鉴别；脓疱病需与水痘、天疱疮相鉴别；蜂窝织炎注意与丹毒、脓肿、气性坏疽相鉴别。

（2）中毒性休克综合征，需与血压过低有关的所有严重的出疹疾病，以及中暑、蜂窝织炎、川崎病、猩红热、烫伤样皮肤综合征相鉴别。

（3）烫伤样皮肤综合征，需与药物引起的中毒性表皮坏死松解症、病毒疹、猩红热等相鉴别。

（4）在消化道疾病中，食物中毒根据特殊食物食入史、典型症状及呕吐物病原学检测诊断，一般易于诊断。金葡菌引起的感染性肠炎应与肠道外感染引起的腹泻及一些全身性疾病鉴别。

（5）金葡菌肺炎 X 线是诊断的重要依据。但 X 线征象常与某些疾病重合，需注意鉴别，如肺气囊。虽然肺气囊对金葡菌性肺炎有诊断意义，但也常见于其他细菌如肺炎克雷伯杆菌、流感嗜血杆菌引起的肺炎；原发性肺结核进展期有空洞形成时临床表现与金葡菌肺炎类似，但前者有密切结核接触史 PPD 阳性，X 线胸片示肺门淋巴结阴影增大，肺内大片浸润，其中有透光区。

（6）感染性心内膜炎的临床表现涉及全身多脏器，呈多样化，且多无特异性，易与风湿热、系统性红斑狼疮、败血症心力衰竭混淆，需注意鉴别。

（7）金葡菌脑膜炎脑脊液的实验室检查可与乙型脑炎及结核性脑膜炎类似，需注意鉴别。

（8）尿路感染中，需与全身感染性疾病及肾结核相鉴别。

（9）骨髓炎及关节炎需与急性类风湿关节炎、关节结核等相鉴别。

七、治疗

（一）常用 MRSA 治疗药物

1.万古霉素

万古霉素是三环糖肽类抗生素，目前仍是治疗 MRSA 感染的首选抗生素和金标准。可与细菌的细胞壁肽聚糖前体的肽链部分——D-丙氨酰-D-丙氨酸肽，通过精确的分子间相互作用形成复合体，阻止转肽作用和聚糖骨架的延伸，从而抑制细胞壁的生物合成起到杀菌作用。近年来已经出现了抗万古霉素金黄葡萄球菌(Vancomycin-resistant staphylococcus aureus,VRSA)和敏感株的 MIC 值逐渐升高现象，部分治疗效果差与万古霉素剂量不足有关，因此需要根据药敏试验和血药浓度监测来指导万古霉素的使用[16]。预测万古霉素疗效最好的药代动力学参数是 AUG 与 MIC 的比值，目标是 AUG 与 MIC 比值≥400。金黄色葡萄球菌对万古霉素的耐药机制尚有争议，有"细胞壁成分改变和糖肽链交联程度降低""青霉素结合蛋白(penicillin-binding proteins，PBPs)的改变"等。通过质粒转移获得 vanA 基因簇，细胞壁增厚，肽聚糖交联减少，青霉素结合蛋白 PBP2 产量增加，PBP4 含量降低等，阻碍万古霉素与肽聚糖前体上的靶位结合，降低了万古霉素对细菌的作用，从而对万古霉素产生耐药。根据 CLSI 折点，如果万古霉素对 MRSA 的 MIC 值≤2mg/L，应根据患者对万古霉素的临床反应而非 MIC 值决定是否继续使用；如果临床分离菌株的 MIC 超过 2mg/L，应采用替代治疗。

2.去甲万古霉素

去甲万古霉素是 20 世纪我国自行研制的糖肽类抗菌药物，分子结构、作用与万古霉素相似，未发现对去甲万古霉素耐药的 MRSA[16,17]。抗菌作用机制主要为抑制细胞壁的合成、改变细胞膜的通透性、阻碍细菌 RNA 的合成。因其结构特殊，与其他类抗生素无交叉耐药性，使细菌不易产生耐药。

3.替考拉宁

替考拉宁是从放线菌中提取的糖肽类抗生素，分子结构、抗菌谱及抗菌活性与万古霉素相似，体外试验对金葡菌和肠球菌的活性与万古霉素相当或稍优，临床研究显示其与万古霉素疗效无差异，不良反应的发生率低于万古霉素[18]。替考拉宁组织穿透性能好，尤其是在皮肤和骨，可用于 MRSA 引起的皮肤软组织感染、脓毒症、肺炎、骨关节感染、心内膜炎和腹膜炎。

4.特拉万星

特拉万星是一种糖肽类抗菌药物，通过与肽聚糖链的前体结合从而抑制细胞壁合成，对 MRSA，VISA 和 VRSA 具有杀菌作用，我国尚未批准上市。美国 FDA 批准其用于成人的皮肤软组织感染。其肾毒性较万古霉素更为常见，需要监测肌酐水平，并根据肌酐清除率来调整药物的剂量[16]。

5.复方磺胺甲噁唑（SMZ-TMP）

复方磺胺甲噁唑对 95% ~ 100%的 CA-MRSA 株敏感，是门诊治疗皮肤软组织感染的主要选择药物之一。此外，SMZ-TMP 在治疗 MSSA 的骨关节感染、深部葡萄球菌感染也有一定疗效。其主要不良反应是变态反应、溶血性贫血和中性粒细胞减少，禁用于 2 月以下儿童。

6.克林霉素

克林霉素是林可霉素的衍生物，可与核糖体 30S 和 50S 亚基结合，抑制肽链延长干扰细菌蛋白质的合成。之前常用来治疗包括 MRSA 感染在内的金黄色葡萄球菌感染，但是由于诱导型耐药的出现，克林霉素的效果越来越差。一般认为对克林霉素的耐药机制为：在没有红霉素存在的情况下，与核糖体结合的克林霉素耐药性 mRNA 序列被 mRNA 的二级结构掩盖，克林霉素耐药性 mRNA 序列不能翻译，而当红霉素作为诱导剂出现时，mRNA 的二级结构发生断裂，导致克林霉素耐药性 mRNA 翻译成功，导致耐药产生。王丽娟[19]等对中国地区 435 例儿童患者来源的金葡菌进行研究，CA-MRSA 对克林霉素耐药率达 92%，耐药基因以 ermB 为主。

7.达托霉素

达托霉素是环脂肽类抗生素，是一种快速杀菌剂，通过与细胞膜结合从而干扰细胞膜功能，使细菌生物系统受损，属于剂量依赖型的杀菌剂，仅对革兰阳性细菌有作用[20]。由于其与肺表面活性物质结合而被灭活，不能用于 MRSA 所致的肺炎。可用于金黄色葡萄球菌菌血症、右侧心内膜炎和皮肤软组织感染的治疗[21]。

8.利奈唑胺

利奈唑胺为化学合成的新一类噁唑烷酮类抗菌药物，作用机制主要为与细菌 50S 亚基的 23S 核糖体 RNA 上的位点结合，阻止形成功能性 70S 始动复合物，从而抑制细菌蛋白质的合成，发挥抗菌效应[22]，我国批准可用于治疗 MRSA 引起的成人及儿童的社区及非社区获得性肺炎、皮肤软组织感染、菌血症。在体外对 VISA 和 VRSA 敏感。其抗菌位点与其他抗菌药物不同，故不易产生耐药性或交叉耐药性，虽然已出现利奈唑胺耐药的 MRSA，但仍很少见，耐药主要与 23S 核糖体 RNA 突变或 cfr 基因介导的腺嘌呤甲基化有关。

9.奎奴普丁/达福普汀

奎奴普丁是 A 组链阳菌素衍生物奎奴普丁与 B 组链阳菌素衍生物达福普汀构成的复合制剂，两者组分比为 3∶7。其与 70S 核糖体的 50S 亚基不可逆的结合抑制细菌蛋白质合成，达福普汀与细菌核糖体结合后引起核糖体构象改变，使奎奴普汀与细菌核糖体的亲和力提高。我国尚未批准该药用于临床，欧美国家批准用于成人及 16 岁以上儿童的皮肤软组织感染、医院获得性感染和 MRSA 感染等，也可作为万古霉素治疗失败的深部 MRSA 感染的补救治疗。

10.利福平

利福平是利福霉素 SV 的衍生物，利福平与依赖 DNA 的 RNA 多聚酶的 β 亚基结合，抑制细菌 mRNA 的合成，从而阻止蛋白质的合成。目前，已经在肺结核患者中分离出来对利福平耐药的 MRSA 菌株。对利福平的耐药是由位于细菌聚合酶的 RNA 聚合酶 β 亚单位（rpoB）处的利福平耐药决定簇 I 和 II 突变引起。

11.替加环素

替加环素是一种新型 9-叔丁基甘氨酰氨基米诺环素衍生物，为首个被批准临床应用的静脉内给药的甘氨酰环素类抗生素。其作用机制为与细菌 30S 核糖体结合，阻断转移 RNA 的进入，终止氨基酸进入肽链最终阻止蛋白质合成，且能够克服或限制细菌的外排泵和核糖体保护两种耐药机制产生的作用，我国尚未批准上市。

12.夫西地酸

夫西地酸由 Fusidium coccineum 的培养滤液中得到，通过干扰延长因子 G 抑制 mRNA 核糖体异位，阻碍细菌蛋白质的合成而产生杀菌作用。夫西地酸对多数 MRSA 菌株敏感，但由于其产生耐药的基因屏障较低，一般不用于严重的 MRSA 感染。对夫西地酸的高水平耐药（MICs 值≥12mg/L）是由位于染色体上的 fusA 基因变异导致的，使夫西地酸与细菌靶位点结合的亲和力减少，从而产生耐药。另一种耐药机制为获得耐药基因 fusB，它编码一种诱导蛋白，在体外研究中显示它能保护 EF-G 因子，并阻止夫西地酸的抑制活性。最近已经在金黄色葡萄球菌和腐生葡萄球菌的染色体上分别发现 fusB 的两个同组体——fusC 和 fusD。刘颖超对 186 例中国儿童 SSTI 来源菌株研究发现，其中 4 例（2.2%）对夫西地酸耐药，耐药菌株分别携带 fusB 和 fusC[23]。

13.其他

包括对 DNA 疫苗、金葡菌荚膜多糖疫苗及葡萄球菌肠毒素 C 突变体(mSEC)疫苗的研究正在进行中；也有研究 siRNA 治疗 MRSA 的感染，利用这种 RNAi 技术封闭目的基因，阻止相应蛋白的表达[24]。此外，高浓度的静脉免疫球蛋白制品能压制一部分葡萄球菌超抗原毒素，从而减轻感染症状。

（二）几种主要感染的治疗[25,26]

1.CA-MRSA 皮肤及软组织感染治疗

单纯脓肿或疖一般无须抗菌药物治疗，可采用切开引流术的治疗方式即可；对严重或广泛感染、病变进展迅速、患者年幼、难以引流部位的脓肿等，患者可以采用抗菌药物治疗。对于具化脓性表现的门诊感染者，需要考虑 CA-MRSA 感染可能，而对非化脓性感染者，β-溶血性链球菌感染可能性大。一般 SSTI 感染治疗时间为 5~10 d。

对于复杂性 CA-MRSA 皮肤及软组织感染（skin and soft tissue infections,SSTI）住院患者，除手术外，应进行 MRSA 经验性治疗，推荐药物包括：万古霉素、利奈唑胺、达托霉素、特拉万星、克林霉素。疗程一般为 7~14 d。儿童轻微的皮肤感染或继发于皮损的感染，局部外用 2% 的莫匹罗星软膏。住院儿童患者，推荐万古霉素、利奈唑胺或克林霉素（耐药率低的地区）（表 15-2-2）。8 岁以下儿童不建议用四环素类药物。

2.MRSA 败血症及心内膜炎治疗

儿童败血症或感染性心内膜炎治疗，推荐万古霉素静脉给药（每次 15 mg/kg，每 6 h 1 次），疗程 2~6 周。达托霉素的安全性和有效性尚不确定；克林霉素或利奈唑胺只适合于菌血症能快速清除者，有感染性心内膜炎或血管内感染者不宜使用。对伴先天性心脏病、菌血症持续超过 2~3 d，出现感染性心内膜炎临床迹象者，建议进行超声心动图检查。

3.MRSA 肺炎治疗

儿童患者建议采用万古霉素治疗。如果患儿病情稳定，没有败血症或血管内感染迹象，且细菌对克林霉素耐药率低，可经验性选择克林霉素静脉治疗。12 岁以上儿童可选择利奈唑胺。

4.MRSA 骨关节感染治疗

儿童急性出血性 MRSA 骨髓炎和化脓性关节炎，推荐静脉用万古霉素。如果患儿病情稳定，且细菌对克林霉素耐药率低，可经验性选择克林霉素静脉治疗，后续口服治疗。化脓性关节炎的治疗疗程至少为 3~4 周,骨髓炎至少 4~6 周。12 岁以上儿童,可选择达托霉素或利奈唑胺治疗。

5.MRSA 中枢神经系统感染治疗

儿童患者只推荐万古霉素静脉给药。化脓性脑膜炎推荐万古霉素静脉治疗 2 周。对有引流管感染者,建议拔出引流管,至脑脊液反复培养阴性后可再置引流管。脑脓肿、硬脑膜下积脓、硬脊膜外脓肿以及血栓性海绵窦或硬脑膜静脉窦炎需要及时切开引流。抗菌药物推荐万古霉素静脉治疗 4~6 周。

6.新生儿 MRSA 感染治疗

对足月新生儿或婴幼儿脓疱病,如感染轻而局限,可局部使用莫匹罗星。但早产儿或低体重新生儿的局部感染,或者感染病灶广泛的足月儿,应以万古霉素或克林霉素治疗。新生儿脓毒血症推荐万古霉素治疗,克林霉素和利奈唑胺备选。万古霉素具有一定的耳、肾毒性,应尽可能进行药物及听力监测。替考拉宁更易渗透组织和细胞,可用于 2 个月以上的婴儿。

表 15-2-2　儿童常用抗 MRSA 药物的用法与用量

临床表现	治疗	儿童剂量
SSTI,脓肿,疖,痈	切开引流	局部 2%莫匹罗星
复杂性 SSTI	万古霉素	每 6 h,15 mg/kg 静脉注射(推荐)
	去甲万古	万古霉素剂量,减量按 80%应用
	利奈唑胺	每 8 h,10 mg/kg,口服/静脉注射,.每剂不超过 600mg(备选)
菌血症	万古霉素	每 6 h,15 mg/kg,静脉注射(推荐)
	达托霉素	每天 6~10 mg/kg,静脉注射(备选)
肺炎	万古霉素	每 6 h,15 mg/kg,静脉注射(推荐)
	利奈唑胺	每 8 h,10 mg/kg,口服/静脉注射,每剂不超过 600 mg(推荐)
骨髓炎	万古霉素	每 6 h,15 mg/kg,静脉注射(推荐)
	达托霉素	每天 6~10 mg/kg,静脉注射(备选)
	利奈唑胺	每 8 h,10 mg/kg,口服/静脉注射,每剂不超过 600 mg(备选)
	克林霉素	每 8 h,每次 10~13 mg/kg,口服/静脉注射,一日量不超过 40 mg/kg
脑膜炎	万古霉素	每 6 h,15 mg/kg,静脉注射(推荐)
	利奈唑胺	每 8 h,10 mg/kg,口服/静脉注射,每剂不超过 600 mg

八、预防及控制

对金葡菌的感染和发展的预防目前尚无完全有效的方法,应采取综合性措施。具体实施起来可包括以下几个方面。

(一)预防

1.严格的手卫生

医护人员在处理 MRSA 感染者时(包括将要接受清创缝合、静脉介入、经皮置管的病人等),都应洗手、穿隔离服、带一次性手套、口罩及眼罩,并在操作前后使用含有乙醇的消毒液洗手。

2.评估感染

在护理病人伤口时,要保持伤口清洁并用不透性敷料覆盖;脐带护理时可用消毒药、碘软膏、酒精消毒,保持环境清洁并进行感染评估;加强留置经皮导管的护理,一旦创口出现感染时及时移除或者更换并及时给予相应的对症治疗。

3.抗菌药物的合理使用

在对感染者使用抗感染药物治疗时,要选择合理的抗生素、合理的剂量及疗程,以防止新的耐药菌株的出现或耐药谱的扩大。无菌手术一般不主张常规应用共抗生素预防感染;如果手术的创面为污染型创口,可以酌情预防性应用抗生素;对容易并发细菌定植,或发生皮肤感染患者,可定期鼻腔外用莫匹罗星。

4.控制传播

MRSA 定植和感染者是最重要的宿主,因此要进行接触隔离、消除带菌状态(对与 MRSA 感染患者的家庭成员或其他与其接触者可用莫匹罗星软膏消除带菌状态治疗；同时对患者接触过的物品及患者的分泌物进行充分的消毒杀菌）。

5.宣传教育

要及时向患者及家属解释感染的症状及体征，避免各种危险因素（皮肤损伤、有创检查和治疗等），提高机体的抵抗力，保持良好的环境及个人卫生，治疗基础疾病（如原发的皮肤病等），出现皮肤创口或其他感染时及时处理，不滥用抗生素。

（二）控制

防控体系是控制 MRSA 流行的有效方法。有条件和必要的地区最好进行积极的筛查及监控，定期检查医院的环境卫生，监督相关的管理制度及操作程序的规范和执行。

1.筛查

筛查具有高危因素的病人或医护人员，对可能污染的物品进行采样培养。筛查培养的标本来源的部位包括鼻咽部、皮损、阴道周围、血、脑脊液、尿、关节液及污染物等。

2.控制

（1）隔离：对于筛查出的 MRSA，应立即采取隔离措施。MRSA 感染者应使用专用的医疗器械，可能的污染物品需消毒处理。对 MRSA 携带者，行消菌治疗，经检测 MRSA 阴性后，可转出隔离室。

（2）监测公共设施：对社区的公共设施及医院的各种医疗器材定期消毒。

（3）对检测到的 MRSA 进一步检测：进行细菌的分型等检测，了解 MRSA 感染的流行病学特点及克隆增殖能力，对控制 MRSA 的暴发流行和应对具有重要意义[27]。

（宁雪　沈叙庄）

参考文献

[1] Deurenberg R H，Stobberingh E E.The molecular evolution of hospital and community associated methicillin-resistant Staphylococcus aureus[J].Curr Mol Med，2009，9(2)：100-115.

[2] Stephanie A F，Garbutt J，Elward A，et al.Prevalence of and risk factors for community-acquired methicillin-resistant and methicillin-sensitive Staphylococcus aureus colonization in children seen in a practice-based research network[J].Pediatrics，2008，121(6)：1090-1098.

[3] Boucher H W，Corey G R.Epidemiology of methicillin-resisitant Staphylococcus aureus[J]. Clin Infect Dis，2008，46(5)：344-349

[4] 汪复，艾效曼，魏莲花，等.2009 年中国 CHINET 细菌耐药性监测[J].中国感染与化疗杂志，2010，10(5)：325-335.

[5] 肖永红，王进，朱燕，等. Mohnarin 2008 年度全国细菌耐药监测[J].中华医院感染学杂志，2010，20(16)：2377-2383.

[6] 王进，梁军，肖永红.2008 年 Mohnarin 血流感染病原菌构成及耐药性[J].中华医院感染学杂志，2010，20(16)：2399-2404.

[7] 魏全珍，刘丽华，张惠珍，等.医务人员患者及陪护、环境 MRSA 带菌状况调查研究[J].中国实用医药，2008,3(9)：15-16.

[8] Lloyd K M，Schammel L M. Clinical progression of CA-MRSA skin and soft tissue infections：A new look at an increasingly prevalent disease[J]. Arch Dermatol，2008，144(7)：952-954.

[9] Vandenesch F，Naimi T，Enright M C，et al.Community-acquired methicillin-resistant Staphylococcus aureus carrying Panton-Valentine leukocidin genes: Worldwide emergence[J]. Emerging Infectious Diseases，2003，9(8)：978-984.

[10] 刘颖超，耿文静，吴德静，等.中国七城市儿童耐甲氧西林金黄色葡萄球菌感染分离株分子学特征的研究[J]中华儿科杂志，2012，50(1)：38-44.

[11] Tatsuo Yamamoto，Akihito Nishiyama，Tomomi Takano ，et al.Community-acquired methicillin-resistant Staphylococcus aureus: community transmission，pathogenesis，and drug resistance[J].Infect Chemother，2010，16：225-254.

[12] Frank R D，Michael O，Barry N K，et al.Community-associated meticillin-resistant Staphylococcus aureus[J].The Lancet，2010，375(9725)：1557-1568.

[13] Francis J S，Doherty M C，Lopatin U，et al．Severe community-onset pneumonia in healthy adults caused by methieillin-resistant Staphylococcus aureus carrying the panton-vdentine lenkocidin genes[J].Clin Infect Dis，2005，40(9)：100-107.

[14] Matouskova I，Janout V.Current knowledge of methicillin-resistant Staphylococcus aureus and community-associated methicillin-resisitant Staphylococcus aureus[J].Biomed Pap Med Fac Univ Palacky Olomouc Czech Repub，2008，152(2)：191-202.

[15] Stuenburg E.Rapid detection of methicillin-resistant Staphylococcus aureus directly from clinical samples: methods，effectiveness and cost considerations[J].Ger Med Sci，2009，7：Doc06.

[16] Liu C，Bayer A，Cosgrove S E，et al. Clinical Practice Guidelines by the Infectious Diseases Society of America for the treatment of methicillin-resistant Staphylococcus Aureus infection in adults and children[J].Clinical Infectious Disease，2011，52(3)：18-55.

[17] 于兰.万古霉素与去甲万古霉素耳毒性的研究[J].现代中西医结合杂志，2008，1(34):5407-5408.

[18] Svetitsky S，Leibovici L，Paul M. Comparative efficacy and safety of vancomycin versus teicoplanin: systemtic review and meta-analysis[J].Antimicrob Agents Chemothe，2009，53(10)：4069-4079.

[19] Wang L，Liu Y，Yang Y，et al.Multidrug-resistant clones of community-associated meticillin-resistant Staphylococcus aureus isolated from Chinese children and the resistance genes to clindamycin and mupirocin[J]. Med Microbiology，2012，61(9)：1240-1247.

[20] Carpenter C F，Chamber H F.Daptomycin: another novel agent for treating infections due to drug-resistant gram-positive pathogens[J].Clin Infect Dis，2004，38(7)：994-1000.

[21] Rybak M J，Bailey E M，Lamp K C，et al. Pharmacokinetics and bactericidal rates of daptomycin and vancomycin in intravenous drug abuses being treated for gram-positive endocarditis and bacteremia[J]. Antimicrob Agents Chemother，1992，36(5)：1109-1114.

[22] Arnold S R，Elias D，Buckingham S C，et al.Changing patterns of acute hematogenous osteomyelitis and septic arthritis:emergence of community-associated methicillin- resistant Staphylococcus aureus[J].J Pediatr Orthop，2006，26(6)：703-708.

[23] Li Y，Geng W，Yang Y，et al. Susceptibility to and resistance determinants of fusidic acid in Staphylococcus aureus isolated from Chinese children with skin and soft tissue infections[J]. FEMS Immunol Med Microbiol，2012，64(2)：212-218.

[24] Yanagihara K，Tashiro M，Fukuda Y，et al.Effects of short interfering RNA against methicillin-resistant Staphylococcus aureus coagulase vitro and vivo[J].J Antimierob Chemother，2006，57(5)：l22-126.

[25] Catherine L，Bayer A，Sara E C，et al.Clinical practice guidelines by the infectious diseases society of America for the treatment of methicillin-resistant Staphylococcus aureus infections in adults and children[J]. Clinical Infectious Diseases，2011，23(3)：1-38.

[26] Patel M.Community-Associated Meticillin-Resistant Staphylococcus aureus infections epidemiology，recognition and management[J]. Drugs，2009，69(6)：693-716.

[27] 吴本权，张天托等.耐甲氧西林金黄色葡萄球菌的基础与临床[M].北京：科学出版社，2011.

第三节　肺炎链球菌疾病及其免疫预防策略

一、前言

　　肺炎链球菌（*Streptococcus pneumoniae*）是威胁人类，尤其是儿童健康的重要致病菌，常导致中耳炎、肺炎、菌血症和脑膜炎等疾病。肺炎链球菌感染是全球范围内一个重要的公共卫生问题。世界卫生组织（WHO）估计，全球每年有160万人死于肺炎链球菌感染，5岁以下儿童就有70万～100万人，其中多数生活在发展中国家[1]。近些年来，该菌对临床常用抗生素的耐药状况也日益恶化，对人类健康更具威胁。因此，有效的预防肺炎链球菌感染显得更为迫切和重要。我国儿科等卫生工作者对肺炎链球菌感染及其预防非常重视，2009年，中华医学会儿科分会呼吸学组公布"预防儿童肺炎链球菌疾病专家共识"[2]；2010 年，中华医学会儿科学分会和中华预防医学会又联合发表"儿童肺炎链球菌性疾病防治技术指南(2009 年版)"[3]，为推广疫苗接种，预防肺炎链球菌疾病起到了积极作用。

二、肺炎链球菌毒力因子

荚膜（capsule）是肺炎链球菌毒力的主要决定因素，有荚膜肺炎链球菌的毒力比无荚膜的至少要强 10^5 倍，其成分主要为多糖。荚膜多糖保护肺炎链球菌不受中性粒细胞的吞噬，并降低体液免疫中补体激活能力而发挥毒力。

根据荚膜多糖抗原性的不同可将肺炎链球菌分为 90 多个血清型。丹麦分型系统被广泛采用，现分为 46 群，编号 1～48（无 26 和 30 群）。数字后加大写英文字母表示型；有的群只有一个型，仅用数字表示。各型的抗原式（antisera formula）不同，抗原式是基于全菌体抗原免疫血清和菌体抗原交叉吸附试验基础上确定的抗原组成，每种抗原对应的分型血清称为因子抗血清（factor antisera），用阿拉伯数字加小写英文字母表示。所以，抗原式就是能与相应型发生荚膜肿胀反应的所有因子抗血清的组合，同时反应了不同型之间具有共同抗原的状况，及某型免疫血清与其他型菌体抗原交叉反应的状况。丹麦分型名称及其抗原式见表 15-3-1。值得一提的是，采用基于单克隆抗体的 multi-beads assay 方法和分子生物学方法，美国 Nahm 教授的研究组近年在传统 6A,6B 型中发现 6C,6D，北京儿童医院和其他研究组又相继证明其具有新的抗原式，可以分为新型[4-6]。Nahm 研究组又报道了 11E,20A 和 20B 等新型，但没有相应的抗原式信息[7,8]。最近的研究提示，同一血清型荚膜位点基因的序列还存在变异，有的血清型的基因序列还存在较大变异[9]。

目前可用的肺炎链球菌疫苗所含抗原成分为荚膜多糖,感染后或疫苗接种后产生型特异的保护性抗体，交叉保护作用因为群/型的不同存在差异，如 19B 型免疫后，机体对 19A 型产生交叉保护很有限；6B 型免疫后，机体对 6A 型能产生较好的交叉保护。除了荚膜多糖，肺炎链球菌的细胞壁也含有多糖，即细胞壁多糖（cell wall polysaceharides，CWPS），CWPS 的结构比荚膜多糖更加保守。有荚膜的肺炎链球菌，CWPS 共价连接到荚膜多糖上，在肺炎链球菌的黏附过程中以及炎症反应中起着重要作用，但 CWPS 刺激机体产生的抗体是否具有保护性还无定论。此外，肺炎链球菌还有多种蛋白质毒力因子，包括肺炎链球菌表面蛋白 A（*Pneumococcal surface protein* A,PspA）、肺炎链球菌表面黏附素 A（*Pneumococcal surface adhesion* A,PsaA）、肺炎链球菌溶血素（*Pneumolysin*,Ply）、自溶酶(autolysin,Lyt)和神经氨酸酶（neuraminidase）等[10]，其中很多蛋白质毒力因子被分离纯化，制备为蛋白质疫苗，以克服荚膜多糖疫苗必须制备多价的缺点。但这些疫苗都还处于临床应用前研究阶段。

三、肺炎链球菌的流行病学

1.健康携带者

肺炎链球菌经常定植于健康人的咽喉和鼻咽部，由于检测方法和观察的人群的差异，报告的携带率在 5%～75%，儿童携带率高于成人。国内报道呼吸道感染儿童鼻咽部肺炎链球菌分离率在 5.1%～40.5%[11]。

2.肺炎链球菌疾病类型及其流行情况

肺炎链球菌常引起一组非侵袭性疾病，主要包括中耳炎、鼻窦炎、肺炎，还可以导致更为严重的侵袭性肺炎链球菌疾病（invasive pneumococcal disease,IPD），包括脓胸、菌血症、败血症和脑膜炎，以及骨髓炎、心包炎、心内膜炎、腹膜炎、化脓性关节炎和坏死性筋膜炎等少见感染[1,12]。

世界卫生组织（WHO）2005 年估计，每年 70 万～100 万 5 岁以下儿童死于肺炎链球菌感染，在 5 岁以下儿童疫苗可预防疾病死亡的原因中，肺炎链球菌居第一位，占 28%[1]。流行病学调查显示，2 岁以下儿童是肺炎链球菌感染发病率最高的人群，美国的报道显示，IPD 在 12 个月龄以下和 12～23 个月龄婴幼儿的发病率分别为 165/10 万和 203/10 万，而整体人群的发病率只有 24/10 万[13]。肺炎链球菌还是儿童社区获得性肺炎的首位病原菌。在严重肺炎感染中，肺炎链球菌的比例约为 50%，在致死性肺炎中比例可能更高[14]。肺炎链球菌还可导致急性中耳炎（acute otitis media, AOM），AOM 也是发病率非常高的一种疾病，国外资料统计约 83% 的 3 岁以下儿童和 62% 的 1 岁以下儿童至少患过 1 次 AOM，有文献报道 28% ~ 55% 的中耳负压吸引中可分离出肺炎链球菌[15]。

表 15-3-1　已知 92 个肺炎链球菌血清型及其抗原式

血清型	抗原式	血清型	抗原式
1	1a	19B	19a, 19c, 19e, 7h
2	2a	19C	19a, 19c, 19f, 7h
3	3a	20	20a, 20b, 7g
4	4a	21	21a
5	5a	22F	22a, 22b
6A	6a, 6b, 6e, 6f	22A	22a, 22c
6B	6a, 6c, 6e	23F	23a, 23b, 18b
6C	6a, 6b, 6d	23A	23a, 23c, 15a
6D	6a, 6c, 6d	23B	23a, 23b, 23d
7F	7a, 7b	24F	24a, 24b, 24d, 7h
7A	7a, 7b, 7c	24A	24a, 24c, 24d
7B	7a, 7d, 7e, 7h	24B	24a, 24b, 24e, 7h
7C	7a, 7d, 7f, 7g, 7h	25F	25a, 25b
8	8a	25A	25a, 25c, 38a
9A	9a, 9c, 9d	27	27a, 27b
9L	9a, 9b, 9c, 9f	28F	28a, 28b, 16b, 23d
9N	9a, 9b, 9e	28A	28a, 28c, 23d
9V	9a, 9c, 9d, 9g	29	29a, 29b, 13b
10F	10a, 10b	31	31a, 20b
10A	10a, 10c, 10d	32F	32a, 27b
10B	10a, 10b, 10c, 10d, 10e	32A	32a, 32b, 27b
10C	10a, 10b, 10c, 10f	33F	33a, 33b, 33d
11F	11a, 11b, 11e, 11g	33A	33a, 33b, 33d, 20b
11A	11a, 11c, 11d, 11e	33B	33a, 33c, 33d, 33f
11B	11a, 11b, 11f, 11g	33C	33a, 33c, 33e
11C	11a, 11b, 11c, 11d, 11f	33D	33a, 33c, 33d, 33f, 6a
11D	11a, 11b, 11c, 11e	34	34a, 34b
12F	12a, 12b, 12d	35F	35a, 35b, 34b
12A	12a, 12c, 12d	35A	35a, 35c, 20b
12B	12a, 12b, 12c, 12e	35B	35a, 35c, 29b
13	13a, 13b	35C	35a, 35c, 20b, 42a
14	14a	36	36a, 9e
15F	15a, 15b, 15c, 15f	37	37a
15A	15a, 15c, 15d, 15g	38	38a, 25b
15B	15a, 15b, 15d, 15e, 15h	39	39a, 10d
15C	15a, 15d, 15e	40	40a, 7g, 7h
16F	16a, 16b, 11d	41F	41a, 41b
16A	16a, 16c	41A	41a
17F	17a, 17b	42	42a, 20b, 35c
17A	17a, 17c	43	43a, 43b
18F	18a, 18b, 18c, 18f	44	44a, 44b, 12b, 12d
18A	18a, 18b, 18d	45	45a
18B	18a, 18b, 18e, 18g	46	46a, 12c, 44b
18C	18a, 18b, 18c, 18e	47F	47a, 35a, 35b
19F	19a, 19b, 19d	47A	47a, 43b
19A	19a, 19c, 19d	48	48a

我国儿童人群中，肺炎链球菌疾病的流行病学数据较少。WHO认为发展中国家5岁以下儿童IPD疾病的发病率比工业化国家高几倍[1]。20世纪90年代初，在合肥的调查研究表明5岁以下儿童肺炎链球菌脑膜炎的发生率为1.5/10万；21世纪初，南宁市5岁以下儿童肺炎链球菌脑膜炎发病率1.3/10万[11]。上述结果显著低于国外报告的数据，可能与我国抗生素的广泛使用导致细菌分离率过低等因素有关。回顾我国1980年以后含有儿童化脓性脑膜炎病原学检测结果的报告显示，诊断为化脓性脑膜炎的患儿中，肺炎链球菌检出率多在10%～30%[11]。1996～2000年全国5岁以下儿童死亡监测结果分析，肺炎是我国5岁以下儿童死亡的首位原因（773/10万），占全部死亡数的19%[16]。肺炎病原学检测中，呼吸道标本的细菌培养也会受到抗生素应用的影响；同时，培养结果阳性的呼吸道标本，由于采集标本部位和方法固有的缺陷，其临床意义常常受到质疑（尤其对于下呼吸道感染）；另外，对下呼吸道感染、肺炎的诊断也常常存在分歧。尽管如此，肺炎链球菌是儿童社区获得性肺炎的首位病原菌是普遍的共识[11]。俞桑洁等[17]报告57例2月龄至13岁儿童，中耳炎病原学研究显示分离肺炎链球菌和流感嗜血杆菌各19株（31.7%），是最常见的病原。

肺炎链球菌的疾病谱非常广泛。Taylor等[12]回顾文献，肺炎链球菌可以导致95种其他少见的感染，包括骨髓炎、心包炎、心内膜炎、腹膜炎、化脓性关节炎、胰腺脓肿、肝脓肿、牙龈感染、腹股沟淋巴结炎、卵巢脓肿、睾丸脓肿、坏死性筋膜炎，等等。华-佛氏综合征（Waterhouse-Friederichsen syndrome）也可由肺炎链球菌感染引起。近年来，由肺炎链球菌导致的儿童坏死性肺炎（necrotizing pnedumoniae）病例有增多现象[18]，临床医生应予以重视。

3.血清型分布

肺炎链球菌血清型分布随调查的时间、地点、人群年龄不同而变化。经常引起人类感染的有20余种血清型，国外资料显示最重要的致病血清型为6B,9V,14,19A,19F和23F。美国疾病控制与预防中心（CDC）对1978～1994年从3 884例6岁以下儿童中分离出的肺炎链球菌进行血清学分型，常见的7种血清型是14,6B,19F,18C,23F,4和9V型，占所有菌株的78%[1]。

1981年WHO组织的我国18省市肺炎链球菌血清型调查，共有27家医院和科研单位参加，历时4年（1982～1985），临床分离出712株菌[11]。其中251株为侵袭性菌株，血和脑脊液分别分离出71和180株；712株菌中至少从小于14岁儿童中分离407株，包括从血和脑脊液中分离出46和146株。712株共分42个型/群，以5型最多。最常见的8个血清型（5,6,1,19,2,14,23和3型）占63.6%。

20世纪90年代后期，北京、上海、广州等地区儿童鼻咽部标本的研究结果，提示健康儿童中分离的肺炎链球菌常见的血清型与呼吸道感染儿童分离出的菌株分布有所不同,各地区及不同年份的研究结果存在差异[11]。总的说来，6A,19F,23F,6B,15B和14型是常见血清型，7价结合疫苗的覆盖率33.9%～81.0%[11]。近期对住院肺炎患儿的调查显示，常见的血清型为19F (55.6%),19A (13.9%),23F (10.1%),6B (4.7%)和14 (3.6%)[19]。我国多中心171株IPD分离株的血清型分布显示，常见的血清型为19F（19.9%）,14（19.3%）,19A（18.1%）,6B（9.4%）和23F（6.4%），这5种血清型占所有菌株的73.1%[20]。这些血清型研究结果与20世纪80年代的临床分离菌株的血清型分布存在很大不同,具体原因尚不明确。不论是何种原因，对我国开发或推广肺炎链球菌疫苗预防相关疾病提出了一个课题，也表明连续监测肺炎链球菌血清型分布的必要性和重要性。

4.抗生素耐药性

目前，肺炎链球菌对常用抗生素的耐药性已经成为世界性的问题，比较而言，我国状况更加不容乐观。北京20世纪80年代肺炎链球菌对青霉素不敏感菌株（PNSP）的检出率仅为6%，且均为中度耐药，1997～1999年增加至13%～14%，2001年进一步上升至21%～51%[21]。由于2008年美国临床临床和实验室标准委员会（CLSI）修订了肺炎链球菌青霉素敏感性判定标准，对呼吸道标本分离菌株来说，从"敏感≤0.06mg/L，耐药≥2mg/L"修改为："敏感≤2mg/L，耐药≥8mg/L"，使得我国儿童肺炎链球菌青霉素敏感率大幅度提高到90%以上。但不能忽视肺炎链球菌对抗生素的耐药性持续增加的动态变化。

从 2006 年到 2008 年，11 家儿童医院或医院儿科分离的 IPD 菌株，共 171 株，按 CLSI 2007 标准，青霉素中介率/耐药率为 42.1%/26.3%，按 CLSI 2008 年标准，非脑膜炎菌株对青霉素中介率 0.8%，无耐药株；脑膜炎菌株中 76.6%为耐药株。分离菌株对阿莫西林敏感率高(94.7%)，对头孢呋辛敏感率仅为 35.1%。非脑膜炎菌株对头孢曲松的中介率为 19.4%，无耐药株，脑膜炎菌株中介率/耐药率高，为 34.0%/29.8%。除 7 株(4.1%)外，其余 164 株株对红霉素呈高度耐药，MIC 值超过 256mg/L。29.2%的菌株对亚胺培南不敏感。超过 70%的菌株对四环素和磺胺甲基异恶唑-甲基苄啶耐药。所有的菌株均对万古霉素和左旋氧氟沙星敏感。按照 CLSI2007 年和 2008 年标准分析耐药模式，多重耐药率分别为 89.5%和 91.8%[20]。

抗生素耐药菌株的血清型分布更为集中，PNSP 血清型以 23F,19A,19F 和 14 型较为常见[2]。

四、肺炎链球菌疫苗及其使用

1.可获得的肺炎链球菌疫苗种类

目前，可以获得的接种疫苗抗原成分均为荚膜多糖。1977 年美国上市了第一个肺炎链球菌多糖疫苗（pneuococcal polysaccharide vaccine，PPV），第一个肺炎链球菌荚膜多糖-蛋白质结合疫苗（pneumococcal conjugate vaccine，PCV）在 2000 年上市。多糖疫苗只含荚膜多糖抗原，不含蛋白载体，由于多糖为 T 细胞非依赖性抗原，因此，2 岁以下儿童对此疫苗缺乏有效的免疫应答。结合疫苗由多糖抗原与白喉类毒素载体蛋白 CRM197 结合构成，能够有效刺激小儿免疫系统，产生足够的保护性抗体，并具有免疫记忆。PPV 和 PCV 后通常跟一个阿拉伯数字表明该疫苗所含血清型抗原的种类数，如 PPV23 表示含有 23 种血清型肺炎链球菌荚膜多糖抗原的疫苗，常称为 23 价多糖疫苗；PCV7 表示含有 7 种血清型肺炎链球菌荚膜多糖抗原分别与蛋白质结合组成的疫苗，常称为 7 价结合疫苗。

迄今为止，有几种不同血清型组成的肺炎链球菌疫苗可以使用或开展过临床研究，它们的血清型组成及相关信息见表 15-3-2。

表 15-3-2　含荚膜多糖抗原的肺炎链球菌疫苗的血清型组成及相关信息

	PCV7	PCV9	PCV10	PCV11	PCV13	PCV15	PPV23
血清型组成	4,6B,9V,14,18C,19F 和 23F型	PCV7+1,5 型	PCV9+7F 型	PCV10+3 型	PCV11+6A,19A 型	PCV13+22F,33F 型	PCV15 基础上还有 2,8,9N,10A,11A,12F,15B,17F,20型
研发公司	美国惠氏(现辉瑞)	美国惠氏(现辉瑞)	英国葛兰素史克	法国赛诺菲巴斯德	美国惠氏(现辉瑞)	美国默克	美国默克等
最早上市时间	2000	2000～2005 临床研究	2009	2001～2004 临床研究	2010	临床前研究	1983
国内可获得	2008 年 9 月以后	无	无	无	无	无	有国产和进口产品

2.疫苗覆盖率

疫苗覆盖率指的是属于疫苗包含血清型的菌株在所有调查菌株中所占比率，是评估疫苗推广接种效果的一个重要指标，因此在肺炎链球菌血清型分布研究报告中常常出现。欧美等发达国家在免疫接种 PCV7 前，PCV7 的疫苗覆盖率为 65%～80%[1]。我国 2000 年前后，北京、上海、广州等地报道 PCV7 的覆盖率 33.9%～81.0%[11]。比较不同地区的数据发现，肺炎链球菌血清型分布在北京较为分散，疫苗覆盖率相对也低，PCV7 覆盖率在 40%左右；上海、广州等地区血清型分布较为集中，疫苗覆盖率高，PCV7 覆盖率可达 80%以上。多中心的研究结果则受到纳入地区、各地区分离菌株数比例等的影响。北京、天津、上海、广州和深圳肺炎住院患儿分离株的监测显示，PCV7,PCV10 和 PCV13 的覆盖率分别为 76.3%,76.9%和 92.3%。由于 1,5 和 7F 型在我国非常少见，PCV10 的覆盖率与 PCV7 的覆盖率没有明显差别；但因 6A 型，尤其是 19A 型在北京、天津等地区流行，PCV13 覆盖率显著提高，且地区之间差异也明显缩小[19]。我国多中心 IPD 分离株的研究也显示，PCV7,PCV10 和 PCV13 覆盖率分别为 60.3%,66.7%和 87.8%[20]。

北京儿童医院的监测结果显示，PCV7 覆盖的菌株对头孢克洛、头孢呋辛和头孢曲松的不敏感率高于非 PCV7 血清型菌株。对 IPD 分离株研究也表明，PCV7 血清型分离株对头孢呋辛和头孢曲松的不敏感率明显高于非疫苗血清型菌株。上述研究提示耐药菌株血清分布较集中于 PCV7 覆盖血清型中，这有利于通过免疫接种阻止耐药肺炎链球菌的播散，减少耐药[11,19,20]。值得注意的是，当前在沈阳、北京、天津、上海等地区流行的耐药肺炎链球菌菌株中，19A 型占有相当比例，19A 型不包括在 PCV7 中，但 PCV13 覆盖此型[19,20]。

3.肺炎链球菌多糖疫苗

肺炎链球菌多糖疫苗由提纯的细菌荚膜多糖制备。1977 年，美国上市了第一个 14 价（型）肺炎链球菌荚膜多糖疫苗，1983 年，23 价疫苗上市，替代了 14 价疫苗。23 价疫苗包括的 23 个血清型覆盖了 88%肺炎链球菌疾病的分离株，具有交叉反应的几个其他型还额外覆盖了 8%的分离株。在美国，23 价疫苗至少包括了 85%~90%引起儿童及成人肺炎链球菌感染的血清型。接种疫苗后，80%以上的健康年轻人在 2~3 周内血清中血清型特异性抗体升高 2 倍或 2 倍以上，并可维持 5~10 年。疫苗的安全性是较好的。注射后局部疼痛和红肿，48 h 内可消失；个别出现发热和肌痛的全身反应和局部硬结；全身严重反应，如变态反应很罕见。因为多糖是非 T 细胞依赖性半抗原，对 2 岁以下的婴幼儿无免疫原性，注射后对该疫苗的抗体反应较低或不一致。同时，该疫苗不能降低呼吸道黏膜的带菌率，对免疫缺陷和血液恶性肿瘤提供的保护作用也是有限的[21]。

儿童人群接种 PPV23 的有效性研究很少。大于 2 岁已接种过 PCV7 的健康儿童不推荐接种 PPV23。大于 2 岁，并存在肺炎链球菌易感因素的儿童在接种 PCV7 的基础上（最后一剂 8 周以后），或在不能获得 PCV7 时可接种 PPV23，以增加保护范围：①2 岁以上患镰状红细胞病、解剖或功能性脾切除、免疫缺陷（包括先天性免疫缺陷、肾衰竭、肾病综合征，以及长期应用免疫抑制治疗或放射性治疗）或 HIV 感染的儿童。2 岁后或最后一剂 PCV7 接种 2 个月后接种 PPV23。如果患儿超过 10 岁，PPV23 接种 5 年后应再次接种；患儿不超过 10 岁，接种 3~5 年后应再次接种。②2 岁以上患慢性疾病的儿童，如心脏病（尤其紫绀型先天性心脏病和心衰患儿）、肺疾病（除外哮喘，但包括使用大剂量皮质激素治疗的患儿）、脑脊液漏、糖尿病等。接种方法同上，但不推荐再次接种。另外，植入耳蜗的患儿也应考虑接种 PPV23。

4.肺炎链球菌结合疫苗

在多糖上加上蛋白载体后，由非 T 细胞依赖性抗原变为 T 细胞依赖性抗原，免疫原性增强。结合疫苗不仅能诱导产生足够量的特异性抗体，还能诱导免疫回忆反应，因此可以抗侵袭性感染和急性中耳炎，还能降低在鼻咽部的带菌率。

（1）免疫预防效果（免疫原性、有效性和安全性）：在美国进行的随机、双盲、对照研究中，共入选 37 830 名健康儿童，结果显示 PCV7 对疫苗血清型 IPD 的有效性为 97.4%[22]。另有研究证实 PCV7 使用后，5 岁以下儿童所有血清型导致的 IPD 减少了 77%。并且由于接种疫苗阻止了肺炎链球菌由儿童向成人的传播，使得 50 岁以上的成人疫苗血清型 IPD 的发病率下降了 55%，产生了群体免疫效果[23]。在加拿大、澳大利亚和西班牙等国家的人群监测结果也显示出类似的有效性。PCV7 对儿童肺炎和中耳炎的有效性也得到证实。临床研究显示，PCV7 使 1 岁以内全部新发临床和放射学确诊的肺炎下降 32%[24]，2 岁以下儿童因肺炎住院的病例也减少了 39%；疫苗血清型急性中耳炎下降 57%[25]，2 岁以内儿童中耳炎就诊率下降 20%[26]。

对 1918 年流感死亡病例的研究证实，出现流感症状到死亡的平均时间为 10 d，这与 20 世纪 20 年代肺炎链球菌肺炎死亡的平均时间一致，说明肺炎链球菌在流感相关性死亡中可能有重要作用。有研究表明肺炎链球菌在病毒相关性肺炎发生过程中有重要作用。在一项包括 37 107 例儿童的双盲随机对照试验中，全程接种结合疫苗的儿童罹患几种呼吸道病毒相关性肺炎发生减少了 31%[27]。结合疫苗减少流感相关性疾病的作用已经得到证实。接种过疫苗，并实验室确诊流感的儿童因为流感相关性肺炎住院的危险较没有接种疫苗的儿童减少 45%[27]。

研究显示 PCV7 还表现出控制肺炎链球菌耐药的作用，这主要与常见的耐药血清型（6A,6B,9V,14,19A,19F 和 23F）多属于 PCV7 覆盖或其相关血清型有关。同时，疫苗的使用可以减少抗生素的使用，也可通过群体免疫效应减少非免疫人群中耐药肺炎链球菌的流行[28]。美国监测数据显示，PCV7 纳入计划免疫前后肺炎链球菌青霉素耐药率从 2000 年的 17.6% 下降到 2005 年的 9.9%。

PCV7 疫苗已在世界各地进行过不同试验，结果证明其具有良好的安全性和耐受性，常见的接种后反应与其他儿童期使用的疫苗类似，包括注射部位的轻度肿胀、疼痛和发热[28]。美国已经有 200 多万儿童接种过这种疫苗，上市后监测也未发现说明书之外的不良反应。我国学者对 PCV7 在健康婴儿的免疫原性和安全性也进行了研究[29]。受试者在 3,4,5 月龄与无细胞百白破疫苗（DTaP）同时或分开接种 3 剂基础免疫 PCV7，12~15 月龄接种第 4 剂加强针。基础免疫后与 DTaP 同时或分开接种的受试者各血清型抗体浓度都明显升高。两组达到保护性抗体水平（0.35mg/L）的受试者比例为 82%~100%；加强免疫后各血清型抗体浓度比免疫前明显升高，接近 100% 的受试者达到保护性抗体水平，表现出免疫记忆反应。与国外的安全性监测结果类似，也没有发现说明书之外的不良反应，多数反应为弱反应，直径为 2.6~5.0 cm 的注射部位肿胀发生率为 1% 左右，体温超过 38.0℃ 的发热率在 6%~12%，而体温超过 39.0℃ 只有 2 例（0.79%）。与 DTaP 同时接种组和分开接种组相比，安全性结果没有显著差异。结果显示，PCV7 单独接种以及与 DTaP 同时接种，在健康中国婴儿中具有很好的免疫原性和安全性。

WHO 在 2007 年 3 月针对 PCV7 用于儿童免疫接种的意见书[1]指出：鉴于在儿童中肺炎链球菌性疾病的沉重疾病负担和 PCV7 在这些儿童中的安全性和有效性，应当优先将 PCV7 纳入国家计划免疫中。2006 年 WHO 的疫苗安全全球顾问委员会认为 PCV7 是安全可靠的。目前，在 193 个 WHO 成员国中，90 多个国家开始使用 PCV7，42 个国家或地区将其纳入儿童计划免疫。

PCV13 的临床实验结果表明，其接种不良反应种类、严重度都与 PCV7 相似。PCV 疫苗的禁忌证是对前一次接种或任何疫苗成分有变态反应，对含有白喉类毒素疫苗有变态反应史也应列为禁忌，因为 PCV 含有 CRM197，它是白喉类毒素的突变体。8 个欧美等国家批准 PCV7 可以和儿童其他计划免疫疫苗同时接种，需使用单独的注射器，在不同部位注射。在我国的临床研究中，PCV7 与 DTaP 同时接种，仍显示良好的免疫原性和安全性[29]。但目前在国内暂不推荐 PCV7 与其他疫苗同时接种。

（2）接种程序：根据我国临床研究的结果和美国等发达国家的接种程序，目前国内上市产品说明书推荐的接种方法如下：

3~6 月龄婴儿接种 3 剂，每剂 0.5 mL，3,4,5 月龄各接种 1 剂，两剂间至少间隔 1 个月。在 12~15 月龄接种第 4 剂。未接种过本疫苗的大龄婴儿及儿童：① 7~11 月龄婴儿接种 2 剂，每剂 0.5 mL，每次接种至少间隔 1 个月。12 月龄后接种第 3 剂，与第二次接种至少间隔 2 个月。②12~23 月龄儿童接种 2 剂，每剂 0.5 mL，每次接种至少间隔 2 个月。③24 月龄至 5 岁儿童：接种 1 剂。

完成 PCV7 基础免疫接种后，对疫苗血清型导致的 IPD 的保护时间至少是 2~3 年。WHO 认为该疫苗的免疫原性资料以及使用结合疫苗的经验提示，免疫保护作用可能会持续更长时间[1]。

（3）如何向更多价疫苗过渡：PCV13 具有更高的覆盖率，覆盖率在各地之间的差异也缩小，期望在不久的将来也能在我国上市。PCV13 在美国注册上市后，替代 PCV7 用于儿童免疫程序，推荐接种过 PCV7 的儿童接种 PCV13 的过渡方案见表 15-3-3 [30]。这种过渡方案可供国内同行将来借鉴。

表 15-3-3　PCV7 向 PCV13 的过渡方案

婴儿期基础免疫			加强	补充接种
2 月龄	4 月龄	6 月龄	≥12 月龄	14~59 月龄
PCV7	PCV13	PCV13	PCV13	—
PCV7	PCV7	PCV13	PCV13	—
PCV7	PCV7	PCV7	PCV13	—
PCV7	PCV7	PCV7	PCV7	PCV13

针对 14~71 月龄具有肺炎链球菌感染危险因素的儿童，即使已接种 PPV23，也应接种 PCV13；与 PPV23 接种至少间隔 8 周

（4）具有肺炎链球菌感染危险因素者的疫苗接种：一些基础疾病状态常常影响接种疫苗的决策，导致疫苗接种延迟和遗漏。对于肺炎链球菌疫苗，尤其强调某些危险因素存在时，及时完成疫苗接种[30]。儿童和成人患 IPD 的危险性增加的因素有：慢性心脏疾病（包括青紫型先天性心脏病、充血性心力衰竭和心肌病），慢性肺疾病（包括囊性纤维化），糖尿病，嗜酒，肝硬化，脑脊液漏，植入人工耳蜗，无症状 HIV 感染，哮喘（成人，以及需要长期口服大剂量激素治疗的儿童），吸烟（成人）。患 IPD 危险性最高的情况包括：慢性肾衰竭，肾病综合征，功能性、先天性无脾或外科切除（包括镰状红细胞病和其他血红蛋白病），有症状的 HIV 感染，免疫抑制状态（包括何杰金氏病、白血病、淋巴瘤、多发性骨髓瘤、恶性肿瘤、实体器官或骨髓移植、长期大剂量皮质激素治疗、化疗和放疗），先天性免疫功能缺陷（包括体液和细胞免疫功能缺陷、补体，尤其 C1,C2,C3 和 C4 缺陷，排除慢性肉芽肿病的巨噬细胞失调）。

在上述可选择性的状况出现时，如脾切除、植入人工耳蜗、化疗、放疗、激素治疗等，应该尽可能在 2 周前完成免疫接种。具有危险因素的妇女应该在怀孕前接种疫苗，在孕期如果有必要也可考虑接种疫苗。

（5）结合疫苗的局限性：肺炎链球菌结合疫苗的安全性和预防侵袭性感染的有效性都得到了肯定，同时，它也有几点局限性。相对于 90 多个血清型来说，结合疫苗覆盖血清型仍有限。结合疫苗的生产过程颇为复杂，目前只有少数几家公司能够生产结合疫苗。这也可以为什么该疫苗的价格通常高于其他疫苗，非常昂贵。这限制了其在发展中国家的推广应用，政府财政也难以支撑其列入计划免疫程序所带来的负担。

PCV7 广泛使用后，另一个受到关注的问题是血清型替换（serotype replacement）。接种 PCV7 能防止疫苗血清型肺炎链球菌在鼻咽部定植，但由于非疫苗血清型还可以定植，因此人群肺炎链球菌总携带率可能并不下降。在广泛使用疫苗后的监测研究表明，某些非疫苗血清型 IPD 的发病率持续升高，由非疫苗血清型导致的疾病增多可能削弱接种所带来的总体获益。

总的说来肺炎链球菌血清型替换还是非常有限的，但某些单个非疫苗血清型导致的 IPD 发病率已经呈现明显上升，如 3,19A,22F 和 33F 型。非疫苗血清型中 19A 型尤其令人关注。美国从 2000 到 2005 年，19A 型导致的 IPD 增加超过 330%（不分年龄），1998～1999 年，19A 型仅占 IPD 的 2.5%，2005 年达到 36%[31]。美国 PROTEKT US 监测[32]表明，2000～2004 年在 14 岁以下儿童临床分离株中 19A 型所占比率由 4.7% 升高到 18.9%,PCV7 覆盖百分率由 65.5% 下降到 27.0%。Messina 等[33]报道 2002 到 2005 年在 5 岁以下儿童侵入性感染菌株中 19A 型所占比率逐渐升高，分别为 11.5%,16%,36% 和 44%。

WHO 认为与疫苗血清型 IPD 发病率下降相比，非疫苗血清型 IPD 发病率的升高幅度相对较小，不会导致总的发病率明显增加，预计这种血清型替换不会导致肺炎链球菌疾病的总体发病负担升高，只是可能削弱 PCV7 的总体接种受益[1]。新近的报告显示在局部地区血清型替换可能大幅度削弱疫苗接种受益。Messina 等[33]研究发现，在美国达拉斯，应用 PCV7 后，1999～2004 年 IPD 发病率明显下降，但 2005 年与 2004 年比较又有明显回升，在 2 岁以下组也有所升高（从 45/10 万升高至 89/10 万，差异无统计学意义）；疫苗血清型 IPD 发病率明显下降，但非疫苗血清型 IPD 发病率上升明显；其中尤其是 19A 型 IPD 发病率从 3.7/10 万（1999 年）升高到 25.2/10 万（2005 年）。

长期的监测结果显示，伴随血清型替换，某些菌株的抗生素耐药性也增强，尤其是 19A 型。有报告显示，美国从 1998 到 2005 年，19A 型增多的同时，19A 型青霉素耐药率也从 6.4% 猛涨到 34.5%[31]。Pelton 等[34]研究表明马萨诸塞州 2002～2005 年 19A 型所致 IPD 比例增加，从 11.5% 升高到 44%，且 19A 型对青霉素和头孢曲松等更加耐药，发现这与多重耐药克隆 ST320 的传播有关。总的看来，PCV7 应用后，非疫苗血清型所致疾病增多的同时，其耐药性也有所增强。

2008 年 9 月，PCV7 在我国注册上市，但 2006 年 2 月到 2007 年 2 月北京、天津、上海、广州和深圳 5 家儿童医院对住院肺炎患儿的肺炎链球菌分离株的研究显示，19A 型为第二位常见血清型，且其具有较强耐药性[19]。对 IPD 菌株的研究结果，也提示 19A 型已经非常常见[20]。19A 型菌株的强耐药性提示 19A 型增多可能与某些抗生素药物选择压力下强耐药株传播流行有关。上述结果提示 19A 型的增多可能不只是推广 PCV7 的结果，同时与抗生素药物选择压力有关。抗生素选择性压力在血清型替换中的作用和地位还需要进一步深入研究。我们对 6 群中各型在 PCV7 上市前的流行病学进行了研究，提示抗生素的选择作用使其型别的构成比在 1997～2008 年间发生了明显变化。当前就全球而言，抗生素普遍使用和疫苗推广对肺炎链球菌血清型分布影响的集合效应更应该受到重视[35]。

五、结语

肺炎链球菌是威胁儿童健康的常见致病菌，接种疫苗是预防其感染的有效措施。PCV 具有很好的安全性和免疫效果，在纳入计划免疫程序的国家和地区，PCV7,PCV10 和/或 PCV13 取得了卓越的成绩，有效的预防了肺炎链球菌感染，降低了 IPD 等疾病的发病率。我国也在逐步推广 PCV7 的接种，其效果还有待评估。不同的国家和地区，因根据血清型的差异选择应用 PCV7 或者 PCV13，以获得最佳的预防效应。我国不同地区分离的肺炎链球菌血清型分布差异明显，更需对此进行慎重考量。更为重要的是开展长期的和更大范围的监测工作，及时发现血清型分布变化，制定相应的疫苗免疫对策。当前部分地区，19A 型比其他血清型肺炎链球菌的更为普遍，这些地区儿童选择接种 PCV13 才是明智之举。在接种免疫效果肯定的结合疫苗基础上，对于有易感因素的儿童，及时接种 PPV23，扩大免疫预防范围也是保障儿童健康的重要措施。

当前，针对可获得的肺炎链球菌疫苗存在的局限性，正在尝试增加覆盖血清型、使用新的佐剂等方法以获得更优秀的疫苗。其他类型的疫苗，包括全菌体疫苗、DNA 疫苗和蛋白质疫苗也正在研发过程中，有些疫苗在动物试验中获得了很好的结果，有望成为新的预防肺炎链球菌感染的武器。除了研发新型疫苗，结合疫苗国产化和根据我国情况调整疫苗覆盖血清型是我国疫苗研发和生产机构急需努力的一个方向，以使我国儿童能更早获得经济适用的疫苗，有效控制肺炎链球菌感染性疾病，保障儿童健康。

（姚开虎）

参考文献

[1] World Health Orgnization.Pneumococcal conjugated vaccine for childhood immunization-WHO position paper[J].Wkly Epidemiol Rec，2007，82(12)：93-104.

[2] 中华医学会儿科分会呼吸学组. 预防儿童肺炎链球菌疾病专家共识[J].中国实用儿科杂志，2009，24(8)：602-605.

[3] 中华医学会儿科分会，中华预防医学会. 儿童肺炎链球菌性疾病防治技术指南(2009 年版)[J].中华儿科杂志，2010，48(2)：104-111.

[4] Park I H，Pritchard D G，Cartee R，et al.Discovery of a new capsular serotype (6C) within serogroup 6 of Streptococcus pneumoniae[J].J Clin Microbiol，2007，45(4)：1225-1233.

[5] Yao K，Liu Z，Yang Y. How many factor antisera can be found for serogroup 6 Streptococcus pneumoniae? [J].J Clin Microbiol，2010，48(8)：3046.

[6] Song J H，Baek J Y，Ko K S.Comparison of capsular genes of Streptococcus pneumoniae serotype 6A，6B，6C，and 6D isolates[J].J Clin Microbiol，2011，49(5)：1758-1764.

[7]Calix J J，Porambo R J，Brady A M，et al.Biochemical，Genetic，and Serological Characterization of Two Capsule Subtypes among Streptococcus pneumoniae Serotype 20 Strains: DISCOVERY OF A NEW PNEUMOCOCCAL SEROTYPE[J].J Biol Chem，2012，287(33)：27885-27894.

[8] Calix J J, Nahm M H.A new pneumococcal serotype, 11E, has a variably inactivated wcjE gene[J].J Infect Dis, 2010, 202(1)：29-38.

[9] Elberse K，Witteveen S，van der Heide H,et al. Sequence Diversity within the Capsular Genes of Streptococcus pneumoniae Serogroup 6 and 19[J].PLoS ONE，2011，6(9)：e25018.

[10] Kadioglu A，Weiser J N，Paton J C，et al.The role of Streptococcus pneumoniae virulence factors in host respiratory colonization and disease[J].Nat Rev Microbiol，2008，6(4)：288-301.

[11] Yao K，Yang Y.Streptococcus pneumoniae diseases in Chinese children: past，present and future[J].Vaccine，2008，26(35)：4425-4433.

[12] Taylor S N，Sandors C V. Unusual manifestations of invasive pneumococcal infection[J]. Am J Med，1999，107(1A)：S 12–S 27.

[13] Centers for Disease Control and Prevention (CDC). Progress in introduction of pneumococcal conjugate vaccine-worldwide，2000-2008[J].MMWR Morb Mortal Wkly Rep，2008，57(42)：1148-1151.

[14] UNICEF/WHO,Pneumonia: The forgotten killer of children[C],2006.

[15] Heikkinen T，Thint M，Chonmaitree T. Prevalence of various respiratory viruses in the middle ear during acute otitis media[J].N Engl J Med，1999，340(4)：260-264.

[16] 王艳萍，缪蕾，钱幼琼，等.1996 年至 2000 年全国 5 岁以下儿童死亡监测主要结果分析[J].中华预防医学杂志，2005,，39 (4)：260-264.

[17] 俞桑洁，傅曙光，高薇，等.化脓性中耳炎病原学研究[J].中华儿科杂志，1997，35：94-96.

[18] 姚开虎，赵顺英，杨永弘.儿童肺炎链球菌坏死性肺炎[J].中国循证儿科杂志，2007，2(6)：449-454.

[19] Yao K，Wang L，Zhao G，et al.Pneumococcal serotype distribution and antimicrobial resistance in Chinese children hospitalized for pneumonia[J]. Vaccine，2011，29(12)：2296-2301.

[20] Xue L，Yao K，Xie G，et al. Serotype distribution and antimicrobial resistance of Streptococcus pneumoniae isolates that cause invasive disease among Chinese children[J]. Clin Infect Dis，2010，50(5)：741-744.

[21] 姚开虎，张敬仁. 国内耐药肺炎链球菌的流行现状[J].传染病信息，2011，24(2)：120-124.

[22] Lexau C A，Lynfield R，Danila R，et al.Changing epidemiology of invasive pneumococcal disease among older adults in the era of pediatric pneumococcal conjugate vaccine[J].JAMA，2005，294(16)：2043-2051.

[23] Black S B，Shinefield H R，Ling S，et al. Effectiveness of heptavalent pneumococcal conjugate vaccine in children younger than five years of age for prevention of pneumonia[J].Pediatr Infect Dis J，2002，21(9)：810-815.

[24] Eskola J，Kilpi T，Palmu A，et al. Efficacy of a pneumococcal conjugate vaccine against acute otitis media[J].N Engl J Med，2001，344(6)：403-409.

[25] Grijalva C G，Poehling K A，Nuorti J P，et al.National impact of universal childhood immunization with pneumococcal conjugate vaccine on outpatient medical care visits in the United States[J].Pediatrics，2006，118(3)：865-873.

[26] Klugman K P，Astley C M，Lipsitch M. Time from illness onset to death，1918 influenza and pneumococcal pneumonia[J].Emerg Infect Dis，2009，15(2):346-347.

[27] 姚开虎，杨永弘. 流感继发肺炎链球菌感染[J].中国实用儿科杂志，2009，24(12):964-967.

[28] Arguedas A，Soley C，Abdelnour A. Prevenar experience[J].Vaccine. 2011，29(Suppl 3)：C26-C34.

[29] Li R，Li F，Li Y，et al.Safety and immunogenicity of a 7-valent pneumococcal conjugate vaccine (PrevenarTM): Primary dosing series in healthy Chinese infants[J]. Vaccine，2008，26：2260-2269.

[30] Marshall G S. The vaccine handbook: a practical guide for clinicians[M].3red ed.New York ： Professional Communications,Inc，2010：439-452.

[31] Beall B.Vaccination with the pneumococcal 7-valent conjugate: a successful experiment but the species is adapting[J].Expert Rev Vaccines，2007，6(3)：297-300.

[32] Farrell D J，Klugman K P，Pichichero M.Increased antimicrobial resistance among nonvaccine serotypes of Streptococcus pneumoniae in the pediatric population after the introduction of 7-valent pneumococcal vaccine in the United States[J].Pediatr Infect Dis J，2007，26(2)：123-128.

[33] Messina A F，Katz-Gaynor K，Barton T，et al. Impact of the pneumococcal conjugate vaccine on serotype distribution and antimicrobial resistance of invasive Streptococcus pneumoniae isolates in Dallas，TX，children from 1999 through 2005[J].Pediatr Infect Dis J，2007，26(6)：461-467.

[34] Pelton S I，Huot H，Finkelstein J A，et al. Emergence of 19A as virulent and multidrug resistant Pneumococcus in Massachusetts following universal immunization of infants with pneumococcal conjugate vaccine[J].Pediatr Infect Dis J，2007，26(6)：468-472.

[35] Yao K，Liu Z，Yu J，et al.Type distribution of serogroup 6 Streptococcus pneumoniae and molecular epidemiology of newly identified serotypes 6C and 6D in China[J].Diagn Microbiol Infect Dis，2011，70(3)：291-298.

第四节　结核病免疫相关宿主易感基因研究进展

结核病（tuberculosis,TB）是由结核分支杆菌（*Mycobacterium tuberculosis,MTB*）感染引起的全世界范围内的高感染率、高致死率的传染病。虽然结核病的诊断和治疗在不断发展，但是结核病仍然严重威胁着人类的健康并给全球带来沉重的经济负担。

结核病的发病是一个多因素综合作用的结果，它的发生、发展和临床结局，不仅受病原体的毒力和环境因素的控制，而且受到机体遗传基因及其多态性的影响。既往结核病的研究主要集中在致病菌及环境因素对发病的影响，随着人类基因组流行病学的发展以及对于结核病相关免疫反应研究的不断深入，宿主免疫应答相关的免疫基因在疾病的发生发展中的作用越来越受到人们的重视。宿主针对结核分支杆菌感染的免疫应答比较复杂，主要包括固有性免疫应答和适应性免疫应答两个方面[1]。本文主要就以上两个方面进行综述。

一、结核病相关免疫应答简介

宿主针对结核分支杆菌感染的免疫应答主要包括固有性免疫应答和适应性免疫应答两个方面。

固有性免疫应答是宿主抵抗结核分枝杆菌感染的第一道屏障，有多种免疫细胞参与了固有性免疫应答，其中最重要的固有免疫细胞为巨噬细胞和树突细胞（dendritic cell,DC）。巨噬细胞不仅可以杀死吸入的 *MTB*[2]，而且还是重要的抗原提呈细胞（antigen-presenting cells,APC）。巨噬细胞和 DC 可以对胞内的结核分枝杆菌的抗原进行加工提呈，通过主要组织相容性复合体（major histocompatibility complex,MHC）Ⅰ和Ⅱ分子分别提呈给 $CD8^+T$ 细胞和 $CD4^+T$ 细胞，为 T 细胞活化提供第一信号。除此之外，由 APC 分泌的白介素-12（interleukin,IL-12）对于 $CD4^+T$ 细胞增殖和干扰素-γ（interferon-γ,IFN-γ）分泌具有重要作用。固有免疫应答除了有免疫细胞参与以外，还有防御素和抗菌肽等抗菌物质参与。

适应性免疫应答在结核病的免疫反应中起到了重要作用，其中 Th1 细胞的作用最为显著。Th1 细胞可以产生 IFN-γ 等多种细胞因子，而 IFN-γ 可以激活巨噬细胞，促进巨噬细胞的杀菌作用，活化的巨噬细胞还可以进一步通过分泌 IL-12 增强 Th1 细胞的效应。

在下文中，我们将会对结核病固有性免疫应答和适应性免疫应答相关的宿主易感基因研究进展进行简单介绍。

二、固有性免疫应答相关易感基因与结核病的相关性研究

在这一部分中，我们主要介绍的是固有性免疫相关的宿主易感基因研究，主要包括 Toll 样受体（toll-like receptor,TLR）受体家族以及维生素 D 受体（vitamin D receptor,VDR）。

1.TLR 家族与结核病的相关性研究

在固有性免疫应答中,巨噬细胞和 DC 等固有免疫细胞主要依靠细胞表面或者胞内器室膜上的模式识别受体（pattern recognition receptor,PRR）来识别病原体某些共有特定分子结构，即病原相关模式分子（pathogen associated molecular patterns,PAMP）。

TLR 家族是一类重要的 PRR，共有 11 个成员，而且家族成员具有不同的信号通路：TLR2,TLR5,TLR7,TLR8,TLR9,TLR10 为髓样分化因子 88（medullary differentiation factor 88,MyD88）依赖途径,TLR4 包括 MyD88 依赖途径与 MyD88 非依赖途径，并且 TLR2 和 TLR4 的 MyD88 依赖途径需要 MyD88 和 TIR 功能区的接头蛋白（TIR domain-containing adapter protein，TIRAP）的协同作用。TLR 识别并结合 *MTB* 抗原，募集接头蛋白经不同信号转导途径进行信号转导，最终 NF-κB 被激活，游离并移位到细胞核中，结合到靶向的 DNA，与其他转录因子一起协同诱导促炎性因子 IL-1,IL-12,IFN-γ 的表

达[3]。

（1）TLR2 与结核病的相关性研究：TLR2 可识别多种 PAMP，对于巨噬细胞的激活和细胞因子的分泌具有重要影响。Dulfary Sánchez 等人通过体外研究发现了 TLR2 和 TLR4 介导的信号在 *MTB* 诱导的巨噬细胞的凋亡中发挥了重要作用[4]。Pierre-Yves Bochud 等人将 TLR2 的 *Arg677Trp*（*rs6265786*）突变体转入 HEK293 细胞中，结果显示 *MTB* 通过 TLR2 通路引起的 NF-κB 的活化明显下降，提示该突变可能会引起宿主细胞免疫应答的下调[5]。

对土耳其人群、几内亚比绍人群、突尼斯人群以及中国人群，都有关于 TLR2 基因的多态性与结核病的相关性研究，其中 *Arg753Gln*（*rs5743708*）和 *Arg677Trp*（*rs6265786*）是研究的热点。在对土耳其人群的研究中，研究者不仅发现 *rs5743708* 与成年土耳其人群肺结核易感相关[6]，而且发现该位点的杂合型以及 Gln 等位基因在土耳其儿童结核病组明显高于结核潜伏感染组（latent TB infection,LTBI）[7]，但是研究者在几内亚比绍人群中没有发现 *rs5743708* 与肺结核的易感相关[8]。在对突尼斯人群中的研究中，Meriem Ben-Ali 等人发现 *rs6265786* 的突变在结核病患者组明显高于对照组[9]。在对中国人群的研究中，研究者的结论并不一致。薛云等人在对浙江汉族人群的研究中发现 *rs5743708* 的 G/A 基因型与结核病易感相关，G/G 基因型在中国人群中与肺结核易感性反向相关，还发现在第二个内含子有一个（GT）n 微卫星的多态性与结核病相关[9]，然而研究者在中国东南部人群中并没有发现 *rs5743708* 和 *rs6265786* 与结核病易感相关[10]。同一单核苷酸多态性（single nucleotide polymorphism,SNP）的位点，不同国家、地区及种族基因多态性研究结论不尽相同，这可能主要是各个种族的遗传差异性以及研究样本和方法的局限性造成的。

（2）TLR4 与结核病的相关性研究：TLR4 是介导 LPS 识别的最主要受体，TLR4 可以调节细胞因子的分泌、激活巨噬细胞并杀死 *MTB*，并且可以诱导巨噬细胞的凋亡。最广泛研究的 TLR4 的 SNP 位点为 *Asp299Gly*（*rs49867900*）和 *Thr399Ile*（*rs4986791*），这两个位点可以影响 TLR4 的细胞外结构域，进而影响 TLR4 的功能和表达[11,12]。

在坦桑尼亚人群、高加索人群以及印度人群的研究中，研究者分别发现了 *rs49867900* 和 *rs4986791* 的多态性与结核病易感性相关。Ferwerda 等人[13]与 Pulido 等人[14]分别在坦桑尼亚和高加索的结核与 HIV 共感染人群中发现 *rs49867900* 的突变可增加结核病的发病风险；Najmi 等人发现 *rs49867900* 和 *rs4986791* 的多态性在印度人群与结核病（特别是严重的结核病）易感密切相关[15]。除此之外，Digna Rosa Velez 等人通过研究发现了 TLR4 的 *rs123445353* 位点的多态性与在非洲裔美国人群结核易感相关[16]。

（3）TLR9 与结核病的相关性研究：TLR9 是识别细菌 DNA 中 CpG 基序的主要受体，在 *MTB* 感染时，TLR9 基因敲除鼠的 IL-12p40 和 IFN-γ 的表达明显低于野生型小鼠[17]。

研究人员在高加索人群、非洲裔美国人群以及印度尼西亚人群中的研究中，分别发现了多个 TLR9 位点与结核病易感相关。Digna Rosa Velez 等人在对非洲裔美国人群中的研究中发现 TLR9 有 5 个位点的多态性与结核病易感相关（*rs164637,rs352143,rs5743836,rs352139* 和 *rs352162*），而在高加索人群中只发现 rs5743836 与结核病易感相关[16]，在印度尼西亚女性人群中，只发现 *rs352139* 与结核病易感相关[18]。

除了 TLR2,TLR4 和 TLR9 以外，TLR 家族中的 TLR1 和 TLR8 也有关于结核易感的相关报道，但是数量较少，在此就不一一例举了。

（4）TLR 家族信号通路相关基因与结核病的相关性研究：现有的文献主要报道了 TIRAP 多态性与结核易感的相关性研究。研究者分别发现 *Ser180Leu*（*C539T*，*rs8177374*）和 *C558T*（*rs7932766*）与多个不同国家和地区人群的结核病易感相关，但在中国人群中没有发现这一现象。Khor 等人通过体外研究发现错义突变 *rs8177374* 可以使得 TLR2 介导的 NF-κB 通路信号减弱，并且发现该位点与几内亚比绍人群的结核易感相关[19]，而且研究者在哥伦比亚人群也发现了该位点与结核病易感相关[20]。此外，Arentz 等人还发现 *rs7932766* 可以降低 *MTB* 感染诱导的 IL-6 的下调，从而降低对 *MTB* 的抵抗力[21]，

Thomas R. Hawn 等人也发现这一位点与越南人群结核病的易感相关[22]。然而，在对于中国人群的研究中，Zhang 等人没有发现 *rs*8177374 和 *rs*7932766 与结核病易感的相关性，但是发现了 *G286A*（*rs*8177400）与中国人结核病易感相关[23]。

2.VDR 与结核病的相关性研究

维生素 D 可以通过影响巨噬细胞 VDR 和 25-羟维生素 D1a-羟化酶（CYP27B1）mRNA 水平来影响机体固有免疫反应。CYP27B1 可催化 25-(OH)$_2$D$_3$ 转化成 1，25-(OH)$_2$D$_3$。TLR 的激活可引起单核细胞和巨噬细胞中 VDR 和 CYP27B1 的 mRNA 水平上调，并促使更多 25-(OH)$_2$D$_3$ 向 1,25-(OH)$_2$D$_3$ 转变，后者进而促进抗菌肽基因 *hCAP*18 表达 LL-37，而抗菌肽 LL-37 可介导 *MTB* 死亡[24,25]。

对于 VDR 的多态性与结核病易感的相关性研究主要集中在 *FokI*（*rs*10735810），*BsmI*（*rs*154410），*ApaI* 和 *TaqI* 等四个位点。Gao 等人对 VDR 的多态性与亚洲、非洲和南美洲人群结核病易感的相关性进行了 meta 分析，他们发现：在亚洲人群中，*rs*10735810 位点 ff 基因型是结核感染或发病的危险因素；*rs*154410 位点 bb 基因型为保护因素，而其他两个位点与结核易感无显著相关性；研究者在对非洲和南美地区的研究中均未发现 VDR 基因多态性与结核易感性相关[26]。

在对中国人群的研究中，Liu 等以汉族人群为对象发现：VDR 的 *rs*10735810 位点 ff 基因型在病例组中的频率显著高于对照组，ff 基因型可能是汉族人群结核病的易感基因型[27]；Chen 等人以藏族人群为研究对象发现了结核病患者 VDR 的 *rs*10735810 位点 ff 基因型的频率明显高于对照组的频率，推测 *rs*10735810 的多态性与藏族人群结核易感相关[28]；苏倩等人以重庆人群为研究对象也发现 *rs*10735810 的 ff 基因型与结核病易感性相关[29]。

除了以上这些基因，还有 *CTSZ*，*NOS2A* 和 *MC3R* 等基因在抗结核感染的固有免疫应答中发挥作用，它们的多态性与结核病易感也有一定的相关性，此处由于篇幅所限不再一一叙述。

三、适应性免疫应答相关易感基因与结核病的相关性研究

在这部分中，我们主要介绍的是 IL-12 和 IFN-γ 的配体、受体及其信号通路。这两个细胞因子对于适应性免疫应答控制 *MTB* 的感染起到了关键作用。

1.IL-12,IL-12 受体以及信号通路相关分子与结核病的相关性研究

巨噬细胞在吞噬病原微生物以后可以产生 IL-12。IL-12 是分子质量为 70ku 的异源二聚体细胞因子，由 40ku（p40）和 35ku（p35）两个亚基组成，编码这两条链的基因分别为：*IL-12B* 和 *IL-12A*。IL-12 刺激 T 细胞和 NK 细胞的活化，需要通过 IL-12 的受体（IL-12 receptor，IL-12R）。IL-12R 是一个异源二聚体受体，由 IL-12Rβ1 和 IL-12Rβ2 两个亚基组成，分别由 IL12RB1 和 IL12RB2 编码，这两个亚基又分别与 TYK2 和 JAK2 结合。这个复合体活化以后，可以使 STAT4 磷酸化、形成二聚体以及进行核转位，然后诱导 IFN-γ 的产生。

（1）IL-12 与结核病的相关性研究：研究者在对于印度人群，几内亚比绍人群和非洲裔美国人群的研究中发现了 *IL-12B* 多个位点与结核病发病有关。P. Selvaraj 等人在对印度人群中发现+1188 位点的多态性可以影响 IL-12p40 的产生，进而影响适应性免疫应答[30]。Xin Ma 等人在非洲裔美国人群和白种人群中，没有发现 *IL-12B* 的 3'UTR 区的多态性与结核病易感相关[31]。但是，Gerard A. J. Morris 等人发现 *IL-12B*3'UTR 区的 *rs*3212227 与几内亚比绍人群和非洲裔美国人群的结核病易感相关，而 *rs*11574790 与冈比亚人群的结核病相关[32]。

除此之外，在对中国人群的研究中，J. Wang 等人发现 *IL-12A rs*2243115 的 TG/GG 基因型携带者的结核病患病风险下降[33]。

（2）IL-12 受体与结核病的相关性研究：研究者分别在摩洛哥人群和日本人群发现 IL12RB1 的多态性与结核病易感相关，在印度人群发现了 IL12RB2 的多态性与结核病易感相关。在对 IL12RB1 的研究中，Natascha Remus 等人对于摩洛哥人群的测序以及家族分析，发现了在 IL12RB1 的启动子区域的 -111A/T 和 -2C/T[34]与肺结核易感相关；K.Kusuhara 等人在对日本人群的研究中发现了内含子区 *rs*383483

和 rs2305739 的等位基因频率在结核病人组和正常对照组存在明显差别,而且他们在对 4 个编码区的非同义 SNP 位点的连锁不平衡分析中发现了 641A/G(rs11575934),1094T/C(rs375947)和 1132C/G(rs401502)与结核病易感明显相关[35]。

在对 IL12RB2 的研究中,Vikas Kumar Verma 等人在印度人群中发现-237C/T(rs11810249)的 T 等位基因在结核病人组选择性高表达,并且在体外实验中证明在该位点由 T 突变为 C 后,启动子转录活性下降[36]。

对于 IL12 信号通路相关基因如 TYK2,JAK2 和 STAT4 的基因多态性与结核病易感相关的研究暂未见报道。

2.IFN-γ,IFN-γ 受体以及信号通路相关分子与结核病的相关性研究

IFN-γ 为重要的 Th1 型细胞因子,可以激活巨噬细胞,并促进其杀菌作用,活化的巨噬细胞还可以进一步通过分泌 IL-12 增强 Th1 细胞的效应。IFN-γ 的受体由两个亚单位组成,编码基因分别为: IFNGR1 和 IFNGR2。IFNGR1 的胞内部分具有 JAK1 结合以及 STAT4 磷酸化后接入的结构域,IFNGR2 的胞内部分则 JAK2 的结合位点。只有 IFN-γ 只有与其受体结合,才能够活化信号通路,发挥活化巨噬细胞的作用。

(1)IFN-γ 与结核病的相关性研究:IFN-γ 表达下调的小鼠在受到 MTB 感染后,不能产生 RNI, 也不能够限制细菌的生长[37]。

研究者分别发现 IFN-γ 多个位点的多态性与印度人群、西非人群以及中国人群的结核病易感相关。 在对印度人群的研究中,Abhimanyu 等人发现 rs1861493 和 rs1861494 突变可以影响 IFN-γ 的表达,从而增加了肺结核的患病风险[38]。在对西非人群的研究中,Graham S. Cooke 等人发现-1616GG(rs2069705) 和+3234TT(rs2069718)与肺结核易感相关,而+874 AA(rs2430561)与肺结核易感不相关[39]。在对中国人群的研究中,HW Tso 等人发现在中国香港人群中 rs2430561 的 AA 基因型在结核病患者组的表达显著高于对照组[40];王建明等人发现在江苏省人群中 rs2430561 的(AT/TT)携带者预后较好,治疗失败的风险降低约 82%[41]。

(2)IFN-γ 受体与结核病的相关性研究:据文献报道,当遗传有部分或者全部 IFN-γ 的受体缺陷时,人们对于非典型结核分枝杆菌的抵抗力下降,更容易患病[42]。

研究者分别在西非人群和越南人群中发现了 IFN-γ 受体与结核病易感相关的位点。在对西非人群的研究中,Graham S. Cooke 等人发现 IFNGR1-56(rs2234711)CC 基因型与该人群的结核病易感相关[39]。在对越南人群的研究中,MinakoHijikata 等人发现 IFNGR2 的 rs2834213 和 rs1059293 与该人群结核病易感相关[43]。

(3)IFN-γ 信号通路相关基因与结核病的相关性研究:IFN-γ 信号通路涉及到的分子很多,下文中主要介绍的为通路上的 STAT1 基因多态性与结核病易感的关系。

研究者在对于欧洲人群和日本人群的研究中发现了 STAT1 的多个位点可以增加结核病发病的危险。 在欧洲人群的研究中,ArianeChapgier 等人在两个家系中发现了 3 个位点(Q463H, E320Q 和 L706S)与结核病易感相关,并且它们对 STAT1 的作用各不相同,L706S 可以影响 STAT1 的磷酸化,Q463H 和 E320Q 可以影响 STAT1 的 DNA 结合活性,此外,这些位点杂合型的患者的 IFN-γ 相关抗 MTB 感染免疫也出现下调[44]。在对日本人群的研究中,K. Kusuhara 等人发现 STAT1 的 rs2280234 等位基因频率在结核患者组与对照组差异显著,提示与结核病易感相关[35]。

除了以上这些基因以外,还有 IL-4,IL-10,ALOX5 以及 NFKBIL1 等适应性免疫应答相关基因的多态性与结核病易感相关,这里由于篇幅所限,也不一一介绍了。

四、结语

结核病在全世界范围内严重威胁着人类的健康,该疾病的患病及转归均与宿主免疫相关的易感基因密切相关,对于结核病感染的预防给药以及结核病的治疗都需要有遗传学和免疫学的理论支持才能够实施真正的个体化方案。现阶段，对于结核病基因多态性与患病相关性研究具有一定的局限性，对于中国人群，特别是中国儿童人群的研究较少，并且多局限于遗传学的范畴，对于免疫功能方面的研究较少。为了今后实际应用临床，我们还需要对基因的多态性完成进一步的功能研究。

（申阿东　綦辉）

参考文献

[1] Basu R R，Whittaker E, Kampmann B.Current understanding of the immune response to tuberculosis in children[J]. Curr Opin Infect Dis，2012，25(3)：250-257.

[2] Kaufmann S H.How can immunology contribute to the control of tuberculosis? [J].Nat Rev Immunol，2001，1(1)：20-30.

[3] 周燕，郑瑞娟，胡忠义.Toll样受体基因多态性与结核病易感性的研究进展[J].中华预防医学杂志，2011，45(1)：73-76.

[4] Sanchez D，et al.Role of TLR2- and TLR4-mediated signaling in Mycobacterium tuberculosis-induced macrophage death[J]. Cell Immunol，2010，260(2)：128-136.

[5] Bochud P Y，Hawn T R，Aderem A.Cutting edge: a Toll-like receptor 2 polymorphism that is associated with lepromatous leprosy is unable to mediate mycobacterial signaling[J].J Immunol，2003，170(7)：13451-3454.

[6] Ogus A C，et al. The Arg753GLn polymorphism of the human toll-like receptor 2 gene in tuberculosis disease[J]. Eur Respir J，2004，23(2)：219-223.

[7] Dalgic N，et al. Arg753Gln polymorphism of the human Toll-like receptor 2 gene from infection to disease in pediatric tuberculosis[J]. Hum Immunol，2011，72(5)：440-445.

[8] Olesen R，et al. DC-SIGN (CD209)，pentraxin 3 and vitamin D receptor gene variants associate with pulmonary tuberculosis risk in West Africans[J].Genes Immun，2007，8(6)：456-467.

[9] Ben-Ali M，et al.Toll-like receptor 2 Arg677Trp polymorphism is associated with susceptibility to tuberculosis in Tunisian patients[J]. Clin Diagn Lab Immunol，2004，11(3)：625-626.

[10] Xue Y，et al.Toll-like receptors 2 and 4 gene polymorphisms in a southeastern Chinese population with tuberculosis[J]. Int J Immunogenet,2010,37(2)：135-138.

[11] Lorenz E，Frees K L，Schwartz D A. Determination of the TLR4 genotype using allele-specific PCR[J]. Biotechniques，2001，31(1)：22-24.

[12] DeFranco A L，et al.The role of tyrosine kinases and map kinases in LPS-induced signaling[J]. Prog Clin Biol Res，1998，397：119-136.

[13] Ferwerda B，et al.The toll-like receptor 4 Asp299Gly variant and tuberculosis susceptibility in HIV-infected patients in Tanzania[J]. AIDS，2007，21(10)：1375-1377.

[14] Pulido I，et al. The TLR4 ASP299GLY polymorphism is a risk factor for active tuberculosis in Caucasian HIV-infected patients[J]. Curr HIV Res，2010，8(3)：253-258.

[15] Najmi N，et al.Human toll-like receptor 4 polymorphisms TLR4 Asp299Gly and Thr399Ile influence susceptibility and severity of pulmonary tuberculosis in the Asian Indian population[J]. Tissue Antigens，2010，76(2)：102-109.

[16] Velez D R，et al.Variants in toll-like receptors 2 and 9 influence susceptibility to pulmonary tuberculosis in Caucasians，African-Americans，and West Africans[J].Hum Genet，2010，127(1)：65-73.

[17] Bafica A，et al. TLR9 regulates Th1 responses and cooperates with TLR2 in mediating optimal resistance to Mycobacterium tuberculosis[J]. J Exp Med,2005,202(12)：1715-1724.

[18] Kobayashi K，et al. Association of TLR polymorphisms with development of tuberculosis in Indonesian females[J]. Tissue Antigens，2012，79(3)：190-197.

[19] Khor C C，et al.A Mal functional variant is associated with protection against invasive pneumococcal disease，bacteremia，malaria and tuberculosis[J]. Nat Genet，2007：523-528.

[20] Castiblanco J，et al.TIRAP (MAL) S180L polymorphism is a common protective factor against developing tuberculosis and systemic lupus erythematosus[J].Infect Genet Evol，2008，8(5)：541-544.

[21] Arentz M，Hawn T R.Tuberculosis Infection: Insight from Immunogenomics[J].Drug Discov Today Dis Mech，2007，4(4)：231-236.

[22] Hawn T R，et al. A polymorphism in toll-interleukin 1 receptor domain containing adaptor protein is associated with susceptibility to meningeal tuberculosis[J]. J Infect Dis，2006，194(8)：1127-1134.

[23] Zhang Y，et al. Association of TIRAP (MAL) gene polymorhisms with susceptibility to tuberculosis　in a Chinese population[J]. Genet Mol Res，2011，10(1)：7-15.

[24] Liu P，et al.Toll-like receptor triggering of a vitamin D-mediated human antimicrobial response[J]. Science，2006，311(5768)：1770-1773.

[25] 牟金金，杨敏，徐斑. 维生素 D 受体基因多态性与结核易感性和治疗反应的关系[J].世界临床药物，2012，33(1)：50-53.

[26] Gao L，et al. Vitamin D receptor genetic polymorphisms and tuberculosis: updated systematic review and meta-analysis[J]. Int J Tuberc Lung Dis，2010，14(1)：15-23.

[27] Liu W，et al.VDR and NRAMP1 gene polymorphisms in susceptibility to pulmonary tuberculosis among the Chinese Han population: a case-control study[J].Int J Tuberc Lung Dis，2004，8(4)：428-434.

[28] Chen X，et al. Study on the association of two polymorphisms of the vitamin D receptor (VDR) gene with the susceptibility to pulmonary tuberculosis (PTB) in Chinese Tibetans[J]. Sichuan Daxue Xuebao Yixue Ban，2006，37(6)：847-851.

[29] 苏倩，向颖，胡代玉，等. VDR 基因多态性、环境因素与重庆地区肺结核病的联系及交互作用研究[J]. 局解手术学杂志，2012，21(4)：361-364.

[30] Selvaraj P，et al.Cytokine gene polymorphisms and cytokine levels in pulmonary tuberculosis[J]. Cytokine，2008，43(1)：26-33.

[31] Ma X，et al.No evidence for association between the polymorphism in the 3' untranslated region of interleukin-12B and human susceptibility to tuberculosis[J]. J Infect Dis，2003，188(8)：1116-1118.

[32] Morris G A，et al.Interleukin 12B (IL12B) genetic variation and pulmonary tuberculosis: a study of cohorts from The Gambia，Guinea-Bissau，United States and Argentina[J]. PLoS One，2011，6(2)：e16656.

[33] Wang J，Tang S，Shen H.Association of genetic polymorphisms in the IL12-IFNG pathway with susceptibility to and prognosis of pulmonary tuberculosis in a Chinese population[J].Eur J Clin Microbiol Infect Dis，2010，29(10)：1291-1295.

[34] Remus N，et al.Association of IL12RB1 polymorphisms with pulmonary tuberculosis in adults in Morocco[J]. J Infect Dis，2004，190(3)：580-587.

[35] Kusuhara K，et al.Association of IL12RB1 polymorphisms with susceptibility to and severity of tuberculosis in Japanese: a gene-based association analysis of 21 candidate genes[J].Int J Immunogenet，2007，34(1)：35-44.

[36] Verma V K，et al.Prevalence，distribution and functional significance of the -237 C to T polymorphism in the IL-12Rbeta2 promoter in Indian tuberculosis patients[J]. PLoS One，2012，7(4)：e34355.

[37] Cooper A M，et al.Disseminated tuberculosis in interferon gamma gene-disrupted mice[J]. J Exp Med，1993，178(6)：2243-2247.

[38] Bose M，Jha P. Footprints of genetic susceptibility to pulmonary tuberculosis: cytokine gene variants in north Indians[J]. Indian J Med Res，2012，135(5)：763-770.

[39] Cooke G S，et al.Polymorphism within the interferon-gamma/receptor complex is associated with pulmonary tuberculosis[J]. Am J Respir Crit Care Med，2006，174(3)：339-343.

[40] Tso H W，et al. Association of interferon gamma and interleukin 10 genes with tuberculosis in Hong Kong Chinese[J]. Genes Immun，2005，6(4)：358-63.

[41] 王建明，唐少文，沈洪兵.IL12-IFNG 基因多态与结核病遗传易感性和预后的关联研究[C]//华东地区第十次流行病学学术会议，合肥：[出版者不详]，2010.

[42] Casanova J L，Abel L.The human model: a genetic dissection of immunity to infection in natural conditions[J]. Nat Rev Immunol，2004，4(1)：55-66.

[43] Hijikata M，et al.Association of IFNGR2 gene polymorphisms with pulmonary tuberculosis among the Vietnamese[J]. Hum Genet，2012，131(5)：675-682.

[44] Chapgier A，et al.Novel STAT1 alleles in otherwise healthy patients with mycobacterial disease[J]. PLoS Genet，2006，2(8)：e131.

第五节 儿童 *EB* 病毒感染及其相关疾病

在儿童，常见的 EB 病毒（*Epstein-Barr virus,EBV*）感染疾病主要包括传染性单核细胞增多症（infectious mononucleosis,IM）、慢性活动性 *EBV* 感染（chronic active *Epstein-Barr virus* infection,CAEBV）,*EBV* 相关噬血细胞性淋巴组织细胞增生症（*Epstein-Barr virus*-related hemophagocytic lymphohistiocytosis syndrome,*EBV*-HLH）,IM 是一良性自限性疾病，CAEBV 和 *EBV*-HLH 是较为严重的 *EBV* 感染相关疾病，预后不良。

一、*EBV* 病毒学特点和流行病学

EBV 在 1964 年由 Epstein,Barr 等首次在非洲儿童的恶性淋巴瘤组织培养中发现，是一双链 DNA 病毒，属于疱疹病毒科、亚科，人感染 *EBV* 后建立终身潜伏感染，人群感染率超过 90%。*EBV* 是一种重要的肿瘤相关病毒，与鼻咽癌、淋巴瘤、胃癌、移植后淋巴增殖症等多种肿瘤的发生密切相关，研究显示全世界受 *EBV* 相关肿瘤影响的人口达到 1%[1]。*EBV* 在正常人群中感染非常普遍，约 90% 以上的成人血清 *EBV* 抗体阳性。我国儿童 *EBV* 原发感染年龄较早，20 世纪 80 年代的流行病学研究显示，3 ~ 5 岁时，80.7% ~ 100% 儿童血清 *EBV* 阳性转化；在 10 岁时，100% 的儿童血清 *EBV* 阳性转化[2]。虽然现有证据显示，随着社会经济的发展，我国儿童 *EBV* 血清阳性转化年龄已经延迟，但至学龄期，90% 的儿童也已经血清 *EBV* 抗体阳性转化。

EBV 主要通过唾液传播，也可经输血传染。原发 *EBV* 感染时，*EBV* 先是在口咽部上皮细胞内增殖，然后感染附近的 B 淋巴细胞，受到感染的 B 淋巴细胞进入血液循环可以造成全身性感染。*EBV* 原发感染后，大多数无临床症状，尤其是 6 岁以下幼儿大多表现为隐性或轻型发病，但在儿童期、青春期和青年期，约 50% 的原发性感染均表现为 IM。一旦感染，*EBV* 在人体 B 细胞建立潜伏感染，*EBV* 只表达潜伏抗原（包括 EBNA-1,EBNA-2,EBNA-3A,EBNA-3B,EBNA-3C,EBNA-LP,LMP-1,LMP-2 及 EBER），受感染者将成为终生带毒者；在机体免疫功能下降和某些因素触发下，潜伏的 *EBV* 可以被再激活，引起病毒复制及临床疾病。

二、*EBV* 感染的实验室诊断方法

1.*EBV* 特异性抗体检测

原发性 *EBV* 感染过程中首先产生针对衣壳抗原（capsid antigen,CA）IgG 和 IgM（抗 CA-IgG/IgM）；在急性感染的晚期，抗早期抗原（early antigen,EA）抗体出现；在恢复期晚期，抗核抗原（nuclear antigen,NA）抗体产生。抗 CA-IgG 和抗 NA-IgG 可持续终身[3]。抗 *EBV*-CA-IgM 抗体阳性一直是 *EBV* 相关性 IM 的诊断依据。但是，*EBV* 感染的血清学反应复杂多样，有的病例抗 *EBV*-CA-IgM 产生延迟、有的持续缺失或长时间存在，这给 *EBV*-IM 的确诊带来一定难度。

机体在受到病原体入侵时首先产生低亲合力抗体，随着感染的继续和进展，抗体亲合力升高。因此，低亲合力抗体的检出提示原发性急性感染。有研究报道，90% 以上的原发性急性 *EBV* 感染病人在临床症状出现 10 d 的内可检测到抗 *EBV*-CA-IgG 低亲合力抗体；在病程 30 d 后，仍有 50% 的病人可以检测到抗 *EBV*-CA-IgG 低亲合力抗体。结合抗 *EBV*-NA-IgG 阴性和抗 *EBV*-CA-IgG 抗体为低亲合力抗体，其诊断原发性 *EBV* 感染的敏感性和特异性为 100%[4]。

在 CAEBV 患者中,血清 *EBV* 抗体反应异常。1988 年 Straus[5] 提出的 CAEBV 诊断标准中，抗 VCA-IgG 值≥1∶5120，抗 EA-IgG 值≥1∶640 或 EBNA-IgG 值 < 1∶2（阴性）。现有研究显示，许多 CAEBV 病例，血清 *EBV* 抗体不能达到上述标准。2005 年 Okano[6] 等提出的 CAEBV 诊断指南中，抗 *EBV* 抗体滴度为：抗 VCA-IgG 值≥1∶640 和抗 EA-IgG 值≥1∶160，同时抗 VCA-IgA 和（或）EA-IgA 阳性。

EBV-HLH 可以发生在原发性 *EBV* 感染时期和既往 *EBV* 感染再激活时期，因此，*EBV*-HLH 患者血清中 *EBV* 抗体反应呈多种反应类型，要结合病史具体分析。Imashuku[7]报道 94 例 *EBV*-HLH 患者，60 例患者血清 *EBV* 抗体呈 VCA-IgM 阴性的既往 *EBV* 感染，34 例患者为 VCA-IgM/EADR-IgG 阳性的原发感染和既往 *EBV* 感染再激活。

2.嗜异性凝集抗体试验

嗜异性凝集抗体试验也称"Monospot"试验。在 *EBV* 还未确定为 IM 的病因之前，1932 年引入临床实践诊断 IM。当时发现 IM 患者的血清或血浆可以凝集马或绵羊的红细胞。该抗体在病程第 1～2 周出现，持续约 6 个月。在青少年原发性 *EBV* 感染中其阳性率可达 80%～90%，约 10%的青少年缺乏对嗜异性抗体的阳性反应。小于 5 岁者，很可能阴性。有报道称 50%的 4 岁以下 *EBV* 感染 IM 患者该试验可为阴性。

3.*EBV*病毒载量检测

EBV 载量检测可以鉴别 *EBV* 健康携带者的低水平复制与 *EBV* 相关疾病患者高水平活动性感染。活动性 *EBV* 感染或 *EBV* 相关肿瘤患者血清或血浆中常有高水平的 *EBV*-DNA 载量，而 *EBV* 健康携带者血淋巴细胞内可能存在低水平的 *EBV*-DNA 载量，其血清或血浆中检测不到 *EBV*-DNA。

EBV 载量检测有多种方法，Real-time PCR 是目前最主要的监测 *EBV* 载量的方法，有较强的敏感性和特异性。不同的 *EBV* 疾病进行 Real-time PCR 检测时，需要的标本不同。

IM 患者不推荐进行 *EBV* 载量检测。IM 患者外周血中 *EBV* 载量在 2 周内达到峰值，随后很快下降，病程 22 d 后，所有 *EBV*-IM 血清中均检测不到 *EBV* 核酸[8]。

CAEBV 患者外周血中 *EBV* 载量较潜伏感染个体明显升高。外周血单个核细胞（PBMC）和血浆/血清均可用来检测 *EBV* 载量，但 PBMC 中 *EBV*-DNA 水平有助于 CAEBV 的诊断。绝大多数 CAEBV 患者 PBMC 中 *EBV*-DNA 水平高[9]，而部分 CAEBV 患者血浆/血清中 *EBV*-DNA 检测阴性。CAEBV 患者血浆/血清中 *EBV*-DNA 水平与病情严重程度和预后有关。

EBV-HLH 患者 PBMC 和血浆/血清均含有很高的 *EBV*-DNA 载量，而且监测 *EBV*-HLH 患者血清中 *EBV*-DNA 载量有助于评估治疗效果。

4.EBERS 原位杂交试验

EBV 潜伏感染的细胞含有大量的 EBER1/EBER2（EBERs）转录子，其主要功能是抑制干扰素介导的抗病毒效应和凋亡。该转录子不翻译成蛋白质，每个 *EBV* 潜伏感染的细胞含有转录子(EBER)大约 10^6 个，被认为 *EBV* 潜伏感染的最好标志物，因此，原位杂交检测肿瘤细胞中 EBERs 是诊断肿瘤是否 *EBV* 相关的金标准。

三、儿童 *EBV* 感染相关疾病的诊断和治疗原则

1.传染性单核细胞增多症（IM）

IM 是原发性 *EBV* 感染所致，典型临床三联征为发热、咽峡炎和颈淋巴结肿大，可并发肝脾肿大，外周血异型淋巴细胞增高。IM 是一良性自限性疾病，多数预后良好。少数可出现噬血综合征等严重并发症[10]。

（1）临床特点。①发热。约 1 周，重者 2 周或更久，幼儿可不明显。②咽峡炎。50%有灰白色渗出物，25%上腭有瘀点，部分病例并发链球菌感染。③淋巴结肿大。任何淋巴结均可受累，颈部淋巴结肿大最常见。④脾脏肿大。50%的病例可伴脾大，持续 2～3 周。⑤肝脏肿大。发生率 10%～15%。⑥眼睑浮肿。50%病例可有眼睑浮肿。⑦皮疹。可出现多样性皮疹，如红斑、斑丘疹或麻疹。

（2）诊断指南。见表 15-5-1。

（3）鉴别诊断。要注意鉴别巨细胞病毒、腺病毒、鼠弓形虫、肝炎病毒、HIV 或者风疹病毒引起的类传染性单核细胞增多症，以及链球菌引起的咽峡炎。根据病原学检查和外周血常规检测，不难鉴别。

表 15-5-1　IM 的诊断标准

临床症状	实验室检查
1.发热；2.咽峡炎；	1.抗 EBV-CA-IgM 和抗 EBV-CA-IgG 抗体阳性，且抗 EBV-NA-IgG 阴性
3.颈淋巴结肿大；4.肝脏肿大；	2.抗 EBV-CA-IgM 阴性，但抗 EBV-CA-IgG 抗体阳性，且为低亲合力抗体
5.脾脏肿大；6.眼睑浮肿	3.外周血异型淋巴细胞比例≥10%
Ⅰ.临床诊断病例：满足以上临床症状中任意 3 项及实验室检查中第 3 条	
Ⅱ.实验室确诊病例：满足以上临床症状中任意 3 项及实验室检查中第 1 条或第 2 条	

（4）治疗原则。EBV-IM 多数预后良好，以对症治疗为主。①休息。急性期应注意休息，如肝功能损害明显应卧床休息，并按病毒性肝炎治疗。②在疾病早期，可以考虑使用如下抗病毒药物：第一，阿昔洛韦、伐昔洛韦。此类药物通过抑制病毒 DNA 多聚酶，终止 DNA 链的延伸，但抗病毒治疗并不能缩短病程和降低并发症的发生率[11]。第二，干扰素。在细胞表面与特殊的受体结合，诱导细胞产生一种抗病毒蛋白（AVP），选择性地阻断宿主细胞 mRNA 的传递和蛋白合成，使病毒不能复制。③抗生素的使用：如合并细菌感染，可使用敏感抗生素，但忌用氨苄西林和阿莫西林，以免引起超敏反应，加重病情。④肾上腺糖皮质激素的应用：重症患者发生咽喉严重病变或水肿者、有神经系统并发症及心肌炎、溶血性贫血、血小板减少性紫癜等并发症时，短疗程应用糖皮质激素可明显减轻症状。⑤防治脾破裂：避免任何可能挤压或撞击脾脏的动作。第一，限制或避免剧烈运动，由于 IM 脾脏的病理改变恢复很慢，因此，IM 患儿尤其青少年应在症状改善后 2～3 个月甚至 6 个月才能剧烈运动。第二，进行腹部体格检查时动作要轻柔。第三，注意处理便秘。第四，IM 患儿应尽量少用阿司匹林降温，因其可能诱发脾破裂及血小板减少。

2.慢性活动性 EBV 感染

慢性活动性 EBV 感染(chronic active EBV infection,CAEBV)。原发感染后，EBV 进入潜伏感染状态，机体保持健康或亚临床状态。少数无明显免疫缺陷的个体，EBV 感染的 T 细胞、NK 细胞或 B 细胞克隆性增生，可以是寡克隆、单克隆和多克隆性增生，伴有 EBV 持续活动性感染,但主要是顿挫性感染(abortive infection)，即表达有限的裂解感染抗原和潜伏感染抗原，较少病毒体（virion）的产生。临床表现为发热、肝功能异常、脾肿大和淋巴结病等 IM 症状持续存在或退而复现，伴发多脏器损害或间质性肺炎、视网膜眼炎等严重并发症，称为 CAEBV。根据克隆性增生的感染 EBV 的细胞类型，CAEBV 可分为 T 细胞型，NK 细胞型和 B 细胞型，其中 T 细胞型预后更差。CAEBV 的发病机制尚不清楚，部分 CAEBV 病例存在穿孔素基因突变。CAEBV 预后较差，可最后并发淋巴瘤。日本 Kimura 等报道，82 例 CAEBV 患者中，43%（35/82）的患者在诊断后 5 个月至 12 年内死亡[12]。北京儿童医院曾报道 53 例儿童 CAEBV 病例的临床特征，随访的 42 例患者中，26.2%（11/42）在发病后 7 个月至 3 年内死亡[13]。

（1）临床特点：CAEBV 的临床表现多种多样，主要有发热、肝脏肿大、脾脏肿大、肝功能异常、血小板减少症、贫血、淋巴结病、蚊虫过敏、皮疹、皮肤牛痘样水疱、腹泻及视网膜炎。病程中可出现严重的合并症，包括：HLH，恶性淋巴瘤，DIC，肝功能衰竭，消化道溃疡或穿孔，冠状动脉瘤，中枢神经系统症状，心肌炎，间质性肺炎及白血病。

（2）诊断指南。诊断 CAEBV 可参考如下标准[6,14]（见表 15-5-2）。

（3）鉴别诊断。由于 CAEBV 的临床症状是非特异性的，要注意排除自身免疫性疾病、肿瘤性疾病以及免疫缺陷疾病引起的相似的临床表现。

（4）治疗原则。造血干细胞移植是 CAEBV 的最终的治愈性方法[15]。在造血干细胞移植前，可应用联合化疗方案，控制病情[16]。在化疗过程中根据临床特征和 EBV 载量对疾病状态进行评估，分为活动性疾病和非活动性疾病。如果在化疗期间，疾病持续处于活动状态，应尽快进行造血干细胞移植。活动性疾病的定义：存在发热、持续性肝炎、明显的淋巴结肿大、肝脾肿大、全血细胞减少和/或进行性皮肤损害等症状和体征，伴有外周血 EBV 载量升高。

表 15-5-2　CAEBV 的诊断标准

临床表现	EBV 病感染证据
1.发热	1.血清 EBV 抗体滴度异常增高，包括抗 VCA-IgG≥1∶640 或抗
2.持续性肝功能损害	EA-IgG≥1∶160，VCA/EA-IgA 阳性
3.多发性淋巴结病	2.外周血 PBMC 中 EBV-DNA 水平高于 $10^{2.5}$ /μg DNA
4.肝脾肿大	3.受累组织中 EBV-EBERs 原位杂交或 EBV-LMP1 免疫组化染色阳性
5.全血细胞减少	4.Southern 杂交在组织或外周血中检测出 EBV-DNA
6.视网膜炎	
7.间质性肺炎	
8.牛痘样水疱及蚊虫过敏	

Ⅰ.以上临床表现之一的传染性单核细胞增多症类似症状和体征持续或反复发作 3 个月以上

Ⅱ.EBV 病感染及引起组织病理损害的证据，满足以上条件之一

Ⅲ.排除目前已知自身免疫性疾病、肿瘤性疾病以及免疫缺陷疾病所致的上述临床表现

同时满足以上Ⅰ、Ⅱ和Ⅲ条者，可以诊断 CAEBV

可参考下列方案进行化疗[16]：第一步：抑制被激活的 T 细胞,NK 细胞和巨噬细胞。泼尼松龙（prednisolone），每天 1～2 mg/kg；VP-16，每周 150 mg/m²；环孢素（cyclosporin），每天 3 mg/kg。共 4～8 周。第二步：清除 EBV 感染的 T 细胞和 NK 细胞。如果 EBV 载量下降小于 1 log 数量级，可重复化疗或用新的化疗方案。联合化疗方案：(A) 改良的 CHOP 方案 (环磷酰胺 750 mg/m²，第一天；吡柔比星 25 mg/m²，第一、第二天；长春新碱 2 mg/m²，第一天；强的松龙 50 mg/m²，第一至第五天)；(B) Capizzi 方案(阿糖胞苷 3 g/m²，每 12 h 一次，共 4 次；L-天门冬酰胺酶 10 000 IU/m²，阿糖胞苷输注 4 h 后一次静脉输注；强的松龙 30 mg/m²，第一、第二天)；(C) 高剂量阿糖胞苷方案 (阿糖胞苷 1.5 g/m²，每 12 h 一次，共 12 次；强的松龙 30 mg/m²，第一至第六天)；(D) VPL 方案 (依泊托苷 150 mg/m²，第一天；强的松龙 30 mg/m²，第一至七天；L-天门冬酰胺酶 6 000 IU/m²，第一至七天)。第三步：经过上述治疗或治疗期间，患者疾病持续处于活动状态，应进行干细胞移植。

3.EBV 相关噬血细胞性淋巴组织细胞增多症（EBV-HLH）

噬血细胞性淋巴组织细胞增生症（hemophagocytic lymphohistiocytosis,HLH）是以发热、肝脾肿大、血细胞减低、高三酰甘油及低纤维蛋白原血症为特点的一组临床综合征,是一种严重威胁患儿生命的过度炎症反应性疾病。HLH 分为两种类型：原发性（或遗传性）HLH 和继发 HLH。原发性 HLH 又包括：①家族性 HLH（familial hemophagocytic lymphohistiocytosis，FHL），通常发生在婴幼儿。②免疫缺陷病相关的 HLH，包括 X 连锁淋巴组织增殖综合征、Chédiak–Higashi 综合征、格里塞利综合征 2 型等。继发性 HLH 是指继发于感染、肿瘤、结缔组织疾病等多种疾病[17]。

EBV-HLH 是继发性 HLH 中最重要的类型，多见于我国、日本等亚洲人群，其发病机制为 EBV 感染的 CTL 细胞和 NK 细胞 (natural killer cell) 去功能化，变成大颗粒淋巴细胞（large granular lymphocyte,LGL）并异常增生，产生高细胞因子血症及巨噬细胞活化，从而造成广泛的组织损伤。

（1）临床特点：EBV-HLH 的主要临床表现有持续性发热，以高热为主，有肝脾淋巴结肿大、黄疸、肝功异常、水肿、胸腔积液、腹水、血细胞减少、凝血病及中枢神经系统症状，包括惊厥，昏迷及脑病的表现，严重者可出现颅内出血。NK 细胞淋巴瘤并发 EBV-HLH 时有对蚊虫变态反应史，表现为被蚊子叮咬后持续数天的发热，皮肤红斑及随后的水痘和溃疡形成，鼻腔淋巴瘤则表现为鼻塞、眶下肿胀等。

（2）诊断指南：EBV-HLH 的诊断包括 HLH 的诊断和 EBV 感染两个方面（见表 15-5-3）。

（3）鉴别诊断。①原发性 HLH。部分原发性 HLH 也可由 EBV 诱发，通过临床症状和常规实验室检查很难区分原发性 HLH 和 EBV-HLH，主要依靠家族史和基因筛查进行鉴别。②淋巴瘤。其临床表现和某些实验室特征和 EBV-HLH 相似，临床上要根据病人的临床表现以及淋巴结活检和骨髓穿刺检查仔细鉴别。

表 15-5-3　*EBV*-HLH 的诊断标准

I.HLH 诊断标准	Ⅱ.*EBV* 感染的证据
1.发热	1.血清学检测提示原发性急性 *EBV* 感染或活动性 *EBV* 感染
2.脾脏肿大	2.分子生物学方法包括 PCR,原位杂交和 Southern 杂交,从患者血清、骨髓、淋巴结等受累组织检测 *EBV* 阳性
3.外周血至少两系减少，血红蛋白 < 90g/L，血小板 < 100×10⁹/L，中性粒细胞 < 1.0×10⁹/L	
4.高三酰甘油血症(≥3.0 mmol/L)和/或低纤维蛋白原血症(≤1.5 g/L)	
5.骨髓、脾脏或淋巴结中有噬血现象	
6.NK 细胞活性降低或缺乏	
7.血清铁蛋白≥500μg/L	
8.可溶性 CD25(SIL-2R)≥2 400 IU/mL	
以上 8 条中有 5 条符合即可诊断 HLH	满足以上两条之一的有 *EBV*
同时满足以上 Ⅰ 和 Ⅱ 条者，可以诊断 *EBV*-HLH	

（4）治疗原则。阿昔洛韦等抗 *EBV* 治疗无效。除常规的对症支持治疗外，主要有化学免疫治疗和骨髓移植治疗。①化学免疫疗法。自 HLH-94 治疗方案应用以来，病人的预后获得很大改善。最新的化学免疫治疗方案是国际组织细胞病协会在 HLH-94 方案基础上修订而成的 HLH-04 方案[17]。该方案包括足叶乙苷（etoposide,VP-16）、地塞米松、氨甲喋呤环孢霉素 A 等，分为初始治疗及巩固治疗两个阶段，总治疗时间为 40 周。②骨髓移植治疗。对于家族性 HLH,继发于 X 性连锁淋巴组织增生症和 CAEBV 的 *EBV*-HLH，以及难治性病例，需要进行骨髓移植治疗[18,19]。

（谢正德）

参考文献

[1] Kimura H，Ito Y，Suzuki R，et al.Measuring Epstein–Barr virus (EBV) load:the significance and application for each EBV-associated disease[J].Rev Med Virol，2008，18：305-319.

[2] Wang P S，Evans A S.Prevalence of antibodies to Epstein-Barr virus and cytomegalovirus in sera from a group of children in the People's Republic of China[J].J Infect Dis，1986，153：150-152.

[3] Gulley M L，Tang W.Laboratory Assays for Epstein-Barr Virus-Related Disease[J]. JMD，2008，(10)4：279-292

[4] Robertson P，Beynon S，Whybin R，et al.Measurement of EBV-IgG anti-VCA avidity aids the early and reliable diagnosis of primary EBV infection [J].J Med Virol，2003，70(4)：617-623.

[5] Straus S E.The chronic mononucleosis syndrome[J].J Infect Dis，1988，157：405-412.

[6] Okano M，Kawa K，Kimura H，et al. Proposed Guidelines for Diagnosing Chronic Active Epstein-Barr Virus Infection[J].Americ J Hematol，2005，80：64–69.

[7] Shinsaka Imashuku.Clinical features and treatment strategies of Epstein_/Barr virus-associated hemophagocytic lymphohistiocytosis[J].Critic Rev Oncol/Hematol，2002，44：259-272.

[8] Robertson P，Beynon S，Whybin R，et al.Measurement of EBV- IgG anti-VCA avidity aids the early and reliable diagnosis of primary EBV infection[J].J Med Virol,2003，70(4)：617-623.

[9] Kimura H，Yoshino Y，Kanegane H，et al.Clinical and virologic characteristics of chronic active Epsterin-Barr virus infection [J].Blood，2001，98：280-286.

[10] Tsai Ming-Han，Hsu Chih-Yi.Epstein-Barr virus associated infectious mononucleosis and factor analysis for complications in hospitalized children[J].J Microbiol Immunol Infect，2005，38：255-261.

[11] Torre D，Tambini R.Acyclovir for treatment of infectious mononucleosis: a meta-analysis[J].Scand J Infect Dis，1999,31(6)：543-547.

[12] Kimura H，Morishima T，Kanegane H，et al.Prognostic factors for chronic active Epstein-Barr virus infection[J].J Infect Dis，2003，187：527-533.

[13] LU Gen，XIE Zheng-de，ZHAO Shun-ying，et al.Clinical analysis and follow-up study of chronic active Epstein-Barr virus infection in 53 pediatric cases[J].Chin Med J，2009，122(3):262-266.

[14] 申昆玲，段红梅.重症 EB 病毒感染相关疾病的现状和诊治进展[J].小儿急救医学，2005，12(5)：342.

[15] Cohen J I，Jaffe E S，Dale J K，et al.Characterization and treatment of chronic active Epstein-Barr virus disease: a 28 year experience in the United States[J]. Blood，2011，117(22)：5835-5849.

[16] Kawa K，Sawada A，Sato M，et al. Excellent outcome of allogeneic hematopoietic SCT with reduced-intensity conditioning for the treatment of chronic active EBV infection[J].Bone Marrow Transplant，2011，46：77-83.

[17] Henter J I，Horne A，Aricó M，et al.HLH-2004: Diagnostic and therapeutic guidelines for hemophagocytic lymphohistiocytosis[J]. Pediatr Blood Cancer，2007，48(2)：124-31.

[18] Ouachée-Chardin M，Elie C，de Saint B G，et al.Hemophagocytic stem cell transp lantation in hemophagocytic lymphohistiocytosis: A single-center report of 48 patients[J].Pediatrics，2006，117(4)：743-750

[19] Rouphael N G，Talati N J，Vaughan C，et al.Infections associated with haemophagocytic syndrome[J].Lancet Infect Dis，2007，7(12)：814-822.

第六节 人博卡病毒研究进展

人博卡病毒（*Human bocavirus,HBoV*）是 2005 年由瑞典的 Allander 等[1]在呼吸道感染病人的鼻咽吸取物标本中发现的一种新的病毒。这是首次采用"分子病毒筛选"方法即在 DNA 酶处理呼吸道标本后，进行随机核酸扩增，然后采用大规模测序和分子信息学分析，排除人类基因组、细菌以及已知病毒基因序列后发现的一种新的细小病毒。由于该病毒的氨基酸序列与牛细小病毒（*Bovine parvovirus*）及犬微小病毒（*Canine minute virus*）亲缘关系最近，因此被命名为 *HBoV*。到目前为止，世界各地已相继报道从呼吸道标本、粪便、血清、扁桃体、唾液、尿液以及支气管灌洗液等标本中采用 PCR 方法检测到 *HBoV*[2-7]。

一、*HBoV* 的病毒结构特点

HBoV 属于细小病毒科（family Parvoviridae），细小病毒亚科（subfamily Parvoviridae），博卡病毒属（genus Bocavirus）。*HBoV* 是细小病毒科中继细小病毒 B19 后又一可以感染人类的病毒。*HBoV* 目前共有 4 种（species），*HBoV*1-4，其中 *HBoV*2 又分为 A 和 B 两个基因型[8-10]。

在电镜下，*HBoV* 呈典型的细小病毒的结构特点，为无包膜，正二十面体的小颗粒，直径 20～26nm。*HBoV* 基因组为线状单链 DNA，其复制高度依赖宿主细胞的功能包括 DNA 酶。*HBoV* 基因组全长不到 5 kbp，含有 3 个开放读码框架（open reading frames,ORF），分别编码非结构蛋白 NS1 和 NP1，以及两个主要的结构蛋白即衣壳蛋白 VP1 和 VP2。衣壳蛋白 VP1 和 VP2 羧基末端结构相同，仅在氨基末端 VP1 含有一个磷脂酶 A 的基序，称为 VP1 独特区域（VP1–unique region,VP1u）。VP1u 具有磷脂酶 A2-样活性，这种活性与病毒的感染性有关，它可能介导病毒基因从宿主细胞的内吞小泡到细胞核的转运[11]。*HBoV* 基因结构见图 15-6-1。

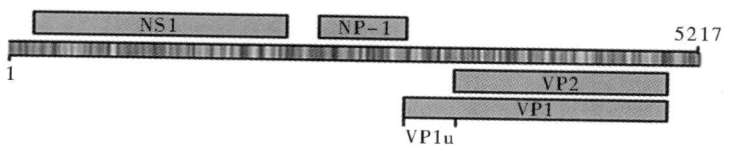

图 15-6-1　*HBoV* 基因结构示意图

二、*HBoV* 的流行病学

自从 *HBoV* 被发现以后，世界各地均已有 *HBoV*1 感染的报道。急性呼吸道感染儿童的呼吸道分泌物中，*HBoV*1 DNA 的阳性率为 2.3%～19%[1,5,7,12-18]。这种阳性率的不同可能是由于不同的研究选取的研究对象、研究时间以及检测方法的敏感性存在差异造成。HBoV1 感染主要集中在儿童，尤其是小年龄儿童，年龄最小的仅 18 d[13-18]。成人 HBoV1 的检出率较低，老年人 HBoV 感染的数据较少，文献报道中年龄最大的为 86 岁[18,19]。HBoV1 全年均有检出，多数研究认为 HBoV1 感染的高峰季节为秋季和冬季两个季节[5,13-15,17,18]。但是也有研究显示春夏季节 HBoV1 感染比较多见[20]。而有的报道中，HBoV1 感染则缺乏明显的季节特征[16]。HBoV1 与其他呼吸道病毒或细菌混合感染非常普遍，如呼吸道合胞病毒、腺病毒、鼻病毒、流感病毒、副流感病毒、肺炎链球菌、流感嗜血杆菌等[15-17]。HBoV1 DNA 阳性的患儿标本中，与其他病毒或细菌等的混合感染率可以高达 76%[7]。

HBoV2,HBoV3,HBoV4 主要在急性胃肠炎患者的粪便标本中检出，HBoV2 检出率较高，阳性率可达 26%，而 HBoV3 和 HBoV4 则较为少见[8-10,21,22]。也有报道在 235 例急性呼吸道感染儿童的呼吸道吸取物标本中，10 例检测出 HBoV2[23]。日本的 Koseki 等[24]对急性呼吸道感染儿童的呼吸道标本中 HBoV 的检测分析结果也显示，HBoV1,HBoV2,HBoV3 和 HBoV4 的阳性率分别为 15.5%,0.6%,0.4% 和 0.6%。

血清流行病学研究结果显示，由于母传抗体的存在，小于 3 个月小婴儿 HBoV1 IgG 抗体阳性率较高，随后抗体阳性率下降，6～12 个月时最低，此后 HBoV1 抗体阳性率开始增加，6～7 岁时，几乎所有儿童已经感染 HBoV1[25-27]。这与上述 PCR 检测结果一致，均提示 HBoV1 感染在小年龄儿童很普遍。

Kantola 等[28]对 HBoV1,HBoV2,HBoV3,HBoV4 血清流行情况进行了研究，结果显示成人 HBoV1～HBoV4 的抗体阳性率分别为 59%,34%,15% 和 2%，儿童的抗体阳性率分别为 45%,25%,10% 和 5%。我国北京地区的研究也显示，成人 HBoV1-HBoV4 的抗体阳性率分别为 66.9%,49.3%,38.7%,1.4%，而 0～14 岁儿童中抗体阳性率分别为 50%,36.9%,28.7%,0.8%[29]。血清流行病学的研究与前述 PCR 的结果一致，均提示 HBoV1 的流行更加普遍。其次是 HBoV2,HBoV3 和 HBoV4。同时 Kantola 等也提出，由于 HBoV1 与 HBoV2～HBoV4 的 IgG 抗体存在一定的交叉反应，因此以往对于 HBoV1 血清流行情况的研究结果可能部分受到了 HBoV2～HBoV4 的抗体的影响。

三、HBoV 感染的临床表现

目前文献报道中，HBoV1 多数是从急性呼吸道感染（包括上呼吸道感染和下呼吸道感染）儿童的呼吸道分泌物标本中检出。HBoV1 感染常见临床表现有发热、咳嗽、流涕、呼吸急促、喘息、呼吸困难等呼吸道症状，另外还可能有呕吐、腹痛、腹泻等消化道症状，少数病例出现结膜炎和皮疹。

已报道的 HBoV1 感染可能相关的疾病有普通感冒、毛细支气管炎、细支气管炎、肺炎、中耳炎、鼻窦炎等[12,13,15,20,27]。瑞典的 Edner 等[30]报道，一名 4 岁 HBoV1 感染相关的毛细支气管炎患儿出现了严重呼吸衰竭，最终经过体外膜肺的支持治疗才得以好转。提示 HBoV1 感染可以引起严重甚至是威胁生命的下呼吸道感染。

HBoV2～HBoV4 主要是从急性胃肠炎病人的粪便标本中检出，但是其与腹泻的关系还有待进一步的研究[8-10,21,22]。

最近 Mitui 等[31]在孟加拉进行的一项研究中，从 4 例脑炎患儿的脑脊液标本中检测到 HBoV DNA（2 例为 HBoV1，2 例为 HBoV2），并且未检测到其他病原。1 例患儿的血清和脑脊液中同时检测到了 HBoV2，提示 HBoV 可能与脑炎有关。

四、HBoV 的检测方法

2007 年，Brieu 等[32]首先报道在电镜下从 HBoV DNA 阳性的呼吸道分泌物标本中观察到 HBoV 病毒颗粒，虽然电镜技术在研究新发病毒中仍然是一项非常有用工具，但是由于其敏感性差，费时费力，设备和技术的要求均较高，并不能被用于常规的 HBoV 感染的诊断。

2009 年，我国的林峰等[33]报道成功采用人支气管上皮细胞从呼吸道标本中分离培养出 HBoV。同年荷兰的 Dijkman 等[34]也报道，采用假复层人气道上皮细胞成功地从呼吸道标本中分离培养了 HBoV。但是与电镜技术一样，病毒分离并不能用于 HBoV 的常规检测和大规模的流行病学研究。

自 *HBoV* 被发现以来，目前的文献报道中 *HBoV* 感染的诊断主要依普通 PCR 或者荧光定量 PCR 方法检测患者的呼吸道分泌物、粪便、血清、尿液等标本中的 *HBoV* 的基因片段，PCR 扩增可以针对病毒基因组的不同部位，包括 NS1[17]，NP1[15,16]，VP1/VP2[35]。

目前已有报道使用重组 VP1 蛋白或者 VP2 病毒样颗粒作为抗原，采用免疫荧光、免疫印迹或 ELISA 方法检测 *HBoV* 特异性 IgG 和 IgM 抗体的血清学方法用于 *HBoV* 感染的诊断[25,27,36,37]。此外最近 Hedman 等报道建立了 *HBoV* IgG 抗体亲和力检测方法，该方法的建立使得可以采用单份血清标本即可鉴别 *HBoV* 原发感染和既往感染[38]。由于在无症状的健康对照组 *HBoV* DNA 的也存在较高检出率，临床标本中 HBoV DNA 可以持续时间较长，*HBoV* 与其他病原的混合感染率较高，因此单纯使用 PCR 方法用于 *HBoV* 感染的诊断可能并非最佳[39-41]。

Söderlund-Venermo 等[27]报道，96%呼吸道吸取物标本中检测出高载量（超过 10^4/mL）*HBoV* DNA 的喘息患儿血清 *HBoV* IgM 抗体阳性或有 IgG 抗体滴度的升高。而挪威的一项研究也显示，呼吸道吸取物标本中高复制的 *HBoV* DNA（超过 10^8/mL）与急性呼吸道感染有关[40]。韩国的 Kim 等[42]报道，单纯 *HBoV* 感染患者的呼吸道标本中，*HBoV* DNA 载量通常要明显高于那些存在混合感染的患者标本中的病毒载量。法国的研究也有同样的发现，单纯感染病人标本中的 *HBoV* DNA 载量明显高于混合感染病人（ 4×10^8/mL 对 2×10^3/mL）[43]。但是也有研究结果显示，在有呼吸道感染症状和无症状的儿童中，呼吸道标本的 *HBoV* DNA 载量并无明显差别[41]。因此 DNA 载量在 *HBoV* 感染诊断中的作用还有待进一步的研究。

有报道采用血清学方法证实 *HBoV* 原发感染（IgM 抗体阳性或者恢复期比急性期 IgG 抗体滴度有 4 倍以上升高）或者 PCR 方法在血清标本中检测到 *HBoV* DNA（ *HBoV* 病毒血症）与呼吸道疾病相关[7,27,40]。如芬兰[27]的研究显示，258 名喘息患儿中，48 名被血清学方法证实为 *HBoV* 原发感染，其中有 45 名患儿血清中 *HBoV* DNA 阳性；115 名健康对照组中 96%为 *HBoV* 既往感染而无原发感染，且血清中 *HBoV* DNA 均阴性。Christensen[40]等的研究也显示，*HBoV* 病毒血症仅见于急性呼吸道感染患儿，而健康对照组儿童则无 *HBoV* 病毒血症的发现。但是最近也有报道从 5.5%健康献血者的血清标本中检测到了 *HBoV* DNA（平均 7.8×10^2/mL），提示血清中检测到 *HBoV* DNA 可能并不一定与疾病相关[44]。

由于目前各实验室采用的各种方法并不统一，缺乏标准化的检测试剂，因此结果可比性差。结合 PCR 方法与血清学证据对 *HBoV* 感染的诊断以及评估其在疾病中的作用将更加准确。

五、*HBoV* 感染的治疗

支持治疗仍然是目前治疗 *HBoV* 感染的主要方法。一项针对血清学证实 *HBoV* 感染引起的儿童急性喘息患者的随机对照研究显示，强的松的治疗效果不佳[45]。抗病毒药物治疗 *HBoV* 感染的研究尚缺乏。目前针对 *HBoV* 还没有特异性的预防措施。

HBoV 作为一种新发现的病毒病原体，世界各地均已有 *HBoV* 感染的报道。由于 *HBoV* DNA 在无症状的健康人群中也有较高的检出，临床标本中 *HBoV* DNA 可以持续时间较长，与其他病原的混合感染率又比较高，因此 *HBoV* 的病原学作用一直受到质疑。但是随着血清学等新的检测方法的建立，结合分子生物学方法和血清学方法，对 *HBoV* 研究逐步深入，目前已有越来越多的证据支持 *HBoV* 与呼吸道感染疾病有关。

（刘春艳）

参考文献

[1] Allander T，Tammi M T，Eriksson M，et al.Cloning of a human parvovirus by molecular screening of respiratory tract samples[J]. Proc Natl Acad Sci USA，2005，102(36)：12891-12896.

[2] Lau S K，Yip C C，Que T L，et al.Clinical and molecular epidemiology of Human bocavirus in respiratory and fecal samples from children in Hong Kong[J].J Infect Dis，2007，196(7)：986-993.

[3] Costa C，Bergallo M，Cavallo R. Detection of Human Bocavirus in bronchoalveolar lavage from Italian adult patients[J]. J Clin Virol，2009，45(1)：81-82.

[4] Martin E T，Taylor J，Kuypers J，et al.Detection of bocavirus in saliva of children with and without respiratory illness[J]. J Clin Microbiol，2009，47(12)：4131-4132.

[5] Pozo F，Garcia-Garcia M L，Calvo C，et al.High incidence of Human bocavirus infection in children in Spain[J]. J Clin Virol，2007，40(3)：224-228.

[6] Lu X，Gooding L R，Erdman D D.Human bocavirus in tonsillar lymphocytes[J].Emerg Infect Dis，2008，14(8)：1332-1334.

[7] Allander T，Jartti T，Gupta S，et al.Human bocavirus and acute wheezing in children[J].Clin Infect Dis，2007，44(7)：904-910.

[8] Arthur J L，Higgins G D，Davidson G P，et al.A novel bocavirus associated with acute gastroenteritis in Australian children[J].PLoS Pathog，2009，5(4)：e1000391.

[9] Kapoor A，Slikas E，Simmonds P，et al.A newly identified bocavirus species in human stool[J].J Infect Dis，2009，199(2)：196-200.

[10]Kapoor A，Simmonds P，Slikas E，et al.Human bocaviruses are highly diverse,dispersed，recombination prone,and prevalent in enteric infections[J].J Infect Dis，2010，201(11)：1633-1643.

[11]Lindner J，Modrow S.Human bocavirus -- a novel parvovirus to infect humans[J]. Intervirology，2008，51(2)：116-122.

[12] Kesebir D，Vazquez M，Weibel C，et al.Human bocavirus infection in young children in the United States: molecular epidemiological profile and clinical characteristics of a newly emerging respiratory virus[J].J Infect Dis，2006，194(9)：1276-1282.

[13] I P M，Nelson E A，Cheuk E S，et al.Pediatric hospitalization of acute respiratory tract infections with Human Bocavirus in Hong Kong[J].J Clin Virol，2008，42(1)：72-74.

[14] Naghipour M，Cuevas L E，Bakhshinejad T，et al.Human bocavirus in Iranian children with acute respiratory infections[J].J Med Virol，2007，79(5):539-543.

[15] Weissbrich B，Neske F，Schubert J，et al.Frequent detection of bocavirus DNA in German children with respiratory tract infections[J].BMC Infect Dis，2006，6：109.

[16] Zheng L，Yuan X，Xie Z，et al.Human bocavirus infection in young children with acute respiratory tract infection in Lanzhou,China[J].J Med Virol，2010，82(2)：282-288.

[17] Sloots T P，Mcerlean P，Speicher D J，et al.Evidence of human coronavirus HKU1 and human bocavirus in Australian children[J].J Clin Virol，2006，35(1)：99-102.

[18] Chow B D，Huang Y，Esper F P.Evidence of Human bocavirus circulating in children and adults,Cleveland,Ohio[J].J Clin Virol，2008，43(3)：302-306.

[19] Longtin J，Bastien M，Gilca R，et al.Human bocavirus infections in hospitalized children and adults[J].Emerg Infect Dis，2008，14(2)：217-221.

[20] Choi E H，Lee H J，Kim S J，et al.The association of newly identified respiratory viruses with lower respiratory tract infections in Korean children,2000-2005[J].Clin Infect Dis，2006，43(5)：585-592.

[21] Khamrin P，Malasao R，Chaimongkol N，et al.Circulating of Human bocavirus 1,2,3,and 4 in pediatric patients with acute gastroenteritis in Thailand[J].Infect Genet Evol，2012，12(3)：565-569.

[22] Wang Y，Gonzalez R，Zhou H，et al.Detection of Human bocavirus 3 in China[J].Eur J Clin Microbiol Infect Dis，2011，30(6)：799-805.

[23] Song J R，Jin Y，Xie Z P，et al.Novel Human bocavirus in children with acute respiratory tract infection[J].Emerg Infect Dis，2010，16(2)：324-327.

[24] Koseki N，Teramoto S，Kaiho M，et al.Detection of Human bocavirus 1 to 4 from nasopharyngeal swab samples collected from patients with respiratory tract infections[J].J Clin Microbiol，2012，50(6)：2118-2121.

[25] Endo R，Ishiguro N，Kikuta H，et al.Seroepidemiology of Human bocavirus in Hokkaido prefecture,Japan[J].J Clin Microbiol，2007，45(10)：3218-3223.

[26] Karalar L，Lindner J，Schimanski S，et al.Prevalence and clinical aspects of Human bocavirus infection in children[J].Clin Microbiol Infect，2010，16(6)：633-639.

[27] Soderlund-Venermo M，Lahtinen A，Jartti T，et al.Clinical assessment and improved diagnosis of bocavirus-induced wheezing in children,Finland[J].Emerg Infect Dis，2009，15(9)：1423-1430.

[28] Kantola K，Hedman L，Arthur J，et al.Seroepidemiology of human bocaviruses 1-4[J].J Infect Dis,2011,204(9)：1403-1412.

[29] Guo L，Wang Y，Zhou H，et al.Differential seroprevalence of Human bocavirus species 1-4 in Beijing,China[J].PLoS One，2012，7(6)：e39644.

[30] Edner N，Castillo-Rodas P，Falk L，et al.Life-threatening respiratory tract disease with Human bocavirus-1 infection in a 4-year-old child[J].J Clin Microbiol，2012，50(2)：531-532.

[31] Mitui M T，Tabib S M，Matsumoto T，et al.Detection of Human bocavirus in the cerebrospinal fluid of children with encephalitis[J].Clin Infect Dis，2012，54(7)：964-967.

[32] Brieu N，Gay B，Segondy M，et al.Electron microscopy observation of Human bocavirus (HBoV) in nasopharyngeal samples from HBoV-infected children[J].J Clin Microbiol，2007，45(10)：3419-3420.

[33] 林峰，滕灵方，郑美云，等.利用人支气管上皮细胞系分离和培养人博卡病毒[J].中华实验和临床病毒学杂志，2009，23(6)：437-439.

[34] Dijkman R，Koekkoek S M，Molenkamp R，et al.Human bocavirus can be cultured in differentiated human airway epithelial cells[J].J Virol，2009，83(15)：7739-7748.

[35] Bastien N，Brandt K，Dust K，et al.Human Bocavirus infection,Canada[J].Emerg Infect Dis，2006，12(5)：848-850.

[36] Don M，Soderlund-Venermo M，Valent F，et al.Serologically verified Human bocavirus pneumonia in children[J].Pediatr Pulmonol，2010，45(2)：120-126.

[37] Lin F，Guan W，Cheng F，et al.ELISAs using Human bocavirus VP2 virus-like particles for detection of antibodies against HBoV[J].J Virol Methods，2008，149(1)：110-117.

[38] Hedman L，Soderlund-Venermo M，Jartti T，et al.Dating of Human bocavirus infection with protein-denaturing IgG-avidity assays-Secondary immune activations are ubiquitous in immunocompetent adults[J].J Clin Virol，2010，48(1)：44-48.

[39] Blessing K，Neske F，Herre U，et al.Prolonged detection of Human bocavirus DNA in nasopharyngeal aspirates of children with respiratory tract disease[J].Pediatr Infect Dis J，2009，28(11)：1018-1019.

[40] Christensen A，Nordbo S A，Krokstad S，et al.Human bocavirus in children: mono-detection,high viral load and viraemia are associated with respiratory tract infection[J].J Clin Virol，2010，49(3)：158-162.

[41] Martin E T，Fairchok M P，Kuypers J，et al.Frequent and prolonged shedding of bocavirus in young children attending daycare[J].J Infect Dis，2010，201(11)：1625-1632.

[42] Kim J S，Lim C S，Kim Y K，et al.Human bocavirus in patients with respiratory tract infection[J].Korean J Lab Med，2011，31(3)：179-184.

[43] Jacques J，Moret H，Renois F，et al.Human Bocavirus quantitative DNA detection in French children hospitalized for acute bronchiolitis[J].J Clin Virol，2008，43(2)：142-147.

[44] Bonvicini F，Manaresi E，Gentilomi G A，et al.Evidence of Human bocavirus viremia in healthy blood donors[J].Diagn Microbiol Infect Dis，2011，71(4)：460-462.

[45] Jartti T，Soderlund-Venermo M，Allander T，et al.No efficacy of prednisolone in acute wheezing associated with Human bocavirus infection[J].Pediatr Infect Dis J，2011，30(6)：521-523.

第七节　儿童肥胖症的评估与干预及几种少见的脂肪代谢疾病

一、儿童单纯性肥胖症

由于现代生活方式的改变，肥胖问题成为全球各国日趋严重的公共卫生问题之一。1/3 的美国儿童青少年超重或肥胖[1]。在中国，随着社会经济的发展，1985～2000 年期间，国内经济最发达地区城市学龄儿童超重和肥胖的发生率男、女性分别从 3.6%,3.1%上升至 23.3%,14.8%[2]，儿童肥胖症已经成为儿童身心健康的一个大的社会问题。2004 年 2～18 岁儿童青少年调查结果：北京市有 1/5 的儿童青少年超重或肥胖，居国内之首[3]。由于我国儿童肥胖症的发生，特别是腹部肥胖型（这也是我国肥胖人群的特征），逐渐引发机体出现代谢综合征（metabolic syndrome，MS）[4]。如：糖耐量异常(impaired glucose tolerance,IGT) 、血脂异常、脂肪肝、高血压以至Ⅱ型糖尿病（diabetes mellitus,DM）等。首都医科大学附属北京儿童医院对 153 名 4～16 岁肥胖儿童临床诊治研究中发现，MS 发生率为 19.4%，其中高水平胆固醇(total cholesterol,TC) 的发生率是 3.3%、高水平低密度脂蛋白(low density lipoprotein cholesterol,LDL-C)的发生率是 6.0%、高水平三酰甘油(triglyceride,TG)的发生率是 24.7%、低水平高密度脂蛋白(high density lipoprotein cholesterol,HDL-C)的发生率是 31.3%。提示肥胖儿童存在动脉硬化的危险因素[5]。肥胖的发病机制复杂，目前的研究虽取得一些进展，但是还未完全清楚。根本上讲是由于遗传因素和不良生活方式长期相互作用导致食物相对摄入量与能量消耗间平衡的失调而产生肥胖。人体正常体重的维持有赖于中枢体重负反馈调节体系，中枢体重调节体系与摄食和组织代谢的环路中，任何一个环节出现问题，都将导致肥胖。

（一）儿童肥胖症的原因

儿童肥胖症的影响因素混合掺杂，遗传因素、环境因素、家庭饮食因素和运动因素均起着一定的影响作用。

1.遗传因素

儿童肥胖症与家庭成员的肥胖有密切的关系，其中遗传因素起到了决定性作用。国内学者通过大量研究证实，父母双方肥胖或一方肥胖的儿童，肥胖者可达 57.6%。肥胖儿童父母平均体重均明显高于正常儿童父母体重，进一步证实了遗传与儿童肥胖密切相关。孕妇妊娠期营养：作为孕妇，在妊娠早期由于妊娠反应导致饮食上的比例失调，妊娠反应终止后加强营养，因缺乏孕期保健知识，过度强调营养，加之活动量减少，孕妇孕期体重过度增加，致使胎儿脂肪细胞的数量和体重的增加，在相当程度上导致有的胎儿出生时体重超过 4 kg。有学者认为肥胖孕妇对子代出生后第一年的体重有明显的影响。

2.家庭因素

对于条件好的家庭，家庭成员对儿童过度的保护代劳，过度的喂养、诱食、劝食，儿童摄入的营养超过肌体代谢需要，多余的能量仍转化为脂肪贮存体内，导致肥胖。

3.西方饮食模式的效仿

西方高脂快餐、软饮料、甜食、冷饮、巧克力等各式西式快餐迎合了儿童的饮食口味与心理，已成为儿童的家常便饭。再加上各种营养品的促销和宣传，诱使家长、儿童过度消费，导致营养过剩，体重增加。

4.不良饮食习惯

个别肥胖儿童有暴饮暴食，大吃大喝，重肉鱼、轻菜果的不良饮食习惯，有的家长受传统模式的影响，以胖为美、贪吃为荣，采取逼迫式、填鸭式喂养，唯恐孩子吃不饱。尤其是儿童入托后，家长担心孩子吃不饱，晚餐大量喂食，养成吃夜食的不良习惯，久而久之使之营养过剩，肥胖加剧。

5.行为因素

有的儿童过于懒惰，能量消耗下降。活动空间小，体育运动量小，运动方式少，体育设施少或担心运动受伤，以及目前教育体制的特殊影响之下，一切为了学习，学习负担过重，一切运动全部取消。又由于肥胖所引起的运动能力与社会适应能力差，被动退缩等体力、心理因素的恶性循环，能量消耗少，加重肥胖。

6.生活行为方式

由于家长营养知识欠缺，食物选择、搭配不科学，喂养方式、营养搭配不合理。加之进食习惯不良，导致儿童肥胖。

中枢神经调节因素：由于某些原因导致的调节饱食感和饥饿感的中枢失去平衡，以致多食。精神创伤以及心理异常，亦可导致肥胖增加。

（二）儿童肥胖症的诊断

儿童肥胖的判定标准有许多不同角度的判定尺度，各有优缺点。通过肥胖度判定的比较简单，但是忽略了儿童身高差异的因素，容易出现假阳性和假阴性。目前比较常用的是体重指数，比如：按照WHO/NCHS(National Center for Health Statistics,NCHS)制定的体重指数(body mass index,BMI)分布曲线的百分位数超过95诊断为肥胖，也可以通过腰围、臀围、大腿围、腰/臀比（waist to hip ratio,WHR）、体脂肪（身体组成）的体格检查进行儿童肥胖和治疗疗效的判定。腰围：同一测量者使用同一皮尺，被测儿童站立位，适度松紧绕脐部水平一周，以cm为单位。臀围：同一测量者使用同一皮尺，被测儿童站立位，在臀部最高峰、前面耻骨联合处适度松紧水平绕一周，以cm为单位。大腿围：同一测量者使用同一皮尺，被测儿童站立位，在右侧大腿臀沟处，适度松紧水平绕一周，以cm为单位。WHR：WHR=腰围/臀围。中国人群中不少BMI正常，但存在WHR偏高的向心性脂肪蓄积者，WHR是判断肥胖者腹部脂肪积聚的良好指标。

身体组成成分：相对体质量中的标准体质量，参考2002年我国中小学生体格调查数据。根据公式：相对体质量=（身体体质量/标准体质量）×100%，计算得出相对体质量，是客观反映全身脂肪含量的可靠方法。

（三）儿童肥胖症的治疗

国内外在对儿童期单纯肥胖症的预防及治疗方法的选择上仍处于探索阶段，10年前国外很多学者基于单纯肥胖症的发生是由于热量摄入过多、能量消耗过少的理论，做了大量的单项研究，如控制饮食、选用低热量食物、加强运动等手段以达到降低体质量的目的，但部分研究结果显示，单纯用饮食控制体质量，维持效果短。来自美国伯明翰的报道提示，低热饮食的儿童有生长速率降低的现象发生。这些结果迫使我们对原有的儿童期单纯肥胖症的治疗目的和原则应有所更新。

日本学者指出：对儿童来说，减重不是治疗目的，保持持续生长和降低增重速率，增加有氧能力和耐力才是目标。这种观点已被越来越多的学者所认同。根据单纯肥胖症的产生的原因和影响因素不同，儿童单纯肥胖症的干预方法主要包括膳食干预、运动干预、行为干预和心理干预。

1.膳食干预

膳食干预即饮食调整，通过控制摄入的总能量和调整饮食结构来干预。在膳食干预中首先是控制摄入的总能量，因为大多数肥胖儿童能量摄入过多是他们的共同特点。总能量的控制应循序渐进，以减少肥胖儿童主食的摄入量为主，增加膳食中蔬菜、水果的比例；同时，要保证蛋白质、维生素、矿物质和微量元素的充足供应。先在原有总摄入量的基础上减少1/4，逐渐使总摄入量减少2/3，最终减至理想体质量的生理需要量，三餐热量分配比为25%,40%和35%。在儿童期禁忌饥饿和半饥饿疗法，严格的饮食控制往往只能在治疗期间实现，很难长期融入儿童的日常生活。万燕萍等研究治疗和随访6～13岁肥胖儿46例，随访5～9个月，平均肥胖度由51%降至29%，平均身高增加3.1 cm，提示适量减少摄入总热量能使肥胖儿身高增长不受影响。钟宁等]研究采用热量控制和运动指导结合的方法，对27名6～12岁肥胖儿童进行干预。3个月后儿童平均体质量减少3.36 kg，BMI（体质指数）平均减少3.54，干预效果明显，但3个月中儿童的平均身高仅增加了0.37 cm，增长速度缓慢，且不能排除热量摄入不足对儿童生长发育产生的影响。调整饮食结构，使膳食结构趋于合理是改善肥胖行之有效的措施。调整饮食结构的目的是通过饮食量化和种类的调整，使膳食结构趋于合理。蒋竞雄等认为饮食调整的重点是晚餐，通过改变晚餐进食顺序起到了调整饮食结构和减少能量摄入的作用。

2.运动干预

体育锻炼最有益于生长发育，几乎无不良反应，在儿童群体中也容易实施管理。有研究表明，体力活动过少比摄食过多更易引起肥胖。有氧运动可以通过增加能量消耗，促进脂肪分解，减少体内脂肪的积蓄。但只有超过20 min的低强度运动才能激活脂肪水解酶，促进脂肪的分解，因此，肥胖儿童的运动应为中、低强度有氧运动，持续时间应达到 20 min 以上，应着重有体质量移动的运动，在运动中距离比速度更重要。针对儿童，所选择的运动项目应有趣味性，易于实施，以便于长期坚持，如快走、慢跑、游泳、踢毽子、跳橡皮筋、爬楼梯、跳绳等运动方式。运动强度一般为儿童运动时心率达到最大心率（最大心率=220 – 年龄值）的 60% ~ 45%，运动时间不少于 30 min/次，运动前应有 10 ~ 15 min 的准备活动，运动后有 5 ~ 10 min 的整理活动，每天运动 1 ~ 2 h；运动频率每周为 3 ~ 5 d。初期运动时间可为 10 min，以肥胖儿不感到过度疲劳，每天能坚持运动为原则，逐步达到理想的运动时间。谭晖等对 76 名 7 ~ 11 岁超重及肥胖儿童进行了为期 2.5 年的中等强度的运动干预，提示体育锻炼可有效控制儿童的体质量，但效果的巩固，还需要教师的监督、家长的积极配合及儿童的长期坚持。

3.行为干预

儿童单纯肥胖症与生活方式密切相关，改变不良的生活行为方式有利于防止肥胖。多项研究发现，肥胖儿童多具有共同的饮食和运动等行为特点，如进食速度快，非饥饿状态下进食，临睡前进食，喜吃高脂、高糖食品，较少进行户外活动，长期静坐行为等。行为干预过程包括以下 4 个方面。①基线行为分析：通过调查问卷、座谈和观察等，了解基线行为，找出主要相关危险因素。②制定行为矫正方案：根据肥胖儿童行为模式中的主要危险因素确定行为矫正的靶行为，设立中介行为。制定行为矫正的速度，奖励/惩罚，正/负诱导等具体内容。③实施行为治疗方案：可采取订约、自我监督、奖励或惩罚等方法。由肥胖儿童记录每日行为改变情况，如饮食入量、进食速度、看电视时间、参加体力活动的方式和时间等，以及在行为矫正过程中的困难、感想和经验。④举办讲座和座谈会等：包括肥胖儿童、家长、教师等有关人员，以深入了解肥胖儿童的生活、学习环境、个人特点。行为干预的内容涉及饮食行为和运动行为两个方面。饮食行为干预主要包括减慢进食速度、减少非饥饿状态下进食，避免边看电视或边做作业边吃东西，控制零食、减少吃快餐的次数、晚餐后不加点心等（如甜点、甜饮料、油炸食品）。此外，还包括食物烹调方式的调整（多用蒸、煮、烤、凉拌方式，避免油炸方式）。运动行为干预包括减少静坐时间（如看电视、玩电脑等），增加室内活动时间，多进行户外运动。有学者对 24 例单纯肥胖儿童进行了为期 3 年的行为治疗研究，在医师指导下肥胖儿童写行为分析和行为矫正方案，儿童有氧能力明显进步。

4.儿童针灸减肥

北京儿童医院的营养科和针灸科对 2 组 10 名 10 ~ 15 岁生活在北京的肥胖儿童进行了干预生活方式和针灸减肥的研究。结果针灸组身高明显增加($P < 0.01$)，体重、腰围、臀围、大腿围、肱三头肌皮褶厚、肩胛骨下皮褶厚、体脂肪率、体脂肪量明显减少($P < 0.01$)。针灸后腹部皮下脂肪体积、腹腔内脂肪体积、腹部总脂肪体积明显减少($P < 0.01$)。说明针灸和生活方式的干预方式可以减轻肥胖儿童的体重和体脂肪。

二、如何评价儿童营养是正常还是不足、超重

（一）营养筛查

营养筛查也叫营养风险筛查，定义：基于本身的营养状态，结合临床疾病导致应激性代谢增加等因素造成的营养功能障碍的风险。通过营养风险筛查发现需要营养治疗的患儿。营养筛查通过填写营养筛查表格来完成，营养筛查的表格制定非常重要，营养筛查的表格也叫营养筛查工具，制定营养筛查工具应具备：①敏感性，能发现所有风险。②特异性，确实存在风险。③有效性，准确发现营养问题。④可靠性，可重复得到相同结果。⑤诠释性，可正面、负面预测结果。儿科营养风险筛查工具国际上有：SGNA,STAMP,PYMS 和 STRCNG 等公认常用的几种。北京儿童临床营养科目前通过 STAMP 改良制定了目前的营养筛查工具，正在试用中。

（二）营养评估

一般儿童营养评估是建立在营养筛查的基础上，根据门诊医师和病房护士、医师的营养筛查结果，

将有营养问题或有可能发生营养问题的儿童进一步进行营养评估。儿童营养涉及生长发育和各个系统的功能。机体营养状态反映了营养素摄入量和需要量之间的平衡，营养失衡后儿童的生长发育会在临床上出现一些表现和特征，因此营养评估对于儿童临床营养非常重要[6]。在准备进行营养治疗前，必须了解造成喂养困难的原因和目前的营养状态。具体措施包括膳食调查、体格检查、体格生长测量（体重、身高、头围），并且将结果与生长发育标准进行比对[7]，如果可能，还应该进行实验室的检测。此外，皮肤皱褶厚度测量和中上臂围、腰围、臀围和腰/臀比的测量为一种估量体内脂肪含量的简易方法[8]。条件好的情况下还可以进行身体组成成分和基础代谢率的检测，喂养方面还可以通过食物的营养分析和母乳成分分析评估儿童的营养以便具体地制定营养治疗。

普通的膳食调查包括进食时间、食物种类和数量、是否进食困难等问题，据此可以及时做出性质上的判断。如果需要进行质量上的进一步判断，则需要采用膳食调查表和食物称重调查，此项工作常需要儿童营养学家共同参与，应用食物成分表或者计算机软件对摄入食物成分进行分析计算，从而得出热量和各种营养素的实际摄入量。然后通过对照相应年龄组的营养需要量参考值(DRV)，判断摄入的营养素是否足够[9]。许多国家有各自的营养需要量的标准，FAO/WHO/UNU 共同发布了国际标准。上述 DRV 的制订是基于对 95% 正常人群中各种营养素需要量的均数加 2 个标准差。就个体而言，摄入量达到需要量参考值，表明营养充分（除非有些疾病状态下某些营养素的需要量增加），摄入量低于需要量参考值则表明营养不充分。

（三）询问饮食史

饮食史是营养评价的重要步骤，包括如下调查内容。

1.婴儿

应该首先明确喂养方式是母乳喂养还是人工喂养。母乳喂养儿：每天哺乳几次，每次哺乳多长时间（了解哺乳姿势和方式）？是否已经给予其他乳制品或者辅助食品？人工喂养儿：配方奶的类型及其成分是什么（例如每 100 mL 中的最终能量含量）？每次喂养的乳制品是否都是新鲜配制？每天的喂养次数是多少？喂养的时间间隔是多久（每隔 2，3 h 或者 4 h）？每次摄入的奶量是多少？每天给予的食物总量是多少？每次进食所需的时间是多久？奶瓶中是否加入了其他食物？

2.学龄儿童

每天进餐和零食的次数是多少？每次进餐或者零食的具体食物内容（收集 1~2 d 膳食记录）是什么？家长对儿童食欲的描述？儿童进食的场所在哪里？家庭进餐时间是否规律？进餐环境是否舒适和谐？每天摄入多少乳类？每天摄入多少果汁？零食的次数是多少？

（四）体格生长测量

准确测量体重和身高并且据此绘制生长曲线是诊断营养不良的必要前提。实践证明，临床上通过目测估计的方法是不适宜的，对于早产儿 2 岁以内的体格生长测量结果，应该按实际年龄减去早产的周数作为年龄坐标来绘制生长曲线图。测量头围应该成为 2 岁以下儿童的常规检查项目。

1.身高

测量时被测儿童脱去鞋、袜、帽子和衣服，仅穿背心和短裤衩，立于木板台上，取立正姿势，两眼直视正前方，胸部稍挺起，腹部微微后收，两臂自然下垂，手指并拢，脚跟靠拢，脚尖分开约 60°，脚跟、臀部和两肩胛角间几个点同时靠着立柱，头部保持正直位置。测量者手扶滑测板，使之轻轻向下滑动，直到板底与颅顶点恰相接触，此时再观察被测儿童姿势是否正确，待校正符合要求后读取滑测板底面立柱上所示数字，以 cm 为单位，记录至小数点后一位，测量者的双眼要与滑测板在一个水平面上。

2.体重

使用医用杠杆式体重计测量，最大载重 100 kg，将体重计平稳地放在地上，查看底踏板下的挂钩是否联系好，再检查零点，被测儿童先排大小便，衣着与测身高时相同，双脚站在踏板适中位置，双手自然下垂，不可摇摆或接触其他物体，以 kg 为单位，记录小数点后两位。

3.头围
使用没有弹性的软尺，测量围绕额中部经枕骨粗隆的最大径围。

4.中上臂围
以肩胛骨的肩峰和肘关节的鹰嘴为标记，取二者之间的中点为测量位置，然后使用无弹性的软尺测量这个中上臂位置的径围 3 次，以 3 次测量的均值为测定值。

5.腰围
同一测量者使用同一皮尺，被测儿童站立位，适度松紧绕脐部水平一周，以 cm 为单位。

6.臀围
同一测量者使用同一皮尺，被测儿童站立位，在臀部最高峰、前面耻骨联合处适度松紧水平绕一周，以 cm 为单位。

7.大腿围
同一测量者使用同一皮尺，被测儿童站立位，在右侧大腿臀沟处，适度松紧水平绕一周，以 cm 为单位。

8.皮肤皱褶厚度测量
（1）肱三头肌皮褶厚：自然站立，被测部位充分裸露，测试人员站在被测人员的背面，找到肩峰、尺骨鹰嘴部位，右臂后面从肩峰到尺骨鹰嘴连线中点处，垂直方向用左手拇指和食指、中指将皮肤和皮下组织夹提起来，右手握皮褶计，在该皮褶提起点的下方 1 cm 处用皮褶计测量其厚度，测量时皮褶计应与上臂垂直，把右拇指松开皮褶计卡钳钳柄，使钳尖部充分夹住皮褶，在皮褶计指针快速回落后立即读数。记录以 mm 为单位，精确到 0.1 mm，要连续测量三次，求平均值。

（2）肩胛骨下皮褶厚：肩胛下角皮褶厚度的测量方法受试者自然站立，被测部位充分裸露。测试人员站在被测人员的背面，在右肩胛骨下角下方 1 cm 处，顺自然皮褶方向，用左手拇指、食指、中指将被测部位皮肤和皮下组织夹提起来，右手握皮褶计，在该皮褶提起点的下方 1 cm 处用皮褶计测量其厚度，测量时皮褶计应与上臂垂直，把右拇指松开皮褶计卡钳钳柄，使钳尖部充分夹住皮褶，在皮褶计指针快速回落后立即读数。记录以 mm 为单位，精确到 0.1 mm，连续测量 3 次，求平均值。

身体组成成分测定、基础代谢率测量、母乳成分分析以及膳食营养分析均有赖于不同厂家的仪器和研发的软件来完成。

三、儿童发育过程中与脂肪代谢有关的少见疾病

（一）儿童腹部离心性脂肪营养不良症

腹部离心性脂肪营养不良(lipodystrophia centrifugalis abdominalis infantilis,LCAI)是一种少见的脂肪萎缩性疾病，主要累及腹部甚至会阴部皮下脂肪。目前时有来就诊的儿童，表现为腹部出现皮肤暗红色凹陷，初始约花生样大小，逐渐累及整个腹壁至外阴，自觉无不适。患儿有偏食习惯。体检：发育迟缓，营养不良，体形消瘦。右腹股沟整个腹壁皮肤颜色凹陷性萎缩斑，边界清。边缘有淡红斑疹，皮下血管清晰可见，有时会阴也有同样的皮损。LCAI 在 1971 年 lmamura 等报道，是一种主要发生在亚洲人尤其是日本人的少见病，以红色斑疹发病，随后离心性扩大，留下中央凹陷性萎缩斑片。1983 年后国内外有学者相继报道幼儿及成人病例。皮疹的典型特点为初发在下腹部、腹股沟、腋下、面颈等部位离心性扩大的萎缩性凹陷，皮疹边界清，有淡红斑疹及脱屑，可见皮下血管。组织病理显示在凹陷区有明显皮下脂肪的减少或者缺失，而在边缘皮下脂肪有中等程度的炎性细胞浸润。该病初发阶段仅表现为持续性红斑，临床易误诊为其他疾病，如鲜红斑痣。目前，LCAI 尚未有效的治疗方法。有作者应用维生素E,多维钙,复方丹参片，并短期应用抗生素，局部应用糖皮质激素[10]。

（二）家族性高胆固醇血症

家族性高胆固醇血症(faI 血 lial hypercholest 耐 erllia，FH)有 3 大特征：

（1）高胆固醇血症。

（2）黄色瘤和肌腱黄色肿。

（3）冠状动脉疾患。

纯合子 FH 0.01%，婴幼儿期就可表现出上述 3 大特征；杂合子 FH 发生率 1／500，生后可表现出高胆固醇血症，但黄色瘤一般在近 10 岁时出现。北京儿童医院营养门诊曾诊治 1 例，该病例特点：①发病较早，1 岁多时即已出现黄色瘤，9 岁来院就诊时肘部可见多处条索状和片状、质地坚硬、突出皮肤的黄色瘤，双手指诸关节变形。②实验室检查胆固醇增高超过正常值上限的 2 倍以上，最高时为正常值的 5 倍。③患儿 10 岁时出现阵发性运动后心前区疼痛，心脏听诊主动脉瓣区可闻收缩期Ⅲ级杂音。心脏彩超检查提示主动脉瓣和二尖瓣轻度返流。心电图检查为窦性心动过速、左心室肥厚和ＳＴ段改变。心电图运动试验结果呈阳性。说明患儿已有心血管病理改变和心肌供血不足。根据临床表现和各项检查该患儿符合纯合子 FH 诊断。FH 是 LDL 受体基因异常的常染色体显性遗传代谢性疾病，发病机制是肝脏 LDL 受体缺失[11,12]，目前世界上发现约 400 多种 LDL 受体变异的基因。2001 年北京大学医学部首次报道了 1 例， Thr 纯合子 FH，且应用基因诊断方法证实其父母是携带同一突变的杂合子。该患儿已进行初步基因诊断，目前在进一步核实中。日本正在研究开发使用末梢血淋巴细胞进行 Dil 标识，测定 LDL 受体活性的方法[10]。当父母没有检查出高胆固醇血症时，应与假性 FH 鉴别。该症是常染色体突变引起的遗传性高胆固醇血症，不存在 LDL 受体基因变异的问题，但预后与 FH 相同。还需与家族性复合型高脂血症鉴别，该症除 TC 和 LDL 增高外，还有 TG 和极低密度脂蛋白和乳糜颗粒增高[11]。2000 年山东医科大学通过血脂和蛋白电泳检查的方法对 1 例纯合子 FH 患儿进行了 3 代共 22 人家系谱的研究，发现杂合子携带者 11 人。目前我国还没有用基因诊断方法研究。营养治疗方面，临床观察指导摄入低胆固醇饮食，可以达到缓解和治疗的效果[13-15]。

（李时莲）

参考文献

[1] Hedley A A, Ogden C L, Johnson C L, et al.Flegal KM.Prevalence of overweight and obesity among US children, adolescents, and adults, 1999-2002[J].JAMA，2004，291：2847-2851.

[2] 季成叶，孙军玲、陈天娇.中国学龄儿童青少年 1985-2000 年超重、肥胖流行趋势动态分析[J].中华流行病学杂志，2004，25：103-108.

[3] 米杰，程红，侯冬青，等.北京市 2004 年 2-18 岁儿童青少年超重和肥胖流行现状[J].中华流行病学杂志，2006，27(6)：469-474.

[4] Firek-Pedras M，Małecka-Tendera E，Klimek K，et al.Influence of fat tissue distribution on metabolic complications in children and adolescents with simple obesity[J].Endokrynol Diabetol Chor Przemiany Materii Wieku Rozw，2006，12(1)：19-24. Polish.

[5] Li S，Liu X，Okada T，et al.Serum lipid profile in obese children in China[J].Pediatrics Int，2004，46：425-428.

[6] Clsen I E，Mascarenhas M R，Stallings V A.Clinical assessment of nutritional status[M]// Walker W A, Watkins J B, Duggan C (eds): Nutrition in Pediatrics.London: Decker，2005：6-16.

[7] Wright C M.The use and interpretation of growth charts[J].Curr Paediatr，2002，12：279-282.

[8] Parker L，Reillu J J，Slater C，et al.Validity of six field and laboratory methods for measurement of body composition in boys[J].Obes Res，2003，11：852-858.

[9] Cross J H，Holfen C，McDonald A，et al.Clinical examination compared with anthropometry in evaluating nutritional status[EB/OL]. Arch Dis Child，1995，72：60-61. www. Britishnutrition. Org.uk.

[10] 杨国良，杨先旭.幼儿腹部离心性脂肪营养不良 1 例[J].临床皮肤科杂志，2005(8)：537.

[11] 王冬青，王家锦，穆莹，等.家族性高胆固醇血症低密度脂蛋白受体基因突变的研究[J].中华儿科杂志，2001，39(03)：134-137.

[12] 罔田知雄.家族性高胆固醇血症[J].日.小儿内科，2003,35：424-430.

[13] 刘军，胡维诚，刘玉梅，等.一例纯合子型家族性高胆固醇血症及其系谱分析[J].中华内分泌代谢杂志，2000，16(1)：15-17.

[14] Hattori H.A new cytometric procedure to measure functional LDL receptor for diagnosis of familial hypercholester01enlia[M]//Kostner G M.Atherosclerosis:Risk factors Monduzzi Edltore 5.P.A.-Medimond. Italy：Diagnosis and Treatment，2002.

[15] Garcia C K.Autosomal recesive hypercholesterolermia caused by mutations in aputative LDL receptor adaptor protein[J].Science，2001，292：1394-1398.

后 记

经过一年多的奋战，这本反映临床儿科医学新进展的书终于完稿了。参与编写的一百几十名儿科医务工作者，为了本书的出版可谓是呕心沥血。大家在总结本领域的研究成果和临床实践经验的基础上，又读了很多书，参考了不少医学文献，结合自己的理解、思考，力图把自己掌握到的最新最先进的医学知识奉献给全国儿科界的同道，与他们一同共享。

在整个编辑过程中，我们经历了艰辛，也经历了快乐，更经历了感动。想起了胡亚美院士对本书出版的嘱托，看到 92 岁高龄的张金哲院士亲自帮我们审稿和撰写序言，老院士们一生严谨的治学态度深深教育了我们，鼓舞了大家；同时，也看到了许多中青年医师面临着繁忙的医疗任务和严峻的医疗环境，仍挤出时间，一遍遍地认真准备、编写和修改书稿，让人由衷地感动。虽然面临浩如烟海的资料、瞬息万变的网络时代，但我们仍然把读书、思考和记录下自己的心得和体会，看作是人生最大的享受，这也算是儿科医师的心怀吧。

最后我们向每一位作者，特别是参与本书编写工作的北京儿童医院院外专家表示衷心的感谢！也顺此向许巍医生及张洁、郭珊两位志愿者表示感谢！她们帮助完成了本书书稿的录入、修改和编排工作。希望大家对此都有一个美好的回忆。

编 者

2014 年 6 月